凡　例

　本書は，2024 年度の介護報酬改定に準拠した「介護給付費単位数等サービスコード表」（令和 6 年 6 月・8 月施行版）です。

2024 年度改定（同年 4 月・6 月・8 月施行）により新規に追加され

　各項目に対応させて，ページの端にインデックス（見出し）を付け
以下のとおりです。

◆居宅：指定居宅サービス

訪問介護：訪問介護費	**短期生活**：短期入所生活介護費
訪問入浴：訪問入浴介護費	
訪問看護：訪問看護費	**短期療養**：短期入所療養介護費
訪問リハ：訪問リハビリテーション費	
居宅療養：居宅療養管理指導費	**特定入居**：特定施設入居者生活介護費
通所介護：通所介護費	
通所リハ：通所リハビリテーション費	**福祉用具**：福祉用具貸与費

◆支援：指定居宅介護支援

◆施設：指定施設サービス

介護福祉：介護福祉施設サービス	**介護医療**：介護医療院サービス
介護保健：介護保健施設サービス	

◆特定入所：特定入所者介護サービス費

◆地域密着：指定地域密着型サービス

定期巡回：定期巡回・随時対応型訪問介護看護費	**認知共同**：認知症対応型共同生活介護費
	地域特定：地域密着型特定施設入居者生活介護費
夜間訪問：夜間対応型訪問介護費	
地密通所：地域密着型通所介護費	**地密福生**：地域密着型介護老人福祉施設入所者生活介護費
認知通所：認知症対応型通所介護費	
小規多機：小規模多機能型居宅介護費	**複合型サ**：複合型サービス費

◆地域特定：特定入所者介護サービス費（地域密着型）

◆予防：指定介護予防サービス

訪問入浴：介護予防訪問入浴介護費	**短期生活**：介護予防短期入所生活介護費
訪問看護：介護予防訪問看護費	**短期療養**：介護予防短期入所療養介護費
訪問リハ：介護予防訪問リハビリテーション費	**特定入居**：介護予防特定施設入居者生活介護費
居宅療養：介護予防居宅療養管理指導費	
通所リハ：介護予防通所リハビリテーション費	**福祉用具**：介護予防福祉用具貸与費

◆地密予防：指定地域密着型介護予防サービス

認知通所：介護予防認知症対応型通所介護費	**認知共同**：介護予防認知症対応型共同生活介護費
小規多機：介護予防小規模多機能型居宅介護費	

◆予防支援：指定介護予防支援

◆予防特定：特定入所者介護予防サービス費

目　次

単位数サービスコード表

令和6年度介護報酬改定の概要‥‥‥1

介護サービス‥‥‥‥‥‥25

Ⅰ　居宅サービスコード‥‥‥‥‥26
1　訪問介護サービスコード表‥‥‥‥26
2　訪問入浴介護サービスコード表‥‥86
3　訪問看護サービスコード表‥‥‥‥87
4　訪問リハビリテーションサービスコード表‥‥‥‥97
5　居宅療養管理指導サービスコード表‥‥‥98
6　通所介護サービスコード表‥‥‥‥99
7　通所リハビリテーションサービスコード表‥‥112
8　短期入所生活介護サービスコード表‥‥‥139
9　短期入所療養介護サービスコード表‥‥‥154
　イ　介護老人保健施設における短期入所療養介護‥‥‥154
　ロ　療養病床を有する病院における短期入所療養介護‥‥‥‥‥177
　ハ　診療所における短期入所療養介護‥‥212
　ホ　介護医療院における短期入所療養介護費‥‥‥219
10　特定施設入居者生活介護サービスコード表‥‥253
11　福祉用具貸与サービスコード表‥‥‥267
Ⅱ　居宅介護支援サービスコード‥‥‥268
居宅介護支援サービスコード表‥‥‥‥268
Ⅲ　施設サービスコード‥‥‥‥‥275
1　介護福祉施設サービスコード表‥‥275
2　介護保健施設サービスコード表‥‥289
4　介護医療院サービスコード表‥‥‥315
Ⅳ　特定入所者介護サービス費サービスコード‥‥‥346

地域密着型サービス‥‥‥‥‥‥347

Ⅰ　地域密着型サービスコード‥‥‥‥348
1　定期巡回・随時対応型訪問介護看護サービスコード表‥‥‥348
2　夜間対応型訪問介護サービスコード表‥‥‥351
2の2　地域密着型通所介護サービスコード表‥‥‥353
3　認知症対応型通所介護サービスコード表‥‥‥362
4　小規模多機能型居宅介護サービスコード表‥‥‥376
5　認知症対応型共同生活介護サービスコード表‥‥‥382
6　地域密着型特定施設入居者生活介護サービスコード表‥‥‥388

7　地域密着型介護老人福祉施設入所者生活介護サービスコード表‥‥‥‥391
8　複合型サービスサービスコード表‥‥‥402
Ⅱ　特定入所者介護サービス費（地域密着型）サービスコード‥‥‥‥408

介護予防サービス‥‥‥‥‥‥409

Ⅰ　介護予防サービスコード‥‥‥‥410
1　介護予防訪問入浴介護サービスコード表‥‥410
2　介護予防訪問看護サービスコード表‥‥411
3　介護予防訪問リハビリテーションサービスコード表‥‥‥420
4　介護予防居宅療養管理指導サービスコード表‥‥‥421
5　介護予防通所リハビリテーションサービスコード表‥‥‥422
6　介護予防短期入所生活介護サービスコード表‥‥‥425
7　介護予防短期入所療養介護サービスコード表‥‥‥431
　イ　介護老人保健施設における介護予防短期入所療養介護‥‥‥431
　ロ　療養病床を有する病院における介護予防短期入所療養介護‥‥‥443
　ハ　診療所における介護予防短期入所療養介護‥‥‥458
　ホ　介護医療院における介護予防短期入所療養介護費‥‥‥461
8　介護予防特定施設入居者生活介護サービスコード表‥‥‥474
9　介護予防福祉用具貸与サービスコード表‥‥‥478
Ⅱ　地域密着型介護予防サービスコード‥‥‥479
1　介護予防認知症対応型通所介護サービスコード表‥‥‥479
2　介護予防小規模多機能型居宅介護サービスコード表‥‥‥484
3　介護予防認知症対応型共同生活介護サービスコード表‥‥‥487
Ⅲ　介護予防支援サービスコード‥‥‥490
介護予防支援サービスコード表‥‥‥‥490
Ⅳ　特定入所者介護予防サービス費サービスコード‥‥‥‥‥490

令和6年度介護報酬改定の概要

2024年1月22日社会保障審議会・介護給付費分科会

○　人口構造や社会経済状況の変化を踏まえ，「地域包括ケアシステムの深化・推進」「自立支援・重度化防止に向けた対応」「良質な介護サービスの効率的な提供に向けた働きやすい職場づくり」「制度の安定性・持続可能性の確保」を基本的な視点として，介護報酬改定を実施。

令和6年度介護報酬改定　改定率　＋1.59％（※1　介護職員の処遇改善　＋0.98％，※2　介護職員以外の賃上げなど＋0.61％），外枠　＋0.45％（※複数ある介護職員の処遇改善加算を1本化した「介護職員等処遇改善加算」の新設）

1．地域包括ケアシステムの深化・推進

■　認知症の方や単身高齢者，医療ニーズが高い中重度の高齢者を含め，質の高いケアマネジメントや必要なサービスが切れ目なく提供されるよう，地域の実情に応じた柔軟かつ効率的な取組を推進

○質の高い公正中立なケアマネジメント ………… 1
○地域の実情に応じた柔軟かつ効率的な取組 ……… 2
○医療と介護の連携の推進 ……………………… 3
　在宅における医療ニーズへの対応強化 ………… 3
　在宅における医療・介護の連携強化 …………… 4
　高齢者施設等における医療ニーズへの対応強化 …… 5
　高齢者施設等と医療機関の連携強化 …………… 5
○看取りへの対応強化 ………………………… 7
○感染症や災害への対応力向上 ………………… 8
○高齢者虐待防止の推進 ……………………… 9
○認知症の対応力向上 ………………………… 9
○福祉用具貸与・特定福祉用具販売の見直し …… 10

2．自立支援・重度化防止に向けた対応

■　高齢者の自立支援・重度化防止という制度の趣旨に沿い，多職種連携やデータの活用等を推進

○リハビリテーション・機能訓練，口腔，栄養の一体的取組等 …………………………………… 11
○自立支援・重度化防止に係る取組の推進 ……… 14

○LIFEを活用した質の高い介護 ……………… 15

3．良質な介護サービスの効率的な提供に向けた働きやすい職場づくり

■　介護人材不足の中で，更なる介護サービスの質の向上を図るため，処遇改善や生産性向上による職場環境の改善に向けた先進的な取組を推進

○介護職員の処遇改善 ………………………… 16
○生産性の向上等を通じた働きやすい職場環境づくり … 17
○効率的なサービス提供の推進 ………………… 18

4．制度の安定性・持続可能性の確保

■　介護保険制度の安定性・持続可能性を高め，全ての世代にとって安心できる制度を構築

○評価の適正化・重点化 ……………………… 18
○報酬の整理・簡素化 ………………………… 20

5．その他

■　必要なサービスは確保しつつ，適正化・重点化を図る

○「書面掲示」規制の見直し …………………… 21
○通所系サービスにおける送迎に係る取扱いの明確化 21
○基準費用額（居住費）の見直し ……………… 21
○地域区分 …………………………………… 22

1．地域包括ケアシステムの深化・推進

質の高い公正中立なケアマネジメント

居宅介護支援における特定事業所加算の見直し ▷ 　　　　　　告示改正

■　居宅介護支援における特定事業所加算の算定要件について、ヤングケアラーなどの多様な課題への対応を促進する観点等から見直しを行う。

居宅介護支援

【単位数】

＜現行＞		＜改定後＞	
特定事業所加算（Ⅰ）	505単位	特定事業所加算（Ⅰ）	**519**単位（変更）
特定事業所加算（Ⅱ）	407単位	特定事業所加算（Ⅱ）	**421**単位（変更）
特定事業所加算（Ⅲ）	309単位	特定事業所加算（Ⅲ）	**323**単位（変更）
特定事業所加算（Ａ）	100単位	特定事業所加算（Ａ）	**114**単位（変更）

【算定要件等】

ア　多様化・複雑化する課題に対応するための取組を促進する観点から、「ヤングケアラー、障害者、生活困窮者、難病患者等、他制度に関する知識等に関する事例検討会、研修等に参加していること」を要件とするとともに、評価の充実を図る。

イ　（主任）介護支援専門員の専任要件について、居宅介護支援事業者が介護予防支援の提供や地域包括支援センターの委託を受けて総合相談支援事業を行う場合は、これらの事業との兼務が可能である旨を明確化する。

ウ　事業所における毎月の確認作業等の手間を軽減する観点から、運営基準減算に係る要件を削除する。

エ　介護支援専門員が取り扱う1人当たりの利用者数について、居宅介護支援費の見直しを踏まえた対応を行う。

地域の実情に応じた柔軟かつ効率的な取組、看取りへの対応強化

訪問介護における特定事業所加算の見直し　　告示改正

■　訪問介護における特定事業所加算について、中山間地域等における継続的なサービス提供や看取り期の利用者など重度者へのサービス提供を行っている事業所を適切に評価する観点等から見直しを行う。

訪問介護

報酬区分 ▶ 現行の（Ⅳ）を廃止し、現行の（Ⅴ）を（Ⅳ）に、（Ⅴ）を新設 算定要件 ▼ 現行の（6）を（1）に統合、（6）、（7）、（8）、（14）を新設、現行の（12）を削除		（Ⅰ） 20%	（Ⅱ） 10%	（Ⅲ） 10%	（Ⅳ） 廃止 5%	（Ⅴ） →（Ⅳ） 3%	（Ⅴ） 新設 3%
体制要件	（1）訪問介護員等・サービス提供責任者ごとに作成された研修計画に基づく研修の実施 （2）利用者に関する情報又はサービス提供に当たっての留意事項の伝達等を目的とした会議の定期的な開催 （3）利用者情報の文書等による伝達、訪問介護員等からの報告 （4）健康診断等の定期的な実施 （5）緊急時等における対応方法の明示	○	○	○	○ ※（1） 除く	○	○
	（6）サービス提供責任者ごとに作成された研修計画に基づく研修の実施　⇒【（1）へ統合】				○		
	（6）病院、診療所又は訪問看護ステーションの看護師との連携により、24時間連絡できる体制を確保しており、かつ、必要に応じて訪問介護を行うことができる体制の整備、看取り期における対応方針の策定、看取りに関する職員研修の実施等	○（※）		○（※）			○
	（7）通常の事業の実施地域内であって中山間地域等に居住する者に対して、継続的にサービスを提供していること						○
	（8）利用者の心身の状況またはその家族等を取り巻く環境の変化に応じて、訪問介護事業所のサービス提供責任者等が起点となり、介護支援専門員、医療関係職種等と共同し、訪問介護計画を見直していること						○
人材要件	（9）訪問介護員等のうち介護福祉士の占める割合が100分の30以上、又は介護福祉士、実務者研修修了者、並びに介護職員基礎研修課程修了者及び1級課程修了者の占める割合が100分の50以上	○	又は	○			
	（10）全てのサービス提供責任者が3年以上の実務経験を有する介護福祉士、又は5年以上の実務経験を有する実務者研修修了者若しくは介護職員基礎研修課程修了者若しくは1級課程修了者	○		○			
	（11）サービス提供責任者を常勤により配置し、かつ、基準を上回る数の常勤のサービス提供責任者を1人以上配置していること　⇒【Ⅲ・Ⅳに追加】			又は ○	○	又は ○	
	（12）訪問介護員等の総数のうち、勤続年数7年以上の者の占める割合が100分の30以上であること ⇒【Ⅲに追加】			○		○	
重度者等対応要件	（13）利用者のうち、要介護4、5である者、日常生活自立度（Ⅲ、Ⅳ、M）である者、たんの吸引等を必要とする者の占める割合が100分の20以上	○	又は	○			
	（12）利用者のうち、要介護3～5である者、日常生活自立度（Ⅲ、Ⅳ、M）である者、たんの吸引等を必要とする者の占める割合が100分の60以上 ⇒【削除】	又は	又は				
	（14）看取り期の利用者への対応実績が1人以上であること（併せて体制要件（6）の要件を満たすこと）	○（※）		○（※）			

（※）：加算（Ⅰ）・（Ⅲ）については、重度者等対応要件を選択式とし、（13）または（14）を満たす場合に算定できることとする。また、（14）を選択する場合には（6）を併せて満たす必要がある。

地域の実情に応じた柔軟かつ効率的な取組

総合マネジメント体制強化加算の見直し　　告示改正

■　定期巡回・随時対応型訪問介護看護及び（看護）小規模多機能型居宅介護が、地域包括ケアシステムの担い手として、より地域に開かれた拠点となり、認知症対応を含む様々な機能を発揮することにより、地域の多様な主体とともに利用者を支える仕組みづくりを促進する観点から、総合マネジメント体制強化加算について、地域包括ケアの推進と地域共生社会の実現に資する取組を評価する新たな区分を設ける。 なお、現行の加算区分については、新たな加算区分の取組を促進する観点から評価の見直しを行う。

定期巡回・随時対応型訪問介護看護、小規模多機能型居宅介護★、看護小規模多機能型居宅介護

算定要件 （（4）〜（10）は新設）	加算（Ⅰ）：1,200単位（新設）			加算（Ⅱ）：800単位（現行の1,000単位から見直し）		
	小規模多機能型居宅介護	看護小規模多機能型居宅介護	定期巡回・随時対応型訪問介護看護	小規模多機能型居宅介護	看護小規模多機能型居宅介護	定期巡回・随時対応型訪問介護看護
（1）個別サービス計画について、利用者の心身の状況や家族を取り巻く環境の変化を踏まえ、介護職員（計画作成責任者）や看護職員等の多職種協働により、随時適切に見直しを行っていること	○	○	○	○	○	○
（2）利用者の地域における多様な活動が確保されるように、日常的に地域住民等との交流を図り、利用者の状態に応じて、地域の行事や活動等に積極的に参加していること	○	○	○	○	○	○
（3）地域の病院、診療所、介護老人保健施設等に対し、事業所が提供することのできるサービスの具体的な内容に関する情報提供を行っていること	○	○	○	○	○	○
（4）日常的に利用者と関わりのある地域住民等の相談に対応する体制を確保していること。	○	○	○			
（5）必要に応じて、多様な主体が提供する生活支援のサービス（インフォーマルサービスを含む）が包括的に提供されるような居宅サービス計画を作成していること	○	○	○			
（6）地域住民等との連携により、地域資源を効果的に活用し、利用者の状態に応じた支援を行っていること	○	○	○			
（7）障害福祉サービス事業所、児童福祉施設等と協働し、地域において世代間の交流の場の拠点となっていること（※）	事業所の特性に応じて1つ以上実施	事業所の特性に応じて1つ以上実施	事業所の特性に応じて1つ以上実施			
（8）地域住民等、他事業者等と共同で事例検討会、研修会等を実施していること						
（9）市町村が実施する通いの場や在宅医療・介護連携推進事業等の地域支援事業等に参加していること						
（10）地域住民及び利用者の住まいに関する相談に応じ、必要な支援を行っていること						

（※）：定期巡回・随時対応型訪問介護看護については、「障害福祉サービス事業所、児童福祉施設等と協働し、地域において世代間の交流を行っていること。」が要件

医療と介護の連携の推進－在宅における医療ニーズへの対応強化－

専門性の高い看護師による訪問看護の評価

■ 医療ニーズの高い利用者が増える中、適切かつより質の高い訪問看護を提供する観点から、専門性の高い看護師が計画的な管理を行うことを評価する加算を新設。

訪問看護★、看護小規模多機能型居宅介護

【単位数】
＜現行＞　　　　　　　　　　　　　　　＜改定後＞
なし　　　　▶　　　　　　　　　専門管理加算　250単位/月（新設）

【算定要件等】

○　別に厚生労働大臣が定める基準に適合しているものとして都道府県知事に届け出た指定訪問看護事業所の緩和ケア、褥瘡ケア若しくは人工肛門ケア及び人工膀胱ケアに係る専門の研修を受けた看護師又は特定行為研修を修了した看護師が、指定訪問看護の実施に関する計画的な管理を行った場合には、所定単位数に加算する。

> イ　緩和ケア、褥瘡ケア又は人工肛門ケア及び人工膀胱ケアに係る専門の研修を受けた看護師が計画的な管理を行った場合
> ・悪性腫瘍の鎮痛療法又は化学療法を行っている利用者
> ・真皮を越える褥瘡の状態にある利用者
> ・人工肛門又は人工膀胱を造設している者で管理が困難な利用者
> ロ　特定行為研修を修了した看護師が計画的な管理を行った場合
> ・診療報酬における手順書加算を算定する利用者
> 　※対象の特定行為：気管カニューレの交換、胃ろうカテーテル若しくは腸ろうカテーテル又は胃ろうボタンの交換、膀胱ろうカテーテルの交換、褥瘡又は慢性創傷の治療における血流のない壊死組織の除去、創傷に対する陰圧閉鎖療法、持続点滴中の高カロリー輸液の投与量の調整、脱水症状に対する輸液による補正

医療と介護の連携の推進－在宅における医療ニーズへの対応強化－

総合医学管理加算の見直し

■ 介護老人保健施設が提供する短期入所療養介護における総合医学管理加算について、医療ニーズのある利用者の受入れを更に促進する観点から、以下の見直しを行う。
ア　居宅サービス計画において計画的に行うこととなっている指定短期入所療養介護についても、治療管理を目的とするものについては同加算の対象とする。
イ　算定日数について7日を限度としているところ、10日間を限度とする。

短期入所療養介護（介護老人保健施設が提供する場合に限る）

【単位数】
＜現行＞　　　　　　　　　　　　　　　＜改定後＞
275単位/日　　　　▶　　　　　　　変更なし

【算定要件等】

＜現行＞
1　治療管理を目的とし、別に厚生労働大臣が定める基準に従い、居宅サービス計画において計画的に行うこととなっていない指定短期入所療養介護を行った場合に、7日を限度として1日につき所定単位数を加算する。
2　緊急時施設療養費を算定した日は、算定しない。

▶

＜改定後＞
1　治療管理を目的とし、別に厚生労働大臣が定める基準に従い、指定短期入所療養介護を行った場合に、10日を限度として1日につき所定単位数を加算する。
2　緊急時施設療養費を算定した日は、算定しない。

短期入所療養介護入所　　　　　　介護老人保健施設　　　　　退所

在宅

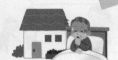

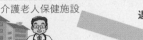

総合医学管理加算（275単位/日）
・10日を限度として1日につき所定単位数を加算する。
・診療方針を定め、治療管理として投薬、検査、注射、処置等を行うこと。
・診療方針、診断、診断を行った日、実施した投薬、検査、注射、処置等の内容等を診療録に記載すること。
・かかりつけ医に対し、利用者の同意を得て、診療状況を示す文書を添えて必要な情報の提供を行うこと。

在宅

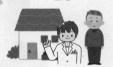

かかりつけ医

医療と介護の連携の推進−在宅における医療ニーズへの対応強化−

療養通所介護における重度者への安定的なサービス提供体制の評価　　〈告示改正〉

■　主に中重度の利用者を対象とする療養通所介護について、介護度に関わらず一律の包括報酬である一方、重度の利用者を受け入れるにあたっては特に手厚い人員体制、管理体制等が必要となることから、安定的に重度の利用者へのサービスを提供するための体制を評価する新たな加算を設ける。

療養通所介護

【単位数】
<現行>
なし
▶
<改定後>
重度者ケア体制加算　150単位/月（新設）

【算定要件等】
○　療養通所介護費における重度者ケア体制加算の基準

次のいずれにも適合すること。
イ　指定地域密着型サービス基準第40条第2項に規定する看護師の員数に加え、看護職員を常勤換算方法で3以上確保していること。
ロ　指定療養通所介護従業者のうち、保健師助産師看護師法（昭和23年法律第203号）第37条の2第2項第5号に規定する指定研修機関において行われる研修等（※）を修了した看護師を1以上確保していること。
ハ　指定療養通所介護事業者が指定訪問看護事業者の指定を併せて受け、かつ、一体的に事業を実施していること。

※　認定看護師教育課程、専門看護師教育課程、特定行為に係る看護師の研修制度により厚生労働大臣が指定する指定研修機関において行われる研修

医療と介護の連携の推進−在宅における医療・介護の連携強化−

医療機関のリハビリテーション計画書の受け取りの義務化　　〈省令改正、告示改正〉

■　退院後早期に連続的で質の高いリハビリテーションを実施する観点から、退院後のリハビリテーションを提供する際に、入院中に医療機関が作成したリハビリテーション実施計画書等を入手し、内容を把握することを義務付ける。
■　リハビリテーション事業所の医師等が、医療機関の退院前カンファレンスに参加した際の評価を新たに設ける。

訪問リハビリテーション★、通所リハビリテーション★

【基準】（義務付け）
○　医師等の従業者は、リハビリテーションを受けていた医療機関から退院した利用者のリハビリテーション計画の作成に当たっては、当該医療機関が作成したリハビリテーション実施計画書等を入手し、当該利用者のリハビリテーションの情報を把握しなければならない。

【単位数】
退院時共同指導加算　600単位（新設）

【算定要件等】
○　リハビリテーション事業所の医師、理学療法士、作業療法士、言語聴覚士が、退院前カンファレンスに参加し、退院時共同指導を行う。

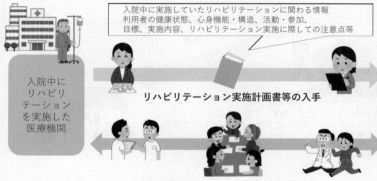

入院中に実施していたリハビリテーションに関わる情報
利用者の健康状態、心身機能・構造、活動・参加、目標、実施内容、リハビリテーション実施に際しての注意点等

入院中にリハビリテーションを実施した医療機関

リハビリテーション実施計画書等の入手

退院前カンファレンスへの参加

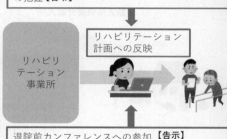

リハビリテーション実施計画書等の入手・内容の把握【省令】

リハビリテーション事業所

リハビリテーション計画への反映

退院前カンファレンスへの参加【告示】
リハビリテーションに関わる情報の共有・在宅でのリハビリテーションに必要な指導の実施

医療と介護の連携の推進－高齢者施設等における医療ニーズへの対応強化－

特定施設入居者生活介護等における医療的ケアの推進に向けた入居継続支援加算の見直し　告示改正

■　医療的ケアを要する者が一定数いる特定施設入居者生活介護等において、入居者の医療ニーズを踏まえた看護職員によるケアを推進する観点から、医療的ケアを要する者の範囲に尿道カテーテル留置、在宅酸素療法及びインスリン注射を実施している状態の者を追加する見直しを行う。

特定施設入居者生活介護、地域密着型特定施設入居者生活介護

【単位数】

＜現行＞	＜改定後＞
入居継続支援加算（Ⅰ）36単位／日 入居継続支援加算（Ⅱ）22単位／日	変更なし

【算定要件】

○　（1）又は（2）のいずれかに適合し、かつ、（3）及び（4）のいずれにも適合すること。

（新設）

| （1）①～⑤を必要とする入居者が15％以上（※）であること。
①口腔内の喀痰吸引
②鼻腔内の喀痰吸引
③気管カニューレ内部の喀痰吸引
④胃ろう又は腸ろうによる経管栄養
⑤経鼻経管栄養 | （2）①～⑤を必要とする入居者と⑥～⑧に該当する入居者の割合が15％以上（※）であり、かつ、常勤の看護師を1名以上配置し、看護に係る責任者を定めていること。
⑥尿道カテーテル留置を実施している状態
⑦在宅酸素療法を実施している状態
⑧インスリン注射を実施している状態 | （3）介護福祉士の数が、常勤換算方法で、入居者の数が6又はその端数を増すごとに1以上であること。
（4）人員基準欠如に該当していないこと。

※入居継続支援加算（Ⅱ）においては、5％以上15％未満であること。 |

医療と介護の連携の推進－高齢者施設等における医療ニーズへの対応強化－

配置医師緊急時対応加算の見直し　告示改正

■　入所者に急変が生じた場合等の対応について、配置医師による日中の駆けつけ対応をより充実させる観点から、現行、早朝・夜間及び深夜にのみ算定可能な配置医師緊急時対応加算について、日中であっても、配置医師が通常の勤務時間外に駆けつけ対応を行った場合を評価する新たな区分を設ける。

介護老人福祉施設、地域密着型介護老人福祉施設入所者生活介護

【単位数】

＜現行＞	＜改定後＞
配置医師緊急時対応加算 なし	配置医師緊急時対応加算 **配置医師の通常の勤務時間外の場合　325単位/回（新設） （早朝・夜間及び深夜を除く）**
早朝・夜間の場合　　650単位/回 深夜の場合　　　　1,300単位/回	早朝・夜間の場合　　　　　　　　　650単位/回 深夜の場合　　　　　　　　　　　1,300単位/回

医療と介護の連携の推進－高齢者施設等と医療機関の連携強化－

介護老人福祉施設等における緊急時等の対応方法の定期的な見直し　省令改正

■　介護老人福祉施設等における入所者への医療提供体制を確保する観点から、介護老人福祉施設等があらかじめ定める緊急時等における対応方法について、配置医師及び協力医療機関の協力を得て定めることとする。
　　また、1年に1回以上、配置医師及び協力医療機関の協力を得て見直しを行い、必要に応じて緊急時等における対応方法の変更を行わなければならないこととする。

介護老人福祉施設、地域密着型介護老人福祉施設入所者生活介護

＜緊急時等の対応方法に定める規定の例＞
○緊急時の注意事項
○病状等についての情報共有の方法
○曜日や時間帯ごとの医師との連携方法
○診察を依頼するタイミング　　　　　　　　等

医療と介護の連携の推進－高齢者施設等と医療機関の連携強化－

協力医療機関との連携体制の構築　〉　省令改正

■　介護保険施設について、施設内で対応可能な医療の範囲を超えた場合に、協力医療機関との連携の下でより適切な対応を行う体制を確保する観点から、在宅医療を担う医療機関や在宅医療を支援する地域の医療機関等と実効性のある連携体制を構築するために、以下の見直しを行う。

介護老人福祉施設、地域密着型介護老人福祉施設入所者生活介護、介護老人保健施設、介護医療院

【基準】
ア　以下の要件を満たす協力医療機関（③については病院に限る。）を定めることを義務付ける（複数の医療機関を定めることにより要件を満たすこととしても差し支えないこととする。）。＜経過措置３年間＞
①　入所者の病状が急変した場合等において、医師又は看護職員が相談対応を行う体制を常時確保していること。
②　診療の求めがあった場合において、診療を行う体制を常時確保していること。
③　入所者の病状の急変が生じた場合等において、当該施設の医師又は協力医療機関その他の医療機関の医師が診療を行い、入院を要すると認められた入所者の入院を原則として受け入れる体制を確保していること。
イ　１年に１回以上、協力医療機関との間で、入所者の病状の急変が生じた場合等の対応を確認するとともに、当該協力医療機関の名称等について、当該事業所の指定を行った自治体に提出しなければならないこととする。
ウ　入所者が協力医療機関等に入院した後に、病状が軽快し、退院が可能となった場合においては、速やかに再入所させることができるように努めることとする。

協力医療機関との連携体制の構築　〉　省令改正

■　高齢者施設等内で対応可能な医療の範囲を超えた場合に、協力医療機関との連携の下で適切な対応が行われるよう、在宅医療を担う医療機関や在宅医療を支援する地域の医療機関等と実効性のある連携体制を構築するために、以下の見直しを行う。

特定施設入居者生活介護★、地域密着型特定施設入居者生活介護、認知症対応型共同生活介護★

【基準】
ア　協力医療機関を定めるに当たっては、以下の要件を満たす協力医療機関を定めるように努めることとする。
①　利用者の病状の急変が生じた場合等において、医師又は看護職員が相談対応を行う体制を常時確保していること。
②　診療の求めがあった場合に、診療を行う体制を常時確保していること。
イ　１年に１回以上、協力医療機関との間で、利用者の病状の急変が生じた場合等の対応を確認するとともに、当該協力医療機関の名称等について、当該事業所の指定を行った自治体に提出しなければならないこととする。
ウ　利用者が協力医療機関等に入院した後に、病状が軽快し、退院が可能となった場合においては、速やかに再入居させることができるように努めることとする。

医療と介護の連携の推進－高齢者施設等と医療機関の連携強化－

○　令和６年度介護報酬改定における、①高齢者施設等における医療ニーズへの対応強化、②協力医療機関との連携強化にかかる主な見直し内容

高齢者施設等
【特養・老健・介護医療院・特定施設・認知症グループホーム】

①高齢者施設等における医療ニーズへの対応強化

■医療提供等にかかる評価の見直しを実施
＜主な見直し＞
・配置医師緊急時対応加算の見直し
【（地域密着型）介護老人福祉施設】
　日中の配置医の駆けつけ対応を評価
・所定疾患施設療養費の見直し
【介護老人保健施設】
　慢性心不全が増悪した場合を追加
・入居継続支援加算の見直し
【（地域密着型）特定施設入居者生活介護】
　評価の対象となる医療的ケアに尿道カテーテル留置、在宅酸素療法、インスリン注射を追加
・医療連携体制加算の見直し
【認知症対応型共同生活介護】
　看護体制に係る評価と医療的ケアに係る評価を整理した上で、評価の対象となる医療的ケアを追加

②高齢者施設等と医療機関の連携強化

■実効性のある連携の構築に向けた運営基準・評価の見直し等を実施

（1）平時からの連携
・利用者の病状急変時等における対応の年１回以上の確認の義務化（運営基準）
・定期的な会議の実施に係る評価の新設

（2）急変時の電話相談・診療の求め

（3）相談対応・医療提供
・相談対応を行う体制、診療を行う体制を常時確保する協力医療機関を定めることの義務化※１（運営基準）

（4）入院調整
・入院を要する場合に原則受け入れる体制を確保した協力病院を定めることの義務化※２（運営基準）
・入院時の生活支援上の留意点等の情報提供に係る評価の新設

（5）早期退院
・退院が可能となった場合の速やかな受入れの努力義務化（運営基準）

在宅医療を支援する地域の医療機関等

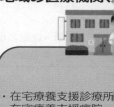

・在宅療養支援診療所
・在宅療養支援病院
・在宅療養後方支援病院
・地域包括ケア病棟をもつ病院

等を想定

※１　経過措置３年。（地域密着型）特定施設入居者生活介護・認知症対応型共同生活介護は努力義務。　　※２　介護保険施設のみ。

看取りへの対応強化

訪問入浴介護における看取り対応体制の評価
告示改正

■ 訪問入浴介護における看取り期の利用者へのサービス提供について、その対応や医師・訪問看護師等の多職種との連携体制を推進する観点から、事業所の看取り対応体制の整備を評価する新たな加算を設ける。

訪問入浴介護

【単位数】
<現行> ▶ <改定後>
なし 看取り連携体制加算 64単位/回 (新設)
※死亡日及び死亡日以前30日以下に限る

【算定要件】
○ 利用者基準
　イ 医師が一般に認められている医学的知見に基づき回復の見込みがないと診断した者であること。
　ロ 看取り期における対応方針に基づき、利用者の状態又は家族の求め等に応じ、介護職員、看護職員等から介護記録等利用者に関する記録を活用して行われるサービスについての説明を受け、同意した上でサービスを受けている者（その家族等が説明を受け、同意した上でサービスを受けている者を含む。）であること。
○ 事業所基準
　イ 病院、診療所又は訪問看護ステーション（以下「訪問看護ステーション等」という。）との連携により、利用者の状態等に応じた対応ができる連絡体制を確保し、かつ、必要に応じて当該訪問看護ステーション等により訪問看護等が提供されるよう訪問入浴介護を行う日時を当該訪問看護ステーション等と調整していること。
　ロ 看取り期における対応方針を定め、利用開始の際に、利用者又はその家族等に対して、当該対応方針の内容を説明し、同意を得ていること。
　ハ 看取りに関する職員研修を行っていること。

訪問看護等におけるターミナルケア加算の見直し
告示改正

■ ターミナルケア加算について、介護保険の訪問看護等におけるターミナルケアの内容が医療保険におけるターミナルケアと同様であることを踏まえ、評価の見直しを行う。

訪問看護★、定期巡回・随時対応型訪問介護看護、看護小規模多機能型居宅介護

【単位数】
<現行> ▶ <改定後>
ターミナルケア加算　2,000単位/死亡月 ターミナルケア加算　2,500単位/死亡月

看取りへの対応強化

短期入所生活介護における看取り対応体制の強化
告示改正

■ 短期入所生活介護について、看取り期の利用者に対するサービス提供体制の強化を図る観点から、レスパイト機能を果たしつつ、看護職員の体制確保や対応方針を定め、看取り期の利用者に対してサービス提供を行った場合に評価する新たな加算を設ける。

短期入所生活介護

【単位数】
看取り連携体制加算　64単位/日 (新設) ※死亡日及び死亡日以前30日以下について7日を限度として算定可能
【算定要件】
○ 次のいずれかに該当すること。
　① 看護体制加算（Ⅱ）又は（Ⅳ）イ若しくはロを算定していること。
　② 看護体制加算（Ⅰ）又は（Ⅲ）イ若しくはロを算定しており、かつ、短期入所生活介護事業所の看護職員により、又は病院、診療所、訪問看護ステーション若しくは本体施設の看護職員との連携により24時間連絡できる体制を確保していること。
○ 看取り期における対応方針を定め、利用開始の際に、利用者又はその家族等に対して当該対応方針の内容を説明し、同意を得ていること。

ターミナルケアマネジメント加算等の見直し
告示改正

■ ターミナルケアマネジメント加算について、自宅で最期を迎えたいと考えている利用者の意向を尊重する観点から、見直しを行う。併せて、特定事業所医療介護連携加算におけるターミナルケアマネジメント加算の算定回数の要件についても見直しを行う。

居宅介護支援

【単位数】
<現行> ▶ <改定後>
ターミナルケアマネジメント加算　400単位/月 変更なし
【算定要件】
　自宅で最期を迎えたいと考えている利用者の意向を尊重する観点から、人生の最終段階における利用者の意向を適切に把握することを要件とした上で、当該加算の対象となる疾患を末期の悪性腫瘍に限定しないこととし、医師が一般に認められている医学的知見に基づき、回復の見込みがないと診断した者を対象とする。

※併せて、特定事業所医療介護連携加算におけるターミナルケアマネジメント加算の算定回数の要件を見直す。
　（<現行> 5回以上 → <改定後> 15回以上）

看取りへの対応強化

介護老人保健施設におけるターミナルケア加算の見直し　　告示改正

■　介護老人保健施設における看取りへの対応を充実する観点や在宅復帰・在宅療養支援を行う施設における看取りへの対応を適切に評価する観点から、ターミナルケア加算について、死亡日以前31日以上45日以下の区分の評価を見直し、死亡日の前日及び前々日並びに死亡日の区分への重点化を図る。

介護老人保健施設

【単位数】

＜現行＞	＜改定後＞
死亡日45日前〜31日前　80単位/日	死亡日45日前〜31日前　**72単位**/日（変更）
死亡日30日前〜4日前　160単位/日	変更なし
死亡日前々日、前日　820単位/日	死亡日前々日、前日　**910単位**/日（変更）
死亡日　　　　　　　1,650単位/日	死亡日　　　　　　**1,900単位**/日（変更）

80単位/日→72単位/日

1,900単位/日
↑
1,650単位/日

910単位/日
↑
820単位/日

160単位/日

死亡日
以前45日　　　死亡日以前30日　　　死亡日以前4日　死亡日

介護医療院における看取りへの対応の充実　　告示・通知改正

■　本人・家族との十分な話し合いや他の関係者との連携を更に充実させる観点から、介護医療院の基本報酬の算定要件及び施設サービス計画の作成において、本人の意思を尊重した上で、原則入所者全員に対して「人生の最終段階における医療・ケアの決定プロセスに関するガイドライン」に沿った取組を行うことを求めることとする。

介護医療院

【算定要件等】

○　施設サービスの計画の作成や提供にあたり、入所者の意思を尊重した医療及びケアが実施できるよう、入所者本人の意思決定を基本に、他の関係者との連携の上対応していることを求める。

感染症や災害への対応力向上

高齢者施設等における感染症対応力の向上　　告示改正

■　高齢者施設等については、施設内で感染者が発生した場合に、感染者の対応を行う医療機関との連携の上で施設内で感染者の療養を行うことや、他の入所者等への感染拡大を防止することが求められることから、以下を評価する新たな加算を設ける。

　ア　新興感染症の発生時等に感染者の診療等を実施する医療機関（協定締結医療機関）との連携体制を構築していること。

　イ　上記以外の一般的な感染症（※）について、協力医療機関等と感染症発生時における診療等の対応を取り決めるとともに、当該協力医療機関等と連携の上、適切な対応を行っていること。

　　　　　　　　　　　　　　　　　　　　　　　　　　　※　新型コロナウイルス感染症を含む。

　ウ　感染症対策にかかる一定の要件を満たす医療機関等や地域の医師会が定期的に主催する感染対策に関する研修に参加し、助言や指導を受けること

■　また、感染対策に係る一定の要件を満たす医療機関から、施設内で感染者が発生した場合の感染制御等の実地指導を受けることを評価する新たな加算を設ける。

特定施設入居者生活介護★、地域密着型特定施設入居者生活介護、認知症対応型共同生活介護★、介護老人福祉施設、地域密着型介護老人福祉施設入所者生活介護、介護老人保健施設、介護医療院

高齢者施設等感染対策向上加算（Ⅰ）
10単位/月（新設）　**高齢者施設等**

- 感染症法第6条第17項に規定する第二種協定指定医療機関との間で、新興感染症の発生時等の対応を行う体制を確保すること
- 協力医療機関等との間で、感染症の発生時等の対応を取り決めるとともに、感染症の発生時等に、協力医療機関等と連携し適切に対応していること

高齢者施設等感染対策向上加算（Ⅱ）
5単位/月（新設）　**高齢者施設等**

第二種協定指定医療機関等との連携

院内感染対策に関する研修又は訓練に年1回参加

3年に1回以上実地指導を受ける

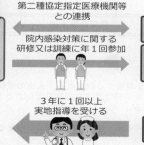

医療機関等

- 第二種協定指定医療機関（新興感染症）
- 協力医療機関等（その他の感染症）

- 診療報酬における感染対策向上加算若しくは外来感染対策向上加算に係る届出を行った医療機関又は地域の医師会

医療機関等

- 診療報酬における感染対策向上加算に係る届出を行った医療機関

感染症や災害への対応力向上

業務継続計画未策定事業所に対する減算の導入　　　告示改正

感染症や災害の発生時に継続的にサービス提供できる体制を構築するため、業務継続計画が未策定の際は、基本報酬を減算する。＜経過措置1年間（※）＞

全サービス（居宅療養管理指導★、特定福祉用具販売★を除く）

【単位数】
業務継続計画未策定減算　　施設・居住系サービス　　所定単位数の100分の3に相当する単位数を減算（新設）
　　　　　　　　　　　　　　　その他のサービス　　　　所定単位数の100分の1に相当する単位数を減算（新設）

（※）令和7年3月31日までの間、感染症の予防及びまん延の防止のための指針の整備及び非常災害に関する具体的計画の策定を行っている場合には、減算を適用しない。訪問系サービス、福祉用具貸与、居宅介護支援については、令和7年3月31日までの間、減算を適用しない。

【算定要件】
感染症若しくは災害のいずれか又は両方の業務継続計画が策定されていない場合

高齢者虐待防止の推進

高齢者虐待防止の推進　　　告示改正

■ 利用者の人権の擁護、虐待の防止等をより推進する観点から、虐待の発生又はその再発を防止するための措置が講じられていない場合に、基本報酬を減算する。

全サービス（居宅療養管理指導★、特定福祉用具販売★を除く）

【単位数】
高齢者虐待防止措置未実施減算　　所定単位数の100分の1に相当する単位数を減算（新設）

【算定要件】
虐待の発生又はその再発を防止するための措置（虐待の発生又はその再発を防止するための委員会の開催、指針の整備、研修の実施、担当者を定めること）が講じられていない場合
※福祉用具貸与については、3年間の経過措置期間を設ける。

認知症の対応力向上

（看護）小規模多機能型居宅介護における認知症対応力の強化　　　告示改正

　（看護）小規模多機能型居宅介護における認知症対応力の更なる強化を図る観点から、認知症加算について、新たに認知症ケアに関する専門的研修修了者の配置や認知症ケアの指導、研修等の実施を評価する新たな区分を設ける。
　その際、現行の加算区分については、新たな加算区分の取組を促進する観点から、評価の見直しを行う。

小規模多機能型居宅介護、看護小規模多機能型居宅介護

【単位数】
＜現行＞　　　　　　　　　　　　　　　　　　　　＜改定後＞
認知症加算（Ⅰ）　800単位/月　　　▶　　　**認知症加算（Ⅰ）**　　920単位/月（新設）
認知症加算（Ⅱ）　500単位/月　　　　　　　　**認知症加算（Ⅱ）**　　890単位/月（新設）
　　　　　　　　　　　　　　　　　　　　　　　認知症加算**（Ⅲ）**　　**760**単位/月（変更）
　　　　　　　　　　　　　　　　　　　　　　　認知症加算**（Ⅳ）**　　**460**単位/月（変更）

【算定要件】
＜認知症加算（Ⅰ）＞（新設）
○ 認知症介護実践リーダー研修等修了者を認知症高齢者の日常生活自立度Ⅲ以上の者が20人未満の場合は1以上、20人以上の場合は1に、当該対象者の数が19を超えて10又は端数を増すごとに1を加えて得た数以上配置
○ 認知症高齢者の日常生活自立度Ⅲ以上の者に対して、専門的な認知症ケアを実施した場合
○ 当該事業所の従業者に対して、認知症ケアに関する留意事項の伝達又は技術的指導に係る会議を定期的に開催
○ 認知症介護指導者研修修了者を1名以上配置し、事業所全体の認知症ケアの指導等を実施
○ 介護職員、看護職員ごとの認知症ケアに関する研修計画を作成し、研修を実施又は実施を予定
＜認知症加算（Ⅱ）＞（新設）
○ 認知症介護実践リーダー研修等修了者を認知症高齢者の日常生活自立度Ⅲ以上の者が20人未満の場合は1以上、20人以上の場合は1に、当該対象者の数が19を超えて10又は端数を増すごとに1を加えて得た数以上配置
○ 認知症高齢者の日常生活自立度Ⅲ以上の者に対して、専門的な認知症ケアを実施した場合
○ 当該事業所の従業者に対して、認知症ケアに関する留意事項の伝達又は技術的指導に係る会議を定期的に開催
＜認知症加算（Ⅲ）＞（現行のⅠと同じ）
○ 認知症高齢者の日常生活自立度Ⅲ以上の者に対して、（看護）小規模多機能型居宅介護を行った場合
＜認知症加算（Ⅳ）＞（現行のⅡと同じ）
○ 要介護状態区分が要介護2である者であって、認知症高齢者の日常生活自立度Ⅱに該当する者に対して、（看護）小規模多機能型居宅介護行った場合

認知症の対応力向上

認知症対応型共同生活介護、介護保険施設における
平時からの認知症の行動・心理症状の予防、早期対応の推進

告示改正

■ 認知症の行動・心理症状（BPSD）の発現を未然に防ぐため、あるいは出現時に早期に対応するための平時からの取組を推進する観点から、新たな加算を設ける。

認知症対応型共同生活介護★、介護老人福祉施設、地域密着型介護老人福祉施設入所者生活介護、介護老人保健施設、介護医療院

【単位数】
　認知症チームケア推進加算（Ⅰ）150単位/月（新設）　　認知症チームケア推進加算（Ⅱ）120単位/月（新設）

【算定要件】
○ 認知症の行動・心理症状（BPSD）の発現を未然に防ぐため、あるいは出現時に早期に対応するための平時からの取組を推進する観点から、以下を評価する新たな加算を設ける。

＜認知症チームケア推進加算（Ⅰ）＞（新設）
（1）事業所又は施設における利用者又は入所者の総数のうち、周囲の者による日常生活に対する注意を必要とする認知症の者の占める割合が２分の１以上。
（2）認知症の行動・心理症状の予防及び出現時の早期対応に資する認知症介護の指導に係る専門的な研修を修了している者又は認知症介護に係る専門的な研修及び認知症の行動・心理症状の予防等に資するケアプログラムを含んだ研修を修了した者を１名以上配置し、かつ、複数人の介護職員からなる認知症の行動・心理症状に対応するチームを組んでいる。
（3）対象者に対し、個別に認知症の行動・心理症状の評価を計画的に行い、その評価に基づく値を測定し、認知症の行動・心理症状の予防等に資するチームケアを実施。
（4）認知症の行動・心理症状の予防等に資する認知症ケアについて、カンファレンスの開催、計画の作成、認知症の行動・心理症状の有無及び程度についての定期的な評価、ケアの振り返り、計画の見直し等を実施。

＜認知症チームケア推進加算（Ⅱ）＞（新設）
・（Ⅰ）の（1）、（3）及び（4）に掲げる基準に適合。
・認知症の行動・心理症状の予防等に資する認知症介護に係る専門的な研修を修了している者を１名以上配置し、かつ、複数人の介護職員からなる認知症の行動・心理症状に対応するチームを組んでいる。

福祉用貸与・特定福祉用販売の見直し

一部の福祉用具に係る貸与と販売の選択制の導入

省令・告示・通知改正

■ 利用者負担を軽減し、制度の持続可能性の確保を図るとともに、福祉用具の適時・適切な利用、安全を確保する観点から、一部の用具について貸与と販売の選択制を導入する。その際、利用者への十分な説明と多職種の意見や利用者の身体状況等を踏まえた提案などを行うこととする。

福祉用具貸与★、特定福祉用具販売★、居宅介護支援★

【選択制の対象とする福祉用具の種目・種類】
　○ 固定用スロープ　　　○ 歩行器（歩行車を除く）
　○ 単点杖（松葉づえを除く）　○ 多点杖

【対象者の判断と判断体制・プロセス】
　利用者等の意思決定に基づき、貸与又は販売を選択できることとし、介護支援専門員や福祉用具専門相談員は、貸与又は販売を選択できることについて十分な説明を行い、選択に当たっての必要な情報提供及び医師や専門職の意見、利用者の身体状況等を踏まえた提案を行うこととする。

【貸与・販売後のモニタリングやメンテナンス等のあり方】
　　　　　　　　　　　　　　　※ 福祉用具専門相談員が実施
＜貸与後＞
　○ 利用開始後少なくとも６月以内に一度モニタリングを行い、貸与継続の必要性について検討する。
＜販売後＞
　○ 特定福祉用具販売計画における目標の達成状況を確認する。
　○ 利用者等からの要請等に応じて、福祉用具の使用状況を確認し、必要な場合は、使用方法の指導や修理等を行うよう努める。
　○ 利用者に対し、商品不具合時の連絡先を情報提供する。

2. 自立支援・重度化防止に向けた対応

リハビリテーション・機能訓練、口腔、栄養の一体的取組等

リハビリテーション・機能訓練、口腔、栄養の一体的取組の推進 ▷ 告示改正

リハビリテーション・機能訓練、口腔、栄養の一体的取組を推進し、自立支援・重度化防止を効果的に進める観点から、通所リハビリテーションにおけるリハビリテーションマネジメント加算について、新たな区分を設ける。また、介護老人保健施設・介護医療院・介護老人福祉施設等の関係加算について、新たな区分を設ける。

通所リハビリテーション、介護老人保健施設、介護医療院、介護老人福祉施設等

【単位数】 （通所リハビリテーションの場合）
リハビリテーションマネジメント加算(イ) 同意日の属する月から６月以内 560単位/月、６月超 240単位/月
リハビリテーションマネジメント加算(ロ) 同意日の属する月から６月以内 593単位/月、６月超 273単位/月
リハビリテーションマネジメント加算(ハ) (新設) 同意日の属する月から６月以内 793単位/月、６月超 473単位/月
　　　　　　　　　　　　　　　※ 事業所の医師が利用者等に説明し、同意を得た場合、上記に270単位を加算
　　　　　　　　　　　　　　　（新設・現行の要件の組み替え）

【ハの算定要件】
ア　口腔アセスメント及び栄養アセスメントを行っていること。
イ　リハビリテーション計画等の内容について、リハビリテーション・口腔・栄養の情報を関係職種の間で一体的に共有すること。その際、必要に応じて LIFE に提出した情報を活用していること。
ウ　共有した情報を踏まえ、リハビリテーション計画について必要な見直しを行い、見直しの内容について関係職種に対し共有していること。

現行 （一体的に実施した場合の評価なし）	**改定後** （一体的に実施した場合の評価の新設）

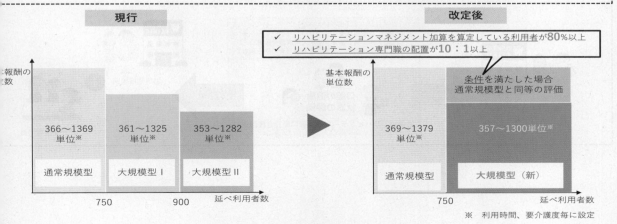

リハビリテーション・機能訓練、口腔、栄養の一体的取組等－リハビリテーション－

通所リハビリテーションの事業所規模別基本報酬の見直し ▷ 告示改正

■ 大規模型事業所であってもリハビリテーションマネジメントを実施する体制等が充実している事業所を評価する観点から、通所リハビリテーションの事業所規模別の基本報酬について見直しを行う。

通所リハビリテーション

【算定要件】
○　現行３段階に分かれている事業所規模別の基本報酬を、通常規模型・大規模型の２段階に変更する。
○　大規模型事業所のうち、以下の要件を全て満たす事業所については、通常規模型と同等の評価を行う。
　・　リハビリテーションマネジメント加算の算定率が、利用者全体の80％を超えていること。
　・　利用者に対するリハビリテーション専門職の配置が10：1以上であること。

リハビリテーション・機能訓練、口腔、栄養の一体的取組等 − 口腔・栄養 −

居宅療養管理指導における管理栄養士及び歯科衛生士等の通所サービス利用者に対する介入の充実 〉 告示改正

■ 居宅療養管理指導費について、通所サービス利用者に対する管理栄養士による栄養食事指導及び歯科衛生士等による歯科衛生指導を充実させる観点から、算定対象を通院又は通所が困難な者から通院困難な者に見直す。

居宅療養管理指導★

【算定対象】
○ 管理栄養士及び歯科衛生士等が行う居宅療養管理指導について、算定対象を「通院又は通所が困難な者」から「通院が困難な者」に見直す。

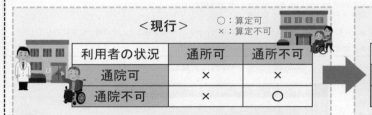

＜現行＞ ○：算定可 ×：算定不可			＜改定後＞ ○：算定可 ×：算定不可		
利用者の状況	通所可	通所不可	利用者の状況	通所可	通所不可
通院可	×	×	通院可	×	×
通院不可	×	○	通院不可	○	○

リハビリテーション・機能訓練、口腔、栄養の一体的取組等 − 口腔 −

訪問系サービス及び短期入所系サービスにおける口腔管理に係る連携の強化 〉 告示改正

■ 訪問系サービス及び短期入所系サービスにおいて、職員による利用者の口腔の状態の確認によって、歯科専門職による適切な口腔管理の実施につなげる観点から、事業所と歯科専門職の連携の下、介護職員等による口腔衛生状態及び口腔機能の評価の実施並びに利用者の同意の下の歯科医療機関及び介護支援専門員への情報提供を評価する新たな加算を設ける。

訪問介護、訪問看護★、訪問リハビリテーション★、短期入所生活介護★、短期入所療養介護★、定期巡回・随時対応型訪問介護看護

【単位数】
＜現行＞　　　　　　　　　　▶　　＜改定後＞
なし　　　　　　　　　　　　　　　**口腔連携強化加算　50単位/回（新設）**

【算定要件等】
○ 事業所の従業者が、口腔の健康状態の評価を実施した場合において、利用者の同意を得て、歯科医療機関及び介護支援専門員に対し、当該評価の結果を情報提供した場合に、1月に1回に限り所定単位数を加算する。
○ 事業所は利用者の口腔の健康状態に係る評価を行うに当たって、診療報酬の歯科点数表区分番号C000に掲げる歯科訪問診療料の算定の実績がある歯科医療機関の歯科医師又は歯科医師の指示を受けた歯科衛生士が、当該従業者からの相談等に対応する体制を確保し、その旨を文書等で取り決めていること。

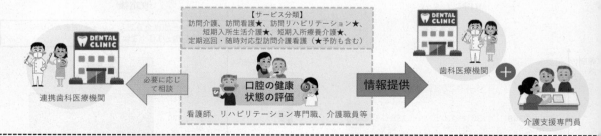

【サービス分類】
訪問介護、訪問看護★、訪問リハビリテーション★、
短期入所生活介護★、短期入所療養介護★、
定期巡回・随時対応型訪問介護看護（★予防も含む）

連携歯科医療機関　必要に応じて相談　←　口腔の健康状態の評価　看護師、リハビリテーション専門職、介護職員等　→　情報提供　歯科医療機関　＋　介護支援専門員

リハビリテーション・機能訓練、口腔、栄養の一体的取組等－栄養－

退所者の栄養管理に関する情報連携の促進

■ 介護保険施設から、居宅、他の介護保険施設、医療機関等に退所する者の栄養管理に関する情報連携が切れ目なく行われるようにする観点から、介護保険施設の管理栄養士が、介護保険施設の入所者等の栄養管理に関する情報について、他の介護保険施設や医療機関等に提供することを評価する新たな加算を設ける。

介護老人福祉施設、地域密着型介護老人福祉施設入所者生活介護、介護老人保健施設、介護医療院

【単位数】
＜現行＞
なし

▶

＜改定後＞
退所時栄養情報連携加算　70単位/回（新設）

【算定要件】
○対象者
・厚生労働大臣が定める特別食※を必要とする入所者又は
　低栄養状態にあると医師が判断した入所者。

○主な算定要件
・管理栄養士が、退所先の医療機関等に対して、
　当該者の栄養管理に関する情報を提供する。
・1月につき1回を限度として所定単位数を算定する。

※疾病治療の直接手段として、医師の発行する食事箋に基づき提供された適切な栄養量及び内容を有する腎臓病食、肝臓病食、糖尿病食、胃潰瘍食、貧血食、膵臓病食、脂質異常症食、痛風食、嚥下困難者のための流動食、経管栄養のための濃厚流動食及び特別な場合の検査食（単なる流動食及び軟食を除く。）

介護保険施設A

栄養管理に関する情報

自宅
（在宅担当医療機関）

介護保険施設B

医療機関
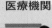

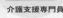
介護支援専門員

リハビリテーション・機能訓練、口腔、栄養の一体的取組等－栄養－

栄養に関する情報連携のイメージ図

介護保険施設A

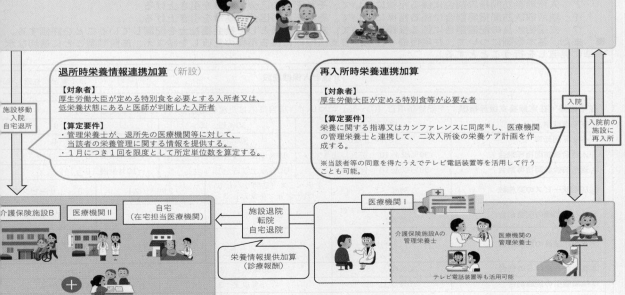

自立支援・重度化防止に係る取組の推進

通所介護等における入浴介助加算の見直し

■ 通所介護等における入浴介助加算について、入浴介助技術の向上や利用者の居宅における自立した入浴の取組を促進する観点から、見直しを行う。

通所介護、地域密着型通所介護、認知症対応型通所介護★、通所リハビリテーション（加算Ⅱのみ）

【単位数】

＜現行＞	＜改定後＞
入浴介助加算（Ⅰ） 40単位／日	変更なし
入浴介助加算（Ⅱ） 55単位／日	変更なし

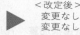

【算定要件】

＜入浴介助加算（Ⅰ）＞ （現行の入浴介助加算（Ⅰ）の要件に加えて）
・ 入浴介助に関わる職員に対し、**入浴介助に関する研修等を行うこと**を新たな要件として設ける。

＜入浴介助加算（Ⅱ）＞ （現行の入浴介助加算（Ⅱ）の要件に加えて）
・ 医師等に代わり介護職員が訪問し、**医師等の指示のもと情報通信機器等を活用して状況把握を行い、医師等が評価・助言する場合**においても算定可能とする。

（算定要件に係る現行のQ＆Aや留意事項通知で示している内容を告示に明記する）
① 訪問可能な職種として、利用者の動作及び浴室の環境の評価を行うことができる福祉用具専門相談員、機能訓練指導員、地域包括支援センターの職員その他住宅改修に関する専門的知識及び経験を有する者を明記する。
② 個別の入浴計画に相当する内容を通所介護計画に記載することをもって個別の入浴計画の作成に代えることができることを明記する。
③ 利用者の居宅の状況に近い環境の例示として、福祉用具等を設置することにより、利用者の居宅の浴室の状況を再現しているものを明記する。

＜入浴介助加算（Ⅰ）＞ ＜入浴介助加算（Ⅱ）＞入浴介助加算（Ⅰ）の要件に加えて

通所介護事業所
研修等の実施
入浴介助を行う職員に対し、入浴介助に関する研修等を行うこと。

利用者宅
利用者宅を訪問

利用者宅の浴室の環境を確認

＜訪問可能な職種＞
医師、理学療法士、作業療法士、介護福祉士、介護支援専門員、利用者の動作及び浴室の環境の評価を行うことができる福祉用具専門相談員、機能訓練指導員、地域包括支援センターの職員その他住宅改修に関する専門的知識及び経験を有する者

医師等による利用者の居宅への訪問が困難な場合には、医師等の指示の下、介護職員が利用者の居宅を訪問し、情報通信機器等を活用して把握した浴室における利用者の動作及び浴室の環境を踏まえ、医師等が評価・助言を行っても差し支えない。

自立支援・重度化防止に係る取組の推進

介護老人保健施設における在宅復帰・在宅療養支援機能の促進

■ 在宅復帰・在宅療養支援等評価指標及び要件について、介護老人保健施設の在宅復帰・在宅療養支援機能を更に推進する観点から、指標の取得状況等も踏まえ、以下の見直しを行う。その際、6月の経過措置期間を設けることとする。
　ア 入所前後訪問指導割合に係る指標について、それぞれの区分の基準を引き上げる。
　イ 退所前後訪問指導割合に係る指標について、それぞれの区分の基準を引き上げる。
　ウ 支援相談員の配置割合に係る指標について、支援相談員として社会福祉士を配置していることを評価する。
■ また、基本報酬について、在宅復帰・在宅療養支援機能に係る指標の見直しを踏まえ、施設類型ごとに適切な水準に見直しを行うこととする。

介護老人保健施設　　　　　　　　　　　　　　　　　　　　　　　　　　　　※下線部が見直し箇所

在宅復帰・在宅療養支援等指標：下記評価項目（①～⑩）について、項目に応じた値を足し合わせた値（最高値：90）

①在宅復帰率	50％超 20	30％超 10		30％以下 0
②ベッド回転率	10％以上 20	5％以上 10		5％未満 0
③入所前後訪問指導割合	30％以上 10 ⇒35％以上 10	10％以上 5 ⇒15％以上 5		10％未満 0 ⇒15％未満 0
④退所前後訪問指導割合	30％以上 10 ⇒35％以上 10	10％以上 5 ⇒15％以上 5		10％未満 0 ⇒15％未満 0
⑤居宅サービスの実施数	3サービス5	2サービス（訪問リハビリテーションを含む）3	2サービス1	0、1サービス0
⑥リハ専門職の配置割合	5以上（PT、OT、STいずれも配置）5	5以上 3	3以上 2	3未満 0
⑦支援相談員の配置割合	3以上 5 ⇒3以上（社会福祉士の配置あり）5	（設定なし）⇒3以上（社会福祉士の配置なし）3	2以上 3 ⇒2以上 1	2未満 0
⑧要介護4又は5の割合	50％以上 5	35％以上 3		35％未満 0
⑨喀痰吸引の実施割合	10％以上 5	5％以上 3		5％未満 0
⑩経管栄養の実施割合	10％以上 5	5％以上 3		5％未満 0

自立支援・重度化防止に係る取組の推進

かかりつけ医連携薬剤調整加算の見直し　　告示改正

■　かかりつけ医連携薬剤調整加算（Ⅰ）について、施設におけるポリファーマシー解消の取組を推進する観点から、入所前の主治医と連携して薬剤を評価・調整した場合に加え、施設において薬剤を評価・調整した場合を評価する新たな区分を設ける。その上で、入所前の主治医と連携して薬剤を評価・調整した場合の区分を高く評価する。
　また、新たに以下の要件を設ける。
ア　処方を変更する際の留意事項を医師、薬剤師及び看護師等の多職種で共有し、処方変更に伴う病状の悪化や新たな副作用の有無について、多職種で確認し、必要に応じて総合的に評価を行うこと。
イ　入所前に６種類以上の内服薬が処方されている方を対象とすること。
ウ　入所者やその家族に対して、処方変更に伴う注意事項の説明やポリファーマシーに関する一般的な注意の啓発を行うこと。

介護老人保健施設　　※入所者１人につき１回を限度として、当該入所者の退所時に加算

かかりつけ医連携薬剤調整加算（Ⅰ）イ　140単位/回（一部変更）
<入所前の主治医と連携して薬剤を評価・調整した場合>

① 医師又は薬剤師が高齢者の薬物療法に関する研修を受講すること。
② 入所後１月以内に、状況に応じて入所者の処方の内容を変更する可能性があることについて主治の医師に説明し、合意していること。
③ 入所前に当該入所者に６種類以上の内服薬が処方されており、施設の医師と当該入所者の主治の医師が共同し、入所中に当該処方の内容を総合的に評価及び調整し、かつ、療養上必要な指導を行うこと。
④ 入所中に当該入所者の処方の内容に変更があった場合は医師、薬剤師、看護師等の関係職種間で情報共有を行い、変更後の入所者の状態等について、多職種で確認を行うこと。
⑤ 入所時と退所時の処方の内容に変更がある場合は変更の経緯、変更後の入所者の状態等について、退所時又は退所後１月以内に当該入所者の主治の医師に情報提供を行い、その内容を診療録に記載していること。

かかりつけ医連携薬剤調整加算（Ⅰ）ロ　70単位/回（新設）
<施設において薬剤を評価・調整した場合>

・ かかりつけ医連携薬剤調整加算（Ⅰ）イの要件①、④、⑤に掲げる基準のいずれにも適合していること。
・ 入所前に６種類以上の内服薬が処方されていた入所者について、施設において、入所中に服用薬剤の総合的な評価及び調整を行い、かつ、療養上必要な指導を行うこと。

かかりつけ医連携薬剤調整加算（Ⅱ）　240単位/回
<服薬情報をLIFEに提出>

・ かかりつけ医連携薬剤調整加算（Ⅰ）イ又はロを算定していること。
・ 当該入所者の服薬情報等の情報を厚生労働省に提出し、処方に当たって、当該情報その他薬物療法の適切かつ有効な実施のために必要な情報を活用していること。

かかりつけ医連携薬剤調整加算（Ⅲ）　100単位/回
<退所時に、入所時と比べて１種類以上減薬>

・ かかりつけ医連携薬剤調整加算（Ⅱ）を算定していること。
・ 退所時において処方されている内服薬の種類が、入所時に処方されていた内服薬の種類に比べて１種類以上減少していること。

LIFE を活用した質の高い介護

科学的介護推進体制加算の見直し　　告示・通知改正

■　科学的介護推進体制加算について、質の高い情報の収集・分析を可能とし、入力負担を軽減し科学的介護を推進する観点から、見直しを行う。

通所介護、地域密着型通所介護、認知症対応型通所介護★、通所リハビリテーション★、特定施設入居者生活介護★、地域密着型特定施設入居者生活介護、小規模多機能型居宅介護★、認知症対応型共同生活介護★、看護小規模多機能型居宅介護、介護老人福祉施設、地域密着型介護老人福祉施設入所者生活介護、介護老人保健施設、介護医療院

○　LIFEへのデータ提出頻度について、他のLIFE関連加算と合わせ、少なくとも「３月に１回」に見直す。
○　その他、LIFE関連加算に共通した以下の見直しを実施。
　・ 入力項目の定義の明確化や、他の加算と共通する項目の選択肢を統一化する
　・ 同一の利用者に複数の加算を算定する場合に、一定の条件下でデータ提出のタイミングを統一できるようにする

自立支援促進加算の見直し　　告示・通知改正

■　自立支援促進加算について、質の高い情報の収集・分析を可能とし、入力負担を軽減し科学的介護を推進する観点から、見直しを行う。

介護老人福祉施設、地域密着型介護老人福祉施設入所者生活介護、介護老人保健施設、介護医療院

【単位数】
<現行>　　　　　　　　　　　　　　　　　<改定後>
自立支援促進加算　300単位/月　▶　自立支援促進加算　**280**単位/月（変更）
　　　　　　　　　　　　　　　　　　　　　（介護老人保健施設は300単位/月）

【見直し内容】
○　医学的評価の頻度について、支援計画の見直し及びデータ提出の頻度と合わせ、「３月に１回」へ見直すことで、事務負担の軽減を行う。
○　その他、LIFE関連加算に共通した見直しを実施。

LIFE を活用した質の高い介護

| アウトカム評価の充実のための加算等の見直し | 告示・通知改正 |

■ ADL維持等加算、排せつ支援加算、褥瘡マネジメント加算（介護医療院は褥瘡対策指導管理）について、介護の質の向上に係る取組を一層推進する観点や自立支援・重度化防止に向けた取組をより一層推進する観点から、見直しを行う。

＜ADL維持等加算＞

通所介護、地域密着型通所介護、認知症対応型通所介護、特定施設入居者生活介護、地域密着型特定施設入居者生活介護、介護老人福祉施設、地域密着型介護老人福祉施設入所者生活介護

【単位数】
＜現行＞
ADL維持等加算（Ⅰ）　ADL利得（※）が１以上　▶　ADL利得が１以上
ADL維持等加算（Ⅱ）　ADL利得が２以上　　　　　ADL利得が３以上（アウトカム評価の充実）

（※）ADL利得：評価対象利用開始月の翌月から起算して６月目の月に測定したＡＤＬ値から評価対象利用開始月に測定したＡＤＬ値控除して得た値を用いて一定の基準に基づき算出した値の平均値

○ ADL利得の計算方法について、初回の要介護認定から12月以内の者や他の事業所が提供するリハビリテーションを併用している場合における要件を簡素化する。【通知改正】

＜排せつ支援加算＞

看護小規模多機能型居宅介護、介護老人福祉施設、地域密着型介護老人福祉施設入所者生活介護、介護老人保健施設、介護医療院

○ 尿道カテーテルの抜去について、排せつ支援加算で評価の対象となるアウトカムへ追加する。
＜現行＞　　　　　　　　　　　　＜改定後＞
・排尿・排便の状態の改善　　　　　・排尿・排便の状態の改善
・おむつ使用あり→なしに改善　▶　・おむつ使用あり→なしに改善
　　　　　　　　　　　　　　　　　・尿道カテーテル留置→抜去（アウトカム評価の充実）

＜褥瘡マネジメント加算等＞

看護小規模多機能型居宅介護、介護老人福祉施設、地域密着型介護老人福祉施設入所者生活介護、介護老人保健施設、介護医療院

○ 褥瘡の治癒後に再発がないことに加え、治癒についても、褥瘡マネジメント加算等で評価の対象となるアウトカムに見直す。
＜現行＞　　　　　　　　　　　　　　　　　＜改定後＞
・褥瘡発生のリスクが高い利用者に褥瘡の発生がない　・褥瘡発生のリスクが高い利用者に褥瘡の発生がない
・施設入所時等に認めた褥瘡の治癒後に再発がない　▶　・施設入所時等に認めた褥瘡の治癒（アウトカム評価の充実）

3. 良質な介護サービスの効率的な提供に向けた働きやすい職場づくり

介護職員の処遇改善

| 介護職員の処遇改善（令和６年６月施行） | 告示改正 |

■ 介護現場で働く方々にとって、令和６年度に2.5％、令和７年度に2.0％のベースアップへと確実につながるよう加算率の引上げを行う。

■ 介護職員等の確保に向けて、介護職員の処遇改善のための措置ができるだけ多くの事業所に活用されるよう推進する観点から、介護職員処遇改善加算、介護職員等特定処遇改善加算、介護職員等ベースアップ等支援加算について、現行の各加算・各区分の要件及び加算率を組み合わせた４段階の「介護職員等処遇改善加算」に一本化を行う。

※ 一本化後の加算については、事業所内での柔軟な職種間配分を認める。また、人材確保に向けてより効果的な要件とする等の観点から、月額賃金の改善に関する要件及び職場環境等要件を見直す。

【訪問介護、訪問入浴介護★、通所介護、地域密着型通所介護、療養通所介護、認知症対応型通所介護★、通所リハビリテーション★、短期入所生活介護★、短期入所療養介護★、特定施設入居者生活介護★、地域密着型特定施設入居者生活介護、定期巡回・随時対応型訪問介護看護、夜間対応型訪問介護、小規模多機能型居宅介護★、認知症対応型共同生活介護★、看護小規模多機能型居宅介護、介護老人福祉施設、地域密着型介護老人福祉施設入所者生活介護、介護老人保健施設、介護医療院】

＜現行＞　　　　　　　　　　　　　　　　　　　＜改定後＞

介護職員処遇改善加算（Ⅰ）　　　　　13.7％　　　　**介護職員等処遇改善加算（Ⅰ）**　24.5％（新設）

介護職員処遇改善加算（Ⅱ）　　　　　10.0％　　　　**介護職員等処遇改善加算（Ⅱ）**　22.4％（新設）

介護職員処遇改善加算（Ⅲ）　　　　　5.5％　　▶　**介護職員等処遇改善加算（Ⅲ）**　18.2％（新設）

介護職員等特定処遇改善加算（Ⅰ）　　6.3％　　　　**介護職員等処遇改善加算（Ⅳ）**　14.5％（新設）

介護職員等特定処遇改善加算（Ⅱ）　　4.2％

介護職員等ベースアップ等支援加算　2.4％

※：加算率はサービス毎の介護職員の常勤換算職員数に基づき設定しており、上記は訪問介護の例。処遇改善加算を除く加減算後の総報酬単位数に上記の加算率を乗じる。
※：上記の訪問介護の場合、現行の３加算の取得状況に基づく加算率と比べて、改定後の加算率は2.1％ポイント引き上げられている。
※：なお、経過措置区分として、令和６年度末まで介護職員等処遇改善加算（Ⅴ）(1)～(14)を設け、現行の３加算の取得状況に基づく加算率を維持した上で、今般の改定による加算率の引上げを受けることができるようにする。

（注）令和６年度末までの経過措置期間を設け、加算率（上記）並びに月額賃金改善に関する要件及び職場環境等要件に関する激変緩和措置を講じる。

生産性の向上等を通じた働きやすい職場環境づくり

利用者の安全並びに介護サービスの質の確保及び職員の負担軽減に資する方策を検討するための委員会の設置の義務付け　〈省令改正〉

■　介護現場における生産性の向上に資する取組の促進を図る観点から、現場における課題を抽出及び分析した上で、事業所の状況に応じて、利用者の安全並びに介護サービスの質の確保及び職員の負担軽減に資する方策を検討するための委員会の設置を義務付ける。＜経過措置３年間＞

> 短期入所系サービス★、居住系サービス★、多機能系サービス★、施設系サービス

介護ロボットやICT等のテクノロジーの活用促進　〈告示改正〉

■　介護ロボットやICT等の導入後の継続的なテクノロジー活用を支援するため、見守り機器等のテクノロジーを導入し、生産性向上ガイドラインに基づいた業務改善を継続的に行うとともに、効果に関するデータ提出を行うことを評価する新たな加算を設ける。

> 短期入所系サービス★、居住系サービス★、多機能系サービス★、施設系サービス

【単位数】
生産性向上推進体制加算（Ⅰ）　　100単位/月（新設）
生産性向上推進体制加算（Ⅱ）　　10単位/月（新設）

【算定要件】
＜生産性向上推進体制加算（Ⅰ）＞
○　（Ⅱ）の要件を満たし、（Ⅱ）のデータにより業務改善の取組による成果が確認されたこと。
○　見守り機器等のテクノロジーを複数導入していること。
○　職員間の適切な役割分担（いわゆる介護助手の活用等）の取組等を行っていること。
○　１年以内ごとに１回、業務改善の取組による効果を示すデータの提供を行うこと。

＜生産性向上推進体制加算（Ⅱ）＞
○　利用者の安全並びに介護サービスの質の確保及び職員の負担軽減に資する方策を検討するための委員会の開催や必要な安全対策を講じた上で、生産性向上ガイドラインに基づいた改善活動を継続的に行っていること。
○　見守り機器等のテクノロジーを１つ以上導入していること。
○　１年以内ごとに１回、業務改善の取組による効果を示すデータの提供を行うこと。

生産性の向上等を通じた働きやすい職場環境づくり

生産性向上に先進的に取り組む特定施設における人員配置基準の特例的な柔軟化　〈省令改正〉

■　見守り機器等のテクノロジーの複数活用及び職員間の適切な役割分担の取組等により、生産性向上に先進的に取り組む特定施設について、介護サービスの質の確保及び職員の負担軽減が行われていることを確認した上で、人員配置基準を特例的に柔軟化する。

> 特定施設入居者生活介護★、地域密着型特定施設入居者生活介護

○　特定施設ごとに置くべき看護職員及び介護職員の合計数について、要件を満たす場合は、「常勤換算方法で、要介護者である利用者の数が３（要支援者の場合は10）又はその端数を増すごとに0.9以上であること」とする。

＜現行＞

利用者	介護職員（＋看護職員）
3 （要支援の場合は10）	1

＜改定後（特例的な基準の新設）＞

利用者	介護職員（＋看護職員）
3 （要支援の場合は10）	0.9

（要件）
・利用者の安全並びに介護サービスの質の確保及び職員の負担軽減に資する方策を検討するための委員会において必要な安全対策について検討等していること
・見守り機器等のテクノロジーを複数活用していること
・職員間の適切な役割分担の取組等をしていること
・上記取組により介護サービスの質の確保及び職員の負担軽減が行われていることがデータにより確認されること

※安全対策の具体的要件
①職員に対する十分な休憩時間の確保等の勤務・雇用条件への配慮
②緊急時の体制整備（近隣在住職員を中心とした緊急参集要員の確保等）
③機器の不具合の定期チェックの実施（メーカーとの連携を含む）
④職員に対する必要な教育の実施
⑤訪室が必要な利用者に対する訪室の個別実施

（※）人員配置基準の特例的な柔軟化の申請に当たっては、テクノロジーの活用や職員間の適切な役割分担の取組等の開始後、これらを少なくとも３か月以上試行し（試行期間中においては通常の人員配置基準を遵守すること）、現場職員の意見が適切に反映できるよう、実際にケア等を行う多職種の職員が参画する委員会において安全対策や介護サービスの質の確保、職員の負担軽減が行われていることをデータ等で確認するとともに、当該データを指定権者に提出することとする。

効率的なサービス提供の推進

介護支援専門員１人当たりの取扱件数（報酬）　　告示改正

■ 居宅介護支援費（Ⅰ）に係る介護支援専門員の一人当たり取扱件数について、現行の「40未満」を「45未満」に改めるとともに、居宅介護支援費（Ⅱ）の要件について、ケアプランデータ連携システムを活用し、かつ、事務職員を配置している場合に改め、取扱件数について、現行の「45未満」を「50未満」に改める。また、居宅介護支援費の算定に当たっての取扱件数の算出に当たり、指定介護予防支援の提供を受ける利用者数については、３分の１を乗じて件数に加えることとする。

居宅介護支援

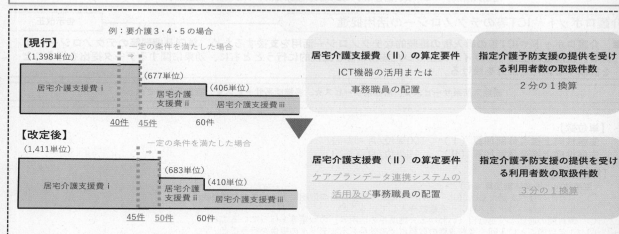

4. 制度の安定性・持続可能性の確保

評価の適正化・重点化

訪問介護における同一建物等居住者にサービス提供する場合の報酬の見直し　　告示改正

■ 訪問介護の同一建物減算について、事業所の利用者のうち、一定割合以上が同一建物等に居住する者への提供である場合に、報酬の適正化を行う新たな区分を設け、更に見直しを行う。

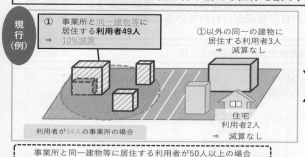

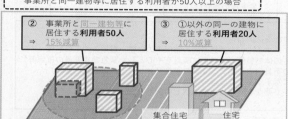

減算の内容	算定要件
10%減算	①：事業所と同一敷地内又は隣接する敷地内に所在する建物に居住する者（②及び④に該当する場合を除く。）
15%減算	②：事業所と同一敷地内又は隣接する敷地内に所在する建物に居住する利用者の人数が１月あたり50人以上の場合
10%減算	③：上記①以外の範囲に所在する建物に居住する者（当該建物に居住する利用者の人数が１月あたり20人以上の場合）
12%減算	④：正当な理由なく、事業所において、前６月間に提供した訪問介護サービスの提供総数のうち、事業所と同一敷地内又は隣接する敷地内に所在する建物に居住する者（②に該当する場合を除く）に提供されたものの占める割合が100分の90以上である場合

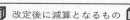

脚注：　■ 訪問介護事業所　▨ 改定後に減算となるもの　▨ 現行の減算となるもの　□ 減算とならないもの

評価の適正化・重点化

短期入所生活介護における長期利用の適正化 ▷　　　　　　　　　　　　　告示改正

■　短期入所生活介護、介護予防短期入所生活介護における長期利用について、長期利用の適正化を図り、サービスの目的に応じた利用を促す観点から、施設入所と同等の利用形態となる場合、施設入所の報酬単位との均衡を図ることとする。

短期入所生活介護★

○　短期入所生活介護
　＜改定後＞

（要介護３の場合）	単独型	併設型	単独型ユニット型	併設型ユニット型
基本報酬	787単位	745単位	891単位	847単位
長期利用者減算適用後 （31日〜60日）	757単位	715単位	861単位	817単位
長期利用の適正化 （61日以降）〔新設〕	732単位	715単位	815単位	815単位
（参考）介護老人福祉施設	732単位		815単位	

　　※　短期入所生活介護の長期利用について、介護福祉施設サービス費の単位数と同単位数とする。
　　　（併設型は、すでに長期利用者に対する減算によって介護福祉施設サービス費以下の単位数となっていることから、
　　　さらなる単位数の減は行わない。）

○　介護予防短期入所生活介護
　＜改定後＞
　　連続して30日を超えて同一事業所に入所している利用者の介護予防短期入所生活介護費について、**介護福祉施設サービス費又はユニット型介護福祉施設サービス費の要介護１の単位数の、75／100（要支援１）又は93／100（要支援２）に相当する単位数を算定する。**〔新設〕

評価の適正化・重点化

同一建物に居住する利用者へのケアマネジメント ▷　　　　　　　　　　　告示改正

■　介護報酬が業務に要する手間・コストを評価するものであることを踏まえ、利用者が居宅介護支援事業所と併設・隣接しているサービス付き高齢者向け住宅等に入居している場合や、複数の利用者が同一の建物に入居している場合には、介護支援専門員の業務の実態を踏まえた評価となるよう見直しを行う。

居宅介護支援

＜現行＞　　　　＜改定後＞
なし　　　**同一建物に居住する利用者へのケアマネジメント**　所定単位数の95％を算定〔新設〕

対象となる利用者
・　指定居宅介護支援事業所の所在する建物と同一の敷地内、隣接する敷地内の建物又は指定居宅介護支援事業所と同一の建物に居住する利用者
・　指定居宅介護支援事業所における１月当たりの利用者が同一の建物に20人以上居住する建物（上記を除く。）に居住する利用者

多床室の室料負担（令和７年８月施行） ▷　　　　　　　　　　　　　　告示改正

■　「その他型」及び「療養型」の介護老人保健施設並びに「Ⅱ型」の介護医療院について、新たに室料負担（月額８千円相当）を導入する。

短期入所療養介護、介護老人保健施設、介護医療院

○　以下の多床室（いずれも８㎡／人以上に限る。）の入所者について、基本報酬から室料相当額を減算し、利用者負担を求めることとする。
　・　「その他型」及び「療養型」の介護老人保健施設の多床室
　・　「Ⅱ型」の介護医療院の多床室
○　ただし、基準費用額（居住費）を増額することで、一定未満の所得の方については利用者負担を増加させない。

報酬の整理・簡素化

定期巡回・随時対応型訪問介護看護の基本報酬の見直し

告示改正

■ 定期巡回・随時対応型訪問介護看護と夜間対応型訪問介護の将来的なサービスの統合を見据えて、夜間対応型訪問介護との一体的実施を図る観点から、定期巡回・随時対応型訪問介護看護の基本報酬に、夜間対応型訪問介護の利用者負担に配慮した新たな区分を設ける。

定期巡回・随時対応型訪問介護看護

<改定後>

一体型事業所（※）

介護度	介護・看護利用者	介護利用者	夜間にのみサービスを必要とする利用者（新設）
要介護1	7,946単位	5,446単位	【定額】 ・基本夜間訪問サービス費：989単位／月
要介護2	12,413単位	9,720単位	【出来高】 ・定期巡回サービス費：372単位／回
要介護3	18,948単位	16,140単位	・随時訪問サービス費（Ⅰ）：567単位／回 ・随時訪問サービス費（Ⅱ）：764単位／回
要介護4	23,358単位	20,417単位	（2人の訪問介護員等により訪問する場合）
要介護5	28,298単位	24,692単位	注：要介護度によらない

（※）連携型事業所も同様

報酬の整理・簡素化

運動器機能向上加算の基本報酬への包括化

告示改正

■ 介護予防通所リハビリテーションにおける身体機能評価を更に推進するとともに、報酬体系の簡素化を行う観点から見直しを行う。

介護予防通所リハビリテーション

【単位数】

<現行>
運動器機能向上加算　225単位/月
選択的サービス複数実施加算Ⅰ　480単位
選択的サービス複数実施加算Ⅱ　700単位

<改正案>
廃止（基本報酬で評価）
廃止（個別の加算で評価）
一体的サービス提供加算　480単位/月（新設）

○ 運動器機能向上加算を廃止し、基本報酬への包括化を行う。
○ 運動器機能向上加算、栄養改善加算、口腔機能向上加算のうち、複数の加算を組み合わせて算定していることを評価する選択的サービス複数実施加算について見直しを行う。

認知症情報提供加算の廃止

告示改正

■ 認知症情報提供加算について、算定実績等を踏まえ、廃止する。

介護老人保健施設

地域連携診療計画情報提供加算の廃止

告示改正

■ 地域連携診療計画情報提供加算について、算定実績等を踏まえ、廃止する。

介護老人保健施設

長期療養生活移行加算の廃止

告示改正

■ 長期療養生活移行加算について、介護療養型医療施設が令和5年度末に廃止となることを踏まえ、廃止する。

介護医療院

5. その他

その他

| 「書面掲示」規制の見直し | 省令・告示・通知改正 |

■ 運営基準省令上、事業所の運営規程の概要等の重要事項等について、「書面掲示」に加え、インターネット上で情報の閲覧が完結するよう、介護サービス事業者は、原則として重要事項等の情報をウェブサイトに掲載・公表しなければならないこととする。　　　　　　　　　　　　　　　　　　　　　　　　（※令和７年度から義務付け）

全サービス

| 通所系サービスにおける送迎に係る取扱いの明確化 | Q＆A発出 |

■ 通所系サービスにおける送迎について、利便性の向上や運転専任職の人材不足等に対応する観点から、送迎先について利用者の居住実態のある場所を含めるとともに、他の介護事業所や障害福祉サービス事業所の利用者との同乗を可能とする。

通所介護、地域密着型通所介護、認知症対応型通所介護★、通所リハビリテーション★、療養通所介護

○ 利用者の送迎について、利用者の自宅と事業所間の送迎を原則とするが、**運営上支障が無く、利用者の居住実態（例えば、近隣の親戚の家）がある場所**に限り、当該場所への送迎を可能とする。

○ 介護サービス事業所において、他事業所の従業員が自事業所と雇用契約を結び、自事業所の従業員として送迎を行う場合や、委託契約において送迎業務を委託している場合（共同での委託を含む）には、責任の所在等を明確にした上で、**他事業所の利用者との同乗を可能**とする。

○ 障害福祉サービス事業所が介護サービス事業所と雇用契約や委託契約（共同での委託を含む）を結んだ場合においても、責任の所在等を明確にした上で、**障害福祉サービス事業所の利用者も同乗することを可能**とする。
※なお、この場合の障害福祉サービス事業所とは、同一敷地内事業所や併設・隣接事業所など、利用者の利便性を損なわない範囲内の事業所とする。

その他

| 基準費用額（居住費）の見直し（令和６年８月施行） | 告示改正 |

■ 令和４年の家計調査によれば、高齢者世帯の光熱・水道費は令和元年家計調査に比べると上昇しており、在宅で生活する者との負担の均衡を図る観点や、令和５年度介護経営実態調査の費用の状況等を総合的に勘案し、基準費用額（居住費）を６０円／日引き上げる。

施設系サービス

○ 基準費用額（居住費）を、全ての居室類型で１日当たり60円分増額する。
○ 従来から補足給付の仕組みにおける負担限度額を０円としている利用者負担第１段階の多床室利用者については、負担限度額を据え置き、利用者負担が増えないようにする。

その他

| 地域区分 | 告示改正 |

■　令和６年度以降の級地の設定に当たっては、現行の級地を適用することを基本としつつ、公平性を欠く状況にあると考えられる自治体については特例（※１）を設け、自治体に対して行った意向調査の結果を踏まえ、級地に反映する。
　　また、平成27年度介護報酬改定時に設けられた経過措置（※２）については令和５年度末までがその期限となっているが、令和８年度末までの延長を認める。

（※１）
　ア　次の場合は、当該地域に隣接する地域に設定された地域区分のうち、一番低い又は高い地域区分までの範囲で引き上げる又は引き下げることを認める。
　　i　当該地域の地域区分よりも高い又は低い地域に全て囲まれている場合。
　　ii　当該地域の地域区分よりも高い又は低い級地が設定された地域に複数隣接しており、かつ、その地域の中に当該地域と４級地以上の級地差がある地域が含まれている場合。なお、引上げについては、地域手当の級地設定がある自治体を除く。
　　iii　当該地域の地域区分よりも高い又は低い級地が設定された地域に囲まれており、かつ、同じ地域区分との隣接が単一（引下げの場合を除く。）の場合。なお、引上げについては、地域手当の級地設定がある自治体を除く。（新設）
　イ　５級地以上の級地差がある地域と隣接している場合について、４級地差になるまでの範囲で引上げ又は引下げを認める。（新設）
　（注１）隣接する地域の状況については、同一都道府県内のみの状況に基づき判断することも可能とする。（アiのみ）
　（注２）広域連合については、構成自治体に適用されている区分の範囲内で選択することを認めているが、令和５年度末に解散する場合について、激変緩和措置を設ける。
　（注３）自治体の境界の過半が海に面している地域にあっては、イの例外として、３級地差以上の級地差であっても２級地差になるまで引上げを認める。
　（注４）障害福祉サービス等報酬及び子ども・子育て支援制度における公定価格の両方の地域区分が、経過措置等による特別な事情で介護報酬の級地より高くなっている場合、その範囲内において、隣接する高い級地のうち最も低い区分まで引上げを可能とする。

（※２）
　　平成27年度の地域区分の見直しに当たり、報酬単価の大幅な変更を緩和する観点から、従前の設定値と見直し後の設定値の範囲内で選択することが可能とするもの。

【アi に該当する事例】
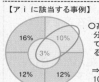
○高い地域区分の地域に全て囲まれている場合
⇒ 6％又は10％を選択可

【アii に該当する事例】
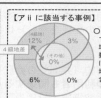
○その他（0%）地域であって、高い地域区分の地域と複数隣接し、その中に４級地以上の級地差がある地域が含まれている場合
⇒3％を選択可

【アiii に該当する事例】新設
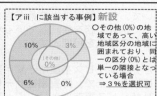
○その他（0%）の地域であって、高い地域区分の地域に囲まれており、同一の区分（0%）とは単一の隣接となっている場合
⇒3％を選択可

【イ に該当する事例】新設
○５級地以上の級地差がある地域と隣接している場合
⇒10％を選択

基本報酬の見直し

| 概要 | 告示改正 |

○　改定率については、介護現場で働く方々の処遇改善を着実に行いつつ、サービス毎の経営状況の違いも踏まえたメリハリのある対応を行うことで、全体で＋１．５９％を確保。そのうち、介護職員の処遇改善分＋０．９８％、その他の改定率として、賃上げ税制を活用しつつ、介護職員以外の処遇改善を実現できる水準として＋０．６１％。

○　これを踏まえて、介護職員以外の賃上げが可能となるよう、各サービスの経営状況にも配慮しつつ＋０．６１％の改定財源について、基本報酬に配分する。

令和６年度介護報酬改定に関する「大臣折衝事項」（令和５年12月20日）（抄）

　　令和６年度介護報酬改定については、<u>介護現場で働く方々の処遇改善を着実に行いつつ</u>、<u>サービス毎の経営状況の違いも踏まえたメリハリのある対応を行うこと</u>で、改定率は全体で＋1.59％（国費432億円）とする。具体的には以下の点を踏まえた対応を行う。

・　<u>介護職員の処遇改善分として、上記＋1.59％のうち＋0.98％を措置する</u>（介護職員の処遇改善分は令和６年６月施行）。その上で、賃上げ税制を活用しつつ、<u>介護職員以外の処遇改善を実現できる水準として、＋0.61％を措置</u>する。
・　このほか、改定率の外枠として、処遇改善加算の一本化による賃上げ効果や、光熱水費の基準費用額の増額による介護施設の増収効果が見込まれ、これらを加えると、＋0.45％相当の改定となる。
・　既存の加算の一本化による新たな処遇改善加算の創設に当たっては、今般新たに追加措置する処遇改善分を活用し、介護現場で働く方々にとって、令和６年度に2.5％、令和７年度に2.0％のベースアップへと確実につながるよう、配分方法の工夫を行う。あわせて、今回の改定が、介護職員の処遇改善に与える効果について、実態を把握する。
・　今回の報酬改定では、処遇改善分について２年分を措置し、３年目の対応については、上記の実態把握を通じた処遇改善の実施状況等や財源とあわせて令和８年度予算編成過程で検討する。

介護報酬改定の改定率について

改定時期	改定にあたっての主な視点	改定率
平成15年度改定	○ 自立支援の観点に立った居宅介護支援(ケアマネジメント)の確立 ○ 自立支援を指向する在宅サービスの評価　○ 施設サービスの質の向上と適正化	▲2.3%
平成17年10月改定	○ 居住費(滞在費)に関連する介護報酬の見直し ○ 食費に関連する介護報酬の見直し ○ 居住費(滞在費)及び食費に関連する運営基準等の見直し	
平成18年度改定	○ 中重度者への支援強化　　　　　　　　○ 介護予防、リハビリテーションの推進 ○ 地域包括ケア、認知症ケアの確立　　　○ サービスの質の向上 ○ 医療と介護の機能分担・連携の明確化	▲0.5%[▲2.4%] ※[ ]は平成17年10月改定分を含む。
平成21年度改定	○ 介護従事者の人材確保・処遇改善　○ 医療との連携や認知症ケアの充実 ○ 効率的なサービスの提供や新たなサービスの検証	3.0%
平成24年度改定	○ 在宅サービスの充実と施設の重点化　○ 自立支援型サービスの強化と重点化 ○ 医療と介護の連携・機能分担 ○ 介護人材の確保とサービスの質の評価(交付金を報酬に組み込む)	1.2%
平成26年度改定	○ 消費税の引き上げ(8%)への対応 　・基本単位数等の引上げ ・区分支給限度基準額の引上げ	0.63%
平成27年度改定	○ 中重度の要介護者や認知症高齢者への対応の更なる強化 ○ 介護人材確保対策の推進(1.2万円相当) ○ サービス評価の適正化と効率的なサービス提供体制の構築	▲2.27%
平成29年度改定	○ 介護人材の処遇改善(1万円相当)	1.14%
平成30年度改定	○ 地域包括ケアシステムの推進 ○ 自立支援・重度化防止に資する質の高い介護サービスの実現 ○ 多様な人材の確保と生産性の向上 ○ 介護サービスの適正化・重点化を通じた制度の安定性・持続可能性の確保	0.54%
令和元年10月改定	○ 介護人材の処遇改善 ○ 消費税の引上げ(10%)への対応 　・基本単位数等の引上げ・区分支給限度基準額や補足給付に係る基準費用額の引上げ	2.13% [処遇改善 1.67%　消費税対応 0.39% 補足給付　0.06%]
令和3年度改定	○ 感染症や災害への対応力強化　　　○ 地域包括ケアシステムの推進 ○ 自立支援・重度化防止の取組の推進　○ 介護人材の確保・介護現場の革新 ○ 制度の安定性・持続可能性の確保	介護職員の人材確保・処遇改善にも配慮しつつ、物価動向による物件費への影響など介護事業者の経営を巡る状況等を踏まえ、 0.70% ※うち、新型コロナウイルス感染症に対応するための特例的な評価 0.05%(令和3年9月末まで)
令和4年10月改定	○ 介護人材の処遇改善(9千円相当)	1.13%
令和6年度改定	○地域包括ケアシステムの深化・推進　　○自立支援・重度化防止に向けた対応 ○良質な介護サービスの効率的な提供に向けた働きやすい職場づくり ○制度の安定性・持続可能性の確保	1.59% [介護職員の処遇改善 0.98% その他 0.61%]

令和6年度介護報酬改定の施行時期について(主な事項)

■ 令和6年度介護報酬改定の施行時期については、令和6年度診療報酬改定が令和6年6月1日施行とされたこと等を踏まえ、以下のとおりとする。

> **6月1日施行とするサービス**

- 訪問看護
- 訪問リハビリテーション
- 居宅療養管理指導
- 通所リハビリテーション

> **4月1日施行とするサービス**

- 上記以外のサービス

■ 令和6年度介護報酬改定における処遇改善関係加算の加算率の引上げについては、予算編成過程における検討を踏まえ、令和6年6月1日施行とする。これを踏まえ、加算の一本化についても令和6年6月1日施行とするが、現行の処遇改善関係加算について事業所内での柔軟な職種間配分を認めることとする改正は、令和6年4月1日施行とする。

■ 補足給付に関わる見直しは、以下のとおりとする。

> **令和6年8月1日施行とする事項**

- 基準費用額の見直し

> **令和7年8月1日施行とする事項**

- 多床室の室料負担

介護給付費単位数等サービスコード表
（令和6年6月・8月施行版）

介護サービス

I　居宅サービスコード
- 1　訪問介護サービスコード表 ……………………………………………………………… 26
  - ●特定事業所加算（I）が適用される場合 ………………………………………………… 36
  - ●特定事業所加算（II）が適用される場合 ……………………………………………… 46
  - ●特定事業所加算（III）が適用される場合 ……………………………………………… 56
  - ●特定事業所加算（IV）が適用される場合 ……………………………………………… 66
  - ●20分未満の身体介護に引き続き生活援助を行った場合 …………………………… 76
  - ●20分未満の身体介護に引き続き生活援助を行った場合（頻回の訪問として行う場合） …… 81
- 2　訪問入浴介護サービスコード表 ………………………………………………………… 86
- 3　訪問看護サービスコード表 ……………………………………………………………… 87
- 4　訪問リハビリテーションサービスコード表 …………………………………………… 97
- 5　居宅療養管理指導サービスコード表 …………………………………………………… 98
- 6　通所介護サービスコード表 ……………………………………………………………… 99
- 7　通所リハビリテーションサービスコード表 ………………………………………… 112
- 8　短期入所生活介護サービスコード表 ………………………………………………… 139
- 9　短期入所療養介護サービスコード表
  - イ　介護老人保健施設における短期入所療養介護 ……………………………………… 154
  - ロ　療養病床を有する病院における短期入所療養介護 ………………………………… 177
  - ハ　診療所における短期入所療養介護 ………………………………………………… 212
  - ホ　介護医療院における短期入所療養介護費 ………………………………………… 219
- 10　特定施設入居者生活介護サービスコード表 ………………………………………… 253
- 11　福祉用具貸与サービスコード表 ……………………………………………………… 267

II　居宅介護支援サービスコード
- 居宅介護支援サービスコード表 ………………………………………………………… 268

III　施設サービスコード
- 1　介護福祉施設サービスコード表 ……………………………………………………… 275
- 2　介護保健施設サービスコード表 ……………………………………………………… 289
- 4　介護医療院サービスコード表 ………………………………………………………… 315

IV　特定入所者介護サービス費サービスコード ……………………………………… 346

［脚注］

1.単位数算定記号の説明

＋○○**単位**	⇒ 所定単位数 ＋ ○○単位
－○○**単位**	⇒ 所定単位数 － ○○単位
×○○%	⇒ 所定単位数 × ○○／100
○○%加算	⇒ 所定単位数 ＋ 所定単位数 × ○○／100
○○%減算	⇒ 所定単位数 － 所定単位数 × ○○／100

2.各項目の留意点

各項目の留意点は以下のとおり。

項目	留意点
サービスコード	数字又は英字とする。英字は大文字アルファベットのみであり，「I」，「O」，「Q」を除く。
サービス内容略称	全角32文字以内とする。

I 居宅サービスコード

1 訪問介護サービスコード表

居宅

訪問
介護

サービスコード 種類	項目	サービス内容略称	算定項目					合成単位数	算定単位
11	4845	身体介護01	イ身体介護が中心 訪問介護費又は共生型訪問介護費	(1)20分未満 163 単位				163	1回につき
11	4846	身体介護01・夜				夜間早朝の場合	25% 加算	204	
11	4847	身体介護01・深				深夜の場合	50% 加算	245	
11	4848	身体介護01・2人			2人の介護員等の場合			326	
11	4849	身体介護01・2人・夜				夜間早朝の場合	25% 加算	408	
11	4850	身体介護01・2人・深			× 200%	深夜の場合	50% 加算	489	
11	A001	身体介護01・虐防		高齢者虐待防止措置未実施減算				161	
11	A002	身体介護01・虐防・夜				夜間早朝の場合	25% 加算	201	
11	A003	身体介護01・虐防・深				深夜の場合	50% 加算	242	
11	A004	身体介護01・虐防・2人			2人の介護員等の場合			322	
11	A005	身体介護01・虐防・2人・夜		1% 減算		夜間早朝の場合	25% 加算	403	
11	A006	身体介護01・虐防・2人・深			× 200%	深夜の場合	50% 加算	483	
11	4551	身体介護02		(1)20分未満 163 単位 ※頻回の訪問として行う場合				163	
11	4552	身体介護02・夜				夜間早朝の場合	25% 加算	204	
11	4553	身体介護02・深				深夜の場合	50% 加算	245	
11	4554	身体介護02・2人			2人の介護員等の場合			326	
11	4555	身体介護02・2人・夜				夜間早朝の場合	25% 加算	408	
11	4556	身体介護02・2人・深			× 200%	深夜の場合	50% 加算	489	
11	A007	身体介護02・虐防		高齢者虐待防止措置未実施減算				161	
11	A008	身体介護02・虐防・夜				夜間早朝の場合	25% 加算	201	
11	A009	身体介護02・虐防・深				深夜の場合	50% 加算	242	
11	A010	身体介護02・虐防・2人			2人の介護員等の場合			322	
11	A011	身体介護02・虐防・2人・夜		1% 減算		夜間早朝の場合	25% 加算	403	
11	A012	身体介護02・虐防・2人・深			× 200%	深夜の場合	50% 加算	483	
11	1111	身体介護1		(2)20分以上30分未満 244 単位				244	
11	1112	身体介護1・夜				夜間早朝の場合	25% 加算	305	
11	1113	身体介護1・深				深夜の場合	50% 加算	366	
11	1121	身体介護1・2人			2人の介護員等の場合			488	
11	1122	身体介護1・2人・夜				夜間早朝の場合	25% 加算	610	
11	1123	身体介護1・2人・深			× 200%	深夜の場合	50% 加算	732	
11	A013	身体介護1・虐防		高齢者虐待防止措置未実施減算				242	
11	A014	身体介護1・虐防・夜				夜間早朝の場合	25% 加算	303	
11	A015	身体介護1・虐防・深				深夜の場合	50% 加算	363	
11	A016	身体介護1・虐防・2人			2人の介護員等の場合			484	
11	A017	身体介護1・虐防・2人・夜		1% 減算		夜間早朝の場合	25% 加算	605	
11	A018	身体介護1・虐防・2人・深			× 200%	深夜の場合	50% 加算	726	
11	4111	身体1生活1		(2)に引き続き生活援助が中心であるとき 244 単位	生活援助 20分以上45分未満行った場合 + 1 × 65 単位			309	
11	4112	身体1生活1・夜				夜間早朝の場合	25% 加算	386	
11	4113	身体1生活1・深				深夜の場合	50% 加算	464	
11	4121	身体1生活1・2人				2人の介護員等の場合		618	
11	4122	身体1生活1・2人・夜				夜間早朝の場合	25% 加算	773	
11	4123	身体1生活1・2人・深			× 200%	深夜の場合	50% 加算	927	
11	4211	身体1生活2			生活援助 45分以上70分未満行った場合 + 2 × 65 単位			374	
11	4212	身体1生活2・夜				夜間早朝の場合	25% 加算	468	
11	4213	身体1生活2・深				深夜の場合	50% 加算	561	
11	4221	身体1生活2・2人				2人の介護員等の場合		748	
11	4222	身体1生活2・2人・夜				夜間早朝の場合	25% 加算	935	
11	4223	身体1生活2・2人・深			× 200%	深夜の場合	50% 加算	1,122	
11	4311	身体1生活3			生活援助 70分以上行った場合 + 3 × 65 単位			439	
11	4312	身体1生活3・夜				夜間早朝の場合	25% 加算	549	
11	4313	身体1生活3・深				深夜の場合	50% 加算	659	
11	4321	身体1生活3・2人				2人の介護員等の場合		878	
11	4322	身体1生活3・2人・夜				夜間早朝の場合	25% 加算	1,098	
11	4323	身体1生活3・2人・深			× 200%	深夜の場合	50% 加算	1,317	
11	A019	身体1・虐防・生1		高齢者虐待防止措置未実施減算	生活援助 20分以上45分未満行った場合 + 1 × 65 単位			307	
11	A020	身体1・虐防・生1・夜				夜間早朝の場合	25% 加算	384	
11	A021	身体1・虐防・生1・深				深夜の場合	50% 加算	461	
11	A022	身体1・虐防・生1・2人				2人の介護員等の場合		614	
11	A023	身体1・虐防・生1・2人・夜		1% 減算		夜間早朝の場合	25% 加算	768	
11	A024	身体1・虐防・生1・2人・深			× 200%	深夜の場合	50% 加算	921	
11	A025	身体1・虐防・生2			生活援助 45分以上70分未満行った場合 + 2 × 65 単位			372	
11	A026	身体1・虐防・生2・夜				夜間早朝の場合	25% 加算	465	
11	A027	身体1・虐防・生2・深				深夜の場合	50% 加算	558	
11	A028	身体1・虐防・生2・2人				2人の介護員等の場合		744	
11	A029	身体1・虐防・生2・2人・夜				夜間早朝の場合	25% 加算	930	
11	A030	身体1・虐防・生2・2人・深			× 200%	深夜の場合	50% 加算	1,116	
11	A031	身体1・虐防・生3			生活援助 70分以上行った場合 + 3 × 65 単位			437	
11	A032	身体1・虐防・生3・夜				夜間早朝の場合	25% 加算	546	
11	A033	身体1・虐防・生3・深				深夜の場合	50% 加算	656	
11	A034	身体1・虐防・生3・2人				2人の介護員等の場合		874	
11	A035	身体1・虐防・生3・2人・夜				夜間早朝の場合	25% 加算	1,093	
11	A036	身体1・虐防・生3・2人・深			× 200%	深夜の場合	50% 加算	1,311	

居宅

訪問介護

種類	項目	サービス内容略称	算定項目					合成単位数	算定単位
			イ 身体介護が中心 訪問介護費又は共生型訪問介護費	(3)30分以上1時間未満 387 単位				387	1回につき
11	1211	身体介護2						387	
11	1212	身体介護2・夜				夜間早朝の場合 25% 加算		484	
11	1213	身体介護2・深				深夜の場合 50% 加算		581	
11	1221	身体介護2・2人			2人の介護員等の場合			774	
11	1222	身体介護2・2人・夜				夜間早朝の場合 25% 加算		968	
11	1223	身体介護2・2人・深			× 200%	深夜の場合 50% 加算		1,161	
11	A037	身体介護2・虐防		高齢者虐待防止措置未実施減算				383	
11	A038	身体介護2・虐防・夜				夜間早朝の場合 25% 加算		479	
11	A039	身体介護2・虐防・深				深夜の場合 50% 加算		575	
11	A040	身体介護2・虐防・2人			2人の介護員等の場合			766	
11	A041	身体介護2・虐防・2人・夜		1% 減算		夜間早朝の場合 25% 加算		958	
11	A042	身体介護2・虐防・2人・深			× 200%	深夜の場合 50% 加算		1,149	
11	5111	身体2生活1		(3)に引き続き生活援助が中心であるとき 387 単位	生活援助20分以上45分未満行った場合 ＋ 1 × 65 単位			452	
11	5112	身体2生活1・夜				夜間早朝の場合 25% 加算		565	
11	5113	身体2生活1・深				深夜の場合 50% 加算		678	
11	5121	身体2生活1・2人			2人の介護員等の場合			904	
11	5122	身体2生活1・2人・夜				夜間早朝の場合 25% 加算		1,130	
11	5123	身体2生活1・2人・深			× 200%	深夜の場合 50% 加算		1,356	
11	5211	身体2生活2			生活援助45分以上70分未満行った場合 ＋ 2 × 65 単位			517	
11	5212	身体2生活2・夜				夜間早朝の場合 25% 加算		646	
11	5213	身体2生活2・深				深夜の場合 50% 加算		776	
11	5221	身体2生活2・2人			2人の介護員等の場合			1,034	
11	5222	身体2生活2・2人・夜				夜間早朝の場合 25% 加算		1,293	
11	5223	身体2生活2・2人・深			× 200%	深夜の場合 50% 加算		1,551	
11	5311	身体2生活3			生活援助70分以上行った場合 ＋ 3 × 65 単位			582	
11	5312	身体2生活3・夜				夜間早朝の場合 25% 加算		728	
11	5313	身体2生活3・深				深夜の場合 50% 加算		873	
11	5321	身体2生活3・2人			2人の介護員等の場合			1,164	
11	5322	身体2生活3・2人・夜				夜間早朝の場合 25% 加算		1,455	
11	5323	身体2生活3・2人・深			× 200%	深夜の場合 50% 加算		1,746	
11	A043	身体2・虐防・生1		高齢者虐待防止措置未実施減算	生活援助20分以上45分未満行った場合 ＋ 1 × 65 単位			448	
11	A044	身体2・虐防・生1・夜				夜間早朝の場合 25% 加算		560	
11	A045	身体2・虐防・生1・深				深夜の場合 50% 加算		672	
11	A046	身体2・虐防・生1・2人			2人の介護員等の場合			896	
11	A047	身体2・虐防・生1・2人・夜		1% 減算		夜間早朝の場合 25% 加算		1,120	
11	A048	身体2・虐防・生1・2人・深			× 200%	深夜の場合 50% 加算		1,344	
11	A049	身体2・虐防・生2			生活援助45分以上70分未満行った場合 ＋ 2 × 65 単位			513	
11	A050	身体2・虐防・生2・夜				夜間早朝の場合 25% 加算		641	
11	A051	身体2・虐防・生2・深				深夜の場合 50% 加算		770	
11	A052	身体2・虐防・生2・2人			2人の介護員等の場合			1,026	
11	A053	身体2・虐防・生2・2人・夜				夜間早朝の場合 25% 加算		1,283	
11	A054	身体2・虐防・生2・2人・深			× 200%	深夜の場合 50% 加算		1,539	
11	A055	身体2・虐防・生3			生活援助70分以上行った場合 ＋ 3 × 65 単位			578	
11	A056	身体2・虐防・生3・夜				夜間早朝の場合 25% 加算		723	
11	A057	身体2・虐防・生3・深				深夜の場合 50% 加算		867	
11	A058	身体2・虐防・生3・2人			2人の介護員等の場合			1,156	
11	A059	身体2・虐防・生3・2人・夜				夜間早朝の場合 25% 加算		1,445	
11	A060	身体2・虐防・生3・2人・深			× 200%	深夜の場合 50% 加算		1,734	

居宅

訪問介護

種類	項目	サービス内容略称	算定項目	合成単位数	算定単位
11	1311	身体介護3	イ 訪問介護費又は共生型訪問介護費 (4)身体介護が中心 1時間以上 1時間以上1時間半未満 567単位	567	1回につき
11	1312	身体介護3・夜	夜間早朝の場合 25%加算	709	
11	1313	身体介護3・深	深夜の場合 50%加算	851	
11	1321	身体介護3・2人	2人の介護員等の場合	1,134	
11	1322	身体介護3・2人・夜	夜間早朝の場合 25%加算	1,418	
11	1323	身体介護3・2人・深	×200% 深夜の場合 50%加算	1,701	
11	A061	身体介護3・虐防	高齢者虐待防止措置未実施減算	561	
11	A062	身体介護3・虐防・夜	夜間早朝の場合 25%加算	701	
11	A063	身体介護3・虐防・深	深夜の場合 50%加算	842	
11	A064	身体介護3・虐防・2人	2人の介護員等の場合	1,122	
11	A065	身体介護3・虐防・2人・夜	1%減算 夜間早朝の場合 25%加算	1,403	
11	A066	身体介護3・虐防・2人・深	×200% 深夜の場合 50%加算	1,683	
11	6111	身体3生活1	身体介護1時間半未満に引き続き生活援助が中心であるとき 567単位 生活援助20分以上45分未満行った場合 ＋1×65単位	632	
11	6112	身体3生活1・夜	夜間早朝の場合 25%加算	790	
11	6113	身体3生活1・深	深夜の場合 50%加算	948	
11	6114	身体3生活1・2人	2人の介護員等の場合	1,264	
11	6115	身体3生活1・2人・夜	夜間早朝の場合 25%加算	1,580	
11	6116	身体3生活1・2人・深	×200% 深夜の場合 50%加算	1,896	
11	6123	身体3生活2	生活援助45分以上70分未満行った場合 ＋2×65単位	697	
11	6124	身体3生活2・夜	夜間早朝の場合 25%加算	871	
11	6125	身体3生活2・深	深夜の場合 50%加算	1,046	
11	6126	身体3生活2・2人	2人の介護員等の場合	1,394	
11	6127	身体3生活2・2人・夜	夜間早朝の場合 25%加算	1,743	
11	6128	身体3生活2・2人・深	×200% 深夜の場合 50%加算	2,091	
11	6135	身体3生活3	生活援助70分以上行った場合 ＋3×65単位	762	
11	6136	身体3生活3・夜	夜間早朝の場合 25%加算	953	
11	6137	身体3生活3・深	深夜の場合 50%加算	1,143	
11	6138	身体3生活3・2人	2人の介護員等の場合	1,524	
11	6139	身体3生活3・2人・夜	夜間早朝の場合 25%加算	1,905	
11	6140	身体3生活3・2人・深	×200% 深夜の場合 50%加算	2,286	
11	A067	身体3・虐防・生1	高齢者虐待防止措置未実施減算 生活援助20分以上45分未満行った場合 ＋1×65単位	626	
11	A068	身体3・虐防・生1・夜	夜間早朝の場合 25%加算	783	
11	A069	身体3・虐防・生1・深	深夜の場合 50%加算	939	
11	A070	身体3・虐防・生1・2人	2人の介護員等の場合	1,252	
11	A071	身体3・虐防・生1・2人・夜	1%減算 夜間早朝の場合 25%加算	1,565	
11	A072	身体3・虐防・生1・2人・深	×200% 深夜の場合 50%加算	1,878	
11	A073	身体3・虐防・生2	生活援助45分以上70分未満行った場合 ＋2×65単位	691	
11	A074	身体3・虐防・生2・夜	夜間早朝の場合 25%加算	864	
11	A075	身体3・虐防・生2・深	深夜の場合 50%加算	1,037	
11	A076	身体3・虐防・生2・2人	2人の介護員等の場合	1,382	
11	A077	身体3・虐防・生2・2人・夜	夜間早朝の場合 25%加算	1,728	
11	A078	身体3・虐防・生2・2人・深	×200% 深夜の場合 50%加算	2,073	
11	A079	身体3・虐防・生3	生活援助70分以上行った場合 ＋3×65単位	756	
11	A080	身体3・虐防・生3・夜	夜間早朝の場合 25%加算	945	
11	A081	身体3・虐防・生3・深	深夜の場合 50%加算	1,134	
11	A082	身体3・虐防・生3・2人	2人の介護員等の場合	1,512	
11	A083	身体3・虐防・生3・2人・夜	夜間早朝の場合 25%加算	1,890	
11	A084	身体3・虐防・生3・2人・深	×200% 深夜の場合 50%加算	2,268	

種類	項目	サービス内容略称	算定項目							合成単位数	算定単位
11	1411	身体介護4	訪問介護費又は共生型訪問介護費	イ身体介護が中心	(4)1時間以上	1時間半以上2時間未満 567＋ 1× 82単位				649	1回につき
11	1412	身体介護4・夜						夜間早朝の場合	25% 加算	811	
11	1413	身体介護4・深						深夜の場合	50% 加算	974	
11	1421	身体介護4・2人					2人の介護員等の場合				1,298	
11	1422	身体介護4・2人・夜							夜間早朝の場合	25% 加算	1,623	
11	1423	身体介護4・2人・深						× 200%	深夜の場合	50% 加算	1,947	
11	A085	身体介護4・虐防				高齢者虐待防止措置未実施減算					643	
11	A086	身体介護4・虐防・夜							夜間早朝の場合	25% 加算	804	
11	A087	身体介護4・虐防・深							深夜の場合	50% 加算	965	
11	A088	身体介護4・虐防・2人					2人の介護員等の場合				1,286	
11	A089	身体介護4・虐防・2人・夜				1% 減算			夜間早朝の場合	25% 加算	1,608	
11	A090	身体介護4・虐防・2人・深						× 200%	深夜の場合	50% 加算	1,929	
11	6211	身体4生活1			身体介護2時間未満に引き続き生活援助が中心であるとき 567＋ 1× 82 単位	生活援助 20分以上45分未満行った場合 ＋ 1× 65 単位					714	
11	6212	身体4生活1・夜							夜間早朝の場合	25% 加算	893	
11	6213	身体4生活1・深							深夜の場合	50% 加算	1,071	
11	6214	身体4生活1・2人						2人の介護員等の場合			1,428	
11	6215	身体4生活1・2人・夜							夜間早朝の場合	25% 加算	1,785	
11	6216	身体4生活1・2人・深						× 200%	深夜の場合	50% 加算	2,142	
11	6223	身体4生活2				生活援助 45分以上70分未満行った場合 ＋ 2× 65 単位					779	
11	6224	身体4生活2・夜							夜間早朝の場合	25% 加算	974	
11	6225	身体4生活2・深							深夜の場合	50% 加算	1,169	
11	6226	身体4生活2・2人						2人の介護員等の場合			1,558	
11	6227	身体4生活2・2人・夜							夜間早朝の場合	25% 加算	1,948	
11	6228	身体4生活2・2人・深						× 200%	深夜の場合	50% 加算	2,337	
11	6235	身体4生活3				生活援助 70分以上行った場合 ＋ 3× 65 単位					844	
11	6236	身体4生活3・夜							夜間早朝の場合	25% 加算	1,055	
11	6237	身体4生活3・深							深夜の場合	50% 加算	1,266	
11	6238	身体4生活3・2人						2人の介護員等の場合			1,688	
11	6239	身体4生活3・2人・夜							夜間早朝の場合	25% 加算	2,110	
11	6240	身体4生活3・2人・深						× 200%	深夜の場合	50% 加算	2,532	
11	A091	身体4・虐防・生1			高齢者虐待防止措置未実施減算 1% 減算	生活援助 20分以上45分未満行った場合 ＋ 1× 65 単位					708	
11	A092	身体4・虐防・生1・夜							夜間早朝の場合	25% 加算	885	
11	A093	身体4・虐防・生1・深							深夜の場合	50% 加算	1,062	
11	A094	身体4・虐防・生1・2人						2人の介護員等の場合			1,416	
11	A095	身体4・虐防・生1・2人・夜							夜間早朝の場合	25% 加算	1,770	
11	A096	身体4・虐防・生1・2人・深						× 200%	深夜の場合	50% 加算	2,124	
11	A097	身体4・虐防・生2				生活援助 45分以上70分未満行った場合 ＋ 2× 65 単位					773	
11	A098	身体4・虐防・生2・夜							夜間早朝の場合	25% 加算	966	
11	A099	身体4・虐防・生2・深							深夜の場合	50% 加算	1,160	
11	A100	身体4・虐防・生2・2人						2人の介護員等の場合			1,546	
11	A101	身体4・虐防・生2・2人・夜							夜間早朝の場合	25% 加算	1,933	
11	A102	身体4・虐防・生2・2人・深						× 200%	深夜の場合	50% 加算	2,319	
11	A103	身体4・虐防・生3				生活援助 70分以上行った場合 ＋ 3× 65 単位					838	
11	A104	身体4・虐防・生3・夜							夜間早朝の場合	25% 加算	1,048	
11	A105	身体4・虐防・生3・深							深夜の場合	50% 加算	1,257	
11	A106	身体4・虐防・生3・2人						2人の介護員等の場合			1,676	
11	A107	身体4・虐防・生3・2人・夜							夜間早朝の場合	25% 加算	2,095	
11	A108	身体4・虐防・生3・2人・深						× 200%	深夜の場合	50% 加算	2,514	

居宅

訪問
介護

サービスコード 種類	項目	サービス内容略称	算定項目						合成単位数	算定単位
11	1511	身体介護5	訪問介護費又は共生型訪問介護費	イ 身体介護が中心	(4) 1時間以上	2時間以上2時間半未満	567 + 2 × 82 単位		731	1回につき
11	1512	身体介護5・夜						夜間早朝の場合 25% 加算	914	
11	1513	身体介護5・深						深夜の場合 50% 加算	1,097	
11	1521	身体介護5・2人					2人の介護員等の場合		1,462	
11	1522	身体介護5・2人・夜						夜間早朝の場合 25% 加算	1,828	
11	1523	身体介護5・2人・深					× 200%	深夜の場合 50% 加算	2,193	
11	A109	身体介護5・虐防				高齢者虐待防止措置未実施減算			724	
11	A110	身体介護5・虐防・夜						夜間早朝の場合 25% 加算	905	
11	A111	身体介護5・虐防・深						深夜の場合 50% 加算	1,086	
11	A112	身体介護5・虐防・2人					2人の介護員等の場合		1,448	
11	A113	身体介護5・虐防・2人・夜				1% 減算		夜間早朝の場合 25% 加算	1,810	
11	A114	身体介護5・虐防・2人・深					× 200%	深夜の場合 50% 加算	2,172	
11	6311	身体5生活1				身体介護2時間半未満に引き続き生活援助が中心であるとき 567 + 2 × 82 単位	生活援助 20分以上45分未満行った場合 + 1 × 65 単位		796	
11	6312	身体5生活1・夜						夜間早朝の場合 25% 加算	995	
11	6313	身体5生活1・深						深夜の場合 50% 加算	1,194	
11	6314	身体5生活1・2人					2人の介護員等の場合		1,592	
11	6315	身体5生活1・2人・夜						夜間早朝の場合 25% 加算	1,990	
11	6316	身体5生活1・2人・深					× 200%	深夜の場合 50% 加算	2,388	
11	6323	身体5生活2					生活援助 45分以上70分未満行った場合 + 2 × 65 単位		861	
11	6324	身体5生活2・夜						夜間早朝の場合 25% 加算	1,076	
11	6325	身体5生活2・深						深夜の場合 50% 加算	1,292	
11	6326	身体5生活2・2人					2人の介護員等の場合		1,722	
11	6327	身体5生活2・2人・夜						夜間早朝の場合 25% 加算	2,153	
11	6328	身体5生活2・2人・深					× 200%	深夜の場合 50% 加算	2,583	
11	6335	身体5生活3					生活援助 70分以上行った場合 + 3 × 65 単位		926	
11	6336	身体5生活3・夜						夜間早朝の場合 25% 加算	1,158	
11	6337	身体5生活3・深						深夜の場合 50% 加算	1,389	
11	6338	身体5生活3・2人					2人の介護員等の場合		1,852	
11	6339	身体5生活3・2人・夜						夜間早朝の場合 25% 加算	2,315	
11	6340	身体5生活3・2人・深					× 200%	深夜の場合 50% 加算	2,778	
11	A115	身体5・虐防・生1				高齢者虐待防止措置未実施減算	生活援助 20分以上45分未満行った場合 + 1 × 65 単位		789	
11	A116	身体5・虐防・生1・夜						夜間早朝の場合 25% 加算	986	
11	A117	身体5・虐防・生1・深						深夜の場合 50% 加算	1,184	
11	A118	身体5・虐防・生1・2人					2人の介護員等の場合		1,578	
11	A119	身体5・虐防・生1・2人・夜				1% 減算		夜間早朝の場合 25% 加算	1,973	
11	A120	身体5・虐防・生1・2人・深					× 200%	深夜の場合 50% 加算	2,367	
11	A121	身体5・虐防・生2					生活援助 45分以上70分未満行った場合 + 2 × 65 単位		854	
11	A122	身体5・虐防・生2・夜						夜間早朝の場合 25% 加算	1,068	
11	A123	身体5・虐防・生2・深						深夜の場合 50% 加算	1,281	
11	A124	身体5・虐防・生2・2人					2人の介護員等の場合		1,708	
11	A125	身体5・虐防・生2・2人・夜						夜間早朝の場合 25% 加算	2,135	
11	A126	身体5・虐防・生2・2人・深					× 200%	深夜の場合 50% 加算	2,562	
11	A127	身体5・虐防・生3					生活援助 70分以上行った場合 + 3 × 65 単位		919	
11	A128	身体5・虐防・生3・夜						夜間早朝の場合 25% 加算	1,149	
11	A129	身体5・虐防・生3・深						深夜の場合 50% 加算	1,379	
11	A130	身体5・虐防・生3・2人					2人の介護員等の場合		1,838	
11	A131	身体5・虐防・生3・2人・夜						夜間早朝の場合 25% 加算	2,298	
11	A132	身体5・虐防・生3・2人・深					× 200%	深夜の場合 50% 加算	2,757	

種類	項目	サービス内容略称	算定項目							合成単位数	算定単位
11	1611	身体介護6	訪問介護費又は共生型訪問介護費	イ身体介護が中心	(4)1時間以上	2時間半以上3時間未満		567＋3×82単位		813	1回につき
11	1612	身体介護6・夜						夜間早朝の場合 25%加算		1,016	
11	1613	身体介護6・深						深夜の場合 50%加算		1,220	
11	1621	身体介護6・2人					2人の介護員等の場合			1,626	
11	1622	身体介護6・2人・夜						夜間早朝の場合 25%加算		2,033	
11	1623	身体介護6・2人・深					×200%	深夜の場合 50%加算		2,439	
11	A133	身体介護6・虐防				高齢者虐待防止措置未実施減算				805	
11	A134	身体介護6・虐防・夜						夜間早朝の場合 25%加算		1,006	
11	A135	身体介護6・虐防・深						深夜の場合 50%加算		1,208	
11	A136	身体介護6・虐防・2人					2人の介護員等の場合			1,610	
11	A137	身体介護6・虐防・2人・夜				1%減算		夜間早朝の場合 25%加算		2,013	
11	A138	身体介護6・虐防・2人・深					×200%	深夜の場合 50%加算		2,415	
11	6411	身体6生活1			身体介護3時間未満に引き続き生活援助が中心であるとき 567＋3×82単位	生活援助 20分以上45分未満行った場合 ＋1×65単位				878	
11	6412	身体6生活1・夜						夜間早朝の場合 25%加算		1,098	
11	6413	身体6生活1・深						深夜の場合 50%加算		1,317	
11	6414	身体6生活1・2人					2人の介護員等の場合			1,756	
11	6415	身体6生活1・2人・夜						夜間早朝の場合 25%加算		2,195	
11	6416	身体6生活1・2人・深					×200%	深夜の場合 50%加算		2,634	
11	6423	身体6生活2				生活援助 45分以上70分未満行った場合 ＋2×65単位				943	
11	6424	身体6生活2・夜						夜間早朝の場合 25%加算		1,179	
11	6425	身体6生活2・深						深夜の場合 50%加算		1,415	
11	6426	身体6生活2・2人					2人の介護員等の場合			1,886	
11	6427	身体6生活2・2人・夜						夜間早朝の場合 25%加算		2,358	
11	6428	身体6生活2・2人・深					×200%	深夜の場合 50%加算		2,829	
11	6435	身体6生活3				生活援助 70分以上行った場合 ＋3×65単位				1,008	
11	6436	身体6生活3・夜						夜間早朝の場合 25%加算		1,260	
11	6437	身体6生活3・深						深夜の場合 50%加算		1,512	
11	6438	身体6生活3・2人					2人の介護員等の場合			2,016	
11	6439	身体6生活3・2人・夜						夜間早朝の場合 25%加算		2,520	
11	6440	身体6生活3・2人・深					×200%	深夜の場合 50%加算		3,024	
11	A139	身体6・虐防・生1			高齢者虐待防止措置未実施減算	生活援助 20分以上45分未満行った場合 ＋1×65単位				870	
11	A140	身体6・虐防・生1・夜						夜間早朝の場合 25%加算		1,088	
11	A141	身体6・虐防・生1・深						深夜の場合 50%加算		1,305	
11	A142	身体6・虐防・生1・2人					2人の介護員等の場合			1,740	
11	A143	身体6・虐防・生1・2人・夜			1%減算			夜間早朝の場合 25%加算		2,175	
11	A144	身体6・虐防・生1・2人・深					×200%	深夜の場合 50%加算		2,610	
11	A145	身体6・虐防・生2				生活援助 45分以上70分未満行った場合 ＋2×65単位				935	
11	A146	身体6・虐防・生2・夜						夜間早朝の場合 25%加算		1,169	
11	A147	身体6・虐防・生2・深						深夜の場合 50%加算		1,403	
11	A148	身体6・虐防・生2・2人					2人の介護員等の場合			1,870	
11	A149	身体6・虐防・生2・2人・夜						夜間早朝の場合 25%加算		2,338	
11	A150	身体6・虐防・生2・2人・深					×200%	深夜の場合 50%加算		2,805	
11	A151	身体6・虐防・生3				生活援助 70分以上行った場合 ＋3×65単位				1,000	
11	A152	身体6・虐防・生3・夜						夜間早朝の場合 25%加算		1,250	
11	A153	身体6・虐防・生3・深						深夜の場合 50%加算		1,500	
11	A154	身体6・虐防・生3・2人					2人の介護員等の場合			2,000	
11	A155	身体6・虐防・生3・2人・夜						夜間早朝の場合 25%加算		2,500	
11	A156	身体6・虐防・生3・2人・深					×200%	深夜の場合 50%加算		3,000	

居宅

訪問介護

サービスコード 種類	項目	サービス内容略称	算定項目				合成単位数	算定単位
11	1711	身体介護7	イ 身体介護が中心 (4) 1時間以上　3時間以上3時間半未満　567＋4×82単位				895	1回につき
11	1712	身体介護7・夜			夜間早朝の場合	25%加算	1,119	
11	1713	身体介護7・深			深夜の場合	50%加算	1,343	
11	1721	身体介護7・2人		2人の介護員等の場合			1,790	
11	1722	身体介護7・2人・夜			夜間早朝の場合	25%加算	2,238	
11	1723	身体介護7・2人・深		×200%	深夜の場合	50%加算	2,685	
11	A157	身体介護7・虐防	高齢者虐待防止措置未実施減算				886	
11	A158	身体介護7・虐防・夜			夜間早朝の場合	25%加算	1,108	
11	A159	身体介護7・虐防・深			深夜の場合	50%加算	1,329	
11	A160	身体介護7・虐防・2人		2人の介護員等の場合			1,772	
11	A161	身体介護7・虐防・2人・夜	1%減算		夜間早朝の場合	25%加算	2,215	
11	A162	身体介護7・虐防・2人・深		×200%	深夜の場合	50%加算	2,658	
11	6511	身体7生活1	身体介護3時間半未満に引き続き生活援助が中心であるとき　567＋4×82単位	生活援助 20分以上45分未満行った場合 ＋1×65単位			960	
11	6512	身体7生活1・夜			夜間早朝の場合	25%加算	1,200	
11	6513	身体7生活1・深			深夜の場合	50%加算	1,440	
11	6514	身体7生活1・2人		2人の介護員等の場合			1,920	
11	6515	身体7生活1・2人・夜			夜間早朝の場合	25%加算	2,400	
11	6516	身体7生活1・2人・深		×200%	深夜の場合	50%加算	2,880	
11	6523	身体7生活2		生活援助 45分以上70分未満行った場合 ＋2×65単位			1,025	
11	6524	身体7生活2・夜			夜間早朝の場合	25%加算	1,281	
11	6525	身体7生活2・深			深夜の場合	50%加算	1,538	
11	6526	身体7生活2・2人		2人の介護員等の場合			2,050	
11	6527	身体7生活2・2人・夜			夜間早朝の場合	25%加算	2,563	
11	6528	身体7生活2・2人・深		×200%	深夜の場合	50%加算	3,075	
11	6535	身体7生活3		生活援助 70分以上行った場合 ＋3×65単位			1,090	
11	6536	身体7生活3・夜			夜間早朝の場合	25%加算	1,363	
11	6537	身体7生活3・深			深夜の場合	50%加算	1,635	
11	6538	身体7生活3・2人		2人の介護員等の場合			2,180	
11	6539	身体7生活3・2人・夜			夜間早朝の場合	25%加算	2,725	
11	6540	身体7生活3・2人・深		×200%	深夜の場合	50%加算	3,270	
11	A163	身体7・虐防・生1	高齢者虐待防止措置未実施減算	生活援助 20分以上45分未満行った場合 ＋1×65単位			951	
11	A164	身体7・虐防・生1・夜			夜間早朝の場合	25%加算	1,189	
11	A165	身体7・虐防・生1・深			深夜の場合	50%加算	1,427	
11	A166	身体7・虐防・生1・2人	1%減算	2人の介護員等の場合			1,902	
11	A167	身体7・虐防・生1・2人・夜			夜間早朝の場合	25%加算	2,378	
11	A168	身体7・虐防・生1・2人・深		×200%	深夜の場合	50%加算	2,853	
11	A169	身体7・虐防・生2		生活援助 45分以上70分未満行った場合 ＋2×65単位			1,016	
11	A170	身体7・虐防・生2・夜			夜間早朝の場合	25%加算	1,270	
11	A171	身体7・虐防・生2・深			深夜の場合	50%加算	1,524	
11	A172	身体7・虐防・生2・2人		2人の介護員等の場合			2,032	
11	A173	身体7・虐防・生2・2人・夜			夜間早朝の場合	25%加算	2,540	
11	A174	身体7・虐防・生2・2人・深		×200%	深夜の場合	50%加算	3,048	
11	A175	身体7・虐防・生3		生活援助 70分以上行った場合 ＋3×65単位			1,081	
11	A176	身体7・虐防・生3・夜			夜間早朝の場合	25%加算	1,351	
11	A177	身体7・虐防・生3・深			深夜の場合	50%加算	1,622	
11	A178	身体7・虐防・生3・2人		2人の介護員等の場合			2,162	
11	A179	身体7・虐防・生3・2人・夜			夜間早朝の場合	25%加算	2,703	
11	A180	身体7・虐防・生3・2人・深		×200%	深夜の場合	50%加算	3,243	

サービスコード 種類	項目	サービス内容略称	算定項目				合成 単位数	算定 単位
			訪問介護費又は共生型訪問介護費　イ 身体介護が中心　(4)1時間以上					
11	1811	身体介護8	3時間半以上4時間未満　567＋5×82単位				977	1回につき
11	1812	身体介護8・夜			夜間早朝の場合	25% 加算	1,221	
11	1813	身体介護8・深			深夜の場合	50% 加算	1,466	
11	1821	身体介護8・2人		2人の介護員等の場合			1,954	
11	1822	身体介護8・2人・夜			夜間早朝の場合	25% 加算	2,443	
11	1823	身体介護8・2人・深		×200%	深夜の場合	50% 加算	2,931	
11	A181	身体介護8・虐防	高齢者虐待防止措置未実施減算				967	
11	A182	身体介護8・虐防・夜			夜間早朝の場合	25% 加算	1,209	
11	A183	身体介護8・虐防・深			深夜の場合	50% 加算	1,451	
11	A184	身体介護8・虐防・2人		2人の介護員等の場合			1,934	
11	A185	身体介護8・虐防・2人・夜	1% 減算		夜間早朝の場合	25% 加算	2,418	
11	A186	身体介護8・虐防・2人・深		×200%	深夜の場合	50% 加算	2,901	
11	6611	身体8生活1	身体介護4時間未満に引き続き生活援助が中心であるとき　567＋5×82単位　生活援助20分以上45分未満行った場合　＋1×65単位				1,042	
11	6612	身体8生活1・夜			夜間早朝の場合	25% 加算	1,303	
11	6613	身体8生活1・深			深夜の場合	50% 加算	1,563	
11	6614	身体8生活1・2人		2人の介護員等の場合			2,084	
11	6615	身体8生活1・2人・夜			夜間早朝の場合	25% 加算	2,605	
11	6616	身体8生活1・2人・深		×200%	深夜の場合	50% 加算	3,126	
11	6623	身体8生活2	生活援助45分以上70分未満行った場合　＋2×65単位				1,107	
11	6624	身体8生活2・夜			夜間早朝の場合	25% 加算	1,384	
11	6625	身体8生活2・深			深夜の場合	50% 加算	1,661	
11	6626	身体8生活2・2人		2人の介護員等の場合			2,214	
11	6627	身体8生活2・2人・夜			夜間早朝の場合	25% 加算	2,768	
11	6628	身体8生活2・2人・深		×200%	深夜の場合	50% 加算	3,321	
11	6635	身体8生活3	生活援助70分以上行った場合　＋3×65単位				1,172	
11	6636	身体8生活3・夜			夜間早朝の場合	25% 加算	1,465	
11	6637	身体8生活3・深			深夜の場合	50% 加算	1,758	
11	6638	身体8生活3・2人		2人の介護員等の場合			2,344	
11	6639	身体8生活3・2人・夜			夜間早朝の場合	25% 加算	2,930	
11	6640	身体8生活3・2人・深		×200%	深夜の場合	50% 加算	3,516	
11	A187	身体8・虐防・生1	高齢者虐待防止措置未実施減算　生活援助20分以上45分未満行った場合　＋1×65単位				1,032	
11	A188	身体8・虐防・生1・夜			夜間早朝の場合	25% 加算	1,290	
11	A189	身体8・虐防・生1・深			深夜の場合	50% 加算	1,548	
11	A190	身体8・虐防・生1・2人	1% 減算	2人の介護員等の場合			2,064	
11	A191	身体8・虐防・生1・2人・夜			夜間早朝の場合	25% 加算	2,580	
11	A192	身体8・虐防・生1・2人・深		×200%	深夜の場合	50% 加算	3,096	
11	A193	身体8・虐防・生2	生活援助45分以上70分未満行った場合　＋2×65単位				1,097	
11	A194	身体8・虐防・生2・夜			夜間早朝の場合	25% 加算	1,371	
11	A195	身体8・虐防・生2・深			深夜の場合	50% 加算	1,646	
11	A196	身体8・虐防・生2・2人		2人の介護員等の場合			2,194	
11	A197	身体8・虐防・生2・2人・夜			夜間早朝の場合	25% 加算	2,743	
11	A198	身体8・虐防・生2・2人・深		×200%	深夜の場合	50% 加算	3,291	
11	A199	身体8・虐防・生3	生活援助70分以上行った場合　＋3×65単位				1,162	
11	A200	身体8・虐防・生3・夜			夜間早朝の場合	25% 加算	1,453	
11	A201	身体8・虐防・生3・深			深夜の場合	50% 加算	1,743	
11	A202	身体8・虐防・生3・2人		2人の介護員等の場合			2,324	
11	A203	身体8・虐防・生3・2人・夜			夜間早朝の場合	25% 加算	2,905	
11	A204	身体8・虐防・生3・2人・深		×200%	深夜の場合	50% 加算	3,486	

居宅

訪問 介護

居宅

訪問
介護

サービスコード 種類	項目	サービス内容略称	算定項目			合成単位数	算定単位
11	1911	身体介護9	訪問介護費又は共生型訪問介護費 イ 身体介護が中心 (4) 1時間以上	4時間以上 567 ＋ m × 82 単位 m：1時間から計算して30分を増すごとのきざみ数			1回につき
11	1912	身体介護9・夜			夜間早朝の場合　25% 加算		
11	1913	身体介護9・深			深夜の場合　50% 加算		
11	1921	身体介護9・2人		2人の介護員等の場合 × 200%			
11	1922	身体介護9・2人・夜			夜間早朝の場合　25% 加算		
11	1923	身体介護9・2人・深			深夜の場合　50% 加算		
11	A205	身体介護9・虐防	高齢者虐待防止措置未実施減算 1% 減算				
11	A206	身体介護9・虐防・夜			夜間早朝の場合　25% 加算		
11	A207	身体介護9・虐防・深			深夜の場合　50% 加算		
11	A208	身体介護9・虐防・2人		2人の介護員等の場合 × 200%			
11	A209	身体介護9・虐防・2人・夜			夜間早朝の場合　25% 加算		
11	A210	身体介護9・虐防・2人・深			深夜の場合　50% 加算		
11	6711	身体9生活1	身体介護4時間以上に引き続き生活援助が中心であるとき 567 ＋ m × 82 単位	生活援助20分以上45分未満行った場合 ＋ 1 × 65 単位			
11	6712	身体9生活1・夜			夜間早朝の場合　25% 加算		
11	6713	身体9生活1・深			深夜の場合　50% 加算		
11	6714	身体9生活1・2人		2人の介護員等の場合 × 200%			
11	6715	身体9生活1・2人・夜			夜間早朝の場合　25% 加算		
11	6716	身体9生活1・2人・深			深夜の場合　50% 加算		
11	6723	身体9生活2		生活援助45分以上70分未満行った場合 ＋ 2 × 65 単位			
11	6724	身体9生活2・夜			夜間早朝の場合　25% 加算		
11	6725	身体9生活2・深			深夜の場合　50% 加算		
11	6726	身体9生活2・2人		2人の介護員等の場合 × 200%			
11	6727	身体9生活2・2人・夜			夜間早朝の場合　25% 加算		
11	6728	身体9生活2・2人・深			深夜の場合　50% 加算		
11	6735	身体9生活3		生活援助70分以上行った場合 ＋ 3 × 65 単位			
11	6736	身体9生活3・夜			夜間早朝の場合　25% 加算		
11	6737	身体9生活3・深			深夜の場合　50% 加算		
11	6738	身体9生活3・2人		2人の介護員等の場合 × 200%			
11	6739	身体9生活3・2人・夜			夜間早朝の場合　25% 加算		
11	6740	身体9生活3・2人・深			深夜の場合　50% 加算		
11	A211	身体9・虐防・生1	高齢者虐待防止措置未実施減算 1% 減算	生活援助20分以上45分未満行った場合 ＋ 1 × 65 単位			
11	A212	身体9・虐防・生1・夜			夜間早朝の場合　25% 加算		
11	A213	身体9・虐防・生1・深			深夜の場合　50% 加算		
11	A214	身体9・虐防・生1・2人		2人の介護員等の場合 × 200%			
11	A215	身体9・虐防・生1・2人・夜			夜間早朝の場合　25% 加算		
11	A216	身体9・虐防・生1・2人・深			深夜の場合　50% 加算		
11	A217	身体9・虐防・生2		生活援助45分以上70分未満行った場合 ＋ 2 × 65 単位			
11	A218	身体9・虐防・生2・夜			夜間早朝の場合　25% 加算		
11	A219	身体9・虐防・生2・深			深夜の場合　50% 加算		
11	A220	身体9・虐防・生2・2人		2人の介護員等の場合 × 200%			
11	A221	身体9・虐防・生2・2人・夜			夜間早朝の場合　25% 加算		
11	A222	身体9・虐防・生2・2人・深			深夜の場合　50% 加算		
11	A223	身体9・虐防・生3		生活援助70分以上行った場合 ＋ 3 × 65 単位			
11	A224	身体9・虐防・生3・夜			夜間早朝の場合　25% 加算		
11	A225	身体9・虐防・生3・深			深夜の場合　50% 加算		
11	A226	身体9・虐防・生3・2人		2人の介護員等の場合 × 200%			
11	A227	身体9・虐防・生3・2人・夜			夜間早朝の場合　25% 加算		
11	A228	身体9・虐防・生3・2人・深			深夜の場合　50% 加算		

サービスコード		サービス内容略称	算定項目				合成単位数	算定単位
種類	項目							
11	7211	生活援助2	訪問介護費又は共生型訪問介護費 ロ生活援助が中心	(1)20分以上45分未満 179 単位			179	1回につき
11	7212	生活援助2・夜				夜間早朝の場合 25% 加算	224	
11	7213	生活援助2・深				深夜の場合 50% 加算	269	
11	7221	生活援助2・2人			2人の介護員等の場合		358	
11	7222	生活援助2・2人・夜			× 200%	夜間早朝の場合 25% 加算	448	
11	7223	生活援助2・2人・深				深夜の場合 50% 加算	537	
11	A229	生活援助2・虐防		高齢者虐待防止措置未実施減算			177	
11	A230	生活援助2・虐防・夜				夜間早朝の場合 25% 加算	221	
11	A231	生活援助2・虐防・深				深夜の場合 50% 加算	266	
11	A232	生活援助2・虐防・2人			2人の介護員等の場合		354	
11	A233	生活援助2・虐防・2人・夜		1% 減算		夜間早朝の場合 25% 加算	443	
11	A234	生活援助2・虐防・2人・深			× 200%	深夜の場合 50% 加算	531	
11	7311	生活援助3		(2)45分以上 220 単位			220	
11	7312	生活援助3・夜				夜間早朝の場合 25% 加算	275	
11	7313	生活援助3・深				深夜の場合 50% 加算	330	
11	7321	生活援助3・2人			2人の介護員等の場合		440	
11	7322	生活援助3・2人・夜			× 200%	夜間早朝の場合 25% 加算	550	
11	7323	生活援助3・2人・深				深夜の場合 50% 加算	660	
11	A235	生活援助3・虐防		高齢者虐待防止措置未実施減算			218	
11	A236	生活援助3・虐防・夜				夜間早朝の場合 25% 加算	273	
11	A237	生活援助3・虐防・深				深夜の場合 50% 加算	327	
11	A238	生活援助3・虐防・2人			2人の介護員等の場合		436	
11	A239	生活援助3・虐防・2人・夜		1% 減算		夜間早朝の場合 25% 加算	545	
11	A240	生活援助3・虐防・2人・深			× 200%	深夜の場合 50% 加算	654	
11	8111	通院等乗降介助	ハ 通院等乗降介助 97 単位				97	
11	8112	通院等乗降介助・夜				夜間早朝の場合 25% 加算	121	
11	8113	通院等乗降介助・深				深夜の場合 50% 加算	146	
11	A241	通院等乗降介助・虐防		高齢者虐待防止措置未実施減算			96	
11	A242	通院等乗降介助・虐防・夜				夜間早朝の場合 25% 加算	120	
11	A243	通院等乗降介助・虐防・深		1% 減算		深夜の場合 50% 加算	144	
11	6410	訪問介護特定事業所加算V	特定事業所加算（V）		所定単位数の 3% 加算			

サービスコード		サービス内容略称	算定項目			合成単位数	算定単位
種類	項目						
11	6361	訪問介護共生型サービス居宅介護1	共生型訪問介護を行う場合	指定居宅介護事業所（基礎研修課程修了者等）が行う場合	所定単位数の 30% 減算		1月につき
11	6362	訪問介護共生型サービス居宅介護2		指定居宅介護事業所（重度訪問介護研修修了者）が行う場合	所定単位数の 7% 減算		
11	6363	訪問介護共生型サービス重度訪問介護		指定重度訪問介護事業所が行う場合	所定単位数の 7% 減算		
11	4114	訪問介護同一建物減算1	事業所と同一建物の利用者等にサービスを行う場合	同一敷地内建物の利用者又はこれ以外の同一建物の利用者20人以上にサービスを行う場合	所定単位数の 10% 減算		
11	4115	訪問介護同一建物減算2		同一敷地内建物等の利用者50人以上にサービスを行う場合	所定単位数の 15% 減算		
11	4116	訪問介護同一建物減算3		同一の建物等に居住する利用者の割合が100分の90を超えている場合	所定単位数の 12% 減算		
11	8000	特別地域訪問介護加算	特別地域訪問介護加算		所定単位数の 15% 加算		1回につき
11	8100	訪問介護小規模事業所加算	中山間地域等における小規模事業所加算		所定単位数の 10% 加算		
11	8110	訪問介護中山間地域等提供加算	中山間地域等に居住する者へのサービス提供加算		所定単位数の 5% 加算		
11	4000	緊急時訪問介護加算	緊急時訪問介護加算		100 単位加算	100	
11	4001	訪問介護初回加算	ニ 初回加算		200 単位加算	200	1月につき
11	4003	訪問介護生活機能向上連携加算I	ホ 生活機能向上連携加算	(1) 生活機能向上連携加算（I）	100 単位加算	100	1月につき
11	4002	訪問介護生活機能向上連携加算II		(2) 生活機能向上連携加算（II）	200 単位加算	200	
11	6192	訪問介護口腔連携強化加算	ヘ 口腔連携強化加算		50 単位加算	50	月1回限度
11	4004	訪問介護認知症専門ケア加算I	ト 認知症専門ケア加算	(1) 認知症専門ケア加算（I）	3 単位加算	3	1日につき
11	4005	訪問介護認知症専門ケア加算II		(2) 認知症専門ケア加算（II）	4 単位加算	4	
11	6275	訪問介護処遇改善加算I	チ 介護職員等処遇改善加算	(1) 介護職員等処遇改善加算（I）	所定単位 × 245/1000 加算		1月につき
11	6274	訪問介護処遇改善加算II		(2) 介護職員等処遇改善加算（II）	所定単位 × 224/1000 加算		
11	6271	訪問介護処遇改善加算III		(3) 介護職員等処遇改善加算（III）	所定単位 × 182/1000 加算		
11	6380	訪問介護処遇改善加算IV		(4) 介護職員等処遇改善加算（IV）	所定単位 × 145/1000 加算		
11	6381	訪問介護処遇改善加算V1		(5) 介護職員等処遇改善加算（V）	(一) 介護職員等処遇改善加算（V）(1) 所定単位 × 221/1000 加算		
11	6382	訪問介護処遇改善加算V2			(二) 介護職員等処遇改善加算（V）(2) 所定単位 × 208/1000 加算		
11	6383	訪問介護処遇改善加算V3			(三) 介護職員等処遇改善加算（V）(3) 所定単位 × 200/1000 加算		
11	6384	訪問介護処遇改善加算V4			(四) 介護職員等処遇改善加算（V）(4) 所定単位 × 187/1000 加算		
11	6385	訪問介護処遇改善加算V5			(五) 介護職員等処遇改善加算（V）(5) 所定単位 × 184/1000 加算		
11	6386	訪問介護処遇改善加算V6			(六) 介護職員等処遇改善加算（V）(6) 所定単位 × 163/1000 加算		
11	6387	訪問介護処遇改善加算V7			(七) 介護職員等処遇改善加算（V）(7) 所定単位 × 163/1000 加算		
11	6388	訪問介護処遇改善加算V8			(八) 介護職員等処遇改善加算（V）(8) 所定単位 × 158/1000 加算		
11	6389	訪問介護処遇改善加算V9			(九) 介護職員等処遇改善加算（V）(9) 所定単位 × 142/1000 加算		
11	6390	訪問介護処遇改善加算V10			(十) 介護職員等処遇改善加算（V）(10) 所定単位 × 139/1000 加算		
11	6391	訪問介護処遇改善加算V11			(十一) 介護職員等処遇改善加算（V）(11) 所定単位 × 121/1000 加算		
11	6392	訪問介護処遇改善加算V12			(十二) 介護職員等処遇改善加算（V）(12) 所定単位 × 118/1000 加算		
11	6393	訪問介護処遇改善加算V13			(十三) 介護職員等処遇改善加算（V）(13) 所定単位 × 100/1000 加算		
11	6394	訪問介護処遇改善加算V14			(十四) 介護職員等処遇改善加算（V）(14) 所定単位 × 76/1000 加算		

居宅

訪問介護

（特定Ⅰ）

特定事業所加算（Ⅰ）が適用される場合

種類	項目	サービス内容略称	算定項目						合成単位数	算定単位
11	6836	身体01・Ⅰ	訪問介護費又は共生型訪問介護費	イ身体介護が中心	(1)20分未満 163単位			特定事業所加算（Ⅰ）20%加算	196	1回につき
11	6837	身体01・夜・Ⅰ					夜間早朝の場合 25%加算		245	
11	6838	身体01・深・Ⅰ					深夜の場合 50%加算		294	
11	6839	身体01・2人・Ⅰ				2人の介護員等の場合			391	
11	6840	身体01・2人・夜・Ⅰ					夜間早朝の場合 25%加算		490	
11	6841	身体01・2人・深・Ⅰ				×200%	深夜の場合 50%加算		587	
11	A244	身体01・虐防・Ⅰ			高齢者虐待防止措置未実施減算				193	
11	A245	身体01・虐防・夜・Ⅰ					夜間早朝の場合 25%加算		241	
11	A246	身体01・虐防・深・Ⅰ					深夜の場合 50%加算		290	
11	A247	身体01・虐防・2人・Ⅰ				2人の介護員等の場合			386	
11	A248	身体01・虐防・2人・夜・Ⅰ			1%減算		夜間早朝の場合 25%加算		484	
11	A249	身体01・虐防・2人・深・Ⅰ				×200%	深夜の場合 50%加算		580	
11	4563	身体02・Ⅰ			(1)20分未満 163単位 ※頻回の訪問として行う場合				196	
11	4564	身体02・夜・Ⅰ					夜間早朝の場合 25%加算		245	
11	4565	身体02・深・Ⅰ					深夜の場合 50%加算		294	
11	4566	身体02・2人・Ⅰ				2人の介護員等の場合			391	
11	4567	身体02・2人・夜・Ⅰ					夜間早朝の場合 25%加算		490	
11	4568	身体02・2人・深・Ⅰ				×200%	深夜の場合 50%加算		587	
11	A250	身体02・虐防・Ⅰ			高齢者虐待防止措置未実施減算				193	
11	A251	身体02・虐防・夜・Ⅰ					夜間早朝の場合 25%加算		241	
11	A252	身体02・虐防・深・Ⅰ					深夜の場合 50%加算		290	
11	A253	身体02・虐防・2人・Ⅰ				2人の介護員等の場合			386	
11	A254	身体02・虐防・2人・夜・Ⅰ			1%減算		夜間早朝の場合 25%加算		484	
11	A255	身体02・虐防・2人・深・Ⅰ				×200%	深夜の場合 50%加算		580	
11	2001	身体1・Ⅰ			(2)20分以上30分未満 244単位				293	
11	2002	身体1・夜・Ⅰ					夜間早朝の場合 25%加算		366	
11	2003	身体1・深・Ⅰ					深夜の場合 50%加算		439	
11	2004	身体1・2人・Ⅰ				2人の介護員等の場合			586	
11	2005	身体1・2人・夜・Ⅰ					夜間早朝の場合 25%加算		732	
11	2006	身体1・2人・深・Ⅰ				×200%	深夜の場合 50%加算		878	
11	A256	身体1・虐防・Ⅰ			高齢者虐待防止措置未実施減算				290	
11	A257	身体1・虐防・夜・Ⅰ					夜間早朝の場合 25%加算		364	
11	A258	身体1・虐防・深・Ⅰ					深夜の場合 50%加算		436	
11	A259	身体1・虐防・2人・Ⅰ				2人の介護員等の場合			581	
11	A260	身体1・虐防・2人・夜・Ⅰ			1%減算		夜間早朝の場合 25%加算		726	
11	A261	身体1・虐防・2人・深・Ⅰ				×200%	深夜の場合 50%加算		871	
11	2013	身1生1・Ⅰ			(2)に引き続き生活援助が中心であるとき 244単位	生活援助20分以上45分未満行った場合 +1×65単位			371	
11	2014	身1生1・夜・Ⅰ					夜間早朝の場合 25%加算		463	
11	2015	身1生1・深・Ⅰ					深夜の場合 50%加算		557	
11	2016	身1生1・2人・Ⅰ				2人の介護員等の場合			742	
11	2017	身1生1・2人・夜・Ⅰ					夜間早朝の場合 25%加算		928	
11	2018	身1生1・2人・深・Ⅰ				×200%	深夜の場合 50%加算		1,112	
11	2025	身1生2・Ⅰ				生活援助45分以上70分未満行った場合 +2×65単位			449	
11	2026	身1生2・夜・Ⅰ					夜間早朝の場合 25%加算		562	
11	2027	身1生2・深・Ⅰ					深夜の場合 50%加算		673	
11	2028	身1生2・2人・Ⅰ				2人の介護員等の場合			898	
11	2029	身1生2・2人・夜・Ⅰ					夜間早朝の場合 25%加算		1,122	
11	2030	身1生2・2人・深・Ⅰ				×200%	深夜の場合 50%加算		1,346	
11	2037	身1生3・Ⅰ				生活援助70分以上行った場合 +3×65単位			527	
11	2038	身1生3・夜・Ⅰ					夜間早朝の場合 25%加算		659	
11	2039	身1生3・深・Ⅰ					深夜の場合 50%加算		791	
11	2040	身1生3・2人・Ⅰ				2人の介護員等の場合			1,054	
11	2041	身1生3・2人・夜・Ⅰ					夜間早朝の場合 25%加算		1,318	
11	2042	身1生3・2人・深・Ⅰ				×200%	深夜の場合 50%加算		1,580	
11	A262	身1・虐防・生1・Ⅰ			高齢者虐待防止措置未実施減算	生活援助20分以上45分未満行った場合 +1×65単位			368	
11	A263	身1・虐防・生1・夜・Ⅰ					夜間早朝の場合 25%加算		461	
11	A264	身1・虐防・生1・深・Ⅰ					深夜の場合 50%加算		553	
11	A265	身1・虐防・生1・2人・Ⅰ				2人の介護員等の場合			737	
11	A266	身1・虐防・生1・2人・夜・Ⅰ			1%減算		夜間早朝の場合 25%加算		922	
11	A267	身1・虐防・生1・2人・深・Ⅰ				×200%	深夜の場合 50%加算		1,105	
11	A268	身1・虐防・生2・Ⅰ				生活援助45分以上70分未満行った場合 +2×65単位			446	
11	A269	身1・虐防・生2・夜・Ⅰ					夜間早朝の場合 25%加算		558	
11	A270	身1・虐防・生2・深・Ⅰ					深夜の場合 50%加算		670	
11	A271	身1・虐防・生2・2人・Ⅰ				2人の介護員等の場合			893	
11	A272	身1・虐防・生2・2人・夜・Ⅰ					夜間早朝の場合 25%加算		1,116	
11	A273	身1・虐防・生2・2人・深・Ⅰ				×200%	深夜の場合 50%加算		1,339	
11	A274	身1・虐防・生3・Ⅰ				生活援助70分以上行った場合 +3×65単位			524	
11	A275	身1・虐防・生3・夜・Ⅰ					夜間早朝の場合 25%加算		655	
11	A276	身1・虐防・生3・深・Ⅰ					深夜の場合 50%加算		787	
11	A277	身1・虐防・生3・2人・Ⅰ				2人の介護員等の場合			1,049	
11	A278	身1・虐防・生3・2人・夜・Ⅰ					夜間早朝の場合 25%加算		1,312	
11	A279	身1・虐防・生3・2人・深・Ⅰ				×200%	深夜の場合 50%加算		1,573	

居宅

訪問介護（特定Ⅰ）

サービスコード 種類	項目	サービス内容略称	算定項目					合成単位数	算定単位
11	2049	身体2・Ⅰ	訪問介護費又は共生型訪問介護費 イ身体介護が中心	(3)30分以上1時間未満 387単位			特定事業所加算（Ⅰ）20%加算	464	1回につき
11	2050	身体2・夜・Ⅰ				夜間早朝の場合 25%加算		581	
11	2051	身体2・深・Ⅰ				深夜の場合 50%加算		697	
11	2052	身体2・2人・Ⅰ			2人の介護員等の場合			929	
11	2053	身体2・2人・夜・Ⅰ				夜間早朝の場合 25%加算		1,162	
11	2054	身体2・2人・深・Ⅰ			×200%	深夜の場合 50%加算		1,393	
11	A280	身体2・虐防・Ⅰ		高齢者虐待防止措置未実施減算 1%減算				460	
11	A281	身体2・虐防・夜・Ⅰ				夜間早朝の場合 25%加算		575	
11	A282	身体2・虐防・深・Ⅰ				深夜の場合 50%加算		690	
11	A283	身体2・虐防・2人・Ⅰ			2人の介護員等の場合			919	
11	A284	身体2・虐防・2人・夜・Ⅰ				夜間早朝の場合 25%加算		1,150	
11	A285	身体2・虐防・2人・深・Ⅰ			×200%	深夜の場合 50%加算		1,379	
11	2061	身2生1・Ⅰ		(3)に引き続き生活援助が中心であるとき 387単位	生活援助20分以上45分未満行った場合 ＋1×65単位			542	
11	2062	身2生1・夜・Ⅰ				夜間早朝の場合 25%加算		678	
11	2063	身2生1・深・Ⅰ				深夜の場合 50%加算		814	
11	2064	身2生1・2人・Ⅰ			2人の介護員等の場合			1,085	
11	2065	身2生1・2人・夜・Ⅰ				夜間早朝の場合 25%加算		1,356	
11	2066	身2生1・2人・深・Ⅰ			×200%	深夜の場合 50%加算		1,627	
11	2073	身2生2・Ⅰ			生活援助45分以上70分未満行った場合 ＋2×65単位			620	
11	2074	身2生2・夜・Ⅰ				夜間早朝の場合 25%加算		775	
11	2075	身2生2・深・Ⅰ				深夜の場合 50%加算		931	
11	2076	身2生2・2人・Ⅰ			2人の介護員等の場合			1,241	
11	2077	身2生2・2人・夜・Ⅰ				夜間早朝の場合 25%加算		1,552	
11	2078	身2生2・2人・深・Ⅰ			×200%	深夜の場合 50%加算		1,861	
11	2085	身2生3・Ⅰ			生活援助70分以上行った場合 ＋3×65単位			698	
11	2086	身2生3・夜・Ⅰ				夜間早朝の場合 25%加算		874	
11	2087	身2生3・深・Ⅰ				深夜の場合 50%加算		1,048	
11	2088	身2生3・2人・Ⅰ			2人の介護員等の場合			1,397	
11	2089	身2生3・2人・夜・Ⅰ				夜間早朝の場合 25%加算		1,746	
11	2090	身2生3・2人・深・Ⅰ			×200%	深夜の場合 50%加算		2,095	
11	A286	身2・虐防・生1・Ⅰ		高齢者虐待防止措置未実施減算 1%減算	生活援助20分以上45分未満行った場合 ＋1×65単位			538	
11	A287	身2・虐防・生1・夜・Ⅰ				夜間早朝の場合 25%加算		672	
11	A288	身2・虐防・生1・深・Ⅰ				深夜の場合 50%加算		806	
11	A289	身2・虐防・生1・2人・Ⅰ			2人の介護員等の場合			1,075	
11	A290	身2・虐防・生1・2人・夜・Ⅰ				夜間早朝の場合 25%加算		1,344	
11	A291	身2・虐防・生1・2人・深・Ⅰ			×200%	深夜の場合 50%加算		1,613	
11	A292	身2・虐防・生2・Ⅰ			生活援助45分以上70分未満行った場合 ＋2×65単位			616	
11	A293	身2・虐防・生2・夜・Ⅰ				夜間早朝の場合 25%加算		769	
11	A294	身2・虐防・生2・深・Ⅰ				深夜の場合 50%加算		924	
11	A295	身2・虐防・生2・2人・Ⅰ			2人の介護員等の場合			1,231	
11	A296	身2・虐防・生2・2人・夜・Ⅰ				夜間早朝の場合 25%加算		1,540	
11	A297	身2・虐防・生2・2人・深・Ⅰ			×200%	深夜の場合 50%加算		1,847	
11	A298	身2・虐防・生3・Ⅰ			生活援助70分以上行った場合 ＋3×65単位			694	
11	A299	身2・虐防・生3・夜・Ⅰ				夜間早朝の場合 25%加算		868	
11	A300	身2・虐防・生3・深・Ⅰ				深夜の場合 50%加算		1,040	
11	A301	身2・虐防・生3・2人・Ⅰ			2人の介護員等の場合			1,387	
11	A302	身2・虐防・生3・2人・夜・Ⅰ				夜間早朝の場合 25%加算		1,734	
11	A303	身2・虐防・生3・2人・深・Ⅰ			×200%	深夜の場合 50%加算		2,081	

居宅

訪問介護
（特定Ⅰ）

種類	項目	サービス内容略称	算定項目							合成単位数	算定単位
11	2097	身体3・Ⅰ	訪問介護費又は共生型訪問介護費	イ身体介護が中心	(4)1時間以上	1時間以上1時間半未満 567単位			特定事業所加算(Ⅰ) 20%加算	680	1回につき
11	2098	身体3・夜・Ⅰ					夜間早朝の場合 25%加算			851	
11	2099	身体3・深・Ⅰ					深夜の場合 50%加算			1,021	
11	2100	身体3・2人・Ⅰ					2人の介護員等の場合			1,361	
11	2101	身体3・2人・夜・Ⅰ						夜間早朝の場合 25%加算		1,702	
11	2102	身体3・2人・深・Ⅰ					× 200%	深夜の場合 50%加算		2,041	
11	A304	身体3・虐防・Ⅰ				高齢者虐待防止措置未実施減算				673	
11	A305	身体3・虐防・夜・Ⅰ					夜間早朝の場合 25%加算			841	
11	A306	身体3・虐防・深・Ⅰ					深夜の場合 50%加算			1,010	
11	A307	身体3・虐防・2人・Ⅰ					2人の介護員等の場合			1,346	
11	A308	身体3・虐防・2人・夜・Ⅰ				1%減算		夜間早朝の場合 25%加算		1,684	
11	A309	身体3・虐防・2人・深・Ⅰ					× 200%	深夜の場合 50%加算		2,020	
11	2109	身3生1・Ⅰ			身体介護1時間半未満に引き続き生活援助が中心であるとき 567単位	生活援助20分以上45分未満行った場合 + 1 × 65単位				758	
11	2110	身3生1・夜・Ⅰ						夜間早朝の場合 25%加算		948	
11	2111	身3生1・深・Ⅰ						深夜の場合 50%加算		1,138	
11	2112	身3生1・2人・Ⅰ					2人の介護員等の場合			1,517	
11	2113	身3生1・2人・夜・Ⅰ						夜間早朝の場合 25%加算		1,896	
11	2114	身3生1・2人・深・Ⅰ					× 200%	深夜の場合 50%加算		2,275	
11	2121	身3生2・Ⅰ				生活援助45分以上70分未満行った場合 + 2 × 65単位				836	
11	2122	身3生2・夜・Ⅰ						夜間早朝の場合 25%加算		1,045	
11	2123	身3生2・深・Ⅰ						深夜の場合 50%加算		1,255	
11	2124	身3生2・2人・Ⅰ					2人の介護員等の場合			1,673	
11	2125	身3生2・2人・夜・Ⅰ						夜間早朝の場合 25%加算		2,092	
11	2126	身3生2・2人・深・Ⅰ					× 200%	深夜の場合 50%加算		2,509	
11	2133	身3生3・Ⅰ				生活援助70分以上行った場合 + 3 × 65単位				914	
11	2134	身3生3・夜・Ⅰ						夜間早朝の場合 25%加算		1,144	
11	2135	身3生3・深・Ⅰ						深夜の場合 50%加算		1,372	
11	2136	身3生3・2人・Ⅰ					2人の介護員等の場合			1,829	
11	2137	身3生3・2人・夜・Ⅰ						夜間早朝の場合 25%加算		2,286	
11	2138	身3生3・2人・深・Ⅰ					× 200%	深夜の場合 50%加算		2,743	
11	A310	身3・虐防・生1・Ⅰ			高齢者虐待防止措置未実施減算	生活援助20分以上45分未満行った場合 + 1 × 65単位				751	
11	A311	身3・虐防・生1・夜・Ⅰ						夜間早朝の場合 25%加算		940	
11	A312	身3・虐防・生1・深・Ⅰ						深夜の場合 50%加算		1,127	
11	A313	身3・虐防・生1・2人・Ⅰ				1%減算	2人の介護員等の場合			1,502	
11	A314	身3・虐防・生1・2人・夜・Ⅰ						夜間早朝の場合 25%加算		1,878	
11	A315	身3・虐防・生1・2人・深・Ⅰ					× 200%	深夜の場合 50%加算		2,254	
11	A316	身3・虐防・生2・Ⅰ				生活援助45分以上70分未満行った場合 + 2 × 65単位				829	
11	A317	身3・虐防・生2・夜・Ⅰ						夜間早朝の場合 25%加算		1,037	
11	A318	身3・虐防・生2・深・Ⅰ						深夜の場合 50%加算		1,244	
11	A319	身3・虐防・生2・2人・Ⅰ					2人の介護員等の場合			1,658	
11	A320	身3・虐防・生2・2人・夜・Ⅰ						夜間早朝の場合 25%加算		2,074	
11	A321	身3・虐防・生2・2人・深・Ⅰ					× 200%	深夜の場合 50%加算		2,488	
11	A322	身3・虐防・生3・Ⅰ				生活援助70分以上行った場合 + 3 × 65単位				907	
11	A323	身3・虐防・生3・夜・Ⅰ						夜間早朝の場合 25%加算		1,134	
11	A324	身3・虐防・生3・深・Ⅰ						深夜の場合 50%加算		1,361	
11	A325	身3・虐防・生3・2人・Ⅰ					2人の介護員等の場合			1,814	
11	A326	身3・虐防・生3・2人・夜・Ⅰ						夜間早朝の場合 25%加算		2,268	
11	A327	身3・虐防・生3・2人・深・Ⅰ					× 200%	深夜の場合 50%加算		2,722	

サービスコード 種類	項目	サービス内容略称	算定項目						合成 単位数	算定 単位
11	2145	身体4・I	イ 身体介護が中心 (4)1時間以上	1時間半以上2時間未満 567 + 1 × 82単位				特定事業所加算(I) 20%加算	779	1回につき
11	2146	身体4・夜・I				夜間早朝の場合 25%加算			973	
11	2147	身体4・深・I				深夜の場合 50%加算			1,169	
11	2148	身体4・2人・I			2人の介護員等の場合				1,558	
11	2149	身体4・2人・夜・I				夜間早朝の場合 25%加算			1,948	
11	2150	身体4・2人・深・I			× 200%	深夜の場合 50%加算			2,336	
11	A328	身体4・虐防・I		高齢者虐待防止措置未実施減算					772	
11	A329	身体4・虐防・夜・I				夜間早朝の場合 25%加算			965	
11	A330	身体4・虐防・深・I				深夜の場合 50%加算			1,158	
11	A331	身体4・虐防・2人・I			2人の介護員等の場合				1,543	
11	A332	身体4・虐防・2人・夜・I		1%減算		夜間早朝の場合 25%加算			1,930	
11	A333	身体4・虐防・2人・深・I			× 200%	深夜の場合 50%加算			2,315	
11	2157	身4生1・I	身体介護2時間未満に引き続き生活援助が中心であるとき 567 + 1 × 82 単位	生活援助 20分以上45分未満行った場合 + 1 × 65 単位					857	
11	2158	身4生1・夜・I				夜間早朝の場合 25%加算			1,072	
11	2159	身4生1・深・I				深夜の場合 50%加算			1,285	
11	2160	身4生1・2人・I			2人の介護員等の場合				1,714	
11	2161	身4生1・2人・夜・I				夜間早朝の場合 25%加算			2,142	
11	2162	身4生1・2人・深・I			× 200%	深夜の場合 50%加算			2,570	
11	2169	身4生2・I		生活援助 45分以上70分未満行った場合 + 2 × 65 単位					935	
11	2170	身4生2・夜・I				夜間早朝の場合 25%加算			1,169	
11	2171	身4生2・深・I				深夜の場合 50%加算			1,403	
11	2172	身4生2・2人・I			2人の介護員等の場合				1,870	
11	2173	身4生2・2人・夜・I				夜間早朝の場合 25%加算			2,338	
11	2174	身4生2・2人・深・I			× 200%	深夜の場合 50%加算			2,804	
11	2181	身4生3・I		生活援助 70分以上行った場合 + 3 × 65 単位					1,013	
11	2182	身4生3・夜・I				夜間早朝の場合 25%加算			1,266	
11	2183	身4生3・深・I				深夜の場合 50%加算			1,519	
11	2184	身4生3・2人・I			2人の介護員等の場合				2,026	
11	2185	身4生3・2人・夜・I				夜間早朝の場合 25%加算			2,532	
11	2186	身4生3・2人・深・I			× 200%	深夜の場合 50%加算			3,038	
11	A334	身4・虐防・生1・I	高齢者虐待防止措置未実施減算 1%減算	生活援助 20分以上45分未満行った場合 + 1 × 65 単位					850	
11	A335	身4・虐防・生1・夜・I				夜間早朝の場合 25%加算			1,062	
11	A336	身4・虐防・生1・深・I				深夜の場合 50%加算			1,274	
11	A337	身4・虐防・生1・2人・I			2人の介護員等の場合				1,699	
11	A338	身4・虐防・生1・2人・夜・I				夜間早朝の場合 25%加算			2,124	
11	A339	身4・虐防・生1・2人・深・I			× 200%	深夜の場合 50%加算			2,549	
11	A340	身4・虐防・生2・I		生活援助 45分以上70分未満行った場合 + 2 × 65 単位					928	
11	A341	身4・虐防・生2・夜・I				夜間早朝の場合 25%加算			1,159	
11	A342	身4・虐防・生2・深・I				深夜の場合 50%加算			1,392	
11	A343	身4・虐防・生2・2人・I			2人の介護員等の場合				1,855	
11	A344	身4・虐防・生2・2人・夜・I				夜間早朝の場合 25%加算			2,320	
11	A345	身4・虐防・生2・2人・深・I			× 200%	深夜の場合 50%加算			2,783	
11	A346	身4・虐防・生3・I		生活援助 70分以上行った場合 + 3 × 65 単位					1,006	
11	A347	身4・虐防・生3・夜・I				夜間早朝の場合 25%加算			1,258	
11	A348	身4・虐防・生3・深・I				深夜の場合 50%加算			1,508	
11	A349	身4・虐防・生3・2人・I			2人の介護員等の場合				2,011	
11	A350	身4・虐防・生3・2人・夜・I				夜間早朝の場合 25%加算			2,514	
11	A351	身4・虐防・生3・2人・深・I			× 200%	深夜の場合 50%加算			3,017	

居宅

訪問介護
（特定Ⅰ）

居宅

訪問
介護
（特定Ⅰ）

サービスコード 種類	項目	サービス内容略称	算定項目						合成単位数	算定単位
			訪問介護費又は共生型訪問介護費	イ 身体介護が中心	(4) 1 時間以上	2時間以上2時間半未満　567＋2×82単位		特定事業所加算（Ⅰ）20%加算		1回につき
11	2193	身体5・Ⅰ							877	
11	2194	身体5・夜・Ⅰ				夜間早朝の場合 25%加算			1,097	
11	2195	身体5・深・Ⅰ				深夜の場合 50%加算			1,316	
11	2196	身体5・2人・Ⅰ				2人の介護員等の場合			1,754	
11	2197	身体5・2人・夜・Ⅰ				夜間早朝の場合 25%加算			2,194	
11	2198	身体5・2人・深・Ⅰ				×200% 深夜の場合 50%加算			2,632	
11	A352	身体5・虐防・Ⅰ			高齢者虐待防止措置未実施減算 1%減算				869	
11	A353	身体5・虐防・夜・Ⅰ				夜間早朝の場合 25%加算			1,086	
11	A354	身体5・虐防・深・Ⅰ				深夜の場合 50%加算			1,303	
11	A355	身体5・虐防・2人・Ⅰ				2人の介護員等の場合			1,738	
11	A356	身体5・虐防・2人・夜・Ⅰ				夜間早朝の場合 25%加算			2,172	
11	A357	身体5・虐防・2人・深・Ⅰ				×200% 深夜の場合 50%加算			2,606	
11	2205	身5生1・Ⅰ			身体介護2時間半未満に引き続き生活援助が中心であるとき 567＋2×82単位	生活援助 20分以上45分未満行った場合 ＋1×65単位			955	
11	2206	身5生1・夜・Ⅰ				夜間早朝の場合 25%加算			1,194	
11	2207	身5生1・深・Ⅰ				深夜の場合 50%加算			1,433	
11	2208	身5生1・2人・Ⅰ				2人の介護員等の場合			1,910	
11	2209	身5生1・2人・夜・Ⅰ				夜間早朝の場合 25%加算			2,388	
11	2210	身5生1・2人・深・Ⅰ				×200% 深夜の場合 50%加算			2,866	
11	2220	身5生2・Ⅰ				生活援助 45分以上70分未満行った場合 ＋2×65単位			1,033	
11	2224	身5生2・夜・Ⅰ				夜間早朝の場合 25%加算			1,291	
11	2225	身5生2・深・Ⅰ				深夜の場合 50%加算			1,550	
11	2226	身5生2・2人・Ⅰ				2人の介護員等の場合			2,066	
11	2227	身5生2・2人・夜・Ⅰ				夜間早朝の場合 25%加算			2,584	
11	2228	身5生2・2人・深・Ⅰ				×200% 深夜の場合 50%加算			3,100	
11	2235	身5生3・Ⅰ				生活援助 70分以上行った場合 ＋3×65単位			1,111	
11	2236	身5生3・夜・Ⅰ				夜間早朝の場合 25%加算			1,390	
11	2237	身5生3・深・Ⅰ				深夜の場合 50%加算			1,667	
11	2238	身5生3・2人・Ⅰ				2人の介護員等の場合			2,222	
11	2239	身5生3・2人・夜・Ⅰ				夜間早朝の場合 25%加算			2,778	
11	2240	身5生3・2人・深・Ⅰ				×200% 深夜の場合 50%加算			3,334	
11	A358	身5・虐防・生1・Ⅰ			高齢者虐待防止措置未実施減算 1%減算	生活援助 20分以上45分未満行った場合 ＋1×65単位			947	
11	A359	身5・虐防・生1・夜・Ⅰ				夜間早朝の場合 25%加算			1,183	
11	A360	身5・虐防・生1・深・Ⅰ				深夜の場合 50%加算			1,421	
11	A361	身5・虐防・生1・2人・Ⅰ				2人の介護員等の場合			1,894	
11	A362	身5・虐防・生1・2人・夜・Ⅰ				夜間早朝の場合 25%加算			2,368	
11	A363	身5・虐防・生1・2人・深・Ⅰ				×200% 深夜の場合 50%加算			2,840	
11	A364	身5・虐防・生2・Ⅰ				生活援助 45分以上70分未満行った場合 ＋2×65単位			1,025	
11	A365	身5・虐防・生2・夜・Ⅰ				夜間早朝の場合 25%加算			1,282	
11	A366	身5・虐防・生2・深・Ⅰ				深夜の場合 50%加算			1,537	
11	A367	身5・虐防・生2・2人・Ⅰ				2人の介護員等の場合			2,050	
11	A368	身5・虐防・生2・2人・夜・Ⅰ				夜間早朝の場合 25%加算			2,562	
11	A369	身5・虐防・生2・2人・深・Ⅰ				×200% 深夜の場合 50%加算			3,074	
11	A370	身5・虐防・生3・Ⅰ				生活援助 70分以上行った場合 ＋3×65単位			1,103	
11	A371	身5・虐防・生3・夜・Ⅰ				夜間早朝の場合 25%加算			1,379	
11	A372	身5・虐防・生3・深・Ⅰ				深夜の場合 50%加算			1,655	
11	A373	身5・虐防・生3・2人・Ⅰ				2人の介護員等の場合			2,206	
11	A374	身5・虐防・生3・2人・夜・Ⅰ				夜間早朝の場合 25%加算			2,758	
11	A375	身5・虐防・生3・2人・深・Ⅰ				×200% 深夜の場合 50%加算			3,308	

サービスコード 種類	項目	サービス内容略称	算定項目						合成 単位数	算定 単位
11	2247	身体6・I	訪問介護費又は共生型訪問介護費	イ身体介護が中心	(4) 1時間以上	2時間半以上3時間未満 567 + 3 × 82単位		特定事業所加算（I） 20%加算	976	1回につき
11	2248	身体6・夜・I				夜間早朝の場合 25%加算			1,219	
11	2249	身体6・深・I				深夜の場合 50%加算			1,464	
11	2250	身体6・2人・I				2人の介護員等の場合			1,951	
11	2251	身体6・2人・夜・I				夜間早朝の場合 25%加算			2,440	
11	2252	身体6・2人・深・I				× 200% 深夜の場合 50%加算			2,927	
11	A376	身体6・虐防・I				高齢者虐待防止措置未実施減算 1%減算			966	
11	A377	身体6・虐防・夜・I				夜間早朝の場合 25%加算			1,207	
11	A378	身体6・虐防・深・I				深夜の場合 50%加算			1,450	
11	A379	身体6・虐防・2人・I				2人の介護員等の場合			1,932	
11	A380	身体6・虐防・2人・夜・I				夜間早朝の場合 25%加算			2,416	
11	A381	身体6・虐防・2人・深・I				× 200% 深夜の場合 50%加算			2,898	
11	2259	身6生1・I			身体介護3時間未満に引き続き生活援助が中心であるとき 567 + 3 × 82単位	生活援助 20分以上45分未満行った場合 + 1 × 65単位			1,054	
11	2260	身6生1・夜・I					夜間早朝の場合 25%加算		1,318	
11	2261	身6生1・深・I					深夜の場合 50%加算		1,580	
11	2262	身6生1・2人・I				2人の介護員等の場合			2,107	
11	2263	身6生1・2人・夜・I					夜間早朝の場合 25%加算		2,634	
11	2264	身6生1・2人・深・I				× 200%	深夜の場合 50%加算		3,161	
11	2271	身6生2・I				生活援助 45分以上70分未満行った場合 + 2 × 65単位			1,132	
11	2272	身6生2・夜・I					夜間早朝の場合 25%加算		1,415	
11	2273	身6生2・深・I					深夜の場合 50%加算		1,698	
11	2274	身6生2・2人・I				2人の介護員等の場合			2,263	
11	2275	身6生2・2人・夜・I					夜間早朝の場合 25%加算		2,830	
11	2276	身6生2・2人・深・I				× 200%	深夜の場合 50%加算		3,395	
11	2283	身6生3・I				生活援助 70分以上行った場合 + 3 × 65単位			1,210	
11	2284	身6生3・夜・I					夜間早朝の場合 25%加算		1,512	
11	2285	身6生3・深・I					深夜の場合 50%加算		1,814	
11	2286	身6生3・2人・I				2人の介護員等の場合			2,419	
11	2287	身6生3・2人・夜・I					夜間早朝の場合 25%加算		3,024	
11	2288	身6生3・2人・深・I				× 200%	深夜の場合 50%加算		3,629	
11	A382	身6・虐防・生1・I			高齢者虐待防止措置未実施減算 1%減算	生活援助 20分以上45分未満行った場合 + 1 × 65単位			1,044	
11	A383	身6・虐防・生1・夜・I					夜間早朝の場合 25%加算		1,306	
11	A384	身6・虐防・生1・深・I					深夜の場合 50%加算		1,566	
11	A385	身6・虐防・生1・2人・I				2人の介護員等の場合			2,088	
11	A386	身6・虐防・生1・2人・夜・I					夜間早朝の場合 25%加算		2,610	
11	A387	身6・虐防・生1・2人・深・I				× 200%	深夜の場合 50%加算		3,132	
11	A388	身6・虐防・生2・I				生活援助 45分以上70分未満行った場合 + 2 × 65単位			1,122	
11	A389	身6・虐防・生2・夜・I					夜間早朝の場合 25%加算		1,403	
11	A390	身6・虐防・生2・深・I					深夜の場合 50%加算		1,684	
11	A391	身6・虐防・生2・2人・I				2人の介護員等の場合			2,244	
11	A392	身6・虐防・生2・2人・夜・I					夜間早朝の場合 25%加算		2,806	
11	A393	身6・虐防・生2・2人・深・I				× 200%	深夜の場合 50%加算		3,366	
11	A394	身6・虐防・生3・I				生活援助 70分以上行った場合 + 3 × 65単位			1,200	
11	A395	身6・虐防・生3・夜・I					夜間早朝の場合 25%加算		1,500	
11	A396	身6・虐防・生3・深・I					深夜の場合 50%加算		1,800	
11	A397	身6・虐防・生3・2人・I				2人の介護員等の場合			2,400	
11	A398	身6・虐防・生3・2人・夜・I					夜間早朝の場合 25%加算		3,000	
11	A399	身6・虐防・生3・2人・深・I				× 200%	深夜の場合 50%加算		3,600	

居宅

訪問介護
（特定Ⅰ）

居宅

訪問介護
（特定Ⅰ）

サービスコード 種類	項目	サービス内容略称	算定項目	合成単位数	算定単位
11	2295	身体7・Ⅰ	イ 身体介護が中心 （4）1時間以上 3時間以上3時間半未満 567＋4×82単位 特定事業所加算（Ⅰ）20%加算	1,074	1回につき
11	2296	身体7・夜・Ⅰ	夜間早朝の場合 25%加算	1,343	
11	2297	身体7・深・Ⅰ	深夜の場合 50%加算	1,612	
11	2298	身体7・2人・Ⅰ	2人の介護員等の場合	2,148	
11	2299	身体7・2人・夜・Ⅰ	×200% 夜間早朝の場合 25%加算	2,686	
11	2300	身体7・2人・深・Ⅰ	深夜の場合 50%加算	3,222	
11	A400	身体7・虐防・Ⅰ	高齢者虐待防止措置未実施減算 1%減算	1,063	
11	A401	身体7・虐防・夜・Ⅰ	夜間早朝の場合 25%加算	1,330	
11	A402	身体7・虐防・深・Ⅰ	深夜の場合 50%加算	1,595	
11	A403	身体7・虐防・2人・Ⅰ	2人の介護員等の場合	2,126	
11	A404	身体7・虐防・2人・夜・Ⅰ	×200% 夜間早朝の場合 25%加算	2,658	
11	A405	身体7・虐防・2人・深・Ⅰ	深夜の場合 50%加算	3,190	
11	2307	身7生1・Ⅰ	身体介護3時間半未満に引き続き生活援助が中心であるとき 567＋4×82単位 生活援助20分以上45分未満行った場合 ＋1×65単位	1,152	
11	2308	身7生1・夜・Ⅰ	夜間早朝の場合 25%加算	1,440	
11	2309	身7生1・深・Ⅰ	深夜の場合 50%加算	1,728	
11	2310	身7生1・2人・Ⅰ	2人の介護員等の場合	2,304	
11	2314	身7生1・2人・夜・Ⅰ	×200% 夜間早朝の場合 25%加算	2,880	
11	2315	身7生1・2人・深・Ⅰ	深夜の場合 50%加算	3,456	
11	2325	身7生2・Ⅰ	生活援助45分以上70分未満行った場合 ＋2×65単位	1,230	
11	2326	身7生2・夜・Ⅰ	夜間早朝の場合 25%加算	1,537	
11	2327	身7生2・深・Ⅰ	深夜の場合 50%加算	1,846	
11	2328	身7生2・2人・Ⅰ	2人の介護員等の場合	2,460	
11	2329	身7生2・2人・夜・Ⅰ	×200% 夜間早朝の場合 25%加算	3,076	
11	2330	身7生2・2人・深・Ⅰ	深夜の場合 50%加算	3,690	
11	2337	身7生3・Ⅰ	生活援助70分以上行った場合 ＋3×65単位	1,308	
11	2338	身7生3・夜・Ⅰ	夜間早朝の場合 25%加算	1,636	
11	2339	身7生3・深・Ⅰ	深夜の場合 50%加算	1,962	
11	2340	身7生3・2人・Ⅰ	2人の介護員等の場合	2,616	
11	2341	身7生3・2人・夜・Ⅰ	×200% 夜間早朝の場合 25%加算	3,270	
11	2342	身7生3・2人・深・Ⅰ	深夜の場合 50%加算	3,924	
11	A406	身7・虐防・生1・Ⅰ	高齢者虐待防止措置未実施減算 1%減算 生活援助20分以上45分未満行った場合 ＋1×65単位	1,141	
11	A407	身7・虐防・生1・夜・Ⅰ	夜間早朝の場合 25%加算	1,427	
11	A408	身7・虐防・生1・深・Ⅰ	深夜の場合 50%加算	1,712	
11	A409	身7・虐防・生1・2人・Ⅰ	2人の介護員等の場合	2,282	
11	A410	身7・虐防・生1・2人・夜・Ⅰ	×200% 夜間早朝の場合 25%加算	2,854	
11	A411	身7・虐防・生1・2人・深・Ⅰ	深夜の場合 50%加算	3,424	
11	A412	身7・虐防・生2・Ⅰ	生活援助45分以上70分未満行った場合 ＋2×65単位	1,219	
11	A413	身7・虐防・生2・夜・Ⅰ	夜間早朝の場合 25%加算	1,524	
11	A414	身7・虐防・生2・深・Ⅰ	深夜の場合 50%加算	1,829	
11	A415	身7・虐防・生2・2人・Ⅰ	2人の介護員等の場合	2,438	
11	A416	身7・虐防・生2・2人・夜・Ⅰ	×200% 夜間早朝の場合 25%加算	3,048	
11	A417	身7・虐防・生2・2人・深・Ⅰ	深夜の場合 50%加算	3,658	
11	A418	身7・虐防・生3・Ⅰ	生活援助70分以上行った場合 ＋3×65単位	1,297	
11	A419	身7・虐防・生3・夜・Ⅰ	夜間早朝の場合 25%加算	1,621	
11	A420	身7・虐防・生3・深・Ⅰ	深夜の場合 50%加算	1,946	
11	A421	身7・虐防・生3・2人・Ⅰ	2人の介護員等の場合	2,594	
11	A422	身7・虐防・生3・2人・夜・Ⅰ	×200% 夜間早朝の場合 25%加算	3,244	
11	A423	身7・虐防・生3・2人・深・Ⅰ	深夜の場合 50%加算	3,892	

サービスコード 種類	項目	サービス内容略称	算定項目									合成 単位数	算定 単位
11	2349	身体8・Ⅰ	訪問介護費又は共生型訪問介護費	イ 身体介護が中心	(4) 1時間以上	3時間半以上4時間未満 567＋5× 82単位					特定事業所加算（Ⅰ） 20％加算	1,172	1回につき
11	2350	身体8・夜・Ⅰ						夜間早朝の場合	25％加算			1,465	
11	2351	身体8・深・Ⅰ						深夜の場合	50％加算			1,759	
11	2352	身体8・2人・Ⅰ					2人の介護員等の場合					2,345	
11	2353	身体8・2人・夜・Ⅰ						夜間早朝の場合	25％加算			2,932	
11	2354	身体8・2人・深・Ⅰ					×200％	深夜の場合	50％加算			3,517	
11	A424	身体8・虐防・Ⅰ				高齢者虐待防止措置未実施減算						1,160	
11	A425	身体8・虐防・夜・Ⅰ						夜間早朝の場合	25％加算			1,451	
11	A426	身体8・虐防・深・Ⅰ						深夜の場合	50％加算			1,741	
11	A427	身体8・虐防・2人・Ⅰ					2人の介護員等の場合					2,321	
11	A428	身体8・虐防・2人・夜・Ⅰ				1％減算		夜間早朝の場合	25％加算			2,902	
11	A429	身体8・虐防・2人・深・Ⅰ					×200％	深夜の場合	50％加算			3,481	
11	2361	身8生1・Ⅰ			身体介護4時間未満に引き続き生活援助が中心であるとき 567＋5× 82単位	生活援助 20分以上45分未満行った場合 ＋1× 65単位						1,250	
11	2362	身8生1・夜・Ⅰ						夜間早朝の場合	25％加算			1,564	
11	2363	身8生1・深・Ⅰ						深夜の場合	50％加算			1,876	
11	2364	身8生1・2人・Ⅰ					2人の介護員等の場合					2,501	
11	2365	身8生1・2人・夜・Ⅰ						夜間早朝の場合	25％加算			3,126	
11	2366	身8生1・2人・深・Ⅰ					×200％	深夜の場合	50％加算			3,751	
11	2373	身8生2・Ⅰ				生活援助 45分以上70分未満行った場合 ＋2× 65単位						1,328	
11	2374	身8生2・夜・Ⅰ						夜間早朝の場合	25％加算			1,661	
11	2375	身8生2・深・Ⅰ						深夜の場合	50％加算			1,993	
11	2376	身8生2・2人・Ⅰ					2人の介護員等の場合					2,657	
11	2377	身8生2・2人・夜・Ⅰ						夜間早朝の場合	25％加算			3,322	
11	2378	身8生2・2人・深・Ⅰ					×200％	深夜の場合	50％加算			3,985	
11	2385	身8生3・Ⅰ				生活援助 70分以上行った場合 ＋3× 65単位						1,406	
11	2386	身8生3・夜・Ⅰ						夜間早朝の場合	25％加算			1,758	
11	2387	身8生3・深・Ⅰ						深夜の場合	50％加算			2,110	
11	2388	身8生3・2人・Ⅰ					2人の介護員等の場合					2,813	
11	2389	身8生3・2人・夜・Ⅰ						夜間早朝の場合	25％加算			3,516	
11	2390	身8生3・2人・深・Ⅰ					×200％	深夜の場合	50％加算			4,219	
11	A430	身8・虐防・生1・Ⅰ			高齢者虐待防止措置未実施減算 1％減算	生活援助 20分以上45分未満行った場合 ＋1× 65単位						1,238	
11	A431	身8・虐防・生1・夜・Ⅰ						夜間早朝の場合	25％加算			1,548	
11	A432	身8・虐防・生1・深・Ⅰ						深夜の場合	50％加算			1,858	
11	A433	身8・虐防・生1・2人・Ⅰ					2人の介護員等の場合					2,477	
11	A434	身8・虐防・生1・2人・夜・Ⅰ						夜間早朝の場合	25％加算			3,096	
11	A435	身8・虐防・生1・2人・深・Ⅰ					×200％	深夜の場合	50％加算			3,715	
11	A436	身8・虐防・生2・Ⅰ				生活援助 45分以上70分未満行った場合 ＋2× 65単位						1,316	
11	A437	身8・虐防・生2・夜・Ⅰ						夜間早朝の場合	25％加算			1,645	
11	A438	身8・虐防・生2・深・Ⅰ						深夜の場合	50％加算			1,975	
11	A439	身8・虐防・生2・2人・Ⅰ					2人の介護員等の場合					2,633	
11	A440	身8・虐防・生2・2人・夜・Ⅰ						夜間早朝の場合	25％加算			3,292	
11	A441	身8・虐防・生2・2人・深・Ⅰ					×200％	深夜の場合	50％加算			3,949	
11	A442	身8・虐防・生3・Ⅰ				生活援助 70分以上行った場合 ＋3× 65単位						1,394	
11	A443	身8・虐防・生3・夜・Ⅰ						夜間早朝の場合	25％加算			1,744	
11	A444	身8・虐防・生3・深・Ⅰ						深夜の場合	50％加算			2,092	
11	A445	身8・虐防・生3・2人・Ⅰ					2人の介護員等の場合					2,789	
11	A446	身8・虐防・生3・2人・夜・Ⅰ						夜間早朝の場合	25％加算			3,486	
11	A447	身8・虐防・生3・2人・深・Ⅰ					×200％	深夜の場合	50％加算			4,183	

居宅

訪問介護
（特定I）

サービスコード 種類	項目	サービス内容略称	算定項目					合成単位数	算定単位
11	2397	身体9・I	訪問介護費又は共生型訪問介護費	イ身体介護が中心	(4)1時間以上 4時間以上 567＋ m × 82 単位 m：1時間から計算して30分を増すごとのきざみ数		特定事業所加算（I） 20% 加算		1回につき
11	2398	身体9・夜・I				夜間早朝の場合　25% 加算			
11	2399	身体9・深・I				深夜の場合　50% 加算			
11	2400	身体9・2人・I			2人の介護員等の場合				
11	2401	身体9・2人・夜・I				夜間早朝の場合　25% 加算			
11	2402	身体9・2人・深・I			× 200%	深夜の場合　50% 加算			
11	A448	身体9・虐防・I			高齢者虐待防止措置未実施減算				
11	A449	身体9・虐防・夜・I				夜間早朝の場合　25% 加算			
11	A450	身体9・虐防・深・I				深夜の場合　50% 加算			
11	A451	身体9・虐防・2人・I			2人の介護員等の場合				
11	A452	身体9・虐防・2人・夜・I			1% 減算	夜間早朝の場合　25% 加算			
11	A453	身体9・虐防・2人・深・I			× 200%	深夜の場合　50% 加算			
11	2409	身9生1・I			身体介護4時間以上に引き続き生活援助が中心であるとき 567＋ m × 82 単位	生活援助20分以上45分未満行った場合			
11	2410	身9生1・夜・I					夜間早朝の場合　25% 加算		
11	2414	身9生1・深・I					深夜の場合　50% 加算		
11	2415	身9生1・2人・I				＋ 1 ×	2人の介護員等の場合		
11	2416	身9生1・2人・夜・I				65 単位	夜間早朝の場合　25% 加算		
11	2417	身9生1・2人・深・I				× 200%	深夜の場合　50% 加算		
11	2427	身9生2・I				生活援助45分以上70分未満行った場合			
11	2428	身9生2・夜・I					夜間早朝の場合　25% 加算		
11	2429	身9生2・深・I					深夜の場合　50% 加算		
11	2430	身9生2・2人・I				＋ 2 ×	2人の介護員等の場合		
11	2431	身9生2・2人・夜・I				65 単位	夜間早朝の場合　25% 加算		
11	2432	身9生2・2人・深・I				× 200%	深夜の場合　50% 加算		
11	2439	身9生3・I				生活援助70分以上行った場合			
11	2440	身9生3・夜・I					夜間早朝の場合　25% 加算		
11	2441	身9生3・深・I					深夜の場合　50% 加算		
11	2442	身9生3・2人・I				＋ 3 ×	2人の介護員等の場合		
11	2443	身9生3・2人・夜・I				65 単位	夜間早朝の場合　25% 加算		
11	2444	身9生3・2人・深・I				× 200%	深夜の場合　50% 加算		
11	A454	身9・虐防・生1・I			高齢者虐待防止措置未実施減算	生活援助20分以上45分未満行った場合			
11	A455	身9・虐防・生1・夜・I					夜間早朝の場合　25% 加算		
11	A456	身9・虐防・生1・深・I			1% 減算		深夜の場合　50% 加算		
11	A457	身9・虐防・生1・2人・I				＋ 1 ×	2人の介護員等の場合		
11	A458	身9・虐防・生1・2人・夜・I				65 単位	夜間早朝の場合　25% 加算		
11	A459	身9・虐防・生1・2人・深・I				× 200%	深夜の場合　50% 加算		
11	A460	身9・虐防・生2・I				生活援助45分以上70分未満行った場合			
11	A461	身9・虐防・生2・夜・I					夜間早朝の場合　25% 加算		
11	A462	身9・虐防・生2・深・I					深夜の場合　50% 加算		
11	A463	身9・虐防・生2・2人・I				＋ 2 ×	2人の介護員等の場合		
11	A464	身9・虐防・生2・2人・夜・I				65 単位	夜間早朝の場合　25% 加算		
11	A465	身9・虐防・生2・2人・深・I				× 200%	深夜の場合　50% 加算		
11	A466	身9・虐防・生3・I				生活援助70分以上行った場合			
11	A467	身9・虐防・生3・夜・I					夜間早朝の場合　25% 加算		
11	A468	身9・虐防・生3・深・I					深夜の場合　50% 加算		
11	A469	身9・虐防・生3・2人・I				＋ 3 ×	2人の介護員等の場合		
11	A470	身9・虐防・生3・2人・夜・I				65 単位	夜間早朝の場合　25% 加算		
11	A471	身9・虐防・生3・2人・深・I				× 200%	深夜の場合　50% 加算		

サービスコード 種類	項目	サービス内容略称	算定項目						合成 単位数	算定 単位
11	8001	生活2・Ⅰ	訪問介護費又は共生型訪問介護費 ロ 生活援助が中心	(1)20分以上45分未満 179 単位				特定事業所 加算(Ⅰ) 20% 加算	215	1回につき
11	8002	生活2・夜・Ⅰ				夜間早朝の場合 25% 加算			269	
11	8003	生活2・深・Ⅰ				深夜の場合 50% 加算			323	
11	8004	生活2・2人・Ⅰ			2人の介護員等の場合				430	
11	8005	生活2・2人・夜・Ⅰ				夜間早朝の場合 25% 加算			538	
11	8006	生活2・2人・深・Ⅰ			× 200%	深夜の場合 50% 加算			644	
11	A472	生活2・虐防・Ⅰ		高齢者虐待防止措置 未実施減算					212	
11	A473	生活2・虐防・夜・Ⅰ				夜間早朝の場合 25% 加算			265	
11	A474	生活2・虐防・深・Ⅰ				深夜の場合 50% 加算			319	
11	A475	生活2・虐防・2人・Ⅰ			2人の介護員等の場合				425	
11	A476	生活2・虐防・2人・夜・Ⅰ		1% 減算		夜間早朝の場合 25% 加算			532	
11	A477	生活2・虐防・2人・深・Ⅰ			× 200%	深夜の場合 50% 加算			637	
11	8013	生活3・Ⅰ		(2)45分以上 220 単位					264	
11	8014	生活3・夜・Ⅰ				夜間早朝の場合 25% 加算			330	
11	8015	生活3・深・Ⅰ				深夜の場合 50% 加算			396	
11	8016	生活3・2人・Ⅰ			2人の介護員等の場合				528	
11	8017	生活3・2人・夜・Ⅰ				夜間早朝の場合 25% 加算			660	
11	8018	生活3・2人・深・Ⅰ			× 200%	深夜の場合 50% 加算			792	
11	A478	生活3・虐防・Ⅰ		高齢者虐待防止措置 未実施減算					262	
11	A479	生活3・虐防・夜・Ⅰ				夜間早朝の場合 25% 加算			328	
11	A480	生活3・虐防・深・Ⅰ				深夜の場合 50% 加算			392	
11	A481	生活3・虐防・2人・Ⅰ			2人の介護員等の場合				523	
11	A482	生活3・虐防・2人・夜・Ⅰ		1% 減算		夜間早朝の場合 25% 加算			654	
11	A483	生活3・虐防・2人・深・Ⅰ			× 200%	深夜の場合 50% 加算			785	
11	8131	通院等乗降介助・Ⅰ	ハ 通院等乗降介助 97 単位						116	
11	8132	通院等乗降介助・夜・Ⅰ				夜間早朝の場合 25% 加算			145	
11	8133	通院等乗降介助・深・Ⅰ				深夜の場合 50% 加算			175	
11	A484	通院等乗降介助・虐防・Ⅰ	高齢者虐待防止措置未実施減算						115	
11	A485	通院等乗降介助・虐防・夜・Ⅰ				夜間早朝の場合 25% 加算			144	
11	A486	通院等乗降介助・虐防・深・Ⅰ		1% 減算		深夜の場合 50% 加算			173	

特定事業所加算（Ⅱ）が適用される場合

居宅

訪問介護
（特定Ⅱ）

種類	項目	サービス内容略称	算定項目						合成単位数	算定単位
11	8527	身体01・Ⅱ	イ身体介護が中心 訪問介護費又は共生型訪問介護費	(1)20分未満 163 単位				特定事業所加算（Ⅱ） 10% 加算	179	1回につき
11	8528	身体01・夜・Ⅱ					夜間早朝の場合 25% 加算		224	
11	8529	身体01・深・Ⅱ					深夜の場合 50% 加算		270	
11	8530	身体01・2人・Ⅱ				2人の介護員等の場合			359	
11	8531	身体01・2人・夜・Ⅱ					夜間早朝の場合 25% 加算		449	
11	8532	身体01・2人・深・Ⅱ				× 200%	深夜の場合 50% 加算		538	
11	A487	身体01・虐防・Ⅱ			高齢者虐待防止措置未実施減算 1% 減算				177	
11	A488	身体01・虐防・夜・Ⅱ					夜間早朝の場合 25% 加算		221	
11	A489	身体01・虐防・深・Ⅱ					深夜の場合 50% 加算		266	
11	A490	身体01・虐防・2人・Ⅱ				2人の介護員等の場合			354	
11	A491	身体01・虐防・2人・夜・Ⅱ					夜間早朝の場合 25% 加算		443	
11	A492	身体01・虐防・2人・深・Ⅱ				× 200%	深夜の場合 50% 加算		531	
11	4569	身体02・Ⅱ		(1)20分未満 163 単位 ※頻回の訪問として行う場合					179	
11	4570	身体02・夜・Ⅱ					夜間早朝の場合 25% 加算		224	
11	4571	身体02・深・Ⅱ					深夜の場合 50% 加算		270	
11	4572	身体02・2人・Ⅱ				2人の介護員等の場合			359	
11	4573	身体02・2人・夜・Ⅱ					夜間早朝の場合 25% 加算		449	
11	4574	身体02・2人・深・Ⅱ				× 200%	深夜の場合 50% 加算		538	
11	A493	身体02・虐防・Ⅱ			高齢者虐待防止措置未実施減算 1% 減算				177	
11	A494	身体02・虐防・夜・Ⅱ					夜間早朝の場合 25% 加算		221	
11	A495	身体02・虐防・深・Ⅱ					深夜の場合 50% 加算		266	
11	A496	身体02・虐防・2人・Ⅱ				2人の介護員等の場合			354	
11	A497	身体02・虐防・2人・夜・Ⅱ					夜間早朝の場合 25% 加算		443	
11	A498	身体02・虐防・2人・深・Ⅱ				× 200%	深夜の場合 50% 加算		531	
11	2451	身体1・Ⅱ		(2)20分以上30分未満 244 単位					268	
11	2452	身体1・夜・Ⅱ					夜間早朝の場合 25% 加算		336	
11	2453	身体1・深・Ⅱ					深夜の場合 50% 加算		403	
11	2454	身体1・2人・Ⅱ				2人の介護員等の場合			537	
11	2455	身体1・2人・夜・Ⅱ					夜間早朝の場合 25% 加算		671	
11	2456	身体1・2人・深・Ⅱ				× 200%	深夜の場合 50% 加算		805	
11	A499	身体1・虐防・Ⅱ			高齢者虐待防止措置未実施減算 1% 減算				266	
11	A500	身体1・虐防・夜・Ⅱ					夜間早朝の場合 25% 加算		333	
11	A501	身体1・虐防・深・Ⅱ					深夜の場合 50% 加算		399	
11	A502	身体1・虐防・2人・Ⅱ				2人の介護員等の場合			532	
11	A503	身体1・虐防・2人・夜・Ⅱ					夜間早朝の場合 25% 加算		666	
11	A504	身体1・虐防・2人・深・Ⅱ				× 200%	深夜の場合 50% 加算		799	
11	2463	身1生1・Ⅱ		(2)に引き続き生活援助が中心であるとき 244 単位	生活援助 20分以上45分未満行った場合 ＋ 1 × 65 単位				340	
11	2464	身1生1・夜・Ⅱ					夜間早朝の場合 25% 加算		425	
11	2465	身1生1・深・Ⅱ					深夜の場合 50% 加算		510	
11	2466	身1生1・2人・Ⅱ				2人の介護員等の場合			680	
11	2467	身1生1・2人・夜・Ⅱ					夜間早朝の場合 25% 加算		850	
11	2468	身1生1・2人・深・Ⅱ				× 200%	深夜の場合 50% 加算		1,020	
11	2475	身1生2・Ⅱ			生活援助 45分以上70分未満行った場合 ＋ 2 × 65 単位				411	
11	2476	身1生2・夜・Ⅱ					夜間早朝の場合 25% 加算		515	
11	2477	身1生2・深・Ⅱ					深夜の場合 50% 加算		617	
11	2478	身1生2・2人・Ⅱ				2人の介護員等の場合			823	
11	2479	身1生2・2人・夜・Ⅱ					夜間早朝の場合 25% 加算		1,029	
11	2480	身1生2・2人・深・Ⅱ				× 200%	深夜の場合 50% 加算		1,234	
11	2487	身1生3・Ⅱ			生活援助 70分以上行った場合 ＋ 3 × 65 単位				483	
11	2488	身1生3・夜・Ⅱ					夜間早朝の場合 25% 加算		604	
11	2489	身1生3・深・Ⅱ					深夜の場合 50% 加算		725	
11	2490	身1生3・2人・Ⅱ				2人の介護員等の場合			966	
11	2491	身1生3・2人・夜・Ⅱ					夜間早朝の場合 25% 加算		1,208	
11	2492	身1生3・2人・深・Ⅱ				× 200%	深夜の場合 50% 加算		1,449	
11	A505	身1・虐防・生1・Ⅱ		高齢者虐待防止措置未実施減算 1% 減算	生活援助 20分以上45分未満行った場合 ＋ 1 × 65 単位				338	
11	A506	身1・虐防・生1・夜・Ⅱ					夜間早朝の場合 25% 加算		422	
11	A507	身1・虐防・生1・深・Ⅱ					深夜の場合 50% 加算		507	
11	A508	身1・虐防・生1・2人・Ⅱ				2人の介護員等の場合			675	
11	A509	身1・虐防・生1・2人・夜・Ⅱ					夜間早朝の場合 25% 加算		845	
11	A510	身1・虐防・生1・2人・深・Ⅱ				× 200%	深夜の場合 50% 加算		1,013	
11	A511	身1・虐防・生2・Ⅱ			生活援助 45分以上70分未満行った場合 ＋ 2 × 65 単位				409	
11	A512	身1・虐防・生2・夜・Ⅱ					夜間早朝の場合 25% 加算		512	
11	A513	身1・虐防・生2・深・Ⅱ					深夜の場合 50% 加算		614	
11	A514	身1・虐防・生2・2人・Ⅱ				2人の介護員等の場合			818	
11	A515	身1・虐防・生2・2人・夜・Ⅱ					夜間早朝の場合 25% 加算		1,023	
11	A516	身1・虐防・生2・2人・深・Ⅱ				× 200%	深夜の場合 50% 加算		1,228	
11	A517	身1・虐防・生3・Ⅱ			生活援助 70分以上行った場合 ＋ 3 × 65 単位				481	
11	A518	身1・虐防・生3・夜・Ⅱ					夜間早朝の場合 25% 加算		601	
11	A519	身1・虐防・生3・深・Ⅱ					深夜の場合 50% 加算		722	
11	A520	身1・虐防・生3・2人・Ⅱ				2人の介護員等の場合			961	
11	A521	身1・虐防・生3・2人・夜・Ⅱ					夜間早朝の場合 25% 加算		1,202	
11	A522	身1・虐防・生3・2人・深・Ⅱ				× 200%	深夜の場合 50% 加算		1,442	

種類	項目	サービス内容略称	算定項目							合成単位数	算定単位
11	2499	身体2・Ⅱ	訪問介護費又は共生型訪問介護費	イ 身体介護が中心	(3)30分以上1時間未満　387単位				特定事業所加算（Ⅱ）10%加算	426	1回につき
11	2500	身体2・夜・Ⅱ					夜間早朝の場合	25%加算		532	
11	2501	身体2・深・Ⅱ					深夜の場合	50%加算		639	
11	2502	身体2・2人・Ⅱ				2人の介護員等の場合				851	
11	2503	身体2・2人・夜・Ⅱ					夜間早朝の場合	25%加算		1,065	
11	2504	身体2・2人・深・Ⅱ				×200%	深夜の場合	50%加算		1,277	
11	A523	身体2・虐防・Ⅱ			高齢者虐待防止措置未実施減算					421	
11	A524	身体2・虐防・夜・Ⅱ					夜間早朝の場合	25%加算		527	
11	A525	身体2・虐防・深・Ⅱ					深夜の場合	50%加算		633	
11	A526	身体2・虐防・2人・Ⅱ				2人の介護員等の場合				843	
11	A527	身体2・虐防・2人・夜・Ⅱ			1%減算		夜間早朝の場合	25%加算		1,054	
11	A528	身体2・虐防・2人・深・Ⅱ				×200%	深夜の場合	50%加算		1,264	
11	2514	身2生1・Ⅱ			(3)に引き続き生活援助が中心であるとき　387単位	生活援助20分以上45分未満行った場合＋1×65単位				497	
11	2515	身2生1・夜・Ⅱ					夜間早朝の場合	25%加算		622	
11	2516	身2生1・深・Ⅱ					深夜の場合	50%加算		746	
11	2517	身2生1・2人・Ⅱ				2人の介護員等の場合				994	
11	2518	身2生1・2人・夜・Ⅱ					夜間早朝の場合	25%加算		1,243	
11	2519	身2生1・2人・深・Ⅱ				×200%	深夜の場合	50%加算		1,492	
11	2529	身2生2・Ⅱ				生活援助45分以上70分未満行った場合＋2×65単位				569	
11	2530	身2生2・夜・Ⅱ					夜間早朝の場合	25%加算		711	
11	2531	身2生2・深・Ⅱ					深夜の場合	50%加算		854	
11	2532	身2生2・2人・Ⅱ				2人の介護員等の場合				1,137	
11	2533	身2生2・2人・夜・Ⅱ					夜間早朝の場合	25%加算		1,422	
11	2534	身2生2・2人・深・Ⅱ				×200%	深夜の場合	50%加算		1,706	
11	2541	身2生3・Ⅱ				生活援助70分以上行った場合＋3×65単位				640	
11	2542	身2生3・夜・Ⅱ					夜間早朝の場合	25%加算		801	
11	2543	身2生3・深・Ⅱ					深夜の場合	50%加算		960	
11	2544	身2生3・2人・Ⅱ				2人の介護員等の場合				1,280	
11	2545	身2生3・2人・夜・Ⅱ					夜間早朝の場合	25%加算		1,601	
11	2546	身2生3・2人・深・Ⅱ				×200%	深夜の場合	50%加算		1,921	
11	A529	身2・虐防・生1・Ⅱ			高齢者虐待防止措置未実施減算	生活援助20分以上45分未満行った場合＋1×65単位				493	
11	A530	身2・虐防・生1・夜・Ⅱ					夜間早朝の場合	25%加算		616	
11	A531	身2・虐防・生1・深・Ⅱ					深夜の場合	50%加算		739	
11	A532	身2・虐防・生1・2人・Ⅱ			1%減算	2人の介護員等の場合				986	
11	A533	身2・虐防・生1・2人・夜・Ⅱ					夜間早朝の場合	25%加算		1,232	
11	A534	身2・虐防・生1・2人・深・Ⅱ				×200%	深夜の場合	50%加算		1,478	
11	A535	身2・虐防・生2・Ⅱ				生活援助45分以上70分未満行った場合＋2×65単位				564	
11	A536	身2・虐防・生2・夜・Ⅱ					夜間早朝の場合	25%加算		705	
11	A537	身2・虐防・生2・深・Ⅱ					深夜の場合	50%加算		847	
11	A538	身2・虐防・生2・2人・Ⅱ				2人の介護員等の場合				1,129	
11	A539	身2・虐防・生2・2人・夜・Ⅱ					夜間早朝の場合	25%加算		1,411	
11	A540	身2・虐防・生2・2人・深・Ⅱ				×200%	深夜の場合	50%加算		1,693	
11	A541	身2・虐防・生3・Ⅱ				生活援助70分以上行った場合＋3×65単位				636	
11	A542	身2・虐防・生3・夜・Ⅱ					夜間早朝の場合	25%加算		795	
11	A543	身2・虐防・生3・深・Ⅱ					深夜の場合	50%加算		954	
11	A544	身2・虐防・生3・2人・Ⅱ				2人の介護員等の場合				1,272	
11	A545	身2・虐防・生3・2人・夜・Ⅱ					夜間早朝の場合	25%加算		1,590	
11	A546	身2・虐防・生3・2人・深・Ⅱ				×200%	深夜の場合	50%加算		1,907	

居宅

訪問介護

（特定Ⅱ）

種類	項目	サービス内容略称	算定項目						合成単位数	算定単位
11	2553	身体3・Ⅱ	イ身体介護が中心 訪問介護費又は共生型訪問介護費	(4)1時間以上 1時間以上1時間半未満 567単位				特定事業所加算（Ⅱ） 10%加算	624	1回につき
11	2554	身体3・夜・Ⅱ				夜間早朝の場合 25%加算			780	
11	2555	身体3・深・Ⅱ				深夜の場合 50%加算			936	
11	2556	身体3・2人・Ⅱ			2人の介護員等の場合				1,247	
11	2557	身体3・2人・夜・Ⅱ				夜間早朝の場合 25%加算			1,560	
11	2558	身体3・2人・深・Ⅱ				×200% 深夜の場合 50%加算			1,871	
11	A547	身体3・虐防・Ⅱ	高齢者虐待防止措置未実施減算						617	
11	A548	身体3・虐防・夜・Ⅱ				夜間早朝の場合 25%加算			771	
11	A549	身体3・虐防・深・Ⅱ				深夜の場合 50%加算			926	
11	A550	身体3・虐防・2人・Ⅱ			2人の介護員等の場合				1,234	
11	A551	身体3・虐防・2人・夜・Ⅱ	1%減算			夜間早朝の場合 25%加算			1,543	
11	A552	身体3・虐防・2人・深・Ⅱ				×200% 深夜の場合 50%加算			1,851	
11	2565	身3生1・Ⅱ	身体介護1時間半未満に引き続き生活援助が中心であるとき 567単位	生活援助 20分以上45分未満行った場合 +1× 65単位					695	
11	2566	身3生1・夜・Ⅱ				夜間早朝の場合 25%加算			869	
11	2567	身3生1・深・Ⅱ				深夜の場合 50%加算			1,043	
11	2568	身3生1・2人・Ⅱ			2人の介護員等の場合				1,390	
11	2569	身3生1・2人・夜・Ⅱ				夜間早朝の場合 25%加算			1,738	
11	2570	身3生1・2人・深・Ⅱ				×200% 深夜の場合 50%加算			2,086	
11	2577	身3生2・Ⅱ		生活援助 45分以上70分未満行った場合 +2× 65単位					767	
11	2578	身3生2・夜・Ⅱ				夜間早朝の場合 25%加算			958	
11	2579	身3生2・深・Ⅱ				深夜の場合 50%加算			1,151	
11	2580	身3生2・2人・Ⅱ			2人の介護員等の場合				1,533	
11	2581	身3生2・2人・夜・Ⅱ				夜間早朝の場合 25%加算			1,917	
11	2582	身3生2・2人・深・Ⅱ				×200% 深夜の場合 50%加算			2,300	
11	2589	身3生3・Ⅱ		生活援助 70分以上行った場合 +3× 65単位					838	
11	2590	身3生3・夜・Ⅱ				夜間早朝の場合 25%加算			1,048	
11	2591	身3生3・深・Ⅱ				深夜の場合 50%加算			1,257	
11	2592	身3生3・2人・Ⅱ			2人の介護員等の場合				1,676	
11	2593	身3生3・2人・夜・Ⅱ				夜間早朝の場合 25%加算			2,096	
11	2594	身3生3・2人・深・Ⅱ				×200% 深夜の場合 50%加算			2,515	
11	A553	身3・虐防・生1・Ⅱ	高齢者虐待防止措置未実施減算	生活援助 20分以上45分未満行った場合 +1× 65単位					689	
11	A554	身3・虐防・生1・夜・Ⅱ				夜間早朝の場合 25%加算			861	
11	A555	身3・虐防・生1・深・Ⅱ				深夜の場合 50%加算			1,033	
11	A556	身3・虐防・生1・2人・Ⅱ	1%減算		2人の介護員等の場合				1,377	
11	A557	身3・虐防・生1・2人・夜・Ⅱ				夜間早朝の場合 25%加算			1,722	
11	A558	身3・虐防・生1・2人・深・Ⅱ				×200% 深夜の場合 50%加算			2,066	
11	A559	身3・虐防・生2・Ⅱ		生活援助 45分以上70分未満行った場合 +2× 65単位					760	
11	A560	身3・虐防・生2・夜・Ⅱ				夜間早朝の場合 25%加算			950	
11	A561	身3・虐防・生2・深・Ⅱ				深夜の場合 50%加算			1,141	
11	A562	身3・虐防・生2・2人・Ⅱ			2人の介護員等の場合				1,520	
11	A563	身3・虐防・生2・2人・夜・Ⅱ				夜間早朝の場合 25%加算			1,901	
11	A564	身3・虐防・生2・2人・深・Ⅱ				×200% 深夜の場合 50%加算			2,280	
11	A565	身3・虐防・生3・Ⅱ		生活援助 70分以上行った場合 +3× 65単位					832	
11	A566	身3・虐防・生3・夜・Ⅱ				夜間早朝の場合 25%加算			1,040	
11	A567	身3・虐防・生3・深・Ⅱ				深夜の場合 50%加算			1,247	
11	A568	身3・虐防・生3・2人・Ⅱ			2人の介護員等の場合				1,663	
11	A569	身3・虐防・生3・2人・夜・Ⅱ				夜間早朝の場合 25%加算			2,079	
11	A570	身3・虐防・生3・2人・深・Ⅱ				×200% 深夜の場合 50%加算			2,495	

サービスコード 種類	項目	サービス内容略称	算定項目						合成単位数	算定単位
11	2601	身体4・Ⅱ	訪問介護費又は共生型訪問介護費	イ身体介護が中心 (4)1時間以上 1時間半以上2時間未満 567＋ 1× 82単位				特定事業所加算（Ⅱ） 10%加算	714	1回につき
11	2602	身体4・夜・Ⅱ				夜間早朝の場合	25%加算		892	
11	2603	身体4・深・Ⅱ				深夜の場合	50%加算		1,071	
11	2604	身体4・2人・Ⅱ			2人の介護員等の場合				1,428	
11	2605	身体4・2人・夜・Ⅱ				夜間早朝の場合	25%加算		1,785	
11	2606	身体4・2人・深・Ⅱ			×200%	深夜の場合	50%加算		2,142	
11	A571	身体4・虐防・Ⅱ		高齢者虐待防止措置未実施減算 1%減算					707	
11	A572	身体4・虐防・夜・Ⅱ				夜間早朝の場合	25%加算		884	
11	A573	身体4・虐防・深・Ⅱ				深夜の場合	50%加算		1,062	
11	A574	身体4・虐防・2人・Ⅱ			2人の介護員等の場合				1,415	
11	A575	身体4・虐防・2人・夜・Ⅱ				夜間早朝の場合	25%加算		1,769	
11	A576	身体4・虐防・2人・深・Ⅱ			×200%	深夜の場合	50%加算		2,122	
11	2616	身4生1・Ⅱ		身体介護2時間未満に引き続き生活援助が中心であるとき 567＋ 1× 82 単位	生活援助 20分以上45分 未満行った場合 ＋1× 65単位				785	
11	2617	身4生1・夜・Ⅱ				夜間早朝の場合	25%加算		982	
11	2618	身4生1・深・Ⅱ				深夜の場合	50%加算		1,178	
11	2619	身4生1・2人・Ⅱ			2人の介護員等の場合				1,571	
11	2620	身4生1・2人・夜・Ⅱ				夜間早朝の場合	25%加算		1,964	
11	2624	身4生1・2人・深・Ⅱ			×200%	深夜の場合	50%加算		2,356	
11	2631	身4生2・Ⅱ			生活援助 45分以上70分 未満行った場合 ＋2× 65単位				857	
11	2632	身4生2・夜・Ⅱ				夜間早朝の場合	25%加算		1,071	
11	2633	身4生2・深・Ⅱ				深夜の場合	50%加算		1,286	
11	2634	身4生2・2人・Ⅱ			2人の介護員等の場合				1,714	
11	2635	身4生2・2人・夜・Ⅱ				夜間早朝の場合	25%加算		2,143	
11	2636	身4生2・2人・深・Ⅱ			×200%	深夜の場合	50%加算		2,571	
11	2643	身4生3・Ⅱ			生活援助 70分以上 行った場合 ＋3× 65単位				928	
11	2644	身4生3・夜・Ⅱ				夜間早朝の場合	25%加算		1,161	
11	2645	身4生3・深・Ⅱ				深夜の場合	50%加算		1,393	
11	2646	身4生3・2人・Ⅱ			2人の介護員等の場合				1,857	
11	2647	身4生3・2人・夜・Ⅱ				夜間早朝の場合	25%加算		2,321	
11	2648	身4生3・2人・深・Ⅱ			×200%	深夜の場合	50%加算		2,785	
11	A577	身4・虐防・生1・Ⅱ		高齢者虐待防止措置未実施減算 1%減算	生活援助 20分以上45分 未満行った場合 ＋1× 65単位				779	
11	A578	身4・虐防・生1・夜・Ⅱ				夜間早朝の場合	25%加算		974	
11	A579	身4・虐防・生1・深・Ⅱ				深夜の場合	50%加算		1,168	
11	A580	身4・虐防・生1・2人・Ⅱ			2人の介護員等の場合				1,558	
11	A581	身4・虐防・生1・2人・夜・Ⅱ				夜間早朝の場合	25%加算		1,947	
11	A582	身4・虐防・生1・2人・深・Ⅱ			×200%	深夜の場合	50%加算		2,336	
11	A583	身4・虐防・生2・Ⅱ			生活援助 45分以上70分 未満行った場合 ＋2× 65単位				850	
11	A584	身4・虐防・生2・夜・Ⅱ				夜間早朝の場合	25%加算		1,063	
11	A585	身4・虐防・生2・深・Ⅱ				深夜の場合	50%加算		1,276	
11	A586	身4・虐防・生2・2人・Ⅱ			2人の介護員等の場合				1,701	
11	A587	身4・虐防・生2・2人・夜・Ⅱ				夜間早朝の場合	25%加算		2,126	
11	A588	身4・虐防・生2・2人・深・Ⅱ			×200%	深夜の場合	50%加算		2,551	
11	A589	身4・虐防・生3・Ⅱ			生活援助 70分以上 行った場合 ＋3× 65単位				922	
11	A590	身4・虐防・生3・夜・Ⅱ				夜間早朝の場合	25%加算		1,153	
11	A591	身4・虐防・生3・深・Ⅱ				深夜の場合	50%加算		1,383	
11	A592	身4・虐防・生3・2人・Ⅱ			2人の介護員等の場合				1,844	
11	A593	身4・虐防・生3・2人・夜・Ⅱ				夜間早朝の場合	25%加算		2,305	
11	A594	身4・虐防・生3・2人・深・Ⅱ			×200%	深夜の場合	50%加算		2,765	

居宅

訪問介護（特定Ⅱ）

居宅

訪問
介護

（特定Ⅱ）

種類	項目	サービス内容略称		算定項目							合成単位数	算定単位
11	2655	身体5・Ⅱ	訪問介護費又は共生型訪問介護費	イ身体介護が中心	(4)1時間以上	2時間以上2時間半未満 567＋2×82単位				特定事業所加算（Ⅱ）10%加算		804	1回につき
11	2656	身体5・夜・Ⅱ						夜間早朝の場合	25%加算		1,005	
11	2657	身体5・深・Ⅱ						深夜の場合	50%加算		1,207	
11	2658	身体5・2人・Ⅱ					2人の介護員等の場合				1,608	
11	2659	身体5・2人・夜・Ⅱ						夜間早朝の場合	25%加算		2,011	
11	2660	身体5・2人・深・Ⅱ					×200%	深夜の場合	50%加算		2,412	
11	A595	身体5・虐防・Ⅱ				高齢者虐待防止措置未実施減算					796	
11	A596	身体5・虐防・夜・Ⅱ						夜間早朝の場合	25%加算		996	
11	A597	身体5・虐防・深・Ⅱ						深夜の場合	50%加算		1,195	
11	A598	身体5・虐防・2人・Ⅱ					2人の介護員等の場合				1,593	
11	A599	身体5・虐防・2人・夜・Ⅱ				1%減算		夜間早朝の場合	25%加算		1,991	
11	A600	身体5・虐防・2人・深・Ⅱ					×200%	深夜の場合	50%加算		2,389	
11	2667	身5生1・Ⅱ			身体介護2時間半未満に引き続き生活援助が中心であるとき 567＋2×82単位		生活援助20分以上45分未満行った場合＋1×65単位				876	
11	2668	身5生1・夜・Ⅱ						夜間早朝の場合	25%加算		1,095	
11	2669	身5生1・深・Ⅱ						深夜の場合	50%加算		1,313	
11	2670	身5生1・2人・Ⅱ					2人の介護員等の場合				1,751	
11	2671	身5生1・2人・夜・Ⅱ						夜間早朝の場合	25%加算		2,189	
11	2672	身5生1・2人・深・Ⅱ					×200%	深夜の場合	50%加算		2,627	
11	2679	身5生2・Ⅱ					生活援助45分以上70分未満行った場合＋2×65単位				947	
11	2680	身5生2・夜・Ⅱ						夜間早朝の場合	25%加算		1,184	
11	2681	身5生2・深・Ⅱ						深夜の場合	50%加算		1,421	
11	2682	身5生2・2人・Ⅱ					2人の介護員等の場合				1,894	
11	2683	身5生2・2人・夜・Ⅱ						夜間早朝の場合	25%加算		2,368	
11	2684	身5生2・2人・深・Ⅱ					×200%	深夜の場合	50%加算		2,841	
11	2691	身5生3・Ⅱ					生活援助70分以上行った場合＋3×65単位				1,019	
11	2692	身5生3・夜・Ⅱ						夜間早朝の場合	25%加算		1,274	
11	2693	身5生3・深・Ⅱ						深夜の場合	50%加算		1,528	
11	2694	身5生3・2人・Ⅱ					2人の介護員等の場合				2,037	
11	2695	身5生3・2人・夜・Ⅱ						夜間早朝の場合	25%加算		2,547	
11	2696	身5生3・2人・深・Ⅱ					×200%	深夜の場合	50%加算		3,056	
11	A601	身5・虐防・生1・Ⅱ			高齢者虐待防止措置未実施減算		生活援助20分以上45分未満行った場合＋1×65単位				868	
11	A602	身5・虐防・生1・夜・Ⅱ						夜間早朝の場合	25%加算		1,085	
11	A603	身5・虐防・生1・深・Ⅱ						深夜の場合	50%加算		1,302	
11	A604	身5・虐防・生1・2人・Ⅱ			1%減算		2人の介護員等の場合				1,736	
11	A605	身5・虐防・生1・2人・夜・Ⅱ						夜間早朝の場合	25%加算		2,170	
11	A606	身5・虐防・生1・2人・深・Ⅱ					×200%	深夜の場合	50%加算		2,604	
11	A607	身5・虐防・生2・Ⅱ					生活援助45分以上70分未満行った場合＋2×65単位				939	
11	A608	身5・虐防・生2・夜・Ⅱ						夜間早朝の場合	25%加算		1,175	
11	A609	身5・虐防・生2・深・Ⅱ						深夜の場合	50%加算		1,409	
11	A610	身5・虐防・生2・2人・Ⅱ					2人の介護員等の場合				1,879	
11	A611	身5・虐防・生2・2人・夜・Ⅱ						夜間早朝の場合	25%加算		2,349	
11	A612	身5・虐防・生2・2人・深・Ⅱ					×200%	深夜の場合	50%加算		2,818	
11	A613	身5・虐防・生3・Ⅱ					生活援助70分以上行った場合＋3×65単位				1,011	
11	A614	身5・虐防・生3・夜・Ⅱ						夜間早朝の場合	25%加算		1,264	
11	A615	身5・虐防・生3・深・Ⅱ						深夜の場合	50%加算		1,517	
11	A616	身5・虐防・生3・2人・Ⅱ					2人の介護員等の場合				2,022	
11	A617	身5・虐防・生3・2人・夜・Ⅱ						夜間早朝の場合	25%加算		2,528	
11	A618	身5・虐防・生3・2人・深・Ⅱ					×200%	深夜の場合	50%加算		3,033	

サービスコード 種類	項目	サービス内容略称	算定項目				合成 単位数	算定 単位
11	2703	身体6・Ⅱ	イ 身体介護が中心 (4)1時間以上 / 1時間以上 2時間半以上3時間未満 567＋3×82単位			特定事業所加算(Ⅱ) 10% 加算	894	1回につき
11	2704	身体6・夜・Ⅱ		夜間早朝の場合	25% 加算		1,118	
11	2705	身体6・深・Ⅱ		深夜の場合	50% 加算		1,342	
11	2706	身体6・2人・Ⅱ	2人の介護員等の場合				1,789	
11	2707	身体6・2人・夜・Ⅱ		夜間早朝の場合	25% 加算		2,236	
11	2708	身体6・2人・深・Ⅱ	×200%	深夜の場合	50% 加算		2,683	
11	A619	身体6・虐防・Ⅱ	高齢者虐待防止措置未実施減算				886	
11	A620	身体6・虐防・夜・Ⅱ		夜間早朝の場合	25% 加算		1,107	
11	A621	身体6・虐防・深・Ⅱ		深夜の場合	50% 加算		1,329	
11	A622	身体6・虐防・2人・Ⅱ	2人の介護員等の場合				1,771	
11	A623	身体6・虐防・2人・夜・Ⅱ	1% 減算	夜間早朝の場合	25% 加算		2,214	
11	A624	身体6・虐防・2人・深・Ⅱ	×200%	深夜の場合	50% 加算		2,657	
11	2718	身6生1・Ⅱ	身体介護3時間未満に引き続き生活援助が中心であるとき 567＋3×82単位 / 生活援助 20分以上45分未満行った場合 ＋1×65単位				966	
11	2719	身6生1・夜・Ⅱ		夜間早朝の場合	25% 加算		1,208	
11	2720	身6生1・深・Ⅱ		深夜の場合	50% 加算		1,449	
11	2724	身6生1・2人・Ⅱ	2人の介護員等の場合				1,932	
11	2725	身6生1・2人・夜・Ⅱ		夜間早朝の場合	25% 加算		2,415	
11	2726	身6生1・2人・深・Ⅱ	×200%	深夜の場合	50% 加算		2,897	
11	2733	身6生2・Ⅱ	生活援助 45分以上70分未満行った場合 ＋2×65単位				1,037	
11	2734	身6生2・夜・Ⅱ		夜間早朝の場合	25% 加算		1,297	
11	2735	身6生2・深・Ⅱ		深夜の場合	50% 加算		1,557	
11	2736	身6生2・2人・Ⅱ	2人の介護員等の場合				2,075	
11	2737	身6生2・2人・夜・Ⅱ		夜間早朝の場合	25% 加算		2,594	
11	2738	身6生2・2人・深・Ⅱ	×200%	深夜の場合	50% 加算		3,112	
11	2745	身6生3・Ⅱ	生活援助 70分以上行った場合 ＋3×65単位				1,109	
11	2746	身6生3・夜・Ⅱ		夜間早朝の場合	25% 加算		1,386	
11	2747	身6生3・深・Ⅱ		深夜の場合	50% 加算		1,663	
11	2748	身6生3・2人・Ⅱ	2人の介護員等の場合				2,218	
11	2749	身6生3・2人・夜・Ⅱ		夜間早朝の場合	25% 加算		2,772	
11	2750	身6生3・2人・深・Ⅱ	×200%	深夜の場合	50% 加算		3,326	
11	A625	身6・虐防・生1・Ⅱ	高齢者虐待防止措置未実施減算 1% 減算 / 生活援助 20分以上45分未満行った場合 ＋1×65単位				957	
11	A626	身6・虐防・生1・夜・Ⅱ		夜間早朝の場合	25% 加算		1,197	
11	A627	身6・虐防・生1・深・Ⅱ		深夜の場合	50% 加算		1,436	
11	A628	身6・虐防・生1・2人・Ⅱ	2人の介護員等の場合				1,914	
11	A629	身6・虐防・生1・2人・夜・Ⅱ		夜間早朝の場合	25% 加算		2,393	
11	A630	身6・虐防・生1・2人・深・Ⅱ	×200%	深夜の場合	50% 加算		2,871	
11	A631	身6・虐防・生2・Ⅱ	生活援助 45分以上70分未満行った場合 ＋2×65単位				1,029	
11	A632	身6・虐防・生2・夜・Ⅱ		夜間早朝の場合	25% 加算		1,286	
11	A633	身6・虐防・生2・深・Ⅱ		深夜の場合	50% 加算		1,543	
11	A634	身6・虐防・生2・2人・Ⅱ	2人の介護員等の場合				2,057	
11	A635	身6・虐防・生2・2人・夜・Ⅱ		夜間早朝の場合	25% 加算		2,572	
11	A636	身6・虐防・生2・2人・深・Ⅱ	×200%	深夜の場合	50% 加算		3,086	
11	A637	身6・虐防・生3・Ⅱ	生活援助 70分以上行った場合 ＋3×65単位				1,100	
11	A638	身6・虐防・生3・夜・Ⅱ		夜間早朝の場合	25% 加算		1,375	
11	A639	身6・虐防・生3・深・Ⅱ		深夜の場合	50% 加算		1,650	
11	A640	身6・虐防・生3・2人・Ⅱ	2人の介護員等の場合				2,200	
11	A641	身6・虐防・生3・2人・夜・Ⅱ		夜間早朝の場合	25% 加算		2,750	
11	A642	身6・虐防・生3・2人・深・Ⅱ	×200%	深夜の場合	50% 加算		3,300	

居宅

訪問介護
（特定Ⅱ）

左欄表示：居宅／訪問介護（特定Ⅱ）

種類	項目	サービス内容略称	算定項目	合成単位数	算定単位
11	2757	身体7・Ⅱ	訪問介護費又は共生型訪問介護費　イ 身体介護が中心　(4)1時間以上　3時間以上3時間半未満　567＋4×82単位	985	1回につき
11	2758	身体7・夜・Ⅱ	夜間早朝の場合 25%加算	1,231	
11	2759	身体7・深・Ⅱ	深夜の場合 50%加算	1,477	
11	2760	身体7・2人・Ⅱ	2人の介護員等の場合	1,969	
11	2761	身体7・2人・夜・Ⅱ	夜間早朝の場合 25%加算	2,462	
11	2762	身体7・2人・深・Ⅱ	×200%　深夜の場合 50%加算	2,954	
11	A643	身体7・虐防・Ⅱ	高齢者虐待防止措置未実施減算 1%減算	975	
11	A644	身体7・虐防・夜・Ⅱ	夜間早朝の場合 25%加算	1,219	
11	A645	身体7・虐防・深・Ⅱ	深夜の場合 50%加算	1,462	
11	A646	身体7・虐防・2人・Ⅱ	2人の介護員等の場合	1,949	
11	A647	身体7・虐防・2人・夜・Ⅱ	夜間早朝の場合 25%加算	2,437	
11	A648	身体7・虐防・2人・深・Ⅱ	×200%　深夜の場合 50%加算	2,924	
11	2769	身7生1・Ⅱ	身体介護3時間半未満に引き続き生活援助が中心であるとき　567＋4×82単位　生活援助20分以上45分未満行った場合 ＋1×65単位	1,056	
11	2770	身7生1・夜・Ⅱ	夜間早朝の場合 25%加算	1,320	
11	2771	身7生1・深・Ⅱ	深夜の場合 50%加算	1,584	
11	2772	身7生1・2人・Ⅱ	2人の介護員等の場合	2,112	
11	2773	身7生1・2人・夜・Ⅱ	夜間早朝の場合 25%加算	2,640	
11	2774	身7生1・2人・深・Ⅱ	×200%　深夜の場合 50%加算	3,168	
11	2781	身7生2・Ⅱ	生活援助45分以上70分未満行った場合 ＋2×65単位	1,128	
11	2782	身7生2・夜・Ⅱ	夜間早朝の場合 25%加算	1,409	
11	2783	身7生2・深・Ⅱ	深夜の場合 50%加算	1,692	
11	2784	身7生2・2人・Ⅱ	2人の介護員等の場合	2,255	
11	2785	身7生2・2人・夜・Ⅱ	夜間早朝の場合 25%加算	2,819	
11	2786	身7生2・2人・深・Ⅱ	×200%　深夜の場合 50%加算	3,383	
11	2793	身7生3・Ⅱ	生活援助70分以上行った場合 ＋3×65単位	1,199	
11	2794	身7生3・夜・Ⅱ	夜間早朝の場合 25%加算	1,499	
11	2795	身7生3・深・Ⅱ	深夜の場合 50%加算	1,799	
11	2796	身7生3・2人・Ⅱ	2人の介護員等の場合	2,398	
11	2797	身7生3・2人・夜・Ⅱ	夜間早朝の場合 25%加算	2,998	
11	2798	身7生3・2人・深・Ⅱ	×200%　深夜の場合 50%加算	3,597	
11	A649	身7・虐防・生1・Ⅱ	高齢者虐待防止措置未実施減算 1%減算　生活援助20分以上45分未満行った場合 ＋1×65単位	1,046	
11	A650	身7・虐防・生1・夜・Ⅱ	夜間早朝の場合 25%加算	1,308	
11	A651	身7・虐防・生1・深・Ⅱ	深夜の場合 50%加算	1,570	
11	A652	身7・虐防・生1・2人・Ⅱ	2人の介護員等の場合	2,092	
11	A653	身7・虐防・生1・2人・夜・Ⅱ	夜間早朝の場合 25%加算	2,616	
11	A654	身7・虐防・生1・2人・深・Ⅱ	×200%　深夜の場合 50%加算	3,138	
11	A655	身7・虐防・生2・Ⅱ	生活援助45分以上70分未満行った場合 ＋2×65単位	1,118	
11	A656	身7・虐防・生2・夜・Ⅱ	夜間早朝の場合 25%加算	1,397	
11	A657	身7・虐防・生2・深・Ⅱ	深夜の場合 50%加算	1,676	
11	A658	身7・虐防・生2・2人・Ⅱ	2人の介護員等の場合	2,235	
11	A659	身7・虐防・生2・2人・夜・Ⅱ	夜間早朝の場合 25%加算	2,794	
11	A660	身7・虐防・生2・2人・深・Ⅱ	×200%　深夜の場合 50%加算	3,353	
11	A661	身7・虐防・生3・Ⅱ	生活援助70分以上行った場合 ＋3×65単位	1,189	
11	A662	身7・虐防・生3・夜・Ⅱ	夜間早朝の場合 25%加算	1,486	
11	A663	身7・虐防・生3・深・Ⅱ	深夜の場合 50%加算	1,784	
11	A664	身7・虐防・生3・2人・Ⅱ	2人の介護員等の場合	2,378	
11	A665	身7・虐防・生3・2人・夜・Ⅱ	夜間早朝の場合 25%加算	2,973	
11	A666	身7・虐防・生3・2人・深・Ⅱ	×200%　深夜の場合 50%加算	3,567	

算定項目欄 共通加算：特定事業所加算(Ⅱ) 10%加算

サービスコード 種類	項目	サービス内容略称	算定項目						合成 単位数	算定 単位
11	2805	身体8・Ⅱ	訪問介護費又は共生型訪問介護費	イ 身体介護が中心	(4) 1時間以上	3時間半以上4時間未満 567＋5×82単位		特定事業所加算(Ⅱ)10%加算	1,075	1回につき
11	2806	身体8・夜・Ⅱ					夜間早朝の場合 25%加算		1,343	
11	2807	身体8・深・Ⅱ					深夜の場合 50%加算		1,613	
11	2808	身体8・2人・Ⅱ					2人の介護員等の場合		2,149	
11	2809	身体8・2人・夜・Ⅱ					×200% 夜間早朝の場合 25%加算		2,687	
11	2810	身体8・2人・深・Ⅱ					深夜の場合 50%加算		3,224	
11	A667	身体8・虐防・Ⅱ				高齢者虐待防止措置未実施減算 1%減算				1,064	
11	A668	身体8・虐防・夜・Ⅱ					夜間早朝の場合 25%加算		1,330	
11	A669	身体8・虐防・深・Ⅱ					深夜の場合 50%加算		1,596	
11	A670	身体8・虐防・2人・Ⅱ					2人の介護員等の場合		2,127	
11	A671	身体8・虐防・2人・夜・Ⅱ					×200% 夜間早朝の場合 25%加算		2,660	
11	A672	身体8・虐防・2人・深・Ⅱ					深夜の場合 50%加算		3,191	
11	2820	身8生1・Ⅱ			身体介護4時間未満に引き続き生活援助が中心であるとき 567＋5×82単位	生活援助20分以上45分未満行った場合 ＋1×65単位				1,146	
11	2824	身8生1・夜・Ⅱ					夜間早朝の場合 25%加算		1,433	
11	2825	身8生1・深・Ⅱ					深夜の場合 50%加算		1,719	
11	2826	身8生1・2人・Ⅱ					2人の介護員等の場合		2,292	
11	2827	身8生1・2人・夜・Ⅱ					×200% 夜間早朝の場合 25%加算		2,866	
11	2828	身8生1・2人・深・Ⅱ					深夜の場合 50%加算		3,439	
11	2835	身8生2・Ⅱ				生活援助45分以上70分未満行った場合 ＋2×65単位				1,218	
11	2836	身8生2・夜・Ⅱ					夜間早朝の場合 25%加算		1,522	
11	2837	身8生2・深・Ⅱ					深夜の場合 50%加算		1,827	
11	2838	身8生2・2人・Ⅱ					2人の介護員等の場合		2,435	
11	2839	身8生2・2人・夜・Ⅱ					×200% 夜間早朝の場合 25%加算		3,045	
11	2840	身8生2・2人・深・Ⅱ					深夜の場合 50%加算		3,653	
11	2847	身8生3・Ⅱ				生活援助70分以上行った場合 ＋3×65単位				1,289	
11	2848	身8生3・夜・Ⅱ					夜間早朝の場合 25%加算		1,612	
11	2849	身8生3・深・Ⅱ					深夜の場合 50%加算		1,934	
11	2850	身8生3・2人・Ⅱ					2人の介護員等の場合		2,578	
11	2851	身8生3・2人・夜・Ⅱ					×200% 夜間早朝の場合 25%加算		3,223	
11	2852	身8生3・2人・深・Ⅱ					深夜の場合 50%加算		3,868	
11	A673	身8・虐防・生1・Ⅱ			高齢者虐待防止措置未実施減算 1%減算	生活援助20分以上45分未満行った場合 ＋1×65単位				1,135	
11	A674	身8・虐防・生1・夜・Ⅱ					夜間早朝の場合 25%加算		1,419	
11	A675	身8・虐防・生1・深・Ⅱ					深夜の場合 50%加算		1,703	
11	A676	身8・虐防・生1・2人・Ⅱ					2人の介護員等の場合		2,270	
11	A677	身8・虐防・生1・2人・夜・Ⅱ					×200% 夜間早朝の場合 25%加算		2,838	
11	A678	身8・虐防・生1・2人・深・Ⅱ					深夜の場合 50%加算		3,406	
11	A679	身8・虐防・生2・Ⅱ				生活援助45分以上70分未満行った場合 ＋2×65単位				1,207	
11	A680	身8・虐防・生2・夜・Ⅱ					夜間早朝の場合 25%加算		1,508	
11	A681	身8・虐防・生2・深・Ⅱ					深夜の場合 50%加算		1,811	
11	A682	身8・虐防・生2・2人・Ⅱ					2人の介護員等の場合		2,413	
11	A683	身8・虐防・生2・2人・夜・Ⅱ					×200% 夜間早朝の場合 25%加算		3,017	
11	A684	身8・虐防・生2・2人・深・Ⅱ					深夜の場合 50%加算		3,620	
11	A685	身8・虐防・生3・Ⅱ				生活援助70分以上行った場合 ＋3×65単位				1,278	
11	A686	身8・虐防・生3・夜・Ⅱ					夜間早朝の場合 25%加算		1,598	
11	A687	身8・虐防・生3・深・Ⅱ					深夜の場合 50%加算		1,917	
11	A688	身8・虐防・生3・2人・Ⅱ					2人の介護員等の場合		2,556	
11	A689	身8・虐防・生3・2人・夜・Ⅱ					×200% 夜間早朝の場合 25%加算		3,196	
11	A690	身8・虐防・生3・2人・深・Ⅱ					深夜の場合 50%加算		3,835	

居宅

訪問介護

（特定Ⅱ）

居宅

訪問介護（特定Ⅱ）

種類	項目	サービス内容略称	算定項目				合成単位数	算定単位
11	2859	身体9・Ⅱ	訪問介護費又は共生型訪問介護費 / イ身体介護が中心 / (4)1時間以上	4時間以上 567＋ m× 82 単位 m：1時間から計算して30分を増すごとのきざみ数		特定事業所加算(Ⅱ) 10% 加算		1回につき
11	2860	身体9・夜・Ⅱ			夜間早朝の場合 25% 加算			
11	2861	身体9・深・Ⅱ			深夜の場合 50% 加算			
11	2862	身体9・2人・Ⅱ			2人の介護員等の場合			
11	2863	身体9・2人・夜・Ⅱ			×200% 夜間早朝の場合 25% 加算			
11	2864	身体9・2人・深・Ⅱ			×200% 深夜の場合 50% 加算			
11	A691	身体9・虐防・Ⅱ	高齢者虐待防止措置未実施減算 1% 減算					
11	A692	身体9・虐防・夜・Ⅱ			夜間早朝の場合 25% 加算			
11	A693	身体9・虐防・深・Ⅱ			深夜の場合 50% 加算			
11	A694	身体9・虐防・2人・Ⅱ			2人の介護員等の場合			
11	A695	身体9・虐防・2人・夜・Ⅱ			×200% 夜間早朝の場合 25% 加算			
11	A696	身体9・虐防・2人・深・Ⅱ			×200% 深夜の場合 50% 加算			
11	2871	身9生1・Ⅱ	身体介護4時間以上に引き続き生活援助が中心であるとき 567＋ m× 82 単位	生活援助20分以上45分未満行った場合 ＋1× 65 単位				
11	2872	身9生1・夜・Ⅱ			夜間早朝の場合 25% 加算			
11	2873	身9生1・深・Ⅱ			深夜の場合 50% 加算			
11	2874	身9生1・2人・Ⅱ			2人の介護員等の場合			
11	2875	身9生1・2人・夜・Ⅱ			×200% 夜間早朝の場合 25% 加算			
11	2876	身9生1・2人・深・Ⅱ			×200% 深夜の場合 50% 加算			
11	2883	身9生2・Ⅱ		生活援助45分以上70分未満行った場合 ＋2× 65 単位				
11	2884	身9生2・夜・Ⅱ			夜間早朝の場合 25% 加算			
11	2885	身9生2・深・Ⅱ			深夜の場合 50% 加算			
11	2886	身9生2・2人・Ⅱ			2人の介護員等の場合			
11	2887	身9生2・2人・夜・Ⅱ			×200% 夜間早朝の場合 25% 加算			
11	2888	身9生2・2人・深・Ⅱ			×200% 深夜の場合 50% 加算			
11	2895	身9生3・Ⅱ		生活援助70分以上行った場合 ＋3× 65 単位				
11	2896	身9生3・夜・Ⅱ			夜間早朝の場合 25% 加算			
11	2897	身9生3・深・Ⅱ			深夜の場合 50% 加算			
11	2898	身9生3・2人・Ⅱ			2人の介護員等の場合			
11	2899	身9生3・2人・夜・Ⅱ			×200% 夜間早朝の場合 25% 加算			
11	2900	身9生3・2人・深・Ⅱ			×200% 深夜の場合 50% 加算			
11	A697	身9・虐防・生1・Ⅱ	高齢者虐待防止措置未実施減算 1% 減算	生活援助20分以上45分未満行った場合 ＋1× 65 単位				
11	A698	身9・虐防・生1・夜・Ⅱ			夜間早朝の場合 25% 加算			
11	A699	身9・虐防・生1・深・Ⅱ			深夜の場合 50% 加算			
11	A700	身9・虐防・生1・2人・Ⅱ			2人の介護員等の場合			
11	A701	身9・虐防・生1・2人・夜・Ⅱ			×200% 夜間早朝の場合 25% 加算			
11	A702	身9・虐防・生1・2人・深・Ⅱ			×200% 深夜の場合 50% 加算			
11	A703	身9・虐防・生2・Ⅱ		生活援助45分以上70分未満行った場合 ＋2× 65 単位				
11	A704	身9・虐防・生2・夜・Ⅱ			夜間早朝の場合 25% 加算			
11	A705	身9・虐防・生2・深・Ⅱ			深夜の場合 50% 加算			
11	A706	身9・虐防・生2・2人・Ⅱ			2人の介護員等の場合			
11	A707	身9・虐防・生2・2人・夜・Ⅱ			×200% 夜間早朝の場合 25% 加算			
11	A708	身9・虐防・生2・2人・深・Ⅱ			×200% 深夜の場合 50% 加算			
11	A709	身9・虐防・生3・Ⅱ		生活援助70分以上行った場合 ＋3× 65 単位				
11	A710	身9・虐防・生3・夜・Ⅱ			夜間早朝の場合 25% 加算			
11	A711	身9・虐防・生3・深・Ⅱ			深夜の場合 50% 加算			
11	A712	身9・虐防・生3・2人・Ⅱ			2人の介護員等の場合			
11	A713	身9・虐防・生3・2人・夜・Ⅱ			×200% 夜間早朝の場合 25% 加算			
11	A714	身9・虐防・生3・2人・深・Ⅱ			×200% 深夜の場合 50% 加算			

種類	項目	サービス内容略称	算定項目						合成単位数	算定単位
11	8025	生活2・Ⅱ	訪問介護費又は共生型訪問介護費	ロ 生活援助が中心	(1)20分以上45分未満 179単位			特定事業所加算（Ⅱ） 10%加算	197	1回につき
11	8026	生活2・夜・Ⅱ					夜間早朝の場合 25%加算		246	
11	8027	生活2・深・Ⅱ					深夜の場合 50%加算		296	
11	8028	生活2・2人・Ⅱ				2人の介護員等の場合			394	
11	8029	生活2・2人・夜・Ⅱ					夜間早朝の場合 25%加算		493	
11	8030	生活2・2人・深・Ⅱ				×200%	深夜の場合 50%加算		591	
11	A715	生活2・虐防・Ⅱ			高齢者虐待防止措置未実施減算				195	
11	A716	生活2・虐防・夜・Ⅱ					夜間早朝の場合 25%加算		243	
11	A717	生活2・虐防・深・Ⅱ					深夜の場合 50%加算		293	
11	A718	生活2・虐防・2人・Ⅱ				2人の介護員等の場合			389	
11	A719	生活2・虐防・2人・夜・Ⅱ			1%減算		夜間早朝の場合 25%加算		487	
11	A720	生活2・虐防・2人・深・Ⅱ				×200%	深夜の場合 50%加算		584	
11	8037	生活3・Ⅱ			(2)45分以上 220単位				242	
11	8038	生活3・夜・Ⅱ					夜間早朝の場合 25%加算		303	
11	8039	生活3・深・Ⅱ					深夜の場合 50%加算		363	
11	8040	生活3・2人・Ⅱ				2人の介護員等の場合			484	
11	8041	生活3・2人・夜・Ⅱ					夜間早朝の場合 25%加算		605	
11	8042	生活3・2人・深・Ⅱ				×200%	深夜の場合 50%加算		726	
11	A721	生活3・虐防・Ⅱ			高齢者虐待防止措置未実施減算				240	
11	A722	生活3・虐防・夜・Ⅱ					夜間早朝の場合 25%加算		300	
11	A723	生活3・虐防・深・Ⅱ					深夜の場合 50%加算		360	
11	A724	生活3・虐防・2人・Ⅱ				2人の介護員等の場合			480	
11	A725	生活3・虐防・2人・夜・Ⅱ			1%減算		夜間早朝の場合 25%加算		600	
11	A726	生活3・虐防・2人・深・Ⅱ				×200%	深夜の場合 50%加算		719	
11	8151	通院等乗降介助・Ⅱ		ハ 通院等乗降介助 97単位					107	
11	8152	通院等乗降介助・夜・Ⅱ					夜間早朝の場合 25%加算		133	
11	8153	通院等乗降介助・深・Ⅱ					深夜の場合 50%加算		161	
11	A727	通院等乗降介助・虐防・Ⅱ			高齢者虐待防止措置未実施減算				106	
11	A728	通院等乗降介助・虐防・夜・Ⅱ					夜間早朝の場合 25%加算		132	
11	A729	通院等乗降介助・虐防・深・Ⅱ			1%減算		深夜の場合 50%加算		158	

特定事業所加算（Ⅲ）が適用される場合

居宅

訪問介護
（特定Ⅲ）

種類	項目	サービス内容略称	算定項目						合成単位数	算定単位
11	9244	身体01・Ⅲ	訪問介護費又は共生型訪問介護費	イ身体介護が中心	(1)20分未満 163 単位			特定事業所加算（Ⅲ） 10％ 加算	179	1回につき
11	9245	身体01・夜・Ⅲ					夜間早朝の場合 25％ 加算		224	
11	9246	身体01・深・Ⅲ					深夜の場合 50％ 加算		270	
11	9247	身体01・2人・Ⅲ				2人の介護員等の場合			359	
11	9248	身体01・2人・夜・Ⅲ					夜間早朝の場合 25％ 加算		449	
11	9249	身体01・2人・深・Ⅲ				× 200％	深夜の場合 50％ 加算		538	
11	A730	身体01・虐防・Ⅲ				高齢者虐待防止措置 未実施減算			177	
11	A731	身体01・虐防・夜・Ⅲ					夜間早朝の場合 25％ 加算		221	
11	A732	身体01・虐防・深・Ⅲ					深夜の場合 50％ 加算		266	
11	A733	身体01・虐防・2人・Ⅲ				2人の介護員等の場合			354	
11	A734	身体01・虐防・2人・夜・Ⅲ				1％ 減算	夜間早朝の場合 25％ 加算		443	
11	A735	身体01・虐防・2人・深・Ⅲ				× 200％	深夜の場合 50％ 加算		531	
11	4581	身体02・Ⅲ			(1)20分未満 163 単位 ※頻回の訪問として行う場合				179	
11	4582	身体02・夜・Ⅲ					夜間早朝の場合 25％ 加算		224	
11	4583	身体02・深・Ⅲ					深夜の場合 50％ 加算		270	
11	4584	身体02・2人・Ⅲ				2人の介護員等の場合			359	
11	4585	身体02・2人・夜・Ⅲ					夜間早朝の場合 25％ 加算		449	
11	4586	身体02・2人・深・Ⅲ				× 200％	深夜の場合 50％ 加算		538	
11	A736	身体02・虐防・Ⅲ				高齢者虐待防止措置 未実施減算			177	
11	A737	身体02・虐防・夜・Ⅲ					夜間早朝の場合 25％ 加算		221	
11	A738	身体02・虐防・深・Ⅲ					深夜の場合 50％ 加算		266	
11	A739	身体02・虐防・2人・Ⅲ				2人の介護員等の場合			354	
11	A740	身体02・虐防・2人・夜・Ⅲ				1％ 減算	夜間早朝の場合 25％ 加算		443	
11	A741	身体02・虐防・2人・深・Ⅲ				× 200％	深夜の場合 50％ 加算		531	
11	2907	身体1・Ⅲ			(2)20分以上30分未満 244 単位				268	
11	2908	身体1・夜・Ⅲ					夜間早朝の場合 25％ 加算		336	
11	2909	身体1・深・Ⅲ					深夜の場合 50％ 加算		403	
11	2910	身体1・2人・Ⅲ				2人の介護員等の場合			537	
11	2914	身体1・2人・夜・Ⅲ					夜間早朝の場合 25％ 加算		671	
11	2915	身体1・2人・深・Ⅲ				× 200％	深夜の場合 50％ 加算		805	
11	A742	身体1・虐防・Ⅲ				高齢者虐待防止措置 未実施減算			266	
11	A743	身体1・虐防・夜・Ⅲ					夜間早朝の場合 25％ 加算		333	
11	A744	身体1・虐防・深・Ⅲ					深夜の場合 50％ 加算		399	
11	A745	身体1・虐防・2人・Ⅲ				2人の介護員等の場合			532	
11	A746	身体1・虐防・2人・夜・Ⅲ				1％ 減算	夜間早朝の場合 25％ 加算		666	
11	A747	身体1・虐防・2人・深・Ⅲ				× 200％	深夜の場合 50％ 加算		799	
11	2925	身1生1・Ⅲ			(2)に引き続き生活援助が中心であるとき 244 単位	生活援助 20分以上45分未満行った場合 ＋ 1 × 65 単位			340	
11	2926	身1生1・夜・Ⅲ					夜間早朝の場合 25％ 加算		425	
11	2927	身1生1・深・Ⅲ					深夜の場合 50％ 加算		510	
11	2928	身1生1・2人・Ⅲ				2人の介護員等の場合			680	
11	2929	身1生1・2人・夜・Ⅲ					夜間早朝の場合 25％ 加算		850	
11	2930	身1生1・2人・深・Ⅲ				× 200％	深夜の場合 50％ 加算		1,020	
11	2937	身1生2・Ⅲ				生活援助 45分以上70分未満行った場合 ＋ 2 × 65 単位			411	
11	2938	身1生2・夜・Ⅲ					夜間早朝の場合 25％ 加算		515	
11	2939	身1生2・深・Ⅲ					深夜の場合 50％ 加算		617	
11	2940	身1生2・2人・Ⅲ				2人の介護員等の場合			823	
11	2941	身1生2・2人・夜・Ⅲ					夜間早朝の場合 25％ 加算		1,029	
11	2942	身1生2・2人・深・Ⅲ				× 200％	深夜の場合 50％ 加算		1,234	
11	2949	身1生3・Ⅲ				生活援助 70分以上行った場合 ＋ 3 × 65 単位			483	
11	2950	身1生3・夜・Ⅲ					夜間早朝の場合 25％ 加算		604	
11	2951	身1生3・深・Ⅲ					深夜の場合 50％ 加算		725	
11	2952	身1生3・2人・Ⅲ				2人の介護員等の場合			966	
11	2953	身1生3・2人・夜・Ⅲ					夜間早朝の場合 25％ 加算		1,208	
11	2954	身1生3・2人・深・Ⅲ				× 200％	深夜の場合 50％ 加算		1,449	
11	A748	身1・虐防・生1・Ⅲ			高齢者虐待防止措置未実施減算 1％ 減算	生活援助 20分以上45分未満行った場合 ＋ 1 × 65 単位			338	
11	A749	身1・虐防・生1・夜・Ⅲ					夜間早朝の場合 25％ 加算		422	
11	A750	身1・虐防・生1・深・Ⅲ					深夜の場合 50％ 加算		507	
11	A751	身1・虐防・生1・2人・Ⅲ				2人の介護員等の場合			675	
11	A752	身1・虐防・生1・2人・夜・Ⅲ					夜間早朝の場合 25％ 加算		845	
11	A753	身1・虐防・生1・2人・深・Ⅲ				× 200％	深夜の場合 50％ 加算		1,013	
11	A754	身1・虐防・生2・Ⅲ				生活援助 45分以上70分未満行った場合 ＋ 2 × 65 単位			409	
11	A755	身1・虐防・生2・夜・Ⅲ					夜間早朝の場合 25％ 加算		512	
11	A756	身1・虐防・生2・深・Ⅲ					深夜の場合 50％ 加算		614	
11	A757	身1・虐防・生2・2人・Ⅲ				2人の介護員等の場合			818	
11	A758	身1・虐防・生2・2人・夜・Ⅲ					夜間早朝の場合 25％ 加算		1,023	
11	A759	身1・虐防・生2・2人・深・Ⅲ				× 200％	深夜の場合 50％ 加算		1,228	
11	A760	身1・虐防・生3・Ⅲ				生活援助 70分以上行った場合 ＋ 3 × 65 単位			481	
11	A761	身1・虐防・生3・夜・Ⅲ					夜間早朝の場合 25％ 加算		601	
11	A762	身1・虐防・生3・深・Ⅲ					深夜の場合 50％ 加算		722	
11	A763	身1・虐防・生3・2人・Ⅲ				2人の介護員等の場合			961	
11	A764	身1・虐防・生3・2人・夜・Ⅲ					夜間早朝の場合 25％ 加算		1,202	
11	A765	身1・虐防・生3・2人・深・Ⅲ				× 200％	深夜の場合 50％ 加算		1,442	

サービスコード 種類	項目	サービス内容略称	算定項目							合成 単位数	算定 単位
11	2961	身体2・Ⅲ	訪問介護費又は共生型訪問介護費	イ身体介護が中心	(3)30分以上1時間未満 387 単位				特定事業所加算(Ⅲ) 10% 加算	426	1回につき
11	2962	身体2・夜・Ⅲ						夜間早朝の場合 25% 加算		532	
11	2963	身体2・深・Ⅲ						深夜の場合 50% 加算		639	
11	2964	身体2・2人・Ⅲ					2人の介護員等の場合			851	
11	2965	身体2・2人・夜・Ⅲ						夜間早朝の場合 25% 加算		1,065	
11	2966	身体2・2人・深・Ⅲ					× 200%	深夜の場合 50% 加算		1,277	
11	A766	身体2・虐防・Ⅲ			高齢者虐待防止措置未実施減算 1% 減算					421	
11	A767	身体2・虐防・夜・Ⅲ						夜間早朝の場合 25% 加算		527	
11	A768	身体2・虐防・深・Ⅲ						深夜の場合 50% 加算		633	
11	A769	身体2・虐防・2人・Ⅲ					2人の介護員等の場合			843	
11	A770	身体2・虐防・2人・夜・Ⅲ						夜間早朝の場合 25% 加算		1,054	
11	A771	身体2・虐防・2人・深・Ⅲ					× 200%	深夜の場合 50% 加算		1,264	
11	2973	身2生1・Ⅲ			(3)に引き続き生活援助が中心であるとき 387 単位	生活援助 20分以上45分未満行った場合 ＋ 1 × 65 単位				497	
11	2974	身2生1・夜・Ⅲ						夜間早朝の場合 25% 加算		622	
11	2975	身2生1・深・Ⅲ						深夜の場合 50% 加算		746	
11	2976	身2生1・2人・Ⅲ					2人の介護員等の場合			994	
11	2977	身2生1・2人・夜・Ⅲ						夜間早朝の場合 25% 加算		1,243	
11	2978	身2生1・2人・深・Ⅲ					× 200%	深夜の場合 50% 加算		1,492	
11	2985	身2生2・Ⅲ				生活援助 45分以上70分未満行った場合 ＋ 2 × 65 単位				569	
11	2986	身2生2・夜・Ⅲ						夜間早朝の場合 25% 加算		711	
11	2987	身2生2・深・Ⅲ						深夜の場合 50% 加算		854	
11	2988	身2生2・2人・Ⅲ					2人の介護員等の場合			1,137	
11	2989	身2生2・2人・夜・Ⅲ						夜間早朝の場合 25% 加算		1,422	
11	2990	身2生2・2人・深・Ⅲ					× 200%	深夜の場合 50% 加算		1,706	
11	2997	身2生3・Ⅲ				生活援助 70分以上行った場合 ＋ 3 × 65 単位				640	
11	2998	身2生3・夜・Ⅲ						夜間早朝の場合 25% 加算		801	
11	2999	身2生3・深・Ⅲ						深夜の場合 50% 加算		960	
11	3000	身2生3・2人・Ⅲ					2人の介護員等の場合			1,280	
11	3001	身2生3・2人・夜・Ⅲ						夜間早朝の場合 25% 加算		1,601	
11	3002	身2生3・2人・深・Ⅲ					× 200%	深夜の場合 50% 加算		1,921	
11	A772	身2・虐防・生1・Ⅲ			高齢者虐待防止措置未実施減算 1% 減算	生活援助 20分以上45分未満行った場合 ＋ 1 × 65 単位				493	
11	A773	身2・虐防・生1・夜・Ⅲ						夜間早朝の場合 25% 加算		616	
11	A774	身2・虐防・生1・深・Ⅲ						深夜の場合 50% 加算		739	
11	A775	身2・虐防・生1・2人・Ⅲ					2人の介護員等の場合			986	
11	A776	身2・虐防・生1・2人・夜・Ⅲ						夜間早朝の場合 25% 加算		1,232	
11	A777	身2・虐防・生1・2人・深・Ⅲ					× 200%	深夜の場合 50% 加算		1,478	
11	A778	身2・虐防・生2・Ⅲ				生活援助 45分以上70分未満行った場合 ＋ 2 × 65 単位				564	
11	A779	身2・虐防・生2・夜・Ⅲ						夜間早朝の場合 25% 加算		705	
11	A780	身2・虐防・生2・深・Ⅲ						深夜の場合 50% 加算		847	
11	A781	身2・虐防・生2・2人・Ⅲ					2人の介護員等の場合			1,129	
11	A782	身2・虐防・生2・2人・夜・Ⅲ						夜間早朝の場合 25% 加算		1,411	
11	A783	身2・虐防・生2・2人・深・Ⅲ					× 200%	深夜の場合 50% 加算		1,693	
11	A784	身2・虐防・生3・Ⅲ				生活援助 70分以上行った場合 ＋ 3 × 65 単位				636	
11	A785	身2・虐防・生3・夜・Ⅲ						夜間早朝の場合 25% 加算		795	
11	A786	身2・虐防・生3・深・Ⅲ						深夜の場合 50% 加算		954	
11	A787	身2・虐防・生3・2人・Ⅲ					2人の介護員等の場合			1,272	
11	A788	身2・虐防・生3・2人・夜・Ⅲ						夜間早朝の場合 25% 加算		1,590	
11	A789	身2・虐防・生3・2人・深・Ⅲ					× 200%	深夜の場合 50% 加算		1,907	

居宅

訪問介護（特定Ⅲ）

居宅

訪問
介護
（特定Ⅲ）

サービスコード 種類	項目	サービス内容略称	算定項目						合成単位数	算定単位
11	3009	身体3・Ⅲ	訪問介護費又は共生型訪問介護費	イ 身体介護が中心	(4) 1時間以上	1時間以上1時間半未満 567単位		特定事業所加算(Ⅲ) 10% 加算	624	1回につき
11	3010	身体3・夜・Ⅲ					夜間早朝の場合 25% 加算		780	
11	3011	身体3・深・Ⅲ					深夜の場合 50% 加算		936	
11	3012	身体3・2人・Ⅲ					2人の介護員等の場合		1,247	
11	3013	身体3・2人・夜・Ⅲ					夜間早朝の場合 25% 加算		1,560	
11	3014	身体3・2人・深・Ⅲ					× 200% 深夜の場合 50% 加算		1,871	
11	A790	身体3・虐防・Ⅲ				高齢者虐待防止措置未実施減算 1% 減算				617	
11	A791	身体3・虐防・夜・Ⅲ					夜間早朝の場合 25% 加算		771	
11	A792	身体3・虐防・深・Ⅲ					深夜の場合 50% 加算		926	
11	A793	身体3・虐防・2人・Ⅲ					2人の介護員等の場合		1,234	
11	A794	身体3・虐防・2人・夜・Ⅲ					夜間早朝の場合 25% 加算		1,543	
11	A795	身体3・虐防・2人・深・Ⅲ					× 200% 深夜の場合 50% 加算		1,851	
11	3021	身3生1・Ⅲ			身体介護1時間半未満に引き続き生活援助が中心であるとき 567単位	生活援助 20分以上45分未満行った場合 ＋ 1 × 65 単位				695	
11	3022	身3生1・夜・Ⅲ					夜間早朝の場合 25% 加算		869	
11	3023	身3生1・深・Ⅲ					深夜の場合 50% 加算		1,043	
11	3024	身3生1・2人・Ⅲ					2人の介護員等の場合		1,390	
11	3025	身3生1・2人・夜・Ⅲ					夜間早朝の場合 25% 加算		1,738	
11	3026	身3生1・2人・深・Ⅲ					× 200% 深夜の場合 50% 加算		2,086	
11	3033	身3生2・Ⅲ				生活援助 45分以上70分未満行った場合 ＋ 2 × 65 単位				767	
11	3034	身3生2・夜・Ⅲ					夜間早朝の場合 25% 加算		958	
11	3035	身3生2・深・Ⅲ					深夜の場合 50% 加算		1,151	
11	3036	身3生2・2人・Ⅲ					2人の介護員等の場合		1,533	
11	3037	身3生2・2人・夜・Ⅲ					夜間早朝の場合 25% 加算		1,917	
11	3038	身3生2・2人・深・Ⅲ					× 200% 深夜の場合 50% 加算		2,300	
11	3045	身3生3・Ⅲ				生活援助 70分以上行った場合 ＋ 3 × 65 単位				838	
11	3046	身3生3・夜・Ⅲ					夜間早朝の場合 25% 加算		1,048	
11	3047	身3生3・深・Ⅲ					深夜の場合 50% 加算		1,257	
11	3048	身3生3・2人・Ⅲ					2人の介護員等の場合		1,676	
11	3049	身3生3・2人・夜・Ⅲ					夜間早朝の場合 25% 加算		2,096	
11	3050	身3生3・2人・深・Ⅲ					× 200% 深夜の場合 50% 加算		2,515	
11	A796	身3・虐防・生1・Ⅲ			高齢者虐待防止措置未実施減算 1% 減算	生活援助 20分以上45分未満行った場合 ＋ 1 × 65 単位				689	
11	A797	身3・虐防・生1・夜・Ⅲ					夜間早朝の場合 25% 加算		861	
11	A798	身3・虐防・生1・深・Ⅲ					深夜の場合 50% 加算		1,033	
11	A799	身3・虐防・生1・2人・Ⅲ					2人の介護員等の場合		1,377	
11	A800	身3・虐防・生1・2人・夜・Ⅲ					夜間早朝の場合 25% 加算		1,722	
11	A801	身3・虐防・生1・2人・深・Ⅲ					× 200% 深夜の場合 50% 加算		2,066	
11	A802	身3・虐防・生2・Ⅲ				生活援助 45分以上70分未満行った場合 ＋ 2 × 65 単位				760	
11	A803	身3・虐防・生2・夜・Ⅲ					夜間早朝の場合 25% 加算		950	
11	A804	身3・虐防・生2・深・Ⅲ					深夜の場合 50% 加算		1,141	
11	A805	身3・虐防・生2・2人・Ⅲ					2人の介護員等の場合		1,520	
11	A806	身3・虐防・生2・2人・夜・Ⅲ					夜間早朝の場合 25% 加算		1,901	
11	A807	身3・虐防・生2・2人・深・Ⅲ					× 200% 深夜の場合 50% 加算		2,280	
11	A808	身3・虐防・生3・Ⅲ				生活援助 70分以上行った場合 ＋ 3 × 65 単位				832	
11	A809	身3・虐防・生3・夜・Ⅲ					夜間早朝の場合 25% 加算		1,040	
11	A810	身3・虐防・生3・深・Ⅲ					深夜の場合 50% 加算		1,247	
11	A811	身3・虐防・生3・2人・Ⅲ					2人の介護員等の場合		1,663	
11	A812	身3・虐防・生3・2人・夜・Ⅲ					夜間早朝の場合 25% 加算		2,079	
11	A813	身3・虐防・生3・2人・深・Ⅲ					× 200% 深夜の場合 50% 加算		2,495	

種類	項目	サービス内容略称	算定項目	合成単位数	算定単位
11	3057	身体4・Ⅲ	訪問介護費又は共生型訪問介護費　イ 身体介護が中心　(4) 1時間以上　1時間半以上2時間未満　567 ＋ 1 × 82 単位	714	1回につき
11	3058	身体4・夜・Ⅲ	夜間早朝の場合 25% 加算	892	
11	3059	身体4・深・Ⅲ	深夜の場合 50% 加算	1,071	
11	3060	身体4・2人・Ⅲ	2人の介護員等の場合	1,428	
11	3061	身体4・2人・夜・Ⅲ	夜間早朝の場合 25% 加算	1,785	
11	3062	身体4・2人・深・Ⅲ	× 200% 深夜の場合 50% 加算	2,142	
11	A814	身体4・虐防・Ⅲ	高齢者虐待防止措置未実施減算 1% 減算	707	
11	A815	身体4・虐防・夜・Ⅲ	夜間早朝の場合 25% 加算	884	
11	A816	身体4・虐防・深・Ⅲ	深夜の場合 50% 加算	1,062	
11	A817	身体4・虐防・2人・Ⅲ	2人の介護員等の場合	1,415	
11	A818	身体4・虐防・2人・夜・Ⅲ	夜間早朝の場合 25% 加算	1,769	
11	A819	身体4・虐防・2人・深・Ⅲ	× 200% 深夜の場合 50% 加算	2,122	
11	3069	身4生1・Ⅲ	身体介護2時間未満に引き続き生活援助が中心であるとき 567 ＋ 1 × 82 単位　生活援助 20分以上45分未満行った場合 ＋ 1 × 65 単位	785	
11	3070	身4生1・夜・Ⅲ	夜間早朝の場合 25% 加算	982	
11	3071	身4生1・深・Ⅲ	深夜の場合 50% 加算	1,178	
11	3072	身4生1・2人・Ⅲ	2人の介護員等の場合	1,571	
11	3073	身4生1・2人・夜・Ⅲ	夜間早朝の場合 25% 加算	1,964	
11	3074	身4生1・2人・深・Ⅲ	× 200% 深夜の場合 50% 加算	2,356	
11	3081	身4生2・Ⅲ	生活援助 45分以上70分未満行った場合 ＋ 2 × 65 単位	857	
11	3082	身4生2・夜・Ⅲ	夜間早朝の場合 25% 加算	1,071	
11	3083	身4生2・深・Ⅲ	深夜の場合 50% 加算	1,286	
11	3084	身4生2・2人・Ⅲ	2人の介護員等の場合	1,714	
11	3085	身4生2・2人・夜・Ⅲ	夜間早朝の場合 25% 加算	2,143	
11	3086	身4生2・2人・深・Ⅲ	× 200% 深夜の場合 50% 加算	2,571	
11	3093	身4生3・Ⅲ	生活援助 70分以上行った場合 ＋ 3 × 65 単位	928	
11	3094	身4生3・夜・Ⅲ	夜間早朝の場合 25% 加算	1,161	
11	3095	身4生3・深・Ⅲ	深夜の場合 50% 加算	1,393	
11	3096	身4生3・2人・Ⅲ	2人の介護員等の場合	1,857	
11	3097	身4生3・2人・夜・Ⅲ	夜間早朝の場合 25% 加算	2,321	
11	3098	身4生3・2人・深・Ⅲ	× 200% 深夜の場合 50% 加算	2,785	
11	A820	身4・虐防・生1・Ⅲ	高齢者虐待防止措置未実施減算 1% 減算　生活援助 20分以上45分未満行った場合 ＋ 1 × 65 単位	779	
11	A821	身4・虐防・生1・夜・Ⅲ	夜間早朝の場合 25% 加算	974	
11	A822	身4・虐防・生1・深・Ⅲ	深夜の場合 50% 加算	1,168	
11	A823	身4・虐防・生1・2人・Ⅲ	2人の介護員等の場合	1,558	
11	A824	身4・虐防・生1・2人・夜・Ⅲ	夜間早朝の場合 25% 加算	1,947	
11	A825	身4・虐防・生1・2人・深・Ⅲ	× 200% 深夜の場合 50% 加算	2,336	
11	A826	身4・虐防・生2・Ⅲ	生活援助 45分以上70分未満行った場合 ＋ 2 × 65 単位	850	
11	A827	身4・虐防・生2・夜・Ⅲ	夜間早朝の場合 25% 加算	1,063	
11	A828	身4・虐防・生2・深・Ⅲ	深夜の場合 50% 加算	1,276	
11	A829	身4・虐防・生2・2人・Ⅲ	2人の介護員等の場合	1,701	
11	A830	身4・虐防・生2・2人・夜・Ⅲ	夜間早朝の場合 25% 加算	2,126	
11	A831	身4・虐防・生2・2人・深・Ⅲ	× 200% 深夜の場合 50% 加算	2,551	
11	A832	身4・虐防・生3・Ⅲ	生活援助 70分以上行った場合 ＋ 3 × 65 単位	922	
11	A833	身4・虐防・生3・夜・Ⅲ	夜間早朝の場合 25% 加算	1,153	
11	A834	身4・虐防・生3・深・Ⅲ	深夜の場合 50% 加算	1,383	
11	A835	身4・虐防・生3・2人・Ⅲ	2人の介護員等の場合	1,844	
11	A836	身4・虐防・生3・2人・夜・Ⅲ	夜間早朝の場合 25% 加算	2,305	
11	A837	身4・虐防・生3・2人・深・Ⅲ	× 200% 深夜の場合 50% 加算	2,765	

特定事業所加算(Ⅲ) 10% 加算

居宅

訪問介護（特定Ⅲ）

居宅

訪問
介護

（特定Ⅲ）

サービスコード 種類	項目	サービス内容略称	算定項目					合成単位数	算定単位
11	3105	身体5・Ⅲ	訪問介護費又は共生型訪問介護費　イ 身体介護が中心　(4) 1時間以上　2時間以上2時間半未満　567 + 2 × 82 単位				特定事業所加算(Ⅲ) 10% 加算	804	1回につき
11	3106	身体5・夜・Ⅲ			夜間早朝の場合 25% 加算			1,005	
11	3107	身体5・深・Ⅲ			深夜の場合 50% 加算			1,207	
11	3108	身体5・2人・Ⅲ		2人の介護員等の場合				1,608	
11	3109	身体5・2人・夜・Ⅲ			夜間早朝の場合 25% 加算			2,011	
11	3110	身体5・2人・深・Ⅲ		× 200%	深夜の場合 50% 加算			2,412	
11	A838	身体5・虐防・Ⅲ	高齢者虐待防止措置未実施減算					796	
11	A839	身体5・虐防・夜・Ⅲ			夜間早朝の場合 25% 加算			996	
11	A840	身体5・虐防・深・Ⅲ			深夜の場合 50% 加算			1,195	
11	A841	身体5・虐防・2人・Ⅲ		2人の介護員等の場合				1,593	
11	A842	身体5・虐防・2人・夜・Ⅲ	1% 減算		夜間早朝の場合 25% 加算			1,991	
11	A843	身体5・虐防・2人・深・Ⅲ		× 200%	深夜の場合 50% 加算			2,389	
11	3117	身5生1・Ⅲ	身体介護2時間半未満に引き続き生活援助が中心であるとき　567 + 2 × 82 単位	生活援助 20分以上45分未満行った場合 + 1 × 65 単位				876	
11	3118	身5生1・夜・Ⅲ			夜間早朝の場合 25% 加算			1,095	
11	3119	身5生1・深・Ⅲ			深夜の場合 50% 加算			1,313	
11	3120	身5生1・2人・Ⅲ			2人の介護員等の場合			1,751	
11	3121	身5生1・2人・夜・Ⅲ			夜間早朝の場合 25% 加算			2,189	
11	3122	身5生1・2人・深・Ⅲ		× 200%	深夜の場合 50% 加算			2,627	
11	3129	身5生2・Ⅲ		生活援助 45分以上70分未満行った場合 + 2 × 65 単位				947	
11	3130	身5生2・夜・Ⅲ			夜間早朝の場合 25% 加算			1,184	
11	3131	身5生2・深・Ⅲ			深夜の場合 50% 加算			1,421	
11	3132	身5生2・2人・Ⅲ			2人の介護員等の場合			1,894	
11	3133	身5生2・2人・夜・Ⅲ			夜間早朝の場合 25% 加算			2,368	
11	3134	身5生2・2人・深・Ⅲ		× 200%	深夜の場合 50% 加算			2,841	
11	3141	身5生3・Ⅲ		生活援助 70分以上行った場合 + 3 × 65 単位				1,019	
11	3142	身5生3・夜・Ⅲ			夜間早朝の場合 25% 加算			1,274	
11	3143	身5生3・深・Ⅲ			深夜の場合 50% 加算			1,528	
11	3144	身5生3・2人・Ⅲ			2人の介護員等の場合			2,037	
11	3145	身5生3・2人・夜・Ⅲ			夜間早朝の場合 25% 加算			2,547	
11	3146	身5生3・2人・深・Ⅲ		× 200%	深夜の場合 50% 加算			3,056	
11	A844	身5・虐防・生1・Ⅲ	高齢者虐待防止措置未実施減算	生活援助 20分以上45分未満行った場合 + 1 × 65 単位				868	
11	A845	身5・虐防・生1・夜・Ⅲ			夜間早朝の場合 25% 加算			1,085	
11	A846	身5・虐防・生1・深・Ⅲ			深夜の場合 50% 加算			1,302	
11	A847	身5・虐防・生1・2人・Ⅲ			2人の介護員等の場合			1,736	
11	A848	身5・虐防・生1・2人・夜・Ⅲ	1% 減算		夜間早朝の場合 25% 加算			2,170	
11	A849	身5・虐防・生1・2人・深・Ⅲ		× 200%	深夜の場合 50% 加算			2,604	
11	A850	身5・虐防・生2・Ⅲ		生活援助 45分以上70分未満行った場合 + 2 × 65 単位				939	
11	A851	身5・虐防・生2・夜・Ⅲ			夜間早朝の場合 25% 加算			1,175	
11	A852	身5・虐防・生2・深・Ⅲ			深夜の場合 50% 加算			1,409	
11	A853	身5・虐防・生2・2人・Ⅲ			2人の介護員等の場合			1,879	
11	A854	身5・虐防・生2・2人・夜・Ⅲ			夜間早朝の場合 25% 加算			2,349	
11	A855	身5・虐防・生2・2人・深・Ⅲ		× 200%	深夜の場合 50% 加算			2,818	
11	A856	身5・虐防・生3・Ⅲ		生活援助 70分以上行った場合 + 3 × 65 単位				1,011	
11	A857	身5・虐防・生3・夜・Ⅲ			夜間早朝の場合 25% 加算			1,264	
11	A858	身5・虐防・生3・深・Ⅲ			深夜の場合 50% 加算			1,517	
11	A859	身5・虐防・生3・2人・Ⅲ			2人の介護員等の場合			2,022	
11	A860	身5・虐防・生3・2人・夜・Ⅲ			夜間早朝の場合 25% 加算			2,528	
11	A861	身5・虐防・生3・2人・深・Ⅲ		× 200%	深夜の場合 50% 加算			3,033	

サービスコード 種類	項目	サービス内容略称	算定項目						合成 単位数	算定 単位
11	3153	身体6・Ⅲ	訪問介護費又は共生型訪問介護費	イ 身体介護が中心	(4)1時間以上 2時間半以上3時間未満 567＋3×82単位			特定事業所加算(Ⅲ) 10%加算	894	1回につき
11	3154	身体6・夜・Ⅲ				夜間早朝の場合 25%加算			1,118	
11	3155	身体6・深・Ⅲ				深夜の場合 50%加算			1,342	
11	3156	身体6・2人・Ⅲ				2人の介護員等の場合			1,789	
11	3157	身体6・2人・夜・Ⅲ					夜間早朝の場合 25%加算		2,236	
11	3158	身体6・2人・深・Ⅲ				×200%	深夜の場合 50%加算		2,683	
11	A862	身体6・虐防・Ⅲ			高齢者虐待防止措置未実施減算 1%減算				886	
11	A863	身体6・虐防・夜・Ⅲ				夜間早朝の場合 25%加算			1,107	
11	A864	身体6・虐防・深・Ⅲ				深夜の場合 50%加算			1,329	
11	A865	身体6・虐防・2人・Ⅲ				2人の介護員等の場合			1,771	
11	A866	身体6・虐防・2人・夜・Ⅲ					夜間早朝の場合 25%加算		2,214	
11	A867	身体6・虐防・2人・深・Ⅲ				×200%	深夜の場合 50%加算		2,657	
11	3165	身6生1・Ⅲ			身体介護3時間未満に引き続き生活援助が中心であるとき 567＋3×82単位	生活援助 20分以上45分未満行った場合 ＋1×65単位			966	
11	3166	身6生1・夜・Ⅲ					夜間早朝の場合 25%加算		1,208	
11	3167	身6生1・深・Ⅲ					深夜の場合 50%加算		1,449	
11	3168	身6生1・2人・Ⅲ					2人の介護員等の場合		1,932	
11	3169	身6生1・2人・夜・Ⅲ						夜間早朝の場合 25%加算	2,415	
11	3170	身6生1・2人・深・Ⅲ					×200%	深夜の場合 50%加算	2,897	
11	3177	身6生2・Ⅲ				生活援助 45分以上70分未満行った場合 ＋2×65単位			1,037	
11	3178	身6生2・夜・Ⅲ					夜間早朝の場合 25%加算		1,297	
11	3179	身6生2・深・Ⅲ					深夜の場合 50%加算		1,557	
11	3180	身6生2・2人・Ⅲ					2人の介護員等の場合		2,075	
11	3181	身6生2・2人・夜・Ⅲ						夜間早朝の場合 25%加算	2,594	
11	3182	身6生2・2人・深・Ⅲ					×200%	深夜の場合 50%加算	3,112	
11	3189	身6生3・Ⅲ				生活援助 70分以上行った場合 ＋3×65単位			1,109	
11	3190	身6生3・夜・Ⅲ					夜間早朝の場合 25%加算		1,386	
11	3191	身6生3・深・Ⅲ					深夜の場合 50%加算		1,663	
11	3192	身6生3・2人・Ⅲ					2人の介護員等の場合		2,218	
11	3193	身6生3・2人・夜・Ⅲ						夜間早朝の場合 25%加算	2,772	
11	3194	身6生3・2人・深・Ⅲ					×200%	深夜の場合 50%加算	3,326	
11	A868	身6・虐防・生1・Ⅲ			高齢者虐待防止措置未実施減算 1%減算	生活援助 20分以上45分未満行った場合 ＋1×65単位			957	
11	A869	身6・虐防・生1・夜・Ⅲ					夜間早朝の場合 25%加算		1,197	
11	A870	身6・虐防・生1・深・Ⅲ					深夜の場合 50%加算		1,436	
11	A871	身6・虐防・生1・2人・Ⅲ					2人の介護員等の場合		1,914	
11	A872	身6・虐防・生1・2人・夜・Ⅲ						夜間早朝の場合 25%加算	2,393	
11	A873	身6・虐防・生1・2人・深・Ⅲ					×200%	深夜の場合 50%加算	2,871	
11	A874	身6・虐防・生2・Ⅲ				生活援助 45分以上70分未満行った場合 ＋2×65単位			1,029	
11	A875	身6・虐防・生2・夜・Ⅲ					夜間早朝の場合 25%加算		1,286	
11	A876	身6・虐防・生2・深・Ⅲ					深夜の場合 50%加算		1,543	
11	A877	身6・虐防・生2・2人・Ⅲ					2人の介護員等の場合		2,057	
11	A878	身6・虐防・生2・2人・夜・Ⅲ						夜間早朝の場合 25%加算	2,572	
11	A879	身6・虐防・生2・2人・深・Ⅲ					×200%	深夜の場合 50%加算	3,086	
11	A880	身6・虐防・生3・Ⅲ				生活援助 70分以上行った場合 ＋3×65単位			1,100	
11	A881	身6・虐防・生3・夜・Ⅲ					夜間早朝の場合 25%加算		1,375	
11	A882	身6・虐防・生3・深・Ⅲ					深夜の場合 50%加算		1,650	
11	A883	身6・虐防・生3・2人・Ⅲ					2人の介護員等の場合		2,200	
11	A884	身6・虐防・生3・2人・夜・Ⅲ						夜間早朝の場合 25%加算	2,750	
11	A885	身6・虐防・生3・2人・深・Ⅲ					×200%	深夜の場合 50%加算	3,300	

居宅

訪問介護（特定Ⅲ）

サービスコード 種類	項目	サービス内容略称	算定項目					合成単位数	算定単位
11	3201	身体7・Ⅲ	訪問介護費又は共生型訪問介護費　イ身体介護が中心　(4)1時間以上　身体介護が1時間以上	3時間以上3時間半未満　567＋4×82単位			夜間早朝の場合　25％加算	特定事業所加算（Ⅲ）　10％加算	985	1回につき
11	3202	身体7・夜・Ⅲ					深夜の場合　50％加算		1,231	
11	3203	身体7・深・Ⅲ							1,477	
11	3204	身体7・2人・Ⅲ				2人の介護員等の場合			1,969	
11	3205	身体7・2人・夜・Ⅲ					夜間早朝の場合　25％加算		2,462	
11	3206	身体7・2人・深・Ⅲ					深夜の場合　50％加算　×200％		2,954	
11	A886	身体7・虐防・Ⅲ			高齢者虐待防止措置未実施減算				975	
11	A887	身体7・虐防・夜・Ⅲ					夜間早朝の場合　25％加算		1,219	
11	A888	身体7・虐防・深・Ⅲ					深夜の場合　50％加算		1,462	
11	A889	身体7・虐防・2人・Ⅲ				2人の介護員等の場合			1,949	
11	A890	身体7・虐防・2人・夜・Ⅲ		1％減算			夜間早朝の場合　25％加算		2,437	
11	A891	身体7・虐防・2人・深・Ⅲ					深夜の場合　50％加算　×200％		2,924	
11	3216	身7生1・Ⅲ	身体介護3時間半未満に引き続き生活援助が中心であるとき　567＋4×82単位	生活援助　20分以上45分未満行った場合　＋1×65単位					1,056	
11	3217	身7生1・夜・Ⅲ					夜間早朝の場合　25％加算		1,320	
11	3218	身7生1・深・Ⅲ					深夜の場合　50％加算		1,584	
11	3219	身7生1・2人・Ⅲ				2人の介護員等の場合			2,112	
11	3220	身7生1・2人・夜・Ⅲ					夜間早朝の場合　25％加算		2,640	
11	3224	身7生1・2人・深・Ⅲ					深夜の場合　50％加算　×200％		3,168	
11	3234	身7生2・Ⅲ		生活援助　45分以上70分未満行った場合　＋2×65単位					1,128	
11	3235	身7生2・夜・Ⅲ					夜間早朝の場合　25％加算		1,409	
11	3236	身7生2・深・Ⅲ					深夜の場合　50％加算		1,692	
11	3237	身7生2・2人・Ⅲ				2人の介護員等の場合			2,255	
11	3238	身7生2・2人・夜・Ⅲ					夜間早朝の場合　25％加算		2,819	
11	3239	身7生2・2人・深・Ⅲ					深夜の場合　50％加算　×200％		3,383	
11	3249	身7生3・Ⅲ		生活援助　70分以上行った場合　＋3×65単位					1,199	
11	3250	身7生3・夜・Ⅲ					夜間早朝の場合　25％加算		1,499	
11	3251	身7生3・深・Ⅲ					深夜の場合　50％加算		1,799	
11	3252	身7生3・2人・Ⅲ				2人の介護員等の場合			2,398	
11	3253	身7生3・2人・夜・Ⅲ					夜間早朝の場合　25％加算		2,998	
11	3254	身7生3・2人・深・Ⅲ					深夜の場合　50％加算　×200％		3,597	
11	A892	身7・虐防・生1・Ⅲ		生活援助　20分以上45分未満行った場合　＋1×65単位	高齢者虐待防止措置未実施減算				1,046	
11	A893	身7・虐防・生1・夜・Ⅲ					夜間早朝の場合　25％加算		1,308	
11	A894	身7・虐防・生1・深・Ⅲ					深夜の場合　50％加算		1,570	
11	A895	身7・虐防・生1・2人・Ⅲ			1％減算	2人の介護員等の場合			2,092	
11	A896	身7・虐防・生1・2人・夜・Ⅲ					夜間早朝の場合　25％加算		2,616	
11	A897	身7・虐防・生1・2人・深・Ⅲ					深夜の場合　50％加算　×200％		3,138	
11	A898	身7・虐防・生2・Ⅲ		生活援助　45分以上70分未満行った場合　＋2×65単位					1,118	
11	A899	身7・虐防・生2・夜・Ⅲ					夜間早朝の場合　25％加算		1,397	
11	A900	身7・虐防・生2・深・Ⅲ					深夜の場合　50％加算		1,676	
11	A901	身7・虐防・生2・2人・Ⅲ				2人の介護員等の場合			2,235	
11	A902	身7・虐防・生2・2人・夜・Ⅲ					夜間早朝の場合　25％加算		2,794	
11	A903	身7・虐防・生2・2人・深・Ⅲ					深夜の場合　50％加算　×200％		3,353	
11	A904	身7・虐防・生3・Ⅲ		生活援助　70分以上行った場合　＋3×65単位					1,189	
11	A905	身7・虐防・生3・夜・Ⅲ					夜間早朝の場合　25％加算		1,486	
11	A906	身7・虐防・生3・深・Ⅲ					深夜の場合　50％加算		1,784	
11	A907	身7・虐防・生3・2人・Ⅲ				2人の介護員等の場合			2,378	
11	A908	身7・虐防・生3・2人・夜・Ⅲ					夜間早朝の場合　25％加算		2,973	
11	A909	身7・虐防・生3・2人・深・Ⅲ					深夜の場合　50％加算　×200％		3,567	

居宅

訪問介護

（特定Ⅲ）

サービスコード 種類	サービスコード 項目	サービス内容略称	算定項目								合成 単位数	算定 単位
11	3261	身体8・Ⅲ	訪問介護費又は共生型訪問介護費	イ身体介護が中心	(4)1時間以上	3時間半以上 4時間未満				特定事業所加算(Ⅲ)	1,075	1回につき
11	3262	身体8・夜・Ⅲ						夜間早朝の場合	25% 加算		1,343	
11	3263	身体8・深・Ⅲ						深夜の場合	50% 加算		1,613	
11	3264	身体8・2人・Ⅲ				567 ＋	2人の介護員等の場合				2,149	
11	3265	身体8・2人・夜・Ⅲ				5 × 82 単位		夜間早朝の場合	25% 加算	10% 加算	2,687	
11	3266	身体8・2人・深・Ⅲ						深夜の場合	50% 加算		3,224	
11	A910	身体8・虐防・Ⅲ				高齢者虐待防止措置 未実施減算				× 200%	1,064	
11	A911	身体8・虐防・夜・Ⅲ						夜間早朝の場合	25% 加算		1,330	
11	A912	身体8・虐防・深・Ⅲ						深夜の場合	50% 加算		1,596	
11	A913	身体8・虐防・2人・Ⅲ				1% 減算	2人の介護員等の場合				2,127	
11	A914	身体8・虐防・2人・夜・Ⅲ						夜間早朝の場合	25% 加算		2,660	
11	A915	身体8・虐防・2人・深・Ⅲ						深夜の場合	50% 加算	× 200%	3,191	
11	3273	身8生1・Ⅲ			身体介護4 時間未満に 引き続き生 活援助が中 心であるとき	生活援助 20分以上45分 未満行った場合					1,146	
11	3274	身8生1・夜・Ⅲ						夜間早朝の場合	25% 加算		1,433	
11	3275	身8生1・深・Ⅲ						深夜の場合	50% 加算		1,719	
11	3276	身8生1・2人・Ⅲ			567 ＋	＋ 1 ×	2人の介護員等の 場合				2,292	
11	3277	身8生1・2人・夜・Ⅲ			5 × 82	65 単位		夜間早朝の場合	25% 加算		2,866	
11	3278	身8生1・2人・深・Ⅲ			単位			深夜の場合	50% 加算	× 200%	3,439	
11	3285	身8生2・Ⅲ				生活援助 45分以上70分 未満行った場合					1,218	
11	3286	身8生2・夜・Ⅲ						夜間早朝の場合	25% 加算		1,522	
11	3287	身8生2・深・Ⅲ						深夜の場合	50% 加算		1,827	
11	3288	身8生2・2人・Ⅲ				＋ 2 × 65 単位	2人の介護員等の 場合				2,435	
11	3289	身8生2・2人・夜・Ⅲ						夜間早朝の場合	25% 加算		3,045	
11	3290	身8生2・2人・深・Ⅲ						深夜の場合	50% 加算	× 200%	3,653	
11	3297	身8生3・Ⅲ				生活援助 70分以上 行った場合					1,289	
11	3298	身8生3・夜・Ⅲ						夜間早朝の場合	25% 加算		1,612	
11	3299	身8生3・深・Ⅲ						深夜の場合	50% 加算		1,934	
11	3300	身8生3・2人・Ⅲ				＋ 3 × 65 単位	2人の介護員等の 場合				2,578	
11	3301	身8生3・2人・夜・Ⅲ						夜間早朝の場合	25% 加算		3,223	
11	3302	身8生3・2人・深・Ⅲ						深夜の場合	50% 加算	× 200%	3,868	
11	A916	身8・虐防・生1・Ⅲ			高齢者虐待防 止措置未実施減算	生活援助 20分以上45分 未満行った場合					1,135	
11	A917	身8・虐防・生1・夜・Ⅲ						夜間早朝の場合	25% 加算		1,419	
11	A918	身8・虐防・生1・深・Ⅲ						深夜の場合	50% 加算		1,703	
11	A919	身8・虐防・生1・2人・Ⅲ			1% 減算	＋ 1 × 65 単位	2人の介護員等の 場合				2,270	
11	A920	身8・虐防・生1・2人・夜・Ⅲ						夜間早朝の場合	25% 加算		2,838	
11	A921	身8・虐防・生1・2人・深・Ⅲ						深夜の場合	50% 加算	× 200%	3,406	
11	A922	身8・虐防・生2・Ⅲ				生活援助 45分以上70分 未満行った場合					1,207	
11	A923	身8・虐防・生2・夜・Ⅲ						夜間早朝の場合	25% 加算		1,508	
11	A924	身8・虐防・生2・深・Ⅲ						深夜の場合	50% 加算		1,811	
11	A925	身8・虐防・生2・2人・Ⅲ				＋ 2 × 65 単位	2人の介護員等の 場合				2,413	
11	A926	身8・虐防・生2・2人・夜・Ⅲ						夜間早朝の場合	25% 加算		3,017	
11	A927	身8・虐防・生2・2人・深・Ⅲ						深夜の場合	50% 加算	× 200%	3,620	
11	A928	身8・虐防・生3・Ⅲ				生活援助 70分以上 行った場合					1,278	
11	A929	身8・虐防・生3・夜・Ⅲ						夜間早朝の場合	25% 加算		1,598	
11	A930	身8・虐防・生3・深・Ⅲ						深夜の場合	50% 加算		1,917	
11	A931	身8・虐防・生3・2人・Ⅲ				＋ 3 × 65 単位	2人の介護員等の 場合				2,556	
11	A932	身8・虐防・生3・2人・夜・Ⅲ						夜間早朝の場合	25% 加算		3,196	
11	A933	身8・虐防・生3・2人・深・Ⅲ						深夜の場合	50% 加算	× 200%	3,835	

居宅

訪問介護
（特定Ⅲ）

サービスコード 種類	項目	サービス内容略称	算定項目						合成単位数	算定単位
11	3309	身体9・Ⅲ	訪問介護費又は共生型訪問介護費	イ身体介護が中心	(4)1時間以上	4時間以上 567＋ m × 82 単位 m：1時間から計算して30分を増すごとのきざみ数		特定事業所加算（Ⅲ） 10% 加算		1回につき
11	3310	身体9・夜・Ⅲ					夜間早朝の場合 25% 加算			
11	3314	身体9・深・Ⅲ					深夜の場合 50% 加算			
11	3315	身体9・2人・Ⅲ				2人の介護員等の場合				
11	3316	身体9・2人・夜・Ⅲ					夜間早朝の場合 25% 加算			
11	3317	身体9・2人・深・Ⅲ				× 200%	深夜の場合 50% 加算			
11	A934	身体9・虐防・Ⅲ				高齢者虐待防止措置未実施減算 1% 減算				
11	A935	身体9・虐防・夜・Ⅲ					夜間早朝の場合 25% 加算			
11	A936	身体9・虐防・深・Ⅲ					深夜の場合 50% 加算			
11	A937	身体9・虐防・2人・Ⅲ				2人の介護員等の場合				
11	A938	身体9・虐防・2人・夜・Ⅲ					夜間早朝の場合 25% 加算			
11	A939	身体9・虐防・2人・深・Ⅲ				× 200%	深夜の場合 50% 加算			
11	3327	身9生1・Ⅲ			身体介護4時間以上に引き続き生活援助が中心であるとき 567＋ m × 82 単位	生活援助20分以上45分未満行った場合 ＋ 1 × 65 単位				
11	3328	身9生1・夜・Ⅲ					夜間早朝の場合 25% 加算			
11	3329	身9生1・深・Ⅲ					深夜の場合 50% 加算			
11	3330	身9生1・2人・Ⅲ					2人の介護員等の場合			
11	3334	身9生1・2人・夜・Ⅲ					夜間早朝の場合 25% 加算			
11	3335	身9生1・2人・深・Ⅲ				× 200%	深夜の場合 50% 加算			
11	3345	身9生2・Ⅲ				生活援助45分以上70分未満行った場合 ＋ 2 × 65 単位				
11	3346	身9生2・夜・Ⅲ					夜間早朝の場合 25% 加算			
11	3347	身9生2・深・Ⅲ					深夜の場合 50% 加算			
11	3348	身9生2・2人・Ⅲ					2人の介護員等の場合			
11	3349	身9生2・2人・夜・Ⅲ					夜間早朝の場合 25% 加算			
11	3350	身9生2・2人・深・Ⅲ				× 200%	深夜の場合 50% 加算			
11	3357	身9生3・Ⅲ				生活援助70分以上行った場合 ＋ 3 × 65 単位				
11	3358	身9生3・夜・Ⅲ					夜間早朝の場合 25% 加算			
11	3359	身9生3・深・Ⅲ					深夜の場合 50% 加算			
11	3360	身9生3・2人・Ⅲ					2人の介護員等の場合			
11	3361	身9生3・2人・夜・Ⅲ					夜間早朝の場合 25% 加算			
11	3362	身9生3・2人・深・Ⅲ				× 200%	深夜の場合 50% 加算			
11	A940	身9・虐防・生1・Ⅲ			高齢者虐待防止措置未実施減算 1% 減算	生活援助20分以上45分未満行った場合 ＋ 1 × 65 単位				
11	A941	身9・虐防・生1・夜・Ⅲ					夜間早朝の場合 25% 加算			
11	A942	身9・虐防・生1・深・Ⅲ					深夜の場合 50% 加算			
11	A943	身9・虐防・生1・2人・Ⅲ					2人の介護員等の場合			
11	A944	身9・虐防・生1・2人・夜・Ⅲ					夜間早朝の場合 25% 加算			
11	A945	身9・虐防・生1・2人・深・Ⅲ				× 200%	深夜の場合 50% 加算			
11	A946	身9・虐防・生2・Ⅲ				生活援助45分以上70分未満行った場合 ＋ 2 × 65 単位				
11	A947	身9・虐防・生2・夜・Ⅲ					夜間早朝の場合 25% 加算			
11	A948	身9・虐防・生2・深・Ⅲ					深夜の場合 50% 加算			
11	A949	身9・虐防・生2・2人・Ⅲ					2人の介護員等の場合			
11	A950	身9・虐防・生2・2人・夜・Ⅲ					夜間早朝の場合 25% 加算			
11	A951	身9・虐防・生2・2人・深・Ⅲ				× 200%	深夜の場合 50% 加算			
11	A952	身9・虐防・生3・Ⅲ				生活援助70分以上行った場合 ＋ 3 × 65 単位				
11	A953	身9・虐防・生3・夜・Ⅲ					夜間早朝の場合 25% 加算			
11	A954	身9・虐防・生3・深・Ⅲ					深夜の場合 50% 加算			
11	A955	身9・虐防・生3・2人・Ⅲ					2人の介護員等の場合			
11	A956	身9・虐防・生3・2人・夜・Ⅲ					夜間早朝の場合 25% 加算			
11	A957	身9・虐防・生3・2人・深・Ⅲ				× 200%	深夜の場合 50% 加算			

サービスコード 種類	項目	サービス内容略称	算定項目						合成 単位数	算定 単位
11	8049	生活2・Ⅲ	口 生活援助が中心 訪問介護費又は共生型訪問介護費	(1)20分以上45分未満 179 単位				特定事業所加算(Ⅲ) 10% 加算	197	1回につき
11	8050	生活2・夜・Ⅲ					夜間早朝の場合 25% 加算		246	
11	8051	生活2・深・Ⅲ					深夜の場合 50% 加算		296	
11	8052	生活2・2人・Ⅲ				2人の介護員等の場合			394	
11	8053	生活2・2人・夜・Ⅲ					夜間早朝の場合 25% 加算		493	
11	8054	生活2・2人・深・Ⅲ				× 200%	深夜の場合 50% 加算		591	
11	A958	生活2・虐防・Ⅲ			高齢者虐待防止措置未実施減算				195	
11	A959	生活2・虐防・夜・Ⅲ					夜間早朝の場合 25% 加算		243	
11	A960	生活2・虐防・深・Ⅲ					深夜の場合 50% 加算		293	
11	A961	生活2・虐防・2人・Ⅲ				2人の介護員等の場合			389	
11	A962	生活2・虐防・2人・夜・Ⅲ			1% 減算		夜間早朝の場合 25% 加算		487	
11	A963	生活2・虐防・2人・深・Ⅲ				× 200%	深夜の場合 50% 加算		584	
11	8061	生活3・Ⅲ		(2)45分以上 220 単位					242	
11	8062	生活3・夜・Ⅲ					夜間早朝の場合 25% 加算		303	
11	8063	生活3・深・Ⅲ					深夜の場合 50% 加算		363	
11	8064	生活3・2人・Ⅲ				2人の介護員等の場合			484	
11	8065	生活3・2人・夜・Ⅲ					夜間早朝の場合 25% 加算		605	
11	8066	生活3・2人・深・Ⅲ				× 200%	深夜の場合 50% 加算		726	
11	A964	生活3・虐防・Ⅲ			高齢者虐待防止措置未実施減算				240	
11	A965	生活3・虐防・夜・Ⅲ					夜間早朝の場合 25% 加算		300	
11	A966	生活3・虐防・深・Ⅲ					深夜の場合 50% 加算		360	
11	A967	生活3・虐防・2人・Ⅲ				2人の介護員等の場合			480	
11	A968	生活3・虐防・2人・夜・Ⅲ			1% 減算		夜間早朝の場合 25% 加算		600	
11	A969	生活3・虐防・2人・深・Ⅲ				× 200%	深夜の場合 50% 加算		719	
11	8171	通院等乗降介助・Ⅲ	ハ 通院等乗降介助 97 単位						107	
11	8172	通院等乗降介助・夜・Ⅲ					夜間早朝の場合 25% 加算		133	
11	8173	通院等乗降介助・深・Ⅲ					深夜の場合 50% 加算		161	
11	A970	通院等乗降介助・虐防・Ⅲ			高齢者虐待防止措置未実施減算				106	
11	A971	通院等乗降介助・虐防・夜・Ⅲ					夜間早朝の場合 25% 加算		132	
11	A972	通院等乗降介助・虐防・深・Ⅲ			1% 減算		深夜の場合 50% 加算		158	

居宅

訪問介護 （特定Ⅲ）

特定事業所加算（Ⅳ）が適用される場合

左欄：居宅／訪問介護（特定Ⅳ）

種類	項目	サービス内容略称	算定項目	合成単位数	算定単位
11	5345	身体01・Ⅳ	訪問介護費又は共生型訪問介護費　イ身体介護が中心　(1)20分未満　163単位 ＋特定事業所加算（Ⅳ）3%加算	168	1回につき
11	5346	身体01・夜・Ⅳ	夜間早朝の場合 25%加算	210	
11	5347	身体01・深・Ⅳ	深夜の場合 50%加算	252	
11	5348	身体01・2人・Ⅳ	2人の介護員等の場合	336	
11	5349	身体01・2人・夜・Ⅳ	×200% 夜間早朝の場合 25%加算	420	
11	5350	身体01・2人・深・Ⅳ	深夜の場合 50%加算	504	
11	A973	身体01・虐防・Ⅳ	高齢者虐待防止措置未実施減算 1%減算	166	
11	A974	身体01・虐防・夜・Ⅳ	夜間早朝の場合 25%加算	207	
11	A975	身体01・虐防・深・Ⅳ	深夜の場合 50%加算	249	
11	A976	身体01・虐防・2人・Ⅳ	2人の介護員等の場合	332	
11	A977	身体01・虐防・2人・夜・Ⅳ	×200% 夜間早朝の場合 25%加算	415	
11	A978	身体01・虐防・2人・深・Ⅳ	深夜の場合 50%加算	497	
11	5369	身体02・Ⅳ	(1)20分未満 163単位 ※頻回の訪問として行う場合	168	
11	5370	身体02・夜・Ⅳ	夜間早朝の場合 25%加算	210	
11	5371	身体02・深・Ⅳ	深夜の場合 50%加算	252	
11	5372	身体02・2人・Ⅳ	2人の介護員等の場合	336	
11	5373	身体02・2人・夜・Ⅳ	×200% 夜間早朝の場合 25%加算	420	
11	5374	身体02・2人・深・Ⅳ	深夜の場合 50%加算	504	
11	A979	身体02・虐防・Ⅳ	高齢者虐待防止措置未実施減算 1%減算	166	
11	A980	身体02・虐防・夜・Ⅳ	夜間早朝の場合 25%加算	207	
11	A981	身体02・虐防・深・Ⅳ	深夜の場合 50%加算	249	
11	A982	身体02・虐防・2人・Ⅳ	2人の介護員等の場合	332	
11	A983	身体02・虐防・2人・夜・Ⅳ	×200% 夜間早朝の場合 25%加算	415	
11	A984	身体02・虐防・2人・深・Ⅳ	深夜の場合 50%加算	497	
11	5393	身体1・Ⅳ	(2)20分以上30分未満 244単位	251	
11	5394	身体1・夜・Ⅳ	夜間早朝の場合 25%加算	314	
11	5395	身体1・深・Ⅳ	深夜の場合 50%加算	377	
11	5396	身体1・2人・Ⅳ	2人の介護員等の場合	503	
11	5397	身体1・2人・夜・Ⅳ	×200% 夜間早朝の場合 25%加算	628	
11	5398	身体1・2人・深・Ⅳ	深夜の場合 50%加算	754	
11	A985	身体1・虐防・Ⅳ	高齢者虐待防止措置未実施減算 1%減算	249	
11	A986	身体1・虐防・夜・Ⅳ	夜間早朝の場合 25%加算	312	
11	A987	身体1・虐防・深・Ⅳ	深夜の場合 50%加算	374	
11	A988	身体1・虐防・2人・Ⅳ	2人の介護員等の場合	499	
11	A989	身体1・虐防・2人・夜・Ⅳ	×200% 夜間早朝の場合 25%加算	623	
11	A990	身体1・虐防・2人・深・Ⅳ	深夜の場合 50%加算	748	
11	5445	身1生1・Ⅳ	(2)に引き続き生活援助が中心であるとき 244単位 生活援助20分以上45分未満行った場合 ＋1×65単位	318	
11	5446	身1生1・夜・Ⅳ	夜間早朝の場合 25%加算	398	
11	5447	身1生1・深・Ⅳ	深夜の場合 50%加算	478	
11	5448	身1生1・2人・Ⅳ	2人の介護員等の場合	637	
11	5449	身1生1・2人・夜・Ⅳ	×200% 夜間早朝の場合 25%加算	796	
11	5450	身1生1・2人・深・Ⅳ	深夜の場合 50%加算	955	
11	5469	身1生2・Ⅳ	生活援助45分以上70分未満行った場合 ＋2×65単位	385	
11	5470	身1生2・夜・Ⅳ	夜間早朝の場合 25%加算	482	
11	5471	身1生2・深・Ⅳ	深夜の場合 50%加算	578	
11	5472	身1生2・2人・Ⅳ	2人の介護員等の場合	770	
11	5473	身1生2・2人・夜・Ⅳ	×200% 夜間早朝の場合 25%加算	963	
11	5474	身1生2・2人・深・Ⅳ	深夜の場合 50%加算	1,156	
11	5493	身1生3・Ⅳ	生活援助70分以上行った場合 ＋3×65単位	452	
11	5494	身1生3・夜・Ⅳ	夜間早朝の場合 25%加算	565	
11	5495	身1生3・深・Ⅳ	深夜の場合 50%加算	679	
11	5496	身1生3・2人・Ⅳ	2人の介護員等の場合	904	
11	5497	身1生3・2人・夜・Ⅳ	×200% 夜間早朝の場合 25%加算	1,131	
11	5498	身1生3・2人・深・Ⅳ	深夜の場合 50%加算	1,357	
11	A991	身1・虐防・生1・Ⅳ	高齢者虐待防止措置未実施減算 1%減算 生活援助20分以上45分未満行った場合 ＋1×65単位	316	
11	A992	身1・虐防・生1・夜・Ⅳ	夜間早朝の場合 25%加算	396	
11	A993	身1・虐防・生1・深・Ⅳ	深夜の場合 50%加算	475	
11	A994	身1・虐防・生1・2人・Ⅳ	2人の介護員等の場合	632	
11	A995	身1・虐防・生1・2人・夜・Ⅳ	×200% 夜間早朝の場合 25%加算	791	
11	A996	身1・虐防・生1・2人・深・Ⅳ	深夜の場合 50%加算	949	
11	A997	身1・虐防・生2・Ⅳ	生活援助45分以上70分未満行った場合 ＋2×65単位	383	
11	A998	身1・虐防・生2・夜・Ⅳ	夜間早朝の場合 25%加算	479	
11	A999	身1・虐防・生2・深・Ⅳ	深夜の場合 50%加算	575	
11	B001	身1・虐防・生2・2人・Ⅳ	2人の介護員等の場合	766	
11	B002	身1・虐防・生2・2人・夜・Ⅳ	×200% 夜間早朝の場合 25%加算	958	
11	B003	身1・虐防・生2・2人・深・Ⅳ	深夜の場合 50%加算	1,149	
11	B004	身1・虐防・生3・Ⅳ	生活援助70分以上行った場合 ＋3×65単位	450	
11	B005	身1・虐防・生3・夜・Ⅳ	夜間早朝の場合 25%加算	562	
11	B006	身1・虐防・生3・深・Ⅳ	深夜の場合 50%加算	676	
11	B007	身1・虐防・生3・2人・Ⅳ	2人の介護員等の場合	900	
11	B008	身1・虐防・生3・2人・夜・Ⅳ	×200% 夜間早朝の場合 25%加算	1,126	
11	B009	身1・虐防・生3・2人・深・Ⅳ	深夜の場合 50%加算	1,350	

居宅

訪問
介護
（特定Ⅳ）

種類	項目	サービス内容略称	算定項目						合成単位数	算定単位
11	5545	身体2・IV	訪問介護費又は共生型訪問介護費	イ 身体介護が中心	(3)30分以上1時間未満 387 単位			特定事業所加算(IV) 3% 加算	399	1回につき
11	5546	身体2・夜・IV					夜間早朝の場合 25% 加算		499	
11	5547	身体2・深・IV					深夜の場合 50% 加算		598	
11	5548	身体2・2人・IV				2人の介護員等の場合			797	
11	5549	身体2・2人・夜・IV					夜間早朝の場合 25% 加算		997	
11	5550	身体2・2人・深・IV				× 200%	深夜の場合 50% 加算		1,196	
11	B010	身体2・虐防・IV			高齢者虐待防止措置未実施減算 1% 減算				394	
11	B011	身体2・虐防・夜・IV					夜間早朝の場合 25% 加算		493	
11	B012	身体2・虐防・深・IV					深夜の場合 50% 加算		592	
11	B013	身体2・虐防・2人・IV				2人の介護員等の場合			789	
11	B014	身体2・虐防・2人・夜・IV					夜間早朝の場合 25% 加算		987	
11	B015	身体2・虐防・2人・深・IV				× 200%	深夜の場合 50% 加算		1,183	
11	5569	身2生1・IV			(3)に引き続き生活援助が中心であるとき 387 単位	生活援助 20分以上45分未満行った場合 ＋ 1 × 65 単位			466	
11	5570	身2生1・夜・IV					夜間早朝の場合 25% 加算		582	
11	5571	身2生1・深・IV					深夜の場合 50% 加算		698	
11	5572	身2生1・2人・IV					2人の介護員等の場合		931	
11	5573	身2生1・2人・夜・IV					夜間早朝の場合 25% 加算		1,164	
11	5574	身2生1・2人・深・IV				× 200%	深夜の場合 50% 加算		1,397	
11	5593	身2生2・IV				生活援助 45分以上70分未満行った場合 ＋ 2 × 65 単位			533	
11	5594	身2生2・夜・IV					夜間早朝の場合 25% 加算		665	
11	5595	身2生2・深・IV					深夜の場合 50% 加算		799	
11	5596	身2生2・2人・IV					2人の介護員等の場合		1,065	
11	5597	身2生2・2人・夜・IV					夜間早朝の場合 25% 加算		1,332	
11	5598	身2生2・2人・深・IV				× 200%	深夜の場合 50% 加算		1,598	
11	5645	身2生3・IV				生活援助 70分以上行った場合 ＋ 3 × 65 単位			599	
11	5646	身2生3・夜・IV					夜間早朝の場合 25% 加算		750	
11	5647	身2生3・深・IV					深夜の場合 50% 加算		899	
11	5648	身2生3・2人・IV					2人の介護員等の場合		1,199	
11	5649	身2生3・2人・夜・IV					夜間早朝の場合 25% 加算		1,499	
11	5650	身2生3・2人・深・IV				× 200%	深夜の場合 50% 加算		1,798	
11	B016	身2・虐防・生1・IV			高齢者虐待防止措置未実施減算 1% 減算	生活援助 20分以上45分未満行った場合 ＋ 1 × 65 単位			461	
11	B017	身2・虐防・生1・夜・IV					夜間早朝の場合 25% 加算		577	
11	B018	身2・虐防・生1・深・IV					深夜の場合 50% 加算		692	
11	B019	身2・虐防・生1・2人・IV					2人の介護員等の場合		923	
11	B020	身2・虐防・生1・2人・夜・IV					夜間早朝の場合 25% 加算		1,154	
11	B021	身2・虐防・生1・2人・深・IV				× 200%	深夜の場合 50% 加算		1,384	
11	B022	身2・虐防・生2・IV				生活援助 45分以上70分未満行った場合 ＋ 2 × 65 単位			528	
11	B023	身2・虐防・生2・夜・IV					夜間早朝の場合 25% 加算		660	
11	B024	身2・虐防・生2・深・IV					深夜の場合 50% 加算		793	
11	B025	身2・虐防・生2・2人・IV					2人の介護員等の場合		1,057	
11	B026	身2・虐防・生2・2人・夜・IV					夜間早朝の場合 25% 加算		1,321	
11	B027	身2・虐防・生2・2人・深・IV				× 200%	深夜の場合 50% 加算		1,585	
11	B028	身2・虐防・生3・IV				生活援助 70分以上行った場合 ＋ 3 × 65 単位			595	
11	B029	身2・虐防・生3・夜・IV					夜間早朝の場合 25% 加算		745	
11	B030	身2・虐防・生3・深・IV					深夜の場合 50% 加算		893	
11	B031	身2・虐防・生3・2人・IV					2人の介護員等の場合		1,191	
11	B032	身2・虐防・生3・2人・夜・IV					夜間早朝の場合 25% 加算		1,488	
11	B033	身2・虐防・生3・2人・深・IV				× 200%	深夜の場合 50% 加算		1,786	

居宅

訪問
介護
（特定Ⅳ）

サービスコード		サービス内容略称	算定項目								合成単位数	算定単位
種類	項目											
11	5669	身体3・Ⅳ	訪問介護費又は共生型訪問介護費	イ身体介護が中心	(4)1時間以上 1時間以上 1時間半未満 567 単位					特定事業所加算(Ⅳ) 3% 加算	584	1回につき
11	5670	身体3・夜・Ⅳ						夜間早朝の場合	25% 加算		730	
11	5671	身体3・深・Ⅳ						深夜の場合	50% 加算		877	
11	5672	身体3・2人・Ⅳ					2人の介護員等の場合				1,168	
11	5673	身体3・2人・夜・Ⅳ						夜間早朝の場合	25% 加算		1,461	
11	5674	身体3・2人・深・Ⅳ					× 200%	深夜の場合	50% 加算		1,752	
11	B034	身体3・虐防・Ⅳ				高齢者虐待防止措置 未実施減算					578	
11	B035	身体3・虐防・夜・Ⅳ						夜間早朝の場合	25% 加算		722	
11	B036	身体3・虐防・深・Ⅳ						深夜の場合	50% 加算		867	
11	B037	身体3・虐防・2人・Ⅳ					2人の介護員等の場合				1,156	
11	B038	身体3・虐防・2人・夜・Ⅳ				1% 減算		夜間早朝の場合	25% 加算		1,445	
11	B039	身体3・虐防・2人・深・Ⅳ					× 200%	深夜の場合	50% 加算		1,733	
11	5693	身3生1・Ⅳ			身体介護1 時間半未満 に引き続き 生活援助が 中心である とき 567 単位		生活援助				651	
11	5694	身3生1・夜・Ⅳ					20分以上45分	夜間早朝の場合	25% 加算		814	
11	5695	身3生1・深・Ⅳ					未満行った場合	深夜の場合	50% 加算		976	
11	5696	身3生1・2人・Ⅳ					＋ 1 ×	2人の介護員等の場合			1,302	
11	5697	身3生1・2人・夜・Ⅳ					65 単位	夜間早朝の場合	25% 加算		1,627	
11	5698	身3生1・2人・深・Ⅳ					× 200%	深夜の場合	50% 加算		1,953	
11	6451	身3生2・Ⅳ					生活援助				718	
11	6452	身3生2・夜・Ⅳ					45分以上70分	夜間早朝の場合	25% 加算		897	
11	6453	身3生2・深・Ⅳ					未満行った場合	深夜の場合	50% 加算		1,077	
11	6454	身3生2・2人・Ⅳ					＋ 2 ×	2人の介護員等の場合			1,436	
11	6455	身3生2・2人・夜・Ⅳ					65 単位	夜間早朝の場合	25% 加算		1,795	
11	6456	身3生2・2人・深・Ⅳ					× 200%	深夜の場合	50% 加算		2,154	
11	6475	身3生3・Ⅳ					生活援助				785	
11	6476	身3生3・夜・Ⅳ					70分以上	夜間早朝の場合	25% 加算		982	
11	6477	身3生3・深・Ⅳ					行った場合	深夜の場合	50% 加算		1,177	
11	6478	身3生3・2人・Ⅳ					＋ 3 ×	2人の介護員等の場合			1,570	
11	6479	身3生3・2人・夜・Ⅳ					65 単位	夜間早朝の場合	25% 加算		1,962	
11	6480	身3生3・2人・深・Ⅳ					× 200%	深夜の場合	50% 加算		2,355	
11	B040	身3・虐防・生1・Ⅳ			高齢者虐待防止措置未実施減算		生活援助				645	
11	B041	身3・虐防・生1・夜・Ⅳ					20分以上45分	夜間早朝の場合	25% 加算		806	
11	B042	身3・虐防・生1・深・Ⅳ					未満行った場合	深夜の場合	50% 加算		967	
11	B043	身3・虐防・生1・2人・Ⅳ				1% 減算	＋ 1 ×	2人の介護員等の場合			1,290	
11	B044	身3・虐防・生1・2人・夜・Ⅳ					65 単位	夜間早朝の場合	25% 加算		1,612	
11	B045	身3・虐防・生1・2人・深・Ⅳ					× 200%	深夜の場合	50% 加算		1,934	
11	B046	身3・虐防・生2・Ⅳ					生活援助				712	
11	B047	身3・虐防・生2・夜・Ⅳ					45分以上70分	夜間早朝の場合	25% 加算		890	
11	B048	身3・虐防・生2・深・Ⅳ					未満行った場合	深夜の場合	50% 加算		1,068	
11	B049	身3・虐防・生2・2人・Ⅳ					＋ 2 ×	2人の介護員等の場合			1,423	
11	B050	身3・虐防・生2・2人・夜・Ⅳ					65 単位	夜間早朝の場合	25% 加算		1,780	
11	B051	身3・虐防・生2・2人・深・Ⅳ					× 200%	深夜の場合	50% 加算		2,135	
11	B052	身3・虐防・生3・Ⅳ					生活援助				779	
11	B053	身3・虐防・生3・夜・Ⅳ					70分以上	夜間早朝の場合	25% 加算		973	
11	B054	身3・虐防・生3・深・Ⅳ					行った場合	深夜の場合	50% 加算		1,168	
11	B055	身3・虐防・生3・2人・Ⅳ					＋ 3 ×	2人の介護員等の場合			1,557	
11	B056	身3・虐防・生3・2人・夜・Ⅳ					65 単位	夜間早朝の場合	25% 加算		1,947	
11	B057	身3・虐防・生3・2人・深・Ⅳ					× 200%	深夜の場合	50% 加算		2,336	

サービスコード 種類	項目	サービス内容略称	算定項目									合成 単位数	算定 単位
11	6499	身体4・Ⅳ	訪問介護費又は共生型訪問介護費	イ身体介護が中心	(4) 1時間以上 1時間半以上 2時間未満 567＋ 1× 82 単位						特定事業所加算(Ⅳ) 3% 加算	668	1回につき
11	6500	身体4・夜・Ⅳ						夜間早朝の場合	25% 加算			835	
11	6501	身体4・深・Ⅳ						深夜の場合	50% 加算			1,003	
11	6502	身体4・2人・Ⅳ					2人の介護員等の場合					1,337	
11	6503	身体4・2人・夜・Ⅳ						夜間早朝の場合	25% 加算			1,672	
11	6504	身体4・2人・深・Ⅳ						×200%	深夜の場合	50% 加算		2,005	
11	B058	身体4・虐防・Ⅳ				高齢者虐待防止措置 未実施減算						662	
11	B059	身体4・虐防・夜・Ⅳ						夜間早朝の場合	25% 加算			828	
11	B060	身体4・虐防・深・Ⅳ						深夜の場合	50% 加算			994	
11	B061	身体4・虐防・2人・Ⅳ					2人の介護員等の場合					1,325	
11	B062	身体4・虐防・2人・夜・Ⅳ				1% 減算		夜間早朝の場合	25% 加算			1,656	
11	B063	身体4・虐防・2人・深・Ⅳ						×200%	深夜の場合	50% 加算		1,987	
11	6563	身4生1・Ⅳ			身体介護2 時間未満に 引き続き生 活援助が中 心であるとき 567＋ 1× 82 単位	生活援助 20分以上45分 未満行った場合 ＋ 1× 65 単位						735	
11	6564	身4生1・夜・Ⅳ						夜間早朝の場合	25% 加算			920	
11	6565	身4生1・深・Ⅳ						深夜の場合	50% 加算			1,103	
11	6566	身4生1・2人・Ⅳ					2人の介護員等の場合					1,471	
11	6567	身4生1・2人・夜・Ⅳ						夜間早朝の場合	25% 加算			1,839	
11	6568	身4生1・2人・深・Ⅳ						×200%	深夜の場合	50% 加算		2,206	
11	6587	身4生2・Ⅳ				生活援助 45分以上70分 未満行った場合 ＋ 2× 65 単位						802	
11	6588	身4生2・夜・Ⅳ						夜間早朝の場合	25% 加算			1,003	
11	6589	身4生2・深・Ⅳ						深夜の場合	50% 加算			1,204	
11	6590	身4生2・2人・Ⅳ					2人の介護員等の 場合					1,605	
11	6591	身4生2・2人・夜・Ⅳ						夜間早朝の場合	25% 加算			2,006	
11	6592	身4生2・2人・深・Ⅳ						×200%	深夜の場合	50% 加算		2,407	
11	6651	身4生3・Ⅳ				生活援助 70分以上 行った場合 ＋ 3× 65 単位						869	
11	6652	身4生3・夜・Ⅳ						夜間早朝の場合	25% 加算			1,087	
11	6653	身4生3・深・Ⅳ						深夜の場合	50% 加算			1,304	
11	6654	身4生3・2人・Ⅳ					2人の介護員等の 場合					1,739	
11	6655	身4生3・2人・夜・Ⅳ						夜間早朝の場合	25% 加算			2,173	
11	6656	身4生3・2人・深・Ⅳ						×200%	深夜の場合	50% 加算		2,608	
11	B064	身4・虐防・生1・Ⅳ				高齢者虐待防止措 置未実施減算 1% 減算 生活援助 20分以上45分 未満行った場合 ＋ 1× 65 単位						729	
11	B065	身4・虐防・生1・夜・Ⅳ						夜間早朝の場合	25% 加算			912	
11	B066	身4・虐防・生1・深・Ⅳ						深夜の場合	50% 加算			1,094	
11	B067	身4・虐防・生1・2人・Ⅳ					2人の介護員等の 場合					1,458	
11	B068	身4・虐防・生1・2人・夜・Ⅳ						夜間早朝の場合	25% 加算			1,823	
11	B069	身4・虐防・生1・2人・深・Ⅳ						×200%	深夜の場合	50% 加算		2,188	
11	B070	身4・虐防・生2・Ⅳ				生活援助 45分以上70分 未満行った場合 ＋ 2× 65 単位						796	
11	B071	身4・虐防・生2・夜・Ⅳ						夜間早朝の場合	25% 加算			995	
11	B072	身4・虐防・生2・深・Ⅳ						深夜の場合	50% 加算			1,195	
11	B073	身4・虐防・生2・2人・Ⅳ					2人の介護員等の 場合					1,592	
11	B074	身4・虐防・生2・2人・夜・Ⅳ						夜間早朝の場合	25% 加算			1,991	
11	B075	身4・虐防・生2・2人・深・Ⅳ						×200%	深夜の場合	50% 加算		2,389	
11	B076	身4・虐防・生3・Ⅳ				生活援助 70分以上 行った場合 ＋ 3× 65 単位						863	
11	B077	身4・虐防・生3・夜・Ⅳ						夜間早朝の場合	25% 加算			1,079	
11	B078	身4・虐防・生3・深・Ⅳ						深夜の場合	50% 加算			1,295	
11	B079	身4・虐防・生3・2人・Ⅳ					2人の介護員等の 場合					1,726	
11	B080	身4・虐防・生3・2人・夜・Ⅳ						夜間早朝の場合	25% 加算			2,158	
11	B081	身4・虐防・生3・2人・深・Ⅳ						×200%	深夜の場合	50% 加算		2,589	

居宅

訪問 介護

（特定Ⅳ）

居宅

訪問介護
（特定Ⅳ）

サービスコード 種類	項目	サービス内容略称	算定項目						合成単位数	算定単位
11	6675	身体5・Ⅳ	訪問介護費又は共生型訪問介護費	イ 身体介護が中心	(4)1時間以上 2時間以上 2時間半未満 567＋2×82単位			特定事業所加算（Ⅳ）3％加算	753	1回につき
11	6676	身体5・夜・Ⅳ					夜間早朝の場合 25％加算		941	
11	6677	身体5・深・Ⅳ					深夜の場合 50％加算		1,130	
11	6678	身体5・2人・Ⅳ				2人の介護員等の場合			1,506	
11	6679	身体5・2人・夜・Ⅳ					夜間早朝の場合 25％加算		1,883	
11	6680	身体5・2人・深・Ⅳ				×200％	深夜の場合 50％加算		2,259	
11	B082	身体5・虐防・Ⅳ			高齢者虐待防止措置未実施減算				746	
11	B083	身体5・虐防・夜・Ⅳ					夜間早朝の場合 25％加算		932	
11	B084	身体5・虐防・深・Ⅳ					深夜の場合 50％加算		1,119	
11	B085	身体5・虐防・2人・Ⅳ				2人の介護員等の場合			1,491	
11	B086	身体5・虐防・2人・夜・Ⅳ			1％減算		夜間早朝の場合 25％加算		1,864	
11	B087	身体5・虐防・2人・深・Ⅳ				×200％	深夜の場合 50％加算		2,237	
11	6699	身5生1・Ⅳ			身体介護2時間半未満に引き続き生活援助が中心であるとき 567＋2×82単位	生活援助 20分以上45分未満行った場合 ＋1×65単位			820	
11	6700	身5生1・夜・Ⅳ					夜間早朝の場合 25％加算		1,025	
11	6701	身5生1・深・Ⅳ					深夜の場合 50％加算		1,230	
11	6702	身5生1・2人・Ⅳ				2人の介護員等の場合			1,640	
11	6703	身5生1・2人・夜・Ⅳ					夜間早朝の場合 25％加算		2,050	
11	6704	身5生1・2人・深・Ⅳ				×200％	深夜の場合 50％加算		2,460	
11	7257	身5生2・Ⅳ				生活援助 45分以上70分未満行った場合 ＋2×65単位			887	
11	7258	身5生2・夜・Ⅳ					夜間早朝の場合 25％加算		1,108	
11	7259	身5生2・深・Ⅳ					深夜の場合 50％加算		1,331	
11	7260	身5生2・2人・Ⅳ				2人の介護員等の場合			1,774	
11	7261	身5生2・2人・夜・Ⅳ					夜間早朝の場合 25％加算		2,218	
11	7262	身5生2・2人・深・Ⅳ				×200％	深夜の場合 50％加算		2,660	
11	7281	身5生3・Ⅳ				生活援助 70分以上行った場合 ＋3×65単位			954	
11	7282	身5生3・夜・Ⅳ					夜間早朝の場合 25％加算		1,193	
11	7283	身5生3・深・Ⅳ					深夜の場合 50％加算		1,431	
11	7284	身5生3・2人・Ⅳ				2人の介護員等の場合			1,908	
11	7285	身5生3・2人・夜・Ⅳ					夜間早朝の場合 25％加算		2,384	
11	7286	身5生3・2人・深・Ⅳ				×200％	深夜の場合 50％加算		2,861	
11	B088	身5・虐防・生1・Ⅳ			高齢者虐待防止措置未実施減算	生活援助 20分以上45分未満行った場合 ＋1×65単位			813	
11	B089	身5・虐防・生1・夜・Ⅳ					夜間早朝の場合 25％加算		1,016	
11	B090	身5・虐防・生1・深・Ⅳ					深夜の場合 50％加算		1,220	
11	B091	身5・虐防・生1・2人・Ⅳ			1％減算	2人の介護員等の場合			1,625	
11	B092	身5・虐防・生1・2人・夜・Ⅳ					夜間早朝の場合 25％加算		2,032	
11	B093	身5・虐防・生1・2人・深・Ⅳ				×200％	深夜の場合 50％加算		2,438	
11	B094	身5・虐防・生2・Ⅳ				生活援助 45分以上70分未満行った場合 ＋2×65単位			880	
11	B095	身5・虐防・生2・夜・Ⅳ					夜間早朝の場合 25％加算		1,100	
11	B096	身5・虐防・生2・深・Ⅳ					深夜の場合 50％加算		1,319	
11	B097	身5・虐防・生2・2人・Ⅳ				2人の介護員等の場合			1,759	
11	B098	身5・虐防・生2・2人・夜・Ⅳ					夜間早朝の場合 25％加算		2,199	
11	B099	身5・虐防・生2・2人・深・Ⅳ				×200％	深夜の場合 50％加算		2,639	
11	B100	身5・虐防・生3・Ⅳ				生活援助 70分以上行った場合 ＋3×65単位			947	
11	B101	身5・虐防・生3・夜・Ⅳ					夜間早朝の場合 25％加算		1,183	
11	B102	身5・虐防・生3・深・Ⅳ					深夜の場合 50％加算		1,420	
11	B103	身5・虐防・生3・2人・Ⅳ				2人の介護員等の場合			1,893	
11	B104	身5・虐防・生3・2人・夜・Ⅳ					夜間早朝の場合 25％加算		2,367	
11	B105	身5・虐防・生3・2人・深・Ⅳ				×200％	深夜の場合 50％加算		2,840	

サービスコード 種類	項目	サービス内容略称	算定項目					合成単位数	算定単位
11	7305	身体6・Ⅳ	訪問介護費又は共生型訪問介護費	イ身体介護が中心 (4)1時間以上	2時間半以上3時間未満 567＋3×82単位			特定事業所加算(Ⅳ) 3%加算	837	1回につき
11	7306	身体6・夜・Ⅳ				夜間早朝の場合 25%加算			1,046	
11	7307	身体6・深・Ⅳ				深夜の場合 50%加算			1,257	
11	7308	身体6・2人・Ⅳ				2人の介護員等の場合			1,675	
11	7309	身体6・2人・夜・Ⅳ					夜間早朝の場合 25%加算		2,094	
11	7310	身体6・2人・深・Ⅳ					×200% 深夜の場合 50%加算		2,512	
11	B106	身体6・虐防・Ⅳ			高齢者虐待防止措置未実施減算 1%減算				829	
11	B107	身体6・虐防・夜・Ⅳ				夜間早朝の場合 25%加算			1,036	
11	B108	身体6・虐防・深・Ⅳ				深夜の場合 50%加算			1,244	
11	B109	身体6・虐防・2人・Ⅳ				2人の介護員等の場合			1,658	
11	B110	身体6・虐防・2人・夜・Ⅳ					夜間早朝の場合 25%加算		2,073	
11	B111	身体6・虐防・2人・深・Ⅳ					×200% 深夜の場合 50%加算		2,487	
11	7357	身6生1・Ⅳ		身体介護3時間未満に引き続き生活援助が中心であるとき 567＋3×82単位	生活援助 20分以上45分未満行った場合 ＋1×65単位				904	
11	7358	身6生1・夜・Ⅳ				夜間早朝の場合 25%加算			1,131	
11	7359	身6生1・深・Ⅳ				深夜の場合 50%加算			1,357	
11	7360	身6生1・2人・Ⅳ				2人の介護員等の場合			1,809	
11	7361	身6生1・2人・夜・Ⅳ					夜間早朝の場合 25%加算		2,261	
11	7362	身6生1・2人・深・Ⅳ					×200% 深夜の場合 50%加算		2,713	
11	7381	身6生2・Ⅳ			生活援助 45分以上70分未満行った場合 ＋2×65単位				971	
11	7382	身6生2・夜・Ⅳ				夜間早朝の場合 25%加算			1,214	
11	7383	身6生2・深・Ⅳ				深夜の場合 50%加算			1,457	
11	7384	身6生2・2人・Ⅳ				2人の介護員等の場合			1,943	
11	7385	身6生2・2人・夜・Ⅳ					夜間早朝の場合 25%加算		2,429	
11	7386	身6生2・2人・深・Ⅳ					×200% 深夜の場合 50%加算		2,914	
11	7405	身6生3・Ⅳ			生活援助 70分以上行った場合 ＋3×65単位				1,038	
11	7406	身6生3・夜・Ⅳ				夜間早朝の場合 25%加算			1,298	
11	7407	身6生3・深・Ⅳ				深夜の場合 50%加算			1,557	
11	7408	身6生3・2人・Ⅳ				2人の介護員等の場合			2,076	
11	7409	身6生3・2人・夜・Ⅳ					夜間早朝の場合 25%加算		2,596	
11	7410	身6生3・2人・深・Ⅳ					×200% 深夜の場合 50%加算		3,115	
11	B112	身6・虐防・生1・Ⅳ			高齢者虐待防止措置未実施減算 1%減算 生活援助 20分以上45分未満行った場合 ＋1×65単位				896	
11	B113	身6・虐防・生1・夜・Ⅳ				夜間早朝の場合 25%加算			1,121	
11	B114	身6・虐防・生1・深・Ⅳ				深夜の場合 50%加算			1,344	
11	B115	身6・虐防・生1・2人・Ⅳ				2人の介護員等の場合			1,792	
11	B116	身6・虐防・生1・2人・夜・Ⅳ					夜間早朝の場合 25%加算		2,240	
11	B117	身6・虐防・生1・2人・深・Ⅳ					×200% 深夜の場合 50%加算		2,688	
11	B118	身6・虐防・生2・Ⅳ			生活援助 45分以上70分未満行った場合 ＋2×65単位				963	
11	B119	身6・虐防・生2・夜・Ⅳ				夜間早朝の場合 25%加算			1,204	
11	B120	身6・虐防・生2・深・Ⅳ				深夜の場合 50%加算			1,445	
11	B121	身6・虐防・生2・2人・Ⅳ				2人の介護員等の場合			1,926	
11	B122	身6・虐防・生2・2人・夜・Ⅳ					夜間早朝の場合 25%加算		2,408	
11	B123	身6・虐防・生2・2人・深・Ⅳ					×200% 深夜の場合 50%加算		2,889	
11	B124	身6・虐防・生3・Ⅳ			生活援助 70分以上行った場合 ＋3×65単位				1,030	
11	B125	身6・虐防・生3・夜・Ⅳ				夜間早朝の場合 25%加算			1,288	
11	B126	身6・虐防・生3・深・Ⅳ				深夜の場合 50%加算			1,545	
11	B127	身6・虐防・生3・2人・Ⅳ				2人の介護員等の場合			2,060	
11	B128	身6・虐防・生3・2人・夜・Ⅳ					夜間早朝の場合 25%加算		2,575	
11	B129	身6・虐防・生3・2人・深・Ⅳ					×200% 深夜の場合 50%加算		3,090	

居宅

訪問介護
（特定Ⅳ）

居宅

訪問介護
（特定Ⅳ）

種類	項目	サービス内容略称	算定項目										合成単位数	算定単位
11	7457	身体7・Ⅳ	訪問介護費又は共生型訪問介護費	イ身体介護が中心	(4)1時間以上	3時間以上3時間半未満 567 + 4 × 82 単位					特定事業所加算(Ⅳ) 3% 加算		922	1回につき
11	7458	身体7・夜・Ⅳ			時間以上			夜間早朝の場合	25% 加算				1,153	
11	7459	身体7・深・Ⅳ						深夜の場合	50% 加算				1,383	
11	7460	身体7・2人・Ⅳ					2人の介護員等の場合						1,844	
11	7461	身体7・2人・夜・Ⅳ						夜間早朝の場合	25% 加算				2,305	
11	7462	身体7・2人・深・Ⅳ						× 200%	深夜の場合	50% 加算			2,766	
11	B130	身体7・虐防・Ⅳ				高齢者虐待防止措置未実施減算							913	
11	B131	身体7・虐防・夜・Ⅳ						夜間早朝の場合	25% 加算				1,141	
11	B132	身体7・虐防・深・Ⅳ						深夜の場合	50% 加算				1,369	
11	B133	身体7・虐防・2人・Ⅳ					2人の介護員等の場合						1,825	
11	B134	身体7・虐防・2人・夜・Ⅳ				1% 減算		夜間早朝の場合	25% 加算				2,281	
11	B135	身体7・虐防・2人・深・Ⅳ						× 200%	深夜の場合	50% 加算			2,738	
11	7481	身7生1・Ⅳ			身体介護3時間半未満に引き続き生活援助が中心であるとき 567 + 4 × 82 単位		生活援助20分以上45分未満行った場合 + 1 × 65 単位						989	
11	7482	身7生1・夜・Ⅳ						夜間早朝の場合	25% 加算				1,236	
11	7483	身7生1・深・Ⅳ						深夜の場合	50% 加算				1,483	
11	7484	身7生1・2人・Ⅳ						2人の介護員等の場合					1,978	
11	7485	身7生1・2人・夜・Ⅳ							夜間早朝の場合	25% 加算			2,472	
11	7486	身7生1・2人・深・Ⅳ						× 200%	深夜の場合	50% 加算			2,966	
11	7505	身7生2・Ⅳ					生活援助45分以上70分未満行った場合 + 2 × 65 単位						1,056	
11	7506	身7生2・夜・Ⅳ						夜間早朝の場合	25% 加算				1,319	
11	7507	身7生2・深・Ⅳ						深夜の場合	50% 加算				1,584	
11	7508	身7生2・2人・Ⅳ						2人の介護員等の場合					2,112	
11	7509	身7生2・2人・夜・Ⅳ							夜間早朝の場合	25% 加算			2,640	
11	7510	身7生2・2人・深・Ⅳ						× 200%	深夜の場合	50% 加算			3,167	
11	7557	身7生3・Ⅳ					生活援助70分以上行った場合 + 3 × 65 単位						1,123	
11	7558	身7生3・夜・Ⅳ						夜間早朝の場合	25% 加算				1,404	
11	7559	身7生3・深・Ⅳ						深夜の場合	50% 加算				1,684	
11	7560	身7生3・2人・Ⅳ						2人の介護員等の場合					2,245	
11	7561	身7生3・2人・夜・Ⅳ							夜間早朝の場合	25% 加算			2,807	
11	7562	身7生3・2人・深・Ⅳ						× 200%	深夜の場合	50% 加算			3,368	
11	B136	身7・虐防・生1・Ⅳ			高齢者虐待防止措置未実施減算		生活援助20分以上45分未満行った場合 + 1 × 65 単位						980	
11	B137	身7・虐防・生1・夜・Ⅳ						夜間早朝の場合	25% 加算				1,225	
11	B138	身7・虐防・生1・深・Ⅳ						深夜の場合	50% 加算				1,470	
11	B139	身7・虐防・生1・2人・Ⅳ			1% 減算			2人の介護員等の場合					1,959	
11	B140	身7・虐防・生1・2人・夜・Ⅳ							夜間早朝の場合	25% 加算			2,449	
11	B141	身7・虐防・生1・2人・深・Ⅳ						× 200%	深夜の場合	50% 加算			2,939	
11	B142	身7・虐防・生2・Ⅳ					生活援助45分以上70分未満行った場合 + 2 × 65 単位						1,046	
11	B143	身7・虐防・生2・夜・Ⅳ						夜間早朝の場合	25% 加算				1,308	
11	B144	身7・虐防・生2・深・Ⅳ						深夜の場合	50% 加算				1,570	
11	B145	身7・虐防・生2・2人・Ⅳ						2人の介護員等の場合					2,093	
11	B146	身7・虐防・生2・2人・夜・Ⅳ							夜間早朝の場合	25% 加算			2,616	
11	B147	身7・虐防・生2・2人・深・Ⅳ						× 200%	深夜の場合	50% 加算			3,139	
11	B148	身7・虐防・生3・Ⅳ					生活援助70分以上行った場合 + 3 × 65 単位						1,113	
11	B149	身7・虐防・生3・夜・Ⅳ						夜間早朝の場合	25% 加算				1,392	
11	B150	身7・虐防・生3・深・Ⅳ						深夜の場合	50% 加算				1,671	
11	B151	身7・虐防・生3・2人・Ⅳ						2人の介護員等の場合					2,227	
11	B152	身7・虐防・生3・2人・夜・Ⅳ							夜間早朝の場合	25% 加算			2,784	
11	B153	身7・虐防・生3・2人・深・Ⅳ						× 200%	深夜の場合	50% 加算			3,340	

居宅

訪問
介護

（特定Ⅳ）

種類	項目	サービス内容略称	算定項目							合成単位数	算定単位
11	7581	身体8・Ⅳ	訪問介護費又は共生型訪問介護費	イ 身体介護が中心 (4) 1時間以上	3時間半以上4時間未満 567 + 5 × 82 単位				特定事業所加算（Ⅳ） 3% 加算	1,006	1回につき
11	7582	身体8・夜・Ⅳ					夜間早朝の場合　　25% 加算			1,258	
11	7583	身体8・深・Ⅳ					深夜の場合　　　　50% 加算			1,510	
11	7584	身体8・2人・Ⅳ				2人の介護員等の場合				2,013	
11	7585	身体8・2人・夜・Ⅳ					夜間早朝の場合　　25% 加算			2,516	
11	7586	身体8・2人・深・Ⅳ					× 200%	深夜の場合　　　　50% 加算		3,019	
11	B154	身体8・虐防・Ⅳ			高齢者虐待防止措置未実施減算					996	
11	B155	身体8・虐防・夜・Ⅳ					夜間早朝の場合　　25% 加算			1,245	
11	B156	身体8・虐防・深・Ⅳ					深夜の場合　　　　50% 加算			1,495	
11	B157	身体8・虐防・2人・Ⅳ				2人の介護員等の場合				1,992	
11	B158	身体8・虐防・2人・夜・Ⅳ			1% 減算		夜間早朝の場合　　25% 加算			2,491	
11	B159	身体8・虐防・2人・深・Ⅳ					× 200%	深夜の場合　　　　50% 加算		2,988	
11	7605	身8生1・Ⅳ		身体介護4時間未満に引き続き生活援助が中心であるとき 567 + 5 × 82 単位	生活援助 20分以上45分未満行った場合 + 1 × 65 単位					1,073	
11	7606	身8生1・夜・Ⅳ					夜間早朝の場合　　25% 加算			1,342	
11	7607	身8生1・深・Ⅳ					深夜の場合　　　　50% 加算			1,610	
11	7608	身8生1・2人・Ⅳ				2人の介護員等の場合				2,147	
11	7609	身8生1・2人・夜・Ⅳ					夜間早朝の場合　　25% 加算			2,683	
11	7610	身8生1・2人・深・Ⅳ					× 200%	深夜の場合　　　　50% 加算		3,220	
11	7657	身8生2・Ⅳ			生活援助 45分以上70分未満行った場合 + 2 × 65 単位					1,140	
11	7658	身8生2・夜・Ⅳ					夜間早朝の場合　　25% 加算			- 1,426	
11	7659	身8生2・深・Ⅳ					深夜の場合　　　　50% 加算			1,711	
11	7660	身8生2・2人・Ⅳ				2人の介護員等の場合				2,280	
11	7661	身8生2・2人・夜・Ⅳ					夜間早朝の場合　　25% 加算			2,851	
11	7662	身8生2・2人・深・Ⅳ					× 200%	深夜の場合　　　　50% 加算		3,421	
11	7681	身8生3・Ⅳ			生活援助 70分以上行った場合 + 3 × 65 単位					1,207	
11	7682	身8生3・夜・Ⅳ					夜間早朝の場合　　25% 加算			1,509	
11	7683	身8生3・深・Ⅳ					深夜の場合　　　　50% 加算			1,811	
11	7684	身8生3・2人・Ⅳ				2人の介護員等の場合				2,414	
11	7685	身8生3・2人・夜・Ⅳ					夜間早朝の場合　　25% 加算			3,018	
11	7686	身8生3・2人・深・Ⅳ					× 200%	深夜の場合　　　　50% 加算		3,621	
11	B160	身8・虐防・生1・Ⅳ		高齢者虐待防止措置未実施減算 1% 減算	生活援助 20分以上45分未満行った場合 + 1 × 65 単位					1,063	
11	B161	身8・虐防・生1・夜・Ⅳ					夜間早朝の場合　　25% 加算			1,329	
11	B162	身8・虐防・生1・深・Ⅳ					深夜の場合　　　　50% 加算			1,594	
11	B163	身8・虐防・生1・2人・Ⅳ				2人の介護員等の場合				2,126	
11	B164	身8・虐防・生1・2人・夜・Ⅳ					夜間早朝の場合　　25% 加算			2,657	
11	B165	身8・虐防・生1・2人・深・Ⅳ					× 200%	深夜の場合　　　　50% 加算		3,189	
11	B166	身8・虐防・生2・Ⅳ			生活援助 45分以上70分未満行った場合 + 2 × 65 単位					1,130	
11	B167	身8・虐防・生2・夜・Ⅳ					夜間早朝の場合　　25% 加算			1,412	
11	B168	身8・虐防・生2・深・Ⅳ					深夜の場合　　　　50% 加算			1,695	
11	B169	身8・虐防・生2・2人・Ⅳ				2人の介護員等の場合				2,260	
11	B170	身8・虐防・生2・2人・夜・Ⅳ					夜間早朝の場合　　25% 加算			2,825	
11	B171	身8・虐防・生2・2人・深・Ⅳ					× 200%	深夜の場合　　　　50% 加算		3,390	
11	B172	身8・虐防・生3・Ⅳ			生活援助 70分以上行った場合 + 3 × 65 単位					1,197	
11	B173	身8・虐防・生3・夜・Ⅳ					夜間早朝の場合　　25% 加算			1,497	
11	B174	身8・虐防・生3・深・Ⅳ					深夜の場合　　　　50% 加算			1,795	
11	B175	身8・虐防・生3・2人・Ⅳ				2人の介護員等の場合				2,394	
11	B176	身8・虐防・生3・2人・夜・Ⅳ					夜間早朝の場合　　25% 加算			2,992	
11	B177	身8・虐防・生3・2人・深・Ⅳ					× 200%	深夜の場合　　　　50% 加算		3,591	

居宅

訪問
介護
（特定IV）

サービスコード 種類	項目	サービス内容略称	算定項目			合成単位数	算定単位
11	7705	身体9・IV	訪問介護費又は共生型訪問介護費 イ 身体介護が中心 (4)1時間以上 4時間以上 567＋ m× 82単位 m：1時間から計算して30分を増すごとのきざみ数				1回につき
11	7706	身体9・夜・IV			夜間早朝の場合　25%加算		
11	7707	身体9・深・IV			深夜の場合　50%加算		
11	7708	身体9・2人・IV		2人の介護員等の場合	特定事業所加算（IV）3%加算		
11	7709	身体9・2人・夜・IV			夜間早朝の場合　25%加算		
11	7710	身体9・2人・深・IV		×200%	深夜の場合　50%加算		
11	B178	身体9・虐防・IV	高齢者虐待防止措置未実施減算				
11	B179	身体9・虐防・夜・IV			夜間早朝の場合　25%加算		
11	B180	身体9・虐防・深・IV			深夜の場合　50%加算		
11	B181	身体9・虐防・2人・IV		2人の介護員等の場合			
11	B182	身体9・虐防・2人・夜・IV	1%減算		夜間早朝の場合　25%加算		
11	B183	身体9・虐防・2人・深・IV		×200%	深夜の場合　50%加算		
11	7757	身9生1・IV	身体介護4時間以上に引き続き生活援助が中心であるとき 567＋ m× 82 単位	生活援助20分以上45分未満行った場合			
11	7758	身9生1・夜・IV			夜間早朝の場合　25%加算		
11	7759	身9生1・深・IV			深夜の場合　50%加算		
11	7760	身9生1・2人・IV		＋ 1× 65単位 2人の介護員等の場合			
11	7761	身9生1・2人・夜・IV			夜間早朝の場合　25%加算		
11	7762	身9生1・2人・深・IV		×200%	深夜の場合　50%加算		
11	7781	身9生2・IV		生活援助45分以上70分未満行った場合			
11	7782	身9生2・夜・IV			夜間早朝の場合　25%加算		
11	7783	身9生2・深・IV			深夜の場合　50%加算		
11	7784	身9生2・2人・IV		＋ 2× 65単位 2人の介護員等の場合			
11	7785	身9生2・2人・夜・IV			夜間早朝の場合　25%加算		
11	7786	身9生2・2人・深・IV		×200%	深夜の場合　50%加算		
11	7805	身9生3・IV		生活援助70分以上行った場合			
11	7806	身9生3・夜・IV			夜間早朝の場合　25%加算		
11	7807	身9生3・深・IV			深夜の場合　50%加算		
11	7808	身9生3・2人・IV		＋ 3× 65単位 2人の介護員等の場合			
11	7809	身9生3・2人・夜・IV			夜間早朝の場合　25%加算		
11	7810	身9生3・2人・深・IV		×200%	深夜の場合　50%加算		
11	B184	身9・虐防・生1・IV	高齢者虐待防止措置未実施減算 1%減算	生活援助20分以上45分未満行った場合			
11	B185	身9・虐防・生1・夜・IV			夜間早朝の場合　25%加算		
11	B186	身9・虐防・生1・深・IV			深夜の場合　50%加算		
11	B187	身9・虐防・生1・2人・IV		＋ 1× 65単位 2人の介護員等の場合			
11	B188	身9・虐防・生1・2人・夜・IV			夜間早朝の場合　25%加算		
11	B189	身9・虐防・生1・2人・深・IV		×200%	深夜の場合　50%加算		
11	B190	身9・虐防・生2・IV		生活援助45分以上70分未満行った場合			
11	B191	身9・虐防・生2・夜・IV			夜間早朝の場合　25%加算		
11	B192	身9・虐防・生2・深・IV			深夜の場合　50%加算		
11	B193	身9・虐防・生2・2人・IV		＋ 2× 65単位 2人の介護員等の場合			
11	B194	身9・虐防・生2・2人・夜・IV			夜間早朝の場合　25%加算		
11	B195	身9・虐防・生2・2人・深・IV		×200%	深夜の場合　50%加算		
11	B196	身9・虐防・生3・IV		生活援助70分以上行った場合			
11	B197	身9・虐防・生3・夜・IV			夜間早朝の場合　25%加算		
11	B198	身9・虐防・生3・深・IV			深夜の場合　50%加算		
11	B199	身9・虐防・生3・2人・IV		＋ 3× 65単位 2人の介護員等の場合			
11	B200	身9・虐防・生3・2人・夜・IV			夜間早朝の場合　25%加算		
11	B201	身9・虐防・生3・2人・深・IV		×200%	深夜の場合　50%加算		

サービスコード		サービス内容略称	算定項目							合成単位数	算定単位
種類	項目										
11	7857	生活2・Ⅳ	訪問介護費又は共生型訪問介護費	ロ生活援助が中心	(1)20分以上45分未満 179 単位				特定事業所加算(Ⅳ) 3% 加算	184	1回につき
11	7858	生活2・夜・Ⅳ					夜間早朝の場合	25% 加算		231	
11	7859	生活2・深・Ⅳ					深夜の場合	50% 加算		277	
11	7860	生活2・2人・Ⅳ				2人の介護員等の場合				369	
11	7861	生活2・2人・夜・Ⅳ					夜間早朝の場合	25% 加算		461	
11	7862	生活2・2人・深・Ⅳ				× 200%	深夜の場合	50% 加算		553	
11	B202	生活2・虐防・Ⅳ			高齢者虐待防止措置未実施減算					182	
11	B203	生活2・虐防・夜・Ⅳ					夜間早朝の場合	25% 加算		228	
11	B204	生活2・虐防・深・Ⅳ					深夜の場合	50% 加算		274	
11	B205	生活2・虐防・2人・Ⅳ				2人の介護員等の場合				365	
11	B206	生活2・虐防・2人・夜・Ⅳ			1% 減算		夜間早朝の場合	25% 加算		456	
11	B207	生活2・虐防・2人・深・Ⅳ				× 200%	深夜の場合	50% 加算		547	
11	7881	生活3・Ⅳ			(2)45分以上 220 単位					227	
11	7882	生活3・夜・Ⅳ					夜間早朝の場合	25% 加算		283	
11	7883	生活3・深・Ⅳ					深夜の場合	50% 加算		340	
11	7884	生活3・2人・Ⅳ				2人の介護員等の場合				453	
11	7885	生活3・2人・夜・Ⅳ					夜間早朝の場合	25% 加算		567	
11	7886	生活3・2人・深・Ⅳ				× 200%	深夜の場合	50% 加算		680	
11	B208	生活3・虐防・Ⅳ			高齢者虐待防止措置未実施減算					225	
11	B209	生活3・虐防・夜・Ⅳ					夜間早朝の場合	25% 加算		281	
11	B210	生活3・虐防・深・Ⅳ					深夜の場合	50% 加算		337	
11	B211	生活3・虐防・2人・Ⅳ				2人の介護員等の場合				449	
11	B212	生活3・虐防・2人・夜・Ⅳ			1% 減算		夜間早朝の場合	25% 加算		561	
11	B213	生活3・虐防・2人・深・Ⅳ				× 200%	深夜の場合	50% 加算		674	
11	7905	通院等乗降介助・Ⅳ		ハ 通院等乗降介助 97 単位						100	
11	7906	通院等乗降介助・夜・Ⅳ					夜間早朝の場合	25% 加算		125	
11	7907	通院等乗降介助・深・Ⅳ					深夜の場合	50% 加算		150	
11	B214	通院等乗降介助・虐防・Ⅳ			高齢者虐待防止措置未実施減算					99	
11	B215	通院等乗降介助・虐防・夜・Ⅳ					夜間早朝の場合	25% 加算		124	
11	B216	通院等乗降介助・虐防・深・Ⅳ			1% 減算		深夜の場合	50% 加算		148	

居宅

訪問
介護

(特定Ⅳ)

20分未満の身体介護に引き続き生活援助を行った場合
※緊急時訪問介護加算を算定した場合に限り算定可能

居宅

訪問
介護
（20分未満）

種類	項目	サービス内容略称	算定項目						合成単位数	算定単位
11	4145	身体01生活1	訪問介護費又は共生型訪問介護費	イ 身体介護が中心 20分未満の身体介護に引き続き生活援助が中心であるとき 163 単位	生活援助 20分以上45分未満行った場合 ＋ 1 × 65 単位				228	1回につき
11	4146	身体01生活1・夜					夜間早朝の場合　25% 加算		285	
11	4147	身体01生活1・深					深夜の場合　50% 加算		342	
11	4148	身体01生活1・2人				2人の介護員等の場合			456	
11	4149	身体01生活1・2人・夜					夜間早朝の場合　25% 加算		570	
11	4150	身体01生活1・2人・深				× 200%	深夜の場合　50% 加算		684	
11	4169	身体01生活2			生活援助 45分以上70分未満行った場合 ＋ 2 × 65 単位				293	
11	4170	身体01生活2・夜					夜間早朝の場合　25% 加算		366	
11	4171	身体01生活2・深					深夜の場合　50% 加算		440	
11	4172	身体01生活2・2人				2人の介護員等の場合			586	
11	4173	身体01生活2・2人・夜					夜間早朝の場合　25% 加算		733	
11	4174	身体01生活2・2人・深				× 200%	深夜の場合　50% 加算		879	
11	4193	身体01生活3			生活援助 70分以上行った場合 ＋ 3 × 65 単位				358	
11	4194	身体01生活3・夜					夜間早朝の場合　25% 加算		448	
11	4195	身体01生活3・深					深夜の場合　50% 加算		537	
11	4196	身体01生活3・2人				2人の介護員等の場合			716	
11	4197	身体01生活3・2人・夜					夜間早朝の場合　25% 加算		895	
11	4198	身体01生活3・2人・深				× 200%	深夜の場合　50% 加算		1,074	
11	B217	身体01・虐防・生1		高齢者虐待防止措置未実施減算 1% 減算	生活援助 20分以上45分未満行った場合 ＋ 1 × 65 単位				226	
11	B218	身体01・虐防・生1・夜					夜間早朝の場合　25% 加算		283	
11	B219	身体01・虐防・生1・深					深夜の場合　50% 加算		339	
11	B220	身体01・虐防・生1・2人				2人の介護員等の場合			452	
11	B221	身体01・虐防・生1・2人・夜					夜間早朝の場合　25% 加算		565	
11	B222	身体01・虐防・生1・2人・深				× 200%	深夜の場合　50% 加算		678	
11	B223	身体01・虐防・生2			生活援助 45分以上70分未満行った場合 ＋ 2 × 65 単位				291	
11	B224	身体01・虐防・生2・夜					夜間早朝の場合　25% 加算		364	
11	B225	身体01・虐防・生2・深					深夜の場合　50% 加算		437	
11	B226	身体01・虐防・生2・2人				2人の介護員等の場合			582	
11	B227	身体01・虐防・生2・2人・夜					夜間早朝の場合　25% 加算		728	
11	B228	身体01・虐防・生2・2人・深				× 200%	深夜の場合　50% 加算		873	
11	B229	身体01・虐防・生3			生活援助 70分以上行った場合 ＋ 3 × 65 単位				356	
11	B230	身体01・虐防・生3・夜					夜間早朝の場合　25% 加算		445	
11	B231	身体01・虐防・生3・深					深夜の場合　50% 加算		534	
11	B232	身体01・虐防・生3・2人				2人の介護員等の場合			712	
11	B233	身体01・虐防・生3・2人・夜					夜間早朝の場合　25% 加算		890	
11	B234	身体01・虐防・生3・2人・深				× 200%	深夜の場合　50% 加算		1,068	

特定事業所加算（Ⅰ）が適用される場合

訪問介護費又は共生型訪問介護費 ／ イ 身体介護が中心 ／ 20分未満の身体介護に引き続き生活援助が中心であるとき 163単位 ／ 特定事業所加算（Ⅰ）20％加算

種類	項目	サービス内容略称	算定項目	合成単位数	算定単位
11	4245	身01生1・Ⅰ	生活援助 20分以上45分未満行った場合 ＋1×65単位	274	1回につき
11	4246	身01生1・夜・Ⅰ	夜間早朝の場合 25％加算	342	
11	4247	身01生1・深・Ⅰ	深夜の場合 50％加算	410	
11	4248	身01生1・2人・Ⅰ	2人の介護員等の場合 ×200％	547	
11	4249	身01生1・2人・夜・Ⅰ	夜間早朝の場合 25％加算	684	
11	4250	身01生1・2人・深・Ⅰ	深夜の場合 50％加算	821	
11	4257	身01生2・Ⅰ	生活援助 45分以上70分未満行った場合 ＋2×65単位	352	
11	4258	身01生2・夜・Ⅰ	夜間早朝の場合 25％加算	439	
11	4259	身01生2・深・Ⅰ	深夜の場合 50％加算	528	
11	4260	身01生2・2人・Ⅰ	2人の介護員等の場合 ×200％	703	
11	4261	身01生2・2人・夜・Ⅰ	夜間早朝の場合 25％加算	880	
11	4262	身01生2・2人・深・Ⅰ	深夜の場合 50％加算	1,055	
11	4269	身01生3・Ⅰ	生活援助 70分以上行った場合 ＋3×65単位	430	
11	4270	身01生3・夜・Ⅰ	夜間早朝の場合 25％加算	538	
11	4271	身01生3・深・Ⅰ	深夜の場合 50％加算	644	
11	4272	身01生3・2人・Ⅰ	2人の介護員等の場合 ×200％	859	
11	4273	身01生3・2人・夜・Ⅰ	夜間早朝の場合 25％加算	1,074	
11	4274	身01生3・2人・深・Ⅰ	深夜の場合 50％加算	1,289	
11	B235	身01・虐防・生1・Ⅰ	高齢者虐待防止措置未実施減算 1％減算 生活援助 20分以上45分未満行った場合 ＋1×65単位	271	
11	B236	身01・虐防・生1・夜・Ⅰ	夜間早朝の場合 25％加算	340	
11	B237	身01・虐防・生1・深・Ⅰ	深夜の場合 50％加算	407	
11	B238	身01・虐防・生1・2人・Ⅰ	2人の介護員等の場合 ×200％	542	
11	B239	身01・虐防・生1・2人・夜・Ⅰ	夜間早朝の場合 25％加算	678	
11	B240	身01・虐防・生1・2人・深・Ⅰ	深夜の場合 50％加算	814	
11	B241	身01・虐防・生2・Ⅰ	生活援助 45分以上70分未満行った場合 ＋2×65単位	349	
11	B242	身01・虐防・生2・夜・Ⅰ	夜間早朝の場合 25％加算	437	
11	B243	身01・虐防・生2・深・Ⅰ	深夜の場合 50％加算	524	
11	B244	身01・虐防・生2・2人・Ⅰ	2人の介護員等の場合 ×200％	698	
11	B245	身01・虐防・生2・2人・夜・Ⅰ	夜間早朝の場合 25％加算	874	
11	B246	身01・虐防・生2・2人・深・Ⅰ	深夜の場合 50％加算	1,048	
11	B247	身01・虐防・生3・Ⅰ	生活援助 70分以上行った場合 ＋3×65単位	427	
11	B248	身01・虐防・生3・夜・Ⅰ	夜間早朝の場合 25％加算	534	
11	B249	身01・虐防・生3・深・Ⅰ	深夜の場合 50％加算	641	
11	B250	身01・虐防・生3・2人・Ⅰ	2人の介護員等の場合 ×200％	854	
11	B251	身01・虐防・生3・2人・夜・Ⅰ	夜間早朝の場合 25％加算	1,068	
11	B252	身01・虐防・生3・2人・深・Ⅰ	深夜の場合 50％加算	1,282	

居宅

訪問介護（20分未満）

特定事業所加算（Ⅱ）が適用される場合

居宅

訪問介護
（20分未満）

種類	項目	サービス内容略称	算定項目							合成単位数	算定単位
11	4345	身01生1・Ⅱ	訪問介護費又は共生型訪問介護費	イ身体介護が中心	20分未満の身体介護に引き続き生活援助が中心であるとき 163 単位	生活援助 20分以上45分未満行った場合 + 1 × 65 単位		特定事業所加算（Ⅱ） 10% 加算		251	1回につき
11	4346	身01生1・夜・Ⅱ					夜間早朝の場合 25% 加算			314	
11	4347	身01生1・深・Ⅱ					深夜の場合 50% 加算			376	
11	4348	身01生1・2人・Ⅱ					2人の介護員等の場合			502	
11	4349	身01生1・2人・夜・Ⅱ					夜間早朝の場合 25% 加算			627	
11	4350	身01生1・2人・深・Ⅱ					× 200% 深夜の場合 50% 加算			752	
11	4369	身01生2・Ⅱ				生活援助 45分以上70分未満行った場合 + 2 × 65 単位				322	
11	4370	身01生2・夜・Ⅱ					夜間早朝の場合 25% 加算			403	
11	4371	身01生2・深・Ⅱ					深夜の場合 50% 加算			484	
11	4372	身01生2・2人・Ⅱ					2人の介護員等の場合			645	
11	4373	身01生2・2人・夜・Ⅱ					夜間早朝の場合 25% 加算			806	
11	4374	身01生2・2人・深・Ⅱ					× 200% 深夜の場合 50% 加算			967	
11	4393	身01生3・Ⅱ				生活援助 70分以上行った場合 + 3 × 65 単位				394	
11	4394	身01生3・夜・Ⅱ					夜間早朝の場合 25% 加算			493	
11	4395	身01生3・深・Ⅱ					深夜の場合 50% 加算			591	
11	4396	身01生3・2人・Ⅱ					2人の介護員等の場合			788	
11	4397	身01生3・2人・夜・Ⅱ					夜間早朝の場合 25% 加算			985	
11	4398	身01生3・2人・深・Ⅱ					× 200% 深夜の場合 50% 加算			1,181	
11	B253	身01・虐防・生1・Ⅱ			高齢者虐待防止措置未実施減算 1% 減算	生活援助 20分以上45分未満行った場合 + 1 × 65 単位				249	
11	B254	身01・虐防・生1・夜・Ⅱ					夜間早朝の場合 25% 加算			311	
11	B255	身01・虐防・生1・深・Ⅱ					深夜の場合 50% 加算			373	
11	B256	身01・虐防・生1・2人・Ⅱ					2人の介護員等の場合			497	
11	B257	身01・虐防・生1・2人・夜・Ⅱ					夜間早朝の場合 25% 加算			622	
11	B258	身01・虐防・生1・2人・深・Ⅱ					× 200% 深夜の場合 50% 加算			746	
11	B259	身01・虐防・生2・Ⅱ				生活援助 45分以上70分未満行った場合 + 2 × 65 単位				320	
11	B260	身01・虐防・生2・夜・Ⅱ					夜間早朝の場合 25% 加算			400	
11	B261	身01・虐防・生2・深・Ⅱ					深夜の場合 50% 加算			481	
11	B262	身01・虐防・生2・2人・Ⅱ					2人の介護員等の場合			640	
11	B263	身01・虐防・生2・2人・夜・Ⅱ					夜間早朝の場合 25% 加算			801	
11	B264	身01・虐防・生2・2人・深・Ⅱ					× 200% 深夜の場合 50% 加算			960	
11	B265	身01・虐防・生3・Ⅱ				生活援助 70分以上行った場合 + 3 × 65 単位				392	
11	B266	身01・虐防・生3・夜・Ⅱ					夜間早朝の場合 25% 加算			490	
11	B267	身01・虐防・生3・深・Ⅱ					深夜の場合 50% 加算			587	
11	B268	身01・虐防・生3・2人・Ⅱ					2人の介護員等の場合			783	
11	B269	身01・虐防・生3・2人・夜・Ⅱ					夜間早朝の場合 25% 加算			979	
11	B270	身01・虐防・生3・2人・深・Ⅱ					× 200% 深夜の場合 50% 加算			1,175	

特定事業所加算（Ⅲ）が適用される場合

種類	項目	サービス内容略称			算定項目						合成単位数	算定単位
11	4445	身01生1・Ⅲ	訪問介護費又は共生型訪問介護費	イ 身体介護が中心 20分未満の身体介護に引き続き生活援助が中心であるとき 163 単位	生活援助 20分以上45分未満行った場合 + 1 × 65 単位				特定事業所加算(Ⅲ) 10% 加算		251	1回につき
11	4446	身01生1・夜・Ⅲ					夜間早朝の場合	25% 加算			314	
11	4447	身01生1・深・Ⅲ					深夜の場合	50% 加算			376	
11	4448	身01生1・2人・Ⅲ				2人の介護員等の場合					502	
11	4449	身01生1・2人・夜・Ⅲ					夜間早朝の場合	25% 加算			627	
11	4450	身01生1・2人・深・Ⅲ				× 200%	深夜の場合	50% 加算			752	
11	4469	身01生2・Ⅲ			生活援助 45分以上70分未満行った場合 + 2 × 65 単位						322	
11	4470	身01生2・夜・Ⅲ					夜間早朝の場合	25% 加算			403	
11	4471	身01生2・深・Ⅲ					深夜の場合	50% 加算			484	
11	4472	身01生2・2人・Ⅲ				2人の介護員等の場合					645	
11	4473	身01生2・2人・夜・Ⅲ					夜間早朝の場合	25% 加算			806	
11	4474	身01生2・2人・深・Ⅲ				× 200%	深夜の場合	50% 加算			967	
11	4493	身01生3・Ⅲ			生活援助 70分以上行った場合 + 3 × 65 単位						394	
11	4494	身01生3・夜・Ⅲ					夜間早朝の場合	25% 加算			493	
11	4495	身01生3・深・Ⅲ					深夜の場合	50% 加算			591	
11	4496	身01生3・2人・Ⅲ				2人の介護員等の場合					788	
11	4497	身01生3・2人・夜・Ⅲ					夜間早朝の場合	25% 加算			985	
11	4498	身01生3・2人・深・Ⅲ				× 200%	深夜の場合	50% 加算			1,181	
11	B271	身01・虐防・生1・Ⅲ		高齢者虐待防止措置未実施減算 1% 減算	生活援助 20分以上45分未満行った場合 + 1 × 65 単位						249	
11	B272	身01・虐防・生1・夜・Ⅲ					夜間早朝の場合	25% 加算			311	
11	B273	身01・虐防・生1・深・Ⅲ					深夜の場合	50% 加算			373	
11	B274	身01・虐防・生1・2人・Ⅲ				2人の介護員等の場合					497	
11	B275	身01・虐防・生1・2人・夜・Ⅲ					夜間早朝の場合	25% 加算			622	
11	B276	身01・虐防・生1・2人・深・Ⅲ				× 200%	深夜の場合	50% 加算			746	
11	B277	身01・虐防・生2・Ⅲ			生活援助 45分以上70分未満行った場合 + 2 × 65 単位						320	
11	B278	身01・虐防・上2・夜・Ⅲ					夜間早朝の場合	25% 加算			400	
11	B279	身01・虐防・生2・深・Ⅲ					深夜の場合	50% 加算			481	
11	B280	身01・虐防・生2・2人・Ⅲ				2人の介護員等の場合					640	
11	B281	身01・虐防・生2・2人・夜・Ⅲ					夜間早朝の場合	25% 加算			801	
11	B282	身01・虐防・生2・2人・深・Ⅲ				× 200%	深夜の場合	50% 加算			960	
11	B283	身01・虐防・生3・Ⅲ			生活援助 70分以上行った場合 + 3 × 65 単位						392	
11	B284	身01・虐防・生3・夜・Ⅲ					夜間早朝の場合	25% 加算			490	
11	B285	身01・虐防・生3・深・Ⅲ					深夜の場合	50% 加算			587	
11	B286	身01・虐防・生3・2人・Ⅲ				2人の介護員等の場合					783	
11	B287	身01・虐防・生3・2人・夜・Ⅲ					夜間早朝の場合	25% 加算			979	
11	B288	身01・虐防・生3・2人・深・Ⅲ				× 200%	深夜の場合	50% 加算			1,175	

居宅

訪問介護
（20分未満）

居宅

訪問介護

（20分未満）

特定事業所加算（Ⅳ）が適用される場合

サービスコード 種類	項目	サービス内容略称	算定項目								合成単位数	算定単位
11	7010	身01生1・Ⅳ	イ 訪問介護費又は共生型訪問介護費 身体介護が中心	20分未満の身体介護に引き続き生活援助が中心であるとき 163 単位	生活援助 20分以上45分未満行った場合 ＋ 1 × 65 単位				特定事業所加算（Ⅳ）	235	1回につき
11	7011	身01生1・夜・Ⅳ					夜間早朝の場合 25% 加算			294	
11	7012	身01生1・深・Ⅳ					深夜の場合 50% 加算			352	
11	7013	身01生1・2人・Ⅳ				2人の介護員等の場合				470	
11	7014	身01生1・2人・夜・Ⅳ					夜間早朝の場合 25% 加算		3% 加算	587	
11	7015	身01生1・2人・深・Ⅳ				× 200%	深夜の場合 50% 加算			705	
11	7046	身01生2・Ⅳ			生活援助 45分以上70分未満行った場合 ＋ 2 × 65 単位					302	
11	7047	身01生2・夜・Ⅳ					夜間早朝の場合 25% 加算			377	
11	7048	身01生2・深・Ⅳ					深夜の場合 50% 加算			453	
11	7049	身01生2・2人・Ⅳ				2人の介護員等の場合				604	
11	7050	身01生2・2人・夜・Ⅳ					夜間早朝の場合 25% 加算			755	
11	7051	身01生2・2人・深・Ⅳ				× 200%	深夜の場合 50% 加算			905	
11	7082	身01生3・Ⅳ			生活援助 70分以上行った場合 ＋ 3 × 65 単位					369	
11	7083	身01生3・夜・Ⅳ					夜間早朝の場合 25% 加算			461	
11	7084	身01生3・深・Ⅳ					深夜の場合 50% 加算			553	
11	7085	身01生3・2人・Ⅳ				2人の介護員等の場合				737	
11	7086	身01生3・2人・夜・Ⅳ					夜間早朝の場合 25% 加算			922	
11	7087	身01生3・2人・深・Ⅳ				× 200%	深夜の場合 50% 加算			1,106	
11	B289	身01・虐防・生1・Ⅳ		高齢者虐待防止措置未実施減算 1% 減算	生活援助 20分以上45分未満行った場合 ＋ 1 × 65 単位					233	
11	B290	身01・虐防・生1・夜・Ⅳ					夜間早朝の場合 25% 加算			291	
11	B291	身01・虐防・生1・深・Ⅳ					深夜の場合 50% 加算			349	
11	B292	身01・虐防・生1・2人・Ⅳ				2人の介護員等の場合				466	
11	B293	身01・虐防・生1・2人・夜・Ⅳ					夜間早朝の場合 25% 加算			582	
11	B294	身01・虐防・生1・2人・深・Ⅳ				× 200%	深夜の場合 50% 加算			698	
11	B295	身01・虐防・生2・Ⅳ			生活援助 45分以上70分未満行った場合 ＋ 2 × 65 単位					300	
11	B296	身01・虐防・生2・夜・Ⅳ					夜間早朝の場合 25% 加算			375	
11	B297	身01・虐防・生2・深・Ⅳ					深夜の場合 50% 加算			450	
11	B298	身01・虐防・生2・2人・Ⅳ				2人の介護員等の場合				599	
11	B299	身01・虐防・生2・2人・夜・Ⅳ					夜間早朝の場合 25% 加算			750	
11	B300	身01・虐防・生2・2人・深・Ⅳ				× 200%	深夜の場合 50% 加算			899	
11	B301	身01・虐防・生3・Ⅳ			生活援助 70分以上行った場合 ＋ 3 × 65 単位					367	
11	B302	身01・虐防・生3・夜・Ⅳ					夜間早朝の場合 25% 加算			458	
11	B303	身01・虐防・生3・深・Ⅳ					深夜の場合 50% 加算			550	
11	B304	身01・虐防・生3・2人・Ⅳ				2人の介護員等の場合				733	
11	B305	身01・虐防・生3・2人・夜・Ⅳ					夜間早朝の場合 25% 加算			917	
11	B306	身01・虐防・生3・2人・深・Ⅳ				× 200%	深夜の場合 50% 加算			1,100	

20分未満の身体介護に引き続き生活援助を行った場合（頻回の訪問として行う場合）

※緊急時訪問介護加算を算定した場合に限り算定可能

サービスコード 種類	項目	サービス内容略称	算定項目						合成単位数	算定単位
11	4601	身体O2生活1	訪問介護費又は共生型訪問介護費	イ身体介護が中心	20分未満の身体介護に引き続き生活援助が中心であるとき 163単位	生活援助 20分以上45分未満行った場合 ＋1×65単位			228	1回につき
11	4602	身体O2生活1・夜						夜間早朝の場合 25%加算	285	
11	4603	身体O2生活1・深						深夜の場合 50%加算	342	
11	4604	身体O2生活1・2人					2人の介護員等の場合		456	
11	4605	身体O2生活1・2人・夜					×200%	夜間早朝の場合 25%加算	570	
11	4606	身体O2生活1・2人・深						深夜の場合 50%加算	684	
11	4646	身体O2生活2				生活援助 45分以上70分未満行った場合 ＋2×65単位			293	
11	4647	身体O2生活2・夜						夜間早朝の場合 25%加算	366	
11	4648	身体O2生活2・深						深夜の場合 50%加算	440	
11	4649	身体O2生活2・2人					2人の介護員等の場合		586	
11	4650	身体O2生活2・2人・夜					×200%	夜間早朝の場合 25%加算	733	
11	4651	身体O2生活2・2人・深						深夜の場合 50%加算	879	
11	4658	身体O2生活3				生活援助 70分以上行った場合 ＋3×65単位			358	
11	4659	身体O2生活3・夜						夜間早朝の場合 25%加算	448	
11	4660	身体O2生活3・深						深夜の場合 50%加算	537	
11	4661	身体O2生活3・2人					2人の介護員等の場合		716	
11	4662	身体O2生活3・2人・夜					×200%	夜間早朝の場合 25%加算	895	
11	4663	身体O2生活3・2人・深						深夜の場合 50%加算	1,074	
11	B307	身体O2・虐防・生1			高齢者虐待防止措置未実施減算 1%減算	生活援助 20分以上45分未満行った場合 ＋1×65単位			226	
11	B308	身体O2・虐防・生1・夜						夜間早朝の場合 25%加算	283	
11	B309	身体O2・虐防・生1・深						深夜の場合 50%加算	339	
11	B310	身体O2・虐防・生1・2人					2人の介護員等の場合		452	
11	B311	身体O2・虐防・生1・2人・夜					×200%	夜間早朝の場合 25%加算	565	
11	B312	身体O2・虐防・生1・2人・深						深夜の場合 50%加算	678	
11	B313	身体O2・虐防・生2				生活援助 45分以上70分未満行った場合 ＋2×65単位			291	
11	B314	身体O2・虐防・生2・夜						夜間早朝の場合 25%加算	364	
11	B315	身体O2・虐防・生2・深						深夜の場合 50%加算	437	
11	B316	身体O2・虐防・生2・2人					2人の介護員等の場合		582	
11	B317	身体O2・虐防・生2・2人・夜					×200%	夜間早朝の場合 25%加算	728	
11	B318	身体O2・虐防・生2・2人・深						深夜の場合 50%加算	873	
11	B319	身体O2・虐防・生3				生活援助 70分以上行った場合 ＋3×65単位			356	
11	B320	身体O2・虐防・生3・夜						夜間早朝の場合 25%加算	445	
11	B321	身体O2・虐防・生3・深						深夜の場合 50%加算	534	
11	B322	身体O2・虐防・生3・2人					2人の介護員等の場合		712	
11	B323	身体O2・虐防・生3・2人・夜					×200%	夜間早朝の場合 25%加算	890	
11	B324	身体O2・虐防・生3・2人・深						深夜の場合 50%加算	1,068	

居宅

訪問介護（20分未満／頻回）

特定事業所加算（Ⅰ）が適用される場合

サービスコード 種類	項目	サービス内容略称	算定項目								合成単位数	算定単位
11	4670	身02生1・Ⅰ	訪問介護費又は共生型訪問介護費	イ身体介護が中心	20分未満の身体介護に引き続き生活援助が中心であるとき 163 単位	生活援助 20分以上45分未満行った場合 + 1 × 65 単位				特定事業所加算（Ⅰ） 20% 加算	274	1回につき
11	4671	身02生1・夜・Ⅰ					夜間早朝の場合	25% 加算			342	
11	4672	身02生1・深・Ⅰ					深夜の場合	50% 加算			410	
11	4673	身02生1・2人・Ⅰ					2人の介護員等の場合				547	
11	4674	身02生1・2人・夜・Ⅰ						夜間早朝の場合	25% 加算		684	
11	4675	身02生1・2人・深・Ⅰ					× 200%	深夜の場合	50% 加算		821	
11	4676	身02生2・Ⅰ				生活援助 45分以上70分未満行った場合 + 2 × 65 単位						352	
11	4677	身02生2・夜・Ⅰ					夜間早朝の場合	25% 加算			439	
11	4678	身02生2・深・Ⅰ					深夜の場合	50% 加算			528	
11	4679	身02生2・2人・Ⅰ					2人の介護員等の場合				703	
11	4680	身02生2・2人・夜・Ⅰ						夜間早朝の場合	25% 加算		880	
11	4681	身02生2・2人・深・Ⅰ					× 200%	深夜の場合	50% 加算		1,055	
11	4682	身02生3・Ⅰ				生活援助 70分以上行った場合 + 3 × 65 単位						430	
11	4683	身02生3・夜・Ⅰ					夜間早朝の場合	25% 加算			538	
11	4684	身02生3・深・Ⅰ					深夜の場合	50% 加算			644	
11	4685	身02生3・2人・Ⅰ					2人の介護員等の場合				859	
11	4686	身02生3・2人・夜・Ⅰ						夜間早朝の場合	25% 加算		1,074	
11	4687	身02生3・2人・深・Ⅰ					× 200%	深夜の場合	50% 加算		1,289	
11	B325	身02・虐防・生1・Ⅰ			高齢者虐待防止措置未実施減算 1% 減算	生活援助 20分以上45分未満行った場合 + 1 × 65 単位						271	
11	B326	身02・虐防・生1・夜・Ⅰ					夜間早朝の場合	25% 加算			340	
11	B327	身02・虐防・生1・深・Ⅰ					深夜の場合	50% 加算			407	
11	B328	身02・虐防・生1・2人・Ⅰ					2人の介護員等の場合				542	
11	B329	身02・虐防・生1・2人・夜・Ⅰ						夜間早朝の場合	25% 加算		678	
11	B330	身02・虐防・生1・2人・深・Ⅰ					× 200%	深夜の場合	50% 加算		814	
11	B331	身02・虐防・生2・Ⅰ				生活援助 45分以上70分未満行った場合 + 2 × 65 単位						349	
11	B332	身02・虐防・生2・夜・Ⅰ					夜間早朝の場合	25% 加算			437	
11	B333	身02・虐防・生2・深・Ⅰ					深夜の場合	50% 加算			524	
11	B334	身02・虐防・生2・2人・Ⅰ					2人の介護員等の場合				698	
11	B335	身02・虐防・生2・2人・夜・Ⅰ						夜間早朝の場合	25% 加算		874	
11	B336	身02・虐防・生2・2人・深・Ⅰ					× 200%	深夜の場合	50% 加算		1,048	
11	B337	身02・虐防・生3・Ⅰ				生活援助 70分以上行った場合 + 3 × 65 単位						427	
11	B338	身02・虐防・生3・夜・Ⅰ					夜間早朝の場合	25% 加算			534	
11	B339	身02・虐防・生3・深・Ⅰ					深夜の場合	50% 加算			641	
11	B340	身02・虐防・生3・2人・Ⅰ					2人の介護員等の場合				854	
11	B341	身02・虐防・生3・2人・夜・Ⅰ						夜間早朝の場合	25% 加算		1,068	
11	B342	身02・虐防・生3・2人・深・Ⅰ					× 200%	深夜の場合	50% 加算		1,282	

特定事業所加算（Ⅱ）が適用される場合

種類	項目	サービス内容略称	算定項目							合成単位数	算定単位
11	4688	身02生1・Ⅱ	訪問介護費又は共生型訪問介護費	イ 身体介護が中心 20分未満の身体介護に引き続き生活援助が中心であるとき 163 単位	生活援助 20分以上45分 未満行った場合 ＋ 1 × 65 単位				特定事業所加算（Ⅱ） 10% 加算	251	1回につき
11	4689	身02生1・夜・Ⅱ					夜間早朝の場合	25% 加算		314	
11	4690	身02生1・深・Ⅱ					深夜の場合	50% 加算		376	
11	4691	身02生1・2人・Ⅱ				2人の介護員等の場合				502	
11	4692	身02生1・2人・夜・Ⅱ					夜間早朝の場合	25% 加算		627	
11	4693	身02生1・2人・深・Ⅱ				× 200%	深夜の場合	50% 加算		752	
11	4700	身02生2・Ⅱ			生活援助 45分以上70分 未満行った場合 ＋ 2 × 65 単位					322	
11	4701	身02生2・夜・Ⅱ					夜間早朝の場合	25% 加算		403	
11	4702	身02生2・深・Ⅱ					深夜の場合	50% 加算		484	
11	4703	身02生2・2人・Ⅱ				2人の介護員等の場合				645	
11	4704	身02生2・2人・夜・Ⅱ					夜間早朝の場合	25% 加算		806	
11	4705	身02生2・2人・深・Ⅱ				× 200%	深夜の場合	50% 加算		967	
11	4745	身02生3・Ⅱ			生活援助 70分以上 行った場合 ＋ 3 × 65 単位					394	
11	4746	身02生3・夜・Ⅱ					夜間早朝の場合	25% 加算		493	
11	4747	身02生3・深・Ⅱ					深夜の場合	50% 加算		591	
11	4748	身02生3・2人・Ⅱ				2人の介護員等の場合				788	
11	4749	身02生3・2人・夜・Ⅱ					夜間早朝の場合	25% 加算		985	
11	4750	身02生3・2人・深・Ⅱ				× 200%	深夜の場合	50% 加算		1,181	
11	B343	身02・虐防・生1・Ⅱ		高齢者虐待防止措置未実施減算 1% 減算	生活援助 20分以上45分 未満行った場合 ＋ 1 × 65 単位					249	
11	B344	身02・虐防・生1・夜・Ⅱ					夜間早朝の場合	25% 加算		311	
11	B345	身02・虐防・生1・深・Ⅱ					深夜の場合	50% 加算		373	
11	B346	身02・虐防・生1・2人・Ⅱ				2人の介護員等の場合				497	
11	B347	身02・虐防・生1・2人・夜・Ⅱ					夜間早朝の場合	25% 加算		622	
11	B348	身02・虐防・生1・2人・深・Ⅱ				× 200%	深夜の場合	50% 加算		746	
11	B349	身02・虐防・生2・Ⅱ			生活援助 45分以上70分 未満行った場合 ＋ 2 × 65 単位					320	
11	B350	身02・虐防・生2・夜・Ⅱ					夜間早朝の場合	25% 加算		400	
11	B351	身02・虐防・生2・深・Ⅱ					深夜の場合	50% 加算		481	
11	B352	身02・虐防・生2・2人・Ⅱ				2人の介護員等の場合				640	
11	B353	身02・虐防・生2・2人・夜・Ⅱ					夜間早朝の場合	25% 加算		801	
11	B354	身02・虐防・生2・2人・深・Ⅱ				× 200%	深夜の場合	50% 加算		960	
11	B355	身02・虐防・生3・Ⅱ			生活援助 70分以上 行った場合 ＋ 3 × 65 単位					392	
11	B356	身02・虐防・生3・夜・Ⅱ					夜間早朝の場合	25% 加算		490	
11	B357	身02・虐防・生3・深・Ⅱ					深夜の場合	50% 加算		587	
11	B358	身02・虐防・生3・2人・Ⅱ				2人の介護員等の場合				783	
11	B359	身02・虐防・生3・2人・夜・Ⅱ					夜間早朝の場合	25% 加算		979	
11	B360	身02・虐防・生3・2人・深・Ⅱ				× 200%	深夜の場合	50% 加算		1,175	

居宅

訪問介護
（20分未満／頻回）

特定事業所加算（Ⅲ）が適用される場合

種類	項目	サービス内容略称	算定項目					合成単位数	算定単位
11	4757	身02生1・Ⅲ	訪問介護費又は共生型訪問介護費	イ身体介護が中心	20分未満の身体介護に引き続き生活援助が中心であるとき 163単位	生活援助 20分以上45分未満行った場合 ＋ 1 × 65単位		251	1回につき
11	4758	身02生1・夜・Ⅲ				夜間早朝の場合 25％加算		314	
11	4759	身02生1・深・Ⅲ				深夜の場合 50％加算		376	
11	4760	身02生1・2人・Ⅲ				2人の介護員等の場合 × 200％		502	
11	4761	身02生1・2人・夜・Ⅲ				夜間早朝の場合 25％加算		627	
11	4762	身02生1・2人・深・Ⅲ				深夜の場合 50％加算		752	
11	4769	身02生2・Ⅲ				生活援助 45分以上70分未満行った場合 ＋ 2 × 65単位		322	
11	4770	身02生2・夜・Ⅲ				夜間早朝の場合 25％加算		403	
11	4771	身02生2・深・Ⅲ				深夜の場合 50％加算		484	
11	4772	身02生2・2人・Ⅲ				2人の介護員等の場合 × 200％		645	
11	4773	身02生2・2人・夜・Ⅲ				夜間早朝の場合 25％加算		806	
11	4774	身02生2・2人・深・Ⅲ				深夜の場合 50％加算		967	
11	4781	身02生3・Ⅲ				生活援助 70分以上行った場合 ＋ 3 × 65単位		394	
11	4782	身02生3・夜・Ⅲ				夜間早朝の場合 25％加算		493	
11	4783	身02生3・深・Ⅲ				深夜の場合 50％加算		591	
11	4784	身02生3・2人・Ⅲ				2人の介護員等の場合 × 200％		788	
11	4785	身02生3・2人・夜・Ⅲ				夜間早朝の場合 25％加算		985	
11	4786	身02生3・2人・深・Ⅲ				深夜の場合 50％加算		1,181	
11	B361	身02・虐防・生1・Ⅲ			高齢者虐待防止措置未実施減算 1％減算	生活援助 20分以上45分未満行った場合 ＋ 1 × 65単位		249	
11	B362	身02・虐防・生1・夜・Ⅲ				夜間早朝の場合 25％加算		311	
11	B363	身02・虐防・生1・深・Ⅲ				深夜の場合 50％加算		373	
11	B364	身02・虐防・生1・2人・Ⅲ				2人の介護員等の場合 × 200％		497	
11	B365	身02・虐防・生1・2人・夜・Ⅲ				夜間早朝の場合 25％加算		622	
11	B366	身02・虐防・生1・2人・深・Ⅲ				深夜の場合 50％加算		746	
11	B367	身02・虐防・生2・Ⅲ				生活援助 45分以上70分未満行った場合 ＋ 2 × 65単位		320	
11	B368	身02・虐防・生2・夜・Ⅲ				夜間早朝の場合 25％加算		400	
11	B369	身02・虐防・生2・深・Ⅲ				深夜の場合 50％加算		481	
11	B370	身02・虐防・生2・2人・Ⅲ				2人の介護員等の場合 × 200％		640	
11	B371	身02・虐防・生2・2人・夜・Ⅲ				夜間早朝の場合 25％加算		801	
11	B372	身02・虐防・生2・2人・深・Ⅲ				深夜の場合 50％加算		960	
11	B373	身02・虐防・生3・Ⅲ				生活援助 70分以上行った場合 ＋ 3 × 65単位		392	
11	B374	身02・虐防・生3・夜・Ⅲ				夜間早朝の場合 25％加算		490	
11	B375	身02・虐防・生3・深・Ⅲ				深夜の場合 50％加算		587	
11	B376	身02・虐防・生3・2人・Ⅲ				2人の介護員等の場合 × 200％		783	
11	B377	身02・虐防・生3・2人・夜・Ⅲ				夜間早朝の場合 25％加算		979	
11	B378	身02・虐防・生3・2人・深・Ⅲ				深夜の場合 50％加算		1,175	

※ 特定事業所加算（Ⅲ）10％加算

特定事業所加算（Ⅳ）が適用される場合

種類	項目	サービス内容略称	算定項目								合成単位数	算定単位
11	4793	身02生1・Ⅳ	訪問介護費又は共生型訪問介護費	イ 身体介護が中心	20分未満の身体介護に引き続き生活援助が中心であるとき 163 単位	生活援助 20分以上45分未満行った場合 + 1 × 65 単位				特定事業所加算（Ⅳ） 3% 加算	235	1回につき
11	4794	身02生1・夜・Ⅳ						夜間早朝の場合	25% 加算		294	
11	4795	身02生1・深・Ⅳ						深夜の場合	50% 加算		352	
11	4796	身02生1・2人・Ⅳ					2人の介護員等の場合				470	
11	4797	身02生1・2人・夜・Ⅳ						夜間早朝の場合	25% 加算		587	
11	4798	身02生1・2人・深・Ⅳ					× 200%	深夜の場合	50% 加算		705	
11	4805	身02生2・Ⅳ				生活援助 45分以上70分未満行った場合 + 2 × 65 単位					302	
11	4806	身02生2・夜・Ⅳ						夜間早朝の場合	25% 加算		377	
11	4807	身02生2・深・Ⅳ						深夜の場合	50% 加算		453	
11	4808	身02生2・2人・Ⅳ					2人の介護員等の場合				604	
11	4809	身02生2・2人・夜・Ⅳ						夜間早朝の場合	25% 加算		755	
11	4810	身02生2・2人・深・Ⅳ					× 200%	深夜の場合	50% 加算		905	
11	4825	身02生3・Ⅳ				生活援助 70分以上行った場合 + 3 × 65 単位					369	
11	4826	身02生3・夜・Ⅳ						夜間早朝の場合	25% 加算		461	
11	4827	身02生3・深・Ⅳ						深夜の場合	50% 加算		553	
11	4828	身02生3・2人・Ⅳ					2人の介護員等の場合				737	
11	4829	身02生3・2人・夜・Ⅳ						夜間早朝の場合	25% 加算		922	
11	4830	身02生3・2人・深・Ⅳ					× 200%	深夜の場合	50% 加算		1,106	
11	B379	身02・虐防・生1・Ⅳ			高齢者虐待防止措置未実施減算 1% 減算	生活援助 20分以上45分未満行った場合 + 1 × 65 単位					233	
11	B380	身02・虐防・生1・夜・Ⅳ						夜間早朝の場合	25% 加算		291	
11	B381	身02・虐防・生1・深・Ⅳ						深夜の場合	50% 加算		349	
11	B382	身02・虐防・生1・2人・Ⅳ					2人の介護員等の場合				466	
11	B383	身02・虐防・生1・2人・夜・Ⅳ						夜間早朝の場合	25% 加算		582	
11	B384	身02・虐防・生1・2人・深・Ⅳ					× 200%	深夜の場合	50% 加算		698	
11	B385	身02・虐防・生2・Ⅳ				生活援助 45分以上70分未満行った場合 + 2 × 65 単位					300	
11	B386	身02・虐防・生2・夜・Ⅳ						夜間早朝の場合	25% 加算		375	
11	B387	身02・虐防・生2・深・Ⅳ						深夜の場合	50% 加算		450	
11	B388	身02・虐防・生2・2人・Ⅳ					2人の介護員等の場合				599	
11	B389	身02・虐防・生2・2人・夜・Ⅳ						夜間早朝の場合	25% 加算		750	
11	B390	身02・虐防・生2・2人・深・Ⅳ					× 200%	深夜の場合	50% 加算		899	
11	B391	身02・虐防・生3・Ⅳ				生活援助 70分以上行った場合 + 3 × 65 単位					367	
11	B392	身02・虐防・生3・夜・Ⅳ						夜間早朝の場合	25% 加算		458	
11	B393	身02・虐防・生3・深・Ⅳ						深夜の場合	50% 加算		550	
11	B394	身02・虐防・生3・2人・Ⅳ					2人の介護員等の場合				733	
11	B395	身02・虐防・生3・2人・夜・Ⅳ						夜間早朝の場合	25% 加算		917	
11	B396	身02・虐防・生3・2人・深・Ⅳ					× 200%	深夜の場合	50% 加算		1,100	

居宅

訪問介護
（20分未満／頻回）

居宅

訪問
入浴

2 訪問入浴介護サービスコード表

サービスコード 種類	項目	サービス内容略称	算定項目					合成 単位数	算定 単位
12	1111	訪問入浴	イ 訪問入浴介護費	看護職員1人及び介護職員2人 1,266 単位				1,266	1回につき
12	1112	訪問入浴・部分浴					清拭又は部分浴のとき × 90%	1,139	
12	1121	訪問入浴・職員のみ				介護職員3人の場合 × 95%		1,203	
12	1122	訪問入浴・職員のみ・部分浴					清拭又は部分浴のとき × 90%	1,083	
12	1131	訪問入浴・虐防		高齢者虐待防止措置 未実施減算 1% 減算				1,253	
12	1132	訪問入浴・虐防・部分浴					清拭又は部分浴のとき × 90%	1,128	
12	1133	訪問入浴・虐防・職員のみ				介護職員3人の場合 × 95%		1,190	
12	1134	訪問入浴・虐防・職員のみ・部分浴					清拭又は部分浴のとき × 90%	1,071	
12	4111	訪問入浴同一建物減算1	事業所と同一建物の利用者等にサービスを行う場合	同一敷地内建物等の利用者又はこれ以外の同一建物の利用者20人以上にサービスを行う場合		所定単位数の 10% 減算			1月につき
12	4112	訪問入浴同一建物減算2		同一敷地内建物等の利用者50人以上にサービスを行う場合		所定単位数の 15% 減算			
12	8000	特別地域訪問入浴介護加算	特別地域訪問入浴介護加算			所定単位数の 15% 加算			1回につき
12	8100	訪問入浴小規模事業所加算	中山間地域等における小規模事業所加算			所定単位数の 10% 加算			
12	8110	訪問入浴中山間地域等提供加算	中山間地域等に居住する者へのサービス提供加算			所定単位数の 5% 加算			
12	4113	訪問入浴初回加算	ロ 初回加算			200 単位加算		200	1月につき
12	6133	訪問入浴認知症専門ケア加算Ⅰ	ハ 認知症専門ケア加算	(1)認知症専門ケア加算(Ⅰ)		3 単位加算		3	1日につき
12	6134	訪問入浴認知症専門ケア加算Ⅱ		(2)認知症専門ケア加算(Ⅱ)		4 単位加算		4	
12	4000	訪問入浴看取り連携体制加算	ニ 看取り連携体制加算(死亡日及び死亡日以前30日以内に限り)			64 単位加算		64	1回につき
12	6099	訪問入浴サービス提供体制加算Ⅰ	ホ サービス提供体制強化加算	(1)サービス提供体制強化加算(Ⅰ)		44 単位加算		44	
12	6100	訪問入浴サービス提供体制加算Ⅱ		(2)サービス提供体制強化加算(Ⅱ)		36 単位加算		36	
12	6101	訪問入浴サービス提供体制加算Ⅲ		(3)サービス提供体制強化加算(Ⅲ)		12 単位加算		12	
12	6106	訪問入浴処遇改善加算Ⅰ	ヘ 介護職員等処遇改善加算	(1)介護職員等処遇改善加算(Ⅰ)		所定単位数の 145/1000 加算			1月につき
12	6105	訪問入浴処遇改善加算Ⅱ		(2)介護職員等処遇改善加算(Ⅱ)		所定単位数の 94/1000 加算			
12	6102	訪問入浴処遇改善加算Ⅲ		(3)介護職員等処遇改善加算(Ⅲ)		所定単位数の 79/1000 加算			
12	6380	訪問入浴処遇改善加算Ⅳ		(4)介護職員等処遇改善加算(Ⅳ)		所定単位数の 63/1000 加算			
12	6381	訪問入浴処遇改善加算Ⅴ1		(5)介護職員等処遇改善加算(Ⅴ)	(一)介護職員等処遇改善加算(Ⅴ)(1)	所定単位数の 89/1000 加算			
12	6382	訪問入浴処遇改善加算Ⅴ2			(二)介護職員等処遇改善加算(Ⅴ)(2)	所定単位数の 84/1000 加算			
12	6383	訪問入浴処遇改善加算Ⅴ3			(三)介護職員等処遇改善加算(Ⅴ)(3)	所定単位数の 83/1000 加算			
12	6384	訪問入浴処遇改善加算Ⅴ4			(四)介護職員等処遇改善加算(Ⅴ)(4)	所定単位数の 78/1000 加算			
12	6385	訪問入浴処遇改善加算Ⅴ5			(五)介護職員等処遇改善加算(Ⅴ)(5)	所定単位数の 73/1000 加算			
12	6386	訪問入浴処遇改善加算Ⅴ6			(六)介護職員等処遇改善加算(Ⅴ)(6)	所定単位数の 67/1000 加算			
12	6387	訪問入浴処遇改善加算Ⅴ7			(七)介護職員等処遇改善加算(Ⅴ)(7)	所定単位数の 65/1000 加算			
12	6388	訪問入浴処遇改善加算Ⅴ8			(八)介護職員等処遇改善加算(Ⅴ)(8)	所定単位数の 68/1000 加算			
12	6389	訪問入浴処遇改善加算Ⅴ9			(九)介護職員等処遇改善加算(Ⅴ)(9)	所定単位数の 59/1000 加算			
12	6390	訪問入浴処遇改善加算Ⅴ10			(十)介護職員等処遇改善加算(Ⅴ)(10)	所定単位数の 54/1000 加算			
12	6391	訪問入浴処遇改善加算Ⅴ11			(十一)介護職員等処遇改善加算(Ⅴ)(11)	所定単位数の 52/1000 加算			
12	6392	訪問入浴処遇改善加算Ⅴ12			(十二)介護職員等処遇改善加算(Ⅴ)(12)	所定単位数の 48/1000 加算			
12	6393	訪問入浴処遇改善加算Ⅴ13			(十三)介護職員等処遇改善加算(Ⅴ)(13)	所定単位数の 44/1000 加算			
12	6394	訪問入浴処遇改善加算Ⅴ14			(十四)介護職員等処遇改善加算(Ⅴ)(14)	所定単位数の 33/1000 加算			

3 訪問看護サービスコード表

サービスコード 種類	項目	サービス内容略称	算定項目				合成単位数	算定単位
13	1010	訪看Ⅰ1	イ 指定訪問看護ステーション	(1) 20分未満 314 単位 週に1回以上、20分以上の保健師又は看護師による訪問を行った場合算定可能			314	1回につき
13	1015	訪看Ⅰ1・夜			夜間早朝の場合 25% 加算		393	
13	1016	訪看Ⅰ1・深			深夜の場合 50% 加算		471	
13	1017	訪看Ⅰ1・複11				複数名訪問加算（Ⅰ）（30分未満） 2人以上による場合	568	
13	1018	訪看Ⅰ1・夜・複11			夜間早朝の場合 25% 加算	+ 254 単位	647	
13	1019	訪看Ⅰ1・深・複11			深夜の場合 50% 加算		725	
13	1040	訪看Ⅰ1・複21				複数名訪問加算（Ⅱ）（30分未満） 2人以上による場合	515	
13	1041	訪看Ⅰ1・夜・複21			夜間早朝の場合 25% 加算	+ 201 単位	594	
13	1042	訪看Ⅰ1・深・複21			深夜の場合 50% 加算		672	
13	1051	訪看Ⅰ1・虐防			高齢者虐待防止措置未実施減算 1% 減算		311	
13	1052	訪看Ⅰ1・虐防・夜			夜間早朝の場合 25% 加算		389	
13	1053	訪看Ⅰ1・虐防・深			深夜の場合 50% 加算		467	
13	1054	訪看Ⅰ1・虐防・複11				複数名訪問加算（Ⅰ）（30分未満） 2人以上による場合	565	
13	1055	訪看Ⅰ1・虐防・夜・複11			夜間早朝の場合 25% 加算	+ 254 単位	643	
13	1056	訪看Ⅰ1・虐防・深・複11			深夜の場合 50% 加算		721	
13	1057	訪看Ⅰ1・虐防・複21				複数名訪問加算（Ⅱ）（30分未満） 2人以上による場合	512	
13	1058	訪看Ⅰ1・虐防・夜・複21			夜間早朝の場合 25% 加算	+ 201 単位	590	
13	1059	訪看Ⅰ1・虐防・深・複21			深夜の場合 50% 加算		668	
13	1020	訪看Ⅰ1・准		准看護師の場合 × 90%			283	
13	1025	訪看Ⅰ1・准・夜			夜間早朝の場合 25% 加算		354	
13	1026	訪看Ⅰ1・准・深			深夜の場合 50% 加算		425	
13	1027	訪看Ⅰ1・准・複11				複数名訪問加算（Ⅰ）（30分未満） 2人以上による場合	537	
13	1028	訪看Ⅰ1・准・夜・複11			夜間早朝の場合 25% 加算	+ 254 単位	608	
13	1029	訪看Ⅰ1・准・深・複11			深夜の場合 50% 加算		679	
13	1030	訪看Ⅰ1・准・複21				複数名訪問加算（Ⅱ）（30分未満） 2人以上による場合	484	
13	1031	訪看Ⅰ1・准・夜・複21			夜間早朝の場合 25% 加算	+ 201 単位	555	
13	1032	訪看Ⅰ1・准・深・複21			深夜の場合 50% 加算		626	
13	1060	訪看Ⅰ1・准・虐防			高齢者虐待防止措置未実施減算 1% 減算		280	
13	1061	訪看Ⅰ1・准・虐防・夜			夜間早朝の場合 25% 加算		350	
13	1062	訪看Ⅰ1・准・虐防・深			深夜の場合 50% 加算		420	
13	1063	訪看Ⅰ1・准・虐防・複11				複数名訪問加算（Ⅰ）（30分未満） 2人以上による場合	534	
13	1064	訪看Ⅰ1・准・虐防・夜・複11			夜間早朝の場合 25% 加算	+ 254 単位	604	
13	1065	訪看Ⅰ1・准・虐防・深・複11			深夜の場合 50% 加算		674	
13	1066	訪看Ⅰ1・准・虐防・複21				複数名訪問加算（Ⅱ）（30分未満） 2人以上による場合	481	
13	1067	訪看Ⅰ1・准・虐防・夜・複21			夜間早朝の場合 25% 加算	+ 201 単位	551	
13	1068	訪看Ⅰ1・准・虐防・深・複21			深夜の場合 50% 加算		621	
13	1111	訪看Ⅰ2		(2) 30分未満 471 単位			471	
13	1112	訪看Ⅰ2・夜			夜間早朝の場合 25% 加算		589	
13	1113	訪看Ⅰ2・深			深夜の場合 50% 加算		707	
13	1114	訪看Ⅰ2・複11				複数名訪問加算（Ⅰ）（30分未満） 2人以上による場合	725	
13	1115	訪看Ⅰ2・夜・複11			夜間早朝の場合 25% 加算	+ 254 単位	843	
13	1116	訪看Ⅰ2・深・複11			深夜の場合 50% 加算		961	
13	1117	訪看Ⅰ2・複21				複数名訪問加算（Ⅱ）（30分未満） 2人以上による場合	672	
13	1118	訪看Ⅰ2・夜・複21			夜間早朝の場合 25% 加算	+ 201 単位	790	
13	1119	訪看Ⅰ2・深・複21			深夜の場合 50% 加算		908	
13	1151	訪看Ⅰ2・虐防			高齢者虐待防止措置未実施減算 1% 減算		466	
13	1152	訪看Ⅰ2・虐防・夜			夜間早朝の場合 25% 加算		583	
13	1153	訪看Ⅰ2・虐防・深			深夜の場合 50% 加算		699	
13	1154	訪看Ⅰ2・虐防・複11				複数名訪問加算（Ⅰ）（30分未満） 2人以上による場合	720	
13	1155	訪看Ⅰ2・虐防・夜・複11			夜間早朝の場合 25% 加算	+ 254 単位	837	
13	1156	訪看Ⅰ2・虐防・深・複11			深夜の場合 50% 加算		953	
13	1157	訪看Ⅰ2・虐防・複21				複数名訪問加算（Ⅱ）（30分未満） 2人以上による場合	667	
13	1158	訪看Ⅰ2・虐防・夜・複21			夜間早朝の場合 25% 加算	+ 201 単位	784	
13	1159	訪看Ⅰ2・虐防・深・複21			深夜の場合 50% 加算		900	
13	1121	訪看Ⅰ2・准		准看護師の場合 × 90%			424	
13	1122	訪看Ⅰ2・准・夜			夜間早朝の場合 25% 加算		530	
13	1123	訪看Ⅰ2・准・深			深夜の場合 50% 加算		636	
13	1124	訪看Ⅰ2・准・複11				複数名訪問加算（Ⅰ）（30分未満） 2人以上による場合	678	
13	1125	訪看Ⅰ2・准・夜・複11			夜間早朝の場合 25% 加算	+ 254 単位	784	
13	1126	訪看Ⅰ2・准・深・複11			深夜の場合 50% 加算		890	
13	1127	訪看Ⅰ2・准・複21				複数名訪問加算（Ⅱ）（30分未満） 2人以上による場合	625	
13	1128	訪看Ⅰ2・准・夜・複21			夜間早朝の場合 25% 加算	+ 201 単位	731	
13	1129	訪看Ⅰ2・准・深・複21			深夜の場合 50% 加算		837	
13	1160	訪看Ⅰ2・准・虐防			高齢者虐待防止措置未実施減算 1% 減算		419	
13	1161	訪看Ⅰ2・准・虐防・夜			夜間早朝の場合 25% 加算		524	
13	1162	訪看Ⅰ2・准・虐防・深			深夜の場合 50% 加算		629	
13	1163	訪看Ⅰ2・准・虐防・複11				複数名訪問加算（Ⅰ）（30分未満） 2人以上による場合	673	
13	1164	訪看Ⅰ2・准・虐防・夜・複11			夜間早朝の場合 25% 加算	+ 254 単位	778	
13	1165	訪看Ⅰ2・准・虐防・深・複11			深夜の場合 50% 加算		883	
13	1166	訪看Ⅰ2・准・虐防・複21				複数名訪問加算（Ⅱ）（30分未満） 2人以上による場合	620	
13	1167	訪看Ⅰ2・准・虐防・夜・複21			夜間早朝の場合 25% 加算	+ 201 単位	725	
13	1168	訪看Ⅰ2・准・虐防・深・複21			深夜の場合 50% 加算		830	

居宅　訪問看護

居宅

訪問
看護

サービスコード 種類	項目	サービス内容略称	算定項目							合成 単位数	算定 単位
13	1211	訪看Ⅰ3	イ 指定訪問看護ステーション	(3) 30分以上1時間未満 823 単位						823	1回につき
13	1212	訪看Ⅰ3・夜				夜間早朝の場合 25% 加算				1,029	
13	1213	訪看Ⅰ3・深				深夜の場合 50% 加算				1,235	
13	1217	訪看Ⅰ3・複11						複数名訪問加算（Ⅰ）	2人以上による場合（30分未満） ＋ 254 単位	1,077	
13	1218	訪看Ⅰ3・夜・複11				夜間早朝の場合 25% 加算				1,283	
13	1219	訪看Ⅰ3・深・複11				深夜の場合 50% 加算				1,489	
13	1214	訪看Ⅰ3・複12							2人以上による場合（30分以上） ＋ 402 単位	1,225	
13	1215	訪看Ⅰ3・夜・複12				夜間早朝の場合 25% 加算				1,431	
13	1216	訪看Ⅰ3・深・複12				深夜の場合 50% 加算				1,637	
13	1250	訪看Ⅰ3・複21						複数名訪問加算（Ⅱ）	2人以上による場合（30分未満） ＋ 201 単位	1,024	
13	1251	訪看Ⅰ3・夜・複21				夜間早朝の場合 25% 加算				1,230	
13	1252	訪看Ⅰ3・深・複21				深夜の場合 50% 加算				1,436	
13	1253	訪看Ⅰ3・複22							2人以上による場合（30分以上） ＋ 317 単位	1,140	
13	1254	訪看Ⅰ3・夜・複22				夜間早朝の場合 25% 加算				1,346	
13	1255	訪看Ⅰ3・深・複22				深夜の場合 50% 加算				1,552	
13	1271	訪看Ⅰ3・虐防			高齢者虐待防止措置未実施減算 1% 減算					815	
13	1272	訪看Ⅰ3・虐防・夜				夜間早朝の場合 25% 加算				1,019	
13	1273	訪看Ⅰ3・虐防・深				深夜の場合 50% 加算				1,223	
13	1274	訪看Ⅰ3・虐防・複11						複数名訪問加算（Ⅰ）	2人以上による場合（30分未満） ＋ 254 単位	1,069	
13	1275	訪看Ⅰ3・虐防・夜・複11				夜間早朝の場合 25% 加算				1,273	
13	1276	訪看Ⅰ3・虐防・深・複11				深夜の場合 50% 加算				1,477	
13	1277	訪看Ⅰ3・虐防・複12							2人以上による場合（30分以上） ＋ 402 単位	1,217	
13	1278	訪看Ⅰ3・虐防・夜・複12				夜間早朝の場合 25% 加算				1,421	
13	1279	訪看Ⅰ3・虐防・深・複12				深夜の場合 50% 加算				1,625	
13	1280	訪看Ⅰ3・虐防・複21						複数名訪問加算（Ⅱ）	2人以上による場合（30分未満） ＋ 201 単位	1,016	
13	1281	訪看Ⅰ3・虐防・夜・複21				夜間早朝の場合 25% 加算				1,220	
13	1282	訪看Ⅰ3・虐防・深・複21				深夜の場合 50% 加算				1,424	
13	1283	訪看Ⅰ3・虐防・複22							2人以上による場合（30分以上） ＋ 317 単位	1,132	
13	1284	訪看Ⅰ3・虐防・夜・複22				夜間早朝の場合 25% 加算				1,336	
13	1285	訪看Ⅰ3・虐防・深・複22				深夜の場合 50% 加算				1,540	
13	1221	訪看Ⅰ3・准			准看護師の場合 × 90%					741	
13	1222	訪看Ⅰ3・准・夜				夜間早朝の場合 25% 加算				926	
13	1223	訪看Ⅰ3・准・深				深夜の場合 50% 加算				1,112	
13	1227	訪看Ⅰ3・准・複11						複数名訪問加算（Ⅰ）	2人以上による場合（30分未満） ＋ 254 単位	995	
13	1228	訪看Ⅰ3・准・夜・複11				夜間早朝の場合 25% 加算				1,180	
13	1229	訪看Ⅰ3・准・深・複11				深夜の場合 50% 加算				1,366	
13	1224	訪看Ⅰ3・准・複12							2人以上による場合（30分以上） ＋ 402 単位	1,143	
13	1225	訪看Ⅰ3・准・夜・複12				夜間早朝の場合 25% 加算				1,328	
13	1226	訪看Ⅰ3・准・深・複12				深夜の場合 50% 加算				1,514	
13	1260	訪看Ⅰ3・准・複21						複数名訪問加算（Ⅱ）	2人以上による場合（30分未満） ＋ 201 単位	942	
13	1261	訪看Ⅰ3・准・夜・複21				夜間早朝の場合 25% 加算				1,127	
13	1262	訪看Ⅰ3・准・深・複21				深夜の場合 50% 加算				1,313	
13	1263	訪看Ⅰ3・准・複22							2人以上による場合（30分以上） ＋ 317 単位	1,058	
13	1264	訪看Ⅰ3・准・夜・複22				夜間早朝の場合 25% 加算				1,243	
13	1265	訪看Ⅰ3・准・深・複22				深夜の場合 50% 加算				1,429	
13	1286	訪看Ⅰ3・准・虐防			高齢者虐待防止措置未実施減算 1% 減算					733	
13	1287	訪看Ⅰ3・准・虐防・夜				夜間早朝の場合 25% 加算				916	
13	1288	訪看Ⅰ3・准・虐防・深				深夜の場合 50% 加算				1,100	
13	1289	訪看Ⅰ3・准・虐防・複11						複数名訪問加算（Ⅰ）	2人以上による場合（30分未満） ＋ 254 単位	987	
13	1290	訪看Ⅰ3・准・虐防・夜・複11				夜間早朝の場合 25% 加算				1,170	
13	1291	訪看Ⅰ3・准・虐防・深・複11				深夜の場合 50% 加算				1,354	
13	1292	訪看Ⅰ3・准・虐防・複12							2人以上による場合（30分以上） ＋ 402 単位	1,135	
13	1293	訪看Ⅰ3・准・虐防・夜・複12				夜間早朝の場合 25% 加算				1,318	
13	1294	訪看Ⅰ3・准・虐防・深・複12				深夜の場合 50% 加算				1,502	
13	1295	訪看Ⅰ3・准・虐防・複21						複数名訪問加算（Ⅱ）	2人以上による場合（30分未満） ＋ 201 単位	934	
13	1296	訪看Ⅰ3・准・虐防・夜・複21				夜間早朝の場合 25% 加算				1,117	
13	1297	訪看Ⅰ3・准・虐防・深・複21				深夜の場合 50% 加算				1,301	
13	1298	訪看Ⅰ3・准・虐防・複22							2人以上による場合（30分以上） ＋ 317 単位	1,050	
13	1299	訪看Ⅰ3・准・虐防・夜・複22				夜間早朝の場合 25% 加算				1,233	
13	1300	訪看Ⅰ3・准・虐防・深・複22				深夜の場合 50% 加算				1,417	

サービスコード 種類	項目	サービス内容略称	算定項目			合成単位数	算定単位
13	1311	訪看Ⅰ4	イ指定訪問看護ステーション	(4) 1時間以上 1時間30分未満 1,128 単位		1,128	1回につき
13	1312	訪看Ⅰ4・夜			夜間早朝の場合　25% 加算	1,410	
13	1313	訪看Ⅰ4・深			深夜の場合　50% 加算	1,692	
13	1317	訪看Ⅰ4・複11		複数名訪問加算（Ⅰ） 2人以上による場合（30分未満）		1,382	
13	1318	訪看Ⅰ4・夜・複11			夜間早朝の場合　25% 加算	1,664	
13	1319	訪看Ⅰ4・深・複11		+254 単位	深夜の場合　50% 加算	1,946	
13	1314	訪看Ⅰ4・複12		2人以上による場合（30分以上）		1,530	
13	1315	訪看Ⅰ4・夜・複12			夜間早朝の場合　25% 加算	1,812	
13	1316	訪看Ⅰ4・深・複12		+402 単位	深夜の場合　50% 加算	2,094	
13	1430	訪看Ⅰ4・複21		複数名訪問加算（Ⅱ） 2人以上による場合（30分未満）		1,329	
13	1431	訪看Ⅰ4・夜・複21			夜間早朝の場合　25% 加算	1,611	
13	1432	訪看Ⅰ4・深・複21		+201 単位	深夜の場合　50% 加算	1,893	
13	1433	訪看Ⅰ4・複22		2人以上による場合（30分以上）		1,445	
13	1434	訪看Ⅰ4・夜・複22			夜間早朝の場合　25% 加算	1,727	
13	1435	訪看Ⅰ4・深・複22		+317 単位	深夜の場合　50% 加算	2,009	
13	1331	訪看Ⅰ4・長		1時間30分以上の訪問看護を行う場合 +300 単位		1,428	
13	1332	訪看Ⅰ4・夜・長			夜間早朝の場合　25% 加算	1,710	
13	1333	訪看Ⅰ4・深・長			深夜の場合　50% 加算	1,992	
13	1337	訪看Ⅰ4・複11・長		複数名訪問加算（Ⅰ） 2人以上による場合（30分未満） +254 単位		1,682	
13	1338	訪看Ⅰ4・夜・複11・長			夜間早朝の場合　25% 加算	1,964	
13	1339	訪看Ⅰ4・深・複11・長			深夜の場合　50% 加算	2,246	
13	1334	訪看Ⅰ4・複12・長		2人以上による場合（30分以上） +402 単位		1,830	
13	1335	訪看Ⅰ4・夜・複12・長			夜間早朝の場合　25% 加算	2,112	
13	1336	訪看Ⅰ4・深・複12・長			深夜の場合　50% 加算	2,394	
13	1440	訪看Ⅰ4・複21・長		複数名訪問加算（Ⅱ） 2人以上による場合（30分未満） +201 単位		1,629	
13	1441	訪看Ⅰ4・夜・複21・長			夜間早朝の場合　25% 加算	1,911	
13	1442	訪看Ⅰ4・深・複21・長			深夜の場合　50% 加算	2,193	
13	1443	訪看Ⅰ4・複22・長		2人以上による場合（30分以上） +317 単位		1,745	
13	1444	訪看Ⅰ4・夜・複22・長			夜間早朝の場合　25% 加算	2,027	
13	1445	訪看Ⅰ4・深・複22・長			深夜の場合　50% 加算	2,309	
13	1471	訪看Ⅰ4・虐防		高齢者虐待防止措置未実施減算 1% 減算		1,117	
13	1472	訪看Ⅰ4・虐防・夜			夜間早朝の場合　25% 加算	1,396	
13	1473	訪看Ⅰ4・虐防・深			深夜の場合　50% 加算	1,676	
13	1474	訪看Ⅰ4・虐防・複11		複数名訪問加算（Ⅰ） 2人以上による場合（30分未満）		1,371	
13	1475	訪看Ⅰ4・虐防・夜・複11			夜間早朝の場合　25% 加算	1,650	
13	1476	訪看Ⅰ4・虐防・深・複11		+254 単位	深夜の場合　50% 加算	1,930	
13	1477	訪看Ⅰ4・虐防・複12		2人以上による場合（30分以上）		1,519	
13	1478	訪看Ⅰ4・虐防・夜・複12			夜間早朝の場合　25% 加算	1,798	
13	1479	訪看Ⅰ4・虐防・深・複12		+402 単位	深夜の場合　50% 加算	2,078	
13	1480	訪看Ⅰ4・虐防・複21		複数名訪問加算（Ⅱ） 2人以上による場合（30分未満）		1,318	
13	1481	訪看Ⅰ4・虐防・夜・複21			夜間早朝の場合　25% 加算	1,597	
13	1482	訪看Ⅰ4・虐防・深・複21		+201 単位	深夜の場合　50% 加算	1,877	
13	1483	訪看Ⅰ4・虐防・複22		2人以上による場合（30分以上）		1,434	
13	1484	訪看Ⅰ4・虐防・夜・複22			夜間早朝の場合　25% 加算	1,713	
13	1485	訪看Ⅰ4・虐防・深・複22		+317 単位	深夜の場合　50% 加算	1,993	
13	1486	訪看Ⅰ4・虐防・長		1時間30分以上の訪問看護を行う場合 +300 単位		1,417	
13	1487	訪看Ⅰ4・虐防・夜・長			夜間早朝の場合　25% 加算	1,696	
13	1488	訪看Ⅰ4・虐防・深・長			深夜の場合　50% 加算	1,976	
13	1489	訪看Ⅰ4・虐防・複11・長		複数名訪問加算（Ⅰ） 2人以上による場合（30分未満） +254 単位		1,671	
13	1490	訪看Ⅰ4・虐防・夜・複11・長			夜間早朝の場合　25% 加算	1,950	
13	1491	訪看Ⅰ4・虐防・深・複11・長			深夜の場合　50% 加算	2,230	
13	1492	訪看Ⅰ4・虐防・複12・長		2人以上による場合（30分以上） +402 単位		1,819	
13	1493	訪看Ⅰ4・虐防・夜・複12・長			夜間早朝の場合　25% 加算	2,098	
13	1494	訪看Ⅰ4・虐防・深・複12・長			深夜の場合　50% 加算	2,378	
13	1495	訪看Ⅰ4・虐防・複21・長		複数名訪問加算（Ⅱ） 2人以上による場合（30分未満） +201 単位		1,618	
13	1496	訪看Ⅰ4・虐防・夜・複21・長			夜間早朝の場合　25% 加算	1,897	
13	1497	訪看Ⅰ4・虐防・深・複21・長			深夜の場合　50% 加算	2,177	
13	1498	訪看Ⅰ4・虐防・複22・長		2人以上による場合（30分以上） +317 単位		1,734	
13	1499	訪看Ⅰ4・虐防・夜・複22・長			夜間早朝の場合　25% 加算	2,013	
13	1500	訪看Ⅰ4・虐防・深・複22・長			深夜の場合　50% 加算	2,293	

居宅

訪問看護

居宅

訪問
看護

種類	項目	サービス内容略称	算定項目				合成単位数	算定単位
13	1321	訪看Ⅰ4・准	イ指定訪問看護ステーション	(4) 1時間以上1時間30分未満 1,128 単位	准看護師の場合 × 90%		1,015	1回につき
13	1322	訪看Ⅰ4・准・夜				夜間早朝の場合 25% 加算	1,269	
13	1323	訪看Ⅰ4・准・深				深夜の場合 50% 加算	1,523	
13	1327	訪看Ⅰ4・准・複11				複数名訪問加算（Ⅰ） 2人以上による場合（30分未満）＋254単位	1,269	
13	1328	訪看Ⅰ4・准・夜・複11				夜間早朝の場合 25% 加算	1,523	
13	1329	訪看Ⅰ4・准・深・複11				深夜の場合 50% 加算	1,777	
13	1324	訪看Ⅰ4・准・複12				複数名訪問加算（Ⅰ） 2人以上による場合（30分以上）＋402単位	1,417	
13	1325	訪看Ⅰ4・准・夜・複12				夜間早朝の場合 25% 加算	1,671	
13	1326	訪看Ⅰ4・准・深・複12				深夜の場合 50% 加算	1,925	
13	1450	訪看Ⅰ4・准・複21				複数名訪問加算（Ⅱ） 2人以上による場合（30分未満）＋201単位	1,216	
13	1451	訪看Ⅰ4・准・夜・複21				夜間早朝の場合 25% 加算	1,470	
13	1452	訪看Ⅰ4・准・深・複21				深夜の場合 50% 加算	1,724	
13	1453	訪看Ⅰ4・准・複22				複数名訪問加算（Ⅱ） 2人以上による場合（30分以上）＋317単位	1,332	
13	1454	訪看Ⅰ4・准・夜・複22				夜間早朝の場合 25% 加算	1,586	
13	1455	訪看Ⅰ4・准・深・複22				深夜の場合 50% 加算	1,840	
13	1341	訪看Ⅰ4・准・長				1時間30分以上の訪問看護を行う場合＋300単位	1,315	
13	1342	訪看Ⅰ4・准・夜・長				夜間早朝の場合 25% 加算	1,569	
13	1343	訪看Ⅰ4・准・深・長				深夜の場合 50% 加算	1,823	
13	1347	訪看Ⅰ4・准・複11・長				複数名訪問加算（Ⅰ） 2人以上による場合（30分未満）＋254単位	1,569	
13	1348	訪看Ⅰ4・准・夜・複11・長				夜間早朝の場合 25% 加算	1,823	
13	1349	訪看Ⅰ4・准・深・複11・長				深夜の場合 50% 加算	2,077	
13	1344	訪看Ⅰ4・准・複12・長				複数名訪問加算（Ⅰ） 2人以上による場合（30分以上）＋402単位	1,717	
13	1345	訪看Ⅰ4・准・夜・複12・長				夜間早朝の場合 25% 加算	1,971	
13	1346	訪看Ⅰ4・准・深・複12・長				深夜の場合 50% 加算	2,225	
13	1460	訪看Ⅰ4・准・複21・長				複数名訪問加算（Ⅱ） 2人以上による場合（30分未満）＋201単位	1,516	
13	1461	訪看Ⅰ4・准・夜・複21・長				夜間早朝の場合 25% 加算	1,770	
13	1462	訪看Ⅰ4・准・深・複21・長				深夜の場合 50% 加算	2,024	
13	1463	訪看Ⅰ4・准・複22・長				複数名訪問加算（Ⅱ） 2人以上による場合（30分以上）＋317単位	1,632	
13	1464	訪看Ⅰ4・准・夜・複22・長				夜間早朝の場合 25% 加算	1,886	
13	1465	訪看Ⅰ4・准・深・複22・長				深夜の場合 50% 加算	2,140	
13	1561	訪看Ⅰ4・准・虐防		高齢者虐待防止措置未実施減算 1% 減算			1,004	
13	1562	訪看Ⅰ4・准・虐防・夜				夜間早朝の場合 25% 加算	1,255	
13	1563	訪看Ⅰ4・准・虐防・深				深夜の場合 50% 加算	1,506	
13	1564	訪看Ⅰ4・准・虐防・複11				複数名訪問加算（Ⅰ） 2人以上による場合（30分未満）＋254単位	1,258	
13	1565	訪看Ⅰ4・准・虐防・夜・複11				夜間早朝の場合 25% 加算	1,509	
13	1566	訪看Ⅰ4・准・虐防・深・複11				深夜の場合 50% 加算	1,760	
13	1567	訪看Ⅰ4・准・虐防・複12				複数名訪問加算（Ⅰ） 2人以上による場合（30分以上）＋402単位	1,406	
13	1568	訪看Ⅰ4・准・虐防・夜・複12				夜間早朝の場合 25% 加算	1,657	
13	1569	訪看Ⅰ4・准・虐防・深・複12				深夜の場合 50% 加算	1,908	
13	1570	訪看Ⅰ4・准・虐防・複21				複数名訪問加算（Ⅱ） 2人以上による場合（30分未満）＋201単位	1,205	
13	1571	訪看Ⅰ4・准・虐防・夜・複21				夜間早朝の場合 25% 加算	1,456	
13	1572	訪看Ⅰ4・准・虐防・深・複21				深夜の場合 50% 加算	1,707	
13	1573	訪看Ⅰ4・准・虐防・複22				複数名訪問加算（Ⅱ） 2人以上による場合（30分以上）＋317単位	1,321	
13	1574	訪看Ⅰ4・准・虐防・夜・複22				夜間早朝の場合 25% 加算	1,572	
13	1575	訪看Ⅰ4・准・虐防・深・複22				深夜の場合 50% 加算	1,823	
13	1576	訪看Ⅰ4・准・虐防・長				1時間30分以上の訪問看護を行う場合＋300単位	1,304	
13	1577	訪看Ⅰ4・准・虐防・夜・長				夜間早朝の場合 25% 加算	1,555	
13	1578	訪看Ⅰ4・准・虐防・深・長				深夜の場合 50% 加算	1,806	
13	1579	訪看Ⅰ4・准・虐防・複11・長				複数名訪問加算（Ⅰ） 2人以上による場合（30分未満）＋254単位	1,558	
13	1580	訪看Ⅰ4・准・虐防・夜・複11・長				夜間早朝の場合 25% 加算	1,809	
13	1581	訪看Ⅰ4・准・虐防・深・複11・長				深夜の場合 50% 加算	2,060	
13	1582	訪看Ⅰ4・准・虐防・複12・長				複数名訪問加算（Ⅰ） 2人以上による場合（30分以上）＋402単位	1,706	
13	1583	訪看Ⅰ4・准・虐防・夜・複12・長				夜間早朝の場合 25% 加算	1,957	
13	1584	訪看Ⅰ4・准・虐防・深・複12・長				深夜の場合 50% 加算	2,208	
13	1585	訪看Ⅰ4・准・虐防・複21・長				複数名訪問加算（Ⅱ） 2人以上による場合（30分未満）＋201単位	1,505	
13	1586	訪看Ⅰ4・准・虐防・夜・複21・長				夜間早朝の場合 25% 加算	1,756	
13	1587	訪看Ⅰ4・准・虐防・深・複21・長				深夜の場合 50% 加算	2,007	
13	1588	訪看Ⅰ4・准・虐防・複22・長				複数名訪問加算（Ⅱ） 2人以上による場合（30分以上）＋317単位	1,621	
13	1589	訪看Ⅰ4・准・虐防・夜・複22・長				夜間早朝の場合 25% 加算	1,872	
13	1590	訪看Ⅰ4・准・虐防・深・複22・長				深夜の場合 50% 加算	2,123	

サービスコード 種類	項目	サービス内容略称	算定項目				合成単位数	算定単位
13	1501	訪看Ｉ５	(5) 理学療法士、作業療法士又は言語聴覚士の場合　294 単位				294	1回につき
13	1502	訪看Ｉ５・夜		夜間早朝の場合　25% 加算			368	
13	1503	訪看Ｉ５・深		深夜の場合　50% 加算			441	
13	1504	訪看Ｉ５・複11			複数名訪問加算（Ｉ）	2人以上による場合（30分未満）	548	
13	1505	訪看Ｉ５・夜・複11		夜間早朝の場合　25% 加算			622	
13	1506	訪看Ｉ５・深・複11		深夜の場合　50% 加算		＋ 254 単位	695	
13	1507	訪看Ｉ５・複12				2人以上による場合（30分以上）	696	
13	1508	訪看Ｉ５・夜・複12		夜間早朝の場合　25% 加算			770	
13	1509	訪看Ｉ５・深・複12		深夜の場合　50% 加算		＋ 402 単位	843	
13	1540	訪看Ｉ５・複21			複数名訪問加算（Ⅱ）	2人以上による場合（30分未満）	495	
13	1541	訪看Ｉ５・夜・複21		夜間早朝の場合　25% 加算			569	
13	1542	訪看Ｉ５・深・複21		深夜の場合　50% 加算		＋ 201 単位	642	
13	1543	訪看Ｉ５・複22				2人以上による場合（30分以上）	611	
13	1544	訪看Ｉ５・夜・複22		夜間早朝の場合　25% 加算			685	
13	1545	訪看Ｉ５・深・複22		深夜の場合　50% 加算		＋ 317 単位	758	
13	1591	訪看Ｉ５・虐防		高齢者虐待防止措置未実施減算　1% 減算			291	
13	1592	訪看Ｉ５・虐防・夜		夜間早朝の場合　25% 加算			364	
13	1593	訪看Ｉ５・虐防・深		深夜の場合　50% 加算			437	
13	1594	訪看Ｉ５・虐防・複11			複数名訪問加算（Ｉ）	2人以上による場合（30分未満）	545	
13	1595	訪看Ｉ５・虐防・夜・複11		夜間早朝の場合　25% 加算			618	
13	1596	訪看Ｉ５・虐防・深・複11		深夜の場合　50% 加算		＋ 254 単位	691	
13	1597	訪看Ｉ５・虐防・複12				2人以上による場合（30分以上）	693	
13	1598	訪看Ｉ５・虐防・夜・複12		夜間早朝の場合　25% 加算			766	
13	1599	訪看Ｉ５・虐防・深・複12		深夜の場合　50% 加算		＋ 402 単位	839	
13	1600	訪看Ｉ５・虐防・複21			複数名訪問加算（Ⅱ）	2人以上による場合（30分未満）	492	
13	1601	訪看Ｉ５・虐防・夜・複21		夜間早朝の場合　25% 加算			565	
13	1602	訪看Ｉ５・虐防・深・複21		深夜の場合　50% 加算		＋ 201 単位	638	
13	1603	訪看Ｉ５・虐防・複22				2人以上による場合（30分以上）	608	
13	1604	訪看Ｉ５・虐防・夜・複22		夜間早朝の場合　25% 加算			681	
13	1605	訪看Ｉ５・虐防・深・複22		深夜の場合　50% 加算		＋ 317 単位	754	
13	1521	訪看Ｉ５・2超	1日に2回を越えて実施する場合　× 90%				265	
13	1522	訪看Ｉ５・2超・夜		夜間早朝の場合　25% 加算			331	
13	1523	訪看Ｉ５・2超・深		深夜の場合　50% 加算			398	
13	1524	訪看Ｉ５・2超・複11			複数名訪問加算（Ｉ）	2人以上による場合（30分未満）	519	
13	1525	訪看Ｉ５・2超・夜・複11		夜間早朝の場合　25% 加算			585	
13	1526	訪看Ｉ５・2超・深・複11		深夜の場合　50% 加算		＋ 254 単位	652	
13	1527	訪看Ｉ５・2超・複12				2人以上による場合（30分以上）	667	
13	1528	訪看Ｉ５・2超・夜・複12		夜間早朝の場合　25% 加算			733	
13	1529	訪看Ｉ５・2超・深・複12		深夜の場合　50% 加算		＋ 402 単位	800	
13	1550	訪看Ｉ５・2超・複21			複数名訪問加算（Ⅱ）	2人以上による場合（30分未満）	466	
13	1551	訪看Ｉ５・2超・夜・複21		夜間早朝の場合　25% 加算			532	
13	1552	訪看Ｉ５・2超・深・複21		深夜の場合　50% 加算		＋ 201 単位	599	
13	1553	訪看Ｉ５・2超・複22				2人以上による場合（30分以上）	582	
13	1554	訪看Ｉ５・2超・夜・複22		夜間早朝の場合　25% 加算			648	
13	1555	訪看Ｉ５・2超・深・複22		深夜の場合　50% 加算		＋ 317 単位	715	
13	1606	訪看Ｉ５・2超・虐防		高齢者虐待防止措置未実施減算　1% 減算			262	
13	1607	訪看Ｉ５・2超・虐防・夜		夜間早朝の場合　25% 加算			328	
13	1608	訪看Ｉ５・2超・虐防・深		深夜の場合　50% 加算			393	
13	1609	訪看Ｉ５・2超・虐防・複11			複数名訪問加算（Ｉ）	2人以上による場合（30分未満）	516	
13	1610	訪看Ｉ５・2超・虐防・夜・複11		夜間早朝の場合　25% 加算			582	
13	1611	訪看Ｉ５・2超・虐防・深・複11		深夜の場合　50% 加算		＋ 254 単位	647	
13	1612	訪看Ｉ５・2超・虐防・複12				2人以上による場合（30分以上）	664	
13	1613	訪看Ｉ５・2超・虐防・夜・複12		夜間早朝の場合　25% 加算			730	
13	1614	訪看Ｉ５・2超・虐防・深・複12		深夜の場合　50% 加算		＋ 402 単位	795	
13	1615	訪看Ｉ５・2超・虐防・複21			複数名訪問加算（Ⅱ）	2人以上による場合（30分未満）	463	
13	1616	訪看Ｉ５・2超・虐防・夜・複21		夜間早朝の場合　25% 加算			529	
13	1617	訪看Ｉ５・2超・虐防・深・複21		深夜の場合　50% 加算		＋ 201 単位	594	
13	1618	訪看Ｉ５・2超・虐防・複22				2人以上による場合（30分以上）	579	
13	1619	訪看Ｉ５・2超・虐防・夜・複22		夜間早朝の場合　25% 加算			645	
13	1620	訪看Ｉ５・2超・虐防・深・複22		深夜の場合　50% 加算		＋ 317 単位	710	

イ　指定訪問看護ステーション

居宅

訪問看護

居宅

訪問看護

サービスコード 種類	項目	サービス内容略称	算定項目						合成単位数	算定単位
13	2010	訪看Ⅱ1	ロ病院又は診療所	(1) 20分未満 266 単位					266	1回につき
13	2015	訪看Ⅱ1・夜				夜間早朝の場合 25% 加算			333	
13	2016	訪看Ⅱ1・深				深夜の場合 50% 加算			399	
13	2017	訪看Ⅱ1・複11					加算（Ⅰ）複数名訪問	2人以上による場合（30分未満）	520	
13	2018	訪看Ⅱ1・夜・複11				夜間早朝の場合 25% 加算			587	
13	2019	訪看Ⅱ1・深・複11				深夜の場合 50% 加算		＋ 254 単位	653	
13	2040	訪看Ⅱ1・複21					加算（Ⅱ）複数名訪問	2人以上による場合（30分未満）	467	
13	2041	訪看Ⅱ1・夜・複21				夜間早朝の場合 25% 加算			534	
13	2042	訪看Ⅱ1・深・複21				深夜の場合 50% 加算		＋ 201 単位	600	
13	2051	訪看Ⅱ1・虐防			高齢者虐待防止措置未実施減算				263	
13	2052	訪看Ⅱ1・虐防・夜				夜間早朝の場合 25% 加算			329	
13	2053	訪看Ⅱ1・虐防・深				深夜の場合 50% 加算			395	
13	2054	訪看Ⅱ1・虐防・複11			1% 減算		加算（Ⅰ）複数名訪問	2人以上による場合（30分未満）	517	
13	2055	訪看Ⅱ1・虐防・夜・複11				夜間早朝の場合 25% 加算			583	
13	2056	訪看Ⅱ1・虐防・深・複11				深夜の場合 50% 加算		＋ 254 単位	649	
13	2057	訪看Ⅱ1・虐防・複21					加算（Ⅱ）複数名訪問	2人以上による場合（30分未満）	464	
13	2058	訪看Ⅱ1・虐防・夜・複21				夜間早朝の場合 25% 加算			530	
13	2059	訪看Ⅱ1・虐防・深・複21				深夜の場合 50% 加算		＋ 201 単位	596	
13	2020	訪看Ⅱ1・准			准看護師の場合 × 90%				239	
13	2025	訪看Ⅱ1・准・夜				夜間早朝の場合 25% 加算			299	
13	2026	訪看Ⅱ1・准・深				深夜の場合 50% 加算			359	
13	2027	訪看Ⅱ1・准・複11					加算（Ⅰ）複数名訪問	2人以上による場合（30分未満）	493	
13	2028	訪看Ⅱ1・准・夜・複11				夜間早朝の場合 25% 加算			553	
13	2029	訪看Ⅱ1・准・深・複11				深夜の場合 50% 加算		＋ 254 単位	613	
13	2030	訪看Ⅱ1・准・複21					加算（Ⅱ）複数名訪問	2人以上による場合（30分未満）	440	
13	2031	訪看Ⅱ1・准・夜・複21				夜間早朝の場合 25% 加算			500	
13	2032	訪看Ⅱ1・准・深・複21				深夜の場合 50% 加算		＋ 201 単位	560	
13	2060	訪看Ⅱ1・准・虐防			高齢者虐待防止措置未実施減算				236	
13	2061	訪看Ⅱ1・准・虐防・夜				夜間早朝の場合 25% 加算			295	
13	2062	訪看Ⅱ1・准・虐防・深				深夜の場合 50% 加算			354	
13	2063	訪看Ⅱ1・准・虐防・複11			1% 減算		加算（Ⅰ）複数名訪問	2人以上による場合（30分未満）	490	
13	2064	訪看Ⅱ1・准・虐防・夜・複11				夜間早朝の場合 25% 加算			549	
13	2065	訪看Ⅱ1・准・虐防・深・複11				深夜の場合 50% 加算		＋ 254 単位	608	
13	2066	訪看Ⅱ1・准・虐防・複21					加算（Ⅱ）複数名訪問	2人以上による場合（30分未満）	437	
13	2067	訪看Ⅱ1・准・虐防・夜・複21				夜間早朝の場合 25% 加算			496	
13	2068	訪看Ⅱ1・准・虐防・深・複21				深夜の場合 50% 加算		＋ 201 単位	555	
13	2111	訪看Ⅱ2		(2) 30分未満 399 単位					399	
13	2112	訪看Ⅱ2・夜				夜間早朝の場合 25% 加算			499	
13	2113	訪看Ⅱ2・深				深夜の場合 50% 加算			599	
13	2114	訪看Ⅱ2・複11					加算（Ⅰ）複数名訪問	2人以上による場合（30分未満）	653	
13	2115	訪看Ⅱ2・夜・複11				夜間早朝の場合 25% 加算			753	
13	2116	訪看Ⅱ2・深・複11				深夜の場合 50% 加算		＋ 254 単位	853	
13	2130	訪看Ⅱ2・複21					加算（Ⅱ）複数名訪問	2人以上による場合（30分未満）	600	
13	2131	訪看Ⅱ2・夜・複21				夜間早朝の場合 25% 加算			700	
13	2132	訪看Ⅱ2・深・複21				深夜の場合 50% 加算		＋ 201 単位	800	
13	2151	訪看Ⅱ2・虐防			高齢者虐待防止措置未実施減算				395	
13	2152	訪看Ⅱ2・虐防・夜				夜間早朝の場合 25% 加算			494	
13	2153	訪看Ⅱ2・虐防・深				深夜の場合 50% 加算			593	
13	2154	訪看Ⅱ2・虐防・複11			1% 減算		加算（Ⅰ）複数名訪問	2人以上による場合（30分未満）	649	
13	2155	訪看Ⅱ2・虐防・夜・複11				夜間早朝の場合 25% 加算			748	
13	2156	訪看Ⅱ2・虐防・深・複11				深夜の場合 50% 加算		＋ 254 単位	847	
13	2157	訪看Ⅱ2・虐防・複21					加算（Ⅱ）複数名訪問	2人以上による場合（30分未満）	596	
13	2158	訪看Ⅱ2・虐防・夜・複21				夜間早朝の場合 25% 加算			695	
13	2159	訪看Ⅱ2・虐防・深・複21				深夜の場合 50% 加算		＋ 201 単位	794	
13	2121	訪看Ⅱ2・准			准看護師の場合 × 90%				359	
13	2122	訪看Ⅱ2・准・夜				夜間早朝の場合 25% 加算			449	
13	2123	訪看Ⅱ2・准・深				深夜の場合 50% 加算			539	
13	2124	訪看Ⅱ2・准・複11					加算（Ⅰ）複数名訪問	2人以上による場合（30分未満）	613	
13	2125	訪看Ⅱ2・准・夜・複11				夜間早朝の場合 25% 加算			703	
13	2126	訪看Ⅱ2・准・深・複11				深夜の場合 50% 加算		＋ 254 単位	793	
13	2140	訪看Ⅱ2・准・複21					加算（Ⅱ）複数名訪問	2人以上による場合（30分未満）	560	
13	2141	訪看Ⅱ2・准・夜・複21				夜間早朝の場合 25% 加算			650	
13	2142	訪看Ⅱ2・准・深・複21				深夜の場合 50% 加算		＋ 201 単位	740	
13	2160	訪看Ⅱ2・准・虐防			高齢者虐待防止措置未実施減算				355	
13	2161	訪看Ⅱ2・准・虐防・夜				夜間早朝の場合 25% 加算			444	
13	2162	訪看Ⅱ2・准・虐防・深				深夜の場合 50% 加算			533	
13	2163	訪看Ⅱ2・准・虐防・複11			1% 減算		加算（Ⅰ）複数名訪問	2人以上による場合（30分未満）	609	
13	2164	訪看Ⅱ2・准・虐防・夜・複11				夜間早朝の場合 25% 加算			698	
13	2165	訪看Ⅱ2・准・虐防・深・複11				深夜の場合 50% 加算		＋ 254 単位	787	
13	2166	訪看Ⅱ2・准・虐防・複21					加算（Ⅱ）複数名訪問	2人以上による場合（30分未満）	556	
13	2167	訪看Ⅱ2・准・虐防・夜・複21				夜間早朝の場合 25% 加算			645	
13	2168	訪看Ⅱ2・准・虐防・深・複21				深夜の場合 50% 加算		＋ 201 単位	734	

※ ロ 病院又は診療所：週に1回以上、20分以上の保健師又は看護師による訪問を行った場合算定可能

サービスコード 種類	項目	サービス内容略称	算定項目			合成単位数	算定単位
13	2211	訪看II3	ロ 病院又は診療所 (3)30分以上1時間未満 574単位			574	1回につき
13	2212	訪看II3・夜		夜間早朝の場合 25%加算		718	
13	2213	訪看II3・深		深夜の場合 50%加算		861	
13	2217	訪看II3・複11			複数名訪問加算(I) 2人以上による場合(30分未満) +254単位	828	
13	2218	訪看II3・夜・複11		夜間早朝の場合 25%加算		972	
13	2219	訪看II3・深・複11		深夜の場合 50%加算		1,115	
13	2214	訪看II3・複12			複数名訪問加算(I) 2人以上による場合(30分以上) +402単位	976	
13	2215	訪看II3・夜・複12		夜間早朝の場合 25%加算		1,120	
13	2216	訪看II3・深・複12		深夜の場合 50%加算		1,263	
13	2230	訪看II3・複21			複数名訪問加算(II) 2人以上による場合(30分未満) +201単位	775	
13	2231	訪看II3・夜・複21		夜間早朝の場合 25%加算		919	
13	2232	訪看II3・深・複21		深夜の場合 50%加算		1,062	
13	2233	訪看II3・複22			複数名訪問加算(II) 2人以上による場合(30分以上) +317単位	891	
13	2234	訪看II3・夜・複22		夜間早朝の場合 25%加算		1,035	
13	2235	訪看II3・深・複22		深夜の場合 50%加算		1,178	
13	2251	訪看II3・虐防	高齢者虐待防止措置未実施減算 1%減算			568	
13	2252	訪看II3・虐防・夜		夜間早朝の場合 25%加算		710	
13	2253	訪看II3・虐防・深		深夜の場合 50%加算		852	
13	2254	訪看II3・虐防・複11			複数名訪問加算(I) 2人以上による場合(30分未満) +254単位	822	
13	2255	訪看II3・虐防・夜・複11		夜間早朝の場合 25%加算		964	
13	2256	訪看II3・虐防・深・複11		深夜の場合 50%加算		1,106	
13	2257	訪看II3・虐防・複12			複数名訪問加算(I) 2人以上による場合(30分以上) +402単位	970	
13	2258	訪看II3・虐防・夜・複12		夜間早朝の場合 25%加算		1,112	
13	2259	訪看II3・虐防・深・複12		深夜の場合 50%加算		1,254	
13	2260	訪看II3・虐防・複21			複数名訪問加算(II) 2人以上による場合(30分未満) +201単位	769	
13	2261	訪看II3・虐防・夜・複21		夜間早朝の場合 25%加算		911	
13	2262	訪看II3・虐防・深・複21		深夜の場合 50%加算		1,053	
13	2263	訪看II3・虐防・複22			複数名訪問加算(II) 2人以上による場合(30分以上) +317単位	885	
13	2264	訪看II3・虐防・夜・複22		夜間早朝の場合 25%加算		1,027	
13	2265	訪看II3・虐防・深・複22		深夜の場合 50%加算		1,169	
13	2221	訪看II3・准	准看護師の場合 ×90%			517	
13	2222	訪看II3・准・夜		夜間早朝の場合 25%加算		646	
13	2223	訪看II3・准・深		深夜の場合 50%加算		776	
13	2227	訪看II3・准・複11			複数名訪問加算(I) 2人以上による場合(30分未満) +254単位	771	
13	2228	訪看II3・准・夜・複11		夜間早朝の場合 25%加算		900	
13	2229	訪看II3・准・深・複11		深夜の場合 50%加算		1,030	
13	2224	訪看II3・准・複12			複数名訪問加算(I) 2人以上による場合(30分以上) +402単位	919	
13	2225	訪看II3・准・夜・複12		夜間早朝の場合 25%加算		1,048	
13	2226	訪看II3・准・深・複12		深夜の場合 50%加算		1,178	
13	2240	訪看II3・准・複21			複数名訪問加算(II) 2人以上による場合(30分未満) +201単位	718	
13	2241	訪看II3・准・夜・複21		夜間早朝の場合 25%加算		847	
13	2242	訪看II3・准・深・複21		深夜の場合 50%加算		977	
13	2243	訪看II3・准・複22			複数名訪問加算(II) 2人以上による場合(30分以上) +317単位	834	
13	2244	訪看II3・准・夜・複22		夜間早朝の場合 25%加算		963	
13	2245	訪看II3・准・深・複22		深夜の場合 50%加算		1,093	
13	2266	訪看II3・准・虐防	高齢者虐待防止措置未実施減算 1%減算			511	
13	2267	訪看II3・准・虐防・夜		夜間早朝の場合 25%加算		639	
13	2268	訪看II3・准・虐防・深		深夜の場合 50%加算		767	
13	2269	訪看II3・准・虐防・複11			複数名訪問加算(I) 2人以上による場合(30分未満) +254単位	765	
13	2270	訪看II3・准・虐防・夜・複11		夜間早朝の場合 25%加算		893	
13	2271	訪看II3・准・虐防・深・複11		深夜の場合 50%加算		1,021	
13	2272	訪看II3・准・虐防・複12			複数名訪問加算(I) 2人以上による場合(30分以上) +402単位	913	
13	2273	訪看II3・准・虐防・夜・複12		夜間早朝の場合 25%加算		1,041	
13	2274	訪看II3・准・虐防・深・複12		深夜の場合 50%加算		1,169	
13	2275	訪看II3・准・虐防・複21			複数名訪問加算(II) 2人以上による場合(30分未満) +201単位	712	
13	2276	訪看II3・准・虐防・夜・複21		夜間早朝の場合 25%加算		840	
13	2277	訪看II3・准・虐防・深・複21		深夜の場合 50%加算		968	
13	2278	訪看II3・准・虐防・複22			複数名訪問加算(II) 2人以上による場合(30分以上) +317単位	828	
13	2279	訪看II3・准・虐防・夜・複22		夜間早朝の場合 25%加算		956	
13	2280	訪看II3・准・虐防・深・複22		深夜の場合 50%加算		1,084	

居宅

訪問看護

居宅

訪問
看護

サービスコード 種類	項目	サービス内容略称	算定項目					合成単位数	算定単位
13	2311	訪看Ⅱ4	ロ病院又は診療所	(4) 1時間以上1時間30分未満 844 単位				844	1回につき
13	2312	訪看Ⅱ4・夜			夜間早朝の場合 25% 加算			1,055	
13	2313	訪看Ⅱ4・深			深夜の場合 50% 加算			1,266	
13	2317	訪看Ⅱ4・複11				複数名訪問加算（Ⅰ）	2人以上による場合（30分未満） + 254 単位	1,098	
13	2318	訪看Ⅱ4・夜・複11			夜間早朝の場合 25% 加算			1,309	
13	2319	訪看Ⅱ4・深・複11			深夜の場合 50% 加算			1,520	
13	2314	訪看Ⅱ4・複12					2人以上による場合（30分以上） + 402 単位	1,246	
13	2315	訪看Ⅱ4・夜・複12			夜間早朝の場合 25% 加算			1,457	
13	2316	訪看Ⅱ4・深・複12			深夜の場合 50% 加算			1,668	
13	2430	訪看Ⅱ4・複21				複数名訪問加算（Ⅱ）	2人以上による場合（30分未満） + 201 単位	1,045	
13	2431	訪看Ⅱ4・夜・複21			夜間早朝の場合 25% 加算			1,256	
13	2432	訪看Ⅱ4・深・複21			深夜の場合 50% 加算			1,467	
13	2433	訪看Ⅱ4・複22					2人以上による場合（30分以上） + 317 単位	1,161	
13	2434	訪看Ⅱ4・夜・複22			夜間早朝の場合 25% 加算			1,372	
13	2435	訪看Ⅱ4・深・複22			深夜の場合 50% 加算			1,583	
13	2331	訪看Ⅱ4・長				1時間30分以上の訪問看護を行う場合 + 300 単位		1,144	
13	2332	訪看Ⅱ4・夜・長			夜間早朝の場合 25% 加算			1,355	
13	2333	訪看Ⅱ4・深・長			深夜の場合 50% 加算			1,566	
13	2337	訪看Ⅱ4・複11・長				複数名訪問加算（Ⅰ）	2人以上による場合（30分未満） + 254 単位	1,398	
13	2338	訪看Ⅱ4・夜・複11・長			夜間早朝の場合 25% 加算			1,609	
13	2339	訪看Ⅱ4・深・複11・長			深夜の場合 50% 加算			1,820	
13	2334	訪看Ⅱ4・複12・長					2人以上による場合（30分以上） + 402 単位	1,546	
13	2335	訪看Ⅱ4・夜・複12・長			夜間早朝の場合 25% 加算			1,757	
13	2336	訪看Ⅱ4・深・複12・長			深夜の場合 50% 加算			1,968	
13	2440	訪看Ⅱ4・複21・長				複数名訪問加算（Ⅱ）	2人以上による場合（30分未満） + 201 単位	1,345	
13	2441	訪看Ⅱ4・夜・複21・長			夜間早朝の場合 25% 加算			1,556	
13	2442	訪看Ⅱ4・深・複21・長			深夜の場合 50% 加算			1,767	
13	2443	訪看Ⅱ4・複22・長					2人以上による場合（30分以上） + 317 単位	1,461	
13	2444	訪看Ⅱ4・夜・複22・長			夜間早朝の場合 25% 加算			1,672	
13	2445	訪看Ⅱ4・深・複22・長			深夜の場合 50% 加算			1,883	
13	2471	訪看Ⅱ4・虐防			高齢者虐待防止措置未実施減算 1% 減算			836	
13	2472	訪看Ⅱ4・虐防・夜				夜間早朝の場合 25% 加算		1,045	
13	2473	訪看Ⅱ4・虐防・深				深夜の場合 50% 加算		1,254	
13	2474	訪看Ⅱ4・虐防・複11					複数名訪問加算（Ⅰ） 2人以上による場合（30分未満） + 254 単位	1,090	
13	2475	訪看Ⅱ4・虐防・夜・複11				夜間早朝の場合 25% 加算		1,299	
13	2476	訪看Ⅱ4・虐防・深・複11				深夜の場合 50% 加算		1,508	
13	2477	訪看Ⅱ4・虐防・複12					2人以上による場合（30分以上） + 402 単位	1,238	
13	2478	訪看Ⅱ4・虐防・夜・複12				夜間早朝の場合 25% 加算		1,447	
13	2479	訪看Ⅱ4・虐防・深・複12				深夜の場合 50% 加算		1,656	
13	2480	訪看Ⅱ4・虐防・複21					複数名訪問加算（Ⅱ） 2人以上による場合（30分未満） + 201 単位	1,037	
13	2481	訪看Ⅱ4・虐防・夜・複21				夜間早朝の場合 25% 加算		1,246	
13	2482	訪看Ⅱ4・虐防・深・複21				深夜の場合 50% 加算		1,455	
13	2483	訪看Ⅱ4・虐防・複22					2人以上による場合（30分以上） + 317 単位	1,153	
13	2484	訪看Ⅱ4・虐防・夜・複22				夜間早朝の場合 25% 加算		1,362	
13	2485	訪看Ⅱ4・虐防・深・複22				深夜の場合 50% 加算		1,571	
13	2486	訪看Ⅱ4・虐防・長					1時間30分以上の訪問看護を行う場合 + 300 単位	1,136	
13	2487	訪看Ⅱ4・虐防・夜・長				夜間早朝の場合 25% 加算		1,345	
13	2488	訪看Ⅱ4・虐防・深・長				深夜の場合 50% 加算		1,554	
13	2489	訪看Ⅱ4・虐防・複11・長					複数名訪問加算（Ⅰ） 2人以上による場合（30分未満） + 254 単位	1,390	
13	2490	訪看Ⅱ4・虐防・夜・複11・長				夜間早朝の場合 25% 加算		1,599	
13	2491	訪看Ⅱ4・虐防・深・複11・長				深夜の場合 50% 加算		1,808	
13	2492	訪看Ⅱ4・虐防・複12・長					2人以上による場合（30分以上） + 402 単位	1,538	
13	2493	訪看Ⅱ4・虐防・夜・複12・長				夜間早朝の場合 25% 加算		1,747	
13	2494	訪看Ⅱ4・虐防・深・複12・長				深夜の場合 50% 加算		1,956	
13	2495	訪看Ⅱ4・虐防・複21・長					複数名訪問加算（Ⅱ） 2人以上による場合（30分未満） + 201 単位	1,337	
13	2496	訪看Ⅱ4・虐防・夜・複21・長				夜間早朝の場合 25% 加算		1,546	
13	2497	訪看Ⅱ4・虐防・深・複21・長				深夜の場合 50% 加算		1,755	
13	2498	訪看Ⅱ4・虐防・複22・長					2人以上による場合（30分以上） + 317 単位	1,453	
13	2499	訪看Ⅱ4・虐防・夜・複22・長				夜間早朝の場合 25% 加算		1,662	
13	2500	訪看Ⅱ4・虐防・深・複22・長				深夜の場合 50% 加算		1,871	

種類	項目	サービス内容略称	算定項目					合成単位数	算定単位
13	2321	訪看II4・准	ロ病院又は診療所	(4)1時間以上1時間30分未満 844単位	准看護師の場合 ×90%			760	1回につき
13	2322	訪看II4・准・夜				夜間早朝の場合 25%加算		950	
13	2323	訪看II4・准・深				深夜の場合 50%加算		1,140	
13	2327	訪看II4・准・複11					複数名訪問加算(I) 2人以上による場合(30分未満)	1,014	
13	2328	訪看II4・准・夜・複11				夜間早朝の場合 25%加算		1,204	
13	2329	訪看II4・准・深・複11				深夜の場合 50%加算	+254単位	1,394	
13	2324	訪看II4・准・複12					2人以上による場合(30分以上)	1,162	
13	2325	訪看II4・准・夜・複12				夜間早朝の場合 25%加算		1,352	
13	2326	訪看II4・准・深・複12				深夜の場合 50%加算	+402単位	1,542	
13	2450	訪看II4・准・複21					複数名訪問加算(II) 2人以上による場合(30分未満)	961	
13	2451	訪看II4・准・夜・複21				夜間早朝の場合 25%加算		1,151	
13	2452	訪看II4・准・深・複21				深夜の場合 50%加算	+201単位	1,341	
13	2453	訪看II4・准・複22					2人以上による場合(30分以上)	1,077	
13	2454	訪看II4・准・夜・複22				夜間早朝の場合 25%加算		1,267	
13	2455	訪看II4・准・深・複22				深夜の場合 50%加算	+317単位	1,457	
13	2341	訪看II4・准・長					1時間30分以上の訪問看護を行う場合	1,060	
13	2342	訪看II4・准・夜・長				夜間早朝の場合 25%加算		1,250	
13	2343	訪看II4・准・深・長				深夜の場合 50%加算		1,440	
13	2347	訪看II4・准・複11・長					複数名訪問加算(I) 2人以上による場合(30分未満) +300単位	1,314	
13	2348	訪看II4・准・夜・複11・長				夜間早朝の場合 25%加算	+254単位	1,504	
13	2349	訪看II4・准・深・複11・長				深夜の場合 50%加算		1,694	
13	2344	訪看II4・准・複12・長					2人以上による場合(30分以上)	1,462	
13	2345	訪看II4・准・夜・複12・長				夜間早朝の場合 25%加算		1,652	
13	2346	訪看II4・准・深・複12・長				深夜の場合 50%加算	+402単位	1,842	
13	2460	訪看II4・准・複21・長					複数名訪問加算(II) 2人以上による場合(30分未満)	1,261	
13	2461	訪看II4・准・夜・複21・長				夜間早朝の場合 25%加算		1,451	
13	2462	訪看II4・准・深・複21・長				深夜の場合 50%加算	+201単位	1,641	
13	2463	訪看II4・准・複22・長					2人以上による場合(30分以上)	1,377	
13	2464	訪看II4・准・夜・複22・長				夜間早朝の場合 25%加算		1,567	
13	2465	訪看II4・准・深・複22・長				深夜の場合 50%加算	+317単位	1,757	
13	2501	訪看II4・准・虐防			高齢者虐待防止措置未実施減算 1%減算			752	
13	2502	訪看II4・准・虐防・夜				夜間早朝の場合 25%加算		940	
13	2503	訪看II4・准・虐防・深				深夜の場合 50%加算		1,128	
13	2504	訪看II4・准・虐防・複11					複数名訪問加算(I) 2人以上による場合(30分未満)	1,006	
13	2505	訪看II4・准・虐防・夜・複11				夜間早朝の場合 25%加算		1,194	
13	2506	訪看II4・准・虐防・深・複11				深夜の場合 50%加算	+254単位	1,382	
13	2507	訪看II4・准・虐防・複12					2人以上による場合(30分以上)	1,154	
13	2508	訪看II4・准・虐防・夜・複12				夜間早朝の場合 25%加算		1,342	
13	2509	訪看II4・准・虐防・深・複12				深夜の場合 50%加算	+402単位	1,530	
13	2510	訪看II4・准・虐防・複21					複数名訪問加算(II) 2人以上による場合(30分未満)	953	
13	2511	訪看II4・准・虐防・夜・複21				夜間早朝の場合 25%加算		1,141	
13	2512	訪看II4・准・虐防・深・複21				深夜の場合 50%加算	+201単位	1,329	
13	2513	訪看II4・准・虐防・複22					2人以上による場合(30分以上)	1,069	
13	2514	訪看II4・准・虐防・夜・複22				夜間早朝の場合 25%加算		1,257	
13	2515	訪看II4・准・虐防・深・複22				深夜の場合 50%加算	+317単位	1,445	
13	2516	訪看II4・准・虐防・長					1時間30分以上の訪問看護を行う場合	1,052	
13	2517	訪看II4・准・虐防・夜・長				夜間早朝の場合 25%加算		1,240	
13	2518	訪看II4・准・虐防・深・長				深夜の場合 50%加算		1,428	
13	2519	訪看II4・准・虐防・複11・長					複数名訪問加算(I) 2人以上による場合(30分未満) +300単位	1,306	
13	2520	訪看II4・准・虐防・夜・複11・長				夜間早朝の場合 25%加算		1,494	
13	2521	訪看II4・准・虐防・深・複11・長				深夜の場合 50%加算	+254単位	1,682	
13	2522	訪看II4・准・虐防・複12・長					2人以上による場合(30分以上)	1,454	
13	2523	訪看II4・准・虐防・夜・複12・長				夜間早朝の場合 25%加算		1,642	
13	2524	訪看II4・准・虐防・深・複12・長				深夜の場合 50%加算	+402単位	1,830	
13	2525	訪看II4・准・虐防・複21・長					複数名訪問加算(II) 2人以上による場合(30分未満)	1,253	
13	2526	訪看II4・准・虐防・夜・複21・長				夜間早朝の場合 25%加算		1,441	
13	2527	訪看II4・准・虐防・深・複21・長				深夜の場合 50%加算	+201単位	1,629	
13	2528	訪看II4・准・虐防・複22・長					2人以上による場合(30分以上)	1,369	
13	2529	訪看II4・准・虐防・夜・複22・長				夜間早朝の場合 25%加算		1,557	
13	2530	訪看II4・准・虐防・深・複22・長				深夜の場合 50%加算	+317単位	1,745	

居宅

訪問看護

居宅

訪問
看護

サービスコード		サービス内容略称	算定項目						合成単位数	算定単位
種類	項目									
13	3111	定期巡回訪看	ハ 定期巡回・随時対応型訪問介護看護事業所と連携する場合						2,961	1月につき
13	3115	定期巡回訪看・介5					要介護5の者の場合　＋　800 単位		3,761	
13	3113	定期巡回訪看・准		准看護師による訪問が1回でもある場合					2,902	
13	3117	定期巡回訪看・准1・介5	2,961 単位		× 98%	要介護5の者の場合　＋　800 単位			3,702	
13	C201	訪問看護高齢者虐待防止未実施減算	高齢者虐待防止措置未実施減算	ハ 定期巡回・随時対応型訪問介護看護事業所と連携する場合	30　単位減算				-30	
13	4111	訪問看護同一建物減算1	事業所と同一建物の利用者等にサービスを行う場合	同一敷地内建物等の利用者又はこれ以外の同一建物の利用者20人以上にサービスを行う場合		所定単位数の　10%　減算				
13	4112	訪問看護同一建物減算2		同一敷地内建物等の利用者50人以上にサービスを行う場合		所定単位数の　15%　減算				
13	8000	特別地域訪問看護加算1	特別地域訪問看護加算	イ及びロを算定する場合		所定単位数の　15%　加算				1回につき
13	8001	特別地域訪問看護加算2		ハを算定する場合		所定単位数の　15%　加算				1月につき
13	8100	訪問看護小規模事業所加算1	中山間地域等における小規模事業所加算	イ及びロを算定する場合		所定単位数の　10%　加算				1回につき
13	8101	訪問看護小規模事業所加算2		ハを算定する場合		所定単位数の　10%　加算				1月につき
13	8110	訪問看護中山間地域等提供加算1	中山間地域等に居住する者へのサービス提供加算	イ及びロを算定する場合		所定単位数の　5%　加算				1回につき
13	8111	訪問看護中山間地域等提供加算2		ハを算定する場合		所定単位数の　5%　加算				1月につき
13	3001	緊急時訪問看護加算Ⅰ1	緊急時訪問看護加算Ⅰ	指定訪問看護ステーション	600　単位加算				600	
13	3002	緊急時訪問看護加算Ⅰ2		医療機関	325　単位加算				325	
13	3100	緊急時訪問看護加算Ⅱ1	緊急時訪問看護加算Ⅱ	指定訪問看護ステーション	574　単位加算				574	
13	3200	緊急時訪問看護加算Ⅱ2		医療機関	315　単位加算				315	
13	4000	訪問看護特別管理加算Ⅰ	特別管理加算	特別管理加算（Ⅰ）	500　単位加算				500	
13	4001	訪問看護特別管理加算Ⅱ		特別管理加算（Ⅱ）	250　単位加算				250	
13	4025	訪問看護専門管理加算1	専門管理加算	緩和ケア等に係る研修を受けた看護師が計画的な管理を行った場合	250　単位加算				250	月1回限度
13	4026	訪問看護専門管理加算2		特定行為研修を修了した看護師が計画的な管理を行った場合	250　単位加算				250	
13	7000	訪問看護ターミナルケア加算	ターミナルケア加算	ターミナルケア加算	2,500　単位加算				2,500	死亡月につき
13	4021	訪問看護遠隔死亡診断補助加算	遠隔死亡診断補助加算		150　単位加算				150	
13	4100	訪問看護特別指示減算	主治医が発行する訪問看護指示の文書の訪問看護指示期間の日数につき減算		97　単位減算				-97	1日につき
13	4024	訪問看護訪問回数超過等減算	理学療法士等の訪問回数が看護職員の訪問回数を超えている場合又は特定の加算を算定していない場合の減算		8　単位減算				-8	1回につき
13	4023	訪問看護初回加算Ⅰ	ニ 初回加算	（1） 初回加算（Ⅰ）	350　単位加算				350	1月につき
13	4002	訪問看護初回加算Ⅱ		（2） 初回加算（Ⅱ）	300　単位加算				300	
13	4003	訪問看護退院時共同指導加算	ホ 退院時共同指導加算		600　単位加算				600	1回につき
13	4004	訪問看護介護連携強化加算	ヘ 看護・介護職員連携強化加算		250　単位加算				250	1月につき
13	4010	訪問看護体制強化加算Ⅰ	ト 看護体制強化加算	（1） 看護体制強化加算（Ⅰ）	550　単位加算				550	
13	4005	訪問看護体制強化加算Ⅱ	（イ及びロを算定する場合のみ算定）	（2） 看護体制強化加算（Ⅱ）	200　単位加算				200	
13	6192	訪問看護口腔連携強化加算	チ 口腔連携強化加算		50　単位加算				50	月1回限度
13	6103	訪問看護サービス提供体制加算Ⅰ1	リ サービス提供体制強化加算	（1）イ及びロを算定する場合	（一）サービス提供体制強化加算（Ⅰ）	6　単位加算			6	1回につき
13	6101	訪問看護サービス提供体制加算Ⅱ1			（二）サービス提供体制強化加算（Ⅱ）	3　単位加算			3	
13	6104	訪問看護サービス提供体制加算Ⅰ2		（2）ハを算定する場合	（一）サービス提供体制強化加算（Ⅰ）	50　単位加算			50	1月につき
13	6102	訪問看護サービス提供体制加算Ⅱ2			（二）サービス提供体制強化加算（Ⅱ）	25　単位加算			25	

登録期間が1月に満たない場合（日割計算用サービスコード）

サービスコード		サービス内容略称	算定項目					合成単位数	算定単位
種類	項目								
13	3112	定期巡回訪看・日割	ハ 定期巡回・随時対応型訪問介護看護事業所と連携する場合				日割計算の場合	97	1日につき
13	3116	定期巡回訪看・介5・日割				要介護5の者の場合　＋　800 単位		124	
13	3114	定期巡回訪看・准1・日割		准看護師による訪問が1回でもある場合			÷　30.4 日	95	
13	3118	定期巡回訪看・准1・介5・日割	2,961 単位		× 98%	要介護5の者の場合　＋　800 単位		122	
13	C202	訪問看護高齢者虐待防止未実施減算・日割	高齢者虐待防止措置未実施減算	ハ 定期巡回・随時対応型訪問介護看護事業所と連携する場合	30 単位減算			-1	
13	8002	特別地域訪問看護加算2日割	特別地域訪問看護加算	ハを算定する場合	所定単位数の　15%　加算				
13	8102	訪問看護小規模事業所加算2日割	中山間地域等における小規模事業所加算	ハを算定する場合	所定単位数の　10%　加算				
13	8112	訪問看護中山間地域等加算2日割	中山間地域等に居住する者へのサービス提供加算	ハを算定する場合	所定単位数の　5%　加算				

4 訪問リハビリテーションサービスコード表

サービスコード 種類	項目	サービス内容略称	算定項目			合成 単位数	算定 単位
14	2111	訪問リハビリ1	イ 訪問リハビリテーション費	病院又は診療所の場合	308 単位	308	1回につき
14	2211	訪問リハビリ2		介護老人保健施設の場合	308 単位	308	
14	2311	訪問リハビリ3		介護医療院の場合	308 単位	308	
14	C201	訪問リハ高齢者虐待防止未実施減算1	高齢者虐待防止措置未実施減算	病院又は診療所の場合	3 単位減算	-3	
14	C202	訪問リハ高齢者虐待防止未実施減算2		介護老人保健施設の場合	3 単位減算	-3	
14	C203	訪問リハ高齢者虐待防止未実施減算3		介護医療院の場合	3 単位減算	-3	
14	4111	訪問リハ同一建物減算1	事業所と同一建物の利用者等にサービスを行う場合	同一敷地内建物等の利用者又はこれ以外の同一建物の利用者20人以上にサービスを行う場合	所定単位数の 10% 減算		1月につき
14	4112	訪問リハ同一建物減算2		同一敷地内建物等の利用者50人以上にサービスを行う場合	所定単位数の 15% 減算		
14	8000	特別地域訪問リハ加算	特別地域訪問リハビリテーション加算		所定単位数の 15% 加算		1回につき
14	8100	訪問リハ小規模事業所加算	中山間地域等における小規模事業所加算		所定単位数の 10% 加算		
14	8110	訪問リハ中山間地域等提供加算	中山間地域等に居住する者へのサービス提供加算		所定単位数の 5% 加算		
14	5003	訪問リハ短期集中リハ加算	短期集中リハビリテーション実施加算	退院(所)日又は認定日から3月以内	200 単位加算	200	1日につき
14	5005	訪問リハマネジメント加算1	リハビリテーションマネジメント加算	リハビリテーションマネジメント加算(イ)	180 単位加算	180	1月につき
14	5008	訪問リハマネジメント加算2		リハビリテーションマネジメント加算(ロ)	213 単位加算	213	
14	5022	訪問リハマネジメント加算3		事業所の医師が利用者等に説明し、利用者の同意を得た場合	270 単位加算	270	
14	5021	訪問リハ認知症短期集中リハ加算	認知症短期集中リハビリテーション実施加算	退院(所)日又は訪問開始日から3月以内	240 単位加算	240	1日につき
14	6192	訪問リハ口腔連携強化加算	口腔連携強化加算		50 単位加算	50	月1回限度
14	5010	訪問リハ計画診療未実施減算	事業所の医師がリハビリテーション計画の作成に係る診療を行わなかった場合		50 単位減算	-50	1回につき
14	4003	訪問リハ退院時共同指導加算	ロ 退院時共同指導加算(退院時1回を限度)		600 単位加算	600	
14	6110	訪問リハ移行支援加算	ハ 移行支援加算		17 単位加算	17	1日につき
14	6102	訪問リハサービス提供体制加算Ⅰ	ニ サービス提供体制強化加算	(1) サービス提供体制強化加算(Ⅰ)	6 単位加算	6	1回につき
14	6101	訪問リハサービス提供体制加算Ⅱ		(2) サービス提供体制強化加算(Ⅱ)	3 単位加算	3	

居宅

訪問リハ

5 居宅療養管理指導サービスコード表

サービスコード 種類	項目	サービス内容略称	算定項目			合成 単位数	算定 単位
31	1111	医師居宅療養管理指導Ⅰ1	イ 医師が行う場合 （月2回限度）	(1)居宅療養管理指導費（Ⅰ） （(2)以外）	(一)単一建物居住者が1人の場合 515 単位	515	1回につき
31	1113	医師居宅療養管理指導Ⅰ2			(二)単一建物居住者が2人以上9人以下の場合 487 単位	487	
31	1115	医師居宅療養管理指導Ⅰ3			(三)(一)及び(二)以外の場合 446 単位	446	
31	1112	医師居宅療養管理指導Ⅱ1		(2)居宅療養管理指導費（Ⅱ）（在宅時 医学総合管理料等を算定する場合）	(一)単一建物居住者が1人の場合 299 単位	299	
31	1114	医師居宅療養管理指導Ⅱ2			(二)単一建物居住者が2人以上9人以下の場合 287 単位	287	
31	1116	医師居宅療養管理指導Ⅱ3			(三)(一)及び(二)以外の場合 260 単位	260	
31	2111	歯科医師居宅療養管理指導Ⅰ	ロ 歯科医師が行う場合 （月2回限度）	(1)単一建物居住者が1人の場合 517 単位		517	
31	2112	歯科医師居宅療養管理指導Ⅱ		(2)単一建物居住者が2人以上9人以下の場合 487 単位		487	
31	2113	歯科医師居宅療養管理指導Ⅲ		(3)(1)及び(2)以外の場合 441 単位		441	
31	1221	薬剤師居宅療養Ⅰ1	ハ 薬剤師が行う場合	(1)医療機関の 薬剤師の場合 （月2回限度）	(一)単一建物居住者が1人の場合 566 単位	566	
31	1222	薬剤師居宅療養Ⅰ1・特薬			特別な薬剤の場合 ＋ 100 単位	666	
31	1251	薬剤師居宅療養Ⅰ2			(二)単一建物居住者が2人以上9人以下の場合 417 単位	417	
31	1252	薬剤師居宅療養Ⅰ2・特薬			特別な薬剤の場合 ＋ 100 単位	517	
31	1244	薬剤師居宅療養Ⅰ3			(三)(一)及び(二)以外の場合 380 単位	380	
31	1245	薬剤師居宅療養Ⅰ3・特薬			特別な薬剤の場合 ＋ 100 単位	480	
31	1223	薬剤師居宅療養Ⅱ1		(2)薬局の薬剤師の場合	(一)単一建物居住者が1人の場合	がん末期の患者・中心静脈栄養の場合（月4回限度） 518 単位	518	
31	1224	薬剤師居宅療養Ⅱ1・特薬				特別な薬剤の場合 ＋ 100 単位	618	
31	1255	薬剤師居宅療養Ⅱ2				がん末期の患者・麻薬注射剤使用患者以外の場合（月8回限度） 518 単位	518	
31	1256	薬剤師居宅療養Ⅱ2・特薬				特別な薬剤の場合 ＋ 100 単位	618	
31	1225	薬剤師居宅療養Ⅱ3			(二)単一建物居住者が2人以上9人以下の場合	がん末期の患者・中心静脈栄養の場合（月4回限度） 379 単位	379	
31	1226	薬剤師居宅療養Ⅱ3・特薬				特別な薬剤の場合 ＋ 100 単位	479	
31	1253	薬剤師居宅療養Ⅱ4				がん末期の患者・麻薬注射剤使用患者以外の場合（月8回限度） 379 単位	379	
31	1254	薬剤師居宅療養Ⅱ4・特薬				特別な薬剤の場合 ＋ 100 単位	479	
31	1246	薬剤師居宅療養Ⅱ5			(三)(一)及び(二)以外の場合	がん末期の患者・中心静脈栄養の場合（月4回限度） 342 単位	342	
31	1247	薬剤師居宅療養Ⅱ5・特薬				特別な薬剤の場合 ＋ 100 単位	442	
31	1248	薬剤師居宅療養Ⅱ6				がん末期の患者・麻薬注射剤使用患者の場合（月8回限度） 342 単位	342	
31	1249	薬剤師居宅療養Ⅱ6・特薬				特別な薬剤の場合 ＋ 100 単位	442	
31	1257	薬剤師居宅療養Ⅱ7			(四)情報通信機器を用いて行う場合 46 単位	在宅の利用者に対して行う場合（月4回限度）	46	
31	1258	薬剤師居宅療養Ⅱ8				注射による麻薬の投与を受けている患者に対して行う場合（月8回限度）	46	
31	1131	管理栄養士居宅療養Ⅰ1	ニ 管理栄養士が行う場合	(1)当該指定居宅療養管理指導事業所の管理栄養士が行った場合	管理栄養士が医師の指示に基づき栄養管理に係る情報提供及び指導又は助言を行った場合（月2回限度）	(一)単一建物居住者が1人の場合 545 単位	545	
31	1132	管理栄養士居宅療養Ⅰ2				(二)単一建物居住者が2人以上9人以下の場合 487 単位	487	
31	1133	管理栄養士居宅療養Ⅰ3				(三)(一)及び(二)以外の場合 444 単位	444	
31	1151	管理栄養士居宅療養Ⅰ4			計画的な医学管理を行っている医師の特別の指示があった場合（月2回限度）	(一)単一建物居住者が1人の場合 545 単位	545	
31	1152	管理栄養士居宅療養Ⅰ5				(二)単一建物居住者が2人以上9人以下の場合 487 単位	487	
31	1153	管理栄養士居宅療養Ⅰ6				(三)(一)及び(二)以外の場合 444 単位	444	
31	1134	管理栄養士居宅療養Ⅱ1		(2)当該指定居宅療養管理指導事業所以外の管理栄養士が行った場合	管理栄養士が医師の指示に基づき栄養管理に係る情報提供及び指導又は助言を行った場合（月2回限度）	(一)単一建物居住者が1人の場合 525 単位	525	
31	1135	管理栄養士居宅療養Ⅱ2				(二)単一建物居住者が2人以上9人以下の場合 467 単位	467	
31	1136	管理栄養士居宅療養Ⅱ3				(三)(一)及び(二)以外の場合 424 単位	424	
31	1154	管理栄養士居宅療養Ⅱ4			計画的医学管理を行っている医師の特別の指示があった場合（月2回限度）	(一)単一建物居住者が1人の場合 525 単位	525	
31	1155	管理栄養士居宅療養Ⅱ5				(二)単一建物居住者が2人以上9人以下の場合 467 単位	467	
31	1156	管理栄養士居宅療養Ⅱ6				(三)(一)及び(二)以外の場合 424 単位	424	
31	1241	歯科衛生士等居宅療養Ⅰ	ホ 歯科衛生士等が行う場合	がん末期の患者以外の場合 （月4回限度）	(1)単一建物居住者が1人の場合 362 単位	362	
31	1243	歯科衛生士等居宅療養Ⅱ			(2)単一建物居住者が2人以上9人以下の場合 326 単位	326	
31	1250	歯科衛生士等居宅療養Ⅲ			(3)(1)及び(2)以外の場合 295 単位	295	
31	1281	歯科衛生士等居宅療養Ⅳ		がん末期の患者の場合 （月6回限度）	(1)単一建物居住者が1人の場合 362 単位	362	
31	1282	歯科衛生士等居宅療養Ⅴ			(2)単一建物居住者が2人以上9人以下の場合 326 単位	326	
31	1283	歯科衛生士等居宅療養Ⅵ			(3)(1)及び(2)以外の場合 295 単位	295	
31	8000	特別地域居宅療養管理指導加算	特別地域居宅療養管理指導加算		所定単位数の 15％ 加算		
31	8100	居宅療養小規模事業所加算	中山間地域等における小規模事業所加算		所定単位数の 10％ 加算		
31	8110	居宅療養中山間地域等提供加算	中山間地域等に居住する者へのサービス提供加算		所定単位数の 5％ 加算		
31	8121	薬剤師医療用麻薬持続注射療法加算	在宅患者医療用麻薬持続注射療法加算（ハを算定する場合のみ算定可（(2)(四)を除く)）		250 単位加算	250	
31	8122	薬剤師在宅中心静脈栄養法加算	在宅中心静脈栄養法加算（ハを算定する場合のみ算定可（(2)(四)を除く)）		150 単位加算	150	

6 通所介護サービスコード表

サービスコード 種類	項目	サービス内容略称	算定項目					合成単位数	給付管理単位数	算定単位
15	2141	通所介護Ⅰ21・時減	イ 通常規模型通所介護費	注 2時間以上3時間未満			要介護1 388 単位 × 70%	272		1回につき
15	2142	通所介護Ⅰ22・時減					要介護2 444 単位 × 70%	311		
15	2143	通所介護Ⅰ23・時減					要介護3 502 単位 × 70%	351		
15	2144	通所介護Ⅰ24・時減					要介護4 560 単位 × 70%	392		
15	2145	通所介護Ⅰ25・時減					要介護5 617 単位 × 70%	432		
15	2151	通所介護Ⅰ21・業未・時減				業務継続計画未策定減算	要介護1 388 単位 × 70%	269		
15	2152	通所介護Ⅰ22・業未・時減					要介護2 444 単位 × 70%	308		
15	2153	通所介護Ⅰ23・業未・時減					要介護3 502 単位 × 70%	348		
15	2154	通所介護Ⅰ24・業未・時減				1% 減算	要介護4 560 単位 × 70%	388		
15	2155	通所介護Ⅰ25・業未・時減					要介護5 617 単位 × 70%	428		
15	2156	通所介護Ⅰ21・虐防・時減			高齢者虐待防止措置未実施減算		要介護1 388 単位 × 70%	269		
15	2157	通所介護Ⅰ22・虐防・時減					要介護2 444 単位 × 70%	308		
15	2158	通所介護Ⅰ23・虐防・時減					要介護3 502 単位 × 70%	348		
15	2159	通所介護Ⅰ24・虐防・時減			1% 減算		要介護4 560 単位 × 70%	388		
15	2160	通所介護Ⅰ25・虐防・時減					要介護5 617 単位 × 70%	428		
15	2161	通所介護Ⅰ21・虐防・業未・時減				業務継続計画未策定減算	要介護1 388 単位 × 70%	266		
15	2162	通所介護Ⅰ22・虐防・業未・時減					要介護2 444 単位 × 70%	305		
15	2163	通所介護Ⅰ23・虐防・業未・時減					要介護3 502 単位 × 70%	344		
15	2164	通所介護Ⅰ24・虐防・業未・時減				1% 減算	要介護4 560 単位 × 70%	384		
15	2165	通所介護Ⅰ25・虐防・業未・時減					要介護5 617 単位 × 70%	424		
15	2241	通所介護Ⅰ11		(1)3時間以上4時間未満			要介護1 370 単位	370		
15	2242	通所介護Ⅰ12					要介護2 423 単位	423		
15	2243	通所介護Ⅰ13					要介護3 479 単位	479		
15	2244	通所介護Ⅰ14					要介護4 533 単位	533		
15	2245	通所介護Ⅰ15					要介護5 588 単位	588		
15	2246	通所介護Ⅰ21		(2)4時間以上5時間未満			要介護1 388 単位	388		
15	2247	通所介護Ⅰ22					要介護2 444 単位	444		
15	2248	通所介護Ⅰ23					要介護3 502 単位	502		
15	2249	通所介護Ⅰ24					要介護4 560 単位	560		
15	2250	通所介護Ⅰ25					要介護5 617 単位	617		
15	2341	通所介護Ⅰ31		(3)5時間以上6時間未満			要介護1 570 単位	570		
15	2342	通所介護Ⅰ32					要介護2 673 単位	673		
15	2343	通所介護Ⅰ33					要介護3 777 単位	777		
15	2344	通所介護Ⅰ34					要介護4 880 単位	880		
15	2345	通所介護Ⅰ35					要介護5 984 単位	984		
15	2346	通所介護Ⅰ41		(4)6時間以上7時間未満			要介護1 584 単位	584		
15	2347	通所介護Ⅰ42					要介護2 689 単位	689		
15	2348	通所介護Ⅰ43					要介護3 796 単位	796		
15	2349	通所介護Ⅰ44					要介護4 901 単位	901		
15	2350	通所介護Ⅰ45					要介護5 1,008 単位	1,008		
15	2441	通所介護Ⅰ51		(5)7時間以上8時間未満			要介護1 658 単位	658		
15	2442	通所介護Ⅰ52					要介護2 777 単位	777		
15	2443	通所介護Ⅰ53					要介護3 900 単位	900		
15	2444	通所介護Ⅰ54					要介護4 1,023 単位	1,023		
15	2445	通所介護Ⅰ55					要介護5 1,148 単位	1,148		
15	2446	通所介護Ⅰ61		(6)8時間以上9時間未満			要介護1 669 単位	669		
15	2447	通所介護Ⅰ62					要介護2 791 単位	791		
15	2448	通所介護Ⅰ63					要介護3 915 単位	915		
15	2449	通所介護Ⅰ64					要介護4 1,041 単位	1,041		
15	2450	通所介護Ⅰ65					要介護5 1,168 単位	1,168		

居宅

通所介護

居宅

通所介護

サービスコード 種類	項目	サービス内容略称	算定項目						合成単位数	給付管理単位数	算定単位
15	3651	通所介護II21・時減	ロ 大規模型通所介護費（I）	注 2時間以上3時間未満			要介護1	376 単位 × 70%	263	272	1回につき
15	3652	通所介護II22・時減					要介護2	430 単位 × 70%	301	311	
15	3653	通所介護II23・時減					要介護3	486 単位 × 70%	340	351	
15	3654	通所介護II24・時減					要介護4	541 単位 × 70%	379	392	
15	3655	通所介護II25・時減					要介護5	597 単位 × 70%	418	432	
15	3751	通所介護II21・業未・時減				業務継続計画未策定減算	要介護1	376 単位 × 70%	260	269	
15	3752	通所介護II22・業未・時減					要介護2	430 単位 × 70%	298	308	
15	3753	通所介護II23・業未・時減					要介護3	486 単位 × 70%	337	348	
15	3754	通所介護II24・業未・時減				1% 減算	要介護4	541 単位 × 70%	375	388	
15	3755	通所介護II25・業未・時減					要介護5	597 単位 × 70%	414	428	
15	3756	通所介護II21・虐防・時減			高齢者虐待防止措置未実施減算		要介護1	376 単位 × 70%	260	269	
15	3757	通所介護II22・虐防・時減					要介護2	430 単位 × 70%	298	308	
15	3758	通所介護II23・虐防・時減					要介護3	486 単位 × 70%	337	348	
15	3759	通所介護II24・虐防・時減			1% 減算		要介護4	541 単位 × 70%	375	388	
15	3760	通所介護II25・虐防・時減					要介護5	597 単位 × 70%	414	428	
15	3761	通所介護II21・虐防・業未・時減				業務継続計画未策定減算	要介護1	376 単位 × 70%	258	266	
15	3762	通所介護II22・虐防・業未・時減					要介護2	430 単位 × 70%	295	305	
15	3763	通所介護II23・虐防・業未・時減					要介護3	486 単位 × 70%	333	344	
15	3764	通所介護II24・虐防・業未・時減				1% 減算	要介護4	541 単位 × 70%	372	384	
15	3765	通所介護II25・虐防・業未・時減					要介護5	597 単位 × 70%	410	424	
15	3656	通所介護II11		(1)3時間以上4時間未満			要介護1	358 単位	358	370	
15	3657	通所介護II12					要介護2	409 単位	409	423	
15	3658	通所介護II13					要介護3	462 単位	462	479	
15	3659	通所介護II14					要介護4	513 単位	513	533	
15	3660	通所介護II15					要介護5	568 単位	568	588	
15	3801	通所介護II21		(2)4時間以上5時間未満			要介護1	376 単位	376	388	
15	3802	通所介護II22					要介護2	430 単位	430	444	
15	3803	通所介護II23					要介護3	486 単位	486	502	
15	3804	通所介護II24					要介護4	541 単位	541	560	
15	3805	通所介護II25					要介護5	597 単位	597	617	
15	3661	通所介護II31		(3)5時間以上6時間未満			要介護1	544 単位	544	570	
15	3662	通所介護II32					要介護2	643 単位	643	673	
15	3663	通所介護II33					要介護3	743 単位	743	777	
15	3664	通所介護II34					要介護4	840 単位	840	880	
15	3665	通所介護II35					要介護5	940 単位	940	984	
15	3806	通所介護II41		(4)6時間以上7時間未満			要介護1	564 単位	564	584	
15	3807	通所介護II42					要介護2	667 単位	667	689	
15	3808	通所介護II43					要介護3	770 単位	770	796	
15	3809	通所介護II44					要介護4	871 単位	871	901	
15	3810	通所介護II45					要介護5	974 単位	974	1,008	
15	3666	通所介護II51		(5)7時間以上8時間未満			要介護1	629 単位	629	658	
15	3667	通所介護II52					要介護2	744 単位	744	777	
15	3668	通所介護II53					要介護3	861 単位	861	900	
15	3669	通所介護II54					要介護4	980 単位	980	1,023	
15	3670	通所介護II55					要介護5	1,097 単位	1,097	1,148	
15	3811	通所介護II61		(6)8時間以上9時間未満			要介護1	647 単位	647	669	
15	3812	通所介護II62					要介護2	765 単位	765	791	
15	3813	通所介護II63					要介護3	885 単位	885	915	
15	3814	通所介護II64					要介護4	1,007 単位	1,007	1,041	
15	3815	通所介護II65					要介護5	1,127 単位	1,127	1,168	

種類	項目	サービス内容略称	算定項目				合成単位数	給付管理単位数	算定単位
15	3681	通所介護III21・時減	ハ 大規模型通所介護費(II)	注 2時間以上3時間未満		要介護1 362 単位 ×70%	253	272	1回につき
15	3682	通所介護III22・時減				要介護2 414 単位 ×70%	290	311	
15	3683	通所介護III23・時減				要介護3 468 単位 ×70%	328	351	
15	3684	通所介護III24・時減				要介護4 521 単位 ×70%	365	392	
15	3685	通所介護III25・時減				要介護5 575 単位 ×70%	403	432	
15	3766	通所介護III21・業未・時減			業務継続計画未策定減算	要介護1 362 単位 ×70%	251	269	
15	3767	通所介護III22・業未・時減				要介護2 414 単位 ×70%	287	308	
15	3768	通所介護III23・業未・時減				要介護3 468 単位 ×70%	324	348	
15	3769	通所介護III24・業未・時減			1%減算	要介護4 521 単位 ×70%	361	388	
15	3770	通所介護III25・業未・時減				要介護5 575 単位 ×70%	398	428	
15	3771	通所介護III21・虐防・時減		高齢者虐待防止措置未実施減算		要介護1 362 単位 ×70%	251	269	
15	3772	通所介護III22・虐防・時減				要介護2 414 単位 ×70%	287	308	
15	3773	通所介護III23・虐防・時減				要介護3 468 単位 ×70%	324	348	
15	3774	通所介護III24・虐防・時減		1%減算		要介護4 521 単位 ×70%	361	388	
15	3775	通所介護III25・虐防・時減				要介護5 575 単位 ×70%	398	428	
15	3776	通所介護III21・虐防・業未・時減			業務継続計画未策定減算	要介護1 362 単位 ×70%	248	266	
15	3777	通所介護III22・虐防・業未・時減				要介護2 414 単位 ×70%	284	305	
15	3778	通所介護III23・虐防・業未・時減				要介護3 468 単位 ×70%	321	344	
15	3779	通所介護III24・虐防・業未・時減			1%減算	要介護4 521 単位 ×70%	358	384	
15	3780	通所介護III25・虐防・業未・時減				要介護5 575 単位 ×70%	394	424	
15	3686	通所介護III11		(1)3時間以上4時間未満		要介護1 345 単位	345	370	
15	3687	通所介護III12				要介護2 395 単位	395	423	
15	3688	通所介護III13				要介護3 446 単位	446	479	
15	3689	通所介護III14				要介護4 495 単位	495	533	
15	3690	通所介護III15				要介護5 549 単位	549	588	
15	4801	通所介護III21		(2)4時間以上5時間未満		要介護1 362 単位	362	388	
15	4802	通所介護III22				要介護2 414 単位	414	444	
15	4803	通所介護III23				要介護3 468 単位	468	502	
15	4804	通所介護III24				要介護4 521 単位	521	560	
15	4805	通所介護III25				要介護5 575 単位	575	617	
15	3691	通所介護III31		(3)5時間以上6時間未満		要介護1 525 単位	525	570	
15	3692	通所介護III32				要介護2 620 単位	620	673	
15	3693	通所介護III33				要介護3 715 単位	715	777	
15	3694	通所介護III34				要介護4 812 単位	812	880	
15	3695	通所介護III35				要介護5 907 単位	907	984	
15	4806	通所介護III41		(4)6時間以上7時間未満		要介護1 543 単位	543	584	
15	4807	通所介護III42				要介護2 641 単位	641	689	
15	4808	通所介護III43				要介護3 740 単位	740	796	
15	4809	通所介護III44				要介護4 839 単位	839	901	
15	4810	通所介護III45				要介護5 939 単位	939	1,008	
15	3696	通所介護III51		(5)7時間以上8時間未満		要介護1 607 単位	607	658	
15	3697	通所介護III52				要介護2 716 単位	716	777	
15	3698	通所介護III53				要介護3 830 単位	830	900	
15	3699	通所介護III54				要介護4 946 単位	946	1,023	
15	3700	通所介護III55				要介護5 1,059 単位	1,059	1,148	
15	4811	通所介護III61		(6)8時間以上9時間未満		要介護1 623 単位	623	669	
15	4812	通所介護III62				要介護2 737 単位	737	791	
15	4813	通所介護III63				要介護3 852 単位	852	915	
15	4814	通所介護III64				要介護4 970 単位	970	1,041	
15	4815	通所介護III65				要介護5 1,086 単位	1,086	1,168	

居宅

通所介護

居宅

通所
介護

サービスコード 種類	項目	サービス内容略称		算定項目					合成単位数	給付管理単位数	算定単位
15	C201	通所介護高齢者虐待防止未実施減算Ｉ11	高齢者虐待防止措置未実施減算	イ 通常規模型通所介護費	(1)3時間以上4時間未満	要介護1	4	単位減算	−4		1回につき
15	C202	通所介護高齢者虐待防止未実施減算Ｉ12				要介護2	4	単位減算	−4		
15	C203	通所介護高齢者虐待防止未実施減算Ｉ13				要介護3	5	単位減算	−5		
15	C204	通所介護高齢者虐待防止未実施減算Ｉ14				要介護4	5	単位減算	−5		
15	C205	通所介護高齢者虐待防止未実施減算Ｉ15				要介護5	6	単位減算	−6		
15	C206	通所介護高齢者虐待防止未実施減算Ｉ21			(2)4時間以上5時間未満	要介護1	4	単位減算	−4		
15	C207	通所介護高齢者虐待防止未実施減算Ｉ22				要介護2	4	単位減算	−4		
15	C208	通所介護高齢者虐待防止未実施減算Ｉ23				要介護3	5	単位減算	−5		
15	C209	通所介護高齢者虐待防止未実施減算Ｉ24				要介護4	6	単位減算	−6		
15	C210	通所介護高齢者虐待防止未実施減算Ｉ25				要介護5	6	単位減算	−6		
15	C211	通所介護高齢者虐待防止未実施減算Ｉ31			(3)5時間以上6時間未満	要介護1	6	単位減算	−6		
15	C212	通所介護高齢者虐待防止未実施減算Ｉ32				要介護2	7	単位減算	−7		
15	C213	通所介護高齢者虐待防止未実施減算Ｉ33				要介護3	8	単位減算	−8		
15	C214	通所介護高齢者虐待防止未実施減算Ｉ34				要介護4	9	単位減算	−9		
15	C215	通所介護高齢者虐待防止未実施減算Ｉ35				要介護5	10	単位減算	−10		
15	C216	通所介護高齢者虐待防止未実施減算Ｉ41			(4)6時間以上7時間未満	要介護1	6	単位減算	−6		
15	C217	通所介護高齢者虐待防止未実施減算Ｉ42				要介護2	7	単位減算	−7		
15	C218	通所介護高齢者虐待防止未実施減算Ｉ43				要介護3	8	単位減算	−8		
15	C219	通所介護高齢者虐待防止未実施減算Ｉ44				要介護4	9	単位減算	−9		
15	C220	通所介護高齢者虐待防止未実施減算Ｉ45				要介護5	10	単位減算	−10		
15	C221	通所介護高齢者虐待防止未実施減算Ｉ51			(5)7時間以上8時間未満	要介護1	7	単位減算	−7		
15	C222	通所介護高齢者虐待防止未実施減算Ｉ52				要介護2	8	単位減算	−8		
15	C223	通所介護高齢者虐待防止未実施減算Ｉ53				要介護3	9	単位減算	−9		
15	C224	通所介護高齢者虐待防止未実施減算Ｉ54				要介護4	10	単位減算	−10		
15	C225	通所介護高齢者虐待防止未実施減算Ｉ55				要介護5	11	単位減算	−11		
15	C226	通所介護高齢者虐待防止未実施減算Ｉ61			(6)8時間以上9時間未満	要介護1	7	単位減算	−7		
15	C227	通所介護高齢者虐待防止未実施減算Ｉ62				要介護2	8	単位減算	−8		
15	C228	通所介護高齢者虐待防止未実施減算Ｉ63				要介護3	9	単位減算	−9		
15	C229	通所介護高齢者虐待防止未実施減算Ｉ64				要介護4	10	単位減算	−10		
15	C230	通所介護高齢者虐待防止未実施減算Ｉ65				要介護5	12	単位減算	−12		
15	C231	通所介護高齢者虐待防止未実施減算Ⅱ11		ロ 大規模型通所介護費（Ⅰ）	(1)3時間以上4時間未満	要介護1	4	単位減算	−4	−4	
15	C232	通所介護高齢者虐待防止未実施減算Ⅱ12				要介護2	4	単位減算	−4	−4	
15	C233	通所介護高齢者虐待防止未実施減算Ⅱ13				要介護3	5	単位減算	−5	−5	
15	C234	通所介護高齢者虐待防止未実施減算Ⅱ14				要介護4	5	単位減算	−5	−5	
15	C235	通所介護高齢者虐待防止未実施減算Ⅱ15				要介護5	6	単位減算	−6	−6	
15	C236	通所介護高齢者虐待防止未実施減算Ⅱ21			(2)4時間以上5時間未満	要介護1	4	単位減算	−4	−4	
15	C237	通所介護高齢者虐待防止未実施減算Ⅱ22				要介護2	4	単位減算	−4	−4	
15	C238	通所介護高齢者虐待防止未実施減算Ⅱ23				要介護3	5	単位減算	−5	−5	
15	C239	通所介護高齢者虐待防止未実施減算Ⅱ24				要介護4	5	単位減算	−5	−6	
15	C240	通所介護高齢者虐待防止未実施減算Ⅱ25				要介護5	6	単位減算	−6	−6	
15	C241	通所介護高齢者虐待防止未実施減算Ⅱ31			(3)5時間以上6時間未満	要介護1	5	単位減算	−5	−6	
15	C242	通所介護高齢者虐待防止未実施減算Ⅱ32				要介護2	6	単位減算	−6	−7	
15	C243	通所介護高齢者虐待防止未実施減算Ⅱ33				要介護3	7	単位減算	−7	−8	
15	C244	通所介護高齢者虐待防止未実施減算Ⅱ34				要介護4	8	単位減算	−8	−9	
15	C245	通所介護高齢者虐待防止未実施減算Ⅱ35				要介護5	9	単位減算	−9	−10	
15	C246	通所介護高齢者虐待防止未実施減算Ⅱ41			(4)6時間以上7時間未満	要介護1	6	単位減算	−6	−6	
15	C247	通所介護高齢者虐待防止未実施減算Ⅱ42				要介護2	7	単位減算	−7	−7	
15	C248	通所介護高齢者虐待防止未実施減算Ⅱ43				要介護3	8	単位減算	−8	−8	
15	C249	通所介護高齢者虐待防止未実施減算Ⅱ44				要介護4	9	単位減算	−9	−9	
15	C250	通所介護高齢者虐待防止未実施減算Ⅱ45				要介護5	10	単位減算	−10	−10	
15	C251	通所介護高齢者虐待防止未実施減算Ⅱ51			(5)7時間以上8時間未満	要介護1	6	単位減算	−6	−7	
15	C252	通所介護高齢者虐待防止未実施減算Ⅱ52				要介護2	7	単位減算	−7	−8	
15	C253	通所介護高齢者虐待防止未実施減算Ⅱ53				要介護3	9	単位減算	−9	−9	
15	C254	通所介護高齢者虐待防止未実施減算Ⅱ54				要介護4	10	単位減算	−10	−10	
15	C255	通所介護高齢者虐待防止未実施減算Ⅱ55				要介護5	11	単位減算	−11	−11	
15	C256	通所介護高齢者虐待防止未実施減算Ⅱ61			(6)8時間以上9時間未満	要介護1	6	単位減算	−6	−7	
15	C257	通所介護高齢者虐待防止未実施減算Ⅱ62				要介護2	8	単位減算	−8	−8	
15	C258	通所介護高齢者虐待防止未実施減算Ⅱ63				要介護3	9	単位減算	−9	−9	
15	C259	通所介護高齢者虐待防止未実施減算Ⅱ64				要介護4	10	単位減算	−10	−10	
15	C260	通所介護高齢者虐待防止未実施減算Ⅱ65				要介護5	11	単位減算	−11	−12	

サービスコード 種類	サービスコード 項目	サービス内容略称	算定項目			合成単位数	給付管理単位数	算定単位
15	C261	通所介護高齢者虐待防止未実施減算III11	高齢者虐待防止措置未実施減算	ハ 大規模型通所介護費（II）(1)3時間以上4時間未満	要介護1　3　単位減算	−3	−4	1回につき
15	C262	通所介護高齢者虐待防止未実施減算III12			要介護2　4　単位減算	−4	−4	
15	C263	通所介護高齢者虐待防止未実施減算III13			要介護3　4　単位減算	−4	−5	
15	C264	通所介護高齢者虐待防止未実施減算III14			要介護4　5　単位減算	−5	−5	
15	C265	通所介護高齢者虐待防止未実施減算III15			要介護5　5　単位減算	−5	−6	
15	C266	通所介護高齢者虐待防止未実施減算III21		(2)4時間以上5時間未満	要介護1　4　単位減算	−4	−4	
15	C267	通所介護高齢者虐待防止未実施減算III22			要介護2　4　単位減算	−4	−4	
15	C268	通所介護高齢者虐待防止未実施減算III23			要介護3　5　単位減算	−5	−5	
15	C269	通所介護高齢者虐待防止未実施減算III24			要介護4　5　単位減算	−5	−6	
15	C270	通所介護高齢者虐待防止未実施減算III25			要介護5　6　単位減算	−6	−6	
15	C271	通所介護高齢者虐待防止未実施減算III31		(3)5時間以上6時間未満	要介護1　5　単位減算	−5	−6	
15	C272	通所介護高齢者虐待防止未実施減算III32			要介護2　6　単位減算	−6	−7	
15	C273	通所介護高齢者虐待防止未実施減算III33			要介護3　7　単位減算	−7	−8	
15	C274	通所介護高齢者虐待防止未実施減算III34			要介護4　8　単位減算	−8	−9	
15	C275	通所介護高齢者虐待防止未実施減算III35			要介護5　9　単位減算	−9	−10	
15	C276	通所介護高齢者虐待防止未実施減算III41		(4)6時間以上7時間未満	要介護1　5　単位減算	−5	−6	
15	C277	通所介護高齢者虐待防止未実施減算III42			要介護2　6　単位減算	−6	−7	
15	C278	通所介護高齢者虐待防止未実施減算III43			要介護3　7　単位減算	−7	−8	
15	C279	通所介護高齢者虐待防止未実施減算III44			要介護4　8　単位減算	−8	−9	
15	C280	通所介護高齢者虐待防止未実施減算III45			要介護5　9　単位減算	−9	−10	
15	C281	通所介護高齢者虐待防止未実施減算III51		(5)7時間以上8時間未満	要介護1　6　単位減算	−6	−7	
15	C282	通所介護高齢者虐待防止未実施減算III52			要介護2　7　単位減算	−7	−8	
15	C283	通所介護高齢者虐待防止未実施減算III53			要介護3　8　単位減算	−8	−9	
15	C284	通所介護高齢者虐待防止未実施減算III54			要介護4　9　単位減算	−9	−10	
15	C285	通所介護高齢者虐待防止未実施減算III55			要介護5　11　単位減算	−11	−11	
15	C286	通所介護高齢者虐待防止未実施減算III61		(6)8時間以上9時間未満	要介護1　6　単位減算	−6	−7	
15	C287	通所介護高齢者虐待防止未実施減算III62			要介護2　7　単位減算	−7	−8	
15	C288	通所介護高齢者虐待防止未実施減算III63			要介護3　9　単位減算	−9	−9	
15	C289	通所介護高齢者虐待防止未実施減算III64			要介護4　10　単位減算	−10	−10	
15	C290	通所介護高齢者虐待防止未実施減算III65			要介護5　11　単位減算	−11	−12	
15	D201	通所介護業務継続計画未策定減算I11	業務継続計画未策定減算	イ 通常規模型通所介護費(1)3時間以上4時間未満	要介護1　4　単位減算	−4		
15	D202	通所介護業務継続計画未策定減算I12			要介護2　4　単位減算	−4		
15	D203	通所介護業務継続計画未策定減算I13			要介護3　5　単位減算	−5		
15	D204	通所介護業務継続計画未策定減算I14			要介護4　5　単位減算	−5		
15	D205	通所介護業務継続計画未策定減算I15			要介護5　6　単位減算	−6		
15	D206	通所介護業務継続計画未策定減算I21		(2)4時間以上5時間未満	要介護1　4　単位減算	−4		
15	D207	通所介護業務継続計画未策定減算I22			要介護2　4　単位減算	−4		
15	D208	通所介護業務継続計画未策定減算I23			要介護3　5　単位減算	−5		
15	D209	通所介護業務継続計画未策定減算I24			要介護4　6　単位減算	−6		
15	D210	通所介護業務継続計画未策定減算I25			要介護5　6　単位減算	−6		
15	D211	通所介護業務継続計画未策定減算I31		(3)5時間以上6時間未満	要介護1　6　単位減算	−6		
15	D212	通所介護業務継続計画未策定減算I32			要介護2　7　単位減算	−7		
15	D213	通所介護業務継続計画未策定減算I33			要介護3　8　単位減算	−8		
15	D214	通所介護業務継続計画未策定減算I34			要介護4　9　単位減算	−9		
15	D215	通所介護業務継続計画未策定減算I35			要介護5　10　単位減算	−10		
15	D216	通所介護業務継続計画未策定減算I41		(4)6時間以上7時間未満	要介護1　6　単位減算	−6		
15	D217	通所介護業務継続計画未策定減算I42			要介護2　7　単位減算	−7		
15	D218	通所介護業務継続計画未策定減算I43			要介護3　8　単位減算	−8		
15	D219	通所介護業務継続計画未策定減算I44			要介護4　9　単位減算	−9		
15	D220	通所介護業務継続計画未策定減算I45			要介護5　10　単位減算	−10		
15	D221	通所介護業務継続計画未策定減算I51		(5)7時間以上8時間未満	要介護1　7　単位減算	−7		
15	D222	通所介護業務継続計画未策定減算I52			要介護2　8　単位減算	−8		
15	D223	通所介護業務継続計画未策定減算I53			要介護3　9　単位減算	−9		
15	D224	通所介護業務継続計画未策定減算I54			要介護4　10　単位減算	−10		
15	D225	通所介護業務継続計画未策定減算I55			要介護5　11　単位減算	−11		
15	D226	通所介護業務継続計画未策定減算I61		(6)8時間以上9時間未満	要介護1　7　単位減算	−7		
15	D227	通所介護業務継続計画未策定減算I62			要介護2　8　単位減算	−8		
15	D228	通所介護業務継続計画未策定減算I63			要介護3　9　単位減算	−9		
15	D229	通所介護業務継続計画未策定減算I64			要介護4　10　単位減算	−10		
15	D230	通所介護業務継続計画未策定減算I65			要介護5　12　単位減算	−12		

居宅
通所介護

居宅

通所
介護

サービスコード 種類	項目	サービス内容略称	算定項目						合成単位数	給付管理単位数	算定単位
15	D231	通所介護業務継続計画未策定減算Ⅱ11	業務継続計画未策定減算	ロ 大規模型通所介護費（Ⅰ）	(1)3時間以上4時間未満	要介護1	4	単位減算	−4	−4	1回につき
15	D232	通所介護業務継続計画未策定減算Ⅱ12				要介護2	4	単位減算	−4	−4	
15	D233	通所介護業務継続計画未策定減算Ⅱ13				要介護3	5	単位減算	−5	−5	
15	D234	通所介護業務継続計画未策定減算Ⅱ14				要介護4	5	単位減算	−5	−5	
15	D235	通所介護業務継続計画未策定減算Ⅱ15				要介護5	6	単位減算	−6	−6	
15	D236	通所介護業務継続計画未策定減算Ⅱ21			(2)4時間以上5時間未満	要介護1	4	単位減算	−4	−4	
15	D237	通所介護業務継続計画未策定減算Ⅱ22				要介護2	4	単位減算	−4	−4	
15	D238	通所介護業務継続計画未策定減算Ⅱ23				要介護3	5	単位減算	−5	−5	
15	D239	通所介護業務継続計画未策定減算Ⅱ24				要介護4	5	単位減算	−5	−6	
15	D240	通所介護業務継続計画未策定減算Ⅱ25				要介護5	6	単位減算	−6	−6	
15	D241	通所介護業務継続計画未策定減算Ⅱ31			(3)5時間以上6時間未満	要介護1	5	単位減算	−5	−5	
15	D242	通所介護業務継続計画未策定減算Ⅱ32				要介護2	6	単位減算	−6	−7	
15	D243	通所介護業務継続計画未策定減算Ⅱ33				要介護3	7	単位減算	−7	−8	
15	D244	通所介護業務継続計画未策定減算Ⅱ34				要介護4	8	単位減算	−8	−9	
15	D245	通所介護業務継続計画未策定減算Ⅱ35				要介護5	9	単位減算	−9	−10	
15	D246	通所介護業務継続計画未策定減算Ⅱ41			(4)6時間以上7時間未満	要介護1	6	単位減算	−6	−6	
15	D247	通所介護業務継続計画未策定減算Ⅱ42				要介護2	7	単位減算	−7	−7	
15	D248	通所介護業務継続計画未策定減算Ⅱ43				要介護3	8	単位減算	−8	−8	
15	D249	通所介護業務継続計画未策定減算Ⅱ44				要介護4	9	単位減算	−9	−9	
15	D250	通所介護業務継続計画未策定減算Ⅱ45				要介護5	10	単位減算	−10	−10	
15	D251	通所介護業務継続計画未策定減算Ⅱ51			(5)7時間以上8時間未満	要介護1	6	単位減算	−6	−7	
15	D252	通所介護業務継続計画未策定減算Ⅱ52				要介護2	7	単位減算	−7	−8	
15	D253	通所介護業務継続計画未策定減算Ⅱ53				要介護3	9	単位減算	−9	−9	
15	D254	通所介護業務継続計画未策定減算Ⅱ54				要介護4	10	単位減算	−10	−10	
15	D255	通所介護業務継続計画未策定減算Ⅱ55				要介護5	11	単位減算	−11	−11	
15	D256	通所介護業務継続計画未策定減算Ⅱ61			(6)8時間以上9時間未満	要介護1	6	単位減算	−6	−7	
15	D257	通所介護業務継続計画未策定減算Ⅱ62				要介護2	8	単位減算	−8	−8	
15	D258	通所介護業務継続計画未策定減算Ⅱ63				要介護3	9	単位減算	−9	−9	
15	D259	通所介護業務継続計画未策定減算Ⅱ64				要介護4	10	単位減算	−10	−10	
15	D260	通所介護業務継続計画未策定減算Ⅱ65				要介護5	11	単位減算	−11	−12	
15	D261	通所介護業務継続計画未策定減算Ⅲ11		ハ 大規模型通所介護費（Ⅱ）	(1)3時間以上4時間未満	要介護1	3	単位減算	−3	−4	
15	D262	通所介護業務継続計画未策定減算Ⅲ12				要介護2	4	単位減算	−4	−4	
15	D263	通所介護業務継続計画未策定減算Ⅲ13				要介護3	4	単位減算	−4	−5	
15	D264	通所介護業務継続計画未策定減算Ⅲ14				要介護4	5	単位減算	−5	−5	
15	D265	通所介護業務継続計画未策定減算Ⅲ15				要介護5	5	単位減算	−5	−6	
15	D266	通所介護業務継続計画未策定減算Ⅲ21			(2)4時間以上5時間未満	要介護1	4	単位減算	−4	−4	
15	D267	通所介護業務継続計画未策定減算Ⅲ22				要介護2	4	単位減算	−4	−4	
15	D268	通所介護業務継続計画未策定減算Ⅲ23				要介護3	5	単位減算	−5	−5	
15	D269	通所介護業務継続計画未策定減算Ⅲ24				要介護4	5	単位減算	−5	−5	
15	D270	通所介護業務継続計画未策定減算Ⅲ25				要介護5	6	単位減算	−6	−6	
15	D271	通所介護業務継続計画未策定減算Ⅲ31			(3)5時間以上6時間未満	要介護1	5	単位減算	−5	−6	
15	D272	通所介護業務継続計画未策定減算Ⅲ32				要介護2	6	単位減算	−6	−7	
15	D273	通所介護業務継続計画未策定減算Ⅲ33				要介護3	7	単位減算	−7	−8	
15	D274	通所介護業務継続計画未策定減算Ⅲ34				要介護4	8	単位減算	−8	−9	
15	D275	通所介護業務継続計画未策定減算Ⅲ35				要介護5	9	単位減算	−9	−10	
15	D276	通所介護業務継続計画未策定減算Ⅲ41			(4)6時間以上7時間未満	要介護1	5	単位減算	−5	−6	
15	D277	通所介護業務継続計画未策定減算Ⅲ42				要介護2	6	単位減算	−6	−7	
15	D278	通所介護業務継続計画未策定減算Ⅲ43				要介護3	7	単位減算	−7	−8	
15	D279	通所介護業務継続計画未策定減算Ⅲ44				要介護4	8	単位減算	−8	−9	
15	D280	通所介護業務継続計画未策定減算Ⅲ45				要介護5	9	単位減算	−9	−10	
15	D281	通所介護業務継続計画未策定減算Ⅲ51			(5)7時間以上8時間未満	要介護1	6	単位減算	−6	−7	
15	D282	通所介護業務継続計画未策定減算Ⅲ52				要介護2	7	単位減算	−7	−8	
15	D283	通所介護業務継続計画未策定減算Ⅲ53				要介護3	8	単位減算	−8	−9	
15	D284	通所介護業務継続計画未策定減算Ⅲ54				要介護4	9	単位減算	−9	−10	
15	D285	通所介護業務継続計画未策定減算Ⅲ55				要介護5	11	単位減算	−11	−11	
15	D286	通所介護業務継続計画未策定減算Ⅲ61			(6)8時間以上9時間未満	要介護1	6	単位減算	−6	−7	
15	D287	通所介護業務継続計画未策定減算Ⅲ62				要介護2	7	単位減算	−7	−8	
15	D288	通所介護業務継続計画未策定減算Ⅲ63				要介護3	9	単位減算	−9	−9	
15	D289	通所介護業務継続計画未策定減算Ⅲ64				要介護4	10	単位減算	−10	−10	
15	D290	通所介護業務継続計画未策定減算Ⅲ65				要介護5	11	単位減算	−11	−12	

サービスコード 種類	項目	サービス内容略称	算定項目		合成 単位数	給付管理 単位数	算定 単位
15	6600	通所介護感染症災害3%加算	感染症又は災害の発生を理由とする利用者数の減少が一定以上生じている場合　　所定単位数の	3%　加算			1回につき
15	6601	通所介護延長加算1	8時間以上9時間未満の通所介護の前後に日常生活上の世話を行う場合	9時間以上10時間未満の場合	50　単位加算	50	
15	6602	通所介護延長加算2		10時間以上11時間未満の場合	100　単位加算	100	
15	6603	通所介護延長加算3		11時間以上12時間未満の場合	150　単位加算	150	
15	6604	通所介護延長加算4		12時間以上13時間未満の場合	200　単位加算	200	
15	6605	通所介護延長加算5		13時間以上14時間未満の場合	250　単位加算	250	
15	6364	通所介護共生型サービス生活介護	共生型通所介護を行う場合	指定生活介護事業所が行う場合　　所定単位数の	7%　減算		1月につき
15	6365	通所介護共生型サービス自立訓練		指定自立訓練事業所が行う場合　　所定単位数の	5%　減算		
15	6366	通所介護共生型サービス児童発達支援		指定児童発達支援事業所が行う場合　　所定単位数の	10%　減算		
15	6367	通所介護共生型サービス放課後等デイ		指定放課後等デイサービス事業所が行う場合　　所定単位数の	10%　減算		
15	6350	通所介護生活相談員配置等加算	生活相談員配置等加算		13　単位加算	13	1日につき
15	8110	通所介護中山間地域等提供加算	中山間地域等に居住する者へのサービス提供加算　　所定単位数の	5%　加算			
15	5301	通所介護入浴介助加算Ⅰ	入浴介助加算	入浴介助加算（Ⅰ）	40　単位加算	40	
15	5303	通所介護入浴介助加算Ⅱ		入浴介助加算（Ⅱ）	55　単位加算	55	
15	5306	通所介護中重度者ケア体制加算	中重度者ケア体制加算		45　単位加算	45	
15	4001	通所介護生活機能向上連携加算Ⅰ	生活機能向上連携加算	生活機能向上連携加算（Ⅰ）（原則3月に1回を限度）	100　単位加算	100	1月につき
15	4002	通所介護生活機能向上連携加算Ⅱ1		生活機能向上連携加算（Ⅱ）	200　単位加算	200	
15	4003	通所介護生活機能向上連携加算Ⅱ2		個別機能訓練加算を算定している場合	100　単位加算	100	
15	5051	通所介護個別機能訓練加算Ⅰ1	個別機能訓練加算	個別機能訓練加算（Ⅰ）イ	56　単位加算	56	1日につき
15	5053	通所介護個別機能訓練加算Ⅰ2		個別機能訓練加算（Ⅰ）ロ	76　単位加算	76	
15	5052	通所介護個別機能訓練加算Ⅱ		個別機能訓練加算（Ⅱ）	20　単位加算	20	1月につき
15	6338	通所介護ADL維持等加算Ⅰ	ADL維持等加算	ADL維持等加算（Ⅰ）	30　単位加算	30	
15	6339	通所介護ADL維持等加算Ⅱ		ADL維持等加算（Ⅱ）	60　単位加算	60	
15	5305	通所介護認知症加算	認知症加算		60　単位加算	60	1日につき
15	6109	通所介護若年性認知症受入加算	若年性認知症利用者受入加算		60　単位加算	60	
15	6116	通所介護栄養アセスメント加算	栄養アセスメント加算		50　単位加算	50	1月につき
15	5605	通所介護栄養改善加算	栄養改善加算		200　単位加算	200	月2回限度
15	6202	通所介護口腔栄養スクリーニング加算Ⅰ	口腔・栄養スクリーニング加算	口腔・栄養スクリーニング加算（Ⅰ）（6月に1回を限度）	20　単位加算	20	1回につき
15	6201	通所介護口腔栄養スクリーニング加算Ⅱ		口腔・栄養スクリーニング加算（Ⅱ）（6月に1回を限度）	5　単位加算	5	
15	5606	通所介護口腔機能向上加算Ⅰ	口腔機能向上加算	口腔機能向上加算（Ⅰ）	150　単位加算	150	月2回限度
15	5608	通所介護口腔機能向上加算Ⅱ		口腔機能向上加算（Ⅱ）	160　単位加算	160	
15	6361	通所介護科学的介護推進体制加算	科学的介護推進体制加算		40　単位加算	40	1月につき
15	5611	通所介護同一建物減算	事業所と同一建物に居住する者又は同一建物から利用する者に通所介護を行う場合		94　単位減算	-94	
15	5612	通所介護送迎減算	事業所が送迎を行わない場合		47　単位減算	-47	片道につき
15	6099	通所介護サービス提供体制加算Ⅰ	ニ　サービス提供体制強化加算	(1) サービス提供体制強化加算（Ⅰ）	22　単位加算	22	1回につき
15	6100	通所介護サービス提供体制加算Ⅱ		(2) サービス提供体制強化加算（Ⅱ）	18　単位加算	18	
15	6102	通所介護サービス提供体制加算Ⅲ		(3) サービス提供体制強化加算（Ⅲ）	6　単位加算	6	
15	6108	通所介護処遇改善加算Ⅰ	ホ　介護職員等処遇改善加算	(1)介護職員等処遇改善加算（Ⅰ）　所定単位数の 92/1000　加算			1月につき
15	6107	通所介護処遇改善加算Ⅱ		(2)介護職員等処遇改善加算（Ⅱ）　所定単位数の 90/1000　加算			
15	6104	通所介護処遇改善加算Ⅲ		(3)介護職員等処遇改善加算（Ⅲ）　所定単位数の 80/1000　加算			
15	6380	通所介護処遇改善加算Ⅳ		(4)介護職員等処遇改善加算（Ⅳ）　所定単位数の 64/1000　加算			
15	6381	通所介護処遇改善加算Ⅴ1		(5)介護職員等処遇改善加算（Ⅴ）	（一）介護職員等処遇改善加算（Ⅴ）(1)　所定単位数の 81/1000　加算		
15	6382	通所介護処遇改善加算Ⅴ2			（二）介護職員等処遇改善加算（Ⅴ）(2)　所定単位数の 76/1000　加算		
15	6383	通所介護処遇改善加算Ⅴ3			（三）介護職員等処遇改善加算（Ⅴ）(3)　所定単位数の 79/1000　加算		
15	6384	通所介護処遇改善加算Ⅴ4			（四）介護職員等処遇改善加算（Ⅴ）(4)　所定単位数の 74/1000　加算		
15	6385	通所介護処遇改善加算Ⅴ5			（五）介護職員等処遇改善加算（Ⅴ）(5)　所定単位数の 65/1000　加算		
15	6386	通所介護処遇改善加算Ⅴ6			（六）介護職員等処遇改善加算（Ⅴ）(6)　所定単位数の 63/1000　加算		
15	6387	通所介護処遇改善加算Ⅴ7			（七）介護職員等処遇改善加算（Ⅴ）(7)　所定単位数の 56/1000　加算		
15	6388	通所介護処遇改善加算Ⅴ8			（八）介護職員等処遇改善加算（Ⅴ）(8)　所定単位数の 69/1000　加算		
15	6389	通所介護処遇改善加算Ⅴ9			（九）介護職員等処遇改善加算（Ⅴ）(9)　所定単位数の 54/1000　加算		
15	6390	通所介護処遇改善加算Ⅴ10			（十）介護職員等処遇改善加算（Ⅴ）(10)　所定単位数の 45/1000　加算		
15	6391	通所介護処遇改善加算Ⅴ11			（十一）介護職員等処遇改善加算（Ⅴ）(11)　所定単位数の 53/1000　加算		
15	6392	通所介護処遇改善加算Ⅴ12			（十二）介護職員等処遇改善加算（Ⅴ）(12)　所定単位数の 43/1000　加算		
15	6393	通所介護処遇改善加算Ⅴ13			（十三）介護職員等処遇改善加算（Ⅴ）(13)　所定単位数の 44/1000　加算		
15	6394	通所介護処遇改善加算Ⅴ14			（十四）介護職員等処遇改善加算（Ⅴ）(14)　所定単位数の 33/1000　加算		

居宅

通所
介護

定員超過の場合

種類	項目	サービス内容略称	算定項目								合成単位数	給付管理単位数	算定単位
15	8501	通所介護Ⅰ21・定超・時減	イ 通常規模型通所介護費	注 2時間以上3時間未満	注 定員超過の場合			要介護1	388 単位 × 70% × 70%		190		1回につき
15	8502	通所介護Ⅰ22・定超・時減						要介護2	444 単位 × 70% × 70%		218		
15	8503	通所介護Ⅰ23・定超・時減						要介護3	502 単位 × 70% × 70%		246		
15	8504	通所介護Ⅰ24・定超・時減						要介護4	560 単位 × 70% × 70%		274		
15	8505	通所介護Ⅰ25・定超・時減						要介護5	617 単位 × 70% × 70%		302		
15	8661	通所介護Ⅰ21・定超・業未・時減					業務継続計画未策定減算	要介護1	388 単位 × 70% × 70%		188		
15	8662	通所介護Ⅰ22・定超・業未・時減						要介護2	444 単位 × 70% × 70%		215		
15	8663	通所介護Ⅰ23・定超・業未・時減						要介護3	502 単位 × 70% × 70%		242		
15	8664	通所介護Ⅰ24・定超・業未・時減				1% 減算		要介護4	560 単位 × 70% × 70%		270		
15	8665	通所介護Ⅰ25・定超・業未・時減						要介護5	617 単位 × 70% × 70%		298		
15	8666	通所介護Ⅰ21・定超・虐防・時減				高齢者虐待防止措置未実施減算		要介護1	388 単位 × 70% × 70%		188		
15	8667	通所介護Ⅰ22・定超・虐防・時減						要介護2	444 単位 × 70% × 70%		215		
15	8668	通所介護Ⅰ23・定超・虐防・時減						要介護3	502 単位 × 70% × 70%		242		
15	8669	通所介護Ⅰ24・定超・虐防・時減				1% 減算		要介護4	560 単位 × 70% × 70%		270		
15	8670	通所介護Ⅰ25・定超・虐防・時減						要介護5	617 単位 × 70% × 70%		298		
15	8671	通所介護Ⅰ21・定超・虐防・業未・時減					業務継続計画未策定減算	要介護1	388 単位 × 70% × 70%		185		
15	8672	通所介護Ⅰ22・定超・虐防・業未・時減						要介護2	444 単位 × 70% × 70%		212		
15	8673	通所介護Ⅰ23・定超・虐防・業未・時減						要介護3	502 単位 × 70% × 70%		239		
15	8674	通所介護Ⅰ24・定超・虐防・業未・時減				1% 減算		要介護4	560 単位 × 70% × 70%		266		
15	8675	通所介護Ⅰ25・定超・虐防・業未・時減						要介護5	617 単位 × 70% × 70%		294		
15	8511	通所介護Ⅰ11・定超		(1)3時間以上4時間未満				要介護1	370 単位 × 70%		259		
15	8512	通所介護Ⅰ12・定超						要介護2	423 単位 × 70%		296		
15	8513	通所介護Ⅰ13・定超						要介護3	479 単位 × 70%		335		
15	8514	通所介護Ⅰ14・定超						要介護4	533 単位 × 70%		373		
15	8515	通所介護Ⅰ15・定超						要介護5	588 単位 × 70%		412		
15	5101	通所介護Ⅰ21・定超		(2)4時間以上5時間未満				要介護1	388 単位 × 70%		272		
15	5102	通所介護Ⅰ22・定超						要介護2	444 単位 × 70%		311		
15	5103	通所介護Ⅰ23・定超						要介護3	502 単位 × 70%		351		
15	5104	通所介護Ⅰ24・定超						要介護4	560 単位 × 70%		392		
15	5105	通所介護Ⅰ25・定超						要介護5	617 単位 × 70%		432		
15	8521	通所介護Ⅰ31・定超		(3)5時間以上6時間未満				要介護1	570 単位 × 70%		399		
15	8522	通所介護Ⅰ32・定超						要介護2	673 単位 × 70%		471		
15	8523	通所介護Ⅰ33・定超						要介護3	777 単位 × 70%		544		
15	8524	通所介護Ⅰ34・定超						要介護4	880 単位 × 70%		616		
15	8525	通所介護Ⅰ35・定超						要介護5	984 単位 × 70%		689		
15	5106	通所介護Ⅰ41・定超		(4)6時間以上7時間未満				要介護1	584 単位 × 70%		409		
15	5107	通所介護Ⅰ42・定超						要介護2	689 単位 × 70%		482		
15	5108	通所介護Ⅰ43・定超						要介護3	796 単位 × 70%		557		
15	5109	通所介護Ⅰ44・定超						要介護4	901 単位 × 70%		631		
15	5110	通所介護Ⅰ45・定超						要介護5	1,008 単位 × 70%		706		
15	8531	通所介護Ⅰ51・定超		(5)7時間以上8時間未満				要介護1	658 単位 × 70%		461		
15	8532	通所介護Ⅰ52・定超						要介護2	777 単位 × 70%		544		
15	8533	通所介護Ⅰ53・定超						要介護3	900 単位 × 70%		630		
15	8534	通所介護Ⅰ54・定超						要介護4	1,023 単位 × 70%		716		
15	8535	通所介護Ⅰ55・定超						要介護5	1,148 単位 × 70%		804		
15	5111	通所介護Ⅰ61・定超		(6)8時間以上9時間未満				要介護1	669 単位 × 70%		468		
15	5112	通所介護Ⅰ62・定超						要介護2	791 単位 × 70%		554		
15	5113	通所介護Ⅰ63・定超						要介護3	915 単位 × 70%		641		
15	5114	通所介護Ⅰ64・定超						要介護4	1,041 単位 × 70%		729		
15	5115	通所介護Ⅰ65・定超						要介護5	1,168 単位 × 70%		818		

サービスコード 種類	項目	サービス内容略称	算定項目								合成単位数	給付管理単位数	算定単位
15	8461	通所介護Ⅱ21・定超・時減	ロ 大規模型通所介護費（Ⅰ）	注 2時間以上3時間未満	注 定員超過の場合				要介護1	376 単位 × 70% × 70%	184	190	1回につき
15	8462	通所介護Ⅱ22・定超・時減							要介護2	430 単位 × 70% × 70%	211	218	
15	8463	通所介護Ⅱ23・定超・時減							要介護3	486 単位 × 70% × 70%	238	246	
15	8464	通所介護Ⅱ24・定超・時減							要介護4	541 単位 × 70% × 70%	265	274	
15	8465	通所介護Ⅱ25・定超・時減							要介護5	597 単位 × 70% × 70%	293	302	
15	8676	通所介護Ⅱ21・定超・業未・時減						業務継続計画未策定減算	要介護1	376 単位 × 70% × 70%	181	188	
15	8677	通所介護Ⅱ22・定超・業未・時減							要介護2	430 単位 × 70% × 70%	208	215	
15	8678	通所介護Ⅱ23・定超・業未・時減							要介護3	486 単位 × 70% × 70%	235	242	
15	8679	通所介護Ⅱ24・定超・業未・時減						1% 減算	要介護4	541 単位 × 70% × 70%	262	270	
15	8680	通所介護Ⅱ25・定超・業未・時減							要介護5	597 単位 × 70% × 70%	288	298	
15	8681	通所介護Ⅱ21・定超・虐防・時減				高齢者虐待防止措置未実施減算			要介護1	376 単位 × 70% × 70%	181	188	
15	8682	通所介護Ⅱ22・定超・虐防・時減							要介護2	430 単位 × 70% × 70%	208	215	
15	8683	通所介護Ⅱ23・定超・虐防・時減							要介護3	486 単位 × 70% × 70%	235	242	
15	8684	通所介護Ⅱ24・定超・虐防・時減				1% 減算			要介護4	541 単位 × 70% × 70%	262	270	
15	8685	通所介護Ⅱ25・定超・虐防・時減							要介護5	597 単位 × 70% × 70%	288	298	
15	8686	通所介護Ⅱ21・定超・虐防・業未・時減						業務継続計画未策定減算	要介護1	376 単位 × 70% × 70%	179	185	
15	8687	通所介護Ⅱ22・定超・虐防・業未・時減							要介護2	430 単位 × 70% × 70%	205	212	
15	8688	通所介護Ⅱ23・定超・虐防・業未・時減							要介護3	486 単位 × 70% × 70%	231	239	
15	8689	通所介護Ⅱ24・定超・虐防・業未・時減						1% 減算	要介護4	541 単位 × 70% × 70%	258	266	
15	8690	通所介護Ⅱ25・定超・虐防・業未・時減							要介護5	597 単位 × 70% × 70%	284	294	
15	8466	通所介護Ⅱ11・定超		(1)3時間以上4時間未満					要介護1	358 単位 × 70%	251	259	
15	8467	通所介護Ⅱ12・定超							要介護2	409 単位 × 70%	286	296	
15	8468	通所介護Ⅱ13・定超							要介護3	462 単位 × 70%	323	335	
15	8469	通所介護Ⅱ14・定超							要介護4	513 単位 × 70%	359	373	
15	8470	通所介護Ⅱ15・定超							要介護5	568 単位 × 70%	398	412	
15	5116	通所介護Ⅱ21・定超		(2)4時間以上5時間未満					要介護1	376 単位 × 70%	263	272	
15	5117	通所介護Ⅱ22・定超							要介護2	430 単位 × 70%	301	311	
15	5118	通所介護Ⅱ23・定超							要介護3	486 単位 × 70%	340	351	
15	5119	通所介護Ⅱ24・定超							要介護4	541 単位 × 70%	379	392	
15	5120	通所介護Ⅱ25・定超							要介護5	597 単位 × 70%	418	432	
15	8471	通所介護Ⅱ31・定超		(3)5時間以上6時間未満					要介護1	544 単位 × 70%	381	399	
15	8472	通所介護Ⅱ32・定超							要介護2	643 単位 × 70%	450	471	
15	8473	通所介護Ⅱ33・定超							要介護3	743 単位 × 70%	520	544	
15	8474	通所介護Ⅱ34・定超							要介護4	840 単位 × 70%	588	616	
15	8475	通所介護Ⅱ35・定超							要介護5	940 単位 × 70%	658	689	
15	5121	通所介護Ⅱ41・定超		(4)6時間以上7時間未満					要介護1	564 単位 × 70%	395	409	
15	5122	通所介護Ⅱ42・定超							要介護2	667 単位 × 70%	467	482	
15	5123	通所介護Ⅱ43・定超							要介護3	770 単位 × 70%	539	557	
15	5124	通所介護Ⅱ44・定超							要介護4	871 単位 × 70%	610	631	
15	5125	通所介護Ⅱ45・定超							要介護5	974 単位 × 70%	682	706	
15	8476	通所介護Ⅱ51・定超		(5)7時間以上8時間未満					要介護1	629 単位 × 70%	440	461	
15	8477	通所介護Ⅱ52・定超							要介護2	744 単位 × 70%	521	544	
15	8478	通所介護Ⅱ53・定超							要介護3	861 単位 × 70%	603	630	
15	8479	通所介護Ⅱ54・定超							要介護4	980 単位 × 70%	686	716	
15	8480	通所介護Ⅱ55・定超							要介護5	1,097 単位 × 70%	768	804	
15	5126	通所介護Ⅱ61・定超		(6)8時間以上9時間未満					要介護1	647 単位 × 70%	453	468	
15	5127	通所介護Ⅱ62・定超							要介護2	765 単位 × 70%	536	554	
15	5128	通所介護Ⅱ63・定超							要介護3	885 単位 × 70%	620	641	
15	5129	通所介護Ⅱ64・定超							要介護4	1,007 単位 × 70%	705	729	
15	5130	通所介護Ⅱ65・定超							要介護5	1,127 単位 × 70%	789	818	

居宅

通所介護（定員超過）

居宅

通所介護（定員超過）

種類	項目	サービス内容略称	算定項目					合成単位数	給付管理単位数	算定単位
15	8561	通所介護III21・定超・時減	ハ 大規模型通所介護費(II) 注2時間以上3時間未満 注定員超過の場合			要介護1 362単位	×70% ×70%	177	190	1回につき
15	8562	通所介護III22・定超・時減				要介護2 414単位	×70% ×70%	203	218	
15	8563	通所介護III23・定超・時減				要介護3 468単位	×70% ×70%	230	246	
15	8564	通所介護III24・定超・時減				要介護4 521単位	×70% ×70%	256	274	
15	8565	通所介護III25・定超・時減				要介護5 575単位	×70% ×70%	282	302	
15	8751	通所介護III21・定超・業未・時減			業務継続計画未策定減算 1%減算	要介護1 362単位	×70% ×70%	174	188	
15	8752	通所介護III22・定超・業未・時減				要介護2 414単位	×70% ×70%	200	215	
15	8753	通所介護III23・定超・業未・時減				要介護3 468単位	×70% ×70%	226	242	
15	8754	通所介護III24・定超・業未・時減				要介護4 521単位	×70% ×70%	252	270	
15	8755	通所介護III25・定超・業未・時減				要介護5 575単位	×70% ×70%	278	298	
15	8756	通所介護III21・定超・虐防・時減		高齢者虐待防止措置未実施減算 1%減算		要介護1 362単位	×70% ×70%	174	188	
15	8757	通所介護III22・定超・虐防・時減				要介護2 414単位	×70% ×70%	200	215	
15	8758	通所介護III23・定超・虐防・時減				要介護3 468単位	×70% ×70%	226	242	
15	8759	通所介護III24・定超・虐防・時減				要介護4 521単位	×70% ×70%	252	270	
15	8760	通所介護III25・定超・虐防・時減				要介護5 575単位	×70% ×70%	278	298	
15	8761	通所介護III21・定超・虐防・業未・時減			業務継続計画未策定減算 1%減算	要介護1 362単位	×70% ×70%	172	185	
15	8762	通所介護III22・定超・虐防・業未・時減				要介護2 414単位	×70% ×70%	197	212	
15	8763	通所介護III23・定超・虐防・業未・時減				要介護3 468単位	×70% ×70%	223	239	
15	8764	通所介護III24・定超・虐防・業未・時減				要介護4 521単位	×70% ×70%	249	266	
15	8765	通所介護III25・定超・虐防・業未・時減				要介護5 575単位	×70% ×70%	274	294	
15	8566	通所介護III11・定超	(1)3時間以上4時間未満			要介護1 345単位	×70%	242	259	
15	8567	通所介護III12・定超				要介護2 395単位	×70%	277	296	
15	8568	通所介護III13・定超				要介護3 446単位	×70%	312	335	
15	8569	通所介護III14・定超				要介護4 495単位	×70%	347	373	
15	8570	通所介護III15・定超				要介護5 549単位	×70%	384	412	
15	5131	通所介護III21・定超	(2)4時間以上5時間未満			要介護1 362単位	×70%	253	272	
15	5132	通所介護III22・定超				要介護2 414単位	×70%	290	311	
15	5133	通所介護III23・定超				要介護3 468単位	×70%	328	351	
15	5134	通所介護III24・定超				要介護4 521単位	×70%	365	392	
15	5135	通所介護III25・定超				要介護5 575単位	×70%	403	432	
15	8571	通所介護III31・定超	(3)5時間以上6時間未満			要介護1 525単位	×70%	368	399	
15	8572	通所介護III32・定超				要介護2 620単位	×70%	434	471	
15	8573	通所介護III33・定超				要介護3 715単位	×70%	501	544	
15	8574	通所介護III34・定超				要介護4 812単位	×70%	568	616	
15	8575	通所介護III35・定超				要介護5 907単位	×70%	635	689	
15	5136	通所介護III41・定超	(4)6時間以上7時間未満			要介護1 543単位	×70%	380	409	
15	5137	通所介護III42・定超				要介護2 641単位	×70%	449	482	
15	5138	通所介護III43・定超				要介護3 740単位	×70%	518	557	
15	5139	通所介護III44・定超				要介護4 839単位	×70%	587	631	
15	5140	通所介護III45・定超				要介護5 939単位	×70%	657	706	
15	8576	通所介護III51・定超	(5)7時間以上8時間未満			要介護1 607単位	×70%	425	461	
15	8577	通所介護III52・定超				要介護2 716単位	×70%	501	544	
15	8578	通所介護III53・定超				要介護3 830単位	×70%	581	630	
15	8579	通所介護III54・定超				要介護4 946単位	×70%	662	716	
15	8580	通所介護III55・定超				要介護5 1,059単位	×70%	741	804	
15	5141	通所介護III61・定超	(6)8時間以上9時間未満			要介護1 623単位	×70%	436	468	
15	5142	通所介護III62・定超				要介護2 737単位	×70%	516	554	
15	5143	通所介護III63・定超				要介護3 852単位	×70%	596	641	
15	5144	通所介護III64・定超				要介護4 970単位	×70%	679	729	
15	5145	通所介護III65・定超				要介護5 1,086単位	×70%	760	818	

看護・介護職員が欠員の場合

種類	項目	サービス内容略称	算定項目					合成単位数	給付管理単位数	算定単位
15	9501	通所介護Ⅰ21・人欠・時減	イ 通常規模型通所介護費	注 2時間以上3時間未満	注 看護・介護職員が欠員の場合		要介護1	388 単位 × 70% × 70%	190		1回につき
15	9502	通所介護Ⅰ22・人欠・時減					要介護2	444 単位 × 70% × 70%	218		
15	9503	通所介護Ⅰ23・人欠・時減					要介護3	502 単位 × 70% × 70%	246		
15	9504	通所介護Ⅰ24・人欠・時減					要介護4	560 単位 × 70% × 70%	274		
15	9505	通所介護Ⅰ25・人欠・時減					要介護5	617 単位 × 70% × 70%	302		
15	9661	通所介護Ⅰ21・人欠・業未・時減				業務継続計画未策定減算	要介護1	388 単位 × 70% × 70%	188		
15	9662	通所介護Ⅰ22・人欠・業未・時減					要介護2	444 単位 × 70% × 70%	215		
15	9663	通所介護Ⅰ23・人欠・業未・時減					要介護3	502 単位 × 70% × 70%	242		
15	9664	通所介護Ⅰ24・人欠・業未・時減				1% 減算	要介護4	560 単位 × 70% × 70%	270		
15	9665	通所介護Ⅰ25・人欠・業未・時減					要介護5	617 単位 × 70% × 70%	298		
15	9666	通所介護Ⅰ21・人欠・虐防・時減				高齢者虐待防止措置未実施減算	要介護1	388 単位 × 70% × 70%	188		
15	9667	通所介護Ⅰ22・人欠・虐防・時減					要介護2	444 単位 × 70% × 70%	215		
15	9668	通所介護Ⅰ23・人欠・虐防・時減					要介護3	502 単位 × 70% × 70%	242		
15	9669	通所介護Ⅰ24・人欠・虐防・時減				1% 減算	要介護4	560 単位 × 70% × 70%	270		
15	9670	通所介護Ⅰ25・人欠・虐防・時減					要介護5	617 単位 × 70% × 70%	298		
15	9671	通所介護Ⅰ21・人欠・虐防・業未・時減				業務継続計画未策定減算	要介護1	388 単位 × 70% × 70%	185		
15	9672	通所介護Ⅰ22・人欠・虐防・業未・時減					要介護2	444 単位 × 70% × 70%	212		
15	9673	通所介護Ⅰ23・人欠・虐防・業未・時減					要介護3	502 単位 × 70% × 70%	239		
15	9674	通所介護Ⅰ24・人欠・虐防・業未・時減				1% 減算	要介護4	560 単位 × 70% × 70%	266		
15	9675	通所介護Ⅰ25・人欠・虐防・業未・時減					要介護5	617 単位 × 70% × 70%	294		
15	9511	通所介護Ⅰ11・人欠		(1)3時間以上4時間未満			要介護1	370 単位 × 70%	259		
15	9512	通所介護Ⅰ12・人欠					要介護2	423 単位 × 70%	296		
15	9513	通所介護Ⅰ13・人欠					要介護3	479 単位 × 70%	335		
15	9514	通所介護Ⅰ14・人欠					要介護4	533 単位 × 70%	373		
15	9515	通所介護Ⅰ15・人欠					要介護5	588 単位 × 70%	412		
15	5201	通所介護Ⅰ21・人欠		(2)4時間以上5時間未満			要介護1	388 単位 × 70%	272		
15	5202	通所介護Ⅰ22・人欠					要介護2	444 単位 × 70%	311		
15	5203	通所介護Ⅰ23・人欠					要介護3	502 単位 × 70%	351		
15	5204	通所介護Ⅰ24・人欠					要介護4	560 単位 × 70%	392		
15	5205	通所介護Ⅰ25・人欠					要介護5	617 単位 × 70%	432		
15	9521	通所介護Ⅰ31・人欠		(3)5時間以上6時間未満			要介護1	570 単位 × 70%	399		
15	9522	通所介護Ⅰ32・人欠					要介護2	673 単位 × 70%	471		
15	9523	通所介護Ⅰ33・人欠					要介護3	777 単位 × 70%	544		
15	9524	通所介護Ⅰ34・人欠					要介護4	880 単位 × 70%	616		
15	9525	通所介護Ⅰ35・人欠					要介護5	984 単位 × 70%	689		
15	5206	通所介護Ⅰ41・人欠		(4)6時間以上7時間未満			要介護1	584 単位 × 70%	409		
15	5207	通所介護Ⅰ42・人欠					要介護2	689 単位 × 70%	482		
15	5208	通所介護Ⅰ43・人欠					要介護3	796 単位 × 70%	557		
15	5209	通所介護Ⅰ44・人欠					要介護4	901 単位 × 70%	631		
15	5210	通所介護Ⅰ45・人欠					要介護5	1,008 単位 × 70%	706		
15	9531	通所介護Ⅰ51・人欠		(5)7時間以上8時間未満			要介護1	658 単位 × 70%	461		
15	9532	通所介護Ⅰ52・人欠					要介護2	777 単位 × 70%	544		
15	9533	通所介護Ⅰ53・人欠					要介護3	900 単位 × 70%	630		
15	9534	通所介護Ⅰ54・人欠					要介護4	1,023 単位 × 70%	716		
15	9535	通所介護Ⅰ55・人欠					要介護5	1,148 単位 × 70%	804		
15	5211	通所介護Ⅰ61・人欠		(6)8時間以上9時間未満			要介護1	669 単位 × 70%	468		
15	5212	通所介護Ⅰ62・人欠					要介護2	791 単位 × 70%	554		
15	5213	通所介護Ⅰ63・人欠					要介護3	915 単位 × 70%	641		
15	5214	通所介護Ⅰ64・人欠					要介護4	1,041 単位 × 70%	729		
15	5215	通所介護Ⅰ65・人欠					要介護5	1,168 単位 × 70%	818		

居宅

通所介護（欠員）

居宅

通所介護（欠員）

種類	項目	サービス内容略称	算定項目				合成単位数	給付管理単位数	算定単位
15	9461	通所介護Ⅱ21・人欠・時減	ロ 大規模型通所介護費（Ⅰ）	注2時間以上3時間未満	注 看護・介護職員が欠員の場合	要介護1 376 単位 × 70% × 70%	184	190	1回につき
15	9462	通所介護Ⅱ22・人欠・時減				要介護2 430 単位 × 70% × 70%	211	218	
15	9463	通所介護Ⅱ23・人欠・時減				要介護3 486 単位 × 70% × 70%	238	246	
15	9464	通所介護Ⅱ24・人欠・時減				要介護4 541 単位 × 70% × 70%	265	274	
15	9465	通所介護Ⅱ25・人欠・時減				要介護5 597 単位 × 70% × 70%	293	302	
15	9676	通所介護Ⅱ21・人欠・業未・時減			業務継続計画未策定減算 1% 減算	要介護1 376 単位 × 70% × 70%	181	188	
15	9677	通所介護Ⅱ22・人欠・業未・時減				要介護2 430 単位 × 70% × 70%	208	215	
15	9678	通所介護Ⅱ23・人欠・業未・時減				要介護3 486 単位 × 70% × 70%	235	242	
15	9679	通所介護Ⅱ24・人欠・業未・時減				要介護4 541 単位 × 70% × 70%	262	270	
15	9680	通所介護Ⅱ25・人欠・業未・時減				要介護5 597 単位 × 70% × 70%	288	298	
15	9681	通所介護Ⅱ21・人欠・虐防・時減			高齢者虐待防止措置未実施減算 1% 減算	要介護1 376 単位 × 70% × 70%	181	188	
15	9682	通所介護Ⅱ22・人欠・虐防・時減				要介護2 430 単位 × 70% × 70%	208	215	
15	9683	通所介護Ⅱ23・人欠・虐防・時減				要介護3 486 単位 × 70% × 70%	235	242	
15	9684	通所介護Ⅱ24・人欠・虐防・時減				要介護4 541 単位 × 70% × 70%	262	270	
15	9685	通所介護Ⅱ25・人欠・虐防・時減				要介護5 597 単位 × 70% × 70%	288	298	
15	9686	通所介護Ⅱ21・人欠・虐防・業未・時減			業務継続計画未策定減算 1% 減算	要介護1 376 単位 × 70% × 70%	179	185	
15	9687	通所介護Ⅱ22・人欠・虐防・業未・時減				要介護2 430 単位 × 70% × 70%	205	212	
15	9688	通所介護Ⅱ23・人欠・虐防・業未・時減				要介護3 486 単位 × 70% × 70%	231	239	
15	9689	通所介護Ⅱ24・人欠・虐防・業未・時減				要介護4 541 単位 × 70% × 70%	258	266	
15	9690	通所介護Ⅱ25・人欠・虐防・業未・時減				要介護5 597 単位 × 70% × 70%	284	294	
15	9466	通所介護Ⅱ11・人欠		(1)3時間以上4時間未満		要介護1 358 単位 × 70%	251	259	
15	9467	通所介護Ⅱ12・人欠				要介護2 409 単位 × 70%	286	296	
15	9468	通所介護Ⅱ13・人欠				要介護3 462 単位 × 70%	323	335	
15	9469	通所介護Ⅱ14・人欠				要介護4 513 単位 × 70%	359	373	
15	9470	通所介護Ⅱ15・人欠				要介護5 568 単位 × 70%	398	412	
15	5216	通所介護Ⅱ21・人欠		(2)4時間以上5時間未満		要介護1 376 単位 × 70%	263	272	
15	5217	通所介護Ⅱ22・人欠				要介護2 430 単位 × 70%	301	311	
15	5218	通所介護Ⅱ23・人欠				要介護3 486 単位 × 70%	340	351	
15	5219	通所介護Ⅱ24・人欠				要介護4 541 単位 × 70%	379	392	
15	5220	通所介護Ⅱ25・人欠				要介護5 597 単位 × 70%	418	432	
15	9471	通所介護Ⅱ31・人欠		(3)5時間以上6時間未満		要介護1 544 単位 × 70%	381	399	
15	9472	通所介護Ⅱ32・人欠				要介護2 643 単位 × 70%	450	471	
15	9473	通所介護Ⅱ33・人欠				要介護3 743 単位 × 70%	520	544	
15	9474	通所介護Ⅱ34・人欠				要介護4 840 単位 × 70%	588	616	
15	9475	通所介護Ⅱ35・人欠				要介護5 940 単位 × 70%	658	689	
15	5221	通所介護Ⅱ41・人欠		(4)6時間以上7時間未満		要介護1 564 単位 × 70%	395	409	
15	5222	通所介護Ⅱ42・人欠				要介護2 667 単位 × 70%	467	482	
15	5223	通所介護Ⅱ43・人欠				要介護3 770 単位 × 70%	539	557	
15	5224	通所介護Ⅱ44・人欠				要介護4 871 単位 × 70%	610	631	
15	5225	通所介護Ⅱ45・人欠				要介護5 974 単位 × 70%	682	706	
15	9476	通所介護Ⅱ51・人欠		(5)7時間以上8時間未満		要介護1 629 単位 × 70%	440	461	
15	9477	通所介護Ⅱ52・人欠				要介護2 744 単位 × 70%	521	544	
15	9478	通所介護Ⅱ53・人欠				要介護3 861 単位 × 70%	603	630	
15	9479	通所介護Ⅱ54・人欠				要介護4 980 単位 × 70%	686	716	
15	9480	通所介護Ⅱ55・人欠				要介護5 1,097 単位 × 70%	768	804	
15	5226	通所介護Ⅱ61・人欠		(6)8時間以上9時間未満		要介護1 647 単位 × 70%	453	468	
15	5227	通所介護Ⅱ62・人欠				要介護2 765 単位 × 70%	536	554	
15	5228	通所介護Ⅱ63・人欠				要介護3 885 単位 × 70%	620	641	
15	5229	通所介護Ⅱ64・人欠				要介護4 1,007 単位 × 70%	705	729	
15	5230	通所介護Ⅱ65・人欠				要介護5 1,127 単位 × 70%	789	818	

種類	項目	サービス内容略称	算定項目				合成単位数	給付管理単位数	算定単位
15	9561	通所介護III21・人欠・時減	ハ 大規模型通所介護費（II）／注 2時間以上3時間未満／注 看護・介護職員が欠員の場合		要介護1 362 単位 × 70% × 70%		177	190	1回につき
15	9562	通所介護III22・人欠・時減			要介護2 414 単位 × 70% × 70%		203	218	
15	9563	通所介護III23・人欠・時減			要介護3 468 単位 × 70% × 70%		230	246	
15	9564	通所介護III24・人欠・時減			要介護4 521 単位 × 70% × 70%		256	274	
15	9565	通所介護III25・人欠・時減			要介護5 575 単位 × 70% × 70%		282	302	
15	9751	通所介護III21・人欠・業未・時減		業務継続計画未策定減算 1%減算	要介護1 362 単位 × 70% × 70%		174	188	
15	9752	通所介護III22・人欠・業未・時減			要介護2 414 単位 × 70% × 70%		200	215	
15	9753	通所介護III23・人欠・業未・時減			要介護3 468 単位 × 70% × 70%		226	242	
15	9754	通所介護III24・人欠・業未・時減			要介護4 521 単位 × 70% × 70%		252	270	
15	9755	通所介護III25・人欠・業未・時減			要介護5 575 単位 × 70% × 70%		278	298	
15	9756	通所介護III21・人欠・虐防・時減		高齢者虐待防止措置未実施減算 1%減算	要介護1 362 単位 × 70% × 70%		174	188	
15	9757	通所介護III22・人欠・虐防・時減			要介護2 414 単位 × 70% × 70%		200	215	
15	9758	通所介護III23・人欠・虐防・時減			要介護3 468 単位 × 70% × 70%		226	242	
15	9759	通所介護III24・人欠・虐防・時減			要介護4 521 単位 × 70% × 70%		252	270	
15	9760	通所介護III25・人欠・虐防・時減			要介護5 575 単位 × 70% × 70%		278	298	
15	9761	通所介護III21・人欠・虐防・業未・時減		業務継続計画未策定減算 1%減算	要介護1 362 単位 × 70% × 70%		172	185	
15	9762	通所介護III22・人欠・虐防・業未・時減			要介護2 414 単位 × 70% × 70%		197	212	
15	9763	通所介護III23・人欠・虐防・業未・時減			要介護3 468 単位 × 70% × 70%		223	239	
15	9764	通所介護III24・人欠・虐防・業未・時減			要介護4 521 単位 × 70% × 70%		249	266	
15	9765	通所介護III25・人欠・虐防・業未・時減			要介護5 575 単位 × 70% × 70%		274	294	
15	9566	通所介護III11・人欠	(1)3時間以上4時間未満		要介護1 345 単位 × 70%		242	259	
15	9567	通所介護III12・人欠			要介護2 395 単位 × 70%		277	296	
15	9568	通所介護III13・人欠			要介護3 446 単位 × 70%		312	335	
15	9569	通所介護III14・人欠			要介護4 495 単位 × 70%		347	373	
15	9570	通所介護III15・人欠			要介護5 549 単位 × 70%		384	412	
15	5231	通所介護III21・人欠	(2)4時間以上5時間未満		要介護1 362 単位 × 70%		253	272	
15	5232	通所介護III22・人欠			要介護2 414 単位 × 70%		290	311	
15	5233	通所介護III23・人欠			要介護3 468 単位 × 70%		328	351	
15	5234	通所介護III24・人欠			要介護4 521 単位 × 70%		365	392	
15	5235	通所介護III25・人欠			要介護5 575 単位 × 70%		403	432	
15	9571	通所介護III31・人欠	(3)5時間以上6時間未満		要介護1 525 単位 × 70%		368	399	
15	9572	通所介護III32・人欠			要介護2 620 単位 × 70%		434	471	
15	9573	通所介護III33・人欠			要介護3 715 単位 × 70%		501	544	
15	9574	通所介護III34・人欠			要介護4 812 単位 × 70%		568	616	
15	9575	通所介護III35・人欠			要介護5 907 単位 × 70%		635	689	
15	5236	通所介護III41・人欠	(4)6時間以上7時間未満		要介護1 543 単位 × 70%		380	409	
15	5237	通所介護III42・人欠			要介護2 641 単位 × 70%		449	482	
15	5238	通所介護III43・人欠			要介護3 740 単位 × 70%		518	557	
15	5239	通所介護III44・人欠			要介護4 839 単位 × 70%		587	631	
15	5240	通所介護III45・人欠			要介護5 939 単位 × 70%		657	706	
15	9576	通所介護III51・人欠	(5)7時間以上8時間未満		要介護1 607 単位 × 70%		425	461	
15	9577	通所介護III52・人欠			要介護2 716 単位 × 70%		501	544	
15	9578	通所介護III53・人欠			要介護3 830 単位 × 70%		581	630	
15	9579	通所介護III54・人欠			要介護4 946 単位 × 70%		662	716	
15	9580	通所介護III55・人欠			要介護5 1,059 単位 × 70%		741	804	
15	5241	通所介護III61・人欠	(6)8時間以上9時間未満		要介護1 623 単位 × 70%		436	468	
15	5242	通所介護III62・人欠			要介護2 737 単位 × 70%		516	554	
15	5243	通所介護III63・人欠			要介護3 852 単位 × 70%		596	641	
15	5244	通所介護III64・人欠			要介護4 970 単位 × 70%		679	729	
15	5245	通所介護III65・人欠			要介護5 1,086 単位 × 70%		760	818	

居宅

通所介護（欠員）

7 通所リハビリテーションサービスコード表

居宅

通所
リハ

サービスコード 種類	項目	サービス内容略称	算定項目			合成単位数	給付管理単位数	算定単位
16	1101	通所リハⅠ111	イ 通常規模型通所リハビリテーション費	病院又は診療所の場合	(1) 1時間以上2時間未満	要介護1	369 単位	369		1回につき

種類	項目	サービス内容略称	算定項目			合成単位数	給付管理単位数	算定単位
16	1101	通所リハⅠ111	イ 通常規模型通所リハビリテーション費	病院又は診療所の場合	(1) 1時間以上2時間未満　要介護1　369 単位	369		1回につき
16	1103	通所リハⅠ112			要介護2　398 単位	398		
16	1105	通所リハⅠ113			要介護3　429 単位	429		
16	1107	通所リハⅠ114			要介護4　458 単位	458		
16	1109	通所リハⅠ115			要介護5　491 単位	491		
16	1201	通所リハⅠ121			(2) 2時間以上3時間未満　要介護1　383 単位	383		
16	1202	通所リハⅠ122			要介護2　439 単位	439		
16	1203	通所リハⅠ123			要介護3　498 単位	498		
16	1204	通所リハⅠ124			要介護4　555 単位	555		
16	1205	通所リハⅠ125			要介護5　612 単位	612		
16	1151	通所リハⅠ131			(3) 3時間以上4時間未満　要介護1　486 単位	486		
16	1152	通所リハⅠ132			要介護2　565 単位	565		
16	1153	通所リハⅠ133			要介護3　643 単位	643		
16	1154	通所リハⅠ134			要介護4　743 単位	743		
16	1155	通所リハⅠ135			要介護5　842 単位	842		
16	1161	通所リハⅠ141			(4) 4時間以上5時間未満　要介護1　553 単位	553		
16	1162	通所リハⅠ142			要介護2　642 単位	642		
16	1163	通所リハⅠ143			要介護3　730 単位	730		
16	1164	通所リハⅠ144			要介護4　844 単位	844		
16	1165	通所リハⅠ145			要介護5　957 単位	957		
16	1196	通所リハⅠ151			(5) 5時間以上6時間未満　要介護1　622 単位	622		
16	1197	通所リハⅠ152			要介護2　738 単位	738		
16	1198	通所リハⅠ153			要介護3　852 単位	852		
16	1199	通所リハⅠ154			要介護4　987 単位	987		
16	1200	通所リハⅠ155			要介護5　1,120 単位	1,120		
16	1171	通所リハⅠ161			(6) 6時間以上7時間未満　要介護1　715 単位	715		
16	1172	通所リハⅠ162			要介護2　850 単位	850		
16	1173	通所リハⅠ163			要介護3　981 単位	981		
16	1174	通所リハⅠ164			要介護4　1,137 単位	1,137		
16	1175	通所リハⅠ165			要介護5　1,290 単位	1,290		
16	1206	通所リハⅠ171			(7) 7時間以上8時間未満　要介護1　762 単位	762		
16	1207	通所リハⅠ172			要介護2　903 単位	903		
16	1208	通所リハⅠ173			要介護3　1,046 単位	1,046		
16	1209	通所リハⅠ174			要介護4　1,215 単位	1,215		
16	1210	通所リハⅠ175			要介護5　1,379 単位	1,379		
16	3701	通所リハⅠ211		介護老人保健施設の場合	(1) 1時間以上2時間未満　要介護1　369 単位	369		
16	3703	通所リハⅠ212			要介護2　398 単位	398		
16	3705	通所リハⅠ213			要介護3　429 単位	429		
16	3707	通所リハⅠ214			要介護4　458 単位	458		
16	3709	通所リハⅠ215			要介護5　491 単位	491		
16	3711	通所リハⅠ221			(2) 2時間以上3時間未満　要介護1　383 単位	383		
16	3712	通所リハⅠ222			要介護2　439 単位	439		
16	3713	通所リハⅠ223			要介護3　498 単位	498		
16	3714	通所リハⅠ224			要介護4　555 単位	555		
16	3715	通所リハⅠ225			要介護5　612 単位	612		
16	3716	通所リハⅠ231			(3) 3時間以上4時間未満　要介護1　486 単位	486		
16	3717	通所リハⅠ232			要介護2　565 単位	565		
16	3718	通所リハⅠ233			要介護3　643 単位	643		
16	3719	通所リハⅠ234			要介護4　743 単位	743		
16	3720	通所リハⅠ235			要介護5　842 単位	842		
16	3721	通所リハⅠ241			(4) 4時間以上5時間未満　要介護1　553 単位	553		
16	3722	通所リハⅠ242			要介護2　642 単位	642		
16	3723	通所リハⅠ243			要介護3　730 単位	730		
16	3724	通所リハⅠ244			要介護4　844 単位	844		
16	3725	通所リハⅠ245			要介護5　957 単位	957		
16	3941	通所リハⅠ251			(5) 5時間以上6時間未満　要介護1　622 単位	622		
16	3942	通所リハⅠ252			要介護2　738 単位	738		
16	3943	通所リハⅠ253			要介護3　852 単位	852		
16	3944	通所リハⅠ254			要介護4　987 単位	987		
16	3945	通所リハⅠ255			要介護5　1,120 単位	1,120		
16	3726	通所リハⅠ261			(6) 6時間以上7時間未満　要介護1　715 単位	715		
16	3727	通所リハⅠ262			要介護2　850 単位	850		
16	3728	通所リハⅠ263			要介護3　981 単位	981		
16	3729	通所リハⅠ264			要介護4　1,137 単位	1,137		
16	3730	通所リハⅠ265			要介護5　1,290 単位	1,290		
16	3946	通所リハⅠ271			(7) 7時間以上8時間未満　要介護1　762 単位	762		
16	3947	通所リハⅠ272			要介護2　903 単位	903		
16	3948	通所リハⅠ273			要介護3　1,046 単位	1,046		
16	3949	通所リハⅠ274			要介護4　1,215 単位	1,215		
16	3950	通所リハⅠ275			要介護5　1,379 単位	1,379		

居宅

通所リハ

種類	項目	サービス内容略称	算定項目				合成単位数	給付管理単位数	算定単位
16	3971	通所リハⅠ311	イ 通常規模型通所リハビリテーション費	介護医療院の場合	(1)1時間以上2時間未満	要介護1 369単位	369		1回につき
16	3972	通所リハⅠ312				要介護2 398単位	398		
16	3973	通所リハⅠ313				要介護3 429単位	429		
16	3974	通所リハⅠ314				要介護4 458単位	458		
16	3975	通所リハⅠ315				要介護5 491単位	491		
16	3976	通所リハⅠ321			(2)2時間以上3時間未満	要介護1 383単位	383		
16	3977	通所リハⅠ322				要介護2 439単位	439		
16	3978	通所リハⅠ323				要介護3 498単位	498		
16	3979	通所リハⅠ324				要介護4 555単位	555		
16	3980	通所リハⅠ325				要介護5 612単位	612		
16	3981	通所リハⅠ331			(3)3時間以上4時間未満	要介護1 486単位	486		
16	3982	通所リハⅠ332				要介護2 565単位	565		
16	3983	通所リハⅠ333				要介護3 643単位	643		
16	3984	通所リハⅠ334				要介護4 743単位	743		
16	3985	通所リハⅠ335				要介護5 842単位	842		
16	3986	通所リハⅠ341			(4)4時間以上5時間未満	要介護1 553単位	553		
16	3987	通所リハⅠ342				要介護2 642単位	642		
16	3988	通所リハⅠ343				要介護3 730単位	730		
16	3989	通所リハⅠ344				要介護4 844単位	844		
16	3990	通所リハⅠ345				要介護5 957単位	957		
16	3991	通所リハⅠ351			(5)5時間以上6時間未満	要介護1 622単位	622		
16	3992	通所リハⅠ352				要介護2 738単位	738		
16	3993	通所リハⅠ353				要介護3 852単位	852		
16	3994	通所リハⅠ354				要介護4 987単位	987		
16	3995	通所リハⅠ355				要介護5 1,120単位	1,120		
16	3996	通所リハⅠ361			(6)6時間以上7時間未満	要介護1 715単位	715		
16	3997	通所リハⅠ362				要介護2 850単位	850		
16	3998	通所リハⅠ363				要介護3 981単位	981		
16	3999	通所リハⅠ364				要介護4 1,137単位	1,137		
16	4000	通所リハⅠ365				要介護5 1,290単位	1,290		
16	4001	通所リハⅠ371			(7)7時間以上8時間未満	要介護1 762単位	762		
16	4002	通所リハⅠ372				要介護2 903単位	903		
16	4003	通所リハⅠ373				要介護3 1,046単位	1,046		
16	4004	通所リハⅠ374				要介護4 1,215単位	1,215		
16	4005	通所リハⅠ375				要介護5 1,379単位	1,379		
16	2101	通所リハⅡ111	ロ 大規模型通所リハビリテーション費	病院又は診療所の場合	(1)1時間以上2時間未満	要介護1 357単位	357	369	
16	2103	通所リハⅡ112				要介護2 388単位	388	398	
16	2105	通所リハⅡ113				要介護3 415単位	415	429	
16	2107	通所リハⅡ114				要介護4 445単位	445	458	
16	2109	通所リハⅡ115				要介護5 475単位	475	491	
16	2201	通所リハⅡ121			(2)2時間以上3時間未満	要介護1 372単位	372	383	
16	2202	通所リハⅡ122				要介護2 427単位	427	439	
16	2203	通所リハⅡ123				要介護3 482単位	482	498	
16	2204	通所リハⅡ124				要介護4 536単位	536	555	
16	2205	通所リハⅡ125				要介護5 591単位	591	612	
16	2151	通所リハⅡ131			(3)3時間以上4時間未満	要介護1 470単位	470	486	
16	2152	通所リハⅡ132				要介護2 547単位	547	565	
16	2153	通所リハⅡ133				要介護3 623単位	623	643	
16	2154	通所リハⅡ134				要介護4 719単位	719	743	
16	2155	通所リハⅡ135				要介護5 816単位	816	842	
16	2161	通所リハⅡ141			(4)4時間以上5時間未満	要介護1 525単位	525	553	
16	2162	通所リハⅡ142				要介護2 611単位	611	642	
16	2163	通所リハⅡ143				要介護3 696単位	696	730	
16	2164	通所リハⅡ144				要介護4 805単位	805	844	
16	2165	通所リハⅡ145				要介護5 912単位	912	957	
16	2196	通所リハⅡ151			(5)5時間以上6時間未満	要介護1 584単位	584	622	
16	2197	通所リハⅡ152				要介護2 692単位	692	738	
16	2198	通所リハⅡ153				要介護3 800単位	800	852	
16	2199	通所リハⅡ154				要介護4 929単位	929	987	
16	2200	通所リハⅡ155				要介護5 1,053単位	1,053	1,120	
16	2171	通所リハⅡ161			(6)6時間以上7時間未満	要介護1 675単位	675	715	
16	2172	通所リハⅡ162				要介護2 802単位	802	850	
16	2173	通所リハⅡ163				要介護3 926単位	926	981	
16	2174	通所リハⅡ164				要介護4 1,077単位	1,077	1,137	
16	2175	通所リハⅡ165				要介護5 1,224単位	1,224	1,290	
16	2206	通所リハⅡ171			(7)7時間以上8時間未満	要介護1 714単位	714	762	
16	2207	通所リハⅡ172				要介護2 847単位	847	903	
16	2208	通所リハⅡ173				要介護3 983単位	983	1,046	
16	2209	通所リハⅡ174				要介護4 1,140単位	1,140	1,215	
16	2210	通所リハⅡ175				要介護5 1,300単位	1,300	1,379	

種類	項目	サービス内容略称			算定項目		合成単位数	給付管理単位数	算定単位
16	3741	通所リハⅡ211	ロ 大規模型通所リハビリテーション費	介護老人保健施設の場合	(1) 1時間以上2時間未満	要介護1　357 単位	357	369	1回につき
16	3743	通所リハⅡ212				要介護2　388 単位	388	398	
16	3745	通所リハⅡ213				要介護3　415 単位	415	429	
16	3747	通所リハⅡ214				要介護4　445 単位	445	458	
16	3749	通所リハⅡ215				要介護5　475 単位	475	491	
16	3751	通所リハⅡ221			(2) 2時間以上3時間未満	要介護1　372 単位	372	383	
16	3752	通所リハⅡ222				要介護2　427 単位	427	439	
16	3753	通所リハⅡ223				要介護3　482 単位	482	498	
16	3754	通所リハⅡ224				要介護4　536 単位	536	555	
16	3755	通所リハⅡ225				要介護5　591 単位	591	612	
16	3756	通所リハⅡ231			(3) 3時間以上4時間未満	要介護1　470 単位	470	486	
16	3757	通所リハⅡ232				要介護2　547 単位	547	565	
16	3758	通所リハⅡ233				要介護3　623 単位	623	643	
16	3759	通所リハⅡ234				要介護4　719 単位	719	743	
16	3760	通所リハⅡ235				要介護5　816 単位	816	842	
16	3761	通所リハⅡ241			(4) 4時間以上5時間未満	要介護1　525 単位	525	553	
16	3762	通所リハⅡ242				要介護2　611 単位	611	642	
16	3763	通所リハⅡ243				要介護3　696 単位	696	730	
16	3764	通所リハⅡ244				要介護4　805 単位	805	844	
16	3765	通所リハⅡ245				要介護5　912 単位	912	957	
16	3951	通所リハⅡ251			(5) 5時間以上6時間未満	要介護1　584 単位	584	622	
16	3952	通所リハⅡ252				要介護2　692 単位	692	738	
16	3953	通所リハⅡ253				要介護3　800 単位	800	852	
16	3954	通所リハⅡ254				要介護4　929 単位	929	987	
16	3955	通所リハⅡ255				要介護5　1,053 単位	1,053	1,120	
16	3766	通所リハⅡ261			(6) 6時間以上7時間未満	要介護1　675 単位	675	715	
16	3767	通所リハⅡ262				要介護2　802 単位	802	850	
16	3768	通所リハⅡ263				要介護3　926 単位	926	981	
16	3769	通所リハⅡ264				要介護4　1,077 単位	1,077	1,137	
16	3770	通所リハⅡ265				要介護5　1,224 単位	1,224	1,290	
16	3956	通所リハⅡ271			(7) 7時間以上8時間未満	要介護1　714 単位	714	762	
16	3957	通所リハⅡ272				要介護2　847 単位	847	903	
16	3958	通所リハⅡ273				要介護3　983 単位	983	1,046	
16	3959	通所リハⅡ274				要介護4　1,140 単位	1,140	1,215	
16	3960	通所リハⅡ275				要介護5　1,300 単位	1,300	1,379	
16	4036	通所リハⅡ311		介護医療院の場合	(1) 1時間以上2時間未満	要介護1　357 単位	357	369	
16	4037	通所リハⅡ312				要介護2　388 単位	388	398	
16	4038	通所リハⅡ313				要介護3　415 単位	415	429	
16	4039	通所リハⅡ314				要介護4　445 単位	445	458	
16	4040	通所リハⅡ315				要介護5　475 単位	475	491	
16	4041	通所リハⅡ321			(2) 2時間以上3時間未満	要介護1　372 単位	372	383	
16	4042	通所リハⅡ322				要介護2　427 単位	427	439	
16	4043	通所リハⅡ323				要介護3　482 単位	482	498	
16	4044	通所リハⅡ324				要介護4　536 単位	536	555	
16	4045	通所リハⅡ325				要介護5　591 単位	591	612	
16	4046	通所リハⅡ331			(3) 3時間以上4時間未満	要介護1　470 単位	470	486	
16	4047	通所リハⅡ332				要介護2　547 単位	547	565	
16	4048	通所リハⅡ333				要介護3　623 単位	623	643	
16	4049	通所リハⅡ334				要介護4　719 単位	719	743	
16	4050	通所リハⅡ335				要介護5　816 単位	816	842	
16	4051	通所リハⅡ341			(4) 4時間以上5時間未満	要介護1　525 単位	525	553	
16	4052	通所リハⅡ342				要介護2　611 単位	611	642	
16	4053	通所リハⅡ343				要介護3　696 単位	696	730	
16	4054	通所リハⅡ344				要介護4　805 単位	805	844	
16	4055	通所リハⅡ345				要介護5　912 単位	912	957	
16	4056	通所リハⅡ351			(5) 5時間以上6時間未満	要介護1　584 単位	584	622	
16	4057	通所リハⅡ352				要介護2　692 単位	692	738	
16	4058	通所リハⅡ353				要介護3　800 単位	800	852	
16	4059	通所リハⅡ354				要介護4　929 単位	929	987	
16	4060	通所リハⅡ355				要介護5　1,053 単位	1,053	1,120	
16	4061	通所リハⅡ361			(6) 6時間以上7時間未満	要介護1　675 単位	675	715	
16	4062	通所リハⅡ362				要介護2　802 単位	802	850	
16	4063	通所リハⅡ363				要介護3　926 単位	926	981	
16	4064	通所リハⅡ364				要介護4　1,077 単位	1,077	1,137	
16	4065	通所リハⅡ365				要介護5　1,224 単位	1,224	1,290	
16	4066	通所リハⅡ371			(7) 7時間以上8時間未満	要介護1　714 単位	714	762	
16	4067	通所リハⅡ372				要介護2　847 単位	847	903	
16	4068	通所リハⅡ373				要介護3　983 単位	983	1,046	
16	4069	通所リハⅡ374				要介護4　1,140 単位	1,140	1,215	
16	4070	通所リハⅡ375				要介護5　1,300 単位	1,300	1,379	

居宅

通所リハ

サービスコード 種類	項目	サービス内容略称		算定項目			合成単位数	給付管理単位数	算定単位
16	3101	通所リハⅢ111	ロ 大規模型通所リハビリテーション費(一定の要件を満たした事業所)	(1) 1時間以上2時間未満	要介護1	369 単位	369		1回につき
16	3103	通所リハⅢ112			要介護2	398 単位	398		
16	3105	通所リハⅢ113			要介護3	429 単位	429		
16	3107	通所リハⅢ114			要介護4	458 単位	458		
16	3109	通所リハⅢ115			要介護5	491 単位	491		
16	3201	通所リハⅢ121	病院又は診療所の場合	(2) 2時間以上3時間未満	要介護1	383 単位	383		
16	3202	通所リハⅢ122			要介護2	439 単位	439		
16	3203	通所リハⅢ123			要介護3	498 単位	498		
16	3204	通所リハⅢ124			要介護4	555 単位	555		
16	3205	通所リハⅢ125			要介護5	612 単位	612		
16	3151	通所リハⅢ131		(3) 3時間以上4時間未満	要介護1	486 単位	486		
16	3152	通所リハⅢ132			要介護2	565 単位	565		
16	3153	通所リハⅢ133			要介護3	643 単位	643		
16	3154	通所リハⅢ134			要介護4	743 単位	743		
16	3155	通所リハⅢ135			要介護5	842 単位	842		
16	3161	通所リハⅢ141		(4) 4時間以上5時間未満	要介護1	553 単位	553		
16	3162	通所リハⅢ142			要介護2	642 単位	642		
16	3163	通所リハⅢ143			要介護3	730 単位	730		
16	3164	通所リハⅢ144			要介護4	844 単位	844		
16	3165	通所リハⅢ145			要介護5	957 単位	957		
16	3196	通所リハⅢ151		(5) 5時間以上6時間未満	要介護1	622 単位	622		
16	3197	通所リハⅢ152			要介護2	738 単位	738		
16	3198	通所リハⅢ153			要介護3	852 単位	852		
16	3199	通所リハⅢ154			要介護4	987 単位	987		
16	3200	通所リハⅢ155			要介護5	1,120 単位	1,120		
16	3171	通所リハⅢ161		(6) 6時間以上7時間未満	要介護1	715 単位	715		
16	3172	通所リハⅢ162			要介護2	850 単位	850		
16	3173	通所リハⅢ163			要介護3	981 単位	981		
16	3174	通所リハⅢ164			要介護4	1,137 単位	1,137		
16	3175	通所リハⅢ165			要介護5	1,290 単位	1,290		
16	3206	通所リハⅢ171		(7) 7時間以上8時間未満	要介護1	762 単位	762		
16	3207	通所リハⅢ172			要介護2	903 単位	903		
16	3208	通所リハⅢ173			要介護3	1,046 単位	1,046		
16	3209	通所リハⅢ174			要介護4	1,215 単位	1,215		
16	3210	通所リハⅢ175			要介護5	1,379 単位	1,379		
16	3781	通所リハⅢ211	介護老人保健施設の場合	(1) 1時間以上2時間未満	要介護1	369 単位	369		
16	3783	通所リハⅢ212			要介護2	398 単位	398		
16	3785	通所リハⅢ213			要介護3	429 単位	429		
16	3787	通所リハⅢ214			要介護4	458 単位	458		
16	3789	通所リハⅢ215			要介護5	491 単位	491		
16	3791	通所リハⅢ221		(2) 2時間以上3時間未満	要介護1	383 単位	383		
16	3792	通所リハⅢ222			要介護2	439 単位	439		
16	3793	通所リハⅢ223			要介護3	498 単位	498		
16	3794	通所リハⅢ224			要介護4	555 単位	555		
16	3795	通所リハⅢ225			要介護5	612 単位	612		
16	3796	通所リハⅢ231		(3) 3時間以上4時間未満	要介護1	486 単位	486		
16	3797	通所リハⅢ232			要介護2	565 単位	565		
16	3798	通所リハⅢ233			要介護3	643 単位	643		
16	3799	通所リハⅢ234			要介護4	743 単位	743		
16	3800	通所リハⅢ235			要介護5	842 単位	842		
16	3801	通所リハⅢ241		(4) 4時間以上5時間未満	要介護1	553 単位	553		
16	3802	通所リハⅢ242			要介護2	642 単位	642		
16	3803	通所リハⅢ243			要介護3	730 単位	730		
16	3804	通所リハⅢ244			要介護4	844 単位	844		
16	3805	通所リハⅢ245			要介護5	957 単位	957		
16	3961	通所リハⅢ251		(5) 5時間以上6時間未満	要介護1	622 単位	622		
16	3962	通所リハⅢ252			要介護2	738 単位	738		
16	3963	通所リハⅢ253			要介護3	852 単位	852		
16	3964	通所リハⅢ254			要介護4	987 単位	987		
16	3965	通所リハⅢ255			要介護5	1,120 単位	1,120		
16	3806	通所リハⅢ261		(6) 6時間以上7時間未満	要介護1	715 単位	715		
16	3807	通所リハⅢ262			要介護2	850 単位	850		
16	3808	通所リハⅢ263			要介護3	981 単位	981		
16	3809	通所リハⅢ264			要介護4	1,137 単位	1,137		
16	3810	通所リハⅢ265			要介護5	1,290 単位	1,290		
16	3966	通所リハⅢ271		(7) 7時間以上8時間未満	要介護1	762 単位	762		
16	3967	通所リハⅢ272			要介護2	903 単位	903		
16	3968	通所リハⅢ273			要介護3	1,046 単位	1,046		
16	3969	通所リハⅢ274			要介護4	1,215 単位	1,215		
16	3970	通所リハⅢ275			要介護5	1,379 単位	1,379		

居宅

通所リハ

居宅

<table>
<tr><td colspan="2">サービスコード</td><td rowspan="2">サービス内容略称</td><td colspan="4">算定項目</td><td>合成</td><td>給付管理</td><td>算定</td></tr>
<tr><td>種類</td><td>項目</td><td>単位数</td><td>単位数</td><td>単位</td></tr>
<tr><td>16</td><td>4101</td><td>通所リハⅢ311</td><td rowspan="35">ロ　大規模型通所リハビリテーション費（一定の要件を満たした事業所）</td><td rowspan="35">介護医療院の場合</td><td rowspan="5">(1) 1時間以上2時間未満</td><td>要介護1</td><td>369 単位</td><td>369</td><td></td><td>1回につき</td></tr>
<tr><td>16</td><td>4102</td><td>通所リハⅢ312</td><td>要介護2</td><td>398 単位</td><td>398</td><td></td><td></td></tr>
<tr><td>16</td><td>4103</td><td>通所リハⅢ313</td><td>要介護3</td><td>429 単位</td><td>429</td><td></td><td></td></tr>
<tr><td>16</td><td>4104</td><td>通所リハⅢ314</td><td>要介護4</td><td>458 単位</td><td>458</td><td></td><td></td></tr>
<tr><td>16</td><td>4105</td><td>通所リハⅢ315</td><td>要介護5</td><td>491 単位</td><td>491</td><td></td><td></td></tr>
<tr><td>16</td><td>4106</td><td>通所リハⅢ321</td><td rowspan="5">(2) 2時間以上3時間未満</td><td>要介護1</td><td>383 単位</td><td>383</td><td></td><td></td></tr>
<tr><td>16</td><td>4107</td><td>通所リハⅢ322</td><td>要介護2</td><td>439 単位</td><td>439</td><td></td><td></td></tr>
<tr><td>16</td><td>4108</td><td>通所リハⅢ323</td><td>要介護3</td><td>498 単位</td><td>498</td><td></td><td></td></tr>
<tr><td>16</td><td>4109</td><td>通所リハⅢ324</td><td>要介護4</td><td>555 単位</td><td>555</td><td></td><td></td></tr>
<tr><td>16</td><td>4110</td><td>通所リハⅢ325</td><td>要介護5</td><td>612 単位</td><td>612</td><td></td><td></td></tr>
<tr><td>16</td><td>4111</td><td>通所リハⅢ331</td><td rowspan="5">(3) 3時間以上4時間未満</td><td>要介護1</td><td>486 単位</td><td>486</td><td></td><td></td></tr>
<tr><td>16</td><td>4112</td><td>通所リハⅢ332</td><td>要介護2</td><td>565 単位</td><td>565</td><td></td><td></td></tr>
<tr><td>16</td><td>4113</td><td>通所リハⅢ333</td><td>要介護3</td><td>643 単位</td><td>643</td><td></td><td></td></tr>
<tr><td>16</td><td>4114</td><td>通所リハⅢ334</td><td>要介護4</td><td>743 単位</td><td>743</td><td></td><td></td></tr>
<tr><td>16</td><td>4115</td><td>通所リハⅢ335</td><td>要介護5</td><td>842 単位</td><td>842</td><td></td><td></td></tr>
<tr><td>16</td><td>4116</td><td>通所リハⅢ341</td><td rowspan="5">(4) 4時間以上5時間未満</td><td>要介護1</td><td>553 単位</td><td>553</td><td></td><td></td></tr>
<tr><td>16</td><td>4117</td><td>通所リハⅢ342</td><td>要介護2</td><td>642 単位</td><td>642</td><td></td><td></td></tr>
<tr><td>16</td><td>4118</td><td>通所リハⅢ343</td><td>要介護3</td><td>730 単位</td><td>730</td><td></td><td></td></tr>
<tr><td>16</td><td>4119</td><td>通所リハⅢ344</td><td>要介護4</td><td>844 単位</td><td>844</td><td></td><td></td></tr>
<tr><td>16</td><td>4120</td><td>通所リハⅢ345</td><td>要介護5</td><td>957 単位</td><td>957</td><td></td><td></td></tr>
<tr><td>16</td><td>4121</td><td>通所リハⅢ351</td><td rowspan="5">(5) 5時間以上6時間未満</td><td>要介護1</td><td>622 単位</td><td>622</td><td></td><td></td></tr>
<tr><td>16</td><td>4122</td><td>通所リハⅢ352</td><td>要介護2</td><td>738 単位</td><td>738</td><td></td><td></td></tr>
<tr><td>16</td><td>4123</td><td>通所リハⅢ353</td><td>要介護3</td><td>852 単位</td><td>852</td><td></td><td></td></tr>
<tr><td>16</td><td>4124</td><td>通所リハⅢ354</td><td>要介護4</td><td>987 単位</td><td>987</td><td></td><td></td></tr>
<tr><td>16</td><td>4125</td><td>通所リハⅢ355</td><td>要介護5</td><td>1,120 単位</td><td>1,120</td><td></td><td></td></tr>
<tr><td>16</td><td>4126</td><td>通所リハⅢ361</td><td rowspan="5">(6) 6時間以上7時間未満</td><td>要介護1</td><td>715 単位</td><td>715</td><td></td><td></td></tr>
<tr><td>16</td><td>4127</td><td>通所リハⅢ362</td><td>要介護2</td><td>850 単位</td><td>850</td><td></td><td></td></tr>
<tr><td>16</td><td>4128</td><td>通所リハⅢ363</td><td>要介護3</td><td>981 単位</td><td>981</td><td></td><td></td></tr>
<tr><td>16</td><td>4129</td><td>通所リハⅢ364</td><td>要介護4</td><td>1,137 単位</td><td>1,137</td><td></td><td></td></tr>
<tr><td>16</td><td>4130</td><td>通所リハⅢ365</td><td>要介護5</td><td>1,290 単位</td><td>1,290</td><td></td><td></td></tr>
<tr><td>16</td><td>4131</td><td>通所リハⅢ371</td><td rowspan="5">(7) 7時間以上8時間未満</td><td>要介護1</td><td>762 単位</td><td>762</td><td></td><td></td></tr>
<tr><td>16</td><td>4132</td><td>通所リハⅢ372</td><td>要介護2</td><td>903 単位</td><td>903</td><td></td><td></td></tr>
<tr><td>16</td><td>4133</td><td>通所リハⅢ373</td><td>要介護3</td><td>1,046 単位</td><td>1,046</td><td></td><td></td></tr>
<tr><td>16</td><td>4134</td><td>通所リハⅢ374</td><td>要介護4</td><td>1,215 単位</td><td>1,215</td><td></td><td></td></tr>
<tr><td>16</td><td>4135</td><td>通所リハⅢ375</td><td>要介護5</td><td>1,379 単位</td><td>1,379</td><td></td><td></td></tr>
</table>

通所
リハ

居宅

通所リハ

サービスコード 種類	項目	サービス内容略称			算定項目			合成単位数	給付管理単位数	算定単位
16	C201	通所リハ高齢者虐待防止未実施減算Ⅰ111	高齢者虐待防止措置未実施減算	イ 通常規模型通所リハビリテーション費	病院又は診療所の場合	(1) 1時間以上2時間未満	要介護1 4 単位減算	-4		1回につき
16	C202	通所リハ高齢者虐待防止未実施減算Ⅰ112					要介護2 4 単位減算	-4		
16	C203	通所リハ高齢者虐待防止未実施減算Ⅰ113					要介護3 4 単位減算	-4		
16	C204	通所リハ高齢者虐待防止未実施減算Ⅰ114					要介護4 5 単位減算	-5		
16	C205	通所リハ高齢者虐待防止未実施減算Ⅰ115					要介護5 5 単位減算	-5		
16	C206	通所リハ高齢者虐待防止未実施減算Ⅰ121				(2) 2時間以上3時間未満	要介護1 4 単位減算	-4		
16	C207	通所リハ高齢者虐待防止未実施減算Ⅰ122					要介護2 4 単位減算	-4		
16	C208	通所リハ高齢者虐待防止未実施減算Ⅰ123					要介護3 5 単位減算	-5		
16	C209	通所リハ高齢者虐待防止未実施減算Ⅰ124					要介護4 6 単位減算	-6		
16	C210	通所リハ高齢者虐待防止未実施減算Ⅰ125					要介護5 6 単位減算	-6		
16	C211	通所リハ高齢者虐待防止未実施減算Ⅰ131				(3) 3時間以上4時間未満	要介護1 5 単位減算	-5		
16	C212	通所リハ高齢者虐待防止未実施減算Ⅰ132					要介護2 6 単位減算	-6		
16	C213	通所リハ高齢者虐待防止未実施減算Ⅰ133					要介護3 6 単位減算	-6		
16	C214	通所リハ高齢者虐待防止未実施減算Ⅰ134					要介護4 7 単位減算	-7		
16	C215	通所リハ高齢者虐待防止未実施減算Ⅰ135					要介護5 8 単位減算	-8		
16	C216	通所リハ高齢者虐待防止未実施減算Ⅰ141				(4) 4時間以上5時間未満	要介護1 6 単位減算	-6		
16	C217	通所リハ高齢者虐待防止未実施減算Ⅰ142					要介護2 6 単位減算	-6		
16	C218	通所リハ高齢者虐待防止未実施減算Ⅰ143					要介護3 7 単位減算	-7		
16	C219	通所リハ高齢者虐待防止未実施減算Ⅰ144					要介護4 8 単位減算	-8		
16	C220	通所リハ高齢者虐待防止未実施減算Ⅰ145					要介護5 10 単位減算	-10		
16	C221	通所リハ高齢者虐待防止未実施減算Ⅰ151				(5) 5時間以上6時間未満	要介護1 6 単位減算	-6		
16	C222	通所リハ高齢者虐待防止未実施減算Ⅰ152					要介護2 7 単位減算	-7		
16	C223	通所リハ高齢者虐待防止未実施減算Ⅰ153					要介護3 9 単位減算	-9		
16	C224	通所リハ高齢者虐待防止未実施減算Ⅰ154					要介護4 10 単位減算	-10		
16	C225	通所リハ高齢者虐待防止未実施減算Ⅰ155					要介護5 11 単位減算	-11		
16	C226	通所リハ高齢者虐待防止未実施減算Ⅰ161				(6) 6時間以上7時間未満	要介護1 7 単位減算	-7		
16	C227	通所リハ高齢者虐待防止未実施減算Ⅰ162					要介護2 9 単位減算	-9		
16	C228	通所リハ高齢者虐待防止未実施減算Ⅰ163					要介護3 10 単位減算	-10		
16	C229	通所リハ高齢者虐待防止未実施減算Ⅰ164					要介護4 11 単位減算	-11		
16	C230	通所リハ高齢者虐待防止未実施減算Ⅰ165					要介護5 13 単位減算	-13		
16	C231	通所リハ高齢者虐待防止未実施減算Ⅰ171				(7) 7時間以上8時間未満	要介護1 8 単位減算	-8		
16	C232	通所リハ高齢者虐待防止未実施減算Ⅰ172					要介護2 9 単位減算	-9		
16	C233	通所リハ高齢者虐待防止未実施減算Ⅰ173					要介護3 10 単位減算	-10		
16	C234	通所リハ高齢者虐待防止未実施減算Ⅰ174					要介護4 12 単位減算	-12		
16	C235	通所リハ高齢者虐待防止未実施減算Ⅰ175					要介護5 14 単位減算	-14		
16	C236	通所リハ高齢者虐待防止未実施減算Ⅰ211			介護老人保健施設の場合	(1) 1時間以上2時間未満	要介護1 4 単位減算	-4		
16	C237	通所リハ高齢者虐待防止未実施減算Ⅰ212					要介護2 4 単位減算	-4		
16	C238	通所リハ高齢者虐待防止未実施減算Ⅰ213					要介護3 4 単位減算	-4		
16	C239	通所リハ高齢者虐待防止未実施減算Ⅰ214					要介護4 5 単位減算	-5		
16	C240	通所リハ高齢者虐待防止未実施減算Ⅰ215					要介護5 5 単位減算	-5		
16	C241	通所リハ高齢者虐待防止未実施減算Ⅰ221				(2) 2時間以上3時間未満	要介護1 4 単位減算	-4		
16	C242	通所リハ高齢者虐待防止未実施減算Ⅰ222					要介護2 4 単位減算	-4		
16	C243	通所リハ高齢者虐待防止未実施減算Ⅰ223					要介護3 5 単位減算	-5		
16	C244	通所リハ高齢者虐待防止未実施減算Ⅰ224					要介護4 6 単位減算	-6		
16	C245	通所リハ高齢者虐待防止未実施減算Ⅰ225					要介護5 6 単位減算	-6		
16	C246	通所リハ高齢者虐待防止未実施減算Ⅰ231				(3) 3時間以上4時間未満	要介護1 5 単位減算	-5		
16	C247	通所リハ高齢者虐待防止未実施減算Ⅰ232					要介護2 6 単位減算	-6		
16	C248	通所リハ高齢者虐待防止未実施減算Ⅰ233					要介護3 6 単位減算	-6		
16	C249	通所リハ高齢者虐待防止未実施減算Ⅰ234					要介護4 7 単位減算	-7		
16	C250	通所リハ高齢者虐待防止未実施減算Ⅰ235					要介護5 8 単位減算	-8		
16	C251	通所リハ高齢者虐待防止未実施減算Ⅰ241				(4) 4時間以上5時間未満	要介護1 6 単位減算	-6		
16	C252	通所リハ高齢者虐待防止未実施減算Ⅰ242					要介護2 6 単位減算	-6		
16	C253	通所リハ高齢者虐待防止未実施減算Ⅰ243					要介護3 7 単位減算	-7		
16	C254	通所リハ高齢者虐待防止未実施減算Ⅰ244					要介護4 8 単位減算	-8		
16	C255	通所リハ高齢者虐待防止未実施減算Ⅰ245					要介護5 10 単位減算	-10		
16	C256	通所リハ高齢者虐待防止未実施減算Ⅰ251				(5) 5時間以上6時間未満	要介護1 6 単位減算	-6		
16	C257	通所リハ高齢者虐待防止未実施減算Ⅰ252					要介護2 7 単位減算	-7		
16	C258	通所リハ高齢者虐待防止未実施減算Ⅰ253					要介護3 9 単位減算	-9		
16	C259	通所リハ高齢者虐待防止未実施減算Ⅰ254					要介護4 10 単位減算	-10		
16	C260	通所リハ高齢者虐待防止未実施減算Ⅰ255					要介護5 11 単位減算	-11		
16	C261	通所リハ高齢者虐待防止未実施減算Ⅰ261				(6) 6時間以上7時間未満	要介護1 7 単位減算	-7		
16	C262	通所リハ高齢者虐待防止未実施減算Ⅰ262					要介護2 9 単位減算	-9		
16	C263	通所リハ高齢者虐待防止未実施減算Ⅰ263					要介護3 10 単位減算	-10		
16	C264	通所リハ高齢者虐待防止未実施減算Ⅰ264					要介護4 11 単位減算	-11		
16	C265	通所リハ高齢者虐待防止未実施減算Ⅰ265					要介護5 13 単位減算	-13		
16	C266	通所リハ高齢者虐待防止未実施減算Ⅰ271				(7) 7時間以上8時間未満	要介護1 8 単位減算	-8		
16	C267	通所リハ高齢者虐待防止未実施減算Ⅰ272					要介護2 9 単位減算	-9		
16	C268	通所リハ高齢者虐待防止未実施減算Ⅰ273					要介護3 10 単位減算	-10		
16	C269	通所リハ高齢者虐待防止未実施減算Ⅰ274					要介護4 12 単位減算	-12		
16	C270	通所リハ高齢者虐待防止未実施減算Ⅰ275					要介護5 14 単位減算	-14		

居宅

通所リハ

サービスコード 種類	サービスコード 項目	サービス内容略称	算定項目				合成単位数	給付管理単位数	算定単位
16	C271	通所リハ高齢者虐待防止未実施減算Ⅰ311	高齢者虐待防止措置未実施減算	イ 通常規模型通所リハビリテーション費	介護医療院の場合	(1)1時間以上2時間未満　要介護1　4単位減算	−4		1回につき
16	C272	通所リハ高齢者虐待防止未実施減算Ⅰ312				要介護2　4単位減算	−4		
16	C273	通所リハ高齢者虐待防止未実施減算Ⅰ313				要介護3　4単位減算	−4		
16	C274	通所リハ高齢者虐待防止未実施減算Ⅰ314				要介護4　5単位減算	−5		
16	C275	通所リハ高齢者虐待防止未実施減算Ⅰ315				要介護5　5単位減算	−5		
16	C276	通所リハ高齢者虐待防止未実施減算Ⅰ321				(2)2時間以上3時間未満　要介護1　4単位減算	−4		
16	C277	通所リハ高齢者虐待防止未実施減算Ⅰ322				要介護2　4単位減算	−4		
16	C278	通所リハ高齢者虐待防止未実施減算Ⅰ323				要介護3　5単位減算	−5		
16	C279	通所リハ高齢者虐待防止未実施減算Ⅰ324				要介護4　6単位減算	−6		
16	C280	通所リハ高齢者虐待防止未実施減算Ⅰ325				要介護5　6単位減算	−6		
16	C281	通所リハ高齢者虐待防止未実施減算Ⅰ331				(3)3時間以上4時間未満　要介護1　5単位減算	−5		
16	C282	通所リハ高齢者虐待防止未実施減算Ⅰ332				要介護2　6単位減算	−6		
16	C283	通所リハ高齢者虐待防止未実施減算Ⅰ333				要介護3　6単位減算	−6		
16	C284	通所リハ高齢者虐待防止未実施減算Ⅰ334				要介護4　7単位減算	−7		
16	C285	通所リハ高齢者虐待防止未実施減算Ⅰ335				要介護5　8単位減算	−8		
16	C286	通所リハ高齢者虐待防止未実施減算Ⅰ341				(4)4時間以上5時間未満　要介護1　6単位減算	−6		
16	C287	通所リハ高齢者虐待防止未実施減算Ⅰ342				要介護2　6単位減算	−6		
16	C288	通所リハ高齢者虐待防止未実施減算Ⅰ343				要介護3　7単位減算	−7		
16	C289	通所リハ高齢者虐待防止未実施減算Ⅰ344				要介護4　8単位減算	−8		
16	C290	通所リハ高齢者虐待防止未実施減算Ⅰ345				要介護5　10単位減算	−10		
16	C291	通所リハ高齢者虐待防止未実施減算Ⅰ351				(5)5時間以上6時間未満　要介護1　6単位減算	−6		
16	C292	通所リハ高齢者虐待防止未実施減算Ⅰ352				要介護2　7単位減算	−7		
16	C293	通所リハ高齢者虐待防止未実施減算Ⅰ353				要介護3　9単位減算	−9		
16	C294	通所リハ高齢者虐待防止未実施減算Ⅰ354				要介護4　10単位減算	−10		
16	C295	通所リハ高齢者虐待防止未実施減算Ⅰ355				要介護5　11単位減算	−11		
16	C296	通所リハ高齢者虐待防止未実施減算Ⅰ361				(6)6時間以上7時間未満　要介護1　7単位減算	−7		
16	C297	通所リハ高齢者虐待防止未実施減算Ⅰ362				要介護2　9単位減算	−9		
16	C298	通所リハ高齢者虐待防止未実施減算Ⅰ363				要介護3　10単位減算	−10		
16	C299	通所リハ高齢者虐待防止未実施減算Ⅰ364				要介護4　11単位減算	−11		
16	C300	通所リハ高齢者虐待防止未実施減算Ⅰ365				要介護5　13単位減算	−13		
16	C301	通所リハ高齢者虐待防止未実施減算Ⅰ371				(7)7時間以上8時間未満　要介護1　8単位減算	−8		
16	C302	通所リハ高齢者虐待防止未実施減算Ⅰ372				要介護2　9単位減算	−9		
16	C303	通所リハ高齢者虐待防止未実施減算Ⅰ373				要介護3　10単位減算	−10		
16	C304	通所リハ高齢者虐待防止未実施減算Ⅰ374				要介護4　12単位減算	−12		
16	C305	通所リハ高齢者虐待防止未実施減算Ⅰ375				要介護5　14単位減算	−14		
16	C306	通所リハ高齢者虐待防止未実施減算Ⅱ111		ロ 大規模型通所リハビリテーション費	病院又は診療所の場合	(1)1時間以上2時間未満　要介護1　4単位減算	−4	−4	
16	C307	通所リハ高齢者虐待防止未実施減算Ⅱ112				要介護2　4単位減算	−4	−4	
16	C308	通所リハ高齢者虐待防止未実施減算Ⅱ113				要介護3　4単位減算	−4	−4	
16	C309	通所リハ高齢者虐待防止未実施減算Ⅱ114				要介護4　4単位減算	−4	−5	
16	C310	通所リハ高齢者虐待防止未実施減算Ⅱ115				要介護5　5単位減算	−5	−5	
16	C311	通所リハ高齢者虐待防止未実施減算Ⅱ121				(2)2時間以上3時間未満　要介護1　4単位減算	−4	−4	
16	C312	通所リハ高齢者虐待防止未実施減算Ⅱ122				要介護2　4単位減算	−4	−4	
16	C313	通所リハ高齢者虐待防止未実施減算Ⅱ123				要介護3　5単位減算	−5	−5	
16	C314	通所リハ高齢者虐待防止未実施減算Ⅱ124				要介護4　5単位減算	−5	−6	
16	C315	通所リハ高齢者虐待防止未実施減算Ⅱ125				要介護5　6単位減算	−6	−6	
16	C316	通所リハ高齢者虐待防止未実施減算Ⅱ131				(3)3時間以上4時間未満　要介護1　5単位減算	−5	−5	
16	C317	通所リハ高齢者虐待防止未実施減算Ⅱ132				要介護2　5単位減算	−5	−6	
16	C318	通所リハ高齢者虐待防止未実施減算Ⅱ133				要介護3　6単位減算	−6	−6	
16	C319	通所リハ高齢者虐待防止未実施減算Ⅱ134				要介護4　7単位減算	−7	−7	
16	C320	通所リハ高齢者虐待防止未実施減算Ⅱ135				要介護5　8単位減算	−8	−8	
16	C321	通所リハ高齢者虐待防止未実施減算Ⅱ141				(4)4時間以上5時間未満　要介護1　5単位減算	−5	−6	
16	C322	通所リハ高齢者虐待防止未実施減算Ⅱ142				要介護2　6単位減算	−6	−6	
16	C323	通所リハ高齢者虐待防止未実施減算Ⅱ143				要介護3　7単位減算	−7	−7	
16	C324	通所リハ高齢者虐待防止未実施減算Ⅱ144				要介護4　8単位減算	−8	−8	
16	C325	通所リハ高齢者虐待防止未実施減算Ⅱ145				要介護5　9単位減算	−9	−10	
16	C326	通所リハ高齢者虐待防止未実施減算Ⅱ151				(5)5時間以上6時間未満　要介護1　6単位減算	−6	−6	
16	C327	通所リハ高齢者虐待防止未実施減算Ⅱ152				要介護2　7単位減算	−7	−7	
16	C328	通所リハ高齢者虐待防止未実施減算Ⅱ153				要介護3　8単位減算	−8	−9	
16	C329	通所リハ高齢者虐待防止未実施減算Ⅱ154				要介護4　9単位減算	−9	−10	
16	C330	通所リハ高齢者虐待防止未実施減算Ⅱ155				要介護5　11単位減算	−11	−11	
16	C331	通所リハ高齢者虐待防止未実施減算Ⅱ161				(6)6時間以上7時間未満　要介護1　7単位減算	−7	−7	
16	C332	通所リハ高齢者虐待防止未実施減算Ⅱ162				要介護2　8単位減算	−8	−9	
16	C333	通所リハ高齢者虐待防止未実施減算Ⅱ163				要介護3　9単位減算	−9	−10	
16	C334	通所リハ高齢者虐待防止未実施減算Ⅱ164				要介護4　11単位減算	−11	−11	
16	C335	通所リハ高齢者虐待防止未実施減算Ⅱ165				要介護5　12単位減算	−12	−13	
16	C336	通所リハ高齢者虐待防止未実施減算Ⅱ171				(7)7時間以上8時間未満　要介護1　7単位減算	−7	−8	
16	C337	通所リハ高齢者虐待防止未実施減算Ⅱ172				要介護2　8単位減算	−8	−9	
16	C338	通所リハ高齢者虐待防止未実施減算Ⅱ173				要介護3　10単位減算	−10	−10	
16	C339	通所リハ高齢者虐待防止未実施減算Ⅱ174				要介護4　11単位減算	−11	−12	
16	C340	通所リハ高齢者虐待防止未実施減算Ⅱ175				要介護5　13単位減算	−13	−14	

サービスコード 種類	項目	サービス内容略称	算定項目					合成単位数	給付管理単位数	算定単位
16	C341	通所リハ高齢者虐待防止未実施減算Ⅱ211	高齢者虐待防止措置未実施減算	ロ 大規模型通所リハビリテーション費	介護老人保健施設の場合	(1) 1時間以上2時間未満	要介護1　4単位減算	-4	-4	1回につき
16	C342	通所リハ高齢者虐待防止未実施減算Ⅱ212					要介護2　4単位減算	-4	-4	
16	C343	通所リハ高齢者虐待防止未実施減算Ⅱ213					要介護3　4単位減算	-4	-4	
16	C344	通所リハ高齢者虐待防止未実施減算Ⅱ214					要介護4　4単位減算	-4	-5	
16	C345	通所リハ高齢者虐待防止未実施減算Ⅱ215					要介護5　5単位減算	-5	-5	
16	C346	通所リハ高齢者虐待防止未実施減算Ⅱ221				(2) 2時間以上3時間未満	要介護1　4単位減算	-4	-4	
16	C347	通所リハ高齢者虐待防止未実施減算Ⅱ222					要介護2　4単位減算	-4	-4	
16	C348	通所リハ高齢者虐待防止未実施減算Ⅱ223					要介護3　5単位減算	-5	-5	
16	C349	通所リハ高齢者虐待防止未実施減算Ⅱ224					要介護4　5単位減算	-5	-5	
16	C350	通所リハ高齢者虐待防止未実施減算Ⅱ225					要介護5　6単位減算	-6	-6	
16	C351	通所リハ高齢者虐待防止未実施減算Ⅱ231				(3) 3時間以上4時間未満	要介護1　5単位減算	-5	-5	
16	C352	通所リハ高齢者虐待防止未実施減算Ⅱ232					要介護2　5単位減算	-5	-6	
16	C353	通所リハ高齢者虐待防止未実施減算Ⅱ233					要介護3　6単位減算	-6	-6	
16	C354	通所リハ高齢者虐待防止未実施減算Ⅱ234					要介護4　7単位減算	-7	-7	
16	C355	通所リハ高齢者虐待防止未実施減算Ⅱ235					要介護5　8単位減算	-8	-8	
16	C356	通所リハ高齢者虐待防止未実施減算Ⅱ241				(4) 4時間以上5時間未満	要介護1　5単位減算	-5	-6	
16	C357	通所リハ高齢者虐待防止未実施減算Ⅱ242					要介護2　6単位減算	-6	-6	
16	C358	通所リハ高齢者虐待防止未実施減算Ⅱ243					要介護3　7単位減算	-7	-7	
16	C359	通所リハ高齢者虐待防止未実施減算Ⅱ244					要介護4　8単位減算	-8	-8	
16	C360	通所リハ高齢者虐待防止未実施減算Ⅱ245					要介護5　9単位減算	-9	-10	
16	C361	通所リハ高齢者虐待防止未実施減算Ⅱ251				(5) 5時間以上6時間未満	要介護1　6単位減算	-6	-6	
16	C362	通所リハ高齢者虐待防止未実施減算Ⅱ252					要介護2　7単位減算	-7	-7	
16	C363	通所リハ高齢者虐待防止未実施減算Ⅱ253					要介護3　8単位減算	-8	-9	
16	C364	通所リハ高齢者虐待防止未実施減算Ⅱ254					要介護4　9単位減算	-9	-10	
16	C365	通所リハ高齢者虐待防止未実施減算Ⅱ255					要介護5　11単位減算	-11	-11	
16	C366	通所リハ高齢者虐待防止未実施減算Ⅱ261				(6) 6時間以上7時間未満	要介護1　7単位減算	-7	-7	
16	C367	通所リハ高齢者虐待防止未実施減算Ⅱ262					要介護2　8単位減算	-8	-9	
16	C368	通所リハ高齢者虐待防止未実施減算Ⅱ263					要介護3　9単位減算	-9	-10	
16	C369	通所リハ高齢者虐待防止未実施減算Ⅱ264					要介護4　11単位減算	-11	-11	
16	C370	通所リハ高齢者虐待防止未実施減算Ⅱ265					要介護5　12単位減算	-12	-13	
16	C371	通所リハ高齢者虐待防止未実施減算Ⅱ271				(7) 7時間以上8時間未満	要介護1　7単位減算	-7	-8	
16	C372	通所リハ高齢者虐待防止未実施減算Ⅱ272					要介護2　8単位減算	-8	-9	
16	C373	通所リハ高齢者虐待防止未実施減算Ⅱ273					要介護3　10単位減算	-10	-10	
16	C374	通所リハ高齢者虐待防止未実施減算Ⅱ274					要介護4　11単位減算	-11	-12	
16	C375	通所リハ高齢者虐待防止未実施減算Ⅱ275					要介護5　13単位減算	-13	-14	
16	C376	通所リハ高齢者虐待防止未実施減算Ⅱ311			介護医療院の場合	(1) 1時間以上2時間未満	要介護1　4単位減算	-4	-4	
16	C377	通所リハ高齢者虐待防止未実施減算Ⅱ312					要介護2　4単位減算	-4	-4	
16	C378	通所リハ高齢者虐待防止未実施減算Ⅱ313					要介護3　4単位減算	-4	-4	
16	C379	通所リハ高齢者虐待防止未実施減算Ⅱ314					要介護4　4単位減算	-4	-5	
16	C380	通所リハ高齢者虐待防止未実施減算Ⅱ315					要介護5　5単位減算	-5	-5	
16	C381	通所リハ高齢者虐待防止未実施減算Ⅱ321				(2) 2時間以上3時間未満	要介護1　4単位減算	-4	-4	
16	C382	通所リハ高齢者虐待防止未実施減算Ⅱ322					要介護2　4単位減算	-4	-4	
16	C383	通所リハ高齢者虐待防止未実施減算Ⅱ323					要介護3　5単位減算	-5	-5	
16	C384	通所リハ高齢者虐待防止未実施減算Ⅱ324					要介護4　5単位減算	-5	-6	
16	C385	通所リハ高齢者虐待防止未実施減算Ⅱ325					要介護5　6単位減算	-6	-6	
16	C386	通所リハ高齢者虐待防止未実施減算Ⅱ331				(3) 3時間以上4時間未満	要介護1　5単位減算	-5	-5	
16	C387	通所リハ高齢者虐待防止未実施減算Ⅱ332					要介護2　5単位減算	-5	-6	
16	C388	通所リハ高齢者虐待防止未実施減算Ⅱ333					要介護3　6単位減算	-6	-6	
16	C389	通所リハ高齢者虐待防止未実施減算Ⅱ334					要介護4　7単位減算	-7	-7	
16	C390	通所リハ高齢者虐待防止未実施減算Ⅱ335					要介護5　8単位減算	-8	-8	
16	C391	通所リハ高齢者虐待防止未実施減算Ⅱ341				(4) 4時間以上5時間未満	要介護1　5単位減算	-5	-6	
16	C392	通所リハ高齢者虐待防止未実施減算Ⅱ342					要介護2　6単位減算	-6	-6	
16	C393	通所リハ高齢者虐待防止未実施減算Ⅱ343					要介護3　7単位減算	-7	-7	
16	C394	通所リハ高齢者虐待防止未実施減算Ⅱ344					要介護4　8単位減算	-8	-8	
16	C395	通所リハ高齢者虐待防止未実施減算Ⅱ345					要介護5　9単位減算	-9	-10	
16	C396	通所リハ高齢者虐待防止未実施減算Ⅱ351				(5) 5時間以上6時間未満	要介護1　6単位減算	-6	-6	
16	C397	通所リハ高齢者虐待防止未実施減算Ⅱ352					要介護2　7単位減算	-7	-7	
16	C398	通所リハ高齢者虐待防止未実施減算Ⅱ353					要介護3　8単位減算	-8	-9	
16	C399	通所リハ高齢者虐待防止未実施減算Ⅱ354					要介護4　9単位減算	-9	-10	
16	C400	通所リハ高齢者虐待防止未実施減算Ⅱ355					要介護5　11単位減算	-11	-11	
16	C401	通所リハ高齢者虐待防止未実施減算Ⅱ361				(6) 6時間以上7時間未満	要介護1　7単位減算	-7	-7	
16	C402	通所リハ高齢者虐待防止未実施減算Ⅱ362					要介護2　8単位減算	-8	-9	
16	C403	通所リハ高齢者虐待防止未実施減算Ⅱ363					要介護3　9単位減算	-9	-10	
16	C404	通所リハ高齢者虐待防止未実施減算Ⅱ364					要介護4　11単位減算	-11	-11	
16	C405	通所リハ高齢者虐待防止未実施減算Ⅱ365					要介護5　12単位減算	-12	-13	
16	C406	通所リハ高齢者虐待防止未実施減算Ⅱ371				(7) 7時間以上8時間未満	要介護1　7単位減算	-7	-8	
16	C407	通所リハ高齢者虐待防止未実施減算Ⅱ372					要介護2　8単位減算	-8	-9	
16	C408	通所リハ高齢者虐待防止未実施減算Ⅱ373					要介護3　10単位減算	-10	-10	
16	C409	通所リハ高齢者虐待防止未実施減算Ⅱ374					要介護4　11単位減算	-11	-12	
16	C410	通所リハ高齢者虐待防止未実施減算Ⅱ375					要介護5　13単位減算	-13	-14	

居宅

通所リハ

居宅

通所
リハ

サービスコード 種類	サービスコード 項目	サービス内容略称	算定項目					合成単位数	給付管理単位数	算定単位
16	C411	通所リハ高齢者虐待防止未実施減算Ⅲ111	高齢者虐待防止措置未実施減算	ロ 大規模型通所リハビリテーション費（一定の要件を満たした事業所）	病院又は診療所の場合	(1) 1時間以上2時間未満	要介護1　4 単位減算	−4		1回につき
16	C412	通所リハ高齢者虐待防止未実施減算Ⅲ112					要介護2　4 単位減算	−4		
16	C413	通所リハ高齢者虐待防止未実施減算Ⅲ113					要介護3　4 単位減算	−4		
16	C414	通所リハ高齢者虐待防止未実施減算Ⅲ114					要介護4　5 単位減算	−5		
16	C415	通所リハ高齢者虐待防止未実施減算Ⅲ115					要介護5　5 単位減算	−5		
16	C416	通所リハ高齢者虐待防止未実施減算Ⅲ121				(2) 2時間以上3時間未満	要介護1　4 単位減算	−4		
16	C417	通所リハ高齢者虐待防止未実施減算Ⅲ122					要介護2　4 単位減算	−4		
16	C418	通所リハ高齢者虐待防止未実施減算Ⅲ123					要介護3　5 単位減算	−5		
16	C419	通所リハ高齢者虐待防止未実施減算Ⅲ124					要介護4　6 単位減算	−6		
16	C420	通所リハ高齢者虐待防止未実施減算Ⅲ125					要介護5　6 単位減算	−6		
16	C421	通所リハ高齢者虐待防止未実施減算Ⅲ131				(3) 3時間以上4時間未満	要介護1　5 単位減算	−5		
16	C422	通所リハ高齢者虐待防止未実施減算Ⅲ132					要介護2　6 単位減算	−6		
16	C423	通所リハ高齢者虐待防止未実施減算Ⅲ133					要介護3　6 単位減算	−6		
16	C424	通所リハ高齢者虐待防止未実施減算Ⅲ134					要介護4　7 単位減算	−7		
16	C425	通所リハ高齢者虐待防止未実施減算Ⅲ135					要介護5　8 単位減算	−8		
16	C426	通所リハ高齢者虐待防止未実施減算Ⅲ141				(4) 4時間以上5時間未満	要介護1　6 単位減算	−6		
16	C427	通所リハ高齢者虐待防止未実施減算Ⅲ142					要介護2　6 単位減算	−6		
16	C428	通所リハ高齢者虐待防止未実施減算Ⅲ143					要介護3　7 単位減算	−7		
16	C429	通所リハ高齢者虐待防止未実施減算Ⅲ144					要介護4　8 単位減算	−8		
16	C430	通所リハ高齢者虐待防止未実施減算Ⅲ145					要介護5　10 単位減算	−10		
16	C431	通所リハ高齢者虐待防止未実施減算Ⅲ151				(5) 5時間以上6時間未満	要介護1　6 単位減算	−6		
16	C432	通所リハ高齢者虐待防止未実施減算Ⅲ152					要介護2　7 単位減算	−7		
16	C433	通所リハ高齢者虐待防止未実施減算Ⅲ153					要介護3　9 単位減算	−9		
16	C434	通所リハ高齢者虐待防止未実施減算Ⅲ154					要介護4　10 単位減算	−10		
16	C435	通所リハ高齢者虐待防止未実施減算Ⅲ155					要介護5　11 単位減算	−11		
16	C436	通所リハ高齢者虐待防止未実施減算Ⅲ161				(6) 6時間以上7時間未満	要介護1　7 単位減算	−7		
16	C437	通所リハ高齢者虐待防止未実施減算Ⅲ162					要介護2　9 単位減算	−9		
16	C438	通所リハ高齢者虐待防止未実施減算Ⅲ163					要介護3　10 単位減算	−10		
16	C439	通所リハ高齢者虐待防止未実施減算Ⅲ164					要介護4　11 単位減算	−11		
16	C440	通所リハ高齢者虐待防止未実施減算Ⅲ165					要介護5　13 単位減算	−13		
16	C441	通所リハ高齢者虐待防止未実施減算Ⅲ171				(7) 7時間以上8時間未満	要介護1　8 単位減算	−8		
16	C442	通所リハ高齢者虐待防止未実施減算Ⅲ172					要介護2　9 単位減算	−9		
16	C443	通所リハ高齢者虐待防止未実施減算Ⅲ173					要介護3　10 単位減算	−10		
16	C444	通所リハ高齢者虐待防止未実施減算Ⅲ174					要介護4　12 単位減算	−12		
16	C445	通所リハ高齢者虐待防止未実施減算Ⅲ175					要介護5　14 単位減算	−14		
16	C446	通所リハ高齢者虐待防止未実施減算Ⅲ211			介護老人保健施設の場合	(1) 1時間以上2時間未満	要介護1　4 単位減算	−4		
16	C447	通所リハ高齢者虐待防止未実施減算Ⅲ212					要介護2　4 単位減算	−4		
16	C448	通所リハ高齢者虐待防止未実施減算Ⅲ213					要介護3　4 単位減算	−4		
16	C449	通所リハ高齢者虐待防止未実施減算Ⅲ214					要介護4　5 単位減算	−5		
16	C450	通所リハ高齢者虐待防止未実施減算Ⅲ215					要介護5　5 単位減算	−5		
16	C451	通所リハ高齢者虐待防止未実施減算Ⅲ221				(2) 2時間以上3時間未満	要介護1　4 単位減算	−4		
16	C452	通所リハ高齢者虐待防止未実施減算Ⅲ222					要介護2　4 単位減算	−4		
16	C453	通所リハ高齢者虐待防止未実施減算Ⅲ223					要介護3　5 単位減算	−5		
16	C454	通所リハ高齢者虐待防止未実施減算Ⅲ224					要介護4　6 単位減算	−6		
16	C455	通所リハ高齢者虐待防止未実施減算Ⅲ225					要介護5　6 単位減算	−6		
16	C456	通所リハ高齢者虐待防止未実施減算Ⅲ231				(3) 3時間以上4時間未満	要介護1　5 単位減算	−5		
16	C457	通所リハ高齢者虐待防止未実施減算Ⅲ232					要介護2　6 単位減算	−6		
16	C458	通所リハ高齢者虐待防止未実施減算Ⅲ233					要介護3　6 単位減算	−6		
16	C459	通所リハ高齢者虐待防止未実施減算Ⅲ234					要介護4　7 単位減算	−7		
16	C460	通所リハ高齢者虐待防止未実施減算Ⅲ235					要介護5　8 単位減算	−8		
16	C461	通所リハ高齢者虐待防止未実施減算Ⅲ241				(4) 4時間以上5時間未満	要介護1　6 単位減算	−6		
16	C462	通所リハ高齢者虐待防止未実施減算Ⅲ242					要介護2　6 単位減算	−6		
16	C463	通所リハ高齢者虐待防止未実施減算Ⅲ243					要介護3　7 単位減算	−7		
16	C464	通所リハ高齢者虐待防止未実施減算Ⅲ244					要介護4　8 単位減算	−8		
16	C465	通所リハ高齢者虐待防止未実施減算Ⅲ245					要介護5　10 単位減算	−10		
16	C466	通所リハ高齢者虐待防止未実施減算Ⅲ251				(5) 5時間以上6時間未満	要介護1　6 単位減算	−6		
16	C467	通所リハ高齢者虐待防止未実施減算Ⅲ252					要介護2　7 単位減算	−7		
16	C468	通所リハ高齢者虐待防止未実施減算Ⅲ253					要介護3　9 単位減算	−9		
16	C469	通所リハ高齢者虐待防止未実施減算Ⅲ254					要介護4　10 単位減算	−10		
16	C470	通所リハ高齢者虐待防止未実施減算Ⅲ255					要介護5　11 単位減算	−11		
16	C471	通所リハ高齢者虐待防止未実施減算Ⅲ261				(6) 6時間以上7時間未満	要介護1　7 単位減算	−7		
16	C472	通所リハ高齢者虐待防止未実施減算Ⅲ262					要介護2　9 単位減算	−9		
16	C473	通所リハ高齢者虐待防止未実施減算Ⅲ263					要介護3　10 単位減算	−10		
16	C474	通所リハ高齢者虐待防止未実施減算Ⅲ264					要介護4　11 単位減算	−11		
16	C475	通所リハ高齢者虐待防止未実施減算Ⅲ265					要介護5　13 単位減算	−13		
16	C476	通所リハ高齢者虐待防止未実施減算Ⅲ271				(7) 7時間以上8時間未満	要介護1　8 単位減算	−8		
16	C477	通所リハ高齢者虐待防止未実施減算Ⅲ272					要介護2　9 単位減算	−9		
16	C478	通所リハ高齢者虐待防止未実施減算Ⅲ273					要介護3　10 単位減算	−10		
16	C479	通所リハ高齢者虐待防止未実施減算Ⅲ274					要介護4　12 単位減算	−12		
16	C480	通所リハ高齢者虐待防止未実施減算Ⅲ275					要介護5　14 単位減算	−14		

サービスコード		サービス内容略称	算定項目						合成単位数	給付管理単位数	算定単位
種類	項目										
16	C481	通所リハ高齢者虐待防止未実施減算Ⅲ311	高齢者虐待防止措置未実施減算	ロ　大規模型通所リハビリテーション費（一定の要件を満たした事業所）	介護医療院の場合	(1) 1時間以上2時間未満	要介護1	4 単位減算	−4		1回につき
16	C482	通所リハ高齢者虐待防止未実施減算Ⅲ312					要介護2	4 単位減算	−4		
16	C483	通所リハ高齢者虐待防止未実施減算Ⅲ313					要介護3	4 単位減算	−4		
16	C484	通所リハ高齢者虐待防止未実施減算Ⅲ314					要介護4	5 単位減算	−5		
16	C485	通所リハ高齢者虐待防止未実施減算Ⅲ315					要介護5	5 単位減算	−5		
16	C486	通所リハ高齢者虐待防止未実施減算Ⅲ321				(2) 2時間以上3時間未満	要介護1	4 単位減算	−4		
16	C487	通所リハ高齢者虐待防止未実施減算Ⅲ322					要介護2	4 単位減算	−4		
16	C488	通所リハ高齢者虐待防止未実施減算Ⅲ323					要介護3	5 単位減算	−5		
16	C489	通所リハ高齢者虐待防止未実施減算Ⅲ324					要介護4	6 単位減算	−6		
16	C490	通所リハ高齢者虐待防止未実施減算Ⅲ325					要介護5	6 単位減算	−6		
16	C491	通所リハ高齢者虐待防止未実施減算Ⅲ331				(3) 3時間以上4時間未満	要介護1	5 単位減算	−5		
16	C492	通所リハ高齢者虐待防止未実施減算Ⅲ332					要介護2	6 単位減算	−6		
16	C493	通所リハ高齢者虐待防止未実施減算Ⅲ333					要介護3	6 単位減算	−6		
16	C494	通所リハ高齢者虐待防止未実施減算Ⅲ334					要介護4	7 単位減算	−7		
16	C495	通所リハ高齢者虐待防止未実施減算Ⅲ335					要介護5	8 単位減算	−8		
16	C496	通所リハ高齢者虐待防止未実施減算Ⅲ341				(4) 4時間以上5時間未満	要介護1	6 単位減算	−6		
16	C497	通所リハ高齢者虐待防止未実施減算Ⅲ342					要介護2	6 単位減算	−6		
16	C498	通所リハ高齢者虐待防止未実施減算Ⅲ343					要介護3	7 単位減算	−7		
16	C499	通所リハ高齢者虐待防止未実施減算Ⅲ344					要介護4	8 単位減算	−8		
16	C500	通所リハ高齢者虐待防止未実施減算Ⅲ345					要介護5	10 単位減算	−10		
16	C501	通所リハ高齢者虐待防止未実施減算Ⅲ351				(5) 5時間以上6時間未満	要介護1	6 単位減算	−6		
16	C502	通所リハ高齢者虐待防止未実施減算Ⅲ352					要介護2	7 単位減算	−7		
16	C503	通所リハ高齢者虐待防止未実施減算Ⅲ353					要介護3	9 単位減算	−9		
16	C504	通所リハ高齢者虐待防止未実施減算Ⅲ354					要介護4	10 単位減算	−10		
16	C505	通所リハ高齢者虐待防止未実施減算Ⅲ355					要介護5	11 単位減算	−11		
16	C506	通所リハ高齢者虐待防止未実施減算Ⅲ361				(6) 6時間以上7時間未満	要介護1	7 単位減算	−7		
16	C507	通所リハ高齢者虐待防止未実施減算Ⅲ362					要介護2	9 単位減算	−9		
16	C508	通所リハ高齢者虐待防止未実施減算Ⅲ363					要介護3	10 単位減算	−10		
16	C509	通所リハ高齢者虐待防止未実施減算Ⅲ364					要介護4	11 単位減算	−11		
16	C510	通所リハ高齢者虐待防止未実施減算Ⅲ365					要介護5	13 単位減算	−13		
16	C511	通所リハ高齢者虐待防止未実施減算Ⅲ371				(7) 7時間以上8時間未満	要介護1	8 単位減算	−8		
16	C512	通所リハ高齢者虐待防止未実施減算Ⅲ372					要介護2	9 単位減算	−9		
16	C513	通所リハ高齢者虐待防止未実施減算Ⅲ373					要介護3	10 単位減算	−10		
16	C514	通所リハ高齢者虐待防止未実施減算Ⅲ374					要介護4	12 単位減算	−12		
16	C515	通所リハ高齢者虐待防止未実施減算Ⅲ375					要介護5	14 単位減算	−14		

居宅

通所リハ

居宅

通所
リハ

種類	項目	サービス内容略称	算定項目					合成単位数	給付管理単位数	算定単位
16	D201	通所リハ業務継続計画未策定減算Ⅰ111	業務継続計画未策定減算	イ 通常規模型通所リハビリテーション費	病院又は診療所の場合	(1) 1時間以上2時間未満	要介護1　4 単位減算	−4		1回につき
16	D202	通所リハ業務継続計画未策定減算Ⅰ112					要介護2　4 単位減算	−4		
16	D203	通所リハ業務継続計画未策定減算Ⅰ113					要介護3　4 単位減算	−4		
16	D204	通所リハ業務継続計画未策定減算Ⅰ114					要介護4　5 単位減算	−5		
16	D205	通所リハ業務継続計画未策定減算Ⅰ115					要介護5　5 単位減算	−5		
16	D206	通所リハ業務継続計画未策定減算Ⅰ121				(2) 2時間以上3時間未満	要介護1　4 単位減算	−4		
16	D207	通所リハ業務継続計画未策定減算Ⅰ122					要介護2　4 単位減算	−4		
16	D208	通所リハ業務継続計画未策定減算Ⅰ123					要介護3　5 単位減算	−5		
16	D209	通所リハ業務継続計画未策定減算Ⅰ124					要介護4　6 単位減算	−6		
16	D210	通所リハ業務継続計画未策定減算Ⅰ125					要介護5　6 単位減算	−6		
16	D211	通所リハ業務継続計画未策定減算Ⅰ131				(3) 3時間以上4時間未満	要介護1　5 単位減算	−5		
16	D212	通所リハ業務継続計画未策定減算Ⅰ132					要介護2　6 単位減算	−6		
16	D213	通所リハ業務継続計画未策定減算Ⅰ133					要介護3　6 単位減算	−6		
16	D214	通所リハ業務継続計画未策定減算Ⅰ134					要介護4　7 単位減算	−7		
16	D215	通所リハ業務継続計画未策定減算Ⅰ135					要介護5　8 単位減算	−8		
16	D216	通所リハ業務継続計画未策定減算Ⅰ141				(4) 4時間以上5時間未満	要介護1　6 単位減算	−6		
16	D217	通所リハ業務継続計画未策定減算Ⅰ142					要介護2　6 単位減算	−6		
16	D218	通所リハ業務継続計画未策定減算Ⅰ143					要介護3　7 単位減算	−7		
16	D219	通所リハ業務継続計画未策定減算Ⅰ144					要介護4　8 単位減算	−8		
16	D220	通所リハ業務継続計画未策定減算Ⅰ145					要介護5　10 単位減算	−10		
16	D221	通所リハ業務継続計画未策定減算Ⅰ151				(5) 5時間以上6時間未満	要介護1　6 単位減算	−6		
16	D222	通所リハ業務継続計画未策定減算Ⅰ152					要介護2　7 単位減算	−7		
16	D223	通所リハ業務継続計画未策定減算Ⅰ153					要介護3　9 単位減算	−9		
16	D224	通所リハ業務継続計画未策定減算Ⅰ154					要介護4　10 単位減算	−10		
16	D225	通所リハ業務継続計画未策定減算Ⅰ155					要介護5　11 単位減算	−11		
16	D226	通所リハ業務継続計画未策定減算Ⅰ161				(6) 6時間以上7時間未満	要介護1　7 単位減算	−7		
16	D227	通所リハ業務継続計画未策定減算Ⅰ162					要介護2　9 単位減算	−9		
16	D228	通所リハ業務継続計画未策定減算Ⅰ163					要介護3　10 単位減算	−10		
16	D229	通所リハ業務継続計画未策定減算Ⅰ164					要介護4　11 単位減算	−11		
16	D230	通所リハ業務継続計画未策定減算Ⅰ165					要介護5　13 単位減算	−13		
16	D231	通所リハ業務継続計画未策定減算Ⅰ171				(7) 7時間以上8時間未満	要介護1　8 単位減算	−8		
16	D232	通所リハ業務継続計画未策定減算Ⅰ172					要介護2　9 単位減算	−9		
16	D233	通所リハ業務継続計画未策定減算Ⅰ173					要介護3　10 単位減算	−10		
16	D234	通所リハ業務継続計画未策定減算Ⅰ174					要介護4　12 単位減算	−12		
16	D235	通所リハ業務継続計画未策定減算Ⅰ175					要介護5　14 単位減算	−14		
16	D236	通所リハ業務継続計画未策定減算Ⅰ211			介護老人保健施設の場合	(1) 1時間以上2時間未満	要介護1　4 単位減算	−4		
16	D237	通所リハ業務継続計画未策定減算Ⅰ212					要介護2　4 単位減算	−4		
16	D238	通所リハ業務継続計画未策定減算Ⅰ213					要介護3　4 単位減算	−4		
16	D239	通所リハ業務継続計画未策定減算Ⅰ214					要介護4　5 単位減算	−5		
16	D240	通所リハ業務継続計画未策定減算Ⅰ215					要介護5　5 単位減算	−5		
16	D241	通所リハ業務継続計画未策定減算Ⅰ221				(2) 2時間以上3時間未満	要介護1　4 単位減算	−4		
16	D242	通所リハ業務継続計画未策定減算Ⅰ222					要介護2　4 単位減算	−4		
16	D243	通所リハ業務継続計画未策定減算Ⅰ223					要介護3　5 単位減算	−5		
16	D244	通所リハ業務継続計画未策定減算Ⅰ224					要介護4　6 単位減算	−6		
16	D245	通所リハ業務継続計画未策定減算Ⅰ225					要介護5　6 単位減算	−6		
16	D246	通所リハ業務継続計画未策定減算Ⅰ231				(3) 3時間以上4時間未満	要介護1　5 単位減算	−5		
16	D247	通所リハ業務継続計画未策定減算Ⅰ232					要介護2　6 単位減算	−6		
16	D248	通所リハ業務継続計画未策定減算Ⅰ233					要介護3　6 単位減算	−6		
16	D249	通所リハ業務継続計画未策定減算Ⅰ234					要介護4　7 単位減算	−7		
16	D250	通所リハ業務継続計画未策定減算Ⅰ235					要介護5　8 単位減算	−8		
16	D251	通所リハ業務継続計画未策定減算Ⅰ241				(4) 4時間以上5時間未満	要介護1　6 単位減算	−6		
16	D252	通所リハ業務継続計画未策定減算Ⅰ242					要介護2　6 単位減算	−6		
16	D253	通所リハ業務継続計画未策定減算Ⅰ243					要介護3　7 単位減算	−7		
16	D254	通所リハ業務継続計画未策定減算Ⅰ244					要介護4　8 単位減算	−8		
16	D255	通所リハ業務継続計画未策定減算Ⅰ245					要介護5　10 単位減算	−10		
16	D256	通所リハ業務継続計画未策定減算Ⅰ251				(5) 5時間以上6時間未満	要介護1　6 単位減算	−6		
16	D257	通所リハ業務継続計画未策定減算Ⅰ252					要介護2　7 単位減算	−7		
16	D258	通所リハ業務継続計画未策定減算Ⅰ253					要介護3　9 単位減算	−9		
16	D259	通所リハ業務継続計画未策定減算Ⅰ254					要介護4　10 単位減算	−10		
16	D260	通所リハ業務継続計画未策定減算Ⅰ255					要介護5　11 単位減算	−11		
16	D261	通所リハ業務継続計画未策定減算Ⅰ261				(6) 6時間以上7時間未満	要介護1　7 単位減算	−7		
16	D262	通所リハ業務継続計画未策定減算Ⅰ262					要介護2　9 単位減算	−9		
16	D263	通所リハ業務継続計画未策定減算Ⅰ263					要介護3　10 単位減算	−10		
16	D264	通所リハ業務継続計画未策定減算Ⅰ264					要介護4　11 単位減算	−11		
16	D265	通所リハ業務継続計画未策定減算Ⅰ265					要介護5　13 単位減算	−13		
16	D266	通所リハ業務継続計画未策定減算Ⅰ271				(7) 7時間以上8時間未満	要介護1　8 単位減算	−8		
16	D267	通所リハ業務継続計画未策定減算Ⅰ272					要介護2　9 単位減算	−9		
16	D268	通所リハ業務継続計画未策定減算Ⅰ273					要介護3　10 単位減算	−10		
16	D269	通所リハ業務継続計画未策定減算Ⅰ274					要介護4　12 単位減算	−12		
16	D270	通所リハ業務継続計画未策定減算Ⅰ275					要介護5　14 単位減算	−14		

サービスコード		サービス内容略称				算定項目			合成単位数	給付管理単位数	算定単位
種類	項目										
16	D271	通所リハ業務継続計画未策定減算Ⅰ311	業務継続計画未策定減算	イ 通常規模型通所リハビリテーション費	介護医療院の場合	(1) 1時間以上2時間未満	要介護1	4 単位減算	−4		1回につき
16	D272	通所リハ業務継続計画未策定減算Ⅰ312					要介護2	4 単位減算	−4		
16	D273	通所リハ業務継続計画未策定減算Ⅰ313					要介護3	4 単位減算	−4		
16	D274	通所リハ業務継続計画未策定減算Ⅰ314					要介護4	5 単位減算	−5		
16	D275	通所リハ業務継続計画未策定減算Ⅰ315					要介護5	5 単位減算	−5		
16	D276	通所リハ業務継続計画未策定減算Ⅰ321				(2) 2時間以上3時間未満	要介護1	4 単位減算	−4		
16	D277	通所リハ業務継続計画未策定減算Ⅰ322					要介護2	4 単位減算	−4		
16	D278	通所リハ業務継続計画未策定減算Ⅰ323					要介護3	5 単位減算	−5		
16	D279	通所リハ業務継続計画未策定減算Ⅰ324					要介護4	6 単位減算	−6		
16	D280	通所リハ業務継続計画未策定減算Ⅰ325					要介護5	6 単位減算	−6		
16	D281	通所リハ業務継続計画未策定減算Ⅰ331				(3) 3時間以上4時間未満	要介護1	5 単位減算	−5		
16	D282	通所リハ業務継続計画未策定減算Ⅰ332					要介護2	6 単位減算	−6		
16	D283	通所リハ業務継続計画未策定減算Ⅰ333					要介護3	6 単位減算	−6		
16	D284	通所リハ業務継続計画未策定減算Ⅰ334					要介護4	7 単位減算	−7		
16	D285	通所リハ業務継続計画未策定減算Ⅰ335					要介護5	8 単位減算	−8		
16	D286	通所リハ業務継続計画未策定減算Ⅰ341				(4) 4時間以上5時間未満	要介護1	6 単位減算	−6		
16	D287	通所リハ業務継続計画未策定減算Ⅰ342					要介護2	6 単位減算	−6		
16	D288	通所リハ業務継続計画未策定減算Ⅰ343					要介護3	7 単位減算	−7		
16	D289	通所リハ業務継続計画未策定減算Ⅰ344					要介護4	8 単位減算	−8		
16	D290	通所リハ業務継続計画未策定減算Ⅰ345					要介護5	10 単位減算	−10		
16	D291	通所リハ業務継続計画未策定減算Ⅰ351				(5) 5時間以上6時間未満	要介護1	6 単位減算	−6		
16	D292	通所リハ業務継続計画未策定減算Ⅰ352					要介護2	7 単位減算	−7		
16	D293	通所リハ業務継続計画未策定減算Ⅰ353					要介護3	9 単位減算	−9		
16	D294	通所リハ業務継続計画未策定減算Ⅰ354					要介護4	10 単位減算	−10		
16	D295	通所リハ業務継続計画未策定減算Ⅰ355					要介護5	11 単位減算	−11		
16	D296	通所リハ業務継続計画未策定減算Ⅰ361				(6) 6時間以上7時間未満	要介護1	7 単位減算	−7		
16	D297	通所リハ業務継続計画未策定減算Ⅰ362					要介護2	9 単位減算	−9		
16	D298	通所リハ業務継続計画未策定減算Ⅰ363					要介護3	10 単位減算	−10		
16	D299	通所リハ業務継続計画未策定減算Ⅰ364					要介護4	11 単位減算	−11		
16	D300	通所リハ業務継続計画未策定減算Ⅰ365					要介護5	13 単位減算	−13		
16	D301	通所リハ業務継続計画未策定減算Ⅰ371				(7) 7時間以上8時間未満	要介護1	8 単位減算	−8		
16	D302	通所リハ業務継続計画未策定減算Ⅰ372					要介護2	9 単位減算	−9		
16	D303	通所リハ業務継続計画未策定減算Ⅰ373					要介護3	10 単位減算	−10		
16	D304	通所リハ業務継続計画未策定減算Ⅰ374					要介護4	12 単位減算	−12		
16	D305	通所リハ業務継続計画未策定減算Ⅰ375					要介護5	14 単位減算	−14		

居宅

通所リハ

居宅

通所
リハ

サービスコード 種類	項目	サービス内容略称			算定項目			合成単位数	給付管理単位数	算定単位
16	D306	通所リハ業務継続計画未策定減算II111	業務継続計画未策定減算	ロ　大規模型通所リハビリテーション費	病院又は診療所の場合	(1) 1時間以上2時間未満	要介護1　4 単位減算	−4	−4	1回につき
16	D307	通所リハ業務継続計画未策定減算II112					要介護2　4 単位減算	−4	−4	
16	D308	通所リハ業務継続計画未策定減算II113					要介護3　4 単位減算	−4	−4	
16	D309	通所リハ業務継続計画未策定減算II114					要介護4　4 単位減算	−4	−5	
16	D310	通所リハ業務継続計画未策定減算II115					要介護5　5 単位減算	−5	−5	
16	D311	通所リハ業務継続計画未策定減算II121				(2) 2時間以上3時間未満	要介護1　4 単位減算	−4	−4	
16	D312	通所リハ業務継続計画未策定減算II122					要介護2　4 単位減算	−4	−4	
16	D313	通所リハ業務継続計画未策定減算II123					要介護3　5 単位減算	−5	−5	
16	D314	通所リハ業務継続計画未策定減算II124					要介護4　5 単位減算	−5	−6	
16	D315	通所リハ業務継続計画未策定減算II125					要介護5　6 単位減算	−6	−6	
16	D316	通所リハ業務継続計画未策定減算II131				(3) 3時間以上4時間未満	要介護1　5 単位減算	−5	−5	
16	D317	通所リハ業務継続計画未策定減算II132					要介護2　5 単位減算	−5	−6	
16	D318	通所リハ業務継続計画未策定減算II133					要介護3　6 単位減算	−6	−6	
16	D319	通所リハ業務継続計画未策定減算II134					要介護4　7 単位減算	−7	−7	
16	D320	通所リハ業務継続計画未策定減算II135					要介護5　8 単位減算	−8	−8	
16	D321	通所リハ業務継続計画未策定減算II141				(4) 4時間以上5時間未満	要介護1　5 単位減算	−5	−5	
16	D322	通所リハ業務継続計画未策定減算II142					要介護2　6 単位減算	−6	−6	
16	D323	通所リハ業務継続計画未策定減算II143					要介護3　7 単位減算	−7	−7	
16	D324	通所リハ業務継続計画未策定減算II144					要介護4　8 単位減算	−8	−8	
16	D325	通所リハ業務継続計画未策定減算II145					要介護5　9 単位減算	−9	−10	
16	D326	通所リハ業務継続計画未策定減算II151				(5) 5時間以上6時間未満	要介護1　6 単位減算	−6	−6	
16	D327	通所リハ業務継続計画未策定減算II152					要介護2　7 単位減算	−7	−7	
16	D328	通所リハ業務継続計画未策定減算II153					要介護3　8 単位減算	−8	−9	
16	D329	通所リハ業務継続計画未策定減算II154					要介護4　9 単位減算	−9	−10	
16	D330	通所リハ業務継続計画未策定減算II155					要介護5　11 単位減算	−11	−11	
16	D331	通所リハ業務継続計画未策定減算II161				(6) 6時間以上7時間未満	要介護1　7 単位減算	−7	−7	
16	D332	通所リハ業務継続計画未策定減算II162					要介護2　8 単位減算	−8	−9	
16	D333	通所リハ業務継続計画未策定減算II163					要介護3　9 単位減算	−9	−10	
16	D334	通所リハ業務継続計画未策定減算II164					要介護4　11 単位減算	−11	−11	
16	D335	通所リハ業務継続計画未策定減算II165					要介護5　12 単位減算	−12	−13	
16	D336	通所リハ業務継続計画未策定減算II171				(7) 7時間以上8時間未満	要介護1　7 単位減算	−7	−8	
16	D337	通所リハ業務継続計画未策定減算II172					要介護2　8 単位減算	−8	−9	
16	D338	通所リハ業務継続計画未策定減算II173					要介護3　10 単位減算	−10	−10	
16	D339	通所リハ業務継続計画未策定減算II174					要介護4　11 単位減算	−11	−12	
16	D340	通所リハ業務継続計画未策定減算II175					要介護5　13 単位減算	−13	−14	
16	D341	通所リハ業務継続計画未策定減算II211			介護老人保健施設の場合	(1) 1時間以上2時間未満	要介護1　4 単位減算	−4	−4	
16	D342	通所リハ業務継続計画未策定減算II212					要介護2　4 単位減算	−4	−4	
16	D343	通所リハ業務継続計画未策定減算II213					要介護3　4 単位減算	−4	−4	
16	D344	通所リハ業務継続計画未策定減算II214					要介護4　4 単位減算	−4	−5	
16	D345	通所リハ業務継続計画未策定減算II215					要介護5　5 単位減算	−5	−5	
16	D346	通所リハ業務継続計画未策定減算II221				(2) 2時間以上3時間未満	要介護1　4 単位減算	−4	−4	
16	D347	通所リハ業務継続計画未策定減算II222					要介護2　4 単位減算	−4	−4	
16	D348	通所リハ業務継続計画未策定減算II223					要介護3　5 単位減算	−5	−5	
16	D349	通所リハ業務継続計画未策定減算II224					要介護4　5 単位減算	−5	−6	
16	D350	通所リハ業務継続計画未策定減算II225					要介護5　6 単位減算	−6	−6	
16	D351	通所リハ業務継続計画未策定減算II231				(3) 3時間以上4時間未満	要介護1　5 単位減算	−5	−5	
16	D352	通所リハ業務継続計画未策定減算II232					要介護2　5 単位減算	−5	−6	
16	D353	通所リハ業務継続計画未策定減算II233					要介護3　6 単位減算	−6	−6	
16	D354	通所リハ業務継続計画未策定減算II234					要介護4　7 単位減算	−7	−7	
16	D355	通所リハ業務継続計画未策定減算II235					要介護5　8 単位減算	−8	−8	
16	D356	通所リハ業務継続計画未策定減算II241				(4) 4時間以上5時間未満	要介護1　5 単位減算	−5	−6	
16	D357	通所リハ業務継続計画未策定減算II242					要介護2　6 単位減算	−6	−6	
16	D358	通所リハ業務継続計画未策定減算II243					要介護3　7 単位減算	−7	−7	
16	D359	通所リハ業務継続計画未策定減算II244					要介護4　8 単位減算	−8	−8	
16	D360	通所リハ業務継続計画未策定減算II245					要介護5　9 単位減算	−9	−10	
16	D361	通所リハ業務継続計画未策定減算II251				(5) 5時間以上6時間未満	要介護1　6 単位減算	−6	−6	
16	D362	通所リハ業務継続計画未策定減算II252					要介護2　7 単位減算	−7	−7	
16	D363	通所リハ業務継続計画未策定減算II253					要介護3　8 単位減算	−8	−9	
16	D364	通所リハ業務継続計画未策定減算II254					要介護4　9 単位減算	−9	−10	
16	D365	通所リハ業務継続計画未策定減算II255					要介護5　11 単位減算	−11	−11	
16	D366	通所リハ業務継続計画未策定減算II261				(6) 6時間以上7時間未満	要介護1　7 単位減算	−7	−7	
16	D367	通所リハ業務継続計画未策定減算II262					要介護2　8 単位減算	−8	−9	
16	D368	通所リハ業務継続計画未策定減算II263					要介護3　9 単位減算	−9	−10	
16	D369	通所リハ業務継続計画未策定減算II264					要介護4　11 単位減算	−11	−11	
16	D370	通所リハ業務継続計画未策定減算II265					要介護5　12 単位減算	−12	−13	
16	D371	通所リハ業務継続計画未策定減算II271				(7) 7時間以上8時間未満	要介護1　7 単位減算	−7	−8	
16	D372	通所リハ業務継続計画未策定減算II272					要介護2　8 単位減算	−8	−9	
16	D373	通所リハ業務継続計画未策定減算II273					要介護3　10 単位減算	−10	−10	
16	D374	通所リハ業務継続計画未策定減算II274					要介護4　11 単位減算	−11	−12	
16	D375	通所リハ業務継続計画未策定減算II275					要介護5　13 単位減算	−13	−14	

種類	項目	サービス内容略称	算定項目			合成単位数	給付管理単位数	算定単位
16	D376	通所リハ業務継続計画未策定減算II311	業務継続計画未策定減算	ロ 大規模型通所リハビリテーション費 介護医療院の場合	(1) 1時間以上2時間未満 / 要介護1 4単位減算	−4	−4	1回につき
16	D377	通所リハ業務継続計画未策定減算II312			要介護2 4単位減算	−4	−4	
16	D378	通所リハ業務継続計画未策定減算II313			要介護3 4単位減算	−4	−4	
16	D379	通所リハ業務継続計画未策定減算II314			要介護4 4単位減算	−4	−5	
16	D380	通所リハ業務継続計画未策定減算II315			要介護5 5単位減算	−5	−5	
16	D381	通所リハ業務継続計画未策定減算II321			(2) 2時間以上3時間未満 / 要介護1 4単位減算	−4	−4	
16	D382	通所リハ業務継続計画未策定減算II322			要介護2 4単位減算	−4	−4	
16	D383	通所リハ業務継続計画未策定減算II323			要介護3 5単位減算	−5	−5	
16	D384	通所リハ業務継続計画未策定減算II324			要介護4 5単位減算	−5	−6	
16	D385	通所リハ業務継続計画未策定減算II325			要介護5 6単位減算	−6	−6	
16	D386	通所リハ業務継続計画未策定減算II331			(3) 3時間以上4時間未満 / 要介護1 5単位減算	−5	−5	
16	D387	通所リハ業務継続計画未策定減算II332			要介護2 5単位減算	−5	−6	
16	D388	通所リハ業務継続計画未策定減算II333			要介護3 6単位減算	−6	−6	
16	D389	通所リハ業務継続計画未策定減算II334			要介護4 7単位減算	−7	−7	
16	D390	通所リハ業務継続計画未策定減算II335			要介護5 8単位減算	−8	−8	
16	D391	通所リハ業務継続計画未策定減算II341			(4) 4時間以上5時間未満 / 要介護1 5単位減算	−5	−6	
16	D392	通所リハ業務継続計画未策定減算II342			要介護2 6単位減算	−6	−6	
16	D393	通所リハ業務継続計画未策定減算II343			要介護3 7単位減算	−7	−7	
16	D394	通所リハ業務継続計画未策定減算II344			要介護4 8単位減算	−8	−8	
16	D395	通所リハ業務継続計画未策定減算II345			要介護5 9単位減算	−9	−10	
16	D396	通所リハ業務継続計画未策定減算II351			(5) 5時間以上6時間未満 / 要介護1 6単位減算	−6	−6	
16	D397	通所リハ業務継続計画未策定減算II352			要介護2 7単位減算	−7	−7	
16	D398	通所リハ業務継続計画未策定減算II353			要介護3 8単位減算	−8	−9	
16	D399	通所リハ業務継続計画未策定減算II354			要介護4 9単位減算	−9	−10	
16	D400	通所リハ業務継続計画未策定減算II355			要介護5 11単位減算	−11	−11	
16	D401	通所リハ業務継続計画未策定減算II361			(6) 6時間以上7時間未満 / 要介護1 7単位減算	−7	−7	
16	D402	通所リハ業務継続計画未策定減算II362			要介護2 8単位減算	−8	−9	
16	D403	通所リハ業務継続計画未策定減算II363			要介護3 9単位減算	−9	−10	
16	D404	通所リハ業務継続計画未策定減算II364			要介護4 11単位減算	−11	−11	
16	D405	通所リハ業務継続計画未策定減算II365			要介護5 12単位減算	−12	−13	
16	D406	通所リハ業務継続計画未策定減算II371			(7) 7時間以上8時間未満 / 要介護1 7単位減算	−7	−8	
16	D407	通所リハ業務継続計画未策定減算II372			要介護2 8単位減算	−8	−9	
16	D408	通所リハ業務継続計画未策定減算II373			要介護3 10単位減算	−10	−10	
16	D409	通所リハ業務継続計画未策定減算II374			要介護4 11単位減算	−11	−12	
16	D410	通所リハ業務継続計画未策定減算II375			要介護5 13単位減算	−13	−14	
16	D411	通所リハ業務継続計画未策定減算III111		ロ 大規模型通所リハビリテーション費(一定の要件を満たした事業所) 病院又は診療所の場合	(1) 1時間以上2時間未満 / 要介護1 4単位減算	−4		
16	D412	通所リハ業務継続計画未策定減算III112			要介護2 4単位減算	−4		
16	D413	通所リハ業務継続計画未策定減算III113			要介護3 4単位減算	−4		
16	D414	通所リハ業務継続計画未策定減算III114			要介護4 5単位減算	−5		
16	D415	通所リハ業務継続計画未策定減算III115			要介護5 5単位減算	−5		
16	D416	通所リハ業務継続計画未策定減算III121			(2) 2時間以上3時間未満 / 要介護1 4単位減算	−4		
16	D417	通所リハ業務継続計画未策定減算III122			要介護2 4単位減算	−4		
16	D418	通所リハ業務継続計画未策定減算III123			要介護3 5単位減算	−5		
16	D419	通所リハ業務継続計画未策定減算III124			要介護4 6単位減算	−6		
16	D420	通所リハ業務継続計画未策定減算III125			要介護5 6単位減算	−6		
16	D421	通所リハ業務継続計画未策定減算III131			(3) 3時間以上4時間未満 / 要介護1 5単位減算	−5		
16	D422	通所リハ業務継続計画未策定減算III132			要介護2 6単位減算	−6		
16	D423	通所リハ業務継続計画未策定減算III133			要介護3 6単位減算	−6		
16	D424	通所リハ業務継続計画未策定減算III134			要介護4 7単位減算	−7		
16	D425	通所リハ業務継続計画未策定減算III135			要介護5 8単位減算	−8		
16	D426	通所リハ業務継続計画未策定減算III141			(4) 4時間以上5時間未満 / 要介護1 6単位減算	−6		
16	D427	通所リハ業務継続計画未策定減算III142			要介護2 6単位減算	−6		
16	D428	通所リハ業務継続計画未策定減算III143			要介護3 7単位減算	−7		
16	D429	通所リハ業務継続計画未策定減算III144			要介護4 8単位減算	−8		
16	D430	通所リハ業務継続計画未策定減算III145			要介護5 10単位減算	−10		
16	D431	通所リハ業務継続計画未策定減算III151			(5) 5時間以上6時間未満 / 要介護1 6単位減算	−6		
16	D432	通所リハ業務継続計画未策定減算III152			要介護2 7単位減算	−7		
16	D433	通所リハ業務継続計画未策定減算III153			要介護3 9単位減算	−9		
16	D434	通所リハ業務継続計画未策定減算III154			要介護4 10単位減算	−10		
16	D435	通所リハ業務継続計画未策定減算III155			要介護5 11単位減算	−11		
16	D436	通所リハ業務継続計画未策定減算III161			(6) 6時間以上7時間未満 / 要介護1 7単位減算	−7		
16	D437	通所リハ業務継続計画未策定減算III162			要介護2 9単位減算	−9		
16	D438	通所リハ業務継続計画未策定減算III163			要介護3 10単位減算	−10		
16	D439	通所リハ業務継続計画未策定減算III164			要介護4 11単位減算	−11		
16	D440	通所リハ業務継続計画未策定減算III165			要介護5 13単位減算	−13		
16	D441	通所リハ業務継続計画未策定減算III171			(7) 7時間以上8時間未満 / 要介護1 8単位減算	−8		
16	D442	通所リハ業務継続計画未策定減算III172			要介護2 9単位減算	−9		
16	D443	通所リハ業務継続計画未策定減算III173			要介護3 10単位減算	−10		
16	D444	通所リハ業務継続計画未策定減算III174			要介護4 12単位減算	−12		
16	D445	通所リハ業務継続計画未策定減算III175			要介護5 14単位減算	−14		

居宅

通所リハ

居宅

通所
リハ

サービスコード 種類	サービスコード 項目	サービス内容略称	算定項目					合成 単位数	給付管理 単位数	算定 単位
16	D446	通所リハ業務継続計画未策定減算Ⅲ211	業務継続計画未策定減算	ロ 大規模型通所リハビリテーション費（一定の要件を満たした事業所）	介護老人保健施設の場合	(1) 1時間以上2時間未満	要介護1　4 単位減算	−4		1回につき
16	D447	通所リハ業務継続計画未策定減算Ⅲ212					要介護2　4 単位減算	−4		
16	D448	通所リハ業務継続計画未策定減算Ⅲ213					要介護3　4 単位減算	−4		
16	D449	通所リハ業務継続計画未策定減算Ⅲ214					要介護4　5 単位減算	−5		
16	D450	通所リハ業務継続計画未策定減算Ⅲ215					要介護5　5 単位減算	−5		
16	D451	通所リハ業務継続計画未策定減算Ⅲ221				(2) 2時間以上3時間未満	要介護1　4 単位減算	−4		
16	D452	通所リハ業務継続計画未策定減算Ⅲ222					要介護2　4 単位減算	−4		
16	D453	通所リハ業務継続計画未策定減算Ⅲ223					要介護3　5 単位減算	−5		
16	D454	通所リハ業務継続計画未策定減算Ⅲ224					要介護4　6 単位減算	−6		
16	D455	通所リハ業務継続計画未策定減算Ⅲ225					要介護5　6 単位減算	−6		
16	D456	通所リハ業務継続計画未策定減算Ⅲ231				(3) 3時間以上4時間未満	要介護1　5 単位減算	−5		
16	D457	通所リハ業務継続計画未策定減算Ⅲ232					要介護2　6 単位減算	−6		
16	D458	通所リハ業務継続計画未策定減算Ⅲ233					要介護3　6 単位減算	−6		
16	D459	通所リハ業務継続計画未策定減算Ⅲ234					要介護4　7 単位減算	−7		
16	D460	通所リハ業務継続計画未策定減算Ⅲ235					要介護5　8 単位減算	−8		
16	D461	通所リハ業務継続計画未策定減算Ⅲ241				(4) 4時間以上5時間未満	要介護1　6 単位減算	−6		
16	D462	通所リハ業務継続計画未策定減算Ⅲ242					要介護2　6 単位減算	−6		
16	D463	通所リハ業務継続計画未策定減算Ⅲ243					要介護3　7 単位減算	−7		
16	D464	通所リハ業務継続計画未策定減算Ⅲ244					要介護4　8 単位減算	−8		
16	D465	通所リハ業務継続計画未策定減算Ⅲ245					要介護5　10 単位減算	−10		
16	D466	通所リハ業務継続計画未策定減算Ⅲ251				(5) 5時間以上6時間未満	要介護1　6 単位減算	−6		
16	D467	通所リハ業務継続計画未策定減算Ⅲ252					要介護2　7 単位減算	−7		
16	D468	通所リハ業務継続計画未策定減算Ⅲ253					要介護3　9 単位減算	−9		
16	D469	通所リハ業務継続計画未策定減算Ⅲ254					要介護4　10 単位減算	−10		
16	D470	通所リハ業務継続計画未策定減算Ⅲ255					要介護5　11 単位減算	−11		
16	D471	通所リハ業務継続計画未策定減算Ⅲ261				(6) 6時間以上7時間未満	要介護1　7 単位減算	−7		
16	D472	通所リハ業務継続計画未策定減算Ⅲ262					要介護2　9 単位減算	−9		
16	D473	通所リハ業務継続計画未策定減算Ⅲ263					要介護3　10 単位減算	−10		
16	D474	通所リハ業務継続計画未策定減算Ⅲ264					要介護4　11 単位減算	−11		
16	D475	通所リハ業務継続計画未策定減算Ⅲ265					要介護5　13 単位減算	−13		
16	D476	通所リハ業務継続計画未策定減算Ⅲ271				(7) 7時間以上8時間未満	要介護1　8 単位減算	−8		
16	D477	通所リハ業務継続計画未策定減算Ⅲ272					要介護2　9 単位減算	−9		
16	D478	通所リハ業務継続計画未策定減算Ⅲ273					要介護3　10 単位減算	−10		
16	D479	通所リハ業務継続計画未策定減算Ⅲ274					要介護4　12 単位減算	−12		
16	D480	通所リハ業務継続計画未策定減算Ⅲ275					要介護5　14 単位減算	−14		

サービスコード 種類	項目	サービス内容略称	算定項目					合成単位数	給付管理単位数	算定単位
16	D481	通所リハ業務継続計画未策定減算III311	業務継続計画未策定減算	ロ 大規模型通所リハビリテーション費(一定の要件を満たした事業所)	介護医療院の場合	(1) 1時間以上2時間未満	要介護1	4 単位減算	−4		1回につき
16	D482	通所リハ業務継続計画未策定減算III312					要介護2	4 単位減算	−4		
16	D483	通所リハ業務継続計画未策定減算III313					要介護3	4 単位減算	−4		
16	D484	通所リハ業務継続計画未策定減算III314					要介護4	5 単位減算	−5		
16	D485	通所リハ業務継続計画未策定減算III315					要介護5	5 単位減算	−5		
16	D486	通所リハ業務継続計画未策定減算III321				(2) 2時間以上3時間未満	要介護1	4 単位減算	−4		
16	D487	通所リハ業務継続計画未策定減算III322					要介護2	4 単位減算	−4		
16	D488	通所リハ業務継続計画未策定減算III323					要介護3	5 単位減算	−5		
16	D489	通所リハ業務継続計画未策定減算III324					要介護4	6 単位減算	−6		
16	D490	通所リハ業務継続計画未策定減算III325					要介護5	6 単位減算	−6		
16	D491	通所リハ業務継続計画未策定減算III331				(3) 3時間以上4時間未満	要介護1	5 単位減算	−5		
16	D492	通所リハ業務継続計画未策定減算III332					要介護2	6 単位減算	−6		
16	D493	通所リハ業務継続計画未策定減算III333					要介護3	6 単位減算	−6		
16	D494	通所リハ業務継続計画未策定減算III334					要介護4	7 単位減算	−7		
16	D495	通所リハ業務継続計画未策定減算III335					要介護5	8 単位減算	−8		
16	D496	通所リハ業務継続計画未策定減算III341				(4) 4時間以上5時間未満	要介護1	6 単位減算	−6		
16	D497	通所リハ業務継続計画未策定減算III342					要介護2	6 単位減算	−6		
16	D498	通所リハ業務継続計画未策定減算III343					要介護3	7 単位減算	−7		
16	D499	通所リハ業務継続計画未策定減算III344					要介護4	8 単位減算	−8		
16	D500	通所リハ業務継続計画未策定減算III345					要介護5	10 単位減算	−10		
16	D501	通所リハ業務継続計画未策定減算III351				(5) 5時間以上6時間未満	要介護1	6 単位減算	−6		
16	D502	通所リハ業務継続計画未策定減算III352					要介護2	7 単位減算	−7		
16	D503	通所リハ業務継続計画未策定減算III353					要介護3	9 単位減算	−9		
16	D504	通所リハ業務継続計画未策定減算III354					要介護4	10 単位減算	−10		
16	D505	通所リハ業務継続計画未策定減算III355					要介護5	11 単位減算	−11		
16	D506	通所リハ業務継続計画未策定減算III361				(6) 6時間以上7時間未満	要介護1	7 単位減算	−7		
16	D507	通所リハ業務継続計画未策定減算III362					要介護2	9 単位減算	−9		
16	D508	通所リハ業務継続計画未策定減算III363					要介護3	10 単位減算	−10		
16	D509	通所リハ業務継続計画未策定減算III364					要介護4	11 単位減算	−11		
16	D510	通所リハ業務継続計画未策定減算III365					要介護5	13 単位減算	−13		
16	D511	通所リハ業務継続計画未策定減算III371				(7) 7時間以上8時間未満	要介護1	8 単位減算	−8		
16	D512	通所リハ業務継続計画未策定減算III372					要介護2	9 単位減算	−9		
16	D513	通所リハ業務継続計画未策定減算III373					要介護3	10 単位減算	−10		
16	D514	通所リハ業務継続計画未策定減算III374					要介護4	12 単位減算	−12		
16	D515	通所リハ業務継続計画未策定減算III375					要介護5	14 単位減算	−14		
16	6600	通所リハ感染症災害3%加算	感染症又は災害の発生を理由とする利用者数の減少が一定以上生じている場合				所定単位数の	3% 加算			
16	6143	通所リハ理学療法士等体制強化加算	理学療法士等体制強化加算					30 単位加算	30		1日につき
16	6601	通所リハ延長加算1	7時間以上8時間未満の通所リハビリテーションの前後に日常生活上の世話を行う場合	8時間以上9時間未満の場合				50 単位加算	50		1回につき
16	6602	通所リハ延長加算2		9時間以上10時間未満の場合				100 単位加算	100		
16	6603	通所リハ延長加算3		10時間以上11時間未満の場合				150 単位加算	150		
16	6604	通所リハ延長加算4		11時間以上12時間未満の場合				200 単位加算	200		
16	6605	通所リハ延長加算5		12時間以上13時間未満の場合				250 単位加算	250		
16	6606	通所リハ延長加算6		13時間以上14時間未満の場合				300 単位加算	300		
16	6144	通所リハ提供体制加算1	リハビリテーション提供体制加算	3時間以上4時間未満の場合				12 単位加算	12		
16	6145	通所リハ提供体制加算2		4時間以上5時間未満の場合				16 単位加算	16		
16	6146	通所リハ提供体制加算3		5時間以上6時間未満の場合				20 単位加算	20		
16	6147	通所リハ提供体制加算4		6時間以上7時間未満の場合				24 単位加算	24		
16	6148	通所リハ提供体制加算5		7時間以上の場合				28 単位加算	28		
16	8110	通所リハ中山間地域等提供加算	中山間地域等に居住する者へのサービス提供加算				所定単位数の	5% 加算			1日につき
16	5301	通所リハ入浴介助加算I	入浴介助加算	入浴介助加算(I)				40 単位加算	40		
16	5303	通所リハ入浴介助加算II		入浴介助加算(II)				60 単位加算	60		

居宅

通所
リハ

サービスコード 種類	項目	サービス内容略称	算定項目			合成 単位数	給付管理 単位数	算定 単位
16	5608	通所リハマネジメント加算11	リハビリテーションマネジメント加算	リハビリテーションマネジメント加算イ	同意日の属する月から6月以内　560 単位加算	560		1月につき
16	5609	通所リハマネジメント加算12			同意日の属する月から6月超　240 単位加算	240		
16	5619	通所リハマネジメント加算21		リハビリテーションマネジメント加算ロ	同意日の属する月から6月以内　593 単位加算	593		
16	5620	通所リハマネジメント加算22			同意日の属する月から6月超　273 単位加算	273		
16	5631	通所リハマネジメント加算31		リハビリテーションマネジメント加算ハ	同意日の属する月から6月以内　793 単位加算	793		
16	5632	通所リハマネジメント加算32			同意日の属する月から6月超　473 単位加算	473		
16	5640	通所リハマネジメント加算4		事業所の医師が利用者等に説明し、利用者の同意を得た場合　270 単位加算		270		
16	5613	通所リハ短期集中個別リハ加算	短期集中個別リハビリテーション実施加算		110 単位加算	110		1日につき
16	6253	通所リハ認知症短期集中リハ加算Ⅰ	認知症短期集中リハビリテーション実施加算	認知症短期集中リハビリテーション実施加算（Ⅰ）（週2日限度）　240 単位加算		240		
16	6254	通所リハ認知症短期集中リハ加算Ⅱ		認知症短期集中リハビリテーション実施加算（Ⅱ）　1,920 単位加算		1,920		1月につき
16	6257	通所リハ生活行為向上リハ加算	生活行為向上リハビリテーション実施加算	利用開始日の属する月から6月以内　1,250 単位加算		1,250		
16	6109	通所リハ若年性認知症受入加算	若年性認知症利用者受入加算		60 単位加算	60		1日につき
16	6116	通所リハ栄養アセスメント加算	栄養アセスメント加算		50 単位加算	50		1月につき
2	5605	通所リハ栄養改善加算	栄養改善加算		200 単位加算	200		月2回限度
16	6202	通所リハ口腔栄養スクリーニング加算Ⅰ	口腔・栄養スクリーニング加算	口腔・栄養スクリーニング加算（Ⅰ）（6月に1回を限度）　20 単位加算		20		1回につき
16	6201	通所リハ口腔栄養スクリーニング加算Ⅱ		口腔・栄養スクリーニング加算（Ⅱ）（6月に1回を限度）　5 単位加算		5		
16	5606	通所リハ口腔機能向上加算Ⅰ	口腔機能向上加算	口腔機能向上加算（Ⅰ）　150 単位加算		150		月2回限度
16	5625	通所リハ口腔機能向上加算Ⅱ1		口腔機能向上加算（Ⅱ）	口腔機能向上加算（Ⅱ）イ　155 単位加算	155		
16	5626	通所リハ口腔機能向上加算Ⅱ2			口腔機能向上加算（Ⅱ）ロ　160 単位加算	160		
16	5610	通所リハ重度療養管理加算	重度療養管理加算		100 単位加算	100		1日につき
16	5614	通所リハ中重度者ケア体制加算	中重度者ケア体制加算		20 単位加算	20		
16	6361	通所リハ科学的介護推進体制加算	科学的介護推進体制加算		40 単位加算	40		1月につき
16	5611	通所リハ同一建物減算	事業所と同一建物に居住する者又は同一建物から利用する者に通所リハビリテーションを行う場合　94 単位減算			-94		1日につき
16	5612	通所リハ送迎減算	事業所が送迎を行わない場合　47 単位減算			-47		片道につき
16	6370	通所リハ退院時共同指導加算	ハ 退院時共同指導加算（退院時1回を限度）　600 単位加算			600		1回につき
16	6110	通所リハ移行支援加算	ニ 移行支援加算		12 単位加算	12		
16	6099	通所リハサービス提供体制加算Ⅰ	ホ サービス提供体制強化加算	(1) サービス提供体制強化加算（Ⅰ）　22 単位加算		22		1回につき
16	6100	通所リハサービス提供体制加算Ⅱ		(2) サービス提供体制強化加算（Ⅱ）　18 単位加算		18		
16	6102	通所リハサービス提供体制加算Ⅲ		(3) サービス提供体制強化加算（Ⅲ）　6 単位加算		6		
16	6107	通所リハ処遇改善加算Ⅰ	ヘ 介護職員等処遇改善加算	(1)介護職員等処遇改善加算（Ⅰ）　所定単位数の 86/1000 加算				1月につき
16	6106	通所リハ処遇改善加算Ⅱ		(2)介護職員等処遇改善加算（Ⅱ）　所定単位数の 83/1000 加算				
16	6103	通所リハ処遇改善加算Ⅲ		(3)介護職員等処遇改善加算（Ⅲ）　所定単位数の 66/1000 加算				
16	6380	通所リハ処遇改善加算Ⅳ		(4)介護職員等処遇改善加算（Ⅳ）　所定単位数の 53/1000 加算				
16	6381	通所リハ処遇改善加算Ⅴ1		(5)介護職員等処遇改善加算（Ⅴ）	(一) 介護職員等処遇改善加算（Ⅴ）(1)　所定単位数の 76/1000 加算			
16	6382	通所リハ処遇改善加算Ⅴ2			(二) 介護職員等処遇改善加算（Ⅴ）(2)　所定単位数の 73/1000 加算			
16	6383	通所リハ処遇改善加算Ⅴ3			(三) 介護職員等処遇改善加算（Ⅴ）(3)　所定単位数の 73/1000 加算			
16	6384	通所リハ処遇改善加算Ⅴ4			(四) 介護職員等処遇改善加算（Ⅴ）(4)　所定単位数の 70/1000 加算			
16	6385	通所リハ処遇改善加算Ⅴ5			(五) 介護職員等処遇改善加算（Ⅴ）(5)　所定単位数の 63/1000 加算			
16	6386	通所リハ処遇改善加算Ⅴ6			(六) 介護職員等処遇改善加算（Ⅴ）(6)　所定単位数の 60/1000 加算			
16	6387	通所リハ処遇改善加算Ⅴ7			(七) 介護職員等処遇改善加算（Ⅴ）(7)　所定単位数の 58/1000 加算			
16	6388	通所リハ処遇改善加算Ⅴ8			(八) 介護職員等処遇改善加算（Ⅴ）(8)　所定単位数の 56/1000 加算			
16	6389	通所リハ処遇改善加算Ⅴ9			(九) 介護職員等処遇改善加算（Ⅴ）(9)　所定単位数の 55/1000 加算			
16	6390	通所リハ処遇改善加算Ⅴ10			(十) 介護職員等処遇改善加算（Ⅴ）(10)　所定単位数の 48/1000 加算			
16	6391	通所リハ処遇改善加算Ⅴ11			(十一) 介護職員等処遇改善加算（Ⅴ）(11)　所定単位数の 46/1000 加算			
16	6392	通所リハ処遇改善加算Ⅴ12			(十二) 介護職員等処遇改善加算（Ⅴ）(12)　所定単位数の 45/1000 加算			
16	6393	通所リハ処遇改善加算Ⅴ13			(十三) 介護職員等処遇改善加算（Ⅴ）(13)　所定単位数の 38/1000 加算			
16	6394	通所リハ処遇改善加算Ⅴ14			(十四) 介護職員等処遇改善加算（Ⅴ）(14)　所定単位数の 28/1000 加算			

定員超過の場合

種類	項目	サービス内容略称		場合	時間	要介護	算定項目	合成単位数	給付管理単位数	算定単位
16	8161	通所リハⅠ111・定超	イ 通常規模型通所リハビリテーション費	病院又は診療所の場合	(1)1時間以上2時間未満	要介護1	369 単位 × 70%	258		1回につき
16	8163	通所リハⅠ112・定超				要介護2	398 単位 × 70%	279		
16	8165	通所リハⅠ113・定超				要介護3	429 単位 × 70%	300		
16	8167	通所リハⅠ114・定超				要介護4	458 単位 × 70%	321		
16	8169	通所リハⅠ115・定超				要介護5	491 単位 × 70%	344		
16	8181	通所リハⅠ121・定超			(2)2時間以上3時間未満	要介護1	383 単位 × 70%	268		
16	8182	通所リハⅠ122・定超				要介護2	439 単位 × 70%	307		
16	8183	通所リハⅠ123・定超				要介護3	498 単位 × 70%	349		
16	8184	通所リハⅠ124・定超				要介護4	555 単位 × 70%	389		
16	8185	通所リハⅠ125・定超				要介護5	612 単位 × 70%	428		
16	8411	通所リハⅠ131・定超			(3)3時間以上4時間未満	要介護1	486 単位 × 70%	340		
16	8412	通所リハⅠ132・定超				要介護2	565 単位 × 70%	396		
16	8413	通所リハⅠ133・定超				要介護3	643 単位 × 70%	450		
16	8414	通所リハⅠ134・定超				要介護4	743 単位 × 70%	520		
16	8415	通所リハⅠ135・定超				要介護5	842 単位 × 70%	589		
16	8421	通所リハⅠ141・定超			(4)4時間以上5時間未満	要介護1	553 単位 × 70%	387		
16	8422	通所リハⅠ142・定超				要介護2	642 単位 × 70%	449		
16	8423	通所リハⅠ143・定超				要介護3	730 単位 × 70%	511		
16	8424	通所リハⅠ144・定超				要介護4	844 単位 × 70%	591		
16	8425	通所リハⅠ145・定超				要介護5	957 単位 × 70%	670		
16	5001	通所リハⅠ151・定超			(5)5時間以上6時間未満	要介護1	622 単位 × 70%	435		
16	5002	通所リハⅠ152・定超				要介護2	738 単位 × 70%	517		
16	5003	通所リハⅠ153・定超				要介護3	852 単位 × 70%	596		
16	5004	通所リハⅠ154・定超				要介護4	987 単位 × 70%	691		
16	5005	通所リハⅠ155・定超				要介護5	1,120 単位 × 70%	784		
16	8431	通所リハⅠ161・定超			(6)6時間以上7時間未満	要介護1	715 単位 × 70%	501		
16	8432	通所リハⅠ162・定超				要介護2	850 単位 × 70%	595		
16	8433	通所リハⅠ163・定超				要介護3	981 単位 × 70%	687		
16	8434	通所リハⅠ164・定超				要介護4	1,137 単位 × 70%	796		
16	8435	通所リハⅠ165・定超				要介護5	1,290 単位 × 70%	903		
16	5006	通所リハⅠ171・定超			(7)7時間以上8時間未満	要介護1	762 単位 × 70%	533		
16	5007	通所リハⅠ172・定超				要介護2	903 単位 × 70%	632		
16	5008	通所リハⅠ173・定超				要介護3	1,046 単位 × 70%	732		
16	5009	通所リハⅠ174・定超				要介護4	1,215 単位 × 70%	851		
16	5010	通所リハⅠ175・定超				要介護5	1,379 単位 × 70%	965		
16	8356	通所リハⅠ211・定超		介護老人保健施設の場合	(1)1時間以上2時間未満	要介護1	369 単位 × 70%	258		
16	8358	通所リハⅠ212・定超				要介護2	398 単位 × 70%	279		
16	8360	通所リハⅠ213・定超				要介護3	429 単位 × 70%	300		
16	8362	通所リハⅠ214・定超				要介護4	458 単位 × 70%	321		
16	8364	通所リハⅠ215・定超				要介護5	491 単位 × 70%	344		
16	8366	通所リハⅠ221・定超			(2)2時間以上3時間未満	要介護1	383 単位 × 70%	268		
16	8367	通所リハⅠ222・定超				要介護2	439 単位 × 70%	307		
16	8368	通所リハⅠ223・定超				要介護3	498 単位 × 70%	349		
16	8369	通所リハⅠ224・定超				要介護4	555 単位 × 70%	389		
16	8370	通所リハⅠ225・定超				要介護5	612 単位 × 70%	428		
16	8371	通所リハⅠ231・定超			(3)3時間以上4時間未満	要介護1	486 単位 × 70%	340		
16	8372	通所リハⅠ232・定超				要介護2	565 単位 × 70%	396		
16	8373	通所リハⅠ233・定超				要介護3	643 単位 × 70%	450		
16	8374	通所リハⅠ234・定超				要介護4	743 単位 × 70%	520		
16	8375	通所リハⅠ235・定超				要介護5	842 単位 × 70%	589		
16	8376	通所リハⅠ241・定超			(4)4時間以上5時間未満	要介護1	553 単位 × 70%	387		
16	8377	通所リハⅠ242・定超				要介護2	642 単位 × 70%	449		
16	8378	通所リハⅠ243・定超				要介護3	730 単位 × 70%	511		
16	8379	通所リハⅠ244・定超				要介護4	844 単位 × 70%	591		
16	8380	通所リハⅠ245・定超				要介護5	957 単位 × 70%	670		
16	5011	通所リハⅠ251・定超			(5)5時間以上6時間未満	要介護1	622 単位 × 70%	435		
16	5012	通所リハⅠ252・定超				要介護2	738 単位 × 70%	517		
16	5013	通所リハⅠ253・定超				要介護3	852 単位 × 70%	596		
16	5014	通所リハⅠ254・定超				要介護4	987 単位 × 70%	691		
16	5015	通所リハⅠ255・定超				要介護5	1,120 単位 × 70%	784		
16	8381	通所リハⅠ261・定超			(6)6時間以上7時間未満	要介護1	715 単位 × 70%	501		
16	8382	通所リハⅠ262・定超				要介護2	850 単位 × 70%	595		
16	8383	通所リハⅠ263・定超				要介護3	981 単位 × 70%	687		
16	8384	通所リハⅠ264・定超				要介護4	1,137 単位 × 70%	796		
16	8385	通所リハⅠ265・定超				要介護5	1,290 単位 × 70%	903		
16	5016	通所リハⅠ271・定超			(7)7時間以上8時間未満	要介護1	762 単位 × 70%	533		
16	5017	通所リハⅠ272・定超				要介護2	903 単位 × 70%	632		
16	5018	通所リハⅠ273・定超				要介護3	1,046 単位 × 70%	732		
16	5019	通所リハⅠ274・定超				要介護4	1,215 単位 × 70%	851		
16	5020	通所リハⅠ275・定超				要介護5	1,379 単位 × 70%	965		

注　定員超過の場合

居宅

通所リハ（定員超過）

居宅

通所リハ
（定員超過）

サービスコード 種類	項目	サービス内容略称	算定項目				合成単位数	給付管理単位数	算定単位
16	5021	通所リハⅠ311・定超	イ 通常規模型通所リハビリテーション費	介護医療院の場合	(1) 1時間以上 2時間未満	注 定員超過の場合 要介護1　369 単位 × 70%	258		1回につき
16	5022	通所リハⅠ312・定超				要介護2　398 単位 × 70%	279		
16	5023	通所リハⅠ313・定超				要介護3　429 単位 × 70%	300		
16	5024	通所リハⅠ314・定超				要介護4　458 単位 × 70%	321		
16	5025	通所リハⅠ315・定超				要介護5　491 単位 × 70%	344		
16	5026	通所リハⅠ321・定超			(2) 2時間以上 3時間未満	要介護1　383 単位 × 70%	268		
16	5027	通所リハⅠ322・定超				要介護2　439 単位 × 70%	307		
16	5028	通所リハⅠ323・定超				要介護3　498 単位 × 70%	349		
16	5029	通所リハⅠ324・定超				要介護4　555 単位 × 70%	389		
16	5030	通所リハⅠ325・定超				要介護5　612 単位 × 70%	428		
16	5031	通所リハⅠ331・定超			(3) 3時間以上 4時間未満	要介護1　486 単位 × 70%	340		
16	5032	通所リハⅠ332・定超				要介護2　565 単位 × 70%	396		
16	5033	通所リハⅠ333・定超				要介護3　643 単位 × 70%	450		
16	5034	通所リハⅠ334・定超				要介護4　743 単位 × 70%	520		
16	5035	通所リハⅠ335・定超				要介護5　842 単位 × 70%	589		
16	5036	通所リハⅠ341・定超			(4) 4時間以上 5時間未満	要介護1　553 単位 × 70%	387		
16	5037	通所リハⅠ342・定超				要介護2　642 単位 × 70%	449		
16	5038	通所リハⅠ343・定超				要介護3　730 単位 × 70%	511		
16	5039	通所リハⅠ344・定超				要介護4　844 単位 × 70%	591		
16	5040	通所リハⅠ345・定超				要介護5　957 単位 × 70%	670		
16	5041	通所リハⅠ351・定超			(5) 5時間以上 6時間未満	要介護1　622 単位 × 70%	435		
16	5042	通所リハⅠ352・定超				要介護2　738 単位 × 70%	517		
16	5043	通所リハⅠ353・定超				要介護3　852 単位 × 70%	596		
16	5044	通所リハⅠ354・定超				要介護4　987 単位 × 70%	691		
16	5045	通所リハⅠ355・定超				要介護5　1,120 単位 × 70%	784		
16	5046	通所リハⅠ361・定超			(6) 6時間以上 7時間未満	要介護1　715 単位 × 70%	501		
16	5047	通所リハⅠ362・定超				要介護2　850 単位 × 70%	595		
16	5048	通所リハⅠ363・定超				要介護3　981 単位 × 70%	687		
16	5049	通所リハⅠ364・定超				要介護4　1,137 単位 × 70%	796		
16	5050	通所リハⅠ365・定超				要介護5　1,290 単位 × 70%	903		
16	5051	通所リハⅠ371・定超			(7) 7時間以上 8時間未満	要介護1　762 単位 × 70%	533		
16	5052	通所リハⅠ372・定超				要介護2　903 単位 × 70%	632		
16	5053	通所リハⅠ373・定超				要介護3　1,046 単位 × 70%	732		
16	5054	通所リハⅠ374・定超				要介護4　1,215 単位 × 70%	851		
16	5055	通所リハⅠ375・定超				要介護5　1,379 単位 × 70%	965		
16	8171	通所リハⅡ111・定超	ロ 大規模型通所リハビリテーション費	病院又は診療所の場合	(1) 1時間以上 2時間未満	注 定員超過の場合 要介護1　357 単位 × 70%	250	258	
16	8173	通所リハⅡ112・定超				要介護2　388 単位 × 70%	272	279	
16	8175	通所リハⅡ113・定超				要介護3　415 単位 × 70%	291	300	
16	8177	通所リハⅡ114・定超				要介護4　445 単位 × 70%	312	321	
16	8179	通所リハⅡ115・定超				要介護5　475 単位 × 70%	333	344	
16	8186	通所リハⅡ121・定超			(2) 2時間以上 3時間未満	要介護1　372 単位 × 70%	260	268	
16	8187	通所リハⅡ122・定超				要介護2　427 単位 × 70%	299	307	
16	8188	通所リハⅡ123・定超				要介護3　482 単位 × 70%	337	349	
16	8189	通所リハⅡ124・定超				要介護4　536 単位 × 70%	375	389	
16	8190	通所リハⅡ125・定超				要介護5　591 単位 × 70%	414	428	
16	8611	通所リハⅡ131・定超			(3) 3時間以上 4時間未満	要介護1　470 単位 × 70%	329	340	
16	8612	通所リハⅡ132・定超				要介護2　547 単位 × 70%	383	396	
16	8613	通所リハⅡ133・定超				要介護3　623 単位 × 70%	436	450	
16	8614	通所リハⅡ134・定超				要介護4　719 単位 × 70%	503	520	
16	8615	通所リハⅡ135・定超				要介護5　816 単位 × 70%	571	589	
16	8621	通所リハⅡ141・定超			(4) 4時間以上 5時間未満	要介護1　525 単位 × 70%	368	387	
16	8622	通所リハⅡ142・定超				要介護2　611 単位 × 70%	428	449	
16	8623	通所リハⅡ143・定超				要介護3　696 単位 × 70%	487	511	
16	8624	通所リハⅡ144・定超				要介護4　805 単位 × 70%	564	591	
16	8625	通所リハⅡ145・定超				要介護5　912 単位 × 70%	638	670	
16	5086	通所リハⅡ151・定超			(5) 5時間以上 6時間未満	要介護1　584 単位 × 70%	409	435	
16	5087	通所リハⅡ152・定超				要介護2　692 単位 × 70%	484	517	
16	5088	通所リハⅡ153・定超				要介護3　800 単位 × 70%	560	596	
16	5089	通所リハⅡ154・定超				要介護4　929 単位 × 70%	650	691	
16	5090	通所リハⅡ155・定超				要介護5　1,053 単位 × 70%	737	784	
16	8631	通所リハⅡ161・定超			(6) 6時間以上 7時間未満	要介護1　675 単位 × 70%	473	501	
16	8632	通所リハⅡ162・定超				要介護2　802 単位 × 70%	561	595	
16	8633	通所リハⅡ163・定超				要介護3　926 単位 × 70%	648	687	
16	8634	通所リハⅡ164・定超				要介護4　1,077 単位 × 70%	754	796	
16	8635	通所リハⅡ165・定超				要介護5　1,224 単位 × 70%	857	903	
16	5091	通所リハⅡ171・定超			(7) 7時間以上 8時間未満	要介護1　714 単位 × 70%	500	533	
16	5092	通所リハⅡ172・定超				要介護2　847 単位 × 70%	593	632	
16	5093	通所リハⅡ173・定超				要介護3　983 単位 × 70%	688	732	
16	5094	通所リハⅡ174・定超				要介護4　1,140 単位 × 70%	798	851	
16	5095	通所リハⅡ175・定超				要介護5　1,300 単位 × 70%	910	965	

サービスコード 種類	サービスコード 項目	サービス内容略称	算定項目					合成単位数	給付管理単位数	算定単位
16	8456	通所リハⅡ211・定超	ロ 大規模型通所リハビリテーション費	介護老人保健施設の場合	(1)1時間以上2時間未満	注 定員超過の場合	要介護1　357 単位　×70%	250	258	1回につき
16	8458	通所リハⅡ212・定超					要介護2　388 単位　×70%	272	279	
16	8460	通所リハⅡ213・定超					要介護3　415 単位　×70%	291	300	
16	8462	通所リハⅡ214・定超					要介護4　445 単位　×70%	312	321	
16	8464	通所リハⅡ215・定超					要介護5　475 単位　×70%	333	344	
16	8466	通所リハⅡ221・定超			(2)2時間以上3時間未満		要介護1　372 単位　×70%	260	268	
16	8467	通所リハⅡ222・定超					要介護2　427 単位　×70%	299	307	
16	8468	通所リハⅡ223・定超					要介護3　482 単位　×70%	337	349	
16	8469	通所リハⅡ224・定超					要介護4　536 単位　×70%	375	389	
16	8470	通所リハⅡ225・定超					要介護5　591 単位　×70%	414	428	
16	8471	通所リハⅡ231・定超			(3)3時間以上4時間未満		要介護1　470 単位　×70%	329	340	
16	8472	通所リハⅡ232・定超					要介護2　547 単位　×70%	383	396	
16	8473	通所リハⅡ233・定超					要介護3　623 単位　×70%	436	450	
16	8474	通所リハⅡ234・定超					要介護4　719 単位　×70%	503	520	
16	8475	通所リハⅡ235・定超					要介護5　816 単位　×70%	571	589	
16	8476	通所リハⅡ241・定超			(4)4時間以上5時間未満		要介護1　525 単位　×70%	368	387	
16	8477	通所リハⅡ242・定超					要介護2　611 単位　×70%	428	449	
16	8478	通所リハⅡ243・定超					要介護3　696 単位　×70%	487	511	
16	8479	通所リハⅡ244・定超					要介護4　805 単位　×70%	564	591	
16	8480	通所リハⅡ245・定超					要介護5　912 単位　×70%	638	670	
16	5096	通所リハⅡ251・定超			(5)5時間以上6時間未満		要介護1　584 単位　×70%	409	435	
16	5097	通所リハⅡ252・定超					要介護2　692 単位　×70%	484	517	
16	5098	通所リハⅡ253・定超					要介護3　800 単位　×70%	560	596	
16	5099	通所リハⅡ254・定超					要介護4　929 単位　×70%	650	691	
16	5101	通所リハⅡ255・定超					要介護5　1,053 単位　×70%	737	784	
16	8481	通所リハⅡ261・定超			(6)6時間以上7時間未満		要介護1　675 単位　×70%	473	501	
16	8482	通所リハⅡ262・定超					要介護2　802 単位　×70%	561	595	
16	8483	通所リハⅡ263・定超					要介護3　926 単位　×70%	648	687	
16	8484	通所リハⅡ264・定超					要介護4　1,077 単位　×70%	754	796	
16	8485	通所リハⅡ265・定超					要介護5　1,224 単位　×70%	857	903	
16	5102	通所リハⅡ271・定超			(7)7時間以上8時間未満		要介護1　714 単位　×70%	500	533	
16	5103	通所リハⅡ272・定超					要介護2　847 単位　×70%	593	632	
16	5104	通所リハⅡ273・定超					要介護3　983 単位　×70%	688	732	
16	5105	通所リハⅡ274・定超					要介護4　1,140 単位　×70%	798	851	
16	5106	通所リハⅡ275・定超					要介護5　1,300 単位　×70%	910	965	
16	5107	通所リハⅡ311・定超		介護医療院の場合	(1)1時間以上2時間未満	注 定員超過の場合	要介護1　357 単位　×70%	250	258	
16	5108	通所リハⅡ312・定超					要介護2　388 単位　×70%	272	279	
16	5109	通所リハⅡ313・定超					要介護3　415 単位　×70%	291	300	
16	5110	通所リハⅡ314・定超					要介護4　445 単位　×70%	312	321	
16	5111	通所リハⅡ315・定超					要介護5　475 単位　×70%	333	344	
16	5112	通所リハⅡ321・定超			(2)2時間以上3時間未満		要介護1　372 単位　×70%	260	268	
16	5113	通所リハⅡ322・定超					要介護2　427 単位　×70%	299	307	
16	5114	通所リハⅡ323・定超					要介護3　482 単位　×70%	337	349	
16	5115	通所リハⅡ324・定超					要介護4　536 単位　×70%	375	389	
16	5116	通所リハⅡ325・定超					要介護5　591 単位　×70%	414	428	
16	5117	通所リハⅡ331・定超			(3)3時間以上4時間未満		要介護1　470 単位　×70%	329	340	
16	5118	通所リハⅡ332・定超					要介護2　547 単位　×70%	383	396	
16	5119	通所リハⅡ333・定超					要介護3　623 単位　×70%	436	450	
16	5120	通所リハⅡ334・定超					要介護4　719 単位　×70%	503	520	
16	5121	通所リハⅡ335・定超					要介護5　816 単位　×70%	571	589	
16	5122	通所リハⅡ341・定超			(4)4時間以上5時間未満		要介護1　525 単位　×70%	368	387	
16	5123	通所リハⅡ342・定超					要介護2　611 単位　×70%	428	449	
16	5124	通所リハⅡ343・定超					要介護3　696 単位　×70%	487	511	
16	5125	通所リハⅡ344・定超					要介護4　805 単位　×70%	564	591	
16	5126	通所リハⅡ345・定超					要介護5　912 単位　×70%	638	670	
16	5127	通所リハⅡ351・定超			(5)5時間以上6時間未満		要介護1　584 単位　×70%	409	435	
16	5128	通所リハⅡ352・定超					要介護2　692 単位　×70%	484	517	
16	5129	通所リハⅡ353・定超					要介護3　800 単位　×70%	560	596	
16	5130	通所リハⅡ354・定超					要介護4　929 単位　×70%	650	691	
16	5131	通所リハⅡ355・定超					要介護5　1,053 単位　×70%	737	784	
16	5132	通所リハⅡ361・定超			(6)6時間以上7時間未満		要介護1　675 単位　×70%	473	501	
16	5133	通所リハⅡ362・定超					要介護2　802 単位　×70%	561	595	
16	5134	通所リハⅡ363・定超					要介護3　926 単位　×70%	648	687	
16	5135	通所リハⅡ364・定超					要介護4　1,077 単位　×70%	754	796	
16	5136	通所リハⅡ365・定超					要介護5　1,224 単位　×70%	857	903	
16	5137	通所リハⅡ371・定超			(7)7時間以上8時間未満		要介護1　714 単位　×70%	500	533	
16	5138	通所リハⅡ372・定超					要介護2　847 単位　×70%	593	632	
16	5139	通所リハⅡ373・定超					要介護3　983 単位　×70%	688	732	
16	5140	通所リハⅡ374・定超					要介護4　1,140 単位　×70%	798	851	
16	5141	通所リハⅡ375・定超					要介護5　1,300 単位　×70%	910	965	

居宅

通所リハ（定員超過）

居宅

通所リハ
（定員超過）

サービスコード 種類	項目	サービス内容略称	算定項目				合成単位数	給付管理単位数	算定単位
16	8281	通所リハⅢ111・定超	ロ 大規模型通所リハビリテーション費（一定の要件を満たした事業所）	病院又は診療所の場合	(1) 1時間以上 2時間未満	注 定員超過の場合	要介護1 369 単位 × 70%	258		1回につき
16	8283	通所リハⅢ112・定超					要介護2 398 単位 × 70%	279		
16	8285	通所リハⅢ113・定超					要介護3 429 単位 × 70%	300		
16	8287	通所リハⅢ114・定超					要介護4 458 単位 × 70%	321		
16	8289	通所リハⅢ115・定超					要介護5 491 単位 × 70%	344		
16	8191	通所リハⅢ121・定超			(2) 2時間以上 3時間未満		要介護1 383 単位 × 70%	268		
16	8192	通所リハⅢ122・定超					要介護2 439 単位 × 70%	307		
16	8193	通所リハⅢ123・定超					要介護3 498 単位 × 70%	349		
16	8194	通所リハⅢ124・定超					要介護4 555 単位 × 70%	389		
16	8195	通所リハⅢ125・定超					要介護5 612 単位 × 70%	428		
16	8811	通所リハⅢ131・定超			(3) 3時間以上 4時間未満		要介護1 486 単位 × 70%	340		
16	8812	通所リハⅢ132・定超					要介護2 565 単位 × 70%	396		
16	8813	通所リハⅢ133・定超					要介護3 643 単位 × 70%	450		
16	8814	通所リハⅢ134・定超					要介護4 743 単位 × 70%	520		
16	8815	通所リハⅢ135・定超					要介護5 842 単位 × 70%	589		
16	8821	通所リハⅢ141・定超			(4) 4時間以上 5時間未満		要介護1 553 単位 × 70%	387		
16	8822	通所リハⅢ142・定超					要介護2 642 単位 × 70%	449		
16	8823	通所リハⅢ143・定超					要介護3 730 単位 × 70%	511		
16	8824	通所リハⅢ144・定超					要介護4 844 単位 × 70%	591		
16	8825	通所リハⅢ145・定超					要介護5 957 単位 × 70%	670		
16	5172	通所リハⅢ151・定超			(5) 5時間以上 6時間未満		要介護1 622 単位 × 70%	435		
16	5173	通所リハⅢ152・定超					要介護2 738 単位 × 70%	517		
16	5174	通所リハⅢ153・定超					要介護3 852 単位 × 70%	596		
16	5175	通所リハⅢ154・定超					要介護4 987 単位 × 70%	691		
16	5176	通所リハⅢ155・定超					要介護5 1,120 単位 × 70%	784		
16	8831	通所リハⅢ161・定超			(6) 6時間以上 7時間未満		要介護1 715 単位 × 70%	501		
16	8832	通所リハⅢ162・定超					要介護2 850 単位 × 70%	595		
16	8833	通所リハⅢ163・定超					要介護3 981 単位 × 70%	687		
16	8834	通所リハⅢ164・定超					要介護4 1,137 単位 × 70%	796		
16	8835	通所リハⅢ165・定超					要介護5 1,290 単位 × 70%	903		
16	5177	通所リハⅢ171・定超			(7) 7時間以上 8時間未満		要介護1 762 単位 × 70%	533		
16	5178	通所リハⅢ172・定超					要介護2 903 単位 × 70%	632		
16	5179	通所リハⅢ173・定超					要介護3 1,046 単位 × 70%	732		
16	5180	通所リハⅢ174・定超					要介護4 1,215 単位 × 70%	851		
16	5181	通所リハⅢ175・定超					要介護5 1,379 単位 × 70%	965		
16	8556	通所リハⅢ211・定超		介護老人保健施設の場合	(1) 1時間以上 2時間未満	注 定員超過の場合	要介護1 369 単位 × 70%	258		
16	8558	通所リハⅢ212・定超					要介護2 398 単位 × 70%	279		
16	8560	通所リハⅢ213・定超					要介護3 429 単位 × 70%	300		
16	8562	通所リハⅢ214・定超					要介護4 458 単位 × 70%	321		
16	8564	通所リハⅢ215・定超					要介護5 491 単位 × 70%	344		
16	8566	通所リハⅢ221・定超			(2) 2時間以上 3時間未満		要介護1 383 単位 × 70%	268		
16	8567	通所リハⅢ222・定超					要介護2 439 単位 × 70%	307		
16	8568	通所リハⅢ223・定超					要介護3 498 単位 × 70%	349		
16	8569	通所リハⅢ224・定超					要介護4 555 単位 × 70%	389		
16	8570	通所リハⅢ225・定超					要介護5 612 単位 × 70%	428		
16	8571	通所リハⅢ231・定超			(3) 3時間以上 4時間未満		要介護1 486 単位 × 70%	340		
16	8572	通所リハⅢ232・定超					要介護2 565 単位 × 70%	396		
16	8573	通所リハⅢ233・定超					要介護3 643 単位 × 70%	450		
16	8574	通所リハⅢ234・定超					要介護4 743 単位 × 70%	520		
16	8575	通所リハⅢ235・定超					要介護5 842 単位 × 70%	589		
16	8576	通所リハⅢ241・定超			(4) 4時間以上 5時間未満		要介護1 553 単位 × 70%	387		
16	8577	通所リハⅢ242・定超					要介護2 642 単位 × 70%	449		
16	8578	通所リハⅢ243・定超					要介護3 730 単位 × 70%	511		
16	8579	通所リハⅢ244・定超					要介護4 844 単位 × 70%	591		
16	8580	通所リハⅢ245・定超					要介護5 957 単位 × 70%	670		
16	5182	通所リハⅢ251・定超			(5) 5時間以上 6時間未満		要介護1 622 単位 × 70%	435		
16	5183	通所リハⅢ252・定超					要介護2 738 単位 × 70%	517		
16	5184	通所リハⅢ253・定超					要介護3 852 単位 × 70%	596		
16	5185	通所リハⅢ254・定超					要介護4 987 単位 × 70%	691		
16	5186	通所リハⅢ255・定超					要介護5 1,120 単位 × 70%	784		
16	8581	通所リハⅢ261・定超			(6) 6時間以上 7時間未満		要介護1 715 単位 × 70%	501		
16	8582	通所リハⅢ262・定超					要介護2 850 単位 × 70%	595		
16	8583	通所リハⅢ263・定超					要介護3 981 単位 × 70%	687		
16	8584	通所リハⅢ264・定超					要介護4 1,137 単位 × 70%	796		
16	8585	通所リハⅢ265・定超					要介護5 1,290 単位 × 70%	903		
16	5187	通所リハⅢ271・定超			(7) 7時間以上 8時間未満		要介護1 762 単位 × 70%	533		
16	5188	通所リハⅢ272・定超					要介護2 903 単位 × 70%	632		
16	5189	通所リハⅢ273・定超					要介護3 1,046 単位 × 70%	732		
16	5190	通所リハⅢ274・定超					要介護4 1,215 単位 × 70%	851		
16	5191	通所リハⅢ275・定超					要介護5 1,379 単位 × 70%	965		

サービスコード		サービス内容略称				算定項目			合成単位数	給付管理単位数	算定単位
種類	項目										
16	5192	通所リハⅢ311・定超	ロ 大規模型通所リハビリテーション費（一定の要件を満たした事業所）	介護医療院の場合	(1) 1時間以上2時間未満	注 定員超過の場合	要介護1	369 単位 × 70%	258		1回につき
16	5193	通所リハⅢ312・定超					要介護2	398 単位 × 70%	279		
16	5194	通所リハⅢ313・定超					要介護3	429 単位 × 70%	300		
16	5195	通所リハⅢ314・定超					要介護4	458 単位 × 70%	321		
16	5196	通所リハⅢ315・定超					要介護5	491 単位 × 70%	344		
16	5197	通所リハⅢ321・定超			(2) 2時間以上3時間未満		要介護1	383 単位 × 70%	268		
16	5198	通所リハⅢ322・定超					要介護2	439 単位 × 70%	307		
16	5199	通所リハⅢ323・定超					要介護3	498 単位 × 70%	349		
16	5201	通所リハⅢ324・定超					要介護4	555 単位 × 70%	389		
16	5202	通所リハⅢ325・定超					要介護5	612 単位 × 70%	428		
16	5203	通所リハⅢ331・定超			(3) 3時間以上4時間未満		要介護1	486 単位 × 70%	340		
16	5204	通所リハⅢ332・定超					要介護2	565 単位 × 70%	396		
16	5205	通所リハⅢ333・定超					要介護3	643 単位 × 70%	450		
16	5206	通所リハⅢ334・定超					要介護4	743 単位 × 70%	520		
16	5207	通所リハⅢ335・定超					要介護5	842 単位 × 70%	589		
16	5208	通所リハⅢ341・定超			(4) 4時間以上5時間未満		要介護1	553 単位 × 70%	387		
16	5209	通所リハⅢ342・定超					要介護2	642 単位 × 70%	449		
16	5210	通所リハⅢ343・定超					要介護3	730 単位 × 70%	511		
16	5211	通所リハⅢ344・定超					要介護4	844 単位 × 70%	591		
16	5212	通所リハⅢ345・定超					要介護5	957 単位 × 70%	670		
16	5213	通所リハⅢ351・定超			(5) 5時間以上6時間未満		要介護1	622 単位 × 70%	435		
16	5214	通所リハⅢ352・定超					要介護2	738 単位 × 70%	517		
16	5215	通所リハⅢ353・定超					要介護3	852 単位 × 70%	596		
16	5216	通所リハⅢ354・定超					要介護4	987 単位 × 70%	691		
16	5217	通所リハⅢ355・定超					要介護5	1,120 単位 × 70%	784		
16	5218	通所リハⅢ361・定超			(6) 6時間以上7時間未満		要介護1	715 単位 × 70%	501		
16	5219	通所リハⅢ362・定超					要介護2	850 単位 × 70%	595		
16	5220	通所リハⅢ363・定超					要介護3	981 単位 × 70%	687		
16	5221	通所リハⅢ364・定超					要介護4	1,137 単位 × 70%	796		
16	5222	通所リハⅢ365・定超					要介護5	1,290 単位 × 70%	903		
16	5223	通所リハⅢ371・定超			(7) 7時間以上8時間未満		要介護1	762 単位 × 70%	533		
16	5224	通所リハⅢ372・定超					要介護2	903 単位 × 70%	632		
16	5225	通所リハⅢ373・定超					要介護3	1,046 単位 × 70%	732		
16	5226	通所リハⅢ374・定超					要介護4	1,215 単位 × 70%	851		
16	5227	通所リハⅢ375・定超					要介護5	1,379 単位 × 70%	965		

居宅

通所リハ（定員超過）

医師，理学療法士・作業療法士・言語聴覚士，看護・介護職員が欠員の場合

居宅

通所
リハ

（欠員）

サービスコード 種類	項目	サービス内容略称	算定項目			合成単位数	給付管理単位数	算定単位
16	9161	通所リハⅠ111・人欠	イ 通常規模型通所リハビリテーション費	病院又は診療所の場合	(1) 1時間以上2時間未満	注 医師、PT・OT・ST、看護・介護職員が欠員の場合	要介護1 369 単位 × 70%	258		1回につき
16	9163	通所リハⅠ112・人欠					要介護2 398 単位 × 70%	279		
16	9165	通所リハⅠ113・人欠					要介護3 429 単位 × 70%	300		
16	9167	通所リハⅠ114・人欠					要介護4 458 単位 × 70%	321		
16	9169	通所リハⅠ115・人欠					要介護5 491 単位 × 70%	344		
16	9181	通所リハⅠ121・人欠			(2) 2時間以上3時間未満		要介護1 383 単位 × 70%	268		
16	9182	通所リハⅠ122・人欠					要介護2 439 単位 × 70%	307		
16	9183	通所リハⅠ123・人欠					要介護3 498 単位 × 70%	349		
16	9184	通所リハⅠ124・人欠					要介護4 555 単位 × 70%	389		
16	9185	通所リハⅠ125・人欠					要介護5 612 単位 × 70%	428		
16	9411	通所リハⅠ131・人欠			(3) 3時間以上4時間未満		要介護1 486 単位 × 70%	340		
16	9412	通所リハⅠ132・人欠					要介護2 565 単位 × 70%	396		
16	9413	通所リハⅠ133・人欠					要介護3 643 単位 × 70%	450		
16	9414	通所リハⅠ134・人欠					要介護4 743 単位 × 70%	520		
16	9415	通所リハⅠ135・人欠					要介護5 842 単位 × 70%	589		
16	9421	通所リハⅠ141・人欠			(4) 4時間以上5時間未満		要介護1 553 単位 × 70%	387		
16	9422	通所リハⅠ142・人欠					要介護2 642 単位 × 70%	449		
16	9423	通所リハⅠ143・人欠					要介護3 730 単位 × 70%	511		
16	9424	通所リハⅠ144・人欠					要介護4 844 単位 × 70%	591		
16	9425	通所リハⅠ145・人欠					要介護5 957 単位 × 70%	670		
16	5311	通所リハⅠ151・人欠			(5) 5時間以上6時間未満		要介護1 622 単位 × 70%	435		
16	5312	通所リハⅠ152・人欠					要介護2 738 単位 × 70%	517		
16	5313	通所リハⅠ153・人欠					要介護3 852 単位 × 70%	596		
16	5314	通所リハⅠ154・人欠					要介護4 987 単位 × 70%	691		
16	5315	通所リハⅠ155・人欠					要介護5 1,120 単位 × 70%	784		
16	9431	通所リハⅠ161・人欠			(6) 6時間以上7時間未満		要介護1 715 単位 × 70%	501		
16	9432	通所リハⅠ162・人欠					要介護2 850 単位 × 70%	595		
16	9433	通所リハⅠ163・人欠					要介護3 981 単位 × 70%	687		
16	9434	通所リハⅠ164・人欠					要介護4 1,137 単位 × 70%	796		
16	9435	通所リハⅠ165・人欠					要介護5 1,290 単位 × 70%	903		
16	5316	通所リハⅠ171・人欠			(7) 7時間以上8時間未満		要介護1 762 単位 × 70%	533		
16	5317	通所リハⅠ172・人欠					要介護2 903 単位 × 70%	632		
16	5318	通所リハⅠ173・人欠					要介護3 1,046 単位 × 70%	732		
16	5319	通所リハⅠ174・人欠					要介護4 1,215 単位 × 70%	851		
16	5320	通所リハⅠ175・人欠					要介護5 1,379 単位 × 70%	965		
16	9356	通所リハⅠ211・人欠		介護老人保健施設の場合	(1) 1時間以上2時間未満	注 医師、PT・OT・ST、看護・介護職員が欠員の場合	要介護1 369 単位 × 70%	258		
16	9358	通所リハⅠ212・人欠					要介護2 398 単位 × 70%	279		
16	9360	通所リハⅠ213・人欠					要介護3 429 単位 × 70%	300		
16	9362	通所リハⅠ214・人欠					要介護4 458 単位 × 70%	321		
16	9364	通所リハⅠ215・人欠					要介護5 491 単位 × 70%	344		
16	9366	通所リハⅠ221・人欠			(2) 2時間以上3時間未満		要介護1 383 単位 × 70%	268		
16	9367	通所リハⅠ222・人欠					要介護2 439 単位 × 70%	307		
16	9368	通所リハⅠ223・人欠					要介護3 498 単位 × 70%	349		
16	9369	通所リハⅠ224・人欠					要介護4 555 単位 × 70%	389		
16	9370	通所リハⅠ225・人欠					要介護5 612 単位 × 70%	428		
16	9371	通所リハⅠ231・人欠			(3) 3時間以上4時間未満		要介護1 486 単位 × 70%	340		
16	9372	通所リハⅠ232・人欠					要介護2 565 単位 × 70%	396		
16	9373	通所リハⅠ233・人欠					要介護3 643 単位 × 70%	450		
16	9374	通所リハⅠ234・人欠					要介護4 743 単位 × 70%	520		
16	9375	通所リハⅠ235・人欠					要介護5 842 単位 × 70%	589		
16	9376	通所リハⅠ241・人欠			(4) 4時間以上5時間未満		要介護1 553 単位 × 70%	387		
16	9377	通所リハⅠ242・人欠					要介護2 642 単位 × 70%	449		
16	9378	通所リハⅠ243・人欠					要介護3 730 単位 × 70%	511		
16	9379	通所リハⅠ244・人欠					要介護4 844 単位 × 70%	591		
16	9380	通所リハⅠ245・人欠					要介護5 957 単位 × 70%	670		
16	5321	通所リハⅠ251・人欠			(5) 5時間以上6時間未満		要介護1 622 単位 × 70%	435		
16	5322	通所リハⅠ252・人欠					要介護2 738 単位 × 70%	517		
16	5323	通所リハⅠ253・人欠					要介護3 852 単位 × 70%	596		
16	5324	通所リハⅠ254・人欠					要介護4 987 単位 × 70%	691		
16	5325	通所リハⅠ255・人欠					要介護5 1,120 単位 × 70%	784		
16	9381	通所リハⅠ261・人欠			(6) 6時間以上7時間未満		要介護1 715 単位 × 70%	501		
16	9382	通所リハⅠ262・人欠					要介護2 850 単位 × 70%	595		
16	9383	通所リハⅠ263・人欠					要介護3 981 単位 × 70%	687		
16	9384	通所リハⅠ264・人欠					要介護4 1,137 単位 × 70%	796		
16	9385	通所リハⅠ265・人欠					要介護5 1,290 単位 × 70%	903		
16	5326	通所リハⅠ271・人欠			(7) 7時間以上8時間未満		要介護1 762 単位 × 70%	533		
16	5327	通所リハⅠ272・人欠					要介護2 903 単位 × 70%	632		
16	5328	通所リハⅠ273・人欠					要介護3 1,046 単位 × 70%	732		
16	5329	通所リハⅠ274・人欠					要介護4 1,215 単位 × 70%	851		
16	5330	通所リハⅠ275・人欠					要介護5 1,379 単位 × 70%	965		

サービスコード 種類	項目	サービス内容略称			算定項目		合成単位数	給付管理単位数	算定単位
16	5331	通所リハⅠ311・人欠	イ 通常規模型通所リハビリテーション費	介護医療院の場合	(1) 1時間以上 2時間未満	要介護1　369 単位 × 70%	258		1回につき
16	5332	通所リハⅠ312・人欠				要介護2　398 単位 × 70%	279		
16	5333	通所リハⅠ313・人欠				要介護3　429 単位 × 70%	300		
16	5334	通所リハⅠ314・人欠				要介護4　458 単位 × 70%	321		
16	5335	通所リハⅠ315・人欠				要介護5　491 単位 × 70%	344		
16	5336	通所リハⅠ321・人欠			(2) 2時間以上 3時間未満	要介護1　383 単位 × 70%	268		
16	5337	通所リハⅠ322・人欠				要介護2　439 単位 × 70%	307		
16	5338	通所リハⅠ323・人欠				要介護3　498 単位 × 70%	349		
16	5339	通所リハⅠ324・人欠				要介護4　555 単位 × 70%	389		
16	5340	通所リハⅠ325・人欠				要介護5　612 単位 × 70%	428		
16	5341	通所リハⅠ331・人欠			(3) 3時間以上 4時間未満	要介護1　486 単位 × 70%	340		
16	5342	通所リハⅠ332・人欠				要介護2　565 単位 × 70%	396		
16	5343	通所リハⅠ333・人欠				要介護3　643 単位 × 70%	450		
16	5344	通所リハⅠ334・人欠				要介護4　743 単位 × 70%	520		
16	5345	通所リハⅠ335・人欠				要介護5　842 単位 × 70%	589		
16	5346	通所リハⅠ341・人欠			(4) 4時間以上 5時間未満	要介護1　553 単位 × 70%	387		
16	5347	通所リハⅠ342・人欠				要介護2　642 単位 × 70%	449		
16	5348	通所リハⅠ343・人欠				要介護3　730 単位 × 70%	511		
16	5349	通所リハⅠ344・人欠				要介護4　844 単位 × 70%	591		
16	5350	通所リハⅠ345・人欠				要介護5　957 単位 × 70%	670		
16	5351	通所リハⅠ351・人欠			(5) 5時間以上 6時間未満	要介護1　622 単位 × 70%	435		
16	5352	通所リハⅠ352・人欠				要介護2　738 単位 × 70%	517		
16	5353	通所リハⅠ353・人欠				要介護3　852 単位 × 70%	596		
16	5354	通所リハⅠ354・人欠				要介護4　987 単位 × 70%	691		
16	5355	通所リハⅠ355・人欠				要介護5　1,120 単位 × 70%	784		
16	5356	通所リハⅠ361・人欠			(6) 6時間以上 7時間未満	要介護1　715 単位 × 70%	501		
16	5357	通所リハⅠ362・人欠				要介護2　850 単位 × 70%	595		
16	5358	通所リハⅠ363・人欠				要介護3　981 単位 × 70%	687		
16	5359	通所リハⅠ364・人欠				要介護4　1,137 単位 × 70%	796		
16	5360	通所リハⅠ365・人欠				要介護5　1,290 単位 × 70%	903		
16	5361	通所リハⅠ371・人欠			(7) 7時間以上 8時間未満	要介護1　762 単位 × 70%	533		
16	5362	通所リハⅠ372・人欠				要介護2　903 単位 × 70%	632		
16	5363	通所リハⅠ373・人欠				要介護3　1,046 単位 × 70%	732		
16	5364	通所リハⅠ374・人欠				要介護4　1,215 単位 × 70%	851		
16	5365	通所リハⅠ375・人欠				要介護5　1,379 単位 × 70%	965		
16	9171	通所リハⅡ111・人欠	ロ 大規模型通所リハビリテーション費	病院又は診療所の場合	(1) 1時間以上 2時間未満	要介護1　357 単位 × 70%	250	258	
16	9173	通所リハⅡ112・人欠				要介護2　388 単位 × 70%	272	279	
16	9175	通所リハⅡ113・人欠				要介護3　415 単位 × 70%	291	300	
16	9177	通所リハⅡ114・人欠				要介護4　445 単位 × 70%	312	321	
16	9179	通所リハⅡ115・人欠				要介護5　475 単位 × 70%	333	344	
16	9186	通所リハⅡ121・人欠			(2) 2時間以上 3時間未満	要介護1　372 単位 × 70%	260	268	
16	9187	通所リハⅡ122・人欠				要介護2　427 単位 × 70%	299	307	
16	9188	通所リハⅡ123・人欠				要介護3　482 単位 × 70%	337	349	
16	9189	通所リハⅡ124・人欠				要介護4　536 単位 × 70%	375	389	
16	9190	通所リハⅡ125・人欠				要介護5　591 単位 × 70%	414	428	
16	9611	通所リハⅡ131・人欠			(3) 3時間以上 4時間未満	要介護1　470 単位 × 70%	329	340	
16	9612	通所リハⅡ132・人欠				要介護2　547 単位 × 70%	383	396	
16	9613	通所リハⅡ133・人欠				要介護3　623 単位 × 70%	436	450	
16	9614	通所リハⅡ134・人欠				要介護4　719 単位 × 70%	503	520	
16	9615	通所リハⅡ135・人欠				要介護5　816 単位 × 70%	571	589	
16	9621	通所リハⅡ141・人欠			(4) 4時間以上 5時間未満	要介護1　525 単位 × 70%	368	387	
16	9622	通所リハⅡ142・人欠				要介護2　611 単位 × 70%	428	449	
16	9623	通所リハⅡ143・人欠				要介護3　696 単位 × 70%	487	511	
16	9624	通所リハⅡ144・人欠				要介護4　805 単位 × 70%	564	591	
16	9625	通所リハⅡ145・人欠				要介護5　912 単位 × 70%	638	670	
16	5396	通所リハⅡ151・人欠			(5) 5時間以上 6時間未満	要介護1　584 単位 × 70%	409	435	
16	5397	通所リハⅡ152・人欠				要介護2　692 単位 × 70%	484	517	
16	5398	通所リハⅡ153・人欠				要介護3　800 単位 × 70%	560	596	
16	5399	通所リハⅡ154・人欠				要介護4　929 単位 × 70%	650	691	
16	5401	通所リハⅡ155・人欠				要介護5　1,053 単位 × 70%	737	784	
16	9631	通所リハⅡ161・人欠			(6) 6時間以上 7時間未満	要介護1　675 単位 × 70%	473	501	
16	9632	通所リハⅡ162・人欠				要介護2　802 単位 × 70%	561	595	
16	9633	通所リハⅡ163・人欠				要介護3　926 単位 × 70%	648	687	
16	9634	通所リハⅡ164・人欠				要介護4　1,077 単位 × 70%	754	796	
16	9635	通所リハⅡ165・人欠				要介護5　1,224 単位 × 70%	857	903	
16	5402	通所リハⅡ171・人欠			(7) 7時間以上 8時間未満	要介護1　714 単位 × 70%	500	533	
16	5403	通所リハⅡ172・人欠				要介護2　847 単位 × 70%	593	632	
16	5404	通所リハⅡ173・人欠				要介護3　983 単位 × 70%	688	732	
16	5405	通所リハⅡ174・人欠				要介護4　1,140 単位 × 70%	798	851	
16	5406	通所リハⅡ175・人欠				要介護5　1,300 単位 × 70%	910	965	

注 医師、PT・OT・ST、看護・介護職員が欠員の場合

居宅

通所リハ（欠員）

居宅

通所
リハ

（欠員）

種類	項目	サービス内容略称	算定項目			合成単位数	給付管理単位数	算定単位
16	9456	通所リハⅡ211・人欠	ロ 大規模型通所リハビリテーション費	介護老人保健施設の場合	(1) 1時間以上2時間未満	注 医師、PT・OT・ST、看護・介護職員が欠員の場合 要介護1 357 単位 × 70%	250	258	1回につき
16	9458	通所リハⅡ212・人欠			要介護2 388 単位 × 70%	272	279	
16	9460	通所リハⅡ213・人欠			要介護3 415 単位 × 70%	291	300	
16	9462	通所リハⅡ214・人欠			要介護4 445 単位 × 70%	312	321	
16	9464	通所リハⅡ215・人欠			要介護5 475 単位 × 70%	333	344	
16	9466	通所リハⅡ221・人欠		(2) 2時間以上3時間未満	要介護1 372 単位 × 70%	260	268	
16	9467	通所リハⅡ222・人欠			要介護2 427 単位 × 70%	299	307	
16	9468	通所リハⅡ223・人欠			要介護3 482 単位 × 70%	337	349	
16	9469	通所リハⅡ224・人欠			要介護4 536 単位 × 70%	375	389	
16	9470	通所リハⅡ225・人欠			要介護5 591 単位 × 70%	414	428	
16	9471	通所リハⅡ231・人欠		(3) 3時間以上4時間未満	要介護1 470 単位 × 70%	329	340	
16	9472	通所リハⅡ232・人欠			要介護2 547 単位 × 70%	383	396	
16	9473	通所リハⅡ233・人欠			要介護3 623 単位 × 70%	436	450	
16	9474	通所リハⅡ234・人欠			要介護4 719 単位 × 70%	503	520	
16	9475	通所リハⅡ235・人欠			要介護5 816 単位 × 70%	571	589	
16	9476	通所リハⅡ241・人欠		(4) 4時間以上5時間未満	要介護1 525 単位 × 70%	368	387	
16	9477	通所リハⅡ242・人欠			要介護2 611 単位 × 70%	428	449	
16	9478	通所リハⅡ243・人欠			要介護3 696 単位 × 70%	487	511	
16	9479	通所リハⅡ244・人欠			要介護4 805 単位 × 70%	564	591	
16	9480	通所リハⅡ245・人欠			要介護5 912 単位 × 70%	638	670	
16	5407	通所リハⅡ251・人欠		(5) 5時間以上6時間未満	要介護1 584 単位 × 70%	409	435	
16	5408	通所リハⅡ252・人欠			要介護2 692 単位 × 70%	484	517	
16	5409	通所リハⅡ253・人欠			要介護3 800 単位 × 70%	560	596	
16	5410	通所リハⅡ254・人欠			要介護4 929 単位 × 70%	650	691	
16	5411	通所リハⅡ255・人欠			要介護5 1,053 単位 × 70%	737	784	
16	9481	通所リハⅡ261・人欠		(6) 6時間以上7時間未満	要介護1 675 単位 × 70%	473	501	
16	9482	通所リハⅡ262・人欠			要介護2 802 単位 × 70%	561	595	
16	9483	通所リハⅡ263・人欠			要介護3 926 単位 × 70%	648	687	
16	9484	通所リハⅡ264・人欠			要介護4 1,077 単位 × 70%	754	796	
16	9485	通所リハⅡ265・人欠			要介護5 1,224 単位 × 70%	857	903	
16	5412	通所リハⅡ271・人欠		(7) 7時間以上8時間未満	要介護1 714 単位 × 70%	500	533	
16	5413	通所リハⅡ272・人欠			要介護2 847 単位 × 70%	593	632	
16	5414	通所リハⅡ273・人欠			要介護3 983 単位 × 70%	688	732	
16	5415	通所リハⅡ274・人欠			要介護4 1,140 単位 × 70%	798	851	
16	5416	通所リハⅡ275・人欠			要介護5 1,300 単位 × 70%	910	965	
16	5417	通所リハⅡ311・人欠		介護医療院の場合	(1) 1時間以上2時間未満	要介護1 357 単位 × 70%	250	258	
16	5418	通所リハⅡ312・人欠			要介護2 388 単位 × 70%	272	279	
16	5419	通所リハⅡ313・人欠			要介護3 415 単位 × 70%	291	300	
16	5420	通所リハⅡ314・人欠			要介護4 445 単位 × 70%	312	321	
16	5421	通所リハⅡ315・人欠			要介護5 475 単位 × 70%	333	344	
16	5422	通所リハⅡ321・人欠		(2) 2時間以上3時間未満	要介護1 372 単位 × 70%	260	268	
16	5423	通所リハⅡ322・人欠			要介護2 427 単位 × 70%	299	307	
16	5424	通所リハⅡ323・人欠			要介護3 482 単位 × 70%	337	349	
16	5425	通所リハⅡ324・人欠			要介護4 536 単位 × 70%	375	389	
16	5426	通所リハⅡ325・人欠			要介護5 591 単位 × 70%	414	428	
16	5427	通所リハⅡ331・人欠		(3) 3時間以上4時間未満	要介護1 470 単位 × 70%	329	340	
16	5428	通所リハⅡ332・人欠			要介護2 547 単位 × 70%	383	396	
16	5429	通所リハⅡ333・人欠			要介護3 623 単位 × 70%	436	450	
16	5430	通所リハⅡ334・人欠			要介護4 719 単位 × 70%	503	520	
16	5431	通所リハⅡ335・人欠			要介護5 816 単位 × 70%	571	589	
16	5432	通所リハⅡ341・人欠		(4) 4時間以上5時間未満	要介護1 525 単位 × 70%	368	387	
16	5433	通所リハⅡ342・人欠			要介護2 611 単位 × 70%	428	449	
16	5434	通所リハⅡ343・人欠			要介護3 696 単位 × 70%	487	511	
16	5435	通所リハⅡ344・人欠			要介護4 805 単位 × 70%	564	591	
16	5436	通所リハⅡ345・人欠			要介護5 912 単位 × 70%	638	670	
16	5437	通所リハⅡ351・人欠		(5) 5時間以上6時間未満	要介護1 584 単位 × 70%	409	435	
16	5438	通所リハⅡ352・人欠			要介護2 692 単位 × 70%	484	517	
16	5439	通所リハⅡ353・人欠			要介護3 800 単位 × 70%	560	596	
16	5440	通所リハⅡ354・人欠			要介護4 929 単位 × 70%	650	691	
16	5441	通所リハⅡ355・人欠			要介護5 1,053 単位 × 70%	737	784	
16	5442	通所リハⅡ361・人欠		(6) 6時間以上7時間未満	要介護1 675 単位 × 70%	473	501	
16	5443	通所リハⅡ362・人欠			要介護2 802 単位 × 70%	561	595	
16	5444	通所リハⅡ363・人欠			要介護3 926 単位 × 70%	648	687	
16	5445	通所リハⅡ364・人欠			要介護4 1,077 単位 × 70%	754	796	
16	5446	通所リハⅡ365・人欠			要介護5 1,224 単位 × 70%	857	903	
16	5447	通所リハⅡ371・人欠		(7) 7時間以上8時間未満	要介護1 714 単位 × 70%	500	533	
16	5448	通所リハⅡ372・人欠			要介護2 847 単位 × 70%	593	632	
16	5449	通所リハⅡ373・人欠			要介護3 983 単位 × 70%	688	732	
16	5450	通所リハⅡ374・人欠			要介護4 1,140 単位 × 70%	798	851	
16	5451	通所リハⅡ375・人欠			要介護5 1,300 単位 × 70%	910	965	

サービスコード 種類	項目	サービス内容略称	算定項目				合成単位数	給付管理単位数	算定単位
16	9281	通所リハⅢ111・人欠	ロ 大規模型通所リハビリテーション費（一定の要件を満たした事業所）	病院又は診療所の場合	(1) 1時間以上2時間未満	要介護1　369 単位 × 70%	258		1回につき
16	9283	通所リハⅢ112・人欠				要介護2　398 単位 × 70%	279		
16	9285	通所リハⅢ113・人欠				要介護3　429 単位 × 70%	300		
16	9287	通所リハⅢ114・人欠				要介護4　458 単位 × 70%	321		
16	9289	通所リハⅢ115・人欠				要介護5　491 単位 × 70%	344		
16	9191	通所リハⅢ121・人欠			(2) 2時間以上3時間未満	要介護1　383 単位 × 70%	268		
16	9192	通所リハⅢ122・人欠				要介護2　439 単位 × 70%	307		
16	9193	通所リハⅢ123・人欠				要介護3　498 単位 × 70%	349		
16	9194	通所リハⅢ124・人欠				要介護4　555 単位 × 70%	389		
16	9195	通所リハⅢ125・人欠				要介護5　612 単位 × 70%	428		
16	9811	通所リハⅢ131・人欠			(3) 3時間以上4時間未満	要介護1　486 単位 × 70%	340		
16	9812	通所リハⅢ132・人欠				要介護2　565 単位 × 70%	396		
16	9813	通所リハⅢ133・人欠				要介護3　643 単位 × 70%	450		
16	9814	通所リハⅢ134・人欠				要介護4　743 単位 × 70%	520		
16	9815	通所リハⅢ135・人欠				要介護5　842 単位 × 70%	589		
16	9821	通所リハⅢ141・人欠		注 医師、PT・OT・ST、看護・介護職員が欠員の場合	(4) 4時間以上5時間未満	要介護1　553 単位 × 70%	387		
16	9822	通所リハⅢ142・人欠				要介護2　642 単位 × 70%	449		
16	9823	通所リハⅢ143・人欠				要介護3　730 単位 × 70%	511		
16	9824	通所リハⅢ144・人欠				要介護4　844 単位 × 70%	591		
16	9825	通所リハⅢ145・人欠				要介護5　957 単位 × 70%	670		
16	5482	通所リハⅢ151・人欠			(5) 5時間以上6時間未満	要介護1　622 単位 × 70%	435		
16	5483	通所リハⅢ152・人欠				要介護2　738 単位 × 70%	517		
16	5484	通所リハⅢ153・人欠				要介護3　852 単位 × 70%	596		
16	5485	通所リハⅢ154・人欠				要介護4　987 単位 × 70%	691		
16	5486	通所リハⅢ155・人欠				要介護5　1,120 単位 × 70%	784		
16	9831	通所リハⅢ161・人欠			(6) 6時間以上7時間未満	要介護1　715 単位 × 70%	501		
16	9832	通所リハⅢ162・人欠				要介護2　850 単位 × 70%	595		
16	9833	通所リハⅢ163・人欠				要介護3　981 単位 × 70%	687		
16	9834	通所リハⅢ164・人欠				要介護4　1,137 単位 × 70%	796		
16	9835	通所リハⅢ165・人欠				要介護5　1,290 単位 × 70%	903		
16	5487	通所リハⅢ171・人欠			(7) 7時間以上8時間未満	要介護1　762 単位 × 70%	533		
16	5488	通所リハⅢ172・人欠				要介護2　903 単位 × 70%	632		
16	5489	通所リハⅢ173・人欠				要介護3　1,046 単位 × 70%	732		
16	5490	通所リハⅢ174・人欠				要介護4　1,215 単位 × 70%	851		
16	5491	通所リハⅢ175・人欠				要介護5　1,379 単位 × 70%	965		
16	9556	通所リハⅢ211・人欠		介護老人保健施設の場合	(1) 1時間以上2時間未満	要介護1　369 単位 × 70%	258		
16	9558	通所リハⅢ212・人欠				要介護2　398 単位 × 70%	279		
16	9560	通所リハⅢ213・人欠				要介護3　429 単位 × 70%	300		
16	9562	通所リハⅢ214・人欠				要介護4　458 単位 × 70%	321		
16	9564	通所リハⅢ215・人欠				要介護5　491 単位 × 70%	344		
16	9566	通所リハⅢ221・人欠			(2) 2時間以上3時間未満	要介護1　383 単位 × 70%	268		
16	9567	通所リハⅢ222・人欠				要介護2　439 単位 × 70%	307		
16	9568	通所リハⅢ223・人欠				要介護3　498 単位 × 70%	349		
16	9569	通所リハⅢ224・人欠				要介護4　555 単位 × 70%	389		
16	9570	通所リハⅢ225・人欠				要介護5　612 単位 × 70%	428		
16	9571	通所リハⅢ231・人欠			(3) 3時間以上4時間未満	要介護1　486 単位 × 70%	340		
16	9572	通所リハⅢ232・人欠				要介護2　565 単位 × 70%	396		
16	9573	通所リハⅢ233・人欠				要介護3　643 単位 × 70%	450		
16	9574	通所リハⅢ234・人欠				要介護4　743 単位 × 70%	520		
16	9575	通所リハⅢ235・人欠				要介護5　842 単位 × 70%	589		
16	9576	通所リハⅢ241・人欠		注 医師、PT・OT・ST、看護・介護職員が欠員の場合	(4) 4時間以上5時間未満	要介護1　553 単位 × 70%	387		
16	9577	通所リハⅢ242・人欠				要介護2　642 単位 × 70%	449		
16	9578	通所リハⅢ243・人欠				要介護3　730 単位 × 70%	511		
16	9579	通所リハⅢ244・人欠				要介護4　844 単位 × 70%	591		
16	9580	通所リハⅢ245・人欠				要介護5　957 単位 × 70%	670		
16	5492	通所リハⅢ251・人欠			(5) 5時間以上6時間未満	要介護1　622 単位 × 70%	435		
16	5493	通所リハⅢ252・人欠				要介護2　738 単位 × 70%	517		
16	5494	通所リハⅢ253・人欠				要介護3　852 単位 × 70%	596		
16	5495	通所リハⅢ254・人欠				要介護4　987 単位 × 70%	691		
16	5496	通所リハⅢ255・人欠				要介護5　1,120 単位 × 70%	784		
16	9581	通所リハⅢ261・人欠			(6) 6時間以上7時間未満	要介護1　715 単位 × 70%	501		
16	9582	通所リハⅢ262・人欠				要介護2　850 単位 × 70%	595		
16	9583	通所リハⅢ263・人欠				要介護3　981 単位 × 70%	687		
16	9584	通所リハⅢ264・人欠				要介護4　1,137 単位 × 70%	796		
16	9585	通所リハⅢ265・人欠				要介護5　1,290 単位 × 70%	903		
16	5497	通所リハⅢ271・人欠			(7) 7時間以上8時間未満	要介護1　762 単位 × 70%	533		
16	5498	通所リハⅢ272・人欠				要介護2　903 単位 × 70%	632		
16	5499	通所リハⅢ273・人欠				要介護3　1,046 単位 × 70%	732		
16	5500	通所リハⅢ274・人欠				要介護4　1,215 単位 × 70%	851		
16	5503	通所リハⅢ275・人欠				要介護5　1,379 単位 × 70%	965		

居宅

通所
リハ
（欠員）

居宅

通所リハ（欠員）

種類	項目	サービス内容略称	算定項目				合成単位数	給付管理単位数	算定単位
16	5504	通所リハⅢ311・人欠	ロ 大規模型通所リハビリテーション費（一定の要件を満たした事業所）	介護医療院の場合	(1) 1時間以上2時間未満	注 医師・PT・OT・ST・看護・介護職員が欠員の場合　要介護1　369 単位 × 70%	258		1回につき
16	5505	通所リハⅢ312・人欠				要介護2　398 単位 × 70%	279		
16	5506	通所リハⅢ313・人欠				要介護3　429 単位 × 70%	300		
16	5507	通所リハⅢ314・人欠				要介護4　458 単位 × 70%	321		
16	5508	通所リハⅢ315・人欠				要介護5　491 単位 × 70%	344		
16	5509	通所リハⅢ321・人欠			(2) 2時間以上3時間未満	要介護1　383 単位 × 70%	268		
16	5510	通所リハⅢ322・人欠				要介護2　439 単位 × 70%	307		
16	5511	通所リハⅢ323・人欠				要介護3　498 単位 × 70%	349		
16	5512	通所リハⅢ324・人欠				要介護4　555 単位 × 70%	389		
16	5513	通所リハⅢ325・人欠				要介護5　612 単位 × 70%	428		
16	5514	通所リハⅢ331・人欠			(3) 3時間以上4時間未満	要介護1　486 単位 × 70%	340		
16	5515	通所リハⅢ332・人欠				要介護2　565 単位 × 70%	396		
16	5516	通所リハⅢ333・人欠				要介護3　643 単位 × 70%	450		
16	5517	通所リハⅢ334・人欠				要介護4　743 単位 × 70%	520		
16	5518	通所リハⅢ335・人欠				要介護5　842 単位 × 70%	589		
16	5519	通所リハⅢ341・人欠			(4) 4時間以上5時間未満	要介護1　553 単位 × 70%	387		
16	5520	通所リハⅢ342・人欠				要介護2　642 単位 × 70%	449		
16	5521	通所リハⅢ343・人欠				要介護3　730 単位 × 70%	511		
16	5522	通所リハⅢ344・人欠				要介護4　844 単位 × 70%	591		
16	5523	通所リハⅢ345・人欠				要介護5　957 単位 × 70%	670		
16	5524	通所リハⅢ351・人欠			(5) 5時間以上6時間未満	要介護1　622 単位 × 70%	435		
16	5525	通所リハⅢ352・人欠				要介護2　738 単位 × 70%	517		
16	5526	通所リハⅢ353・人欠				要介護3　852 単位 × 70%	596		
16	5527	通所リハⅢ354・人欠				要介護4　987 単位 × 70%	691		
16	5528	通所リハⅢ355・人欠				要介護5　1,120 単位 × 70%	784		
16	5529	通所リハⅢ361・人欠			(6) 6時間以上7時間未満	要介護1　715 単位 × 70%	501		
16	5530	通所リハⅢ362・人欠				要介護2　850 単位 × 70%	595		
16	5531	通所リハⅢ363・人欠				要介護3　981 単位 × 70%	687		
16	5532	通所リハⅢ364・人欠				要介護4　1,137 単位 × 70%	796		
16	5533	通所リハⅢ365・人欠				要介護5　1,290 単位 × 70%	903		
16	5534	通所リハⅢ371・人欠			(7) 7時間以上8時間未満	要介護1　762 単位 × 70%	533		
16	5535	通所リハⅢ372・人欠				要介護2　903 単位 × 70%	632		
16	5536	通所リハⅢ373・人欠				要介護3　1,046 単位 × 70%	732		
16	5537	通所リハⅢ374・人欠				要介護4　1,215 単位 × 70%	851		
16	5538	通所リハⅢ375・人欠				要介護5　1,379 単位 × 70%	965		

8 短期入所生活介護サービスコード表

サービスコード 種類	項目	サービス内容略称	算定項目				合成 単位数	算定 単位
21	1111	単独短期生活Ⅰ1	イ短期入所生活介護費 / (1)単独型短期入所生活介護費	(一)単独型短期入所生活介護費(Ⅰ) <従来型個室>	要介護1　645 単位		645	1日につき
21	1113	単独短期生活Ⅰ1・夜減				夜勤の勤務条件に関する基準を満たさない場合 × 97%	626	
21	1121	単独短期生活Ⅰ2			要介護2　715 単位		715	
21	1123	単独短期生活Ⅰ2・夜減				夜勤の勤務条件に関する基準を満たさない場合 × 97%	694	
21	1131	単独短期生活Ⅰ3			要介護3　787 単位		787	
21	1133	単独短期生活Ⅰ3・夜減				夜勤の勤務条件に関する基準を満たさない場合 × 97%	763	
21	1141	単独短期生活Ⅰ4			要介護4　856 単位		856	
21	1143	単独短期生活Ⅰ4・夜減				夜勤の勤務条件に関する基準を満たさない場合 × 97%	830	
21	1151	単独短期生活Ⅰ5			要介護5　926 単位		926	
21	1153	単独短期生活Ⅰ5・夜減				夜勤の勤務条件に関する基準を満たさない場合 × 97%	898	
21	1115	単独短期生活Ⅱ1		(二)単独型短期入所生活介護費(Ⅱ) <多床室>	要介護1　645 単位		645	
21	1117	単独短期生活Ⅱ1・夜減				夜勤の勤務条件に関する基準を満たさない場合 × 97%	626	
21	1125	単独短期生活Ⅱ2			要介護2　715 単位		715	
21	1127	単独短期生活Ⅱ2・夜減				夜勤の勤務条件に関する基準を満たさない場合 × 97%	694	
21	1135	単独短期生活Ⅱ3			要介護3　787 単位		787	
21	1137	単独短期生活Ⅱ3・夜減				夜勤の勤務条件に関する基準を満たさない場合 × 97%	763	
21	1145	単独短期生活Ⅱ4			要介護4　856 単位		856	
21	1147	単独短期生活Ⅱ4・夜減				夜勤の勤務条件に関する基準を満たさない場合 × 97%	830	
21	1155	単独短期生活Ⅱ5			要介護5　926 単位		926	
21	1157	単独短期生活Ⅱ5・夜減				夜勤の勤務条件に関する基準を満たさない場合 × 97%	898	
21	2111	併設短期生活Ⅰ1	(2)併設型短期入所生活介護費	(一)併設型短期入所生活介護費(Ⅰ) <従来型個室>	要介護1　603 単位		603	
21	2113	併設短期生活Ⅰ1・夜減				夜勤の勤務条件に関する基準を満たさない場合 × 97%	585	
21	2121	併設短期生活Ⅰ2			要介護2　672 単位		672	
21	2123	併設短期生活Ⅰ2・夜減				夜勤の勤務条件に関する基準を満たさない場合 × 97%	652	
21	2131	併設短期生活Ⅰ3			要介護3　745 単位		745	
21	2133	併設短期生活Ⅰ3・夜減				夜勤の勤務条件に関する基準を満たさない場合 × 97%	723	
21	2141	併設短期生活Ⅰ4			要介護4　815 単位		815	
21	2143	併設短期生活Ⅰ4・夜減				夜勤の勤務条件に関する基準を満たさない場合 × 97%	791	
21	2151	併設短期生活Ⅰ5			要介護5　884 単位		884	
21	2153	併設短期生活Ⅰ5・夜減				夜勤の勤務条件に関する基準を満たさない場合 × 97%	857	
21	2115	併設短期生活Ⅱ1		(二)併設型短期入所生活介護費(Ⅱ) <多床室>	要介護1　603 単位		603	
21	2117	併設短期生活Ⅱ1・夜減				夜勤の勤務条件に関する基準を満たさない場合 × 97%	585	
21	2125	併設短期生活Ⅱ2			要介護2　672 単位		672	
21	2127	併設短期生活Ⅱ2・夜減				夜勤の勤務条件に関する基準を満たさない場合 × 97%	652	
21	2135	併設短期生活Ⅱ3			要介護3　745 単位		745	
21	2137	併設短期生活Ⅱ3・夜減				夜勤の勤務条件に関する基準を満たさない場合 × 97%	723	
21	2145	併設短期生活Ⅱ4			要介護4　815 単位		815	
21	2147	併設短期生活Ⅱ4・夜減				夜勤の勤務条件に関する基準を満たさない場合 × 97%	791	
21	2155	併設短期生活Ⅱ5			要介護5　884 単位		884	
21	2157	併設短期生活Ⅱ5・夜減				夜勤の勤務条件に関する基準を満たさない場合 × 97%	857	

居宅

短期 生活

居宅

短期
生活

サービスコード 種類	項目	サービス内容略称	算定項目				合成単位数	算定単位
21	1411	単ユ短期生活1	ロ ユニット型短期入所生活介護費 / (1) 単独型ユニット型短期入所生活介護費 (一) 単独型ユニット型短期入所生活介護費 ＜ユニット型個室＞	要介護1　746 単位			746	1日につき
21	1413	単ユ短期生活1・夜減			夜勤の勤務条件に関する基準を満たさない場合	× 97%	724	
21	1421	単ユ短期生活2		要介護2　815 単位			815	
21	1423	単ユ短期生活2・夜減			夜勤の勤務条件に関する基準を満たさない場合	× 97%	791	
21	1431	単ユ短期生活3		要介護3　891 単位			891	
21	1433	単ユ短期生活3・夜減			夜勤の勤務条件に関する基準を満たさない場合	× 97%	864	
21	1441	単ユ短期生活4		要介護4　959 単位			959	
21	1443	単ユ短期生活4・夜減			夜勤の勤務条件に関する基準を満たさない場合	× 97%	930	
21	1451	単ユ短期生活5		要介護5　1,028 単位			1,028	
21	1453	単ユ短期生活5・夜減			夜勤の勤務条件に関する基準を満たさない場合	× 97%	997	
21	1415	経単ユ短期生活1	(二) 経過的単独型ユニット型短期入所生活介護費 ＜ユニット型個室的多床室＞	要介護1　746 単位			746	
21	1417	経単ユ短期生活1・夜減			夜勤の勤務条件に関する基準を満たさない場合	× 97%	724	
21	1425	経単ユ短期生活2		要介護2　815 単位			815	
21	1427	経単ユ短期生活2・夜減			夜勤の勤務条件に関する基準を満たさない場合	× 97%	791	
21	1435	経単ユ短期生活3		要介護3　891 単位			891	
21	1437	経単ユ短期生活3・夜減			夜勤の勤務条件に関する基準を満たさない場合	× 97%	864	
21	1445	経単ユ短期生活4		要介護4　959 単位			959	
21	1447	経単ユ短期生活4・夜減			夜勤の勤務条件に関する基準を満たさない場合	× 97%	930	
21	1455	経単ユ短期生活5		要介護5　1,028 単位			1,028	
21	1457	経単ユ短期生活5・夜減			夜勤の勤務条件に関する基準を満たさない場合	× 97%	997	
21	2411	併ユ短期生活1	(2) 併設型ユニット型短期入所生活介護費 (一) 併設型ユニット型短期入所生活介護費 ＜ユニット型個室＞	要介護1　704 単位			704	
21	2413	併ユ短期生活1・夜減			夜勤の勤務条件に関する基準を満たさない場合	× 97%	683	
21	2421	併ユ短期生活2		要介護2　772 単位			772	
21	2423	併ユ短期生活2・夜減			夜勤の勤務条件に関する基準を満たさない場合	× 97%	749	
21	2431	併ユ短期生活3		要介護3　847 単位			847	
21	2433	併ユ短期生活3・夜減			夜勤の勤務条件に関する基準を満たさない場合	× 97%	822	
21	2441	併ユ短期生活4		要介護4　918 単位			918	
21	2443	併ユ短期生活4・夜減			夜勤の勤務条件に関する基準を満たさない場合	× 97%	890	
21	2451	併ユ短期生活5		要介護5　987 単位			987	
21	2453	併ユ短期生活5・夜減			夜勤の勤務条件に関する基準を満たさない場合	× 97%	957	
21	2415	経併ユ短期生活1	(二) 経過的併設型ユニット型短期入所生活介護費 ＜ユニット型個室的多床室＞	要介護1　704 単位			704	
21	2417	経併ユ短期生活1・夜減			夜勤の勤務条件に関する基準を満たさない場合	× 97%	683	
21	2425	経併ユ短期生活2		要介護2　772 単位			772	
21	2427	経併ユ短期生活2・夜減			夜勤の勤務条件に関する基準を満たさない場合	× 97%	749	
21	2435	経併ユ短期生活3		要介護3　847 単位			847	
21	2437	経併ユ短期生活3・夜減			夜勤の勤務条件に関する基準を満たさない場合	× 97%	822	
21	2445	経併ユ短期生活4		要介護4　918 単位			918	
21	2447	経併ユ短期生活4・夜減			夜勤の勤務条件に関する基準を満たさない場合	× 97%	890	
21	2455	経併ユ短期生活5		要介護5　987 単位			987	
21	2457	経併ユ短期生活5・夜減			夜勤の勤務条件に関する基準を満たさない場合	× 97%	957	

サービスコード 種類	項目	サービス内容略称	算定項目						合成単位数	算定単位
21	3005	単ユ短期生活1・未	ロユニット型短期入所生活介護費	(1)単独型ユニット型短期入所生活介護費	(一)単独型ユニット型短期入所生活介護費 <ユニット型個室>	要介護1		ユニットケア体制未整備減算	724	1日につき
21	3007	単ユ短期生活1・夜減・未				746 単位	夜勤の勤務条件に関する基準を満たさない場合 × 97%		702	
21	3009	単ユ短期生活2・未				要介護2			791	
21	3011	単ユ短期生活2・夜減・未				815 単位	夜勤の勤務条件に関する基準を満たさない場合 × 97%		767	
21	3013	単ユ短期生活3・未				要介護3			864	
21	3015	単ユ短期生活3・夜減・未				891 単位	夜勤の勤務条件に関する基準を満たさない場合 × 97%		838	
21	3017	単ユ短期生活4・未				要介護4			930	
21	3019	単ユ短期生活4・夜減・未				959 単位	夜勤の勤務条件に関する基準を満たさない場合 × 97%		902	
21	3021	単ユ短期生活5・未				要介護5			997	
21	3023	単ユ短期生活5・夜減・未				1,028 単位	夜勤の勤務条件に関する基準を満たさない場合 × 97%		967	
21	3029	経単ユ短期生活1・未			(二)経過的単独型ユニット型短期入所生活介護費 <ユニット型個室的多床室>	要介護1			724	
21	3031	経単ユ短期生活1・夜減・未				746 単位	夜勤の勤務条件に関する基準を満たさない場合 × 97%		702	
21	3033	経単ユ短期生活2・未				要介護2			791	
21	3035	経単ユ短期生活2・夜減・未				815 単位	夜勤の勤務条件に関する基準を満たさない場合 × 97%		767	
21	3037	経単ユ短期生活3・未				要介護3			864	
21	3039	経単ユ短期生活3・夜減・未				891 単位	夜勤の勤務条件に関する基準を満たさない場合 × 97%		838	
21	3041	経単ユ短期生活4・未				要介護4	× 97%		930	
21	3043	経単ユ短期生活4・夜減・未				959 単位	夜勤の勤務条件に関する基準を満たさない場合 × 97%		902	
21	3045	経単ユ短期生活5・未				要介護5			997	
21	3047	経単ユ短期生活5・夜減・未				1,028 単位	夜勤の勤務条件に関する基準を満たさない場合 × 97%		967	
21	3053	併ユ短期生活1・未		(2)併設型ユニット型短期入所生活介護費	(一)併設型ユニット型短期入所生活介護費 <ユニット型個室>	要介護1		ユニットケア体制未整備減算	683	
21	3055	併ユ短期生活1・夜減・未				704 単位	夜勤の勤務条件に関する基準を満たさない場合 × 97%		663	
21	3057	併ユ短期生活2・未				要介護2			749	
21	3059	併ユ短期生活2・夜減・未				772 単位	夜勤の勤務条件に関する基準を満たさない場合 × 97%		727	
21	3061	併ユ短期生活3・未				要介護3			822	
21	3063	併ユ短期生活3・夜減・未				847 単位	夜勤の勤務条件に関する基準を満たさない場合 × 97%		797	
21	3065	併ユ短期生活4・未				要介護4			890	
21	3067	併ユ短期生活4・夜減・未				918 単位	夜勤の勤務条件に関する基準を満たさない場合 × 97%		863	
21	3069	併ユ短期生活5・未				要介護5			957	
21	3071	併ユ短期生活5・夜減・未				987 単位	夜勤の勤務条件に関する基準を満たさない場合 × 97%		928	
21	3077	経併ユ短期生活1・未			(二)経過的併設型ユニット型短期入所生活介護費 <ユニット型個室的多床室>	要介護1			683	
21	3079	経併ユ短期生活1・夜減・未				704 単位	夜勤の勤務条件に関する基準を満たさない場合 × 97%		663	
21	3081	経併ユ短期生活2・未				要介護2			749	
21	3083	経併ユ短期生活2・夜減・未				772 単位	夜勤の勤務条件に関する基準を満たさない場合 × 97%		727	
21	3085	経併ユ短期生活3・未				要介護3			822	
21	3087	経併ユ短期生活3・夜減・未				847 単位	夜勤の勤務条件に関する基準を満たさない場合 × 97%		797	
21	3089	経併ユ短期生活4・未				要介護4	× 97%		890	
21	3091	経併ユ短期生活4・夜減・未				918 単位	夜勤の勤務条件に関する基準を満たさない場合 × 97%		863	
21	3093	経併ユ短期生活5・未				要介護5			957	
21	3095	経併ユ短期生活5・夜減・未				987 単位	夜勤の勤務条件に関する基準を満たさない場合 × 97%		928	

居宅

短期生活

居宅

短期
生活

サービスコード 種類	サービスコード 項目	サービス内容略称	算定項目				合成単位数	算定単位
21	C201	短期生活高齢者虐待防止未実施減算単独Ⅰ1	高齢者虐待防止措置未実施減算	イ短期入所生活介護費	(1)単独型短期入所生活介護費	(一)単独型短期入所生活介護費(Ⅰ)	要介護1 6 単位減算	-6	1日につき
21	C202	短期生活高齢者虐待防止未実施減算単独Ⅰ2					要介護2 7 単位減算	-7	
21	C203	短期生活高齢者虐待防止未実施減算単独Ⅰ3					要介護3 8 単位減算	-8	
21	C204	短期生活高齢者虐待防止未実施減算単独Ⅰ4					要介護4 9 単位減算	-9	
21	C205	短期生活高齢者虐待防止未実施減算単独Ⅰ5					要介護5 9 単位減算	-9	
21	C206	短期生活高齢者虐待防止未実施減算単独Ⅱ1				(二)単独型短期入所生活介護費(Ⅱ)	要介護1 6 単位減算	-6	
21	C207	短期生活高齢者虐待防止未実施減算単独Ⅱ2					要介護2 7 単位減算	-7	
21	C208	短期生活高齢者虐待防止未実施減算単独Ⅱ3					要介護3 8 単位減算	-8	
21	C209	短期生活高齢者虐待防止未実施減算単独Ⅱ4					要介護4 9 単位減算	-9	
21	C210	短期生活高齢者虐待防止未実施減算単独Ⅱ5					要介護5 9 単位減算	-9	
21	C211	短期生活高齢者虐待防止未実施減算併設Ⅰ1			(2)併設型短期入所生活介護費	(一)併設型短期入所生活介護費(Ⅰ)	要介護1 6 単位減算	-6	
21	C212	短期生活高齢者虐待防止未実施減算併設Ⅰ2					要介護2 7 単位減算	-7	
21	C213	短期生活高齢者虐待防止未実施減算併設Ⅰ3					要介護3 7 単位減算	-7	
21	C214	短期生活高齢者虐待防止未実施減算併設Ⅰ4					要介護4 8 単位減算	-8	
21	C215	短期生活高齢者虐待防止未実施減算併設Ⅰ5					要介護5 9 単位減算	-9	
21	C216	短期生活高齢者虐待防止未実施減算併設Ⅱ1				(二)併設型短期入所生活介護費(Ⅱ)	要介護1 6 単位減算	-6	
21	C217	短期生活高齢者虐待防止未実施減算併設Ⅱ2					要介護2 7 単位減算	-7	
21	C218	短期生活高齢者虐待防止未実施減算併設Ⅱ3					要介護3 7 単位減算	-7	
21	C219	短期生活高齢者虐待防止未実施減算併設Ⅱ4					要介護4 8 単位減算	-8	
21	C220	短期生活高齢者虐待防止未実施減算併設Ⅱ5					要介護5 9 単位減算	-9	
21	C221	短期生活高齢者虐待防止未実施減算単ユ1		ロユニット型短期入所生活介護費	(1)単独型ユニット型短期入所生活介護費	(一)単独型ユニット型短期入所生活介護費	要介護1 7 単位減算	-7	
21	C222	短期生活高齢者虐待防止未実施減算単ユ2					要介護2 8 単位減算	-8	
21	C223	短期生活高齢者虐待防止未実施減算単ユ3					要介護3 9 単位減算	-9	
21	C224	短期生活高齢者虐待防止未実施減算単ユ4					要介護4 10 単位減算	-10	
21	C225	短期生活高齢者虐待防止未実施減算単ユ5					要介護5 10 単位減算	-10	
21	C226	短期生活高齢者虐待防止未実施減算経単ユ1				(二)経過的単独型ユニット型短期入所生活介護費	要介護1 7 単位減算	-7	
21	C227	短期生活高齢者虐待防止未実施減算経単ユ2					要介護2 8 単位減算	-8	
21	C228	短期生活高齢者虐待防止未実施減算経単ユ3					要介護3 9 単位減算	-9	
21	C229	短期生活高齢者虐待防止未実施減算経単ユ4					要介護4 10 単位減算	-10	
21	C230	短期生活高齢者虐待防止未実施減算経単ユ5					要介護5 10 単位減算	-10	
21	C231	短期生活高齢者虐待防止未実施減算併ユ1			(2)併設型ユニット型短期入所生活介護費	(一)併設型ユニット型短期入所生活介護費	要介護1 7 単位減算	-7	
21	C232	短期生活高齢者虐待防止未実施減算併ユ2					要介護2 8 単位減算	-8	
21	C233	短期生活高齢者虐待防止未実施減算併ユ3					要介護3 8 単位減算	-8	
21	C234	短期生活高齢者虐待防止未実施減算併ユ4					要介護4 9 単位減算	-9	
21	C235	短期生活高齢者虐待防止未実施減算併ユ5					要介護5 10 単位減算	-10	
21	C236	短期生活高齢者虐待防止未実施減算経併ユ1				(二)経過的併設型ユニット型短期入所生活介護費	要介護1 7 単位減算	-7	
21	C237	短期生活高齢者虐待防止未実施減算経併ユ2					要介護2 8 単位減算	-8	
21	C238	短期生活高齢者虐待防止未実施減算経併ユ3					要介護3 8 単位減算	-8	
21	C239	短期生活高齢者虐待防止未実施減算経併ユ4					要介護4 9 単位減算	-9	
21	C240	短期生活高齢者虐待防止未実施減算経併ユ5					要介護5 10 単位減算	-10	

居宅

短期
生活

種類	項目	サービス内容略称			算定項目		合成単位数	算定単位
21	D201	短期生活業務継続計画未策定減算単独Ⅰ1	業務継続計画未策定減算	イ短期入所生活介護費 (1)単独型短期入所生活介護費	(一)単独型短期入所生活介護費(Ⅰ)	要介護1 6単位減算	-6	1日につき
21	D202	短期生活業務継続計画未策定減算単独Ⅰ2				要介護2 7単位減算	-7	
21	D203	短期生活業務継続計画未策定減算単独Ⅰ3				要介護3 8単位減算	-8	
21	D204	短期生活業務継続計画未策定減算単独Ⅰ4				要介護4 9単位減算	-9	
21	D205	短期生活業務継続計画未策定減算単独Ⅰ5				要介護5 9単位減算	-9	
21	D206	短期生活業務継続計画未策定減算単独Ⅱ1			(二)単独型短期入所生活介護費(Ⅱ)	要介護1 6単位減算	-6	
21	D207	短期生活業務継続計画未策定減算単独Ⅱ2				要介護2 7単位減算	-7	
21	D208	短期生活業務継続計画未策定減算単独Ⅱ3				要介護3 8単位減算	-8	
21	D209	短期生活業務継続計画未策定減算単独Ⅱ4				要介護4 9単位減算	-9	
21	D210	短期生活業務継続計画未策定減算単独Ⅱ5				要介護5 9単位減算	-9	
21	D211	短期生活業務継続計画未策定減算併設Ⅰ1		(2)併設型短期入所生活介護費	(一)併設型短期入所生活介護費(Ⅰ)	要介護1 6単位減算	-6	
21	D212	短期生活業務継続計画未策定減算併設Ⅰ2				要介護2 7単位減算	-7	
21	D213	短期生活業務継続計画未策定減算併設Ⅰ3				要介護3 7単位減算	-7	
21	D214	短期生活業務継続計画未策定減算併設Ⅰ4				要介護4 8単位減算	-8	
21	D215	短期生活業務継続計画未策定減算併設Ⅰ5				要介護5 9単位減算	-9	
21	D216	短期生活業務継続計画未策定減算併設Ⅱ1			(二)併設型短期入所生活介護費(Ⅱ)	要介護1 6単位減算	-6	
21	D217	短期生活業務継続計画未策定減算併設Ⅱ2				要介護2 7単位減算	-7	
21	D218	短期生活業務継続計画未策定減算併設Ⅱ3				要介護3 7単位減算	-7	
21	D219	短期生活業務継続計画未策定減算併設Ⅱ4				要介護4 8単位減算	-8	
21	D220	短期生活業務継続計画未策定減算併設Ⅱ5				要介護5 9単位減算	-9	
21	D221	短期生活業務継続計画未策定減算単ユ1		ロユニット型短期入所生活介護費 (1)単独型ユニット型短期入所生活介護費	(一)単独型ユニット型短期入所生活介護費	要介護1 7単位減算	-7	
21	D222	短期生活業務継続計画未策定減算単ユ2				要介護2 8単位減算	-8	
21	D223	短期生活業務継続計画未策定減算単ユ3				要介護3 9単位減算	-9	
21	D224	短期生活業務継続計画未策定減算単ユ4				要介護4 10単位減算	-10	
21	D225	短期生活業務継続計画未策定減算単ユ5				要介護5 10単位減算	-10	
21	D226	短期生活業務継続計画未策定減算経単ユ1			(二)経過的単独型ユニット型短期入所生活介護費	要介護1 7単位減算	-7	
21	D227	短期生活業務継続計画未策定減算経単ユ2				要介護2 8単位減算	-8	
21	D228	短期生活業務継続計画未策定減算経単ユ3				要介護3 9単位減算	-9	
21	D229	短期生活業務継続計画未策定減算経単ユ4				要介護4 10単位減算	-10	
21	D230	短期生活業務継続計画未策定減算経単ユ5				要介護5 10単位減算	-10	
21	D231	短期生活業務継続計画未策定減算併ユ1		(2)併設型ユニット型短期入所生活介護費	(一)併設型ユニット型短期入所生活介護費	要介護1 7単位減算	-7	
21	D232	短期生活業務継続計画未策定減算併ユ2				要介護2 8単位減算	-8	
21	D233	短期生活業務継続計画未策定減算併ユ3				要介護3 8単位減算	-8	
21	D234	短期生活業務継続計画未策定減算併ユ4				要介護4 9単位減算	-9	
21	D235	短期生活業務継続計画未策定減算併ユ5				要介護5 10単位減算	-10	
21	D236	短期生活業務継続計画未策定減算経併ユ1			(二)経過的併設型ユニット型短期入所生活介護費	要介護1 7単位減算	-7	
21	D237	短期生活業務継続計画未策定減算経併ユ2				要介護2 8単位減算	-8	
21	D238	短期生活業務継続計画未策定減算経併ユ3				要介護3 8単位減算	-8	
21	D239	短期生活業務継続計画未策定減算経併ユ4				要介護4 9単位減算	-9	
21	D240	短期生活業務継続計画未策定減算経併ユ5				要介護5 10単位減算	-10	

サービスコード 種類	項目	サービス内容略称	算定項目				合成 単位数	算定 単位
21	6368	短期生活共生型サービス	共生型短期入所生活介護を行う場合（指定短期入所事業所が行う場合） 所定単位数の　8%　減算					1月につき
21	6350	短期生活相談員配置等加算	生活相談員配置等加算			13 単位加算	13	1日につき
21	4001	短期生活機能向上連携加算Ⅰ	生活機能向上連携加算	生活機能向上連携加算（Ⅰ）（原則3月に1回を限度）		100 単位加算	100	1月につき
21	4002	短期生活機能向上連携加算Ⅱ1		生活機能向上連携加算（Ⅱ）		200 単位加算	200	
21	4003	短期生活機能向上連携加算Ⅱ2			個別機能訓練加算を算定している場合	100 単位加算	100	
21	6004	短期生活機能訓練体制加算	機能訓練体制加算			12 単位加算	12	1日につき
21	6005	短期生活個別機能訓練加算	個別機能訓練加算			56 単位加算	56	
21	6113	短期生活看護体制加算Ⅰ	看護体制加算	看護体制加算（Ⅰ）		4 単位加算	4	
21	6115	短期生活看護体制加算Ⅱ		看護体制加算（Ⅱ）		8 単位加算	8	
21	6135	短期生活看護体制加算Ⅲ1		看護体制加算（Ⅲ）	利用定員29人以下	12 単位加算	12	
21	6136	短期生活看護体制加算Ⅲ2			利用定員30人以上50人以下	6 単位加算	6	
21	6137	短期生活看護体制加算Ⅳ1		看護体制加算（Ⅳ）	利用定員29人以下	23 単位加算	23	
21	6138	短期生活看護体制加算Ⅳ2			利用定員30人以上50人以下	13 単位加算	13	
21	6116	短期生活医療連携強化加算	医療連携強化加算			58 単位加算	58	
21	4000	短期生活看取り連携体制加算	看取り連携体制加算（死亡日及び死亡日以前30日以内に限り）			64 単位加算	64	
21	6117	短期生活夜勤職員配置加算Ⅰ	夜勤職員配置加算	夜勤職員配置加算（Ⅰ）	イのサービス費を算定する場合	13 単位加算	13	
21	6119	短期生活夜勤職員配置加算Ⅱ		夜勤職員配置加算（Ⅱ）	ロのサービス費を算定する場合	18 単位加算	18	
21	6123	短期生活夜勤職員配置加算Ⅲ		夜勤職員配置加算（Ⅲ）	イのサービス費を算定する場合	15 単位加算	15	
21	6125	短期生活夜勤職員配置加算Ⅳ		夜勤職員配置加算（Ⅳ）	ロのサービス費を算定する場合	20 単位加算	20	
21	6121	短期生活認知症緊急対応加算	認知症行動・心理症状緊急対応加算（7日間限度）			200 単位加算	200	
21	6109	短期生活若年性認知症受入加算	若年性認知症利用者受入加算			120 単位加算	120	
21	9200	短期入所生活介護送迎加算	送迎を行う場合			184 単位加算	184	片道につき
21	6282	短期生活緊急短期入所受入加算	緊急短期入所受入加算（7日（やむを得ない事情がある場合は14日）を限度）			90 単位加算	90	1日につき
21	6283	短期生活長期利用者提供減算	長期利用者に対して短期入所生活介護を提供する場合			30 単位減算	-30	
21	6192	短期生活口腔連携強化加算	ハ 口腔連携強化加算			50 単位加算	50	月1回限度
21	6275	短期生活療養食加算	ニ 療養食加算（1日に3回を限度）			8 単位加算	8	1回につき
21	6277	短期生活在宅中重度者受入加算1	ホ 在宅中重度者受入加算	(1)看護体制加算（Ⅰ）又は（Ⅲ）を算定している場合		421 単位加算	421	1日につき
21	6278	短期生活在宅中重度者受入加算2		(2)看護体制加算（Ⅱ）又は（Ⅳ）を算定している場合		417 単位加算	417	
21	6279	短期生活在宅中重度者受入加算3		(3)(1)(2)いずれの看護体制加算も算定している場合		413 単位加算	413	
21	6280	短期生活在宅中重度者受入加算4		(4)看護体制加算を算定していない場合		425 単位加算	425	
21	6133	短期生活認知症専門ケア加算Ⅰ	ヘ 認知症専門ケア加算	(1)認知症専門ケア加算（Ⅰ）		3 単位加算	3	
21	6134	短期生活認知症専門ケア加算Ⅱ		(2)認知症専門ケア加算（Ⅱ）		4 単位加算	4	
21	6237	短期生活生産性向上推進体制加算Ⅰ	ト 生産性向上推進体制加算	(1)生産性向上推進体制加算（Ⅰ）		100 単位加算	100	1月につき
21	6238	短期生活生産性向上推進体制加算Ⅱ		(2)生産性向上推進体制加算（Ⅱ）		10 単位加算	10	
21	6099	短期生活サービス提供体制加算Ⅰ	チ サービス提供体制強化加算	(1)サービス提供体制強化加算（Ⅰ）		22 単位加算	22	1日につき
21	6100	短期生活サービス提供体制加算Ⅱ		(2)サービス提供体制強化加算（Ⅱ）		18 単位加算	18	
21	6103	短期生活サービス提供体制加算Ⅲ		(3)サービス提供体制強化加算（Ⅲ）		6 単位加算	6	
21	6108	短期生活処遇改善加算Ⅰ	リ 介護職員等処遇改善加算	(1)介護職員等処遇改善加算（Ⅰ）		所定単位数の 140/1000 加算		1月につき
21	6107	短期生活処遇改善加算Ⅱ		(2)介護職員等処遇改善加算（Ⅱ）		所定単位数の 136/1000 加算		
21	6104	短期生活処遇改善加算Ⅲ		(3)介護職員等処遇改善加算（Ⅲ）		所定単位数の 113/1000 加算		
21	6380	短期生活処遇改善加算Ⅳ		(4)介護職員等処遇改善加算（Ⅳ）		所定単位数の 90/1000 加算		
21	6381	短期生活処遇改善加算Ⅴ1		(5)介護職員等処遇改善加算（Ⅴ）	(一)介護職員等処遇改善加算（Ⅴ）(1)	所定単位数の 124/1000 加算		
21	6382	短期生活処遇改善加算Ⅴ2			(二)介護職員等処遇改善加算（Ⅴ）(2)	所定単位数の 117/1000 加算		
21	6383	短期生活処遇改善加算Ⅴ3			(三)介護職員等処遇改善加算（Ⅴ）(3)	所定単位数の 120/1000 加算		
21	6384	短期生活処遇改善加算Ⅴ4			(四)介護職員等処遇改善加算（Ⅴ）(4)	所定単位数の 113/1000 加算		
21	6385	短期生活処遇改善加算Ⅴ5			(五)介護職員等処遇改善加算（Ⅴ）(5)	所定単位数の 101/1000 加算		
21	6386	短期生活処遇改善加算Ⅴ6			(六)介護職員等処遇改善加算（Ⅴ）(6)	所定単位数の 97/1000 加算		
21	6387	短期生活処遇改善加算Ⅴ7			(七)介護職員等処遇改善加算（Ⅴ）(7)	所定単位数の 90/1000 加算		
21	6388	短期生活処遇改善加算Ⅴ8			(八)介護職員等処遇改善加算（Ⅴ）(8)	所定単位数の 97/1000 加算		
21	6389	短期生活処遇改善加算Ⅴ9			(九)介護職員等処遇改善加算（Ⅴ）(9)	所定単位数の 86/1000 加算		
21	6390	短期生活処遇改善加算Ⅴ10			(十)介護職員等処遇改善加算（Ⅴ）(10)	所定単位数の 74/1000 加算		
21	6391	短期生活処遇改善加算Ⅴ11			(十一)介護職員等処遇改善加算（Ⅴ）(11)	所定単位数の 74/1000 加算		
21	6392	短期生活処遇改善加算Ⅴ12			(十二)介護職員等処遇改善加算（Ⅴ）(12)	所定単位数の 70/1000 加算		
21	6393	短期生活処遇改善加算Ⅴ13			(十三)介護職員等処遇改善加算（Ⅴ）(13)	所定単位数の 63/1000 加算		
21	6394	短期生活処遇改善加算Ⅴ14			(十四)介護職員等処遇改善加算（Ⅴ）(14)	所定単位数の 47/1000 加算		

定員超過の場合

種類	項目	サービス内容略称	算定項目				合成単位数	算定単位
21	8011	単独短期Ⅰ1・超	イ 短期入所生活介護費	(1)単独型短期入所生活介護費	(一) 単独型短期入所生活介護費(Ⅰ) <従来型個室>	要介護1 645単位	452	1日につき
21	8013	単独短期Ⅰ1・夜減・超				夜勤の勤務条件に関する基準を満たさない場合 ×97%	438	
21	8021	単独短期Ⅰ2・超				要介護2 715単位	501	
21	8023	単独短期Ⅰ2・夜減・超				夜勤の勤務条件に関する基準を満たさない場合 ×97%	486	
21	8031	単独短期Ⅰ3・超				要介護3 787単位	551	
21	8033	単独短期Ⅰ3・夜減・超				夜勤の勤務条件に関する基準を満たさない場合 ×97%	534	
21	8041	単独短期Ⅰ4・超				要介護4 856単位	599	
21	8043	単独短期Ⅰ4・夜減・超				夜勤の勤務条件に関する基準を満たさない場合 ×97%	581	
21	8051	単独短期Ⅰ5・超				要介護5 926単位	648	
21	8053	単独短期Ⅰ5・夜減・超				夜勤の勤務条件に関する基準を満たさない場合 ×97%	629	
21	8015	単独短期Ⅱ1・超			(二) 単独型短期入所生活介護費(Ⅱ) <多床室>	要介護1 645単位	452	
21	8017	単独短期Ⅱ1・夜減・超				夜勤の勤務条件に関する基準を満たさない場合 ×97%	438	
21	8025	単独短期Ⅱ2・超				要介護2 715単位	501	
21	8027	単独短期Ⅱ2・夜減・超				夜勤の勤務条件に関する基準を満たさない場合 ×97%	486	
21	8035	単独短期Ⅱ3・超				要介護3 787単位	551	
21	8037	単独短期Ⅱ3・夜減・超				夜勤の勤務条件に関する基準を満たさない場合 ×97%	534	
21	8045	単独短期Ⅱ4・超				要介護4 856単位	599	
21	8047	単独短期Ⅱ4・夜減・超				夜勤の勤務条件に関する基準を満たさない場合 ×97%	581	
21	8055	単独短期Ⅱ5・超				要介護5 926単位	648	
21	8057	単独短期Ⅱ5・夜減・超				夜勤の勤務条件に関する基準を満たさない場合 ×97%	629	
21	8371	併設短期Ⅰ1・超		(2)併設型短期入所生活介護費	(一) 併設型短期入所生活介護費(Ⅰ) <従来型個室>	要介護1 603単位	422	
21	8373	併設短期Ⅰ1・夜減・超				夜勤の勤務条件に関する基準を満たさない場合 ×97%	410	
21	8381	併設短期Ⅰ2・超				要介護2 672単位	470	
21	8383	併設短期Ⅰ2・夜減・超				夜勤の勤務条件に関する基準を満たさない場合 ×97%	456	
21	8391	併設短期Ⅰ3・超				要介護3 745単位	522	
21	8393	併設短期Ⅰ3・夜減・超				夜勤の勤務条件に関する基準を満たさない場合 ×97%	506	
21	8401	併設短期Ⅰ4・超				要介護4 815単位	571	
21	8403	併設短期Ⅰ4・夜減・超				夜勤の勤務条件に関する基準を満たさない場合 ×97%	554	
21	8411	併設短期Ⅰ5・超				要介護5 884単位	619	
21	8413	併設短期Ⅰ5・夜減・超				夜勤の勤務条件に関する基準を満たさない場合 ×97%	600	
21	8375	併設短期Ⅱ1・超			(二) 併設型短期入所生活介護費(Ⅱ) <多床室>	要介護1 603単位	422	
21	8377	併設短期Ⅱ1・夜減・超				夜勤の勤務条件に関する基準を満たさない場合 ×97%	410	
21	8385	併設短期Ⅱ2・超				要介護2 672単位	470	
21	8387	併設短期Ⅱ2・夜減・超				夜勤の勤務条件に関する基準を満たさない場合 ×97%	456	
21	8395	併設短期Ⅱ3・超				要介護3 745単位	522	
21	8397	併設短期Ⅱ3・夜減・超				夜勤の勤務条件に関する基準を満たさない場合 ×97%	506	
21	8405	併設短期Ⅱ4・超				要介護4 815単位	571	
21	8407	併設短期Ⅱ4・夜減・超				夜勤の勤務条件に関する基準を満たさない場合 ×97%	554	
21	8415	併設短期Ⅱ5・超				要介護5 884単位	619	
21	8417	併設短期Ⅱ5・夜減・超				夜勤の勤務条件に関する基準を満たさない場合 ×97%	600	

定員超過の場合 ×70%

居宅

短期生活（定員超過）

居宅

短期
生活
（定員超過）

サービスコード 種類	項目	サービス内容略称	算定項目				合成単位数	算定単位
21	8191	単ユ短期1・超	ロ ユニット型短期入所生活介護費	(1) 単独型ユニット型短期入所生活介護費	(一) 単独型ユニット型短期入所生活介護費 ＜ユニット型個室＞	要介護1			定員超過の場合	522	1日につき
21	8193	単ユ短期1・夜減・超				746 単位	夜勤の勤務条件に関する基準を満たさない場合　× 97%		507	
21	8201	単ユ短期2・超				要介護2			571	
21	8203	単ユ短期2・夜減・超				815 単位	夜勤の勤務条件に関する基準を満たさない場合　× 97%		554	
21	8211	単ユ短期3・超				要介護3			624	
21	8213	単ユ短期3・夜減・超				891 単位	夜勤の勤務条件に関する基準を満たさない場合　× 97%		605	
21	8221	単ユ短期4・超				要介護4			671	
21	8223	単ユ短期4・夜減・超				959 単位	夜勤の勤務条件に関する基準を満たさない場合　× 97%		651	
21	8231	単ユ短期5・超				要介護5			720	
21	8233	単ユ短期5・夜減・超				1,028 単位	夜勤の勤務条件に関する基準を満たさない場合　× 97%		698	
21	8195	経単ユ短期1・超			(二) 経過的単独型ユニット型短期入所生活介護費 ＜ユニット型個室的多床室＞	要介護1		× 70%	522	
21	8197	経単ユ短期1・夜減・超				746 単位	夜勤の勤務条件に関する基準を満たさない場合　× 97%		507	
21	8205	経単ユ短期2・超				要介護2			571	
21	8207	経単ユ短期2・夜減・超				815 単位	夜勤の勤務条件に関する基準を満たさない場合　× 97%		554	
21	8215	経単ユ短期3・超				要介護3			624	
21	8217	経単ユ短期3・夜減・超				891 単位	夜勤の勤務条件に関する基準を満たさない場合　× 97%		605	
21	8225	経単ユ短期4・超				要介護4			671	
21	8227	経単ユ短期4・夜減・超				959 単位	夜勤の勤務条件に関する基準を満たさない場合　× 97%		651	
21	8235	経単ユ短期5・超				要介護5			720	
21	8237	経単ユ短期5・夜減・超				1,028 単位	夜勤の勤務条件に関する基準を満たさない場合　× 97%		698	
21	8551	併ユ短期1・超		(2) 併設型ユニット型短期入所生活介護費	(一) 併設型ユニット型短期入所生活介護費 ＜ユニット型個室＞	要介護1		定員超過の場合	493	
21	8553	併ユ短期1・夜減・超				704 単位	夜勤の勤務条件に関する基準を満たさない場合　× 97%		478	
21	8561	併ユ短期2・超				要介護2			540	
21	8563	併ユ短期2・夜減・超				772 単位	夜勤の勤務条件に関する基準を満たさない場合　× 97%		524	
21	8571	併ユ短期3・超				要介護3			593	
21	8573	併ユ短期3・夜減・超				847 単位	夜勤の勤務条件に関する基準を満たさない場合　× 97%		575	
21	8581	併ユ短期4・超				要介護4			643	
21	8583	併ユ短期4・夜減・超				918 単位	夜勤の勤務条件に関する基準を満たさない場合　× 97%		623	
21	8591	併ユ短期5・超				要介護5			691	
21	8593	併ユ短期5・夜減・超				987 単位	夜勤の勤務条件に関する基準を満たさない場合　× 97%		670	
21	8555	経併ユ短期1・超			(二) 経過的併設型ユニット型短期入所生活介護費 ＜ユニット型個室的多床室＞	要介護1		× 70%	493	
21	8557	経併ユ短期1・夜減・超				704 単位	夜勤の勤務条件に関する基準を満たさない場合　× 97%		478	
21	8565	経併ユ短期2・超				要介護2			540	
21	8567	経併ユ短期2・夜減・超				772 単位	夜勤の勤務条件に関する基準を満たさない場合　× 97%		524	
21	8575	経併ユ短期3・超				要介護3			593	
21	8577	経併ユ短期3・夜減・超				847 単位	夜勤の勤務条件に関する基準を満たさない場合　× 97%		575	
21	8585	経併ユ短期4・超				要介護4			643	
21	8587	経併ユ短期4・夜減・超				918 単位	夜勤の勤務条件に関する基準を満たさない場合　× 97%		623	
21	8595	経併ユ短期5・超				要介護5			691	
21	8597	経併ユ短期5・夜減・超				987 単位	夜勤の勤務条件に関する基準を満たさない場合　× 97%		670	

サービスコード 種類	項目	サービス内容略称	算定項目						合成単位数	算定単位
21	7005	単ユ短期1・超・未	ロユニット型短期入所生活介護費	(1) 単独型ユニット型短期入所生活介護費	(一) 単独型ユニット型短期入所生活介護費 ＜ユニット型個室＞	要介護1 746 単位		定員超過の場合	ユニットケア体制未整備減算	506	1日につき
21	7007	単ユ短期1・夜減・超・未					夜勤の勤務条件に関する基準を満たさない場合 × 97%			492	
21	7009	単ユ短期2・超・未				要介護2 815 単位				554	
21	7011	単ユ短期2・夜減・超・未					夜勤の勤務条件に関する基準を満たさない場合 × 97%			537	
21	7013	単ユ短期3・超・未				要介護3 891 単位				605	
21	7015	単ユ短期3・夜減・超・未					夜勤の勤務条件に関する基準を満たさない場合 × 97%			587	
21	7017	単ユ短期4・超・未				要介護4 959 単位				651	
21	7019	単ユ短期4・夜減・超・未					夜勤の勤務条件に関する基準を満たさない場合 × 97%			631	
21	7021	単ユ短期5・超・未				要介護5 1,028 単位				698	
21	7023	単ユ短期5・夜減・超・未					夜勤の勤務条件に関する基準を満たさない場合 × 97%			677	
21	7029	経単ユ短期1・超・未			(二) 経過的単独型ユニット型短期入所生活介護費 ＜ユニット型個室的多床室＞	要介護1 746 単位				506	
21	7031	経単ユ短期1・夜減・超・未					夜勤の勤務条件に関する基準を満たさない場合 × 97%			492	
21	7033	経単ユ短期2・超・未				要介護2 815 単位				554	
21	7035	経単ユ短期2・夜減・超・未					夜勤の勤務条件に関する基準を満たさない場合 × 97%	× 70%	× 97%	537	
21	7037	経単ユ短期3・超・未				要介護3 891 単位				605	
21	7039	経単ユ短期3・夜減・超・未					夜勤の勤務条件に関する基準を満たさない場合 × 97%			587	
21	7041	経単ユ短期4・超・未				要介護4 959 単位				651	
21	7043	経単ユ短期4・夜減・超・未					夜勤の勤務条件に関する基準を満たさない場合 × 97%			631	
21	7045	経単ユ短期5・超・未				要介護5 1,028 単位				698	
21	7047	経単ユ短期5・夜減・超・未					夜勤の勤務条件に関する基準を満たさない場合 × 97%			677	
21	7053	併ユ短期1・超・未		(2) 併設型ユニット型短期入所生活介護費	(一) 併設型ユニット型短期入所生活介護費 ＜ユニット型個室＞	要介護1 704 単位		定員超過の場合	ユニットケア体制未整備減算	478	
21	7055	併ユ短期1・夜減・超・未					夜勤の勤務条件に関する基準を満たさない場合 × 97%			464	
21	7057	併ユ短期2・超・未				要介護2 772 単位				524	
21	7059	併ユ短期2・夜減・超・未					夜勤の勤務条件に関する基準を満たさない場合 × 97%			508	
21	7061	併ユ短期3・超・未				要介護3 847 単位				575	
21	7063	併ユ短期3・夜減・超・未					夜勤の勤務条件に関する基準を満たさない場合 × 97%			558	
21	7065	併ユ短期4・超・未				要介護4 918 単位				624	
21	7067	併ユ短期4・夜減・超・未					夜勤の勤務条件に関する基準を満たさない場合 × 97%			604	
21	7069	併ユ短期5・超・未				要介護5 987 単位				670	
21	7071	併ユ短期5・夜減・超・未					夜勤の勤務条件に関する基準を満たさない場合 × 97%			650	
21	7077	経併ユ短期1・超・未			(二) 経過的併設型ユニット型短期入所生活介護費 ＜ユニット型個室的多床室＞	要介護1 704 単位				478	
21	7079	経併ユ短期1・夜減・超・未					夜勤の勤務条件に関する基準を満たさない場合 × 97%			464	
21	7081	経併ユ短期2・超・未				要介護2 772 単位				524	
21	7083	経併ユ短期2・夜減・超・未					夜勤の勤務条件に関する基準を満たさない場合 × 97%	× 70%	× 97%	508	
21	7085	経併ユ短期3・超・未				要介護3 847 単位				575	
21	7087	経併ユ短期3・夜減・超・未					夜勤の勤務条件に関する基準を満たさない場合 × 97%			558	
21	7089	経併ユ短期4・超・未				要介護4 918 単位				624	
21	7091	経併ユ短期4・夜減・超・未					夜勤の勤務条件に関する基準を満たさない場合 × 97%			604	
21	7093	経併ユ短期5・超・未				要介護5 987 単位				670	
21	7095	経併ユ短期5・夜減・超・未					夜勤の勤務条件に関する基準を満たさない場合 × 97%			650	

居宅

短期生活

（定員超過）

介護・看護職員が欠員の場合

居宅

短期
生活

（欠員）

サービスコード 種類	項目	サービス内容略称	算定項目					合成単位数	算定単位
21	9411	単独短期Ⅰ1・欠	イ短期入所生活介護費	(1)単独型短期入所生活介護費	(一)単独型短期入所生活介護費(Ⅰ) <従来型個室>	要介護1		452	1日につき
21	9413	単独短期Ⅰ1・夜減・欠				645 単位 夜勤の勤務条件に関する基準を満たさない場合 × 97%		438	
21	9421	単独短期Ⅰ2・欠				要介護2		501	
21	9423	単独短期Ⅰ2・夜減・欠				715 単位 夜勤の勤務条件に関する基準を満たさない場合 × 97%		486	
21	9431	単独短期Ⅰ3・欠				要介護3		551	
21	9433	単独短期Ⅰ3・夜減・欠				787 単位 夜勤の勤務条件に関する基準を満たさない場合 × 97%		534	
21	9441	単独短期Ⅰ4・欠				要介護4		599	
21	9443	単独短期Ⅰ4・夜減・欠				856 単位 夜勤の勤務条件に関する基準を満たさない場合 × 97%		581	
21	9451	単独短期Ⅰ5・欠				要介護5		648	
21	9453	単独短期Ⅰ5・夜減・欠				926 単位 夜勤の勤務条件に関する基準を満たさない場合 × 97%	介護・看護職員が欠員の場合 × 70%	629	
21	9415	単独短期Ⅱ1・欠			(二)単独型短期入所生活介護費(Ⅱ) <多床室>	要介護1		452	
21	9417	単独短期Ⅱ1・夜減・欠				645 単位 夜勤の勤務条件に関する基準を満たさない場合 × 97%		438	
21	9425	単独短期Ⅱ2・欠				要介護2		501	
21	9427	単独短期Ⅱ2・夜減・欠				715 単位 夜勤の勤務条件に関する基準を満たさない場合 × 97%		486	
21	9435	単独短期Ⅱ3・欠				要介護3		551	
21	9437	単独短期Ⅱ3・夜減・欠				787 単位 夜勤の勤務条件に関する基準を満たさない場合 × 97%		534	
21	9445	単独短期Ⅱ4・欠				要介護4		599	
21	9447	単独短期Ⅱ4・夜減・欠				856 単位 夜勤の勤務条件に関する基準を満たさない場合 × 97%		581	
21	9455	単独短期Ⅱ5・欠				要介護5		648	
21	9457	単独短期Ⅱ5・夜減・欠				926 単位 夜勤の勤務条件に関する基準を満たさない場合 × 97%		629	
21	9511	併設短期Ⅰ1・欠		(2)併設型短期入所生活介護費	(一)併設型短期入所生活介護費(Ⅰ) <従来型個室>	要介護1		422	
21	9513	併設短期Ⅰ1・夜減・欠				603 単位 夜勤の勤務条件に関する基準を満たさない場合 × 97%		410	
21	9521	併設短期Ⅰ2・欠				要介護2		470	
21	9523	併設短期Ⅰ2・夜減・欠				672 単位 夜勤の勤務条件に関する基準を満たさない場合 × 97%		456	
21	9531	併設短期Ⅰ3・欠				要介護3		522	
21	9533	併設短期Ⅰ3・夜減・欠				745 単位 夜勤の勤務条件に関する基準を満たさない場合 × 97%		506	
21	9541	併設短期Ⅰ4・欠				要介護4		571	
21	9543	併設短期Ⅰ4・夜減・欠				815 単位 夜勤の勤務条件に関する基準を満たさない場合 × 97%		554	
21	9551	併設短期Ⅰ5・欠				要介護5		619	
21	9553	併設短期Ⅰ5・夜減・欠				884 単位 夜勤の勤務条件に関する基準を満たさない場合 × 97%	介護・看護職員が欠員の場合 × 70%	600	
21	9515	併設短期Ⅱ1・欠			(二)併設型短期入所生活介護費(Ⅱ) <多床室>	要介護1		422	
21	9517	併設短期Ⅱ1・夜減・欠				603 単位 夜勤の勤務条件に関する基準を満たさない場合 × 97%		410	
21	9525	併設短期Ⅱ2・欠				要介護2		470	
21	9527	併設短期Ⅱ2・夜減・欠				672 単位 夜勤の勤務条件に関する基準を満たさない場合 × 97%		456	
21	9535	併設短期Ⅱ3・欠				要介護3		522	
21	9537	併設短期Ⅱ3・夜減・欠				745 単位 夜勤の勤務条件に関する基準を満たさない場合 × 97%		506	
21	9545	併設短期Ⅱ4・欠				要介護4		571	
21	9547	併設短期Ⅱ4・夜減・欠				815 単位 夜勤の勤務条件に関する基準を満たさない場合 × 97%		554	
21	9555	併設短期Ⅱ5・欠				要介護5		619	
21	9557	併設短期Ⅱ5・夜減・欠				884 単位 夜勤の勤務条件に関する基準を満たさない場合 × 97%		600	

サービスコード 種類	項目	サービス内容略称	算定項目				合成単位数	算定単位
			ロユニット型短期入所生活介護費	(1)単独型ユニット型短期入所生活介護費	(一)単独型ユニット型短期入所生活介護費 ＜ユニット型個室＞	要介護1 746 単位		介護・看護職員が欠員の場合	
21	9111	単ユ短期1・欠				要介護1		522	1日につき
21	9113	単ユ短期1・夜減・欠			746 単位 夜勤の勤務条件に関する基準を満たさない場合 × 97%			507	
21	9121	単ユ短期2・欠			要介護2		571	
21	9123	単ユ短期2・夜減・欠			815 単位 夜勤の勤務条件に関する基準を満たさない場合 × 97%		554	
21	9131	単ユ短期3・欠			要介護3		624	
21	9133	単ユ短期3・夜減・欠			891 単位 夜勤の勤務条件に関する基準を満たさない場合 × 97%		605	
21	9141	単ユ短期4・欠			要介護4		671	
21	9143	単ユ短期4・夜減・欠			959 単位 夜勤の勤務条件に関する基準を満たさない場合 × 97%		651	
21	9151	単ユ短期5・欠			要介護5		720	
21	9153	単ユ短期5・夜減・欠			1,028 単位 夜勤の勤務条件に関する基準を満たさない場合 × 97%		698	
21	9115	経単ユ短期1・欠		(二)経過的単独型ユニット型短期入所生活介護費 ＜ユニット型個室的多床室＞	要介護1		522	
21	9117	経単ユ短期1・夜減・欠			746 単位 夜勤の勤務条件に関する基準を満たさない場合 × 97%		507	
21	9125	経単ユ短期2・欠			要介護2		571	
21	9127	経単ユ短期2・夜減・欠			815 単位 夜勤の勤務条件に関する基準を満たさない場合 × 97%	× 70%	554	
21	9135	経単ユ短期3・欠			要介護3		624	
21	9137	経単ユ短期3・夜減・欠			891 単位 夜勤の勤務条件に関する基準を満たさない場合 × 97%		605	
21	9145	経単ユ短期4・欠			要介護4		671	
21	9147	経単ユ短期4・夜減・欠			959 単位 夜勤の勤務条件に関する基準を満たさない場合 × 97%		651	
21	9155	経単ユ短期5・欠			要介護5		720	
21	9157	経単ユ短期5・夜減・欠			1,028 単位 夜勤の勤務条件に関する基準を満たさない場合 × 97%		698	
21	9311	併ユ短期1・欠		(2)併設型ユニット型短期入所生活介護費	(一)併設型ユニット型短期入所生活介護費 ＜ユニット型個室＞	要介護1		493	
21	9313	併ユ短期1・夜減・欠			704 単位 夜勤の勤務条件に関する基準を満たさない場合 × 97%		478	
21	9321	併ユ短期2・欠			要介護2		540	
21	9323	併ユ短期2・夜減・欠			772 単位 夜勤の勤務条件に関する基準を満たさない場合 × 97%		524	
21	9331	併ユ短期3・欠			要介護3		593	
21	9333	併ユ短期3・夜減・欠			847 単位 夜勤の勤務条件に関する基準を満たさない場合 × 97%		575	
21	9341	併ユ短期4・欠			要介護4		643	
21	9343	併ユ短期4・夜減・欠			918 単位 夜勤の勤務条件に関する基準を満たさない場合 × 97%		623	
21	9351	併ユ短期5・欠			要介護5		691	
21	9353	併ユ短期5・夜減・欠			987 単位 夜勤の勤務条件に関する基準を満たさない場合 × 97%		670	
21	9315	経併ユ短期1・欠		(二)経過的併設型ユニット型短期入所生活介護費 ＜ユニット型個室的多床室＞	要介護1		493	
21	9317	経併ユ短期1・夜減・欠			704 単位 夜勤の勤務条件に関する基準を満たさない場合 × 97%		478	
21	9325	経併ユ短期2・欠			要介護2		540	
21	9327	経併ユ短期2・夜減・欠			772 単位 夜勤の勤務条件に関する基準を満たさない場合 × 97%	× 70%	524	
21	9335	経併ユ短期3・欠			要介護3		593	
21	9337	経併ユ短期3・夜減・欠			847 単位 夜勤の勤務条件に関する基準を満たさない場合 × 97%		575	
21	9345	経併ユ短期4・欠			要介護4		643	
21	9347	経併ユ短期4・夜減・欠			918 単位 夜勤の勤務条件に関する基準を満たさない場合 × 97%		623	
21	9355	経併ユ短期5・欠			要介護5		691	
21	9357	経併ユ短期5・夜減・欠			987 単位 夜勤の勤務条件に関する基準を満たさない場合 × 97%		670	

居宅

短期生活

（欠員）

居宅

短期
生活

（欠員）

サービスコード 種類	サービスコード 項目	サービス内容略称	算定項目				合成単位数	算定単位
			ロ ユニット型短期入所生活介護費					
21	7101	単ユ短期1・欠・未	(1)単独型ユニット型短期入所生活介護費	(一)単独型ユニット型短期入所生活介護費 ＜ユニット型個室＞	要介護1 746 単位	介護・看護職員が欠員の場合	ユニットケア体制未整備減算	506	1日につき
21	7103	単ユ短期1・夜減・欠・未			夜勤の勤務条件に関する基準を満たさない場合　× 97%			492	
21	7105	単ユ短期2・欠・未			要介護2 815 単位			554	
21	7107	単ユ短期2・夜減・欠・未			夜勤の勤務条件に関する基準を満たさない場合　× 97%			537	
21	7109	単ユ短期3・欠・未			要介護3 891 単位			605	
21	7111	単ユ短期3・夜減・欠・未			夜勤の勤務条件に関する基準を満たさない場合　× 97%			587	
21	7113	単ユ短期4・欠・未			要介護4 959 単位			651	
21	7115	単ユ短期4・夜減・欠・未			夜勤の勤務条件に関する基準を満たさない場合　× 97%			631	
21	7117	単ユ短期5・欠・未			要介護5 1,028 単位			698	
21	7119	単ユ短期5・夜減・欠・未			夜勤の勤務条件に関する基準を満たさない場合　× 97%			677	
21	7125	経単ユ短期1・欠・未		(二)経過的単独型ユニット型短期入所生活介護費 ＜ユニット型個室的多床室＞	要介護1 746 単位	× 70%	× 97%	506	
21	7127	経単ユ短期1・夜減・欠・未			夜勤の勤務条件に関する基準を満たさない場合　× 97%			492	
21	7129	経単ユ短期2・欠・未			要介護2 815 単位			554	
21	7131	経単ユ短期2・夜減・欠・未			夜勤の勤務条件に関する基準を満たさない場合　× 97%			537	
21	7133	経単ユ短期3・欠・未			要介護3 891 単位			605	
21	7135	経単ユ短期3・夜減・欠・未			夜勤の勤務条件に関する基準を満たさない場合　× 97%			587	
21	7137	経単ユ短期4・欠・未			要介護4 959 単位			651	
21	7139	経単ユ短期4・夜減・欠・未			夜勤の勤務条件に関する基準を満たさない場合　× 97%			631	
21	7141	経単ユ短期5・欠・未			要介護5 1,028 単位			698	
21	7143	経単ユ短期5・夜減・欠・未			夜勤の勤務条件に関する基準を満たさない場合　× 97%			677	
21	7149	併ユ短期1・欠・未	(2)併設型ユニット型短期入所生活介護費	(一)併設型ユニット型短期入所生活介護費 ＜ユニット型個室＞	要介護1 704 単位	介護・看護職員が欠員の場合	ユニットケア体制未整備減算	478	
21	7151	併ユ短期1・夜減・欠・未			夜勤の勤務条件に関する基準を満たさない場合　× 97%			464	
21	7153	併ユ短期2・欠・未			要介護2 772 単位			524	
21	7155	併ユ短期2・夜減・欠・未			夜勤の勤務条件に関する基準を満たさない場合　× 97%			508	
21	7157	併ユ短期3・欠・未			要介護3 847 単位			575	
21	7159	併ユ短期3・夜減・欠・未			夜勤の勤務条件に関する基準を満たさない場合　× 97%			558	
21	7161	併ユ短期4・欠・未			要介護4 918 単位			624	
21	7163	併ユ短期4・夜減・欠・未			夜勤の勤務条件に関する基準を満たさない場合　× 97%			604	
21	7165	併ユ短期5・欠・未			要介護5 987 単位			670	
21	7167	併ユ短期5・夜減・欠・未			夜勤の勤務条件に関する基準を満たさない場合　× 97%			650	
21	7173	経併ユ短期1・欠・未		(二)経過的併設型ユニット型短期入所生活介護費 ＜ユニット型個室的多床室＞	要介護1 704 単位	× 70%	× 97%	478	
21	7175	経併ユ短期1・夜減・欠・未			夜勤の勤務条件に関する基準を満たさない場合　× 97%			464	
21	7177	経併ユ短期2・欠・未			要介護2 772 単位			524	
21	7179	経併ユ短期2・夜減・欠・未			夜勤の勤務条件に関する基準を満たさない場合　× 97%			508	
21	7181	経併ユ短期3・欠・未			要介護3 847 単位			575	
21	7183	経併ユ短期3・夜減・欠・未			夜勤の勤務条件に関する基準を満たさない場合　× 97%			558	
21	7185	経併ユ短期4・欠・未			要介護4 918 単位			624	
21	7187	経併ユ短期4・夜減・欠・未			夜勤の勤務条件に関する基準を満たさない場合　× 97%			604	
21	7189	経併ユ短期5・欠・未			要介護5 987 単位			670	
21	7191	経併ユ短期5・夜減・欠・未			夜勤の勤務条件に関する基準を満たさない場合　× 97%			650	

連続 61 日以上短期入所生活介護を行った場合

サービスコード 種類	サービスコード 項目	サービス内容略称			算定項目		合成 単位数	算定 単位
21	1611	長期単独短期生活Ⅰ1	イ 短期入所生活介護費	(1) 単独型短期入所生活介護費	(一) 単独型短期入所生活介護費(Ⅰ) <多床室>	要介護1　589 単位	589	1日につき
21	1613	長期単独短期生活Ⅰ2				要介護2　659 単位	659	
21	1615	長期単独短期生活Ⅰ3				要介護3　732 単位	732	
21	1617	長期単独短期生活Ⅰ4				要介護4　802 単位	802	
21	1619	長期単独短期生活Ⅰ5				要介護5　871 単位	871	
21	1621	長期単独短期生活Ⅱ1			(二) 単独型短期入所生活介護費(Ⅱ) <多床室>	要介護1　589 単位	589	
21	1623	長期単独短期生活Ⅱ2				要介護2　659 単位	659	
21	1625	長期単独短期生活Ⅱ3				要介護3　732 単位	732	
21	1627	長期単独短期生活Ⅱ4				要介護4　802 単位	802	
21	1629	長期単独短期生活Ⅱ5				要介護5　871 単位	871	
21	1631	長期併設短期生活Ⅰ1		(2) 併設型短期入所生活介護費	(一) 併設型短期入所生活介護費(Ⅰ) <従来型個室>	要介護1　573 単位	573	
21	1633	長期併設短期生活Ⅰ2				要介護2　642 単位	642	
21	1635	長期併設短期生活Ⅰ3				要介護3　715 単位	715	
21	1637	長期併設短期生活Ⅰ4				要介護4　785 単位	785	
21	1639	長期併設短期生活Ⅰ5				要介護5　854 単位	854	
21	1641	長期併設短期生活Ⅱ1			(二) 併設型短期入所生活介護費(Ⅱ) <多床室>	要介護1　573 単位	573	
21	1643	長期併設短期生活Ⅱ2				要介護2　642 単位	642	
21	1645	長期併設短期生活Ⅱ3				要介護3　715 単位	715	
21	1647	長期併設短期生活Ⅱ4				要介護4　785 単位	785	
21	1649	長期併設短期生活Ⅱ5				要介護5　854 単位	854	
21	1651	長期単ユ短期生活1	ロ ユニット型短期入所生活介護費	(1) 単独型ユニット型短期入所生活介護費	(一) 単独型ユニット型短期入所生活介護費 <ユニット型個室>	要介護1　670 単位	670	
21	1653	長期単ユ短期生活2				要介護2　740 単位	740	
21	1655	長期単ユ短期生活3				要介護3　815 単位	815	
21	1657	長期単ユ短期生活4				要介護4　886 単位	886	
21	1659	長期単ユ短期生活5				要介護5　955 単位	955	
21	1661	長期経単ユ短期生活1			(二) 経過的単独型ユニット型短期入所生活介護費 <ユニット型個室的多床室>	要介護1　670 単位	670	
21	1663	長期経単ユ短期生活2				要介護2　740 単位	740	
21	1665	長期経単ユ短期生活3				要介護3　815 単位	815	
21	1667	長期経単ユ短期生活4				要介護4　886 単位	886	
21	1669	長期経単ユ短期生活5				要介護5　955 単位	955	
21	1671	長期併ユ短期生活1		(2) 併設型ユニット型短期入所生活介護費	(一) 併設型ユニット型短期入所生活介護費 <ユニット型個室>	要介護1　670 単位	670	
21	1673	長期併ユ短期生活2				要介護2　740 単位	740	
21	1675	長期併ユ短期生活3				要介護3　815 単位	815	
21	1677	長期併ユ短期生活4				要介護4　886 単位	886	
21	1679	長期併ユ短期生活5				要介護5　955 単位	955	
21	1681	長期経併ユ短期生活1			(二) 経過的併設型ユニット型短期入所生活介護費 <ユニット型個室的多床室>	要介護1　670 単位	670	
21	1683	長期経併ユ短期生活2				要介護2　740 単位	740	
21	1685	長期経併ユ短期生活3				要介護3　815 単位	815	
21	1687	長期経併ユ短期生活4				要介護4　886 単位	886	
21	1689	長期経併ユ短期生活5				要介護5　955 単位	955	

居宅

短期生活

(61 日)

居宅

短期生活

(61日)

種類	項目	サービス内容略称	算定項目					合成単位数	算定単位
21	1691	長期単ユ短期生活1・未	ロ ユニット型短期入所生活介護費	[1] 単独型ユニット型短期入所生活介護費	（一）単独型ユニット型短期入所生活介護費 ＜ユニット型個室＞	要介護1	670 単位	ユニットケア体制未整備減算	650	1日につき
21	1693	長期単ユ短期生活2・未				要介護2	740 単位		718	
21	1695	長期単ユ短期生活3・未				要介護3	815 単位		791	
21	1697	長期単ユ短期生活4・未				要介護4	886 単位		859	
21	1699	長期単ユ短期生活5・未				要介護5	955 単位		926	
21	1701	長期経単ユ短期生活1・未			（二）経過的単独型ユニット型短期入所生活介護費 ＜ユニット型個室的多床室＞	要介護1	670 単位		650	
21	1703	長期経単ユ短期生活2・未				要介護2	740 単位		718	
21	1705	長期経単ユ短期生活3・未				要介護3	815 単位		791	
21	1707	長期経単ユ短期生活4・未				要介護4	886 単位		859	
21	1709	長期経単ユ短期生活5・未				要介護5	955 単位	× 97%	926	
21	1711	長期併ユ短期生活1・未		[2] 併設型ユニット型短期入所生活介護費	（一）併設型ユニット型短期入所生活介護費 ＜ユニット型個室＞	要介護1	670 単位	ユニットケア体制未整備減算	650	
21	1713	長期併ユ短期生活2・未				要介護2	740 単位		718	
21	1715	長期併ユ短期生活3・未				要介護3	815 単位		791	
21	1717	長期併ユ短期生活4・未				要介護4	886 単位		859	
21	1719	長期併ユ短期生活5・未				要介護5	955 単位		926	
21	1721	長期経併ユ短期生活1・未			（二）経過的併設型ユニット型短期入所生活介護費 ＜ユニット型個室的多床室＞	要介護1	670 単位		650	
21	1723	長期経併ユ短期生活2・未				要介護2	740 単位		718	
21	1725	長期経併ユ短期生活3・未				要介護3	815 単位		791	
21	1727	長期経併ユ短期生活4・未				要介護4	886 単位		859	
21	1729	長期経併ユ短期生活5・未				要介護5	955 単位	× 97%	926	
21	C241	短期生活高齢者虐待防止未実施減算長期単独Ⅰ1	高齢者虐待防止措置未実施減算	イ 短期入所生活介護費	(1)単独型短期入所生活介護費	（一）単独型短期入所生活介護費（Ⅰ）	要介護1	6 単位減算	−6	
21	C242	短期生活高齢者虐待防止未実施減算長期単独Ⅰ2					要介護2	7 単位減算	−7	
21	C243	短期生活高齢者虐待防止未実施減算長期単独Ⅰ3					要介護3	7 単位減算	−7	
21	C244	短期生活高齢者虐待防止未実施減算長期単独Ⅰ4					要介護4	8 単位減算	−8	
21	C245	短期生活高齢者虐待防止未実施減算長期単独Ⅰ5					要介護5	9 単位減算	−9	
21	C246	短期生活高齢者虐待防止未実施減算長期単独Ⅱ1				（二）単独型短期入所生活介護費（Ⅱ）	要介護1	6 単位減算	−6	
21	C247	短期生活高齢者虐待防止未実施減算長期単独Ⅱ2					要介護2	7 単位減算	−7	
21	C248	短期生活高齢者虐待防止未実施減算長期単独Ⅱ3					要介護3	7 単位減算	−7	
21	C249	短期生活高齢者虐待防止未実施減算長期単独Ⅱ4					要介護4	8 単位減算	−8	
21	C250	短期生活高齢者虐待防止未実施減算長期単独Ⅱ5					要介護5	9 単位減算	−9	
21	C251	短期生活高齢者虐待防止未実施減算長期併設Ⅰ1			(2)併設型短期入所生活介護費	（一）併設型短期入所生活介護費（Ⅰ）	要介護1	6 単位減算	−6	
21	C252	短期生活高齢者虐待防止未実施減算長期併設Ⅰ2					要介護2	6 単位減算	−6	
21	C253	短期生活高齢者虐待防止未実施減算長期併設Ⅰ3					要介護3	7 単位減算	−7	
21	C254	短期生活高齢者虐待防止未実施減算長期併設Ⅰ4					要介護4	8 単位減算	−8	
21	C255	短期生活高齢者虐待防止未実施減算長期併設Ⅰ5					要介護5	9 単位減算	−9	
21	C256	短期生活高齢者虐待防止未実施減算長期併設Ⅱ1				（二）併設型短期入所生活介護費（Ⅱ）	要介護1	6 単位減算	−6	
21	C257	短期生活高齢者虐待防止未実施減算長期併設Ⅱ2					要介護2	6 単位減算	−6	
21	C258	短期生活高齢者虐待防止未実施減算長期併設Ⅱ3					要介護3	7 単位減算	−7	
21	C259	短期生活高齢者虐待防止未実施減算長期併設Ⅱ4					要介護4	8 単位減算	−8	
21	C260	短期生活高齢者虐待防止未実施減算長期併設Ⅱ5					要介護5	9 単位減算	−9	
21	C261	短期生活高齢者虐待防止未実施減算長期単ユ1		ロ ユニット型短期入所生活介護費	(1)単独型ユニット型短期入所生活介護費	（一）単独型ユニット型短期入所生活介護費	要介護1	7 単位減算	−7	
21	C262	短期生活高齢者虐待防止未実施減算長期単ユ2					要介護2	7 単位減算	−7	
21	C263	短期生活高齢者虐待防止未実施減算長期単ユ3					要介護3	8 単位減算	−8	
21	C264	短期生活高齢者虐待防止未実施減算長期単ユ4					要介護4	9 単位減算	−9	
21	C265	短期生活高齢者虐待防止未実施減算長期単ユ5					要介護5	10 単位減算	−10	
21	C266	短期生活高齢者虐待防止未実施減算長期経単ユ1				（二）経過的単独型ユニット型短期入所生活介護費	要介護1	7 単位減算	−7	
21	C267	短期生活高齢者虐待防止未実施減算長期経単ユ2					要介護2	7 単位減算	−7	
21	C268	短期生活高齢者虐待防止未実施減算長期経単ユ3					要介護3	8 単位減算	−8	
21	C269	短期生活高齢者虐待防止未実施減算長期経単ユ4					要介護4	9 単位減算	−9	
21	C270	短期生活高齢者虐待防止未実施減算長期経単ユ5					要介護5	10 単位減算	−10	
21	C271	短期生活高齢者虐待防止未実施減算長期併ユ1			(2)併設型ユニット型短期入所生活介護費	（一）併設型ユニット型短期入所生活介護費	要介護1	7 単位減算	−7	
21	C272	短期生活高齢者虐待防止未実施減算長期併ユ2					要介護2	7 単位減算	−7	
21	C273	短期生活高齢者虐待防止未実施減算長期併ユ3					要介護3	8 単位減算	−8	
21	C274	短期生活高齢者虐待防止未実施減算長期併ユ4					要介護4	9 単位減算	−9	
21	C275	短期生活高齢者虐待防止未実施減算長期併ユ5					要介護5	10 単位減算	−10	
21	C276	短期生活高齢者虐待防止未実施減算長期経併ユ1				（二）経過的併設型ユニット型短期入所生活介護費	要介護1	7 単位減算	−7	
21	C277	短期生活高齢者虐待防止未実施減算長期経併ユ2					要介護2	7 単位減算	−7	
21	C278	短期生活高齢者虐待防止未実施減算長期経併ユ3					要介護3	8 単位減算	−8	
21	C279	短期生活高齢者虐待防止未実施減算長期経併ユ4					要介護4	9 単位減算	−9	
21	C280	短期生活高齢者虐待防止未実施減算長期経併ユ5					要介護5	10 単位減算	−10	

種類	項目	サービス内容略称	算定項目			合成単位数	算定単位
21	D241	短期生活業務継続計画未策定減算長期単独Ⅰ1	イ短期入所生活介護費 (1)単独型短期入所生活介護費	(一)単独型短期入所生活介護費(Ⅰ)	要介護1　6単位減算	-6	1日につき
21	D242	短期生活業務継続計画未策定減算長期単独Ⅰ2			要介護2　7単位減算	-7	
21	D243	短期生活業務継続計画未策定減算長期単独Ⅰ3			要介護3　7単位減算	-7	
21	D244	短期生活業務継続計画未策定減算長期単独Ⅰ4			要介護4　8単位減算	-8	
21	D245	短期生活業務継続計画未策定減算長期単独Ⅰ5			要介護5　9単位減算	-9	
21	D246	短期生活業務継続計画未策定減算長期単独Ⅱ1		(二)単独型短期入所生活介護費(Ⅱ)	要介護1　6単位減算	-6	
21	D247	短期生活業務継続計画未策定減算長期単独Ⅱ2			要介護2　7単位減算	-7	
21	D248	短期生活業務継続計画未策定減算長期単独Ⅱ3			要介護3　7単位減算	-7	
21	D249	短期生活業務継続計画未策定減算長期単独Ⅱ4			要介護4　8単位減算	-8	
21	D250	短期生活業務継続計画未策定減算長期単独Ⅱ5			要介護5　9単位減算	-9	
21	D251	短期生活業務継続計画未策定減算長期併設Ⅰ1	(2)併設型短期入所生活介護費	(一)併設型短期入所生活介護費(Ⅰ)	要介護1　6単位減算	-6	
21	D252	短期生活業務継続計画未策定減算長期併設Ⅰ2			要介護2　6単位減算	-6	
21	D253	短期生活業務継続計画未策定減算長期併設Ⅰ3			要介護3　7単位減算	-7	
21	D254	短期生活業務継続計画未策定減算長期併設Ⅰ4			要介護4　8単位減算	-8	
21	D255	短期生活業務継続計画未策定減算長期併設Ⅰ5			要介護5　9単位減算	-9	
21	D256	短期生活業務継続計画未策定減算長期併設Ⅱ1		(二)併設型短期入所生活介護費(Ⅱ)	要介護1　6単位減算	-6	
21	D257	短期生活業務継続計画未策定減算長期併設Ⅱ2			要介護2　6単位減算	-6	
21	D258	短期生活業務継続計画未策定減算長期併設Ⅱ3			要介護3　7単位減算	-7	
21	D259	短期生活業務継続計画未策定減算長期併設Ⅱ4			要介護4　8単位減算	-8	
21	D260	短期生活業務継続計画未策定減算長期併設Ⅱ5			要介護5　9単位減算	-9	
21	D261	短期生活業務継続計画未策定減算長期単ユ1	ロユニット型短期入所生活介護費 (1)単独型ユニット型短期入所生活介護費	(一)単独型ユニット型短期入所生活介護費	要介護1　7単位減算	-7	
21	D262	短期生活業務継続計画未策定減算長期単ユ2			要介護2　7単位減算	-7	
21	D263	短期生活業務継続計画未策定減算長期単ユ3			要介護3　8単位減算	-8	
21	D264	短期生活業務継続計画未策定減算長期単ユ4			要介護4　9単位減算	-9	
21	D265	短期生活業務継続計画未策定減算長期単ユ5			要介護5　10単位減算	-10	
21	D266	短期生活業務継続計画未策定減算長期経ユ1		(二)経過的単独型ユニット型短期入所生活介護費	要介護1　7単位減算	-7	
21	D267	短期生活業務継続計画未策定減算長期経ユ2			要介護2　7単位減算	-7	
21	D268	短期生活業務継続計画未策定減算長期経ユ3			要介護3　8単位減算	-8	
21	D269	短期生活業務継続計画未策定減算長期経ユ4			要介護4　9単位減算	-9	
21	D270	短期生活業務継続計画未策定減算長期経ユ5			要介護5　10単位減算	-10	
21	D271	短期生活業務継続計画未策定減算長期併ユ1	(2)併設型ユニット型短期入所生活介護費	(一)併設型ユニット型短期入所生活介護費	要介護1　7単位減算	-7	
21	D272	短期生活業務継続計画未策定減算長期併ユ2			要介護2　7単位減算	-7	
21	D273	短期生活業務継続計画未策定減算長期併ユ3			要介護3　8単位減算	-8	
21	D274	短期生活業務継続計画未策定減算長期併ユ4			要介護4　9単位減算	-9	
21	D275	短期生活業務継続計画未策定減算長期併ユ5			要介護5　10単位減算	-10	
21	D276	短期生活業務継続計画未策定減算長期経併ユ1		(二)経過的併設型ユニット型短期入所生活介護費	要介護1　7単位減算	-7	
21	D277	短期生活業務継続計画未策定減算長期経併ユ2			要介護2　7単位減算	-7	
21	D278	短期生活業務継続計画未策定減算長期経併ユ3			要介護3　8単位減算	-8	
21	D279	短期生活業務継続計画未策定減算長期経併ユ4			要介護4　9単位減算	-9	
21	D280	短期生活業務継続計画未策定減算長期経併ユ5			要介護5　10単位減算	-10	

業務継続計画未策定減算

居宅

短期
生活

(61日)

9 短期入所療養介護サービスコード表

イ　介護老人保健施設における短期入所療養介護

居宅

短期療養（老健）

種類	項目	サービス内容略称	算定項目				合成単位数	算定単位
22	1111	老短Ⅰⅰ1	(1)介護老人保健施設短期入所療養介護費	(一)介護老人保健施設短期入所療養介護費(Ⅰ)	a 介護老人保健施設短期入所療養介護費(ⅰ)<従来型個室>【基本型】	要介護1　753単位	753	1日につき
22	1115	老短Ⅰⅰ1・夜				夜勤の勤務条件に関する基準を満たさない場合　×97%	730	
22	1121	老短Ⅰⅰ2				要介護2　801単位	801	
22	1125	老短Ⅰⅰ2・夜				夜勤の勤務条件に関する基準を満たさない場合　×97%	777	
22	1131	老短Ⅰⅰ3				要介護3　864単位	864	
22	1135	老短Ⅰⅰ3・夜				夜勤の勤務条件に関する基準を満たさない場合　×97%	838	
22	1141	老短Ⅰⅰ4				要介護4　918単位	918	
22	1145	老短Ⅰⅰ4・夜				夜勤の勤務条件に関する基準を満たさない場合　×97%	890	
22	1151	老短Ⅰⅰ5				要介護5　971単位	971	
22	1155	老短Ⅰⅰ5・夜				夜勤の勤務条件に関する基準を満たさない場合　×97%	942	
22	1601	老短Ⅰⅱ1			b 介護老人保健施設短期入所療養介護費(ⅱ)<従来型個室>【在宅強化型】	要介護1　819単位	819	
22	1602	老短Ⅰⅱ1・夜				夜勤の勤務条件に関する基準を満たさない場合　×97%	794	
22	1603	老短Ⅰⅱ2				要介護2　893単位	893	
22	1604	老短Ⅰⅱ2・夜				夜勤の勤務条件に関する基準を満たさない場合　×97%	866	
22	1605	老短Ⅰⅱ3				要介護3　958単位	958	
22	1606	老短Ⅰⅱ3・夜				夜勤の勤務条件に関する基準を満たさない場合　×97%	929	
22	1607	老短Ⅰⅱ4				要介護4　1,017単位	1,017	
22	1608	老短Ⅰⅱ4・夜				夜勤の勤務条件に関する基準を満たさない場合　×97%	986	
22	1609	老短Ⅰⅱ5				要介護5　1,074単位	1,074	
22	1610	老短Ⅰⅱ5・夜				夜勤の勤務条件に関する基準を満たさない場合　×97%	1,042	
22	1311	老短Ⅰⅲ1			c 介護老人保健施設短期入所療養介護費(ⅲ)<多床室>【基本型】	要介護1　830単位	830	
22	1315	老短Ⅰⅲ1・夜				夜勤の勤務条件に関する基準を満たさない場合　×97%	805	
22	1321	老短Ⅰⅲ2				要介護2　880単位	880	
22	1325	老短Ⅰⅲ2・夜				夜勤の勤務条件に関する基準を満たさない場合　×97%	854	
22	1331	老短Ⅰⅲ3				要介護3　944単位	944	
22	1335	老短Ⅰⅲ3・夜				夜勤の勤務条件に関する基準を満たさない場合　×97%	916	
22	1341	老短Ⅰⅲ4				要介護4　997単位	997	
22	1345	老短Ⅰⅲ4・夜				夜勤の勤務条件に関する基準を満たさない場合　×97%	967	
22	1351	老短Ⅰⅲ5				要介護5　1,052単位	1,052	
22	1355	老短Ⅰⅲ5・夜				夜勤の勤務条件に関する基準を満たさない場合　×97%	1,020	
22	1611	老短Ⅰⅳ1			d 介護老人保健施設短期入所療養介護費(ⅳ)<多床室>【在宅強化型】	要介護1　902単位	902	
22	1612	老短Ⅰⅳ1・夜				夜勤の勤務条件に関する基準を満たさない場合　×97%	875	
22	1613	老短Ⅰⅳ2				要介護2　979単位	979	
22	1614	老短Ⅰⅳ2・夜				夜勤の勤務条件に関する基準を満たさない場合　×97%	950	
22	1615	老短Ⅰⅳ3				要介護3　1,044単位	1,044	
22	1616	老短Ⅰⅳ3・夜				夜勤の勤務条件に関する基準を満たさない場合　×97%	1,013	
22	1617	老短Ⅰⅳ4				要介護4　1,102単位	1,102	
22	1618	老短Ⅰⅳ4・夜				夜勤の勤務条件に関する基準を満たさない場合　×97%	1,069	
22	1619	老短Ⅰⅳ5				要介護5　1,161単位	1,161	
22	1620	老短Ⅰⅳ5・夜				夜勤の勤務条件に関する基準を満たさない場合　×97%	1,126	

居宅

短期
療養
（老健）

種類	項目	サービス内容略称	算定項目			合成単位数	算定単位
22	3111	老短Ⅱi1	(二)介護老人保健施設短期入所療養介護費(Ⅱ)〈療養型老健・看護職員を配置〉	a 介護老人保健施設短期入所療養介護費(i)＜従来型個室＞【療養型】	要介護1	790	1日につき
22	3115	老短Ⅱi1・夜			790 単位　夜勤の勤務条件に関する基準を満たさない場合　×97%	766	
22	3121	老短Ⅱi2			要介護2	874	
22	3125	老短Ⅱi2・夜			874 単位　夜勤の勤務条件に関する基準を満たさない場合　×97%	848	
22	3131	老短Ⅱi3			要介護3	992	
22	3135	老短Ⅱi3・夜			992 単位　夜勤の勤務条件に関する基準を満たさない場合　×97%	962	
22	3141	老短Ⅱi4			要介護4	1,071	
22	3145	老短Ⅱi4・夜			1,071 単位　夜勤の勤務条件に関する基準を満たさない場合　×97%	1,039	
22	3151	老短Ⅱi5			要介護5	1,150	
22	3155	老短Ⅱi5・夜			1,150 単位　夜勤の勤務条件に関する基準を満たさない場合　×97%	1,116	
22	3211	老短Ⅱii1		b 介護老人保健施設短期入所療養介護費(ii)＜多床室＞【療養型】	要介護1	870	
22	3215	老短Ⅱii1・夜			870 単位　夜勤の勤務条件に関する基準を満たさない場合　×97%	844	
22	3221	老短Ⅱii2			要介護2	956	
22	3225	老短Ⅱii2・夜			956 単位　夜勤の勤務条件に関する基準を満たさない場合　×97%	927	
22	3231	老短Ⅱii3			要介護3	1,074	
22	3235	老短Ⅱii3・夜			1,074 単位　夜勤の勤務条件に関する基準を満たさない場合　×97%	1,042	
22	3241	老短Ⅱii4			要介護4	1,154	
22	3245	老短Ⅱii4・夜			1,154 単位　夜勤の勤務条件に関する基準を満たさない場合　×97%	1,119	
22	3251	老短Ⅱii5			要介護5	1,231	
22	3255	老短Ⅱii5・夜			1,231 単位　夜勤の勤務条件に関する基準を満たさない場合　×97%	1,194	
22	3311	老短Ⅲi1	(三)介護老人保健施設短期入所療養介護費(Ⅲ)〈療養型老健・看護オンコール体制〉	a 介護老人保健施設短期入所療養介護費(i)＜従来型個室＞【療養型】	要介護1	790	
22	3315	老短Ⅲi1・夜			790 単位　夜勤の勤務条件に関する基準を満たさない場合　×97%	766	
22	3321	老短Ⅲi2			要介護2	868	
22	3325	老短Ⅲi2・夜			868 単位　夜勤の勤務条件に関する基準を満たさない場合　×97%	842	
22	3331	老短Ⅲi3			要介護3	965	
22	3335	老短Ⅲi3・夜			965 単位　夜勤の勤務条件に関する基準を満たさない場合　×97%	936	
22	3341	老短Ⅲi4			要介護4	1,043	
22	3345	老短Ⅲi4・夜			1,043 単位　夜勤の勤務条件に関する基準を満たさない場合　×97%	1,012	
22	3351	老短Ⅲi5			要介護5	1,121	
22	3355	老短Ⅲi5・夜			1,121 単位　夜勤の勤務条件に関する基準を満たさない場合　×97%	1,087	
22	3411	老短Ⅲii1		b 介護老人保健施設短期入所療養介護費(ii)＜多床室＞【療養型】	要介護1	870	
22	3415	老短Ⅲii1・夜			870 単位　夜勤の勤務条件に関する基準を満たさない場合　×97%	844	
22	3421	老短Ⅲii2			要介護2	949	
22	3425	老短Ⅲii2・夜			949 単位　夜勤の勤務条件に関する基準を満たさない場合　×97%	921	
22	3431	老短Ⅲii3			要介護3	1,046	
22	3435	老短Ⅲii3・夜			1,046 単位　夜勤の勤務条件に関する基準を満たさない場合　×97%	1,015	
22	3441	老短Ⅲii4			要介護4	1,124	
22	3445	老短Ⅲii4・夜			1,124 単位　夜勤の勤務条件に関する基準を満たさない場合　×97%	1,090	
22	3451	老短Ⅲii5			要介護5	1,203	
22	3455	老短Ⅲii5・夜			1,203 単位　夜勤の勤務条件に関する基準を満たさない場合　×97%	1,167	
22	3461	老短Ⅳi1	(四)介護老人保健施設短期入所療養介護費(Ⅳ)〈特別介護老人保健施設短期入所療養介護費〉	a 介護老人保健施設短期入所療養介護費(i)＜従来型個室＞	要介護1	738	
22	3462	老短Ⅳi1・夜			738 単位　夜勤の勤務条件に関する基準を満たさない場合　×97%	716	
22	3463	老短Ⅳi2			要介護2	784	
22	3464	老短Ⅳi2・夜			784 単位　夜勤の勤務条件に関する基準を満たさない場合　×97%	760	
22	3465	老短Ⅳi3			要介護3	848	
22	3466	老短Ⅳi3・夜			848 単位　夜勤の勤務条件に関する基準を満たさない場合　×97%	823	
22	3467	老短Ⅳi4			要介護4	901	
22	3468	老短Ⅳi4・夜			901 単位　夜勤の勤務条件に関する基準を満たさない場合　×97%	874	
22	3469	老短Ⅳi5			要介護5	953	
22	3470	老短Ⅳi5・夜			953 単位　夜勤の勤務条件に関する基準を満たさない場合　×97%	924	
22	3471	老短Ⅳii1		b 介護老人保健施設短期入所療養介護費(ii)＜多床室＞	要介護1	813	
22	3472	老短Ⅳii1・夜			813 単位　夜勤の勤務条件に関する基準を満たさない場合　×97%	789	
22	3473	老短Ⅳii2			要介護2	863	
22	3474	老短Ⅳii2・夜			863 単位　夜勤の勤務条件に関する基準を満たさない場合　×97%	837	
22	3475	老短Ⅳii3			要介護3	925	
22	3476	老短Ⅳii3・夜			925 単位　夜勤の勤務条件に関する基準を満たさない場合　×97%	897	
22	3477	老短Ⅳii4			要介護4	977	
22	3478	老短Ⅳii4・夜			977 単位　夜勤の勤務条件に関する基準を満たさない場合　×97%	948	
22	3479	老短Ⅳii5			要介護5	1,031	
22	3480	老短Ⅳii5・夜			1,031 単位　夜勤の勤務条件に関する基準を満たさない場合　×97%	1,000	

居宅

サービスコード 種類	項目	サービス内容略称	算定項目			合成単位数	算定単位
22	1411	ユ老短Ⅰⅰ1	(2)ユニット型介護老人保健施設短期入所療養介護費 (一)ユニット型介護老人保健施設短期入所療養介護費（I）	a ユニット型介護老人保健施設短期入所療養介護費（ⅰ）＜ユニット型個室＞【基本型】	要介護1	836	1日につき
22	1413	ユ老短Ⅰⅰ1・夜			836 単位 夜勤の勤務条件に関する基準を満たさない場合 ×97%	811	
22	1421	ユ老短Ⅰⅰ2			要介護2	883	
22	1423	ユ老短Ⅰⅰ2・夜			883 単位 夜勤の勤務条件に関する基準を満たさない場合 ×97%	857	
22	1431	ユ老短Ⅰⅰ3			要介護3	948	
22	1433	ユ老短Ⅰⅰ3・夜			948 単位 夜勤の勤務条件に関する基準を満たさない場合 ×97%	920	
22	1441	ユ老短Ⅰⅰ4			要介護4	1,003	
22	1443	ユ老短Ⅰⅰ4・夜			1,003 単位 夜勤の勤務条件に関する基準を満たさない場合 ×97%	973	
22	1451	ユ老短Ⅰⅰ5			要介護5	1,056	
22	1453	ユ老短Ⅰⅰ5・夜			1,056 単位 夜勤の勤務条件に関する基準を満たさない場合 ×97%	1,024	
22	1621	ユ老短Ⅰⅱ1		b ユニット型介護老人保健施設短期入所療養介護費（ⅱ）＜ユニット型個室＞【在宅強化型】	要介護1	906	
22	1622	ユ老短Ⅰⅱ1・夜			906 単位 夜勤の勤務条件に関する基準を満たさない場合 ×97%	879	
22	1623	ユ老短Ⅰⅱ2			要介護2	983	
22	1624	ユ老短Ⅰⅱ2・夜			983 単位 夜勤の勤務条件に関する基準を満たさない場合 ×97%	954	
22	1625	ユ老短Ⅰⅱ3			要介護3	1,048	
22	1626	ユ老短Ⅰⅱ3・夜			1,048 単位 夜勤の勤務条件に関する基準を満たさない場合 ×97%	1,017	
22	1627	ユ老短Ⅰⅱ4			要介護4	1,106	
22	1628	ユ老短Ⅰⅱ4・夜			1,106 単位 夜勤の勤務条件に関する基準を満たさない場合 ×97%	1,073	
22	1629	ユ老短Ⅰⅱ5			要介護5	1,165	
22	1630	ユ老短Ⅰⅱ5・夜			1,165 単位 夜勤の勤務条件に関する基準を満たさない場合 ×97%	1,130	
22	1511	経ユ老短Ⅰⅰ1		c 経過的ユニット型介護老人保健施設短期入所療養介護費（ⅰ）＜ユニット型個室的多床室＞【基本型】	要介護1	836	
22	1513	経ユ老短Ⅰⅰ1・夜			836 単位 夜勤の勤務条件に関する基準を満たさない場合 ×97%	811	
22	1521	経ユ老短Ⅰⅰ2			要介護2	883	
22	1523	経ユ老短Ⅰⅰ2・夜			883 単位 夜勤の勤務条件に関する基準を満たさない場合 ×97%	857	
22	1531	経ユ老短Ⅰⅰ3			要介護3	948	
22	1533	経ユ老短Ⅰⅰ3・夜			948 単位 夜勤の勤務条件に関する基準を満たさない場合 ×97%	920	
22	1541	経ユ老短Ⅰⅰ4			要介護4	1,003	
22	1543	経ユ老短Ⅰⅰ4・夜			1,003 単位 夜勤の勤務条件に関する基準を満たさない場合 ×97%	973	
22	1551	経ユ老短Ⅰⅰ5			要介護5	1,056	
22	1553	経ユ老短Ⅰⅰ5・夜			1,056 単位 夜勤の勤務条件に関する基準を満たさない場合 ×97%	1,024	
22	1631	経ユ老短Ⅰⅱ1		d 経過的ユニット型介護老人保健施設短期入所療養介護費（ⅱ）＜ユニット型個室的多床室＞【在宅強化型】	要介護1	906	
22	1632	経ユ老短Ⅰⅱ1・夜			906 単位 夜勤の勤務条件に関する基準を満たさない場合 ×97%	879	
22	1633	経ユ老短Ⅰⅱ2			要介護2	983	
22	1634	経ユ老短Ⅰⅱ2・夜			983 単位 夜勤の勤務条件に関する基準を満たさない場合 ×97%	954	
22	1635	経ユ老短Ⅰⅱ3			要介護3	1,048	
22	1636	経ユ老短Ⅰⅱ3・夜			1,048 単位 夜勤の勤務条件に関する基準を満たさない場合 ×97%	1,017	
22	1637	経ユ老短Ⅰⅱ4			要介護4	1,106	
22	1638	経ユ老短Ⅰⅱ4・夜			1,106 単位 夜勤の勤務条件に関する基準を満たさない場合 ×97%	1,073	
22	1639	経ユ老短Ⅰⅱ5			要介護5	1,165	
22	1640	経ユ老短Ⅰⅱ5・夜			1,165 単位 夜勤の勤務条件に関する基準を満たさない場合 ×97%	1,130	

短期療養
（老健）

サービスコード 種類	項目	サービス内容略称	算定項目			合成単位数	算定単位
22	3511	ユ老短II1	(2) (二) ユニット型介護老人保健施設短期入所療養介護費〈療養型老健・看護職員を配置〉 (二)ユニット型介護老人保健施設短期入所療養介護費（II）	a ユニット型介護老人保健施設短期入所療養介護費 <ユニット型個室>【療養型】	要介護1 959 単位		959	1日につき
22	3513	ユ老短II1・夜			夜勤の勤務条件に関する基準を満たさない場合　×97%	930	
22	3521	ユ老短II2			要介護2 1,043 単位	1,043	
22	3523	ユ老短II2・夜			夜勤の勤務条件に関する基準を満たさない場合　×97%	1,012	
22	3531	ユ老短II3			要介護3 1,162 単位	1,162	
22	3533	ユ老短II3・夜			夜勤の勤務条件に関する基準を満たさない場合　×97%	1,127	
22	3541	ユ老短II4			要介護4 1,242 単位	1,242	
22	3543	ユ老短II4・夜			夜勤の勤務条件に関する基準を満たさない場合　×97%	1,205	
22	3551	ユ老短II5			要介護5 1,319 単位	1,319	
22	3553	ユ老短II5・夜			夜勤の勤務条件に関する基準を満たさない場合　×97%	1,279	
22	3611	経ユ老短II1		b 経過的ユニット型介護老人保健施設短期入所療養介護費 <ユニット型個室的多床室>【療養型】	要介護1 959 単位	959	
22	3613	経ユ老短II1・夜			夜勤の勤務条件に関する基準を満たさない場合　×97%	930	
22	3621	経ユ老短II2			要介護2 1,043 単位	1,043	
22	3623	経ユ老短II2・夜			夜勤の勤務条件に関する基準を満たさない場合　×97%	1,012	
22	3631	経ユ老短II3			要介護3 1,162 単位	1,162	
22	3633	経ユ老短II3・夜			夜勤の勤務条件に関する基準を満たさない場合　×97%	1,127	
22	3641	経ユ老短II4			要介護4 1,242 単位	1,242	
22	3643	経ユ老短II4・夜			夜勤の勤務条件に関する基準を満たさない場合　×97%	1,205	
22	3651	経ユ老短II5			要介護5 1,319 単位	1,319	
22	3653	経ユ老短II5・夜			夜勤の勤務条件に関する基準を満たさない場合　×97%	1,279	
22	3711	ユ老短III1	(三)ユニット型介護老人保健施設短期入所療養介護費（III）〈療養型老健・看護オンコール体制〉	a ユニット型介護老人保健施設短期入所療養介護費 <ユニット型個室>【療養型】	要介護1 959 単位	959	
22	3713	ユ老短III1・夜			夜勤の勤務条件に関する基準を満たさない場合　×97%	930	
22	3721	ユ老短III2			要介護2 1,037 単位	1,037	
22	3723	ユ老短III2・夜			夜勤の勤務条件に関する基準を満たさない場合　×97%	1,006	
22	3731	ユ老短III3			要介護3 1,135 単位	1,135	
22	3733	ユ老短III3・夜			夜勤の勤務条件に関する基準を満たさない場合　×97%	1,101	
22	3741	ユ老短III4			要介護4 1,213 単位	1,213	
22	3743	ユ老短III4・夜			夜勤の勤務条件に関する基準を満たさない場合　×97%	1,177	
22	3751	ユ老短III5			要介護5 1,291 単位	1,291	
22	3753	ユ老短III5・夜			夜勤の勤務条件に関する基準を満たさない場合　×97%	1,252	
22	3811	経ユ老短III1		b 経過的ユニット型介護老人保健施設短期入所療養介護費 <ユニット型個室的多床室>【療養型】	要介護1 959 単位	959	
22	3813	経ユ老短III1・夜			夜勤の勤務条件に関する基準を満たさない場合　×97%	930	
22	3821	経ユ老短III2			要介護2 1,037 単位	1,037	
22	3823	経ユ老短III2・夜			夜勤の勤務条件に関する基準を満たさない場合　×97%	1,006	
22	3831	経ユ老短III3			要介護3 1,135 単位	1,135	
22	3833	経ユ老短III3・夜			夜勤の勤務条件に関する基準を満たさない場合　×97%	1,101	
22	3841	経ユ老短III4			要介護4 1,213 単位	1,213	
22	3843	経ユ老短III4・夜			夜勤の勤務条件に関する基準を満たさない場合　×97%	1,177	
22	3851	経ユ老短III5			要介護5 1,291 単位	1,291	
22	3853	経ユ老短III5・夜			夜勤の勤務条件に関する基準を満たさない場合　×97%	1,252	
22	3861	ユ老短IV1	(四)ユニット型介護老人保健施設短期入所療養介護費（IV）〈ユニット型特別介護老人保健施設短期入所療養介護費〉	a ユニット型介護老人保健施設短期入所療養介護費 <ユニット型個室>	要介護1 818 単位	818	
22	3862	ユ老短IV1・夜			夜勤の勤務条件に関する基準を満たさない場合　×97%	793	
22	3863	ユ老短IV2			要介護2 866 単位	866	
22	3864	ユ老短IV2・夜			夜勤の勤務条件に関する基準を満たさない場合　×97%	840	
22	3865	ユ老短IV3			要介護3 929 単位	929	
22	3866	ユ老短IV3・夜			夜勤の勤務条件に関する基準を満たさない場合　×97%	901	
22	3867	ユ老短IV4			要介護4 983 単位	983	
22	3868	ユ老短IV4・夜			夜勤の勤務条件に関する基準を満たさない場合　×97%	954	
22	3869	ユ老短IV5			要介護5 1,035 単位	1,035	
22	3870	ユ老短IV5・夜			夜勤の勤務条件に関する基準を満たさない場合　×97%	1,004	
22	3871	経ユ老短IV1		b 経過的ユニット型介護老人保健施設短期入所療養介護費 <ユニット型個室的多床室>	要介護1 818 単位	818	
22	3872	経ユ老短IV1・夜			夜勤の勤務条件に関する基準を満たさない場合　×97%	793	
22	3873	経ユ老短IV2			要介護2 866 単位	866	
22	3874	経ユ老短IV2・夜			夜勤の勤務条件に関する基準を満たさない場合　×97%	840	
22	3875	経ユ老短IV3			要介護3 929 単位	929	
22	3876	経ユ老短IV3・夜			夜勤の勤務条件に関する基準を満たさない場合　×97%	901	
22	3877	経ユ老短IV4			要介護4 983 単位	983	
22	3878	経ユ老短IV4・夜			夜勤の勤務条件に関する基準を満たさない場合　×97%	954	
22	3879	経ユ老短IV5			要介護5 1,035 単位	1,035	
22	3880	経ユ老短IV5・夜			夜勤の勤務条件に関する基準を満たさない場合　×97%	1,004	

居宅

短期療養（老健）

居宅

短期療養（老健）

サービスコード 種類	項目	サービス内容略称	算定項目					合成単位数	算定単位
22	3009	ユ老短Ⅰⅰ1・未	(2)ユニット型介護老人保健施設短期入所療養介護費	(一)ユニット型介護老人保健施設短期入所療養介護費(Ⅰ)	a ユニット型介護老人保健施設短期入所療養介護費(ⅰ) ＜ユニット型個室＞【基本型】	要介護1 836 単位		ユニットケア体制未整備減算 ×97%	811	1日につき
22	3013	ユ老短Ⅰⅰ1・夜・未					夜勤の勤務条件に関する基準を満たさない場合　×97%		787	
22	3017	ユ老短Ⅰⅰ2・未				要介護2 883 単位			857	
22	3021	ユ老短Ⅰⅰ2・夜・未					夜勤の勤務条件に関する基準を満たさない場合　×97%		831	
22	3025	ユ老短Ⅰⅰ3・未				要介護3 948 単位			920	
22	3029	ユ老短Ⅰⅰ3・夜・未					夜勤の勤務条件に関する基準を満たさない場合　×97%		892	
22	3033	ユ老短Ⅰⅰ4・未				要介護4 1,003 単位			973	
22	3037	ユ老短Ⅰⅰ4・夜・未					夜勤の勤務条件に関する基準を満たさない場合　×97%		944	
22	3041	ユ老短Ⅰⅰ5・未				要介護5 1,056 単位			1,024	
22	3045	ユ老短Ⅰⅰ5・夜・未					夜勤の勤務条件に関する基準を満たさない場合　×97%		993	
22	1641	ユ老短Ⅰⅱ1・未			b ユニット型介護老人保健施設短期入所療養介護費(ⅱ) ＜ユニット型個室＞【在宅強化型】	要介護1 906 単位			879	
22	1642	ユ老短Ⅰⅱ1・夜・未					夜勤の勤務条件に関する基準を満たさない場合　×97%		853	
22	1643	ユ老短Ⅰⅱ2・未				要介護2 983 単位			954	
22	1644	ユ老短Ⅰⅱ2・夜・未					夜勤の勤務条件に関する基準を満たさない場合　×97%		925	
22	1645	ユ老短Ⅰⅱ3・未				要介護3 1,048 単位			1,017	
22	1646	ユ老短Ⅰⅱ3・夜・未					夜勤の勤務条件に関する基準を満たさない場合　×97%		986	
22	1647	ユ老短Ⅰⅱ4・未				要介護4 1,106 単位			1,073	
22	1648	ユ老短Ⅰⅱ4・夜・未					夜勤の勤務条件に関する基準を満たさない場合　×97%		1,041	
22	1649	ユ老短Ⅰⅱ5・未				要介護5 1,165 単位			1,130	
22	1650	ユ老短Ⅰⅱ5・夜・未					夜勤の勤務条件に関する基準を満たさない場合　×97%		1,096	
22	3057	経ユ老短Ⅰⅰ1・未			c 経過的ユニット型介護老人保健施設短期入所療養介護費(ⅰ) ＜ユニット型個室的多床室＞【基本型】	要介護1 836 単位			811	
22	3061	経ユ老短Ⅰⅰ1・夜・未					夜勤の勤務条件に関する基準を満たさない場合　×97%		787	
22	3065	経ユ老短Ⅰⅰ2・未				要介護2 883 単位			857	
22	3069	経ユ老短Ⅰⅰ2・夜・未					夜勤の勤務条件に関する基準を満たさない場合　×97%		831	
22	3073	経ユ老短Ⅰⅰ3・未				要介護3 948 単位			920	
22	3077	経ユ老短Ⅰⅰ3・夜・未					夜勤の勤務条件に関する基準を満たさない場合　×97%		892	
22	3081	経ユ老短Ⅰⅰ4・未				要介護4 1,003 単位			973	
22	3085	経ユ老短Ⅰⅰ4・夜・未					夜勤の勤務条件に関する基準を満たさない場合　×97%		944	
22	3089	経ユ老短Ⅰⅰ5・未				要介護5 1,056 単位			1,024	
22	3093	経ユ老短Ⅰⅰ5・夜・未					夜勤の勤務条件に関する基準を満たさない場合　×97%		993	
22	1651	経ユ老短Ⅰⅱ1・未			d 経過的ユニット型介護老人保健施設短期入所療養介護費(ⅱ) ＜ユニット型個室的多床室＞【在宅強化型】	要介護1 906 単位			879	
22	1652	経ユ老短Ⅰⅱ1・夜・未					夜勤の勤務条件に関する基準を満たさない場合　×97%		853	
22	1653	経ユ老短Ⅰⅱ2・未				要介護2 983 単位			954	
22	1654	経ユ老短Ⅰⅱ2・夜・未					夜勤の勤務条件に関する基準を満たさない場合　×97%		925	
22	1655	経ユ老短Ⅰⅱ3・未				要介護3 1,048 単位			1,017	
22	1656	経ユ老短Ⅰⅱ3・夜・未					夜勤の勤務条件に関する基準を満たさない場合　×97%		986	
22	1657	経ユ老短Ⅰⅱ4・未				要介護4 1,106 単位			1,073	
22	1658	経ユ老短Ⅰⅱ4・夜・未					夜勤の勤務条件に関する基準を満たさない場合　×97%		1,041	
22	1659	経ユ老短Ⅰⅱ5・未				要介護5 1,165 単位			1,130	
22	1660	経ユ老短Ⅰⅱ5・夜・未					夜勤の勤務条件に関する基準を満たさない場合　×97%		1,096	

サービスコード 種類	項目	サービス内容略称	算定項目				合成単位数	算定単位
22	4011	ユ老短Ⅱ1・未	(2)(二)ユニット型介護老人保健施設短期入所療養介護費(Ⅱ) ＜療養型老健・看護職員を配置＞	a ユニット型介護老人保健施設短期入所療養介護費 ＜ユニット型個室＞【療養型】	要介護1 959 単位		930	1日につき
22	4013	ユ老短Ⅱ1・夜・未				夜勤の勤務条件に関する基準を満たさない場合　×97%	902	
22	4021	ユ老短Ⅱ2・未			要介護2 1,043 単位		1,012	
22	4023	ユ老短Ⅱ2・夜・未				夜勤の勤務条件に関する基準を満たさない場合　×97%	982	
22	4031	ユ老短Ⅱ3・未			要介護3 1,162 単位		1,127	
22	4033	ユ老短Ⅱ3・夜・未				夜勤の勤務条件に関する基準を満たさない場合　×97%	1,093	
22	4041	ユ老短Ⅱ4・未			要介護4 1,242 単位		1,205	
22	4043	ユ老短Ⅱ4・夜・未				夜勤の勤務条件に関する基準を満たさない場合　×97%	1,169	
22	4051	ユ老短Ⅱ5・未			要介護5 1,319 単位		1,279	
22	4053	ユ老短Ⅱ5・夜・未				夜勤の勤務条件に関する基準を満たさない場合　×97%	1,241	
22	4111	経ユ老短Ⅱ1・未		b 経過的ユニット型介護老人保健施設短期入所療養介護費 ＜ユニット型個室的多床室＞【療養型】	要介護1 959 単位		930	
22	4113	経ユ老短Ⅱ1・夜・未				夜勤の勤務条件に関する基準を満たさない場合　×97%	902	
22	4121	経ユ老短Ⅱ2・未			要介護2 1,043 単位		1,012	
22	4123	経ユ老短Ⅱ2・夜・未				夜勤の勤務条件に関する基準を満たさない場合　×97%	982	
22	4131	経ユ老短Ⅱ3・未			要介護3 1,162 単位		1,127	
22	4133	経ユ老短Ⅱ3・夜・未				夜勤の勤務条件に関する基準を満たさない場合　×97%	1,093	
22	4141	経ユ老短Ⅱ4・未			要介護4 1,242 単位		1,205	
22	4143	経ユ老短Ⅱ4・夜・未				夜勤の勤務条件に関する基準を満たさない場合　×97%	1,169	
22	4151	経ユ老短Ⅱ5・未			要介護5 1,319 単位		1,279	
22	4153	経ユ老短Ⅱ5・夜・未				夜勤の勤務条件に関する基準を満たさない場合　×97%	1,241	
22	4211	ユ老短Ⅲ1・未	(三)ユニット型介護老人保健施設短期入所療養介護費(Ⅲ) ＜療養型老健・看護オンコール体制＞	a ユニット型介護老人保健施設短期入所療養介護費 ＜ユニット型個室＞【療養型】	要介護1 959 単位		930	
22	4213	ユ老短Ⅲ1・夜・未				夜勤の勤務条件に関する基準を満たさない場合　×97%	902	
22	4221	ユ老短Ⅲ2・未			要介護2 1,037 単位		1,006	
22	4223	ユ老短Ⅲ2・夜・未				夜勤の勤務条件に関する基準を満たさない場合　×97%	976	
22	4231	ユ老短Ⅲ3・未			要介護3 1,135 単位		1,101	
22	4233	ユ老短Ⅲ3・夜・未				夜勤の勤務条件に関する基準を満たさない場合　×97%	1,068	
22	4241	ユ老短Ⅲ4・未			要介護4 1,213 単位		1,177	
22	4243	ユ老短Ⅲ4・夜・未				夜勤の勤務条件に関する基準を満たさない場合　×97%	1,142	
22	4251	ユ老短Ⅲ5・未			要介護5 1,291 単位		1,252	
22	4253	ユ老短Ⅲ5・夜・未				夜勤の勤務条件に関する基準を満たさない場合　×97%	1,214	
22	4311	経ユ老短Ⅲ1・未		b 経過的ユニット型介護老人保健施設短期入所療養介護費 ＜ユニット型個室的多床室＞【療養型】	要介護1 959 単位		930	
22	4313	経ユ老短Ⅲ1・夜・未				夜勤の勤務条件に関する基準を満たさない場合　×97%	902	
22	4321	経ユ老短Ⅲ2・未			要介護2 1,037 単位		1,006	
22	4323	経ユ老短Ⅲ2・夜・未				夜勤の勤務条件に関する基準を満たさない場合　×97%	976	
22	4331	経ユ老短Ⅲ3・未			要介護3 1,135 単位		1,101	
22	4333	経ユ老短Ⅲ3・夜・未				夜勤の勤務条件に関する基準を満たさない場合　×97%	1,068	
22	4341	経ユ老短Ⅲ4・未			要介護4 1,213 単位		1,177	
22	4343	経ユ老短Ⅲ4・夜・未				夜勤の勤務条件に関する基準を満たさない場合　×97%	1,142	
22	4351	経ユ老短Ⅲ5・未			要介護5 1,291 単位		1,252	
22	4353	経ユ老短Ⅲ5・夜・未				夜勤の勤務条件に関する基準を満たさない場合　×97%	1,214	
22	4361	ユ老短Ⅳ1・未	(四)ユニット型介護老人保健施設短期入所療養介護費(Ⅳ)	a ユニット型特別介護老人保健施設短期入所療養介護費 ＜ユニット型個室＞	要介護1 818 単位		793	
22	4362	ユ老短Ⅳ1・夜・未				夜勤の勤務条件に関する基準を満たさない場合　×97%	769	
22	4363	ユ老短Ⅳ2・未			要介護2 866 単位		840	
22	4364	ユ老短Ⅳ2・夜・未				夜勤の勤務条件に関する基準を満たさない場合　×97%	815	
22	4365	ユ老短Ⅳ3・未			要介護3 929 単位		901	
22	4366	ユ老短Ⅳ3・夜・未				夜勤の勤務条件に関する基準を満たさない場合　×97%	874	
22	4367	ユ老短Ⅳ4・未			要介護4 983 単位		954	
22	4368	ユ老短Ⅳ4・夜・未				夜勤の勤務条件に関する基準を満たさない場合　×97%	925	
22	4369	ユ老短Ⅳ5・未			要介護5 1,035 単位		1,004	
22	4370	ユ老短Ⅳ5・夜・未				夜勤の勤務条件に関する基準を満たさない場合　×97%	974	
22	4371	経ユ老短Ⅳ1・未		b 経過的ユニット型介護老人保健施設短期入所療養介護費 ＜ユニット型個室的多床室＞	要介護1 818 単位		793	
22	4372	経ユ老短Ⅳ1・夜・未				夜勤の勤務条件に関する基準を満たさない場合　×97%	769	
22	4373	経ユ老短Ⅳ2・未			要介護2 866 単位		840	
22	4374	経ユ老短Ⅳ2・夜・未				夜勤の勤務条件に関する基準を満たさない場合　×97%	815	
22	4375	経ユ老短Ⅳ3・未			要介護3 929 単位		901	
22	4376	経ユ老短Ⅳ3・夜・未				夜勤の勤務条件に関する基準を満たさない場合　×97%	874	
22	4377	経ユ老短Ⅳ4・未			要介護4 983 単位		954	
22	4378	経ユ老短Ⅳ4・夜・未				夜勤の勤務条件に関する基準を満たさない場合　×97%	925	
22	4379	経ユ老短Ⅳ5・未			要介護5 1,035 単位		1,004	
22	4380	経ユ老短Ⅳ5・夜・未				夜勤の勤務条件に関する基準を満たさない場合　×97%	974	
22	1561	特定老短1	(3)特定介護老人保健施設短期入所療養介護費（日帰りショート）		(一)3時間以上4時間未満 664 単位		664	1回につき
22	1565	特定老短1・夜				夜勤の勤務条件に関する基準を満たさない場合　×97%	644	
22	1571	特定老短2			(二)4時間以上6時間未満 927 単位		927	
22	1572	特定老短2・夜				夜勤の勤務条件に関する基準を満たさない場合　×97%	899	
22	1581	特定老短3			(三)6時間以上8時間未満 1,296 単位		1,296	
22	1582	特定老短3・夜				夜勤の勤務条件に関する基準を満たさない場合　×97%	1,257	

ユニットケア体制未整備減算　×97%（(2)の各項目に適用）

居宅

短期療養（老健）

居宅

短期療養（老健）

種類	項目	サービス内容略称				算定項目		合成単位数	算定単位
22	C201	老短高齢者虐待防止未実施減算Ⅰⅰ1	高齢者虐待防止措置未実施減算	(1)介護老人保健施設短期入所療養介護費	(一)介護老人保健施設短期入所療養介護費(Ⅰ)	a 介護老人保健施設短期入所療養介護費(ⅰ)	要介護1　8 単位減算	-8	1日につき
22	C202	老短高齢者虐待防止未実施減算Ⅰⅰ2					要介護2　8 単位減算	-8	
22	C203	老短高齢者虐待防止未実施減算Ⅰⅰ3					要介護3　9 単位減算	-9	
22	C204	老短高齢者虐待防止未実施減算Ⅰⅰ4					要介護4　9 単位減算	-9	
22	C205	老短高齢者虐待防止未実施減算Ⅰⅰ5					要介護5　10 単位減算	-10	
22	C206	老短高齢者虐待防止未実施減算Ⅰⅱ1				b 介護老人保健施設短期入所療養介護費(ⅱ)	要介護1　8 単位減算	-8	
22	C207	老短高齢者虐待防止未実施減算Ⅰⅱ2					要介護2　9 単位減算	-9	
22	C208	老短高齢者虐待防止未実施減算Ⅰⅱ3					要介護3　10 単位減算	-10	
22	C209	老短高齢者虐待防止未実施減算Ⅰⅱ4					要介護4　10 単位減算	-10	
22	C210	老短高齢者虐待防止未実施減算Ⅰⅱ5					要介護5　11 単位減算	-11	
22	C211	老短高齢者虐待防止未実施減算Ⅰⅲ1				c 介護老人保健施設短期入所療養介護費(ⅲ)	要介護1　8 単位減算	-8	
22	C212	老短高齢者虐待防止未実施減算Ⅰⅲ2					要介護2　9 単位減算	-9	
22	C213	老短高齢者虐待防止未実施減算Ⅰⅲ3					要介護3　9 単位減算	-9	
22	C214	老短高齢者虐待防止未実施減算Ⅰⅲ4					要介護4　10 単位減算	-10	
22	C215	老短高齢者虐待防止未実施減算Ⅰⅲ5					要介護5　11 単位減算	-11	
22	C216	老短高齢者虐待防止未実施減算Ⅰⅳ1				d 介護老人保健施設短期入所療養介護費(ⅳ)	要介護1　9 単位減算	-9	
22	C217	老短高齢者虐待防止未実施減算Ⅰⅳ2					要介護2　10 単位減算	-10	
22	C218	老短高齢者虐待防止未実施減算Ⅰⅳ3					要介護3　10 単位減算	-10	
22	C219	老短高齢者虐待防止未実施減算Ⅰⅳ4					要介護4　11 単位減算	-11	
22	C220	老短高齢者虐待防止未実施減算Ⅰⅳ5					要介護5　12 単位減算	-12	
22	C221	老短高齢者虐待防止未実施減算Ⅱⅰ1			(二)介護老人保健施設短期入所療養介護費(Ⅱ)	a 介護老人保健施設短期入所療養介護費(ⅰ)	要介護1　8 単位減算	-8	
22	C222	老短高齢者虐待防止未実施減算Ⅱⅰ2					要介護2　9 単位減算	-9	
22	C223	老短高齢者虐待防止未実施減算Ⅱⅰ3					要介護3　10 単位減算	-10	
22	C224	老短高齢者虐待防止未実施減算Ⅱⅰ4					要介護4　11 単位減算	-11	
22	C225	老短高齢者虐待防止未実施減算Ⅱⅰ5					要介護5　12 単位減算	-12	
22	C226	老短高齢者虐待防止未実施減算Ⅱⅱ1				b 介護老人保健施設短期入所療養介護費(ⅱ)	要介護1　9 単位減算	-9	
22	C227	老短高齢者虐待防止未実施減算Ⅱⅱ2					要介護2　10 単位減算	-10	
22	C228	老短高齢者虐待防止未実施減算Ⅱⅱ3					要介護3　11 単位減算	-11	
22	C229	老短高齢者虐待防止未実施減算Ⅱⅱ4					要介護4　12 単位減算	-12	
22	C230	老短高齢者虐待防止未実施減算Ⅱⅱ5					要介護5　12 単位減算	-12	
22	C231	老短高齢者虐待防止未実施減算Ⅲⅰ1			(三)介護老人保健施設短期入所療養介護費(Ⅲ)	a 介護老人保健施設短期入所療養介護費(ⅰ)	要介護1　8 単位減算	-8	
22	C232	老短高齢者虐待防止未実施減算Ⅲⅰ2					要介護2　9 単位減算	-9	
22	C233	老短高齢者虐待防止未実施減算Ⅲⅰ3					要介護3　10 単位減算	-10	
22	C234	老短高齢者虐待防止未実施減算Ⅲⅰ4					要介護4　10 単位減算	-10	
22	C235	老短高齢者虐待防止未実施減算Ⅲⅰ5					要介護5　11 単位減算	-11	
22	C236	老短高齢者虐待防止未実施減算Ⅲⅱ1				b 介護老人保健施設短期入所療養介護費(ⅱ)	要介護1　9 単位減算	-9	
22	C237	老短高齢者虐待防止未実施減算Ⅲⅱ2					要介護2　9 単位減算	-9	
22	C238	老短高齢者虐待防止未実施減算Ⅲⅱ3					要介護3　10 単位減算	-10	
22	C239	老短高齢者虐待防止未実施減算Ⅲⅱ4					要介護4　11 単位減算	-11	
22	C240	老短高齢者虐待防止未実施減算Ⅲⅱ5					要介護5　12 単位減算	-12	
22	C241	老短高齢者虐待防止未実施減算Ⅳⅰ1			(四)介護老人保健施設短期入所療養介護費(Ⅳ)	a 介護老人保健施設短期入所療養介護費(ⅰ)	要介護1　7 単位減算	-7	
22	C242	老短高齢者虐待防止未実施減算Ⅳⅰ2					要介護2　8 単位減算	-8	
22	C243	老短高齢者虐待防止未実施減算Ⅳⅰ3					要介護3　8 単位減算	-8	
22	C244	老短高齢者虐待防止未実施減算Ⅳⅰ4					要介護4　9 単位減算	-9	
22	C245	老短高齢者虐待防止未実施減算Ⅳⅰ5					要介護5　10 単位減算	-10	
22	C246	老短高齢者虐待防止未実施減算Ⅳⅱ1				b 介護老人保健施設短期入所療養介護費(ⅱ)	要介護1　8 単位減算	-8	
22	C247	老短高齢者虐待防止未実施減算Ⅳⅱ2					要介護2　9 単位減算	-9	
22	C248	老短高齢者虐待防止未実施減算Ⅳⅱ3					要介護3　9 単位減算	-9	
22	C249	老短高齢者虐待防止未実施減算Ⅳⅱ4					要介護4　10 単位減算	-10	
22	C250	老短高齢者虐待防止未実施減算Ⅳⅱ5					要介護5　10 単位減算	-10	

サービスコード 種類	項目	サービス内容略称	算定項目				合成 単位数	算定 単位
22	C251	老短高齢者虐待防止未実施減算ユⅠⅰ1	高齢者虐待防止措置未実施減算	(2)ユニット型介護老人保健施設短期入所療養介護費	(一)ユニット型介護老人保健施設短期入所療養介護費(Ⅰ)	a ユニット型介護老人保健施設短期入所療養介護費（ⅰ）	要介護1　　8 単位減算	-8	1日につき
22	C252	老短高齢者虐待防止未実施減算ユⅠⅰ2					要介護2　　9 単位減算	-9	
22	C253	老短高齢者虐待防止未実施減算ユⅠⅰ3					要介護3　　9 単位減算	-9	
22	C254	老短高齢者虐待防止未実施減算ユⅠⅰ4					要介護4　　10 単位減算	-10	
22	C255	老短高齢者虐待防止未実施減算ユⅠⅰ5					要介護5　　11 単位減算	-11	
22	C256	老短高齢者虐待防止未実施減算ユⅠⅱ1				b ユニット型介護老人保健施設短期入所療養介護費（ⅱ）	要介護1　　9 単位減算	-9	
22	C257	老短高齢者虐待防止未実施減算ユⅠⅱ2					要介護2　　10 単位減算	-10	
22	C258	老短高齢者虐待防止未実施減算ユⅠⅱ3					要介護3　　10 単位減算	-10	
22	C259	老短高齢者虐待防止未実施減算ユⅠⅱ4					要介護4　　11 単位減算	-11	
22	C260	老短高齢者虐待防止未実施減算ユⅠⅱ5					要介護5　　12 単位減算	-12	
22	C261	老短高齢者虐待防止未実施減算経ユⅠⅰ1				c 経過的ユニット型介護老人保健施設短期入所療養介護費（ⅰ）	要介護1　　8 単位減算	-8	
22	C262	老短高齢者虐待防止未実施減算経ユⅠⅰ2					要介護2　　9 単位減算	-9	
22	C263	老短高齢者虐待防止未実施減算経ユⅠⅰ3					要介護3　　9 単位減算	-9	
22	C264	老短高齢者虐待防止未実施減算経ユⅠⅰ4					要介護4　　10 単位減算	-10	
22	C265	老短高齢者虐待防止未実施減算経ユⅠⅰ5					要介護5　　11 単位減算	-11	
22	C266	老短高齢者虐待防止未実施減算経ユⅠⅱ1				d 経過的ユニット型介護老人保健施設短期入所療養介護費（ⅱ）	要介護1　　9 単位減算	-9	
22	C267	老短高齢者虐待防止未実施減算経ユⅠⅱ2					要介護2　　10 単位減算	-10	
22	C268	老短高齢者虐待防止未実施減算経ユⅠⅱ3					要介護3　　10 単位減算	-10	
22	C269	老短高齢者虐待防止未実施減算経ユⅠⅱ4					要介護4　　11 単位減算	-11	
22	C270	老短高齢者虐待防止未実施減算経ユⅠⅱ5					要介護5　　12 単位減算	-12	
22	C271	老短高齢者虐待防止未実施減算ユⅡ1			(二)ユニット型介護老人保健施設短期入所療養介護費(Ⅱ)	a ユニット型介護老人保健施設短期入所療養介護費	要介護1　　10 単位減算	-10	
22	C272	老短高齢者虐待防止未実施減算ユⅡ2					要介護2　　10 単位減算	-10	
22	C273	老短高齢者虐待防止未実施減算ユⅡ3					要介護3　　12 単位減算	-12	
22	C274	老短高齢者虐待防止未実施減算ユⅡ4					要介護4　　12 単位減算	-12	
22	C275	老短高齢者虐待防止未実施減算ユⅡ5					要介護5　　13 単位減算	-13	
22	C276	老短高齢者虐待防止未実施減算経ユⅡ1				b 経過的ユニット型介護老人保健施設短期入所療養介護費	要介護1　　10 単位減算	-10	
22	C277	老短高齢者虐待防止未実施減算経ユⅡ2					要介護2　　10 単位減算	-10	
22	C278	老短高齢者虐待防止未実施減算経ユⅡ3					要介護3　　12 単位減算	-12	
22	C279	老短高齢者虐待防止未実施減算経ユⅡ4					要介護4　　12 単位減算	-12	
22	C280	老短高齢者虐待防止未実施減算経ユⅡ5					要介護5　　13 単位減算	-13	
22	C281	老短高齢者虐待防止未実施減算ユⅢ1			(三)ユニット型介護老人保健施設短期入所療養介護費(Ⅲ)	a ユニット型介護老人保健施設短期入所療養介護費	要介護1　　10 単位減算	-10	
22	C282	老短高齢者虐待防止未実施減算ユⅢ2					要介護2　　10 単位減算	-10	
22	C283	老短高齢者虐待防止未実施減算ユⅢ3					要介護3　　11 単位減算	-11	
22	C284	老短高齢者虐待防止未実施減算ユⅢ4					要介護4　　12 単位減算	-12	
22	C285	老短高齢者虐待防止未実施減算ユⅢ5					要介護5　　13 単位減算	-13	
22	C286	老短高齢者虐待防止未実施減算経ユⅢ1				b 経過的ユニット型介護老人保健施設短期入所療養介護費	要介護1　　10 単位減算	-10	
22	C287	老短高齢者虐待防止未実施減算経ユⅢ2					要介護2　　10 単位減算	-10	
22	C288	老短高齢者虐待防止未実施減算経ユⅢ3					要介護3　　11 単位減算	-11	
22	C289	老短高齢者虐待防止未実施減算経ユⅢ4					要介護4　　12 単位減算	-12	
22	C290	老短高齢者虐待防止未実施減算経ユⅢ5					要介護5　　13 単位減算	-13	
22	C291	老短高齢者虐待防止未実施減算ユⅣ1			(四)ユニット型介護老人保健施設短期入所療養介護費(Ⅳ)	a 介護老人保健施設短期入所療養介護費（ⅰ）	要介護1　　8 単位減算	-8	
22	C292	老短高齢者虐待防止未実施減算ユⅣ2					要介護2　　9 単位減算	-9	
22	C293	老短高齢者虐待防止未実施減算ユⅣ3					要介護3　　9 単位減算	-9	
22	C294	老短高齢者虐待防止未実施減算ユⅣ4					要介護4　　10 単位減算	-10	
22	C295	老短高齢者虐待防止未実施減算ユⅣ5					要介護5　　10 単位減算	-10	
22	C296	老短高齢者虐待防止未実施減算経ユⅣ1				b 経過的ユニット型介護老人保健施設短期入所療養介護費	要介護1　　8 単位減算	-8	
22	C297	老短高齢者虐待防止未実施減算経ユⅣ2					要介護2　　9 単位減算	-9	
22	C298	老短高齢者虐待防止未実施減算経ユⅣ3					要介護3　　9 単位減算	-9	
22	C299	老短高齢者虐待防止未実施減算経ユⅣ4					要介護4　　10 単位減算	-10	
22	C300	老短高齢者虐待防止未実施減算経ユⅣ5					要介護5　　10 単位減算	-10	
22	C301	老短高齢者虐待防止未実施減算特1		(3)特定介護老人保健施設短期入所療養介護費（日帰りショート）	(一)3時間以上4時間未満		7 単位減算	-7	1回につき
22	C302	老短高齢者虐待防止未実施減算特2			(二)4時間以上6時間未満		9 単位減算	-9	
22	C303	老短高齢者虐待防止未実施減算特3			(三)6時間以上8時間未満		13 単位減算	-13	

居宅

短期療養（老健）

居宅

短期
療養
（老健）

種類	項目	サービス内容略称				算定項目	合成単位数	算定単位
22	D201	老短業務継続計画未策定減算Ⅰⅰ1	業務継続計画未策定減算	(1)介護老人保健施設短期入所療養介護費	(一)介護老人保健施設短期入所療養介護費(Ⅰ)	a 介護老人保健施設短期入所療養介護費(ⅰ)	要介護1　8 単位減算	-8	1日につき
22	D202	老短業務継続計画未策定減算Ⅰⅰ2					要介護2　8 単位減算	-8	
22	D203	老短業務継続計画未策定減算Ⅰⅰ3					要介護3　9 単位減算	-9	
22	D204	老短業務継続計画未策定減算Ⅰⅰ4					要介護4　9 単位減算	-9	
22	D205	老短業務継続計画未策定減算Ⅰⅰ5					要介護5　10 単位減算	-10	
22	D206	老短業務継続計画未策定減算Ⅰⅱ1				b 介護老人保健施設短期入所療養介護費(ⅱ)	要介護1　8 単位減算	-8	
22	D207	老短業務継続計画未策定減算Ⅰⅱ2					要介護2　9 単位減算	-9	
22	D208	老短業務継続計画未策定減算Ⅰⅱ3					要介護3　10 単位減算	-10	
22	D209	老短業務継続計画未策定減算Ⅰⅱ4					要介護4　10 単位減算	-10	
22	D210	老短業務継続計画未策定減算Ⅰⅱ5					要介護5　11 単位減算	-11	
22	D211	老短業務継続計画未策定減算Ⅰⅲ1				c 介護老人保健施設短期入所療養介護費(ⅲ)	要介護1　8 単位減算	-8	
22	D212	老短業務継続計画未策定減算Ⅰⅲ2					要介護2　9 単位減算	-9	
22	D213	老短業務継続計画未策定減算Ⅰⅲ3					要介護3　9 単位減算	-9	
22	D214	老短業務継続計画未策定減算Ⅰⅲ4					要介護4　10 単位減算	-10	
22	D215	老短業務継続計画未策定減算Ⅰⅲ5					要介護5　11 単位減算	-11	
22	D216	老短業務継続計画未策定減算Ⅰⅳ1				d 介護老人保健施設短期入所療養介護費(ⅳ)	要介護1　9 単位減算	-9	
22	D217	老短業務継続計画未策定減算Ⅰⅳ2					要介護2　10 単位減算	-10	
22	D218	老短業務継続計画未策定減算Ⅰⅳ3					要介護3　10 単位減算	-10	
22	D219	老短業務継続計画未策定減算Ⅰⅳ4					要介護4　11 単位減算	-11	
22	D220	老短業務継続計画未策定減算Ⅰⅳ5					要介護5　12 単位減算	-12	
22	D221	老短業務継続計画未策定減算Ⅱⅰ1			(二)介護老人保健施設短期入所療養介護費(Ⅱ)	a 介護老人保健施設短期入所療養介護費(ⅰ)	要介護1　8 単位減算	-8	
22	D222	老短業務継続計画未策定減算Ⅱⅰ2					要介護2　9 単位減算	-9	
22	D223	老短業務継続計画未策定減算Ⅱⅰ3					要介護3　10 単位減算	-10	
22	D224	老短業務継続計画未策定減算Ⅱⅰ4					要介護4　11 単位減算	-11	
22	D225	老短業務継続計画未策定減算Ⅱⅰ5					要介護5　12 単位減算	-12	
22	D226	老短業務継続計画未策定減算Ⅱⅱ1				b 介護老人保健施設短期入所療養介護費(ⅱ)	要介護1　9 単位減算	-9	
22	D227	老短業務継続計画未策定減算Ⅱⅱ2					要介護2　10 単位減算	-10	
22	D228	老短業務継続計画未策定減算Ⅱⅱ3					要介護3　11 単位減算	-11	
22	D229	老短業務継続計画未策定減算Ⅱⅱ4					要介護4　12 単位減算	-12	
22	D230	老短業務継続計画未策定減算Ⅱⅱ5					要介護5　12 単位減算	-12	
22	D231	老短業務継続計画未策定減算Ⅲⅰ1			(三)介護老人保健施設短期入所療養介護費(Ⅲ)	a 介護老人保健施設短期入所療養介護費(ⅰ)	要介護1　8 単位減算	-8	
22	D232	老短業務継続計画未策定減算Ⅲⅰ2					要介護2　9 単位減算	-9	
22	D233	老短業務継続計画未策定減算Ⅲⅰ3					要介護3　10 単位減算	-10	
22	D234	老短業務継続計画未策定減算Ⅲⅰ4					要介護4　10 単位減算	-10	
22	D235	老短業務継続計画未策定減算Ⅲⅰ5					要介護5　11 単位減算	-11	
22	D236	老短業務継続計画未策定減算Ⅲⅱ1				b 介護老人保健施設短期入所療養介護費(ⅱ)	要介護1　9 単位減算	-9	
22	D237	老短業務継続計画未策定減算Ⅲⅱ2					要介護2　9 単位減算	-9	
22	D238	老短業務継続計画未策定減算Ⅲⅱ3					要介護3　10 単位減算	-10	
22	D239	老短業務継続計画未策定減算Ⅲⅱ4					要介護4　11 単位減算	-11	
22	D240	老短業務継続計画未策定減算Ⅲⅱ5					要介護5　12 単位減算	-12	
22	D241	老短業務継続計画未策定減算Ⅳⅰ1			(四)介護老人保健施設短期入所療養介護費(Ⅳ)	a 介護老人保健施設短期入所療養介護費(ⅰ)	要介護1　7 単位減算	-7	
22	D242	老短業務継続計画未策定減算Ⅳⅰ2					要介護2　8 単位減算	-8	
22	D243	老短業務継続計画未策定減算Ⅳⅰ3					要介護3　8 単位減算	-8	
22	D244	老短業務継続計画未策定減算Ⅳⅰ4					要介護4　9 単位減算	-9	
22	D245	老短業務継続計画未策定減算Ⅳⅰ5					要介護5　10 単位減算	-10	
22	D246	老短業務継続計画未策定減算Ⅳⅱ1				b 介護老人保健施設短期入所療養介護費(ⅱ)	要介護1　8 単位減算	-8	
22	D247	老短業務継続計画未策定減算Ⅳⅱ2					要介護2　9 単位減算	-9	
22	D248	老短業務継続計画未策定減算Ⅳⅱ3					要介護3　9 単位減算	-9	
22	D249	老短業務継続計画未策定減算Ⅳⅱ4					要介護4　10 単位減算	-10	
22	D250	老短業務継続計画未策定減算Ⅳⅱ5					要介護5　10 単位減算	-10	

サービスコード 種類	項目	サービス内容略称		算定項目			合成単位数	算定単位
22	D251	老短業務継続計画未策定減算ユⅠⅰ1	業務継続計画未策定減算	(2)ユニット型介護老人保健施設短期入所療養介護費	(一)ユニット型介護老人保健施設短期入所療養介護費（Ⅰ）	a ユニット型介護老人保健施設短期入所療養介護費（ⅰ） 要介護1　　8 単位減算	−8	1日につき
22	D252	老短業務継続計画未策定減算ユⅠⅰ2				要介護2　　9 単位減算	−9	
22	D253	老短業務継続計画未策定減算ユⅠⅰ3				要介護3　　9 単位減算	−9	
22	D254	老短業務継続計画未策定減算ユⅠⅰ4				要介護4　　10 単位減算	−10	
22	D255	老短業務継続計画未策定減算ユⅠⅰ5				要介護5　　11 単位減算	−11	
22	D256	老短業務継続計画未策定減算ユⅠⅱ1				b ユニット型介護老人保健施設短期入所療養介護費（ⅱ） 要介護1　　9 単位減算	−9	
22	D257	老短業務継続計画未策定減算ユⅠⅱ2				要介護2　　10 単位減算	−10	
22	D258	老短業務継続計画未策定減算ユⅠⅱ3				要介護3　　10 単位減算	−10	
22	D259	老短業務継続計画未策定減算ユⅠⅱ4				要介護4　　11 単位減算	−11	
22	D260	老短業務継続計画未策定減算ユⅠⅱ5				要介護5　　12 単位減算	−12	
22	D261	老短業務継続計画未策定減算経ユⅠⅰ1				c 経過的ユニット型介護老人保健施設短期入所療養介護費（ⅰ） 要介護1　　8 単位減算	−8	
22	D262	老短業務継続計画未策定減算経ユⅠⅰ2				要介護2　　9 単位減算	−9	
22	D263	老短業務継続計画未策定減算経ユⅠⅰ3				要介護3　　9 単位減算	−9	
22	D264	老短業務継続計画未策定減算経ユⅠⅰ4				要介護4　　10 単位減算	−10	
22	D265	老短業務継続計画未策定減算経ユⅠⅰ5				要介護5　　11 単位減算	−11	
22	D266	老短業務継続計画未策定減算経ユⅠⅱ1				c 経過的ユニット型介護老人保健施設短期入所療養介護費（ⅱ） 要介護1　　9 単位減算	−9	
22	D267	老短業務継続計画未策定減算経ユⅠⅱ2				要介護2　　10 単位減算	−10	
22	D268	老短業務継続計画未策定減算経ユⅠⅱ3				要介護3　　10 単位減算	−10	
22	D269	老短業務継続計画未策定減算経ユⅠⅱ4				要介護4　　11 単位減算	−11	
22	D270	老短業務継続計画未策定減算経ユⅠⅱ5				要介護5　　12 単位減算	−12	
22	D271	老短業務継続計画未策定減算ユⅡ1			(二)ユニット型介護老人保健施設短期入所療養介護費（Ⅱ）	a ユニット型介護老人保健施設短期入所療養介護費 要介護1　　10 単位減算	−10	
22	D272	老短業務継続計画未策定減算ユⅡ2				要介護2　　10 単位減算	−10	
22	D273	老短業務継続計画未策定減算ユⅡ3				要介護3　　12 単位減算	−12	
22	D274	老短業務継続計画未策定減算ユⅡ4				要介護4　　12 単位減算	−12	
22	D275	老短業務継続計画未策定減算ユⅡ5				要介護5　　13 単位減算	−13	
22	D276	老短業務継続計画未策定減算経ユⅡ1				b 経過的ユニット型介護老人保健施設短期入所療養介護費 要介護1　　10 単位減算	−10	
22	D277	老短業務継続計画未策定減算経ユⅡ2				要介護2　　10 単位減算	−10	
22	D278	老短業務継続計画未策定減算経ユⅡ3				要介護3　　12 単位減算	−12	
22	D279	老短業務継続計画未策定減算経ユⅡ4				要介護4　　12 単位減算	−12	
22	D280	老短業務継続計画未策定減算経ユⅡ5				要介護5　　13 単位減算	−13	
22	D281	老短業務継続計画未策定減算ユⅢ1			(三)ユニット型介護老人保健施設短期入所療養介護費（Ⅲ）	a ユニット型介護老人保健施設短期入所療養介護費 要介護1　　10 単位減算	−10	
22	D282	老短業務継続計画未策定減算ユⅢ2				要介護2　　10 単位減算	−10	
22	D283	老短業務継続計画未策定減算ユⅢ3				要介護3　　11 単位減算	−11	
22	D284	老短業務継続計画未策定減算ユⅢ4				要介護4　　12 単位減算	−12	
22	D285	老短業務継続計画未策定減算ユⅢ5				要介護5　　13 単位減算	−13	
22	D286	老短業務継続計画未策定減算経ユⅢ1				b 経過的ユニット型介護老人保健施設短期入所療養介護費 要介護1　　10 単位減算	−10	
22	D287	老短業務継続計画未策定減算経ユⅢ2				要介護2　　10 単位減算	−10	
22	D288	老短業務継続計画未策定減算経ユⅢ3				要介護3　　11 単位減算	−11	
22	D289	老短業務継続計画未策定減算経ユⅢ4				要介護4　　12 単位減算	−12	
22	D290	老短業務継続計画未策定減算経ユⅢ5				要介護5　　13 単位減算	−13	
22	D291	老短業務継続計画未策定減算ユⅣ1			(四)ユニット型介護老人保健施設短期入所療養介護費（Ⅳ）	a ユニット型介護老人保健施設短期入所療養介護費 要介護1　　8 単位減算	−8	
22	D292	老短業務継続計画未策定減算ユⅣ2				要介護2　　9 単位減算	−9	
22	D293	老短業務継続計画未策定減算ユⅣ3				要介護3　　9 単位減算	−9	
22	D294	老短業務継続計画未策定減算ユⅣ4				要介護4　　10 単位減算	−10	
22	D295	老短業務継続計画未策定減算ユⅣ5				要介護5　　10 単位減算	−10	
22	D296	老短業務継続計画未策定減算経ユⅣ1				b 経過的ユニット型介護老人保健施設短期入所療養介護費 要介護1　　8 単位減算	−8	
22	D297	老短業務継続計画未策定減算経ユⅣ2				要介護2　　9 単位減算	−9	
22	D298	老短業務継続計画未策定減算経ユⅣ3				要介護3　　9 単位減算	−9	
22	D299	老短業務継続計画未策定減算経ユⅣ4				要介護4　　10 単位減算	−10	
22	D300	老短業務継続計画未策定減算経ユⅣ5				要介護5　　10 単位減算	−10	
22	D301	老短業務継続計画未策定減算特1		(3)特定介護老人保健施設短期入所療養介護費（日帰りショート）	(一)3時間以上4時間未満	7 単位減算	−7	1回につき
22	D302	老短業務継続計画未策定減算特2			(二)4時間以上6時間未満	9 単位減算	−9	
22	D303	老短業務継続計画未策定減算特3			(三)6時間以上8時間未満	13 単位減算	−13	

居宅

短期療養（老健）

居宅

短期
療養

（老健）

サービスコード 種類	項目	サービス内容略称	算定項目			合成 単位数	算定 単位
22	6117	老短夜勤職員配置加算	夜勤職員配置加算		24 単位加算	24	1日につき
22	6111	老短個別リハビリ加算	個別リハビリテーション実施加算		240 単位加算	240	
22	6254	老短認知症ケア加算	認知症ケア加算		76 単位加算	76	
22	6121	老短認知症緊急対応加算	認知症行動・心理症状緊急対応加算（7日間限度）		200 単位加算	200	
22	6277	老短緊急短期入所受入加算	緊急短期入所受入加算（7日（やむを得ない事情がある場合は14日）を限度）		90 単位加算	90	
22	6109	老短若年性認知症受入加算1	若年性認知症利用者受入加算	（1）、（2）を算定する場合	120 単位加算	120	
22	6110	老短若年性認知症受入加算2		（3）を算定する場合	60 単位加算	60	
22	6278	老短重度療養管理加算1	重度療養管理加算	（1）（一）、（2）（一）を算定する場合	120 単位加算	120	
22	6279	老短重度療養管理加算2	（要介護4・5に限る）	（3）を算定する場合	60 単位加算	60	
22	6280	老短在宅復帰在宅療養支援加算I	在宅復帰・在宅療養支援機能加算（I）（（1）（一）a、（1）（一）c、（2）（一）a、（2）（一）cを算定する場合）		51 単位加算	51	
22	6281	老短在宅復帰在宅療養支援加算II	在宅復帰・在宅療養支援機能加算（II）（（1）（一）b、（1）（一）d、（2）（一）b、（2）（一）dを算定する場合）		51 単位加算	51	
22	1920	老短送迎加算	送迎を行う場合		184 単位加算	184	片道につき
22	6601	老短療養体制維持特別加算I	療養体制維持特別加算	（一）療養体制維持特別加算（I）	27 単位加算	27	1日につき
22	6602	老短療養体制維持特別加算II		（二）療養体制維持特別加算（II）	57 単位加算	57	
22	6001	老短総合医学管理加算	（4）総合医学管理加算（利用中に10日を限度）		275 単位	275	
22	6192	老短口腔連携強化加算	（5）口腔連携強化加算		50 単位加算	50	月1回限度
22	6275	老短療養食加算	（6）療養食加算（1日に3回を限度）		8 単位加算	8	1回につき
22	6133	老短認知症専門ケア加算I	（7）認知症専門ケア加算	（一）認知症専門ケア加算（I）	3 単位加算	3	1日につき
22	6134	老短認知症専門ケア加算II		（二）認知症専門ケア加算（II）	4 単位加算	4	
22	9000	老短緊急時治療管理1	（8）緊急時施設療養費	（一）緊急時治療管理	療養型老健以外の場合	518 単位	518	月3日限度
22	6000	老短緊急時治療管理2			療養型老健の場合	518 単位	518	
22	6237	老短生産性向上推進体制加算I	（9）生産性向上推進体制加算	（一）生産性向上推進体制加算（I）	100 単位加算	100	1月につき
22	6238	老短生産性向上推進体制加算II		（二）生産性向上推進体制加算（II）	10 単位加算	10	
22	6099	老短サービス提供体制加算I	（10）サービス提供体制強化加算	（一）サービス提供体制強化加算（I）	22 単位加算	22	1日につき
22	6100	老短サービス提供体制加算II		（二）サービス提供体制強化加算（II）	18 単位加算	18	
22	6103	老短サービス提供体制加算III		（三）サービス提供体制強化加算（III）	6 単位加算	6	
22	6108	老短処遇改善加算I	（11）介護職員等処遇改善加算	（一）介護職員等処遇改善加算（I）	所定単位数の 75/1000 加算		1月につき
22	6107	老短処遇改善加算II		（二）介護職員等処遇改善加算（II）	所定単位数の 71/1000 加算		
22	6104	老短処遇改善加算III		（三）介護職員等処遇改善加算（III）	所定単位数の 54/1000 加算		
22	6380	老短処遇改善加算IV		（四）介護職員等処遇改善加算（IV）	所定単位数の 44/1000 加算		
22	6381	老短処遇改善加算V1		（五）介護職員等処遇改善加算（V）	（一）介護職員等処遇改善加算（V）（1）	所定単位数の 67/1000 加算		
22	6382	老短処遇改善加算V2			（二）介護職員等処遇改善加算（V）（2）	所定単位数の 65/1000 加算		
22	6383	老短処遇改善加算V3			（三）介護職員等処遇改善加算（V）（3）	所定単位数の 63/1000 加算		
22	6384	老短処遇改善加算V4			（四）介護職員等処遇改善加算（V）（4）	所定単位数の 61/1000 加算		
22	6385	老短処遇改善加算V5			（五）介護職員等処遇改善加算（V）（5）	所定単位数の 57/1000 加算		
22	6386	老短処遇改善加算V6			（六）介護職員等処遇改善加算（V）（6）	所定単位数の 53/1000 加算		
22	6387	老短処遇改善加算V7			（七）介護職員等処遇改善加算（V）（7）	所定単位数の 52/1000 加算		
22	6388	老短処遇改善加算V8			（八）介護職員等処遇改善加算（V）（8）	所定単位数の 46/1000 加算		
22	6389	老短処遇改善加算V9			（九）介護職員等処遇改善加算（V）（9）	所定単位数の 48/1000 加算		
22	6390	老短処遇改善加算V10			（十）介護職員等処遇改善加算（V）（10）	所定単位数の 44/1000 加算		
22	6391	老短処遇改善加算V11			（十一）介護職員等処遇改善加算（V）（11）	所定単位数の 36/1000 加算		
22	6392	老短処遇改善加算V12			（十二）介護職員等処遇改善加算（V）（12）	所定単位数の 40/1000 加算		
22	6393	老短処遇改善加算V13			（十三）介護職員等処遇改善加算（V）（13）	所定単位数の 31/1000 加算		
22	6394	老短処遇改善加算V14			（十四）介護職員等処遇改善加算（V）（14）	所定単位数の 23/1000 加算		

定員超過の場合

サービスコード 種類	サービスコード 項目	サービス内容略称	算定項目						合成 単位数	算定 単位
22	8011	老短Ⅰⅰ1・超	(1)介護老人保健施設短期入所療養介護費	(一)介護老人保健施設短期入所療養介護費(Ⅰ)	a 介護老人保健施設短期入所療養介護費(ⅰ) <従来型個室> 【基本型】	要介護1 753 単位			527	1日につき
22	8015	老短Ⅰⅰ1・夜・超					夜勤の勤務条件に関する基準を満たさない場合 × 97%		511	
22	8021	老短Ⅰⅰ2・超				要介護2 801 単位			561	
22	8025	老短Ⅰⅰ2・夜・超					夜勤の勤務条件に関する基準を満たさない場合 × 97%		544	
22	8031	老短Ⅰⅰ3・超				要介護3 864 単位			605	
22	8035	老短Ⅰⅰ3・夜・超					夜勤の勤務条件に関する基準を満たさない場合 × 97%		587	
22	8041	老短Ⅰⅰ4・超				要介護4 918 単位			643	
22	8045	老短Ⅰⅰ4・夜・超					夜勤の勤務条件に関する基準を満たさない場合 × 97%		623	
22	8051	老短Ⅰⅰ5・超				要介護5 971 単位			680	
22	8055	老短Ⅰⅰ5・夜・超					夜勤の勤務条件に関する基準を満たさない場合 × 97%		659	
22	8501	老短Ⅰⅱ1・超			b 介護老人保健施設短期入所療養介護費(ⅱ) <従来型個室> 【在宅強化型】	要介護1 819 単位		定員超過の場合 × 70%	573	
22	8502	老短Ⅰⅱ1・夜・超					夜勤の勤務条件に関する基準を満たさない場合 × 97%		556	
22	8503	老短Ⅰⅱ2・超				要介護2 893 単位			625	
22	8504	老短Ⅰⅱ2・夜・超					夜勤の勤務条件に関する基準を満たさない場合 × 97%		606	
22	8505	老短Ⅰⅱ3・超				要介護3 958 単位			671	
22	8506	老短Ⅰⅱ3・夜・超					夜勤の勤務条件に関する基準を満たさない場合 × 97%		650	
22	8507	老短Ⅰⅱ4・超				要介護4 1,017 単位			712	
22	8508	老短Ⅰⅱ4・夜・超					夜勤の勤務条件に関する基準を満たさない場合 × 97%		690	
22	8509	老短Ⅰⅱ5・超				要介護5 1,074 単位			752	
22	8510	老短Ⅰⅱ5・夜・超					夜勤の勤務条件に関する基準を満たさない場合 × 97%		729	
22	8211	老短Ⅰⅲ1・超			c 介護老人保健施設短期入所療養介護費(ⅲ) <多床室> 【基本型】	要介護1 830 単位			581	
22	8215	老短Ⅰⅲ1・夜・超					夜勤の勤務条件に関する基準を満たさない場合 × 97%		564	
22	8221	老短Ⅰⅲ2・超				要介護2 880 単位			616	
22	8225	老短Ⅰⅲ2・夜・超					夜勤の勤務条件に関する基準を満たさない場合 × 97%		598	
22	8231	老短Ⅰⅲ3・超				要介護3 944 単位			661	
22	8235	老短Ⅰⅲ3・夜・超					夜勤の勤務条件に関する基準を満たさない場合 × 97%		641	
22	8241	老短Ⅰⅲ4・超				要介護4 997 単位			698	
22	8245	老短Ⅰⅲ4・夜・超					夜勤の勤務条件に関する基準を満たさない場合 × 97%		677	
22	8251	老短Ⅰⅲ5・超				要介護5 1,052 単位			736	
22	8255	老短Ⅰⅲ5・夜・超					夜勤の勤務条件に関する基準を満たさない場合 × 97%		714	
22	8511	老短Ⅰⅳ1・超			d 介護老人保健施設短期入所療養介護費(ⅳ) <多床室> 【在宅強化型】	要介護1 902 単位			631	
22	8512	老短Ⅰⅳ1・夜・超					夜勤の勤務条件に関する基準を満たさない場合 × 97%		613	
22	8513	老短Ⅰⅳ2・超				要介護2 979 単位			685	
22	8514	老短Ⅰⅳ2・夜・超					夜勤の勤務条件に関する基準を満たさない場合 × 97%		665	
22	8515	老短Ⅰⅳ3・超				要介護3 1,044 単位			731	
22	8516	老短Ⅰⅳ3・夜・超					夜勤の勤務条件に関する基準を満たさない場合 × 97%		709	
22	8517	老短Ⅰⅳ4・超				要介護4 1,102 単位			771	
22	8518	老短Ⅰⅳ4・夜・超					夜勤の勤務条件に関する基準を満たさない場合 × 97%		748	
22	8519	老短Ⅰⅳ5・超				要介護5 1,161 単位			813	
22	8520	老短Ⅰⅳ5・夜・超					夜勤の勤務条件に関する基準を満たさない場合 × 97%		788	

居宅

短期療養

（老健）

居宅

短期療養（老健）

サービスコード 種類	項目	サービス内容略称	算定項目			合成単位数	算定単位
22	7209	老短Ⅱⅰ1・超	(1)介護老人保健施設短期入所療養介護費　(二)介護老人保健施設短期入所療養介護費(Ⅱ)〈療養型老健・看護職員を配置〉	a 介護老人保健施設短期入所療養介護費(ⅰ)〈従来型個室〉【療養型】	要介護1　790単位	553	1日につき
22	7213	老短Ⅱⅰ1・夜・超			夜勤の勤務条件に関する基準を満たさない場合 × 97%	536	
22	7217	老短Ⅱⅰ2・超			要介護2　874単位	612	
22	7221	老短Ⅱⅰ2・夜・超			夜勤の勤務条件に関する基準を満たさない場合 × 97%	594	
22	7225	老短Ⅱⅰ3・超			要介護3　992単位	694	
22	7229	老短Ⅱⅰ3・夜・超			夜勤の勤務条件に関する基準を満たさない場合 × 97%	673	
22	7233	老短Ⅱⅰ4・超			要介護4　1,071単位	750	
22	7237	老短Ⅱⅰ4・夜・超			夜勤の勤務条件に関する基準を満たさない場合 × 97%	727	
22	7241	老短Ⅱⅰ5・超			要介護5　1,150単位	805	
22	7245	老短Ⅱⅰ5・夜・超			夜勤の勤務条件に関する基準を満たさない場合 × 97%	781	
22	7257	老短Ⅱⅱ1・超		b 介護老人保健施設短期入所療養介護費(ⅱ)〈多床室〉【療養型】	要介護1　870単位	609	
22	7261	老短Ⅱⅱ1・夜・超			夜勤の勤務条件に関する基準を満たさない場合 × 97%	591	
22	7265	老短Ⅱⅱ2・超			要介護2　956単位	669	
22	7269	老短Ⅱⅱ2・夜・超			夜勤の勤務条件に関する基準を満たさない場合 × 97%	649	
22	7273	老短Ⅱⅱ3・超			要介護3　1,074単位	752	
22	7277	老短Ⅱⅱ3・夜・超			夜勤の勤務条件に関する基準を満たさない場合 × 97%	729	
22	7281	老短Ⅱⅱ4・超			要介護4　1,154単位	808	
22	7285	老短Ⅱⅱ4・夜・超			夜勤の勤務条件に関する基準を満たさない場合 × 97%	783	
22	7289	老短Ⅱⅱ5・超			要介護5　1,231単位	862	
22	7293	老短Ⅱⅱ5・夜・超			夜勤の勤務条件に関する基準を満たさない場合 × 97%	836	
22	7305	老短Ⅲⅰ1・超	(三)介護老人保健施設短期入所療養介護費(Ⅲ)〈療養型老健・看護オンコール体制〉	a 介護老人保健施設短期入所療養介護費(ⅰ)〈従来型個室〉【療養型】	要介護1　790単位	553	
22	7309	老短Ⅲⅰ1・夜・超			夜勤の勤務条件に関する基準を満たさない場合 × 97%	536	
22	7313	老短Ⅲⅰ2・超			要介護2　868単位	608	
22	7317	老短Ⅲⅰ2・夜・超			夜勤の勤務条件に関する基準を満たさない場合 × 97%	589	
22	7321	老短Ⅲⅰ3・超			要介護3　965単位	676	
22	7325	老短Ⅲⅰ3・夜・超			夜勤の勤務条件に関する基準を満たさない場合 × 97%	655	
22	7329	老短Ⅲⅰ4・超			要介護4　1,043単位	730	
22	7333	老短Ⅲⅰ4・夜・超			夜勤の勤務条件に関する基準を満たさない場合 × 97%	708	
22	7337	老短Ⅲⅰ5・超			要介護5　1,121単位	785	
22	7341	老短Ⅲⅰ5・夜・超			夜勤の勤務条件に関する基準を満たさない場合 × 97%	761	
22	7353	老短Ⅲⅱ1・超		b 介護老人保健施設短期入所療養介護費(ⅱ)〈多床室〉【療養型】	要介護1　870単位	609	
22	7357	老短Ⅲⅱ1・夜・超			夜勤の勤務条件に関する基準を満たさない場合 × 97%	591	
22	7361	老短Ⅲⅱ2・超			要介護2　949単位	664	
22	7365	老短Ⅲⅱ2・夜・超			夜勤の勤務条件に関する基準を満たさない場合 × 97%	645	
22	7369	老短Ⅲⅱ3・超			要介護3　1,046単位	732	
22	7373	老短Ⅲⅱ3・夜・超			夜勤の勤務条件に関する基準を満たさない場合 × 97%	711	
22	7377	老短Ⅲⅱ4・超			要介護4　1,124単位	787	
22	7381	老短Ⅲⅱ4・夜・超			夜勤の勤務条件に関する基準を満たさない場合 × 97%	763	
22	7385	老短Ⅲⅱ5・超			要介護5　1,203単位	842	
22	7389	老短Ⅲⅱ5・夜・超			夜勤の勤務条件に関する基準を満たさない場合 × 97%	817	
22	8561	老短Ⅳⅰ1・超	(四)特別介護老人保健施設短期入所療養介護費(Ⅳ)	a 介護老人保健施設短期入所療養介護費(ⅰ)〈従来型個室〉	要介護1　738単位	517	
22	8562	老短Ⅳⅰ1・夜・超			夜勤の勤務条件に関する基準を満たさない場合 × 97%	501	
22	8563	老短Ⅳⅰ2・超			要介護2　784単位	549	
22	8564	老短Ⅳⅰ2・夜・超			夜勤の勤務条件に関する基準を満たさない場合 × 97%	532	
22	8565	老短Ⅳⅰ3・超			要介護3　848単位	594	
22	8566	老短Ⅳⅰ3・夜・超			夜勤の勤務条件に関する基準を満たさない場合 × 97%	576	
22	8567	老短Ⅳⅰ4・超			要介護4　901単位	631	
22	8568	老短Ⅳⅰ4・夜・超			夜勤の勤務条件に関する基準を満たさない場合 × 97%	612	
22	8569	老短Ⅳⅰ5・超			要介護5　953単位	667	
22	8570	老短Ⅳⅰ5・夜・超			夜勤の勤務条件に関する基準を満たさない場合 × 97%	647	
22	8571	老短Ⅳⅱ1・超		b 介護老人保健施設短期入所療養介護費(ⅱ)〈多床室〉	要介護1　813単位	569	
22	8572	老短Ⅳⅱ1・夜・超			夜勤の勤務条件に関する基準を満たさない場合 × 97%	552	
22	8573	老短Ⅳⅱ2・超			要介護2　863単位	604	
22	8574	老短Ⅳⅱ2・夜・超			夜勤の勤務条件に関する基準を満たさない場合 × 97%	586	
22	8575	老短Ⅳⅱ3・超			要介護3　925単位	648	
22	8576	老短Ⅳⅱ3・夜・超			夜勤の勤務条件に関する基準を満たさない場合 × 97%	628	
22	8577	老短Ⅳⅱ4・超			要介護4　977単位	684	
22	8578	老短Ⅳⅱ4・夜・超			夜勤の勤務条件に関する基準を満たさない場合 × 97%	664	
22	8579	老短Ⅳⅱ5・超			要介護5　1,031単位	722	
22	8580	老短Ⅳⅱ5・夜・超			夜勤の勤務条件に関する基準を満たさない場合 × 97%	700	

※ 算定項目欄右側「定員超過の場合 × 70%」が全行に適用される。

サービスコード 種類	項目	サービス内容略称	算定項目						合成単位数	算定単位
22	8311	ユ老短Ⅰⅰ1・超	(2)ユニット型介護老人保健施設短期入所療養介護費	(一)ユニット型介護老人保健施設短期入所療養介護費(Ⅰ)	a ユニット型介護老人保健施設短期入所療養介護費(ⅰ) <ユニット型個室> 【基本型】	要介護1			定員超過の場合 ×70%	585	1日につき
22	8313	ユ老短Ⅰⅰ1・夜・超				836 単位	夜勤の勤務条件に関する基準を満たさない場合 × 97%			568	
22	8321	ユ老短Ⅰⅰ2・超				要介護2				618	
22	8323	ユ老短Ⅰⅰ2・夜・超				883 単位	夜勤の勤務条件に関する基準を満たさない場合 × 97%			600	
22	8331	ユ老短Ⅰⅰ3・超				要介護3				664	
22	8333	ユ老短Ⅰⅰ3・夜・超				948 単位	夜勤の勤務条件に関する基準を満たさない場合 × 97%			644	
22	8341	ユ老短Ⅰⅰ4・超				要介護4				702	
22	8343	ユ老短Ⅰⅰ4・夜・超				1,003 単位	夜勤の勤務条件に関する基準を満たさない場合 × 97%			681	
22	8351	ユ老短Ⅰⅰ5・超				要介護5				739	
22	8353	ユ老短Ⅰⅰ5・夜・超				1,056 単位	夜勤の勤務条件に関する基準を満たさない場合 × 97%			717	
22	8521	ユ老短Ⅰⅱ1・超			b ユニット型介護老人保健施設短期入所療養介護費(ⅱ) <ユニット型個室> 【在宅強化型】	要介護1				634	
22	8522	ユ老短Ⅰⅱ1・夜・超				906 単位	夜勤の勤務条件に関する基準を満たさない場合 × 97%			615	
22	8523	ユ老短Ⅰⅱ2・超				要介護2				688	
22	8524	ユ老短Ⅰⅱ2・夜・超				983 単位	夜勤の勤務条件に関する基準を満たさない場合 × 97%			668	
22	8525	ユ老短Ⅰⅱ3・超				要介護3				734	
22	8526	ユ老短Ⅰⅱ3・夜・超				1,048 単位	夜勤の勤務条件に関する基準を満たさない場合 × 97%			712	
22	8527	ユ老短Ⅰⅱ4・超				要介護4				774	
22	8528	ユ老短Ⅰⅱ4・夜・超				1,106 単位	夜勤の勤務条件に関する基準を満たさない場合 × 97%			751	
22	8529	ユ老短Ⅰⅱ5・超				要介護5				816	
22	8530	ユ老短Ⅰⅱ5・夜・超				1,165 単位	夜勤の勤務条件に関する基準を満たさない場合 × 97%			791	
22	8411	経ユ老短Ⅰⅰ1・超			c 経過的ユニット型介護老人保健施設短期入所療養介護費(ⅰ) <ユニット型個室的多床室> 【基本型】	要介護1				585	
22	8413	経ユ老短Ⅰⅰ1・夜・超				836 単位	夜勤の勤務条件に関する基準を満たさない場合 × 97%			568	
22	8421	経ユ老短Ⅰⅰ2・超				要介護2				618	
22	8423	経ユ老短Ⅰⅰ2・夜・超				883 単位	夜勤の勤務条件に関する基準を満たさない場合 × 97%			600	
22	8431	経ユ老短Ⅰⅰ3・超				要介護3				664	
22	8433	経ユ老短Ⅰⅰ3・夜・超				948 単位	夜勤の勤務条件に関する基準を満たさない場合 × 97%			644	
22	8441	経ユ老短Ⅰⅰ4・超				要介護4				702	
22	8443	経ユ老短Ⅰⅰ4・夜・超				1,003 単位	夜勤の勤務条件に関する基準を満たさない場合 × 97%			681	
22	8451	経ユ老短Ⅰⅰ5・超				要介護5				739	
22	8453	経ユ老短Ⅰⅰ5・夜・超				1,056 単位	夜勤の勤務条件に関する基準を満たさない場合 × 97%			717	
22	8531	経ユ老短Ⅰⅱ1・超			d 経過的ユニット型介護老人保健施設短期入所療養介護費(ⅱ) <ユニット型個室的多床室> 【在宅強化型】	要介護1				634	
22	8532	経ユ老短Ⅰⅱ1・夜・超				906 単位	夜勤の勤務条件に関する基準を満たさない場合 × 97%			615	
22	8533	経ユ老短Ⅰⅱ2・超				要介護2				688	
22	8534	経ユ老短Ⅰⅱ2・夜・超				983 単位	夜勤の勤務条件に関する基準を満たさない場合 × 97%			668	
22	8535	経ユ老短Ⅰⅱ3・超				要介護3				734	
22	8536	経ユ老短Ⅰⅱ3・夜・超				1,048 単位	夜勤の勤務条件に関する基準を満たさない場合 × 97%			712	
22	8537	経ユ老短Ⅰⅱ4・超				要介護4				774	
22	8538	経ユ老短Ⅰⅱ4・夜・超				1,106 単位	夜勤の勤務条件に関する基準を満たさない場合 × 97%			751	
22	8539	経ユ老短Ⅰⅱ5・超				要介護5				816	
22	8540	経ユ老短Ⅰⅱ5・夜・超				1,165 単位	夜勤の勤務条件に関する基準を満たさない場合 × 97%			791	

居宅

短期療養
（老健）

サービスコード		サービス内容略称	算定項目					合成単位数	算定単位
種類	項目								
22	7397	ユ老短Ⅱ1・超	（二）ユニット型介護老人保健施設短期入所療養介護費	a ユニット型介護老人保健施設短期入所療養介護費 ＜ユニット型個室＞【療養型】	＜療養型老健・看護職員を配置＞ 療養型介護老人保健施設短期入所療養介護費（Ⅱ）	要介護1	定員超過の場合 ×70%	671	1日につき
22	7399	ユ老短Ⅱ1・夜・超				959 単位 夜勤の勤務条件に関する基準を満たさない場合 × 97%		651	
22	7401	ユ老短Ⅱ2・超				要介護2		730	
22	7403	ユ老短Ⅱ2・夜・超				1,043 単位 夜勤の勤務条件に関する基準を満たさない場合 × 97%		708	
22	7405	ユ老短Ⅱ3・超				要介護3		813	
22	7407	ユ老短Ⅱ3・夜・超				1,162 単位 夜勤の勤務条件に関する基準を満たさない場合 × 97%		789	
22	7409	ユ老短Ⅱ4・超				要介護4		869	
22	7411	ユ老短Ⅱ4・夜・超				1,242 単位 夜勤の勤務条件に関する基準を満たさない場合 × 97%		844	
22	7413	ユ老短Ⅱ5・超				要介護5		923	
22	7415	ユ老短Ⅱ5・夜・超				1,319 単位 夜勤の勤務条件に関する基準を満たさない場合 × 97%		895	
22	7421	経ユ老短Ⅱ1・超		b 経過的ユニット型介護老人保健施設短期入所療養介護費 ＜ユニット型個室的多床室＞【療養型】		要介護1		671	
22	7423	経ユ老短Ⅱ1・夜・超				959 単位 夜勤の勤務条件に関する基準を満たさない場合 × 97%		651	
22	7425	経ユ老短Ⅱ2・超				要介護2		730	
22	7427	経ユ老短Ⅱ2・夜・超				1,043 単位 夜勤の勤務条件に関する基準を満たさない場合 × 97%		708	
22	7429	経ユ老短Ⅱ3・超				要介護3		813	
22	7431	経ユ老短Ⅱ3・夜・超				1,162 単位 夜勤の勤務条件に関する基準を満たさない場合 × 97%		789	
22	7433	経ユ老短Ⅱ4・超				要介護4		869	
22	7435	経ユ老短Ⅱ4・夜・超				1,242 単位 夜勤の勤務条件に関する基準を満たさない場合 × 97%		844	
22	7437	経ユ老短Ⅱ5・超				要介護5		923	
22	7439	経ユ老短Ⅱ5・夜・超				1,319 単位 夜勤の勤務条件に関する基準を満たさない場合 × 97%		895	
22	7445	ユ老短Ⅲ1・超	（三）ユニット型介護老人保健施設短期入所療養介護費	a ユニット型介護老人保健施設短期入所療養介護費 ＜ユニット型個室＞【療養型】	＜療養型老健・看護オンコール体制＞ 療養型介護老人保健施設短期入所療養介護費（Ⅲ）	要介護1		671	
22	7447	ユ老短Ⅲ1・夜・超				959 単位 夜勤の勤務条件に関する基準を満たさない場合 × 97%		651	
22	7449	ユ老短Ⅲ2・超				要介護2		726	
22	7451	ユ老短Ⅲ2・夜・超				1,037 単位 夜勤の勤務条件に関する基準を満たさない場合 × 97%		704	
22	7453	ユ老短Ⅲ3・超				要介護3		795	
22	7455	ユ老短Ⅲ3・夜・超				1,135 単位 夜勤の勤務条件に関する基準を満たさない場合 × 97%		771	
22	7457	ユ老短Ⅲ4・超				要介護4		849	
22	7459	ユ老短Ⅲ4・夜・超				1,213 単位 夜勤の勤務条件に関する基準を満たさない場合 × 97%		824	
22	7461	ユ老短Ⅲ5・超				要介護5		904	
22	7463	ユ老短Ⅲ5・夜・超				1,291 単位 夜勤の勤務条件に関する基準を満たさない場合 × 97%		876	
22	7469	経ユ老短Ⅲ1・超		b 経過的ユニット型介護老人保健施設短期入所療養介護費 ＜ユニット型個室的多床室＞【療養型】		要介護1		671	
22	7471	経ユ老短Ⅲ1・夜・超				959 単位 夜勤の勤務条件に関する基準を満たさない場合 × 97%		651	
22	7473	経ユ老短Ⅲ2・超				要介護2		726	
22	7475	経ユ老短Ⅲ2・夜・超				1,037 単位 夜勤の勤務条件に関する基準を満たさない場合 × 97%		704	
22	7477	経ユ老短Ⅲ3・超				要介護3		795	
22	7479	経ユ老短Ⅲ3・夜・超				1,135 単位 夜勤の勤務条件に関する基準を満たさない場合 × 97%		771	
22	7481	経ユ老短Ⅲ4・超				要介護4		849	
22	7483	経ユ老短Ⅲ4・夜・超				1,213 単位 夜勤の勤務条件に関する基準を満たさない場合 × 97%		824	
22	7485	経ユ老短Ⅲ5・超				要介護5		904	
22	7487	経ユ老短Ⅲ5・夜・超				1,291 単位 夜勤の勤務条件に関する基準を満たさない場合 × 97%		876	
22	8581	ユ老短Ⅳ1・超	（四）ユニット型介護老人保健施設短期入所療養介護費	a ユニット型介護老人保健施設短期入所療養介護費 ＜ユニット型個室＞	＜特別介護老人保健施設短期入所療養介護費＞	要介護1		573	
22	8582	ユ老短Ⅳ1・夜・超				818 単位 夜勤の勤務条件に関する基準を満たさない場合 × 97%		555	
22	8583	ユ老短Ⅳ2・超				要介護2		606	
22	8584	ユ老短Ⅳ2・夜・超				866 単位 夜勤の勤務条件に関する基準を満たさない場合 × 97%		588	
22	8585	ユ老短Ⅳ3・超				要介護3		650	
22	8586	ユ老短Ⅳ3・夜・超				929 単位 夜勤の勤務条件に関する基準を満たさない場合 × 97%		631	
22	8587	ユ老短Ⅳ4・超				要介護4		688	
22	8588	ユ老短Ⅳ4・夜・超				983 単位 夜勤の勤務条件に関する基準を満たさない場合 × 97%		668	
22	8589	ユ老短Ⅳ5・超				要介護5		725	
22	8590	ユ老短Ⅳ5・夜・超				1,035 単位 夜勤の勤務条件に関する基準を満たさない場合 × 97%		703	
22	8591	経ユ老短Ⅳ1・超		b 経過的ユニット型介護老人保健施設短期入所療養介護費 ＜ユニット型個室的多床室＞		要介護1		573	
22	8592	経ユ老短Ⅳ1・夜・超				818 単位 夜勤の勤務条件に関する基準を満たさない場合 × 97%		555	
22	8593	経ユ老短Ⅳ2・超				要介護2		606	
22	8594	経ユ老短Ⅳ2・夜・超				866 単位 夜勤の勤務条件に関する基準を満たさない場合 × 97%		588	
22	8595	経ユ老短Ⅳ3・超				要介護3		650	
22	8596	経ユ老短Ⅳ3・夜・超				929 単位 夜勤の勤務条件に関する基準を満たさない場合 × 97%		631	
22	8597	経ユ老短Ⅳ4・超				要介護4		688	
22	8598	経ユ老短Ⅳ4・夜・超				983 単位 夜勤の勤務条件に関する基準を満たさない場合 × 97%		668	
22	8599	経ユ老短Ⅳ5・超				要介護5		725	
22	8600	経ユ老短Ⅳ5・夜・超				1,035 単位 夜勤の勤務条件に関する基準を満たさない場合 × 97%		703	

サービスコード 種類	項目	サービス内容略称	算定項目			合成単位数	算定単位
22	7009	ユ老短Ⅰⅰ1・超・未	(2)ユニット型介護老人保健施設短期入所療養介護費（Ⅰ）／(一)ユニット型介護老人保健施設短期入所療養介護費　a ユニット型介護老人保健施設短期入所療養介護費（ⅰ）＜ユニット型個室＞【基本型】　要介護1	836単位		567	1日につき
22	7013	ユ老短Ⅰⅰ1・夜・超・未		夜勤の勤務条件に関する基準を満たさない場合 × 97%		551	
22	7017	ユ老短Ⅰⅰ2・超・未	要介護2	883単位		599	
22	7021	ユ老短Ⅰⅰ2・夜・超・未		夜勤の勤務条件に関する基準を満たさない場合 × 97%		582	
22	7025	ユ老短Ⅰⅰ3・超・未	要介護3	948単位		644	
22	7029	ユ老短Ⅰⅰ3・夜・超・未		夜勤の勤務条件に関する基準を満たさない場合 × 97%		625	
22	7033	ユ老短Ⅰⅰ4・超・未	要介護4	1,003単位		681	
22	7037	ユ老短Ⅰⅰ4・夜・超・未		夜勤の勤務条件に関する基準を満たさない場合 × 97%		661	
22	7041	ユ老短Ⅰⅰ5・超・未	要介護5	1,056単位		717	
22	7045	ユ老短Ⅰⅰ5・夜・超・未		夜勤の勤務条件に関する基準を満たさない場合 × 97%		695	
22	8541	ユ老短Ⅰⅱ1・超・未	b ユニット型介護老人保健施設短期入所療養介護費（ⅱ）＜ユニット型個室＞【在宅強化型】　要介護1	906単位		615	
22	8542	ユ老短Ⅰⅱ1・夜・超・未		夜勤の勤務条件に関する基準を満たさない場合 × 97%		597	
22	8543	ユ老短Ⅰⅱ2・超・未	要介護2	983単位		667	
22	8544	ユ老短Ⅰⅱ2・夜・超・未		夜勤の勤務条件に関する基準を満たさない場合 × 97%　× 70%　× 97%		648	
22	8545	ユ老短Ⅰⅱ3・超・未	要介護3	1,048単位		712	
22	8546	ユ老短Ⅰⅱ3・夜・超・未		夜勤の勤務条件に関する基準を満たさない場合 × 97%		691	
22	8547	ユ老短Ⅰⅱ4・超・未	要介護4	1,106単位		751	
22	8548	ユ老短Ⅰⅱ4・夜・超・未		夜勤の勤務条件に関する基準を満たさない場合 × 97%		728	
22	8549	ユ老短Ⅰⅱ5・超・未	要介護5	1,165単位		792	
22	8550	ユ老短Ⅰⅱ5・夜・超・未		夜勤の勤務条件に関する基準を満たさない場合 × 97%		767	
22	7057	経ユ老短Ⅰⅰ1・超・未	c 経過的ユニット型介護老人保健施設短期入所療養介護費（ⅰ）＜ユニット型個室的多床室＞【基本型】　要介護1	836単位		567	
22	7061	経ユ老短Ⅰⅰ1・夜・超・未		夜勤の勤務条件に関する基準を満たさない場合 × 97%		551	
22	7065	経ユ老短Ⅰⅰ2・超・未	要介護2	883単位		599	
22	7069	経ユ老短Ⅰⅰ2・夜・超・未		夜勤の勤務条件に関する基準を満たさない場合 × 97%		582	
22	7073	経ユ老短Ⅰⅰ3・超・未	要介護3	948単位		644	
22	7077	経ユ老短Ⅰⅰ3・夜・超・未		夜勤の勤務条件に関する基準を満たさない場合 × 97%		625	
22	7081	経ユ老短Ⅰⅰ4・超・未	要介護4	1,003単位		681	
22	7085	経ユ老短Ⅰⅰ4・夜・超・未		夜勤の勤務条件に関する基準を満たさない場合 × 97%		661	
22	7089	経ユ老短Ⅰⅰ5・超・未	要介護5	1,056単位		717	
22	7093	経ユ老短Ⅰⅰ5・夜・超・未		夜勤の勤務条件に関する基準を満たさない場合 × 97%		695	
22	8551	経ユ老短Ⅰⅱ1・超・未	d 経過的ユニット型介護老人保健施設短期入所療養介護費（ⅱ）＜ユニット型個室的多床室＞【在宅強化型】　要介護1	906単位		615	
22	8552	経ユ老短Ⅰⅱ1・夜・超・未		夜勤の勤務条件に関する基準を満たさない場合 × 97%		597	
22	8553	経ユ老短Ⅰⅱ2・超・未	要介護2	983単位		667	
22	8554	経ユ老短Ⅰⅱ2・夜・超・未		夜勤の勤務条件に関する基準を満たさない場合 × 97%		648	
22	8555	経ユ老短Ⅰⅱ3・超・未	要介護3	1,048単位		712	
22	8556	経ユ老短Ⅰⅱ3・夜・超・未		夜勤の勤務条件に関する基準を満たさない場合 × 97%		691	
22	8557	経ユ老短Ⅰⅱ4・超・未	要介護4	1,106単位		751	
22	8558	経ユ老短Ⅰⅱ4・夜・超・未		夜勤の勤務条件に関する基準を満たさない場合 × 97%		728	
22	8559	経ユ老短Ⅰⅱ5・超・未	要介護5	1,165単位		792	
22	8560	経ユ老短Ⅰⅱ5・夜・超・未		夜勤の勤務条件に関する基準を満たさない場合 × 97%		767	

（算定項目中：定員超過の場合 × 70%　ユニットケア体制未整備減算 × 97%）

居宅

短期療養（老健）

居宅

短期療養
（老健）

サービスコード 種類	項目	サービス内容略称	算定項目					合成単位数	算定単位
22	7493	ユ老短Ⅱ1・超・未	(2)ユニット型介護老人保健施設短期入所療養介護費	(二)ユニット型介護老人保健施設短期入所療養介護費〈療養型介護老人保健施設短期入所療養介護費(Ⅱ)〉〈療養型老健・看護職員を配置〉	a ユニット型介護老人保健施設短期入所療養介護費 ＜ユニット型個室＞【療養型】	要介護1 959 単位		651	1日につき
22	7495	ユ老短Ⅱ1・夜・超・未				夜勤の勤務条件に関する基準を満たさない場合 × 97%		631	
22	7497	ユ老短Ⅱ2・超・未				要介護2 1,043 単位		708	
22	7499	ユ老短Ⅱ2・夜・超・未				夜勤の勤務条件に関する基準を満たさない場合 × 97%		687	
22	7501	ユ老短Ⅱ3・超・未				要介護3 1,162 単位		789	
22	7503	ユ老短Ⅱ3・夜・超・未				夜勤の勤務条件に関する基準を満たさない場合 × 97%		765	
22	7505	ユ老短Ⅱ4・超・未				要介護4 1,242 単位		843	
22	7507	ユ老短Ⅱ4・夜・超・未				夜勤の勤務条件に関する基準を満たさない場合 × 97%		819	
22	7509	ユ老短Ⅱ5・超・未				要介護5 1,319 単位		895	
22	7511	ユ老短Ⅱ5・夜・超・未				夜勤の勤務条件に関する基準を満たさない場合 × 97%		868	
22	7517	経ユ老短Ⅱ1・超・未			b 経過的ユニット型介護老人保健施設短期入所療養介護費 ＜ユニット型個室的多床室＞【療養型】	要介護1 959 単位		651	
22	7519	経ユ老短Ⅱ1・夜・超・未				夜勤の勤務条件に関する基準を満たさない場合 × 97%		631	
22	7521	経ユ老短Ⅱ2・超・未				要介護2 1,043 単位		708	
22	7523	経ユ老短Ⅱ2・夜・超・未				夜勤の勤務条件に関する基準を満たさない場合 × 97%	定員超過の場合 × 70% ／ ユニットケア体制未整備減算 × 97%	687	
22	7525	経ユ老短Ⅱ3・超・未				要介護3 1,162 単位		789	
22	7527	経ユ老短Ⅱ3・夜・超・未				夜勤の勤務条件に関する基準を満たさない場合 × 97%		765	
22	7529	経ユ老短Ⅱ4・超・未				要介護4 1,242 単位		843	
22	7531	経ユ老短Ⅱ4・夜・超・未				夜勤の勤務条件に関する基準を満たさない場合 × 97%		819	
22	7533	経ユ老短Ⅱ5・超・未				要介護5 1,319 単位		895	
22	7535	経ユ老短Ⅱ5・夜・超・未				夜勤の勤務条件に関する基準を満たさない場合 × 97%		868	
22	7541	ユ老短Ⅲ1・超・未		(三)ユニット型介護老人保健施設短期入所療養介護費〈療養型介護老人保健施設短期入所療養介護費(Ⅲ)〉〈療養型老健・看護オンコール体制〉	a ユニット型介護老人保健施設短期入所療養介護費 ＜ユニット型個室＞【療養型】	要介護1 959 単位		651	
22	7543	ユ老短Ⅲ1・夜・超・未				夜勤の勤務条件に関する基準を満たさない場合 × 97%		631	
22	7545	ユ老短Ⅲ2・超・未				要介護2 1,037 単位		704	
22	7547	ユ老短Ⅲ2・夜・超・未				夜勤の勤務条件に関する基準を満たさない場合 × 97%		683	
22	7549	ユ老短Ⅲ3・超・未				要介護3 1,135 単位		771	
22	7551	ユ老短Ⅲ3・夜・超・未				夜勤の勤務条件に関する基準を満たさない場合 × 97%		748	
22	7553	ユ老短Ⅲ4・超・未				要介護4 1,213 単位		824	
22	7555	ユ老短Ⅲ4・夜・超・未				夜勤の勤務条件に関する基準を満たさない場合 × 97%		799	
22	7557	ユ老短Ⅲ5・超・未				要介護5 1,291 単位		877	
22	7559	ユ老短Ⅲ5・夜・超・未				夜勤の勤務条件に関する基準を満たさない場合 × 97%		850	
22	7565	経ユ老短Ⅲ1・超・未			b 経過的ユニット型介護老人保健施設短期入所療養介護費 ＜ユニット型個室的多床室＞【療養型】	要介護1 959 単位		651	
22	7567	経ユ老短Ⅲ1・夜・超・未				夜勤の勤務条件に関する基準を満たさない場合 × 97%		631	
22	7569	経ユ老短Ⅲ2・超・未				要介護2 1,037 単位		704	
22	7571	経ユ老短Ⅲ2・夜・超・未				夜勤の勤務条件に関する基準を満たさない場合 × 97%		683	
22	7573	経ユ老短Ⅲ3・超・未				要介護3 1,135 単位		771	
22	7575	経ユ老短Ⅲ3・夜・超・未				夜勤の勤務条件に関する基準を満たさない場合 × 97%		748	
22	7577	経ユ老短Ⅲ4・超・未				要介護4 1,213 単位		824	
22	7579	経ユ老短Ⅲ4・夜・超・未				夜勤の勤務条件に関する基準を満たさない場合 × 97%		799	
22	7581	経ユ老短Ⅲ5・超・未				要介護5 1,291 単位		877	
22	7583	経ユ老短Ⅲ5・夜・超・未				夜勤の勤務条件に関する基準を満たさない場合 × 97%		850	
22	8601	ユ老短Ⅳ1・超・未		(四)ユニット型介護老人保健施設短期入所療養介護費〈特別介護老人保健施設短期入所療養介護費(Ⅳ)〉	a ユニット型介護老人保健施設短期入所療養介護費 ＜ユニット型個室＞	要介護1 818 単位		556	
22	8602	ユ老短Ⅳ1・夜・超・未				夜勤の勤務条件に関する基準を満たさない場合 × 97%		538	
22	8603	ユ老短Ⅳ2・超・未				要介護2 866 単位		588	
22	8604	ユ老短Ⅳ2・夜・超・未				夜勤の勤務条件に関する基準を満たさない場合 × 97%		570	
22	8605	ユ老短Ⅳ3・超・未				要介護3 929 単位		631	
22	8606	ユ老短Ⅳ3・夜・超・未				夜勤の勤務条件に関する基準を満たさない場合 × 97%		612	
22	8607	ユ老短Ⅳ4・超・未				要介護4 983 単位		667	
22	8608	ユ老短Ⅳ4・夜・超・未				夜勤の勤務条件に関する基準を満たさない場合 × 97%		648	
22	8609	ユ老短Ⅳ5・超・未				要介護5 1,035 単位		703	
22	8610	ユ老短Ⅳ5・夜・超・未				夜勤の勤務条件に関する基準を満たさない場合 × 97%		682	
22	8611	経ユ老短Ⅳ1・超・未			b 経過的ユニット型介護老人保健施設短期入所療養介護費 ＜ユニット型個室的多床室＞	要介護1 818 単位		556	
22	8612	経ユ老短Ⅳ1・夜・超・未				夜勤の勤務条件に関する基準を満たさない場合 × 97%		538	
22	8613	経ユ老短Ⅳ2・超・未				要介護2 866 単位		588	
22	8614	経ユ老短Ⅳ2・夜・超・未				夜勤の勤務条件に関する基準を満たさない場合 × 97%		570	
22	8615	経ユ老短Ⅳ3・超・未				要介護3 929 単位		631	
22	8616	経ユ老短Ⅳ3・夜・超・未				夜勤の勤務条件に関する基準を満たさない場合 × 97%		612	
22	8617	経ユ老短Ⅳ4・超・未				要介護4 983 単位		667	
22	8618	経ユ老短Ⅳ4・夜・超・未				夜勤の勤務条件に関する基準を満たさない場合 × 97%		648	
22	8619	経ユ老短Ⅳ5・超・未				要介護5 1,035 単位		703	
22	8620	経ユ老短Ⅳ5・夜・超・未				夜勤の勤務条件に関する基準を満たさない場合 × 97%		682	
22	8461	特定老短1・超	(3)特定介護老人保健施設短期入所療養介護費（日帰りショート）	(一)3時間以上4時間未満		665 単位		465	1回につき
22	8465	特定老短1・夜・超				664 単位 ／ 夜勤の勤務条件に関する基準を満たさない場合 × 97%		451	
22	8471	特定老短2・超		(二)4時間以上6時間未満		927 単位		649	
22	8472	特定老短2・夜・超				夜勤の勤務条件に関する基準を満たさない場合 × 97%	定員超過の場合 × 70%	629	
22	8473	特定老短3・超		(三)6時間以上8時間未満		1,296 単位		907	
22	8474	特定老短3・夜・超				1,296 単位 ／ 夜勤の勤務条件に関する基準を満たさない場合 × 97%		880	

医師，看護・介護職員，理学療養士・作業療養士又は言語聴覚士が欠員の場合

種類	項目	サービス内容略称				算定項目				合成単位数	算定単位
22	9011	老短Ⅰⅰ1・欠	(1)介護老人保健施設短期入所療養介護費	(一)介護老人保健施設短期入所療養介護費(Ⅰ)	a 介護老人保健施設短期入所療養介護費(ⅰ)＜従来型個室＞【基本型】	要介護1			医師、看護・介護職員、PT・OT又はSTが欠員の場合 ×70%	527	1日につき
22	9015	老短Ⅰⅰ1・夜・欠				753 単位	夜勤の勤務条件に関する基準を満たさない場合	× 97%		511	
22	9021	老短Ⅰⅰ2・欠				要介護2				561	
22	9025	老短Ⅰⅰ2・夜・欠				801 単位	夜勤の勤務条件に関する基準を満たさない場合	× 97%		544	
22	9031	老短Ⅰⅰ3・欠				要介護3				605	
22	9035	老短Ⅰⅰ3・夜・欠				864 単位	夜勤の勤務条件に関する基準を満たさない場合	× 97%		587	
22	9041	老短Ⅰⅰ4・欠				要介護4				643	
22	9045	老短Ⅰⅰ4・夜・欠				918 単位	夜勤の勤務条件に関する基準を満たさない場合	× 97%		623	
22	9051	老短Ⅰⅰ5・欠				要介護5				680	
22	9055	老短Ⅰⅰ5・夜・欠				971 単位	夜勤の勤務条件に関する基準を満たさない場合	× 97%		659	
22	9501	老短Ⅰⅱ1・欠			b 介護老人保健施設短期入所療養介護費(ⅱ)＜従来型個室＞【在宅強化型】	要介護1				573	
22	9502	老短Ⅰⅱ1・夜・欠				819 単位	夜勤の勤務条件に関する基準を満たさない場合	× 97%		556	
22	9503	老短Ⅰⅱ2・欠				要介護2				625	
22	9504	老短Ⅰⅱ2・夜・欠				893 単位	夜勤の勤務条件に関する基準を満たさない場合	× 97%		606	
22	9505	老短Ⅰⅱ3・欠				要介護3				671	
22	9506	老短Ⅰⅱ3・夜・欠				958 単位	夜勤の勤務条件に関する基準を満たさない場合	× 97%		650	
22	9507	老短Ⅰⅱ4・欠				要介護4				712	
22	9508	老短Ⅰⅱ4・夜・欠				1,017 単位	夜勤の勤務条件に関する基準を満たさない場合	× 97%		690	
22	9509	老短Ⅰⅱ5・欠				要介護5				752	
22	9510	老短Ⅰⅱ5・夜・欠				1,074 単位	夜勤の勤務条件に関する基準を満たさない場合	× 97%		729	
22	9211	老短Ⅰⅲ1・欠			c 介護老人保健施設短期入所療養介護費(ⅲ)＜多床室＞【基本型】	要介護1				581	
22	9215	老短Ⅰⅲ1・夜・欠				830 単位	夜勤の勤務条件に関する基準を満たさない場合	× 97%		564	
22	9221	老短Ⅰⅲ2・欠				要介護2				616	
22	9225	老短Ⅰⅲ2・夜・欠				880 単位	夜勤の勤務条件に関する基準を満たさない場合	× 97%		598	
22	9231	老短Ⅰⅲ3・欠				要介護3				661	
22	9235	老短Ⅰⅲ3・夜・欠				944 単位	夜勤の勤務条件に関する基準を満たさない場合	× 97%		641	
22	9241	老短Ⅰⅲ4・欠				要介護4				698	
22	9245	老短Ⅰⅲ4・夜・欠				997 単位	夜勤の勤務条件に関する基準を満たさない場合	× 97%		677	
22	9251	老短Ⅰⅲ5・欠				要介護5				736	
22	9255	老短Ⅰⅲ5・夜・欠				1,052 単位	夜勤の勤務条件に関する基準を満たさない場合	× 97%		714	
22	9511	老短Ⅰⅳ1・欠			d 介護老人保健施設短期入所療養介護費(ⅳ)＜多床室＞【在宅強化型】	要介護1				631	
22	9512	老短Ⅰⅳ1・夜・欠				902 単位	夜勤の勤務条件に関する基準を満たさない場合	× 97%		613	
22	9513	老短Ⅰⅳ2・欠				要介護2				685	
22	9514	老短Ⅰⅳ2・夜・欠				979 単位	夜勤の勤務条件に関する基準を満たさない場合	× 97%		665	
22	9515	老短Ⅰⅳ3・欠				要介護3				731	
22	9516	老短Ⅰⅳ3・夜・欠				1,044 単位	夜勤の勤務条件に関する基準を満たさない場合	× 97%		709	
22	9517	老短Ⅰⅳ4・欠				要介護4				771	
22	9518	老短Ⅰⅳ4・夜・欠				1,102 単位	夜勤の勤務条件に関する基準を満たさない場合	× 97%		748	
22	9519	老短Ⅰⅳ5・欠				要介護5				813	
22	9520	老短Ⅰⅳ5・夜・欠				1,161 単位	夜勤の勤務条件に関する基準を満たさない場合	× 97%		788	

居宅

短期療養（老健）

居宅

短期療養（老健）

種類	項目	サービス内容略称	算定項目				合成単位数	算定単位
22	7609	老短Ⅱi1・欠	(1)介護老人保健施設短期入所療養介護費	(二)介護老人保健施設短期入所療養介護費(Ⅱ)〈療養型老健・看護職員を配置〉【療養型】	a 介護老人保健施設短期入所療養介護費(ⅰ)〈従来型個室〉【療養型】 要介護1 790単位	医師、看護・介護職員、PT・OT又はSTが欠員の場合	553	1日につき
22	7613	老短Ⅱi1・夜・欠			夜勤の勤務条件に関する基準を満たさない場合 × 97%		536	
22	7617	老短Ⅱi2・欠			要介護2 874単位		612	
22	7621	老短Ⅱi2・夜・欠			夜勤の勤務条件に関する基準を満たさない場合 × 97%		594	
22	7625	老短Ⅱi3・欠			要介護3 992単位		694	
22	7629	老短Ⅱi3・夜・欠			夜勤の勤務条件に関する基準を満たさない場合 × 97%		673	
22	7633	老短Ⅱi4・欠			要介護4 1,071単位		750	
22	7637	老短Ⅱi4・夜・欠			夜勤の勤務条件に関する基準を満たさない場合 × 97%		727	
22	7641	老短Ⅱi5・欠			要介護5 1,150単位		805	
22	7645	老短Ⅱi5・夜・欠			夜勤の勤務条件に関する基準を満たさない場合 × 97%		781	
22	7657	老短Ⅱii1・欠			b 介護老人保健施設短期入所療養介護費(ⅱ)〈多床室〉【療養型】 要介護1 870単位		609	
22	7661	老短Ⅱii1・夜・欠			夜勤の勤務条件に関する基準を満たさない場合 × 97%		591	
22	7665	老短Ⅱii2・欠			要介護2 956単位		669	
22	7669	老短Ⅱii2・夜・欠			夜勤の勤務条件に関する基準を満たさない場合 × 97% × 70%		649	
22	7673	老短Ⅱii3・欠			要介護3 1,074単位		752	
22	7677	老短Ⅱii3・夜・欠			夜勤の勤務条件に関する基準を満たさない場合 × 97%		729	
22	7681	老短Ⅱii4・欠			要介護4 1,154単位		808	
22	7685	老短Ⅱii4・夜・欠			夜勤の勤務条件に関する基準を満たさない場合 × 97%		783	
22	7689	老短Ⅱii5・欠			要介護5 1,231単位		862	
22	7693	老短Ⅱii5・夜・欠			夜勤の勤務条件に関する基準を満たさない場合 × 97%		836	
22	7705	老短Ⅲi1・欠		(三)介護老人保健施設短期入所療養介護費(Ⅲ)〈療養型老健・看護オンコール体制〉	a 介護老人保健施設短期入所療養介護費(ⅰ)〈従来型個室〉【療養型】 要介護1 790単位		553	
22	7709	老短Ⅲi1・夜・欠			夜勤の勤務条件に関する基準を満たさない場合 × 97%		536	
22	7713	老短Ⅲi2・欠			要介護2 868単位		608	
22	7717	老短Ⅲi2・夜・欠			夜勤の勤務条件に関する基準を満たさない場合 × 97%		589	
22	7721	老短Ⅲi3・欠			要介護3 965単位		676	
22	7725	老短Ⅲi3・夜・欠			夜勤の勤務条件に関する基準を満たさない場合 × 97%		655	
22	7729	老短Ⅲi4・欠			要介護4 1,043単位		730	
22	7733	老短Ⅲi4・夜・欠			夜勤の勤務条件に関する基準を満たさない場合 × 97%		708	
22	7737	老短Ⅲi5・欠			要介護5 1,121単位		785	
22	7741	老短Ⅲi5・夜・欠			夜勤の勤務条件に関する基準を満たさない場合 × 97%		761	
22	7753	老短Ⅲii1・欠			b 介護老人保健施設短期入所療養介護費(ⅱ)〈多床室〉【療養型】 要介護1 870単位		609	
22	7757	老短Ⅲii1・夜・欠			夜勤の勤務条件に関する基準を満たさない場合 × 97%		591	
22	7761	老短Ⅲii2・欠			要介護2 949単位		664	
22	7765	老短Ⅲii2・夜・欠			夜勤の勤務条件に関する基準を満たさない場合 × 97%		645	
22	7769	老短Ⅲii3・欠			要介護3 1,046単位		732	
22	7773	老短Ⅲii3・夜・欠			夜勤の勤務条件に関する基準を満たさない場合 × 97%		711	
22	7777	老短Ⅲii4・欠			要介護4 1,124単位		787	
22	7781	老短Ⅲii4・夜・欠			夜勤の勤務条件に関する基準を満たさない場合 × 97%		763	
22	7785	老短Ⅲii5・欠			要介護5 1,203単位		842	
22	7789	老短Ⅲii5・夜・欠			夜勤の勤務条件に関する基準を満たさない場合 × 97%		817	
22	9561	老短Ⅳi1・欠		(四)介護老人保健施設短期入所療養介護費(Ⅳ)〈特別介護老人保健施設短期入所療養介護費〉	a 介護老人保健施設短期入所療養介護費(ⅰ)〈従来型個室〉 要介護1 738単位		517	
22	9562	老短Ⅳi1・夜・欠			夜勤の勤務条件に関する基準を満たさない場合 × 97%		501	
22	9563	老短Ⅳi2・欠			要介護2 784単位		549	
22	9564	老短Ⅳi2・夜・欠			夜勤の勤務条件に関する基準を満たさない場合 × 97%		532	
22	9565	老短Ⅳi3・欠			要介護3 848単位		594	
22	9566	老短Ⅳi3・夜・欠			夜勤の勤務条件に関する基準を満たさない場合 × 97%		576	
22	9567	老短Ⅳi4・欠			要介護4 901単位		631	
22	9568	老短Ⅳi4・夜・欠			夜勤の勤務条件に関する基準を満たさない場合 × 97%		612	
22	9569	老短Ⅳi5・欠			要介護5 953単位		667	
22	9570	老短Ⅳi5・夜・欠			夜勤の勤務条件に関する基準を満たさない場合 × 97%		647	
22	9571	老短Ⅳii1・欠			b 介護老人保健施設短期入所療養介護費(ⅱ)〈多床室〉 要介護1 813単位		569	
22	9572	老短Ⅳii1・夜・欠			夜勤の勤務条件に関する基準を満たさない場合 × 97%		552	
22	9573	老短Ⅳii2・欠			要介護2 863単位		604	
22	9574	老短Ⅳii2・夜・欠			夜勤の勤務条件に関する基準を満たさない場合 × 97%		586	
22	9575	老短Ⅳii3・欠			要介護3 925単位		648	
22	9576	老短Ⅳii3・夜・欠			夜勤の勤務条件に関する基準を満たさない場合 × 97%		628	
22	9577	老短Ⅳii4・欠			要介護4 977単位		684	
22	9578	老短Ⅳii4・夜・欠			夜勤の勤務条件に関する基準を満たさない場合 × 97%		664	
22	9579	老短Ⅳii5・欠			要介護5 1,031単位		722	
22	9580	老短Ⅳii5・夜・欠			夜勤の勤務条件に関する基準を満たさない場合 × 97%		700	

種類	項目	サービス内容略称			算定項目			合成単位数	算定単位
22	9311	ユ老短Ⅰⅰ1・欠	(2)ユニット型介護老人保健施設短期入所療養介護費	(一)ユニット型介護老人保健施設短期入所療養介護費(Ⅰ)	a ユニット型介護老人保健施設短期入所療養介護費(ⅰ) <ユニット型個室> 【基本型】	要介護1 836 単位		585	1日につき
22	9313	ユ老短Ⅰⅰ1・夜・欠					夜勤の勤務条件に関する基準を満たさない場合　× 97%	568	
22	9321	ユ老短Ⅰⅰ2・欠				要介護2 883 単位		618	
22	9323	ユ老短Ⅰⅰ2・夜・欠					夜勤の勤務条件に関する基準を満たさない場合　× 97%	600	
22	9331	ユ老短Ⅰⅰ3・欠				要介護3 948 単位		664	
22	9333	ユ老短Ⅰⅰ3・夜・欠					夜勤の勤務条件に関する基準を満たさない場合　× 97%	644	
22	9341	ユ老短Ⅰⅰ4・欠				要介護4 1,003 単位		702	
22	9343	ユ老短Ⅰⅰ4・夜・欠					夜勤の勤務条件に関する基準を満たさない場合　× 97%	681	
22	9351	ユ老短Ⅰⅰ5・欠				要介護5 1,056 単位		739	
22	9353	ユ老短Ⅰⅰ5・夜・欠					夜勤の勤務条件に関する基準を満たさない場合　× 97%	717	
22	9521	ユ老短Ⅰⅱ1・欠			b ユニット型介護老人保健施設短期入所療養介護費(ⅱ) <ユニット型個室> 【在宅強化型】	要介護1 906 単位		634	
22	9522	ユ老短Ⅰⅱ1・夜・欠					夜勤の勤務条件に関する基準を満たさない場合　× 97%	615	
22	9523	ユ老短Ⅰⅱ2・欠				要介護2 983 単位		688	
22	9524	ユ老短Ⅰⅱ2・夜・欠					夜勤の勤務条件に関する基準を満たさない場合　× 97%	668	
22	9525	ユ老短Ⅰⅱ3・欠				要介護3 1,048 単位		734	
22	9526	ユ老短Ⅰⅱ3・夜・欠					夜勤の勤務条件に関する基準を満たさない場合　× 97%	712	
22	9527	ユ老短Ⅰⅱ4・欠				要介護4 1,106 単位		774	
22	9528	ユ老短Ⅰⅱ4・夜・欠					夜勤の勤務条件に関する基準を満たさない場合　× 97%	751	
22	9529	ユ老短Ⅰⅱ5・欠				要介護5 1,165 単位		816	
22	9530	ユ老短Ⅰⅱ5・夜・欠					夜勤の勤務条件に関する基準を満たさない場合　× 97%	791	
22	9411	経ユ老短Ⅰⅰ1・欠			c 経過的ユニット型介護老人保健施設短期入所療養介護費(ⅰ) <ユニット型個室的多床室> 【基本型】	要介護1 836 単位		585	
22	9413	経ユ老短Ⅰⅰ1・夜・欠					夜勤の勤務条件に関する基準を満たさない場合　× 97%	568	
22	9421	経ユ老短Ⅰⅰ2・欠				要介護2 883 単位		618	
22	9423	経ユ老短Ⅰⅰ2・夜・欠					夜勤の勤務条件に関する基準を満たさない場合　× 97%	600	
22	9431	経ユ老短Ⅰⅰ3・欠				要介護3 948 単位		664	
22	9433	経ユ老短Ⅰⅰ3・夜・欠					夜勤の勤務条件に関する基準を満たさない場合　× 97%	644	
22	9441	経ユ老短Ⅰⅰ4・欠				要介護4 1,003 単位		702	
22	9443	経ユ老短Ⅰⅰ4・夜・欠					夜勤の勤務条件に関する基準を満たさない場合　× 97%	681	
22	9451	経ユ老短Ⅰⅰ5・欠				要介護5 1,056 単位		739	
22	9453	経ユ老短Ⅰⅰ5・夜・欠					夜勤の勤務条件に関する基準を満たさない場合　× 97%	717	
22	9531	経ユ老短Ⅰⅱ1・欠			d 経過的ユニット型介護老人保健施設短期入所療養介護費(ⅱ) <ユニット型個室的多床室> 【在宅強化型】	要介護1 906 単位		634	
22	9532	経ユ老短Ⅰⅱ1・夜・欠					夜勤の勤務条件に関する基準を満たさない場合　× 97%	615	
22	9533	経ユ老短Ⅰⅱ2・欠				要介護2 983 単位		688	
22	9534	経ユ老短Ⅰⅱ2・夜・欠					夜勤の勤務条件に関する基準を満たさない場合　× 97%	668	
22	9535	経ユ老短Ⅰⅱ3・欠				要介護3 1,048 単位		734	
22	9536	経ユ老短Ⅰⅱ3・夜・欠					夜勤の勤務条件に関する基準を満たさない場合　× 97%	712	
22	9537	経ユ老短Ⅰⅱ4・欠				要介護4 1,106 単位		774	
22	9538	経ユ老短Ⅰⅱ4・夜・欠					夜勤の勤務条件に関する基準を満たさない場合　× 97%	751	
22	9539	経ユ老短Ⅰⅱ5・欠				要介護5 1,165 単位		816	
22	9540	経ユ老短Ⅰⅱ5・夜・欠					夜勤の勤務条件に関する基準を満たさない場合　× 97%	791	

注：医師、看護・介護職員、PT・OT又はSTが欠員の場合　× 70%

居宅

短期療養（老健）

居宅

短期
療養
（老健）

サービスコード 種類	項目	サービス内容略称	算定項目				合成単位数	算定単位
22	7797	ユ老短Ⅱ1・欠	(2)(二) ユニット型介護老人保健施設短期入所療養介護費Ⅱ〈療養型老健・看護職員を配置〉	a ユニット型介護老人保健施設短期入所療養介護費〈ユニット型個室〉【療養型】	要介護1 959 単位		671	1日につき
22	7799	ユ老短Ⅱ1・夜・欠			夜勤の勤務条件に関する基準を満たさない場合 ×97%		651	
22	7801	ユ老短Ⅱ2・欠			要介護2 1,043 単位		730	
22	7803	ユ老短Ⅱ2・夜・欠			夜勤の勤務条件に関する基準を満たさない場合 ×97%		708	
22	7805	ユ老短Ⅱ3・欠			要介護3 1,162 単位		813	
22	7807	ユ老短Ⅱ3・夜・欠			夜勤の勤務条件に関する基準を満たさない場合 ×97%		789	
22	7809	ユ老短Ⅱ4・欠			要介護4 1,242 単位		869	
22	7811	ユ老短Ⅱ4・夜・欠			夜勤の勤務条件に関する基準を満たさない場合 ×97%		844	
22	7813	ユ老短Ⅱ5・欠			要介護5 1,319 単位		923	
22	7815	ユ老短Ⅱ5・夜・欠			夜勤の勤務条件に関する基準を満たさない場合 ×97%		895	
22	7821	経ユ老短Ⅱ1・欠		b 経過的ユニット型介護老人保健施設短期入所療養介護費〈ユニット型個室的多床室〉【療養型】	要介護1 959 単位	×70%	671	
22	7823	経ユ老短Ⅱ1・夜・欠			夜勤の勤務条件に関する基準を満たさない場合 ×97%		651	
22	7825	経ユ老短Ⅱ2・欠			要介護2 1,043 単位		730	
22	7827	経ユ老短Ⅱ2・夜・欠			夜勤の勤務条件に関する基準を満たさない場合 ×97%		708	
22	7829	経ユ老短Ⅱ3・欠			要介護3 1,162 単位		813	
22	7831	経ユ老短Ⅱ3・夜・欠			夜勤の勤務条件に関する基準を満たさない場合 ×97%		789	
22	7833	経ユ老短Ⅱ4・欠			要介護4 1,242 単位		869	
22	7835	経ユ老短Ⅱ4・夜・欠			夜勤の勤務条件に関する基準を満たさない場合 ×97%		844	
22	7837	経ユ老短Ⅱ5・欠			要介護5 1,319 単位		923	
22	7839	経ユ老短Ⅱ5・夜・欠			夜勤の勤務条件に関する基準を満たさない場合 ×97%		895	
22	7845	ユ老短Ⅲ1・欠	(三) ユニット型介護老人保健施設短期入所療養介護費〈療養型老健・看護オンコール体制〉(Ⅲ)	a ユニット型介護老人保健施設短期入所療養介護費〈ユニット型個室〉【療養型】	要介護1 959 単位		671	
22	7847	ユ老短Ⅲ1・夜・欠			夜勤の勤務条件に関する基準を満たさない場合 ×97%		651	
22	7849	ユ老短Ⅲ2・欠			要介護2 1,037 単位		726	
22	7851	ユ老短Ⅲ2・夜・欠			夜勤の勤務条件に関する基準を満たさない場合 ×97%		704	
22	7853	ユ老短Ⅲ3・欠			要介護3 1,135 単位		795	
22	7855	ユ老短Ⅲ3・夜・欠			夜勤の勤務条件に関する基準を満たさない場合 ×97%		771	
22	7857	ユ老短Ⅲ4・欠			要介護4 1,213 単位		849	
22	7859	ユ老短Ⅲ4・夜・欠			夜勤の勤務条件に関する基準を満たさない場合 ×97%		824	
22	7861	ユ老短Ⅲ5・欠			要介護5 1,291 単位		904	
22	7863	ユ老短Ⅲ5・夜・欠			夜勤の勤務条件に関する基準を満たさない場合 ×97%		876	
22	7869	経ユ老短Ⅲ1・欠		b 経過的ユニット型介護老人保健施設短期入所療養介護費〈ユニット型個室的多床室〉【療養型】	要介護1 959 単位		671	
22	7871	経ユ老短Ⅲ1・夜・欠			夜勤の勤務条件に関する基準を満たさない場合 ×97%		651	
22	7873	経ユ老短Ⅲ2・欠			要介護2 1,037 単位		726	
22	7875	経ユ老短Ⅲ2・夜・欠			夜勤の勤務条件に関する基準を満たさない場合 ×97%		704	
22	7877	経ユ老短Ⅲ3・欠			要介護3 1,135 単位		795	
22	7879	経ユ老短Ⅲ3・夜・欠			夜勤の勤務条件に関する基準を満たさない場合 ×97%		771	
22	7881	経ユ老短Ⅲ4・欠			要介護4 1,213 単位		849	
22	7883	経ユ老短Ⅲ4・夜・欠			夜勤の勤務条件に関する基準を満たさない場合 ×97%		824	
22	7885	経ユ老短Ⅲ5・欠			要介護5 1,291 単位		904	
22	7887	経ユ老短Ⅲ5・夜・欠			夜勤の勤務条件に関する基準を満たさない場合 ×97%		876	
22	9581	ユ老短Ⅳ1・欠	(四) ユニット型介護老人保健施設短期入所療養介護費(Ⅳ)〈特別介護老人保健施設短期入所療養介護費〉	a ユニット型介護老人保健施設短期入所療養介護費〈ユニット型個室〉	要介護1 818 単位		573	
22	9582	ユ老短Ⅳ1・夜・欠			夜勤の勤務条件に関する基準を満たさない場合 ×97%		555	
22	9583	ユ老短Ⅳ2・欠			要介護2 866 単位		606	
22	9584	ユ老短Ⅳ2・夜・欠			夜勤の勤務条件に関する基準を満たさない場合 ×97%		588	
22	9585	ユ老短Ⅳ3・欠			要介護3 929 単位		650	
22	9586	ユ老短Ⅳ3・夜・欠			夜勤の勤務条件に関する基準を満たさない場合 ×97%		631	
22	9587	ユ老短Ⅳ4・欠			要介護4 983 単位		688	
22	9588	ユ老短Ⅳ4・夜・欠			夜勤の勤務条件に関する基準を満たさない場合 ×97%		668	
22	9589	ユ老短Ⅳ5・欠			要介護5 1,035 単位		725	
22	9590	ユ老短Ⅳ5・夜・欠			夜勤の勤務条件に関する基準を満たさない場合 ×97%		703	
22	9591	経ユ老短Ⅳ1・欠		b 経過的ユニット型介護老人保健施設短期入所療養介護費〈ユニット型個室的多床室〉	要介護1 818 単位		573	
22	9592	経ユ老短Ⅳ1・夜・欠			夜勤の勤務条件に関する基準を満たさない場合 ×97%		555	
22	9593	経ユ老短Ⅳ2・欠			要介護2 866 単位		606	
22	9594	経ユ老短Ⅳ2・夜・欠			夜勤の勤務条件に関する基準を満たさない場合 ×97%		588	
22	9595	経ユ老短Ⅳ3・欠			要介護3 929 単位		650	
22	9596	経ユ老短Ⅳ3・夜・欠			夜勤の勤務条件に関する基準を満たさない場合 ×97%		631	
22	9597	経ユ老短Ⅳ4・欠			要介護4 983 単位		688	
22	9598	経ユ老短Ⅳ4・夜・欠			夜勤の勤務条件に関する基準を満たさない場合 ×97%		668	
22	9599	経ユ老短Ⅳ5・欠			要介護5 1,035 単位		725	
22	9600	経ユ老短Ⅳ5・夜・欠			夜勤の勤務条件に関する基準を満たさない場合 ×97%		703	

医師、看護・介護職員、PT・OT又はSTが欠員の場合

サービスコード 種類	項目	サービス内容略称	算定項目						合成単位数	算定単位
22	7105	ユ老短Ⅰⅰ1・欠・未	(2)ユニット型介護老人保健施設短期入所療養介護費 (一)ユニット型介護老人保健施設短期入所療養介護費（Ⅰ）	a ユニット型介護老人保健施設短期入所療養介護費（ⅰ）＜ユニット型個室＞【基本型】	要介護1 836単位		医師、看護・介護職員、PT・OT又はSTが欠員の場合 ×70%	ユニットケア体制未整備減算 ×97%	567	1日につき
22	7109	ユ老短Ⅰⅰ1・夜・欠・未				夜勤の勤務条件に関する基準を満たさない場合 × 97%			551	
22	7113	ユ老短Ⅰⅰ2・欠・未			要介護2 883単位				599	
22	7117	ユ老短Ⅰⅰ2・夜・欠・未				夜勤の勤務条件に関する基準を満たさない場合 × 97%			582	
22	7121	ユ老短Ⅰⅰ3・欠・未			要介護3 948単位				644	
22	7125	ユ老短Ⅰⅰ3・夜・欠・未				夜勤の勤務条件に関する基準を満たさない場合 × 97%			625	
22	7129	ユ老短Ⅰⅰ4・欠・未			要介護4 1,003単位				681	
22	7133	ユ老短Ⅰⅰ4・夜・欠・未				夜勤の勤務条件に関する基準を満たさない場合 × 97%			661	
22	7137	ユ老短Ⅰⅰ5・欠・未			要介護5 1,056単位				717	
22	7141	ユ老短Ⅰⅰ5・夜・欠・未				夜勤の勤務条件に関する基準を満たさない場合 × 97%			695	
22	9541	ユ老短Ⅰⅱ1・欠・未		b ユニット型介護老人保健施設短期入所療養介護費（ⅱ）＜ユニット型個室＞【在宅強化型】	要介護1 906単位				615	
22	9542	ユ老短Ⅰⅱ1・夜・欠・未				夜勤の勤務条件に関する基準を満たさない場合 × 97%			597	
22	9543	ユ老短Ⅰⅱ2・欠・未			要介護2 983単位				667	
22	9544	ユ老短Ⅰⅱ2・夜・欠・未				夜勤の勤務条件に関する基準を満たさない場合 × 97%			648	
22	9545	ユ老短Ⅰⅱ3・欠・未			要介護3 1,048単位				712	
22	9546	ユ老短Ⅰⅱ3・夜・欠・未				夜勤の勤務条件に関する基準を満たさない場合 × 97%			691	
22	9547	ユ老短Ⅰⅱ4・欠・未			要介護4 1,106単位				751	
22	9548	ユ老短Ⅰⅱ4・夜・欠・未				夜勤の勤務条件に関する基準を満たさない場合 × 97%			728	
22	9549	ユ老短Ⅰⅱ5・欠・未			要介護5 1,165単位				792	
22	9550	ユ老短Ⅰⅱ5・夜・欠・未				夜勤の勤務条件に関する基準を満たさない場合 × 97%			767	
22	7153	経ユ老短Ⅰⅰ1・欠・未		c 経過的ユニット型介護老人保健施設短期入所療養介護費（ⅰ）＜ユニット型個室的多床室＞【基本型】	要介護1 836単位				567	
22	7157	経ユ老短Ⅰⅰ1・夜・欠・未				夜勤の勤務条件に関する基準を満たさない場合 × 97%			551	
22	7161	経ユ老短Ⅰⅰ2・欠・未			要介護2 883単位				599	
22	7165	経ユ老短Ⅰⅰ2・夜・欠・未				夜勤の勤務条件に関する基準を満たさない場合 × 97%			582	
22	7169	経ユ老短Ⅰⅰ3・欠・未			要介護3 948単位				644	
22	7173	経ユ老短Ⅰⅰ3・夜・欠・未				夜勤の勤務条件に関する基準を満たさない場合 × 97%			625	
22	7177	経ユ老短Ⅰⅰ4・欠・未			要介護4 1,003単位				681	
22	7181	経ユ老短Ⅰⅰ4・夜・欠・未				夜勤の勤務条件に関する基準を満たさない場合 × 97%			661	
22	7185	経ユ老短Ⅰⅰ5・欠・未			要介護5 1,056単位				717	
22	7189	経ユ老短Ⅰⅰ5・夜・欠・未				夜勤の勤務条件に関する基準を満たさない場合 × 97%			695	
22	9551	経ユ老短Ⅰⅱ1・欠・未		d 経過的ユニット型介護老人保健施設短期入所療養介護費（ⅱ）＜ユニット型個室的多床室＞【在宅強化型】	要介護1 906単位				615	
22	9552	経ユ老短Ⅰⅱ1・夜・欠・未				夜勤の勤務条件に関する基準を満たさない場合 × 97%			597	
22	9553	経ユ老短Ⅰⅱ2・欠・未			要介護2 983単位				667	
22	9554	経ユ老短Ⅰⅱ2・夜・欠・未				夜勤の勤務条件に関する基準を満たさない場合 × 97%			648	
22	9555	経ユ老短Ⅰⅱ3・欠・未			要介護3 1,048単位				712	
22	9556	経ユ老短Ⅰⅱ3・夜・欠・未				夜勤の勤務条件に関する基準を満たさない場合 × 97%			691	
22	9557	経ユ老短Ⅰⅱ4・欠・未			要介護4 1,106単位				751	
22	9558	経ユ老短Ⅰⅱ4・夜・欠・未				夜勤の勤務条件に関する基準を満たさない場合 × 97%			728	
22	9559	経ユ老短Ⅰⅱ5・欠・未			要介護5 1,165単位				792	
22	9560	経ユ老短Ⅰⅱ5・夜・欠・未				夜勤の勤務条件に関する基準を満たさない場合 × 97%			767	

居宅

短期療養（老健）

居宅

短期療養（老健）

種類	項目	サービス内容略称	算定項目				合成単位数	算定単位
22	7893	ユ老短Ⅱ1・欠・未	(2)(二) ユニット型介護老人保健施設短期入所療養介護費 〈療養型老健・看護職員を配置〉（Ⅱ） a ユニット型介護老人保健施設短期入所療養介護費 ＜ユニット型個室＞【療養型】	要介護1 959単位		医師、看護・介護職員、PT・OT又はSTが欠員の場合 × 70%	651	1日につき
22	7895	ユ老短Ⅱ1・夜・欠・未			夜勤の勤務条件に関する基準を満たさない場合 × 97%	ユニットケア体制未整備減算 × 97%	631	
22	7897	ユ老短Ⅱ2・欠・未		要介護2 1,043単位			708	
22	7899	ユ老短Ⅱ2・夜・欠・未			夜勤の勤務条件に関する基準を満たさない場合 × 97%		687	
22	7901	ユ老短Ⅱ3・欠・未		要介護3 1,162単位			789	
22	7903	ユ老短Ⅱ3・夜・欠・未			夜勤の勤務条件に関する基準を満たさない場合 × 97%		765	
22	7905	ユ老短Ⅱ4・欠・未		要介護4 1,242単位			843	
22	7907	ユ老短Ⅱ4・夜・欠・未			夜勤の勤務条件に関する基準を満たさない場合 × 97%		819	
22	7909	ユ老短Ⅱ5・欠・未		要介護5 1,319単位			895	
22	7911	ユ老短Ⅱ5・夜・欠・未			夜勤の勤務条件に関する基準を満たさない場合 × 97%		868	
22	7917	経ユ老短Ⅱ1・欠・未	b 経過的ユニット型介護老人保健施設短期入所療養介護費 ＜ユニット型個室的多床室＞【療養型】	要介護1 959単位			651	
22	7919	経ユ老短Ⅱ1・夜・欠・未			夜勤の勤務条件に関する基準を満たさない場合 × 97%		631	
22	7921	経ユ老短Ⅱ2・欠・未		要介護2 1,043単位			708	
22	7923	経ユ老短Ⅱ2・夜・欠・未			夜勤の勤務条件に関する基準を満たさない場合 × 97%		687	
22	7925	経ユ老短Ⅱ3・欠・未		要介護3 1,162単位			789	
22	7927	経ユ老短Ⅱ3・夜・欠・未			夜勤の勤務条件に関する基準を満たさない場合 × 97%		765	
22	7929	経ユ老短Ⅱ4・欠・未		要介護4 1,242単位			843	
22	7931	経ユ老短Ⅱ4・夜・欠・未			夜勤の勤務条件に関する基準を満たさない場合 × 97%		819	
22	7933	経ユ老短Ⅱ5・欠・未		要介護5 1,319単位			895	
22	7935	経ユ老短Ⅱ5・夜・欠・未			夜勤の勤務条件に関する基準を満たさない場合 × 97%		868	
22	7941	ユ老短Ⅲ1・欠・未	(三) ユニット型介護老人保健施設短期入所療養介護費 〈療養型老健・看護オンコール体制〉（Ⅲ） a ユニット型介護老人保健施設短期入所療養介護費 ＜ユニット型個室＞【療養型】	要介護1 959単位			651	
22	7943	ユ老短Ⅲ1・夜・欠・未			夜勤の勤務条件に関する基準を満たさない場合 × 97%		631	
22	7945	ユ老短Ⅲ2・欠・未		要介護2 1,037単位			704	
22	7947	ユ老短Ⅲ2・夜・欠・未			夜勤の勤務条件に関する基準を満たさない場合 × 97%		683	
22	7949	ユ老短Ⅲ3・欠・未		要介護3 1,135単位			771	
22	7951	ユ老短Ⅲ3・夜・欠・未			夜勤の勤務条件に関する基準を満たさない場合 × 97%		748	
22	7953	ユ老短Ⅲ4・欠・未		要介護4 1,213単位			824	
22	7955	ユ老短Ⅲ4・夜・欠・未			夜勤の勤務条件に関する基準を満たさない場合 × 97%		799	
22	7957	ユ老短Ⅲ5・欠・未		要介護5 1,291単位			877	
22	7959	ユ老短Ⅲ5・夜・欠・未			夜勤の勤務条件に関する基準を満たさない場合 × 97%		850	
22	7965	経ユ老短Ⅲ1・欠・未	b 経過的ユニット型介護老人保健施設短期入所療養介護費 ＜ユニット型個室的多床室＞【療養型】	要介護1 959単位			651	
22	7967	経ユ老短Ⅲ1・夜・欠・未			夜勤の勤務条件に関する基準を満たさない場合 × 97%		631	
22	7969	経ユ老短Ⅲ2・欠・未		要介護2 1,037単位			704	
22	7971	経ユ老短Ⅲ2・夜・欠・未			夜勤の勤務条件に関する基準を満たさない場合 × 97%		683	
22	7973	経ユ老短Ⅲ3・欠・未		要介護3 1,135単位			771	
22	7975	経ユ老短Ⅲ3・夜・欠・未			夜勤の勤務条件に関する基準を満たさない場合 × 97%		748	
22	7977	経ユ老短Ⅲ4・欠・未		要介護4 1,213単位			824	
22	7979	経ユ老短Ⅲ4・夜・欠・未			夜勤の勤務条件に関する基準を満たさない場合 × 97%		799	
22	7981	経ユ老短Ⅲ5・欠・未		要介護5 1,291単位			877	
22	7983	経ユ老短Ⅲ5・夜・欠・未			夜勤の勤務条件に関する基準を満たさない場合 × 97%		850	
22	9601	ユ老短Ⅳ1・欠・未	(四) ユニット型介護老人保健施設短期入所療養介護費 〈特別介護老人保健施設短期入所療養介護費〉（Ⅳ） a ユニット型介護老人保健施設短期入所療養介護費 ＜ユニット型個室＞	要介護1 818単位			556	
22	9602	ユ老短Ⅳ1・夜・欠・未			夜勤の勤務条件に関する基準を満たさない場合 × 97%		538	
22	9603	ユ老短Ⅳ2・欠・未		要介護2 866単位			588	
22	9604	ユ老短Ⅳ2・夜・欠・未			夜勤の勤務条件に関する基準を満たさない場合 × 97%		570	
22	9605	ユ老短Ⅳ3・欠・未		要介護3 929単位			631	
22	9606	ユ老短Ⅳ3・夜・欠・未			夜勤の勤務条件に関する基準を満たさない場合 × 97%		612	
22	9607	ユ老短Ⅳ4・欠・未		要介護4 983単位			667	
22	9608	ユ老短Ⅳ4・夜・欠・未			夜勤の勤務条件に関する基準を満たさない場合 × 97%		648	
22	9609	ユ老短Ⅳ5・欠・未		要介護5 1,035単位			703	
22	9610	ユ老短Ⅳ5・夜・欠・未			夜勤の勤務条件に関する基準を満たさない場合 × 97%		682	
22	9611	経ユ老短Ⅳ1・欠・未	b 経過的ユニット型介護老人保健施設短期入所療養介護費 ＜ユニット型個室的多床室＞	要介護1 818単位			556	
22	9612	経ユ老短Ⅳ1・夜・欠・未			夜勤の勤務条件に関する基準を満たさない場合 × 97%		538	
22	9613	経ユ老短Ⅳ2・欠・未		要介護2 866単位			588	
22	9614	経ユ老短Ⅳ2・夜・欠・未			夜勤の勤務条件に関する基準を満たさない場合 × 97%		570	
22	9615	経ユ老短Ⅳ3・欠・未		要介護3 929単位			631	
22	9616	経ユ老短Ⅳ3・夜・欠・未			夜勤の勤務条件に関する基準を満たさない場合 × 97%		612	
22	9617	経ユ老短Ⅳ4・欠・未		要介護4 983単位			667	
22	9618	経ユ老短Ⅳ4・夜・欠・未			夜勤の勤務条件に関する基準を満たさない場合 × 97%		648	
22	9619	経ユ老短Ⅳ5・欠・未		要介護5 1,035単位			703	
22	9620	経ユ老短Ⅳ5・夜・欠・未			夜勤の勤務条件に関する基準を満たさない場合 × 97%		682	
22	9461	特定老短1・欠	(3)特定介護老人保健施設短期入所療養介護費（日帰りショート） (一)3時間以上4時間未満	465		医師、看護・介護職員、PT・OT又はSTが欠員の場合 × 70%	465	1回につき
22	9465	特定老短1・夜・欠		664単位	夜勤の勤務条件に関する基準を満たさない場合 × 97%		451	
22	9471	特定老短2・欠	(二)4時間以上6時間未満	927単位			649	
22	9472	特定老短2・夜・欠			夜勤の勤務条件に関する基準を満たさない場合 × 97%		629	
22	9473	特定老短3・欠	(三)6時間以上8時間未満	1,296単位			907	
22	9474	特定老短3・夜・欠			夜勤の勤務条件に関する基準を満たさない場合 × 97%		880	

ロ　療養病床を有する病院における短期入所療養介護

種類	項目	サービス内容略称	算定項目				合成単位数	算定単位
23	2211	病院療養短期Ｉⅰ1	(1)病院療養病床短期入所療養介護費(Ⅰ)（看護6:1介護4:1）	(一)病院療養病床短期入所療養介護費	a 病院療養病床短期入所療養介護費(ⅰ)＜従来型個室＞	要介護1 723 単位	723	1日につき
23	2216	病院療養短期Ｉⅰ1・夜勤減				夜勤の勤務条件に関する基準を満たさない場合 － 25 単位	698	
23	2221	病院療養短期Ｉⅰ2				要介護2 830 単位	830	
23	2226	病院療養短期Ｉⅰ2・夜勤減				夜勤の勤務条件に関する基準を満たさない場合 － 25 単位	805	
23	2231	病院療養短期Ｉⅰ3				要介護3 1,064 単位	1,064	
23	2236	病院療養短期Ｉⅰ3・夜勤減				夜勤の勤務条件に関する基準を満たさない場合 － 25 単位	1,039	
23	2241	病院療養短期Ｉⅰ4				要介護4 1,163 単位	1,163	
23	2246	病院療養短期Ｉⅰ4・夜勤減				夜勤の勤務条件に関する基準を満たさない場合 － 25 単位	1,138	
23	2251	病院療養短期Ｉⅰ5				要介護5 1,253 単位	1,253	
23	2256	病院療養短期Ｉⅰ5・夜勤減				夜勤の勤務条件に関する基準を満たさない場合 － 25 単位	1,228	
23	A001	病院療養短期Ｉⅱ1			b 病院療養病床短期入所療養介護費(ⅱ)＜療養機能強化型A＞＜従来型個室＞	要介護1 753 単位	753	
23	A006	病院療養短期Ｉⅱ1・夜勤減				夜勤の勤務条件に関する基準を満たさない場合 － 25 単位	728	
23	A007	病院療養短期Ｉⅱ2				要介護2 866 単位	866	
23	A012	病院療養短期Ｉⅱ2・夜勤減				夜勤の勤務条件に関する基準を満たさない場合 － 25 単位	841	
23	A013	病院療養短期Ｉⅱ3				要介護3 1,109 単位	1,109	
23	A018	病院療養短期Ｉⅱ3・夜勤減				夜勤の勤務条件に関する基準を満たさない場合 － 25 単位	1,084	
23	A019	病院療養短期Ｉⅱ4				要介護4 1,213 単位	1,213	
23	A024	病院療養短期Ｉⅱ4・夜勤減				夜勤の勤務条件に関する基準を満たさない場合 － 25 単位	1,188	
23	A025	病院療養短期Ｉⅱ5				要介護5 1,306 単位	1,306	
23	A030	病院療養短期Ｉⅱ5・夜勤減				夜勤の勤務条件に関する基準を満たさない場合 － 25 単位	1,281	
23	A031	病院療養短期Ｉⅲ1			c 病院療養病床短期入所療養介護費(ⅲ)＜療養機能強化型B＞＜従来型個室＞	要介護1 742 単位	742	
23	A036	病院療養短期Ｉⅲ1・夜勤減				夜勤の勤務条件に関する基準を満たさない場合 － 25 単位	717	
23	A037	病院療養短期Ｉⅲ2				要介護2 854 単位	854	
23	A042	病院療養短期Ｉⅲ2・夜勤減				夜勤の勤務条件に関する基準を満たさない場合 － 25 単位	829	
23	A043	病院療養短期Ｉⅲ3				要介護3 1,094 単位	1,094	
23	A048	病院療養短期Ｉⅲ3・夜勤減				夜勤の勤務条件に関する基準を満たさない場合 － 25 単位	1,069	
23	A049	病院療養短期Ｉⅲ4				要介護4 1,196 単位	1,196	
23	A054	病院療養短期Ｉⅲ4・夜勤減				夜勤の勤務条件に関する基準を満たさない場合 － 25 単位	1,171	
23	A055	病院療養短期Ｉⅲ5				要介護5 1,288 単位	1,288	
23	A060	病院療養短期Ｉⅲ5・夜勤減				夜勤の勤務条件に関する基準を満たさない場合 － 25 単位	1,263	
23	2266	病院療養短期Ｉⅳ1			d 病院療養病床短期入所療養介護費(ⅳ)＜多床室＞	要介護1 831 単位	831	
23	2270	病院療養短期Ｉⅳ1・夜勤減				夜勤の勤務条件に関する基準を満たさない場合 － 25 単位	806	
23	2271	病院療養短期Ｉⅳ2				要介護2 941 単位	941	
23	2275	病院療養短期Ｉⅳ2・夜勤減				夜勤の勤務条件に関する基準を満たさない場合 － 25 単位	916	
23	2276	病院療養短期Ｉⅳ3				要介護3 1,173 単位	1,173	
23	2280	病院療養短期Ｉⅳ3・夜勤減				夜勤の勤務条件に関する基準を満たさない場合 － 25 単位	1,148	
23	2281	病院療養短期Ｉⅳ4				要介護4 1,273 単位	1,273	
23	2285	病院療養短期Ｉⅳ4・夜勤減				夜勤の勤務条件に関する基準を満たさない場合 － 25 単位	1,248	
23	2286	病院療養短期Ｉⅳ5				要介護5 1,362 単位	1,362	
23	2290	病院療養短期Ｉⅳ5・夜勤減				夜勤の勤務条件に関する基準を満たさない場合 － 25 単位	1,337	
23	A061	病院療養短期Ｉⅴ1			e 病院療養病床短期入所療養介護費(ⅴ)＜療養機能強化型A＞＜多床室＞	要介護1 867 単位	867	
23	A066	病院療養短期Ｉⅴ1・夜勤減				夜勤の勤務条件に関する基準を満たさない場合 － 25 単位	842	
23	A067	病院療養短期Ｉⅴ2				要介護2 980 単位	980	
23	A072	病院療養短期Ｉⅴ2・夜勤減				夜勤の勤務条件に関する基準を満たさない場合 － 25 単位	955	
23	A073	病院療養短期Ｉⅴ3				要介護3 1,224 単位	1,224	
23	A078	病院療養短期Ｉⅴ3・夜勤減				夜勤の勤務条件に関する基準を満たさない場合 － 25 単位	1,199	
23	A079	病院療養短期Ｉⅴ4				要介護4 1,328 単位	1,328	
23	A084	病院療養短期Ｉⅴ4・夜勤減				夜勤の勤務条件に関する基準を満たさない場合 － 25 単位	1,303	
23	A085	病院療養短期Ｉⅴ5				要介護5 1,421 単位	1,421	
23	A090	病院療養短期Ｉⅴ5・夜勤減				夜勤の勤務条件に関する基準を満たさない場合 － 25 単位	1,396	
23	A091	病院療養短期Ｉⅵ1			f 病院療養病床短期入所療養介護費(ⅵ)＜療養機能強化型B＞＜多床室＞	要介護1 855 単位	855	
23	A096	病院療養短期Ｉⅵ1・夜勤減				夜勤の勤務条件に関する基準を満たさない場合 － 25 単位	830	
23	A097	病院療養短期Ｉⅵ2				要介護2 966 単位	966	
23	A102	病院療養短期Ｉⅵ2・夜勤減				夜勤の勤務条件に関する基準を満たさない場合 － 25 単位	941	
23	A103	病院療養短期Ｉⅵ3				要介護3 1,206 単位	1,206	
23	A108	病院療養短期Ｉⅵ3・夜勤減				夜勤の勤務条件に関する基準を満たさない場合 － 25 単位	1,181	
23	A109	病院療養短期Ｉⅵ4				要介護4 1,307 単位	1,307	
23	A114	病院療養短期Ｉⅵ4・夜勤減				夜勤の勤務条件に関する基準を満たさない場合 － 25 単位	1,282	
23	A115	病院療養短期Ｉⅵ5				要介護5 1,399 単位	1,399	
23	A120	病院療養短期Ｉⅵ5・夜勤減				夜勤の勤務条件に関する基準を満たさない場合 － 25 単位	1,374	

居宅

短期療養（療養病床）

居宅

短期
療養
（療養病床）

種類	項目	サービス内容略称	算定項目				合成単位数	算定単位
23	2311	病院療養短期Ⅱⅰ1	(二)病院療養病床短期入所療養介護費(Ⅱ)(看護6:1 介護5:1)	a 病院療養病床短期入所療養介護費(ⅰ) <従来型個室>	要介護1 666 単位		666	1日につき
23	2316	病院療養短期Ⅱⅰ1・夜勤減				夜勤の勤務条件に関する基準を満たさない場合 － 25 単位	641	
23	2321	病院療養短期Ⅱⅰ2			要介護2 773 単位		773	
23	2326	病院療養短期Ⅱⅰ2・夜勤減				夜勤の勤務条件に関する基準を満たさない場合 － 25 単位	748	
23	2331	病院療養短期Ⅱⅰ3			要介護3 933 単位		933	
23	2336	病院療養短期Ⅱⅰ3・夜勤減				夜勤の勤務条件に関する基準を満たさない場合 － 25 単位	908	
23	2341	病院療養短期Ⅱⅰ4			要介護4 1,086 単位		1,086	
23	2346	病院療養短期Ⅱⅰ4・夜勤減				夜勤の勤務条件に関する基準を満たさない場合 － 25 単位	1,061	
23	2351	病院療養短期Ⅱⅰ5			要介護5 1,127 単位		1,127	
23	2356	病院療養短期Ⅱⅰ5・夜勤減				夜勤の勤務条件に関する基準を満たさない場合 － 25 単位	1,102	
23	C001	病院療養短期Ⅱⅱ1		b 病院療養病床短期入所療養介護費(ⅱ) <療養機能強化型> <従来型個室>	要介護1 681 単位		681	
23	C006	病院療養短期Ⅱⅱ1・夜勤減				夜勤の勤務条件に関する基準を満たさない場合 － 25 単位	656	
23	C007	病院療養短期Ⅱⅱ2			要介護2 792 単位		792	
23	C012	病院療養短期Ⅱⅱ2・夜勤減				夜勤の勤務条件に関する基準を満たさない場合 － 25 単位	767	
23	C013	病院療養短期Ⅱⅱ3			要介護3 955 単位		955	
23	C018	病院療養短期Ⅱⅱ3・夜勤減				夜勤の勤務条件に関する基準を満たさない場合 － 25 単位	930	
23	C019	病院療養短期Ⅱⅱ4			要介護4 1,111 単位		1,111	
23	C024	病院療養短期Ⅱⅱ4・夜勤減				夜勤の勤務条件に関する基準を満たさない場合 － 25 単位	1,086	
23	C025	病院療養短期Ⅱⅱ5			要介護5 1,154 単位		1,154	
23	C030	病院療養短期Ⅱⅱ5・夜勤減				夜勤の勤務条件に関する基準を満たさない場合 － 25 単位	1,129	
23	2366	病院療養短期Ⅱⅲ1	(二)病院療養病床短期入所療養介護費(Ⅱ)(看護6:1 介護5:1)	c 病院療養病床短期入所療養介護費(ⅲ) <多床室>	要介護1 775 単位		775	
23	2370	病院療養短期Ⅱⅲ1・夜勤減				夜勤の勤務条件に関する基準を満たさない場合 － 25 単位	750	
23	2371	病院療養短期Ⅱⅲ2			要介護2 884 単位		884	
23	2375	病院療養短期Ⅱⅲ3				夜勤の勤務条件に関する基準を満たさない場合 － 25 単位	859	
23	2376	病院療養短期Ⅱⅲ3			要介護3 1,042 単位		1,042	
23	2380	病院療養短期Ⅱⅲ3・夜勤減				夜勤の勤務条件に関する基準を満たさない場合 － 25 単位	1,017	
23	2381	病院療養短期Ⅱⅲ4			要介護4 1,196 単位		1,196	
23	2385	病院療養短期Ⅱⅲ4・夜勤減				夜勤の勤務条件に関する基準を満たさない場合 － 25 単位	1,171	
23	2386	病院療養短期Ⅱⅲ5			要介護5 1,237 単位		1,237	
23	2390	病院療養短期Ⅱⅲ5・夜勤減				夜勤の勤務条件に関する基準を満たさない場合 － 25 単位	1,212	
23	C031	病院療養短期Ⅱⅳ1		d 病院療養病床短期入所療養介護費(ⅳ) <療養機能強化型> <多床室>	要介護1 795 単位		795	
23	C036	病院療養短期Ⅱⅳ1・夜勤減				夜勤の勤務条件に関する基準を満たさない場合 － 25 単位	770	
23	C037	病院療養短期Ⅱⅳ2			要介護2 905 単位		905	
23	C042	病院療養短期Ⅱⅳ2・夜勤減				夜勤の勤務条件に関する基準を満たさない場合 － 25 単位	880	
23	C043	病院療養短期Ⅱⅳ3			要介護3 1,066 単位		1,066	
23	C048	病院療養短期Ⅱⅳ3・夜勤減				夜勤の勤務条件に関する基準を満たさない場合 － 25 単位	1,041	
23	C049	病院療養短期Ⅱⅳ4			要介護4 1,224 単位		1,224	
23	C054	病院療養短期Ⅱⅳ4・夜勤減				夜勤の勤務条件に関する基準を満たさない場合 － 25 単位	1,199	
23	C055	病院療養短期Ⅱⅳ5			要介護5 1,266 単位		1,266	
23	C060	病院療養短期Ⅱⅳ5・夜勤減				夜勤の勤務条件に関する基準を満たさない場合 － 25 単位	1,241	
23	2411	病院療養短期Ⅲⅰ1	(三)病院療養病床短期入所療養介護費(Ⅲ)(看護6:1 介護6:1)	a 病院療養病床短期入所療養介護費(ⅰ) <従来型個室>	要介護1 642 単位		642	
23	2416	病院療養短期Ⅲⅰ1・夜勤減				夜勤の勤務条件に関する基準を満たさない場合 － 25 単位	617	
23	2421	病院療養短期Ⅲⅰ2			要介護2 754 単位		754	
23	2426	病院療養短期Ⅲⅰ2・夜勤減				夜勤の勤務条件に関する基準を満たさない場合 － 25 単位	729	
23	2431	病院療養短期Ⅲⅰ3			要介護3 904 単位		904	
23	2436	病院療養短期Ⅲⅰ3・夜勤減				夜勤の勤務条件に関する基準を満たさない場合 － 25 単位	879	
23	2441	病院療養短期Ⅲⅰ4			要介護4 1,059 単位		1,059	
23	2446	病院療養短期Ⅲⅰ4・夜勤減				夜勤の勤務条件に関する基準を満たさない場合 － 25 単位	1,034	
23	2451	病院療養短期Ⅲⅰ5			要介護5 1,100 単位		1,100	
23	2456	病院療養短期Ⅲⅰ5・夜勤減				夜勤の勤務条件に関する基準を満たさない場合 － 25 単位	1,075	
23	2466	病院療養短期Ⅲⅱ1		b 病院療養病床短期入所療養介護費(ⅱ) <多床室>	要介護1 754 単位		754	
23	2470	病院療養短期Ⅲⅱ1・夜勤減				夜勤の勤務条件に関する基準を満たさない場合 － 25 単位	729	
23	2471	病院療養短期Ⅲⅱ2			要介護2 864 単位		864	
23	2475	病院療養短期Ⅲⅱ2・夜勤減				夜勤の勤務条件に関する基準を満たさない場合 － 25 単位	839	
23	2476	病院療養短期Ⅲⅱ3			要介護3 1,014 単位		1,014	
23	2480	病院療養短期Ⅲⅱ3・夜勤減				夜勤の勤務条件に関する基準を満たさない場合 － 25 単位	989	
23	2481	病院療養短期Ⅲⅱ4			要介護4 1,170 単位		1,170	
23	2485	病院療養短期Ⅲⅱ4・夜勤減				夜勤の勤務条件に関する基準を満たさない場合 － 25 単位	1,145	
23	2486	病院療養短期Ⅲⅱ5			要介護5 1,211 単位		1,211	
23	2490	病院療養短期Ⅲⅱ5・夜勤減				夜勤の勤務条件に関する基準を満たさない場合 － 25 単位	1,186	

サービスコード 種類	サービスコード 項目	サービス内容略称	算定項目					合成 単位数	算定 単位
23	1006	病院経過短期Ⅰⅰ1	(2)病院療養病床経過型短期入所療養介護費(Ⅰ)	(一)病院療養病床経過型短期入所療養介護費(Ⅰ)（看護6:1 介護4:1）	a 病院療養病床経過型短期入所療養介護費(ⅰ)＜従来型個室＞	要介護1		732	1日につき
23	1010	病院経過短期Ⅰⅰ1・夜勤減				732 単位	夜勤の勤務条件に関する基準を満たさない場合 − 25 単位	707	
23	1011	病院経過短期Ⅰⅰ2				要介護2		841	
23	1015	病院経過短期Ⅰⅰ2・夜勤減				841 単位	夜勤の勤務条件に関する基準を満たさない場合 − 25 単位	816	
23	1016	病院経過短期Ⅰⅰ3				要介護3		992	
23	1020	病院経過短期Ⅰⅰ3・夜勤減				992 単位	夜勤の勤務条件に関する基準を満たさない場合 − 25 単位	967	
23	1021	病院経過短期Ⅰⅰ4				要介護4		1,081	
23	1025	病院経過短期Ⅰⅰ4・夜勤減				1,081 単位	夜勤の勤務条件に関する基準を満たさない場合 − 25 単位	1,056	
23	1026	病院経過短期Ⅰⅰ5				要介護5		1,172	
23	1030	病院経過短期Ⅰⅰ5・夜勤減				1,172 単位	夜勤の勤務条件に関する基準を満たさない場合 − 25 単位	1,147	
23	1036	病院経過短期Ⅰⅱ1			b 病院療養病床経過型短期入所療養介護費(ⅱ)＜多床室＞	要介護1		843	
23	1040	病院経過短期Ⅰⅱ1・夜勤減				843 単位	夜勤の勤務条件に関する基準を満たさない場合 − 25 単位	818	
23	1041	病院経過短期Ⅰⅱ2				要介護2		953	
23	1045	病院経過短期Ⅰⅱ2・夜勤減				953 単位	夜勤の勤務条件に関する基準を満たさない場合 − 25 単位	928	
23	1046	病院経過短期Ⅰⅱ3				要介護3		1,101	
23	1050	病院経過短期Ⅰⅱ3・夜勤減				1,101 単位	夜勤の勤務条件に関する基準を満たさない場合 − 25 単位	1,076	
23	1051	病院経過短期Ⅰⅱ4				要介護4		1,193	
23	1055	病院経過短期Ⅰⅱ4・夜勤減				1,193 単位	夜勤の勤務条件に関する基準を満たさない場合 − 25 単位	1,168	
23	1056	病院経過短期Ⅰⅱ5				要介護5		1,283	
23	1060	病院経過短期Ⅰⅱ5・夜勤減				1,283 単位	夜勤の勤務条件に関する基準を満たさない場合 − 25 単位	1,258	
23	5206	病院経過短期Ⅱⅰ1		(二)病院療養病床経過型短期入所療養介護費(Ⅱ)（看護8:1 介護4:1）	a 病院療養病床経過型短期入所療養介護費(ⅰ)＜従来型個室＞	要介護1		732	
23	5210	病院経過短期Ⅱⅰ1・夜勤減				732 単位	夜勤の勤務条件に関する基準を満たさない場合 − 25 単位	707	
23	5211	病院経過短期Ⅱⅰ2				要介護2		841	
23	5215	病院経過短期Ⅱⅰ2・夜勤減				841 単位	夜勤の勤務条件に関する基準を満たさない場合 − 25 単位	816	
23	5216	病院経過短期Ⅱⅰ3				要介護3		950	
23	5220	病院経過短期Ⅱⅰ3・夜勤減				950 単位	夜勤の勤務条件に関する基準を満たさない場合 − 25 単位	925	
23	5221	病院経過短期Ⅱⅰ4				要介護4		1,041	
23	5225	病院経過短期Ⅱⅰ4・夜勤減				1,041 単位	夜勤の勤務条件に関する基準を満たさない場合 − 25 単位	1,016	
23	5226	病院経過短期Ⅱⅰ5				要介護5		1,130	
23	5230	病院経過短期Ⅱⅰ5・夜勤減				1,130 単位	夜勤の勤務条件に関する基準を満たさない場合 − 25 単位	1,105	
23	5236	病院経過短期Ⅱⅱ1			b 病院療養病床経過型短期入所療養介護費(ⅱ)＜多床室＞	要介護1		843	
23	5240	病院経過短期Ⅱⅱ1・夜勤減				843 単位	夜勤の勤務条件に関する基準を満たさない場合 − 25 単位	818	
23	5241	病院経過短期Ⅱⅱ2				要介護2		953	
23	5245	病院経過短期Ⅱⅱ2・夜勤減				953 単位	夜勤の勤務条件に関する基準を満たさない場合 − 25 単位	928	
23	5246	病院経過短期Ⅱⅱ3				要介護3		1,059	
23	5250	病院経過短期Ⅱⅱ3・夜勤減				1,059 単位	夜勤の勤務条件に関する基準を満たさない場合 − 25 単位	1,034	
23	5251	病院経過短期Ⅱⅱ4				要介護4		1,149	
23	5255	病院経過短期Ⅱⅱ4・夜勤減				1,149 単位	夜勤の勤務条件に関する基準を満たさない場合 − 25 単位	1,124	
23	5256	病院経過短期Ⅱⅱ5				要介護5		1,242	
23	5260	病院経過短期Ⅱⅱ5・夜勤減				1,242 単位	夜勤の勤務条件に関する基準を満たさない場合 − 25 単位	1,217	

居宅

短期
療養

（療養病床）

種類	項目	サービス内容略称	算定項目			合成単位数	算定単位
23	2511	ユ型病院療養短期Ⅰ1	(3)ユニット型病院療養病床短期入所療養介護費	(一)ユニット型病院療養病床短期入所療養介護費(Ⅰ)	要介護1	856	1日につき
23	2516	ユ型病院療養短期Ⅰ1・夜勤減			856 単位 夜勤の勤務条件に関する基準を満たさない場合 － 25 単位	831	
23	2521	ユ型病院療養短期Ⅰ2		<ユニット型個室>	要介護2	963	
23	2526	ユ型病院療養短期Ⅰ2・夜勤減			963 単位 夜勤の勤務条件に関する基準を満たさない場合 － 25 単位	938	
23	2531	ユ型病院療養短期Ⅰ3			要介護3	1,197	
23	2536	ユ型病院療養短期Ⅰ3・夜勤減			1,197 単位 夜勤の勤務条件に関する基準を満たさない場合 － 25 単位	1,172	
23	2541	ユ型病院療養短期Ⅰ4			要介護4	1,296	
23	2546	ユ型病院療養短期Ⅰ4・夜勤減			1,296 単位 夜勤の勤務条件に関する基準を満たさない場合 － 25 単位	1,271	
23	2551	ユ型病院療養短期Ⅰ5			要介護5	1,385	
23	2556	ユ型病院療養短期Ⅰ5・夜勤減			1,385 単位 夜勤の勤務条件に関する基準を満たさない場合 － 25 単位	1,360	
23	A121	ユ型病院療養短期Ⅱ1		(二)ユニット型病院療養病床短期入所療養介護費(Ⅱ)	要介護1	885	
23	A126	ユ型病院療養短期Ⅱ1・夜勤減			885 単位 夜勤の勤務条件に関する基準を満たさない場合 － 25 単位	860	
23	A127	ユ型病院療養短期Ⅱ2		<療養機能強化型A> <ユニット型個室>	要介護2	998	
23	A132	ユ型病院療養短期Ⅱ2・夜勤減			998 単位 夜勤の勤務条件に関する基準を満たさない場合 － 25 単位	973	
23	A133	ユ型病院療養短期Ⅱ3			要介護3	1,242	
23	A138	ユ型病院療養短期Ⅱ3・夜勤減			1,242 単位 夜勤の勤務条件に関する基準を満たさない場合 － 25 単位	1,217	
23	A139	ユ型病院療養短期Ⅱ4			要介護4	1,345	
23	A144	ユ型病院療養短期Ⅱ4・夜勤減			1,345 単位 夜勤の勤務条件に関する基準を満たさない場合 － 25 単位	1,320	
23	A145	ユ型病院療養短期Ⅱ5			要介護5	1,438	
23	A150	ユ型病院療養短期Ⅱ5・夜勤減			1,438 単位 夜勤の勤務条件に関する基準を満たさない場合 － 25 単位	1,413	
23	A151	ユ型病院療養短期Ⅲ1		(三)ユニット型病院療養病床短期入所療養介護費(Ⅲ)	要介護1	874	
23	A156	ユ型病院療養短期Ⅲ1・夜勤減			874 単位 夜勤の勤務条件に関する基準を満たさない場合 － 25 単位	849	
23	A157	ユ型病院療養短期Ⅲ2		<療養機能強化型B> <ユニット型個室>	要介護2	985	
23	A162	ユ型病院療養短期Ⅲ2・夜勤減			985 単位 夜勤の勤務条件に関する基準を満たさない場合 － 25 単位	960	
23	A163	ユ型病院療養短期Ⅲ3			要介護3	1,226	
23	A168	ユ型病院療養短期Ⅲ3・夜勤減			1,226 単位 夜勤の勤務条件に関する基準を満たさない場合 － 25 単位	1,201	
23	A169	ユ型病院療養短期Ⅲ4			要介護4	1,328	
23	A174	ユ型病院療養短期Ⅲ4・夜勤減			1,328 単位 夜勤の勤務条件に関する基準を満たさない場合 － 25 単位	1,303	
23	A175	ユ型病院療養短期Ⅲ5			要介護5	1,419	
23	A180	ユ型病院療養短期Ⅲ5・夜勤減			1,419 単位 夜勤の勤務条件に関する基準を満たさない場合 － 25 単位	1,394	
23	2566	経ユ型病院療養短期Ⅰ1		(四)経過的ユニット型病院療養病床短期入所療養介護費(Ⅰ)	要介護1	856	
23	2570	経ユ型病院療養短期Ⅰ1・夜勤減			856 単位 夜勤の勤務条件に関する基準を満たさない場合 － 25 単位	831	
23	2571	経ユ型病院療養短期Ⅰ2		<ユニット型個室的多床室>	要介護2	963	
23	2575	経ユ型病院療養短期Ⅰ2・夜勤減			963 単位 夜勤の勤務条件に関する基準を満たさない場合 － 25 単位	938	
23	2576	経ユ型病院療養短期Ⅰ3			要介護3	1,197	
23	2580	経ユ型病院療養短期Ⅰ3・夜勤減			1,197 単位 夜勤の勤務条件に関する基準を満たさない場合 － 25 単位	1,172	
23	2581	経ユ型病院療養短期Ⅰ4			要介護4	1,296	
23	2585	経ユ型病院療養短期Ⅰ4・夜勤減			1,296 単位 夜勤の勤務条件に関する基準を満たさない場合 － 25 単位	1,271	
23	2586	経ユ型病院療養短期Ⅰ5			要介護5	1,385	
23	2590	経ユ型病院療養短期Ⅰ5・夜勤減			1,385 単位 夜勤の勤務条件に関する基準を満たさない場合 － 25 単位	1,360	
23	A181	経ユ型病院療養短期Ⅱ1		(五)経過的ユニット型病院療養病床短期入所療養介護費(Ⅱ)	要介護1	885	
23	A186	経ユ型病院療養短期Ⅱ1・夜勤減			885 単位 夜勤の勤務条件に関する基準を満たさない場合 － 25 単位	860	
23	A187	経ユ型病院療養短期Ⅱ2		<療養機能強化型A> <ユニット型個室的多床室>	要介護2	998	
23	A192	経ユ型病院療養短期Ⅱ2・夜勤減			998 単位 夜勤の勤務条件に関する基準を満たさない場合 － 25 単位	973	
23	A193	経ユ型病院療養短期Ⅱ3			要介護3	1,242	
23	A198	経ユ型病院療養短期Ⅱ3・夜勤減			1,242 単位 夜勤の勤務条件に関する基準を満たさない場合 － 25 単位	1,217	
23	A199	経ユ型病院療養短期Ⅱ4			要介護4	1,345	
23	A204	経ユ型病院療養短期Ⅱ4・夜勤減			1,345 単位 夜勤の勤務条件に関する基準を満たさない場合 － 25 単位	1,320	
23	A205	経ユ型病院療養短期Ⅱ5			要介護5	1,438	
23	A210	経ユ型病院療養短期Ⅱ5・夜勤減			1,438 単位 夜勤の勤務条件に関する基準を満たさない場合 － 25 単位	1,413	
23	A211	経ユ型病院療養短期Ⅲ1		(六)経過的ユニット型病院療養病床短期入所療養介護費(Ⅲ)	要介護1	874	
23	A216	経ユ型病院療養短期Ⅲ1・夜勤減			874 単位 夜勤の勤務条件に関する基準を満たさない場合 － 25 単位	849	
23	A217	経ユ型病院療養短期Ⅲ2		<療養機能強化型B> <ユニット型個室的多床室>	要介護2	985	
23	A222	経ユ型病院療養短期Ⅲ2・夜勤減			985 単位 夜勤の勤務条件に関する基準を満たさない場合 － 25 単位	960	
23	A223	経ユ型病院療養短期Ⅲ3			要介護3	1,226	
23	A228	経ユ型病院療養短期Ⅲ3・夜勤減			1,226 単位 夜勤の勤務条件に関する基準を満たさない場合 － 25 単位	1,201	
23	A229	経ユ型病院療養短期Ⅲ4			要介護4	1,328	
23	A234	経ユ型病院療養短期Ⅲ4・夜勤減			1,328 単位 夜勤の勤務条件に関する基準を満たさない場合 － 25 単位	1,303	
23	A235	経ユ型病院療養短期Ⅲ5			要介護5	1,419	
23	A240	経ユ型病院療養短期Ⅲ5・夜勤減			1,419 単位 夜勤の勤務条件に関する基準を満たさない場合 － 25 単位	1,394	

居宅

短期療養
（療養病床）

サービスコード 種類	項目	サービス内容略称	算定項目				合成単位数	算定単位
23	2806	ユ型病院療養短期Ⅰ1・未	(3) ユニット型病院療養病床短期入所療養	(一) ユニット型病院療養病床短期入所療養介護費（Ⅰ）〈ユニット型個室〉	要介護1		830	1日につき
23	2810	ユ型病院療養短期Ⅰ1・夜勤減・未			856 単位 夜勤の勤務条件に関する基準を満たさない場合 － 25 単位		806	
23	2811	ユ型病院療養短期Ⅰ2・未			要介護2		934	
23	2815	ユ型病院療養短期Ⅰ2・夜勤減・未			963 単位 夜勤の勤務条件に関する基準を満たさない場合 － 25 単位		910	
23	2816	ユ型病院療養短期Ⅰ3・未			要介護3		1,161	
23	2820	ユ型病院療養短期Ⅰ3・夜勤減・未			1,197 単位 夜勤の勤務条件に関する基準を満たさない場合 － 25 単位		1,137	
23	2821	ユ型病院療養短期Ⅰ4・未			要介護4		1,257	
23	2825	ユ型病院療養短期Ⅰ4・夜勤減・未			1,296 単位 夜勤の勤務条件に関する基準を満たさない場合 － 25 単位		1,233	
23	2826	ユ型病院療養短期Ⅰ5・未			要介護5		1,343	
23	2830	ユ型病院療養短期Ⅰ5・夜勤減・未			1,385 単位 夜勤の勤務条件に関する基準を満たさない場合 － 25 単位		1,319	
23	A241	ユ型病院療養短期Ⅱ1・未		(二) 病床短期入所療養介護費（Ⅱ）〈療養機能強化型A〉〈ユニット型個室〉	要介護1		858	
23	A246	ユ型病院療養短期Ⅱ1・夜勤減・未			885 単位 夜勤の勤務条件に関する基準を満たさない場合 － 25 単位		834	
23	A247	ユ型病院療養短期Ⅱ2・未			要介護2		968	
23	A252	ユ型病院療養短期Ⅱ2・夜勤減・未			998 単位 夜勤の勤務条件に関する基準を満たさない場合 － 25 単位	× 97%	944	
23	A253	ユ型病院療養短期Ⅱ3・未			要介護3		1,205	
23	A258	ユ型病院療養短期Ⅱ3・夜勤減・未			1,242 単位 夜勤の勤務条件に関する基準を満たさない場合 － 25 単位		1,180	
23	A259	ユ型病院療養短期Ⅱ4・未			要介護4		1,305	
23	A264	ユ型病院療養短期Ⅱ4・夜勤減・未			1,345 単位 夜勤の勤務条件に関する基準を満たさない場合 － 25 単位		1,280	
23	A265	ユ型病院療養短期Ⅱ5・未			要介護5		1,395	
23	A270	ユ型病院療養短期Ⅱ5・夜勤減・未			1,438 単位 夜勤の勤務条件に関する基準を満たさない場合 － 25 単位		1,371	
23	A271	ユ型病院療養短期Ⅲ1・未		(三) ユニット型病院療養病床短期入所療養介護費（Ⅲ）〈療養機能強化型B〉〈ユニット型個室〉	要介護1		848	
23	A276	ユ型病院療養短期Ⅲ1・夜勤減・未			874 単位 夜勤の勤務条件に関する基準を満たさない場合 － 25 単位		824	
23	A277	ユ型病院療養短期Ⅲ2・未			要介護2		955	
23	A282	ユ型病院療養短期Ⅲ2・夜勤減・未			985 単位 夜勤の勤務条件に関する基準を満たさない場合 － 25 単位		931	
23	A283	ユ型病院療養短期Ⅲ3・未			要介護3		1,189	
23	A288	ユ型病院療養短期Ⅲ3・夜勤減・未			1,226 単位 夜勤の勤務条件に関する基準を満たさない場合 － 25 単位		1,165	
23	A289	ユ型病院療養短期Ⅲ4・未			要介護4		1,288	
23	A294	ユ型病院療養短期Ⅲ4・夜勤減・未			1,328 単位 夜勤の勤務条件に関する基準を満たさない場合 － 25 単位		1,264	
23	A295	ユ型病院療養短期Ⅲ5・未			要介護5		1,376	
23	A300	ユ型病院療養短期Ⅲ5・夜勤減・未			1,419 単位 夜勤の勤務条件に関する基準を満たさない場合 － 25 単位		1,352	
23	2836	経ユ型病院療養短期Ⅰ1・未		(四) 経過的ユニット型病院療養病床短期入所療養介護費（Ⅰ）〈ユニット型個室的多床室〉	要介護1		830	
23	2840	経ユ型病院療養短期Ⅰ1・夜勤減・未			856 単位 夜勤の勤務条件に関する基準を満たさない場合 － 25 単位		806	
23	2841	経ユ型病院療養短期Ⅰ2・未			要介護2		934	
23	2845	経ユ型病院療養短期Ⅰ2・夜勤減・未			963 単位 夜勤の勤務条件に関する基準を満たさない場合 － 25 単位		910	
23	2846	経ユ型病院療養短期Ⅰ3・未			要介護3		1,161	
23	2850	経ユ型病院療養短期Ⅰ3・夜勤減・未			1,197 単位 夜勤の勤務条件に関する基準を満たさない場合 － 25 単位		1,137	
23	2851	経ユ型病院療養短期Ⅰ4・未			要介護4		1,257	
23	2855	経ユ型病院療養短期Ⅰ4・夜勤減・未			1,296 単位 夜勤の勤務条件に関する基準を満たさない場合 － 25 単位		1,233	
23	2856	経ユ型病院療養短期Ⅰ5・未			要介護5		1,343	
23	2860	経ユ型病院療養短期Ⅰ5・夜勤減・未			1,385 単位 夜勤の勤務条件に関する基準を満たさない場合 － 25 単位		1,319	
23	A301	経ユ型病院療養短期Ⅱ1・未		(五) 経過的ユニット型病院療養病床短期入所療養介護費（Ⅱ）〈療養機能強化型A〉〈ユニット型個室的多床室〉	要介護1		858	
23	A306	経ユ型病院療養短期Ⅱ1・夜勤減・未			885 単位 夜勤の勤務条件に関する基準を満たさない場合 － 25 単位		834	
23	A307	経ユ型病院療養短期Ⅱ2・未			要介護2		968	
23	A312	経ユ型病院療養短期Ⅱ2・夜勤減・未			998 単位 夜勤の勤務条件に関する基準を満たさない場合 － 25 単位		944	
23	A313	経ユ型病院療養短期Ⅱ3・未			要介護3		1,205	
23	A318	経ユ型病院療養短期Ⅱ3・夜勤減・未			1,242 単位 夜勤の勤務条件に関する基準を満たさない場合 － 25 単位		1,180	
23	A319	経ユ型病院療養短期Ⅱ4・未			要介護4		1,305	
23	A324	経ユ型病院療養短期Ⅱ4・夜勤減・未			1,345 単位 夜勤の勤務条件に関する基準を満たさない場合 － 25 単位		1,280	
23	A325	経ユ型病院療養短期Ⅱ5・未			要介護5		1,395	
23	A330	経ユ型病院療養短期Ⅱ5・夜勤減・未			1,438 単位 夜勤の勤務条件に関する基準を満たさない場合 － 25 単位		1,371	
23	A331	経ユ型病院療養短期Ⅲ1・未		(六) 経過的ユニット型病院療養病床短期入所療養介護費（Ⅲ）〈療養機能強化型B〉〈ユニット型個室的多床室〉	要介護1		848	
23	A336	経ユ型病院療養短期Ⅲ1・夜勤減・未			874 単位 夜勤の勤務条件に関する基準を満たさない場合 － 25 単位		824	
23	A337	経ユ型病院療養短期Ⅲ2・未			要介護2		955	
23	A342	経ユ型病院療養短期Ⅲ2・夜勤減・未			985 単位 夜勤の勤務条件に関する基準を満たさない場合 － 25 単位		931	
23	A343	経ユ型病院療養短期Ⅲ3・未			要介護3		1,189	
23	A348	経ユ型病院療養短期Ⅲ3・夜勤減・未			1,226 単位 夜勤の勤務条件に関する基準を満たさない場合 － 25 単位		1,165	
23	A349	経ユ型病院療養短期Ⅲ4・未			要介護4		1,288	
23	A354	経ユ型病院療養短期Ⅲ4・夜勤減・未			1,328 単位 夜勤の勤務条件に関する基準を満たさない場合 － 25 単位		1,264	
23	A355	経ユ型病院療養短期Ⅲ5・未			要介護5		1,376	
23	A360	経ユ型病院療養短期Ⅲ5・夜勤減・未			1,419 単位 夜勤の勤務条件に関する基準を満たさない場合 － 25 単位		1,352	

※ 種類「23 ユニット型病院療養病床短期入所療養介護費」、ユニットケア体制未整備減算

居宅

短期療養（療養病床）

居宅

サービスコード 種類	項目	サービス内容略称	算定項目			合成単位数	算定単位
23	1066	ユ型病院経過短期1	(4)ユニット型病院療養病床経過型短期入所療養介護費 (一)ユニット型病院療養病床経過型短期入所療養介護費 ＜ユニット型個室＞	要介護1 856 単位		856	1日につき
23	1070	ユ型病院経過短期1・夜勤減			夜勤の勤務条件に関する基準を満たさない場合 － 25 単位	831	
23	1071	ユ型病院経過短期2		要介護2 963 単位		963	
23	1075	ユ型病院経過短期2・夜勤減			夜勤の勤務条件に関する基準を満たさない場合 － 25 単位	938	
23	1076	ユ型病院経過短期3		要介護3 1,105 単位		1,105	
23	1080	ユ型病院経過短期3・夜勤減			夜勤の勤務条件に関する基準を満たさない場合 － 25 単位	1,080	
23	1081	ユ型病院経過短期4		要介護4 1,195 単位		1,195	
23	1085	ユ型病院経過短期4・夜勤減			夜勤の勤務条件に関する基準を満たさない場合 － 25 単位	1,170	
23	1086	ユ型病院経過短期5		要介護5 1,284 単位		1,284	
23	1090	ユ型病院経過短期5・夜勤減			夜勤の勤務条件に関する基準を満たさない場合 － 25 単位	1,259	
23	1096	経ユ型病院経過短期1	(二)経過的ユニット型病院療養病床経過型短期入所療養介護費 ＜ユニット型個室的多床室＞	要介護1 856 単位		856	
23	1100	経ユ型病院経過短期1・夜勤減			夜勤の勤務条件に関する基準を満たさない場合 － 25 単位	831	
23	1101	経ユ型病院経過短期2		要介護2 963 単位		963	
23	1105	経ユ型病院経過短期2・夜勤減			夜勤の勤務条件に関する基準を満たさない場合 － 25 単位	938	
23	1106	経ユ型病院経過短期3		要介護3 1,105 単位		1,105	
23	1110	経ユ型病院経過短期3・夜勤減			夜勤の勤務条件に関する基準を満たさない場合 － 25 単位	1,080	
23	1111	経ユ型病院経過短期4		要介護4 1,195 単位		1,195	
23	1115	経ユ型病院経過短期4・夜勤減			夜勤の勤務条件に関する基準を満たさない場合 － 25 単位	1,170	
23	1116	経ユ型病院経過短期5		要介護5 1,284 単位		1,284	
23	1120	経ユ型病院経過短期5・夜勤減			夜勤の勤務条件に関する基準を満たさない場合 － 25 単位	1,259	
23	1126	ユ型病院経過短期1・未	(一)ユニット型病院療養病床経過型短期入所療養介護費 ＜ユニット型個室＞	要介護1 856 単位		830	
23	1130	ユ型病院経過短期1・夜勤減・未			夜勤の勤務条件に関する基準を満たさない場合 － 25 単位	806	
23	1131	ユ型病院経過短期2・未		要介護2 963 単位		934	
23	1135	ユ型病院経過短期2・夜勤減・未			夜勤の勤務条件に関する基準を満たさない場合 － 25 単位	910	
23	1136	ユ型病院経過短期3・未		要介護3 1,105 単位		1,072	
23	1140	ユ型病院経過短期3・夜勤減・未			夜勤の勤務条件に関する基準を満たさない場合 － 25 単位	1,048	
23	1141	ユ型病院経過短期4・未		要介護4 1,195 単位		1,159	
23	1145	ユ型病院経過短期4・夜勤減・未			夜勤の勤務条件に関する基準を満たさない場合 － 25 単位	1,135	
23	1146	ユ型病院経過短期5・未		要介護5 1,284 単位		1,245	
23	1150	ユ型病院経過短期5・夜勤減・未			夜勤の勤務条件に関する基準を満たさない場合 － 25 単位	1,221	
23	1156	経ユ型病院経過短期1・未	(二)経過的ユニット型病院療養病床経過型短期入所療養介護費 ＜ユニット型個室的多床室＞	要介護1 856 単位		830	
23	1160	経ユ型病院経過短期1・夜勤減・未			夜勤の勤務条件に関する基準を満たさない場合 － 25 単位	806	
23	1161	経ユ型病院経過短期2・未		要介護2 963 単位		934	
23	1165	経ユ型病院経過短期2・夜勤減・未			夜勤の勤務条件に関する基準を満たさない場合 － 25 単位	910	
23	1166	経ユ型病院経過短期3・未		要介護3 1,105 単位		1,072	
23	1170	経ユ型病院経過短期3・夜勤減・未			夜勤の勤務条件に関する基準を満たさない場合 － 25 単位	1,048	
23	1171	経ユ型病院経過短期4・未		要介護4 1,195 単位		1,159	
23	1175	経ユ型病院経過短期4・夜勤減・未			夜勤の勤務条件に関する基準を満たさない場合 － 25 単位	1,135	
23	1176	経ユ型病院経過短期5・未		要介護5 1,284 単位		1,245	
23	1180	経ユ型病院経過短期5・夜勤減・未			夜勤の勤務条件に関する基準を満たさない場合 － 25 単位	1,221	
23	2611	特定病院療養短期1	(5)特定病院療養病床短期入所療養介護費（日帰りショート） (一)3時間以上4時間未満	684 単位		684	1回につき
23	2615	特定病院療養短期1・夜勤減			夜勤の勤務条件に関する基準を満たさない場合 － 25 単位	659	
23	2621	特定病院療養短期2	(二)4時間以上6時間未満	948 単位		948	
23	2625	特定病院療養短期2・夜勤減			夜勤の勤務条件に関する基準を満たさない場合 － 25 単位	923	
23	2631	特定病院療養短期3	(三)6時間以上8時間未満	1,316 単位		1,316	
23	2635	特定病院療養短期3・夜勤減			夜勤の勤務条件に関する基準を満たさない場合 － 25 単位	1,291	

（項目1126〜1180は「ユニットケア体制未整備減算 × 97%」が適用される）

短期療養（療養病床）

サービスコード 種類	項目	サービス内容略称						合成 単位数	算定 単位
23	C201	病院療養短高齢者虐待防止未実施減算Ⅰⅰ1	高齢者虐待防止措置未実施減算	(1)病院療養病床短期入所療養介護費	(一)病院療養病床短期入所療養介護費(Ⅰ)	a 病院療養病床短期入所介護費(ⅰ)	要介護1　　7 単位減算	−7	1日につき
23	C202	病院療養短高齢者虐待防止未実施減算Ⅰⅰ2					要介護2　　8 単位減算	−8	
23	C203	病院療養短高齢者虐待防止未実施減算Ⅰⅰ3					要介護3　　11 単位減算	−11	
23	C204	病院療養短高齢者虐待防止未実施減算Ⅰⅰ4					要介護4　　12 単位減算	−12	
23	C205	病院療養短高齢者虐待防止未実施減算Ⅰⅰ5					要介護5　　13 単位減算	−13	
23	C206	病院療養短高齢者虐待防止未実施減算Ⅰⅱ1				b 病院療養病床短期入所療養介護費(ⅱ)	要介護1　　8 単位減算	−8	
23	C207	病院療養短高齢者虐待防止未実施減算Ⅰⅱ2					要介護2　　9 単位減算	−9	
23	C208	病院療養短高齢者虐待防止未実施減算Ⅰⅱ3					要介護3　　11 単位減算	−11	
23	C209	病院療養短高齢者虐待防止未実施減算Ⅰⅱ4					要介護4　　12 単位減算	−12	
23	C210	病院療養短高齢者虐待防止未実施減算Ⅰⅱ5					要介護5　　13 単位減算	−13	
23	C211	病院療養短高齢者虐待防止未実施減算Ⅰⅲ1				c 病院療養病床短期入所療養介護費(ⅲ)	要介護1　　7 単位減算	−7	
23	C212	病院療養短高齢者虐待防止未実施減算Ⅰⅲ2					要介護2　　9 単位減算	−9	
23	C213	病院療養短高齢者虐待防止未実施減算Ⅰⅲ3					要介護3　　11 単位減算	−11	
23	C214	病院療養短高齢者虐待防止未実施減算Ⅰⅲ4					要介護4　　12 単位減算	−12	
23	C215	病院療養短高齢者虐待防止未実施減算Ⅰⅲ5					要介護5　　13 単位減算	−13	
23	C216	病院療養短高齢者虐待防止未実施減算Ⅰⅳ1				d 病院療養病床短期入所療養介護費(ⅳ)	要介護1　　8 単位減算	−8	
23	C217	病院療養短高齢者虐待防止未実施減算Ⅰⅳ2					要介護2　　9 単位減算	−9	
23	C218	病院療養短高齢者虐待防止未実施減算Ⅰⅳ3					要介護3　　12 単位減算	−12	
23	C219	病院療養短高齢者虐待防止未実施減算Ⅰⅳ4					要介護4　　13 単位減算	−13	
23	C220	病院療養短高齢者虐待防止未実施減算Ⅰⅳ5					要介護5　　14 単位減算	−14	
23	C221	病院療養短高齢者虐待防止未実施減算Ⅰⅴ1				e 病院療養病床短期入所療養介護費(ⅴ)	要介護1　　9 単位減算	−9	
23	C222	病院療養短高齢者虐待防止未実施減算Ⅰⅴ2					要介護2　　10 単位減算	−10	
23	C223	病院療養短高齢者虐待防止未実施減算Ⅰⅴ3					要介護3　　12 単位減算	−12	
23	C224	病院療養短高齢者虐待防止未実施減算Ⅰⅴ4					要介護4　　13 単位減算	−13	
23	C225	病院療養短高齢者虐待防止未実施減算Ⅰⅴ5					要介護5　　14 単位減算	−14	
23	C226	病院療養短高齢者虐待防止未実施減算Ⅰⅵ1				f 病院療養病床短期入所療養介護費(ⅵ)	要介護1　　9 単位減算	−9	
23	C227	病院療養短高齢者虐待防止未実施減算Ⅰⅵ2					要介護2　　10 単位減算	−10	
23	C228	病院療養短高齢者虐待防止未実施減算Ⅰⅵ3					要介護3　　12 単位減算	−12	
23	C229	病院療養短高齢者虐待防止未実施減算Ⅰⅵ4					要介護4　　13 単位減算	−13	
23	C230	病院療養短高齢者虐待防止未実施減算Ⅰⅵ5					要介護5　　14 単位減算	−14	
23	C231	病院療養短高齢者虐待防止未実施減算Ⅱⅰ1			(二)病院療養病床短期入所療養介護費(Ⅱ)	a 病院療養病床短期入所療養介護費(ⅰ)	要介護1　　7 単位減算	−7	
23	C232	病院療養短高齢者虐待防止未実施減算Ⅱⅰ2					要介護2　　8 単位減算	−8	
23	C233	病院療養短高齢者虐待防止未実施減算Ⅱⅰ3					要介護3　　9 単位減算	−9	
23	C234	病院療養短高齢者虐待防止未実施減算Ⅱⅰ4					要介護4　　11 単位減算	−11	
23	C235	病院療養短高齢者虐待防止未実施減算Ⅱⅰ5					要介護5　　11 単位減算	−11	
23	C236	病院療養短高齢者虐待防止未実施減算Ⅱⅱ1				b 病院療養病床短期入所療養介護費(ⅱ)	要介護1　　7 単位減算	−7	
23	C237	病院療養短高齢者虐待防止未実施減算Ⅱⅱ2					要介護2　　8 単位減算	−8	
23	C238	病院療養短高齢者虐待防止未実施減算Ⅱⅱ3					要介護3　　10 単位減算	−10	
23	C239	病院療養短高齢者虐待防止未実施減算Ⅱⅱ4					要介護4　　11 単位減算	−11	
23	C240	病院療養短高齢者虐待防止未実施減算Ⅱⅱ5					要介護5　　12 単位減算	−12	
23	C241	病院療養短高齢者虐待防止未実施減算Ⅱⅲ1				c 病院療養病床短期入所療養介護費(ⅲ)	要介護1　　8 単位減算	−8	
23	C242	病院療養短高齢者虐待防止未実施減算Ⅱⅲ2					要介護2　　9 単位減算	−9	
23	C243	病院療養短高齢者虐待防止未実施減算Ⅱⅲ3					要介護3　　10 単位減算	−10	
23	C244	病院療養短高齢者虐待防止未実施減算Ⅱⅲ4					要介護4　　12 単位減算	−12	
23	C245	病院療養短高齢者虐待防止未実施減算Ⅱⅲ5					要介護5　　12 単位減算	−12	
23	C246	病院療養短高齢者虐待防止未実施減算Ⅱⅳ1				d 病院療養病床短期入所療養介護費(ⅳ)	要介護1　　8 単位減算	−8	
23	C247	病院療養短高齢者虐待防止未実施減算Ⅱⅳ2					要介護2　　9 単位減算	−9	
23	C248	病院療養短高齢者虐待防止未実施減算Ⅱⅳ3					要介護3　　11 単位減算	−11	
23	C249	病院療養短高齢者虐待防止未実施減算Ⅱⅳ4					要介護4　　12 単位減算	−12	
23	C250	病院療養短高齢者虐待防止未実施減算Ⅱⅳ5					要介護5　　13 単位減算	−13	
23	C251	病院療養短高齢者虐待防止未実施減算Ⅲⅰ1			(三)病院療養病床短期入所療養介護費(Ⅲ)	a 病院療養病床短期入所療養介護費(ⅰ)	要介護1　　6 単位減算	−6	
23	C252	病院療養短高齢者虐待防止未実施減算Ⅲⅰ2					要介護2　　8 単位減算	−8	
23	C253	病院療養短高齢者虐待防止未実施減算Ⅲⅰ3					要介護3　　9 単位減算	−9	
23	C254	病院療養短高齢者虐待防止未実施減算Ⅲⅰ4					要介護4　　11 単位減算	−11	
23	C255	病院療養短高齢者虐待防止未実施減算Ⅲⅰ5					要介護5　　11 単位減算	−11	
23	C256	病院療養短高齢者虐待防止未実施減算Ⅲⅱ1				b 病院療養病床短期入所療養介護費(ⅱ)	要介護1　　8 単位減算	−8	
23	C257	病院療養短高齢者虐待防止未実施減算Ⅲⅱ2					要介護2　　9 単位減算	−9	
23	C258	病院療養短高齢者虐待防止未実施減算Ⅲⅱ3					要介護3　　10 単位減算	−10	
23	C259	病院療養短高齢者虐待防止未実施減算Ⅲⅱ4					要介護4　　12 単位減算	−12	
23	C260	病院療養短高齢者虐待防止未実施減算Ⅲⅱ5					要介護5　　12 単位減算	−12	

居宅

短期療養（療養病床）

居宅

短期
療養

(療養病床)

種類	項目	サービス内容略称		算定項目				合成単位数	算定単位
23	C261	病院療短高齢者虐待防止未実施減算Ⅰⅰ1	高齢者虐待防止措置未実施減算	(2)病院療養病床経過型短期入所療養介護費	(一)病院療養病床経過型短期入所療養介護費（Ⅰ）	a 病院療養病床経過型短期入所療養介護費（ⅰ）	要介護1　　7 単位減算	−7	1日につき
23	C262	病院療短高齢者虐待防止未実施減算Ⅰⅰ2					要介護2　　8 単位減算	−8	
23	C263	病院療短高齢者虐待防止未実施減算経Ⅰⅰ3					要介護3　 10 単位減算	−10	
23	C264	病院療短高齢者虐待防止未実施減算経Ⅰⅰ4					要介護4　 11 単位減算	−11	
23	C265	病院療短高齢者虐待防止未実施減算経Ⅰⅰ5					要介護5　 12 単位減算	−12	
23	C266	病院療短高齢者虐待防止未実施減算経Ⅰⅱ1				b 病院療養病床経過型短期入所療養介護費（ⅱ）	要介護1　　8 単位減算	−8	
23	C267	病院療短高齢者虐待防止未実施減算経Ⅰⅱ2					要介護2　 10 単位減算	−10	
23	C268	病院療短高齢者虐待防止未実施減算経Ⅰⅱ3					要介護3　 11 単位減算	−11	
23	C269	病院療短高齢者虐待防止未実施減算経Ⅰⅱ4					要介護4　 12 単位減算	−12	
23	C270	病院療短高齢者虐待防止未実施減算経Ⅰⅱ5					要介護5　 13 単位減算	−13	
23	C271	病院療短高齢者虐待防止未実施減算経Ⅱⅰ1			(二)病院療養病床経過型短期入所療養介護費（Ⅱ）	a 病院療養病床経過型短期入所療養介護費（ⅰ）	要介護1　　7 単位減算	−7	
23	C272	病院療短高齢者虐待防止未実施減算経Ⅱⅰ2					要介護2　　8 単位減算	−8	
23	C273	病院療短高齢者虐待防止未実施減算経Ⅱⅰ3					要介護3　 10 単位減算	−10	
23	C274	病院療短高齢者虐待防止未実施減算経Ⅱⅰ4					要介護4　 10 単位減算	−10	
23	C275	病院療短高齢者虐待防止未実施減算経Ⅱⅰ5					要介護5　 11 単位減算	−11	
23	C276	病院療短高齢者虐待防止未実施減算経Ⅱⅱ1				b 病院療養病床経過型短期入所療養介護費（ⅱ）	要介護1　　8 単位減算	−8	
23	C277	病院療短高齢者虐待防止未実施減算経Ⅱⅱ2					要介護2　 10 単位減算	−10	
23	C278	病院療短高齢者虐待防止未実施減算経Ⅱⅱ3					要介護3　 11 単位減算	−11	
23	C279	病院療短高齢者虐待防止未実施減算経Ⅱⅱ4					要介護4　 11 単位減算	−11	
23	C280	病院療短高齢者虐待防止未実施減算経Ⅱⅱ5					要介護5　 12 単位減算	−12	
23	C281	病院療短高齢者虐待防止未実施減算ユⅠ1		(3)ユニット型病院療養病床短期入所療養介護費	(一)ユニット型病院療養病床短期入所療養介護費（Ⅰ）		要介護1　　9 単位減算	−9	
23	C282	病院療短高齢者虐待防止未実施減算ユⅠ2					要介護2　 10 単位減算	−10	
23	C283	病院療短高齢者虐待防止未実施減算ユⅠ3					要介護3　 12 単位減算	−12	
23	C284	病院療短高齢者虐待防止未実施減算ユⅠ4					要介護4　 13 単位減算	−13	
23	C285	病院療短高齢者虐待防止未実施減算ユⅠ5					要介護5　 14 単位減算	−14	
23	C286	病院療短高齢者虐待防止未実施減算ユⅡ1			(二)ユニット型病院療養病床短期入所療養介護費（Ⅱ）		要介護1　　9 単位減算	−9	
23	C287	病院療短高齢者虐待防止未実施減算ユⅡ2					要介護2　 10 単位減算	−10	
23	C288	病院療短高齢者虐待防止未実施減算ユⅡ3					要介護3　 12 単位減算	−12	
23	C289	病院療短高齢者虐待防止未実施減算ユⅡ4					要介護4　 13 単位減算	−13	
23	C290	病院療短高齢者虐待防止未実施減算ユⅡ5					要介護5　 14 単位減算	−14	
23	C291	病院療短高齢者虐待防止未実施減算ユⅢ1			(三)ユニット型病院療養病床短期入所療養介護費（Ⅲ）		要介護1　　9 単位減算	−9	
23	C292	病院療短高齢者虐待防止未実施減算ユⅢ2					要介護2　 10 単位減算	−10	
23	C293	病院療短高齢者虐待防止未実施減算ユⅢ3					要介護3　 12 単位減算	−12	
23	C294	病院療短高齢者虐待防止未実施減算ユⅢ4					要介護4　 13 単位減算	−13	
23	C295	病院療短高齢者虐待防止未実施減算ユⅢ5					要介護5　 14 単位減算	−14	
23	C296	病院療短高齢者虐待防止未実施減算経ユⅠ1			(四)経過的ユニット型病院療養病床短期入所療養介護費（Ⅰ）		要介護1　　9 単位減算	−9	
23	C297	病院療短高齢者虐待防止未実施減算経ユⅠ2					要介護2　 10 単位減算	−10	
23	C298	病院療短高齢者虐待防止未実施減算経ユⅠ3					要介護3　 12 単位減算	−12	
23	C299	病院療短高齢者虐待防止未実施減算経ユⅠ4					要介護4　 13 単位減算	−13	
23	C300	病院療短高齢者虐待防止未実施減算経ユⅠ5					要介護5　 14 単位減算	−14	
23	C301	病院療短高齢者虐待防止未実施減算経ユⅡ1			(五)経過的ユニット型病院療養病床短期入所療養介護費（Ⅱ）		要介護1　　9 単位減算	−9	
23	C302	病院療短高齢者虐待防止未実施減算経ユⅡ2					要介護2　 10 単位減算	−10	
23	C303	病院療短高齢者虐待防止未実施減算経ユⅡ3					要介護3　 12 単位減算	−12	
23	C304	病院療短高齢者虐待防止未実施減算経ユⅡ4					要介護4　 13 単位減算	−13	
23	C305	病院療短高齢者虐待防止未実施減算経ユⅡ5					要介護5　 14 単位減算	−14	
23	C306	病院療短高齢者虐待防止未実施減算経ユⅢ1			(六)経過的ユニット型病院療養病床短期入所療養介護費（Ⅲ）		要介護1　　9 単位減算	−9	
23	C307	病院療短高齢者虐待防止未実施減算経ユⅢ2					要介護2　 10 単位減算	−10	
23	C308	病院療短高齢者虐待防止未実施減算経ユⅢ3					要介護3　 12 単位減算	−12	
23	C309	病院療短高齢者虐待防止未実施減算経ユⅢ4					要介護4　 13 単位減算	−13	
23	C310	病院療短高齢者虐待防止未実施減算経ユⅢ5					要介護5　 14 単位減算	−14	
23	C311	病院療短高齢者虐待防止未実施減算ユ経1		(4)ユニット型病院療養病床経過型短期入所療養介護費	(一)ユニット型病院療養病床経過型短期入所療養介護費		要介護1　　9 単位減算	−9	
23	C312	病院療短高齢者虐待防止未実施減算ユ経2					要介護2　 10 単位減算	−10	
23	C313	病院療短高齢者虐待防止未実施減算ユ経3					要介護3　 11 単位減算	−11	
23	C314	病院療短高齢者虐待防止未実施減算ユ経4					要介護4　 12 単位減算	−12	
23	C315	病院療短高齢者虐待防止未実施減算ユ経5					要介護5　 13 単位減算	−13	
23	C316	病院療短高齢者虐待防止未実施減算経ユ経1			(二)経過的ユニット型病院療養病床経過型短期入所療養介護費		要介護1　　9 単位減算	−9	
23	C317	病院療短高齢者虐待防止未実施減算経ユ経2					要介護2　 10 単位減算	−10	
23	C318	病院療短高齢者虐待防止未実施減算経ユ経3					要介護3　 11 単位減算	−11	
23	C319	病院療短高齢者虐待防止未実施減算経ユ経4					要介護4　 12 単位減算	−12	
23	C320	病院療短高齢者虐待防止未実施減算経ユ経5					要介護5　 13 単位減算	−13	
23	C321	病院療短高齢者虐待防止未実施減算特1		(5)特定病院療養病床短期入所療養介護費（日帰りショート）	(一)3時間以上4時間未満		7 単位減算	−7	1回につき
23	C322	病院療短高齢者虐待防止未実施減算特2			(二)4時間以上6時間未満		9 単位減算	−9	
23	C323	病院療短高齢者虐待防止未実施減算特3			(三)6時間以上8時間未満		13 単位減算	−13	

サービスコード 種類	項目	サービス内容略称	算定項目						合成単位数	算定単位
23	D201	病院療短業務継続計画未策定減算Ⅰⅰ1	業務継続計画未策定減算	(1)病院療養病床短期入所療養介護費	(一)病院療養病床短期入所療養介護費(Ⅰ)	a 病院療養病床短期入所療養介護費(ⅰ)	要介護1	7 単位減算	-7	1日につき
23	D202	病院療短業務継続計画未策定減算Ⅰⅰ2					要介護2	8 単位減算	-8	
23	D203	病院療短業務継続計画未策定減算Ⅰⅰ3					要介護3	11 単位減算	-11	
23	D204	病院療短業務継続計画未策定減算Ⅰⅰ4					要介護4	12 単位減算	-12	
23	D205	病院療短業務継続計画未策定減算Ⅰⅰ5					要介護5	13 単位減算	-13	
23	D206	病院療短業務継続計画未策定減算Ⅰⅱ1				b 病院療養病床短期入所療養介護費(ⅱ)	要介護1	8 単位減算	-8	
23	D207	病院療短業務継続計画未策定減算Ⅰⅱ2					要介護2	9 単位減算	-9	
23	D208	病院療短業務継続計画未策定減算Ⅰⅱ3					要介護3	11 単位減算	-11	
23	D209	病院療短業務継続計画未策定減算Ⅰⅱ4					要介護4	12 単位減算	-12	
23	D210	病院療短業務継続計画未策定減算Ⅰⅱ5					要介護5	13 単位減算	-13	
23	D211	病院療短業務継続計画未策定減算Ⅰⅲ1				c 病院療養病床短期入所療養介護費(ⅲ)	要介護1	7 単位減算	-7	
23	D212	病院療短業務継続計画未策定減算Ⅰⅲ2					要介護2	9 単位減算	-9	
23	D213	病院療短業務継続計画未策定減算Ⅰⅲ3					要介護3	11 単位減算	-11	
23	D214	病院療短業務継続計画未策定減算Ⅰⅲ4					要介護4	12 単位減算	-12	
23	D215	病院療短業務継続計画未策定減算Ⅰⅲ5					要介護5	13 単位減算	-13	
23	D216	病院療短業務継続計画未策定減算Ⅰⅳ1				d 病院療養病床短期入所療養介護費(ⅳ)	要介護1	8 単位減算	-8	
23	D217	病院療短業務継続計画未策定減算Ⅰⅳ2					要介護2	9 単位減算	-9	
23	D218	病院療短業務継続計画未策定減算Ⅰⅳ3					要介護3	12 単位減算	-12	
23	D219	病院療短業務継続計画未策定減算Ⅰⅳ4					要介護4	13 単位減算	-13	
23	D220	病院療短業務継続計画未策定減算Ⅰⅳ5					要介護5	14 単位減算	-14	
23	D221	病院療短業務継続計画未策定減算Ⅰⅴ1				e 病院療養病床短期入所療養介護費(ⅴ)	要介護1	9 単位減算	-9	
23	D222	病院療短業務継続計画未策定減算Ⅰⅴ2					要介護2	10 単位減算	-10	
23	D223	病院療短業務継続計画未策定減算Ⅰⅴ3					要介護3	12 単位減算	-12	
23	D224	病院療短業務継続計画未策定減算Ⅰⅴ4					要介護4	13 単位減算	-13	
23	D225	病院療短業務継続計画未策定減算Ⅰⅴ5					要介護5	14 単位減算	-14	
23	D226	病院療短業務継続計画未策定減算Ⅰⅵ1				f 病院療養病床短期入所療養介護費(ⅵ)	要介護1	9 単位減算	-9	
23	D227	病院療短業務継続計画未策定減算Ⅰⅵ2					要介護2	10 単位減算	-10	
23	D228	病院療短業務継続計画未策定減算Ⅰⅵ3					要介護3	12 単位減算	-12	
23	D229	病院療短業務継続計画未策定減算Ⅰⅵ4					要介護4	13 単位減算	-13	
23	D230	病院療短業務継続計画未策定減算Ⅰⅵ5					要介護5	14 単位減算	-14	
23	D231	病院療短業務継続計画未策定減算Ⅱⅰ1			(二)病院療養病床短期入所療養介護費(Ⅱ)	a 病院療養病床短期入所療養介護費(ⅰ)	要介護1	7 単位減算	-7	
23	D232	病院療短業務継続計画未策定減算Ⅱⅰ2					要介護2	8 単位減算	-8	
23	D233	病院療短業務継続計画未策定減算Ⅱⅰ3					要介護3	9 単位減算	-9	
23	D234	病院療短業務継続計画未策定減算Ⅱⅰ4					要介護4	11 単位減算	-11	
23	D235	病院療短業務継続計画未策定減算Ⅱⅰ5					要介護5	11 単位減算	-11	
23	D236	病院療短業務継続計画未策定減算Ⅱⅱ1				b 病院療養病床短期入所療養介護費(ⅱ)	要介護1	7 単位減算	-7	
23	D237	病院療短業務継続計画未策定減算Ⅱⅱ2					要介護2	8 単位減算	-8	
23	D238	病院療短業務継続計画未策定減算Ⅱⅱ3					要介護3	10 単位減算	-10	
23	D239	病院療短業務継続計画未策定減算Ⅱⅱ4					要介護4	11 単位減算	-11	
23	D240	病院療短業務継続計画未策定減算Ⅱⅱ5					要介護5	12 単位減算	-12	
23	D241	病院療短業務継続計画未策定減算Ⅱⅲ1				c 病院療養病床短期入所療養介護費(ⅲ)	要介護1	8 単位減算	-8	
23	D242	病院療短業務継続計画未策定減算Ⅱⅲ2					要介護2	9 単位減算	-9	
23	D243	病院療短業務継続計画未策定減算Ⅱⅲ3					要介護3	10 単位減算	-10	
23	D244	病院療短業務継続計画未策定減算Ⅱⅲ4					要介護4	12 単位減算	-12	
23	D245	病院療短業務継続計画未策定減算Ⅱⅲ5					要介護5	12 単位減算	-12	
23	D246	病院療短業務継続計画未策定減算Ⅱⅳ1				d 病院療養病床短期入所療養介護費(ⅳ)	要介護1	8 単位減算	-8	
23	D247	病院療短業務継続計画未策定減算Ⅱⅳ2					要介護2	9 単位減算	-9	
23	D248	病院療短業務継続計画未策定減算Ⅱⅳ3					要介護3	11 単位減算	-11	
23	D249	病院療短業務継続計画未策定減算Ⅱⅳ4					要介護4	12 単位減算	-12	
23	D250	病院療短業務継続計画未策定減算Ⅱⅳ5					要介護5	13 単位減算	-13	
23	D251	病院療短業務継続計画未策定減算Ⅲⅰ1			(三)病院療養病床短期入所療養介護費(Ⅲ)	a 病院療養病床短期入所療養介護費(ⅰ)	要介護1	6 単位減算	-6	
23	D252	病院療短業務継続計画未策定減算Ⅲⅰ2					要介護2	8 単位減算	-8	
23	D253	病院療短業務継続計画未策定減算Ⅲⅰ3					要介護3	9 単位減算	-9	
23	D254	病院療短業務継続計画未策定減算Ⅲⅰ4					要介護4	11 単位減算	-11	
23	D255	病院療短業務継続計画未策定減算Ⅲⅰ5					要介護5	11 単位減算	-11	
23	D256	病院療短業務継続計画未策定減算Ⅲⅱ1				b 病院療養病床短期入所療養介護費(ⅱ)	要介護1	8 単位減算	-8	
23	D257	病院療短業務継続計画未策定減算Ⅲⅱ2					要介護2	9 単位減算	-9	
23	D258	病院療短業務継続計画未策定減算Ⅲⅱ3					要介護3	10 単位減算	-10	
23	D259	病院療短業務継続計画未策定減算Ⅲⅱ4					要介護4	12 単位減算	-12	
23	D260	病院療短業務継続計画未策定減算Ⅲⅱ5					要介護5	12 単位減算	-12	

居宅

短期療養（療養病床）

居宅

短期
療養

（療養病床）

種類	項目	サービス内容略称	算定項目				合成単位数	算定単位
23	D261	病院療短業務継続計画未策定減算経Ⅰⅰ1	業務継続計画未策定減算	(2)病院療養病床経過型短期入所療養介護費	(一)病院療養病床経過型短期入所療養介護費(Ⅰ)	a 病院療養病床経過型短期入所療養介護費(ⅰ)	要介護1　7 単位減算	−7	1日につき
23	D262	病院療短業務継続計画未策定減算経Ⅰⅰ2					要介護2　8 単位減算	−8	
23	D263	病院療短業務継続計画未策定減算経Ⅰⅰ3					要介護3　10 単位減算	−10	
23	D264	病院療短業務継続計画未策定減算経Ⅰⅰ4					要介護4　11 単位減算	−11	
23	D265	病院療短業務継続計画未策定減算経Ⅰⅰ5					要介護5　12 単位減算	−12	
23	D266	病院療短業務継続計画未策定減算経Ⅰⅱ1				b 病院療養病床経過型短期入所療養介護費(ⅱ)	要介護1　8 単位減算	−8	
23	D267	病院療短業務継続計画未策定減算経Ⅰⅱ2					要介護2　10 単位減算	−10	
23	D268	病院療短業務継続計画未策定減算経Ⅰⅱ3					要介護3　11 単位減算	−11	
23	D269	病院療短業務継続計画未策定減算経Ⅰⅱ4					要介護4　12 単位減算	−12	
23	D270	病院療短業務継続計画未策定減算経Ⅰⅱ5					要介護5　13 単位減算	−13	
23	D271	病院療短業務継続計画未策定減算経Ⅱⅰ1			(二)病院療養病床経過型短期入所療養介護費(Ⅱ)	a 病院療養病床経過型短期入所療養介護費(ⅰ)	要介護1　7 単位減算	−7	
23	D272	病院療短業務継続計画未策定減算経Ⅱⅰ2					要介護2　8 単位減算	−8	
23	D273	病院療短業務継続計画未策定減算経Ⅱⅰ3					要介護3　10 単位減算	−10	
23	D274	病院療短業務継続計画未策定減算経Ⅱⅰ4					要介護4　10 単位減算	−10	
23	D275	病院療短業務継続計画未策定減算経Ⅱⅰ5					要介護5　11 単位減算	−11	
23	D276	病院療短業務継続計画未策定減算経Ⅱⅱ1				b 病院療養病床経過型短期入所療養介護費(ⅱ)	要介護1　8 単位減算	−8	
23	D277	病院療短業務継続計画未策定減算経Ⅱⅱ2					要介護2　10 単位減算	−10	
23	D278	病院療短業務継続計画未策定減算経Ⅱⅱ3					要介護3　11 単位減算	−11	
23	D279	病院療短業務継続計画未策定減算経Ⅱⅱ4					要介護4　11 単位減算	−11	
23	D280	病院療短業務継続計画未策定減算経Ⅱⅱ5					要介護5　12 単位減算	−12	
23	D281	病院療短業務継続計画未策定減算ユⅠ1		(3)ユニット型病院療養病床短期入所療養介護費	(一)ユニット型病院療養病床短期入所療養介護費(Ⅰ)		要介護1　9 単位減算	−9	
23	D282	病院療短業務継続計画未策定減算ユⅠ2					要介護2　10 単位減算	−10	
23	D283	病院療短業務継続計画未策定減算ユⅠ3					要介護3　12 単位減算	−12	
23	D284	病院療短業務継続計画未策定減算ユⅠ4					要介護4　13 単位減算	−13	
23	D285	病院療短業務継続計画未策定減算ユⅠ5					要介護5　14 単位減算	−14	
23	D286	病院療短業務継続計画未策定減算ユⅡ1			(二)ユニット型病院療養病床短期入所療養介護費(Ⅱ)		要介護1　9 単位減算	−9	
23	D287	病院療短業務継続計画未策定減算ユⅡ2					要介護2　10 単位減算	−10	
23	D288	病院療短業務継続計画未策定減算ユⅡ3					要介護3　12 単位減算	−12	
23	D289	病院療短業務継続計画未策定減算ユⅡ4					要介護4　13 単位減算	−13	
23	D290	病院療短業務継続計画未策定減算ユⅡ5					要介護5　14 単位減算	−14	
23	D291	病院療短業務継続計画未策定減算ユⅢ1			(三)ユニット型病院療養病床短期入所療養介護費(Ⅲ)		要介護1　9 単位減算	−9	
23	D292	病院療短業務継続計画未策定減算ユⅢ2					要介護2　10 単位減算	−10	
23	D293	病院療短業務継続計画未策定減算ユⅢ3					要介護3　12 単位減算	−12	
23	D294	病院療短業務継続計画未策定減算ユⅢ4					要介護4　13 単位減算	−13	
23	D295	病院療短業務継続計画未策定減算ユⅢ5					要介護5　14 単位減算	−14	
23	D296	病院療短業務継続計画未策定減算経ユⅠ1			(四)経過的ユニット型病院療養病床短期入所療養介護費(Ⅰ)		要介護1　9 単位減算	−9	
23	D297	病院療短業務継続計画未策定減算経ユⅠ2					要介護2　10 単位減算	−10	
23	D298	病院療短業務継続計画未策定減算経ユⅠ3					要介護3　12 単位減算	−12	
23	D299	病院療短業務継続計画未策定減算経ユⅠ4					要介護4　13 単位減算	−13	
23	D300	病院療短業務継続計画未策定減算経ユⅠ5					要介護5　14 単位減算	−14	
23	D301	病院療短業務継続計画未策定減算経ユⅡ1			(五)経過的ユニット型病院療養病床短期入所療養介護費(Ⅱ)		要介護1　9 単位減算	−9	
23	D302	病院療短業務継続計画未策定減算経ユⅡ2					要介護2　10 単位減算	−10	
23	D303	病院療短業務継続計画未策定減算経ユⅡ3					要介護3　12 単位減算	−12	
23	D304	病院療短業務継続計画未策定減算経ユⅡ4					要介護4　13 単位減算	−13	
23	D305	病院療短業務継続計画未策定減算経ユⅡ5					要介護5　14 単位減算	−14	
23	D306	病院療短業務継続計画未策定減算経ユⅢ1			(六)経過的ユニット型病院療養病床短期入所療養介護費(Ⅲ)		要介護1　9 単位減算	−9	
23	D307	病院療短業務継続計画未策定減算経ユⅢ2					要介護2　10 単位減算	−10	
23	D308	病院療短業務継続計画未策定減算経ユⅢ3					要介護3　12 単位減算	−12	
23	D309	病院療短業務継続計画未策定減算経ユⅢ4					要介護4　13 単位減算	−13	
23	D310	病院療短業務継続計画未策定減算経ユⅢ5					要介護5　14 単位減算	−14	
23	D311	病院療短業務継続計画未策定減算ユ経1		(4)ユニット型病院療養病床経過型短期入所療養介護費	(一)ユニット型病院療養病床経過型短期入所療養介護費		要介護1　9 単位減算	−9	
23	D312	病院療短業務継続計画未策定減算ユ経2					要介護2　10 単位減算	−10	
23	D313	病院療短業務継続計画未策定減算ユ経3					要介護3　11 単位減算	−11	
23	D314	病院療短業務継続計画未策定減算ユ経4					要介護4　12 単位減算	−12	
23	D315	病院療短業務継続計画未策定減算ユ経5					要介護5　13 単位減算	−13	
23	D316	病院療短業務継続計画未策定減算経ユ経1			(二)経過的ユニット型病院療養病床経過型短期入所療養介護費		要介護1　9 単位減算	−9	
23	D317	病院療短業務継続計画未策定減算経ユ経2					要介護2　10 単位減算	−10	
23	D318	病院療短業務継続計画未策定減算経ユ経3					要介護3　11 単位減算	−11	
23	D319	病院療短業務継続計画未策定減算経ユ経4					要介護4　12 単位減算	−12	
23	D320	病院療短業務継続計画未策定減算経ユ経5					要介護5　13 単位減算	−13	
23	D321	病院療短業務継続計画未策定減算特1		(5)特定病院療養病床短期入所療養介護費(日帰りショート)	(一)3時間以上4時間未満		7 単位減算	−7	1回につき
23	D322	病院療短業務継続計画未策定減算特2			(二)4時間以上6時間未満		9 単位減算	−9	
23	D323	病院療短業務継続計画未策定減算特3			(三)6時間以上8時間未満		13 単位減算	−13	
23	2601	病院療養療養環境減算	病院療養病床療養環境減算の基準に該当する場合	廊下幅が設備基準を満たさない場合			25 単位減算	−25	1日につき
23	2700	病院療養医師配置減算	医師の配置について、医療法施行規則第49条の規定が適用されている場合				12 単位減算	−12	
23	2591	病院療短夜間勤務等看護加算Ⅰ	夜間勤務等看護加算	夜間勤務等看護(Ⅰ)			23 単位加算	23	
23	2592	病院療短夜間勤務等看護加算Ⅱ		夜間勤務等看護(Ⅱ)			14 単位加算	14	
23	2593	病院療短夜間勤務等看護加算Ⅲ		夜間勤務等看護(Ⅲ)			14 単位加算	14	
23	2594	病院療短夜間勤務等看護加算Ⅳ		夜間勤務等看護(Ⅳ)			7 単位加算	7	
23	2706	病院療短認知症緊急対応加算	認知症行動・心理症状緊急対応加算(7日間限度)				200 単位加算	200	
23	2777	病院療短緊急短期入所受入加算	緊急短期入所受入加算(7日(やむを得ない事情がある場合は14日)を限度)				90 単位加算	90	
23	2704	病院療短若年性認知症受入加算1	若年性認知症利用者受入加算	(1)～(4)のサービス費を算定している場合			120 単位加算	120	
23	2705	病院療短若年性認知症受入加算2		(5)のサービス費を算定している場合			60 単位加算	60	

サービスコード		サービス内容略称	算定項目					合成単位数	算定単位
種類	項目								
23	2920	病院療養短期送迎加算	送迎を行う場合				184 単位加算	184	片道につき
23	2192	病院療養短口腔連携強化加算	(6) 口腔連携強化加算				50 単位加算	50	月1回限度
23	2775	病院療養短期療養食加算	(7) 療養食加算（1日に3回を限度）				8 単位加算	8	1回につき
23	2714	病院療養短期認知症専門ケア加算Ⅰ	(8) 認知症専門ケア加算	(一)認知症専門ケア加算（Ⅰ）			3 単位加算	3	1日につき
23	2715	病院療養短期認知症専門ケア加算Ⅱ		(二)認知症専門ケア加算（Ⅱ）			4 単位加算	4	
23	2237	病院療短生産性向上推進体制加算Ⅰ	(10) 生産性向上推進体制加算	(一)生産性向上推進体制加算（Ⅰ）			100 単位加算	100	1月につき
23	2238	病院療短生産性向上推進体制加算Ⅱ		(二)生産性向上推進体制加算（Ⅱ）			10 単位加算	10	
23	2699	病院療短サービス提供体制加算Ⅰ	(11) サービス提供体制強化加算	(一)サービス提供体制強化加算（Ⅰ）			22 単位加算	22	1日につき
23	2707	病院療短サービス提供体制加算Ⅱ		(二)サービス提供体制強化加算（Ⅱ）			18 単位加算	18	
23	2703	病院療短サービス提供体制加算Ⅲ		(三)サービス提供体制強化加算（Ⅲ）			6 単位加算	6	
23	2709	病院療短処遇改善加算Ⅰ	(12) 介護職員等処遇改善加算	(一)介護職員等処遇改善加算（Ⅰ）		所定単位数の 51/1000 加算			1月につき
23	2710	病院療短処遇改善加算Ⅱ		(二)介護職員等処遇改善加算（Ⅱ）		所定単位数の 47/1000 加算			
23	2711	病院療短処遇改善加算Ⅲ		(三)介護職員等処遇改善加算（Ⅲ）		所定単位数の 36/1000 加算			
23	2680	病院療短処遇改善加算Ⅳ		(四)介護職員等処遇改善加算（Ⅳ）		所定単位数の 29/1000 加算			
23	2681	病院療短処遇改善加算Ⅴ1		(五)介護職員等処遇改善加算（Ⅴ）	(一)介護職員等処遇改善加算（Ⅴ）(1)	所定単位数の 46/1000 加算			
23	2682	病院療短処遇改善加算Ⅴ2			(二)介護職員等処遇改善加算（Ⅴ）(2)	所定単位数の 44/1000 加算			
23	2683	病院療短処遇改善加算Ⅴ3			(三)介護職員等処遇改善加算（Ⅴ）(3)	所定単位数の 42/1000 加算			
23	2684	病院療短処遇改善加算Ⅴ4			(四)介護職員等処遇改善加算（Ⅴ）(4)	所定単位数の 40/1000 加算			
23	2685	病院療短処遇改善加算Ⅴ5			(五)介護職員等処遇改善加算（Ⅴ）(5)	所定単位数の 39/1000 加算			
23	2686	病院療短処遇改善加算Ⅴ6			(六)介護職員等処遇改善加算（Ⅴ）(6)	所定単位数の 35/1000 加算			
23	2687	病院療短処遇改善加算Ⅴ7			(七)介護職員等処遇改善加算（Ⅴ）(7)	所定単位数の 35/1000 加算			
23	2688	病院療短処遇改善加算Ⅴ8			(八)介護職員等処遇改善加算（Ⅴ）(8)	所定単位数の 31/1000 加算			
23	2689	病院療短処遇改善加算Ⅴ9			(九)介護職員等処遇改善加算（Ⅴ）(9)	所定単位数の 31/1000 加算			
23	2690	病院療短処遇改善加算Ⅴ10			(十)介護職員等処遇改善加算（Ⅴ）(10)	所定単位数の 30/1000 加算			
23	2691	病院療短処遇改善加算Ⅴ11			(十一)介護職員等処遇改善加算（Ⅴ）(11)	所定単位数の 24/1000 加算			
23	2692	病院療短処遇改善加算Ⅴ12			(十二)介護職員等処遇改善加算（Ⅴ）(12)	所定単位数の 26/1000 加算			
23	2693	病院療短処遇改善加算Ⅴ13			(十三)介護職員等処遇改善加算（Ⅴ）(13)	所定単位数の 20/1000 加算			
23	2694	病院療短処遇改善加算Ⅴ14			(十四)介護職員等処遇改善加算（Ⅴ）(14)	所定単位数の 15/1000 加算			

居宅

短期
療養

(療養病床)

定員超過の場合

種類	項目	サービス内容略称	算定項目				合成単位数	算定単位
23	8011	病院療短Ⅰⅰ1・定超	(1)病院療養病床短期入所療養介護費（Ⅰ）（看護6:1介護4:1）	(一)病院療養病床短期入所療養介護費（Ⅰ）	a 病院療養病床短期入所療養介護費（ⅰ）<従来型個室>	要介護1 723 単位		506	1日につき
23	8015	病院療短Ⅰⅰ1・夜減・定超				夜勤の勤務条件基準を満たさない場合 － 25 単位		489	
23	8021	病院療短Ⅰⅰ2・定超				要介護2 830 単位		581	
23	8025	病院療短Ⅰⅰ2・夜減・定超				夜勤の勤務条件基準を満たさない場合 － 25 単位		564	
23	8031	病院療短Ⅰⅰ3・定超				要介護3 1,064 単位		745	
23	8035	病院療短Ⅰⅰ3・夜減・定超				夜勤の勤務条件基準を満たさない場合 － 25 単位		727	
23	8041	病院療短Ⅰⅰ4・定超				要介護4 1,163 単位		814	
23	8045	病院療短Ⅰⅰ4・夜減・定超				夜勤の勤務条件基準を満たさない場合 － 25 単位		797	
23	8051	病院療短Ⅰⅰ5・定超				要介護5 1,253 単位		877	
23	8055	病院療短Ⅰⅰ5・夜減・定超				夜勤の勤務条件基準を満たさない場合 － 25 単位		860	
23	A361	病院療短Ⅰⅱ1・定超			b 病院療養病床短期入所療養介護費（ⅱ）<療養機能強化型A><従来型個室>	要介護1 753 単位	×70%	527	
23	A366	病院療短Ⅰⅱ1・夜減・定超				夜勤の勤務条件基準を満たさない場合 － 25 単位		510	
23	A367	病院療短Ⅰⅱ2・定超				要介護2 866 単位		606	
23	A372	病院療短Ⅰⅱ2・夜減・定超				夜勤の勤務条件基準を満たさない場合 － 25 単位		589	
23	A373	病院療短Ⅰⅱ3・定超				要介護3 1,109 単位		776	
23	A378	病院療短Ⅰⅱ3・夜減・定超				夜勤の勤務条件基準を満たさない場合 － 25 単位		759	
23	A379	病院療短Ⅰⅱ4・定超				要介護4 1,213 単位		849	
23	A384	病院療短Ⅰⅱ4・夜減・定超				夜勤の勤務条件基準を満たさない場合 － 25 単位		832	
23	A385	病院療短Ⅰⅱ5・定超				要介護5 1,306 単位		914	
23	A390	病院療短Ⅰⅱ5・夜減・定超				夜勤の勤務条件基準を満たさない場合 － 25 単位		897	
23	A391	病院療短Ⅰⅲ1・定超			c 病院療養病床短期入所療養介護費（ⅲ）<療養機能強化型B><従来型個室>	要介護1 742 単位		519	
23	A396	病院療短Ⅰⅲ1・夜減・定超				夜勤の勤務条件基準を満たさない場合 － 25 単位		502	
23	A397	病院療短Ⅰⅲ2・定超				要介護2 854 単位		598	
23	A402	病院療短Ⅰⅲ2・夜減・定超				夜勤の勤務条件基準を満たさない場合 － 25 単位		580	
23	A403	病院療短Ⅰⅲ3・定超				要介護3 1,094 単位		766	
23	A408	病院療短Ⅰⅲ3・夜減・定超				夜勤の勤務条件基準を満たさない場合 － 25 単位		748	
23	A409	病院療短Ⅰⅲ4・定超				要介護4 1,196 単位		837	
23	A414	病院療短Ⅰⅲ4・夜減・定超				夜勤の勤務条件基準を満たさない場合 － 25 単位		820	
23	A415	病院療短Ⅰⅲ5・定超				要介護5 1,288 単位		902	
23	A420	病院療短Ⅰⅲ5・夜減・定超				夜勤の勤務条件基準を満たさない場合 － 25 単位		884	
23	8066	病院療短Ⅰⅳ1・定超			d 病院療養病床短期入所療養介護費（ⅳ）<多床室>	要介護1 831 単位		582	
23	8070	病院療短Ⅰⅳ1・夜減・定超				夜勤の勤務条件基準を満たさない場合 － 25 単位		564	
23	8071	病院療短Ⅰⅳ2・定超				要介護2 941 単位		659	
23	8075	病院療短Ⅰⅳ2・夜減・定超				夜勤の勤務条件基準を満たさない場合 － 25 単位		641	
23	8076	病院療短Ⅰⅳ3・定超				要介護3 1,173 単位		821	
23	8080	病院療短Ⅰⅳ3・夜減・定超				夜勤の勤務条件基準を満たさない場合 － 25 単位		804	
23	8081	病院療短Ⅰⅳ4・定超				要介護4 1,273 単位		891	
23	8085	病院療短Ⅰⅳ4・夜減・定超				夜勤の勤務条件基準を満たさない場合 － 25 単位		874	
23	8086	病院療短Ⅰⅳ5・定超				要介護5 1,362 単位		953	
23	8090	病院療短Ⅰⅳ5・夜減・定超				夜勤の勤務条件基準を満たさない場合 － 25 単位		936	
23	A421	病院療短Ⅰⅴ1・定超			e 病院療養病床短期入所療養介護費（ⅴ）<療養機能強化型A><多床室>	要介護1 867 単位		607	
23	A426	病院療短Ⅰⅴ1・夜減・定超				夜勤の勤務条件基準を満たさない場合 － 25 単位		589	
23	A427	病院療短Ⅰⅴ2・定超				要介護2 980 単位		686	
23	A432	病院療短Ⅰⅴ2・夜減・定超				夜勤の勤務条件基準を満たさない場合 － 25 単位		669	
23	A433	病院療短Ⅰⅴ3・定超				要介護3 1,224 単位		857	
23	A438	病院療短Ⅰⅴ3・夜減・定超				夜勤の勤務条件基準を満たさない場合 － 25 単位		839	
23	A439	病院療短Ⅰⅴ4・定超				要介護4 1,328 単位		930	
23	A444	病院療短Ⅰⅴ4・夜減・定超				夜勤の勤務条件基準を満たさない場合 － 25 単位		912	
23	A445	病院療短Ⅰⅴ5・定超				要介護5 1,421 単位		995	
23	A450	病院療短Ⅰⅴ5・夜減・定超				夜勤の勤務条件基準を満たさない場合 － 25 単位		977	
23	A451	病院療短Ⅰⅵ1・定超			f 病院療養病床短期入所療養介護費（ⅵ）<療養機能強化型B><多床室>	要介護1 855 単位		599	
23	A456	病院療短Ⅰⅵ1・夜減・定超				夜勤の勤務条件基準を満たさない場合 － 25 単位		581	
23	A457	病院療短Ⅰⅵ2・定超				要介護2 966 単位		676	
23	A462	病院療短Ⅰⅵ2・夜減・定超				夜勤の勤務条件基準を満たさない場合 － 25 単位		659	
23	A463	病院療短Ⅰⅵ3・定超				要介護3 1,206 単位		844	
23	A468	病院療短Ⅰⅵ3・夜減・定超				夜勤の勤務条件基準を満たさない場合 － 25 単位		827	
23	A469	病院療短Ⅰⅵ4・定超				要介護4 1,307 単位		915	
23	A474	病院療短Ⅰⅵ4・夜減・定超				夜勤の勤務条件基準を満たさない場合 － 25 単位		897	
23	A475	病院療短Ⅰⅵ5・定超				要介護5 1,399 単位		979	
23	A480	病院療短Ⅰⅵ5・夜減・定超				夜勤の勤務条件基準を満たさない場合 － 25 単位		962	

居宅

短期療養（療養病床）

種類	項目	サービス内容略称	算定項目				合成単位数	算定単位
23	8111	病院療短Ⅱⅰ1・定超	(1)病院療養病床短期入所療養介護費(Ⅱ) (看護6:1 介護5:1)	(二)病院療養病床短期入所療養介護費(Ⅱ)	a 病院療養病床短期入所療養介護費(ⅰ) <従来型個室>	要介護1		466	1日につき
23	8115	病院療短Ⅱⅰ1・夜減・定超				666 単位　夜勤の勤務条件基準を満たさない場合　－25 単位	449	
23	8121	病院療短Ⅱⅰ2・定超				要介護2	541	
23	8125	病院療短Ⅱⅰ2・夜減・定超				773 単位　夜勤の勤務条件基準を満たさない場合　－25 単位	524	
23	8131	病院療短Ⅱⅰ3・定超				要介護3	653	
23	8135	病院療短Ⅱⅰ3・夜減・定超				933 単位　夜勤の勤務条件基準を満たさない場合　－25 単位	636	
23	8141	病院療短Ⅱⅰ4・定超				要介護4	760	
23	8145	病院療短Ⅱⅰ4・夜減・定超				1,086 単位　夜勤の勤務条件基準を満たさない場合　－25 単位	743	
23	8151	病院療短Ⅱⅰ5・定超				要介護5	789	
23	8155	病院療短Ⅱⅰ5・夜減・定超				1,127 単位　夜勤の勤務条件基準を満たさない場合　－25 単位	771	
23	C061	病院療短Ⅱⅱ1・定超			b 病院療養病床短期入所療養介護費(ⅱ) <療養機能強化型> <従来型個室>	要介護1	477	
23	C066	病院療短Ⅱⅱ1・夜減・定超				681 単位　夜勤の勤務条件基準を満たさない場合　－25 単位	459	
23	C067	病院療短Ⅱⅱ2・定超				要介護2	554	
23	C072	病院療短Ⅱⅱ2・夜減・定超				792 単位　夜勤の勤務条件基準を満たさない場合　－25 単位	537	×70%
23	C073	病院療短Ⅱⅱ3・定超				要介護3	669	
23	C078	病院療短Ⅱⅱ3・夜減・定超				955 単位　夜勤の勤務条件基準を満たさない場合　－25 単位	651	
23	C079	病院療短Ⅱⅱ4・定超				要介護4	778	
23	C084	病院療短Ⅱⅱ4・夜減・定超				1,111 単位　夜勤の勤務条件基準を満たさない場合　－25 単位	760	
23	C085	病院療短Ⅱⅱ5・定超				要介護5	808	
23	C090	病院療短Ⅱⅱ5・夜減・定超				1,154 単位　夜勤の勤務条件基準を満たさない場合　－25 単位	790	
23	8166	病院療短Ⅱⅲ1・定超			c 病院療養病床短期入所療養介護費(ⅲ) <多床室>	要介護1	543	
23	8170	病院療短Ⅱⅲ1・夜減・定超				775 単位　夜勤の勤務条件基準を満たさない場合　－25 単位	525	
23	8171	病院療短Ⅱⅲ2・定超				要介護2	619	
23	8175	病院療短Ⅱⅲ2・夜減・定超				884 単位　夜勤の勤務条件基準を満たさない場合　－25 単位	601	
23	8176	病院療短Ⅱⅲ3・定超				要介護3	729	
23	8180	病院療短Ⅱⅲ3・夜減・定超				1,042 単位　夜勤の勤務条件基準を満たさない場合　－25 単位	712	
23	8181	病院療短Ⅱⅲ4・定超				要介護4	837	
23	8185	病院療短Ⅱⅲ4・夜減・定超				1,196 単位　夜勤の勤務条件基準を満たさない場合　－25 単位	820	
23	8186	病院療短Ⅱⅲ5・定超				要介護5	866	
23	8190	病院療短Ⅱⅲ5・夜減・定超				1,237 単位　夜勤の勤務条件基準を満たさない場合　－25 単位	848	
23	C091	病院療短Ⅱⅳ1・定超			d 病院療養病床短期入所療養介護費(ⅳ) <療養機能強化型> <多床室>	要介護1	557	
23	C096	病院療短Ⅱⅳ1・夜減・定超				795 単位　夜勤の勤務条件基準を満たさない場合　－25 単位	539	
23	C097	病院療短Ⅱⅳ2・定超				要介護2	634	
23	C102	病院療短Ⅱⅳ2・夜減・定超				905 単位　夜勤の勤務条件基準を満たさない場合　－25 単位	616	
23	C103	病院療短Ⅱⅳ3・定超				要介護3	746	
23	C108	病院療短Ⅱⅳ3・夜減・定超				1,066 単位　夜勤の勤務条件基準を満たさない場合　－25 単位	729	
23	C109	病院療短Ⅱⅳ4・定超				要介護4	857	
23	C114	病院療短Ⅱⅳ4・夜減・定超				1,224 単位　夜勤の勤務条件基準を満たさない場合　－25 単位	839	
23	C115	病院療短Ⅱⅳ5・定超				要介護5	886	
23	C120	病院療短Ⅱⅳ5・夜減・定超				1,266 単位　夜勤の勤務条件基準を満たさない場合　－25 単位	869	
23	8211	病院療短Ⅲⅰ1・定超		(三)病院療養病床短期入所療養介護費(Ⅲ) (看護6:1 介護6:1)	a 病院療養病床短期入所療養介護費(ⅰ) <従来型個室>	要介護1	449	
23	8215	病院療短Ⅲⅰ1・夜減・定超				642 単位　夜勤の勤務条件基準を満たさない場合　－25 単位	432	
23	8221	病院療短Ⅲⅰ2・定超				要介護2	528	
23	8225	病院療短Ⅲⅰ2・夜減・定超				754 単位　夜勤の勤務条件基準を満たさない場合　－25 単位	510	
23	8231	病院療短Ⅲⅰ3・定超				要介護3	633	
23	8235	病院療短Ⅲⅰ3・夜減・定超				904 単位　夜勤の勤務条件基準を満たさない場合　－25 単位	615	
23	8241	病院療短Ⅲⅰ4・定超				要介護4	741	
23	8245	病院療短Ⅲⅰ4・夜減・定超				1,059 単位　夜勤の勤務条件基準を満たさない場合　－25 単位	724	
23	8251	病院療短Ⅲⅰ5・定超				要介護5	770	
23	8255	病院療短Ⅲⅰ5・夜減・定超				1,100 単位　夜勤の勤務条件基準を満たさない場合　－25 単位	753	
23	8266	病院療短Ⅲⅱ1・定超			b 病院療養病床短期入所療養介護費(ⅱ) <多床室>	要介護1	528	
23	8270	病院療短Ⅲⅱ1・夜減・定超				754 単位　夜勤の勤務条件基準を満たさない場合　－25 単位	510	
23	8271	病院療短Ⅲⅱ2・定超				要介護2	605	
23	8275	病院療短Ⅲⅱ2・夜減・定超				864 単位　夜勤の勤務条件基準を満たさない場合　－25 単位	587	
23	8276	病院療短Ⅲⅱ3・定超				要介護3	710	
23	8280	病院療短Ⅲⅱ3・夜減・定超				1,014 単位　夜勤の勤務条件基準を満たさない場合　－25 単位	692	
23	8281	病院療短Ⅲⅱ4・定超				要介護4	819	
23	8285	病院療短Ⅲⅱ4・夜減・定超				1,170 単位　夜勤の勤務条件基準を満たさない場合　－25 単位	802	
23	8286	病院療短Ⅲⅱ5・定超				要介護5	848	
23	8290	病院療短Ⅲⅱ5・夜減・定超				1,211 単位　夜勤の勤務条件基準を満たさない場合　－25 単位	830	

定員超過の場合

居宅

短期療養（療養病床）

居宅

サービスコード 種類	項目	サービス内容略称	算定項目						合成 単位数	算定 単位
23	1186	病院経短Ⅰⅰ1・定超	(2) 病院療養病床経過型短期入所療養介護費	(一) 病院療養病床経過型短期入所療養介護費（Ⅰ）(看護6:1 介護4:1)	a 病院療養病床経過型短期入所療養介護費（ⅰ）<従来型個室>	要介護1 732 単位			512	1日につき
23	1190	病院経短Ⅰⅰ1・夜減・定超					夜勤の勤務条件基準を満たさない場合 － 25 単位		495	
23	1191	病院経短Ⅰⅰ2・定超				要介護2 841 単位			589	
23	1195	病院経短Ⅰⅰ2・夜減・定超					夜勤の勤務条件基準を満たさない場合 － 25 単位		571	
23	1196	病院経短Ⅰⅰ3・定超				要介護3 992 単位			694	
23	1200	病院経短Ⅰⅰ3・夜減・定超					夜勤の勤務条件基準を満たさない場合 － 25 単位		677	
23	1201	病院経短Ⅰⅰ4・定超				要介護4 1,081 単位			757	
23	1205	病院経短Ⅰⅰ4・夜減・定超					夜勤の勤務条件基準を満たさない場合 － 25 単位		739	
23	1206	病院経短Ⅰⅰ5・定超				要介護5 1,172 単位			820	
23	1210	病院経短Ⅰⅰ5・夜減・定超					夜勤の勤務条件基準を満たさない場合 － 25 単位		803	
23	1216	病院経短Ⅰⅱ1・定超			b 病院療養病床経過型短期入所療養介護費（ⅱ）<多床室>	要介護1 843 単位			590	
23	1220	病院経短Ⅰⅱ1・夜減・定超					夜勤の勤務条件基準を満たさない場合 － 25 単位		573	
23	1221	病院経短Ⅰⅱ2・定超				要介護2 953 単位			667	
23	1225	病院経短Ⅰⅱ2・夜減・定超					夜勤の勤務条件基準を満たさない場合 － 25 単位	定員超過の場合 × 70%	650	
23	1226	病院経短Ⅰⅱ3・定超				要介護3 1,101 単位			771	
23	1230	病院経短Ⅰⅱ3・夜減・定超					夜勤の勤務条件基準を満たさない場合 － 25 単位		753	
23	1231	病院経短Ⅰⅱ4・定超				要介護4 1,193 単位			835	
23	1235	病院経短Ⅰⅱ4・夜減・定超					夜勤の勤務条件基準を満たさない場合 － 25 単位		818	
23	1236	病院経短Ⅰⅱ5・定超				要介護5 1,283 単位			898	
23	1240	病院経短Ⅰⅱ5・夜減・定超					夜勤の勤務条件基準を満たさない場合 － 25 単位		881	
23	5280	病院経短Ⅱⅰ1・定超		(二) 病院療養病床経過型短期入所療養介護費（Ⅱ）(看護8:1 介護4:1)	a 病院療養病床経過型短期入所療養介護費（ⅰ）<従来型個室>	要介護1 732 単位			512	
23	5284	病院経短Ⅱⅰ1・夜減・定超					夜勤の勤務条件基準を満たさない場合 － 25 単位		495	
23	5285	病院経短Ⅱⅰ2・定超				要介護2 841 単位			589	
23	5289	病院経短Ⅱⅰ2・夜減・定超					夜勤の勤務条件基準を満たさない場合 － 25 単位		571	
23	5290	病院経短Ⅱⅰ3・定超				要介護3 950 単位			665	
23	5294	病院経短Ⅱⅰ3・夜減・定超					夜勤の勤務条件基準を満たさない場合 － 25 単位		648	
23	5295	病院経短Ⅱⅰ4・定超				要介護4 1,041 単位			729	
23	5299	病院経短Ⅱⅰ4・夜減・定超					夜勤の勤務条件基準を満たさない場合 － 25 単位		711	
23	5300	病院経短Ⅱⅰ5・定超				要介護5 1,130 単位			791	
23	5304	病院経短Ⅱⅰ5・夜減・定超					夜勤の勤務条件基準を満たさない場合 － 25 単位		774	
23	5310	病院経短Ⅱⅱ1・定超			b 病院療養病床経過型短期入所療養介護費（ⅱ）<多床室>	要介護1 843 単位			590	
23	5314	病院経短Ⅱⅱ1・夜減・定超					夜勤の勤務条件基準を満たさない場合 － 25 単位		573	
23	5315	病院経短Ⅱⅱ2・定超				要介護2 953 単位			667	
23	5319	病院経短Ⅱⅱ2・夜減・定超					夜勤の勤務条件基準を満たさない場合 － 25 単位		650	
23	5320	病院経短Ⅱⅱ3・定超				要介護3 1,059 単位			741	
23	5324	病院経短Ⅱⅱ3・夜減・定超					夜勤の勤務条件基準を満たさない場合 － 25 単位		724	
23	5325	病院経短Ⅱⅱ4・定超				要介護4 1,149 単位			804	
23	5329	病院経短Ⅱⅱ4・夜減・定超					夜勤の勤務条件基準を満たさない場合 － 25 単位		787	
23	5330	病院経短Ⅱⅱ5・定超				要介護5 1,242 単位			869	
23	5334	病院経短Ⅱⅱ5・夜減・定超					夜勤の勤務条件基準を満たさない場合 － 25 単位		852	

短期
療養

（療養病床）

種類	項目	サービス内容略称	算定項目				合成単位数	算定単位
23	8911	ユ型病院療短Ⅰ1・定超	(3) ユニット型病院療養病床短期入所療養介護費	(一) ユニット型病院療養病床短期入所療養介護費(Ⅰ) 〈ユニット型個室〉	要介護1		599	1日につき
23	8915	ユ型病院療短Ⅰ1・夜減・定超			856 単位	夜勤の勤務条件基準を満たさない場合　－ 25 単位	582	
23	8921	ユ型病院療短Ⅰ2・定超			要介護2		674	
23	8925	ユ型病院療短Ⅰ2・夜減・定超			963 単位	夜勤の勤務条件基準を満たさない場合　－ 25 単位	657	
23	8931	ユ型病院療短Ⅰ3・定超			要介護3		838	
23	8935	ユ型病院療短Ⅰ3・夜減・定超			1,197 単位	夜勤の勤務条件基準を満たさない場合　－ 25 単位	820	
23	8941	ユ型病院療短Ⅰ4・定超			要介護4		907	
23	8945	ユ型病院療短Ⅰ4・夜減・定超			1,296 単位	夜勤の勤務条件基準を満たさない場合　－ 25 単位	890	
23	8951	ユ型病院療短Ⅰ5・定超			要介護5		970	
23	8955	ユ型病院療短Ⅰ5・夜減・定超			1,385 単位	夜勤の勤務条件基準を満たさない場合　－ 25 単位	952	
23	A481	ユ型病院療短Ⅱ1・定超		(二) ユニット型病院療養病床短期入所療養介護費(Ⅱ) 〈療養機能強化型A〉 〈ユニット型個室〉	要介護1		620	
23	A486	ユ型病院療短Ⅱ1・夜減・定超			885 単位	夜勤の勤務条件基準を満たさない場合　－ 25 単位	602	
23	A487	ユ型病院療短Ⅱ2・定超			要介護2		699	
23	A492	ユ型病院療短Ⅱ2・夜減・定超			998 単位	夜勤の勤務条件基準を満たさない場合　－ 25 単位	681	
23	A493	ユ型病院療短Ⅱ3・定超			要介護3		869	
23	A498	ユ型病院療短Ⅱ3・夜減・定超			1,242 単位	夜勤の勤務条件基準を満たさない場合　－ 25 単位	852	
23	A499	ユ型病院療短Ⅱ4・定超			要介護4		942	
23	A504	ユ型病院療短Ⅱ4・夜減・定超			1,345 単位	夜勤の勤務条件基準を満たさない場合　－ 25 単位	924	
23	A505	ユ型病院療短Ⅱ5・定超			要介護5		1,007	
23	A510	ユ型病院療短Ⅱ5・夜減・定超			1,438 単位	夜勤の勤務条件基準を満たさない場合　－ 25 単位	989	
23	A511	ユ型病院療短Ⅲ1・定超		(三) ユニット型病院療養病床短期入所療養介護費(Ⅲ) 〈療養機能強化型B〉 〈ユニット型個室〉	要介護1		612	
23	A516	ユ型病院療短Ⅲ1・夜減・定超			874 単位	夜勤の勤務条件基準を満たさない場合　－ 25 単位	594	
23	A517	ユ型病院療短Ⅲ2・定超			要介護2		690	
23	A522	ユ型病院療短Ⅲ2・夜減・定超			985 単位	夜勤の勤務条件基準を満たさない場合　－ 25 単位	672	
23	A523	ユ型病院療短Ⅲ3・定超			要介護3		858	
23	A528	ユ型病院療短Ⅲ3・夜減・定超			1,226 単位	夜勤の勤務条件基準を満たさない場合　－ 25 単位	841	
23	A529	ユ型病院療短Ⅲ4・定超			要介護4		930	
23	A534	ユ型病院療短Ⅲ4・夜減・定超			1,328 単位	夜勤の勤務条件基準を満たさない場合　－ 25 単位	912	
23	A535	ユ型病院療短Ⅲ5・定超			要介護5		993	
23	A540	ユ型病院療短Ⅲ5・夜減・定超			1,419 単位	夜勤の勤務条件基準を満たさない場合　－ 25 単位	976	
23	8966	経ユ型病院療短Ⅰ1・定超		(四) 経過的ユニット型病院療養病床短期入所療養介護費(Ⅰ) 〈ユニット型個室的多床室〉	要介護1		599	
23	8970	経ユ型病院療短Ⅰ1・夜減・定超			856 単位	夜勤の勤務条件基準を満たさない場合　－ 25 単位	582	
23	8971	経ユ型病院療短Ⅰ2・定超			要介護2		674	
23	8975	経ユ型病院療短Ⅰ2・夜減・定超			963 単位	夜勤の勤務条件基準を満たさない場合　－ 25 単位	657	
23	8976	経ユ型病院療短Ⅰ3・定超			要介護3		838	
23	8980	経ユ型病院療短Ⅰ3・夜減・定超			1,197 単位	夜勤の勤務条件基準を満たさない場合　－ 25 単位	820	
23	8981	経ユ型病院療短Ⅰ4・定超			要介護4		907	
23	8985	経ユ型病院療短Ⅰ4・夜減・定超			1,296 単位	夜勤の勤務条件基準を満たさない場合　－ 25 単位	890	
23	8986	経ユ型病院療短Ⅰ5・定超			要介護5		970	
23	8990	経ユ型病院療短Ⅰ5・夜減・定超			1,385 単位	夜勤の勤務条件基準を満たさない場合　－ 25 単位	952	
23	A541	経ユ型病院療短Ⅱ1・定超		(五) 経過的ユニット型病院療養病床短期入所療養介護費(Ⅱ) 〈療養機能強化型A〉 〈ユニット型個室的多床室〉	要介護1		620	
23	A546	経ユ型病院療短Ⅱ1・夜減・定超			885 単位	夜勤の勤務条件基準を満たさない場合　－ 25 単位	602	
23	A547	経ユ型病院療短Ⅱ2・定超			要介護2		699	
23	A552	経ユ型病院療短Ⅱ2・夜減・定超			998 単位	夜勤の勤務条件基準を満たさない場合　－ 25 単位	681	
23	A553	経ユ型病院療短Ⅱ3・定超			要介護3		869	
23	A558	経ユ型病院療短Ⅱ3・夜減・定超			1,242 単位	夜勤の勤務条件基準を満たさない場合　－ 25 単位	852	
23	A559	経ユ型病院療短Ⅱ4・定超			要介護4		942	
23	A564	経ユ型病院療短Ⅱ4・夜減・定超			1,345 単位	夜勤の勤務条件基準を満たさない場合　－ 25 単位	924	
23	A565	経ユ型病院療短Ⅱ5・定超			要介護5		1,007	
23	A570	経ユ型病院療短Ⅱ5・夜減・定超			1,438 単位	夜勤の勤務条件基準を満たさない場合　－ 25 単位	989	
23	A571	経ユ型病院療短Ⅲ1・定超		(六) 経過的ユニット型病院療養病床短期入所療養介護費(Ⅲ) 〈療養機能強化型B〉 〈ユニット型個室的多床室〉	要介護1		612	
23	A576	経ユ型病院療短Ⅲ1・夜減・定超			874 単位	夜勤の勤務条件基準を満たさない場合　－ 25 単位	594	
23	A577	経ユ型病院療短Ⅲ2・定超			要介護2		690	
23	A582	経ユ型病院療短Ⅲ2・夜減・定超			985 単位	夜勤の勤務条件基準を満たさない場合　－ 25 単位	672	
23	A583	経ユ型病院療短Ⅲ3・定超			要介護3		858	
23	A588	経ユ型病院療短Ⅲ3・夜減・定超			1,226 単位	夜勤の勤務条件基準を満たさない場合　－ 25 単位	841	
23	A589	経ユ型病院療短Ⅲ4・定超			要介護4		930	
23	A594	経ユ型病院療短Ⅲ4・夜減・定超			1,328 単位	夜勤の勤務条件基準を満たさない場合　－ 25 単位	912	
23	A595	経ユ型病院療短Ⅲ5・定超			要介護5		993	
23	A600	経ユ型病院療短Ⅲ5・夜減・定超			1,419 単位	夜勤の勤務条件基準を満たさない場合　－ 25 単位	976	

定員超過の場合　× 70%

居宅

短期療養
（療養病床）

居宅

短期療養（療養病床）

サービスコード 種類	項目	サービス内容略称	算定項目						合成単位数	算定単位
23	7506	ユ型病院療短Ⅰ1・定超・未	(3) ユニット型病院療養病床短期入所療養介護費 (一) ユニット型病院療養病床短期入所療養介護費(Ⅰ) 〈ユニット型個室〉	要介護1 856 単位				ユニットケア体制未整備減算	581	1日につき
23	7510	ユ型病院療短Ⅰ1・夜減・定超・未			夜勤の勤務条件基準を満たさない場合 － 25 単位				565	
23	7511	ユ型病院療短Ⅰ2・定超・未		要介護2 963 単位					654	
23	7515	ユ型病院療短Ⅰ2・夜減・定超・未			夜勤の勤務条件基準を満たさない場合 － 25 単位				637	
23	7516	ユ型病院療短Ⅰ3・定超・未		要介護3 1,197 単位					813	
23	7520	ユ型病院療短Ⅰ3・夜減・定超・未			夜勤の勤務条件基準を満たさない場合 － 25 単位				795	
23	7521	ユ型病院療短Ⅰ4・定超・未		要介護4 1,296 単位					880	
23	7525	ユ型病院療短Ⅰ4・夜減・定超・未			夜勤の勤務条件基準を満たさない場合 － 25 単位				863	
23	7526	ユ型病院療短Ⅰ5・定超・未		要介護5 1,385 単位					941	
23	7530	ユ型病院療短Ⅰ5・夜減・定超・未			夜勤の勤務条件基準を満たさない場合 － 25 単位				923	
23	A601	ユ型病院療短Ⅱ1・定超・未	(二) ユニット型病院療養病床短期入所療養介護費(Ⅱ) 〈療養機能強化型A〉 〈ユニット型個室〉	要介護1 885 単位					601	
23	A606	ユ型病院療短Ⅱ1・夜減・定超・未			夜勤の勤務条件基準を満たさない場合 － 25 単位				584	
23	A607	ユ型病院療短Ⅱ2・定超・未		要介護2 998 単位					678	
23	A612	ユ型病院療短Ⅱ2・夜減・定超・未			夜勤の勤務条件基準を満たさない場合 － 25 単位	定員超過の場合 × 70%	ユニットケア体制未整備減算 × 97%		661	
23	A613	ユ型病院療短Ⅱ3・定超・未		要介護3 1,242 単位					843	
23	A618	ユ型病院療短Ⅱ3・夜減・定超・未			夜勤の勤務条件基準を満たさない場合 － 25 単位				826	
23	A619	ユ型病院療短Ⅱ4・定超・未		要介護4 1,345 単位					914	
23	A624	ユ型病院療短Ⅱ4・夜減・定超・未			夜勤の勤務条件基準を満たさない場合 － 25 単位				896	
23	A625	ユ型病院療短Ⅱ5・定超・未		要介護5 1,438 単位					977	
23	A630	ユ型病院療短Ⅱ5・夜減・定超・未			夜勤の勤務条件基準を満たさない場合 － 25 単位				959	
23	A631	ユ型病院療短Ⅲ1・定超・未	(三) ユニット型病院療養病床短期入所療養介護費(Ⅲ) 〈療養機能強化型B〉 〈ユニット型個室〉	要介護1 874 単位					594	
23	A636	ユ型病院療短Ⅲ1・夜減・定超・未			夜勤の勤務条件基準を満たさない場合 － 25 単位				576	
23	A637	ユ型病院療短Ⅲ2・定超・未		要介護2 985 単位					669	
23	A642	ユ型病院療短Ⅲ2・夜減・定超・未			夜勤の勤務条件基準を満たさない場合 － 25 単位				652	
23	A643	ユ型病院療短Ⅲ3・定超・未		要介護3 1,226 単位					832	
23	A648	ユ型病院療短Ⅲ3・夜減・定超・未			夜勤の勤務条件基準を満たさない場合 － 25 単位				816	
23	A649	ユ型病院療短Ⅲ4・定超・未		要介護4 1,328 単位					902	
23	A654	ユ型病院療短Ⅲ4・夜減・定超・未			夜勤の勤務条件基準を満たさない場合 － 25 単位				885	
23	A655	ユ型病院療短Ⅲ5・定超・未		要介護5 1,419 単位					963	
23	A660	ユ型病院療短Ⅲ5・夜減・定超・未			夜勤の勤務条件基準を満たさない場合 － 25 単位				947	
23	7536	経ユ型病院療短Ⅰ1・定超・未	(四) 経過的ユニット型病院療養病床短期入所療養介護費(Ⅰ) 〈ユニット型個室的多床室〉	要介護1 856 単位					581	
23	7540	経ユ型病院療短Ⅰ1・夜減・定超・未			夜勤の勤務条件基準を満たさない場合 － 25 単位				565	
23	7541	経ユ型病院療短Ⅰ2・定超・未		要介護2 963 単位					654	
23	7545	経ユ型病院療短Ⅰ2・夜減・定超・未			夜勤の勤務条件基準を満たさない場合 － 25 単位				637	
23	7546	経ユ型病院療短Ⅰ3・定超・未		要介護3 1,197 単位					813	
23	7550	経ユ型病院療短Ⅰ3・夜減・定超・未			夜勤の勤務条件基準を満たさない場合 － 25 単位				795	
23	7551	経ユ型病院療短Ⅰ4・定超・未		要介護4 1,296 単位					880	
23	7555	経ユ型病院療短Ⅰ4・夜減・定超・未			夜勤の勤務条件基準を満たさない場合 － 25 単位				863	
23	7556	経ユ型病院療短Ⅰ5・定超・未		要介護5 1,385 単位					941	
23	7560	経ユ型病院療短Ⅰ5・夜減・定超・未			夜勤の勤務条件基準を満たさない場合 － 25 単位				923	
23	A661	経ユ型病院療短Ⅱ1・定超・未	(五) 経過的ユニット型病院療養病床短期入所療養介護費(Ⅱ) 〈療養機能強化型A〉 〈ユニット型個室的多床室〉	要介護1 885 単位					601	
23	A666	経ユ型病院療短Ⅱ1・夜減・定超・未			夜勤の勤務条件基準を満たさない場合 － 25 単位				584	
23	A667	経ユ型病院療短Ⅱ2・定超・未		要介護2 998 単位					678	
23	A672	経ユ型病院療短Ⅱ2・夜減・定超・未			夜勤の勤務条件基準を満たさない場合 － 25 単位				661	
23	A673	経ユ型病院療短Ⅱ3・定超・未		要介護3 1,242 単位					843	
23	A678	経ユ型病院療短Ⅱ3・夜減・定超・未			夜勤の勤務条件基準を満たさない場合 － 25 単位				826	
23	A679	経ユ型病院療短Ⅱ4・定超・未		要介護4 1,345 単位					914	
23	A684	経ユ型病院療短Ⅱ4・夜減・定超・未			夜勤の勤務条件基準を満たさない場合 － 25 単位				896	
23	A685	経ユ型病院療短Ⅱ5・定超・未		要介護5 1,438 単位					977	
23	A690	経ユ型病院療短Ⅱ5・夜減・定超・未			夜勤の勤務条件基準を満たさない場合 － 25 単位				959	
23	A691	経ユ型病院療短Ⅲ1・定超・未	(六) 経過的ユニット型病院療養病床短期入所療養介護費(Ⅲ) 〈療養機能強化型B〉 〈ユニット型個室的多床室〉	要介護1 874 単位					594	
23	A696	経ユ型病院療短Ⅲ1・夜減・定超・未			夜勤の勤務条件基準を満たさない場合 － 25 単位				576	
23	A697	経ユ型病院療短Ⅲ2・定超・未		要介護2 985 単位					669	
23	A702	経ユ型病院療短Ⅲ2・夜減・定超・未			夜勤の勤務条件基準を満たさない場合 － 25 単位				652	
23	A703	経ユ型病院療短Ⅲ3・定超・未		要介護3 1,226 単位					832	
23	A708	経ユ型病院療短Ⅲ3・夜減・定超・未			夜勤の勤務条件基準を満たさない場合 － 25 単位				816	
23	A709	経ユ型病院療短Ⅲ4・定超・未		要介護4 1,328 単位					902	
23	A714	経ユ型病院療短Ⅲ4・夜減・定超・未			夜勤の勤務条件基準を満たさない場合 － 25 単位				885	
23	A715	経ユ型病院療短Ⅲ5・定超・未		要介護5 1,419 単位					963	
23	A720	経ユ型病院療短Ⅲ5・夜減・定超・未			夜勤の勤務条件基準を満たさない場合 － 25 単位				947	

サービスコード 種類	項目	サービス内容略称	算定項目					合成単位数	算定単位
23	1246	ユ型病院経短1・定超	(4)ユニット型病院療養病床経過型短期入所療養介護費	(一)ユニット型病院療養病床経過型短期入所療養介護費<ユニット型個室>	要介護1		定員超過の場合 × 70%		599	1日につき
23	1250	ユ型病院経短1・夜減・定超			856 単位	夜勤の勤務条件基準を満たさない場合 － 25 単位		582	
23	1251	ユ型病院経短2・定超			要介護2		674	
23	1255	ユ型病院経短2・夜減・定超			963 単位	夜勤の勤務条件基準を満たさない場合 － 25 単位		657	
23	1256	ユ型病院経短3・定超			要介護3		774	
23	1260	ユ型病院経短3・夜減・定超			1,105 単位	夜勤の勤務条件基準を満たさない場合 － 25 単位		756	
23	1261	ユ型病院経短4・定超			要介護4		837	
23	1265	ユ型病院経短4・夜減・定超			1,195 単位	夜勤の勤務条件基準を満たさない場合 － 25 単位		819	
23	1266	ユ型病院経短5・定超			要介護5		899	
23	1270	ユ型病院経短5・夜減・定超			1,284 単位	夜勤の勤務条件基準を満たさない場合 － 25 単位		881	
23	1276	経ユ型病院経短1・定超		(二)経過的ユニット型病院療養病床経過型短期入所療養介護費<ユニット型個室的多床室>	要介護1		599	
23	1280	経ユ型病院経短1・夜減・定超			856 単位	夜勤の勤務条件基準を満たさない場合 － 25 単位		582	
23	1281	経ユ型病院経短2・定超			要介護2		674	
23	1285	経ユ型病院経短2・夜減・定超			963 単位	夜勤の勤務条件基準を満たさない場合 － 25 単位		657	
23	1286	経ユ型病院経短3・定超			要介護3		774	
23	1290	経ユ型病院経短3・夜減・定超			1,105 単位	夜勤の勤務条件基準を満たさない場合 － 25 単位		756	
23	1291	経ユ型病院経短4・定超			要介護4		837	
23	1295	経ユ型病院経短4・夜減・定超			1,195 単位	夜勤の勤務条件基準を満たさない場合 － 25 単位		819	
23	1296	経ユ型病院経短5・定超			要介護5		899	
23	1300	経ユ型病院経短5・夜減・定超			1,284 単位	夜勤の勤務条件基準を満たさない場合 － 25 単位		881	
23	1306	ユ型病院経短1・定超・未		(一)ユニット型病院療養病床経過型短期入所療養介護費<ユニット型個室>	要介護1		定員超過の場合 × 70%	ユニットケア体制未整備減算 × 97%	581	
23	1310	ユ型病院経短1・夜減・定超・未			856 単位	夜勤の勤務条件基準を満たさない場合 － 25 単位			565	
23	1311	ユ型病院経短2・定超・未			要介護2		654	
23	1315	ユ型病院経短2・夜減・定超・未			963 単位	夜勤の勤務条件基準を満たさない場合 － 25 単位			637	
23	1316	ユ型病院経短3・定超・未			要介護3		751	
23	1320	ユ型病院経短3・夜減・定超・未			1,105 単位	夜勤の勤務条件基準を満たさない場合 － 25 単位			733	
23	1321	ユ型病院経短4・定超・未			要介護4		812	
23	1325	ユ型病院経短4・夜減・定超・未			1,195 単位	夜勤の勤務条件基準を満たさない場合 － 25 単位			794	
23	1326	ユ型病院経短5・定超・未			要介護5		872	
23	1330	ユ型病院経短5・夜減・定超・未			1,284 単位	夜勤の勤務条件基準を満たさない場合 － 25 単位			855	
23	1336	経ユ型病院経短1・定超・未		(二)経過的ユニット型病院療養病床経過型短期入所療養介護費<ユニット型個室的多床室>	要介護1		× 70%	× 97%	581	
23	1340	経ユ型病院経短1・夜減・定超・未			856 単位	夜勤の勤務条件基準を満たさない場合 － 25 単位			565	
23	1341	経ユ型病院経短2・定超・未			要介護2		654	
23	1345	経ユ型病院経短2・夜減・定超・未			963 単位	夜勤の勤務条件基準を満たさない場合 － 25 単位			637	
23	1346	経ユ型病院経短3・定超・未			要介護3		751	
23	1350	経ユ型病院経短3・夜減・定超・未			1,105 単位	夜勤の勤務条件基準を満たさない場合 － 25 単位			733	
23	1351	経ユ型病院経短4・定超・未			要介護4		812	
23	1355	経ユ型病院経短4・夜減・定超・未			1,195 単位	夜勤の勤務条件基準を満たさない場合 － 25 単位			794	
23	1356	経ユ型病院経短5・定超・未			要介護5		872	
23	1360	経ユ型病院経短5・夜減・定超・未			1,284 単位	夜勤の勤務条件基準を満たさない場合 － 25 単位			855	
23	8006	特定病院療短1・定超	(5)特定病院療養病床短期入所療養介護費（日帰りショート）	(一)3時間以上4時間未満			定員超過の場合 × 70%		479	1回につき
23	8010	特定病院療短1・夜減・定超			684 単位	夜勤の勤務条件基準を満たさない場合 － 25 単位		461	
23	8016	特定病院療短2・定超		(二)4時間以上6時間未満			664	
23	8017	特定病院療短2・夜減・定超			948 単位	夜勤の勤務条件基準を満たさない場合 － 25 単位		646	
23	8018	特定病院療短3・定超		(三)6時間以上8時間未満			921	
23	8019	特定病院療短3・夜減・定超			1,316 単位	夜勤の勤務条件基準を満たさない場合 － 25 単位		904	

居宅

短期療養

（療養病床）

看護・介護職員が欠員の場合

居宅

短期療養

（療養病床）

サービスコード 種類	項目	サービス内容略称	算定項目					合成単位数	算定単位
23	9011	病院療短Ⅲⅰ1・欠1	(1)(三) 病院療養病床短期入所療養介護費(Ⅲ) (看護6:1 介護6:1)	a 病院療養病床短期入所療養介護費(ⅰ) <従来型個室>	要介護1 642 単位			看護・介護職員が欠員の場合 × 70%	449	1日につき
23	9015	病院療短Ⅲⅰ1・夜減・欠1				夜勤の勤務条件基準を満たさない場合 − 25 単位			432	
23	9021	病院療短Ⅲⅰ2・欠1			要介護2 754 単位				528	
23	9025	病院療短Ⅲⅰ2・夜減・欠1				夜勤の勤務条件基準を満たさない場合 − 25 単位			510	
23	9031	病院療短Ⅲⅰ3・欠1			要介護3 904 単位				633	
23	9035	病院療短Ⅲⅰ3・夜減・欠1				夜勤の勤務条件基準を満たさない場合 − 25 単位			615	
23	9041	病院療短Ⅲⅰ4・欠1			要介護4 1,059 単位				741	
23	9045	病院療短Ⅲⅰ4・夜減・欠1				夜勤の勤務条件基準を満たさない場合 − 25 単位			724	
23	9051	病院療短Ⅲⅰ5・欠1			要介護5 1,100 単位				770	
23	9055	病院療短Ⅲⅰ5・夜減・欠1				夜勤の勤務条件基準を満たさない場合 − 25 単位			753	
23	9016	病院療短Ⅲⅱ1・欠1		b 病院療養病床短期入所療養介護費(ⅱ) <多床室>	要介護1 754 単位				528	
23	9020	病院療短Ⅲⅱ1・夜減・欠1				夜勤の勤務条件基準を満たさない場合 − 25 単位			510	
23	9026	病院療短Ⅲⅱ2・欠1			要介護2 864 単位				605	
23	9030	病院療短Ⅲⅱ2・夜減・欠1				夜勤の勤務条件基準を満たさない場合 − 25 単位			587	
23	9036	病院療短Ⅲⅱ3・欠1			要介護3 1,014 単位				710	
23	9040	病院療短Ⅲⅱ3・夜減・欠1				夜勤の勤務条件基準を満たさない場合 − 25 単位			692	
23	9046	病院療短Ⅲⅱ4・欠1			要介護4 1,170 単位				819	
23	9050	病院療短Ⅲⅱ4・夜減・欠1				夜勤の勤務条件基準を満たさない場合 − 25 単位			802	
23	9056	病院療短Ⅲⅱ5・欠1			要介護5 1,211 単位				848	
23	9060	病院療短Ⅲⅱ5・夜減・欠1				夜勤の勤務条件基準を満たさない場合 − 25 単位			830	
23	5345	病院経短Ⅱⅰ1・欠1	(2)(二) 病院療養病床経過型短期入所療養介護費(Ⅱ) (看護8:1 介護4:1)	a 病院療養病床経過型短期入所療養介護費(ⅰ) <従来型個室>	要介護1 732 単位				512	
23	5349	病院経短Ⅱⅰ1・夜減・欠1				夜勤の勤務条件基準を満たさない場合 − 25 単位			495	
23	5350	病院経短Ⅱⅰ2・欠1			要介護2 841 単位				589	
23	5354	病院経短Ⅱⅰ2・夜減・欠1				夜勤の勤務条件基準を満たさない場合 − 25 単位			571	
23	5355	病院経短Ⅱⅰ3・欠1			要介護3 950 単位				665	
23	5359	病院経短Ⅱⅰ3・夜減・欠1				夜勤の勤務条件基準を満たさない場合 − 25 単位			648	
23	5360	病院経短Ⅱⅰ4・欠1			要介護4 1,041 単位				729	
23	5364	病院経短Ⅱⅰ4・夜減・欠1				夜勤の勤務条件基準を満たさない場合 − 25 単位			711	
23	5365	病院経短Ⅱⅰ5・欠1			要介護5 1,130 単位				791	
23	5369	病院経短Ⅱⅰ5・夜減・欠1				夜勤の勤務条件基準を満たさない場合 − 25 単位			774	
23	5375	病院経短Ⅱⅱ1・欠1		b 病院療養病床経過型短期入所療養介護費(ⅱ) <多床室>	要介護1 843 単位				590	
23	5379	病院経短Ⅱⅱ1・夜減・欠1				夜勤の勤務条件基準を満たさない場合 − 25 単位			573	
23	5380	病院経短Ⅱⅱ2・欠1			要介護2 953 単位				667	
23	5384	病院経短Ⅱⅱ2・夜減・欠1				夜勤の勤務条件基準を満たさない場合 − 25 単位			650	
23	5385	病院経短Ⅱⅱ3・欠1			要介護3 1,059 単位				741	
23	5389	病院経短Ⅱⅱ3・夜減・欠1				夜勤の勤務条件基準を満たさない場合 − 25 単位			724	
23	5390	病院経短Ⅱⅱ4・欠1			要介護4 1,149 単位				804	
23	5394	病院経短Ⅱⅱ4・夜減・欠1				夜勤の勤務条件基準を満たさない場合 − 25 単位			787	
23	5395	病院経短Ⅱⅱ5・欠1			要介護5 1,242 単位				869	
23	5399	病院経短Ⅱⅱ5・夜減・欠1				夜勤の勤務条件基準を満たさない場合 − 25 単位			852	

サービスコード 種類	項目	サービス内容略称	算定項目			合成単位数	算定単位
23	9066	ユ型病院療短Ⅰ1・欠1	(3) (一) ユニット型病院療養病床短期入所療養介護費(Ⅰ)	要介護1		599	1日につき
23	9070	ユ型病院療短Ⅰ1・夜減・欠1		856 単位	夜勤の勤務条件基準を満たさない場合 － 25 単位	582	
23	9071	ユ型病院療短Ⅰ2・欠1		要介護2		674	
23	9075	ユ型病院療短Ⅰ2・夜減・欠1	<ユニット型個室>	963 単位	夜勤の勤務条件基準を満たさない場合 － 25 単位	657	
23	9076	ユ型病院療短Ⅰ3・欠1		要介護3		838	
23	9080	ユ型病院療短Ⅰ3・夜減・欠1		1,197 単位	夜勤の勤務条件基準を満たさない場合 － 25 単位	820	
23	9081	ユ型病院療短Ⅰ4・欠1		要介護4		907	
23	9085	ユ型病院療短Ⅰ4・夜減・欠1		1,296 単位	夜勤の勤務条件基準を満たさない場合 － 25 単位	890	
23	9086	ユ型病院療短Ⅰ5・欠1		要介護5		970	
23	9090	ユ型病院療短Ⅰ5・夜減・欠1		1,385 単位	夜勤の勤務条件基準を満たさない場合 － 25 単位	952	
23	A721	ユ型病院療短Ⅱ1・欠1	(二) ユニット型病院療養病床短期入所療養介護費(Ⅱ)	要介護1		620	
23	A726	ユ型病院療短Ⅱ1・夜減・欠1		885 単位	夜勤の勤務条件基準を満たさない場合 － 25 単位	602	
23	A727	ユ型病院療短Ⅱ2・欠1		要介護2		699	
23	A732	ユ型病院療短Ⅱ2・夜減・欠1	<療養機能強化型A> <ユニット型個室>	998 単位	夜勤の勤務条件基準を満たさない場合 － 25 単位	681	
23	A733	ユ型病院療短Ⅱ3・欠1		要介護3		869	
23	A738	ユ型病院療短Ⅱ3・夜減・欠1		1,242 単位	夜勤の勤務条件基準を満たさない場合 － 25 単位	852	
23	A739	ユ型病院療短Ⅱ4・欠1		要介護4		942	
23	A744	ユ型病院療短Ⅱ4・夜減・欠1		1,345 単位	夜勤の勤務条件基準を満たさない場合 － 25 単位	924	
23	A745	ユ型病院療短Ⅱ5・欠1		要介護5		1,007	
23	A750	ユ型病院療短Ⅱ5・夜減・欠1		1,438 単位	夜勤の勤務条件基準を満たさない場合 － 25 単位	989	
23	A751	ユ型病院療短Ⅲ1・欠1	(三) ユニット型病院療養病床短期入所療養介護費(Ⅲ)	要介護1		612	
23	A756	ユ型病院療短Ⅲ1・夜減・欠1		874 単位	夜勤の勤務条件基準を満たさない場合 － 25 単位	594	
23	A757	ユ型病院療短Ⅲ2・欠1		要介護2		690	
23	A762	ユ型病院療短Ⅲ2・夜減・欠1	<療養機能強化型B> <ユニット型個室>	985 単位	夜勤の勤務条件基準を満たさない場合 － 25 単位	672	
23	A763	ユ型病院療短Ⅲ3・欠1		要介護3		858	
23	A768	ユ型病院療短Ⅲ3・夜減・欠1		1,226 単位	夜勤の勤務条件基準を満たさない場合 － 25 単位	841	
23	A769	ユ型病院療短Ⅲ4・欠1		要介護4		930	
23	A774	ユ型病院療短Ⅲ4・夜減・欠1		1,328 単位	夜勤の勤務条件基準を満たさない場合 － 25 単位	912	
23	A775	ユ型病院療短Ⅲ5・欠1		要介護5		993	
23	A780	ユ型病院療短Ⅲ5・夜減・欠1		1,419 単位	夜勤の勤務条件基準を満たさない場合 － 25 単位	976	
23	9566	経ユ型病院療短Ⅰ1・欠1	(四) 経過的ユニット型病院療養病床短期入所療養介護費(Ⅰ)	要介護1		599	
23	9570	経ユ型病院療短Ⅰ1・夜減・欠1		856 単位	夜勤の勤務条件基準を満たさない場合 － 25 単位	582	
23	9571	経ユ型病院療短Ⅰ2・欠1		要介護2		674	
23	9575	経ユ型病院療短Ⅰ2・夜減・欠1	<ユニット型個室的多床室>	963 単位	夜勤の勤務条件基準を満たさない場合 － 25 単位	657	
23	9576	経ユ型病院療短Ⅰ3・欠1		要介護3		838	
23	9580	経ユ型病院療短Ⅰ3・夜減・欠1		1,197 単位	夜勤の勤務条件基準を満たさない場合 － 25 単位	820	
23	9581	経ユ型病院療短Ⅰ4・欠1		要介護4		907	
23	9585	経ユ型病院療短Ⅰ4・夜減・欠1		1,296 単位	夜勤の勤務条件基準を満たさない場合 － 25 単位	890	
23	9586	経ユ型病院療短Ⅰ5・欠1		要介護5		970	
23	9590	経ユ型病院療短Ⅰ5・夜減・欠1		1,385 単位	夜勤の勤務条件基準を満たさない場合 － 25 単位	952	
23	A781	経ユ型病院療短Ⅱ1・欠1	(五) 経過的ユニット型病院療養病床短期入所療養介護費(Ⅱ)	要介護1		620	
23	A786	経ユ型病院療短Ⅱ1・夜減・欠1		885 単位	夜勤の勤務条件基準を満たさない場合 － 25 単位	602	
23	A787	経ユ型病院療短Ⅱ2・欠1		要介護2		699	
23	A792	経ユ型病院療短Ⅱ2・夜減・欠1	<療養機能強化型A> <ユニット型個室的多床室>	998 単位	夜勤の勤務条件基準を満たさない場合 － 25 単位	681	
23	A793	経ユ型病院療短Ⅱ3・欠1		要介護3		869	
23	A798	経ユ型病院療短Ⅱ3・夜減・欠1		1,242 単位	夜勤の勤務条件基準を満たさない場合 － 25 単位	852	
23	A799	経ユ型病院療短Ⅱ4・欠1		要介護4		942	
23	A804	経ユ型病院療短Ⅱ4・夜減・欠1		1,345 単位	夜勤の勤務条件基準を満たさない場合 － 25 単位	924	
23	A805	経ユ型病院療短Ⅱ5・欠1		要介護5		1,007	
23	A810	経ユ型病院療短Ⅱ5・夜減・欠1		1,438 単位	夜勤の勤務条件基準を満たさない場合 － 25 単位	989	
23	A811	経ユ型病院療短Ⅲ1・欠1	(六) 経過的ユニット型病院療養病床短期入所療養介護費(Ⅲ)	要介護1		612	
23	A816	経ユ型病院療短Ⅲ1・夜減・欠1		874 単位	夜勤の勤務条件基準を満たさない場合 － 25 単位	594	
23	A817	経ユ型病院療短Ⅲ2・欠1		要介護2		690	
23	A822	経ユ型病院療短Ⅲ2・夜減・欠1	<療養機能強化型B> <ユニット型個室的多床室>	985 単位	夜勤の勤務条件基準を満たさない場合 － 25 単位	672	
23	A823	経ユ型病院療短Ⅲ3・欠1		要介護3		858	
23	A828	経ユ型病院療短Ⅲ3・夜減・欠1		1,226 単位	夜勤の勤務条件基準を満たさない場合 － 25 単位	841	
23	A829	経ユ型病院療短Ⅲ4・欠1		要介護4		930	
23	A834	経ユ型病院療短Ⅲ4・夜減・欠1		1,328 単位	夜勤の勤務条件基準を満たさない場合 － 25 単位	912	
23	A835	経ユ型病院療短Ⅲ5・欠1		要介護5		993	
23	A840	経ユ型病院療短Ⅲ5・夜減・欠1		1,419 単位	夜勤の勤務条件基準を満たさない場合 － 25 単位	976	

看護・介護職員が欠員の場合 × 70%

居宅

短期療養（療養病床）

種類	項目	サービス内容略称	算定項目					合成単位数	算定単位
23	7566	ユ型病院療短Ⅰ1・欠1・未	(3) ユニット型病院療養病床短期入所療養介護費	(一) ユニット型病院療養病床短期入所療養介護費（Ⅰ） <ユニット型個室>	要介護1				581	1日につき
23	7570	ユ型病院療短Ⅰ1・夜減・欠1・未			856 単位	夜勤の勤務条件基準を満たさない場合 － 25 単位			565	
23	7571	ユ型病院療短Ⅰ2・欠1・未			要介護2				654	
23	7575	ユ型病院療短Ⅰ2・夜減・欠1・未			963 単位	夜勤の勤務条件基準を満たさない場合 － 25 単位			637	
23	7576	ユ型病院療短Ⅰ3・欠1・未			要介護3				813	
23	7580	ユ型病院療短Ⅰ3・夜減・欠1・未			1,197 単位	夜勤の勤務条件基準を満たさない場合 － 25 単位			795	
23	7581	ユ型病院療短Ⅰ4・欠1・未			要介護4				880	
23	7585	ユ型病院療短Ⅰ4・夜減・欠1・未			1,296 単位	夜勤の勤務条件基準を満たさない場合 － 25 単位			863	
23	7586	ユ型病院療短Ⅰ5・欠1・未			要介護5				941	
23	7590	ユ型病院療短Ⅰ5・夜減・欠1・未			1,385 単位	夜勤の勤務条件基準を満たさない場合 － 25 単位			923	
23	A841	ユ型病院療短Ⅱ1・欠1・未		(二) ユニット型病院療養病床短期入所療養介護費（Ⅱ） <療養機能強化型A> <ユニット型個室>	要介護1				601	
23	A846	ユ型病院療短Ⅱ1・夜減・欠1・未			885 単位	夜勤の勤務条件基準を満たさない場合 － 25 単位			584	
23	A847	ユ型病院療短Ⅱ2・欠1・未			要介護2		看護・介護職員が欠員の場合 × 70%	ユニットケア体制未整備減算 × 97%	678	
23	A852	ユ型病院療短Ⅱ2・夜減・欠1・未			998 単位	夜勤の勤務条件基準を満たさない場合 － 25 単位			661	
23	A853	ユ型病院療短Ⅱ3・欠1・未			要介護3				843	
23	A858	ユ型病院療短Ⅱ3・夜減・欠1・未			1,242 単位	夜勤の勤務条件基準を満たさない場合 － 25 単位			826	
23	A859	ユ型病院療短Ⅱ4・欠1・未			要介護4				914	
23	A864	ユ型病院療短Ⅱ4・夜減・欠1・未			1,345 単位	夜勤の勤務条件基準を満たさない場合 － 25 単位			896	
23	A865	ユ型病院療短Ⅱ5・欠1・未			要介護5				977	
23	A870	ユ型病院療短Ⅱ5・夜減・欠1・未			1,438 単位	夜勤の勤務条件基準を満たさない場合 － 25 単位			959	
23	A871	ユ型病院療短Ⅲ1・欠1・未		(三) ユニット型病院療養病床短期入所療養介護費（Ⅲ） <療養機能強化型B> <ユニット型個室>	要介護1				594	
23	A876	ユ型病院療短Ⅲ1・夜減・欠1・未			874 単位	夜勤の勤務条件基準を満たさない場合 － 25 単位			576	
23	A877	ユ型病院療短Ⅲ2・欠1・未			要介護2				669	
23	A882	ユ型病院療短Ⅲ2・夜減・欠1・未			985 単位	夜勤の勤務条件基準を満たさない場合 － 25 単位			652	
23	A883	ユ型病院療短Ⅲ3・欠1・未			要介護3				832	
23	A888	ユ型病院療短Ⅲ3・夜減・欠1・未			1,226 単位	夜勤の勤務条件基準を満たさない場合 － 25 単位			816	
23	A889	ユ型病院療短Ⅲ4・欠1・未			要介護4				902	
23	A894	ユ型病院療短Ⅲ4・夜減・欠1・未			1,328 単位	夜勤の勤務条件基準を満たさない場合 － 25 単位			885	
23	A895	ユ型病院療短Ⅲ5・欠1・未			要介護5				963	
23	A900	ユ型病院療短Ⅲ5・夜減・欠1・未			1,419 単位	夜勤の勤務条件基準を満たさない場合 － 25 単位			947	
23	7596	経ユ型病院療短Ⅰ1・欠1・未		(四) 経過的ユニット型病院療養病床短期入所療養介護費（Ⅰ） <ユニット型個室的多床室>	要介護1				581	
23	7600	経ユ型病院療短Ⅰ1・夜減・欠1・未			856 単位	夜勤の勤務条件基準を満たさない場合 － 25 単位			565	
23	7601	経ユ型病院療短Ⅰ2・欠1・未			要介護2				654	
23	7605	経ユ型病院療短Ⅰ2・夜減・欠1・未			963 単位	夜勤の勤務条件基準を満たさない場合 － 25 単位			637	
23	7606	経ユ型病院療短Ⅰ3・欠1・未			要介護3				813	
23	7610	経ユ型病院療短Ⅰ3・夜減・欠1・未			1,197 単位	夜勤の勤務条件基準を満たさない場合 － 25 単位			795	
23	7611	経ユ型病院療短Ⅰ4・欠1・未			要介護4				880	
23	7615	経ユ型病院療短Ⅰ4・夜減・欠1・未			1,296 単位	夜勤の勤務条件基準を満たさない場合 － 25 単位			863	
23	7616	経ユ型病院療短Ⅰ5・欠1・未			要介護5				941	
23	7620	経ユ型病院療短Ⅰ5・夜減・欠1・未			1,385 単位	夜勤の勤務条件基準を満たさない場合 － 25 単位			923	
23	A901	経ユ型病院療短Ⅱ1・欠1・未		(五) 経過的ユニット型病院療養病床短期入所療養介護費（Ⅱ） <療養機能強化型A> <ユニット型個室的多床室>	要介護1				601	
23	A906	経ユ型病院療短Ⅱ1・夜減・欠1・未			885 単位	夜勤の勤務条件基準を満たさない場合 － 25 単位			584	
23	A907	経ユ型病院療短Ⅱ2・欠1・未			要介護2				678	
23	A912	経ユ型病院療短Ⅱ2・夜減・欠1・未			998 単位	夜勤の勤務条件基準を満たさない場合 － 25 単位			661	
23	A913	経ユ型病院療短Ⅱ3・欠1・未			要介護3				843	
23	A918	経ユ型病院療短Ⅱ3・夜減・欠1・未			1,242 単位	夜勤の勤務条件基準を満たさない場合 － 25 単位			826	
23	A919	経ユ型病院療短Ⅱ4・欠1・未			要介護4				914	
23	A924	経ユ型病院療短Ⅱ4・夜減・欠1・未			1,345 単位	夜勤の勤務条件基準を満たさない場合 － 25 単位			896	
23	A925	経ユ型病院療短Ⅱ5・欠1・未			要介護5				977	
23	A930	経ユ型病院療短Ⅱ5・夜減・欠1・未			1,438 単位	夜勤の勤務条件基準を満たさない場合 － 25 単位			959	
23	A931	経ユ型病院療短Ⅲ1・欠1・未		(六) 経過的ユニット型病院療養病床短期入所療養介護費（Ⅲ） <療養機能強化型B> <ユニット型個室的多床室>	要介護1				594	
23	A936	経ユ型病院療短Ⅲ1・夜減・欠1・未			874 単位	夜勤の勤務条件基準を満たさない場合 － 25 単位			576	
23	A937	経ユ型病院療短Ⅲ2・欠1・未			要介護2				669	
23	A942	経ユ型病院療短Ⅲ2・夜減・欠1・未			985 単位	夜勤の勤務条件基準を満たさない場合 － 25 単位			652	
23	A943	経ユ型病院療短Ⅲ3・欠1・未			要介護3				832	
23	A948	経ユ型病院療短Ⅲ3・夜減・欠1・未			1,226 単位	夜勤の勤務条件基準を満たさない場合 － 25 単位			816	
23	A949	経ユ型病院療短Ⅲ4・欠1・未			要介護4				902	
23	A954	経ユ型病院療短Ⅲ4・夜減・欠1・未			1,328 単位	夜勤の勤務条件基準を満たさない場合 － 25 単位			885	
23	A955	経ユ型病院療短Ⅲ5・欠1・未			要介護5				963	
23	A960	経ユ型病院療短Ⅲ5・夜減・欠1・未			1,419 単位	夜勤の勤務条件基準を満たさない場合 － 25 単位			947	

居宅

短期療養
（療養病床）

サービスコード 種類	項目	サービス内容略称	算定項目			合成 単位数	算定 単位
23	1426	ユ型病院経短1・欠1	(4)ユニット型病院療養病床経過型短期入所療養介護費	(一)ユニット型病院療養病床経過型短期入所療養介護費 ＜ユニット型個室＞	要介護1 856 単位	看護・介護職員が欠員の場合 × 70%	599	1日につき
23	1430	ユ型病院経短1・夜減・欠1			夜勤の勤務条件基準を満たさない場合 － 25 単位	582	
23	1431	ユ型病院経短2・欠1			要介護2 963 単位	674	
23	1435	ユ型病院経短2・夜減・欠1			夜勤の勤務条件基準を満たさない場合 － 25 単位	657	
23	1436	ユ型病院経短3・欠1			要介護3 1,105 単位	774	
23	1440	ユ型病院経短3・夜減・欠1			夜勤の勤務条件基準を満たさない場合 － 25 単位	756	
23	1441	ユ型病院経短4・欠1			要介護4 1,195 単位	837	
23	1445	ユ型病院経短4・夜減・欠1			夜勤の勤務条件基準を満たさない場合 － 25 単位	819	
23	1446	ユ型病院経短5・欠1			要介護5 1,284 単位	899	
23	1450	ユ型病院経短5・夜減・欠1			夜勤の勤務条件基準を満たさない場合 － 25 単位	881	
23	1456	経ユ型病院経短1・欠1		(二)経過的ユニット型病院療養病床経過型短期入所療養介護費 ＜ユニット型個室的多床室＞	要介護1 856 単位	599	
23	1460	経ユ型病院経短1・夜減・欠1			夜勤の勤務条件基準を満たさない場合 － 25 単位	582	
23	1461	経ユ型病院経短2・欠1			要介護2 963 単位	674	
23	1465	経ユ型病院経短2・夜減・欠1			夜勤の勤務条件基準を満たさない場合 － 25 単位	657	
23	1466	経ユ型病院経短3・欠1			要介護3 1,105 単位	774	
23	1470	経ユ型病院経短3・夜減・欠1			夜勤の勤務条件基準を満たさない場合 － 25 単位	756	
23	1471	経ユ型病院経短4・欠1			要介護4 1,195 単位	837	
23	1475	経ユ型病院経短4・夜減・欠1			夜勤の勤務条件基準を満たさない場合 － 25 単位	819	
23	1476	経ユ型病院経短5・欠1			要介護5 1,284 単位	899	
23	1480	経ユ型病院経短5・夜減・欠1			夜勤の勤務条件基準を満たさない場合 － 25 単位	881	
23	1486	ユ型病院経短1・欠1・未		(一)ユニット型病院療養病床経過型短期入所療養介護費 ＜ユニット型個室＞	要介護1 856 単位	看護・介護職員が欠員の場合 × 70% ／ ユニットケア体制未整備減算 × 97%	581	
23	1490	ユ型病院経短1・夜減・欠1・未			夜勤の勤務条件基準を満たさない場合 － 25 単位	565	
23	1491	ユ型病院経短2・欠1・未			要介護2 963 単位	654	
23	1495	ユ型病院経短2・夜減・欠1・未			夜勤の勤務条件基準を満たさない場合 － 25 単位	637	
23	1496	ユ型病院経短3・欠1・未			要介護3 1,105 単位	751	
23	1500	ユ型病院経短3・夜減・欠1・未			夜勤の勤務条件基準を満たさない場合 － 25 単位	733	
23	1501	ユ型病院経短4・欠1・未			要介護4 1,195 単位	812	
23	1505	ユ型病院経短4・夜減・欠1・未			夜勤の勤務条件基準を満たさない場合 － 25 単位	794	
23	1506	ユ型病院経短5・欠1・未			要介護5 1,284 単位	872	
23	1510	ユ型病院経短5・夜減・欠1・未			夜勤の勤務条件基準を満たさない場合 － 25 単位	855	
23	1516	経ユ型病院経短1・欠1・未		(二)経過的ユニット型病院療養病床経過型短期入所療養介護費 ＜ユニット型個室的多床室＞	要介護1 856 単位	581	
23	1520	経ユ型病院経短1・夜減・欠1・未			夜勤の勤務条件基準を満たさない場合 － 25 単位	565	
23	1521	経ユ型病院経短2・欠1・未			要介護2 963 単位	654	
23	1525	経ユ型病院経短2・夜減・欠1・未			夜勤の勤務条件基準を満たさない場合 － 25 単位	637	
23	1526	経ユ型病院経短3・欠1・未			要介護3 1,105 単位	751	
23	1530	経ユ型病院経短3・夜減・欠1・未			夜勤の勤務条件基準を満たさない場合 － 25 単位	733	
23	1531	経ユ型病院経短4・欠1・未			要介護4 1,195 単位	812	
23	1535	経ユ型病院経短4・夜減・欠1・未			夜勤の勤務条件基準を満たさない場合 － 25 単位	794	
23	1536	経ユ型病院経短5・欠1・未			要介護5 1,284 単位	872	
23	1540	経ユ型病院経短5・夜減・欠1・未			夜勤の勤務条件基準を満たさない場合 － 25 単位	855	
23	7001	特定病院療短1・欠1	(5)特定病院療養病床短期入所療養介護費（日帰りショート）	(一)3時間以上4時間未満		看護・介護職員が欠員の場合 × 70%	479	1回につき
23	7005	特定病院療短1・夜減・欠1		684 単位	夜勤の勤務条件基準を満たさない場合 － 25 単位	461	
23	7006	特定病院療短2・欠1		(二)4時間以上6時間未満		664	
23	7007	特定病院療短2・夜減・欠1		948 単位	夜勤の勤務条件基準を満たさない場合 － 25 単位	646	
23	7008	特定病院療短3・欠1		(三)6時間以上8時間未満		921	
23	7009	特定病院療短3・夜減・欠1		1,316 単位	夜勤の勤務条件基準を満たさない場合 － 25 単位	904	

居宅

短期
療養
（療養病床）

居宅

短期療養

（療養病床）

正看比率が 20% 未満の場合

種類	項目	サービス内容略称	算定項目					合成単位数	算定単位
23	9111	病院療短III i 1・欠3	(1)(三)病院療養病床短期入所療養介護費(III)	a 病院療養病床短期入所療養介護費(i)〈従来型個室〉	要介護1			578	1日につき
23	9115	病院療短III i 1・夜減・欠3			642 単位	夜勤の勤務条件基準を満たさない場合	－ 25 単位	555	
23	9121	病院療短III i 2・欠3			要介護2			679	
23	9125	病院療短III i 2・夜減・欠3			754 単位	夜勤の勤務条件基準を満たさない場合	－ 25 単位	656	
23	9131	病院療短III i 3・欠3			要介護3			814	
23	9135	病院療短III i 3・夜減・欠3			904 単位	夜勤の勤務条件基準を満たさない場合	－ 25 単位	791	
23	9141	病院療短III i 4・欠3			要介護4			953	
23	9145	病院療短III i 4・夜減・欠3			1,059 単位	夜勤の勤務条件基準を満たさない場合	－ 25 単位	931	
23	9151	病院療短III i 5・欠3			要介護5			990	
23	9155	病院療短III i 5・夜減・欠3			1,100 単位	夜勤の勤務条件基準を満たさない場合	－ 25 単位	968	
23	9116	病院療短III ii 1・欠3		b 病院療養病床短期入所療養介護費(ii)〈多床室〉	要介護1			679	
23	9120	病院療短III ii 1・夜減・欠3			754 単位	夜勤の勤務条件基準を満たさない場合	－ 25 単位	656	
23	9126	病院療短III ii 2・欠3			要介護2			778	
23	9130	病院療短III ii 2・夜減・欠3			864 単位	夜勤の勤務条件基準を満たさない場合	－ 25 単位	755	
23	9136	病院療短III ii 3・欠3			要介護3			913	
23	9140	病院療短III ii 3・夜減・欠3			1,014 単位	夜勤の勤務条件基準を満たさない場合	－ 25 単位	890	
23	9146	病院療短III ii 4・欠3			要介護4			1,053	
23	9150	病院療短III ii 4・夜減・欠3			1,170 単位	夜勤の勤務条件基準を満たさない場合	－ 25 単位	1,031	
23	9156	病院療短III ii 5・欠3			要介護5			1,090	
23	9160	病院療短III ii 5・夜減・欠3			1,211 単位	夜勤の勤務条件基準を満たさない場合	－ 25 単位	1,067	
23	5410	病院経短II i 1・欠3	(2)(二)病院療養病床経過型短期入所療養介護費(II)	a 病院療養病床経過型短期入所療養介護費(i)〈従来型個室〉	要介護1			659	
23	5414	病院経短II i 1・夜減・欠3			732 単位	夜勤の勤務条件基準を満たさない場合	－ 25 単位	636	
23	5415	病院経短II i 2・欠3			要介護2			757	
23	5419	病院経短II i 2・夜減・欠3			841 単位	夜勤の勤務条件基準を満たさない場合	－ 25 単位	734	
23	5420	病院経短II i 3・欠3			要介護3			855	
23	5424	病院経短II i 3・夜減・欠3			950 単位	夜勤の勤務条件基準を満たさない場合	－ 25 単位	833	
23	5425	病院経短II i 4・欠3			要介護4			937	
23	5429	病院経短II i 4・夜減・欠3			1,041 単位	夜勤の勤務条件基準を満たさない場合	－ 25 単位	914	
23	5430	病院経短II i 5・欠3			要介護5			1,017	
23	5434	病院経短II i 5・夜減・欠3			1,130 単位	夜勤の勤務条件基準を満たさない場合	－ 25 単位	995	
23	5440	病院経短II ii 1・欠3		b 病院療養病床経過型短期入所療養介護費(ii)〈多床室〉	要介護1			759	
23	5444	病院経短II ii 1・夜減・欠3			843 単位	夜勤の勤務条件基準を満たさない場合	－ 25 単位	736	
23	5445	病院経短II ii 2・欠3			要介護2			858	
23	5449	病院経短II ii 2・夜減・欠3			953 単位	夜勤の勤務条件基準を満たさない場合	－ 25 単位	835	
23	5450	病院経短II ii 3・欠3			要介護3			953	
23	5454	病院経短II ii 3・夜減・欠3			1,059 単位	夜勤の勤務条件基準を満たさない場合	－ 25 単位	931	
23	5455	病院経短II ii 4・欠3			要介護4			1,034	
23	5459	病院経短II ii 4・夜減・欠3			1,149 単位	夜勤の勤務条件基準を満たさない場合	－ 25 単位	1,012	
23	5460	病院経短II ii 5・欠3			要介護5			1,118	
23	5464	病院経短II ii 5・夜減・欠3			1,242 単位	夜勤の勤務条件基準を満たさない場合	－ 25 単位	1,095	

正看比率が20％未満の場合 × 90%

（病院療養病床短期入所療養介護費）（看護6:1 介護6:1）
（病院療養病床経過型短期入所療養介護費）（看護8:1 介護4:1）

サービスコード 種類	項目	サービス内容略称	算定項目			合成単位数	算定単位
23	9166	ユ型病院療短Ⅰ1・欠3	(3)ユニット型病院療養病床短期入所療養介護費 (一)ユニット型病院療養病床短期入所療養介護費（Ⅰ）〈ユニット型個室〉	要介護1		770	1日につき
23	9170	ユ型病院療短Ⅰ1・夜減・欠3		856 単位	夜勤の勤務条件基準を満たさない場合　－ 25 単位	748	
23	9171	ユ型病院療短Ⅰ2・欠3		要介護2		867	
23	9175	ユ型病院療短Ⅰ2・夜減・欠3		963 単位	夜勤の勤務条件基準を満たさない場合　－ 25 単位	844	
23	9176	ユ型病院療短Ⅰ3・欠3		要介護3		1,077	
23	9180	ユ型病院療短Ⅰ3・夜減・欠3		1,197 単位	夜勤の勤務条件基準を満たさない場合　－ 25 単位	1,055	
23	9181	ユ型病院療短Ⅰ4・欠3		要介護4		1,166	
23	9185	ユ型病院療短Ⅰ4・夜減・欠3		1,296 単位	夜勤の勤務条件基準を満たさない場合　－ 25 単位	1,144	
23	9186	ユ型病院療短Ⅰ5・欠3		要介護5		1,247	
23	9190	ユ型病院療短Ⅰ5・夜減・欠3		1,385 単位	夜勤の勤務条件基準を満たさない場合　－ 25 単位	1,224	
23	B001	ユ型病院療短Ⅱ1・欠3	(二)ユニット型病院療養病床短期入所療養介護費（Ⅱ）〈療養機能強化型A〉〈ユニット型個室〉	要介護1		797	
23	B006	ユ型病院療短Ⅱ1・夜減・欠3		885 単位	夜勤の勤務条件基準を満たさない場合　－ 25 単位	774	
23	B007	ユ型病院療短Ⅱ2・欠3		要介護2		898	
23	B012	ユ型病院療短Ⅱ2・夜減・欠3		998 単位	夜勤の勤務条件基準を満たさない場合　－ 25 単位	876	
23	B013	ユ型病院療短Ⅱ3・欠3		要介護3		1,118	
23	B018	ユ型病院療短Ⅱ3・夜減・欠3		1,242 単位	夜勤の勤務条件基準を満たさない場合　－ 25 単位	1,095	
23	B019	ユ型病院療短Ⅱ4・欠3		要介護4		1,211	
23	B024	ユ型病院療短Ⅱ4・夜減・欠3		1,345 単位	夜勤の勤務条件基準を満たさない場合　－ 25 単位	1,188	
23	B025	ユ型病院療短Ⅱ5・欠3		要介護5		1,294	
23	B030	ユ型病院療短Ⅱ5・夜減・欠3		1,438 単位	夜勤の勤務条件基準を満たさない場合　－ 25 単位	1,272	
23	B031	ユ型病院療短Ⅲ1・欠3	(三)ユニット型病院療養病床短期入所療養介護費（Ⅲ）〈療養機能強化型B〉〈ユニット型個室〉	要介護1		787	
23	B036	ユ型病院療短Ⅲ1・夜減・欠3		874 単位	夜勤の勤務条件基準を満たさない場合　－ 25 単位	764	
23	B037	ユ型病院療短Ⅲ2・欠3		要介護2		887	
23	B042	ユ型病院療短Ⅲ2・夜減・欠3		985 単位	夜勤の勤務条件基準を満たさない場合　－ 25 単位	864	
23	B043	ユ型病院療短Ⅲ3・欠3		要介護3		1,103	
23	B048	ユ型病院療短Ⅲ3・夜減・欠3		1,226 単位	夜勤の勤務条件基準を満たさない場合　－ 25 単位	1,081	
23	B049	ユ型病院療短Ⅲ4・欠3		要介護4		1,195	
23	B054	ユ型病院療短Ⅲ4・夜減・欠3		1,328 単位	夜勤の勤務条件基準を満たさない場合　－ 25 単位	1,173	
23	B055	ユ型病院療短Ⅲ5・欠3		要介護5		1,277	
23	B060	ユ型病院療短Ⅲ5・夜減・欠3		1,419 単位	夜勤の勤務条件基準を満たさない場合　－ 25 単位	1,255	
23	9666	経ユ型病院療短Ⅰ1・欠3	(四)経過的ユニット型病院療養病床短期入所療養介護費（Ⅰ）〈ユニット型個室的多床室〉	要介護1		770	
23	9670	経ユ型病院療短Ⅰ1・夜減・欠3		856 単位	夜勤の勤務条件基準を満たさない場合　－ 25 単位	748	
23	9671	経ユ型病院療短Ⅰ2・欠3		要介護2		867	
23	9675	経ユ型病院療短Ⅰ2・夜減・欠3		963 単位	夜勤の勤務条件基準を満たさない場合　－ 25 単位	844	
23	9676	経ユ型病院療短Ⅰ3・欠3		要介護3		1,077	
23	9680	経ユ型病院療短Ⅰ3・夜減・欠3		1,197 単位	夜勤の勤務条件基準を満たさない場合　－ 25 単位	1,055	
23	9681	経ユ型病院療短Ⅰ4・欠3		要介護4		1,166	
23	9685	経ユ型病院療短Ⅰ4・夜減・欠3		1,296 単位	夜勤の勤務条件基準を満たさない場合　－ 25 単位	1,144	
23	9686	経ユ型病院療短Ⅰ5・欠3		要介護5		1,247	
23	9690	経ユ型病院療短Ⅰ5・夜減・欠3		1,385 単位	夜勤の勤務条件基準を満たさない場合　－ 25 単位	1,224	
23	B061	経ユ型病院療短Ⅱ1・欠3	(五)経過的ユニット型病院療養病床短期入所療養介護費（Ⅱ）〈療養機能強化型A〉〈ユニット型個室的多床室〉	要介護1		797	
23	B066	経ユ型病院療短Ⅱ1・夜減・欠3		885 単位	夜勤の勤務条件基準を満たさない場合　－ 25 単位	774	
23	B067	経ユ型病院療短Ⅱ2・欠3		要介護2		898	
23	B072	経ユ型病院療短Ⅱ2・夜減・欠3		998 単位	夜勤の勤務条件基準を満たさない場合　－ 25 単位	876	
23	B073	経ユ型病院療短Ⅱ3・欠3		要介護3		1,118	
23	B078	経ユ型病院療短Ⅱ3・夜減・欠3		1,242 単位	夜勤の勤務条件基準を満たさない場合　－ 25 単位	1,095	
23	B079	経ユ型病院療短Ⅱ4・欠3		要介護4		1,211	
23	B084	経ユ型病院療短Ⅱ4・夜減・欠3		1,345 単位	夜勤の勤務条件基準を満たさない場合　－ 25 単位	1,188	
23	B085	経ユ型病院療短Ⅱ5・欠3		要介護5		1,294	
23	B090	経ユ型病院療短Ⅱ5・夜減・欠3		1,438 単位	夜勤の勤務条件基準を満たさない場合　－ 25 単位	1,272	
23	B091	経ユ型病院療短Ⅲ1・欠3	(六)経過的ユニット型病院療養病床短期入所療養介護費（Ⅲ）〈療養機能強化型B〉〈ユニット型個室的多床室〉	要介護1		787	
23	B096	経ユ型病院療短Ⅲ1・夜減・欠3		874 単位	夜勤の勤務条件基準を満たさない場合　－ 25 単位	764	
23	B097	経ユ型病院療短Ⅲ2・欠3		要介護2		887	
23	B102	経ユ型病院療短Ⅲ2・夜減・欠3		985 単位	夜勤の勤務条件基準を満たさない場合　－ 25 単位	864	
23	B103	経ユ型病院療短Ⅲ3・欠3		要介護3		1,103	
23	B108	経ユ型病院療短Ⅲ3・夜減・欠3		1,226 単位	夜勤の勤務条件基準を満たさない場合　－ 25 単位	1,081	
23	B109	経ユ型病院療短Ⅲ4・欠3		要介護4		1,195	
23	B114	経ユ型病院療短Ⅲ4・夜減・欠3		1,328 単位	夜勤の勤務条件基準を満たさない場合　－ 25 単位	1,173	
23	B115	経ユ型病院療短Ⅲ5・欠3		要介護5		1,277	
23	B120	経ユ型病院療短Ⅲ5・夜減・欠3		1,419 単位	夜勤の勤務条件基準を満たさない場合　－ 25 単位	1,255	

算定項目欄 注記：正看比率が20％未満の場合　× 90%

居宅

短期療養（療養病床）

居宅

短期
療養

（療養病床）

サービスコード 種類	項目	サービス内容略称	算定項目						合成 単位数	算定 単位
23	7626	ユ型病院療短Ⅰ1・欠3・未	(3)(一) ユニット型病院療養病床短期入所療養介護費(Ⅰ) 〈ユニット型個室〉	要介護1 856 単位					747	1日につき
23	7630	ユ型病院療短Ⅰ1・夜減・欠3・未			夜勤の勤務条件基準を満たさない場合 － 25 単位				726	
23	7631	ユ型病院療短Ⅰ2・欠3・未		要介護2 963 単位					841	
23	7635	ユ型病院療短Ⅰ2・夜減・欠3・未			夜勤の勤務条件基準を満たさない場合 － 25 単位				819	
23	7636	ユ型病院療短Ⅰ3・欠3・未		要介護3 1,197 単位		正看比率が20％未満の場合	ユニットケア体制未整備減算		1,045	
23	7640	ユ型病院療短Ⅰ3・夜減・欠3・未			夜勤の勤務条件基準を満たさない場合 － 25 単位				1,023	
23	7641	ユ型病院療短Ⅰ4・欠3・未		要介護4 1,296 単位					1,131	
23	7645	ユ型病院療短Ⅰ4・夜減・欠3・未			夜勤の勤務条件基準を満たさない場合 － 25 単位				1,110	
23	7646	ユ型病院療短Ⅰ5・欠3・未		要介護5 1,385 単位					1,210	
23	7650	ユ型病院療短Ⅰ5・夜減・欠3・未			夜勤の勤務条件基準を満たさない場合 － 25 単位				1,187	
23	B121	ユ型病院療短Ⅱ1・欠3・未	(二) ユニット型病院療養病床短期入所療養介護費(Ⅱ) 〈療養機能強化型A〉 〈ユニット型個室〉	要介護1 885 単位					773	
23	B126	ユ型病院療短Ⅱ1・夜減・欠3・未			夜勤の勤務条件基準を満たさない場合 － 25 単位				751	
23	B127	ユ型病院療短Ⅱ2・欠3・未		要介護2 998 単位					871	
23	B132	ユ型病院療短Ⅱ2・夜減・欠3・未			夜勤の勤務条件基準を満たさない場合 － 25 単位 × 90% × 97%				850	
23	B133	ユ型病院療短Ⅱ3・欠3・未		要介護3 1,242 単位					1,084	
23	B138	ユ型病院療短Ⅱ3・夜減・欠3・未			夜勤の勤務条件基準を満たさない場合 － 25 単位				1,062	
23	B139	ユ型病院療短Ⅱ4・欠3・未		要介護4 1,345 単位					1,175	
23	B144	ユ型病院療短Ⅱ4・夜減・欠3・未			夜勤の勤務条件基準を満たさない場合 － 25 単位				1,152	
23	B145	ユ型病院療短Ⅱ5・欠3・未		要介護5 1,438 単位					1,255	
23	B150	ユ型病院療短Ⅱ5・夜減・欠3・未			夜勤の勤務条件基準を満たさない場合 － 25 単位				1,234	
23	B151	ユ型病院療短Ⅲ1・欠3・未	(三) ユニット型病院療養病床短期入所療養介護費(Ⅲ) 〈療養機能強化型B〉 〈ユニット型個室〉	要介護1 874 単位					763	
23	B156	ユ型病院療短Ⅲ1・夜減・欠3・未			夜勤の勤務条件基準を満たさない場合 － 25 単位				741	
23	B157	ユ型病院療短Ⅲ2・欠3・未		要介護2 985 単位					860	
23	B162	ユ型病院療短Ⅲ2・夜減・欠3・未			夜勤の勤務条件基準を満たさない場合 － 25 単位				838	
23	B163	ユ型病院療短Ⅲ3・欠3・未		要介護3 1,226 単位					1,070	
23	B168	ユ型病院療短Ⅲ3・夜減・欠3・未			夜勤の勤務条件基準を満たさない場合 － 25 単位				1,049	
23	B169	ユ型病院療短Ⅲ4・欠3・未		要介護4 1,328 単位					1,159	
23	B174	ユ型病院療短Ⅲ4・夜減・欠3・未			夜勤の勤務条件基準を満たさない場合 － 25 単位				1,138	
23	B175	ユ型病院療短Ⅲ5・欠3・未		要介護5 1,419 単位					1,239	
23	B180	ユ型病院療短Ⅲ5・夜減・欠3・未			夜勤の勤務条件基準を満たさない場合 － 25 単位				1,217	
23	7656	経ユ型病院療短Ⅰ1・欠3・未	(四) 経過的ユニット型病院療養病床短期入所療養介護費(Ⅰ) 〈ユニット型個室的多床室〉	要介護1 856 単位					747	
23	7660	経ユ型病院療短Ⅰ1・夜減・欠3・未			夜勤の勤務条件基準を満たさない場合 － 25 単位				726	
23	7661	経ユ型病院療短Ⅰ2・欠3・未		要介護2 963 単位					841	
23	7665	経ユ型病院療短Ⅰ2・夜減・欠3・未			夜勤の勤務条件基準を満たさない場合 － 25 単位				819	
23	7666	経ユ型病院療短Ⅰ3・欠3・未		要介護3 1,197 単位					1,045	
23	7670	経ユ型病院療短Ⅰ3・夜減・欠3・未			夜勤の勤務条件基準を満たさない場合 － 25 単位				1,023	
23	7671	経ユ型病院療短Ⅰ4・欠3・未		要介護4 1,296 単位					1,131	
23	7675	経ユ型病院療短Ⅰ4・夜減・欠3・未			夜勤の勤務条件基準を満たさない場合 － 25 単位				1,110	
23	7676	経ユ型病院療短Ⅰ5・欠3・未		要介護5 1,385 単位					1,210	
23	7680	経ユ型病院療短Ⅰ5・夜減・欠3・未			夜勤の勤務条件基準を満たさない場合 － 25 単位				1,187	
23	B181	経ユ型病院療短Ⅱ1・欠3・未	(五) 経過的ユニット型病院療養病床短期入所療養介護費(Ⅱ) 〈療養機能強化型A〉 〈ユニット型個室的多床室〉	要介護1 885 単位					773	
23	B186	経ユ型病院療短Ⅱ1・夜減・欠3・未			夜勤の勤務条件基準を満たさない場合 － 25 単位				751	
23	B187	経ユ型病院療短Ⅱ2・欠3・未		要介護2 998 単位					871	
23	B192	経ユ型病院療短Ⅱ2・夜減・欠3・未			夜勤の勤務条件基準を満たさない場合 － 25 単位				850	
23	B193	経ユ型病院療短Ⅱ3・欠3・未		要介護3 1,242 単位					1,084	
23	B198	経ユ型病院療短Ⅱ3・夜減・欠3・未			夜勤の勤務条件基準を満たさない場合 － 25 単位				1,062	
23	B199	経ユ型病院療短Ⅱ4・欠3・未		要介護4 1,345 単位					1,175	
23	B204	経ユ型病院療短Ⅱ4・夜減・欠3・未			夜勤の勤務条件基準を満たさない場合 － 25 単位				1,152	
23	B205	経ユ型病院療短Ⅱ5・欠3・未		要介護5 1,438 単位					1,255	
23	B210	経ユ型病院療短Ⅱ5・夜減・欠3・未			夜勤の勤務条件基準を満たさない場合 － 25 単位				1,234	
23	B211	経ユ型病院療短Ⅲ1・欠3・未	(六) 経過的ユニット型病院療養病床短期入所療養介護費(Ⅲ) 〈療養機能強化型B〉 〈ユニット型個室的多床室〉	要介護1 874 単位					763	
23	B216	経ユ型病院療短Ⅲ1・夜減・欠3・未			夜勤の勤務条件基準を満たさない場合 － 25 単位				741	
23	B217	経ユ型病院療短Ⅲ2・欠3・未		要介護2 985 単位					860	
23	B222	経ユ型病院療短Ⅲ2・夜減・欠3・未			夜勤の勤務条件基準を満たさない場合 － 25 単位				838	
23	B223	経ユ型病院療短Ⅲ3・欠3・未		要介護3 1,226 単位					1,070	
23	B228	経ユ型病院療短Ⅲ3・夜減・欠3・未			夜勤の勤務条件基準を満たさない場合 － 25 単位				1,049	
23	B229	経ユ型病院療短Ⅲ4・欠3・未		要介護4 1,328 単位					1,159	
23	B234	経ユ型病院療短Ⅲ4・夜減・欠3・未			夜勤の勤務条件基準を満たさない場合 － 25 単位				1,138	
23	B235	経ユ型病院療短Ⅲ5・欠3・未		要介護5 1,419 単位					1,239	
23	B240	経ユ型病院療短Ⅲ5・夜減・欠3・未			夜勤の勤務条件基準を満たさない場合 － 25 単位				1,217	

種類	項目	サービス内容略称	算定項目				合成単位数	算定単位
23	1606	ユ型病院経短1・欠3	(4)ユニット型病院療養病床経過型短期入所療養介護費	(一)ユニット型病院療養病床経過型短期入所療養介護費 <ユニット型個室>	要介護1　856 単位		正看比率が20％未満の場合　× 90%	770	1日につき
23	1610	ユ型病院経短1・夜減・欠3				夜勤の勤務条件基準を満たさない場合　－ 25 単位		748	
23	1611	ユ型病院経短2・欠3			要介護2　963 単位			867	
23	1615	ユ型病院経短2・夜減・欠3				夜勤の勤務条件基準を満たさない場合　－ 25 単位		844	
23	1616	ユ型病院経短3・欠3			要介護3　1,105 単位			995	
23	1620	ユ型病院経短3・夜減・欠3				夜勤の勤務条件基準を満たさない場合　－ 25 単位		972	
23	1621	ユ型病院経短4・欠3			要介護4　1,195 単位			1,076	
23	1625	ユ型病院経短4・夜減・欠3				夜勤の勤務条件基準を満たさない場合　－ 25 単位		1,053	
23	1626	ユ型病院経短5・欠3			要介護5　1,284 単位			1,156	
23	1630	ユ型病院経短5・夜減・欠3				夜勤の勤務条件基準を満たさない場合　－ 25 単位		1,133	
23	1636	経ユ型病院経短1・欠3		(二)経過的ユニット型病院療養病床経過型短期入所療養介護費 <ユニット型個室的多床室>	要介護1　856 単位			770	
23	1640	経ユ型病院経短1・夜減・欠3				夜勤の勤務条件基準を満たさない場合　－ 25 単位		748	
23	1641	経ユ型病院経短2・欠3			要介護2　963 単位			867	
23	1645	経ユ型病院経短2・夜減・欠3				夜勤の勤務条件基準を満たさない場合　－ 25 単位		844	
23	1646	経ユ型病院経短3・欠3			要介護3　1,105 単位			995	
23	1650	経ユ型病院経短3・夜減・欠3				夜勤の勤務条件基準を満たさない場合　－ 25 単位		972	
23	1651	経ユ型病院経短4・欠3			要介護4　1,195 単位			1,076	
23	1655	経ユ型病院経短4・夜減・欠3				夜勤の勤務条件基準を満たさない場合　－ 25 単位		1,053	
23	1656	経ユ型病院経短5・欠3			要介護5　1,284 単位			1,156	
23	1660	経ユ型病院経短5・夜減・欠3				夜勤の勤務条件基準を満たさない場合　－ 25 単位		1,133	
23	1666	ユ型病院経短1・欠3・未		(一)ユニット型病院療養病床経過型短期入所療養介護費 <ユニット型個室>	要介護1　856 単位		正看比率が20％未満の場合　× 90% ユニットケア体制未整備減算　× 97%	747	
23	1670	ユ型病院経短1・夜減・欠3・未				夜勤の勤務条件基準を満たさない場合　－ 25 単位		726	
23	1671	ユ型病院経短2・欠3・未			要介護2　963 単位			841	
23	1675	ユ型病院経短2・夜減・欠3・未				夜勤の勤務条件基準を満たさない場合　－ 25 単位		819	
23	1676	ユ型病院経短3・欠3・未			要介護3　1,105 単位			965	
23	1680	ユ型病院経短3・夜減・欠3・未				夜勤の勤務条件基準を満たさない場合　－ 25 単位		943	
23	1681	ユ型病院経短4・欠3・未			要介護4　1,195 単位			1,044	
23	1685	ユ型病院経短4・夜減・欠3・未				夜勤の勤務条件基準を満たさない場合　－ 25 単位		1,021	
23	1686	ユ型病院経短5・欠3・未			要介護5　1,284 単位			1,121	
23	1690	ユ型病院経短5・夜減・欠3・未				夜勤の勤務条件基準を満たさない場合　－ 25 単位		1,099	
23	1696	経ユ型病院経短1・欠3・未		(二)経過的ユニット型病院療養病床経過型短期入所療養介護費 <ユニット型個室的多床室>	要介護1　856 単位			747	
23	1700	経ユ型病院経短1・夜減・欠3・未				夜勤の勤務条件基準を満たさない場合　－ 25 単位		726	
23	1701	経ユ型病院経短2・欠3・未			要介護2　963 単位			841	
23	1705	経ユ型病院経短2・夜減・欠3・未				夜勤の勤務条件基準を満たさない場合　－ 25 単位		819	
23	1706	経ユ型病院経短3・欠3・未			要介護3　1,105 単位			965	
23	1710	経ユ型病院経短3・夜減・欠3・未				夜勤の勤務条件基準を満たさない場合　－ 25 単位		943	
23	1711	経ユ型病院経短4・欠3・未			要介護4　1,195 単位			1,044	
23	1715	経ユ型病院経短4・夜減・欠3・未				夜勤の勤務条件基準を満たさない場合　－ 25 単位		1,021	
23	1716	経ユ型病院経短5・欠3・未			要介護5　1,284 単位			1,121	
23	1720	経ユ型病院経短5・夜減・欠3・未				夜勤の勤務条件基準を満たさない場合　－ 25 単位		1,099	
23	7021	特定病院療短1・欠3	(5)特定病院療養病床短期入所療養介護費（日帰りショート）	(一)3時間以上4時間未満			正看比率が20％未満の場合　× 90%	616	1回につき
23	7025	特定病院療短1・夜減・欠3				夜勤の勤務条件基準を満たさない場合　－ 25 単位		593	
23	7026	特定病院療短2・欠3		(二)4時間以上6時間未満				853	
23	7027	特定病院療短2・夜減・欠3			948 単位	夜勤の勤務条件基準を満たさない場合　－ 25 単位		831	
23	7028	特定病院療短3・欠3		(三)6時間以上8時間未満				1,184	
23	7029	特定病院療短3・夜減・欠3			1,316 単位	夜勤の勤務条件基準を満たさない場合　－ 25 単位		1,162	

居宅

短期療養
（療養病床）

僻地の医師確保計画を届け出ている病院の医師数が必要数の 60％未満の場合

種類	項目	サービス内容略称	算定項目				合成単位数	算定単位
23	9211	病院療短Ⅰⅰ1・欠4	(1)病院療養病床短期入所療養介護費（Ⅰ）（看護6:1 介護4:1）	(一)病院療養病床短期入所療養介護費（Ⅰ）	a 病院療養病床短期入所療養介護費（ⅰ）＜従来型個室＞	要介護1 723単位	711	1日につき
23	9215	病院療短Ⅰⅰ1・夜減・欠4				夜勤の勤務条件基準を満たさない場合 −25単位	686	
23	9221	病院療短Ⅰⅰ2・欠4				要介護2 830単位	818	
23	9225	病院療短Ⅰⅰ2・夜減・欠4				夜勤の勤務条件基準を満たさない場合 −25単位	793	
23	9231	病院療短Ⅰⅰ3・欠4				要介護3 1,064単位	1,052	
23	9235	病院療短Ⅰⅰ3・夜減・欠4				夜勤の勤務条件基準を満たさない場合 −25単位	1,027	
23	9241	病院療短Ⅰⅰ4・欠4				要介護4 1,163単位	1,151	
23	9245	病院療短Ⅰⅰ4・夜減・欠4				夜勤の勤務条件基準を満たさない場合 −25単位	1,126	
23	9251	病院療短Ⅰⅰ5・欠4				要介護5 1,253単位	1,241	
23	9255	病院療短Ⅰⅰ5・夜減・欠4				夜勤の勤務条件基準を満たさない場合 −25単位	1,216	
23	B241	病院療短Ⅰii1・欠4			b 病院療養病床短期入所療養介護費（ii）＜療養機能強化型A＞＜従来型個室＞	要介護1 753単位	741	
23	B246	病院療短Ⅰii1・夜減・欠4				夜勤の勤務条件基準を満たさない場合 −25単位	716	
23	B247	病院療短Ⅰii2・欠4				要介護2 866単位	854	
23	B252	病院療短Ⅰii2・夜減・欠4				夜勤の勤務条件基準を満たさない場合 −25単位	829	
23	B253	病院療短Ⅰii3・欠4				要介護3 1,109単位	1,097	
23	B258	病院療短Ⅰii3・夜減・欠4				夜勤の勤務条件基準を満たさない場合 −25単位	1,072	
23	B259	病院療短Ⅰii4・欠4				要介護4 1,213単位	1,201	
23	B264	病院療短Ⅰii4・夜減・欠4				夜勤の勤務条件基準を満たさない場合 −25単位	1,176	
23	B265	病院療短Ⅰii5・欠4				要介護5 1,306単位	1,294	
23	B270	病院療短Ⅰii5・夜減・欠4				夜勤の勤務条件基準を満たさない場合 −25単位	1,269	
23	B271	病院療短Ⅰiii1・欠4			c 病院療養病床短期入所療養介護費（iii）＜療養機能強化型B＞＜従来型個室＞	要介護1 742単位	730	
23	B276	病院療短Ⅰiii1・夜減・欠4				夜勤の勤務条件基準を満たさない場合 −25単位	705	
23	B277	病院療短Ⅰiii2・欠4				要介護2 854単位	842	
23	B282	病院療短Ⅰiii2・夜減・欠4				夜勤の勤務条件基準を満たさない場合 −25単位	817	
23	B283	病院療短Ⅰiii3・欠4				要介護3 1,094単位	1,082	
23	B288	病院療短Ⅰiii3・夜減・欠4				夜勤の勤務条件基準を満たさない場合 −25単位	1,057	
23	B289	病院療短Ⅰiii4・欠4				要介護4 1,196単位	1,184	
23	B294	病院療短Ⅰiii4・夜減・欠4				夜勤の勤務条件基準を満たさない場合 −25単位	1,159	
23	B295	病院療短Ⅰiii5・欠4				要介護5 1,288単位	1,276	
23	B300	病院療短Ⅰiii5・夜減・欠4				夜勤の勤務条件基準を満たさない場合 −25単位	1,251	
23	9216	病院療短Ⅰiv1・欠4			d 病院療養病床短期入所療養介護費（iv）＜多床室＞	要介護1 831単位	819	
23	9220	病院療短Ⅰiv1・夜減・欠4				夜勤の勤務条件基準を満たさない場合 −25単位	794	
23	9226	病院療短Ⅰiv2・欠4				要介護2 941単位	929	
23	9230	病院療短Ⅰiv2・夜減・欠4				夜勤の勤務条件基準を満たさない場合 −25単位	904	
23	9236	病院療短Ⅰiv3・欠4				要介護3 1,173単位	1,161	
23	9240	病院療短Ⅰiv3・夜減・欠4				夜勤の勤務条件基準を満たさない場合 −25単位	1,136	
23	9246	病院療短Ⅰiv4・欠4				要介護4 1,273単位	1,261	
23	9250	病院療短Ⅰiv4・夜減・欠4				夜勤の勤務条件基準を満たさない場合 −25単位	1,236	
23	9256	病院療短Ⅰiv5・欠4				要介護5 1,362単位	1,350	
23	9260	病院療短Ⅰiv5・夜減・欠4				夜勤の勤務条件基準を満たさない場合 −25単位	1,325	
23	B301	病院療短Ⅰv1・欠4			e 病院療養病床短期入所療養介護費（v）＜療養機能強化型A＞＜多床室＞	要介護1 867単位	855	
23	B306	病院療短Ⅰv1・夜減・欠4				夜勤の勤務条件基準を満たさない場合 −25単位	830	
23	B307	病院療短Ⅰv2・欠4				要介護2 980単位	968	
23	B312	病院療短Ⅰv2・夜減・欠4				夜勤の勤務条件基準を満たさない場合 −25単位	943	
23	B313	病院療短Ⅰv3・欠4				要介護3 1,224単位	1,212	
23	B318	病院療短Ⅰv3・夜減・欠4				夜勤の勤務条件基準を満たさない場合 −25単位	1,187	
23	B319	病院療短Ⅰv4・欠4				要介護4 1,328単位	1,316	
23	B324	病院療短Ⅰv4・夜減・欠4				夜勤の勤務条件基準を満たさない場合 −25単位	1,291	
23	B325	病院療短Ⅰv5・欠4				要介護5 1,421単位	1,409	
23	B330	病院療短Ⅰv5・夜減・欠4				夜勤の勤務条件基準を満たさない場合 −25単位	1,384	
23	B331	病院療短Ⅰvi1・欠4			f 病院療養病床短期入所療養介護費（vi）＜療養機能強化型B＞＜多床室＞	要介護1 855単位	843	
23	B336	病院療短Ⅰvi1・夜減・欠4				夜勤の勤務条件基準を満たさない場合 −25単位	818	
23	B337	病院療短Ⅰvi2・欠4				要介護2 966単位	954	
23	B342	病院療短Ⅰvi2・夜減・欠4				夜勤の勤務条件基準を満たさない場合 −25単位	929	
23	B343	病院療短Ⅰvi3・欠4				要介護3 1,206単位	1,194	
23	B348	病院療短Ⅰvi3・夜減・欠4				夜勤の勤務条件基準を満たさない場合 −25単位	1,169	
23	B349	病院療短Ⅰvi4・欠4				要介護4 1,307単位	1,295	
23	B354	病院療短Ⅰvi4・夜減・欠4				夜勤の勤務条件基準を満たさない場合 −25単位	1,270	
23	B355	病院療短Ⅰvi5・欠4				要介護5 1,399単位	1,387	
23	B360	病院療短Ⅰvi5・夜減・欠4				夜勤の勤務条件基準を満たさない場合 −25単位	1,362	

※ 右欄：僻地の医師確保計画を届出ている病院の医師数が必要数の60％未満の場合　−12単位

左側欄外：居宅　短期療養（療養病床）

サービスコード 種類	項目	サービス内容略称	算定項目					合成単位数	算定単位
23	9271	病院療短Ⅱⅰ1・欠4	(1)病院療養病床短期入所療養介護費	(二)病院療養病床短期入所療養介護費(Ⅱ) (看護6:1 介護5:1)	a 病院療養病床短期入所療養介護費(ⅰ) <従来型個室>	要介護1		654	1日につき
23	9275	病院療短Ⅱⅰ1・夜減・欠4				666 単位 夜勤の勤務条件基準を満たさない場合　－ 25 単位		629	
23	9281	病院療短Ⅱⅰ2・欠4				要介護2		761	
23	9285	病院療短Ⅱⅰ2・夜減・欠4				773 単位 夜勤の勤務条件基準を満たさない場合　－ 25 単位		736	
23	9291	病院療短Ⅱⅰ3・欠4				要介護3	僻地の医師確保計画を届出ている病院の医師数が必要数の60%未満の場合	921	
23	9295	病院療短Ⅱⅰ3・夜減・欠4				933 単位 夜勤の勤務条件基準を満たさない場合　－ 25 単位		896	
23	9301	病院療短Ⅱⅰ4・欠4				要介護4		1,074	
23	9305	病院療短Ⅱⅰ4・夜減・欠4				1,086 単位 夜勤の勤務条件基準を満たさない場合　－ 25 単位		1,049	
23	9311	病院療短Ⅱⅰ5・欠4				要介護5		1,115	
23	9315	病院療短Ⅱⅰ5・夜減・欠4				1,127 単位 夜勤の勤務条件基準を満たさない場合　－ 25 単位		1,090	
23	C121	病院療短Ⅱⅱ1・欠4			b 病院療養病床短期入所療養介護費(ⅱ) <療養機能強化型>	要介護1		669	
23	C126	病院療短Ⅱⅱ1・夜減・欠4				681 単位 夜勤の勤務条件基準を満たさない場合　－ 25 単位		644	
23	C127	病院療短Ⅱⅱ2・欠4				要介護2		780	
23	C132	病院療短Ⅱⅱ2・夜減・欠4				792 単位 夜勤の勤務条件基準を満たさない場合　－ 25 単位	－ 12 単位	755	
23	C133	病院療短Ⅱⅱ3・欠4				要介護3		943	
23	C138	病院療短Ⅱⅱ3・夜減・欠4				955 単位 夜勤の勤務条件基準を満たさない場合　－ 25 単位		918	
23	C139	病院療短Ⅱⅱ4・欠4				要介護4		1,099	
23	C144	病院療短Ⅱⅱ4・夜減・欠4				1,111 単位 夜勤の勤務条件基準を満たさない場合　－ 25 単位		1,074	
23	C145	病院療短Ⅱⅱ5・欠4				要介護5		1,142	
23	C150	病院療短Ⅱⅱ5・夜減・欠4				1,154 単位 夜勤の勤務条件基準を満たさない場合　－ 25 単位		1,117	
23	9276	病院療短Ⅱⅲ1・欠4			c 病院療養病床短期入所療養介護費(ⅲ) <多床室>	要介護1		763	
23	9280	病院療短Ⅱⅲ1・夜減・欠4				775 単位 夜勤の勤務条件基準を満たさない場合　－ 25 単位		738	
23	9286	病院療短Ⅱⅲ2・欠4				要介護2		872	
23	9290	病院療短Ⅱⅲ2・夜減・欠4				884 単位 夜勤の勤務条件基準を満たさない場合　－ 25 単位		847	
23	9296	病院療短Ⅱⅲ3・欠4				要介護3		1,030	
23	9300	病院療短Ⅱⅲ3・夜減・欠4				1,042 単位 夜勤の勤務条件基準を満たさない場合　－ 25 単位		1,005	
23	9306	病院療短Ⅱⅲ4・欠4				要介護4		1,184	
23	9310	病院療短Ⅱⅲ4・夜減・欠4				1,196 単位 夜勤の勤務条件基準を満たさない場合　－ 25 単位		1,159	
23	9316	病院療短Ⅱⅲ5・欠4				要介護5		1,225	
23	9320	病院療短Ⅱⅲ5・夜減・欠4				1,237 単位 夜勤の勤務条件基準を満たさない場合　－ 25 単位		1,200	
23	C151	病院療短Ⅱⅳ1・欠4			d 病院療養病床短期入所療養介護費(ⅳ) <療養機能強化型> <多床室>	要介護1		783	
23	C156	病院療短Ⅱⅳ1・夜減・欠4				795 単位 夜勤の勤務条件基準を満たさない場合　－ 25 単位		758	
23	C157	病院療短Ⅱⅳ2・欠4				要介護2		893	
23	C162	病院療短Ⅱⅳ2・夜減・欠4				905 単位 夜勤の勤務条件基準を満たさない場合　－ 25 単位		868	
23	C163	病院療短Ⅱⅳ3・欠4				要介護3		1,054	
23	C168	病院療短Ⅱⅳ3・夜減・欠4				1,066 単位 夜勤の勤務条件基準を満たさない場合　－ 25 単位		1,029	
23	C169	病院療短Ⅱⅳ4・欠4				要介護4		1,212	
23	C174	病院療短Ⅱⅳ4・夜減・欠4				1,224 単位 夜勤の勤務条件基準を満たさない場合　－ 25 単位		1,187	
23	C175	病院療短Ⅱⅳ5・欠4				要介護5		1,254	
23	C180	病院療短Ⅱⅳ5・夜減・欠4				1,266 単位 夜勤の勤務条件基準を満たさない場合　－ 25 単位		1,229	
23	9331	病院療短Ⅲⅰ1・欠4		(三)病院療養病床短期入所療養介護費(Ⅲ) (看護6:1 介護6:1)	a 病院療養病床短期入所療養介護費(ⅰ) <従来型個室>	要介護1		630	
23	9335	病院療短Ⅲⅰ1・夜減・欠4				642 単位 夜勤の勤務条件基準を満たさない場合　－ 25 単位		605	
23	9341	病院療短Ⅲⅰ2・欠4				要介護2		742	
23	9345	病院療短Ⅲⅰ2・夜減・欠4				754 単位 夜勤の勤務条件基準を満たさない場合　－ 25 単位		717	
23	9351	病院療短Ⅲⅰ3・欠4				要介護3		892	
23	9355	病院療短Ⅲⅰ3・夜減・欠4				904 単位 夜勤の勤務条件基準を満たさない場合　－ 25 単位		867	
23	9361	病院療短Ⅲⅰ4・欠4				要介護4		1,047	
23	9365	病院療短Ⅲⅰ4・夜減・欠4				1,059 単位 夜勤の勤務条件基準を満たさない場合　－ 25 単位		1,022	
23	9371	病院療短Ⅲⅰ5・欠4				要介護5		1,088	
23	9375	病院療短Ⅲⅰ5・夜減・欠4				1,100 単位 夜勤の勤務条件基準を満たさない場合　－ 25 単位		1,063	
23	9336	病院療短Ⅲⅱ1・欠4			b 病院療養病床短期入所療養介護費(ⅱ) <多床室>	要介護1		742	
23	9340	病院療短Ⅲⅱ1・夜減・欠4				754 単位 夜勤の勤務条件基準を満たさない場合　－ 25 単位		717	
23	9346	病院療短Ⅲⅱ2・欠4				要介護2		852	
23	9350	病院療短Ⅲⅱ2・夜減・欠4				864 単位 夜勤の勤務条件基準を満たさない場合　－ 25 単位		827	
23	9356	病院療短Ⅲⅱ3・欠4				要介護3		1,002	
23	9360	病院療短Ⅲⅱ3・夜減・欠4				1,014 単位 夜勤の勤務条件基準を満たさない場合　－ 25 単位		977	
23	9366	病院療短Ⅲⅱ4・欠4				要介護4		1,158	
23	9370	病院療短Ⅲⅱ4・夜減・欠4				1,170 単位 夜勤の勤務条件基準を満たさない場合　－ 25 単位		1,133	
23	9376	病院療短Ⅲⅱ5・欠4				要介護5		1,199	
23	9380	病院療短Ⅲⅱ5・夜減・欠4				1,211 単位 夜勤の勤務条件基準を満たさない場合　－ 25 単位		1,174	

居宅

短期療養
（療養病床）

居宅

短期療養

（療養病床）

サービスコード 種類	サービスコード 項目	サービス内容略称	算定項目				合成単位数	算定単位
23	1726	病院経短Ⅰⅰ1・欠4	(2)病院療養病床経過型短期入所療養介護費（Ⅰ）（看護 6:1 介護 4:1）	(一)病院療養病床経過型短期入所療養介護費（Ⅰ）	a 病院療養病床経過型短期入所療養介護費（ⅰ）＜従来型個室＞	要介護1 732 単位	720	1日につき
23	1730	病院経短Ⅰⅰ1・夜減・欠4				夜勤の勤務条件基準を満たさない場合 － 25 単位	695	
23	1731	病院経短Ⅰⅰ2・欠4				要介護2 841 単位	829	
23	1735	病院経短Ⅰⅰ2・夜減・欠4				夜勤の勤務条件基準を満たさない場合 － 25 単位	804	
23	1736	病院経短Ⅰⅰ3・欠4				要介護3 992 単位	980	
23	1740	病院経短Ⅰⅰ3・夜減・欠4				夜勤の勤務条件基準を満たさない場合 － 25 単位	955	
23	1741	病院経短Ⅰⅰ4・欠4				要介護4 1,081 単位	1,069	
23	1745	病院経短Ⅰⅰ4・夜減・欠4				夜勤の勤務条件基準を満たさない場合 － 25 単位	1,044	
23	1746	病院経短Ⅰⅰ5・欠4				要介護5 1,172 単位	1,160	
23	1750	病院経短Ⅰⅰ5・夜減・欠4				夜勤の勤務条件基準を満たさない場合 － 25 単位	1,135	
23	1756	病院経短Ⅰⅱ1・欠4			b 病院療養病床経過型短期入所療養介護費（ⅱ）＜多床室＞	要介護1 843 単位	831	
23	1760	病院経短Ⅰⅱ1・夜減・欠4				夜勤の勤務条件基準を満たさない場合 － 25 単位	806	
23	1761	病院経短Ⅰⅱ2・欠4				要介護2 953 単位	941	
23	1765	病院経短Ⅰⅱ2・夜減・欠4				夜勤の勤務条件基準を満たさない場合 － 25 単位	916	
23	1766	病院経短Ⅰⅱ3・欠4				要介護3 1,101 単位	1,089	
23	1770	病院経短Ⅰⅱ3・夜減・欠4				夜勤の勤務条件基準を満たさない場合 － 25 単位	1,064	
23	1771	病院経短Ⅰⅱ4・欠4				要介護4 1,193 単位	1,181	
23	1775	病院経短Ⅰⅱ4・夜減・欠4				夜勤の勤務条件基準を満たさない場合 － 25 単位	1,156	
23	1776	病院経短Ⅰⅱ5・欠4				要介護5 1,283 単位	1,271	
23	1780	病院経短Ⅰⅱ5・夜減・欠4				夜勤の勤務条件基準を満たさない場合 － 25 単位	1,246	
23	5475	病院経短Ⅱⅰ1・欠4	(二)病院療養病床経過型短期入所療養介護費（Ⅱ）（看護 8:1 介護 4:1）		a 病院療養病床経過型短期入所療養介護費（ⅰ）＜従来型個室＞	要介護1 732 単位	720	
23	5479	病院経短Ⅱⅰ1・夜減・欠4				夜勤の勤務条件基準を満たさない場合 － 25 単位	695	
23	5480	病院経短Ⅱⅰ2・欠4				要介護2 841 単位	829	
23	5484	病院経短Ⅱⅰ2・夜減・欠4				夜勤の勤務条件基準を満たさない場合 － 25 単位	804	
23	5485	病院経短Ⅱⅰ3・欠4				要介護3 950 単位	938	
23	5489	病院経短Ⅱⅰ3・夜減・欠4				夜勤の勤務条件基準を満たさない場合 － 25 単位	913	
23	5490	病院経短Ⅱⅰ4・欠4				要介護4 1,041 単位	1,029	
23	5494	病院経短Ⅱⅰ4・夜減・欠4				夜勤の勤務条件基準を満たさない場合 － 25 単位	1,004	
23	5495	病院経短Ⅱⅰ5・欠4				要介護5 1,130 単位	1,118	
23	5499	病院経短Ⅱⅰ5・夜減・欠4				夜勤の勤務条件基準を満たさない場合 － 25 単位	1,093	
23	5505	病院経短Ⅱⅱ1・欠4			b 病院療養病床経過型短期入所療養介護費（ⅱ）＜多床室＞	要介護1 843 単位	831	
23	5509	病院経短Ⅱⅱ1・夜減・欠4				夜勤の勤務条件基準を満たさない場合 － 25 単位	806	
23	5510	病院経短Ⅱⅱ2・欠4				要介護2 953 単位	941	
23	5514	病院経短Ⅱⅱ2・夜減・欠4				夜勤の勤務条件基準を満たさない場合 － 25 単位	916	
23	5515	病院経短Ⅱⅱ3・欠4				要介護3 1,059 単位	1,047	
23	5519	病院経短Ⅱⅱ3・夜減・欠4				夜勤の勤務条件基準を満たさない場合 － 25 単位	1,022	
23	5520	病院経短Ⅱⅱ4・欠4				要介護4 1,149 単位	1,137	
23	5524	病院経短Ⅱⅱ4・夜減・欠4				夜勤の勤務条件基準を満たさない場合 － 25 単位	1,112	
23	5525	病院経短Ⅱⅱ5・欠4				要介護5 1,242 単位	1,230	
23	5529	病院経短Ⅱⅱ5・夜減・欠4				夜勤の勤務条件基準を満たさない場合 － 25 単位	1,205	

併設地の医師確保計画を届出ている病院の医師数が必要数の60%未満の場合 － 12 単位

種類	項目	サービス内容略称	算定項目			合成単位数	算定単位
23	9386	ユ型病院療短Ⅰ1・欠4	(3)ユニット型病院療養病床短期入所療養介護費　(一)ユニット型病院療養病床短期入所療養介護費（Ⅰ）＜ユニット型個室＞	要介護1		844	1日につき
23	9390	ユ型病院療短Ⅰ1・夜減・欠4		856単位	夜勤の勤務条件基準を満たさない場合　－25単位	819	
23	9391	ユ型病院療短Ⅰ2・欠4		要介護2		951	
23	9395	ユ型病院療短Ⅰ2・夜減・欠4		963単位	夜勤の勤務条件基準を満たさない場合　－25単位	926	
23	9396	ユ型病院療短Ⅰ3・欠4		要介護3		1,185	
23	9400	ユ型病院療短Ⅰ3・夜減・欠4		1,197単位	夜勤の勤務条件基準を満たさない場合　－25単位	1,160	
23	9591	ユ型病院療短Ⅰ4・欠4		要介護4		1,284	
23	9595	ユ型病院療短Ⅰ4・夜減・欠4		1,296単位	夜勤の勤務条件基準を満たさない場合　－25単位	1,259	
23	9596	ユ型病院療短Ⅰ5・欠4		要介護5		1,373	
23	9600	ユ型病院療短Ⅰ5・夜減・欠4		1,385単位	夜勤の勤務条件基準を満たさない場合　－25単位	1,348	
23	B361	ユ型病院療短Ⅱ1・欠4	(二)ユニット型病院療養病床短期入所療養介護費（Ⅱ）＜療養機能強化型A＞＜ユニット型個室＞	要介護1		873	
23	B366	ユ型病院療短Ⅱ1・夜減・欠4		885単位	夜勤の勤務条件基準を満たさない場合　－25単位	848	
23	B367	ユ型病院療短Ⅱ2・欠4		要介護2		986	
23	B372	ユ型病院療短Ⅱ2・夜減・欠4		998単位	夜勤の勤務条件基準を満たさない場合　－25単位	961	
23	B373	ユ型病院療短Ⅱ3・欠4		要介護3		1,230	
23	B378	ユ型病院療短Ⅱ3・夜減・欠4		1,242単位	夜勤の勤務条件基準を満たさない場合　－25単位	1,205	
23	B379	ユ型病院療短Ⅱ4・欠4		要介護4		1,333	
23	B384	ユ型病院療短Ⅱ4・夜減・欠4		1,345単位	夜勤の勤務条件基準を満たさない場合　－25単位	1,308	
23	B385	ユ型病院療短Ⅱ5・欠4		要介護5		1,426	
23	B390	ユ型病院療短Ⅱ5・夜減・欠4		1,438単位	夜勤の勤務条件基準を満たさない場合　－25単位	1,401	
23	B391	ユ型病院療短Ⅲ1・欠4	(三)ユニット型病院療養病床短期入所療養介護費（Ⅲ）＜療養機能強化型B＞＜ユニット型個室＞	要介護1		862	
23	B396	ユ型病院療短Ⅲ1・夜減・欠4		874単位	夜勤の勤務条件基準を満たさない場合　－25単位	837	
23	B397	ユ型病院療短Ⅲ2・欠4		要介護2		973	
23	B402	ユ型病院療短Ⅲ2・夜減・欠4		985単位	夜勤の勤務条件基準を満たさない場合　－25単位	948	
23	B403	ユ型病院療短Ⅲ3・欠4		要介護3		1,214	
23	B408	ユ型病院療短Ⅲ3・夜減・欠4		1,226単位	夜勤の勤務条件基準を満たさない場合　－25単位	1,189	
23	B409	ユ型病院療短Ⅲ4・欠4		要介護4		1,316	
23	B414	ユ型病院療短Ⅲ4・夜減・欠4		1,328単位	夜勤の勤務条件基準を満たさない場合　－25単位	1,291	
23	B415	ユ型病院療短Ⅲ5・欠4		要介護5		1,407	
23	B420	ユ型病院療短Ⅲ5・夜減・欠4		1,419単位	夜勤の勤務条件基準を満たさない場合　－25単位	1,382	
23	9966	経ユ型病院療短Ⅰ1・欠4	(四)経過的ユニット型病院療養病床短期入所療養介護費（Ⅰ）＜ユニット型個室的多床室＞	要介護1		844	
23	9970	経ユ型病院療短Ⅰ1・夜減・欠4		856単位	夜勤の勤務条件基準を満たさない場合　－25単位	819	
23	9971	経ユ型病院療短Ⅰ2・欠4		要介護2		951	
23	9975	経ユ型病院療短Ⅰ2・夜減・欠4		963単位	夜勤の勤務条件基準を満たさない場合　－25単位	926	
23	9976	経ユ型病院療短Ⅰ3・欠4		要介護3		1,185	
23	9980	経ユ型病院療短Ⅰ3・夜減・欠4		1,197単位	夜勤の勤務条件基準を満たさない場合　－25単位	1,160	
23	9981	経ユ型病院療短Ⅰ4・欠4		要介護4		1,284	
23	9985	経ユ型病院療短Ⅰ4・夜減・欠4		1,296単位	夜勤の勤務条件基準を満たさない場合　－25単位	1,259	
23	9986	経ユ型病院療短Ⅰ5・欠4		要介護5		1,373	
23	9990	経ユ型病院療短Ⅰ5・夜減・欠4		1,385単位	夜勤の勤務条件基準を満たさない場合　－25単位	1,348	
23	B421	経ユ型病院療短Ⅱ1・欠4	(五)経過的ユニット型病院療養病床短期入所療養介護費（Ⅱ）＜療養機能強化型A＞＜ユニット型個室的多床室＞	要介護1		873	
23	B426	経ユ型病院療短Ⅱ1・夜減・欠4		885単位	夜勤の勤務条件基準を満たさない場合　－25単位	848	
23	B427	経ユ型病院療短Ⅱ2・欠4		要介護2		986	
23	B432	経ユ型病院療短Ⅱ2・夜減・欠4		998単位	夜勤の勤務条件基準を満たさない場合　－25単位	961	
23	B433	経ユ型病院療短Ⅱ3・欠4		要介護3		1,230	
23	B438	経ユ型病院療短Ⅱ3・夜減・欠4		1,242単位	夜勤の勤務条件基準を満たさない場合　－25単位	1,205	
23	B439	経ユ型病院療短Ⅱ4・欠4		要介護4		1,333	
23	B444	経ユ型病院療短Ⅱ4・夜減・欠4		1,345単位	夜勤の勤務条件基準を満たさない場合　－25単位	1,308	
23	B445	経ユ型病院療短Ⅱ5・欠4		要介護5		1,426	
23	B450	経ユ型病院療短Ⅱ5・夜減・欠4		1,438単位	夜勤の勤務条件基準を満たさない場合　－25単位	1,401	
23	B451	経ユ型病院療短Ⅲ1・欠4	(六)経過的ユニット型病院療養病床短期入所療養介護費（Ⅲ）＜療養機能強化型B＞＜ユニット型個室的多床室＞	要介護1		862	
23	B456	経ユ型病院療短Ⅲ1・夜減・欠4		874単位	夜勤の勤務条件基準を満たさない場合　－25単位	837	
23	B457	経ユ型病院療短Ⅲ2・欠4		要介護2		973	
23	B462	経ユ型病院療短Ⅲ2・夜減・欠4		985単位	夜勤の勤務条件基準を満たさない場合　－25単位	948	
23	B463	経ユ型病院療短Ⅲ3・欠4		要介護3		1,214	
23	B468	経ユ型病院療短Ⅲ3・夜減・欠4		1,226単位	夜勤の勤務条件基準を満たさない場合　－25単位	1,189	
23	B469	経ユ型病院療短Ⅲ4・欠4		要介護4		1,316	
23	B474	経ユ型病院療短Ⅲ4・夜減・欠4		1,328単位	夜勤の勤務条件基準を満たさない場合　－25単位	1,291	
23	B475	経ユ型病院療短Ⅲ5・欠4		要介護5		1,407	
23	B480	経ユ型病院療短Ⅲ5・夜減・欠4		1,419単位	夜勤の勤務条件基準を満たさない場合　－25単位	1,382	

算定項目欄右側の注記：僻地の医師確保計画を届出ている病院の医師数が必要数の60％未満の場合　－12単位

右側タブ：居宅　／　短期療養（療養病床）

居宅

短期
療養
（療養病床）

種類	項目	サービス内容略称	算定項目					合成単位数	算定単位
23	7686	ユ型病院療短Ⅰ1・欠4・未	(3)(一) ユニット型病院療養病床短期入所療養介護費(Ⅰ) <ユニット型個室>	要介護1 856単位		僻地の医師確保計画を届出ている病院の医師数が必要数の60%未満の場合	ユニットケア体制未整備減算	819	1日につき
23	7690	ユ型病院療短Ⅰ1・夜減・欠4・未			夜勤の勤務条件基準を満たさない場合 － 25 単位			794	
23	7691	ユ型病院療短Ⅰ2・欠4・未		要介護2 963単位				922	
23	7695	ユ型病院療短Ⅰ2・夜減・欠4・未			夜勤の勤務条件基準を満たさない場合 － 25 単位			898	
23	7696	ユ型病院療短Ⅰ3・欠4・未		要介護3 1,197単位				1,149	
23	7700	ユ型病院療短Ⅰ3・夜減・欠4・未			夜勤の勤務条件基準を満たさない場合 － 25 単位			1,125	
23	7701	ユ型病院療短Ⅰ4・欠4・未		要介護4 1,296単位				1,245	
23	7705	ユ型病院療短Ⅰ4・夜減・欠4・未			夜勤の勤務条件基準を満たさない場合 － 25 単位			1,221	
23	7706	ユ型病院療短Ⅰ5・欠4・未		要介護5 1,385単位				1,332	
23	7710	ユ型病院療短Ⅰ5・夜減・欠4・未			夜勤の勤務条件基準を満たさない場合 － 25 単位			1,308	
23	B481	ユ型病院療短Ⅱ1・欠4・未	(二) ユニット型病院療養病床短期入所療養介護費(Ⅱ) <療養機能強化型A> <ユニット型個室>	要介護1 885単位				847	
23	B486	ユ型病院療短Ⅱ1・夜減・欠4・未			夜勤の勤務条件基準を満たさない場合 － 25 単位			823	
23	B487	ユ型病院療短Ⅱ2・欠4・未		要介護2 998単位			－ 12 単位 × 97%	956	
23	B492	ユ型病院療短Ⅱ2・夜減・欠4・未			夜勤の勤務条件基準を満たさない場合 － 25 単位			932	
23	B493	ユ型病院療短Ⅱ3・欠4・未		要介護3 1,242単位				1,193	
23	B498	ユ型病院療短Ⅱ3・夜減・欠4・未			夜勤の勤務条件基準を満たさない場合 － 25 単位			1,169	
23	B499	ユ型病院療短Ⅱ4・欠4・未		要介護4 1,345単位				1,293	
23	B504	ユ型病院療短Ⅱ4・夜減・欠4・未			夜勤の勤務条件基準を満たさない場合 － 25 単位			1,269	
23	B505	ユ型病院療短Ⅱ5・欠4・未		要介護5 1,438単位				1,383	
23	B510	ユ型病院療短Ⅱ5・夜減・欠4・未			夜勤の勤務条件基準を満たさない場合 － 25 単位			1,359	
23	B511	ユ型病院療短Ⅲ1・欠4・未	(三) ユニット型病院療養病床短期入所療養介護費(Ⅲ) <療養機能強化型B> <ユニット型個室>	要介護1 874単位				836	
23	B516	ユ型病院療短Ⅲ1・夜減・欠4・未			夜勤の勤務条件基準を満たさない場合 － 25 単位			812	
23	B517	ユ型病院療短Ⅲ2・欠4・未		要介護2 985単位				944	
23	B522	ユ型病院療短Ⅲ2・夜減・欠4・未			夜勤の勤務条件基準を満たさない場合 － 25 単位			920	
23	B523	ユ型病院療短Ⅲ3・欠4・未		要介護3 1,226単位				1,178	
23	B528	ユ型病院療短Ⅲ3・夜減・欠4・未			夜勤の勤務条件基準を満たさない場合 － 25 単位			1,153	
23	B529	ユ型病院療短Ⅲ4・欠4・未		要介護4 1,328単位				1,277	
23	B534	ユ型病院療短Ⅲ4・夜減・欠4・未			夜勤の勤務条件基準を満たさない場合 － 25 単位			1,252	
23	B535	ユ型病院療短Ⅲ5・欠4・未		要介護5 1,419単位				1,365	
23	B540	ユ型病院療短Ⅲ5・夜減・欠4・未			夜勤の勤務条件基準を満たさない場合 － 25 単位			1,341	
23	7716	経ユ型病院療短Ⅰ1・欠4・未	(四) 経過的ユニット型病院療養病床短期入所療養介護費(Ⅰ) <ユニット型個室的多床室>	要介護1 856単位				819	
23	7720	経ユ型病院療短Ⅰ1・夜減・欠4・未			夜勤の勤務条件基準を満たさない場合 － 25 単位			794	
23	7721	経ユ型病院療短Ⅰ2・欠4・未		要介護2 963単位				922	
23	7725	経ユ型病院療短Ⅰ2・夜減・欠4・未			夜勤の勤務条件基準を満たさない場合 － 25 単位			898	
23	7726	経ユ型病院療短Ⅰ3・欠4・未		要介護3 1,197単位				1,149	
23	7730	経ユ型病院療短Ⅰ3・夜減・欠4・未			夜勤の勤務条件基準を満たさない場合 － 25 単位			1,125	
23	7731	経ユ型病院療短Ⅰ4・欠4・未		要介護4 1,296単位				1,245	
23	7735	経ユ型病院療短Ⅰ4・夜減・欠4・未			夜勤の勤務条件基準を満たさない場合 － 25 単位			1,221	
23	7736	経ユ型病院療短Ⅰ5・欠4・未		要介護5 1,385単位				1,332	
23	7740	経ユ型病院療短Ⅰ5・夜減・欠4・未			夜勤の勤務条件基準を満たさない場合 － 25 単位			1,308	
23	B541	経ユ型病院療短Ⅱ1・欠4・未	(五) 経過的ユニット型病院療養病床短期入所療養介護費(Ⅱ) <療養機能強化型A> <ユニット型個室的多床室>	要介護1 885単位				847	
23	B546	経ユ型病院療短Ⅱ1・夜減・欠4・未			夜勤の勤務条件基準を満たさない場合 － 25 単位			823	
23	B547	経ユ型病院療短Ⅱ2・欠4・未		要介護2 998単位				956	
23	B552	経ユ型病院療短Ⅱ2・夜減・欠4・未			夜勤の勤務条件基準を満たさない場合 － 25 単位			932	
23	B553	経ユ型病院療短Ⅱ3・欠4・未		要介護3 1,242単位				1,193	
23	B558	経ユ型病院療短Ⅱ3・夜減・欠4・未			夜勤の勤務条件基準を満たさない場合 － 25 単位			1,169	
23	B559	経ユ型病院療短Ⅱ4・欠4・未		要介護4 1,345単位				1,293	
23	B564	経ユ型病院療短Ⅱ4・夜減・欠4・未			夜勤の勤務条件基準を満たさない場合 － 25 単位			1,269	
23	B565	経ユ型病院療短Ⅱ5・欠4・未		要介護5 1,438単位				1,383	
23	B570	経ユ型病院療短Ⅱ5・夜減・欠4・未			夜勤の勤務条件基準を満たさない場合 － 25 単位			1,359	
23	B571	経ユ型病院療短Ⅲ1・欠4・未	(六) 経過的ユニット型病院療養病床短期入所療養介護費(Ⅲ) <療養機能強化型B> <ユニット型個室的多床室>	要介護1 874単位				836	
23	B576	経ユ型病院療短Ⅲ1・夜減・欠4・未			夜勤の勤務条件基準を満たさない場合 － 25 単位			812	
23	B577	経ユ型病院療短Ⅲ2・欠4・未		要介護2 985単位				944	
23	B582	経ユ型病院療短Ⅲ2・夜減・欠4・未			夜勤の勤務条件基準を満たさない場合 － 25 単位			920	
23	B583	経ユ型病院療短Ⅲ3・欠4・未		要介護3 1,226単位				1,178	
23	B588	経ユ型病院療短Ⅲ3・夜減・欠4・未			夜勤の勤務条件基準を満たさない場合 － 25 単位			1,153	
23	B589	経ユ型病院療短Ⅲ4・欠4・未		要介護4 1,328単位				1,277	
23	B594	経ユ型病院療短Ⅲ4・夜減・欠4・未			夜勤の勤務条件基準を満たさない場合 － 25 単位			1,252	
23	B595	経ユ型病院療短Ⅲ5・欠4・未		要介護5 1,419単位				1,365	
23	B600	経ユ型病院療短Ⅲ5・夜減・欠4・未			夜勤の勤務条件基準を満たさない場合 － 25 単位			1,341	

種類	項目	サービス内容略称	算定項目					合成単位数	算定単位
23	1786	ユ型病院経短1・欠4	(4)ユニット型病院療養病床経過型短期入所療養介護費	(一)ユニット型病院療養病床経過型短期入所療養介護費<ユニット型個室>	要介護1		僻地の医師確保計画を届出ている病院の医師数が必要数の60％未満の場合	844	1日につき
23	1790	ユ型病院経短1・夜減・欠4			856 単位	夜勤の勤務条件基準を満たさない場合 － 25 単位		819	
23	1791	ユ型病院経短2・欠4			要介護2			951	
23	1795	ユ型病院経短2・夜減・欠4			963 単位	夜勤の勤務条件基準を満たさない場合 － 25 単位		926	
23	1796	ユ型病院経短3・欠4			要介護3			1,093	
23	1800	ユ型病院経短3・夜減・欠4			1,105 単位	夜勤の勤務条件基準を満たさない場合 － 25 単位		1,068	
23	1801	ユ型病院経短4・欠4			要介護4			1,183	
23	1805	ユ型病院経短4・夜減・欠4			1,195 単位	夜勤の勤務条件基準を満たさない場合 － 25 単位		1,158	
23	1806	ユ型病院経短5・欠4			要介護5			1,272	
23	1810	ユ型病院経短5・夜減・欠4			1,284 単位	夜勤の勤務条件基準を満たさない場合 － 25 単位		1,247	
23	1816	経ユ型病院経短1・欠4		(二)経過的ユニット型病院療養病床経過型短期入所療養介護費<ユニット型個室的多床室>	要介護1			844	
23	1820	経ユ型病院経短1・夜減・欠4			856 単位	夜勤の勤務条件基準を満たさない場合 － 25 単位		819	
23	1821	経ユ型病院経短2・欠4			要介護2		－ 12 単位	951	
23	1825	経ユ型病院経短2・夜減・欠4			963 単位	夜勤の勤務条件基準を満たさない場合 － 25 単位		926	
23	1826	経ユ型病院経短3・欠4			要介護3			1,093	
23	1830	経ユ型病院経短3・夜減・欠4			1,105 単位	夜勤の勤務条件基準を満たさない場合 － 25 単位		1,068	
23	1831	経ユ型病院経短4・欠4			要介護4			1,183	
23	1835	経ユ型病院経短4・夜減・欠4			1,195 単位	夜勤の勤務条件基準を満たさない場合 － 25 単位		1,158	
23	1836	経ユ型病院経短5・欠4			要介護5			1,272	
23	1840	経ユ型病院経短5・夜減・欠4			1,284 単位	夜勤の勤務条件基準を満たさない場合 － 25 単位		1,247	
23	1846	ユ型病院経短1・欠4・未		(一)ユニット型病院療養病床経過型短期入所療養介護費<ユニット型個室>	要介護1		僻地の医師確保計画を届出ている病院の医師数が必要数の60％未満の場合	819	
23	1850	ユ型病院経短1・夜減・欠4・未			856 単位	夜勤の勤務条件基準を満たさない場合 － 25 単位		794	
23	1851	ユ型病院経短2・欠4・未			要介護2			922	
23	1855	ユ型病院経短2・夜減・欠4・未			963 単位	夜勤の勤務条件基準を満たさない場合 － 25 単位		898	
23	1856	ユ型病院経短3・欠4・未			要介護3			1,060	
23	1860	ユ型病院経短3・夜減・欠4・未			1,105 単位	夜勤の勤務条件基準を満たさない場合 － 25 単位	ユニットケア体制未整備減算	1,036	
23	1861	ユ型病院経短4・欠4・未			要介護4			1,148	
23	1865	ユ型病院経短4・夜減・欠4・未			1,195 単位	夜勤の勤務条件基準を満たさない場合 － 25 単位		1,123	
23	1866	ユ型病院経短5・欠4・未			要介護5			1,234	
23	1870	ユ型病院経短5・夜減・欠4・未			1,284 単位	夜勤の勤務条件基準を満たさない場合 － 25 単位		1,210	
23	1876	経ユ型病院経短1・欠4・未		(二)経過的ユニット型病院療養病床経過型短期入所療養介護費<ユニット型個室的多床室>	要介護1			819	
23	1880	経ユ型病院経短1・夜減・欠4・未			856 単位	夜勤の勤務条件基準を満たさない場合 － 25 単位		794	
23	1881	経ユ型病院経短2・欠4・未			要介護2		－ 12 単位 × 97%	922	
23	1885	経ユ型病院経短2・夜減・欠4・未			963 単位	夜勤の勤務条件基準を満たさない場合 － 25 単位		898	
23	1886	経ユ型病院経短3・欠4・未			要介護3			1,060	
23	1890	経ユ型病院経短3・夜減・欠4・未			1,105 単位	夜勤の勤務条件基準を満たさない場合 － 25 単位		1,036	
23	1891	経ユ型病院経短4・欠4・未			要介護4			1,148	
23	1895	経ユ型病院経短4・夜減・欠4・未			1,195 単位	夜勤の勤務条件基準を満たさない場合 － 25 単位		1,123	
23	1896	経ユ型病院経短5・欠4・未			要介護5			1,234	
23	1900	経ユ型病院経短5・夜減・欠4・未			1,284 単位	夜勤の勤務条件基準を満たさない場合 － 25 単位		1,210	
23	7041	特定病院療養短1・欠4	(5)特定病院療養病床短期入所療養介護費（日帰りショート）	(一)3時間以上4時間未満			僻地の医師確保計画を届出ている病院の医師数が必要数の60％未満の場合	672	1回につき
23	7045	特定病院療養短1・夜減・欠4			684 単位	夜勤の勤務条件基準を満たさない場合 － 25 単位		647	
23	7046	特定病院療養短2・欠4		(二)4時間以上6時間未満				936	
23	7047	特定病院療養短2・夜減・欠4			948 単位	夜勤の勤務条件基準を満たさない場合 － 25 単位		911	
23	7048	特定病院療養短3・欠4		(三)6時間以上8時間未満			－ 12 単位	1,304	
23	7049	特定病院療養短3・夜減・欠4			1,316 単位	夜勤の勤務条件基準を満たさない場合 － 25 単位		1,279	

居宅

短期療養

（療養病床）

僻地の医師確保計画を届け出ているもの以外の病院の医師数が必要数の 60％未満の場合

種類	項目	サービス内容略称	算定項目			合成単位数	算定単位
23	9411	病院療短Ⅲ i 1・欠5	(1)(三)病院療養病床短期入所療養介護費(Ⅲ)　(看護6:1 介護6:1)	a 病院療養病床短期入所療養介護費(i)＜従来型個室＞	要介護1	578	1日につき
23	9415	病院療短Ⅲ i 1・夜減・欠5			642 単位 夜勤の勤務条件基準を満たさない場合 − 25 単位	555	
23	9421	病院療短Ⅲ i 2・欠5			要介護2	679	
23	9425	病院療短Ⅲ i 2・夜減・欠5			754 単位 夜勤の勤務条件基準を満たさない場合 − 25 単位	656	
23	9431	病院療短Ⅲ i 3・欠5			要介護3	814	
23	9435	病院療短Ⅲ i 3・夜減・欠5			904 単位 夜勤の勤務条件基準を満たさない場合 − 25 単位	791	
23	9441	病院療短Ⅲ i 4・欠5			要介護4	953	
23	9445	病院療短Ⅲ i 4・夜減・欠5			1,059 単位 夜勤の勤務条件基準を満たさない場合 − 25 単位	931	
23	9451	病院療短Ⅲ i 5・欠5			要介護5	990	
23	9455	病院療短Ⅲ i 5・夜減・欠5			1,100 単位 夜勤の勤務条件基準を満たさない場合 − 25 単位	968	
23	9416	病院療短Ⅲ ii 1・欠5		b 病院療養病床短期入所療養介護費(ii)＜多床室＞	要介護1	679	
23	9420	病院療短Ⅲ ii 1・夜減・欠5			754 単位 夜勤の勤務条件基準を満たさない場合 − 25 単位	656	
23	9426	病院療短Ⅲ ii 2・欠5			要介護2	778	
23	9430	病院療短Ⅲ ii 2・夜減・欠5			864 単位 夜勤の勤務条件基準を満たさない場合 − 25 単位	755	
23	9436	病院療短Ⅲ ii 3・欠5			要介護3	913	
23	9440	病院療短Ⅲ ii 3・夜減・欠5			1,014 単位 夜勤の勤務条件基準を満たさない場合 − 25 単位	890	
23	9446	病院療短Ⅲ ii 4・欠5			要介護4	1,053	
23	9450	病院療短Ⅲ ii 4・夜減・欠5			1,170 単位 夜勤の勤務条件基準を満たさない場合 − 25 単位	1,031	
23	9456	病院療短Ⅲ ii 5・欠5			要介護5	1,090	
23	9460	病院療短Ⅲ ii 5・夜減・欠5			1,211 単位 夜勤の勤務条件基準を満たさない場合 − 25 単位	1,067	
23	5540	病院経短Ⅱ i 1・欠5	(2)(二)病院療養病床経過型短期入所療養介護費(Ⅱ)　(看護8:1 介護4:1)	a 病院療養病床経過型短期入所療養介護費(i)＜従来型個室＞	要介護1	659	
23	5544	病院経短Ⅱ i 1・夜減・欠5			732 単位 夜勤の勤務条件基準を満たさない場合 − 25 単位	636	
23	5545	病院経短Ⅱ i 2・欠5			要介護2	757	
23	5549	病院経短Ⅱ i 2・夜減・欠5			841 単位 夜勤の勤務条件基準を満たさない場合 − 25 単位	734	
23	5550	病院経短Ⅱ i 3・欠5			要介護3	855	
23	5554	病院経短Ⅱ i 3・夜減・欠5			950 単位 夜勤の勤務条件基準を満たさない場合 − 25 単位	833	
23	5555	病院経短Ⅱ i 4・欠5			要介護4	937	
23	5559	病院経短Ⅱ i 4・夜減・欠5			1,041 単位 夜勤の勤務条件基準を満たさない場合 − 25 単位	914	
23	5560	病院経短Ⅱ i 5・欠5			要介護5	1,017	
23	5564	病院経短Ⅱ i 5・夜減・欠5			1,130 単位 夜勤の勤務条件基準を満たさない場合 − 25 単位	995	
23	5570	病院経短Ⅱ ii 1・欠5		b 病院療養病床経過型短期入所療養介護費(ii)＜多床室＞	要介護1	759	
23	5574	病院経短Ⅱ ii 1・夜減・欠5			843 単位 夜勤の勤務条件基準を満たさない場合 − 25 単位	736	
23	5575	病院経短Ⅱ ii 2・欠5			要介護2	858	
23	5579	病院経短Ⅱ ii 2・夜減・欠5			953 単位 夜勤の勤務条件基準を満たさない場合 − 25 単位	835	
23	5580	病院経短Ⅱ ii 3・欠5			要介護3	953	
23	5584	病院経短Ⅱ ii 3・夜減・欠5			1,059 単位 夜勤の勤務条件基準を満たさない場合 − 25 単位	931	
23	5585	病院経短Ⅱ ii 4・欠5			要介護4	1,034	
23	5589	病院経短Ⅱ ii 4・夜減・欠5			1,149 単位 夜勤の勤務条件基準を満たさない場合 − 25 単位	1,012	
23	5590	病院経短Ⅱ ii 5・欠5			要介護5	1,118	
23	5594	病院経短Ⅱ ii 5・夜減・欠5			1,242 単位 夜勤の勤務条件基準を満たさない場合 − 25 単位	1,095	

算定項目欄の注記：僻地の医師確保計画を届出ているもの以外の病院の医師数が必要数の60％未満の場合　× 90％

居宅

短期療養（療養病床）

サービスコード 種類	サービスコード 項目	サービス内容略称	算定項目					合成 単位数	算定 単位
23	9466	ユ型病院療短Ⅰ1・欠5	(3)ユニット型病院療養病床短期入所療養介護費	(一)ユニット型病院療養病床短期入所療養介護費(Ⅰ)〈ユニット型個室〉	要介護1			僻地の医師確保計画を届出ているもの以外の病院の医師数が必要数の60％未満の場合	770	1日につき
23	9470	ユ型病院療短Ⅰ1・夜減・欠5			856 単位	夜勤の勤務条件基準を満たさない場合	− 25 単位		748	
23	9471	ユ型病院療短Ⅰ2・欠5			要介護2				867	
23	9475	ユ型病院療短Ⅰ2・夜減・欠5			963 単位	夜勤の勤務条件基準を満たさない場合	− 25 単位		844	
23	9476	ユ型病院療短Ⅰ3・欠5			要介護3				1,077	
23	9480	ユ型病院療短Ⅰ3・夜減・欠5			1,197 単位	夜勤の勤務条件基準を満たさない場合	− 25 単位		1,055	
23	9481	ユ型病院療短Ⅰ4・欠5			要介護4				1,166	
23	9485	ユ型病院療短Ⅰ4・夜減・欠5			1,296 単位	夜勤の勤務条件基準を満たさない場合	− 25 単位		1,144	
23	9486	ユ型病院療短Ⅰ5・欠5			要介護5				1,247	
23	9490	ユ型病院療短Ⅰ5・夜減・欠5			1,385 単位	夜勤の勤務条件基準を満たさない場合	− 25 単位		1,224	
23	B601	ユ型病院療短Ⅱ1・欠5		(二)ユニット型病院療養病床短期入所療養介護費(Ⅱ)〈療養機能強化型A〉〈ユニット型個室〉	要介護1			× 90%	797	
23	B606	ユ型病院療短Ⅱ1・夜減・欠5			885 単位	夜勤の勤務条件基準を満たさない場合	− 25 単位		774	
23	B607	ユ型病院療短Ⅱ2・欠5			要介護2				898	
23	B612	ユ型病院療短Ⅱ2・夜減・欠5			998 単位	夜勤の勤務条件基準を満たさない場合	− 25 単位		876	
23	B613	ユ型病院療短Ⅱ3・欠5			要介護3				1,118	
23	B618	ユ型病院療短Ⅱ3・夜減・欠5			1,242 単位	夜勤の勤務条件基準を満たさない場合	− 25 単位		1,095	
23	B619	ユ型病院療短Ⅱ4・欠5			要介護4				1,211	
23	B624	ユ型病院療短Ⅱ4・夜減・欠5			1,345 単位	夜勤の勤務条件基準を満たさない場合	− 25 単位		1,188	
23	B625	ユ型病院療短Ⅱ5・欠5			要介護5				1,294	
23	B630	ユ型病院療短Ⅱ5・夜減・欠5			1,438 単位	夜勤の勤務条件基準を満たさない場合	− 25 単位		1,272	
23	B631	ユ型病院療短Ⅲ1・欠5		(三)ユニット型病院療養病床短期入所療養介護費(Ⅲ)〈療養機能強化型B〉〈ユニット型個室〉	要介護1				787	
23	B636	ユ型病院療短Ⅲ1・夜減・欠5			874 単位	夜勤の勤務条件基準を満たさない場合	− 25 単位		764	
23	B637	ユ型病院療短Ⅲ2・欠5			要介護2				887	
23	B642	ユ型病院療短Ⅲ2・夜減・欠5			985 単位	夜勤の勤務条件基準を満たさない場合	− 25 単位		864	
23	B643	ユ型病院療短Ⅲ3・欠5			要介護3				1,103	
23	B648	ユ型病院療短Ⅲ3・夜減・欠5			1,226 単位	夜勤の勤務条件基準を満たさない場合	− 25 単位		1,081	
23	B649	ユ型病院療短Ⅲ4・欠5			要介護4				1,195	
23	B654	ユ型病院療短Ⅲ4・夜減・欠5			1,328 単位	夜勤の勤務条件基準を満たさない場合	− 25 単位		1,173	
23	B655	ユ型病院療短Ⅲ5・欠5			要介護5				1,277	
23	B660	ユ型病院療短Ⅲ5・夜減・欠5			1,419 単位	夜勤の勤務条件基準を満たさない場合	− 25 単位		1,255	
23	9496	経ユ型病院療短Ⅰ1・欠5		(四)経過的ユニット型病院療養病床短期入所療養介護費(Ⅰ)〈ユニット型個室的多床室〉	要介護1				770	
23	9500	経ユ型病院療短Ⅰ1・夜減・欠5			856 単位	夜勤の勤務条件基準を満たさない場合	− 25 単位		748	
23	9875	経ユ型病院療短Ⅰ2・欠5			要介護2				867	
23	9879	経ユ型病院療短Ⅰ2・夜減・欠5			963 単位	夜勤の勤務条件基準を満たさない場合	− 25 単位		844	
23	9880	経ユ型病院療短Ⅰ3・欠5			要介護3				1,077	
23	9884	経ユ型病院療短Ⅰ3・夜減・欠5			1,197 単位	夜勤の勤務条件基準を満たさない場合	− 25 単位		1,055	
23	9885	経ユ型病院療短Ⅰ4・欠5			要介護4				1,166	
23	9889	経ユ型病院療短Ⅰ4・夜減・欠5			1,296 単位	夜勤の勤務条件基準を満たさない場合	− 25 単位		1,144	
23	9890	経ユ型病院療短Ⅰ5・欠5			要介護5				1,247	
23	9894	経ユ型病院療短Ⅰ5・夜減・欠5			1,385 単位	夜勤の勤務条件基準を満たさない場合	− 25 単位		1,224	
23	B661	経ユ型病院療短Ⅱ1・欠5		(五)経過的ユニット型病院療養病床短期入所療養介護費(Ⅱ)〈療養機能強化型A〉〈ユニット型個室的多床室〉	要介護1				797	
23	B666	経ユ型病院療短Ⅱ1・夜減・欠5			885 単位	夜勤の勤務条件基準を満たさない場合	− 25 単位		774	
23	B667	経ユ型病院療短Ⅱ2・欠5			要介護2				898	
23	B672	経ユ型病院療短Ⅱ2・夜減・欠5			998 単位	夜勤の勤務条件基準を満たさない場合	− 25 単位		876	
23	B673	経ユ型病院療短Ⅱ3・欠5			要介護3				1,118	
23	B678	経ユ型病院療短Ⅱ3・夜減・欠5			1,242 単位	夜勤の勤務条件基準を満たさない場合	− 25 単位		1,095	
23	B679	経ユ型病院療短Ⅱ4・欠5			要介護4				1,211	
23	B684	経ユ型病院療短Ⅱ4・夜減・欠5			1,345 単位	夜勤の勤務条件基準を満たさない場合	− 25 単位		1,188	
23	B685	経ユ型病院療短Ⅱ5・欠5			要介護5				1,294	
23	B690	経ユ型病院療短Ⅱ5・夜減・欠5			1,438 単位	夜勤の勤務条件基準を満たさない場合	− 25 単位		1,272	
23	B691	経ユ型病院療短Ⅲ1・欠5		(六)経過的ユニット型病院療養病床短期入所療養介護費(Ⅲ)〈療養機能強化型B〉〈ユニット型個室的多床室〉	要介護1				787	
23	B696	経ユ型病院療短Ⅲ1・夜減・欠5			874 単位	夜勤の勤務条件基準を満たさない場合	− 25 単位		764	
23	B697	経ユ型病院療短Ⅲ2・欠5			要介護2				887	
23	B702	経ユ型病院療短Ⅲ2・夜減・欠5			985 単位	夜勤の勤務条件基準を満たさない場合	− 25 単位		864	
23	B703	経ユ型病院療短Ⅲ3・欠5			要介護3				1,103	
23	B708	経ユ型病院療短Ⅲ3・夜減・欠5			1,226 単位	夜勤の勤務条件基準を満たさない場合	− 25 単位		1,081	
23	B709	経ユ型病院療短Ⅲ4・欠5			要介護4				1,195	
23	B714	経ユ型病院療短Ⅲ4・夜減・欠5			1,328 単位	夜勤の勤務条件基準を満たさない場合	− 25 単位		1,173	
23	B715	経ユ型病院療短Ⅲ5・欠5			要介護5				1,277	
23	B720	経ユ型病院療短Ⅲ5・夜減・欠5			1,419 単位	夜勤の勤務条件基準を満たさない場合	− 25 単位		1,255	

居宅

短期療養（療養病床）

居宅

短期療養
（療養病床）

サービスコード 種類	項目	サービス内容略称	算定項目					合成単位数	算定単位
23	7746	ユ型病院療短Ⅰ１・欠５・未	(3)(一) ユニット型病院療養病床短期入所療養介護費（Ⅰ） <ユニット型個室>	要介護1				747	1日につき
23	7750	ユ型病院療短Ⅰ１・夜減・欠５・未		856 単位 夜勤の勤務条件基準を満たさない場合 － 25 単位				726	
23	7751	ユ型病院療短Ⅰ２・欠５・未		要介護2				841	
23	7755	ユ型病院療短Ⅰ２・夜減・欠５・未		963 単位 夜勤の勤務条件基準を満たさない場合 － 25 単位				819	
23	7756	ユ型病院療短Ⅰ３・欠５・未		要介護3				1,045	
23	7760	ユ型病院療短Ⅰ３・夜減・欠５・未		1,197 単位 夜勤の勤務条件基準を満たさない場合 － 25 単位	僻地の医師確保計画を届出ているもの以外の病院の医師数が必要数の60%未満の場合		ユニットケア体制未整備減算	1,023	
23	7761	ユ型病院療短Ⅰ４・欠５・未		要介護4				1,131	
23	7765	ユ型病院療短Ⅰ４・夜減・欠５・未		1,296 単位 夜勤の勤務条件基準を満たさない場合 － 25 単位				1,110	
23	7766	ユ型病院療短Ⅰ５・欠５・未		要介護5				1,210	
23	7770	ユ型病院療短Ⅰ５・夜減・欠５・未		1,385 単位 夜勤の勤務条件基準を満たさない場合 － 25 単位				1,187	
23	B721	ユ型病院療短Ⅱ１・欠５・未	(二) ユニット型病院療養病床短期入所療養介護費（Ⅱ） <療養機能強化型A> <ユニット型個室>	要介護1				773	
23	B726	ユ型病院療短Ⅱ１・夜減・欠５・未		885 単位 夜勤の勤務条件基準を満たさない場合 － 25 単位				751	
23	B727	ユ型病院療短Ⅱ２・欠５・未		要介護2	× 90%	× 97%		871	
23	B732	ユ型病院療短Ⅱ２・夜減・欠５・未		998 単位 夜勤の勤務条件基準を満たさない場合 － 25 単位				850	
23	B733	ユ型病院療短Ⅱ３・欠５・未		要介護3				1,084	
23	B738	ユ型病院療短Ⅱ３・夜減・欠５・未		1,242 単位 夜勤の勤務条件基準を満たさない場合 － 25 単位				1,062	
23	B739	ユ型病院療短Ⅱ４・欠５・未		要介護4				1,175	
23	B744	ユ型病院療短Ⅱ４・夜減・欠５・未		1,345 単位 夜勤の勤務条件基準を満たさない場合 － 25 単位				1,152	
23	B745	ユ型病院療短Ⅱ５・欠５・未		要介護5				1,255	
23	B750	ユ型病院療短Ⅱ５・夜減・欠５・未		1,438 単位 夜勤の勤務条件基準を満たさない場合 － 25 単位				1,234	
23	B751	ユ型病院療短Ⅲ１・欠５・未	(三) ユニット型病院療養病床短期入所療養介護費（Ⅲ） <療養機能強化型B> <ユニット型個室>	要介護1				763	
23	B756	ユ型病院療短Ⅲ１・夜減・欠５・未		874 単位 夜勤の勤務条件基準を満たさない場合 － 25 単位				741	
23	B757	ユ型病院療短Ⅲ２・欠５・未		要介護2				860	
23	B762	ユ型病院療短Ⅲ２・夜減・欠５・未		985 単位 夜勤の勤務条件基準を満たさない場合 － 25 単位				838	
23	B763	ユ型病院療短Ⅲ３・欠５・未		要介護3				1,070	
23	B768	ユ型病院療短Ⅲ３・夜減・欠５・未		1,226 単位 夜勤の勤務条件基準を満たさない場合 － 25 単位				1,049	
23	B769	ユ型病院療短Ⅲ４・欠５・未		要介護4				1,159	
23	B774	ユ型病院療短Ⅲ４・夜減・欠５・未		1,328 単位 夜勤の勤務条件基準を満たさない場合 － 25 単位				1,138	
23	B775	ユ型病院療短Ⅲ５・欠５・未		要介護5				1,239	
23	B780	ユ型病院療短Ⅲ５・夜減・欠５・未		1,419 単位 夜勤の勤務条件基準を満たさない場合 － 25 単位				1,217	
23	7776	経ユ型病院療短Ⅰ１・欠５・未	(四) 経過的ユニット型病院療養病床短期入所療養介護費（Ⅰ） <ユニット型個室的多床室>	要介護1				747	
23	7780	経ユ型病院療短Ⅰ１・夜減・欠５・未		856 単位 夜勤の勤務条件基準を満たさない場合 － 25 単位				726	
23	7781	経ユ型病院療短Ⅰ２・欠５・未		要介護2				841	
23	7785	経ユ型病院療短Ⅰ２・夜減・欠５・未		963 単位 夜勤の勤務条件基準を満たさない場合 － 25 単位				819	
23	7786	経ユ型病院療短Ⅰ３・欠５・未		要介護3				1,045	
23	7790	経ユ型病院療短Ⅰ３・夜減・欠５・未		1,197 単位 夜勤の勤務条件基準を満たさない場合 － 25 単位				1,023	
23	7791	経ユ型病院療短Ⅰ４・欠５・未		要介護4				1,131	
23	7795	経ユ型病院療短Ⅰ４・夜減・欠５・未		1,296 単位 夜勤の勤務条件基準を満たさない場合 － 25 単位				1,110	
23	7796	経ユ型病院療短Ⅰ５・欠５・未		要介護5				1,210	
23	7800	経ユ型病院療短Ⅰ５・夜減・欠５・未		1,385 単位 夜勤の勤務条件基準を満たさない場合 － 25 単位				1,187	
23	B781	経ユ型病院療短Ⅱ１・欠５・未	(五) 経過的ユニット型病院療養病床短期入所療養介護費（Ⅱ） <療養機能強化型A> <ユニット型個室的多床室>	要介護1				773	
23	B786	経ユ型病院療短Ⅱ１・夜減・欠５・未		885 単位 夜勤の勤務条件基準を満たさない場合 － 25 単位				751	
23	B787	経ユ型病院療短Ⅱ２・欠５・未		要介護2				871	
23	B792	経ユ型病院療短Ⅱ２・夜減・欠５・未		998 単位 夜勤の勤務条件基準を満たさない場合 － 25 単位				850	
23	B793	経ユ型病院療短Ⅱ３・欠５・未		要介護3				1,084	
23	B798	経ユ型病院療短Ⅱ３・夜減・欠５・未		1,242 単位 夜勤の勤務条件基準を満たさない場合 － 25 単位				1,062	
23	B799	経ユ型病院療短Ⅱ４・欠５・未		要介護4				1,175	
23	B804	経ユ型病院療短Ⅱ４・夜減・欠５・未		1,345 単位 夜勤の勤務条件基準を満たさない場合 － 25 単位				1,152	
23	B805	経ユ型病院療短Ⅱ５・欠５・未		要介護5				1,255	
23	B810	経ユ型病院療短Ⅱ５・夜減・欠５・未		1,438 単位 夜勤の勤務条件基準を満たさない場合 － 25 単位				1,234	
23	B811	経ユ型病院療短Ⅲ１・欠５・未	(六) 経過的ユニット型病院療養病床短期入所療養介護費（Ⅲ） <療養機能強化型B> <ユニット型個室的多床室>	要介護1				763	
23	B816	経ユ型病院療短Ⅲ１・夜減・欠５・未		874 単位 夜勤の勤務条件基準を満たさない場合 － 25 単位				741	
23	B817	経ユ型病院療短Ⅲ２・欠５・未		要介護2				860	
23	B822	経ユ型病院療短Ⅲ２・夜減・欠５・未		985 単位 夜勤の勤務条件基準を満たさない場合 － 25 単位				838	
23	B823	経ユ型病院療短Ⅲ３・欠５・未		要介護3				1,070	
23	B828	経ユ型病院療短Ⅲ３・夜減・欠５・未		1,226 単位 夜勤の勤務条件基準を満たさない場合 － 25 単位				1,049	
23	B829	経ユ型病院療短Ⅲ４・欠５・未		要介護4				1,159	
23	B834	経ユ型病院療短Ⅲ４・夜減・欠５・未		1,328 単位 夜勤の勤務条件基準を満たさない場合 － 25 単位				1,138	
23	B835	経ユ型病院療短Ⅲ５・欠５・未		要介護5				1,239	
23	B840	経ユ型病院療短Ⅲ５・夜減・欠５・未		1,419 単位 夜勤の勤務条件基準を満たさない場合 － 25 単位				1,217	

サービスコード		サービス内容略称	算定項目						合成単位数	算定単位
種類	項目									
23	1966	ユ型病院経短1・欠5	(4)ユニット型病院療養病床経過型短期入所療養介護費	(一)ユニット型病院療養病床経過型短期入所療養介護費<ユニット型個室>	要介護1			僻地の医師確保計画を届出ているもの以外の病院の医師数が必要数の60％未満の場合	770	1日につき
23	1970	ユ型病院経短1・夜減・欠5			856 単位	夜勤の勤務条件基準を満たさない場合	－ 25 単位		748	
23	1971	ユ型病院経短2・欠5			要介護2				867	
23	1975	ユ型病院経短2・夜減・欠5			963 単位	夜勤の勤務条件基準を満たさない場合	－ 25 単位		844	
23	1976	ユ型病院経短3・欠5			要介護3				995	
23	1980	ユ型病院経短3・夜減・欠5			1,105 単位	夜勤の勤務条件基準を満たさない場合	－ 25 単位		972	
23	1981	ユ型病院経短4・欠5			要介護4				1,076	
23	1985	ユ型病院経短4・夜減・欠5			1,195 単位	夜勤の勤務条件基準を満たさない場合	－ 25 単位		1,053	
23	1986	ユ型病院経短5・欠5			要介護5				1,156	
23	1990	ユ型病院経短5・夜減・欠5			1,284 単位	夜勤の勤務条件基準を満たさない場合	－ 25 単位		1,133	
23	1996	経ユ型病院経短1・欠5		(二)経過的ユニット型病院療養病床経過型短期入所療養介護費<ユニット型個室的多床室>	要介護1			× 90％	770	
23	2000	経ユ型病院経短1・夜減・欠5			856 単位	夜勤の勤務条件基準を満たさない場合	－ 25 単位		748	
23	2001	経ユ型病院経短2・欠5			要介護2				867	
23	2005	経ユ型病院経短2・夜減・欠5			963 単位	夜勤の勤務条件基準を満たさない場合	－ 25 単位		844	
23	2006	経ユ型病院経短3・欠5			要介護3				995	
23	2010	経ユ型病院経短3・夜減・欠5			1,105 単位	夜勤の勤務条件基準を満たさない場合	－ 25 単位		972	
23	2011	経ユ型病院経短4・欠5			要介護4				1,076	
23	2015	経ユ型病院経短4・夜減・欠5			1,195 単位	夜勤の勤務条件基準を満たさない場合	－ 25 単位		1,053	
23	2016	経ユ型病院経短5・欠5			要介護5				1,156	
23	2020	経ユ型病院経短5・夜減・欠5			1,284 単位	夜勤の勤務条件基準を満たさない場合	－ 25 単位		1,133	
23	2026	ユ型病院経短1・欠5・未		(一)ユニット型病院療養病床経過型短期入所療養介護費<ユニット型個室>	要介護1			僻地の医師確保計画を届出ているもの以外の医師数が必要数の60％未満の場合	747	
23	2030	ユ型病院経短1・夜減・欠5・未			856 単位	夜勤の勤務条件基準を満たさない場合 － 25 単位		ユニットケア体制未整備減算	726	
23	2031	ユ型病院経短2・欠5・未			要介護2				841	
23	2035	ユ型病院経短2・夜減・欠5・未			963 単位	夜勤の勤務条件基準を満たさない場合 － 25 単位			819	
23	2036	ユ型病院経短3・欠5・未			要介護3				965	
23	2040	ユ型病院経短3・夜減・欠5・未			1,105 単位	夜勤の勤務条件基準を満たさない場合 － 25 単位			943	
23	2041	ユ型病院経短4・欠5・未			要介護4				1,044	
23	2045	ユ型病院経短4・夜減・欠5・未			1,195 単位	夜勤の勤務条件基準を満たさない場合 － 25 単位			1,021	
23	2046	ユ型病院経短5・欠5・未			要介護5				1,121	
23	2050	ユ型病院経短5・夜減・欠5・未			1,284 単位	夜勤の勤務条件基準を満たさない場合 － 25 単位			1,099	
23	2056	経ユ型病院経短1・欠5・未		(二)経過的ユニット型病院療養病床経過型短期入所療養介護費<ユニット型個室的多床室>	要介護1			× 90％ × 97％	747	
23	2060	経ユ型病院経短1・夜減・欠5・未			856 単位	夜勤の勤務条件基準を満たさない場合 － 25 単位			726	
23	2061	経ユ型病院経短2・欠5・未			要介護2				841	
23	2065	経ユ型病院経短2・夜減・欠5・未			963 単位	夜勤の勤務条件基準を満たさない場合 － 25 単位			819	
23	2066	経ユ型病院経短3・欠5・未			要介護3				965	
23	2070	経ユ型病院経短3・夜減・欠5・未			1,105 単位	夜勤の勤務条件基準を満たさない場合 － 25 単位			943	
23	2071	経ユ型病院経短4・欠5・未			要介護4				1,044	
23	2075	経ユ型病院経短4・夜減・欠5・未			1,195 単位	夜勤の勤務条件基準を満たさない場合 － 25 単位			1,021	
23	2076	経ユ型病院経短5・欠5・未			要介護5				1,121	
23	2080	経ユ型病院経短5・夜減・欠5・未			1,284 単位	夜勤の勤務条件基準を満たさない場合 － 25 単位			1,099	
23	7061	特定病院療短1・欠5	(5)特定病院療養病床短期入所療養介護費（日帰りショート）	(一)3時間以上4時間未満				僻地の医師確保計画を届出ている病院の医師数が必要数の60％未満の場合	616	1回につき
23	7065	特定病院療短1・夜減・欠5			684 単位	夜勤の勤務条件基準を満たさない場合 － 25 単位			593	
23	7066	特定病院療短2・欠5		(二)4時間以上6時間未満					853	
23	7067	特定病院療短2・夜減・欠5			948 単位	夜勤の勤務条件基準を満たさない場合 － 25 単位		× 90％	831	
23	7068	特定病院療短3・欠5		(三)6時間以上8時間未満					1,184	
23	7069	特定病院療短3・夜減・欠5			1,316 単位	夜勤の勤務条件基準を満たさない場合 － 25 単位			1,162	

居宅

短期療養
（療養病床）

八　診療所における短期入所療養介護

居宅

短期
療養

（診療所）

サービスコード 種類	サービスコード 項目	サービス内容略称	算定項目				合成 単位数	算定 単位
23	3111	診療所短期Ⅰⅰ1	(1) 診療所短期入所療養介護費	(一) 診療所短期療養介護費（Ⅰ） 看護<6:1> 介護<6:1>	a 診療所短期入所療養介護費（ⅰ） <従来型個室>	要介護1　　705 単位	705	1日につき
23	3121	診療所短期Ⅰⅰ2				要介護2　　756 単位	756	
23	3131	診療所短期Ⅰⅰ3				要介護3　　806 単位	806	
23	3141	診療所短期Ⅰⅰ4				要介護4　　857 単位	857	
23	3151	診療所短期Ⅰⅰ5				要介護5　　908 単位	908	
23	3281	診療所短期Ⅰⅱ1			b 診療所短期入所療養介護費（ⅱ） <療養機能強化型A> <従来型個室>	要介護1　　732 単位	732	
23	3282	診療所短期Ⅰⅱ2				要介護2　　786 単位	786	
23	3283	診療所短期Ⅰⅱ3				要介護3　　839 単位	839	
23	3284	診療所短期Ⅰⅱ4				要介護4　　893 単位	893	
23	3285	診療所短期Ⅰⅱ5				要介護5　　946 単位	946	
23	3286	診療所短期Ⅰⅲ1			c 診療所短期入所療養介護費（ⅲ） <療養機能強化型B> <従来型個室>	要介護1　　723 単位	723	
23	3287	診療所短期Ⅰⅲ2				要介護2　　775 単位	775	
23	3288	診療所短期Ⅰⅲ3				要介護3　　827 単位	827	
23	3289	診療所短期Ⅰⅲ4				要介護4　　879 単位	879	
23	3290	診療所短期Ⅰⅲ5				要介護5　　932 単位	932	
23	3112	診療所短期Ⅰⅳ1			d 診療所短期入所療養介護費（ⅳ） <多床室>	要介護1　　813 単位	813	
23	3122	診療所短期Ⅰⅳ2				要介護2　　864 単位	864	
23	3132	診療所短期Ⅰⅳ3				要介護3　　916 単位	916	
23	3142	診療所短期Ⅰⅳ4				要介護4　　965 単位	965	
23	3152	診療所短期Ⅰⅳ5				要介護5　　1,016 単位	1,016	
23	3291	診療所短期Ⅰⅴ1			e 診療所短期入所療養介護費（ⅴ） <療養機能強化型A> <多床室>	要介護1　　847 単位	847	
23	3292	診療所短期Ⅰⅴ2				要介護2　　901 単位	901	
23	3293	診療所短期Ⅰⅴ3				要介護3　　954 単位	954	
23	3294	診療所短期Ⅰⅴ4				要介護4　　1,006 単位	1,006	
23	3295	診療所短期Ⅰⅴ5				要介護5　　1,059 単位	1,059	
23	3296	診療所短期Ⅰⅵ1			f 診療所短期入所療養介護費（ⅵ） <療養機能強化型B> <多床室>	要介護1　　835 単位	835	
23	3297	診療所短期Ⅰⅵ2				要介護2　　888 単位	888	
23	3298	診療所短期Ⅰⅵ3				要介護3　　941 単位	941	
23	3299	診療所短期Ⅰⅵ4				要介護4　　992 単位	992	
23	3300	診療所短期Ⅰⅵ5				要介護5　　1,045 単位	1,045	
23	3211	診療所短期Ⅱⅰ1		(二) 診療所短期入所療養介護費（Ⅱ） 看護・介護 <3:1>	a 診療所短期入所療養介護費（ⅰ） <従来型個室>	要介護1　　624 単位	624	
23	3221	診療所短期Ⅱⅰ2				要介護2　　670 単位	670	
23	3231	診療所短期Ⅱⅰ3				要介護3　　715 単位	715	
23	3241	診療所短期Ⅱⅰ4				要介護4　　762 単位	762	
23	3251	診療所短期Ⅱⅰ5				要介護5　　807 単位	807	
23	3212	診療所短期Ⅱⅱ1			b 診療所短期入所療養介護費（ⅱ） <多床室>	要介護1　　734 単位	734	
23	3222	診療所短期Ⅱⅱ2				要介護2　　779 単位	779	
23	3232	診療所短期Ⅱⅱ3				要介護3　　825 単位	825	
23	3242	診療所短期Ⅱⅱ4				要介護4　　871 単位	871	
23	3252	診療所短期Ⅱⅱ5				要介護5　　917 単位	917	

サービスコード 種類	項目	サービス内容略称	算定項目			合成単位数	算定単位
23	3213	ユ型診療所短期Ⅰ1	(2) ユニット型診療所短期入所療養介護費	(一) ユニット型診療所短期入所療養介護費(Ⅰ)<ユニット型個室>	要介護1　835 単位	835	1日につき
23	3223	ユ型診療所短期Ⅰ2			要介護2　887 単位	887	
23	3233	ユ型診療所短期Ⅰ3			要介護3　937 単位	937	
23	3243	ユ型診療所短期Ⅰ4			要介護4　988 単位	988	
23	3253	ユ型診療所短期Ⅰ5			要介護5　1,039 単位	1,039	
23	3301	ユ型診療所短期Ⅱ1		(二) ユニット型診療所短期入所療養介護費(Ⅱ)<療養機能強化型A><ユニット型個室>	要介護1　864 単位	864	
23	3302	ユ型診療所短期Ⅱ2			要介護2　918 単位	918	
23	3303	ユ型診療所短期Ⅱ3			要介護3　970 単位	970	
23	3304	ユ型診療所短期Ⅱ4			要介護4　1,022 単位	1,022	
23	3305	ユ型診療所短期Ⅱ5			要介護5　1,076 単位	1,076	
23	3306	ユ型診療所短期Ⅲ1		(三) ユニット型診療所短期入所療養介護費(Ⅲ)<療養機能強化型B><ユニット型個室>	要介護1　854 単位	854	
23	3307	ユ型診療所短期Ⅲ2			要介護2　907 単位	907	
23	3308	ユ型診療所短期Ⅲ3			要介護3　959 単位	959	
23	3309	ユ型診療所短期Ⅲ4			要介護4　1,010 単位	1,010	
23	3310	ユ型診療所短期Ⅲ5			要介護5　1,062 単位	1,062	
23	3214	経ユ型診療所短期Ⅰ1		(四) 経過的ユニット型診療所短期入所療養介護費(Ⅰ)<ユニット型個室的多床室>	要介護1　835 単位	835	
23	3224	経ユ型診療所短期Ⅰ2			要介護2　887 単位	887	
23	3234	経ユ型診療所短期Ⅰ3			要介護3　937 単位	937	
23	3244	経ユ型診療所短期Ⅰ4			要介護4　988 単位	988	
23	3254	経ユ型診療所短期Ⅰ5			要介護5　1,039 単位	1,039	
23	3311	経ユ型診療所短期Ⅱ1		(五) 経過的ユニット型診療所短期入所療養介護費(Ⅱ)<療養機能強化型A><ユニット型個室的多床室>	要介護1　864 単位	864	
23	3312	経ユ型診療所短期Ⅱ2			要介護2　918 単位	918	
23	3313	経ユ型診療所短期Ⅱ3			要介護3　970 単位	970	
23	3314	経ユ型診療所短期Ⅱ4			要介護4　1,022 単位	1,022	
23	3315	経ユ型診療所短期Ⅱ5			要介護5　1,076 単位	1,076	
23	3316	経ユ型診療所短期Ⅲ1		(六) 経過的ユニット型診療所短期入所療養介護費(Ⅲ)<療養機能強化型B><ユニット型個室的多床室>	要介護1　854 単位	854	
23	3317	経ユ型診療所短期Ⅲ2			要介護2　907 単位	907	
23	3318	経ユ型診療所短期Ⅲ3			要介護3　959 単位	959	
23	3319	経ユ型診療所短期Ⅲ4			要介護4　1,010 単位	1,010	
23	3320	経ユ型診療所短期Ⅲ5			要介護5　1,062 単位	1,062	
23	3257	ユ型診療所短期Ⅰ1・未		(一) ユニット型診療所短期入所療養介護費(Ⅰ)<ユニット型個室> 要介護1　835 単位	ユニットケア体制未整備減算 ×97%	810	
23	3258	ユ型診療所短期Ⅰ2・未		要介護2　887 単位		860	
23	3259	ユ型診療所短期Ⅰ3・未		要介護3　937 単位		909	
23	3260	ユ型診療所短期Ⅰ4・未		要介護4　988 単位		958	
23	3261	ユ型診療所短期Ⅰ5・未		要介護5　1,039 単位		1,008	
23	3321	ユ型診療所短期Ⅱ1・未		(二) ユニット型診療所短期入所療養介護費(Ⅱ)<療養機能強化型A><ユニット型個室> 要介護1　864 単位		838	
23	3322	ユ型診療所短期Ⅱ2・未		要介護2　918 単位		890	
23	3323	ユ型診療所短期Ⅱ3・未		要介護3　970 単位		941	
23	3324	ユ型診療所短期Ⅱ4・未		要介護4　1,022 単位		991	
23	3325	ユ型診療所短期Ⅱ5・未		要介護5　1,076 単位		1,044	
23	3326	ユ型診療所短期Ⅲ1・未		(三) ユニット型診療所短期入所療養介護費(Ⅲ)<療養機能強化型B><ユニット型個室> 要介護1　854 単位		828	
23	3327	ユ型診療所短期Ⅲ2・未		要介護2　907 単位		880	
23	3328	ユ型診療所短期Ⅲ3・未		要介護3　959 単位		930	
23	3329	ユ型診療所短期Ⅲ4・未		要介護4　1,010 単位		980	
23	3330	ユ型診療所短期Ⅲ5・未		要介護5　1,062 単位		1,030	
23	3263	経ユ型診療所短期Ⅰ1・未		(四) 経過的ユニット型診療所短期入所療養介護費(Ⅰ)<ユニット型個室的多床室> 要介護1　835 単位		810	
23	3264	経ユ型診療所短期Ⅰ2・未		要介護2　887 単位		860	
23	3265	経ユ型診療所短期Ⅰ3・未		要介護3　937 単位		909	
23	3266	経ユ型診療所短期Ⅰ4・未		要介護4　988 単位		958	
23	3267	経ユ型診療所短期Ⅰ5・未		要介護5　1,039 単位		1,008	
23	3331	経ユ型診療所短期Ⅱ1・未		(五) 経過的ユニット型診療所短期入所療養介護費(Ⅱ)<療養機能強化型A><ユニット型個室的多床室> 要介護1　864 単位		838	
23	3332	経ユ型診療所短期Ⅱ2・未		要介護2　918 単位		890	
23	3333	経ユ型診療所短期Ⅱ3・未		要介護3　970 単位		941	
23	3334	経ユ型診療所短期Ⅱ4・未		要介護4　1,022 単位		991	
23	3335	経ユ型診療所短期Ⅱ5・未		要介護5　1,076 単位		1,044	
23	3336	経ユ型診療所短期Ⅲ1・未		(六) 経過的ユニット型診療所短期入所療養介護費(Ⅲ)<療養機能強化型B><ユニット型個室的多床室> 要介護1　854 単位		828	
23	3337	経ユ型診療所短期Ⅲ2・未		要介護2　907 単位		880	
23	3338	経ユ型診療所短期Ⅲ3・未		要介護3　959 単位		930	
23	3339	経ユ型診療所短期Ⅲ4・未		要介護4　1,010 単位		980	
23	3340	経ユ型診療所短期Ⅲ5・未		要介護5　1,062 単位		1,030	
23	3255	特定診療所短期1	(3) 特定診療所短期入所療養介護費(日帰りショート)	(一)3時間以上4時間未満	684 単位	684	1回につき
23	3271	特定診療所短期2		(二)4時間以上6時間未満	948 単位	948	
23	3272	特定診療所短期3		(三)6時間以上8時間未満	1,316 単位	1,316	

居宅

短期療養（診療所）

居宅

短期
療養
（診療所）

種類	項目	サービス内容略称	高齢者虐待防止措置未実施減算	算定項目					合成単位数	算定単位
23	C324	診療所短期高齢者虐待防止未実施減算Ⅰⅰ1	(1)診療所短期入所療養介護費	(一)診療所短期入所療養介護費(Ⅰ)	a 診療所短期入所療養介護費(ⅰ)	要介護1	7 単位減算		-7	1日につき
23	C325	診療所短期高齢者虐待防止未実施減算Ⅰⅰ2				要介護2	8 単位減算		-8	
23	C326	診療所短期高齢者虐待防止未実施減算Ⅰⅰ3				要介護3	8 単位減算		-8	
23	C327	診療所短期高齢者虐待防止未実施減算Ⅰⅰ4				要介護4	9 単位減算		-9	
23	C328	診療所短期高齢者虐待防止未実施減算Ⅰⅰ5				要介護5	9 単位減算		-9	
23	C329	診療所短期高齢者虐待防止未実施減算Ⅰⅱ1			b 診療所短期入所療養介護費(ⅱ)	要介護1	7 単位減算		-7	
23	C330	診療所短期高齢者虐待防止未実施減算Ⅰⅱ2				要介護2	8 単位減算		-8	
23	C331	診療所短期高齢者虐待防止未実施減算Ⅰⅱ3				要介護3	8 単位減算		-8	
23	C332	診療所短期高齢者虐待防止未実施減算Ⅰⅱ4				要介護4	9 単位減算		-9	
23	C333	診療所短期高齢者虐待防止未実施減算Ⅰⅱ5				要介護5	9 単位減算		-9	
23	C334	診療所短期高齢者虐待防止未実施減算Ⅰⅲ1			c 診療所短期入所療養介護費(ⅲ)	要介護1	7 単位減算		-7	
23	C335	診療所短期高齢者虐待防止未実施減算Ⅰⅲ2				要介護2	8 単位減算		-8	
23	C336	診療所短期高齢者虐待防止未実施減算Ⅰⅲ3				要介護3	8 単位減算		-8	
23	C337	診療所短期高齢者虐待防止未実施減算Ⅰⅲ4				要介護4	9 単位減算		-9	
23	C338	診療所短期高齢者虐待防止未実施減算Ⅰⅲ5				要介護5	9 単位減算		-9	
23	C339	診療所短期高齢者虐待防止未実施減算Ⅰⅳ1			d 診療所短期入所療養介護費(ⅳ)	要介護1	8 単位減算		-8	
23	C340	診療所短期高齢者虐待防止未実施減算Ⅰⅳ2				要介護2	8 単位減算		-8	
23	C341	診療所短期高齢者虐待防止未実施減算Ⅰⅳ3				要介護3	9 単位減算		-9	
23	C342	診療所短期高齢者虐待防止未実施減算Ⅰⅳ4				要介護4	10 単位減算		-10	
23	C343	診療所短期高齢者虐待防止未実施減算Ⅰⅳ5				要介護5	10 単位減算		-10	
23	C344	診療所短期高齢者虐待防止未実施減算Ⅰⅴ1			e 診療所短期入所療養介護費(ⅴ)	要介護1	8 単位減算		-8	
23	C345	診療所短期高齢者虐待防止未実施減算Ⅰⅴ2				要介護2	9 単位減算		-9	
23	C346	診療所短期高齢者虐待防止未実施減算Ⅰⅴ3				要介護3	10 単位減算		-10	
23	C347	診療所短期高齢者虐待防止未実施減算Ⅰⅴ4				要介護4	10 単位減算		-10	
23	C348	診療所短期高齢者虐待防止未実施減算Ⅰⅴ5				要介護5	11 単位減算		-11	
23	C349	診療所短期高齢者虐待防止未実施減算Ⅰⅵ1			f 診療所短期入所療養介護費(ⅵ)	要介護1	8 単位減算		-8	
23	C350	診療所短期高齢者虐待防止未実施減算Ⅰⅵ2				要介護2	9 単位減算		-9	
23	C351	診療所短期高齢者虐待防止未実施減算Ⅰⅵ3				要介護3	9 単位減算		-9	
23	C352	診療所短期高齢者虐待防止未実施減算Ⅰⅵ4				要介護4	10 単位減算		-10	
23	C353	診療所短期高齢者虐待防止未実施減算Ⅰⅵ5				要介護5	10 単位減算		-10	
23	C354	診療所短期高齢者虐待防止未実施減算Ⅱⅰ1		(二)診療所短期入所療養介護費(Ⅱ)	a 診療所短期入所療養介護費(ⅰ)	要介護1	6 単位減算		-6	
23	C355	診療所短期高齢者虐待防止未実施減算Ⅱⅰ2				要介護2	7 単位減算		-7	
23	C356	診療所短期高齢者虐待防止未実施減算Ⅱⅰ3				要介護3	7 単位減算		-7	
23	C357	診療所短期高齢者虐待防止未実施減算Ⅱⅰ4				要介護4	8 単位減算		-8	
23	C358	診療所短期高齢者虐待防止未実施減算Ⅱⅰ5				要介護5	8 単位減算		-8	
23	C359	診療所短期高齢者虐待防止未実施減算Ⅱⅱ1			b 診療所短期入所療養介護費(ⅱ)	要介護1	7 単位減算		-7	
23	C360	診療所短期高齢者虐待防止未実施減算Ⅱⅱ2				要介護2	8 単位減算		-8	
23	C361	診療所短期高齢者虐待防止未実施減算Ⅱⅱ3				要介護3	8 単位減算		-8	
23	C362	診療所短期高齢者虐待防止未実施減算Ⅱⅱ4				要介護4	9 単位減算		-9	
23	C363	診療所短期高齢者虐待防止未実施減算Ⅱⅱ5				要介護5	9 単位減算		-9	
23	C364	診療所短期高齢者虐待防止未実施減算ユⅠ1	(2)ユニット型診療所短期入所療養介護費	(一)ユニット型診療所短期入所療養介護費(Ⅰ)		要介護1	8 単位減算		-8	
23	C365	診療所短期高齢者虐待防止未実施減算ユⅠ2				要介護2	9 単位減算		-9	
23	C366	診療所短期高齢者虐待防止未実施減算ユⅠ3				要介護3	9 単位減算		-9	
23	C367	診療所短期高齢者虐待防止未実施減算ユⅠ4				要介護4	10 単位減算		-10	
23	C368	診療所短期高齢者虐待防止未実施減算ユⅠ5				要介護5	10 単位減算		-10	
23	C369	診療所短期高齢者虐待防止未実施減算ユⅡ1		(二)ユニット型診療所短期入所療養介護費(Ⅱ)		要介護1	9 単位減算		-9	
23	C370	診療所短期高齢者虐待防止未実施減算ユⅡ2				要介護2	9 単位減算		-9	
23	C371	診療所短期高齢者虐待防止未実施減算ユⅡ3				要介護3	10 単位減算		-10	
23	C372	診療所短期高齢者虐待防止未実施減算ユⅡ4				要介護4	10 単位減算		-10	
23	C373	診療所短期高齢者虐待防止未実施減算ユⅡ5				要介護5	11 単位減算		-11	
23	C374	診療所短期高齢者虐待防止未実施減算ユⅢ1		(三)ユニット型診療所短期入所療養介護費(Ⅲ)		要介護1	9 単位減算		-9	
23	C375	診療所短期高齢者虐待防止未実施減算ユⅢ2				要介護2	9 単位減算		-9	
23	C376	診療所短期高齢者虐待防止未実施減算ユⅢ3				要介護3	10 単位減算		-10	
23	C377	診療所短期高齢者虐待防止未実施減算ユⅢ4				要介護4	10 単位減算		-10	
23	C378	診療所短期高齢者虐待防止未実施減算ユⅢ5				要介護5	11 単位減算		-11	
23	C379	診療所短期高齢者虐待防止未実施減算経ユⅠ1		(四)経過的ユニット型診療所短期入所療養介護費(Ⅰ)		要介護1	8 単位減算		-8	
23	C380	診療所短期高齢者虐待防止未実施減算経ユⅠ2				要介護2	9 単位減算		-9	
23	C381	診療所短期高齢者虐待防止未実施減算経ユⅠ3				要介護3	9 単位減算		-9	
23	C382	診療所短期高齢者虐待防止未実施減算経ユⅠ4				要介護4	10 単位減算		-10	
23	C383	診療所短期高齢者虐待防止未実施減算経ユⅠ5				要介護5	10 単位減算		-10	
23	C384	診療所短期高齢者虐待防止未実施減算経ユⅡ1		(五)経過的ユニット型診療所短期入所療養介護費(Ⅱ)		要介護1	9 単位減算		-9	
23	C385	診療所短期高齢者虐待防止未実施減算経ユⅡ2				要介護2	9 単位減算		-9	
23	C386	診療所短期高齢者虐待防止未実施減算経ユⅡ3				要介護3	10 単位減算		-10	
23	C387	診療所短期高齢者虐待防止未実施減算経ユⅡ4				要介護4	10 単位減算		-10	
23	C388	診療所短期高齢者虐待防止未実施減算経ユⅡ5				要介護5	11 単位減算		-11	
23	C389	診療所短期高齢者虐待防止未実施減算経ユⅢ1		(六)経過的ユニット型診療所短期入所療養介護費(Ⅲ)		要介護1	9 単位減算		-9	
23	C390	診療所短期高齢者虐待防止未実施減算経ユⅢ2				要介護2	9 単位減算		-9	
23	C391	診療所短期高齢者虐待防止未実施減算経ユⅢ3				要介護3	10 単位減算		-10	
23	C392	診療所短期高齢者虐待防止未実施減算経ユⅢ4				要介護4	10 単位減算		-10	
23	C393	診療所短期高齢者虐待防止未実施減算経ユⅢ5				要介護5	11 単位減算		-11	
23	C394	診療所短期高齢者虐待防止未実施減算特1	(3)特定診療所短期入所療養介護費（日帰りショート）	(一)3時間以上4時間未満			7 単位減算		-7	1回につき
23	C395	診療所短期高齢者虐待防止未実施減算特2		(二)4時間以上6時間未満			9 単位減算		-9	
23	C396	診療所短期高齢者虐待防止未実施減算特3		(三)6時間以上8時間未満			13 単位減算		-13	

サービスコード 種類	項目	サービス内容略称	算定項目					合成単位数	算定単位
23	D324	診療所短期業務継続計画未策定減算Ⅰⅰ1	業務継続計画未策定減算	(1)診療所短期入所療養介護費	(一)診療所短期入所療養介護費(Ⅰ)	a 診療所短期入所療養介護費(ⅰ)	要介護1　7 単位減算	-7	1日につき
23	D325	診療所短期業務継続計画未策定減算Ⅰⅰ2					要介護2　8 単位減算	-8	
23	D326	診療所短期業務継続計画未策定減算Ⅰⅰ3					要介護3　8 単位減算	-8	
23	D327	診療所短期業務継続計画未策定減算Ⅰⅰ4					要介護4　9 単位減算	-9	
23	D328	診療所短期業務継続計画未策定減算Ⅰⅰ5					要介護5　9 単位減算	-9	
23	D329	診療所短期業務継続計画未策定減算Ⅰⅱ1				b 診療所短期入所療養介護費(ⅱ)	要介護1　7 単位減算	-7	
23	D330	診療所短期業務継続計画未策定減算Ⅰⅱ2					要介護2　8 単位減算	-8	
23	D331	診療所短期業務継続計画未策定減算Ⅰⅱ3					要介護3　8 単位減算	-8	
23	D332	診療所短期業務継続計画未策定減算Ⅰⅱ4					要介護4　9 単位減算	-9	
23	D333	診療所短期業務継続計画未策定減算Ⅰⅱ5					要介護5　9 単位減算	-9	
23	D334	診療所短期業務継続計画未策定減算Ⅰⅲ1				c 診療所短期入所療養介護費(ⅲ)	要介護1　7 単位減算	-7	
23	D335	診療所短期業務継続計画未策定減算Ⅰⅲ2					要介護2　8 単位減算	-8	
23	D336	診療所短期業務継続計画未策定減算Ⅰⅲ3					要介護3　8 単位減算	-8	
23	D337	診療所短期業務継続計画未策定減算Ⅰⅲ4					要介護4　9 単位減算	-9	
23	D338	診療所短期業務継続計画未策定減算Ⅰⅲ5					要介護5　9 単位減算	-9	
23	D339	診療所短期業務継続計画未策定減算Ⅰⅳ1				d 診療所短期入所療養介護費(ⅳ)	要介護1　8 単位減算	-8	
23	D340	診療所短期業務継続計画未策定減算Ⅰⅳ2					要介護2　9 単位減算	-9	
23	D341	診療所短期業務継続計画未策定減算Ⅰⅳ3					要介護3　9 単位減算	-9	
23	D342	診療所短期業務継続計画未策定減算Ⅰⅳ4					要介護4　10 単位減算	-10	
23	D343	診療所短期業務継続計画未策定減算Ⅰⅳ5					要介護5　10 単位減算	-10	
23	D344	診療所短期業務継続計画未策定減算Ⅰⅴ1				e 診療所短期入所療養介護費(ⅴ)	要介護1　8 単位減算	-8	
23	D345	診療所短期業務継続計画未策定減算Ⅰⅴ2					要介護2　9 単位減算	-9	
23	D346	診療所短期業務継続計画未策定減算Ⅰⅴ3					要介護3　10 単位減算	-10	
23	D347	診療所短期業務継続計画未策定減算Ⅰⅴ4					要介護4　10 単位減算	-10	
23	D348	診療所短期業務継続計画未策定減算Ⅰⅴ5					要介護5　11 単位減算	-11	
23	D349	診療所短期業務継続計画未策定減算Ⅰⅵ1				f 診療所短期入所療養介護費(ⅵ)	要介護1　8 単位減算	-8	
23	D350	診療所短期業務継続計画未策定減算Ⅰⅵ2					要介護2　9 単位減算	-9	
23	D351	診療所短期業務継続計画未策定減算Ⅰⅵ3					要介護3　9 単位減算	-9	
23	D352	診療所短期業務継続計画未策定減算Ⅰⅵ4					要介護4　10 単位減算	-10	
23	D353	診療所短期業務継続計画未策定減算Ⅰⅵ5					要介護5　10 単位減算	-10	
23	D354	診療所短期業務継続計画未策定減算Ⅱⅰ1			(二)診療所短期入所療養介護費(Ⅱ)	a 診療所短期入所療養介護費(ⅰ)	要介護1　6 単位減算	-6	
23	D355	診療所短期業務継続計画未策定減算Ⅱⅰ2					要介護2　7 単位減算	-7	
23	D356	診療所短期業務継続計画未策定減算Ⅱⅰ3					要介護3　7 単位減算	-7	
23	D357	診療所短期業務継続計画未策定減算Ⅱⅰ4					要介護4　8 単位減算	-8	
23	D358	診療所短期業務継続計画未策定減算Ⅱⅰ5					要介護5　8 単位減算	-8	
23	D359	診療所短期業務継続計画未策定減算Ⅱⅱ1				b 診療所短期入所療養介護費(ⅱ)	要介護1　7 単位減算	-7	
23	D360	診療所短期業務継続計画未策定減算Ⅱⅱ2					要介護2　8 単位減算	-8	
23	D361	診療所短期業務継続計画未策定減算Ⅱⅱ3					要介護3　8 単位減算	-8	
23	D362	診療所短期業務継続計画未策定減算Ⅱⅱ4					要介護4　9 単位減算	-9	
23	D363	診療所短期業務継続計画未策定減算Ⅱⅱ5					要介護5　9 単位減算	-9	
23	D364	診療所短期業務継続計画未策定減算ユⅠ1		(2)ユニット型診療所短期入所療養介護費	(一)ユニット型診療所短期入所療養介護費(Ⅰ)		要介護1　8 単位減算	-8	
23	D365	診療所短期業務継続計画未策定減算ユⅠ2					要介護2　9 単位減算	-9	
23	D366	診療所短期業務継続計画未策定減算ユⅠ3					要介護3　9 単位減算	-9	
23	D367	診療所短期業務継続計画未策定減算ユⅠ4					要介護4　10 単位減算	-10	
23	D368	診療所短期業務継続計画未策定減算ユⅠ5					要介護5　10 単位減算	-10	
23	D369	診療所短期業務継続計画未策定減算ユⅡ1			(二)ユニット型診療所短期入所療養介護費(Ⅱ)		要介護1　9 単位減算	-9	
23	D370	診療所短期業務継続計画未策定減算ユⅡ2					要介護2　9 単位減算	-9	
23	D371	診療所短期業務継続計画未策定減算ユⅡ3					要介護3　10 単位減算	-10	
23	D372	診療所短期業務継続計画未策定減算ユⅡ4					要介護4　10 単位減算	-10	
23	D373	診療所短期業務継続計画未策定減算ユⅡ5					要介護5　11 単位減算	-11	
23	D374	診療所短期業務継続計画未策定減算ユⅢ1			(三)ユニット型診療所短期入所療養介護費(Ⅲ)		要介護1　9 単位減算	-9	
23	D375	診療所短期業務継続計画未策定減算ユⅢ2					要介護2　9 単位減算	-9	
23	D376	診療所短期業務継続計画未策定減算ユⅢ3					要介護3　10 単位減算	-10	
23	D377	診療所短期業務継続計画未策定減算ユⅢ4					要介護4　10 単位減算	-10	
23	D378	診療所短期業務継続計画未策定減算ユⅢ5					要介護5　11 単位減算	-11	
23	D379	診療所短期業務継続計画未策定減算経ユⅠ1			(四)経過的ユニット型診療所短期入所療養介護費(Ⅰ)		要介護1　8 単位減算	-8	
23	D380	診療所短期業務継続計画未策定減算経ユⅠ2					要介護2　9 単位減算	-9	
23	D381	診療所短期業務継続計画未策定減算経ユⅠ3					要介護3　9 単位減算	-9	
23	D382	診療所短期業務継続計画未策定減算経ユⅠ4					要介護4　10 単位減算	-10	
23	D383	診療所短期業務継続計画未策定減算経ユⅠ5					要介護5　10 単位減算	-10	
23	D384	診療所短期業務継続計画未策定減算経ユⅡ1			(五)経過的ユニット型診療所短期入所療養介護費(Ⅱ)		要介護1　9 単位減算	-9	
23	D385	診療所短期業務継続計画未策定減算経ユⅡ2					要介護2　9 単位減算	-9	
23	D386	診療所短期業務継続計画未策定減算経ユⅡ3					要介護3　10 単位減算	-10	
23	D387	診療所短期業務継続計画未策定減算経ユⅡ4					要介護4　10 単位減算	-10	
23	D388	診療所短期業務継続計画未策定減算経ユⅡ5					要介護5　11 単位減算	-11	
23	D389	診療所短期業務継続計画未策定減算経ユⅢ1			(六)経過的ユニット型診療所短期入所療養介護費(Ⅲ)		要介護1　9 単位減算	-9	
23	D390	診療所短期業務継続計画未策定減算経ユⅢ2					要介護2　9 単位減算	-9	
23	D391	診療所短期業務継続計画未策定減算経ユⅢ3					要介護3　10 単位減算	-10	
23	D392	診療所短期業務継続計画未策定減算経ユⅢ4					要介護4　10 単位減算	-10	
23	D393	診療所短期業務継続計画未策定減算経ユⅢ5					要介護5　11 単位減算	-11	
23	D394	診療所短期業務継続計画未策定減算特1		(3)特定診療所短期入所療養介護費(日帰りショート)	(一)3時間以上4時間未満		7 単位減算	-7	1回につき
23	D395	診療所短期業務継続計画未策定減算特2			(二)4時間以上6時間未満		9 単位減算	-9	
23	D396	診療所短期業務継続計画未策定減算特3			(三)6時間以上8時間未満		13 単位減算	-13	

居宅

サービスコード		サービス内容略称	算定項目			合成単位数	算定単位
種類	項目						
23	3600	診療所設備基準減算	診療所設備基準減算の基準に該当する場合		60 単位減算	-60	1日につき
23	3610	診療所短期食事体制減算	食堂を有しない場合		25 単位減算	-25	
23	3706	診療所短期認知症緊急対応加算	認知症行動・心理症状緊急対応加算（7日間限度）		200 単位加算	200	
23	3751	診療所短期緊急短期入所受入加算	緊急短期入所受入加算（7日（やむを得ない事情がある場合は14日）を限度）		90 単位加算	90	
23	3704	診療所短期若年性認知症受入加算1	若年性認知症利用者受入加算	(1)〜(2)のサービス費を算定している場合	120 単位加算	120	
23	3705	診療所短期若年性認知症受入加算2		(3)のサービス費を算定している場合	60 単位加算	60	
23	3920	診療所短期送迎加算	送迎を行う場合		184 単位加算	184	片道につき
23	3192	診療所短期口腔連携強化加算	(4) 口腔連携強化加算		50 単位加算	50	月1回限度
23	3775	診療所短期療養食加算	(5) 療養食加算（1日に3回を限度）		8 単位加算	8	1回につき
23	3714	診療所短期認知症専門ケア加算Ⅰ	(6) 認知症専門ケア加算	（一）認知症専門ケア加算（Ⅰ）	3 単位加算	3	1日につき
23	3715	診療所短期認知症専門ケア加算Ⅱ		（二）認知症専門ケア加算（Ⅱ）	4 単位加算	4	
23	3237	診療所短期生産性向上推進体制加算Ⅰ	(8) 生産性向上推進体制加算	（一）生産性向上推進体制加算（Ⅰ）	100 単位加算	100	1月につき
23	3238	診療所短期生産性向上推進体制加算Ⅱ		（二）生産性向上推進体制加算（Ⅱ）	10 単位加算	10	
23	3699	診療所短期サービス提供体制加算Ⅰ	(9)サービス提供体制強化加算	（一）サービス提供体制強化加算（Ⅰ）	22 単位加算	22	1日につき
23	3700	診療所短期サービス提供体制加算Ⅱ		（二）サービス提供体制強化加算（Ⅱ）	18 単位加算	18	
23	3703	診療所短期サービス提供体制加算Ⅲ		（三）サービス提供体制強化加算（Ⅲ）	6 単位加算	6	
23	3709	診療所短期処遇改善加算Ⅰ	(10) 介護職員等処遇改善加算	（一）介護職員等処遇改善加算（Ⅰ）	所定単位数の 51/1000 加算		1月につき
23	3710	診療所短期処遇改善加算Ⅱ		（二）介護職員等処遇改善加算（Ⅱ）	所定単位数の 47/1000 加算		
23	3711	診療所短期処遇改善加算Ⅲ		（三）介護職員等処遇改善加算（Ⅲ）	所定単位数の 36/1000 加算		
23	3680	診療所短期処遇改善加算Ⅳ		（四）介護職員等処遇改善加算（Ⅳ）	所定単位数の 29/1000 加算		
23	3681	診療所短期処遇改善加算Ⅴ1		（五）介護職員等処遇改善加算（Ⅴ）	（一）介護職員等処遇改善加算（Ⅴ）(1) 所定単位数の 46/1000 加算		
23	3682	診療所短期処遇改善加算Ⅴ2			（二）介護職員等処遇改善加算（Ⅴ)(2) 所定単位数の 44/1000 加算		
23	3683	診療所短期処遇改善加算Ⅴ3			（三）介護職員等処遇改善加算（Ⅴ)(3) 所定単位数の 42/1000 加算		
23	3684	診療所短期処遇改善加算Ⅴ4			（四）介護職員等処遇改善加算（Ⅴ)(4) 所定単位数の 40/1000 加算		
23	3685	診療所短期処遇改善加算Ⅴ5			（五）介護職員等処遇改善加算（Ⅴ)(5) 所定単位数の 39/1000 加算		
23	3686	診療所短期処遇改善加算Ⅴ6			（六）介護職員等処遇改善加算（Ⅴ)(6) 所定単位数の 35/1000 加算		
23	3687	診療所短期処遇改善加算Ⅴ7			（七）介護職員等処遇改善加算（Ⅴ)(7) 所定単位数の 35/1000 加算		
23	3688	診療所短期処遇改善加算Ⅴ8			（八）介護職員等処遇改善加算（Ⅴ)(8) 所定単位数の 31/1000 加算		
23	3689	診療所短期処遇改善加算Ⅴ9			（九）介護職員等処遇改善加算（Ⅴ)(9) 所定単位数の 31/1000 加算		
23	3690	診療所短期処遇改善加算Ⅴ10			（十）介護職員等処遇改善加算（Ⅴ)(10) 所定単位数の 30/1000 加算		
23	3691	診療所短期処遇改善加算Ⅴ11			（十一）介護職員等処遇改善加算（Ⅴ)(11) 所定単位数の 24/1000 加算		
23	3692	診療所短期処遇改善加算Ⅴ12			（十二）介護職員等処遇改善加算（Ⅴ)(12) 所定単位数の 26/1000 加算		
23	3693	診療所短期処遇改善加算Ⅴ13			（十三）介護職員等処遇改善加算（Ⅴ)(13) 所定単位数の 20/1000 加算		
23	3694	診療所短期処遇改善加算Ⅴ14			（十四）介護職員等処遇改善加算（Ⅴ)(14) 所定単位数の 15/1000 加算		

短期
療養

（診療所）

定員超過の場合

サービスコード 種類	項目	サービス内容略称	算定項目				合成単位数	算定単位
23	8311	診療所短期Ⅰⅰ1・定超	(1) 診療所短期入所療養介護費	(一) 診療所短期入所療養介護費(Ⅰ) 看護<6:1> 介護<6:1>	a 診療所短期入所療養介護費(ⅰ) <従来型個室>	要介護1　705 単位	494	1日につき
23	8321	診療所短期Ⅰⅰ2・定超				要介護2　756 単位	529	
23	8331	診療所短期Ⅰⅰ3・定超				要介護3　806 単位	564	
23	8341	診療所短期Ⅰⅰ4・定超				要介護4　857 単位	600	
23	8351	診療所短期Ⅰⅰ5・定超				要介護5　908 単位	636	
23	8461	診療所短期Ⅰⅱ1・定超			b 診療所短期入所療養介護費(ⅱ) <療養機能強化型A> <従来型個室>	要介護1　732 単位	512	
23	8462	診療所短期Ⅰⅱ2・定超				要介護2　786 単位	550	
23	8463	診療所短期Ⅰⅱ3・定超				要介護3　839 単位	587	
23	8464	診療所短期Ⅰⅱ4・定超				要介護4　893 単位	625	
23	8465	診療所短期Ⅰⅱ5・定超				要介護5　946 単位	662	
23	8466	診療所短期Ⅰⅲ1・定超			c 診療所短期入所療養介護費(ⅲ) <療養機能強化型B> <従来型個室>	要介護1　723 単位	506	
23	8467	診療所短期Ⅰⅲ2・定超				要介護2　775 単位	543	
23	8468	診療所短期Ⅰⅲ3・定超				要介護3　827 単位	579	
23	8469	診療所短期Ⅰⅲ4・定超				要介護4　879 単位	615	
23	8470	診療所短期Ⅰⅲ5・定超				要介護5　932 単位	652	
23	8312	診療所短期Ⅰⅳ1・定超			d 診療所短期入所療養介護費(ⅳ) <多床室>	要介護1　813 単位	569	
23	8322	診療所短期Ⅰⅳ2・定超				要介護2　864 単位	605	
23	8332	診療所短期Ⅰⅳ3・定超				要介護3　916 単位	641	
23	8342	診療所短期Ⅰⅳ4・定超				要介護4　965 単位	676	
23	8352	診療所短期Ⅰⅳ5・定超				要介護5　1,016 単位	711	
23	8471	診療所短期Ⅰⅴ1・定超			e 診療所短期入所療養介護費(ⅴ) <療養機能強化型A> <多床室>	要介護1　847 単位	593	
23	8472	診療所短期Ⅰⅴ2・定超				要介護2　901 単位	631	
23	8473	診療所短期Ⅰⅴ3・定超				要介護3　954 単位	668	
23	8474	診療所短期Ⅰⅴ4・定超				要介護4　1,006 単位	704	
23	8475	診療所短期Ⅰⅴ5・定超				要介護5　1,059 単位	741	
23	8476	診療所短期Ⅰⅵ1・定超			f 診療所短期入所療養介護費(ⅵ) <療養機能強化型B> <多床室>	要介護1　835 単位	585	
23	8477	診療所短期Ⅰⅵ2・定超				要介護2　888 単位	622	
23	8478	診療所短期Ⅰⅵ3・定超				要介護3　941 単位	659	
23	8479	診療所短期Ⅰⅵ4・定超				要介護4　992 単位	694	
23	8480	診療所短期Ⅰⅵ5・定超				要介護5　1,045 単位	732	
23	8411	診療所短期Ⅱⅰ1・定超		(二) 診療所短期入所療養介護費(Ⅱ) 看護・介護<3:1>	a 診療所短期入所療養介護費(ⅰ) <従来型個室>	要介護1　624 単位	437	
23	8421	診療所短期Ⅱⅰ2・定超				要介護2　670 単位	469	
23	8431	診療所短期Ⅱⅰ3・定超				要介護3　715 単位	501	
23	8441	診療所短期Ⅱⅰ4・定超				要介護4　762 単位	533	
23	8451	診療所短期Ⅱⅰ5・定超				要介護5　807 単位	565	
23	8412	診療所短期Ⅱⅱ1・定超			b 診療所短期入所療養介護費(ⅳ) <多床室>	要介護1　734 単位	514	
23	8422	診療所短期Ⅱⅱ2・定超				要介護2　779 単位	545	
23	8432	診療所短期Ⅱⅱ3・定超				要介護3　825 単位	578	
23	8442	診療所短期Ⅱⅱ4・定超				要介護4　871 単位	610	
23	8452	診療所短期Ⅱⅱ5・定超				要介護5　917 単位	642	

定員超過の場合　× 70%

居宅

短期療養（診療所）

居宅

短期療養（診療所）

サービスコード 種類	項目	サービス内容略称	算定項目			合成単位数	算定単位
23	8413	ユ型診療所短期Ⅰ1・定超	(一) ユニット型診療所短期入所療養介護費(I) <ユニット型個室>	要介護1	835 単位	585	1日につき
23	8423	ユ型診療所短期Ⅰ2・定超		要介護2	887 単位	621	
23	8433	ユ型診療所短期Ⅰ3・定超		要介護3	937 単位	656	
23	8443	ユ型診療所短期Ⅰ4・定超		要介護4	988 単位	692	
23	8453	ユ型診療所短期Ⅰ5・定超		要介護5	1,039 単位	727	
23	8481	ユ型診療所短期Ⅱ1・定超	(二) ユニット型診療所短期入所療養介護費(II) <療養機能強化型A> <ユニット型個室>	要介護1	864 単位	605	
23	8482	ユ型診療所短期Ⅱ2・定超		要介護2	918 単位	643	
23	8483	ユ型診療所短期Ⅱ3・定超		要介護3	970 単位	679	
23	8484	ユ型診療所短期Ⅱ4・定超		要介護4	1,022 単位	715	
23	8485	ユ型診療所短期Ⅱ5・定超		要介護5	1,076 単位	753	
23	8486	ユ型診療所短期Ⅲ1・定超	(三) ユニット型診療所短期入所療養介護費(III) <療養機能強化型B> <ユニット型個室>	要介護1	854 単位	598	
23	8487	ユ型診療所短期Ⅲ2・定超		要介護2	907 単位	635	
23	8488	ユ型診療所短期Ⅲ3・定超		要介護3	959 単位	671	
23	8489	ユ型診療所短期Ⅲ4・定超		要介護4	1,010 単位	707	
23	8490	ユ型診療所短期Ⅲ5・定超		要介護5	1,062 単位	743	
23	8414	経ユ型診療所短期Ⅰ1・定超	(四) 経過的ユニット型診療所短期入所療養介護費(I) <ユニット型個室的多床室>	要介護1	835 単位	585	
23	8424	経ユ型診療所短期Ⅰ2・定超		要介護2	887 単位	621	
23	8434	経ユ型診療所短期Ⅰ3・定超		要介護3	937 単位	656	
23	8444	経ユ型診療所短期Ⅰ4・定超		要介護4	988 単位	692	
23	8454	経ユ型診療所短期Ⅰ5・定超		要介護5	1,039 単位	727	
23	8491	経ユ型診療所短期Ⅱ1・定超	(五) 経過的ユニット型診療所短期入所療養介護費(II) <療養機能強化型A> <ユニット型個室的多床室>	要介護1	864 単位	605	
23	8492	経ユ型診療所短期Ⅱ2・定超		要介護2	918 単位	643	
23	8493	経ユ型診療所短期Ⅱ3・定超		要介護3	970 単位	679	
23	8494	経ユ型診療所短期Ⅱ4・定超		要介護4	1,022 単位	715	
23	8495	経ユ型診療所短期Ⅱ5・定超		要介護5	1,076 単位	753	
23	8496	経ユ型診療所短期Ⅲ1・定超	(六) 経過的ユニット型診療所短期入所療養介護費(III) <療養機能強化型B> <ユニット型個室的多床室>	要介護1	854 単位	598	
23	8497	経ユ型診療所短期Ⅲ2・定超		要介護2	907 単位	635	
23	8498	経ユ型診療所短期Ⅲ3・定超		要介護3	959 単位	671	
23	8499	経ユ型診療所短期Ⅲ4・定超		要介護4	1,010 単位	707	
23	8500	経ユ型診療所短期Ⅲ5・定超		要介護5	1,062 単位	743	

（2）ユニット型診療所短期入所療養介護費　定員超過の場合 × 70%

サービスコード 種類	項目	サービス内容略称	算定項目			合成単位数	算定単位
23	7802	ユ型診療所短期Ⅰ1・定超・未	(一) ユニット型診療所短期入所療養介護費(I) <ユニット型個室>	要介護1	835 単位	567	
23	7803	ユ型診療所短期Ⅰ2・定超・未		要介護2	887 単位	602	
23	7804	ユ型診療所短期Ⅰ3・定超・未		要介護3	937 単位	636	
23	7805	ユ型診療所短期Ⅰ4・定超・未		要介護4	988 単位	671	
23	7806	ユ型診療所短期Ⅰ5・定超・未		要介護5	1,039 単位	705	
23	8561	ユ型診療所短期Ⅱ1・定超・未	(二) ユニット型診療所短期入所療養介護費(II) <療養機能強化型A> <ユニット型個室>	要介護1	864 単位	587	
23	8562	ユ型診療所短期Ⅱ2・定超・未		要介護2	918 単位	624	
23	8563	ユ型診療所短期Ⅱ3・定超・未		要介護3	970 単位	659	
23	8564	ユ型診療所短期Ⅱ4・定超・未		要介護4	1,022 単位	694	
23	8565	ユ型診療所短期Ⅱ5・定超・未		要介護5	1,076 単位	730	
23	8566	ユ型診療所短期Ⅲ1・定超・未	(三) ユニット型診療所短期入所療養介護費(III) <療養機能強化型B> <ユニット型個室>	要介護1	854 単位	580	
23	8567	ユ型診療所短期Ⅲ2・定超・未		要介護2	907 単位	616	
23	8568	ユ型診療所短期Ⅲ3・定超・未		要介護3	959 単位	651	
23	8569	ユ型診療所短期Ⅲ4・定超・未		要介護4	1,010 単位	686	
23	8570	ユ型診療所短期Ⅲ5・定超・未		要介護5	1,062 単位	721	
23	7808	経ユ型診療所短期Ⅰ1・定超・未	(四) 経過的ユニット型診療所短期入所療養介護費(I) <ユニット型個室的多床室>	要介護1	835 単位	567	
23	7809	経ユ型診療所短期Ⅰ2・定超・未		要介護2	887 単位	602	
23	7810	経ユ型診療所短期Ⅰ3・定超・未		要介護3	937 単位	636	
23	7811	経ユ型診療所短期Ⅰ4・定超・未		要介護4	988 単位	671	
23	7812	経ユ型診療所短期Ⅰ5・定超・未		要介護5	1,039 単位	705	
23	8571	経ユ型診療所短期Ⅱ1・定超・未	(五) 経過的ユニット型診療所短期入所療養介護費(II) <療養機能強化型A> <ユニット型個室的多床室>	要介護1	864 単位	587	
23	8572	経ユ型診療所短期Ⅱ2・定超・未		要介護2	918 単位	624	
23	8573	経ユ型診療所短期Ⅱ3・定超・未		要介護3	970 単位	659	
23	8574	経ユ型診療所短期Ⅱ4・定超・未		要介護4	1,022 単位	694	
23	8575	経ユ型診療所短期Ⅱ5・定超・未		要介護5	1,076 単位	730	
23	8576	経ユ型診療所短期Ⅲ1・定超・未	(六) 経過的ユニット型診療所短期入所療養介護費(III) <療養機能強化型B> <ユニット型個室的多床室>	要介護1	854 単位	580	
23	8577	経ユ型診療所短期Ⅲ2・定超・未		要介護2	907 単位	616	
23	8578	経ユ型診療所短期Ⅲ3・定超・未		要介護3	959 単位	651	
23	8579	経ユ型診療所短期Ⅲ4・定超・未		要介護4	1,010 単位	686	
23	8580	経ユ型診療所短期Ⅲ5・定超・未		要介護5	1,062 単位	721	

定員超過の場合 × 70%　ユニットケア体制未整備減算 × 97%

（3）特定診療所短期入所療養介護費（日帰りショート）　定員超過の場合 × 70%

サービスコード 種類	項目	サービス内容略称	算定項目		合成単位数	算定単位
23	8455	特定診療所短期1・定超	(一)3時間以上4時間未満	684 単位	479	1回につき
23	8456	特定診療所短期2・定超	(二)4時間以上6時間未満	948 単位	664	
23	8457	特定診療所短期3・定超	(三)6時間以上8時間未満	1,316 単位	921	

ホ 介護医療院における短期入所療養介護費

サービスコード 種類	項目	サービス内容略称	算定項目			合成単位数	算定単位
2A	1001	Ⅰ型医療院短期Ⅰⅰ1	(1) Ⅰ型介護医療院短期入所療養介護費	(一) Ⅰ型介護医療院短期入所療養介護費(Ⅰ)	a.Ⅰ型介護医療院短期入所療養介護費(ⅰ) ＜従来型個室＞	要介護1 778 単位	778	1日につき
2A	1002	Ⅰ型医療院短期Ⅰⅰ1・夜減				夜勤の勤務条件に関する基準を満たさない場合 － 25 単位	753	
2A	1003	Ⅰ型医療院短期Ⅰⅰ2				要介護2 893 単位	893	
2A	1004	Ⅰ型医療院短期Ⅰⅰ2・夜減				夜勤の勤務条件に関する基準を満たさない場合 － 25 単位	868	
2A	1005	Ⅰ型医療院短期Ⅰⅰ3				要介護3 1,136 単位	1,136	
2A	1006	Ⅰ型医療院短期Ⅰⅰ3・夜減				夜勤の勤務条件に関する基準を満たさない場合 － 25 単位	1,111	
2A	1007	Ⅰ型医療院短期Ⅰⅰ4				要介護4 1,240 単位	1,240	
2A	1008	Ⅰ型医療院短期Ⅰⅰ4・夜減				夜勤の勤務条件に関する基準を満たさない場合 － 25 単位	1,215	
2A	1009	Ⅰ型医療院短期Ⅰⅰ5				要介護5 1,333 単位	1,333	
2A	1010	Ⅰ型医療院短期Ⅰⅰ5・夜減				夜勤の勤務条件に関する基準を満たさない場合 － 25 単位	1,308	
2A	1011	Ⅰ型医療院短期Ⅰⅱ1			b.Ⅰ型介護医療院短期入所療養介護費(ⅱ) ＜多床室＞	要介護1 894 単位	894	
2A	1012	Ⅰ型医療院短期Ⅰⅱ1・夜減				夜勤の勤務条件に関する基準を満たさない場合 － 25 単位	869	
2A	1013	Ⅰ型医療院短期Ⅰⅱ2				要介護2 1,006 単位	1,006	
2A	1014	Ⅰ型医療院短期Ⅰⅱ2・夜減				夜勤の勤務条件に関する基準を満たさない場合 － 25 単位	981	
2A	1015	Ⅰ型医療院短期Ⅰⅱ3				要介護3 1,250 単位	1,250	
2A	1016	Ⅰ型医療院短期Ⅰⅱ3・夜減				夜勤の勤務条件に関する基準を満たさない場合 － 25 単位	1,225	
2A	1017	Ⅰ型医療院短期Ⅰⅱ4				要介護4 1,353 単位	1,353	
2A	1018	Ⅰ型医療院短期Ⅰⅱ4・夜減				夜勤の勤務条件に関する基準を満たさない場合 － 25 単位	1,328	
2A	1019	Ⅰ型医療院短期Ⅰⅱ5				要介護5 1,446 単位	1,446	
2A	1020	Ⅰ型医療院短期Ⅰⅱ5・夜減				夜勤の勤務条件に関する基準を満たさない場合 － 25 単位	1,421	
2A	1021	Ⅰ型医療院短期Ⅱⅰ1		(二) Ⅰ型介護医療院短期入所療養介護費(Ⅱ)	a.Ⅰ型介護医療院短期入所療養介護費(ⅰ) ＜従来型個室＞	要介護1 768 単位	768	
2A	1022	Ⅰ型医療院短期Ⅱⅰ1・夜減				夜勤の勤務条件に関する基準を満たさない場合 － 25 単位	743	
2A	1023	Ⅰ型医療院短期Ⅱⅰ2				要介護2 879 単位	879	
2A	1024	Ⅰ型医療院短期Ⅱⅰ2・夜減				夜勤の勤務条件に関する基準を満たさない場合 － 25 単位	854	
2A	1025	Ⅰ型医療院短期Ⅱⅰ3				要介護3 1,119 単位	1,119	
2A	1026	Ⅰ型医療院短期Ⅱⅰ3・夜減				夜勤の勤務条件に関する基準を満たさない場合 － 25 単位	1,094	
2A	1027	Ⅰ型医療院短期Ⅱⅰ4				要介護4 1,222 単位	1,222	
2A	1028	Ⅰ型医療院短期Ⅱⅰ4・夜減				夜勤の勤務条件に関する基準を満たさない場合 － 25 単位	1,197	
2A	1029	Ⅰ型医療院短期Ⅱⅰ5				要介護5 1,314 単位	1,314	
2A	1030	Ⅰ型医療院短期Ⅱⅰ5・夜減				夜勤の勤務条件に関する基準を満たさない場合 － 25 単位	1,289	
2A	1031	Ⅰ型医療院短期Ⅱⅱ1			b.Ⅰ型介護医療院短期入所療養介護費(ⅱ) ＜多床室＞	要介護1 880 単位	880	
2A	1032	Ⅰ型医療院短期Ⅱⅱ1・夜減				夜勤の勤務条件に関する基準を満たさない場合 － 25 単位	855	
2A	1033	Ⅰ型医療院短期Ⅱⅱ2				要介護2 993 単位	993	
2A	1034	Ⅰ型医療院短期Ⅱⅱ2・夜減				夜勤の勤務条件に関する基準を満たさない場合 － 25 単位	968	
2A	1035	Ⅰ型医療院短期Ⅱⅱ3				要介護3 1,233 単位	1,233	
2A	1036	Ⅰ型医療院短期Ⅱⅱ3・夜減				夜勤の勤務条件に関する基準を満たさない場合 － 25 単位	1,208	
2A	1037	Ⅰ型医療院短期Ⅱⅱ4				要介護4 1,334 単位	1,334	
2A	1038	Ⅰ型医療院短期Ⅱⅱ4・夜減				夜勤の勤務条件に関する基準を満たさない場合 － 25 単位	1,309	
2A	1039	Ⅰ型医療院短期Ⅱⅱ5				要介護5 1,426 単位	1,426	
2A	1040	Ⅰ型医療院短期Ⅱⅱ5・夜減				夜勤の勤務条件に関する基準を満たさない場合 － 25 単位	1,401	
2A	1041	Ⅰ型医療院短期Ⅲⅰ1		(三) Ⅰ型介護医療院短期入所療養介護費(Ⅲ)	a.Ⅰ型介護医療院短期入所療養介護費(ⅰ) ＜従来型個室＞	要介護1 752 単位	752	
2A	1042	Ⅰ型医療院短期Ⅲⅰ1・夜減				夜勤の勤務条件に関する基準を満たさない場合 － 25 単位	727	
2A	1043	Ⅰ型医療院短期Ⅲⅰ2				要介護2 863 単位	863	
2A	1044	Ⅰ型医療院短期Ⅲⅰ2・夜減				夜勤の勤務条件に関する基準を満たさない場合 － 25 単位	838	
2A	1045	Ⅰ型医療院短期Ⅲⅰ3				要介護3 1,103 単位	1,103	
2A	1046	Ⅰ型医療院短期Ⅲⅰ3・夜減				夜勤の勤務条件に関する基準を満たさない場合 － 25 単位	1,078	
2A	1047	Ⅰ型医療院短期Ⅲⅰ4				要介護4 1,205 単位	1,205	
2A	1048	Ⅰ型医療院短期Ⅲⅰ4・夜減				夜勤の勤務条件に関する基準を満たさない場合 － 25 単位	1,180	
2A	1049	Ⅰ型医療院短期Ⅲⅰ5				要介護5 1,297 単位	1,297	
2A	1050	Ⅰ型医療院短期Ⅲⅰ5・夜減				夜勤の勤務条件に関する基準を満たさない場合 － 25 単位	1,272	
2A	1051	Ⅰ型医療院短期Ⅲⅱ1			b.Ⅰ型介護医療院短期入所療養介護費(ⅱ) ＜多床室＞	要介護1 864 単位	864	
2A	1052	Ⅰ型医療院短期Ⅲⅱ1・夜減				夜勤の勤務条件に関する基準を満たさない場合 － 25 単位	839	
2A	1053	Ⅰ型医療院短期Ⅲⅱ2				要介護2 975 単位	975	
2A	1054	Ⅰ型医療院短期Ⅲⅱ2・夜減				夜勤の勤務条件に関する基準を満たさない場合 － 25 単位	950	
2A	1055	Ⅰ型医療院短期Ⅲⅱ3				要介護3 1,215 単位	1,215	
2A	1056	Ⅰ型医療院短期Ⅲⅱ3・夜減				夜勤の勤務条件に関する基準を満たさない場合 － 25 単位	1,190	
2A	1057	Ⅰ型医療院短期Ⅲⅱ4				要介護4 1,317 単位	1,317	
2A	1058	Ⅰ型医療院短期Ⅲⅱ4・夜減				夜勤の勤務条件に関する基準を満たさない場合 － 25 単位	1,292	
2A	1059	Ⅰ型医療院短期Ⅲⅱ5				要介護5 1,409 単位	1,409	
2A	1060	Ⅰ型医療院短期Ⅲⅱ5・夜減				夜勤の勤務条件に関する基準を満たさない場合 － 25 単位	1,384	

居宅

短期療養（介護医療院）

居宅

短期
療養

（介護
医療院）

種類	項目	サービス内容略称	算定項目						合成単位数	算定単位
2A	1101	Ⅱ型医療院短期Ⅰⅰ1	(2)Ⅱ型介護医療院短期入所療養介護費	(一)Ⅱ型介護医療院短期入所療養介護費（Ⅰ）	a.Ⅱ型介護医療院短期入所療養介護費（ⅰ）＜従来型個室＞	要介護1 731 単位			731	1日につき
2A	1102	Ⅱ型医療院短期Ⅰⅰ1・夜減					夜勤の勤務条件に関する基準を満たさない場合 － 25 単位		706	
2A	1103	Ⅱ型医療院短期Ⅰⅰ2				要介護2 829 単位			829	
2A	1104	Ⅱ型医療院短期Ⅰⅰ2・夜減					夜勤の勤務条件に関する基準を満たさない場合 － 25 単位		804	
2A	1105	Ⅱ型医療院短期Ⅰⅰ3				要介護3 1,044 単位			1,044	
2A	1106	Ⅱ型医療院短期Ⅰⅰ3・夜減					夜勤の勤務条件に関する基準を満たさない場合 － 25 単位		1,019	
2A	1107	Ⅱ型医療院短期Ⅰⅰ4				要介護4 1,135 単位			1,135	
2A	1108	Ⅱ型医療院短期Ⅰⅰ4・夜減					夜勤の勤務条件に関する基準を満たさない場合 － 25 単位		1,110	
2A	1109	Ⅱ型医療院短期Ⅰⅰ5				要介護5 1,217 単位			1,217	
2A	1110	Ⅱ型医療院短期Ⅰⅰ5・夜減					夜勤の勤務条件に関する基準を満たさない場合 － 25 単位		1,192	
2A	1111	Ⅱ型医療院短期Ⅰⅱ1			b.Ⅱ型介護医療院短期入所療養介護費（ⅱ）＜多床室＞	要介護1 846 単位			846	
2A	1112	Ⅱ型医療院短期Ⅰⅱ1・夜減					夜勤の勤務条件に関する基準を満たさない場合 － 25 単位		821	
2A	1113	Ⅱ型医療院短期Ⅰⅱ2				要介護2 945 単位			945	
2A	1114	Ⅱ型医療院短期Ⅰⅱ2・夜減					夜勤の勤務条件に関する基準を満たさない場合 － 25 単位		920	
2A	1115	Ⅱ型医療院短期Ⅰⅱ3				要介護3 1,157 単位			1,157	
2A	1116	Ⅱ型医療院短期Ⅰⅱ3・夜減					夜勤の勤務条件に関する基準を満たさない場合 － 25 単位		1,132	
2A	1117	Ⅱ型医療院短期Ⅰⅱ4				要介護4 1,249 単位			1,249	
2A	1118	Ⅱ型医療院短期Ⅰⅱ4・夜減					夜勤の勤務条件に関する基準を満たさない場合 － 25 単位		1,224	
2A	1119	Ⅱ型医療院短期Ⅰⅱ5				要介護5 1,331 単位			1,331	
2A	1120	Ⅱ型医療院短期Ⅰⅱ5・夜減					夜勤の勤務条件に関する基準を満たさない場合 － 25 単位		1,306	
2A	1121	Ⅱ型医療院短期Ⅱⅰ1		(二)Ⅱ型介護医療院短期入所療養介護費（Ⅱ）	a.Ⅱ型介護医療院短期入所療養介護費（ⅰ）＜従来型個室＞	要介護1 715 単位			715	
2A	1122	Ⅱ型医療院短期Ⅱⅰ1・夜減					夜勤の勤務条件に関する基準を満たさない場合 － 25 単位		690	
2A	1123	Ⅱ型医療院短期Ⅱⅰ2				要介護2 813 単位			813	
2A	1124	Ⅱ型医療院短期Ⅱⅰ2・夜減					夜勤の勤務条件に関する基準を満たさない場合 － 25 単位		788	
2A	1125	Ⅱ型医療院短期Ⅱⅰ3				要介護3 1,027 単位			1,027	
2A	1126	Ⅱ型医療院短期Ⅱⅰ3・夜減					夜勤の勤務条件に関する基準を満たさない場合 － 25 単位		1,002	
2A	1127	Ⅱ型医療院短期Ⅱⅰ4				要介護4 1,117 単位			1,117	
2A	1128	Ⅱ型医療院短期Ⅱⅰ4・夜減					夜勤の勤務条件に関する基準を満たさない場合 － 25 単位		1,092	
2A	1129	Ⅱ型医療院短期Ⅱⅰ5				要介護5 1,200 単位			1,200	
2A	1130	Ⅱ型医療院短期Ⅱⅰ5・夜減					夜勤の勤務条件に関する基準を満たさない場合 － 25 単位		1,175	
2A	1131	Ⅱ型医療院短期Ⅱⅱ1			b.Ⅱ型介護医療院短期入所療養介護費（ⅱ）＜多床室＞	要介護1 828 単位			828	
2A	1132	Ⅱ型医療院短期Ⅱⅱ1・夜減					夜勤の勤務条件に関する基準を満たさない場合 － 25 単位		803	
2A	1133	Ⅱ型医療院短期Ⅱⅱ2				要介護2 927 単位			927	
2A	1134	Ⅱ型医療院短期Ⅱⅱ2・夜減					夜勤の勤務条件に関する基準を満たさない場合 － 25 単位		902	
2A	1135	Ⅱ型医療院短期Ⅱⅱ3				要介護3 1,141 単位			1,141	
2A	1136	Ⅱ型医療院短期Ⅱⅱ3・夜減					夜勤の勤務条件に関する基準を満たさない場合 － 25 単位		1,116	
2A	1137	Ⅱ型医療院短期Ⅱⅱ4				要介護4 1,233 単位			1,233	
2A	1138	Ⅱ型医療院短期Ⅱⅱ4・夜減					夜勤の勤務条件に関する基準を満たさない場合 － 25 単位		1,208	
2A	1139	Ⅱ型医療院短期Ⅱⅱ5				要介護5 1,314 単位			1,314	
2A	1140	Ⅱ型医療院短期Ⅱⅱ5・夜減					夜勤の勤務条件に関する基準を満たさない場合 － 25 単位		1,289	
2A	1141	Ⅱ型医療院短期Ⅲⅰ1		(三)Ⅱ型介護医療院短期入所療養介護費（Ⅲ）	a.Ⅱ型介護医療院短期入所療養介護費（ⅰ）＜従来型個室＞	要介護1 704 単位			704	
2A	1142	Ⅱ型医療院短期Ⅲⅰ1・夜減					夜勤の勤務条件に関する基準を満たさない場合 － 25 単位		679	
2A	1143	Ⅱ型医療院短期Ⅲⅰ2				要介護2 802 単位			802	
2A	1144	Ⅱ型医療院短期Ⅲⅰ2・夜減					夜勤の勤務条件に関する基準を満たさない場合 － 25 単位		777	
2A	1145	Ⅱ型医療院短期Ⅲⅰ3				要介護3 1,015 単位			1,015	
2A	1146	Ⅱ型医療院短期Ⅲⅰ3・夜減					夜勤の勤務条件に関する基準を満たさない場合 － 25 単位		990	
2A	1147	Ⅱ型医療院短期Ⅲⅰ4				要介護4 1,106 単位			1,106	
2A	1148	Ⅱ型医療院短期Ⅲⅰ4・夜減					夜勤の勤務条件に関する基準を満たさない場合 － 25 単位		1,081	
2A	1149	Ⅱ型医療院短期Ⅲⅰ5				要介護5 1,188 単位			1,188	
2A	1150	Ⅱ型医療院短期Ⅲⅰ5・夜減					夜勤の勤務条件に関する基準を満たさない場合 － 25 単位		1,163	
2A	1151	Ⅱ型医療院短期Ⅲⅱ1			b.Ⅱ型介護医療院短期入所療養介護費（ⅱ）＜多床室＞	要介護1 817 単位			817	
2A	1152	Ⅱ型医療院短期Ⅲⅱ1・夜減					夜勤の勤務条件に関する基準を満たさない場合 － 25 単位		792	
2A	1153	Ⅱ型医療院短期Ⅲⅱ2				要介護2 916 単位			916	
2A	1154	Ⅱ型医療院短期Ⅲⅱ2・夜減					夜勤の勤務条件に関する基準を満たさない場合 － 25 単位		891	
2A	1155	Ⅱ型医療院短期Ⅲⅱ3				要介護3 1,129 単位			1,129	
2A	1156	Ⅱ型医療院短期Ⅲⅱ3・夜減					夜勤の勤務条件に関する基準を満たさない場合 － 25 単位		1,104	
2A	1157	Ⅱ型医療院短期Ⅲⅱ4				要介護4 1,221 単位			1,221	
2A	1158	Ⅱ型医療院短期Ⅲⅱ4・夜減					夜勤の勤務条件に関する基準を満たさない場合 － 25 単位		1,196	
2A	1159	Ⅱ型医療院短期Ⅲⅱ5				要介護5 1,302 単位			1,302	
2A	1160	Ⅱ型医療院短期Ⅲⅱ5・夜減					夜勤の勤務条件に関する基準を満たさない場合 － 25 単位		1,277	

サービスコード 種類	項目	サービス内容略称	算定項目				合成単位数	算定単位
2A	1201	Ⅰ型特別医療院短期ⅰ1	(3)特別介護医療院短期入所療養介護費	(一)Ⅰ型特別介護医療院短期入所療養介護費	a.Ⅰ型特別介護医療院短期入所療養介護費(ⅰ) ＜従来型個室＞	要介護1　717 単位	717	1日につき
2A	1202	Ⅰ型特別医療院短期ⅰ1・夜減				夜勤の勤務条件に関する基準を満たさない場合　－　25 単位	692	
2A	1203	Ⅰ型特別医療院短期ⅰ2				要介護2　821 単位	821	
2A	1204	Ⅰ型特別医療院短期ⅰ2・夜減				夜勤の勤務条件に関する基準を満たさない場合　－　25 単位	796	
2A	1205	Ⅰ型特別医療院短期ⅰ3				要介護3　1,051 単位	1,051	
2A	1206	Ⅰ型特別医療院短期ⅰ3・夜減				夜勤の勤務条件に関する基準を満たさない場合　－　25 単位	1,026	
2A	1207	Ⅰ型特別医療院短期ⅰ4				要介護4　1,147 単位	1,147	
2A	1208	Ⅰ型特別医療院短期ⅰ4・夜減				夜勤の勤務条件に関する基準を満たさない場合　－　25 単位	1,122	
2A	1209	Ⅰ型特別医療院短期ⅰ5				要介護5　1,236 単位	1,236	
2A	1210	Ⅰ型特別医療院短期ⅰ5・夜減				夜勤の勤務条件に関する基準を満たさない場合　－　25 単位	1,211	
2A	1211	Ⅰ型特別医療院短期ⅱ1			b.Ⅰ型特別介護医療院短期入所療養介護費(ⅱ) ＜多床室＞	要介護1　822 単位	822	
2A	1212	Ⅰ型特別医療院短期ⅱ1・夜減				夜勤の勤務条件に関する基準を満たさない場合　－　25 単位	797	
2A	1213	Ⅰ型特別医療院短期ⅱ2				要介護2　929 単位	929	
2A	1214	Ⅰ型特別医療院短期ⅱ2・夜減				夜勤の勤務条件に関する基準を満たさない場合　－　25 単位	904	
2A	1215	Ⅰ型特別医療院短期ⅱ3				要介護3　1,156 単位	1,156	
2A	1216	Ⅰ型特別医療院短期ⅱ3・夜減				夜勤の勤務条件に関する基準を満たさない場合　－　25 単位	1,131	
2A	1217	Ⅰ型特別医療院短期ⅱ4				要介護4　1,254 単位	1,254	
2A	1218	Ⅰ型特別医療院短期ⅱ4・夜減				夜勤の勤務条件に関する基準を満たさない場合　－　25 単位	1,229	
2A	1219	Ⅰ型特別医療院短期ⅱ5				要介護5　1,341 単位	1,341	
2A	1220	Ⅰ型特別医療院短期ⅱ5・夜減				夜勤の勤務条件に関する基準を満たさない場合　－　25 単位	1,316	
2A	1221	Ⅱ型特別医療院短期ⅰ1		(二)Ⅱ型特別介護医療院短期入所療養介護費	a.Ⅱ型特別介護医療院短期入所療養介護費(ⅰ) ＜従来型個室＞	要介護1　670 単位	670	
2A	1222	Ⅱ型特別医療院短期ⅰ1・夜減				夜勤の勤務条件に関する基準を満たさない場合　－　25 単位	645	
2A	1223	Ⅱ型特別医療院短期ⅰ2				要介護2　764 単位	764	
2A	1224	Ⅱ型特別医療院短期ⅰ2・夜減				夜勤の勤務条件に関する基準を満たさない場合　－　25 単位	739	
2A	1225	Ⅱ型特別医療院短期ⅰ3				要介護3　967 単位	967	
2A	1226	Ⅱ型特別医療院短期ⅰ3・夜減				夜勤の勤務条件に関する基準を満たさない場合　－　25 単位	942	
2A	1227	Ⅱ型特別医療院短期ⅰ4				要介護4　1,054 単位	1,054	
2A	1228	Ⅱ型特別医療院短期ⅰ4・夜減				夜勤の勤務条件に関する基準を満たさない場合　－　25 単位	1,029	
2A	1229	Ⅱ型特別医療院短期ⅰ5				要介護5　1,132 単位	1,132	
2A	1230	Ⅱ型特別医療院短期ⅰ5・夜減				夜勤の勤務条件に関する基準を満たさない場合　－　25 単位	1,107	
2A	1231	Ⅱ型特別医療院短期ⅱ1			b.Ⅱ型特別介護医療院短期入所療養介護費(ⅱ) ＜多床室＞	要介護1　778 単位	778	
2A	1232	Ⅱ型特別医療院短期ⅱ1・夜減				夜勤の勤務条件に関する基準を満たさない場合　－　25 単位	753	
2A	1233	Ⅱ型特別医療院短期ⅱ2				要介護2　873 単位	873	
2A	1234	Ⅱ型特別医療院短期ⅱ2・夜減				夜勤の勤務条件に関する基準を満たさない場合　－　25 単位	848	
2A	1235	Ⅱ型特別医療院短期ⅱ3				要介護3　1,076 単位	1,076	
2A	1236	Ⅱ型特別医療院短期ⅱ3・夜減				夜勤の勤務条件に関する基準を満たさない場合　－　25 単位	1,051	
2A	1237	Ⅱ型特別医療院短期ⅱ4				要介護4　1,161 単位	1,161	
2A	1238	Ⅱ型特別医療院短期ⅱ4・夜減				夜勤の勤務条件に関する基準を満たさない場合　－　25 単位	1,136	
2A	1239	Ⅱ型特別医療院短期ⅱ5				要介護5　1,240 単位	1,240	
2A	1240	Ⅱ型特別医療院短期ⅱ5・夜減				夜勤の勤務条件に関する基準を満たさない場合　－　25 単位	1,215	

居宅

短期
療養

（介護
医療院）

居宅

サービスコード 種類	項目	サービス内容略称	算定項目				合成単位数	算定単位
2A	1301	ユ型Ⅰ型医療院短期Ⅰ1	(4) ユニット型Ⅰ型介護医療院短期入所療養介護費	(一)ユニット型Ⅰ型介護医療院短期入所療養介護費(Ⅰ)	a.ユニット型Ⅰ型介護医療院短期入所療養介護費 <ユニット型個室>	要介護1　911 単位	911	1日につき
2A	1302	ユ型Ⅰ型医療院短期Ⅰ1・夜減				夜勤の勤務条件に関する基準を満たさない場合　－　25 単位	886	
2A	1303	ユ型Ⅰ型医療院短期Ⅰ2				要介護2　1,023 単位	1,023	
2A	1304	ユ型Ⅰ型医療院短期Ⅰ2・夜減				夜勤の勤務条件に関する基準を満たさない場合　－　25 単位	998	
2A	1305	ユ型Ⅰ型医療院短期Ⅰ3				要介護3　1,268 単位	1,268	
2A	1306	ユ型Ⅰ型医療院短期Ⅰ3・夜減				夜勤の勤務条件に関する基準を満たさない場合　－　25 単位	1,243	
2A	1307	ユ型Ⅰ型医療院短期Ⅰ4				要介護4　1,371 単位	1,371	
2A	1308	ユ型Ⅰ型医療院短期Ⅰ4・夜減				夜勤の勤務条件に関する基準を満たさない場合　－　25 単位	1,346	
2A	1309	ユ型Ⅰ型医療院短期Ⅰ5				要介護5　1,464 単位	1,464	
2A	1310	ユ型Ⅰ型医療院短期Ⅰ5・夜減				夜勤の勤務条件に関する基準を満たさない場合　－　25 単位	1,439	
2A	1311	経ユ型Ⅰ型医療院短期Ⅰ1			b.経過的ユニット型Ⅰ型介護医療院短期入所療養介護費 <ユニット型個室的多床室>	要介護1　911 単位	911	
2A	1312	経ユ型Ⅰ型医療院短期Ⅰ1・夜減				夜勤の勤務条件に関する基準を満たさない場合　－　25 単位	886	
2A	1313	経ユ型Ⅰ型医療院短期Ⅰ2				要介護2　1,023 単位	1,023	
2A	1314	経ユ型Ⅰ型医療院短期Ⅰ2・夜減				夜勤の勤務条件に関する基準を満たさない場合　－　25 単位	998	
2A	1315	経ユ型Ⅰ型医療院短期Ⅰ3				要介護3　1,268 単位	1,268	
2A	1316	経ユ型Ⅰ型医療院短期Ⅰ3・夜減				夜勤の勤務条件に関する基準を満たさない場合　－　25 単位	1,243	
2A	1317	経ユ型Ⅰ型医療院短期Ⅰ4				要介護4　1,371 単位	1,371	
2A	1318	経ユ型Ⅰ型医療院短期Ⅰ4・夜減				夜勤の勤務条件に関する基準を満たさない場合　－　25 単位	1,346	
2A	1319	経ユ型Ⅰ型医療院短期Ⅰ5				要介護5　1,464 単位	1,464	
2A	1320	経ユ型Ⅰ型医療院短期Ⅰ5・夜減				夜勤の勤務条件に関する基準を満たさない場合　－　25 単位	1,439	
2A	1321	ユ型Ⅰ型医療院短期Ⅱ1		(二)ユニット型Ⅰ型介護医療院短期入所療養介護費(Ⅱ)	a.ユニット型Ⅰ型介護医療院短期入所療養介護費 <ユニット型個室>	要介護1　901 単位	901	
2A	1322	ユ型Ⅰ型医療院短期Ⅱ1・夜減				夜勤の勤務条件に関する基準を満たさない場合　－　25 単位	876	
2A	1323	ユ型Ⅰ型医療院短期Ⅱ2				要介護2　1,011 単位	1,011	
2A	1324	ユ型Ⅰ型医療院短期Ⅱ2・夜減				夜勤の勤務条件に関する基準を満たさない場合　－　25 単位	986	
2A	1325	ユ型Ⅰ型医療院短期Ⅱ3				要介護3　1,252 単位	1,252	
2A	1326	ユ型Ⅰ型医療院短期Ⅱ3・夜減				夜勤の勤務条件に関する基準を満たさない場合　－　25 単位	1,227	
2A	1327	ユ型Ⅰ型医療院短期Ⅱ4				要介護4　1,353 単位	1,353	
2A	1328	ユ型Ⅰ型医療院短期Ⅱ4・夜減				夜勤の勤務条件に関する基準を満たさない場合　－　25 単位	1,328	
2A	1329	ユ型Ⅰ型医療院短期Ⅱ5				要介護5　1,445 単位	1,445	
2A	1330	ユ型Ⅰ型医療院短期Ⅱ5・夜減				夜勤の勤務条件に関する基準を満たさない場合　－　25 単位	1,420	
2A	1331	経ユ型Ⅰ型医療院短期Ⅱ1			b.経過的ユニット型Ⅰ型介護医療院短期入所療養介護費 <ユニット型個室的多床室>	要介護1　901 単位	901	
2A	1332	経ユ型Ⅰ型医療院短期Ⅱ1・夜減				夜勤の勤務条件に関する基準を満たさない場合　－　25 単位	876	
2A	1333	経ユ型Ⅰ型医療院短期Ⅱ2				要介護2　1,011 単位	1,011	
2A	1334	経ユ型Ⅰ型医療院短期Ⅱ2・夜減				夜勤の勤務条件に関する基準を満たさない場合　－　25 単位	986	
2A	1335	経ユ型Ⅰ型医療院短期Ⅱ3				要介護3　1,252 単位	1,252	
2A	1336	経ユ型Ⅰ型医療院短期Ⅱ3・夜減				夜勤の勤務条件に関する基準を満たさない場合　－　25 単位	1,227	
2A	1337	経ユ型Ⅰ型医療院短期Ⅱ4				要介護4　1,353 単位	1,353	
2A	1338	経ユ型Ⅰ型医療院短期Ⅱ4・夜減				夜勤の勤務条件に関する基準を満たさない場合　－　25 単位	1,328	
2A	1339	経ユ型Ⅰ型医療院短期Ⅱ5				要介護5　1,445 単位	1,445	
2A	1340	経ユ型Ⅰ型医療院短期Ⅱ5・夜減				夜勤の勤務条件に関する基準を満たさない場合　－　25 単位	1,420	

短期
療養

（介護
医療院）

サービスコード 種類	項目	サービス内容略称	算定項目					合成 単位数	算定 単位
2A	1341	ユ I 型医療院短期 I 1・未	(4) ユニット型 I 型介護医療院短期入所療養介護費	(一)ユニット型 I 型介護医療院短期入所療養介護費(I)	a.ユニット型 I 型介護医療院短期入所療養介護費 <ユニット型個室>	要介護1		884	1日につき
2A	1342	ユ I 型医療院短期 I 1・夜減・未				911 単位	夜勤の勤務条件に関する基準を満たさない場合 － 25 単位	859	
2A	1343	ユ I 型医療院短期 I 2・未				要介護2		992	
2A	1344	ユ I 型医療院短期 I 2・夜減・未				1,023 単位	夜勤の勤務条件に関する基準を満たさない場合 － 25 単位	968	
2A	1345	ユ I 型医療院短期 I 3・未				要介護3		1,230	
2A	1346	ユ I 型医療院短期 I 3・夜減・未				1,268 単位	夜勤の勤務条件に関する基準を満たさない場合 － 25 単位	1,206	
2A	1347	ユ I 型医療院短期 I 4・未				要介護4		1,330	
2A	1348	ユ I 型医療院短期 I 4・夜減・未				1,371 単位	夜勤の勤務条件に関する基準を満たさない場合 － 25 単位	1,306	
2A	1349	ユ I 型医療院短期 I 5・未				要介護5		1,420	
2A	1350	ユ I 型医療院短期 I 5・夜減・未				1,464 単位	夜勤の勤務条件に関する基準を満たさない場合 － 25 単位	1,396	
2A	1351	経ユ I 型医療院短期 I 1・未			b.経過的ユニット型 I 型介護医療院短期入所療養介護費 <ユニット型個室的多床室>	要介護1		884	
2A	1352	経ユ I 型医療院短期 I 1・夜減・未				911 単位	夜勤の勤務条件に関する基準を満たさない場合 － 25 単位	859	
2A	1353	経ユ I 型医療院短期 I 2・未				要介護2		992	
2A	1354	経ユ I 型医療院短期 I 2・夜減・未				1,023 単位	夜勤の勤務条件に関する基準を満たさない場合 － 25 単位	968	
2A	1355	経ユ I 型医療院短期 I 3・未				要介護3		1,230	
2A	1356	経ユ I 型医療院短期 I 3・夜減・未				1,268 単位	夜勤の勤務条件に関する基準を満たさない場合 － 25 単位	1,206	
2A	1357	経ユ I 型医療院短期 I 4・未				要介護4	× 97%	1,330	
2A	1358	経ユ I 型医療院短期 I 4・夜減・未				1,371 単位	夜勤の勤務条件に関する基準を満たさない場合 － 25 単位	1,306	
2A	1359	経ユ I 型医療院短期 I 5・未				要介護5		1,420	
2A	1360	経ユ I 型医療院短期 I 5・夜減・未				1,464 単位	夜勤の勤務条件に関する基準を満たさない場合 － 25 単位	1,396	
2A	1361	ユ I 型医療院短期 II 1・未		(二)ユニット型 I 型介護医療院短期入所療養介護費(II)	a.ユニット型 I 型介護医療院短期入所療養介護費 <ユニット型個室>	要介護1		874	
2A	1362	ユ I 型医療院短期 II 1・夜減・未				901 単位	夜勤の勤務条件に関する基準を満たさない場合 － 25 単位	850	
2A	1363	ユ I 型医療院短期 II 2・未				要介護2		981	
2A	1364	ユ I 型医療院短期 II 2・夜減・未				1,011 単位	夜勤の勤務条件に関する基準を満たさない場合 － 25 単位	956	
2A	1365	ユ I 型医療院短期 II 3・未				要介護3		1,214	
2A	1366	ユ I 型医療院短期 II 3・夜減・未				1,252 単位	夜勤の勤務条件に関する基準を満たさない場合 － 25 単位	1,190	
2A	1367	ユ I 型医療院短期 II 4・未				要介護4		1,312	
2A	1368	ユ I 型医療院短期 II 4・夜減・未				1,353 単位	夜勤の勤務条件に関する基準を満たさない場合 － 25 単位	1,288	
2A	1369	ユ I 型医療院短期 II 5・未				要介護5		1,402	
2A	1370	ユ I 型医療院短期 II 5・夜減・未				1,445 単位	夜勤の勤務条件に関する基準を満たさない場合 － 25 単位	1,377	
2A	1371	経ユ I 型医療院短期 II 1・未			b.経過的ユニット型 I 型介護医療院短期入所療養介護費 <ユニット型個室的多床室>	要介護1		874	
2A	1372	経ユ I 型医療院短期 II 1・夜減・未				901 単位	夜勤の勤務条件に関する基準を満たさない場合 － 25 単位	850	
2A	1373	経ユ I 型医療院短期 II 2・未				要介護2		981	
2A	1374	経ユ I 型医療院短期 II 2・夜減・未				1,011 単位	夜勤の勤務条件に関する基準を満たさない場合 － 25 単位	956	
2A	1375	経ユ I 型医療院短期 II 3・未				要介護3		1,214	
2A	1376	経ユ I 型医療院短期 II 3・夜減・未				1,252 単位	夜勤の勤務条件に関する基準を満たさない場合 － 25 単位	1,190	
2A	1377	経ユ I 型医療院短期 II 4・未				要介護4		1,312	
2A	1378	経ユ I 型医療院短期 II 4・夜減・未				1,353 単位	夜勤の勤務条件に関する基準を満たさない場合 － 25 単位	1,288	
2A	1379	経ユ I 型医療院短期 II 5・未				要介護5		1,402	
2A	1380	経ユ I 型医療院短期 II 5・夜減・未				1,445 単位	夜勤の勤務条件に関する基準を満たさない場合 － 25 単位	1,377	

（算定項目の合成単位数欄に「ユニットケア体制未整備減算」の注記あり）

居宅

短期 療養 （介護 医療院）

居宅

サービスコード 種類	項目	サービス内容略称	算定項目			合成単位数	算定単位
2A	1401	ユ型Ⅱ型医療院短期1	(5) ユニット型Ⅱ型介護医療院短期入所療養介護費	(一)ユニット型Ⅱ型介護医療院短期入所療養介護費	要介護1 910 単位	910	1日につき
2A	1402	ユ型Ⅱ型医療院短期1・夜減			夜勤の勤務条件に関する基準を満たさない場合 － 25 単位	885	
2A	1403	ユ型Ⅱ型医療院短期2			要介護2 1,014 単位	1,014	
2A	1404	ユ型Ⅱ型医療院短期2・夜減			夜勤の勤務条件に関する基準を満たさない場合 － 25 単位	989	
2A	1405	ユ型Ⅱ型医療院短期3		<ユニット型個室>	要介護3 1,241 単位	1,241	
2A	1406	ユ型Ⅱ型医療院短期3・夜減			夜勤の勤務条件に関する基準を満たさない場合 － 25 単位	1,216	
2A	1407	ユ型Ⅱ型医療院短期4			要介護4 1,337 単位	1,337	
2A	1408	ユ型Ⅱ型医療院短期4・夜減			夜勤の勤務条件に関する基準を満たさない場合 － 25 単位	1,312	
2A	1409	ユ型Ⅱ型医療院短期5			要介護5 1,424 単位	1,424	
2A	1410	ユ型Ⅱ型医療院短期5・夜減			夜勤の勤務条件に関する基準を満たさない場合 － 25 単位	1,399	
2A	1411	経ユ型Ⅱ型医療院短期1		(二)経過的ユニット型Ⅱ型介護医療院短期入所療養介護費	要介護1 910 単位	910	
2A	1412	経ユ型Ⅱ型医療院短期1・夜減			夜勤の勤務条件に関する基準を満たさない場合 － 25 単位	885	
2A	1413	経ユ型Ⅱ型医療院短期2			要介護2 1,014 単位	1,014	
2A	1414	経ユ型Ⅱ型医療院短期2・夜減			夜勤の勤務条件に関する基準を満たさない場合 － 25 単位	989	
2A	1415	経ユ型Ⅱ型医療院短期3		<ユニット型個室的多床室>	要介護3 1,241 単位	1,241	
2A	1416	経ユ型Ⅱ型医療院短期3・夜減			夜勤の勤務条件に関する基準を満たさない場合 － 25 単位	1,216	
2A	1417	経ユ型Ⅱ型医療院短期4			要介護4 1,337 単位	1,337	
2A	1418	経ユ型Ⅱ型医療院短期4・夜減			夜勤の勤務条件に関する基準を満たさない場合 － 25 単位	1,312	
2A	1419	経ユ型Ⅱ型医療院短期5			要介護5 1,424 単位	1,424	
2A	1420	経ユ型Ⅱ型医療院短期5・夜減			夜勤の勤務条件に関する基準を満たさない場合 － 25 単位	1,399	
2A	1421	ユ型Ⅱ型医療院短期1・未		(一)ユニット型Ⅱ型介護医療院短期入所療養介護費	要介護1 910 単位	883	
2A	1422	ユ型Ⅱ型医療院短期1・夜減・未			夜勤の勤務条件に関する基準を満たさない場合 － 25 単位	858	
2A	1423	ユ型Ⅱ型医療院短期2・未			要介護2 1,014 単位	984	
2A	1424	ユ型Ⅱ型医療院短期2・夜減・未			夜勤の勤務条件に関する基準を満たさない場合 － 25 単位	959	
2A	1425	ユ型Ⅱ型医療院短期3・未		<ユニット型個室>	要介護3 1,241 単位	1,204	
2A	1426	ユ型Ⅱ型医療院短期3・夜減・未			夜勤の勤務条件に関する基準を満たさない場合 － 25 単位	1,180	
2A	1427	ユ型Ⅱ型医療院短期4・未			要介護4 1,337 単位	1,297	
2A	1428	ユ型Ⅱ型医療院短期4・夜減・未			夜勤の勤務条件に関する基準を満たさない場合 － 25 単位	1,273	
2A	1429	ユ型Ⅱ型医療院短期5・未			要介護5 1,424 単位	1,381	
2A	1430	ユ型Ⅱ型医療院短期5・夜減・未			夜勤の勤務条件に関する基準を満たさない場合 － 25 単位	1,357	
2A	1431	経ユ型Ⅱ型医療院短期1・未		(二)経過的ユニット型Ⅱ型介護医療院短期入所療養介護費	要介護1 910 単位	883	
2A	1432	経ユ型Ⅱ型医療院短期1・夜減・未			夜勤の勤務条件に関する基準を満たさない場合 － 25 単位	858	
2A	1433	経ユ型Ⅱ型医療院短期2・未			要介護2 1,014 単位	984	
2A	1434	経ユ型Ⅱ型医療院短期2・夜減・未			夜勤の勤務条件に関する基準を満たさない場合 － 25 単位	959	
2A	1435	経ユ型Ⅱ型医療院短期3・未		<ユニット型個室的多床室>	要介護3 1,241 単位	1,204	
2A	1436	経ユ型Ⅱ型医療院短期3・夜減・未			夜勤の勤務条件に関する基準を満たさない場合 － 25 単位	1,180	
2A	1437	経ユ型Ⅱ型医療院短期4・未			要介護4 1,337 単位	1,297	
2A	1438	経ユ型Ⅱ型医療院短期4・夜減・未			夜勤の勤務条件に関する基準を満たさない場合 － 25 単位	1,273	
2A	1439	経ユ型Ⅱ型医療院短期5・未			要介護5 1,424 単位	1,381	
2A	1440	経ユ型Ⅱ型医療院短期5・夜減・未			夜勤の勤務条件に関する基準を満たさない場合 － 25 単位	1,357	

（ユニット型Ⅱ型介護医療院短期入所療養介護費）

ユニットケア体制未整備減算 × 97%（サービスコード1421～1440に適用）

短期療養

（介護医療院）

サービスコード 種類	サービスコード 項目	サービス内容略称	算定項目					合成 単位数	算定 単位
2A	1501	ユI型特別医療院短期1	(6)ユニット型I型特別介護医療院短期入所療養介護費	(一)ユニット型I型特別介護医療院短期入所療養介護費	a.ユニット型I型特別介護医療院短期入所療養介護費 ＜ユニット型個室＞	要介護1	859 単位		859	1日につき
2A	1502	ユI型特別医療院短期1・夜減					夜勤の勤務条件に関する基準を満たさない場合 － 25 単位	834	
2A	1503	ユI型特別医療院短期2				要介護2	963 単位		963	
2A	1504	ユI型特別医療院短期2・夜減					夜勤の勤務条件に関する基準を満たさない場合 － 25 単位	938	
2A	1505	ユI型特別医療院短期3				要介護3	1,193 単位		1,193	
2A	1506	ユI型特別医療院短期3・夜減					夜勤の勤務条件に関する基準を満たさない場合 － 25 単位	1,168	
2A	1507	ユI型特別医療院短期4				要介護4	1,289 単位		1,289	
2A	1508	ユI型特別医療院短期4・夜減					夜勤の勤務条件に関する基準を満たさない場合 － 25 単位	1,264	
2A	1509	ユI型特別医療院短期5				要介護5	1,376 単位		1,376	
2A	1510	ユI型特別医療院短期5・夜減					夜勤の勤務条件に関する基準を満たさない場合 － 25 単位	1,351	
2A	1511	経ユI型特別医療院短期1			b.経過的ユニット型I型特別介護医療院短期入所療養介護費 ＜ユニット型個室的多床室＞	要介護1	859 単位		859	
2A	1512	経ユI型特別医療院短期1・夜減					夜勤の勤務条件に関する基準を満たさない場合 － 25 単位	834	
2A	1513	経ユI型特別医療院短期2				要介護2	963 単位		963	
2A	1514	経ユI型特別医療院短期2・夜減					夜勤の勤務条件に関する基準を満たさない場合 － 25 単位	938	
2A	1515	経ユI型特別医療院短期3				要介護3	1,193 単位		1,193	
2A	1516	経ユI型特別医療院短期3・夜減					夜勤の勤務条件に関する基準を満たさない場合 － 25 単位	1,168	
2A	1517	経ユI型特別医療院短期4				要介護4	1,289 単位		1,289	
2A	1518	経ユI型特別医療院短期4・夜減					夜勤の勤務条件に関する基準を満たさない場合 － 25 単位	1,264	
2A	1519	経ユI型特別医療院短期5				要介護5	1,376 単位		1,376	
2A	1520	経ユI型特別医療院短期5・夜減					夜勤の勤務条件に関する基準を満たさない場合 － 25 単位	1,351	
2A	1521	ユII型特別医療院短期1		(二)ユニット型II型特別介護医療院短期入所療養介護費	a.ユニット型II型特別介護医療院短期入所療養介護費 ＜ユニット型個室＞	要介護1	867 単位		867	
2A	1522	ユII型特別医療院短期1・夜減					夜勤の勤務条件に関する基準を満たさない場合 － 25 単位	842	
2A	1523	ユII型特別医療院短期2				要介護2	966 単位		966	
2A	1524	ユII型特別医療院短期2・夜減					夜勤の勤務条件に関する基準を満たさない場合 － 25 単位	941	
2A	1525	ユII型特別医療院短期3				要介護3	1,181 単位		1,181	
2A	1526	ユII型特別医療院短期3・夜減					夜勤の勤務条件に関する基準を満たさない場合 － 25 単位	1,156	
2A	1527	ユII型特別医療院短期4				要介護4	1,273 単位		1,273	
2A	1528	ユII型特別医療院短期4・夜減					夜勤の勤務条件に関する基準を満たさない場合 － 25 単位	1,248	
2A	1529	ユII型特別医療院短期5				要介護5	1,354 単位		1,354	
2A	1530	ユII型特別医療院短期5・夜減					夜勤の勤務条件に関する基準を満たさない場合 － 25 単位	1,329	
2A	1531	経ユII型特別医療院短期1			b.経過的ユニット型II型特別介護医療院短期入所療養介護費 ＜ユニット型個室的多床室＞	要介護1	867 単位		867	
2A	1532	経ユII型特別医療院短期1・夜減					夜勤の勤務条件に関する基準を満たさない場合 － 25 単位	842	
2A	1533	経ユII型特別医療院短期2				要介護2	966 単位		966	
2A	1534	経ユII型特別医療院短期2・夜減					夜勤の勤務条件に関する基準を満たさない場合 － 25 単位	941	
2A	1535	経ユII型特別医療院短期3				要介護3	1,181 単位		1,181	
2A	1536	経ユII型特別医療院短期3・夜減					夜勤の勤務条件に関する基準を満たさない場合 － 25 単位	1,156	
2A	1537	経ユII型特別医療院短期4				要介護4	1,273 単位		1,273	
2A	1538	経ユII型特別医療院短期4・夜減					夜勤の勤務条件に関する基準を満たさない場合 － 25 単位	1,248	
2A	1539	経ユII型特別医療院短期5				要介護5	1,354 単位		1,354	
2A	1540	経ユII型特別医療院短期5・夜減					夜勤の勤務条件に関する基準を満たさない場合 － 25 単位	1,329	

居宅

短期
療養

（介護
医療院）

居宅

サービスコード 種類	サービスコード 項目	サービス内容略称	算定項目					合成 単位数	算定 単位
2A	1541	ユ型Ⅰ型特別医療院短期1・未	(6) ユニット型特別介護医療院短期入所療養介護費	(一) ユニット型Ⅰ型特別介護医療院短期入所療養介護費	a.ユニット型Ⅰ型特別介護医療院短期入所療養介護費 ＜ユニット型個室＞	要介護1		833	1日につき
2A	1542	ユ型Ⅰ型特別医療院短期1・夜減・未				859 単位	夜勤の勤務条件に関する基準を満たさない場合 － 25 単位	809	
2A	1543	ユ型Ⅰ型特別医療院短期2・未				要介護2		934	
2A	1544	ユ型Ⅰ型特別医療院短期2・夜減・未				963 単位	夜勤の勤務条件に関する基準を満たさない場合 － 25 単位	910	
2A	1545	ユ型Ⅰ型特別医療院短期3・未				要介護3		1,157	
2A	1546	ユ型Ⅰ型特別医療院短期3・夜減・未				1,193 単位	夜勤の勤務条件に関する基準を満たさない場合 － 25 単位	1,133	
2A	1547	ユ型Ⅰ型特別医療院短期4・未				要介護4		1,250	
2A	1548	ユ型Ⅰ型特別医療院短期4・夜減・未				1,289 単位	夜勤の勤務条件に関する基準を満たさない場合 － 25 単位	1,226	
2A	1549	ユ型Ⅰ型特別医療院短期5・未				要介護5		1,335	
2A	1550	ユ型Ⅰ型特別医療院短期5・夜減・未				1,376 単位	夜勤の勤務条件に関する基準を満たさない場合 － 25 単位	1,310	
2A	1551	経ユ型Ⅰ型特別医療院短期1・未			b.経過的ユニット型Ⅰ型特別介護医療院短期入所療養介護費 ＜ユニット型個室的多床室＞	要介護1		833	
2A	1552	経ユ型Ⅰ型特別医療院短期1・夜減・未				859 単位	夜勤の勤務条件に関する基準を満たさない場合 － 25 単位	809	
2A	1553	経ユ型Ⅰ型特別医療院短期2・未				要介護2		934	
2A	1554	経ユ型Ⅰ型特別医療院短期2・夜減・未				963 単位	夜勤の勤務条件に関する基準を満たさない場合 － 25 単位	910	
2A	1555	経ユ型Ⅰ型特別医療院短期3・未				要介護3		1,157	
2A	1556	経ユ型Ⅰ型特別医療院短期3・夜減・未				1,193 単位	夜勤の勤務条件に関する基準を満たさない場合 － 25 単位	1,133	
2A	1557	経ユ型Ⅰ型特別医療院短期4・未				要介護4		1,250	
2A	1558	経ユ型Ⅰ型特別医療院短期4・夜減・未				1,289 単位	夜勤の勤務条件に関する基準を満たさない場合 － 25 単位	1,226	
2A	1559	経ユ型Ⅰ型特別医療院短期5・未				要介護5		1,335	
2A	1560	経ユ型Ⅰ型特別医療院短期5・夜減・未				1,376 単位	夜勤の勤務条件に関する基準を満たさない場合 － 25 単位	1,310	
2A	1561	ユ型Ⅱ型特別医療院短期1・未		(二) ユニット型Ⅱ型特別介護医療院短期入所療養介護費	a.ユニット型Ⅱ型特別介護医療院短期入所療養介護費 ＜ユニット型個室＞	要介護1		841	
2A	1562	ユ型Ⅱ型特別医療院短期1・夜減・未				867 単位	夜勤の勤務条件に関する基準を満たさない場合 － 25 単位	817	
2A	1563	ユ型Ⅱ型特別医療院短期2・未				要介護2		937	
2A	1564	ユ型Ⅱ型特別医療院短期2・夜減・未				966 単位	夜勤の勤務条件に関する基準を満たさない場合 － 25 単位	913	
2A	1565	ユ型Ⅱ型特別医療院短期3・未				要介護3		1,146	
2A	1566	ユ型Ⅱ型特別医療院短期3・夜減・未				1,181 単位	夜勤の勤務条件に関する基準を満たさない場合 － 25 単位	1,121	
2A	1567	ユ型Ⅱ型特別医療院短期4・未				要介護4		1,235	
2A	1568	ユ型Ⅱ型特別医療院短期4・夜減・未				1,273 単位	夜勤の勤務条件に関する基準を満たさない場合 － 25 単位	1,211	
2A	1569	ユ型Ⅱ型特別医療院短期5・未				要介護5		1,313	
2A	1570	ユ型Ⅱ型特別医療院短期5・夜減・未				1,354 単位	夜勤の勤務条件に関する基準を満たさない場合 － 25 単位	1,289	
2A	1571	経ユ型Ⅱ型特別医療院短期1・未			b.経過的ユニット型Ⅱ型特別介護医療院短期入所療養介護費 ＜ユニット型個室的多床室＞	要介護1		841	
2A	1572	経ユ型Ⅱ型特別医療院短期1・未				867 単位	夜勤の勤務条件に関する基準を満たさない場合 － 25 単位	817	
2A	1573	経ユ型Ⅱ型特別医療院短期2・未				要介護2		937	
2A	1574	経ユ型Ⅱ型特別医療院短期2・夜減・未				966 単位	夜勤の勤務条件に関する基準を満たさない場合 － 25 単位	913	
2A	1575	経ユ型Ⅱ型特別医療院短期3・未				要介護3		1,146	
2A	1576	経ユ型Ⅱ型特別医療院短期3・夜減・未				1,181 単位	夜勤の勤務条件に関する基準を満たさない場合 － 25 単位	1,121	
2A	1577	経ユ型Ⅱ型特別医療院短期4・未				要介護4		1,235	
2A	1578	経ユ型Ⅱ型特別医療院短期4・夜減・未				1,273 単位	夜勤の勤務条件に関する基準を満たさない場合 － 25 単位	1,211	
2A	1579	経ユ型Ⅱ型特別医療院短期5・未				要介護5		1,313	
2A	1580	経ユ型Ⅱ型特別医療院短期5・夜減・未				1,354 単位	夜勤の勤務条件に関する基準を満たさない場合 － 25 単位	1,289	

ユニットケア体制未整備減算 × 97%

短期
療養

（介護
医療院）

居宅

短期療養
（介護医療院）

サービスコード 種類	項目	サービス内容略称	算定項目				合成単位数	算定単位
2A	1601	特定医療院短期1	(7)特定介護医療院短期入所療養介護費	(一)3時間以上4時間未満			684	1回につき
2A	1602	特定医療院短期1・夜減		684単位	夜勤の勤務条件に関する基準を満たさない場合　－　25　単位		659	
2A	1603	特定医療院短期2		(二)4時間以上6時間未満			948	
2A	1604	特定医療院短期2・夜減		948単位	夜勤の勤務条件に関する基準を満たさない場合　－　25　単位		923	
2A	1605	特定医療院短期3		(三)6時間以上8時間未満			1,316	
2A	1606	特定医療院短期3・夜減		1,316単位	夜勤の勤務条件に関する基準を満たさない場合　－　25　単位		1,291	
2A	C201	医療院短期高齢者虐待防止未実施減算Ⅰ型Ⅰⅰ1	高齢者虐待防止措置未実施減算 (1)Ⅰ型介護医療院短期入所療養介護費	(一)Ⅰ型介護医療院短期入所療養介護費(Ⅰ)	a.Ⅰ型介護医療院短期入所療養介護費(ⅰ)	要介護1　8単位減算	−8	1日につき
2A	C202	医療院短期高齢者虐待防止未実施減算Ⅰ型Ⅰⅰ2				要介護2　9単位減算	−9	
2A	C203	医療院短期高齢者虐待防止未実施減算Ⅰ型Ⅰⅰ3				要介護3　11単位減算	−11	
2A	C204	医療院短期高齢者虐待防止未実施減算Ⅰ型Ⅰⅰ4				要介護4　12単位減算	−12	
2A	C205	医療院短期高齢者虐待防止未実施減算Ⅰ型Ⅰⅰ5				要介護5　13単位減算	−13	
2A	C206	医療院短期高齢者虐待防止未実施減算Ⅰ型Ⅰⅱ1			b.Ⅰ型介護医療院短期入所療養介護費(ⅱ)	要介護1　9単位減算	−9	
2A	C207	医療院短期高齢者虐待防止未実施減算Ⅰ型Ⅰⅱ2				要介護2　10単位減算	−10	
2A	C208	医療院短期高齢者虐待防止未実施減算Ⅰ型Ⅰⅱ3				要介護3　13単位減算	−13	
2A	C209	医療院短期高齢者虐待防止未実施減算Ⅰ型Ⅰⅱ4				要介護4　14単位減算	−14	
2A	C210	医療院短期高齢者虐待防止未実施減算Ⅰ型Ⅰⅱ5				要介護5　14単位減算	−14	
2A	C211	医療院短期高齢者虐待防止未実施減算Ⅰ型Ⅱⅰ1		(二)Ⅰ型介護医療院短期入所療養介護費(Ⅱ)	a.Ⅰ型介護医療院短期入所療養介護費(ⅰ)	要介護1　8単位減算	−8	
2A	C212	医療院短期高齢者虐待防止未実施減算Ⅰ型Ⅱⅰ2				要介護2　9単位減算	−9	
2A	C213	医療院短期高齢者虐待防止未実施減算Ⅰ型Ⅱⅰ3				要介護3　11単位減算	−11	
2A	C214	医療院短期高齢者虐待防止未実施減算Ⅰ型Ⅱⅰ4				要介護4　12単位減算	−12	
2A	C215	医療院短期高齢者虐待防止未実施減算Ⅰ型Ⅱⅰ5				要介護5　13単位減算	−13	
2A	C216	医療院短期高齢者虐待防止未実施減算Ⅰ型Ⅱⅱ1			b.Ⅰ型介護医療院短期入所療養介護費(ⅱ)	要介護1　9単位減算	−9	
2A	C217	医療院短期高齢者虐待防止未実施減算Ⅰ型Ⅱⅱ2				要介護2　10単位減算	−10	
2A	C218	医療院短期高齢者虐待防止未実施減算Ⅰ型Ⅱⅱ3				要介護3　12単位減算	−12	
2A	C219	医療院短期高齢者虐待防止未実施減算Ⅰ型Ⅱⅱ4				要介護4　13単位減算	−13	
2A	C220	医療院短期高齢者虐待防止未実施減算Ⅰ型Ⅱⅱ5				要介護5　14単位減算	−14	
2A	C221	医療院短期高齢者虐待防止未実施減算Ⅰ型Ⅲⅰ1		(三)Ⅰ型介護医療院短期入所療養介護費(Ⅲ)	a.Ⅰ型介護医療院短期入所療養介護費(ⅰ)	要介護1　8単位減算	−8	
2A	C222	医療院短期高齢者虐待防止未実施減算Ⅰ型Ⅲⅰ2				要介護2　9単位減算	−9	
2A	C223	医療院短期高齢者虐待防止未実施減算Ⅰ型Ⅲⅰ3				要介護3　11単位減算	−11	
2A	C224	医療院短期高齢者虐待防止未実施減算Ⅰ型Ⅲⅰ4				要介護4　12単位減算	−12	
2A	C225	医療院短期高齢者虐待防止未実施減算Ⅰ型Ⅲⅰ5				要介護5　13単位減算	−13	
2A	C226	医療院短期高齢者虐待防止未実施減算Ⅰ型Ⅲⅱ1			b.Ⅰ型介護医療院短期入所療養介護費(ⅱ)	要介護1　9単位減算	−9	
2A	C227	医療院短期高齢者虐待防止未実施減算Ⅰ型Ⅲⅱ2				要介護2　10単位減算	−10	
2A	C228	医療院短期高齢者虐待防止未実施減算Ⅰ型Ⅲⅱ3				要介護3　12単位減算	−12	
2A	C229	医療院短期高齢者虐待防止未実施減算Ⅰ型Ⅲⅱ4				要介護4　13単位減算	−13	
2A	C230	医療院短期高齢者虐待防止未実施減算Ⅰ型Ⅲⅱ5				要介護5　14単位減算	−14	
2A	C231	医療院短期高齢者虐待防止未実施減算Ⅱ型Ⅰⅰ1	(2)Ⅱ型介護医療院短期入所療養介護費	(一)Ⅱ型介護医療院短期入所療養介護費(Ⅰ)	a.Ⅱ型介護医療院短期入所療養介護費(ⅰ)	要介護1　7単位減算	−7	
2A	C232	医療院短期高齢者虐待防止未実施減算Ⅱ型Ⅰⅰ2				要介護2　8単位減算	−8	
2A	C233	医療院短期高齢者虐待防止未実施減算Ⅱ型Ⅰⅰ3				要介護3　10単位減算	−10	
2A	C234	医療院短期高齢者虐待防止未実施減算Ⅱ型Ⅰⅰ4				要介護4　11単位減算	−11	
2A	C235	医療院短期高齢者虐待防止未実施減算Ⅱ型Ⅰⅰ5				要介護5　12単位減算	−12	
2A	C236	医療院短期高齢者虐待防止未実施減算Ⅱ型Ⅰⅱ1			b.Ⅱ型介護医療院短期入所療養介護費(ⅱ)	要介護1　8単位減算	−8	
2A	C237	医療院短期高齢者虐待防止未実施減算Ⅱ型Ⅰⅱ2				要介護2　9単位減算	−9	
2A	C238	医療院短期高齢者虐待防止未実施減算Ⅱ型Ⅰⅱ3				要介護3　12単位減算	−12	
2A	C239	医療院短期高齢者虐待防止未実施減算Ⅱ型Ⅰⅱ4				要介護4　12単位減算	−12	
2A	C240	医療院短期高齢者虐待防止未実施減算Ⅱ型Ⅰⅱ5				要介護5　13単位減算	−13	
2A	C241	医療院短期高齢者虐待防止未実施減算Ⅱ型Ⅱⅰ1		(二)Ⅱ型介護医療院短期入所療養介護費(Ⅱ)	a.Ⅱ型介護医療院短期入所療養介護費(ⅰ)	要介護1　7単位減算	−7	
2A	C242	医療院短期高齢者虐待防止未実施減算Ⅱ型Ⅱⅰ2				要介護2　8単位減算	−8	
2A	C243	医療院短期高齢者虐待防止未実施減算Ⅱ型Ⅱⅰ3				要介護3　10単位減算	−10	
2A	C244	医療院短期高齢者虐待防止未実施減算Ⅱ型Ⅱⅰ4				要介護4　11単位減算	−11	
2A	C245	医療院短期高齢者虐待防止未実施減算Ⅱ型Ⅱⅰ5				要介護5　12単位減算	−12	
2A	C246	医療院短期高齢者虐待防止未実施減算Ⅱ型Ⅱⅱ1			b.Ⅱ型介護医療院短期入所療養介護費(ⅱ)	要介護1　8単位減算	−8	
2A	C247	医療院短期高齢者虐待防止未実施減算Ⅱ型Ⅱⅱ2				要介護2　9単位減算	−9	
2A	C248	医療院短期高齢者虐待防止未実施減算Ⅱ型Ⅱⅱ3				要介護3　11単位減算	−11	
2A	C249	医療院短期高齢者虐待防止未実施減算Ⅱ型Ⅱⅱ4				要介護4　12単位減算	−12	
2A	C250	医療院短期高齢者虐待防止未実施減算Ⅱ型Ⅱⅱ5				要介護5　13単位減算	−13	
2A	C251	医療院短期高齢者虐待防止未実施減算Ⅱ型Ⅲⅰ1		(三)Ⅱ型介護医療院短期入所療養介護費(Ⅲ)	a.Ⅱ型介護医療院短期入所療養介護費(ⅰ)	要介護1　7単位減算	−7	
2A	C252	医療院短期高齢者虐待防止未実施減算Ⅱ型Ⅲⅰ2				要介護2　8単位減算	−8	
2A	C253	医療院短期高齢者虐待防止未実施減算Ⅱ型Ⅲⅰ3				要介護3　10単位減算	−10	
2A	C254	医療院短期高齢者虐待防止未実施減算Ⅱ型Ⅲⅰ4				要介護4　11単位減算	−11	
2A	C255	医療院短期高齢者虐待防止未実施減算Ⅱ型Ⅲⅰ5				要介護5　12単位減算	−12	
2A	C256	医療院短期高齢者虐待防止未実施減算Ⅱ型Ⅲⅱ1			b.Ⅱ型介護医療院短期入所療養介護費(ⅱ)	要介護1　8単位減算	−8	
2A	C257	医療院短期高齢者虐待防止未実施減算Ⅱ型Ⅲⅱ2				要介護2　9単位減算	−9	
2A	C258	医療院短期高齢者虐待防止未実施減算Ⅱ型Ⅲⅱ3				要介護3　11単位減算	−11	
2A	C259	医療院短期高齢者虐待防止未実施減算Ⅱ型Ⅲⅱ4				要介護4　12単位減算	−12	
2A	C260	医療院短期高齢者虐待防止未実施減算Ⅱ型Ⅲⅱ5				要介護5　13単位減算	−13	

居宅

短期
療養

（介護
医療院）

サービスコード		サービス内容略称				算定項目			合成単位数	算定単位
種類	項目									
2A	C261	医療院短期高齢者虐待防止未実施減算Ⅰ型特ⅰ1	高齢者虐待防止措置未実施減算	(3)特別介護医療院短期入所療養介護費	(一)Ⅰ型特別介護医療院短期入所療養介護費	a.Ⅰ型特別介護医療院短期入所療養介護費(ⅰ)	要介護1	7 単位減算	-7	1日につき
2A	C262	医療院短期高齢者虐待防止未実施減算Ⅰ型特ⅰ2					要介護2	8 単位減算	-8	
2A	C263	医療院短期高齢者虐待防止未実施減算Ⅰ型特ⅰ3					要介護3	11 単位減算	-11	
2A	C264	医療院短期高齢者虐待防止未実施減算Ⅰ型特ⅰ4					要介護4	11 単位減算	-11	
2A	C265	医療院短期高齢者虐待防止未実施減算Ⅰ型特ⅰ5					要介護5	12 単位減算	-12	
2A	C266	医療院短期高齢者虐待防止未実施減算Ⅰ型特ⅱ1				b.Ⅰ型特別介護医療院短期入所療養介護費(ⅱ)	要介護1	8 単位減算	-8	
2A	C267	医療院短期高齢者虐待防止未実施減算Ⅰ型特ⅱ2					要介護2	9 単位減算	-9	
2A	C268	医療院短期高齢者虐待防止未実施減算Ⅰ型特ⅱ3					要介護3	12 単位減算	-12	
2A	C269	医療院短期高齢者虐待防止未実施減算Ⅰ型特ⅱ4					要介護4	13 単位減算	-13	
2A	C270	医療院短期高齢者虐待防止未実施減算Ⅰ型特ⅱ5					要介護5	13 単位減算	-13	
2A	C271	医療院短期高齢者虐待防止未実施減算Ⅱ型特ⅰ1			(二)Ⅱ型特別介護医療院短期入所療養介護費	a.Ⅱ型特別介護医療院短期入所療養介護費(ⅰ)	要介護1	7 単位減算	-7	
2A	C272	医療院短期高齢者虐待防止未実施減算Ⅱ型特ⅰ2					要介護2	8 単位減算	-8	
2A	C273	医療院短期高齢者虐待防止未実施減算Ⅱ型特ⅰ3					要介護3	10 単位減算	-10	
2A	C274	医療院短期高齢者虐待防止未実施減算Ⅱ型特ⅰ4					要介護4	11 単位減算	-11	
2A	C275	医療院短期高齢者虐待防止未実施減算Ⅱ型特ⅰ5					要介護5	11 単位減算	-11	
2A	C276	医療院短期高齢者虐待防止未実施減算Ⅱ型特ⅱ1				b.Ⅱ型特別介護医療院短期入所療養介護費(ⅱ)	要介護1	8 単位減算	-8	
2A	C277	医療院短期高齢者虐待防止未実施減算Ⅱ型特ⅱ2					要介護2	9 単位減算	-9	
2A	C278	医療院短期高齢者虐待防止未実施減算Ⅱ型特ⅱ3					要介護3	11 単位減算	-11	
2A	C279	医療院短期高齢者虐待防止未実施減算Ⅱ型特ⅱ4					要介護4	12 単位減算	-12	
2A	C280	医療院短期高齢者虐待防止未実施減算Ⅱ型特ⅱ5					要介護5	12 単位減算	-12	
2A	C281	医療院短期高齢者虐待防止未実施減算ユニ型Ⅰ1		(4)ユニット型Ⅰ型介護医療院短期入所療養介護費	(一)ユニット型Ⅰ型介護医療院短期入所療養介護費(Ⅰ)	a.ユニット型Ⅰ型介護医療院短期入所療養介護費	要介護1	9 単位減算	-9	
2A	C282	医療院短期高齢者虐待防止未実施減算ユニ型Ⅰ2					要介護2	10 単位減算	-10	
2A	C283	医療院短期高齢者虐待防止未実施減算ユニ型Ⅰ3					要介護3	13 単位減算	-13	
2A	C284	医療院短期高齢者虐待防止未実施減算ユニ型Ⅰ4					要介護4	14 単位減算	-14	
2A	C285	医療院短期高齢者虐待防止未実施減算ユニ型Ⅰ5					要介護5	15 単位減算	-15	
2A	C286	医療院短期高齢者虐待防止未実施減算経ユ型Ⅰ1				b.経過的ユニット型Ⅰ型介護医療院短期入所療養介護費	要介護1	9 単位減算	-9	
2A	C287	医療院短期高齢者虐待防止未実施減算経ユ型Ⅰ2					要介護2	10 単位減算	-10	
2A	C288	医療院短期高齢者虐待防止未実施減算経ユ型Ⅰ3					要介護3	13 単位減算	-13	
2A	C289	医療院短期高齢者虐待防止未実施減算経ユ型Ⅰ4					要介護4	14 単位減算	-14	
2A	C290	医療院短期高齢者虐待防止未実施減算経ユ型Ⅰ5					要介護5	15 単位減算	-15	
2A	C291	医療院短期高齢者虐待防止未実施減算ユ型ⅡⅠ1			(二)ユニット型Ⅰ型介護医療院短期入所療養介護費(Ⅱ)	a.ユニット型Ⅰ型介護医療院短期入所療養介護費	要介護1	9 単位減算	-9	
2A	C292	医療院短期高齢者虐待防止未実施減算ユ型ⅡⅠ2					要介護2	10 単位減算	-10	
2A	C293	医療院短期高齢者虐待防止未実施減算ユ型ⅡⅠ3					要介護3	13 単位減算	-13	
2A	C294	医療院短期高齢者虐待防止未実施減算ユ型ⅡⅠ4					要介護4	14 単位減算	-14	
2A	C295	医療院短期高齢者虐待防止未実施減算ユ型ⅡⅠ5					要介護5	14 単位減算	-14	
2A	C296	医療院短期高齢者虐待防止未実施減算経ユ型ⅡⅠ1				b.経過的ユニット型Ⅰ型介護医療院短期入所療養介護費	要介護1	9 単位減算	-9	
2A	C297	医療院短期高齢者虐待防止未実施減算経ユ型ⅡⅠ2					要介護2	10 単位減算	-10	
2A	C298	医療院短期高齢者虐待防止未実施減算経ユ型ⅡⅠ3					要介護3	13 単位減算	-13	
2A	C299	医療院短期高齢者虐待防止未実施減算経ユ型ⅡⅠ4					要介護4	14 単位減算	-14	
2A	C300	医療院短期高齢者虐待防止未実施減算経ユ型ⅡⅠ5					要介護5	14 単位減算	-14	
2A	C301	医療院短期高齢者虐待防止未実施減算ユ型Ⅱ1		(5)ユニット型Ⅱ型介護医療院短期入所療養介護費	(一)ユニット型Ⅱ型介護医療院短期入所療養介護費		要介護1	9 単位減算	-9	
2A	C302	医療院短期高齢者虐待防止未実施減算ユ型Ⅱ2					要介護2	10 単位減算	-10	
2A	C303	医療院短期高齢者虐待防止未実施減算ユ型Ⅱ3					要介護3	12 単位減算	-12	
2A	C304	医療院短期高齢者虐待防止未実施減算ユ型Ⅱ4					要介護4	13 単位減算	-13	
2A	C305	医療院短期高齢者虐待防止未実施減算ユ型Ⅱ5					要介護5	14 単位減算	-14	
2A	C306	医療院短期高齢者虐待防止未実施減算経ユ型Ⅱ1			(二)経過的ユニット型Ⅱ型介護医療院短期入所療養介護費		要介護1	9 単位減算	-9	
2A	C307	医療院短期高齢者虐待防止未実施減算経ユ型Ⅱ2					要介護2	10 単位減算	-10	
2A	C308	医療院短期高齢者虐待防止未実施減算経ユ型Ⅱ3					要介護3	12 単位減算	-12	
2A	C309	医療院短期高齢者虐待防止未実施減算経ユ型Ⅱ4					要介護4	13 単位減算	-13	
2A	C310	医療院短期高齢者虐待防止未実施減算経ユ型Ⅱ5					要介護5	14 単位減算	-14	

サービスコード 種類	サービスコード 項目	サービス内容略称	算定項目				合成 単位数	算定 単位
2A	C311	医療院短期高齢者虐待防止未実施減算ユⅠ型特1	高齢者虐待防止措置未実施減算	(6)ユニット型特別介護医療院短期入所療養介護費	(一)ユニット型Ⅰ型特別介護医療院短期入所療養介護費	a.ユニット型Ⅰ型特別介護医療院短期入所療養介護費　要介護1　9 単位減算	−9	1日につき
2A	C312	医療院短期高齢者虐待防止未実施減算ユⅠ型特2				要介護2　10 単位減算	−10	
2A	C313	医療院短期高齢者虐待防止未実施減算ユⅠ型特3				要介護3　12 単位減算	−12	
2A	C314	医療院短期高齢者虐待防止未実施減算ユⅠ型特4				要介護4　13 単位減算	−13	
2A	C315	医療院短期高齢者虐待防止未実施減算ユⅠ型特5				要介護5　14 単位減算	−14	
2A	C316	医療院短期高齢者虐待防止未実施減算経ユⅠ型特1				b.経過的ユニット型Ⅰ型特別介護医療院短期入所療養介護費　要介護1　9 単位減算	−9	
2A	C317	医療院短期高齢者虐待防止未実施減算経ユⅠ型特2				要介護2　10 単位減算	−10	
2A	C318	医療院短期高齢者虐待防止未実施減算経ユⅠ型特3				要介護3　12 単位減算	−12	
2A	C319	医療院短期高齢者虐待防止未実施減算経ユⅠ型特4				要介護4　13 単位減算	−13	
2A	C320	医療院短期高齢者虐待防止未実施減算経ユⅠ型特5				要介護5　14 単位減算	−14	
2A	C321	医療院短期高齢者虐待防止未実施減算ユⅡ型特1			(二)ユニット型Ⅱ型特別介護医療院短期入所療養介護費	a.ユニット型Ⅱ型特別介護医療院短期入所療養介護費　要介護1　9 単位減算	−9	
2A	C322	医療院短期高齢者虐待防止未実施減算ユⅡ型特2				要介護2　10 単位減算	−10	
2A	C323	医療院短期高齢者虐待防止未実施減算ユⅡ型特3				要介護3　12 単位減算	−12	
2A	C324	医療院短期高齢者虐待防止未実施減算ユⅡ型特4				要介護4　13 単位減算	−13	
2A	C325	医療院短期高齢者虐待防止未実施減算ユⅡ型特5				要介護5　14 単位減算	−14	
2A	C326	医療院短期高齢者虐待防止未実施減算経ユⅡ型特1				b.経過的ユニット型Ⅱ型特別介護医療院短期入所療養介護費　要介護1　9 単位減算	−9	
2A	C327	医療院短期高齢者虐待防止未実施減算経ユⅡ型特2				要介護2　10 単位減算	−10	
2A	C328	医療院短期高齢者虐待防止未実施減算経ユⅡ型特3				要介護3　12 単位減算	−12	
2A	C329	医療院短期高齢者虐待防止未実施減算経ユⅡ型特4				要介護4　13 単位減算	−13	
2A	C330	医療院短期高齢者虐待防止未実施減算経ユⅡ型特5				要介護5　14 単位減算	−14	
2A	C331	医療院短期高齢者虐待防止未実施減算特1		(7)特定介護医療院短期入所療養介護費	(一)3時間以上4時間未満	7 単位減算	−7	1回につき
2A	C332	医療院短期高齢者虐待防止未実施減算特2			(二)4時間以上6時間未満	9 単位減算	−9	
2A	C333	医療院短期高齢者虐待防止未実施減算特3			(三)6時間以上8時間未満	13 単位減算	−13	

居宅

短期
療養

（介護
医療院）

居宅

短期療養（介護医療院）

種類	項目	サービス内容略称	算定項目					合成単位数	算定単位
2A	D201	医療院短期業務継続計画未策定減算I型Ii1	業務継続計画未策定減算	(1)I型介護医療院短期入所療養介護費	（一）I型介護医療院短期入所療養介護費（I）	a.I型介護医療院短期入所療養介護費（i）	要介護1　8 単位減算	-8	1日につき
2A	D202	医療院短期業務継続計画未策定減算I型Ii2					要介護2　9 単位減算	-9	
2A	D203	医療院短期業務継続計画未策定減算I型Ii3					要介護3　11 単位減算	-11	
2A	D204	医療院短期業務継続計画未策定減算I型Ii4					要介護4　12 単位減算	-12	
2A	D205	医療院短期業務継続計画未策定減算I型Ii5					要介護5　13 単位減算	-13	
2A	D206	医療院短期業務継続計画未策定減算I型Iii1				b.I型介護医療院短期入所療養介護費（ii）	要介護1　9 単位減算	-9	
2A	D207	医療院短期業務継続計画未策定減算I型Iii2					要介護2　10 単位減算	-10	
2A	D208	医療院短期業務継続計画未策定減算I型Iii3					要介護3　13 単位減算	-13	
2A	D209	医療院短期業務継続計画未策定減算I型Iii4					要介護4　14 単位減算	-14	
2A	D210	医療院短期業務継続計画未策定減算I型Iii5					要介護5　14 単位減算	-14	
2A	D211	医療院短期業務継続計画未策定減算I型IIi1			（二）I型介護医療院短期入所療養介護費（II）	a.I型介護医療院短期入所療養介護費（i）	要介護1　8 単位減算	-8	
2A	D212	医療院短期業務継続計画未策定減算I型IIi2					要介護2　9 単位減算	-9	
2A	D213	医療院短期業務継続計画未策定減算I型IIi3					要介護3　11 単位減算	-11	
2A	D214	医療院短期業務継続計画未策定減算I型IIi4					要介護4　12 単位減算	-12	
2A	D215	医療院短期業務継続計画未策定減算I型IIi5					要介護5　13 単位減算	-13	
2A	D216	医療院短期業務継続計画未策定減算I型IIii1				b.I型介護医療院短期入所療養介護費（ii）	要介護1　9 単位減算	-9	
2A	D217	医療院短期業務継続計画未策定減算I型IIii2					要介護2　10 単位減算	-10	
2A	D218	医療院短期業務継続計画未策定減算I型IIii3					要介護3　12 単位減算	-12	
2A	D219	医療院短期業務継続計画未策定減算I型IIii4					要介護4　13 単位減算	-13	
2A	D220	医療院短期業務継続計画未策定減算I型IIii5					要介護5　14 単位減算	-14	
2A	D221	医療院短期業務継続計画未策定減算I型IIIi1			（三）I型介護医療院短期入所療養介護費（III）	a.I型介護医療院短期入所療養介護費（i）	要介護1　8 単位減算	-8	
2A	D222	医療院短期業務継続計画未策定減算I型IIIi2					要介護2　9 単位減算	-9	
2A	D223	医療院短期業務継続計画未策定減算I型IIIi3					要介護3　11 単位減算	-11	
2A	D224	医療院短期業務継続計画未策定減算I型IIIi4					要介護4　12 単位減算	-12	
2A	D225	医療院短期業務継続計画未策定減算I型IIIi5					要介護5　13 単位減算	-13	
2A	D226	医療院短期業務継続計画未策定減算I型IIIii1				b.I型介護医療院短期入所療養介護費（ii）	要介護1　9 単位減算	-9	
2A	D227	医療院短期業務継続計画未策定減算I型IIIii2					要介護2　10 単位減算	-10	
2A	D228	医療院短期業務継続計画未策定減算I型IIIii3					要介護3　12 単位減算	-12	
2A	D229	医療院短期業務継続計画未策定減算I型IIIii4					要介護4　13 単位減算	-13	
2A	D230	医療院短期業務継続計画未策定減算I型IIIii5					要介護5　14 単位減算	-14	
2A	D231	医療院短期業務継続計画未策定減算II型Ii1		(2)II型介護医療院短期入所療養介護費	（一）II型介護医療院短期入所療養介護費（I）	a.II型介護医療院短期入所療養介護費（i）	要介護1　7 単位減算	-7	
2A	D232	医療院短期業務継続計画未策定減算II型Ii2					要介護2　8 単位減算	-8	
2A	D233	医療院短期業務継続計画未策定減算II型Ii3					要介護3　10 単位減算	-10	
2A	D234	医療院短期業務継続計画未策定減算II型Ii4					要介護4　11 単位減算	-11	
2A	D235	医療院短期業務継続計画未策定減算II型Ii5					要介護5　12 単位減算	-12	
2A	D236	医療院短期業務継続計画未策定減算II型Iii1				b.II型介護医療院短期入所療養介護費（ii）	要介護1　8 単位減算	-8	
2A	D237	医療院短期業務継続計画未策定減算II型Iii2					要介護2　9 単位減算	-9	
2A	D238	医療院短期業務継続計画未策定減算II型Iii3					要介護3　12 単位減算	-12	
2A	D239	医療院短期業務継続計画未策定減算II型Iii4					要介護4　12 単位減算	-12	
2A	D240	医療院短期業務継続計画未策定減算II型Iii5					要介護5　13 単位減算	-13	
2A	D241	医療院短期業務継続計画未策定減算II型IIi1			（二）II型介護医療院短期入所療養介護費（II）	a.II型介護医療院短期入所療養介護費（i）	要介護1　7 単位減算	-7	
2A	D242	医療院短期業務継続計画未策定減算II型IIi2					要介護2　8 単位減算	-8	
2A	D243	医療院短期業務継続計画未策定減算II型IIi3					要介護3　10 単位減算	-10	
2A	D244	医療院短期業務継続計画未策定減算II型IIi4					要介護4　11 単位減算	-11	
2A	D245	医療院短期業務継続計画未策定減算II型IIi5					要介護5　12 単位減算	-12	
2A	D246	医療院短期業務継続計画未策定減算II型IIii1				b.II型介護医療院短期入所療養介護費（ii）	要介護1　8 単位減算	-8	
2A	D247	医療院短期業務継続計画未策定減算II型IIii2					要介護2　9 単位減算	-9	
2A	D248	医療院短期業務継続計画未策定減算II型IIii3					要介護3　11 単位減算	-11	
2A	D249	医療院短期業務継続計画未策定減算II型IIii4					要介護4　12 単位減算	-12	
2A	D250	医療院短期業務継続計画未策定減算II型IIii5					要介護5　13 単位減算	-13	
2A	D251	医療院短期業務継続計画未策定減算II型IIIi1			（三）II型介護医療院短期入所療養介護費（III）	a.II型介護医療院短期入所療養介護費（i）	要介護1　7 単位減算	-7	
2A	D252	医療院短期業務継続計画未策定減算II型IIIi2					要介護2　8 単位減算	-8	
2A	D253	医療院短期業務継続計画未策定減算II型IIIi3					要介護3　10 単位減算	-10	
2A	D254	医療院短期業務継続計画未策定減算II型IIIi4					要介護4　11 単位減算	-11	
2A	D255	医療院短期業務継続計画未策定減算II型IIIi5					要介護5　12 単位減算	-12	
2A	D256	医療院短期業務継続計画未策定減算II型IIIii1				b.II型介護医療院短期入所療養介護費（ii）	要介護1　8 単位減算	-8	
2A	D257	医療院短期業務継続計画未策定減算II型IIIii2					要介護2　9 単位減算	-9	
2A	D258	医療院短期業務継続計画未策定減算II型IIIii3					要介護3　11 単位減算	-11	
2A	D259	医療院短期業務継続計画未策定減算II型IIIii4					要介護4　12 単位減算	-12	
2A	D260	医療院短期業務継続計画未策定減算II型IIIii5					要介護5　13 単位減算	-13	

サービスコード 種類	項目	サービス内容略称	算定項目				合成 単位数	算定 単位
2A	D261	医療院短期業務継続計画未策定減算Ⅰ型特ⅰ1	業務継続計画未策定減算	(3)特別介護医療院短期入所療養介護費	(一)Ⅰ型特別介護医療院短期入所療養介護費	a.Ⅰ型特別介護医療院短期入所療養介護費(ⅰ)	要介護1　7単位減算	−7	1日につき
2A	D262	医療院短期業務継続計画未策定減算Ⅰ型特ⅰ2					要介護2　8単位減算	−8	
2A	D263	医療院短期業務継続計画未策定減算Ⅰ型特ⅰ3					要介護3　11単位減算	−11	
2A	D264	医療院短期業務継続計画未策定減算Ⅰ型特ⅰ4					要介護4　11単位減算	−11	
2A	D265	医療院短期業務継続計画未策定減算Ⅰ型特ⅰ5					要介護5　12単位減算	−12	
2A	D266	医療院短期業務継続計画未策定減算Ⅰ型特ⅱ1				b.Ⅰ型特別介護医療院入所療養介護費(ⅱ)	要介護1　8単位減算	−8	
2A	D267	医療院短期業務継続計画未策定減算Ⅰ型特ⅱ2					要介護2　9単位減算	−9	
2A	D268	医療院短期業務継続計画未策定減算Ⅰ型特ⅱ3					要介護3　12単位減算	−12	
2A	D269	医療院短期業務継続計画未策定減算Ⅰ型特ⅱ4					要介護4　13単位減算	−13	
2A	D270	医療院短期業務継続計画未策定減算Ⅰ型特ⅱ5					要介護5　13単位減算	−13	
2A	D271	医療院短期業務継続計画未策定減算Ⅱ型特ⅰ1			(二)Ⅱ型特別介護医療院短期入所療養介護費	a.Ⅱ型特別介護医療院短期入所療養介護費(ⅰ)	要介護1　7単位減算	−7	
2A	D272	医療院短期業務継続計画未策定減算Ⅱ型特ⅰ2					要介護2　8単位減算	−8	
2A	D273	医療院短期業務継続計画未策定減算Ⅱ型特ⅰ3					要介護3　10単位減算	−10	
2A	D274	医療院短期業務継続計画未策定減算Ⅱ型特ⅰ4					要介護4　11単位減算	−11	
2A	D275	医療院短期業務継続計画未策定減算Ⅱ型特ⅰ5					要介護5　11単位減算	−11	
2A	D276	医療院短期業務継続計画未策定減算Ⅱ型特ⅱ1				b.Ⅱ型特別介護医療院短期入所療養介護費(ⅱ)	要介護1　8単位減算	−8	
2A	D277	医療院短期業務継続計画未策定減算Ⅱ型特ⅱ2					要介護2　9単位減算	−9	
2A	D278	医療院短期業務継続計画未策定減算Ⅱ型特ⅱ3					要介護3　11単位減算	−11	
2A	D279	医療院短期業務継続計画未策定減算Ⅱ型特ⅱ4					要介護4　12単位減算	−12	
2A	D280	医療院短期業務継続計画未策定減算Ⅱ型特ⅱ5					要介護5　12単位減算	−12	
2A	D281	医療院短期業務継続計画未策定減算ユ型Ⅰ1		(4)ユニット型Ⅰ型介護医療院短期入所療養介護費	(一)ユニット型Ⅰ型介護医療院短期入所療養介護費(Ⅰ)	a.ユニット型Ⅰ型介護医療院短期入所療養介護費	要介護1　9単位減算	−9	
2A	D282	医療院短期業務継続計画未策定減算ユ型Ⅰ2					要介護2　10単位減算	−10	
2A	D283	医療院短期業務継続計画未策定減算ユ型Ⅰ3					要介護3　13単位減算	−13	
2A	D284	医療院短期業務継続計画未策定減算ユ型Ⅰ4					要介護4　14単位減算	−14	
2A	D285	医療院短期業務継続計画未策定減算ユ型Ⅰ5					要介護5　15単位減算	−15	
2A	D286	医療院短期業務継続計画未策定減算経ユ型Ⅰ1				b.経過的ユニット型Ⅰ型介護医療院短期入所療養介護費	要介護1　9単位減算	−9	
2A	D287	医療院短期業務継続計画未策定減算経ユ型Ⅰ2					要介護2　10単位減算	−10	
2A	D288	医療院短期業務継続計画未策定減算経ユ型Ⅰ3					要介護3　13単位減算	−13	
2A	D289	医療院短期業務継続計画未策定減算経ユ型Ⅰ4					要介護4　14単位減算	−14	
2A	D290	医療院短期業務継続計画未策定減算経ユ型Ⅰ5					要介護5　15単位減算	−15	
2A	D291	医療院短期業務継続計画未策定減算ユ型Ⅰ1			(二)ユニット型Ⅰ型介護医療院短期入所療養介護費(Ⅱ)	a.ユニット型Ⅰ型介護医療院短期入所療養介護費	要介護1　9単位減算	−9	
2A	D292	医療院短期業務継続計画未策定減算ユ型Ⅰ2					要介護2　10単位減算	−10	
2A	D293	医療院短期業務継続計画未策定減算ユ型Ⅰ3					要介護3　13単位減算	−13	
2A	D294	医療院短期業務継続計画未策定減算ユ型Ⅰ4					要介護4　14単位減算	−14	
2A	D295	医療院短期業務継続計画未策定減算ユ型Ⅰ5					要介護5　14単位減算	−14	
2A	D296	医療院短期業務継続計画未策定減算経ユ型Ⅰ1				b.経過的ユニット型Ⅰ型介護医療院短期入所療養介護費	要介護1　9単位減算	−9	
2A	D297	医療院短期業務継続計画未策定減算経ユ型Ⅰ2					要介護2　10単位減算	−10	
2A	D298	医療院短期業務継続計画未策定減算経ユ型Ⅰ3					要介護3　13単位減算	−13	
2A	D299	医療院短期業務継続計画未策定減算経ユ型Ⅰ4					要介護4　14単位減算	−14	
2A	D300	医療院短期業務継続計画未策定減算経ユ型Ⅰ5					要介護5　14単位減算	−14	
2A	D301	医療院短期業務継続計画未策定減算ユⅡ型1		(5)ユニット型Ⅱ型介護医療院短期入所療養介護費	(一)ユニット型Ⅱ型介護医療院短期入所療養介護費		要介護1　9単位減算	−9	
2A	D302	医療院短期業務継続計画未策定減算ユⅡ型2					要介護2　10単位減算	−10	
2A	D303	医療院短期業務継続計画未策定減算ユⅡ型3					要介護3　12単位減算	−12	
2A	D304	医療院短期業務継続計画未策定減算ユⅡ型4					要介護4　13単位減算	−13	
2A	D305	医療院短期業務継続計画未策定減算ユⅡ型5					要介護5　14単位減算	−14	
2A	D306	医療院短期業務継続計画未策定減算経ユⅡ型1			(二)経過的ユニット型Ⅱ型介護医療院短期入所療養介護費		要介護1　9単位減算	−9	
2A	D307	医療院短期業務継続計画未策定減算経ユⅡ型2					要介護2　10単位減算	−10	
2A	D308	医療院短期業務継続計画未策定減算経ユⅡ型3					要介護3　12単位減算	−12	
2A	D309	医療院短期業務継続計画未策定減算経ユⅡ型4					要介護4　13単位減算	−13	
2A	D310	医療院短期業務継続計画未策定減算経ユⅡ型5					要介護5　14単位減算	−14	

居宅

短期療養

（介護医療院）

居宅

サービスコード 種類	サービスコード 項目	サービス内容略称		算定項目				合成 単位数	算定 単位
2A	D311	医療院短期業務継続計画未策定減算ユI型特1	業務継続計画未策定減算	(6)ユニット型特別介護医療院短期入所療養介護費	(一)ユニット型I型特別介護医療院短期入所療養介護費	a.ユニット型I型特別介護医療院短期入所療養介護費	要介護1　　　　9 単位減算	−9	1日につき
2A	D312	医療院短期業務継続計画未策定減算ユI型特2					要介護2　　　10 単位減算	−10	
2A	D313	医療院短期業務継続計画未策定減算ユI型特3					要介護3　　　12 単位減算	−12	
2A	D314	医療院短期業務継続計画未策定減算ユI型特4					要介護4　　　13 単位減算	−13	
2A	D315	医療院短期業務継続計画未策定減算ユI型特5					要介護5　　　14 単位減算	−14	
2A	D316	医療院短期業務継続計画未策定減算経ユI型特1				b.経過的ユニット型I型特別介護医療院短期入所療養介護費	要介護1　　　　9 単位減算	−9	
2A	D317	医療院短期業務継続計画未策定減算経ユI型特2					要介護2　　　10 単位減算	−10	
2A	D318	医療院短期業務継続計画未策定減算経ユI型特3					要介護3　　　12 単位減算	−12	
2A	D319	医療院短期業務継続計画未策定減算経ユI型特4					要介護4　　　13 単位減算	−13	
2A	D320	医療院短期業務継続計画未策定減算経ユI型特5					要介護5　　　14 単位減算	−14	
2A	D321	医療院短期業務継続計画未策定減算ユII型特1			(二)ユニット型II型特別介護医療院短期入所療養介護費	a.ユニット型II型特別介護医療院短期入所療養介護費	要介護1　　　　9 単位減算	−9	
2A	D322	医療院短期業務継続計画未策定減算ユII型特2					要介護2　　　10 単位減算	−10	
2A	D323	医療院短期業務継続計画未策定減算ユII型特3					要介護3　　　12 単位減算	−12	
2A	D324	医療院短期業務継続計画未策定減算ユII型特4					要介護4　　　13 単位減算	−13	
2A	D325	医療院短期業務継続計画未策定減算ユII型特5					要介護5　　　14 単位減算	−14	
2A	D326	医療院短期業務継続計画未策定減算経ユII型特1				b.経過的ユニット型II型特別介護医療院短期入所療養介護費	要介護1　　　　9 単位減算	−9	
2A	D327	医療院短期業務継続計画未策定減算経ユII型特2					要介護2　　　10 単位減算	−10	
2A	D328	医療院短期業務継続計画未策定減算経ユII型特3					要介護3　　　12 単位減算	−12	
2A	D329	医療院短期業務継続計画未策定減算経ユII型特4					要介護4　　　13 単位減算	−13	
2A	D330	医療院短期業務継続計画未策定減算経ユII型特5					要介護5　　　14 単位減算	−14	
2A	D331	医療院短期業務継続計画未策定減算特1		(7)特定介護医療院短期入所療養介護費	(一)3時間以上4時間未満		7 単位減算	−7	1回につき
2A	D332	医療院短期業務継続計画未策定減算特2			(二)4時間以上6時間未満		9 単位減算	−9	
2A	D333	医療院短期業務継続計画未策定減算特3			(三)6時間以上8時間未満		13 単位減算	−13	

短期療養

（介護医療院）

サービスコード		サービス内容略称	算定項目				合成単位数	算定単位
種類	項目							
2A	6601	医療院短期療養環境減算1	介護医療院療養環境減算	療養環境の基準（廊下）を満たさない場合		25 単位減算	-25	1日につき
2A	6603	医療院短期療養環境減算2		療養環境の基準（療養室）を満たさない場合		25 単位減算	-25	
2A	6371	医療院短期夜間勤務等看護加算Ⅰ	夜間勤務等看護加算	夜間勤務等看護（Ⅰ）		23 単位加算	23	
2A	6372	医療院短期夜間勤務等看護加算Ⅱ		夜間勤務等看護（Ⅱ）		14 単位加算	14	
2A	6373	医療院短期夜間勤務等看護加算Ⅲ		夜間勤務等看護（Ⅲ）		14 単位加算	14	
2A	6374	医療院短期夜間勤務等看護加算Ⅳ		夜間勤務等看護（Ⅳ）		7 単位加算	7	
2A	6121	医療院短期認知症緊急対応加算	認知症行動・心理症状緊急対応加算（7日間限度）			200 単位加算	200	
2A	6277	医療院短期緊急短期入所受入加算	緊急短期入所受入加算（7日（やむを得ない事情がある場合は14日）を限度）			90 単位加算	90	
2A	6109	医療院短期若年性認知症受入加算1	若年性認知症利用者受入加算	（1）～（6）のサービス費を算定している場合		120 単位加算	120	
2A	6110	医療院短期若年性認知症受入加算2		（7）のサービス費を算定している場合		60 単位加算	60	
2A	6920	医療院短期送迎加算	送迎を行う場合			184 単位加算	184	片道につき
2A	6192	医療院短期口腔連携強化加算	（8）口腔連携強化加算			50 単位加算	50	月1回限度
2A	6275	医療院短期療養食加算	（9）療養食加算（1日に3回を限度）			8 単位加算	8	1回につき
2A	6000	医療院短期緊急時治療管理	（10）緊急時治療管理			518 単位加算	518	月3日限度
2A	6133	医療院短期認知症専門ケア加算Ⅰ	（11）認知症専門ケア加算	（一）認知症専門ケア加算（Ⅰ）		3 単位加算	3	1日につき
2A	6134	医療院短期認知症専門ケア加算Ⅱ		（二）認知症専門ケア加算（Ⅱ）		4 単位加算	4	
2A	6351	医療院短期重度認知症疾患療養体制加算Ⅰ1	（12）重度認知症疾患療養体制加算	（一）重度認知症疾患療養体制加算（Ⅰ）	要介護1、2を算定する場合	140 単位加算	140	
2A	6352	医療院短期重度認知症疾患療養体制加算Ⅰ2			要介護3、4、5を算定する場合	40 単位加算	40	
2A	6353	医療院短期重度認知症疾患療養体制加算Ⅱ1		（二）重度認知症疾患療養体制加算（Ⅱ）	要介護1、2を算定する場合	200 単位加算	200	
2A	6354	医療院短期重度認知症疾患療養体制加算Ⅱ2			要介護3、4、5を算定する場合	100 単位加算	100	
2A	6237	医療院短期生産性向上推進体制加算Ⅰ	（14）生産性向上推進体制加算	（一）生産性向上推進体制加算（Ⅰ）		100 単位加算	100	1月につき
2A	6238	医療院短期生産性向上推進体制加算Ⅱ		（二）生産性向上推進体制加算（Ⅱ）		10 単位加算	10	
2A	6099	医療院短期サービス提供体制加算Ⅰ	（15）サービス提供体制強化加算	（一）サービス提供体制強化加算（Ⅰ）		22 単位加算	22	1日につき
2A	6100	医療院短期サービス提供体制加算Ⅱ		（二）サービス提供体制強化加算（Ⅱ）		18 単位加算	18	
2A	6103	医療院短期サービス提供体制加算Ⅲ		（三）サービス提供体制強化加算（Ⅲ）		6 単位加算	6	
2A	6104	医療院短期処遇改善加算Ⅰ	（16）介護職員等処遇改善加算	（一）介護職員等処遇改善加算（Ⅰ）		所定単位数の 51/1000 加算		1月につき
2A	6105	医療院短期処遇改善加算Ⅱ		（二）介護職員等処遇改善加算（Ⅱ）		所定単位数の 47/1000 加算		
2A	6106	医療院短期処遇改善加算Ⅲ		（三）介護職員等処遇改善加算（Ⅲ）		所定単位数の 36/1000 加算		
2A	6380	医療院短期処遇改善加算Ⅳ		（四）介護職員等処遇改善加算（Ⅳ）		所定単位数の 29/1000 加算		
2A	6381	医療院短期処遇改善加算Ⅴ1		（五）介護職員等処遇改善加算（Ⅴ）	（一）介護職員等処遇改善加算（Ⅴ）（1）	所定単位数の 46/1000 加算		
2A	6382	医療院短期処遇改善加算Ⅴ2			（二）介護職員等処遇改善加算（Ⅴ）（2）	所定単位数の 44/1000 加算		
2A	6383	医療院短期処遇改善加算Ⅴ3			（三）介護職員等処遇改善加算（Ⅴ）（3）	所定単位数の 42/1000 加算		
2A	6384	医療院短期処遇改善加算Ⅴ4			（四）介護職員等処遇改善加算（Ⅴ）（4）	所定単位数の 40/1000 加算		
2A	6385	医療院短期処遇改善加算Ⅴ5			（五）介護職員等処遇改善加算（Ⅴ）（5）	所定単位数の 39/1000 加算		
2A	6386	医療院短期処遇改善加算Ⅴ6			（六）介護職員等処遇改善加算（Ⅴ）（6）	所定単位数の 35/1000 加算		
2A	6387	医療院短期処遇改善加算Ⅴ7			（七）介護職員等処遇改善加算（Ⅴ）（7）	所定単位数の 35/1000 加算		
2A	6388	医療院短期処遇改善加算Ⅴ8			（八）介護職員等処遇改善加算（Ⅴ）（8）	所定単位数の 31/1000 加算		
2A	6389	医療院短期処遇改善加算Ⅴ9			（九）介護職員等処遇改善加算（Ⅴ）（9）	所定単位数の 31/1000 加算		
2A	6390	医療院短期処遇改善加算Ⅴ10			（十）介護職員等処遇改善加算（Ⅴ）（10）	所定単位数の 30/1000 加算		
2A	6391	医療院短期処遇改善加算Ⅴ11			（十一）介護職員等処遇改善加算（Ⅴ）（11）	所定単位数の 24/1000 加算		
2A	6392	医療院短期処遇改善加算Ⅴ12			（十二）介護職員等処遇改善加算（Ⅴ）（12）	所定単位数の 26/1000 加算		
2A	6393	医療院短期処遇改善加算Ⅴ13			（十三）介護職員等処遇改善加算（Ⅴ）（13）	所定単位数の 20/1000 加算		
2A	6394	医療院短期処遇改善加算Ⅴ14			（十四）介護職員等処遇改善加算（Ⅴ）（14）	所定単位数の 15/1000 加算		

居宅

短期
療養

（介護
医療院）

定員超過の場合

居宅

短期療養（介護医療院）

種類	項目	サービス内容略称	算定項目			合成単位数	算定単位
2A	3001	Ⅰ型医療院短期Ⅰⅰ1・定超	(1) Ⅰ型介護医療院短期入所療養介護費　(一) Ⅰ型介護医療院短期入所療養介護費(Ⅰ)　a. Ⅰ型介護医療院短期入所療養介護費(ⅰ) ＜従来型個室＞	要介護1　778 単位		545	1日につき
2A	3002	Ⅰ型医療院短期Ⅰⅰ1・夜減・定超		夜勤の勤務条件に関する基準を満たさない場合 － 25 単位		527	
2A	3003	Ⅰ型医療院短期Ⅰⅰ2・定超		要介護2　893 単位		625	
2A	3004	Ⅰ型医療院短期Ⅰⅰ2・夜減・定超		夜勤の勤務条件に関する基準を満たさない場合 － 25 単位		608	
2A	3005	Ⅰ型医療院短期Ⅰⅰ3・定超		要介護3　1,136 単位		795	
2A	3006	Ⅰ型医療院短期Ⅰⅰ3・夜減・定超		夜勤の勤務条件に関する基準を満たさない場合 － 25 単位		778	
2A	3007	Ⅰ型医療院短期Ⅰⅰ4・定超		要介護4　1,240 単位		868	
2A	3008	Ⅰ型医療院短期Ⅰⅰ4・夜減・定超		夜勤の勤務条件に関する基準を満たさない場合 － 25 単位		851	
2A	3009	Ⅰ型医療院短期Ⅰⅰ5・定超		要介護5　1,333 単位		933	
2A	3010	Ⅰ型医療院短期Ⅰⅰ5・夜減・定超		夜勤の勤務条件に関する基準を満たさない場合 － 25 単位		916	
2A	3011	Ⅰ型医療院短期Ⅰⅱ1・定超	b. Ⅰ型介護医療院短期入所療養介護費(ⅱ) ＜多床室＞	要介護1　894 単位		626	
2A	3012	Ⅰ型医療院短期Ⅰⅱ1・夜減・定超		夜勤の勤務条件に関する基準を満たさない場合 － 25 単位		608	
2A	3013	Ⅰ型医療院短期Ⅰⅱ2・定超		要介護2　1,006 単位		704	
2A	3014	Ⅰ型医療院短期Ⅰⅱ2・夜減・定超		夜勤の勤務条件に関する基準を満たさない場合 － 25 単位		687	
2A	3015	Ⅰ型医療院短期Ⅰⅱ3・定超		要介護3　1,250 単位		875	
2A	3016	Ⅰ型医療院短期Ⅰⅱ3・夜減・定超		夜勤の勤務条件に関する基準を満たさない場合 － 25 単位		858	
2A	3017	Ⅰ型医療院短期Ⅰⅱ4・定超		要介護4　1,353 単位		947	
2A	3018	Ⅰ型医療院短期Ⅰⅱ4・夜減・定超		夜勤の勤務条件に関する基準を満たさない場合 － 25 単位		930	
2A	3019	Ⅰ型医療院短期Ⅰⅱ5・定超		要介護5　1,446 単位		1,012	
2A	3020	Ⅰ型医療院短期Ⅰⅱ5・夜減・定超		夜勤の勤務条件に関する基準を満たさない場合 － 25 単位		995	
2A	3021	Ⅰ型医療院短期Ⅱⅰ1・定超	(二) Ⅰ型介護医療院短期入所療養介護費(Ⅱ)　a. Ⅰ型介護医療院短期入所療養介護費(ⅰ) ＜従来型個室＞	要介護1　768 単位		538	
2A	3022	Ⅰ型医療院短期Ⅱⅰ1・夜減・定超		夜勤の勤務条件に関する基準を満たさない場合 － 25 単位		520	
2A	3023	Ⅰ型医療院短期Ⅱⅰ2・定超		要介護2　879 単位		615	
2A	3024	Ⅰ型医療院短期Ⅱⅰ2・夜減・定超		夜勤の勤務条件に関する基準を満たさない場合 － 25 単位		598	
2A	3025	Ⅰ型医療院短期Ⅱⅰ3・定超		要介護3　1,119 単位		783	
2A	3026	Ⅰ型医療院短期Ⅱⅰ3・夜減・定超		夜勤の勤務条件に関する基準を満たさない場合 － 25 単位		766	
2A	3027	Ⅰ型医療院短期Ⅱⅰ4・定超		要介護4　1,222 単位		855	
2A	3028	Ⅰ型医療院短期Ⅱⅰ4・夜減・定超		夜勤の勤務条件に関する基準を満たさない場合 － 25 単位		838	
2A	3029	Ⅰ型医療院短期Ⅱⅰ5・定超		要介護5　1,314 単位		920	
2A	3030	Ⅰ型医療院短期Ⅱⅰ5・夜減・定超		夜勤の勤務条件に関する基準を満たさない場合 － 25 単位		902	
2A	3031	Ⅰ型医療院短期Ⅱⅱ1・定超	b. Ⅰ型介護医療院短期入所療養介護費(ⅱ) ＜多床室＞	要介護1　880 単位		616	
2A	3032	Ⅰ型医療院短期Ⅱⅱ1・夜減・定超		夜勤の勤務条件に関する基準を満たさない場合 － 25 単位		599	
2A	3033	Ⅰ型医療院短期Ⅱⅱ2・定超		要介護2　993 単位		695	
2A	3034	Ⅰ型医療院短期Ⅱⅱ2・夜減・定超		夜勤の勤務条件に関する基準を満たさない場合 － 25 単位		678	
2A	3035	Ⅰ型医療院短期Ⅱⅱ3・定超		要介護3　1,233 単位		863	
2A	3036	Ⅰ型医療院短期Ⅱⅱ3・夜減・定超		夜勤の勤務条件に関する基準を満たさない場合 － 25 単位		846	
2A	3037	Ⅰ型医療院短期Ⅱⅱ4・定超		要介護4　1,334 単位		934	
2A	3038	Ⅰ型医療院短期Ⅱⅱ4・夜減・定超		夜勤の勤務条件に関する基準を満たさない場合 － 25 単位		916	
2A	3039	Ⅰ型医療院短期Ⅱⅱ5・定超		要介護5　1,426 単位		998	
2A	3040	Ⅰ型医療院短期Ⅱⅱ5・夜減・定超		夜勤の勤務条件に関する基準を満たさない場合 － 25 単位		981	
2A	3041	Ⅰ型医療院短期Ⅲⅰ1・定超	(三) Ⅰ型介護医療院短期入所療養介護費(Ⅲ)　a. Ⅰ型介護医療院短期入所療養介護費(ⅰ) ＜従来型個室＞	要介護1　752 単位		526	
2A	3042	Ⅰ型医療院短期Ⅲⅰ1・夜減・定超		夜勤の勤務条件に関する基準を満たさない場合 － 25 単位		509	
2A	3043	Ⅰ型医療院短期Ⅲⅰ2・定超		要介護2　863 単位		604	
2A	3044	Ⅰ型医療院短期Ⅲⅰ2・夜減・定超		夜勤の勤務条件に関する基準を満たさない場合 － 25 単位		587	
2A	3045	Ⅰ型医療院短期Ⅲⅰ3・定超		要介護3　1,103 単位		772	
2A	3046	Ⅰ型医療院短期Ⅲⅰ3・夜減・定超		夜勤の勤務条件に関する基準を満たさない場合 － 25 単位		755	
2A	3047	Ⅰ型医療院短期Ⅲⅰ4・定超		要介護4　1,205 単位		844	
2A	3048	Ⅰ型医療院短期Ⅲⅰ4・夜減・定超		夜勤の勤務条件に関する基準を満たさない場合 － 25 単位		826	
2A	3049	Ⅰ型医療院短期Ⅲⅰ5・定超		要介護5　1,297 単位		908	
2A	3050	Ⅰ型医療院短期Ⅲⅰ5・夜減・定超		夜勤の勤務条件に関する基準を満たさない場合 － 25 単位		890	
2A	3051	Ⅰ型医療院短期Ⅲⅱ1・定超	b. Ⅰ型介護医療院短期入所療養介護費(ⅱ) ＜多床室＞	要介護1　864 単位		605	
2A	3052	Ⅰ型医療院短期Ⅲⅱ1・夜減・定超		夜勤の勤務条件に関する基準を満たさない場合 － 25 単位		587	
2A	3053	Ⅰ型医療院短期Ⅲⅱ2・定超		要介護2　975 単位		683	
2A	3054	Ⅰ型医療院短期Ⅲⅱ2・夜減・定超		夜勤の勤務条件に関する基準を満たさない場合 － 25 単位		665	
2A	3055	Ⅰ型医療院短期Ⅲⅱ3・定超		要介護3　1,215 単位		851	
2A	3056	Ⅰ型医療院短期Ⅲⅱ3・夜減・定超		夜勤の勤務条件に関する基準を満たさない場合 － 25 単位		833	
2A	3057	Ⅰ型医療院短期Ⅲⅱ4・定超		要介護4　1,317 単位		922	
2A	3058	Ⅰ型医療院短期Ⅲⅱ4・夜減・定超		夜勤の勤務条件に関する基準を満たさない場合 － 25 単位		904	
2A	3059	Ⅰ型医療院短期Ⅲⅱ5・定超		要介護5　1,409 単位		986	
2A	3060	Ⅰ型医療院短期Ⅲⅱ5・夜減・定超		夜勤の勤務条件に関する基準を満たさない場合 － 25 単位		969	

定員超過の場合　× 70%

サービスコード 種類	項目	サービス内容略称	算定項目				合成 単位数	算定 単位
2A	3061	II型医療院短期 I i 1・定超	(2) II 型 介 護 医 療 院 短 期 入 所 療 養 介 護 費	(一) II 型介護医療院短期入所療養介護費(I)	a. II型介護医院短期入所療養介護費(ⅰ) <従来型個室>	要介護1	512	1日につき
2A	3062	II型医療院短期 I i 1・夜減・定超				731 単位 夜勤の勤務条件に関する基準を満たさない場合 － 25 単位	494	
2A	3063	II型医療院短期 I i 2・定超				要介護2	580	
2A	3064	II型医療院短期 I i 2・夜減・定超				829 単位 夜勤の勤務条件に関する基準を満たさない場合 － 25 単位	563	
2A	3065	II型医療院短期 I i 3・定超				要介護3	731	
2A	3066	II型医療院短期 I i 3・夜減・定超				1,044 単位 夜勤の勤務条件に関する基準を満たさない場合 － 25 単位	713	
2A	3067	II型医療院短期 I i 4・定超				要介護4	795	
2A	3068	II型医療院短期 I i 4・夜減・定超				1,135 単位 夜勤の勤務条件に関する基準を満たさない場合 － 25 単位	777	
2A	3069	II型医療院短期 I i 5・定超				要介護5	852	
2A	3070	II型医療院短期 I i 5・夜減・定超				1,217 単位 夜勤の勤務条件に関する基準を満たさない場合 － 25 単位	834	
2A	3071	II型医療院短期 I ii 1・定超			b. II型介護医院短期入所療養介護費(ⅱ) <多床室>	要介護1	592	
2A	3072	II型医療院短期 I ii 1・夜減・定超				846 単位 夜勤の勤務条件に関する基準を満たさない場合 － 25 単位	575	
2A	3073	II型医療院短期 I ii 2・定超				要介護2	662	
2A	3074	II型医療院短期 I ii 2・夜減・定超				945 単位 夜勤の勤務条件に関する基準を満たさない場合 － 25 単位	644	
2A	3075	II型医療院短期 I ii 3・定超				要介護3	810	
2A	3076	II型医療院短期 I ii 3・夜減・定超				1,157 単位 夜勤の勤務条件に関する基準を満たさない場合 － 25 単位	792	
2A	3077	II型医療院短期 I ii 4・定超				要介護4	874	
2A	3078	II型医療院短期 I ii 4・夜減・定超				1,249 単位 夜勤の勤務条件に関する基準を満たさない場合 － 25 単位	857	
2A	3079	II型医療院短期 I ii 5・定超				要介護5	932	
2A	3080	II型医療院短期 I ii 5・夜減・定超				1,331 単位 夜勤の勤務条件に関する基準を満たさない場合 － 25 単位	914	
2A	3081	II型医療院短期 II i 1・定超		(二) II 型介護医療院短期入所療養介護費(II)	a. II型介護医院短期入所療養介護費(ⅰ) <従来型個室>	要介護1	501	
2A	3082	II型医療院短期 II i 1・夜減・定超				715 単位 夜勤の勤務条件に関する基準を満たさない場合 － 25 単位	483	
2A	3083	II型医療院短期 II i 2・定超				要介護2	569	
2A	3084	II型医療院短期 II i 2・夜減・定超				813 単位 夜勤の勤務条件に関する基準を満たさない場合 － 25 単位	552	
2A	3085	II型医療院短期 II i 3・定超				要介護3	719	
2A	3086	II型医療院短期 II i 3・夜減・定超				1,027 単位 夜勤の勤務条件に関する基準を満たさない場合 － 25 単位	701	
2A	3087	II型医療院短期 II i 4・定超				要介護4	782	
2A	3088	II型医療院短期 II i 4・夜減・定超				1,117 単位 夜勤の勤務条件に関する基準を満たさない場合 － 25 単位	764	
2A	3089	II型医療院短期 II i 5・定超				要介護5	840	
2A	3090	II型医療院短期 II i 5・夜減・定超				1,200 単位 夜勤の勤務条件に関する基準を満たさない場合 － 25 単位	823	
2A	3091	II型医療院短期 II ii 1・定超			b. II型介護医療院短期入所療養介護費(ⅱ) <多床室>	要介護1	580	
2A	3092	II型医療院短期 II ii 1・夜減・定超				828 単位 夜勤の勤務条件に関する基準を満たさない場合 － 25 単位	562	
2A	3093	II型医療院短期 II ii 2・定超				要介護2	649	
2A	3094	II型医療院短期 II ii 2・夜減・定超				927 単位 夜勤の勤務条件に関する基準を満たさない場合 － 25 単位	631	
2A	3095	II型医療院短期 II ii 3・定超				要介護3	799	
2A	3096	II型医療院短期 II ii 3・夜減・定超				1,141 単位 夜勤の勤務条件に関する基準を満たさない場合 － 25 単位	781	
2A	3097	II型医療院短期 II ii 4・定超				要介護4	863	
2A	3098	II型医療院短期 II ii 4・夜減・定超				1,233 単位 夜勤の勤務条件に関する基準を満たさない場合 － 25 単位	846	
2A	3099	II型医療院短期 II ii 5・定超				要介護5	920	
2A	3100	II型医療院短期 II ii 5・夜減・定超				1,314 単位 夜勤の勤務条件に関する基準を満たさない場合 － 25 単位	902	
2A	3101	II型医療院短期 III i 1・定超		(三) II 型介護医療院短期入所療養介護費(III)	a. II型介護医院短期入所療養介護費(ⅰ) <従来型個室>	要介護1	493	
2A	3102	II型医療院短期 III i 1・夜減・定超				704 単位 夜勤の勤務条件に関する基準を満たさない場合 － 25 単位	475	
2A	3103	II型医療院短期 III i 2・定超				要介護2	561	
2A	3104	II型医療院短期 III i 2・夜減・定超				802 単位 夜勤の勤務条件に関する基準を満たさない場合 － 25 単位	544	
2A	3105	II型医療院短期 III i 3・定超				要介護3	711	
2A	3106	II型医療院短期 III i 3・夜減・定超				1,015 単位 夜勤の勤務条件に関する基準を満たさない場合 － 25 単位	693	
2A	3107	II型医療院短期 III i 4・定超				要介護4	774	
2A	3108	II型医療院短期 III i 4・夜減・定超				1,106 単位 夜勤の勤務条件に関する基準を満たさない場合 － 25 単位	757	
2A	3109	II型医療院短期 III i 5・定超				要介護5	832	
2A	3110	II型医療院短期 III i 5・夜減・定超				1,188 単位 夜勤の勤務条件に関する基準を満たさない場合 － 25 単位	814	
2A	3111	II型医療院短期 III ii 1・定超			b. II型介護医療院短期入所療養介護費(ⅱ) <多床室>	要介護1	572	
2A	3112	II型医療院短期 III ii 1・夜減・定超				817 単位 夜勤の勤務条件に関する基準を満たさない場合 － 25 単位	554	
2A	3113	II型医療院短期 III ii 2・定超				要介護2	641	
2A	3114	II型医療院短期 III ii 2・夜減・定超				916 単位 夜勤の勤務条件に関する基準を満たさない場合 － 25 単位	624	
2A	3115	II型医療院短期 III ii 3・定超				要介護3	790	
2A	3116	II型医療院短期 III ii 3・夜減・定超				1,129 単位 夜勤の勤務条件に関する基準を満たさない場合 － 25 単位	773	
2A	3117	II型医療院短期 III ii 4・定超				要介護4	855	
2A	3118	II型医療院短期 III ii 4・夜減・定超				1,221 単位 夜勤の勤務条件に関する基準を満たさない場合 － 25 単位	837	
2A	3119	II型医療院短期 III ii 5・定超				要介護5	911	
2A	3120	II型医療院短期 III ii 5・夜減・定超				1,302 単位 夜勤の勤務条件に関する基準を満たさない場合 － 25 単位	894	

定員超過の場合 × 70%

居宅

短期療養（介護医療院）

居宅

サービスコード 種類	項目	サービス内容略称	算定項目				合成 単位数	算定 単位
2A	3121	Ⅰ型特別医療院短期ⅰ1・定超	(3) 特別介護医療院短期入所療養介護費	(一) Ⅰ型特別介護医療院短期入所療養介護費	a. Ⅰ型特別介護医療院短期入所療養介護費（ⅰ） ＜従来型個室＞	要介護1	定員超過の場合 × 70%	502	1日につき
2A	3122	Ⅰ型特別医療院短期ⅰ1・夜減・定超				717 単位 夜勤の勤務条件に関する基準を満たさない場合 － 25 単位	484	
2A	3123	Ⅰ型特別医療院短期ⅰ2・定超				要介護2	575	
2A	3124	Ⅰ型特別医療院短期ⅰ2・夜減・定超				821 単位 夜勤の勤務条件に関する基準を満たさない場合 － 25 単位	557	
2A	3125	Ⅰ型特別医療院短期ⅰ3・定超				要介護3	736	
2A	3126	Ⅰ型特別医療院短期ⅰ3・夜減・定超				1,051 単位 夜勤の勤務条件に関する基準を満たさない場合 － 25 単位	718	
2A	3127	Ⅰ型特別医療院短期ⅰ4・定超				要介護4	803	
2A	3128	Ⅰ型特別医療院短期ⅰ4・夜減・定超				1,147 単位 夜勤の勤務条件に関する基準を満たさない場合 － 25 単位	785	
2A	3129	Ⅰ型特別医療院短期ⅰ5・定超				要介護5	865	
2A	3130	Ⅰ型特別医療院短期ⅰ5・夜減・定超				1,236 単位 夜勤の勤務条件に関する基準を満たさない場合 － 25 単位	848	
2A	3131	Ⅰ型特別医療院短期ⅱ1・定超			b. Ⅰ型特別介護医療院短期入所療養介護費（ⅱ） ＜多床室＞	要介護1	575	
2A	3132	Ⅰ型特別医療院短期ⅱ1・夜減・定超				822 単位 夜勤の勤務条件に関する基準を満たさない場合 － 25 単位	558	
2A	3133	Ⅰ型特別医療院短期ⅱ2・定超				要介護2	650	
2A	3134	Ⅰ型特別医療院短期ⅱ2・夜減・定超				929 単位 夜勤の勤務条件に関する基準を満たさない場合 － 25 単位	633	
2A	3135	Ⅰ型特別医療院短期ⅱ3・定超				要介護3	809	
2A	3136	Ⅰ型特別医療院短期ⅱ3・夜減・定超				1,156 単位 夜勤の勤務条件に関する基準を満たさない場合 － 25 単位	792	
2A	3137	Ⅰ型特別医療院短期ⅱ4・定超				要介護4	878	
2A	3138	Ⅰ型特別医療院短期ⅱ4・夜減・定超				1,254 単位 夜勤の勤務条件に関する基準を満たさない場合 － 25 単位	860	
2A	3139	Ⅰ型特別医療院短期ⅱ5・定超				要介護5	939	
2A	3140	Ⅰ型特別医療院短期ⅱ5・夜減・定超				1,341 単位 夜勤の勤務条件に関する基準を満たさない場合 － 25 単位	921	
2A	3141	Ⅱ型特別医療院短期ⅰ1・定超		(二) Ⅱ型特別介護医療院短期入所療養介護費	a. Ⅱ型特別介護医療院短期入所療養介護費（ⅰ） ＜従来型個室＞	要介護1	469	
2A	3142	Ⅱ型特別医療院短期ⅰ1・夜減・定超				670 単位 夜勤の勤務条件に関する基準を満たさない場合 － 25 単位	452	
2A	3143	Ⅱ型特別医療院短期ⅰ2・定超				要介護2	535	
2A	3144	Ⅱ型特別医療院短期ⅰ2・夜減・定超				764 単位 夜勤の勤務条件に関する基準を満たさない場合 － 25 単位	517	
2A	3145	Ⅱ型特別医療院短期ⅰ3・定超				要介護3	677	
2A	3146	Ⅱ型特別医療院短期ⅰ3・夜減・定超				967 単位 夜勤の勤務条件に関する基準を満たさない場合 － 25 単位	659	
2A	3147	Ⅱ型特別医療院短期ⅰ4・定超				要介護4	738	
2A	3148	Ⅱ型特別医療院短期ⅰ4・夜減・定超				1,054 単位 夜勤の勤務条件に関する基準を満たさない場合 － 25 単位	720	
2A	3149	Ⅱ型特別医療院短期ⅰ5・定超				要介護5	792	
2A	3150	Ⅱ型特別医療院短期ⅰ5・夜減・定超				1,132 単位 夜勤の勤務条件に関する基準を満たさない場合 － 25 単位	775	
2A	3151	Ⅱ型特別医療院短期ⅱ1・定超			b. Ⅱ型特別介護医療院短期入所療養介護費（ⅱ） ＜多床室＞	要介護1	545	
2A	3152	Ⅱ型特別医療院短期ⅱ1・夜減・定超				778 単位 夜勤の勤務条件に関する基準を満たさない場合 － 25 単位	527	
2A	3153	Ⅱ型特別医療院短期ⅱ2・定超				要介護2	611	
2A	3154	Ⅱ型特別医療院短期ⅱ2・夜減・定超				873 単位 夜勤の勤務条件に関する基準を満たさない場合 － 25 単位	594	
2A	3155	Ⅱ型特別医療院短期ⅱ3・定超				要介護3	753	
2A	3156	Ⅱ型特別医療院短期ⅱ3・夜減・定超				1,076 単位 夜勤の勤務条件に関する基準を満たさない場合 － 25 単位	736	
2A	3157	Ⅱ型特別医療院短期ⅱ4・定超				要介護4	813	
2A	3158	Ⅱ型特別医療院短期ⅱ4・夜減・定超				1,161 単位 夜勤の勤務条件に関する基準を満たさない場合 － 25 単位	795	
2A	3159	Ⅱ型特別医療院短期ⅱ5・定超				要介護5	868	
2A	3160	Ⅱ型特別医療院短期ⅱ5・夜減・定超				1,240 単位 夜勤の勤務条件に関する基準を満たさない場合 － 25 単位	851	

短期 療養 （介護 医療院）

サービスコード 種類	項目	サービス内容略称	算定項目					合成 単位数	算定 単位
2A	3161	ユ型Ⅰ型医療院短期Ⅰ1・定超	(4)ユニット型Ⅰ型介護医療院短期入所療養介護費	(一)ユニット型Ⅰ型介護医療院短期入所療養介護費(Ⅰ)	a.ユニット型Ⅰ型介護医療院短期入所療養介護費 <ユニット型個室>	要介護1		638	1日につき
2A	3162	ユ型Ⅰ型医療院短期Ⅰ1・夜減・定超				911 単位	夜勤の勤務条件に関する基準を満たさない場合 － 25 単位	620	
2A	3163	ユ型Ⅰ型医療院短期Ⅰ2・定超				要介護2		716	
2A	3164	ユ型Ⅰ型医療院短期Ⅰ2・夜減・定超				1,023 単位	夜勤の勤務条件に関する基準を満たさない場合 － 25 単位	699	
2A	3165	ユ型Ⅰ型医療院短期Ⅰ3・定超				要介護3		888	
2A	3166	ユ型Ⅰ型医療院短期Ⅰ3・夜減・定超				1,268 単位	夜勤の勤務条件に関する基準を満たさない場合 － 25 単位	870	
2A	3167	ユ型Ⅰ型医療院短期Ⅰ4・定超				要介護4		960	
2A	3168	ユ型Ⅰ型医療院短期Ⅰ4・夜減・定超				1,371 単位	夜勤の勤務条件に関する基準を満たさない場合 － 25 単位	942	
2A	3169	ユ型Ⅰ型医療院短期Ⅰ5・定超				要介護5		1,025	
2A	3170	ユ型Ⅰ型医療院短期Ⅰ5・夜減・定超				1,464 単位	夜勤の勤務条件に関する基準を満たさない場合 － 25 単位	1,007	
2A	3171	経ユ型Ⅰ型医療院短期Ⅰ1・定超			b.経過的ユニット型Ⅰ型介護医療院短期入所療養介護費 <ユニット型個室的多床室>	要介護1		638	
2A	3172	経ユ型Ⅰ型医療院短期Ⅰ1・夜減・定超				911 単位	夜勤の勤務条件に関する基準を満たさない場合 － 25 単位	620	
2A	3173	経ユ型Ⅰ型医療院短期Ⅰ2・定超				要介護2		716	
2A	3174	経ユ型Ⅰ型医療院短期Ⅰ2・夜減・定超				1,023 単位	夜勤の勤務条件に関する基準を満たさない場合 － 25 単位	699	
2A	3175	経ユ型Ⅰ型医療院短期Ⅰ3・定超				要介護3		888	
2A	3176	経ユ型Ⅰ型医療院短期Ⅰ3・夜減・定超				1,268 単位	夜勤の勤務条件に関する基準を満たさない場合 － 25 単位	870	
2A	3177	経ユ型Ⅰ型医療院短期Ⅰ4・定超				要介護4		960	
2A	3178	経ユ型Ⅰ型医療院短期Ⅰ4・夜減・定超				1,371 単位	夜勤の勤務条件に関する基準を満たさない場合 － 25 単位	942	
2A	3179	経ユ型Ⅰ型医療院短期Ⅰ5・定超				要介護5		1,025	
2A	3180	経ユ型Ⅰ型医療院短期Ⅰ5・夜減・定超				1,464 単位	夜勤の勤務条件に関する基準を満たさない場合 － 25 単位	1,007	
2A	3181	ユ型Ⅰ型医療院短期Ⅱ1・定超		(二)ユニット型Ⅰ型介護医療院短期入所療養介護費(Ⅱ)	a.ユニット型Ⅰ型介護医療院短期入所療養介護費 <ユニット型個室>	要介護1		631	
2A	3182	ユ型Ⅰ型医療院短期Ⅱ1・夜減・定超				901 単位	夜勤の勤務条件に関する基準を満たさない場合 － 25 単位	613	
2A	3183	ユ型Ⅰ型医療院短期Ⅱ2・定超				要介護2		708	
2A	3184	ユ型Ⅰ型医療院短期Ⅱ2・夜減・定超				1,011 単位	夜勤の勤務条件に関する基準を満たさない場合 － 25 単位	690	
2A	3185	ユ型Ⅰ型医療院短期Ⅱ3・定超				要介護3		876	
2A	3186	ユ型Ⅰ型医療院短期Ⅱ3・夜減・定超				1,252 単位	夜勤の勤務条件に関する基準を満たさない場合 － 25 単位	859	
2A	3187	ユ型Ⅰ型医療院短期Ⅱ4・定超				要介護4		947	
2A	3188	ユ型Ⅰ型医療院短期Ⅱ4・夜減・定超				1,353 単位	夜勤の勤務条件に関する基準を満たさない場合 － 25 単位	930	
2A	3189	ユ型Ⅰ型医療院短期Ⅱ5・定超				要介護5		1,012	
2A	3190	ユ型Ⅰ型医療院短期Ⅱ5・夜減・定超				1,445 単位	夜勤の勤務条件に関する基準を満たさない場合 － 25 単位	994	
2A	3191	経ユ型Ⅰ型医療院短期Ⅱ1・定超			b.経過的ユニット型Ⅰ型介護医療院短期入所療養介護費 <ユニット型個室的多床室>	要介護1		631	
2A	3192	経ユ型Ⅰ型医療院短期Ⅱ1・夜減・定超				901 単位	夜勤の勤務条件に関する基準を満たさない場合 － 25 単位	613	
2A	3193	経ユ型Ⅰ型医療院短期Ⅱ2・定超				要介護2		708	
2A	3194	経ユ型Ⅰ型医療院短期Ⅱ2・夜減・定超				1,011 単位	夜勤の勤務条件に関する基準を満たさない場合 － 25 単位	690	
2A	3195	経ユ型Ⅰ型医療院短期Ⅱ3・定超				要介護3		876	
2A	3196	経ユ型Ⅰ型医療院短期Ⅱ3・夜減・定超				1,252 単位	夜勤の勤務条件に関する基準を満たさない場合 － 25 単位	859	
2A	3197	経ユ型Ⅰ型医療院短期Ⅱ4・定超				要介護4		947	
2A	3198	経ユ型Ⅰ型医療院短期Ⅱ4・夜減・定超				1,353 単位	夜勤の勤務条件に関する基準を満たさない場合 － 25 単位	930	
2A	3199	経ユ型Ⅰ型医療院短期Ⅱ5・定超				要介護5		1,012	
2A	3200	経ユ型Ⅰ型医療院短期Ⅱ5・夜減・定超				1,445 単位	夜勤の勤務条件に関する基準を満たさない場合 － 25 単位	994	

定員超過の場合 × 70%

居宅

短期療養

（介護医療院）

居宅

短期療養

（介護医療院）

種類	項目	サービス内容略称	算定項目			合成単位数	算定単位
			(4) ユニット型Ⅰ型介護医療院短期入所療養介護費	定員超過の場合	ユニットケア体制未整備減算		
2A	3201	ユ型Ⅰ型医療院短期Ⅰ1・定超・未	(一)ユニット型Ⅰ型介護医療院短期入所療養介護費(Ⅰ)　a.ユニット型Ⅰ型介護医療院短期入所療養介護費　<ユニット型個室>　要介護1　911単位			619	1日につき
2A	3202	ユ型Ⅰ型医療院短期Ⅰ1・夜減・定超・未	夜勤の勤務条件に関する基準を満たさない場合　－25単位			601	
2A	3203	ユ型Ⅰ型医療院短期Ⅰ2・定超・未	要介護2　1,023単位			695	
2A	3204	ユ型Ⅰ型医療院短期Ⅰ2・夜減・定超・未	夜勤の勤務条件に関する基準を満たさない場合　－25単位			678	
2A	3205	ユ型Ⅰ型医療院短期Ⅰ3・定超・未	要介護3　1,268単位			861	
2A	3206	ユ型Ⅰ型医療院短期Ⅰ3・夜減・定超・未	夜勤の勤務条件に関する基準を満たさない場合　－25単位			844	
2A	3207	ユ型Ⅰ型医療院短期Ⅰ4・定超・未	要介護4　1,371単位			931	
2A	3208	ユ型Ⅰ型医療院短期Ⅰ4・夜減・定超・未	夜勤の勤務条件に関する基準を満たさない場合　－25単位			914	
2A	3209	ユ型Ⅰ型医療院短期Ⅰ5・定超・未	要介護5　1,464単位			994	
2A	3210	ユ型Ⅰ型医療院短期Ⅰ5・夜減・定超・未	夜勤の勤務条件に関する基準を満たさない場合　－25単位			977	
2A	3211	経ユ型Ⅰ型医療院短期Ⅰ1・定超・未	b.経過的ユニット型Ⅰ型介護医療院短期入所療養介護費　<ユニット型個室的多床室>　要介護1　911単位	×70%	×97%	619	
2A	3212	経ユ型Ⅰ型医療院短期Ⅰ1・夜減・定超・未	夜勤の勤務条件に関する基準を満たさない場合　－25単位			601	
2A	3213	経ユ型Ⅰ型医療院短期Ⅰ2・定超・未	要介護2　1,023単位			695	
2A	3214	経ユ型Ⅰ型医療院短期Ⅰ2・夜減・定超・未	夜勤の勤務条件に関する基準を満たさない場合　－25単位			678	
2A	3215	経ユ型Ⅰ型医療院短期Ⅰ3・定超・未	要介護3　1,268単位			861	
2A	3216	経ユ型Ⅰ型医療院短期Ⅰ3・夜減・定超・未	夜勤の勤務条件に関する基準を満たさない場合　－25単位			844	
2A	3217	経ユ型Ⅰ型医療院短期Ⅰ4・定超・未	要介護4　1,371単位			931	
2A	3218	経ユ型Ⅰ型医療院短期Ⅰ4・夜減・定超・未	夜勤の勤務条件に関する基準を満たさない場合　－25単位			914	
2A	3219	経ユ型Ⅰ型医療院短期Ⅰ5・定超・未	要介護5　1,464単位			994	
2A	3220	経ユ型Ⅰ型医療院短期Ⅰ5・夜減・定超・未	夜勤の勤務条件に関する基準を満たさない場合　－25単位			977	
2A	3221	ユ型Ⅰ型医療院短期Ⅱ1・定超・未	(二)ユニット型Ⅰ型介護医療院短期入所療養介護費(Ⅱ)　a.ユニット型Ⅰ型介護医療院短期入所療養介護費　<ユニット型個室>　要介護1　901単位			612	
2A	3222	ユ型Ⅰ型医療院短期Ⅱ1・夜減・定超・未	夜勤の勤務条件に関する基準を満たさない場合　－25単位			595	
2A	3223	ユ型Ⅰ型医療院短期Ⅱ2・定超・未	要介護2　1,011単位			687	
2A	3224	ユ型Ⅰ型医療院短期Ⅱ2・夜減・定超・未	夜勤の勤務条件に関する基準を満たさない場合　－25単位			669	
2A	3225	ユ型Ⅰ型医療院短期Ⅱ3・定超・未	要介護3　1,252単位			850	
2A	3226	ユ型Ⅰ型医療院短期Ⅱ3・夜減・定超・未	夜勤の勤務条件に関する基準を満たさない場合　－25単位			833	
2A	3227	ユ型Ⅰ型医療院短期Ⅱ4・定超・未	要介護4　1,353単位			919	
2A	3228	ユ型Ⅰ型医療院短期Ⅱ4・夜減・定超・未	夜勤の勤務条件に関する基準を満たさない場合　－25単位			902	
2A	3229	ユ型Ⅰ型医療院短期Ⅱ5・定超・未	要介護5　1,445単位			982	
2A	3230	ユ型Ⅰ型医療院短期Ⅱ5・夜減・定超・未	夜勤の勤務条件に関する基準を満たさない場合　－25単位			964	
2A	3231	経ユ型Ⅰ型医療院短期Ⅱ1・定超・未	b.経過的ユニット型Ⅰ型介護医療院短期入所療養介護費　<ユニット型個室的多床室>　要介護1　901単位			612	
2A	3232	経ユ型Ⅰ型医療院短期Ⅱ1・夜減・定超・未	夜勤の勤務条件に関する基準を満たさない場合　－25単位			595	
2A	3233	経ユ型Ⅰ型医療院短期Ⅱ2・定超・未	要介護2　1,011単位			687	
2A	3234	経ユ型Ⅰ型医療院短期Ⅱ2・夜減・定超・未	夜勤の勤務条件に関する基準を満たさない場合　－25単位			669	
2A	3235	経ユ型Ⅰ型医療院短期Ⅱ3・定超・未	要介護3　1,252単位			850	
2A	3236	経ユ型Ⅰ型医療院短期Ⅱ3・夜減・定超・未	夜勤の勤務条件に関する基準を満たさない場合　－25単位			833	
2A	3237	経ユ型Ⅰ型医療院短期Ⅱ4・定超・未	要介護4　1,353単位			919	
2A	3238	経ユ型Ⅰ型医療院短期Ⅱ4・夜減・定超・未	夜勤の勤務条件に関する基準を満たさない場合　－25単位			902	
2A	3239	経ユ型Ⅰ型医療院短期Ⅱ5・定超・未	要介護5　1,445単位			982	
2A	3240	経ユ型Ⅰ型医療院短期Ⅱ5・夜減・定超・未	夜勤の勤務条件に関する基準を満たさない場合　－25単位			964	

サービスコード 種類	項目	サービス内容略称		算定項目						合成 単位数	算定 単位
2A	3241	ユ型Ⅱ型医療院短期1・定超	(5) ユニット型Ⅱ型介護医療院短期入所療養介護費	(一)ユニット型Ⅱ型介護医療院短期入所療養介護費 ＜ユニット型個室＞	要介護1 910 単位		定員超過の場合			637	1日につき
2A	3242	ユ型Ⅱ型医療院短期1・夜減・定超				夜勤の勤務条件に関する基準を満たさない場合 － 25 単位				620	
2A	3243	ユ型Ⅱ型医療院短期2・定超			要介護2 1,014 単位					710	
2A	3244	ユ型Ⅱ型医療院短期2・夜減・定超				夜勤の勤務条件に関する基準を満たさない場合 － 25 単位				692	
2A	3245	ユ型Ⅱ型医療院短期3・定超			要介護3 1,241 単位					869	
2A	3246	ユ型Ⅱ型医療院短期3・夜減・定超				夜勤の勤務条件に関する基準を満たさない場合 － 25 単位				851	
2A	3247	ユ型Ⅱ型医療院短期4・定超			要介護4 1,337 単位					936	
2A	3248	ユ型Ⅱ型医療院短期4・夜減・定超				夜勤の勤務条件に関する基準を満たさない場合 － 25 単位				918	
2A	3249	ユ型Ⅱ型医療院短期5・定超			要介護5 1,424 単位					997	
2A	3250	ユ型Ⅱ型医療院短期5・夜減・定超				夜勤の勤務条件に関する基準を満たさない場合 － 25 単位				979	
2A	3251	経ユ型Ⅱ型医療院短期1・定超		(二)経過的ユニット型Ⅱ型介護医療院短期入所療養介護費 ＜ユニット型個室的多床室＞	要介護1 910 単位			× 70%		637	
2A	3252	経ユ型Ⅱ型医療院短期1・夜減・定超				夜勤の勤務条件に関する基準を満たさない場合 － 25 単位				620	
2A	3253	経ユ型Ⅱ型医療院短期2・定超			要介護2 1,014 単位					710	
2A	3254	経ユ型Ⅱ型医療院短期2・夜減・定超				夜勤の勤務条件に関する基準を満たさない場合 － 25 単位				692	
2A	3255	経ユ型Ⅱ型医療院短期3・定超			要介護3 1,241 単位					869	
2A	3256	経ユ型Ⅱ型医療院短期3・夜減・定超				夜勤の勤務条件に関する基準を満たさない場合 － 25 単位				851	
2A	3257	経ユ型Ⅱ型医療院短期4・定超			要介護4 1,337 単位					936	
2A	3258	経ユ型Ⅱ型医療院短期4・夜減・定超				夜勤の勤務条件に関する基準を満たさない場合 － 25 単位				918	
2A	3259	経ユ型Ⅱ型医療院短期5・定超			要介護5 1,424 単位					997	
2A	3260	経ユ型Ⅱ型医療院短期5・夜減・定超				夜勤の勤務条件に関する基準を満たさない場合 － 25 単位				979	
2A	3261	ユ型Ⅱ型医療院短期1・定超・未		(一)ユニット型Ⅱ型介護医療院短期入所療養介護費 ＜ユニット型個室＞	要介護1 910 単位		定員超過の場合		ユニットケア体制未整備減算	618	
2A	3262	ユ型Ⅱ型医療院短期1・夜減・定超・未				夜勤の勤務条件に関する基準を満たさない場合 － 25 単位				601	
2A	3263	ユ型Ⅱ型医療院短期2・定超・未			要介護2 1,014 単位					689	
2A	3264	ユ型Ⅱ型医療院短期2・夜減・定超・未				夜勤の勤務条件に関する基準を満たさない場合 － 25 単位				671	
2A	3265	ユ型Ⅱ型医療院短期3・定超・未			要介護3 1,241 単位					843	
2A	3266	ユ型Ⅱ型医療院短期3・夜減・定超・未				夜勤の勤務条件に関する基準を満たさない場合 － 25 単位				825	
2A	3267	ユ型Ⅱ型医療院短期4・定超・未			要介護4 1,337 単位					908	
2A	3268	ユ型Ⅱ型医療院短期4・夜減・定超・未				夜勤の勤務条件に関する基準を満たさない場合 － 25 単位				890	
2A	3269	ユ型Ⅱ型医療院短期5・定超・未			要介護5 1,424 単位					967	
2A	3270	ユ型Ⅱ型医療院短期5・夜減・定超・未				夜勤の勤務条件に関する基準を満たさない場合 － 25 単位				950	
2A	3271	経ユ型Ⅱ型医療院短期1・定超・未		(二)経過的ユニット型Ⅱ型介護医療院短期入所療養介護費 ＜ユニット型個室的多床室＞	要介護1 910 単位			× 70%	× 97%	618	
2A	3272	経ユ型Ⅱ型医療院短期1・夜減・定超・未				夜勤の勤務条件に関する基準を満たさない場合 － 25 単位				601	
2A	3273	経ユ型Ⅱ型医療院短期2・定超・未			要介護2 1,014 単位					689	
2A	3274	経ユ型Ⅱ型医療院短期2・夜減・定超・未				夜勤の勤務条件に関する基準を満たさない場合 － 25 単位				671	
2A	3275	経ユ型Ⅱ型医療院短期3・定超・未			要介護3 1,241 単位					843	
2A	3276	経ユ型Ⅱ型医療院短期3・夜減・定超・未				夜勤の勤務条件に関する基準を満たさない場合 － 25 単位				825	
2A	3277	経ユ型Ⅱ型医療院短期4・定超・未			要介護4 1,337 単位					908	
2A	3278	経ユ型Ⅱ型医療院短期4・夜減・定超・未				夜勤の勤務条件に関する基準を満たさない場合 － 25 単位				890	
2A	3279	経ユ型Ⅱ型医療院短期5・定超・未			要介護5 1,424 単位					967	
2A	3280	経ユ型Ⅱ型医療院短期5・夜減・定超・未				夜勤の勤務条件に関する基準を満たさない場合 － 25 単位				950	

居宅

短期
療養

（介護
医療院）

サービスコード 種類	サービスコード 項目	サービス内容略称	算定項目					合成 単位数	算定 単位
2A	3281	ユ型Ⅰ型特別医療院短期1・定超	(6)ユニット型特別介護医療院短期入所療養介護費	(一)ユニット型Ⅰ型特別介護医療院短期入所療養介護費	a.ユニット型Ⅰ型特別介護医療院短期入所療養介護費 ＜ユニット型個室＞	要介護1		601	1日につき
2A	3282	ユ型Ⅰ型特別医療院短期1・夜減・定超				859 単位	夜勤の勤務条件に関する基準を満たさない場合 － 25 単位	584	
2A	3283	ユ型Ⅰ型特別医療院短期2・定超				要介護2		674	
2A	3284	ユ型Ⅰ型特別医療院短期2・夜減・定超				963 単位	夜勤の勤務条件に関する基準を満たさない場合 － 25 単位	657	
2A	3285	ユ型Ⅰ型特別医療院短期3・定超				要介護3		835	
2A	3286	ユ型Ⅰ型特別医療院短期3・夜減・定超				1,193 単位	夜勤の勤務条件に関する基準を満たさない場合 － 25 単位	818	
2A	3287	ユ型Ⅰ型特別医療院短期4・定超				要介護4		902	
2A	3288	ユ型Ⅰ型特別医療院短期4・夜減・定超				1,289 単位	夜勤の勤務条件に関する基準を満たさない場合 － 25 単位	885	
2A	3289	ユ型Ⅰ型特別医療院短期5・定超				要介護5		963	
2A	3290	ユ型Ⅰ型特別医療院短期5・夜減・定超				1,376 単位	夜勤の勤務条件に関する基準を満たさない場合 － 25 単位	946	
2A	3291	経ユ型Ⅰ型特別医療院短期1・定超			b.経過的ユニット型Ⅰ型特別介護医療院短期療養介護費 ＜ユニット型個室的多床室＞	要介護1		601	
2A	3292	経ユ型Ⅰ型特別医療院短期1・夜減・定超				859 単位	夜勤の勤務条件に関する基準を満たさない場合 － 25 単位	584	
2A	3293	経ユ型Ⅰ型特別医療院短期2・定超				要介護2		674	
2A	3294	経ユ型Ⅰ型特別医療院短期2・夜減・定超				963 単位	夜勤の勤務条件に関する基準を満たさない場合 － 25 単位	657	
2A	3295	経ユ型Ⅰ型特別医療院短期3・定超				要介護3		835	
2A	3296	経ユ型Ⅰ型特別医療院短期3・夜減・定超				1,193 単位	夜勤の勤務条件に関する基準を満たさない場合 － 25 単位	818	
2A	3297	経ユ型Ⅰ型特別医療院短期4・定超				要介護4		902	
2A	3298	経ユ型Ⅰ型特別医療院短期4・夜減・定超				1,289 単位	夜勤の勤務条件に関する基準を満たさない場合 － 25 単位	885	
2A	3299	経ユ型Ⅰ型特別医療院短期5・定超				要介護5		963	
2A	3300	経ユ型Ⅰ型特別医療院短期5・夜減・定超				1,376 単位	夜勤の勤務条件に関する基準を満たさない場合 － 25 単位	946	
2A	3301	ユ型Ⅱ型特別医療院短期1・定超		(二)ユニット型Ⅱ型特別介護医療院短期入所療養介護費	a.ユニット型Ⅱ型特別介護医療院短期入所療養介護費 ＜ユニット型個室＞	要介護1		607	
2A	3302	ユ型Ⅱ型特別医療院短期1・夜減・定超				867 単位	夜勤の勤務条件に関する基準を満たさない場合 － 25 単位	589	
2A	3303	ユ型Ⅱ型特別医療院短期2・定超				要介護2		676	
2A	3304	ユ型Ⅱ型特別医療院短期2・夜減・定超				966 単位	夜勤の勤務条件に関する基準を満たさない場合 － 25 単位	659	
2A	3305	ユ型Ⅱ型特別医療院短期3・定超				要介護3		827	
2A	3306	ユ型Ⅱ型特別医療院短期3・夜減・定超				1,181 単位	夜勤の勤務条件に関する基準を満たさない場合 － 25 単位	809	
2A	3307	ユ型Ⅱ型特別医療院短期4・定超				要介護4		891	
2A	3308	ユ型Ⅱ型特別医療院短期4・夜減・定超				1,273 単位	夜勤の勤務条件に関する基準を満たさない場合 － 25 単位	874	
2A	3309	ユ型Ⅱ型特別医療院短期5・定超				要介護5		948	
2A	3310	ユ型Ⅱ型特別医療院短期5・夜減・定超				1,354 単位	夜勤の勤務条件に関する基準を満たさない場合 － 25 単位	930	
2A	3311	経ユ型Ⅱ型特別医療院短期1・定超			b.経過的ユニット型Ⅱ型特別介護医療院短期療養介護費 ＜ユニット型個室的多床室＞	要介護1		607	
2A	3312	経ユ型Ⅱ型特別医療院短期1・夜減・定超				867 単位	夜勤の勤務条件に関する基準を満たさない場合 － 25 単位	589	
2A	3313	経ユ型Ⅱ型特別医療院短期2・定超				要介護2		676	
2A	3314	経ユ型Ⅱ型特別医療院短期2・夜減・定超				966 単位	夜勤の勤務条件に関する基準を満たさない場合 － 25 単位	659	
2A	3315	経ユ型Ⅱ型特別医療院短期3・定超				要介護3		827	
2A	3316	経ユ型Ⅱ型特別医療院短期3・夜減・定超				1,181 単位	夜勤の勤務条件に関する基準を満たさない場合 － 25 単位	809	
2A	3317	経ユ型Ⅱ型特別医療院短期4・定超				要介護4		891	
2A	3318	経ユ型Ⅱ型特別医療院短期4・夜減・定超				1,273 単位	夜勤の勤務条件に関する基準を満たさない場合 － 25 単位	874	
2A	3319	経ユ型Ⅱ型特別医療院短期5・定超				要介護5		948	
2A	3320	経ユ型Ⅱ型特別医療院短期5・夜減・定超				1,354 単位	夜勤の勤務条件に関する基準を満たさない場合 － 25 単位	930	

定員超過の場合 × 70%

種類	項目	サービス内容略称	算定項目				合成単位数	算定単位
2A	3321	ユ型Ⅰ型特別医療院短期1・定超・未	(6)ユニット型特別介護医療院短期入所療養介護費 (一)ユニット型Ⅰ型特別介護医療院短期入所療養介護費 a.ユニット型Ⅰ型特別介護医療院短期入所療養介護費 ＜ユニット型個室＞	要介護1 859 単位		定員超過の場合 ×70%	ユニットケア体制未整備減算 ×97%	583	1日につき
2A	3322	ユ型Ⅰ型特別医療院短期1・夜減・定超・未			夜勤の勤務条件に関する基準を満たさない場合 － 25 単位			566	
2A	3323	ユ型Ⅰ型特別医療院短期2・定超・未		要介護2 963 単位				654	
2A	3324	ユ型Ⅰ型特別医療院短期2・夜減・定超・未			夜勤の勤務条件に関する基準を満たさない場合 － 25 単位			637	
2A	3325	ユ型Ⅰ型特別医療院短期3・定超・未		要介護3 1,193 単位				810	
2A	3326	ユ型Ⅰ型特別医療院短期3・夜減・定超・未			夜勤の勤務条件に関する基準を満たさない場合 － 25 単位			793	
2A	3327	ユ型Ⅰ型特別医療院短期4・定超・未		要介護4 1,289 単位				875	
2A	3328	ユ型Ⅰ型特別医療院短期4・夜減・定超・未			夜勤の勤務条件に関する基準を満たさない場合 － 25 単位			858	
2A	3329	ユ型Ⅰ型特別医療院短期5・定超・未		要介護5 1,376 単位				934	
2A	3330	ユ型Ⅰ型特別医療院短期5・夜減・定超・未			夜勤の勤務条件に関する基準を満たさない場合 － 25 単位			918	
2A	3331	経ユ型Ⅰ型特別医療院短期1・定超・未	b.経過的ユニット型Ⅰ型特別介護医療院短期入所療養介護費 ＜ユニット型個室的多床室＞	要介護1 859 単位				583	
2A	3332	経ユ型Ⅰ型特別医療院短期1・夜減・定超・未			夜勤の勤務条件に関する基準を満たさない場合 － 25 単位			566	
2A	3333	経ユ型Ⅰ型特別医療院短期2・定超・未		要介護2 963 単位				654	
2A	3334	経ユ型Ⅰ型特別医療院短期2・夜減・定超・未			夜勤の勤務条件に関する基準を満たさない場合 － 25 単位			637	
2A	3335	経ユ型Ⅰ型特別医療院短期3・定超・未		要介護3 1,193 単位				810	
2A	3336	経ユ型Ⅰ型特別医療院短期3・夜減・定超・未			夜勤の勤務条件に関する基準を満たさない場合 － 25 単位			793	
2A	3337	経ユ型Ⅰ型特別医療院短期4・定超・未		要介護4 1,289 単位				875	
2A	3338	経ユ型Ⅰ型特別医療院短期4・夜減・定超・未			夜勤の勤務条件に関する基準を満たさない場合 － 25 単位			858	
2A	3339	経ユ型Ⅰ型特別医療院短期5・定超・未		要介護5 1,376 単位				934	
2A	3340	経ユ型Ⅰ型特別医療院短期5・夜減・定超・未			夜勤の勤務条件に関する基準を満たさない場合 － 25 単位			918	
2A	3341	ユ型Ⅱ型特別医療院短期1・定超・未	(二)ユニット型Ⅱ型特別介護医療院短期入所療養介護費 a.ユニット型Ⅱ型特別介護医療院短期入所療養介護費 ＜ユニット型個室＞	要介護1 867 単位				589	
2A	3342	ユ型Ⅱ型特別医療院短期1・夜減・定超・未			夜勤の勤務条件に関する基準を満たさない場合 － 25 単位			571	
2A	3343	ユ型Ⅱ型特別医療院短期2・定超・未		要介護2 966 単位				656	
2A	3344	ユ型Ⅱ型特別医療院短期2・夜減・定超・未			夜勤の勤務条件に関する基準を満たさない場合 － 25 単位			639	
2A	3345	ユ型Ⅱ型特別医療院短期3・定超・未		要介護3 1,181 単位				802	
2A	3346	ユ型Ⅱ型特別医療院短期3・夜減・定超・未			夜勤の勤務条件に関する基準を満たさない場合 － 25 単位			785	
2A	3347	ユ型Ⅱ型特別医療院短期4・定超・未		要介護4 1,273 単位				864	
2A	3348	ユ型Ⅱ型特別医療院短期4・夜減・定超・未			夜勤の勤務条件に関する基準を満たさない場合 － 25 単位			848	
2A	3349	ユ型Ⅱ型特別医療院短期5・定超・未		要介護5 1,354 単位				920	
2A	3350	ユ型Ⅱ型特別医療院短期5・夜減・定超・未			夜勤の勤務条件に関する基準を満たさない場合 － 25 単位			902	
2A	3351	経ユ型Ⅱ型特別医療院短期1・定超・未	b.経過的ユニット型Ⅱ型特別介護医療院短期入所療養介護費 ＜ユニット型個室的多床室＞	要介護1 867 単位				589	
2A	3352	経ユ型Ⅱ型特別医療院短期1・夜減・定超・未			夜勤の勤務条件に関する基準を満たさない場合 － 25 単位			571	
2A	3353	経ユ型Ⅱ型特別医療院短期2・定超・未		要介護2 966 単位				656	
2A	3354	経ユ型Ⅱ型特別医療院短期2・夜減・定超・未			夜勤の勤務条件に関する基準を満たさない場合 － 25 単位			639	
2A	3355	経ユ型Ⅱ型特別医療院短期3・定超・未		要介護3 1,181 単位				802	
2A	3356	経ユ型Ⅱ型特別医療院短期3・夜減・定超・未			夜勤の勤務条件に関する基準を満たさない場合 － 25 単位			785	
2A	3357	経ユ型Ⅱ型特別医療院短期4・定超・未		要介護4 1,273 単位				864	
2A	3358	経ユ型Ⅱ型特別医療院短期4・夜減・定超・未			夜勤の勤務条件に関する基準を満たさない場合 － 25 単位			848	
2A	3359	経ユ型Ⅱ型特別医療院短期5・定超・未		要介護5 1,354 単位				920	
2A	3360	経ユ型Ⅱ型特別医療院短期5・夜減・定超・未			夜勤の勤務条件に関する基準を満たさない場合 － 25 単位			902	
2A	3361	特定医療院短期1・定超	(7)特定介護医療院短期入所療養介護費 (一)3時間以上4時間未満	684 単位		定員超過の場合 ×70%		479	1回につき
2A	3362	特定医療院短期1・夜減・定超			夜勤の勤務条件に関する基準を満たさない場合 － 25 単位			461	
2A	3363	特定医療院短期2・定超	(二)4時間以上6時間未満	948 単位				664	
2A	3364	特定医療院短期2・夜減・定超			夜勤の勤務条件に関する基準を満たさない場合 － 25 単位			646	
2A	3365	特定医療院短期3・定超	(三)6時間以上8時間未満	1,316 単位				921	
2A	3366	特定医療院短期3・夜減・定超			夜勤の勤務条件に関する基準を満たさない場合 － 25 単位			904	

居宅

短期療養（介護医療院）

医師，薬剤師，看護職員，介護職員が欠員の場合

サービスコード 種類	項目	サービス内容略称	算定項目				合成単位数	算定単位
2A	4001	I型医療院短期Ii1・欠1	(1) I型介護医療院短期入所療養介護費	(一) I型介護医療院短期入所療養介護費(I)	a. I型介護医療院短期入所療養介護費(i) <従来型個室>	要介護1 778 単位		545	1日につき
2A	4002	I型医療院短期Ii1・夜減・欠1				夜勤の勤務条件に関する基準を満たさない場合 － 25 単位	527	
2A	4003	I型医療院短期Ii2・欠1				要介護2 893 単位	625	
2A	4004	I型医療院短期Ii2・夜減・欠1				夜勤の勤務条件に関する基準を満たさない場合 － 25 単位	608	
2A	4005	I型医療院短期Ii3・欠1				要介護3 1,136 単位	795	
2A	4006	I型医療院短期Ii3・夜減・欠1				夜勤の勤務条件に関する基準を満たさない場合 － 25 単位	778	
2A	4007	I型医療院短期Ii4・欠1				要介護4 1,240 単位	868	
2A	4008	I型医療院短期Ii4・夜減・欠1				夜勤の勤務条件に関する基準を満たさない場合 － 25 単位	851	
2A	4009	I型医療院短期Ii5・欠1				要介護5 1,333 単位	933	
2A	4010	I型医療院短期Ii5・夜減・欠1				夜勤の勤務条件に関する基準を満たさない場合 － 25 単位	916	
2A	4011	I型医療院短期Iii1・欠1			b. I型介護医療院短期入所療養介護費(ii) <多床室>	要介護1 894 単位	626	
2A	4012	I型医療院短期Iii1・夜減・欠1				夜勤の勤務条件に関する基準を満たさない場合 － 25 単位	608	
2A	4013	I型医療院短期Iii2・欠1				要介護2 1,006 単位	704	
2A	4014	I型医療院短期Iii2・夜減・欠1				夜勤の勤務条件に関する基準を満たさない場合 － 25 単位	687	
2A	4015	I型医療院短期Iii3・欠1				要介護3 1,250 単位	875	
2A	4016	I型医療院短期Iii3・夜減・欠1				夜勤の勤務条件に関する基準を満たさない場合 － 25 単位	858	
2A	4017	I型医療院短期Iii4・欠1				要介護4 1,353 単位	947	
2A	4018	I型医療院短期Iii4・夜減・欠1				夜勤の勤務条件に関する基準を満たさない場合 － 25 単位	930	
2A	4019	I型医療院短期Iii5・欠1				要介護5 1,446 単位	1,012	
2A	4020	I型医療院短期Iii5・夜減・欠1				夜勤の勤務条件に関する基準を満たさない場合 － 25 単位	995	
2A	4021	I型医療院短期IIi1・欠1		(二) I型介護医療院短期入所療養介護費(II)	a. I型介護医療院短期入所療養介護費(i) <従来型個室>	要介護1 768 単位	538	
2A	4022	I型医療院短期IIi1・夜減・欠1				夜勤の勤務条件に関する基準を満たさない場合 － 25 単位	520	
2A	4023	I型医療院短期IIi2・欠1				要介護2 879 単位	615	
2A	4024	I型医療院短期IIi2・夜減・欠1				夜勤の勤務条件に関する基準を満たさない場合 － 25 単位	598	
2A	4025	I型医療院短期IIi3・欠1				要介護3 1,119 単位	783	
2A	4026	I型医療院短期IIi3・夜減・欠1				夜勤の勤務条件に関する基準を満たさない場合 － 25 単位	766	
2A	4027	I型医療院短期IIi4・欠1				要介護4 1,222 単位	855	
2A	4028	I型医療院短期IIi4・夜減・欠1				夜勤の勤務条件に関する基準を満たさない場合 － 25 単位	838	
2A	4029	I型医療院短期IIi5・欠1				要介護5 1,314 単位	920	
2A	4030	I型医療院短期IIi5・夜減・欠1				夜勤の勤務条件に関する基準を満たさない場合 － 25 単位	902	
2A	4031	I型医療院短期IIii1・欠1			b. I型介護医療院短期入所療養介護費(ii) <多床室>	要介護1 880 単位	616	
2A	4032	I型医療院短期IIii1・夜減・欠1				夜勤の勤務条件に関する基準を満たさない場合 － 25 単位	599	
2A	4033	I型医療院短期IIii2・欠1				要介護2 993 単位	695	
2A	4034	I型医療院短期IIii2・夜減・欠1				夜勤の勤務条件に関する基準を満たさない場合 － 25 単位	678	
2A	4035	I型医療院短期IIii3・欠1				要介護3 1,233 単位	863	
2A	4036	I型医療院短期IIii3・夜減・欠1				夜勤の勤務条件に関する基準を満たさない場合 － 25 単位	846	
2A	4037	I型医療院短期IIii4・欠1				要介護4 1,334 単位	934	
2A	4038	I型医療院短期IIii4・夜減・欠1				夜勤の勤務条件に関する基準を満たさない場合 － 25 単位	916	
2A	4039	I型医療院短期IIii5・欠1				要介護5 1,426 単位	998	
2A	4040	I型医療院短期IIii5・夜減・欠1				夜勤の勤務条件に関する基準を満たさない場合 － 25 単位	981	
2A	4041	I型医療院短期IIIi1・欠1		(三) I型介護医療院短期入所療養介護費(III)	a. I型介護医療院短期入所療養介護費(i) <従来型個室>	要介護1 752 単位	526	
2A	4042	I型医療院短期IIIi1・夜減・欠1				夜勤の勤務条件に関する基準を満たさない場合 － 25 単位	509	
2A	4043	I型医療院短期IIIi2・欠1				要介護2 863 単位	604	
2A	4044	I型医療院短期IIIi2・夜減・欠1				夜勤の勤務条件に関する基準を満たさない場合 － 25 単位	587	
2A	4045	I型医療院短期IIIi3・欠1				要介護3 1,103 単位	772	
2A	4046	I型医療院短期IIIi3・夜減・欠1				夜勤の勤務条件に関する基準を満たさない場合 － 25 単位	755	
2A	4047	I型医療院短期IIIi4・欠1				要介護4 1,205 単位	844	
2A	4048	I型医療院短期IIIi4・夜減・欠1				夜勤の勤務条件に関する基準を満たさない場合 － 25 単位	826	
2A	4049	I型医療院短期IIIi5・欠1				要介護5 1,297 単位	908	
2A	4050	I型医療院短期IIIi5・夜減・欠1				夜勤の勤務条件に関する基準を満たさない場合 － 25 単位	890	
2A	4051	I型医療院短期IIIii1・欠1			b. I型介護医療院短期入所療養介護費(ii) <多床室>	要介護1 864 単位	605	
2A	4052	I型医療院短期IIIii1・夜減・欠1				夜勤の勤務条件に関する基準を満たさない場合 － 25 単位	587	
2A	4053	I型医療院短期IIIii2・欠1				要介護2 975 単位	683	
2A	4054	I型医療院短期IIIii2・夜減・欠1				夜勤の勤務条件に関する基準を満たさない場合 － 25 単位	665	
2A	4055	I型医療院短期IIIii3・欠1				要介護3 1,215 単位	851	
2A	4056	I型医療院短期IIIii3・夜減・欠1				夜勤の勤務条件に関する基準を満たさない場合 － 25 単位	833	
2A	4057	I型医療院短期IIIii4・欠1				要介護4 1,317 単位	922	
2A	4058	I型医療院短期IIIii4・夜減・欠1				夜勤の勤務条件に関する基準を満たさない場合 － 25 単位	904	
2A	4059	I型医療院短期IIIii5・欠1				要介護5 1,409 単位	986	
2A	4060	I型医療院短期IIIii5・夜減・欠1				夜勤の勤務条件に関する基準を満たさない場合 － 25 単位	969	

医師、薬剤師、看護職員、介護職員が欠員の場合 × 70%

左欄外：居宅　短期療養（介護医療院）

サービスコード 種類	項目	サービス内容略称	算定項目				合成単位数	算定単位
2A	4061	Ⅱ型医療院短期Ⅰⅰ1・欠1	(2) Ⅱ型介護医療院短期入所療養介護費	(一)Ⅱ型介護医療院短期入所療養介護費(Ⅰ)	a.Ⅱ型介護医療院短期入所療養介護費(ⅰ) <従来型個室>	要介護1	512	1日につき
2A	4062	Ⅱ型医療院短期Ⅰⅰ1・夜減・欠1				731 単位 夜勤の勤務条件に関する基準を満たさない場合 － 25 単位	494	
2A	4063	Ⅱ型医療院短期Ⅰⅰ2・欠1				要介護2	580	
2A	4064	Ⅱ型医療院短期Ⅰⅰ2・夜減・欠1				829 単位 夜勤の勤務条件に関する基準を満たさない場合 － 25 単位	563	
2A	4065	Ⅱ型医療院短期Ⅰⅰ3・欠1				要介護3	731	
2A	4066	Ⅱ型医療院短期Ⅰⅰ3・夜減・欠1				1,044 単位 夜勤の勤務条件に関する基準を満たさない場合 － 25 単位	713	
2A	4067	Ⅱ型医療院短期Ⅰⅰ4・欠1				要介護4	795	
2A	4068	Ⅱ型医療院短期Ⅰⅰ4・夜減・欠1				1,135 単位 夜勤の勤務条件に関する基準を満たさない場合 － 25 単位	777	
2A	4069	Ⅱ型医療院短期Ⅰⅰ5・欠1				要介護5	852	
2A	4070	Ⅱ型医療院短期Ⅰⅰ5・夜減・欠1				1,217 単位 夜勤の勤務条件に関する基準を満たさない場合 － 25 単位	834	
2A	4071	Ⅱ型医療院短期Ⅰⅱ1・欠1			b.Ⅱ型介護医療院短期入所療養介護費(ⅱ) <多床室>	要介護1	592	
2A	4072	Ⅱ型医療院短期Ⅰⅱ1・夜減・欠1				846 単位 夜勤の勤務条件に関する基準を満たさない場合 － 25 単位	575	
2A	4073	Ⅱ型医療院短期Ⅰⅱ2・欠1				要介護2	662	
2A	4074	Ⅱ型医療院短期Ⅰⅱ2・夜減・欠1				945 単位 夜勤の勤務条件に関する基準を満たさない場合 － 25 単位	644	
2A	4075	Ⅱ型医療院短期Ⅰⅱ3・欠1				要介護3	810	
2A	4076	Ⅱ型医療院短期Ⅰⅱ3・夜減・欠1				1,157 単位 夜勤の勤務条件に関する基準を満たさない場合 － 25 単位	792	
2A	4077	Ⅱ型医療院短期Ⅰⅱ4・欠1				要介護4	874	
2A	4078	Ⅱ型医療院短期Ⅰⅱ4・夜減・欠1				1,249 単位 夜勤の勤務条件に関する基準を満たさない場合 － 25 単位	857	
2A	4079	Ⅱ型医療院短期Ⅰⅱ5・欠1				要介護5	932	
2A	4080	Ⅱ型医療院短期Ⅰⅱ5・夜減・欠1				1,331 単位 夜勤の勤務条件に関する基準を満たさない場合 － 25 単位	914	
2A	4081	Ⅱ型医療院短期Ⅱⅰ1・欠1		(二)Ⅱ型介護医療院短期入所療養介護費(Ⅱ)	a.Ⅱ型介護医療院短期入所療養介護費(ⅰ) <従来型個室>	要介護1	501	
2A	4082	Ⅱ型医療院短期Ⅱⅰ1・夜減・欠1				715 単位 夜勤の勤務条件に関する基準を満たさない場合 － 25 単位	483	
2A	4083	Ⅱ型医療院短期Ⅱⅰ2・欠1				要介護2	569	
2A	4084	Ⅱ型医療院短期Ⅱⅰ2・夜減・欠1				813 単位 夜勤の勤務条件に関する基準を満たさない場合 － 25 単位	552	
2A	4085	Ⅱ型医療院短期Ⅱⅰ3・欠1				要介護3	719	
2A	4086	Ⅱ型医療院短期Ⅱⅰ3・夜減・欠1				1,027 単位 夜勤の勤務条件に関する基準を満たさない場合 － 25 単位	701	
2A	4087	Ⅱ型医療院短期Ⅱⅰ4・欠1				要介護4	782	
2A	4088	Ⅱ型医療院短期Ⅱⅰ4・夜減・欠1				1,117 単位 夜勤の勤務条件に関する基準を満たさない場合 － 25 単位	764	
2A	4089	Ⅱ型医療院短期Ⅱⅰ5・欠1				要介護5	840	
2A	4090	Ⅱ型医療院短期Ⅱⅰ5・夜減・欠1				1,200 単位 夜勤の勤務条件に関する基準を満たさない場合 － 25 単位	823	
2A	4091	Ⅱ型医療院短期Ⅱⅱ1・欠1			b.Ⅱ型介護医療院短期入所療養介護費(ⅱ) <多床室>	要介護1	580	
2A	4092	Ⅱ型医療院短期Ⅱⅱ1・夜減・欠1				828 単位 夜勤の勤務条件に関する基準を満たさない場合 － 25 単位	562	
2A	4093	Ⅱ型医療院短期Ⅱⅱ2・欠1				要介護2	649	
2A	4094	Ⅱ型医療院短期Ⅱⅱ2・夜減・欠1				927 単位 夜勤の勤務条件に関する基準を満たさない場合 － 25 単位	631	
2A	4095	Ⅱ型医療院短期Ⅱⅱ3・欠1				要介護3	799	
2A	4096	Ⅱ型医療院短期Ⅱⅱ3・夜減・欠1				1,141 単位 夜勤の勤務条件に関する基準を満たさない場合 － 25 単位	781	
2A	4097	Ⅱ型医療院短期Ⅱⅱ4・欠1				要介護4	863	
2A	4098	Ⅱ型医療院短期Ⅱⅱ4・夜減・欠1				1,233 単位 夜勤の勤務条件に関する基準を満たさない場合 － 25 単位	846	
2A	4099	Ⅱ型医療院短期Ⅱⅱ5・欠1				要介護5	920	
2A	4100	Ⅱ型医療院短期Ⅱⅱ5・夜減・欠1				1,314 単位 夜勤の勤務条件に関する基準を満たさない場合 － 25 単位	902	
2A	4101	Ⅱ型医療院短期Ⅲⅰ1・欠1		(三)Ⅱ型介護医療院短期入所療養介護費(Ⅲ)	a.Ⅱ型介護医療院短期入所療養介護費(ⅰ) <従来型個室>	要介護1	493	
2A	4102	Ⅱ型医療院短期Ⅲⅰ1・夜減・欠1				704 単位 夜勤の勤務条件に関する基準を満たさない場合 － 25 単位	475	
2A	4103	Ⅱ型医療院短期Ⅲⅰ2・欠1				要介護2	561	
2A	4104	Ⅱ型医療院短期Ⅲⅰ2・夜減・欠1				802 単位 夜勤の勤務条件に関する基準を満たさない場合 － 25 単位	544	
2A	4105	Ⅱ型医療院短期Ⅲⅰ3・欠1				要介護3	711	
2A	4106	Ⅱ型医療院短期Ⅲⅰ3・夜減・欠1				1,015 単位 夜勤の勤務条件に関する基準を満たさない場合 － 25 単位	693	
2A	4107	Ⅱ型医療院短期Ⅲⅰ4・欠1				要介護4	774	
2A	4108	Ⅱ型医療院短期Ⅲⅰ4・夜減・欠1				1,106 単位 夜勤の勤務条件に関する基準を満たさない場合 － 25 単位	757	
2A	4109	Ⅱ型医療院短期Ⅲⅰ5・欠1				要介護5	832	
2A	4110	Ⅱ型医療院短期Ⅲⅰ5・夜減・欠1				1,188 単位 夜勤の勤務条件に関する基準を満たさない場合 － 25 単位	814	
2A	4111	Ⅱ型医療院短期Ⅲⅱ1・欠1			b.Ⅱ型介護医療院短期入所療養介護費(ⅱ) <多床室>	要介護1	572	
2A	4112	Ⅱ型医療院短期Ⅲⅱ1・夜減・欠1				817 単位 夜勤の勤務条件に関する基準を満たさない場合 － 25 単位	554	
2A	4113	Ⅱ型医療院短期Ⅲⅱ2・欠1				要介護2	641	
2A	4114	Ⅱ型医療院短期Ⅲⅱ2・夜減・欠1				916 単位 夜勤の勤務条件に関する基準を満たさない場合 － 25 単位	624	
2A	4115	Ⅱ型医療院短期Ⅲⅱ3・欠1				要介護3	790	
2A	4116	Ⅱ型医療院短期Ⅲⅱ3・夜減・欠1				1,129 単位 夜勤の勤務条件に関する基準を満たさない場合 － 25 単位	773	
2A	4117	Ⅱ型医療院短期Ⅲⅱ4・欠1				要介護4	855	
2A	4118	Ⅱ型医療院短期Ⅲⅱ4・夜減・欠1				1,221 単位 夜勤の勤務条件に関する基準を満たさない場合 － 25 単位	837	
2A	4119	Ⅱ型医療院短期Ⅲⅱ5・欠1				要介護5	911	
2A	4120	Ⅱ型医療院短期Ⅲⅱ5・夜減・欠1				1,302 単位 夜勤の勤務条件に関する基準を満たさない場合 － 25 単位	894	

医師、薬剤師、看護職員、介護職員が欠員の場合 × 70%

居宅

短期療養（介護医療院）

居宅

サービスコード		サービス内容略称	算定項目				合成単位数	算定単位
種類	項目							
2A	4121	Ⅰ型特別医療院短期ⅰ１・欠1	(3)特別介護医療院短期入所療養介護費	(一)Ⅰ型特別介護医療院短期入所療養介護費	a.Ⅰ型特別介護医療院短期入所療養介護費（ⅰ）<従来型個室>	要介護1	502	1日につき
2A	4122	Ⅰ型特別医療院短期ⅰ１・夜減・欠1				717 単位　夜勤の勤務条件に関する基準を満たさない場合 － 25 単位	484	
2A	4123	Ⅰ型特別医療院短期ⅰ２・欠1				要介護2	575	
2A	4124	Ⅰ型特別医療院短期ⅰ２・夜減・欠1				821 単位　夜勤の勤務条件に関する基準を満たさない場合 － 25 単位	557	
2A	4125	Ⅰ型特別医療院短期ⅰ３・欠1				要介護3	736	
2A	4126	Ⅰ型特別医療院短期ⅰ３・夜減・欠1				1,051 単位　夜勤の勤務条件に関する基準を満たさない場合 － 25 単位	718	
2A	4127	Ⅰ型特別医療院短期ⅰ４・欠1				要介護4	803	
2A	4128	Ⅰ型特別医療院短期ⅰ４・夜減・欠1				1,147 単位　夜勤の勤務条件に関する基準を満たさない場合 － 25 単位	785	
2A	4129	Ⅰ型特別医療院短期ⅰ５・欠1				要介護5	865	
2A	4130	Ⅰ型特別医療院短期ⅰ５・夜減・欠1				1,236 単位　夜勤の勤務条件に関する基準を満たさない場合 － 25 単位	848	
2A	4131	Ⅰ型特別医療院短期ⅱ１・欠1			b.Ⅰ型特別介護医療院短期入所療養介護費（ⅱ）<多床室>	要介護1	575	
2A	4132	Ⅰ型特別医療院短期ⅱ１・夜減・欠1				822 単位　夜勤の勤務条件に関する基準を満たさない場合 － 25 単位	558	
2A	4133	Ⅰ型特別医療院短期ⅱ２・欠1				要介護2	650	
2A	4134	Ⅰ型特別医療院短期ⅱ２・夜減・欠1				929 単位　夜勤の勤務条件に関する基準を満たさない場合 － 25 単位	633	
2A	4135	Ⅰ型特別医療院短期ⅱ３・欠1				要介護3	809	
2A	4136	Ⅰ型特別医療院短期ⅱ３・夜減・欠1				1,156 単位　夜勤の勤務条件に関する基準を満たさない場合 － 25 単位	792	
2A	4137	Ⅰ型特別医療院短期ⅱ４・欠1				要介護4	878	
2A	4138	Ⅰ型特別医療院短期ⅱ４・夜減・欠1				1,254 単位　夜勤の勤務条件に関する基準を満たさない場合 － 25 単位	860	
2A	4139	Ⅰ型特別医療院短期ⅱ５・欠1				要介護5	939	
2A	4140	Ⅰ型特別医療院短期ⅱ５・夜減・欠1				1,341 単位　夜勤の勤務条件に関する基準を満たさない場合 － 25 単位	921	
2A	4141	Ⅱ型特別医療院短期ⅰ１・欠1		(二)Ⅱ型特別介護医療院短期入所療養介護費	a.Ⅱ型特別介護医療院短期入所療養介護費（ⅰ）<従来型個室>	要介護1	469	
2A	4142	Ⅱ型特別医療院短期ⅰ１・夜減・欠1				670 単位　夜勤の勤務条件に関する基準を満たさない場合 － 25 単位	452	
2A	4143	Ⅱ型特別医療院短期ⅰ２・欠1				要介護2	535	
2A	4144	Ⅱ型特別医療院短期ⅰ２・夜減・欠1				764 単位　夜勤の勤務条件に関する基準を満たさない場合 － 25 単位	517	
2A	4145	Ⅱ型特別医療院短期ⅰ３・欠1				要介護3	677	
2A	4146	Ⅱ型特別医療院短期ⅰ３・夜減・欠1				967 単位　夜勤の勤務条件に関する基準を満たさない場合 － 25 単位	659	
2A	4147	Ⅱ型特別医療院短期ⅰ４・欠1				要介護4	738	
2A	4148	Ⅱ型特別医療院短期ⅰ４・夜減・欠1				1,054 単位　夜勤の勤務条件に関する基準を満たさない場合 － 25 単位	720	
2A	4149	Ⅱ型特別医療院短期ⅰ５・欠1				要介護5	792	
2A	4150	Ⅱ型特別医療院短期ⅰ５・夜減・欠1				1,132 単位　夜勤の勤務条件に関する基準を満たさない場合 － 25 単位	775	
2A	4151	Ⅱ型特別医療院短期ⅱ１・欠1			b.Ⅱ型特別介護医療院短期入所療養介護費（ⅱ）<多床室>	要介護1	545	
2A	4152	Ⅱ型特別医療院短期ⅱ１・夜減・欠1				778 単位　夜勤の勤務条件に関する基準を満たさない場合 － 25 単位	527	
2A	4153	Ⅱ型特別医療院短期ⅱ２・欠1				要介護2	611	
2A	4154	Ⅱ型特別医療院短期ⅱ２・夜減・欠1				873 単位　夜勤の勤務条件に関する基準を満たさない場合 － 25 単位	594	
2A	4155	Ⅱ型特別医療院短期ⅱ３・欠1				要介護3	753	
2A	4156	Ⅱ型特別医療院短期ⅱ３・夜減・欠1				1,076 単位　夜勤の勤務条件に関する基準を満たさない場合 － 25 単位	736	
2A	4157	Ⅱ型特別医療院短期ⅱ４・欠1				要介護4	813	
2A	4158	Ⅱ型特別医療院短期ⅱ４・夜減・欠1				1,161 単位　夜勤の勤務条件に関する基準を満たさない場合 － 25 単位	795	
2A	4159	Ⅱ型特別医療院短期ⅱ５・欠1				要介護5	868	
2A	4160	Ⅱ型特別医療院短期ⅱ５・夜減・欠1				1,240 単位　夜勤の勤務条件に関する基準を満たさない場合 － 25 単位	851	

算定項目（右欄）：医師、薬剤師、看護職員、介護職員が欠員の場合　× 70%

短期
療養

（介護
医療院）

居宅

種類	項目	サービス内容略称	算定項目			合成単位数	算定単位
2A	4161	ユ型Ｉ型医療院短期Ⅰ1・欠1	(4)ユニット型Ｉ型療養医療院短期入所療養介護費	(一)ユニット型Ｉ型介護医療院短期入所療養介護費（Ⅰ）	a.ユニット型Ｉ型介護医療院短期入所療養介護費＜ユニット型個室＞	要介護1	638	1日につき
2A	4162	ユ型Ｉ型医療院短期Ⅰ1・夜減・欠1				911 単位 夜勤の勤務条件に関する基準を満たさない場合 － 25 単位	620	
2A	4163	ユ型Ｉ型医療院短期Ⅰ2・欠1				要介護2	716	
2A	4164	ユ型Ｉ型医療院短期Ⅰ2・夜減・欠1				1,023 単位 夜勤の勤務条件に関する基準を満たさない場合 － 25 単位	699	
2A	4165	ユ型Ｉ型医療院短期Ⅰ3・欠1				要介護3	888	
2A	4166	ユ型Ｉ型医療院短期Ⅰ3・夜減・欠1				1,268 単位 夜勤の勤務条件に関する基準を満たさない場合 － 25 単位	870	
2A	4167	ユ型Ｉ型医療院短期Ⅰ4・欠1				要介護4	960	
2A	4168	ユ型Ｉ型医療院短期Ⅰ4・夜減・欠1				1,371 単位 夜勤の勤務条件に関する基準を満たさない場合 － 25 単位	942	
2A	4169	ユ型Ｉ型医療院短期Ⅰ5・欠1				要介護5	1,025	
2A	4170	ユ型Ｉ型医療院短期Ⅰ5・夜減・欠1				1,464 単位 夜勤の勤務条件に関する基準を満たさない場合 － 25 単位	1,007	
2A	4171	経ユ型Ｉ型医院短期Ⅰ1・欠1			b.経過的ユニット型Ｉ型介護医療院短期入所療養介護費＜ユニット型個室的多床室＞	要介護1	638	
2A	4172	経ユ型Ｉ型医院短期Ⅰ1・夜減・欠1				911 単位 夜勤の勤務条件に関する基準を満たさない場合 － 25 単位	620	
2A	4173	経ユ型Ｉ型医院短期Ⅰ2・欠1				要介護2	716	
2A	4174	経ユ型Ｉ型医院短期Ⅰ2・夜減・欠1				1,023 単位 夜勤の勤務条件に関する基準を満たさない場合 － 25 単位	699	
2A	4175	経ユ型Ｉ型医院短期Ⅰ3・欠1				要介護3	888	
2A	4176	経ユ型Ｉ型医院短期Ⅰ3・夜減・欠1				1,268 単位 夜勤の勤務条件に関する基準を満たさない場合 － 25 単位	870	
2A	4177	経ユ型Ｉ型医院短期Ⅰ4・欠1				要介護4	960	
2A	4178	経ユ型Ｉ型医院短期Ⅰ4・夜減・欠1				1,371 単位 夜勤の勤務条件に関する基準を満たさない場合 － 25 単位	942	
2A	4179	経ユ型Ｉ型医院短期Ⅰ5・欠1				要介護5	1,025	
2A	4180	経ユ型Ｉ型医院短期Ⅰ5・夜減・欠1				1,464 単位 夜勤の勤務条件に関する基準を満たさない場合 － 25 単位	1,007	
2A	4181	ユ型Ｉ型医療院短期Ⅱ1・欠1		(二)ユニット型Ｉ型介護医療院短期入所療養介護費（Ⅱ）	a.ユニット型Ｉ型介護医療院短期入所療養介護費＜ユニット型個室＞	要介護1	631	
2A	4182	ユ型Ｉ型医療院短期Ⅱ1・夜減・欠1				901 単位 夜勤の勤務条件に関する基準を満たさない場合 － 25 単位	613	
2A	4183	ユ型Ｉ型医療院短期Ⅱ2・欠1				要介護2	708	
2A	4184	ユ型Ｉ型医療院短期Ⅱ2・夜減・欠1				1,011 単位 夜勤の勤務条件に関する基準を満たさない場合 － 25 単位	690	
2A	4185	ユ型Ｉ型医療院短期Ⅱ3・欠1				要介護3	876	
2A	4186	ユ型Ｉ型医療院短期Ⅱ3・夜減・欠1				1,252 単位 夜勤の勤務条件に関する基準を満たさない場合 － 25 単位	859	
2A	4187	ユ型Ｉ型医療院短期Ⅱ4・欠1				要介護4	947	
2A	4188	ユ型Ｉ型医療院短期Ⅱ4・夜減・欠1				1,353 単位 夜勤の勤務条件に関する基準を満たさない場合 － 25 単位	930	
2A	4189	ユ型Ｉ型医療院短期Ⅱ5・欠1				要介護5	1,012	
2A	4190	ユ型Ｉ型医療院短期Ⅱ5・夜減・欠1				1,445 単位 夜勤の勤務条件に関する基準を満たさない場合 － 25 単位	994	
2A	4191	経ユ型Ｉ型医院短期Ⅱ1・欠1			b.経過的ユニット型Ｉ型介護医療院短期入所療養介護費＜ユニット型個室的多床室＞	要介護1	631	
2A	4192	経ユ型Ｉ型医院短期Ⅱ1・夜減・欠1				901 単位 夜勤の勤務条件に関する基準を満たさない場合 － 25 単位	613	
2A	4193	経ユ型Ｉ型医院短期Ⅱ2・欠1				要介護2	708	
2A	4194	経ユ型Ｉ型医院短期Ⅱ2・夜減・欠1				1,011 単位 夜勤の勤務条件に関する基準を満たさない場合 － 25 単位	690	
2A	4195	経ユ型Ｉ型医院短期Ⅱ3・欠1				要介護3	876	
2A	4196	経ユ型Ｉ型医院短期Ⅱ3・夜減・欠1				1,252 単位 夜勤の勤務条件に関する基準を満たさない場合 － 25 単位	859	
2A	4197	経ユ型Ｉ型医院短期Ⅱ4・欠1				要介護4	947	
2A	4198	経ユ型Ｉ型医院短期Ⅱ4・夜減・欠1				1,353 単位 夜勤の勤務条件に関する基準を満たさない場合 － 25 単位	930	
2A	4199	経ユ型Ｉ型医院短期Ⅱ5・欠1				要介護5	1,012	
2A	4200	経ユ型Ｉ型医院短期Ⅱ5・夜減・欠1				1,445 単位 夜勤の勤務条件に関する基準を満たさない場合 － 25 単位	994	

医師、薬剤師、看護職員、介護職員が欠員の場合 × 70%

短期療養（介護医療院）

居宅

短期療養

（介護医療院）

種類	項目	サービス内容略称	算定項目					合成単位数	算定単位
			(4) ユニット型Ⅰ型介護医療院短期入所療養介護費	(一) ユニット型Ⅰ型介護医療院短期入所療養介護費（Ⅰ）	a. ユニット型Ⅰ型介護医療院短期入所療養介護費 <ユニット型個室>		医師、薬剤師、看護職員、介護職員が欠員の場合 × 70%	ユニットケア体制未整備減算 × 97%		
2A	4201	ユ型Ⅰ型医療院短期Ⅰ1・欠1・未			要介護1					619	1日につき
2A	4202	ユ型Ⅰ型医療院短期Ⅰ1・夜減・欠1・未			911 単位	夜勤の勤務条件に関する基準を満たさない場合 － 25 単位				601	
2A	4203	ユ型Ⅰ型医療院短期Ⅰ2・欠1・未			要介護2					695	
2A	4204	ユ型Ⅰ型医療院短期Ⅰ2・夜減・欠1・未			1,023 単位	夜勤の勤務条件に関する基準を満たさない場合 － 25 単位				678	
2A	4205	ユ型Ⅰ型医療院短期Ⅰ3・欠1・未			要介護3					861	
2A	4206	ユ型Ⅰ型医療院短期Ⅰ3・夜減・欠1・未			1,268 単位	夜勤の勤務条件に関する基準を満たさない場合 － 25 単位				844	
2A	4207	ユ型Ⅰ型医療院短期Ⅰ4・欠1・未			要介護4					931	
2A	4208	ユ型Ⅰ型医療院短期Ⅰ4・夜減・欠1・未			1,371 単位	夜勤の勤務条件に関する基準を満たさない場合 － 25 単位				914	
2A	4209	ユ型Ⅰ型医療院短期Ⅰ5・欠1・未			要介護5					994	
2A	4210	ユ型Ⅰ型医療院短期Ⅰ5・夜減・欠1・未			1,464 単位	夜勤の勤務条件に関する基準を満たさない場合 － 25 単位				977	
2A	4211	経ユ型Ⅰ型医療院短期Ⅰ1・欠1・未			b. 経過的ユニット型Ⅰ型介護医療院短期入所療養介護費 <ユニット型個室的多床室> 要介護1					619	
2A	4212	経ユ型Ⅰ型医療院短期Ⅰ1・夜減・欠1・未			911 単位	夜勤の勤務条件に関する基準を満たさない場合 － 25 単位				601	
2A	4213	経ユ型Ⅰ型医療院短期Ⅰ2・欠1・未			要介護2					695	
2A	4214	経ユ型Ⅰ型医療院短期Ⅰ2・夜減・欠1・未			1,023 単位	夜勤の勤務条件に関する基準を満たさない場合 － 25 単位				678	
2A	4215	経ユ型Ⅰ型医療院短期Ⅰ3・欠1・未			要介護3					861	
2A	4216	経ユ型Ⅰ型医療院短期Ⅰ3・夜減・欠1・未			1,268 単位	夜勤の勤務条件に関する基準を満たさない場合 － 25 単位				844	
2A	4217	経ユ型Ⅰ型医療院短期Ⅰ4・欠1・未			要介護4					931	
2A	4218	経ユ型Ⅰ型医療院短期Ⅰ4・夜減・欠1・未			1,371 単位	夜勤の勤務条件に関する基準を満たさない場合 － 25 単位				914	
2A	4219	経ユ型Ⅰ型医療院短期Ⅰ5・欠1・未			要介護5					994	
2A	4220	経ユ型Ⅰ型医療院短期Ⅰ5・夜減・欠1・未			1,464 単位	夜勤の勤務条件に関する基準を満たさない場合 － 25 単位				977	
2A	4221	ユ型Ⅰ型医療院短期Ⅱ1・欠1・未		(二) ユニット型Ⅰ型介護医療院短期入所療養介護費（Ⅱ）	a. ユニット型Ⅰ型介護医療院短期入所療養介護費 <ユニット型個室> 要介護1					612	
2A	4222	ユ型Ⅰ型医療院短期Ⅱ1・夜減・欠1・未			901 単位	夜勤の勤務条件に関する基準を満たさない場合 － 25 単位				595	
2A	4223	ユ型Ⅰ型医療院短期Ⅱ2・欠1・未			要介護2					687	
2A	4224	ユ型Ⅰ型医療院短期Ⅱ2・夜減・欠1・未			1,011 単位	夜勤の勤務条件に関する基準を満たさない場合 － 25 単位				669	
2A	4225	ユ型Ⅰ型医療院短期Ⅱ3・欠1・未			要介護3					850	
2A	4226	ユ型Ⅰ型医療院短期Ⅱ3・夜減・欠1・未			1,252 単位	夜勤の勤務条件に関する基準を満たさない場合 － 25 単位				833	
2A	4227	ユ型Ⅰ型医療院短期Ⅱ4・欠1・未			要介護4					919	
2A	4228	ユ型Ⅰ型医療院短期Ⅱ4・夜減・欠1・未			1,353 単位	夜勤の勤務条件に関する基準を満たさない場合 － 25 単位				902	
2A	4229	ユ型Ⅰ型医療院短期Ⅱ5・欠1・未			要介護5					982	
2A	4230	ユ型Ⅰ型医療院短期Ⅱ5・夜減・欠1・未			1,445 単位	夜勤の勤務条件に関する基準を満たさない場合 － 25 単位				964	
2A	4231	経ユ型Ⅰ型医療院短期Ⅱ1・欠1・未			b. 経過的ユニット型Ⅰ型介護医療院短期入所療養介護費 <ユニット型個室的多床室> 要介護1					612	
2A	4232	経ユ型Ⅰ型医療院短期Ⅱ1・夜減・欠1・未			901 単位	夜勤の勤務条件に関する基準を満たさない場合 － 25 単位				595	
2A	4233	経ユ型Ⅰ型医療院短期Ⅱ2・欠1・未			要介護2					687	
2A	4234	経ユ型Ⅰ型医療院短期Ⅱ2・夜減・欠1・未			1,011 単位	夜勤の勤務条件に関する基準を満たさない場合 － 25 単位				669	
2A	4235	経ユ型Ⅰ型医療院短期Ⅱ3・欠1・未			要介護3					850	
2A	4236	経ユ型Ⅰ型医療院短期Ⅱ3・夜減・欠1・未			1,252 単位	夜勤の勤務条件に関する基準を満たさない場合 － 25 単位				833	
2A	4237	経ユ型Ⅰ型医療院短期Ⅱ4・欠1・未			要介護4					919	
2A	4238	経ユ型Ⅰ型医療院短期Ⅱ4・夜減・欠1・未			1,353 単位	夜勤の勤務条件に関する基準を満たさない場合 － 25 単位				902	
2A	4239	経ユ型Ⅰ型医療院短期Ⅱ5・欠1・未			要介護5					982	
2A	4240	経ユ型Ⅰ型医療院短期Ⅱ5・夜減・欠1・未			1,445 単位	夜勤の勤務条件に関する基準を満たさない場合 － 25 単位				964	

サービスコード 種類	項目	サービス内容略称		算定項目			合成単位数	算定単位
2A	4241	ユ型Ⅱ型医療院短期1・欠1	(5) ユニット型Ⅱ型介護医療院短期入所療養介護費	(一)ユニット型Ⅱ型介護医療院短期入所療養介護費 ＜ユニット型個室＞	要介護1 910 単位		637	1日につき
2A	4242	ユ型Ⅱ型医療院短期1・夜減・欠1				夜勤の勤務条件に関する基準を満たさない場合 － 25 単位	620	
2A	4243	ユ型Ⅱ型医療院短期2・欠1			要介護2 1,014 単位		710	
2A	4244	ユ型Ⅱ型医療院短期2・夜減・欠1				夜勤の勤務条件に関する基準を満たさない場合 － 25 単位	692	
2A	4245	ユ型Ⅱ型医療院短期3・欠1			要介護3 1,241 単位		869	
2A	4246	ユ型Ⅱ型医療院短期3・夜減・欠1				夜勤の勤務条件に関する基準を満たさない場合 － 25 単位	851	
2A	4247	ユ型Ⅱ型医療院短期4・欠1			要介護4 1,337 単位		936	
2A	4248	ユ型Ⅱ型医療院短期4・夜減・欠1				夜勤の勤務条件に関する基準を満たさない場合 － 25 単位	918	
2A	4249	ユ型Ⅱ型医療院短期5・欠1			要介護5 1,424 単位		997	
2A	4250	ユ型Ⅱ型医療院短期5・夜減・欠1				夜勤の勤務条件に関する基準を満たさない場合 － 25 単位	979	
2A	4251	経ユ型Ⅱ型医療院短期1・欠1		(二)経過的ユニット型Ⅱ型介護医療院短期入所療養介護費 ＜ユニット型個室的多床室＞	要介護1 910 単位		637	
2A	4252	経ユ型Ⅱ型医療院短期1・夜減・欠1				夜勤の勤務条件に関する基準を満たさない場合 － 25 単位	620	
2A	4253	経ユ型Ⅱ型医療院短期2・欠1			要介護2 1,014 単位		710	
2A	4254	経ユ型Ⅱ型医療院短期2・夜減・欠1				夜勤の勤務条件に関する基準を満たさない場合 － 25 単位	692	
2A	4255	経ユ型Ⅱ型医療院短期3・欠1			要介護3 1,241 単位		869	
2A	4256	経ユ型Ⅱ型医療院短期3・夜減・欠1				夜勤の勤務条件に関する基準を満たさない場合 － 25 単位	851	
2A	4257	経ユ型Ⅱ型医療院短期4・欠1			要介護4 1,337 単位		936	
2A	4258	経ユ型Ⅱ型医療院短期4・夜減・欠1				夜勤の勤務条件に関する基準を満たさない場合 － 25 単位	918	
2A	4259	経ユ型Ⅱ型医療院短期5・欠1			要介護5 1,424 単位		997	
2A	4260	経ユ型Ⅱ型医療院短期5・夜減・欠1				夜勤の勤務条件に関する基準を満たさない場合 － 25 単位	979	
2A	4261	ユ型Ⅱ型医療院短期1・欠1・未		(一)ユニット型Ⅱ型介護医療院短期入所療養介護費 ＜ユニット型個室＞	要介護1 910 単位		618	
2A	4262	ユ型Ⅱ型医療院短期1・夜減・欠1・未				夜勤の勤務条件に関する基準を満たさない場合 － 25 単位	601	
2A	4263	ユ型Ⅱ型医療院短期2・欠1・未			要介護2 1,014 単位		689	
2A	4264	ユ型Ⅱ型医療院短期2・夜減・欠1・未				夜勤の勤務条件に関する基準を満たさない場合 － 25 単位	671	
2A	4265	ユ型Ⅱ型医療院短期3・欠1・未			要介護3 1,241 単位		843	
2A	4266	ユ型Ⅱ型医療院短期3・夜減・欠1・未				夜勤の勤務条件に関する基準を満たさない場合 － 25 単位	825	
2A	4267	ユ型Ⅱ型医療院短期4・欠1・未			要介護4 1,337 単位		908	
2A	4268	ユ型Ⅱ型医療院短期4・夜減・欠1・未				夜勤の勤務条件に関する基準を満たさない場合 － 25 単位	890	
2A	4269	ユ型Ⅱ型医療院短期5・欠1・未			要介護5 1,424 単位		967	
2A	4270	ユ型Ⅱ型医療院短期5・夜減・欠1・未				夜勤の勤務条件に関する基準を満たさない場合 － 25 単位	950	
2A	4271	経ユ型Ⅱ型医療院短期1・欠1・未		(二)経過的ユニット型Ⅱ型介護医療院短期入所療養介護費 ＜ユニット型個室的多床室＞	要介護1 910 単位		618	
2A	4272	経ユ型Ⅱ型医療院短期1・夜減・欠1・未				夜勤の勤務条件に関する基準を満たさない場合 － 25 単位	601	
2A	4273	経ユ型Ⅱ型医療院短期2・欠1・未			要介護2 1,014 単位		689	
2A	4274	経ユ型Ⅱ型医療院短期2・夜減・欠1・未				夜勤の勤務条件に関する基準を満たさない場合 － 25 単位	671	
2A	4275	経ユ型Ⅱ型医療院短期3・欠1・未			要介護3 1,241 単位		843	
2A	4276	経ユ型Ⅱ型医療院短期3・夜減・欠1・未				夜勤の勤務条件に関する基準を満たさない場合 － 25 単位	825	
2A	4277	経ユ型Ⅱ型医療院短期4・欠1・未			要介護4 1,337 単位		908	
2A	4278	経ユ型Ⅱ型医療院短期4・夜減・欠1・未				夜勤の勤務条件に関する基準を満たさない場合 － 25 単位	890	
2A	4279	経ユ型Ⅱ型医療院短期5・欠1・未			要介護5 1,424 単位		967	
2A	4280	経ユ型Ⅱ型医療院短期5・夜減・欠1・未				夜勤の勤務条件に関する基準を満たさない場合 － 25 単位	950	

4241〜4260：医師、薬剤師、看護職員、介護職員が欠員の場合　× 70%

4261〜4280：医師、薬剤師、看護職員、介護職員が欠員の場合　× 70%　ユニットケア体制未整備減算　× 97%

居宅

短期療養（介護医療院）

居宅

サービスコード 種類	項目	サービス内容略称	算定項目				合成単位数	算定単位
2A	4281	ユ型Ⅰ型特別医療院短期1・欠1	(6)ユニット型Ⅰ型特別介護医療院短期入所療養介護費	(一)ユニット型Ⅰ型特別介護医療院短期入所療養介護費	a.ユニット型Ⅰ型特別介護医療院短期入所療養介護費＜ユニット型個室＞	要介護1 859単位		601	1日につき
2A	4282	ユ型Ⅰ型特別医療院短期1・夜減・欠1				夜勤の勤務条件に関する基準を満たさない場合 － 25単位		584	
2A	4283	ユ型Ⅰ型特別医療院短期2・欠1				要介護2 963単位		674	
2A	4284	ユ型Ⅰ型特別医療院短期2・夜減・欠1				夜勤の勤務条件に関する基準を満たさない場合 － 25単位		657	
2A	4285	ユ型Ⅰ型特別医療院短期3・欠1				要介護3 1,193単位		835	
2A	4286	ユ型Ⅰ型特別医療院短期3・夜減・欠1				夜勤の勤務条件に関する基準を満たさない場合 － 25単位		818	
2A	4287	ユ型Ⅰ型特別医療院短期4・欠1				要介護4 1,289単位		902	
2A	4288	ユ型Ⅰ型特別医療院短期4・夜減・欠1				夜勤の勤務条件に関する基準を満たさない場合 － 25単位		885	
2A	4289	ユ型Ⅰ型特別医療院短期5・欠1				要介護5 1,376単位		963	
2A	4290	ユ型Ⅰ型特別医療院短期5・夜減・欠1				夜勤の勤務条件に関する基準を満たさない場合 － 25単位		946	
2A	4291	経ユ型Ⅰ型特別医療院短期1・欠1			b.経過的ユニット型Ⅰ型特別介護医療院短期入所療養介護費＜ユニット型個室的多床室＞	要介護1 859単位	医師、薬剤師、看護職員、介護職員が欠員の場合 × 70%	601	
2A	4292	経ユ型Ⅰ型特別医療院短期1・夜減・欠1				夜勤の勤務条件に関する基準を満たさない場合 － 25単位		584	
2A	4293	経ユ型Ⅰ型特別医療院短期2・欠1				要介護2 963単位		674	
2A	4294	経ユ型Ⅰ型特別医療院短期2・夜減・欠1				夜勤の勤務条件に関する基準を満たさない場合 － 25単位		657	
2A	4295	経ユ型Ⅰ型特別医療院短期3・欠1				要介護3 1,193単位		835	
2A	4296	経ユ型Ⅰ型特別医療院短期3・夜減・欠1				夜勤の勤務条件に関する基準を満たさない場合 － 25単位		818	
2A	4297	経ユ型Ⅰ型特別医療院短期4・欠1				要介護4 1,289単位		902	
2A	4298	経ユ型Ⅰ型特別医療院短期4・夜減・欠1				夜勤の勤務条件に関する基準を満たさない場合 － 25単位		885	
2A	4299	経ユ型Ⅰ型特別医療院短期5・欠1				要介護5 1,376単位		963	
2A	4300	経ユ型Ⅰ型特別医療院短期5・夜減・欠1				夜勤の勤務条件に関する基準を満たさない場合 － 25単位		946	
2A	4301	ユ型Ⅱ型特別医療院短期1・欠1		(二)ユニット型Ⅱ型特別介護医療院短期入所療養介護費	a.ユニット型Ⅱ型特別介護医療院短期入所療養介護費＜ユニット型個室＞	要介護1 867単位		607	
2A	4302	ユ型Ⅱ型特別医療院短期1・夜減・欠1				夜勤の勤務条件に関する基準を満たさない場合 － 25単位		589	
2A	4303	ユ型Ⅱ型特別医療院短期2・欠1				要介護2 966単位		676	
2A	4304	ユ型Ⅱ型特別医療院短期2・夜減・欠1				夜勤の勤務条件に関する基準を満たさない場合 － 25単位		659	
2A	4305	ユ型Ⅱ型特別医療院短期3・欠1				要介護3 1,181単位		827	
2A	4306	ユ型Ⅱ型特別医療院短期3・夜減・欠1				夜勤の勤務条件に関する基準を満たさない場合 － 25単位		809	
2A	4307	ユ型Ⅱ型特別医療院短期4・欠1				要介護4 1,273単位		891	
2A	4308	ユ型Ⅱ型特別医療院短期4・夜減・欠1				夜勤の勤務条件に関する基準を満たさない場合 － 25単位		874	
2A	4309	ユ型Ⅱ型特別医療院短期5・欠1				要介護5 1,354単位		948	
2A	4310	ユ型Ⅱ型特別医療院短期5・夜減・欠1				夜勤の勤務条件に関する基準を満たさない場合 － 25単位		930	
2A	4311	経ユ型Ⅱ型特別医療院短期1・欠1			b.経過的ユニット型Ⅱ型特別介護医療院短期入所療養介護費＜ユニット型個室的多床室＞	要介護1 867単位		607	
2A	4312	経ユ型Ⅱ型特別医療院短期1・夜減・欠1				夜勤の勤務条件に関する基準を満たさない場合 － 25単位		589	
2A	4313	経ユ型Ⅱ型特別医療院短期2・欠1				要介護2 966単位		676	
2A	4314	経ユ型Ⅱ型特別医療院短期2・夜減・欠1				夜勤の勤務条件に関する基準を満たさない場合 － 25単位		659	
2A	4315	経ユ型Ⅱ型特別医療院短期3・欠1				要介護3 1,181単位		827	
2A	4316	経ユ型Ⅱ型特別医療院短期3・夜減・欠1				夜勤の勤務条件に関する基準を満たさない場合 － 25単位		809	
2A	4317	経ユ型Ⅱ型特別医療院短期4・欠1				要介護4 1,273単位		891	
2A	4318	経ユ型Ⅱ型特別医療院短期4・夜減・欠1				夜勤の勤務条件に関する基準を満たさない場合 － 25単位		874	
2A	4319	経ユ型Ⅱ型特別医療院短期5・欠1				要介護5 1,354単位		948	
2A	4320	経ユ型Ⅱ型特別医療院短期5・夜減・欠1				夜勤の勤務条件に関する基準を満たさない場合 － 25単位		930	

短期
療養

（介護
医療院）

サービスコード 種類	項目	サービス内容略称	算定項目			合成単位数	算定単位
2A	4321	ユ型Ⅰ型特別医療院短期1・欠1・未	(6)ユニット型特別介護医療院短期入所療養介護費 (一)ユニット型Ⅰ型特別介護医療院短期入所療養介護費 a.ユニット型Ⅰ型特別介護医療院短期入所療養介護費＜ユニット型個室＞	要介護1 859単位		583	1日につき
2A	4322	ユ型Ⅰ型特別医療院短期1・夜減・欠1・未			夜勤の勤務条件に関する基準を満たさない場合 − 25 単位	566	
2A	4323	ユ型Ⅰ型特別医療院短期2・欠1・未		要介護2 963単位		654	
2A	4324	ユ型Ⅰ型特別医療院短期2・夜減・欠1・未			夜勤の勤務条件に関する基準を満たさない場合 − 25 単位	637	
2A	4325	ユ型Ⅰ型特別医療院短期3・欠1・未		要介護3 1,193単位		810	
2A	4326	ユ型Ⅰ型特別医療院短期3・夜減・欠1・未			夜勤の勤務条件に関する基準を満たさない場合 − 25 単位	793	
2A	4327	ユ型Ⅰ型特別医療院短期4・欠1・未		要介護4 1,289単位		875	
2A	4328	ユ型Ⅰ型特別医療院短期4・夜減・欠1・未			夜勤の勤務条件に関する基準を満たさない場合 − 25 単位	858	
2A	4329	ユ型Ⅰ型特別医療院短期5・欠1・未		要介護5 1,376単位		934	
2A	4330	ユ型Ⅰ型特別医療院短期5・夜減・欠1・未			夜勤の勤務条件に関する基準を満たさない場合 − 25 単位	918	
2A	4331	経ユⅠ型特別医療院短期1・欠1・未	b.経過的ユニット型Ⅰ型特別医療院短期入所療養介護費＜ユニット型個室的多床室＞	要介護1 859単位		583	
2A	4332	経ユⅠ型特別医療院短期1・夜減・欠1・未			夜勤の勤務条件に関する基準を満たさない場合 − 25 単位	566	
2A	4333	経ユⅠ型特別医療院短期2・欠1・未		要介護2 963単位		654	
2A	4334	経ユⅠ型特別医療院短期2・夜減・欠1・未			夜勤の勤務条件に関する基準を満たさない場合 − 25 単位	637	
2A	4335	経ユⅠ型特別医療院短期3・欠1・未		要介護3 1,193単位		810	
2A	4336	経ユⅠ型特別医療院短期3・夜減・欠1・未			夜勤の勤務条件に関する基準を満たさない場合 − 25 単位	793	
2A	4337	経ユⅠ型特別医療院短期4・欠1・未		要介護4 1,289単位		875	
2A	4338	経ユⅠ型特別医療院短期4・夜減・欠1・未			夜勤の勤務条件に関する基準を満たさない場合 − 25 単位	858	
2A	4339	経ユⅠ型特別医療院短期5・欠1・未		要介護5 1,376単位		934	
2A	4340	経ユⅠ型特別医療院短期5・夜減・欠1・未			夜勤の勤務条件に関する基準を満たさない場合 − 25 単位	918	
2A	4341	ユ型Ⅱ型特別医療院短期1・欠1・未	(二)ユニット型Ⅱ型特別介護医療院短期入所療養介護費 a.ユニット型Ⅱ型特別介護医療院短期入所療養介護費＜ユニット型個室＞	要介護1 867単位		589	
2A	4342	ユ型Ⅱ型特別医療院短期1・夜減・欠1・未			夜勤の勤務条件に関する基準を満たさない場合 − 25 単位	571	
2A	4343	ユ型Ⅱ型特別医療院短期2・欠1・未		要介護2 966単位		656	
2A	4344	ユ型Ⅱ型特別医療院短期2・夜減・欠1・未			夜勤の勤務条件に関する基準を満たさない場合 − 25 単位	639	
2A	4345	ユ型Ⅱ型特別医療院短期3・欠1・未		要介護3 1,181単位		802	
2A	4346	ユ型Ⅱ型特別医療院短期3・夜減・欠1・未			夜勤の勤務条件に関する基準を満たさない場合 − 25 単位	785	
2A	4347	ユ型Ⅱ型特別医療院短期4・欠1・未		要介護4 1,273単位		864	
2A	4348	ユ型Ⅱ型特別医療院短期4・夜減・欠1・未			夜勤の勤務条件に関する基準を満たさない場合 − 25 単位	848	
2A	4349	ユ型Ⅱ型特別医療院短期5・欠1・未		要介護5 1,354単位		920	
2A	4350	ユ型Ⅱ型特別医療院短期5・夜減・欠1・未			夜勤の勤務条件に関する基準を満たさない場合 − 25 単位	902	
2A	4351	経ユⅡ型特別医療院短期1・欠1・未	b.経過的ユニット型Ⅱ型特別介護医療院短期入所療養介護費＜ユニット型個室的多床室＞	要介護1 867単位		589	
2A	4352	経ユⅡ型特別医療院短期1・夜減・欠1・未			夜勤の勤務条件に関する基準を満たさない場合 − 25 単位	571	
2A	4353	経ユⅡ型特別医療院短期2・欠1・未		要介護2 966単位		656	
2A	4354	経ユⅡ型特別医療院短期2・夜減・欠1・未			夜勤の勤務条件に関する基準を満たさない場合 − 25 単位	639	
2A	4355	経ユⅡ型特別医療院短期3・欠1・未		要介護3 1,181単位		802	
2A	4356	経ユⅡ型特別医療院短期3・夜減・欠1・未			夜勤の勤務条件に関する基準を満たさない場合 − 25 単位	785	
2A	4357	経ユⅡ型特別医療院短期4・欠1・未		要介護4 1,273単位		864	
2A	4358	経ユⅡ型特別医療院短期4・夜減・欠1・未			夜勤の勤務条件に関する基準を満たさない場合 − 25 単位	848	
2A	4359	経ユⅡ型特別医療院短期5・欠1・未		要介護5 1,354単位		920	
2A	4360	経ユⅡ型特別医療院短期5・夜減・欠1・未			夜勤の勤務条件に関する基準を満たさない場合 − 25 単位	902	
2A	4361	特定医療院短期1・欠1	(7)特定介護医療院短期入所療養介護費 (一)3時間以上4時間未満	479単位		479	1回につき
2A	4362	特定医療院短期1・夜減・欠1			夜勤の勤務条件に関する基準を満たさない場合 − 25 単位	461	
2A	4363	特定医療院短期2・欠1	(二)4時間以上6時間未満	948単位		664	
2A	4364	特定医療院短期2・夜減・欠1			夜勤の勤務条件に関する基準を満たさない場合 − 25 単位	646	
2A	4365	特定医療院短期3・欠1	(三)6時間以上8時間未満	1,316単位		921	
2A	4366	特定医療院短期3・夜減・欠1			夜勤の勤務条件に関する基準を満たさない場合 − 25 単位	904	

算定項目欄の注記（4321～4360）：医師、薬剤師、看護職員、介護職員が欠員の場合 × 70%　ユニットケア体制未整備減算 × 97%

算定項目欄の注記（4361～4366）：医師、薬剤師、看護職員、介護職員が欠員の場合 × 70%

居宅

短期療養（介護医療院）

正看比率が 20％ 未満の場合

種類	項目	サービス内容略称	算定項目			合成単位数	算定単位
2A	5001	Ⅰ型医療院短期Ⅲⅰ1・欠3	(1)Ⅰ型介護医療院短期入所療養介護費	(三)Ⅰ型介護医療院短期入所療養介護費(Ⅲ)	a.Ⅰ型介護医療院短期入所療養介護費(ⅰ)〈従来型個室〉 要介護1	677	1日につき
2A	5002	Ⅰ型医療院短期Ⅲⅰ1・夜減・欠3			752 単位 夜勤の勤務条件に関する基準を満たさない場合 － 25 単位	654	
2A	5003	Ⅰ型医療院短期Ⅲⅰ2・欠3			要介護2	777	
2A	5004	Ⅰ型医療院短期Ⅲⅰ2・夜減・欠3			863 単位 夜勤の勤務条件に関する基準を満たさない場合 － 25 単位	754	
2A	5005	Ⅰ型医療院短期Ⅲⅰ3・欠3			要介護3	993	
2A	5006	Ⅰ型医療院短期Ⅲⅰ3・夜減・欠3			1,103 単位 夜勤の勤務条件に関する基準を満たさない場合 － 25 単位	970	
2A	5007	Ⅰ型医療院短期Ⅲⅰ4・欠3			要介護4	1,085	
2A	5008	Ⅰ型医療院短期Ⅲⅰ4・夜減・欠3			1,205 単位 夜勤の勤務条件に関する基準を満たさない場合 － 25 単位	1,062	
2A	5009	Ⅰ型医療院短期Ⅲⅰ5・欠3			要介護5	1,167	
2A	5010	Ⅰ型医療院短期Ⅲⅰ5・夜減・欠3			1,297 単位 夜勤の勤務条件に関する基準を満たさない場合 － 25 単位	1,145	
2A	5011	Ⅰ型医療院短期Ⅲⅱ1・欠3			b.Ⅰ型介護医療院短期入所療養介護費(ⅱ)〈多床室〉 要介護1	778	
2A	5012	Ⅰ型医療院短期Ⅲⅱ1・夜減・欠3			864 単位 夜勤の勤務条件に関する基準を満たさない場合 － 25 単位	755	
2A	5013	Ⅰ型医療院短期Ⅲⅱ2・欠3			要介護2	878	
2A	5014	Ⅰ型医療院短期Ⅲⅱ2・夜減・欠3			975 単位 夜勤の勤務条件に関する基準を満たさない場合 － 25 単位	855	
2A	5015	Ⅰ型医療院短期Ⅲⅱ3・欠3			要介護3	1,094	
2A	5016	Ⅰ型医療院短期Ⅲⅱ3・夜減・欠3			1,215 単位 夜勤の勤務条件に関する基準を満たさない場合 － 25 単位	1,071	
2A	5017	Ⅰ型医療院短期Ⅲⅱ4・欠3			要介護4	1,185	
2A	5018	Ⅰ型医療院短期Ⅲⅱ4・夜減・欠3			1,317 単位 夜勤の勤務条件に関する基準を満たさない場合 － 25 単位	1,163	
2A	5019	Ⅰ型医療院短期Ⅲⅱ5・欠3			要介護5	1,268	
2A	5020	Ⅰ型医療院短期Ⅲⅱ5・夜減・欠3			1,409 単位 夜勤の勤務条件に関する基準を満たさない場合 － 25 単位	1,246	
2A	5021	Ⅰ型特別医療院短期ⅰ1・欠3	(3)Ⅰ型特別介護医療院短期入所療養介護費	(一)Ⅰ型特別介護医療院短期入所療養介護費	a.Ⅰ型特別介護医療院短期入所療養介護費(ⅰ)〈従来型個室〉 要介護1	645	
2A	5022	Ⅰ型特別医療院短期ⅰ1・夜減・欠3			717 単位 夜勤の勤務条件に関する基準を満たさない場合 － 25 単位	623	
2A	5023	Ⅰ型特別医療院短期ⅰ2・欠3			要介護2	739	
2A	5024	Ⅰ型特別医療院短期ⅰ2・夜減・欠3			821 単位 夜勤の勤務条件に関する基準を満たさない場合 － 25 単位	716	
2A	5025	Ⅰ型特別医療院短期ⅰ3・欠3			要介護3	946	
2A	5026	Ⅰ型特別医療院短期ⅰ3・夜減・欠3			1,051 単位 夜勤の勤務条件に関する基準を満たさない場合 － 25 単位	923	
2A	5027	Ⅰ型特別医療院短期ⅰ4・欠3			要介護4	1,032	
2A	5028	Ⅰ型特別医療院短期ⅰ4・夜減・欠3			1,147 単位 夜勤の勤務条件に関する基準を満たさない場合 － 25 単位	1,010	
2A	5029	Ⅰ型特別医療院短期ⅰ5・欠3			要介護5	1,112	
2A	5030	Ⅰ型特別医療院短期ⅰ5・夜減・欠3			1,236 単位 夜勤の勤務条件に関する基準を満たさない場合 － 25 単位	1,090	
2A	5031	Ⅰ型特別医療院短期ⅱ1・欠3			b.Ⅰ型特別介護医療院短期入所療養介護費(ⅱ)〈多床室〉 要介護1	740	
2A	5032	Ⅰ型特別医療院短期ⅱ1・夜減・欠3			822 単位 夜勤の勤務条件に関する基準を満たさない場合 － 25 単位	717	
2A	5033	Ⅰ型特別医療院短期ⅱ2・欠3			要介護2	836	
2A	5034	Ⅰ型特別医療院短期ⅱ2・夜減・欠3			929 単位 夜勤の勤務条件に関する基準を満たさない場合 － 25 単位	814	
2A	5035	Ⅰ型特別医療院短期ⅱ3・欠3			要介護3	1,040	
2A	5036	Ⅰ型特別医療院短期ⅱ3・夜減・欠3			1,156 単位 夜勤の勤務条件に関する基準を満たさない場合 － 25 単位	1,018	
2A	5037	Ⅰ型特別医療院短期ⅱ4・欠3			要介護4	1,129	
2A	5038	Ⅰ型特別医療院短期ⅱ4・夜減・欠3			1,254 単位 夜勤の勤務条件に関する基準を満たさない場合 － 25 単位	1,106	
2A	5039	Ⅰ型特別医療院短期ⅱ5・欠3			要介護5	1,207	
2A	5040	Ⅰ型特別医療院短期ⅱ5・夜減・欠3			1,341 単位 夜勤の勤務条件に関する基準を満たさない場合 － 25 単位	1,184	

算定項目欄右端：正看比率が20％未満の場合 × 90％

居宅

短期療養

（介護医療院）

サービスコード 種類	項目	サービス内容略称	算定項目				合成単位数	算定単位
2A	5041	ユ型Ⅰ型医療院短期Ⅱ1・欠3	(4)ユニット型Ⅰ型介護医療院短期入所療養介護費　(ニ)ユニット型Ⅰ型介護医療院短期入所療養介護費（Ⅱ）	a.ユニット型Ⅰ型介護医療院短期入所療養介護費 <ユニット型個室>	要介護1 901 単位		811	1日につき
2A	5042	ユ型Ⅰ型医療院短期Ⅱ1・夜減・欠3				夜勤の勤務条件に関する基準を満たさない場合 － 25 単位	788	
2A	5043	ユ型Ⅰ型医療院短期Ⅱ2・欠3			要介護2 1,011 単位		910	
2A	5044	ユ型Ⅰ型医療院短期Ⅱ2・夜減・欠3				夜勤の勤務条件に関する基準を満たさない場合 － 25 単位	887	
2A	5045	ユ型Ⅰ型医療院短期Ⅱ3・欠3			要介護3 1,252 単位		1,127	
2A	5046	ユ型Ⅰ型医療院短期Ⅱ3・夜減・欠3				夜勤の勤務条件に関する基準を満たさない場合 － 25 単位	1,104	
2A	5047	ユ型Ⅰ型医療院短期Ⅱ4・欠3			要介護4 1,353 単位		1,218	
2A	5048	ユ型Ⅰ型医療院短期Ⅱ4・夜減・欠3				夜勤の勤務条件に関する基準を満たさない場合 － 25 単位	1,195	
2A	5049	ユ型Ⅰ型医療院短期Ⅱ5・欠3			要介護5 1,445 単位		1,301	
2A	5050	ユ型Ⅰ型医療院短期Ⅱ5・夜減・欠3				夜勤の勤務条件に関する基準を満たさない場合 － 25 単位	1,278	
2A	5051	経ユ型Ⅰ型医療院短期Ⅱ1・欠3		b.経過的ユニット型Ⅰ型介護医療院短期入所療養介護費 <ユニット型個室的多床室>	要介護1 901 単位		811	
2A	5052	経ユ型Ⅰ型医療院短期Ⅱ1・夜減・欠3				夜勤の勤務条件に関する基準を満たさない場合 － 25 単位	788	
2A	5053	経ユ型Ⅰ型医療院短期Ⅱ2・欠3			要介護2 1,011 単位		910	
2A	5054	経ユ型Ⅰ型医療院短期Ⅱ2・夜減・欠3				夜勤の勤務条件に関する基準を満たさない場合 － 25 単位	887	
2A	5055	経ユ型Ⅰ型医療院短期Ⅱ3・欠3			要介護3 1,252 単位		1,127	
2A	5056	経ユ型Ⅰ型医療院短期Ⅱ3・夜減・欠3				夜勤の勤務条件に関する基準を満たさない場合 － 25 単位	1,104	
2A	5057	経ユ型Ⅰ型医療院短期Ⅱ4・欠3			要介護4 1,353 単位		1,218	
2A	5058	経ユ型Ⅰ型医療院短期Ⅱ4・夜減・欠3				夜勤の勤務条件に関する基準を満たさない場合 － 25 単位	1,195	
2A	5059	経ユ型Ⅰ型医療院短期Ⅱ5・欠3			要介護5 1,445 単位		1,301	
2A	5060	経ユ型Ⅰ型医療院短期Ⅱ5・夜減・欠3				夜勤の勤務条件に関する基準を満たさない場合 － 25 単位	1,278	
2A	5061	ユ型Ⅰ型医療院短期Ⅱ1・欠3・未	(ニ)ユニット型Ⅰ型介護医療院短期入所療養介護費（Ⅱ）	a.ユニット型Ⅰ型医療院短期入所療養介護費 <ユニット型個室>	要介護1 901 単位		787	
2A	5062	ユ型Ⅰ型医療院短期Ⅱ1・夜減・欠3・未				夜勤の勤務条件に関する基準を満たさない場合 － 25 単位	764	
2A	5063	ユ型Ⅰ型医療院短期Ⅱ2・欠3・未			要介護2 1,011 単位		883	
2A	5064	ユ型Ⅰ型医療院短期Ⅱ2・夜減・欠3・未				夜勤の勤務条件に関する基準を満たさない場合 － 25 単位	860	
2A	5065	ユ型Ⅰ型医療院短期Ⅱ3・欠3・未			要介護3 1,252 単位		1,093	
2A	5066	ユ型Ⅰ型医療院短期Ⅱ3・夜減・欠3・未				夜勤の勤務条件に関する基準を満たさない場合 － 25 単位	1,071	
2A	5067	ユ型Ⅰ型医療院短期Ⅱ4・欠3・未			要介護4 1,353 単位		1,181	
2A	5068	ユ型Ⅰ型医療院短期Ⅱ4・夜減・欠3・未				夜勤の勤務条件に関する基準を満たさない場合 － 25 単位	1,159	
2A	5069	ユ型Ⅰ型医療院短期Ⅱ5・欠3・未			要介護5 1,445 単位		1,262	
2A	5070	ユ型Ⅰ型医療院短期Ⅱ5・夜減・欠3・未				夜勤の勤務条件に関する基準を満たさない場合 － 25 単位	1,240	
2A	5071	経ユ型Ⅰ型医療院短期Ⅱ1・欠3・未		b.経過的ユニット型Ⅰ型介護医療院短期入所療養介護費 <ユニット型個室的多床室>	要介護1 901 単位		787	
2A	5072	経ユ型Ⅰ型医療院短期Ⅱ1・夜減・欠3・未				夜勤の勤務条件に関する基準を満たさない場合 － 25 単位	764	
2A	5073	経ユ型Ⅰ型医療院短期Ⅱ2・欠3・未			要介護2 1,011 単位		883	
2A	5074	経ユ型Ⅰ型医療院短期Ⅱ2・夜減・欠3・未				夜勤の勤務条件に関する基準を満たさない場合 － 25 単位	860	
2A	5075	経ユ型Ⅰ型医療院短期Ⅱ3・欠3・未			要介護3 1,252 単位		1,093	
2A	5076	経ユ型Ⅰ型医療院短期Ⅱ3・夜減・欠3・未				夜勤の勤務条件に関する基準を満たさない場合 － 25 単位	1,071	
2A	5077	経ユ型Ⅰ型医療院短期Ⅱ4・欠3・未			要介護4 1,353 単位		1,181	
2A	5078	経ユ型Ⅰ型医療院短期Ⅱ4・夜減・欠3・未				夜勤の勤務条件に関する基準を満たさない場合 － 25 単位	1,159	
2A	5079	経ユ型Ⅰ型医療院短期Ⅱ5・欠3・未			要介護5 1,445 単位		1,262	
2A	5080	経ユ型Ⅰ型医療院短期Ⅱ5・夜減・欠3・未				夜勤の勤務条件に関する基準を満たさない場合 － 25 単位	1,240	

上段（5041〜5060）：正看比率が20%未満の場合　×90%

下段（5061〜5080）：正看比率が20%未満の場合　×90%　ユニットケア体制未整備減算　×97%

居宅

短期療養

（介護医療院）

居宅

種類	項目	サービス内容略称	算定項目					合成単位数	算定単位
2A	5081	ユ型Ⅰ型特別医療院短期1・欠3	(6)ユニット型特別介護医療院短期入所療養介護費	(一)ユニット型Ⅰ型特別介護医療院短期入所療養介護費	a.ユニット型Ⅰ型特別介護医療院短期入所療養介護費 ＜ユニット型個室＞	要介護1 859単位		773	1日につき
2A	5082	ユ型Ⅰ型特別医療院短期1・夜減・欠3				夜勤の勤務条件に関する基準を満たさない場合 － 25単位	正看比率が20％未満の場合	751	
2A	5083	ユ型Ⅰ型特別医療院短期2・欠3				要介護2 963単位		867	
2A	5084	ユ型Ⅰ型特別医療院短期2・夜減・欠3				夜勤の勤務条件に関する基準を満たさない場合 － 25単位		844	
2A	5085	ユ型Ⅰ型特別医療院短期3・欠3				要介護3 1,193単位		1,074	
2A	5086	ユ型Ⅰ型特別医療院短期3・夜減・欠3				夜勤の勤務条件に関する基準を満たさない場合 － 25単位		1,051	
2A	5087	ユ型Ⅰ型特別医療院短期4・欠3				要介護4 1,289単位		1,160	
2A	5088	ユ型Ⅰ型特別医療院短期4・夜減・欠3				夜勤の勤務条件に関する基準を満たさない場合 － 25単位		1,138	
2A	5089	ユ型Ⅰ型特別医療院短期5・欠3				要介護5 1,376単位		1,238	
2A	5090	ユ型Ⅰ型特別医療院短期5・夜減・欠3				夜勤の勤務条件に関する基準を満たさない場合 － 25単位		1,216	
2A	5091	経ユ型Ⅰ型特別医療院短期1・欠3			b.経過的ユニット型Ⅰ型特別介護医療院短期入所療養介護費 ＜ユニット型個室的多床室＞	要介護1 859単位	× 90%	773	
2A	5092	経ユ型Ⅰ型特別医療院短期1・夜減・欠3				夜勤の勤務条件に関する基準を満たさない場合 － 25単位		751	
2A	5093	経ユ型Ⅰ型特別医療院短期2・欠3				要介護2 963単位		867	
2A	5094	経ユ型Ⅰ型特別医療院短期2・夜減・欠3				夜勤の勤務条件に関する基準を満たさない場合 － 25単位		844	
2A	5095	経ユ型Ⅰ型特別医療院短期3・欠3				要介護3 1,193単位		1,074	
2A	5096	経ユ型Ⅰ型特別医療院短期3・夜減・欠3				夜勤の勤務条件に関する基準を満たさない場合 － 25単位		1,051	
2A	5097	経ユ型Ⅰ型特別医療院短期4・欠3				要介護4 1,289単位		1,160	
2A	5098	経ユ型Ⅰ型特別医療院短期4・夜減・欠3				夜勤の勤務条件に関する基準を満たさない場合 － 25単位		1,138	
2A	5099	経ユ型Ⅰ型特別医療院短期5・欠3				要介護5 1,376単位		1,238	
2A	5100	経ユ型Ⅰ型特別医療院短期5・夜減・欠3				夜勤の勤務条件に関する基準を満たさない場合 － 25単位		1,216	
2A	5101	ユ型Ⅰ型特別医療院短期1・欠3・未		(一)ユニット型Ⅰ型特別介護医療院短期入所療養介護費	a.ユニット型Ⅰ型特別介護医療院短期入所療養介護費 ＜ユニット型個室＞	要介護1 859単位	正看比率が20％未満の場合 / ユニットケア体制未整備減算	750	
2A	5102	ユ型Ⅰ型特別医療院短期1・夜減・欠3・未				夜勤の勤務条件に関する基準を満たさない場合 － 25単位		728	
2A	5103	ユ型Ⅰ型特別医療院短期2・欠3・未				要介護2 963単位		841	
2A	5104	ユ型Ⅰ型特別医療院短期2・夜減・欠3・未				夜勤の勤務条件に関する基準を満たさない場合 － 25単位		819	
2A	5105	ユ型Ⅰ型特別医療院短期3・欠3・未				要介護3 1,193単位		1,042	
2A	5106	ユ型Ⅰ型特別医療院短期3・夜減・欠3・未				夜勤の勤務条件に関する基準を満たさない場合 － 25単位		1,019	
2A	5107	ユ型Ⅰ型特別医療院短期4・欠3・未				要介護4 1,289単位		1,125	
2A	5108	ユ型Ⅰ型特別医療院短期4・夜減・欠3・未				夜勤の勤務条件に関する基準を満たさない場合 － 25単位		1,104	
2A	5109	ユ型Ⅰ型特別医療院短期5・欠3・未				要介護5 1,376単位		1,201	
2A	5110	ユ型Ⅰ型特別医療院短期5・夜減・欠3・未				夜勤の勤務条件に関する基準を満たさない場合 － 25単位		1,180	
2A	5111	経ユ型Ⅰ型特別医療院短期1・欠3・未			b.経過的ユニット型Ⅰ型特別介護医療院短期入所療養介護費 ＜ユニット型個室的多床室＞	要介護1 859単位	× 90% / × 97%	750	
2A	5112	経ユ型Ⅰ型特別医療院短期1・夜減・欠3・未				夜勤の勤務条件に関する基準を満たさない場合 － 25単位		728	
2A	5113	経ユ型Ⅰ型特別医療院短期2・欠3・未				要介護2 963単位		841	
2A	5114	経ユ型Ⅰ型特別医療院短期2・夜減・欠3・未				夜勤の勤務条件に関する基準を満たさない場合 － 25単位		819	
2A	5115	経ユ型Ⅰ型特別医療院短期3・欠3・未				要介護3 1,193単位		1,042	
2A	5116	経ユ型Ⅰ型特別医療院短期3・夜減・欠3・未				夜勤の勤務条件に関する基準を満たさない場合 － 25単位		1,019	
2A	5117	経ユ型Ⅰ型特別医療院短期4・欠3・未				要介護4 1,289単位		1,125	
2A	5118	経ユ型Ⅰ型特別医療院短期4・夜減・欠3・未				夜勤の勤務条件に関する基準を満たさない場合 － 25単位		1,104	
2A	5119	経ユ型Ⅰ型特別医療院短期5・欠3・未				要介護5 1,376単位		1,201	
2A	5120	経ユ型Ⅰ型特別医療院短期5・夜減・欠3・未				夜勤の勤務条件に関する基準を満たさない場合 － 25単位		1,180	

短期療養

（介護医療院）

10　特定施設入居者生活介護サービスコード表

イ　特定施設入居者生活介護（短期利用以外）サービスコード表

サービスコード 種類	項目	サービス内容略称	算定項目			合成 単位数	算定 単位
33	1111	特定施設生活介護1	イ 特定施設入居者生活介護費	要介護1	542 単位	542	1日につき
33	1121	特定施設生活介護2		要介護2	609 単位	609	
33	1131	特定施設生活介護3		要介護3	679 単位	679	
33	1141	特定施設生活介護4		要介護4	744 単位	744	
33	1151	特定施設生活介護5		要介護5	813 単位	813	
33	6304	特定施設身体拘束廃止未実施減算1	身体拘束廃止未実施減算 特定施設入居者 生活介護費	要介護1	54 単位減算	-54	
33	6305	特定施設身体拘束廃止未実施減算2		要介護2	61 単位減算	-61	
33	6306	特定施設身体拘束廃止未実施減算3		要介護3	68 単位減算	-68	
33	6307	特定施設身体拘束廃止未実施減算4		要介護4	74 単位減算	-74	
33	6308	特定施設身体拘束廃止未実施減算5		要介護5	81 単位減算	-81	
33	C201	特定施設高齢者虐待防止未実施減算1	高齢者虐待防止措置未実施減算 特定施設入居者 生活介護費	要介護1	5 単位減算	-5	
33	C202	特定施設高齢者虐待防止未実施減算2		要介護2	6 単位減算	-6	
33	C203	特定施設高齢者虐待防止未実施減算3		要介護3	7 単位減算	-7	
33	C204	特定施設高齢者虐待防止未実施減算4		要介護4	7 単位減算	-7	
33	C205	特定施設高齢者虐待防止未実施減算5		要介護5	8 単位減算	-8	
33	D201	特定施設業務継続計画未策定減算1	業務継続計画未策定減算 特定施設入居者 生活介護費	要介護1	16 単位減算	-16	
33	D202	特定施設業務継続計画未策定減算2		要介護2	18 単位減算	-18	
33	D203	特定施設業務継続計画未策定減算3		要介護3	20 単位減算	-20	
33	D204	特定施設業務継続計画未策定減算4		要介護4	22 単位減算	-22	
33	D205	特定施設業務継続計画未策定減算5		要介護5	24 単位減算	-24	
33	6320	特定施設入居継続支援加算Ⅰ	入居継続支援加算	入居継続支援加算（Ⅰ）	36 単位加算	36	
33	6321	特定施設入居継続支援加算Ⅱ		入居継続支援加算（Ⅱ）	22 単位加算	22	
33	4001	特定施設生活機能向上連携加算Ⅰ	生活機能向上連携加算	生活機能向上連携加算（Ⅰ）（原則3月に1回を限度）	100 単位加算	100	1月につき
33	4002	特定施設生活機能向上連携加算Ⅱ1		生活機能向上連携加算（Ⅱ）	200 単位加算	200	
33	4003	特定施設生活機能向上連携加算Ⅱ2		個別機能訓練加算を算定している場合	100 単位加算	100	
33	6003	特定施設個別機能訓練加算Ⅰ	個別機能訓練加算	個別機能訓練加算（Ⅰ）	12 単位加算	12	1日につき
33	6004	特定施設個別機能訓練加算Ⅱ		個別機能訓練加算（Ⅱ）	20 単位加算	20	1月につき
33	6005	特定施設ADL維持等加算Ⅰ	ADL維持等加算	ADL維持等加算（Ⅰ）	30 単位加算	30	
33	6006	特定施設ADL維持等加算Ⅱ		ADL維持等加算（Ⅱ）	60 単位加算	60	
33	1161	特定施設夜間看護体制加算Ⅰ	夜間看護体制加算	夜間看護体制加算（Ⅰ）	18 単位加算	18	1日につき
33	1160	特定施設夜間看護体制加算Ⅱ		夜間看護体制加算（Ⅱ）	9 単位加算	9	
33	6109	特定施設若年性認知症受入加算	若年性認知症入居者受入加算		120 単位加算	120	
33	6201	特定施設口腔栄養スクリーニング加算	口腔・栄養スクリーニング加算（6月に1回を限度）		20 単位加算	20	1回につき
33	6361	特定施設科学的介護推進体制加算	科学的介護推進体制加算		40 単位加算	40	1月につき

居宅

特定
入居

居宅

特定入居

種類	項目	サービス内容略称	算定項目			合成単位数	算定単位
33	1201	外部特定施設生活介護	ロ 外部サービス利用型特定施設入居者生活介護費(基本部分)	84 単位		84	1日につき
33	C206	外部特定施設高齢者虐待防止未実施減算	高齢者虐待防止措置未実施減算	外部サービス利用型特定施設入居者生活介護費	1 単位減算	-1	
33	D206	外部特定施設業務継続計画未策定減算	業務継続計画未策定減算	外部サービス利用型特定施設入居者生活介護費	3 単位減算	-3	
33	6124	特定施設障害者等支援加算	障害者等支援加算		20 単位加算	20	
33	1311	外部身体介護1	訪問介護／身体介護中心	(1)15分未満	94 単位	94	1回につき
33	1312	外部身体介護2		(2)15分以上30分未満	189 単位	189	
33	1313	外部身体介護3		(3)30分以上45分未満	256 単位	256	
33	1314	外部身体介護4		(4)45分以上1時間未満	256 単位 + 1 × 85 単位	341	
33	1315	外部身体介護5		(5)1時間以上1時間15分未満	256 単位 + 2 × 85 単位	426	
33	1316	外部身体介護6	n:1時間30分から計算して15分を増すごとのきざみ数	(6)1時間15分以上1時間30分未満	256 単位 + 3 × 85 単位	511	
33	1317	外部身体介護7		(7)1時間30分以上	548 単位 + n × 36 単位		
33	1321	外部生活援助1	生活援助中心	(1)15分未満	48 単位	48	
33	1322	外部生活援助2		(2)15分以上30分未満	94 単位	94	
33	1323	外部生活援助3		(3)30分以上45分未満	94 単位 + 1 × 48 単位	142	
33	1324	外部生活援助4		(4)45分以上1時間未満	94 単位 + 2 × 48 単位	190	
33	1325	外部生活援助5		(5)1時間以上1時間15分未満	214 単位	214	
33	1326	外部生活援助6		(6)1時間15分以上	256 単位	256	
33	1331	外部通院等乗降介助	通院等乗降介助		85 単位	85	
33	1411	外部訪問入浴介護	訪問入浴介護		1,266 単位 × 90%	1,139	
33	1511	外部訪問看護Ⅰ1	訪問看護／指定訪問看護ステーションの場合	(1)20分未満	314 単位 × 90%	283	
33	1517	外部訪問看護Ⅰ1・准看		准看護師の場合	314 単位 × 81%	254	
33	1512	外部訪問看護Ⅰ2		(2)30分未満	471 単位 × 90%	424	
33	1513	外部訪問看護Ⅰ3		(3)30分以上1時間未満	823 単位 × 90%	741	
33	1514	外部訪問看護Ⅰ4		(4)1時間以上1時間30分未満	1,128 単位 × 90%	1,015	
33	1515	外部訪問看護Ⅰ5		(5)PT、OT、STの場合	294 単位 × 90%	265	
33	1516	外部訪問看護Ⅰ5・2超		1日に2回を超える場合	294 単位 × 81%	238	
33	1521	外部訪問看護Ⅱ1	病院又は診療所の場合	(1)20分未満	266 単位 × 90%	239	
33	1525	外部訪問看護Ⅱ1・准看		准看護師の場合	266 単位 × 81%	215	
33	1522	外部訪問看護Ⅱ2		(2)30分未満	399 単位 × 90%	359	
33	1523	外部訪問看護Ⅱ3		(3)30分以上1時間未満	574 単位 × 90%	517	
33	1524	外部訪問看護Ⅱ4		(4)1時間以上1時間30分未満	844 単位 × 90%	760	
33	1611	外部訪問リハ1	訪問リハビリテーション／病院又は診療所の場合		308 単位 × 90%	277	
33	1612	外部訪問リハ2	介護老人保健施設の場合		308 単位 × 90%	277	
33	1613	外部訪問リハ3	介護医療院の場合		308 単位 × 90%	277	
33	1751	外部通所介護Ⅰ21・時減	通所介護／通常規模型通所介護費	注 2時間以上3時間未満	要介護1 388 単位 × 63%	244	
33	1752	外部通所介護Ⅰ22・時減			要介護2 444 単位 × 63%	280	
33	1753	外部通所介護Ⅰ23・時減			要介護3 502 単位 × 63%	316	
33	1754	外部通所介護Ⅰ24・時減			要介護4 560 単位 × 63%	353	
33	1755	外部通所介護Ⅰ25・時減			要介護5 617 単位 × 63%	389	
33	1761	外部通所介護Ⅰ11		(1)3時間以上4時間未満	要介護1 370 単位 × 90%	333	
33	1762	外部通所介護Ⅰ12			要介護2 423 単位 × 90%	381	
33	1763	外部通所介護Ⅰ13			要介護3 479 単位 × 90%	431	
33	1764	外部通所介護Ⅰ14			要介護4 533 単位 × 90%	480	
33	1765	外部通所介護Ⅰ15			要介護5 588 単位 × 90%	529	
33	1766	外部通所介護Ⅰ21		(2)4時間以上5時間未満	要介護1 388 単位 × 90%	349	
33	1767	外部通所介護Ⅰ22			要介護2 444 単位 × 90%	400	
33	1768	外部通所介護Ⅰ23			要介護3 502 単位 × 90%	452	
33	1769	外部通所介護Ⅰ24			要介護4 560 単位 × 90%	504	
33	1793	外部通所介護Ⅰ25			要介護5 617 単位 × 90%	555	
33	1771	外部通所介護Ⅰ31		(3)5時間以上6時間未満	要介護1 570 単位 × 90%	513	
33	1772	外部通所介護Ⅰ32			要介護2 673 単位 × 90%	606	
33	1773	外部通所介護Ⅰ33			要介護3 777 単位 × 90%	699	
33	1774	外部通所介護Ⅰ34			要介護4 880 単位 × 90%	792	
33	1775	外部通所介護Ⅰ35			要介護5 984 単位 × 90%	886	
33	1776	外部通所介護Ⅰ41		(4)6時間以上7時間未満	要介護1 584 単位 × 90%	526	
33	1777	外部通所介護Ⅰ42			要介護2 689 単位 × 90%	620	
33	1778	外部通所介護Ⅰ43			要介護3 796 単位 × 90%	716	
33	1779	外部通所介護Ⅰ44			要介護4 901 単位 × 90%	811	
33	1794	外部通所介護Ⅰ45			要介護5 1,008 単位 × 90%	907	
33	1781	外部通所介護Ⅰ51		(5)7時間以上8時間未満	要介護1 658 単位 × 90%	592	
33	1782	外部通所介護Ⅰ52			要介護2 777 単位 × 90%	699	
33	1783	外部通所介護Ⅰ53			要介護3 900 単位 × 90%	810	
33	1784	外部通所介護Ⅰ54			要介護4 1,023 単位 × 90%	921	
33	1785	外部通所介護Ⅰ55			要介護5 1,148 単位 × 90%	1,033	
33	1786	外部通所介護Ⅰ61		(6)8時間以上9時間未満	要介護1 669 単位 × 90%	602	
33	1787	外部通所介護Ⅰ62			要介護2 791 単位 × 90%	712	
33	1788	外部通所介護Ⅰ63			要介護3 915 単位 × 90%	824	
33	1789	外部通所介護Ⅰ64			要介護4 1,041 単位 × 90%	937	
33	1790	外部通所介護Ⅰ65			要介護5 1,168 単位 × 90%	1,051	

（委託先により居宅サービスが行われる場合）

サービスコード 種類	項目	サービス内容略称			算定項目				合成 単位数	算定 単位
33	2241	外部通所介護Ⅱ21・時減	委託先により居宅サービスが行われる場合	通所介護	大規模型通所介護費（Ⅰ）	注 2時間以上 3時間未満	要介護1	376 単位 × 63%	237	1回につき
33	2242	外部通所介護Ⅱ22・時減					要介護2	430 単位 × 63%	271	
33	2243	外部通所介護Ⅱ23・時減					要介護3	486 単位 × 63%	306	
33	2244	外部通所介護Ⅱ24・時減					要介護4	541 単位 × 63%	341	
33	2245	外部通所介護Ⅱ25・時減					要介護5	597 単位 × 63%	376	
33	2251	外部通所介護Ⅱ11				(1) 3時間以上 4時間未満	要介護1	358 単位 × 90%	322	
33	2252	外部通所介護Ⅱ12					要介護2	409 単位 × 90%	368	
33	2253	外部通所介護Ⅱ13					要介護3	462 単位 × 90%	416	
33	2254	外部通所介護Ⅱ14					要介護4	513 単位 × 90%	462	
33	2255	外部通所介護Ⅱ15					要介護5	568 単位 × 90%	511	
33	2256	外部通所介護Ⅱ21				(2) 4時間以上 5時間未満	要介護1	376 単位 × 90%	338	
33	2257	外部通所介護Ⅱ22					要介護2	430 単位 × 90%	387	
33	2258	外部通所介護Ⅱ23					要介護3	486 単位 × 90%	437	
33	2259	外部通所介護Ⅱ24					要介護4	541 単位 × 90%	487	
33	2260	外部通所介護Ⅱ25					要介護5	597 単位 × 90%	537	
33	2261	外部通所介護Ⅱ31				(3) 5時間以上 6時間未満	要介護1	544 単位 × 90%	490	
33	2262	外部通所介護Ⅱ32					要介護2	643 単位 × 90%	579	
33	2263	外部通所介護Ⅱ33					要介護3	743 単位 × 90%	669	
33	2264	外部通所介護Ⅱ34					要介護4	840 単位 × 90%	756	
33	2265	外部通所介護Ⅱ35					要介護5	940 単位 × 90%	846	
33	2266	外部通所介護Ⅱ41				(4) 6時間以上 7時間未満	要介護1	564 単位 × 90%	508	
33	2267	外部通所介護Ⅱ42					要介護2	667 単位 × 90%	600	
33	2268	外部通所介護Ⅱ43					要介護3	770 単位 × 90%	693	
33	2269	外部通所介護Ⅱ44					要介護4	871 単位 × 90%	784	
33	2270	外部通所介護Ⅱ45					要介護5	974 単位 × 90%	877	
33	2271	外部通所介護Ⅱ51				(5) 7時間以上 8時間未満	要介護1	629 単位 × 90%	566	
33	2272	外部通所介護Ⅱ52					要介護2	744 単位 × 90%	670	
33	2273	外部通所介護Ⅱ53					要介護3	861 単位 × 90%	775	
33	2274	外部通所介護Ⅱ54					要介護4	980 単位 × 90%	882	
33	2275	外部通所介護Ⅱ55					要介護5	1,097 単位 × 90%	987	
33	2276	外部通所介護Ⅱ61				(6) 8時間以上 9時間未満	要介護1	647 単位 × 90%	582	
33	2277	外部通所介護Ⅱ62					要介護2	765 単位 × 90%	689	
33	2278	外部通所介護Ⅱ63					要介護3	885 単位 × 90%	797	
33	2279	外部通所介護Ⅱ64					要介護4	1,007 単位 × 90%	906	
33	2280	外部通所介護Ⅱ65					要介護5	1,127 単位 × 90%	1,014	
33	2281	外部通所介護Ⅲ21・時減			大規模型通所介護費（Ⅱ）	注 2時間以上 3時間未満	要介護1	362 単位 × 63%	228	
33	2282	外部通所介護Ⅲ22・時減					要介護2	414 単位 × 63%	261	
33	2283	外部通所介護Ⅲ23・時減					要介護3	468 単位 × 63%	295	
33	2284	外部通所介護Ⅲ24・時減					要介護4	521 単位 × 63%	328	
33	2285	外部通所介護Ⅲ25・時減					要介護5	575 単位 × 63%	362	
33	2291	外部通所介護Ⅲ11				(1) 3時間以上 4時間未満	要介護1	345 単位 × 90%	311	
33	2292	外部通所介護Ⅲ12					要介護2	395 単位 × 90%	356	
33	2293	外部通所介護Ⅲ13					要介護3	446 単位 × 90%	401	
33	2294	外部通所介護Ⅲ14					要介護4	495 単位 × 90%	446	
33	2295	外部通所介護Ⅲ15					要介護5	549 単位 × 90%	494	
33	2296	外部通所介護Ⅲ21				(2) 4時間以上 5時間未満	要介護1	362 単位 × 90%	326	
33	2297	外部通所介護Ⅲ22					要介護2	414 単位 × 90%	373	
33	2298	外部通所介護Ⅲ23					要介護3	468 単位 × 90%	421	
33	2299	外部通所介護Ⅲ24					要介護4	521 単位 × 90%	469	
33	2300	外部通所介護Ⅲ25					要介護5	575 単位 × 90%	518	
33	2301	外部通所介護Ⅲ31				(3) 5時間以上 6時間未満	要介護1	525 単位 × 90%	473	
33	2302	外部通所介護Ⅲ32					要介護2	620 単位 × 90%	558	
33	2303	外部通所介護Ⅲ33					要介護3	715 単位 × 90%	644	
33	2304	外部通所介護Ⅲ34					要介護4	812 単位 × 90%	731	
33	2305	外部通所介護Ⅲ35					要介護5	907 単位 × 90%	816	
33	2306	外部通所介護Ⅲ41				(4) 6時間以上 7時間未満	要介護1	543 単位 × 90%	489	
33	2307	外部通所介護Ⅲ42					要介護2	641 単位 × 90%	577	
33	2308	外部通所介護Ⅲ43					要介護3	740 単位 × 90%	666	
33	2309	外部通所介護Ⅲ44					要介護4	839 単位 × 90%	755	
33	2310	外部通所介護Ⅲ45					要介護5	939 単位 × 90%	845	
33	2311	外部通所介護Ⅲ51				(5) 7時間以上 8時間未満	要介護1	607 単位 × 90%	546	
33	2312	外部通所介護Ⅲ52					要介護2	716 単位 × 90%	644	
33	2313	外部通所介護Ⅲ53					要介護3	830 単位 × 90%	747	
33	2314	外部通所介護Ⅲ54					要介護4	946 単位 × 90%	851	
33	2315	外部通所介護Ⅲ55					要介護5	1,059 単位 × 90%	953	
33	2316	外部通所介護Ⅲ61				(6) 8時間以上 9時間未満	要介護1	623 単位 × 90%	561	
33	2317	外部通所介護Ⅲ62					要介護2	737 単位 × 90%	663	
33	2318	外部通所介護Ⅲ63					要介護3	852 単位 × 90%	767	
33	2319	外部通所介護Ⅲ64					要介護4	970 単位 × 90%	873	
33	2320	外部通所介護Ⅲ65					要介護5	1,086 単位 × 90%	977	

居宅

特定 入居

居宅

特定
入居

サービスコード 種類	項目	サービス内容略称					算定項目				合成単位数	算定単位
33	2321	外部通所リハⅠ111	委託先により居宅サービスが行われる場合	通所リハビリテーション	通常規模型通所リハビリテーション費	病院又は診療所の場合	(一)1時間以上 2時間未満	要介護1	369 単位 × 90%	332	1回につき
33	2322	外部通所リハⅠ112						要介護2	398 単位 × 90%	358	
33	2323	外部通所リハⅠ113						要介護3	429 単位 × 90%	386	
33	2324	外部通所リハⅠ114						要介護4	458 単位 × 90%	412	
33	2325	外部通所リハⅠ115						要介護5	491 単位 × 90%	442	
33	1941	外部通所リハⅠ121					(二)2時間以上 3時間未満	要介護1	383 単位 × 90%	345	
33	1942	外部通所リハⅠ122						要介護2	439 単位 × 90%	395	
33	1943	外部通所リハⅠ123						要介護3	498 単位 × 90%	448	
33	1944	外部通所リハⅠ124						要介護4	555 単位 × 90%	500	
33	1945	外部通所リハⅠ125						要介護5	612 単位 × 90%	551	
33	1811	外部通所リハⅠ131					(三)3時間以上 4時間未満	要介護1	486 単位 × 90%	437	
33	1812	外部通所リハⅠ132						要介護2	565 単位 × 90%	509	
33	1813	外部通所リハⅠ133						要介護3	643 単位 × 90%	579	
33	1814	外部通所リハⅠ134						要介護4	743 単位 × 90%	669	
33	1815	外部通所リハⅠ135						要介護5	842 単位 × 90%	758	
33	1821	外部通所リハⅠ141					(四)4時間以上 5時間未満	要介護1	553 単位 × 90%	498	
33	1822	外部通所リハⅠ142						要介護2	642 単位 × 90%	578	
33	1823	外部通所リハⅠ143						要介護3	730 単位 × 90%	657	
33	1824	外部通所リハⅠ144						要介護4	844 単位 × 90%	760	
33	1825	外部通所リハⅠ145						要介護5	957 単位 × 90%	861	
33	1826	外部通所リハⅠ151					(五)5時間以上 6時間未満	要介護1	622 単位 × 90%	560	
33	1827	外部通所リハⅠ152						要介護2	738 単位 × 90%	664	
33	1828	外部通所リハⅠ153						要介護3	852 単位 × 90%	767	
33	1829	外部通所リハⅠ154						要介護4	987 単位 × 90%	888	
33	1846	外部通所リハⅠ155						要介護5	1,120 単位 × 90%	1,008	
33	1831	外部通所リハⅠ161					(六)6時間以上 7時間未満	要介護1	715 単位 × 90%	644	
33	1832	外部通所リハⅠ162						要介護2	850 単位 × 90%	765	
33	1833	外部通所リハⅠ163						要介護3	981 単位 × 90%	883	
33	1834	外部通所リハⅠ164						要介護4	1,137 単位 × 90%	1,023	
33	1835	外部通所リハⅠ165						要介護5	1,290 単位 × 90%	1,161	
33	1836	外部通所リハⅠ171					(七)7時間以上 8時間未満	要介護1	762 単位 × 90%	686	
33	1837	外部通所リハⅠ172						要介護2	903 単位 × 90%	813	
33	1838	外部通所リハⅠ173						要介護3	1,046 単位 × 90%	941	
33	1839	外部通所リハⅠ174						要介護4	1,215 単位 × 90%	1,094	
33	1847	外部通所リハⅠ175						要介護5	1,379 単位 × 90%	1,241	
33	2351	外部通所リハⅠ211				介護老人保健施設の場合	(一)1時間以上 2時間未満	要介護1	369 単位 × 90%	332	
33	2352	外部通所リハⅠ212						要介護2	398 単位 × 90%	358	
33	2353	外部通所リハⅠ213						要介護3	429 単位 × 90%	386	
33	2354	外部通所リハⅠ214						要介護4	458 単位 × 90%	412	
33	2355	外部通所リハⅠ215						要介護5	491 単位 × 90%	442	
33	2361	外部通所リハⅠ221					(二)2時間以上 3時間未満	要介護1	383 単位 × 90%	345	
33	2362	外部通所リハⅠ222						要介護2	439 単位 × 90%	395	
33	2363	外部通所リハⅠ223						要介護3	498 単位 × 90%	448	
33	2364	外部通所リハⅠ224						要介護4	555 単位 × 90%	500	
33	2365	外部通所リハⅠ225						要介護5	612 単位 × 90%	551	
33	2371	外部通所リハⅠ231					(三)3時間以上 4時間未満	要介護1	486 単位 × 90%	437	
33	2372	外部通所リハⅠ232						要介護2	565 単位 × 90%	509	
33	2373	外部通所リハⅠ233						要介護3	643 単位 × 90%	579	
33	2374	外部通所リハⅠ234						要介護4	743 単位 × 90%	669	
33	2375	外部通所リハⅠ235						要介護5	842 単位 × 90%	758	
33	2381	外部通所リハⅠ241					(四)4時間以上 5時間未満	要介護1	553 単位 × 90%	498	
33	2382	外部通所リハⅠ242						要介護2	642 単位 × 90%	578	
33	2383	外部通所リハⅠ243						要介護3	730 単位 × 90%	657	
33	2384	外部通所リハⅠ244						要介護4	844 単位 × 90%	760	
33	2385	外部通所リハⅠ245						要介護5	957 単位 × 90%	861	
33	2386	外部通所リハⅠ251					(五)5時間以上 6時間未満	要介護1	622 単位 × 90%	560	
33	2387	外部通所リハⅠ252						要介護2	738 単位 × 90%	664	
33	2388	外部通所リハⅠ253						要介護3	852 単位 × 90%	767	
33	2389	外部通所リハⅠ254						要介護4	987 単位 × 90%	888	
33	2390	外部通所リハⅠ255						要介護5	1,120 単位 × 90%	1,008	
33	2391	外部通所リハⅠ261					(六)6時間以上 7時間未満	要介護1	715 単位 × 90%	644	
33	2392	外部通所リハⅠ262						要介護2	850 単位 × 90%	765	
33	2393	外部通所リハⅠ263						要介護3	981 単位 × 90%	883	
33	2394	外部通所リハⅠ264						要介護4	1,137 単位 × 90%	1,023	
33	2395	外部通所リハⅠ265						要介護5	1,290 単位 × 90%	1,161	
33	2396	外部通所リハⅠ271					(七)7時間以上 8時間未満	要介護1	762 単位 × 90%	686	
33	2397	外部通所リハⅠ272						要介護2	903 単位 × 90%	813	
33	2398	外部通所リハⅠ273						要介護3	1,046 単位 × 90%	941	
33	2399	外部通所リハⅠ274						要介護4	1,215 単位 × 90%	1,094	
33	2400	外部通所リハⅠ275						要介護5	1,379 単位 × 90%	1,241	

サービスコード 種類	項目	サービス内容略称	算定項目						合成 単位数	算定 単位
33	2551	外部通所リハⅠ311	委託先により居宅サービスが行われる場合	通所リハビリテーション	通常規模型通所リハビリテーション費	介護医療院の場合	(一)1時間以上 2時間未満	要介護1　369 単位　×90%	332	1回につき
33	2552	外部通所リハⅠ312						要介護2　398 単位　×90%	358	
33	2553	外部通所リハⅠ313						要介護3　429 単位　×90%	386	
33	2554	外部通所リハⅠ314						要介護4　458 単位　×90%	412	
33	2555	外部通所リハⅠ315						要介護5　491 単位　×90%	442	
33	2556	外部通所リハⅠ321					(二)2時間以上 3時間未満	要介護1　383 単位　×90%	345	
33	2557	外部通所リハⅠ322						要介護2　439 単位　×90%	395	
33	2558	外部通所リハⅠ323						要介護3　498 単位　×90%	448	
33	2559	外部通所リハⅠ324						要介護4　555 単位　×90%	500	
33	2560	外部通所リハⅠ325						要介護5　612 単位　×90%	551	
33	2561	外部通所リハⅠ331					(三)3時間以上 4時間未満	要介護1　486 単位　×90%	437	
33	2562	外部通所リハⅠ332						要介護2　565 単位　×90%	509	
33	2563	外部通所リハⅠ333						要介護3　643 単位　×90%	579	
33	2564	外部通所リハⅠ334						要介護4　743 単位　×90%	669	
33	2565	外部通所リハⅠ335						要介護5　842 単位　×90%	758	
33	2566	外部通所リハⅠ341					(四)4時間以上 5時間未満	要介護1　553 単位　×90%	498	
33	2567	外部通所リハⅠ342						要介護2　642 単位　×90%	578	
33	2568	外部通所リハⅠ343						要介護3　730 単位　×90%	657	
33	2569	外部通所リハⅠ344						要介護4　844 単位　×90%	760	
33	2570	外部通所リハⅠ345						要介護5　957 単位　×90%	861	
33	2571	外部通所リハⅠ351					(五)5時間以上 6時間未満	要介護1　622 単位　×90%	560	
33	2572	外部通所リハⅠ352						要介護2　738 単位　×90%	664	
33	2573	外部通所リハⅠ353						要介護3　852 単位　×90%	767	
33	2574	外部通所リハⅠ354						要介護4　987 単位　×90%	888	
33	2575	外部通所リハⅠ355						要介護5　1,120 単位　×90%	1,008	
33	2576	外部通所リハⅠ361					(六)6時間以上 7時間未満	要介護1　715 単位　×90%	644	
33	2577	外部通所リハⅠ362						要介護2　850 単位　×90%	765	
33	2578	外部通所リハⅠ363						要介護3　981 単位　×90%	883	
33	2579	外部通所リハⅠ364						要介護4　1,137 単位　×90%	1,023	
33	2580	外部通所リハⅠ365						要介護5　1,290 単位　×90%	1,161	
33	2581	外部通所リハⅠ371					(七)7時間以上 8時間未満	要介護1　762 単位　×90%	686	
33	2582	外部通所リハⅠ372						要介護2　903 単位　×90%	813	
33	2583	外部通所リハⅠ373						要介護3　1,046 単位　×90%	941	
33	2584	外部通所リハⅠ374						要介護4　1,215 単位　×90%	1,094	
33	2585	外部通所リハⅠ375						要介護5　1,379 単位　×90%	1,241	

居宅

特定 入居

居宅

特定
入居

サービスコード 種類	項目	サービス内容略称					算定項目				合成単位数	算定単位
33	2331	外部通所リハⅡ111	委託先により居宅サービスが行われる場合	通所リハビリテーション	大規模型通所リハビリテーション費	病院又は診療所の場合	(一)1時間以上 2時間未満	要介護1	357 単位	× 90%	321	1回につき
33	2332	外部通所リハⅡ112						要介護2	388 単位	× 90%	349	
33	2333	外部通所リハⅡ113						要介護3	415 単位	× 90%	374	
33	2334	外部通所リハⅡ114						要介護4	445 単位	× 90%	401	
33	2335	外部通所リハⅡ115						要介護5	475 単位	× 90%	428	
33	1951	外部通所リハⅡ121					(二)2時間以上 3時間未満	要介護1	372 単位	× 90%	335	
33	1952	外部通所リハⅡ122						要介護2	427 単位	× 90%	384	
33	1953	外部通所リハⅡ123						要介護3	482 単位	× 90%	434	
33	1954	外部通所リハⅡ124						要介護4	536 単位	× 90%	482	
33	1955	外部通所リハⅡ125						要介護5	591 単位	× 90%	532	
33	1851	外部通所リハⅡ131					(三)3時間以上 4時間未満	要介護1	470 単位	× 90%	423	
33	1852	外部通所リハⅡ132						要介護2	547 単位	× 90%	492	
33	1853	外部通所リハⅡ133						要介護3	623 単位	× 90%	561	
33	1854	外部通所リハⅡ134						要介護4	719 単位	× 90%	647	
33	1855	外部通所リハⅡ135						要介護5	816 単位	× 90%	734	
33	1861	外部通所リハⅡ141					(四)4時間以上 5時間未満	要介護1	525 単位	× 90%	473	
33	1862	外部通所リハⅡ142						要介護2	611 単位	× 90%	550	
33	1863	外部通所リハⅡ143						要介護3	696 単位	× 90%	626	
33	1864	外部通所リハⅡ144						要介護4	805 単位	× 90%	725	
33	1865	外部通所リハⅡ145						要介護5	912 単位	× 90%	821	
33	1866	外部通所リハⅡ151					(五)5時間以上 6時間未満	要介護1	584 単位	× 90%	526	
33	1867	外部通所リハⅡ152						要介護2	692 単位	× 90%	623	
33	1868	外部通所リハⅡ153						要介護3	800 単位	× 90%	720	
33	1869	外部通所リハⅡ154						要介護4	929 単位	× 90%	836	
33	1881	外部通所リハⅡ155						要介護5	1,053 単位	× 90%	948	
33	1871	外部通所リハⅡ161					(六)6時間以上 7時間未満	要介護1	675 単位	× 90%	608	
33	1872	外部通所リハⅡ162						要介護2	802 単位	× 90%	722	
33	1873	外部通所リハⅡ163						要介護3	926 単位	× 90%	833	
33	1874	外部通所リハⅡ164						要介護4	1,077 単位	× 90%	969	
33	1875	外部通所リハⅡ165						要介護5	1,224 単位	× 90%	1,102	
33	1876	外部通所リハⅡ171					(七)7時間以上 8時間未満	要介護1	714 単位	× 90%	643	
33	1877	外部通所リハⅡ172						要介護2	847 単位	× 90%	762	
33	1878	外部通所リハⅡ173						要介護3	983 単位	× 90%	885	
33	1879	外部通所リハⅡ174						要介護4	1,140 単位	× 90%	1,026	
33	1880	外部通所リハⅡ175						要介護5	1,300 単位	× 90%	1,170	
33	2401	外部通所リハⅡ211				介護老人保健施設の場合	(一)1時間以上 2時間未満	要介護1	357 単位	× 90%	321	
33	2402	外部通所リハⅡ212						要介護2	388 単位	× 90%	349	
33	2403	外部通所リハⅡ213						要介護3	415 単位	× 90%	374	
33	2404	外部通所リハⅡ214						要介護4	445 単位	× 90%	401	
33	2405	外部通所リハⅡ215						要介護5	475 単位	× 90%	428	
33	2411	外部通所リハⅡ221					(二)2時間以上 3時間未満	要介護1	372 単位	× 90%	335	
33	2412	外部通所リハⅡ222						要介護2	427 単位	× 90%	384	
33	2413	外部通所リハⅡ223						要介護3	482 単位	× 90%	434	
33	2414	外部通所リハⅡ224						要介護4	536 単位	× 90%	482	
33	2415	外部通所リハⅡ225						要介護5	591 単位	× 90%	532	
33	2421	外部通所リハⅡ231					(三)3時間以上 4時間未満	要介護1	470 単位	× 90%	423	
33	2422	外部通所リハⅡ232						要介護2	547 単位	× 90%	492	
33	2423	外部通所リハⅡ233						要介護3	623 単位	× 90%	561	
33	2424	外部通所リハⅡ234						要介護4	719 単位	× 90%	647	
33	2425	外部通所リハⅡ235						要介護5	816 単位	× 90%	734	
33	2431	外部通所リハⅡ241					(四)4時間以上 5時間未満	要介護1	525 単位	× 90%	473	
33	2432	外部通所リハⅡ242						要介護2	611 単位	× 90%	550	
33	2433	外部通所リハⅡ243						要介護3	696 単位	× 90%	626	
33	2434	外部通所リハⅡ244						要介護4	805 単位	× 90%	725	
33	2435	外部通所リハⅡ245						要介護5	912 単位	× 90%	821	
33	2436	外部通所リハⅡ251					(五)5時間以上 6時間未満	要介護1	584 単位	× 90%	526	
33	2437	外部通所リハⅡ252						要介護2	692 単位	× 90%	623	
33	2438	外部通所リハⅡ253						要介護3	800 単位	× 90%	720	
33	2439	外部通所リハⅡ254						要介護4	929 単位	× 90%	836	
33	2440	外部通所リハⅡ255						要介護5	1,053 単位	× 90%	948	
33	2441	外部通所リハⅡ261					(六)6時間以上 7時間未満	要介護1	675 単位	× 90%	608	
33	2442	外部通所リハⅡ262						要介護2	802 単位	× 90%	722	
33	2443	外部通所リハⅡ263						要介護3	926 単位	× 90%	833	
33	2444	外部通所リハⅡ264						要介護4	1,077 単位	× 90%	969	
33	2445	外部通所リハⅡ265						要介護5	1,224 単位	× 90%	1,102	
33	2446	外部通所リハⅡ271					(七)7時間以上 8時間未満	要介護1	714 単位	× 90%	643	
33	2447	外部通所リハⅡ272						要介護2	847 単位	× 90%	762	
33	2448	外部通所リハⅡ273						要介護3	983 単位	× 90%	885	
33	2449	外部通所リハⅡ274						要介護4	1,140 単位	× 90%	1,026	
33	2450	外部通所リハⅡ275						要介護5	1,300 単位	× 90%	1,170	

サービスコード		サービス内容略称	算定項目							合成単位数	算定単位
種類	項目										
33	2591	外部通所リハⅡ311	委託先により居宅サービスが行われる場合	通所リハビリテーション	大規模型通所リハビリテーション費	介護医療院の場合	(一)1時間以上2時間未満	要介護1	357 単位 × 90%	321	1回につき
33	2592	外部通所リハⅡ312						要介護2	388 単位 × 90%	349	
33	2593	外部通所リハⅡ313						要介護3	415 単位 × 90%	374	
33	2594	外部通所リハⅡ314						要介護4	445 単位 × 90%	401	
33	2595	外部通所リハⅡ315						要介護5	475 単位 × 90%	428	
33	2596	外部通所リハⅡ321					(二)2時間以上3時間未満	要介護1	372 単位 × 90%	335	
33	2597	外部通所リハⅡ322						要介護2	427 単位 × 90%	384	
33	2598	外部通所リハⅡ323						要介護3	482 単位 × 90%	434	
33	2599	外部通所リハⅡ324						要介護4	536 単位 × 90%	482	
33	2600	外部通所リハⅡ325						要介護5	591 単位 × 90%	532	
33	2601	外部通所リハⅡ331					(三)3時間以上4時間未満	要介護1	470 単位 × 90%	423	
33	2602	外部通所リハⅡ332						要介護2	547 単位 × 90%	492	
33	2603	外部通所リハⅡ333						要介護3	623 単位 × 90%	561	
33	2604	外部通所リハⅡ334						要介護4	719 単位 × 90%	647	
33	2605	外部通所リハⅡ335						要介護5	816 単位 × 90%	734	
33	2606	外部通所リハⅡ341					(四)4時間以上5時間未満	要介護1	525 単位 × 90%	473	
33	2607	外部通所リハⅡ342						要介護2	611 単位 × 90%	550	
33	2608	外部通所リハⅡ343						要介護3	696 単位 × 90%	626	
33	2609	外部通所リハⅡ344						要介護4	805 単位 × 90%	725	
33	2610	外部通所リハⅡ345						要介護5	912 単位 × 90%	821	
33	2611	外部通所リハⅡ351					(五)5時間以上6時間未満	要介護1	584 単位 × 90%	526	
33	2612	外部通所リハⅡ352						要介護2	692 単位 × 90%	623	
33	2613	外部通所リハⅡ353						要介護3	800 単位 × 90%	720	
33	2614	外部通所リハⅡ354						要介護4	929 単位 × 90%	836	
33	2615	外部通所リハⅡ355						要介護5	1,053 単位 × 90%	948	
33	2616	外部通所リハⅡ361					(六)6時間以上7時間未満	要介護1	675 単位 × 90%	608	
33	2617	外部通所リハⅡ362						要介護2	802 単位 × 90%	722	
33	2618	外部通所リハⅡ363						要介護3	926 単位 × 90%	833	
33	2619	外部通所リハⅡ364						要介護4	1,077 単位 × 90%	969	
33	2620	外部通所リハⅡ365						要介護5	1,224 単位 × 90%	1,102	
33	2621	外部通所リハⅡ371					(七)7時間以上8時間未満	要介護1	714 単位 × 90%	643	
33	2622	外部通所リハⅡ372						要介護2	847 単位 × 90%	762	
33	2623	外部通所リハⅡ373						要介護3	983 単位 × 90%	885	
33	2624	外部通所リハⅡ374						要介護4	1,140 単位 × 90%	1,026	
33	2625	外部通所リハⅡ375						要介護5	1,300 単位 × 90%	1,170	

居宅

特定入居

居宅

特定
入居

サービスコード 種類	項目	サービス内容略称	算定項目						合成単位数	算定単位
33	2341	外部通所リハⅢ111	委託先により居宅サービスが行われる場合	通所リハビリテーション	大規模型通所リハビリテーション費（一定の要件を満たした事業所）	病院又は診療所の場合	(一)1時間以上2時間未満	要介護1　369 単位 × 90%	332	1回につき
33	2342	外部通所リハⅢ112						要介護2　398 単位 × 90%	358	
33	2343	外部通所リハⅢ113						要介護3　429 単位 × 90%	386	
33	2344	外部通所リハⅢ114						要介護4　458 単位 × 90%	412	
33	2345	外部通所リハⅢ115						要介護5　491 単位 × 90%	442	
33	1961	外部通所リハⅢ121					(二)2時間以上3時間未満	要介護1　383 単位 × 90%	345	
33	1962	外部通所リハⅢ122						要介護2　439 単位 × 90%	395	
33	1963	外部通所リハⅢ123						要介護3　498 単位 × 90%	448	
33	1964	外部通所リハⅢ124						要介護4　555 単位 × 90%	500	
33	1965	外部通所リハⅢ125						要介護5　612 単位 × 90%	551	
33	1911	外部通所リハⅢ131					(三)3時間以上4時間未満	要介護1　486 単位 × 90%	437	
33	1912	外部通所リハⅢ132						要介護2　565 単位 × 90%	509	
33	1913	外部通所リハⅢ133						要介護3　643 単位 × 90%	579	
33	1914	外部通所リハⅢ134						要介護4　743 単位 × 90%	669	
33	1915	外部通所リハⅢ135						要介護5　842 単位 × 90%	758	
33	1921	外部通所リハⅢ141					(四)4時間以上5時間未満	要介護1　553 単位 × 90%	498	
33	1922	外部通所リハⅢ142						要介護2　642 単位 × 90%	578	
33	1923	外部通所リハⅢ143						要介護3　730 単位 × 90%	657	
33	1924	外部通所リハⅢ144						要介護4　844 単位 × 90%	760	
33	1925	外部通所リハⅢ145						要介護5　957 単位 × 90%	861	
33	1926	外部通所リハⅢ151					(五)5時間以上6時間未満	要介護1　622 単位 × 90%	560	
33	1927	外部通所リハⅢ152						要介護2　738 単位 × 90%	664	
33	1928	外部通所リハⅢ153						要介護3　852 単位 × 90%	767	
33	1929	外部通所リハⅢ154						要介護4　987 単位 × 90%	888	
33	1946	外部通所リハⅢ155						要介護5　1,120 単位 × 90%	1,008	
33	1931	外部通所リハⅢ161					(六)6時間以上7時間未満	要介護1　715 単位 × 90%	644	
33	1932	外部通所リハⅢ162						要介護2　850 単位 × 90%	765	
33	1933	外部通所リハⅢ163						要介護3　981 単位 × 90%	883	
33	1934	外部通所リハⅢ164						要介護4　1,137 単位 × 90%	1,023	
33	1935	外部通所リハⅢ165						要介護5　1,290 単位 × 90%	1,161	
33	1936	外部通所リハⅢ171					(七)7時間以上8時間未満	要介護1　762 単位 × 90%	686	
33	1937	外部通所リハⅢ172						要介護2　903 単位 × 90%	813	
33	1938	外部通所リハⅢ173						要介護3　1,046 単位 × 90%	941	
33	1939	外部通所リハⅢ174						要介護4　1,215 単位 × 90%	1,094	
33	1947	外部通所リハⅢ175						要介護5　1,379 単位 × 90%	1,241	
33	2451	外部通所リハⅢ211				介護老人保健施設の場合	(一)1時間以上2時間未満	要介護1　369 単位 × 90%	332	
33	2452	外部通所リハⅢ212						要介護2　398 単位 × 90%	358	
33	2453	外部通所リハⅢ213						要介護3　429 単位 × 90%	386	
33	2454	外部通所リハⅢ214						要介護4　458 単位 × 90%	412	
33	2455	外部通所リハⅢ215						要介護5　491 単位 × 90%	442	
33	2461	外部通所リハⅢ221					(二)2時間以上3時間未満	要介護1　383 単位 × 90%	345	
33	2462	外部通所リハⅢ222						要介護2　439 単位 × 90%	395	
33	2463	外部通所リハⅢ223						要介護3　498 単位 × 90%	448	
33	2464	外部通所リハⅢ224						要介護4　555 単位 × 90%	500	
33	2465	外部通所リハⅢ225						要介護5　612 単位 × 90%	551	
33	2471	外部通所リハⅢ231					(三)3時間以上4時間未満	要介護1　486 単位 × 90%	437	
33	2472	外部通所リハⅢ232						要介護2　565 単位 × 90%	509	
33	2473	外部通所リハⅢ233						要介護3　643 単位 × 90%	579	
33	2474	外部通所リハⅢ234						要介護4　743 単位 × 90%	669	
33	2475	外部通所リハⅢ235						要介護5　842 単位 × 90%	758	
33	2481	外部通所リハⅢ241					(四)4時間以上5時間未満	要介護1　553 単位 × 90%	498	
33	2482	外部通所リハⅢ242						要介護2　642 単位 × 90%	578	
33	2483	外部通所リハⅢ243						要介護3　730 単位 × 90%	657	
33	2484	外部通所リハⅢ244						要介護4　844 単位 × 90%	760	
33	2485	外部通所リハⅢ245						要介護5　957 単位 × 90%	861	
33	2486	外部通所リハⅢ251					(五)5時間以上6時間未満	要介護1　622 単位 × 90%	560	
33	2487	外部通所リハⅢ252						要介護2　738 単位 × 90%	664	
33	2488	外部通所リハⅢ253						要介護3　852 単位 × 90%	767	
33	2489	外部通所リハⅢ254						要介護4　987 単位 × 90%	888	
33	2490	外部通所リハⅢ255						要介護5　1,120 単位 × 90%	1,008	
33	2491	外部通所リハⅢ261					(六)6時間以上7時間未満	要介護1　715 単位 × 90%	644	
33	2492	外部通所リハⅢ262						要介護2　850 単位 × 90%	765	
33	2493	外部通所リハⅢ263						要介護3　981 単位 × 90%	883	
33	2494	外部通所リハⅢ264						要介護4　1,137 単位 × 90%	1,023	
33	2495	外部通所リハⅢ265						要介護5　1,290 単位 × 90%	1,161	
33	2496	外部通所リハⅢ271					(七)7時間以上8時間未満	要介護1　762 単位 × 90%	686	
33	2497	外部通所リハⅢ272						要介護2　903 単位 × 90%	813	
33	2498	外部通所リハⅢ273						要介護3　1,046 単位 × 90%	941	
33	2499	外部通所リハⅢ274						要介護4　1,215 単位 × 90%	1,094	
33	2500	外部通所リハⅢ275						要介護5　1,379 単位 × 90%	1,241	

サービスコード		サービス内容略称	算定項目							合成単位数	算定単位
種類	項目										
33	2631	外部通所リハⅢ311	委託先により居宅サービスが行われる場合	通所リハビリテーション	大規模型通所リハビリテーション費（一定の要件を満たした事業所）	介護医療院の場合	(一)1時間以上2時間未満	要介護1	369 単位 × 90%	332	1回につき
33	2632	外部通所リハⅢ312						要介護2	398 単位 × 90%	358	
33	2633	外部通所リハⅢ313						要介護3	429 単位 × 90%	386	
33	2634	外部通所リハⅢ314						要介護4	458 単位 × 90%	412	
33	2635	外部通所リハⅢ315						要介護5	491 単位 × 90%	442	
33	2636	外部通所リハⅢ321					(二)2時間以上3時間未満	要介護1	383 単位 × 90%	345	
33	2637	外部通所リハⅢ322						要介護2	439 単位 × 90%	395	
33	2638	外部通所リハⅢ323						要介護3	498 単位 × 90%	448	
33	2639	外部通所リハⅢ324						要介護4	555 単位 × 90%	500	
33	2640	外部通所リハⅢ325						要介護5	612 単位 × 90%	551	
33	2641	外部通所リハⅢ331					(三)3時間以上4時間未満	要介護1	486 単位 × 90%	437	
33	2642	外部通所リハⅢ332						要介護2	565 単位 × 90%	509	
33	2643	外部通所リハⅢ333						要介護3	643 単位 × 90%	579	
33	2644	外部通所リハⅢ334						要介護4	743 単位 × 90%	669	
33	2645	外部通所リハⅢ335						要介護5	842 単位 × 90%	758	
33	2646	外部通所リハⅢ341					(四)4時間以上5時間未満	要介護1	553 単位 × 90%	498	
33	2647	外部通所リハⅢ342						要介護2	642 単位 × 90%	578	
33	2648	外部通所リハⅢ343						要介護3	730 単位 × 90%	657	
33	2649	外部通所リハⅢ344						要介護4	844 単位 × 90%	760	
33	2650	外部通所リハⅢ345						要介護5	957 単位 × 90%	861	
33	2651	外部通所リハⅢ351					(五)5時間以上6時間未満	要介護1	622 単位 × 90%	560	
33	2652	外部通所リハⅢ352						要介護2	738 単位 × 90%	664	
33	2653	外部通所リハⅢ353						要介護3	852 単位 × 90%	767	
33	2654	外部通所リハⅢ354						要介護4	987 単位 × 90%	888	
33	2655	外部通所リハⅢ355						要介護5	1,120 単位 × 90%	1,008	
33	2656	外部通所リハⅢ361					(六)6時間以上7時間未満	要介護1	715 単位 × 90%	644	
33	2657	外部通所リハⅢ362						要介護2	850 単位 × 90%	765	
33	2658	外部通所リハⅢ363						要介護3	981 単位 × 90%	883	
33	2659	外部通所リハⅢ364						要介護4	1,137 単位 × 90%	1,023	
33	2660	外部通所リハⅢ365						要介護5	1,290 単位 × 90%	1,161	
33	2661	外部通所リハⅢ371					(七)7時間以上8時間未満	要介護1	762 単位 × 90%	686	
33	2662	外部通所リハⅢ372						要介護2	903 単位 × 90%	813	
33	2663	外部通所リハⅢ373						要介護3	1,046 単位 × 90%	941	
33	2664	外部通所リハⅢ374						要介護4	1,215 単位 × 90%	1,094	
33	2665	外部通所リハⅢ375						要介護5	1,379 単位 × 90%	1,241	

サービスコード 種類	サービスコード 項目	サービス内容略称	算定項目					合成単位数	算定単位
33	2001	外部車いす貸与	委託先により居宅サービスが行われる場合	福祉用具貸与	車いす				1月につき
33	2002	外部車いす付属品貸与			車いす付属品				
33	2003	外部特殊寝台貸与			特殊寝台				
33	2004	外部特殊寝台付属品貸与			特殊寝台付属品				
33	2005	外部床ずれ防止用具貸与			床ずれ防止用具				
33	2006	外部体位変換器貸与			体位変換器				
33	2007	外部手すり貸与			手すり				
33	2008	外部スロープ貸与			スロープ				
33	2009	外部歩行器貸与			歩行器				
33	2010	外部歩行補助つえ貸与			歩行補助つえ				
33	2011	外部徘徊感知機器貸与			認知症老人徘徊感知機器				
33	2012	外部移動用リフト貸与			移動用リフト				
33	2013	外部自動排泄処理装置貸与			自動排泄処理装置				
33	2501	外部地域通所介護21・時減		地域密着型通所介護	地域密着型通所介護費	注 2時間以上 3時間未満	要介護1　436 単位　× 63%	275	1回につき
33	2502	外部地域通所介護22・時減					要介護2　501 単位　× 63%	316	
33	2503	外部地域通所介護23・時減					要介護3　566 単位　× 63%	357	
33	2504	外部地域通所介護24・時減					要介護4　629 単位　× 63%	396	
33	2505	外部地域通所介護25・時減					要介護5　695 単位　× 63%	438	
33	2511	外部地域通所介護11				(1) 3時間以上 4時間未満	要介護1　416 単位　× 90%	374	
33	2512	外部地域通所介護12					要介護2　478 単位　× 90%	430	
33	2513	外部地域通所介護13					要介護3　540 単位　× 90%	486	
33	2514	外部地域通所介護14					要介護4　600 単位　× 90%	540	
33	2515	外部地域通所介護15					要介護5　663 単位　× 90%	597	
33	2516	外部地域通所介護21				(2) 4時間以上 5時間未満	要介護1　436 単位　× 90%	392	
33	2517	外部地域通所介護22					要介護2　501 単位　× 90%	451	
33	2518	外部地域通所介護23					要介護3　566 単位　× 90%	509	
33	2519	外部地域通所介護24					要介護4　629 単位　× 90%	566	
33	2520	外部地域通所介護25					要介護5　695 単位　× 90%	626	
33	2521	外部地域通所介護31				(3) 5時間以上 6時間未満	要介護1　657 単位　× 90%	591	
33	2522	外部地域通所介護32					要介護2　776 単位　× 90%	698	
33	2523	外部地域通所介護33					要介護3　896 単位　× 90%	806	
33	2524	外部地域通所介護34					要介護4　1,013 単位　× 90%	912	
33	2525	外部地域通所介護35					要介護5　1,134 単位　× 90%	1,021	
33	2526	外部地域通所介護41				(4) 6時間以上 7時間未満	要介護1　678 単位　× 90%	610	
33	2527	外部地域通所介護42					要介護2　801 単位　× 90%	721	
33	2528	外部地域通所介護43					要介護3　925 単位　× 90%	833	
33	2529	外部地域通所介護44					要介護4　1,049 単位　× 90%	944	
33	2530	外部地域通所介護45					要介護5　1,172 単位　× 90%	1,055	
33	2531	外部地域通所介護51				(5) 7時間以上 8時間未満	要介護1　753 単位　× 90%	678	
33	2532	外部地域通所介護52					要介護2　890 単位　× 90%	801	
33	2533	外部地域通所介護53					要介護3　1,032 単位　× 90%	929	
33	2534	外部地域通所介護54					要介護4　1,172 単位　× 90%	1,055	
33	2535	外部地域通所介護55					要介護5　1,312 単位　× 90%	1,181	
33	2536	外部地域通所介護61				(6) 8時間以上 9時間未満	要介護1　783 単位　× 90%	705	
33	2537	外部地域通所介護62					要介護2　925 単位　× 90%	833	
33	2538	外部地域通所介護63					要介護3　1,072 単位　× 90%	965	
33	2539	外部地域通所介護64					要介護4　1,220 単位　× 90%	1,098	
33	2540	外部地域通所介護65					要介護5　1,365 単位　× 90%	1,229	
33	2543	外部地域療養通所介護			療養通所介護費		12,785 単位　× 90%	11,507	1月につき
33	2544	外部地域療養通所介護・日割				日割計算の場合	12,785 単位　× 90%　÷ 30.4 日	379	1日につき
33	2545	外部地域短期療養通所介護			短期利用療養通所介護費		1,335 単位　× 90%	1,202	

居宅

特定 入居

種類	項目	サービス内容略称	算定項目						合成単位数	算定単位
33	2101	外部認知通介Ⅰⅰ21・時減	委託先により居宅サービスが行われる場合	認知症対応型通所介護	認知症対応型通所介護費（Ⅰ）	認知症対応型通所介護費（ⅰ）（単独型）	注 2時間以上3時間未満	要介護1 569 単位 ×57%	324	1回につき
33	2102	外部認知通介Ⅰⅰ22・時減						要介護2 626 単位 ×57%	357	
33	2103	外部認知通介Ⅰⅰ23・時減						要介護3 684 単位 ×57%	390	
33	2104	外部認知通介Ⅰⅰ24・時減						要介護4 741 単位 ×57%	422	
33	2105	外部認知通介Ⅰⅰ25・時減						要介護5 799 単位 ×57%	455	
33	2111	外部認知通介Ⅰⅰ11					（一）3時間以上4時間未満	要介護1 543 単位 ×90%	489	
33	2112	外部認知通介Ⅰⅰ12						要介護2 597 単位 ×90%	537	
33	2113	外部認知通介Ⅰⅰ13						要介護3 653 単位 ×90%	588	
33	2114	外部認知通介Ⅰⅰ14						要介護4 708 単位 ×90%	637	
33	2115	外部認知通介Ⅰⅰ15						要介護5 762 単位 ×90%	686	
33	2116	外部認知通介Ⅰⅰ21					（二）4時間以上5時間未満	要介護1 569 単位 ×90%	512	
33	2117	外部認知通介Ⅰⅰ22						要介護2 626 単位 ×90%	563	
33	2118	外部認知通介Ⅰⅰ23						要介護3 684 単位 ×90%	616	
33	2119	外部認知通介Ⅰⅰ24						要介護4 741 単位 ×90%	667	
33	2181	外部認知通介Ⅰⅰ25						要介護5 799 単位 ×90%	719	
33	2121	外部認知通介Ⅰⅰ31					（三）5時間以上6時間未満	要介護1 858 単位 ×90%	772	
33	2122	外部認知通介Ⅰⅰ32						要介護2 950 単位 ×90%	855	
33	2123	外部認知通介Ⅰⅰ33						要介護3 1,040 単位 ×90%	936	
33	2124	外部認知通介Ⅰⅰ34						要介護4 1,132 単位 ×90%	1,019	
33	2125	外部認知通介Ⅰⅰ35						要介護5 1,225 単位 ×90%	1,103	
33	2126	外部認知通介Ⅰⅰ41					（四）6時間以上7時間未満	要介護1 880 単位 ×90%	792	
33	2127	外部認知通介Ⅰⅰ42						要介護2 974 単位 ×90%	877	
33	2128	外部認知通介Ⅰⅰ43						要介護3 1,066 単位 ×90%	959	
33	2129	外部認知通介Ⅰⅰ44						要介護4 1,161 単位 ×90%	1,045	
33	2182	外部認知通介Ⅰⅰ45						要介護5 1,256 単位 ×90%	1,130	
33	2131	外部認知通介Ⅰⅰ51					（五）7時間以上8時間未満	要介護1 994 単位 ×90%	895	
33	2132	外部認知通介Ⅰⅰ52						要介護2 1,102 単位 ×90%	992	
33	2133	外部認知通介Ⅰⅰ53						要介護3 1,210 単位 ×90%	1,089	
33	2134	外部認知通介Ⅰⅰ54						要介護4 1,319 単位 ×90%	1,187	
33	2135	外部認知通介Ⅰⅰ55						要介護5 1,427 単位 ×90%	1,284	
33	2136	外部認知通介Ⅰⅰ61					（六）8時間以上9時間未満	要介護1 1,026 単位 ×90%	923	
33	2137	外部認知通介Ⅰⅰ62						要介護2 1,137 単位 ×90%	1,023	
33	2138	外部認知通介Ⅰⅰ63						要介護3 1,248 単位 ×90%	1,123	
33	2139	外部認知通介Ⅰⅰ64						要介護4 1,362 単位 ×90%	1,226	
33	2183	外部認知通介Ⅰⅰ65						要介護5 1,472 単位 ×90%	1,325	
33	2141	外部認知通介Ⅰⅱ21・時減				認知症対応型通所介護費（ⅱ）（併設型）	注 2時間以上3時間未満	要介護1 515 単位 ×57%	294	
33	2142	外部認知通介Ⅰⅱ22・時減						要介護2 566 単位 ×57%	323	
33	2143	外部認知通介Ⅰⅱ23・時減						要介護3 618 単位 ×57%	352	
33	2144	外部認知通介Ⅰⅱ24・時減						要介護4 669 単位 ×57%	381	
33	2145	外部認知通介Ⅰⅱ25・時減						要介護5 720 単位 ×57%	410	
33	2151	外部認知通介Ⅰⅱ11					（一）3時間以上4時間未満	要介護1 491 単位 ×90%	442	
33	2152	外部認知通介Ⅰⅱ12						要介護2 541 単位 ×90%	487	
33	2153	外部認知通介Ⅰⅱ13						要介護3 589 単位 ×90%	530	
33	2154	外部認知通介Ⅰⅱ14						要介護4 639 単位 ×90%	575	
33	2155	外部認知通介Ⅰⅱ15						要介護5 688 単位 ×90%	619	
33	2156	外部認知通介Ⅰⅱ21					（二）4時間以上5時間未満	要介護1 515 単位 ×90%	464	
33	2157	外部認知通介Ⅰⅱ22						要介護2 566 単位 ×90%	509	
33	2158	外部認知通介Ⅰⅱ23						要介護3 618 単位 ×90%	556	
33	2159	外部認知通介Ⅰⅱ24						要介護4 669 単位 ×90%	602	
33	2184	外部認知通介Ⅰⅱ25						要介護5 720 単位 ×90%	648	
33	2161	外部認知通介Ⅰⅱ31					（三）5時間以上6時間未満	要介護1 771 単位 ×90%	694	
33	2162	外部認知通介Ⅰⅱ32						要介護2 854 単位 ×90%	769	
33	2163	外部認知通介Ⅰⅱ33						要介護3 936 単位 ×90%	842	
33	2164	外部認知通介Ⅰⅱ34						要介護4 1,016 単位 ×90%	914	
33	2165	外部認知通介Ⅰⅱ35						要介護5 1,099 単位 ×90%	989	
33	2166	外部認知通介Ⅰⅱ41					（四）6時間以上7時間未満	要介護1 790 単位 ×90%	711	
33	2167	外部認知通介Ⅰⅱ42						要介護2 876 単位 ×90%	788	
33	2168	外部認知通介Ⅰⅱ43						要介護3 960 単位 ×90%	864	
33	2169	外部認知通介Ⅰⅱ44						要介護4 1,042 単位 ×90%	938	
33	2185	外部認知通介Ⅰⅱ45						要介護5 1,127 単位 ×90%	1,014	
33	2171	外部認知通介Ⅰⅱ51					（五）7時間以上8時間未満	要介護1 894 単位 ×90%	805	
33	2172	外部認知通介Ⅰⅱ52						要介護2 989 単位 ×90%	890	
33	2173	外部認知通介Ⅰⅱ53						要介護3 1,086 単位 ×90%	977	
33	2174	外部認知通介Ⅰⅱ54						要介護4 1,183 単位 ×90%	1,065	
33	2175	外部認知通介Ⅰⅱ55						要介護5 1,278 単位 ×90%	1,150	
33	2176	外部認知通介Ⅰⅱ61					（六）8時間以上9時間未満	要介護1 922 単位 ×90%	830	
33	2177	外部認知通介Ⅰⅱ62						要介護2 1,020 単位 ×90%	918	
33	2178	外部認知通介Ⅰⅱ63						要介護3 1,120 単位 ×90%	1,008	
33	2179	外部認知通介Ⅰⅱ64						要介護4 1,221 単位 ×90%	1,099	
33	2180	外部認知通介Ⅰⅱ65						要介護5 1,321 単位 ×90%	1,189	

居宅

特定
入居

居宅

特定入居

サービスコード 種類	項目	サービス内容略称				算定項目				合成単位数	算定単位
33	2201	外部認知通介Ⅱ21・時減	委託先により居宅サービスが行われる場合	認知症対応型通所介護	認知症対応型通所介護費（Ⅱ）（共用型）	注 2時間以上3時間未満	要介護1	279 単位 × 57%		159	1回につき
33	2202	外部認知通介Ⅱ22・時減					要介護2	290 単位 × 57%		165	
33	2203	外部認知通介Ⅱ23・時減					要介護3	299 単位 × 57%		170	
33	2204	外部認知通介Ⅱ24・時減					要介護4	309 単位 × 57%		176	
33	2205	外部認知通介Ⅱ25・時減					要介護5	319 単位 × 57%		182	
33	2211	外部認知通介Ⅱ11				(1) 3時間以上4時間未満	要介護1	267 単位 × 90%		240	
33	2212	外部認知通介Ⅱ12					要介護2	277 単位 × 90%		249	
33	2213	外部認知通介Ⅱ13					要介護3	286 単位 × 90%		257	
33	2214	外部認知通介Ⅱ14					要介護4	295 単位 × 90%		266	
33	2215	外部認知通介Ⅱ15					要介護5	305 単位 × 90%		275	
33	2216	外部認知通介Ⅱ21				(2) 4時間以上5時間未満	要介護1	279 単位 × 90%		251	
33	2217	外部認知通介Ⅱ22					要介護2	290 単位 × 90%		261	
33	2218	外部認知通介Ⅱ23					要介護3	299 単位 × 90%		269	
33	2219	外部認知通介Ⅱ24					要介護4	309 単位 × 90%		278	
33	2186	外部認知通介Ⅱ25					要介護5	319 単位 × 90%		287	
33	2221	外部認知通介Ⅱ31				(3) 5時間以上6時間未満	要介護1	445 単位 × 90%		401	
33	2222	外部認知通介Ⅱ32					要介護2	460 単位 × 90%		414	
33	2223	外部認知通介Ⅱ33					要介護3	477 単位 × 90%		429	
33	2224	外部認知通介Ⅱ34					要介護4	493 単位 × 90%		444	
33	2225	外部認知通介Ⅱ35					要介護5	510 単位 × 90%		459	
33	2226	外部認知通介Ⅱ41				(4) 6時間以上7時間未満	要介護1	457 単位 × 90%		411	
33	2227	外部認知通介Ⅱ42					要介護2	472 単位 × 90%		425	
33	2228	外部認知通介Ⅱ43					要介護3	489 単位 × 90%		440	
33	2229	外部認知通介Ⅱ44					要介護4	506 単位 × 90%		455	
33	2187	外部認知通介Ⅱ45					要介護5	522 単位 × 90%		470	
33	2231	外部認知通介Ⅱ51				(5) 7時間以上8時間未満	要介護1	523 単位 × 90%		471	
33	2232	外部認知通介Ⅱ52					要介護2	542 単位 × 90%		488	
33	2233	外部認知通介Ⅱ53					要介護3	560 単位 × 90%		504	
33	2234	外部認知通介Ⅱ54					要介護4	578 単位 × 90%		520	
33	2235	外部認知通介Ⅱ55					要介護5	598 単位 × 90%		538	
33	2236	外部認知通介Ⅱ61				(6) 8時間以上9時間未満	要介護1	540 単位 × 90%		486	
33	2237	外部認知通介Ⅱ62					要介護2	559 単位 × 90%		503	
33	2238	外部認知通介Ⅱ63					要介護3	578 単位 × 90%		520	
33	2239	外部認知通介Ⅱ64					要介護4	597 単位 × 90%		537	
33	2240	外部認知通介Ⅱ65					要介護5	618 単位 × 90%		556	
33	6123	特定施設協力医療機関連携加算1	協力医療機関連携加算			相談・診療を行う体制を常時確保している協力医療機関と連携している場合			100 単位加算	100	1月につき
33	6143	特定施設協力医療機関連携加算2				上記以外の協力医療機関と連携している場合			40 単位加算	40	

サービスコード 種類	項目	サービス内容略称	算定項目			合成 単位数	算定 単位
33	6330	特定施設退院退所時連携加算	ニ 退院・退所時連携加算		30 単位加算	30	1日につき
33	6150	特定施設退居時情報提供加算	ホ 退居時情報提供加算		250 単位加算	250	1回限り
33	6120	特定施設看取り介護加算Ⅰ1	ヘ 看取り介護加算	(1)看取り介護加算(Ⅰ)	(1)死亡日以前31日以上45日以下　72 単位加算	72	1日につき
33	6125	特定施設看取り介護加算Ⅰ2			(2)死亡日以前4日以上30日以下　144 単位加算	144	
33	6126	特定施設看取り介護加算Ⅰ3			(3)死亡日以前2日又は3日　680 単位加算	680	
33	6127	特定施設看取り介護加算Ⅰ4			(4)死亡日　1,280 単位加算	1,280	
33	6137	特定施設看取り介護加算Ⅱ1		(2)看取り介護加算(Ⅱ)	(1)死亡日以前31日以上45日以下　572 単位加算	572	
33	6138	特定施設看取り介護加算Ⅱ2			(2)死亡日以前4日以上30日以下　644 単位加算	644	
33	6139	特定施設看取り介護加算Ⅱ3			(3)死亡日以前2日又は3日　1,180 単位加算	1,180	
33	6140	特定施設看取り介護加算Ⅱ4			(4)死亡日　1,780 単位加算	1,780	
33	6133	特定施設認知症専門ケア加算Ⅰ	ト 認知症専門ケア加算	(1)認知症専門ケア加算(Ⅰ)	3 単位加算	3	
33	6134	特定施設認知症専門ケア加算Ⅱ		(2)認知症専門ケア加算(Ⅱ)	4 単位加算	4	
33	6166	特定施設高齢者等感染対策向上加算Ⅰ	チ 高齢者施設等感染対策向上加算	(1)高齢者施設等感染対策向上加算(Ⅰ)	10 単位加算	10	1月につき
33	6167	特定施設高齢者等感染対策向上加算Ⅱ		(2)高齢者施設等感染対策向上加算(Ⅱ)	5 単位加算	5	
33	9010	特定施設新興感染症等施設療養費	リ 新興感染症等施設療養費		240 単位	240	1日につき
33	6237	特定施設生産性向上推進体制加算Ⅰ	ヌ 生産性向上推進体制加算	(1)生産性向上推進体制加算(Ⅰ)	100 単位加算	100	1月につき
33	6238	特定施設生産性向上推進体制加算Ⅱ		(2)生産性向上推進体制加算(Ⅱ)	10 単位加算	10	
33	6099	特定施設サービス提供体制加算Ⅰ	ル サービス提供体制強化加算	(1)サービス提供体制強化加算(Ⅰ)	22 単位加算	22	1日につき
33	6100	特定施設サービス提供体制加算Ⅱ		(2)サービス提供体制強化加算(Ⅱ)	18 単位加算	18	
33	6103	特定施設サービス提供体制加算Ⅲ		(3)サービス提供体制強化加算(Ⅲ)	6 単位加算	6	
33	6132	特定施設処遇改善加算Ⅰ	ヲ 介護職員等処遇改善加算	(1)介護職員等処遇改善加算(Ⅰ)	所定単位数の 128/1000 加算		1月につき
33	6131	特定施設処遇改善加算Ⅱ		(2)介護職員等処遇改善加算(Ⅱ)	所定単位数の 122/1000 加算		
33	6128	特定施設処遇改善加算Ⅲ		(3)介護職員等処遇改善加算(Ⅲ)	所定単位数の 110/1000 加算		
33	6380	特定施設処遇改善加算Ⅳ		(4)介護職員等処遇改善加算(Ⅳ)	所定単位数の 88/1000 加算		
33	6381	特定施設処遇改善加算Ⅴ1		(5)介護職員等処遇改善加算(Ⅴ)	(一)介護職員等処遇改善加算(Ⅴ)(1)　所定単位数の 113/1000 加算		
33	6382	特定施設処遇改善加算Ⅴ2			(二)介護職員等処遇改善加算(Ⅴ)(2)　所定単位数の 106/1000 加算		
33	6383	特定施設処遇改善加算Ⅴ3			(三)介護職員等処遇改善加算(Ⅴ)(3)　所定単位数の 107/1000 加算		
33	6384	特定施設処遇改善加算Ⅴ4			(四)介護職員等処遇改善加算(Ⅴ)(4)　所定単位数の 100/1000 加算		
33	6385	特定施設処遇改善加算Ⅴ5			(五)介護職員等処遇改善加算(Ⅴ)(5)　所定単位数の 91/1000 加算		
33	6386	特定施設処遇改善加算Ⅴ6			(六)介護職員等処遇改善加算(Ⅴ)(6)　所定単位数の 85/1000 加算		
33	6387	特定施設処遇改善加算Ⅴ7			(七)介護職員等処遇改善加算(Ⅴ)(7)　所定単位数の 79/1000 加算		
33	6388	特定施設処遇改善加算Ⅴ8			(八)介護職員等処遇改善加算(Ⅴ)(8)　所定単位数の 95/1000 加算		
33	6389	特定施設処遇改善加算Ⅴ9			(九)介護職員等処遇改善加算(Ⅴ)(9)　所定単位数の 73/1000 加算		
33	6390	特定施設処遇改善加算Ⅴ10			(十)介護職員等処遇改善加算(Ⅴ)(10)　所定単位数の 64/1000 加算		
33	6391	特定施設処遇改善加算Ⅴ11			(十一)介護職員等処遇改善加算(Ⅴ)(11)　所定単位数の 73/1000 加算		
33	6392	特定施設処遇改善加算Ⅴ12			(十二)介護職員等処遇改善加算(Ⅴ)(12)　所定単位数の 58/1000 加算		
33	6393	特定施設処遇改善加算Ⅴ13			(十三)介護職員等処遇改善加算(Ⅴ)(13)　所定単位数の 61/1000 加算		
33	6394	特定施設処遇改善加算Ⅴ14			(十四)介護職員等処遇改善加算(Ⅴ)(14)　所定単位数の 46/1000 加算		

看護・介護職員が欠員の場合

サービスコード 種類	項目	サービス内容略称	算定項目			合成 単位数	算定 単位
33	9011	特定施設生活介護1・人欠	イ 特定施設入居者生活介護費	要介護1	542 単位	看護・介護職員が欠員の場合	379	1日につき
33	9021	特定施設生活介護2・人欠		要介護2	609 単位		426	
33	9031	特定施設生活介護3・人欠		要介護3	679 単位	× 70%	475	
33	9041	特定施設生活介護4・人欠		要介護4	744 単位		521	
33	9051	特定施設生活介護5・人欠		要介護5	813 単位		569	
33	9201	外部特定施設生活介護・人欠	ロ 外部サービス利用型特定施設入居者生活介護費(基本部分)		84 単位	介護職員が欠員の場合 × 70%	59	

居宅

特定
入居

ハ　特定施設入居者生活介護（短期利用）サービスコード表

サービスコード 種類	サービスコード 項目	サービス内容略称	算定項目			合成単位数	算定単位
27	1111	短期特定施設生活介護1	ハ 短期利用特定施設入居者生活介護費	要介護1	542 単位	542	1日につき
27	1121	短期特定施設生活介護2		要介護2	609 単位	609	
27	1131	短期特定施設生活介護3		要介護3	679 単位	679	
27	1141	短期特定施設生活介護4		要介護4	744 単位	744	
27	1151	短期特定施設生活介護5		要介護5	813 単位	813	
27	C201	短期特定施設高齢者虐待防止未実施減算1	高齢者虐待防止措置未実施減算	要介護1	5 単位減算	-5	
27	C202	短期特定施設高齢者虐待防止未実施減算2		要介護2	6 単位減算	-6	
27	C203	短期特定施設高齢者虐待防止未実施減算3		要介護3	7 単位減算	-7	
27	C204	短期特定施設高齢者虐待防止未実施減算4		要介護4	7 単位減算	-7	
27	C205	短期特定施設高齢者虐待防止未実施減算5		要介護5	8 単位減算	-8	
27	D201	短期特定施設業務継続計画未策定減算1	業務継続計画未策定減算	要介護1	16 単位減算	-16	
27	D202	短期特定施設業務継続計画未策定減算2		要介護2	18 単位減算	-18	
27	D203	短期特定施設業務継続計画未策定減算3		要介護3	20 単位減算	-20	
27	D204	短期特定施設業務継続計画未策定減算4		要介護4	22 単位減算	-22	
27	D205	短期特定施設業務継続計画未策定減算5		要介護5	24 単位減算	-24	
27	1161	短期特定施設夜間看護体制加算Ⅰ	夜間看護体制加算	夜間看護体制加算（Ⅰ）	18 単位加算	18	
27	1160	短期特定施設夜間看護体制加算Ⅱ		夜間看護体制加算（Ⅱ）	9 単位加算	9	
27	6109	短期特定施設若年性認知症受入加算	若年性認知症入居者受入加算		120 単位加算	120	
27	6166	短期特定施設高齢者等感染対策向上加算Ⅰ	チ 高齢者施設等感染対策向上加算	(1)高齢者施設等感染対策向上加算（Ⅰ）	10 単位加算	10	1月につき
27	6167	短期特定施設高齢者等感染対策向上加算Ⅱ		(2)高齢者施設等感染対策向上加算（Ⅱ）	5 単位加算	5	
27	9010	短期特定施設新興感染症等施設療養費	リ 新興感染症等施設療養費		240 単位	240	1日につき
27	6237	短期特定施設生産性向上推進体制加算Ⅰ	ヌ 生産性向上推進体制加算	(1)生産性向上推進体制加算（Ⅰ）	100 単位加算	100	1月につき
27	6238	短期特定施設生産性向上推進体制加算Ⅱ		(2)生産性向上推進体制加算（Ⅱ）	10 単位加算	10	
27	6099	短期特定施設サービス提供体制加算Ⅰ	ル サービス提供体制強化加算	(1)サービス提供体制強化加算（Ⅰ）	22 単位加算	22	1日につき
27	6100	短期特定施設サービス提供体制加算Ⅱ		(2)サービス提供体制強化加算（Ⅱ）	18 単位加算	18	
27	6103	短期特定施設サービス提供体制加算Ⅲ		(3)サービス提供体制強化加算（Ⅲ）	6 単位加算	6	
27	6132	短期特定施設処遇改善加算Ⅰ	ヲ 介護職員等処遇改善加算	(1)介護職員等処遇改善加算（Ⅰ）	所定単位数の 128/1000 加算		1月につき
27	6131	短期特定施設処遇改善加算Ⅱ		(2)介護職員等処遇改善加算（Ⅱ）	所定単位数の 122/1000 加算		
27	6128	短期特定施設処遇改善加算Ⅲ		(3)介護職員等処遇改善加算（Ⅲ）	所定単位数の 110/1000 加算		
27	6380	短期特定施設処遇改善加算Ⅳ		(4)介護職員等処遇改善加算（Ⅳ）	所定単位数の 88/1000 加算		
27	6381	短期特定施設処遇改善加算Ⅴ1		(5)介護職員等処遇改善加算（Ⅴ） (一)介護職員等処遇改善加算（Ⅴ）(1)	所定単位数の 113/1000 加算		
27	6382	短期特定施設処遇改善加算Ⅴ2		(二)介護職員等処遇改善加算（Ⅴ）(2)	所定単位数の 106/1000 加算		
27	6383	短期特定施設処遇改善加算Ⅴ3		(三)介護職員等処遇改善加算（Ⅴ）(3)	所定単位数の 107/1000 加算		
27	6384	短期特定施設処遇改善加算Ⅴ4		(四)介護職員等処遇改善加算（Ⅴ）(4)	所定単位数の 100/1000 加算		
27	6385	短期特定施設処遇改善加算Ⅴ5		(五)介護職員等処遇改善加算（Ⅴ）(5)	所定単位数の 91/1000 加算		
27	6386	短期特定施設処遇改善加算Ⅴ6		(六)介護職員等処遇改善加算（Ⅴ）(6)	所定単位数の 85/1000 加算		
27	6387	短期特定施設処遇改善加算Ⅴ7		(七)介護職員等処遇改善加算（Ⅴ）(7)	所定単位数の 79/1000 加算		
27	6388	短期特定施設処遇改善加算Ⅴ8		(八)介護職員等処遇改善加算（Ⅴ）(8)	所定単位数の 95/1000 加算		
27	6389	短期特定施設処遇改善加算Ⅴ9		(九)介護職員等処遇改善加算（Ⅴ）(9)	所定単位数の 73/1000 加算		
27	6390	短期特定施設処遇改善加算Ⅴ10		(十)介護職員等処遇改善加算（Ⅴ）(10)	所定単位数の 64/1000 加算		
27	6391	短期特定施設処遇改善加算Ⅴ11		(十一)介護職員等処遇改善加算（Ⅴ）(11)	所定単位数の 73/1000 加算		
27	6392	短期特定施設処遇改善加算Ⅴ12		(十二)介護職員等処遇改善加算（Ⅴ）(12)	所定単位数の 58/1000 加算		
27	6393	短期特定施設処遇改善加算Ⅴ13		(十三)介護職員等処遇改善加算（Ⅴ）(13)	所定単位数の 61/1000 加算		
27	6394	短期特定施設処遇改善加算Ⅴ14		(十四)介護職員等処遇改善加算（Ⅴ）(14)	所定単位数の 46/1000 加算		

看護・介護職員が欠員の場合

サービスコード 種類	サービスコード 項目	サービス内容略称	算定項目			合成単位数	算定単位
27	9011	短期特定施設生活介護1・人欠	ハ 短期利用特定施設入居者生活介護費	要介護1	542 単位	看護・介護職員が欠員の場合	379	1日につき
27	9021	短期特定施設生活介護2・人欠		要介護2	609 単位		426	
27	9031	短期特定施設生活介護3・人欠		要介護3	679 単位	×　70%	475	
27	9041	短期特定施設生活介護4・人欠		要介護4	744 単位		521	
27	9051	短期特定施設生活介護5・人欠		要介護5	813 単位		569	

居宅

特定
入居

11 福祉用具貸与サービスコード表

サービスコード 種類	項目	サービス内容略称	算定項目			合成 単位数	算定 単位
17	1001	車いす貸与	福祉用具貸与費	車いす	現に指定福祉用具貸与に要した費用の額を当該事業所の所在地に適用される1単位の単価で除して得た単位数（1単位未満は四捨五入）		1月につき
17	1002	車いす付属品貸与		車いす付属品			
17	1003	特殊寝台貸与		特殊寝台			
17	1004	特殊寝台付属品貸与		特殊寝台付属品			
17	1005	床ずれ防止用具貸与		床ずれ防止用具			
17	1006	体位変換器貸与		体位変換器			
17	1007	手すり貸与		手すり			
17	1008	スロープ貸与		スロープ			
17	1009	歩行器貸与		歩行器			
17	1010	歩行補助つえ貸与		歩行補助つえ			
17	1011	徘徊感知機器貸与		認知症老人徘徊感知機器			
17	1012	移動用リフト貸与		移動用リフト			
17	1013	自動排泄処理装置貸与		自動排泄処理装置			
17	8001	車いす貸与特地加算	特別地域福祉用具貸与加算	車いす	実施地域において指定福祉用具貸与を行う場合に要する交通費に相当する額を当該事業所の所在地に適用される1単位の単価で除して得た単位数を個々の用具ごとに福祉用具貸与費の100分の100を限度に加算		
17	8002	車いす付属品貸与特地加算		車いす付属品			
17	8003	特殊寝台貸与特地加算		特殊寝台			
17	8004	特殊寝台付属品貸与特地加算		特殊寝台付属品			
17	8005	床ずれ防止用具貸与特地加算		床ずれ防止用具			
17	8006	体位変換器貸与特地加算		体位変換器			
17	8007	手すり貸与特地加算		手すり			
17	8008	スロープ貸与特地加算		スロープ			
17	8009	歩行器貸与特地加算		歩行器			
17	8010	歩行補助つえ貸与特地加算		歩行補助つえ			
17	8011	徘徊感知機器貸与特地加算		認知症老人徘徊感知機器			
17	8012	移動用リフト貸与特地加算		移動用リフト			
17	8013	自動排泄処理装置貸与特地加算		自動排泄処理装置			
17	8101	車いす貸与小規模加算	中山間地域等における小規模事業所加算	車いす	実施地域において指定福祉用具貸与を行う場合に要する交通費に相当する額の3分の2に相当する額を当該事業所の所在地に適用される1単位の単価で除して得た単位数を個々の用具ごとに福祉用具貸与費の3分の2を限度に加算		
17	8102	車いす付属品貸与小規模加算		車いす付属品			
17	8103	特殊寝台貸与小規模加算		特殊寝台			
17	8104	特殊寝台付属品貸与小規模加算		特殊寝台付属品			
17	8105	床ずれ防止用具貸与小規模加算		床ずれ防止用具			
17	8106	体位変換器貸与小規模加算		体位変換器			
17	8107	手すり貸与小規模加算		手すり			
17	8108	スロープ貸与小規模加算		スロープ			
17	8109	歩行器貸与小規模加算		歩行器			
17	8110	歩行補助つえ貸与小規模加算		歩行補助つえ			
17	8111	徘徊感知機器貸与小規模加算		認知症老人徘徊感知機器			
17	8112	移動用リフト貸与小規模加算		移動用リフト			
17	8113	自動排泄処理装置貸与小規模加算		自動排泄処理装置			
17	8201	車いす貸与中山間地域加算	中山間地域等に居住する者へのサービス提供加算	車いす	実施地域において指定福祉用具貸与を行う場合に要する交通費に相当する額の3分の1に相当する額を当該事業所の所在地に適用される1単位の単価で除して得た単位数を個々の用具ごとに福祉用具貸与費の3分の1を限度に加算		
17	8202	車いす付属品貸与中山間地域加算		車いす付属品			
17	8203	特殊寝台貸与中山間地域加算		特殊寝台			
17	8204	特殊寝台付属品貸与中山間地域加算		特殊寝台付属品			
17	8205	床ずれ防止用具貸与中山間地域加算		床ずれ防止用具			
17	8206	体位変換器貸与中山間地域加算		体位変換器			
17	8207	手すり貸与中山間地域加算		手すり			
17	8208	スロープ貸与中山間地域加算		スロープ			
17	8209	歩行器貸与中山間地域加算		歩行器			
17	8210	歩行補助つえ貸与中山間地域加算		歩行補助つえ			
17	8211	徘徊感知機器貸与中山間地域加算		認知症老人徘徊感知機器			
17	8212	移動用リフト貸与中山間地域加算		移動用リフト			
17	8213	自動排泄装置貸与中山間地域加算		自動排泄処理装置			

Ⅱ　居宅介護支援サービスコード

居宅介護支援サービスコード表

種類	項目	サービス内容略称	算定項目						合成単位数	算定単位
43	2111	居宅介護支援Ⅰⅰ1	イ 居宅介護支援費	(1) 居宅介護支援費（Ⅰ）	(一) 居宅介護支援費（ⅰ）※介護支援専門員1人当たりの取扱件数が45件未満である場合又は45件以上の場合において、45件未満の部分について算定。	要介護1・2 1,086単位			1,086	1月につき
43	2120	居宅介護支援Ⅰⅰ1・地						特別地域居宅介護支援加算	1,249	
43	2151	居宅介護支援Ⅰⅰ1・地・山						15%加算／中山間地域等に居住する者へのサービス提供加算 5%加算	1,311	
43	2153	居宅介護支援Ⅰⅰ1・小						中山間地域等における小規模事業所加算 10%加算	1,195	
43	2155	居宅介護支援Ⅰⅰ1・小・山						中山間地域等における小規模事業所加算 10%加算／中山間地域等に居住する者へのサービス提供加算 5%加算	1,255	
43	2157	居宅介護支援Ⅰⅰ1・山						中山間地域等に居住する者へのサービス提供加算 5%加算	1,140	
43	2129	居宅介護支援Ⅰⅰ1・運					運営基準減算 ×50%		543	
43	2135	居宅介護支援Ⅰⅰ1・運・地						特別地域居宅介護支援加算	624	
43	2159	居宅介護支援Ⅰⅰ1・運・地・山						15%加算／中山間地域等に居住する者へのサービス提供加算 5%加算	655	
43	2161	居宅介護支援Ⅰⅰ1・運・小						中山間地域等における小規模事業所加算 10%加算	597	
43	2163	居宅介護支援Ⅰⅰ1・運・小・山						中山間地域等における小規模事業所加算 10%加算／中山間地域等に居住する者へのサービス提供加算 5%加算	627	
43	2165	居宅介護支援Ⅰⅰ1・運・山						中山間地域等に居住する者へのサービス提供加算 5%加算	570	
43	2181	居宅介護支援Ⅰⅰ1・同					事業所と同一建物の利用者又はこれ以外の同一建物の利用者20人以上にサービスを行う場合		1,032	
43	2182	居宅介護支援Ⅰⅰ1・同・地						特別地域居宅介護支援加算	1,187	
43	2183	居宅介護支援Ⅰⅰ1・同・地・山						15%加算／中山間地域等に居住する者へのサービス提供加算 5%加算	1,246	
43	2184	居宅介護支援Ⅰⅰ1・同・小						中山間地域等における小規模事業所加算 10%加算	1,135	
43	2185	居宅介護支援Ⅰⅰ1・同・小・山						中山間地域等における小規模事業所加算 10%加算／中山間地域等に居住する者へのサービス提供加算 5%加算	1,192	
43	2186	居宅介護支援Ⅰⅰ1・同・山						中山間地域等に居住する者へのサービス提供加算 5%加算	1,084	
43	2187	居宅介護支援Ⅰⅰ1・同・運				×95%	運営基準減算 ×50%		516	
43	2188	居宅介護支援Ⅰⅰ1・同・運・地						特別地域居宅介護支援加算	593	
43	2189	居宅介護支援Ⅰⅰ1・同・運・地・山						15%加算／中山間地域等に居住する者へのサービス提供加算 5%加算	623	
43	2190	居宅介護支援Ⅰⅰ1・同・運・小						中山間地域等における小規模事業所加算 10%加算	568	
43	2191	居宅介護支援Ⅰⅰ1・同・運・小・山						中山間地域等における小規模事業所加算 10%加算／中山間地域等に居住する者へのサービス提供加算 5%加算	596	
43	2192	居宅介護支援Ⅰⅰ1・同・運・山						中山間地域等に居住する者へのサービス提供加算 5%加算	542	
43	2301	居宅介護支援Ⅰⅰ1・虐防				高齢者虐待防止措置未実施減算 1%減算			1,075	
43	2302	居宅介護支援Ⅰⅰ1・虐防・地						特別地域居宅介護支援加算	1,236	
43	2303	居宅介護支援Ⅰⅰ1・虐防・地・山						15%加算／中山間地域等に居住する者へのサービス提供加算 5%加算	1,298	
43	2304	居宅介護支援Ⅰⅰ1・虐防・小						中山間地域等における小規模事業所加算 10%加算	1,183	
43	2305	居宅介護支援Ⅰⅰ1・虐防・小・山						中山間地域等における小規模事業所加算 10%加算／中山間地域等に居住する者へのサービス提供加算 5%加算	1,242	
43	2306	居宅介護支援Ⅰⅰ1・虐防・山						中山間地域等に居住する者へのサービス提供加算 5%加算	1,129	
43	2307	居宅介護支援Ⅰⅰ1・虐防・運					運営基準減算 ×50%		538	
43	2308	居宅介護支援Ⅰⅰ1・虐防・運・地						特別地域居宅介護支援加算	619	
43	2309	居宅介護支援Ⅰⅰ1・虐防・運・地・山						15%加算／中山間地域等に居住する者へのサービス提供加算 5%加算	650	
43	2310	居宅介護支援Ⅰⅰ1・虐防・運・小						中山間地域等における小規模事業所加算 10%加算	592	
43	2311	居宅介護支援Ⅰⅰ1・虐防・運・小・山						中山間地域等における小規模事業所加算 10%加算／中山間地域等に居住する者へのサービス提供加算 5%加算	622	
43	2312	居宅介護支援Ⅰⅰ1・虐防・運・山						中山間地域等に居住する者へのサービス提供加算 5%加算	565	
43	2313	居宅介護支援Ⅰⅰ1・虐防・同					事業所と同一建物の利用者又はこれ以外の同一建物の利用者20人以上にサービスを行う場合		1,021	
43	2314	居宅介護支援Ⅰⅰ1・虐防・同・地						特別地域居宅介護支援加算	1,174	
43	2315	居宅介護支援Ⅰⅰ1・虐防・同・地・山						15%加算／中山間地域等に居住する者へのサービス提供加算 5%加算	1,233	
43	2316	居宅介護支援Ⅰⅰ1・虐防・同・小						中山間地域等における小規模事業所加算 10%加算	1,123	
43	2317	居宅介護支援Ⅰⅰ1・虐防・同・小・山						中山間地域等における小規模事業所加算 10%加算／中山間地域等に居住する者へのサービス提供加算 5%加算	1,179	
43	2318	居宅介護支援Ⅰⅰ1・虐防・同・山						中山間地域等に居住する者へのサービス提供加算 5%加算	1,072	
43	2319	居宅介護支援Ⅰⅰ1・虐防・同・運				×95%	運営基準減算 ×50%		511	
43	2320	居宅介護支援Ⅰⅰ1・虐防・同・運・地						特別地域居宅介護支援加算	588	
43	2321	居宅介護支援Ⅰⅰ1・虐防・同・運・地・山						15%加算／中山間地域等に居住する者へのサービス提供加算 5%加算	617	
43	2322	居宅介護支援Ⅰⅰ1・虐防・同・運・小						中山間地域等における小規模事業所加算 10%加算	562	
43	2323	居宅介護支援Ⅰⅰ1・虐防・同・運・小・山						中山間地域等における小規模事業所加算 10%加算／中山間地域等に居住する者へのサービス提供加算 5%加算	590	
43	2324	居宅介護支援Ⅰⅰ1・虐防・同・運・山						中山間地域等に居住する者へのサービス提供加算 5%加算	537	

支援

サービスコード 種類	項目	サービス内容略称	算定項目					合成単位数	算定単位
43	2211	居宅介護支援Ⅰⅰ2	イ 居宅介護支援費／（１）居宅介護支援費（Ⅰ）／（一）居宅介護支援費（ⅰ）※介護支援専門員1人当たりの取扱件数が45件未満である場合又は45件以上の場合において、45件未満の部分について算定。	要介護3・4・5 1,411単位				1,411	1月につき
43	2220	居宅介護支援Ⅰⅰ2・地					特別地域居宅介護支援加算	1,623	
43	2251	居宅介護支援Ⅰⅰ2・地・山					15%加算 中山間地域等に居住する者へのサービス提供加算 5%加算	1,704	
43	2253	居宅介護支援Ⅰⅰ2・小					中山間地域等における小規模事業所加算 10%加算	1,552	
43	2255	居宅介護支援Ⅰⅰ2・小・山					中山間地域等における小規模事業所加算 10%加算 中山間地域等に居住する者へのサービス提供加算 5%加算	1,630	
43	2257	居宅介護支援Ⅰⅰ2・山					中山間地域等に居住する者へのサービス提供加算 5%加算	1,482	
43	2229	居宅介護支援Ⅰⅰ2・運				運営基準減算 ×50%		706	
43	2235	居宅介護支援Ⅰⅰ2・運・地					特別地域居宅介護支援加算	812	
43	2259	居宅介護支援Ⅰⅰ2・運・地・山					15%加算 中山間地域等に居住する者へのサービス提供加算 5%加算	853	
43	2261	居宅介護支援Ⅰⅰ2・運・小					中山間地域等における小規模事業所加算 10%加算	777	
43	2263	居宅介護支援Ⅰⅰ2・運・小・山					中山間地域等における小規模事業所加算 10%加算 中山間地域等に居住する者へのサービス提供加算 5%加算	816	
43	2265	居宅介護支援Ⅰⅰ2・運・山					中山間地域等に居住する者へのサービス提供加算 5%加算	741	
43	2281	居宅介護支援Ⅰⅰ2・同			事業所と同一建物の利用者又はこれ以外の同一建物の利用者20人以上にサービスを行う場合 ×95%			1,340	
43	2282	居宅介護支援Ⅰⅰ2・同・地					特別地域居宅介護支援加算	1,541	
43	2283	居宅介護支援Ⅰⅰ2・同・地・山					15%加算 中山間地域等に居住する者へのサービス提供加算 5%加算	1,618	
43	2284	居宅介護支援Ⅰⅰ2・同・小					中山間地域等における小規模事業所加算 10%加算	1,474	
43	2285	居宅介護支援Ⅰⅰ2・同・小・山					中山間地域等における小規模事業所加算 10%加算 中山間地域等に居住する者へのサービス提供加算 5%加算	1,548	
43	2286	居宅介護支援Ⅰⅰ2・同・山					中山間地域等に居住する者へのサービス提供加算 5%加算	1,407	
43	2287	居宅介護支援Ⅰⅰ2・同・運				運営基準減算 ×50%		670	
43	2288	居宅介護支援Ⅰⅰ2・同・運・地					特別地域居宅介護支援加算	771	
43	2289	居宅介護支援Ⅰⅰ2・同・運・地・山					15%加算 中山間地域等に居住する者へのサービス提供加算 5%加算	810	
43	2290	居宅介護支援Ⅰⅰ2・同・運・小					中山間地域等における小規模事業所加算 10%加算	737	
43	2291	居宅介護支援Ⅰⅰ2・同・運・小・山					中山間地域等における小規模事業所加算 10%加算 中山間地域等に居住する者へのサービス提供加算 5%加算	774	
43	2292	居宅介護支援Ⅰⅰ2・同・運・山					中山間地域等に居住する者へのサービス提供加算 5%加算	704	
43	2325	居宅介護支援Ⅰⅰ2・虐防		高齢者虐待防止措置未実施減算 1%減算				1,397	
43	2326	居宅介護支援Ⅰⅰ2・虐防・地					特別地域居宅介護支援加算	1,607	
43	2327	居宅介護支援Ⅰⅰ2・虐防・地・山					15%加算 中山間地域等に居住する者へのサービス提供加算 5%加算	1,687	
43	2328	居宅介護支援Ⅰⅰ2・虐防・小					中山間地域等における小規模事業所加算 10%加算	1,537	
43	2329	居宅介護支援Ⅰⅰ2・虐防・小・山					中山間地域等における小規模事業所加算 10%加算 中山間地域等に居住する者へのサービス提供加算 5%加算	1,614	
43	2330	居宅介護支援Ⅰⅰ2・虐防・山					中山間地域等に居住する者へのサービス提供加算 5%加算	1,467	
43	2331	居宅介護支援Ⅰⅰ2・虐防・運				運営基準減算 ×50%		699	
43	2332	居宅介護支援Ⅰⅰ2・虐防・運・地					特別地域居宅介護支援加算	804	
43	2333	居宅介護支援Ⅰⅰ2・虐防・運・地・山					15%加算 中山間地域等に居住する者へのサービス提供加算 5%加算	844	
43	2334	居宅介護支援Ⅰⅰ2・虐防・運・小					中山間地域等における小規模事業所加算 10%加算	769	
43	2335	居宅介護支援Ⅰⅰ2・虐防・運・小・山					中山間地域等における小規模事業所加算 10%加算 中山間地域等に居住する者へのサービス提供加算 5%加算	807	
43	2336	居宅介護支援Ⅰⅰ2・虐防・運・山					中山間地域等に居住する者へのサービス提供加算 5%加算	734	
43	2337	居宅介護支援Ⅰⅰ2・虐防・同			事業所と同一建物の利用者又はこれ以外の同一建物の利用者20人以上にサービスを行う場合 ×95%			1,327	
43	2338	居宅介護支援Ⅰⅰ2・虐防・同・地					特別地域居宅介護支援加算	1,526	
43	2339	居宅介護支援Ⅰⅰ2・虐防・同・地・山					15%加算 中山間地域等に居住する者へのサービス提供加算 5%加算	1,602	
43	2340	居宅介護支援Ⅰⅰ2・虐防・同・小					中山間地域等における小規模事業所加算 10%加算	1,460	
43	2341	居宅介護支援Ⅰⅰ2・虐防・同・小・山					中山間地域等における小規模事業所加算 10%加算 中山間地域等に居住する者へのサービス提供加算 5%加算	1,533	
43	2342	居宅介護支援Ⅰⅰ2・虐防・同・山					中山間地域等に居住する者へのサービス提供加算 5%加算	1,393	
43	2343	居宅介護支援Ⅰⅰ2・虐防・同・運				運営基準減算 ×50%		664	
43	2344	居宅介護支援Ⅰⅰ2・虐防・同・運・地					特別地域居宅介護支援加算	764	
43	2345	居宅介護支援Ⅰⅰ2・虐防・同・運・地・山					15%加算 中山間地域等に居住する者へのサービス提供加算 5%加算	802	
43	2346	居宅介護支援Ⅰⅰ2・虐防・同・運・小					中山間地域等における小規模事業所加算 10%加算	730	
43	2347	居宅介護支援Ⅰⅰ2・虐防・同・運・小・山					中山間地域等における小規模事業所加算 10%加算 中山間地域等に居住する者へのサービス提供加算 5%加算	767	
43	2348	居宅介護支援Ⅰⅰ2・虐防・同・運・山					中山間地域等に居住する者へのサービス提供加算 5%加算	697	

支援

イ　居宅介護支援費　（1）居宅介護支援費（Ⅰ）

（二）居宅介護支援費（ⅱ）　※介護支援専門員1人当たりの取扱件数が45件以上の場合において、45件以上60件未満の部分について算定。

種類	項目	サービス内容略称	基本単位	高齢者虐待防止措置未実施減算	同一建物減算	運営基準減算	中山間地域等加算	合成単位数	算定単位
43	3111	居宅介護支援Ⅰⅱ1	要介護1・2 544単位					544	1月につき
43	3157	居宅介護支援Ⅰⅱ1・山					5%加算	571	
43	3123	居宅介護支援Ⅰⅱ1・運				×50%		272	
43	3165	居宅介護支援Ⅰⅱ1・運・山				×50%	5%加算	286	
43	3181	居宅介護支援Ⅰⅱ1・同			×95%			517	
43	3182	居宅介護支援Ⅰⅱ1・同・山			×95%		5%加算	543	
43	3183	居宅介護支援Ⅰⅱ1・同・運			×95%	×50%		259	
43	3184	居宅介護支援Ⅰⅱ1・同・運・山			×95%	×50%	5%加算	272	
43	3185	居宅介護支援Ⅰⅱ1・虐防		1%減算				539	
43	3186	居宅介護支援Ⅰⅱ1・虐防・山		1%減算			5%加算	566	
43	3187	居宅介護支援Ⅰⅱ1・虐防・運		1%減算		×50%		270	
43	3188	居宅介護支援Ⅰⅱ1・虐防・運・山		1%減算		×50%	5%加算	284	
43	3189	居宅介護支援Ⅰⅱ1・虐防・同		1%減算	×95%			512	
43	3190	居宅介護支援Ⅰⅱ1・虐防・同・山		1%減算	×95%		5%加算	538	
43	3191	居宅介護支援Ⅰⅱ1・虐防・同・運		1%減算	×95%	×50%		256	
43	3192	居宅介護支援Ⅰⅱ1・虐防・同・運・山		1%減算	×95%	×50%	5%加算	269	
43	3211	居宅介護支援Ⅰⅱ2	要介護3・4・5 704単位					704	
43	3257	居宅介護支援Ⅰⅱ2・山					5%加算	739	
43	3223	居宅介護支援Ⅰⅱ2・運				×50%		352	
43	3265	居宅介護支援Ⅰⅱ2・運・山				×50%	5%加算	370	
43	3281	居宅介護支援Ⅰⅱ2・同			×95%			669	
43	3282	居宅介護支援Ⅰⅱ2・同・山			×95%		5%加算	702	
43	3283	居宅介護支援Ⅰⅱ2・同・運			×95%	×50%		335	
43	3284	居宅介護支援Ⅰⅱ2・同・運・山			×95%	×50%	5%加算	352	
43	3285	居宅介護支援Ⅰⅱ2・虐防		1%減算				697	
43	3286	居宅介護支援Ⅰⅱ2・虐防・山		1%減算			5%加算	732	
43	3287	居宅介護支援Ⅰⅱ2・虐防・運		1%減算		×50%		349	
43	3288	居宅介護支援Ⅰⅱ2・虐防・運・山		1%減算		×50%	5%加算	366	
43	3289	居宅介護支援Ⅰⅱ2・虐防・同		1%減算	×95%			662	
43	3290	居宅介護支援Ⅰⅱ2・虐防・同・山		1%減算	×95%		5%加算	695	
43	3291	居宅介護支援Ⅰⅱ2・虐防・同・運		1%減算	×95%	×50%		331	
43	3292	居宅介護支援Ⅰⅱ2・虐防・同・運・山		1%減算	×95%	×50%	5%加算	348	

（三）居宅介護支援費（ⅲ）　※介護支援専門員1人当たりの取扱件数が60件以上の場合において、60件以上の部分について算定。

種類	項目	サービス内容略称	基本単位	高齢者虐待防止措置未実施減算	同一建物減算	運営基準減算	中山間地域等加算	合成単位数	算定単位
43	4111	居宅介護支援Ⅰⅲ1	要介護1・2 326単位					326	
43	4157	居宅介護支援Ⅰⅲ1・山					5%加算	342	
43	4123	居宅介護支援Ⅰⅲ1・運				×50%		163	
43	4165	居宅介護支援Ⅰⅲ1・運・山				×50%	5%加算	171	
43	4181	居宅介護支援Ⅰⅲ1・同			×95%			310	
43	4182	居宅介護支援Ⅰⅲ1・同・山			×95%		5%加算	326	
43	4183	居宅介護支援Ⅰⅲ1・同・運			×95%	×50%		155	
43	4184	居宅介護支援Ⅰⅲ1・同・運・山			×95%	×50%	5%加算	163	
43	4185	居宅介護支援Ⅰⅲ1・虐防		1%減算				323	
43	4186	居宅介護支援Ⅰⅲ1・虐防・山		1%減算			5%加算	339	
43	4187	居宅介護支援Ⅰⅲ1・虐防・運		1%減算		×50%		162	
43	4188	居宅介護支援Ⅰⅲ1・虐防・運・山		1%減算		×50%	5%加算	170	
43	4189	居宅介護支援Ⅰⅲ1・虐防・同		1%減算	×95%			307	
43	4190	居宅介護支援Ⅰⅲ1・虐防・同・山		1%減算	×95%		5%加算	322	
43	4191	居宅介護支援Ⅰⅲ1・虐防・同・運		1%減算	×95%	×50%		154	
43	4192	居宅介護支援Ⅰⅲ1・虐防・同・運・山		1%減算	×95%	×50%	5%加算	162	
43	4211	居宅介護支援Ⅰⅲ2	要介護3・4・5 422単位					422	
43	4257	居宅介護支援Ⅰⅲ2・山					5%加算	443	
43	4223	居宅介護支援Ⅰⅲ2・運				×50%		211	
43	4265	居宅介護支援Ⅰⅲ2・運・山				×50%	5%加算	222	
43	4281	居宅介護支援Ⅰⅲ2・同			×95%			401	
43	4282	居宅介護支援Ⅰⅲ2・同・山			×95%		5%加算	421	
43	4283	居宅介護支援Ⅰⅲ2・同・運			×95%	×50%		201	
43	4284	居宅介護支援Ⅰⅲ2・同・運・山			×95%	×50%	5%加算	211	
43	4285	居宅介護支援Ⅰⅲ2・虐防		1%減算				418	
43	4286	居宅介護支援Ⅰⅲ2・虐防・山		1%減算			5%加算	439	
43	4287	居宅介護支援Ⅰⅲ2・虐防・運		1%減算		×50%		209	
43	4288	居宅介護支援Ⅰⅲ2・虐防・運・山		1%減算		×50%	5%加算	219	
43	4289	居宅介護支援Ⅰⅲ2・虐防・同		1%減算	×95%			397	
43	4290	居宅介護支援Ⅰⅲ2・虐防・同・山		1%減算	×95%		5%加算	417	
43	4291	居宅介護支援Ⅰⅲ2・虐防・同・運		1%減算	×95%	×50%		199	
43	4292	居宅介護支援Ⅰⅲ2・虐防・同・運・山		1%減算	×95%	×50%	5%加算	209	

注：「同一建物減算」欄は「事業所と同一建物の利用者又はこれ以外の同一建物の利用者20人以上にサービスを行う場合」（×95%）、「中山間地域等加算」欄は「中山間地域等に居住する者へのサービス提供加算」（5%加算）を示す。

サービスコード 種類	項目	サービス内容略称	算定項目							合成単位数	算定単位
43	5011	居宅介護支援Ⅱⅰ1	イ居宅介護支援費	（2）居宅介護支援費（Ⅱ）※介護支援専門員1人当たりの取扱件数が50件未満の場合又は50件以上の場合において、50件未満の部分について算定。※ケアプランデータ連携システムの活用及び事務職員の配置を行っている場合	（一）居宅介護支援費（ⅰ）1,086単位	要介護1・2 1,086単位				1,086	1月につき
43	5012	居宅介護支援Ⅱⅰ1・地						特別地域居宅介護支援加算		1,249	
43	5013	居宅介護支援Ⅱⅰ1・地・山						15% 加算 中山間地域等に居住する者へのサービス提供加算 5% 加算		1,311	
43	5014	居宅介護支援Ⅱⅰ1・小						中山間地域等における小規模事業所加算 10% 加算		1,195	
43	5015	居宅介護支援Ⅱⅰ1・小・山						中山間地域等における小規模事業所加算 10% 加算 中山間地域等に居住する者へのサービス提供加算 5% 加算		1,255	
43	5016	居宅介護支援Ⅱⅰ1・山						中山間地域等に居住する者へのサービス提供加算 5% 加算		1,140	
43	5017	居宅介護支援Ⅱⅰ1・運					運営基準減算 × 50%			543	
43	5018	居宅介護支援Ⅱⅰ1・運・地						特別地域居宅介護支援加算		624	
43	5019	居宅介護支援Ⅱⅰ1・運・地・山						15% 加算 中山間地域等に居住する者へのサービス提供加算 5% 加算		655	
43	5020	居宅介護支援Ⅱⅰ1・運・小						中山間地域等における小規模事業所加算 10% 加算		597	
43	5021	居宅介護支援Ⅱⅰ1・運・小・山						中山間地域等における小規模事業所加算 10% 加算 中山間地域等に居住する者へのサービス提供加算 5% 加算		627	
43	5022	居宅介護支援Ⅱⅰ1・運・山						中山間地域等に居住する者へのサービス提供加算 5% 加算		570	
43	5031	居宅介護支援Ⅱⅰ1・同				事業所と同一建物の利用者又はこれ以外の同一建物の利用者20人以上にサービスを行う場合 × 95%				1,032	
43	5032	居宅介護支援Ⅱⅰ1・同・地						特別地域居宅介護支援加算		1,187	
43	5033	居宅介護支援Ⅱⅰ1・同・地・山						15% 加算 中山間地域等に居住する者へのサービス提供加算 5% 加算		1,246	
43	5034	居宅介護支援Ⅱⅰ1・同・小						中山間地域等における小規模事業所加算 10% 加算		1,135	
43	5035	居宅介護支援Ⅱⅰ1・同・小・山						中山間地域等における小規模事業所加算 10% 加算 中山間地域等に居住する者へのサービス提供加算 5% 加算		1,192	
43	5036	居宅介護支援Ⅱⅰ1・同・山						中山間地域等に居住する者へのサービス提供加算 5% 加算		1,084	
43	5037	居宅介護支援Ⅱⅰ1・同・運				× 95%	運営基準減算 × 50%			516	
43	5038	居宅介護支援Ⅱⅰ1・同・運・地						特別地域居宅介護支援加算		593	
43	5039	居宅介護支援Ⅱⅰ1・同・運・地・山						15% 加算 中山間地域等に居住する者へのサービス提供加算 5% 加算		623	
43	5040	居宅介護支援Ⅱⅰ1・同・運・小						中山間地域等における小規模事業所加算 10% 加算		568	
43	5041	居宅介護支援Ⅱⅰ1・同・運・小・山						中山間地域等における小規模事業所加算 10% 加算 中山間地域等に居住する者へのサービス提供加算 5% 加算		596	
43	5042	居宅介護支援Ⅱⅰ1・同・運・山						中山間地域等に居住する者へのサービス提供加算 5% 加算		542	
43	5043	居宅介護支援Ⅱⅰ1・虐防			高齢者虐待防止措置未実施減算 1% 減算					1,075	
43	5044	居宅介護支援Ⅱⅰ1・虐防・地						特別地域居宅介護支援加算		1,236	
43	5045	居宅介護支援Ⅱⅰ1・虐防・地・山						15% 加算 中山間地域等に居住する者へのサービス提供加算 5% 加算		1,298	
43	5046	居宅介護支援Ⅱⅰ1・虐防・小						中山間地域等における小規模事業所加算 10% 加算		1,183	
43	5047	居宅介護支援Ⅱⅰ1・虐防・小・山						中山間地域等における小規模事業所加算 10% 加算 中山間地域等に居住する者へのサービス提供加算 5% 加算		1,242	
43	5048	居宅介護支援Ⅱⅰ1・虐防・山						中山間地域等に居住する者へのサービス提供加算 5% 加算		1,129	
43	5049	居宅介護支援Ⅱⅰ1・虐防・運					運営基準減算 × 50%			538	
43	5050	居宅介護支援Ⅱⅰ1・虐防・運・地						特別地域居宅介護支援加算		619	
43	5051	居宅介護支援Ⅱⅰ1・虐防・運・地・山						15% 加算 中山間地域等に居住する者へのサービス提供加算 5% 加算		650	
43	5052	居宅介護支援Ⅱⅰ1・虐防・運・小						中山間地域等における小規模事業所加算 10% 加算		592	
43	5053	居宅介護支援Ⅱⅰ1・虐防・運・小・山						中山間地域等における小規模事業所加算 10% 加算 中山間地域等に居住する者へのサービス提供加算 5% 加算		622	
43	5054	居宅介護支援Ⅱⅰ1・虐防・運・山						中山間地域等に居住する者へのサービス提供加算 5% 加算		565	
43	5055	居宅介護支援Ⅱⅰ1・虐防・同				事業所と同一建物の利用者又はこれ以外の同一建物の利用者20人以上にサービスを行う場合 × 95%				1,021	
43	5056	居宅介護支援Ⅱⅰ1・虐防・同・地						特別地域居宅介護支援加算		1,174	
43	5057	居宅介護支援Ⅱⅰ1・虐防・同・地・山						15% 加算 中山間地域等に居住する者へのサービス提供加算 5% 加算		1,233	
43	5058	居宅介護支援Ⅱⅰ1・虐防・同・小						中山間地域等における小規模事業所加算 10% 加算		1,123	
43	5059	居宅介護支援Ⅱⅰ1・虐防・同・小・山						中山間地域等における小規模事業所加算 10% 加算 中山間地域等に居住する者へのサービス提供加算 5% 加算		1,179	
43	5060	居宅介護支援Ⅱⅰ1・虐防・同・山						中山間地域等に居住する者へのサービス提供加算 5% 加算		1,072	
43	5061	居宅介護支援Ⅱⅰ1・虐防・同・運				× 95%	運営基準減算 × 50%			511	
43	5062	居宅介護支援Ⅱⅰ1・虐防・同・運・地						特別地域居宅介護支援加算		588	
43	5063	居宅介護支援Ⅱⅰ1・虐防・同・運・地・山						15% 加算 中山間地域等に居住する者へのサービス提供加算 5% 加算		617	
43	5064	居宅介護支援Ⅱⅰ1・虐防・同・運・小						中山間地域等における小規模事業所加算 10% 加算		562	
43	5065	居宅介護支援Ⅱⅰ1・虐防・同・運・小・山						中山間地域等における小規模事業所加算 10% 加算 中山間地域等に居住する者へのサービス提供加算 5% 加算		590	
43	5066	居宅介護支援Ⅱⅰ1・虐防・同・運・山						中山間地域等に居住する者へのサービス提供加算 5% 加算		537	

支援

左端縦帯：支援

サービスコード 種類	項目	サービス内容略称	算定項目						合成単位数	算定単位
43	5211	居宅介護支援Ⅱi2	イ 居宅介護支援費	（2）居宅介護支援費（Ⅱ）※ケアプランデータ連携システムの活用及び事務職員の配置を行っている場合	（一）居宅介護支援費（i）※介護支援専門員1人当たりの取扱件数が50件未満の場合又は50件以上の場合において、50件未満の部分について算定。	要介護3・4・5 1,411 単位			1,411	1月につき
43	5212	居宅介護支援Ⅱi2・地						特別地域居宅介護支援加算	1,623	
43	5213	居宅介護支援Ⅱi2・地・山						15%加算 中山間地域等に居住する者へのサービス提供加算 5%加算	1,704	
43	5214	居宅介護支援Ⅱi2・小						中山間地域等における小規模事業所加算	1,552	
43	5215	居宅介護支援Ⅱi2・小・山						10%加算 中山間地域等に居住する者へのサービス提供加算 5%加算	1,630	
43	5216	居宅介護支援Ⅱi2・山						中山間地域等に居住する者へのサービス提供加算 5%加算	1,482	
43	5217	居宅介護支援Ⅱi2・運					運営基準減算 ×50%		706	
43	5218	居宅介護支援Ⅱi2・運・地						特別地域居宅介護支援加算	812	
43	5219	居宅介護支援Ⅱi2・運・地・山						15%加算 中山間地域等に居住する者へのサービス提供加算 5%加算	853	
43	5220	居宅介護支援Ⅱi2・運・小						中山間地域等における小規模事業所加算	777	
43	5221	居宅介護支援Ⅱi2・運・小・山						10%加算 中山間地域等に居住する者へのサービス提供加算 5%加算	816	
43	5222	居宅介護支援Ⅱi2・運・山						中山間地域等に居住する者へのサービス提供加算 5%加算	741	
43	5231	居宅介護支援Ⅱi2・同				事業所と同一建物の利用者又はこれ以外の同一建物の利用者20人以上にサービスを行う場合 ×95%			1,340	
43	5232	居宅介護支援Ⅱi2・同・地						特別地域居宅介護支援加算	1,541	
43	5233	居宅介護支援Ⅱi2・同・地・山						15%加算 中山間地域等に居住する者へのサービス提供加算 5%加算	1,618	
43	5234	居宅介護支援Ⅱi2・同・小						中山間地域等における小規模事業所加算	1,474	
43	5235	居宅介護支援Ⅱi2・同・小・山						10%加算 中山間地域等に居住する者へのサービス提供加算 5%加算	1,548	
43	5236	居宅介護支援Ⅱi2・同・山						中山間地域等に居住する者へのサービス提供加算 5%加算	1,407	
43	5237	居宅介護支援Ⅱi2・同・運					運営基準減算 ×50%		670	
43	5238	居宅介護支援Ⅱi2・同・運・地						特別地域居宅介護支援加算	771	
43	5239	居宅介護支援Ⅱi2・同・運・地・山						15%加算 中山間地域等に居住する者へのサービス提供加算 5%加算	810	
43	5240	居宅介護支援Ⅱi2・同・運・小						中山間地域等における小規模事業所加算	737	
43	5241	居宅介護支援Ⅱi2・同・運・小・山						10%加算 中山間地域等に居住する者へのサービス提供加算 5%加算	774	
43	5242	居宅介護支援Ⅱi2・同・運・山						中山間地域等に居住する者へのサービス提供加算 5%加算	704	
43	5243	居宅介護支援Ⅱi2・虐防					高齢者虐待防止措置未実施減算 1%減算		1,397	
43	5244	居宅介護支援Ⅱi2・虐防・地						特別地域居宅介護支援加算	1,607	
43	5245	居宅介護支援Ⅱi2・虐防・地・山						15%加算 中山間地域等に居住する者へのサービス提供加算 5%加算	1,687	
43	5246	居宅介護支援Ⅱi2・虐防・小						中山間地域等における小規模事業所加算	1,537	
43	5247	居宅介護支援Ⅱi2・虐防・小・山						10%加算 中山間地域等に居住する者へのサービス提供加算 5%加算	1,614	
43	5248	居宅介護支援Ⅱi2・虐防・山						中山間地域等に居住する者へのサービス提供加算 5%加算	1,467	
43	5249	居宅介護支援Ⅱi2・虐防・運					運営基準減算 ×50%		699	
43	5250	居宅介護支援Ⅱi2・虐防・運・地						特別地域居宅介護支援加算	804	
43	5251	居宅介護支援Ⅱi2・虐防・運・地・山						15%加算 中山間地域等に居住する者へのサービス提供加算 5%加算	844	
43	5252	居宅介護支援Ⅱi2・虐防・運・小						中山間地域等における小規模事業所加算	769	
43	5253	居宅介護支援Ⅱi2・虐防・運・小・山						10%加算 中山間地域等に居住する者へのサービス提供加算 5%加算	807	
43	5254	居宅介護支援Ⅱi2・虐防・運・山						中山間地域等に居住する者へのサービス提供加算 5%加算	734	
43	5255	居宅介護支援Ⅱi2・虐防・同				事業所と同一建物の利用者又はこれ以外の同一建物の利用者20人以上にサービスを行う場合 ×95%			1,327	
43	5256	居宅介護支援Ⅱi2・虐防・同・地						特別地域居宅介護支援加算	1,526	
43	5257	居宅介護支援Ⅱi2・虐防・同・地・山						15%加算 中山間地域等に居住する者へのサービス提供加算 5%加算	1,602	
43	5258	居宅介護支援Ⅱi2・虐防・同・小						中山間地域等における小規模事業所加算	1,460	
43	5259	居宅介護支援Ⅱi2・虐防・同・小・山						10%加算 中山間地域等に居住する者へのサービス提供加算 5%加算	1,533	
43	5260	居宅介護支援Ⅱi2・虐防・同・山						中山間地域等に居住する者へのサービス提供加算 5%加算	1,393	
43	5261	居宅介護支援Ⅱi2・虐防・同・運					運営基準減算 ×50%		664	
43	5262	居宅介護支援Ⅱi2・虐防・同・運・地						特別地域居宅介護支援加算	764	
43	5263	居宅介護支援Ⅱi2・虐防・同・運・地・山						15%加算 中山間地域等に居住する者へのサービス提供加算 5%加算	802	
43	5264	居宅介護支援Ⅱi2・虐防・同・運・小						中山間地域等における小規模事業所加算	730	
43	5265	居宅介護支援Ⅱi2・虐防・同・運・小・山						10%加算 中山間地域等に居住する者へのサービス提供加算 5%加算	767	
43	5266	居宅介護支援Ⅱi2・虐防・同・運・山						中山間地域等に居住する者へのサービス提供加算 5%加算	697	

支援

サービスコード 種類	項目	サービス内容略称	算定項目					合成単位数	算定単位
43	5311	居宅介護支援II ii 1	イ居宅介護支援費 （2）居宅介護支援費（II）※ケアプランデータ連携システムの活用及び事務職員の配置を行っている場合	（二）居宅介護支援費（ii）527単位 ※介護支援専門員1人当たりの取扱件数が50件以上の場合において、50件以上60件未満の部分について算定。	要介護1・2 527単位			527	1月につき
43	5312	居宅介護支援II ii 1・山					中山間地域等に居住する者へのサービス提供加算　5%加算	553	
43	5313	居宅介護支援II ii 1・運				運営基準減算		264	
43	5314	居宅介護支援II ii 1・運・山				×50%	中山間地域等に居住する者へのサービス提供加算　5%加算	277	
43	5321	居宅介護支援II ii 1・同			事業所と同一建物の利用者又はこれ以外の同一建物の利用者20人以上にサービスを行う場合			501	
43	5322	居宅介護支援II ii 1・同・山					中山間地域等に居住する者へのサービス提供加算　5%加算	526	
43	5323	居宅介護支援II ii 1・同・運				運営基準減算		251	
43	5324	居宅介護支援II ii 1・同・運・山			×95%	×50%	中山間地域等に居住する者へのサービス提供加算　5%加算	264	
43	5325	居宅介護支援II ii 1・虐防			高齢者虐待防止措置未実施減算			522	
43	5326	居宅介護支援II ii 1・虐防・山					中山間地域等に居住する者へのサービス提供加算　5%加算	548	
43	5327	居宅介護支援II ii 1・虐防・運				運営基準減算		261	
43	5328	居宅介護支援II ii 1・虐防・運・山			1%減算	×50%	中山間地域等に居住する者へのサービス提供加算　5%加算	274	
43	5329	居宅介護支援II ii 1・虐防・同			事業所と同一建物の利用者又はこれ以外の同一建物の利用者20人以上にサービスを行う場合			496	
43	5330	居宅介護支援II ii 1・虐防・同・山					中山間地域等に居住する者へのサービス提供加算　5%加算	521	
43	5331	居宅介護支援II ii 1・虐防・同・運				運営基準減算		248	
43	5332	居宅介護支援II ii 1・虐防・同・運・山			×95%	×50%	中山間地域等に居住する者へのサービス提供加算　5%加算	260	
43	5411	居宅介護支援II ii 2			要介護3・4・5 683単位			683	
43	5412	居宅介護支援II ii 2・山					中山間地域等に居住する者へのサービス提供加算　5%加算	717	
43	5413	居宅介護支援II ii 2・運				運営基準減算		342	
43	5414	居宅介護支援II ii 2・運・山				×50%	中山間地域等に居住する者へのサービス提供加算　5%加算	359	
43	5421	居宅介護支援II ii 2・同			事業所と同一建物の利用者又はこれ以外の同一建物の利用者20人以上にサービスを行う場合			649	
43	5422	居宅介護支援II ii 2・同・山					中山間地域等に居住する者へのサービス提供加算　5%加算	681	
43	5423	居宅介護支援II ii 2・同・運				運営基準減算		325	
43	5424	居宅介護支援II ii 2・同・運・山			×95%	×50%	中山間地域等に居住する者へのサービス提供加算　5%加算	341	
43	5425	居宅介護支援II ii 2・虐防			高齢者虐待防止措置未実施減算			676	
43	5426	居宅介護支援II ii 2・虐防・山					中山間地域等に居住する者へのサービス提供加算　5%加算	710	
43	5427	居宅介護支援II ii 2・虐防・運				運営基準減算		338	
43	5428	居宅介護支援II ii 2・虐防・運・山			1%減算	×50%	中山間地域等に居住する者へのサービス提供加算　5%加算	355	
43	5429	居宅介護支援II ii 2・虐防・同			事業所と同一建物の利用者又はこれ以外の同一建物の利用者20人以上にサービスを行う場合			642	
43	5430	居宅介護支援II ii 2・虐防・同・山					中山間地域等に居住する者へのサービス提供加算　5%加算	674	
43	5431	居宅介護支援II ii 2・虐防・同・運				運営基準減算		321	
43	5432	居宅介護支援II ii 2・虐防・同・運・山			×95%	×50%	中山間地域等に居住する者へのサービス提供加算　5%加算	337	
43	5511	居宅介護支援II iii 1		（三）居宅介護支援費（iii）316単位 ※介護支援専門員1人当たりの取扱件数が60件以上の場合において、60件以上の部分について算定。	要介護1・2 316単位			316	
43	5512	居宅介護支援II iii 1・山					中山間地域等に居住する者へのサービス提供加算　5%加算	332	
43	5513	居宅介護支援II iii 1・運				運営基準減算		158	
43	5514	居宅介護支援II iii 1・運・山				×50%	中山間地域等に居住する者へのサービス提供加算　5%加算	166	
43	5521	居宅介護支援II iii 1・同			事業所と同一建物の利用者又はこれ以外の同一建物の利用者20人以上にサービスを行う場合			300	
43	5522	居宅介護支援II iii 1・同・山					中山間地域等に居住する者へのサービス提供加算　5%加算	315	
43	5523	居宅介護支援II iii 1・同・運				運営基準減算		150	
43	5524	居宅介護支援II iii 1・同・運・山			×95%	×50%	中山間地域等に居住する者へのサービス提供加算　5%加算	158	
43	5525	居宅介護支援II iii 1・虐防			高齢者虐待防止措置未実施減算			313	
43	5526	居宅介護支援II iii 1・虐防・山					中山間地域等に居住する者へのサービス提供加算　5%加算	329	
43	5527	居宅介護支援II iii 1・虐防・運				運営基準減算		157	
43	5528	居宅介護支援II iii 1・虐防・運・山			1%減算	×50%	中山間地域等に居住する者へのサービス提供加算　5%加算	165	
43	5529	居宅介護支援II iii 1・虐防・同			事業所と同一建物の利用者又はこれ以外の同一建物の利用者20人以上にサービスを行う場合			297	
43	5530	居宅介護支援II iii 1・虐防・同・山					中山間地域等に居住する者へのサービス提供加算　5%加算	312	
43	5531	居宅介護支援II iii 1・虐防・同・運				運営基準減算		149	
43	5532	居宅介護支援II iii 1・虐防・同・運・山			×95%	×50%	中山間地域等に居住する者へのサービス提供加算　5%加算	156	
43	5611	居宅介護支援II iii 2			要介護3・4・5 410単位			410	
43	5612	居宅介護支援II iii 2・山					中山間地域等に居住する者へのサービス提供加算　5%加算	431	
43	5613	居宅介護支援II iii 2・運				運営基準減算		205	
43	5614	居宅介護支援II iii 2・運・山				×50%	中山間地域等に居住する者へのサービス提供加算　5%加算	215	
43	5621	居宅介護支援II iii 2・同			事業所と同一建物の利用者又はこれ以外の同一建物の利用者20人以上にサービスを行う場合			390	
43	5622	居宅介護支援II iii 2・同・山					中山間地域等に居住する者へのサービス提供加算　5%加算	410	
43	5623	居宅介護支援II iii 2・同・運				運営基準減算		195	
43	5624	居宅介護支援II iii 2・同・運・山			×95%	×50%	中山間地域等に居住する者へのサービス提供加算　5%加算	205	
43	5625	居宅介護支援II iii 2・虐防			高齢者虐待防止措置未実施減算			406	
43	5626	居宅介護支援II iii 2・虐防・山					中山間地域等に居住する者へのサービス提供加算　5%加算	426	
43	5627	居宅介護支援II iii 2・虐防・運				運営基準減算		203	
43	5628	居宅介護支援II iii 2・虐防・運・山			1%減算	×50%	中山間地域等に居住する者へのサービス提供加算　5%加算	213	
43	5629	居宅介護支援II iii 2・虐防・同			事業所と同一建物の利用者又はこれ以外の同一建物の利用者20人以上にサービスを行う場合			386	
43	5630	居宅介護支援II iii 2・虐防・同・山					中山間地域等に居住する者へのサービス提供加算　5%加算	405	
43	5631	居宅介護支援II iii 2・虐防・同・運				運営基準減算		193	
43	5632	居宅介護支援II iii 2・虐防・同・運・山			×95%	×50%	中山間地域等に居住する者へのサービス提供加算　5%加算	203	

支援

サービスコード 種類	サービスコード 項目	サービス内容略称	算定項目		合成 単位数	算定 単位
43	4000	居宅支援特定事業所集中減算	特定事業所集中減算	200 単位減算	-200	1月につき
43	4001	居宅支援初回加算	ロ　初回加算	300 単位加算	300	
43	4002	居宅支援特定事業所加算Ⅰ	ハ　特定事業所加算	(1) 特定事業所加算（Ⅰ）　519 単位加算	519	
43	4003	居宅支援特定事業所加算Ⅱ		(2) 特定事業所加算（Ⅱ）　421 単位加算	421	
43	4004	居宅支援特定事業所加算Ⅲ		(3) 特定事業所加算（Ⅲ）　323 単位加算	323	
43	4006	居宅支援特定事業所加算A		(4) 特定事業所加算（A）　114 単位加算	114	
43	4005	居宅支援特定事業所医療介護連携加算	ニ　特定事業所医療介護連携加算	125 単位加算	125	
43	6125	居宅支援入院時情報連携加算Ⅰ	ホ　入院時情報連携加算	(1) 入院時情報連携加算（Ⅰ）　250 単位加算	250	
43	6129	居宅支援入院時情報連携加算Ⅱ		(2) 入院時情報連携加算（Ⅱ）　200 単位加算	200	
43	6132	居宅支援退院退所加算Ⅰ1	ヘ　退院・退所加算（入院または入所期間中1回を限度）	(1) 退院・退所加算（Ⅰ）イ　450 単位加算	450	1回につき
43	6143	居宅支援退院退所加算Ⅰ2		(2) 退院・退所加算（Ⅰ）ロ　600 単位加算	600	
43	6144	居宅支援退院退所加算Ⅱ1		(3) 退院・退所加算（Ⅱ）イ　600 単位加算	600	
43	6145	居宅支援退院退所加算Ⅱ2		(4) 退院・退所加算（Ⅱ）ロ　750 単位加算	750	
43	6146	居宅支援退院退所加算Ⅲ		(5) 退院・退所加算（Ⅲ）　900 単位加算	900	
43	6135	居宅支援通院時情報連携加算	ト　通院時情報連携加算	50 単位加算	50	1月につき
43	6133	居宅支援緊急時カンファレンス加算	チ　緊急時等居宅カンファレンス加算	200 単位加算	200	月2回限度
43	6100	居宅支援ターミナルケアマネジメント加算	リ　ターミナルケアマネジメント加算（死亡日及び死亡日前14日以内に2日以上在宅の訪問等を行った場合）	400 単位加算	400	1月につき

Ⅲ　施設サービスコード

1　介護福祉施設サービスコード表

サービスコード 種類	項目	サービス内容略称	算定項目				合成単位数	算定単位
51	1111	福祉施設Ⅰ1	イ 介護福祉施設サービス費	(1) 介護福祉施設サービス費	(一) 介護福祉施設サービス費(Ⅰ) <従来型個室>	要介護1　589 単位		589	1日につき
51	1113	福祉施設Ⅰ1・夜減				夜勤の勤務条件に関する基準を満たさない場合　×97%	571	
51	1121	福祉施設Ⅰ2				要介護2　659 単位	659	
51	1123	福祉施設Ⅰ2・夜減				夜勤の勤務条件に関する基準を満たさない場合　×97%	639	
51	1131	福祉施設Ⅰ3				要介護3　732 単位	732	
51	1133	福祉施設Ⅰ3・夜減				夜勤の勤務条件に関する基準を満たさない場合　×97%	710	
51	1141	福祉施設Ⅰ4				要介護4　802 単位	802	
51	1143	福祉施設Ⅰ4・夜減				夜勤の勤務条件に関する基準を満たさない場合　×97%	778	
51	1151	福祉施設Ⅰ5				要介護5　871 単位	871	
51	1153	福祉施設Ⅰ5・夜減				夜勤の勤務条件に関する基準を満たさない場合　×97%	845	
51	1115	福祉施設Ⅱ1			(二) 介護福祉施設サービス費(Ⅱ) <多床室>	要介護1　589 単位	589	
51	1117	福祉施設Ⅱ1・夜減				夜勤の勤務条件に関する基準を満たさない場合　×97%	571	
51	1125	福祉施設Ⅱ2				要介護2　659 単位	659	
51	1127	福祉施設Ⅱ2・夜減				夜勤の勤務条件に関する基準を満たさない場合　×97%	639	
51	1135	福祉施設Ⅱ3				要介護3　732 単位	732	
51	1137	福祉施設Ⅱ3・夜減				夜勤の勤務条件に関する基準を満たさない場合　×97%	710	
51	1145	福祉施設Ⅱ4				要介護4　802 単位	802	
51	1147	福祉施設Ⅱ4・夜減				夜勤の勤務条件に関する基準を満たさない場合　×97%	778	
51	1155	福祉施設Ⅱ5				要介護5　871 単位	871	
51	1157	福祉施設Ⅱ5・夜減				夜勤の勤務条件に関する基準を満たさない場合　×97%	845	
51	2111	経過小福祉施設Ⅰ1		(2) 経過的小規模介護福祉施設サービス費	(一) 経過的小規模介護福祉施設サービス費(Ⅰ) <従来型個室>	要介護1　694 単位	694	
51	2113	経過小福祉施設Ⅰ1・夜減				夜勤の勤務条件に関する基準を満たさない場合　×97%	673	
51	2121	経過小福祉施設Ⅰ2				要介護2　762 単位	762	
51	2123	経過小福祉施設Ⅰ2・夜減				夜勤の勤務条件に関する基準を満たさない場合　×97%	739	
51	2131	経過小福祉施設Ⅰ3				要介護3　835 単位	835	
51	2133	経過小福祉施設Ⅰ3・夜減				夜勤の勤務条件に関する基準を満たさない場合　×97%	810	
51	2141	経過小福祉施設Ⅰ4				要介護4　903 単位	903	
51	2143	経過小福祉施設Ⅰ4・夜減				夜勤の勤務条件に関する基準を満たさない場合　×97%	876	
51	2151	経過小福祉施設Ⅰ5				要介護5　968 単位	968	
51	2153	経過小福祉施設Ⅰ5・夜減				夜勤の勤務条件に関する基準を満たさない場合　×97%	939	
51	2115	経過小福祉施設Ⅱ1			(二) 経過的小規模介護福祉施設サービス費(Ⅱ) <多床室>	要介護1　694 単位	694	
51	2117	経過小福祉施設Ⅱ1・夜減				夜勤の勤務条件に関する基準を満たさない場合　×97%	673	
51	2125	経過小福祉施設Ⅱ2				要介護2　762 単位	762	
51	2127	経過小福祉施設Ⅱ2・夜減				夜勤の勤務条件に関する基準を満たさない場合　×97%	739	
51	2135	経過小福祉施設Ⅱ3				要介護3　835 単位	835	
51	2137	経過小福祉施設Ⅱ3・夜減				夜勤の勤務条件に関する基準を満たさない場合　×97%	810	
51	2145	経過小福祉施設Ⅱ4				要介護4　903 単位	903	
51	2147	経過小福祉施設Ⅱ4・夜減				夜勤の勤務条件に関する基準を満たさない場合　×97%	876	
51	2155	経過小福祉施設Ⅱ5				要介護5　968 単位	968	
51	2157	経過小福祉施設Ⅱ5・夜減				夜勤の勤務条件に関する基準を満たさない場合　×97%	939	

施設

介護
福祉

施設

介護福祉

種類	項目	サービス内容略称			算定項目				合成単位数	算定単位
51	3111	ユ型福祉施設1	ロ ユニット型介護福祉施設サービス費	(1) ユニット型介護福祉施設サービス費	(一) ユニット型介護福祉施設サービス費 <ユニット型個室>	要介護1　670単位			670	1日につき
51	3201	ユ型福祉施設1・未減						ユニットケア体制未整備減算 × 97%	650	
51	3113	ユ型福祉施設1・夜減					夜勤の勤務条件に関する基準を満たさない場合 × 97%		650	
51	3202	ユ型福祉施設1・夜減・未減					夜勤の勤務条件に関する基準を満たさない場合 × 97%	ユニットケア体制未整備減算 × 97%	631	
51	3121	ユ型福祉施設2				要介護2　740単位			740	
51	3203	ユ型福祉施設2・未減						ユニットケア体制未整備減算 × 97%	718	
51	3123	ユ型福祉施設2・夜減					夜勤の勤務条件に関する基準を満たさない場合 × 97%		718	
51	3204	ユ型福祉施設2・夜減・未減					夜勤の勤務条件に関する基準を満たさない場合 × 97%	ユニットケア体制未整備減算 × 97%	696	
51	3131	ユ型福祉施設3				要介護3　815単位			815	
51	3205	ユ型福祉施設3・未減						ユニットケア体制未整備減算 × 97%	791	
51	3133	ユ型福祉施設3・夜減					夜勤の勤務条件に関する基準を満たさない場合 × 97%		791	
51	3206	ユ型福祉施設3・夜減・未減					夜勤の勤務条件に関する基準を満たさない場合 × 97%	ユニットケア体制未整備減算 × 97%	767	
51	3141	ユ型福祉施設4				要介護4　886単位			886	
51	3207	ユ型福祉施設4・未減						ユニットケア体制未整備減算 × 97%	859	
51	3143	ユ型福祉施設4・夜減					夜勤の勤務条件に関する基準を満たさない場合 × 97%		859	
51	3208	ユ型福祉施設4・夜減・未減					夜勤の勤務条件に関する基準を満たさない場合 × 97%	ユニットケア体制未整備減算 × 97%	833	
51	3151	ユ型福祉施設5				要介護5　955単位			955	
51	3209	ユ型福祉施設5・未減						ユニットケア体制未整備減算 × 97%	926	
51	3153	ユ型福祉施設5・夜減					夜勤の勤務条件に関する基準を満たさない場合 × 97%		926	
51	3210	ユ型福祉施設5・夜減・未減					夜勤の勤務条件に関する基準を満たさない場合 × 97%	ユニットケア体制未整備減算 × 97%	898	
51	3115	経ユ型福祉施設1			(二) 経過的ユニット型介護福祉施設サービス費 <ユニット型個室的多床室>	要介護1　670単位			670	
51	3211	経ユ型福祉施設1・未減						ユニットケア体制未整備減算 × 97%	650	
51	3117	経ユ型福祉施設1・夜減					夜勤の勤務条件に関する基準を満たさない場合 × 97%		650	
51	3212	経ユ型福祉施設1・夜減・未減					夜勤の勤務条件に関する基準を満たさない場合 × 97%	ユニットケア体制未整備減算 × 97%	631	
51	3125	経ユ型福祉施設2				要介護2　740単位			740	
51	3213	経ユ型福祉施設2・未減						ユニットケア体制未整備減算 × 97%	718	
51	3127	経ユ型福祉施設2・夜減					夜勤の勤務条件に関する基準を満たさない場合 × 97%		718	
51	3214	経ユ型福祉施設2・夜減・未減					夜勤の勤務条件に関する基準を満たさない場合 × 97%	ユニットケア体制未整備減算 × 97%	696	
51	3135	経ユ型福祉施設3				要介護3　815単位			815	
51	3215	経ユ型福祉施設3・未減						ユニットケア体制未整備減算 × 97%	791	
51	3137	経ユ型福祉施設3・夜減					夜勤の勤務条件に関する基準を満たさない場合 × 97%		791	
51	3216	経ユ型福祉施設3・夜減・未減					夜勤の勤務条件に関する基準を満たさない場合 × 97%	ユニットケア体制未整備減算 × 97%	767	
51	3145	経ユ型福祉施設4				要介護4　886単位			886	
51	3217	経ユ型福祉施設4・未減						ユニットケア体制未整備減算 × 97%	859	
51	3147	経ユ型福祉施設4・夜減					夜勤の勤務条件に関する基準を満たさない場合 × 97%		859	
51	3218	経ユ型福祉施設4・夜減・未減					夜勤の勤務条件に関する基準を満たさない場合 × 97%	ユニットケア体制未整備減算 × 97%	833	
51	3155	経ユ型福祉施設5				要介護5　955単位			955	
51	3219	経ユ型福祉施設5・未減						ユニットケア体制未整備減算 × 97%	926	
51	3157	経ユ型福祉施設5・夜減					夜勤の勤務条件に関する基準を満たさない場合 × 97%		926	
51	3220	経ユ型福祉施設5・夜減・未減					夜勤の勤務条件に関する基準を満たさない場合 × 97%	ユニットケア体制未整備減算 × 97%	898	

種類	項目	サービス内容略称	算定項目					合成単位数	算定単位
51	4111	経ユ型小福祉施設Ⅰ1	ロ ユニット型介護福祉施設サービス費	(2)経過的ユニット型小規模介護福祉施設サービス費	(一)経過的ユニット型小規模介護福祉施設サービス費(Ⅰ)<ユニット型個室>	要介護1　768単位		768	1日につき
51	4211	経ユ型小福祉施設Ⅰ1・未減					ユニットケア体制未整備減算 × 97%	745	
51	4113	経ユ型小福祉施設Ⅰ1・夜減				夜勤の勤務条件に関する基準		745	
51	4212	経ユ型小福祉施設Ⅰ1・夜減・未減				を満たさない場合　× 97%	ユニットケア体制未整備減算 × 97%	723	
51	4121	経ユ型小福祉施設Ⅰ2				要介護2　836単位		836	
51	4213	経ユ型小福祉施設Ⅰ2・未減					ユニットケア体制未整備減算 × 97%	811	
51	4123	経ユ型小福祉施設Ⅰ2・夜減				夜勤の勤務条件に関する基準		811	
51	4214	経ユ型小福祉施設Ⅰ2・夜減・未減				を満たさない場合　× 97%	ユニットケア体制未整備減算 × 97%	787	
51	4131	経ユ型小福祉施設Ⅰ3				要介護3　910単位		910	
51	4215	経ユ型小福祉施設Ⅰ3・未減					ユニットケア体制未整備減算 × 97%	883	
51	4133	経ユ型小福祉施設Ⅰ3・夜減				夜勤の勤務条件に関する基準		883	
51	4216	経ユ型小福祉施設Ⅰ3・夜減・未減				を満たさない場合　× 97%	ユニットケア体制未整備減算 × 97%	857	
51	4141	経ユ型小福祉施設Ⅰ4				要介護4　977単位		977	
51	4217	経ユ型小福祉施設Ⅰ4・未減					ユニットケア体制未整備減算 × 97%	948	
51	4143	経ユ型小福祉施設Ⅰ4・夜減				夜勤の勤務条件に関する基準		948	
51	4218	経ユ型小福祉施設Ⅰ4・夜減・未減				を満たさない場合　× 97%	ユニットケア体制未整備減算 × 97%	920	
51	4151	経ユ型小福祉施設Ⅰ5				要介護5　1,043単位		1,043	
51	4219	経ユ型小福祉施設Ⅰ5・未減					ユニットケア体制未整備減算 × 97%	1,012	
51	4153	経ユ型小福祉施設Ⅰ5・夜減				夜勤の勤務条件に関する基準		1,012	
51	4220	経ユ型小福祉施設Ⅰ5・夜減・未減				を満たさない場合　× 97%	ユニットケア体制未整備減算 × 97%	982	
51	4115	経ユ型小福祉施設Ⅱ1			(二)経過的ユニット型小規模介護福祉施設サービス費(Ⅱ)<ユニット型個室的多床室>	要介護1　768単位		768	
51	4221	経ユ型小福祉施設Ⅱ1・未減					ユニットケア体制未整備減算 × 97%	745	
51	4117	経ユ型小福祉施設Ⅱ1・夜減				夜勤の勤務条件に関する基準		745	
51	4222	経ユ型小福祉施設Ⅱ1・夜減・未減				を満たさない場合　× 97%	ユニットケア体制未整備減算 × 97%	723	
51	4125	経ユ型小福祉施設Ⅱ2				要介護2　836単位		836	
51	4223	経ユ型小福祉施設Ⅱ2・未減					ユニットケア体制未整備減算 × 97%	811	
51	4127	経ユ型小福祉施設Ⅱ2・夜減				夜勤の勤務条件に関する基準		811	
51	4224	経ユ型小福祉施設Ⅱ2・夜減・未減				を満たさない場合　× 97%	ユニットケア体制未整備減算 × 97%	787	
51	4135	経ユ型小福祉施設Ⅱ3				要介護3　910単位		910	
51	4225	経ユ型小福祉施設Ⅱ3・未減					ユニットケア体制未整備減算 × 97%	883	
51	4137	経ユ型小福祉施設Ⅱ3・夜減				夜勤の勤務条件に関する基準		883	
51	4226	経ユ型小福祉施設Ⅱ3・夜減・未減				を満たさない場合　× 97%	ユニットケア体制未整備減算 × 97%	857	
51	4145	経ユ型小福祉施設Ⅱ4				要介護4　977単位		977	
51	4227	経ユ型小福祉施設Ⅱ4・未減					ユニットケア体制未整備減算 × 97%	948	
51	4147	経ユ型小福祉施設Ⅱ4・夜減				夜勤の勤務条件に関する基準		948	
51	4228	経ユ型小福祉施設Ⅱ4・夜減・未減				を満たさない場合　× 97%	ユニットケア体制未整備減算 × 97%	920	
51	4155	経ユ型小福祉施設Ⅱ5				要介護5　1,043単位		1,043	
51	4229	経ユ型小福祉施設Ⅱ5・未減					ユニットケア体制未整備減算 × 97%	1,012	
51	4157	経ユ型小福祉施設Ⅱ5・夜減				夜勤の勤務条件に関する基準		1,012	
51	4230	経ユ型小福祉施設Ⅱ5・夜減・未減				を満たさない場合　× 97%	ユニットケア体制未整備減算 × 97%	982	

施設

介護福祉

サービスコード		サービス内容略称	算定項目				合成単位数	算定単位
種類	項目							
51	6304	福祉施設身体拘束廃止未実施減算Ⅰ1	身体拘束廃止未実施減算	介護福祉施設サービス費	介護福祉施設サービス費	介護福祉施設サービス費(Ⅰ)<従来型個室>	要介護1	59 単位減算	-59	1日につき
51	6305	福祉施設身体拘束廃止未実施減算Ⅰ2					要介護2	66 単位減算	-66	
51	6306	福祉施設身体拘束廃止未実施減算Ⅰ3					要介護3	73 単位減算	-73	
51	6307	福祉施設身体拘束廃止未実施減算Ⅰ4					要介護4	80 単位減算	-80	
51	6308	福祉施設身体拘束廃止未実施減算Ⅰ5					要介護5	87 単位減算	-87	
51	6309	福祉施設身体拘束廃止未実施減算Ⅱ1				介護福祉施設サービス費(Ⅱ)<多床室>	要介護1	59 単位減算	-59	
51	6310	福祉施設身体拘束廃止未実施減算Ⅱ2					要介護2	66 単位減算	-66	
51	6311	福祉施設身体拘束廃止未実施減算Ⅱ3					要介護3	73 単位減算	-73	
51	6312	福祉施設身体拘束廃止未実施減算Ⅱ4					要介護4	80 単位減算	-80	
51	6313	福祉施設身体拘束廃止未実施減算Ⅱ5					要介護5	87 単位減算	-87	
51	6314	経小福祉施設身体拘束廃止未実施減算Ⅰ1			経過的小規模介護福祉施設サービス費	経過的小規模介護福祉施設サービス費(Ⅰ)<従来型個室>	要介護1	69 単位減算	-69	
51	6315	経小福祉施設身体拘束廃止未実施減算Ⅰ2					要介護2	76 単位減算	-76	
51	6316	経小福祉施設身体拘束廃止未実施減算Ⅰ3					要介護3	84 単位減算	-84	
51	6317	経小福祉施設身体拘束廃止未実施減算Ⅰ4					要介護4	90 単位減算	-90	
51	6318	経小福祉施設身体拘束廃止未実施減算Ⅰ5					要介護5	97 単位減算	-97	
51	6319	経小福祉施設身体拘束廃止未実施減算Ⅱ1				経過的小規模介護福祉施設サービス費(Ⅱ)<多床室>	要介護1	69 単位減算	-69	
51	6320	経小福祉施設身体拘束廃止未実施減算Ⅱ2					要介護2	76 単位減算	-76	
51	6321	経小福祉施設身体拘束廃止未実施減算Ⅱ3					要介護3	84 単位減算	-84	
51	6322	経小福祉施設身体拘束廃止未実施減算Ⅱ4					要介護4	90 単位減算	-90	
51	6323	経小福祉施設身体拘束廃止未実施減算Ⅱ5					要介護5	97 単位減算	-97	
51	6324	ユ型福祉施設身体拘束廃止未実施減算Ⅰ1		ユニット型介護福祉施設サービス費	ユニット型介護福祉施設サービス費	ユニット型介護福祉施設サービス費<ユニット型個室>	要介護1	67 単位減算	-67	
51	6325	ユ型福祉施設身体拘束廃止未実施減算Ⅰ2					要介護2	74 単位減算	-74	
51	6326	ユ型福祉施設身体拘束廃止未実施減算Ⅰ3					要介護3	82 単位減算	-82	
51	6327	ユ型福祉施設身体拘束廃止未実施減算Ⅰ4					要介護4	89 単位減算	-89	
51	6328	ユ型福祉施設身体拘束廃止未実施減算Ⅰ5					要介護5	96 単位減算	-96	
51	6329	経ユ型福祉施設身体拘束廃止未実施減算Ⅱ1				経過的ユニット型介護福祉施設サービス費<ユニット型個室的多床室>	要介護1	67 単位減算	-67	
51	6330	経ユ型福祉施設身体拘束廃止未実施減算Ⅱ2					要介護2	74 単位減算	-74	
51	6331	経ユ型福祉施設身体拘束廃止未実施減算Ⅱ3					要介護3	82 単位減算	-82	
51	6332	経ユ型福祉施設身体拘束廃止未実施減算Ⅱ4					要介護4	89 単位減算	-89	
51	6333	経ユ型福祉施設身体拘束廃止未実施減算Ⅱ5					要介護5	96 単位減算	-96	
51	6334	経ユ型小福祉施設身体拘束廃止未実施減算Ⅰ1			経過的ユニット型小規模介護福祉施設サービス費	経過的ユニット型小規模介護福祉施設サービス費(Ⅰ)<ユニット型個室>	要介護1	77 単位減算	-77	
51	6335	経ユ型小福祉施設身体拘束廃止未実施減算Ⅰ2					要介護2	84 単位減算	-84	
51	6336	経ユ型小福祉施設身体拘束廃止未実施減算Ⅰ3					要介護3	91 単位減算	-91	
51	6337	経ユ型小福祉施設身体拘束廃止未実施減算Ⅰ4					要介護4	98 単位減算	-98	
51	6338	経ユ型小福祉施設身体拘束廃止未実施減算Ⅰ5					要介護5	104 単位減算	-104	
51	6339	経ユ型小福祉施設身体拘束廃止未実施減算Ⅱ1				経過的ユニット型小規模介護福祉施設サービス費(Ⅱ)<ユニット型個室的多床室>	要介護1	77 単位減算	-77	
51	6340	経ユ型小福祉施設身体拘束廃止未実施減算Ⅱ2					要介護2	84 単位減算	-84	
51	6341	経ユ型小福祉施設身体拘束廃止未実施減算Ⅱ3					要介護3	91 単位減算	-91	
51	6342	経ユ型小福祉施設身体拘束廃止未実施減算Ⅱ4					要介護4	98 単位減算	-98	
51	6343	経ユ型小福祉施設身体拘束廃止未実施減算Ⅱ5					要介護5	104 単位減算	-104	
51	6344	福祉施設安全管理体制未実施減算	安全管理体制未実施減算					5 単位減算	-5	

サービスコード 種類	項目	サービス内容略称	算定項目						合成 単位数	算定 単位
51	C201	福祉施設高齢者虐待防止未実施減算Ⅰ1	高齢者虐待防止措置未実施減算	イ 介護福祉施設サービス費	(1)介護福祉施設サービス費	(一)介護福祉施設サービス費(Ⅰ)	要介護1	6 単位減算	-6	1日につき
51	C202	福祉施設高齢者虐待防止未実施減算Ⅰ2					要介護2	7 単位減算	-7	
51	C203	福祉施設高齢者虐待防止未実施減算Ⅰ3					要介護3	7 単位減算	-7	
51	C204	福祉施設高齢者虐待防止未実施減算Ⅰ4					要介護4	8 単位減算	-8	
51	C205	福祉施設高齢者虐待防止未実施減算Ⅰ5					要介護5	9 単位減算	-9	
51	C206	福祉施設高齢者虐待防止未実施減算Ⅱ1				(二)介護福祉施設サービス費(Ⅱ)	要介護1	6 単位減算	-6	
51	C207	福祉施設高齢者虐待防止未実施減算Ⅱ2					要介護2	7 単位減算	-7	
51	C208	福祉施設高齢者虐待防止未実施減算Ⅱ3					要介護3	7 単位減算	-7	
51	C209	福祉施設高齢者虐待防止未実施減算Ⅱ4					要介護4	8 単位減算	-8	
51	C210	福祉施設高齢者虐待防止未実施減算Ⅱ5					要介護5	9 単位減算	-9	
51	C211	福祉施設高齢者虐待防止未実施減算経小Ⅰ1			(2)経過的小規模介護福祉施設サービス費	(一)経過的小規模介護福祉施設サービス費(Ⅰ)	要介護1	7 単位減算	-7	
51	C212	福祉施設高齢者虐待防止未実施減算経小Ⅰ2					要介護2	8 単位減算	-8	
51	C213	福祉施設高齢者虐待防止未実施減算経小Ⅰ3					要介護3	8 単位減算	-8	
51	C214	福祉施設高齢者虐待防止未実施減算経小Ⅰ4					要介護4	9 単位減算	-9	
51	C215	福祉施設高齢者虐待防止未実施減算経小Ⅰ5					要介護5	10 単位減算	-10	
51	C216	福祉施設高齢者虐待防止未実施減算経小Ⅱ1				(二)経過的小規模介護福祉施設サービス費(Ⅱ)	要介護1	7 単位減算	-7	
51	C217	福祉施設高齢者虐待防止未実施減算経小Ⅱ2					要介護2	8 単位減算	-8	
51	C218	福祉施設高齢者虐待防止未実施減算経小Ⅱ3					要介護3	8 単位減算	-8	
51	C219	福祉施設高齢者虐待防止未実施減算経小Ⅱ4					要介護4	9 単位減算	-9	
51	C220	福祉施設高齢者虐待防止未実施減算経小Ⅱ5					要介護5	10 単位減算	-10	
51	C221	福祉施設高齢者虐待防止未実施減算ユⅠ1		ロ ユニット型介護福祉施設サービス費	(1)ユニット型介護福祉施設サービス費	(一)ユニット型介護福祉施設サービス費	要介護1	7 単位減算	-7	
51	C222	福祉施設高齢者虐待防止未実施減算ユ2					要介護2	7 単位減算	-7	
51	C223	福祉施設高齢者虐待防止未実施減算ユ3					要介護3	8 単位減算	-8	
51	C224	福祉施設高齢者虐待防止未実施減算ユ4					要介護4	9 単位減算	-9	
51	C225	福祉施設高齢者虐待防止未実施減算ユ5					要介護5	10 単位減算	-10	
51	C226	福祉施設高齢者虐待防止未実施減算経ユ1				(二)経過的ユニット型介護福祉施設サービス費	要介護1	7 単位減算	-7	
51	C227	福祉施設高齢者虐待防止未実施減算経ユ2					要介護2	7 単位減算	-7	
51	C228	福祉施設高齢者虐待防止未実施減算経ユ3					要介護3	8 単位減算	-8	
51	C229	福祉施設高齢者虐待防止未実施減算経ユ4					要介護4	9 単位減算	-9	
51	C230	福祉施設高齢者虐待防止未実施減算経ユ5					要介護5	10 単位減算	-10	
51	C231	福祉施設高齢者虐待防止未実施減算経ユ小Ⅰ1			(2)経過的ユニット型小規模介護福祉施設サービス費	(一)経過的ユニット型小規模介護福祉施設サービス費(Ⅰ)	要介護1	8 単位減算	-8	
51	C232	福祉施設高齢者虐待防止未実施減算経ユ小Ⅰ2					要介護2	8 単位減算	-8	
51	C233	福祉施設高齢者虐待防止未実施減算経ユ小Ⅰ3					要介護3	9 単位減算	-9	
51	C234	福祉施設高齢者虐待防止未実施減算経ユ小Ⅰ4					要介護4	10 単位減算	-10	
51	C235	福祉施設高齢者虐待防止未実施減算経ユ小Ⅰ5					要介護5	10 単位減算	-10	
51	C236	福祉施設高齢者虐待防止未実施減算経ユ小Ⅱ1				(二)経過的ユニット型小規模介護福祉施設サービス費(Ⅱ)	要介護1	8 単位減算	-8	
51	C237	福祉施設高齢者虐待防止未実施減算経ユ小Ⅱ2					要介護2	8 単位減算	-8	
51	C238	福祉施設高齢者虐待防止未実施減算経ユ小Ⅱ3					要介護3	9 単位減算	-9	
51	C239	福祉施設高齢者虐待防止未実施減算経ユ小Ⅱ4					要介護4	10 単位減算	-10	
51	C240	福祉施設高齢者虐待防止未実施減算経ユ小Ⅱ5					要介護5	10 単位減算	-10	

施設

介護福祉

施設

介護
福祉

サービスコード 種類	項目	サービス内容略称	算定項目					合成単位数	算定単位
51	D201	福祉施設業務継続計画未策定減算Ⅰ1	業務継続計画未策定減算	イ 介護福祉施設サービス費	(1)介護福祉施設サービス費	(一)介護福祉施設サービス費(Ⅰ)	要介護1 18 単位減算	-18	1日につき
51	D202	福祉施設業務継続計画未策定減算Ⅰ2					要介護2 20 単位減算	-20	
51	D203	福祉施設業務継続計画未策定減算Ⅰ3					要介護3 22 単位減算	-22	
51	D204	福祉施設業務継続計画未策定減算Ⅰ4					要介護4 24 単位減算	-24	
51	D205	福祉施設業務継続計画未策定減算Ⅰ5					要介護5 26 単位減算	-26	
51	D206	福祉施設業務継続計画未策定減算Ⅱ1				(二)介護福祉施設サービス費(Ⅱ)	要介護1 18 単位減算	-18	
51	D207	福祉施設業務継続計画未策定減算Ⅱ2					要介護2 20 単位減算	-20	
51	D208	福祉施設業務継続計画未策定減算Ⅱ3					要介護3 22 単位減算	-22	
51	D209	福祉施設業務継続計画未策定減算Ⅱ4					要介護4 24 単位減算	-24	
51	D210	福祉施設業務継続計画未策定減算Ⅱ5					要介護5 26 単位減算	-26	
51	D211	福祉施設業務継続計画未策定減算経小Ⅰ1			(2)経過的小規模介護福祉施設サービス費	(一)経過的小規模介護福祉施設サービス費(Ⅰ)	要介護1 21 単位減算	-21	
51	D212	福祉施設業務継続計画未策定減算経小Ⅰ2					要介護2 23 単位減算	-23	
51	D213	福祉施設業務継続計画未策定減算経小Ⅰ3					要介護3 25 単位減算	-25	
51	D214	福祉施設業務継続計画未策定減算経小Ⅰ4					要介護4 27 単位減算	-27	
51	D215	福祉施設業務継続計画未策定減算経小Ⅰ5					要介護5 29 単位減算	-29	
51	D216	福祉施設業務継続計画未策定減算経小Ⅱ1				(二)経過的小規模介護福祉施設サービス費(Ⅱ)	要介護1 21 単位減算	-21	
51	D217	福祉施設業務継続計画未策定減算経小Ⅱ2					要介護2 23 単位減算	-23	
51	D218	福祉施設業務継続計画未策定減算経小Ⅱ3					要介護3 25 単位減算	-25	
51	D219	福祉施設業務継続計画未策定減算経小Ⅱ4					要介護4 27 単位減算	-27	
51	D220	福祉施設業務継続計画未策定減算経小Ⅱ5					要介護5 29 単位減算	-29	
51	D221	福祉施設業務継続計画未策定減算ユ1		ロ ユニット型介護福祉施設サービス費	(1)ユニット型介護福祉施設サービス費	(一)ユニット型介護福祉施設サービス費	要介護1 20 単位減算	-20	
51	D222	福祉施設業務継続計画未策定減算ユ2					要介護2 22 単位減算	-22	
51	D223	福祉施設業務継続計画未策定減算ユ3					要介護3 24 単位減算	-24	
51	D224	福祉施設業務継続計画未策定減算ユ4					要介護4 27 単位減算	-27	
51	D225	福祉施設業務継続計画未策定減算ユ5					要介護5 29 単位減算	-29	
51	D226	福祉施設業務継続計画未策定減算経ユ1				(二)経過的ユニット型介護福祉施設サービス費	要介護1 20 単位減算	-20	
51	D227	福祉施設業務継続計画未策定減算経ユ2					要介護2 22 単位減算	-22	
51	D228	福祉施設業務継続計画未策定減算経ユ3					要介護3 24 単位減算	-24	
51	D229	福祉施設業務継続計画未策定減算経ユ4					要介護4 27 単位減算	-27	
51	D230	福祉施設業務継続計画未策定減算経ユ5					要介護5 29 単位減算	-29	
51	D231	福祉施設業務継続計画未策定減算経ユ小Ⅰ1			(2)経過的ユニット型小規模介護福祉施設サービス費	(一)経過的ユニット型小規模介護福祉施設サービス費(Ⅰ)	要介護1 23 単位減算	-23	
51	D232	福祉施設業務継続計画未策定減算経ユ小Ⅰ2					要介護2 25 単位減算	-25	
51	D233	福祉施設業務継続計画未策定減算経ユ小Ⅰ3					要介護3 27 単位減算	-27	
51	D234	福祉施設業務継続計画未策定減算経ユ小Ⅰ4					要介護4 29 単位減算	-29	
51	D235	福祉施設業務継続計画未策定減算経ユ小Ⅰ5					要介護5 31 単位減算	-31	
51	D236	福祉施設業務継続計画未策定減算経ユ小Ⅱ1				(二)経過的ユニット型小規模介護福祉施設サービス費(Ⅱ)	要介護1 23 単位減算	-23	
51	D237	福祉施設業務継続計画未策定減算経ユ小Ⅱ2					要介護2 25 単位減算	-25	
51	D238	福祉施設業務継続計画未策定減算経ユ小Ⅱ3					要介護3 27 単位減算	-27	
51	D239	福祉施設業務継続計画未策定減算経ユ小Ⅱ4					要介護4 29 単位減算	-29	
51	D240	福祉施設業務継続計画未策定減算経ユ小Ⅱ5					要介護5 31 単位減算	-31	
51	6345	福祉施設栄養管理基準減算	栄養管理の基準を満たさない場合				14 単位減算	-14	
51	6132	福祉施設日常生活継続支援加算1	日常生活継続支援加算		イのサービス費を算定する場合		36 単位加算	36	
51	6135	福祉施設日常生活継続支援加算2			ロのサービス費を算定する場合		46 単位加算	46	
51	6113	福祉施設看護体制加算Ⅰ1	看護体制加算	看護体制加算(Ⅰ)イ	入所定員30人以上50人以下		6 単位加算	6	
51	6114	福祉施設看護体制加算Ⅰ2		看護体制加算(Ⅰ)ロ	入所定員51人以上又は経過的小規模		4 単位加算	4	
51	6115	福祉施設看護体制加算Ⅱ1		看護体制加算(Ⅱ)イ	入所定員30人以上50人以下		13 単位加算	13	
51	6116	福祉施設看護体制加算Ⅱ2		看護体制加算(Ⅱ)ロ	入所定員51人以上又は経過的小規模		8 単位加算	8	
51	6117	福祉施設夜勤職員配置加算Ⅰ1	夜勤職員配置加算	夜勤職員配置加算(Ⅰ)イ	イのサービス費を算定する場合かつ入所定員30人以上50人以下		22 単位加算	22	
51	6118	福祉施設夜勤職員配置加算Ⅰ2		夜勤職員配置加算(Ⅰ)ロ	イのサービス費を算定する場合かつ入所定員51人以上又は経過的小規模		13 単位加算	13	
51	6119	福祉施設夜勤職員配置加算Ⅱ1		夜勤職員配置加算(Ⅱ)イ	ロのサービス費を算定する場合かつ入所定員30人以上50人以下		27 単位加算	27	
51	6120	福祉施設夜勤職員配置加算Ⅱ2		夜勤職員配置加算(Ⅱ)ロ	ロのサービス費を算定する場合かつ入所定員51人以上又は経過的小規模		18 単位加算	18	
51	6127	福祉施設夜勤職員配置加算Ⅲ1		夜勤職員配置加算(Ⅲ)イ	イのサービス費を算定する場合かつ入所定員30人以上50人以下		28 単位加算	28	
51	6128	福祉施設夜勤職員配置加算Ⅲ2		夜勤職員配置加算(Ⅲ)ロ	イのサービス費を算定する場合かつ入所定員51人以上又は経過的小規模		16 単位加算	16	
51	6129	福祉施設夜勤職員配置加算Ⅳ1		夜勤職員配置加算(Ⅳ)イ	ロのサービス費を算定する場合かつ入所定員30人以上50人以下		33 単位加算	33	
51	6130	福祉施設夜勤職員配置加算Ⅳ2		夜勤職員配置加算(Ⅳ)ロ	ロのサービス費を算定する場合かつ入所定員51人以上又は経過的小規模		21 単位加算	21	
51	6002	福祉施設準ユニットケア加算	準ユニットケア加算				5 単位加算	5	

サービスコード		サービス内容略称	算定項目				合成単位数	算定単位
種類	項目							
51	4001	福祉施設生活機能向上連携加算Ⅰ	生活機能向上連携加算	生活機能向上連携加算(Ⅰ)(原則3月に1回を限度)		100 単位加算	100	1月につき
51	4002	福祉施設生活機能向上連携加算Ⅱ1		生活機能向上連携加算(Ⅱ)		200 単位加算	200	
51	4003	福祉施設生活機能向上連携加算Ⅱ2			個別機能訓練加算を算定している場合	100 単位加算	100	
51	6003	福祉施設個別機能訓練加算Ⅰ	個別機能訓練加算	個別機能訓練加算(Ⅰ)		12 単位加算	12	1日につき
51	6004	福祉施設個別機能訓練加算Ⅱ		個別機能訓練加算(Ⅱ)		20 単位加算	20	1月につき
51	6005	福祉施設個別機能訓練加算Ⅲ		個別機能訓練加算(Ⅲ)		20 単位加算	20	
51	6124	福祉施設ADL維持等加算Ⅰ	ADL維持等加算	ADL維持等加算(Ⅰ)		30 単位加算	30	
51	6125	福祉施設ADL維持等加算Ⅱ		ADL維持等加算(Ⅱ)		60 単位加算	60	
51	6109	福祉施設若年性認知症受入加算	若年性認知症入所者受入加算			120 単位加算	120	1日につき
51	6100	常勤医師配置加算	常勤の医師を1名以上配置している場合			25 単位加算	25	
51	6200	精神科療養指導加算	精神科を担当する医師による療養指導が月2回以上行われている場合			5 単位加算	5	
51	6250	障害者生活支援体制加算Ⅰ	障害者生活支援体制加算	障害者生活支援体制加算(Ⅰ)		26 単位加算	26	
51	6251	障害者生活支援体制加算Ⅱ		障害者生活支援体制加算(Ⅱ)		41 単位加算	41	
51	6300	福祉施設外泊時費用	病院又は診療所への入院を要した場合及び居宅における外泊を認めた場合			246 単位	246	月6日限度
51	6301	福祉施設外泊時在宅サービス利用費用	入所者に対して居宅における外泊を認め、当該入所者が在宅サービスを利用した場合			560 単位	560	
51	6400	福祉施設初期加算	ハ 初期加算(入所日から30日以内の期間。入所後の再入所も同様。)			30 単位加算	30	1日につき
51	6151	福祉施設退所時栄養情報連携加算	ニ 退所時栄養情報連携加算			70 単位	70	月1回限度
51	6353	福祉施設再入所時栄養連携加算	ホ 再入所時栄養連携加算			200 単位	200	1回限り
51	6501	福祉施設退所前訪問相談援助加算	ヘ 退所時等相談援助加算	(1)退所前訪問相談援助加算(入所中1回(又は2回)限度)		460 単位	460	1回につき
51	6504	福祉施設退所後訪問相談援助加算		(2)退所後訪問相談援助加算(退所後1回限度)		460 単位	460	
51	6502	福祉施設退所時相談援助加算		(3)退所時相談援助加算		400 単位	400	1回限り
51	6503	福祉施設退所前連携加算		(4)退所前連携加算		500 単位	500	
51	6150	福祉施設退所時情報提供加算	ト 退所時情報提供加算			250 単位	250	
51	6155	福祉施設協力医療機関連携加算1	ト 協力医療機関連携加算	(1)相談・診療を行う体制を常時確保し、緊急時に入院を受け入れる体制を確保している協力医療機関と連携している場合		100 単位加算	100	1月につき
51	6156	福祉施設協力医療機関連携加算2		(2)上記以外の協力医療機関と連携している場合		5 単位加算	5	
51	6290	福祉施設栄養マネジメント強化加算	チ 栄養マネジメント強化加算			11 単位加算	11	1日につき
51	6274	福祉施設経口移行加算	リ 経口移行加算			28 単位加算	28	
51	6280	福祉施設経口維持加算Ⅰ	ヌ 経口維持加算	(1)経口維持加算(Ⅰ)		400 単位加算	400	1月につき
51	6281	福祉施設経口維持加算Ⅱ		(2)経口維持加算(Ⅱ)		100 単位加算	100	
51	6123	福祉施設口腔衛生管理加算Ⅰ	ル 口腔衛生管理加算	(1)口腔衛生管理加算(Ⅰ)		90 単位加算	90	
51	6131	福祉施設口腔衛生管理加算Ⅱ		(2)口腔衛生管理加算(Ⅱ)		110 単位加算	110	
51	6275	福祉施設療養食加算	ヲ 療養食加算(1日に3回を限度)			6 単位加算	6	1回につき
51	6152	福祉施設特別通院送迎加算	ワ 特別通院送迎加算			594 単位加算	594	1月につき
51	6289	福祉施設配置医師緊急時対応加算1	カ 配置医師緊急時対応加算	(1)配置医師の勤務時間外の場合		325 単位加算	325	1回につき
51	6291	福祉施設配置医師緊急時対応加算2		(2)早朝・夜間の場合		650 単位加算	650	
51	6292	福祉施設配置医師緊急時対応加算3		(3)深夜の場合		1,300 単位加算	1,300	
51	6282	福祉施設看取り介護加算Ⅰ1	ヨ 看取り介護加算	(1)看取り介護加算(Ⅰ)	(1)死亡日以前31日以上45日以下	72 単位加算	72	1日につき
51	6276	福祉施設看取り介護加算Ⅰ2			(2)死亡日以前4日以上30日以下	144 単位加算	144	
51	6277	福祉施設看取り介護加算Ⅰ3			(3)死亡日以前2日又は3日	680 単位加算	680	
51	6283	福祉施設看取り介護加算Ⅰ4			(4)死亡日	1,280 単位加算	1,280	
51	6287	福祉施設看取り介護加算Ⅱ1		(2)看取り介護加算(Ⅱ)	(1)死亡日以前31日以上45日以下	72 単位加算	72	
51	6284	福祉施設看取り介護加算Ⅱ2			(2)死亡日以前4日以上30日以下	144 単位加算	144	
51	6285	福祉施設看取り介護加算Ⅱ3			(3)死亡日以前2日又は3日	780 単位加算	780	
51	6286	福祉施設看取り介護加算Ⅱ4			(4)死亡日	1,580 単位加算	1,580	
51	6278	福祉施設在宅復帰支援機能加算	タ 在宅復帰支援機能加算			10 単位加算	10	
51	6279	福祉施設在宅入所相互利用加算	レ 在宅・入所相互利用加算			40 単位加算	40	
51	6133	福祉施設認知症専門ケア加算Ⅰ	ソ 認知症専門ケア加算	(1)認知症専門ケア加算(Ⅰ)		3 単位加算	3	
51	6134	福祉施設認知症専門ケア加算Ⅱ		(2)認知症専門ケア加算(Ⅱ)		4 単位加算	4	
51	6153	福祉施設認知症チームケア推進加算Ⅰ	ツ 認知症チームケア推進加算	(1)認知症チームケア推進加算(Ⅰ)		150 単位加算	150	1月につき
51	6154	福祉施設認知症チームケア推進加算Ⅱ		(2)認知症チームケア推進加算(Ⅱ)		120 単位加算	120	
51	6121	福祉施設認知症緊急対応加算	ネ 認知症行動・心理症状緊急対応加算(7日間限度)			200 単位加算	200	1日につき
51	6352	福祉施設褥瘡マネジメント加算Ⅰ	ナ 褥瘡マネジメント加算	(1)褥瘡マネジメント加算(Ⅰ)		3 単位加算	3	1月につき
51	6355	福祉施設褥瘡マネジメント加算Ⅱ		(2)褥瘡マネジメント加算(Ⅱ)		13 単位加算	13	
51	6347	福祉施設排せつ支援加算Ⅰ	ラ 排せつ支援加算	(1)排せつ支援加算(Ⅰ)		10 単位加算	10	
51	6348	福祉施設排せつ支援加算Ⅱ		(2)排せつ支援加算(Ⅱ)		15 単位加算	15	
51	6349	福祉施設排せつ支援加算Ⅲ		(3)排せつ支援加算(Ⅲ)		20 単位加算	20	

施設

介護福祉

左余白：施設／介護福祉

サービスコード 種類	項目	サービス内容略称	算定項目			合成単位数	算定単位
51	6360	福祉施設自立支援促進加算	ム 自立支援促進加算		280 単位加算	280	1月につき
51	6361	福祉施設科学的介護推進体制加算Ⅰ	ウ 科学的介護推進体制加算	(1)科学的介護推進体制加算（Ⅰ）	40 単位加算	40	
51	6362	福祉施設科学的介護推進体制加算Ⅱ		(2)科学的介護推進体制加算（Ⅱ）	50 単位加算	50	
51	6270	福祉施設安全対策体制加算	キ 安全対策体制加算		20 単位	20	1回限り
51	6166	福祉施設高齢者等感染対策向上加算Ⅰ	ノ 高齢者施設等感染対策向上加算	(1)高齢者施設等感染対策向上加算（Ⅰ）	10 単位加算	10	1月につき
51	6167	福祉施設高齢者等感染対策向上加算Ⅱ		(2)高齢者施設等感染対策向上加算（Ⅱ）	5 単位加算	5	
51	9010	福祉施設新興感染症等施設療養費	オ 新興感染症等施設療養費		240 単位	240	1日につき
51	6237	福祉施設生産性向上推進体制加算Ⅰ	ク 生産性向上推進体制加算	(1)生産性向上推進体制加算（Ⅰ）	100 単位加算	100	1月につき
51	6238	福祉施設生産性向上推進体制加算Ⅱ		(2)生産性向上推進体制加算（Ⅱ）	10 単位加算	10	
51	6099	福祉施設サービス提供体制加算Ⅰ	ヤ サービス提供体制強化加算	(1)サービス提供体制強化加算（Ⅰ）	22 単位加算	22	1日につき
51	6107	福祉施設サービス提供体制加算Ⅱ		(2)サービス提供体制強化加算（Ⅱ）	18 単位加算	18	
51	6103	福祉施設サービス提供体制加算Ⅲ		(3)サービス提供体制強化加算（Ⅲ）	6 単位加算	6	
51	6110	福祉施設処遇改善加算Ⅰ	マ 介護職員等処遇改善加算	(1)介護職員等処遇改善加算（Ⅰ）	所定単位数の 140/1000 加算		1月につき
51	6108	福祉施設処遇改善加算Ⅱ		(2)介護職員等処遇改善加算（Ⅱ）	所定単位数の 136/1000 加算		
51	6104	福祉施設処遇改善加算Ⅲ		(3)介護職員等処遇改善加算（Ⅲ）	所定単位数の 113/1000 加算		
51	6380	福祉施設処遇改善加算Ⅳ		(4)介護職員等処遇改善加算（Ⅳ）	所定単位数の 90/1000 加算		
51	6381	福祉施設処遇改善加算Ⅴ1		(5)介護職員等処遇改善加算（Ⅴ）	（一）介護職員等処遇改善加算（Ⅴ）(1)　所定単位数の 124/1000 加算		
51	6382	福祉施設処遇改善加算Ⅴ2			（二）介護職員等処遇改善加算（Ⅴ)(2)　所定単位数の 117/1000 加算		
51	6383	福祉施設処遇改善加算Ⅴ3			（三）介護職員等処遇改善加算（Ⅴ)(3)　所定単位数の 120/1000 加算		
51	6384	福祉施設処遇改善加算Ⅴ4			（四）介護職員等処遇改善加算（Ⅴ)(4)　所定単位数の 113/1000 加算		
51	6385	福祉施設処遇改善加算Ⅴ5			（五）介護職員等処遇改善加算（Ⅴ)(5)　所定単位数の 101/1000 加算		
51	6386	福祉施設処遇改善加算Ⅴ6			（六）介護職員等処遇改善加算（Ⅴ)(6)　所定単位数の 97/1000 加算		
51	6387	福祉施設処遇改善加算Ⅴ7			（七）介護職員等処遇改善加算（Ⅴ)(7)　所定単位数の 90/1000 加算		
51	6388	福祉施設処遇改善加算Ⅴ8			（八）介護職員等処遇改善加算（Ⅴ)(8)　所定単位数の 97/1000 加算		
51	6389	福祉施設処遇改善加算Ⅴ9			（九）介護職員等処遇改善加算（Ⅴ)(9)　所定単位数の 86/1000 加算		
51	6390	福祉施設処遇改善加算Ⅴ10			（十）介護職員等処遇改善加算（Ⅴ)(10)　所定単位数の 74/1000 加算		
51	6391	福祉施設処遇改善加算Ⅴ11			（十一）介護職員等処遇改善加算（Ⅴ)(11)　所定単位数の 74/1000 加算		
51	6392	福祉施設処遇改善加算Ⅴ12			（十二）介護職員等処遇改善加算（Ⅴ)(12)　所定単位数の 70/1000 加算		
51	6393	福祉施設処遇改善加算Ⅴ13			（十三）介護職員等処遇改善加算（Ⅴ)(13)　所定単位数の 63/1000 加算		
51	6394	福祉施設処遇改善加算Ⅴ14			（十四）介護職員等処遇改善加算（Ⅴ)(14)　所定単位数の 47/1000 加算		

定員超過の場合

サービスコード 種類	項目	サービス内容略称	算定項目							合成単位数	算定単位
51	8001	福祉施設 I 1・定超	イ 介護福祉施設サービス費	(1) 介護福祉施設サービス費	(一) 介護福祉施設サービス費(I)<従来型個室>	要介護1			定員超過の場合 × 70%	412	1日につき
51	8003	福祉施設 I 1・夜減・定超				589 単位	夜勤の勤務条件に関する基準を満たさない場合 × 97%			400	
51	8011	福祉施設 I 2・定超				要介護2				461	
51	8013	福祉施設 I 2・夜減・定超				659 単位	夜勤の勤務条件に関する基準を満たさない場合 × 97%			447	
51	8021	福祉施設 I 3・定超				要介護3				512	
51	8023	福祉施設 I 3・夜減・定超				732 単位	夜勤の勤務条件に関する基準を満たさない場合 × 97%			497	
51	8031	福祉施設 I 4・定超				要介護4				561	
51	8033	福祉施設 I 4・夜減・定超				802 単位	夜勤の勤務条件に関する基準を満たさない場合 × 97%			545	
51	8041	福祉施設 I 5・定超				要介護5				610	
51	8043	福祉施設 I 5・夜減・定超				871 単位	夜勤の勤務条件に関する基準を満たさない場合 × 97%			592	
51	8005	福祉施設 II 1・定超			(二) 介護福祉施設サービス費(II)<多床室>	要介護1				412	
51	8007	福祉施設 II 1・夜減・定超				589 単位	夜勤の勤務条件に関する基準を満たさない場合 × 97%			400	
51	8015	福祉施設 II 2・定超				要介護2				461	
51	8017	福祉施設 II 2・夜減・定超				659 単位	夜勤の勤務条件に関する基準を満たさない場合 × 97%			447	
51	8025	福祉施設 II 3・定超				要介護3				512	
51	8027	福祉施設 II 3・夜減・定超				732 単位	夜勤の勤務条件に関する基準を満たさない場合 × 97%			497	
51	8035	福祉施設 II 4・定超				要介護4				561	
51	8037	福祉施設 II 4・夜減・定超				802 単位	夜勤の勤務条件に関する基準を満たさない場合 × 97%			545	
51	8045	福祉施設 II 5・定超				要介護5				610	
51	8047	福祉施設 II 5・夜減・定超				871 単位	夜勤の勤務条件に関する基準を満たさない場合 × 97%			592	
51	8151	経過小福祉施設 I 1・定超		(2) 経過的小規模介護福祉施設サービス費	(一) 経過的小規模介護福祉施設サービス費<従来型個室>	要介護1				486	
51	8153	経過小福祉施設 I 1・夜減・定超				694 単位	夜勤の勤務条件に関する基準を満たさない場合 × 97%			471	
51	8161	経過小福祉施設 I 2・定超				要介護2				533	
51	8163	経過小福祉施設 I 2・夜減・定超				762 単位	夜勤の勤務条件に関する基準を満たさない場合 × 97%			517	
51	8171	経過小福祉施設 I 3・定超				要介護3				585	
51	8173	経過小福祉施設 I 3・夜減・定超				835 単位	夜勤の勤務条件に関する基準を満たさない場合 × 97%			567	
51	8181	経過小福祉施設 I 4・定超				要介護4				632	
51	8183	経過小福祉施設 I 4・夜減・定超				903 単位	夜勤の勤務条件に関する基準を満たさない場合 × 97%			613	
51	8191	経過小福祉施設 I 5・定超				要介護5				678	
51	8193	経過小福祉施設 I 5・夜減・定超				968 単位	夜勤の勤務条件に関する基準を満たさない場合 × 97%			657	
51	8155	経過小福祉施設 II 1・定超			(二) 経過的小規模介護福祉施設サービス費<多床室>	要介護1				486	
51	8157	経過小福祉施設 II 1・夜減・定超				694 単位	夜勤の勤務条件に関する基準を満たさない場合 × 97%			471	
51	8165	経過小福祉施設 II 2・定超				要介護2				533	
51	8167	経過小福祉施設 II 2・夜減・定超				762 単位	夜勤の勤務条件に関する基準を満たさない場合 × 97%			517	
51	8175	経過小福祉施設 II 3・定超				要介護3				585	
51	8177	経過小福祉施設 II 3・夜減・定超				835 単位	夜勤の勤務条件に関する基準を満たさない場合 × 97%			567	
51	8185	経過小福祉施設 II 4・定超				要介護4				632	
51	8187	経過小福祉施設 II 4・夜減・定超				903 単位	夜勤の勤務条件に関する基準を満たさない場合 × 97%			613	
51	8195	経過小福祉施設 II 5・定超				要介護5				678	
51	8197	経過小福祉施設 II 5・夜減・定超				968 単位	夜勤の勤務条件に関する基準を満たさない場合 × 97%			657	

施設

介護福祉

施設

介護
福祉

サービスコード 種類	項目	サービス内容略称	算定項目						合成単位数	算定単位
51	8301	ユ型福祉施設1・定超	ロ ユニット型介護福祉施設サービス費	(1) ユニット型介護福祉施設サービス費	(一) ユニット型介護福祉施設サービス費 ＜ユニット型個室＞	要介護1 670 単位			469	1日につき
51	8501	ユ型福祉施設1・定超・未減						ユニットケア体制未整備減算 × 97%	455	
51	8303	ユ型福祉施設1・夜減・定超					夜勤の勤務条件に関する基準を満たさない場合 × 97%		455	
51	8502	ユ型福祉施設1・夜減・定超・未減						ユニットケア体制未整備減算 × 97%	441	
51	8311	ユ型福祉施設2・定超				要介護2 740 単位			518	
51	8503	ユ型福祉施設2・定超・未減						ユニットケア体制未整備減算 × 97%	502	
51	8313	ユ型福祉施設2・夜減・定超					夜勤の勤務条件に関する基準を満たさない場合 × 97%		503	
51	8504	ユ型福祉施設2・夜減・定超・未減						ユニットケア体制未整備減算 × 97%	488	
51	8321	ユ型福祉施設3・定超				要介護3 815 単位			571	
51	8505	ユ型福祉施設3・定超・未減						ユニットケア体制未整備減算 × 97%	554	
51	8323	ユ型福祉施設3・夜減・定超					夜勤の勤務条件に関する基準を満たさない場合 × 97%		554	
51	8506	ユ型福祉施設3・夜減・定超・未減						ユニットケア体制未整備減算 × 97%	537	
51	8331	ユ型福祉施設4・定超				要介護4 886 単位	定員超過の場合 × 70%		620	
51	8507	ユ型福祉施設4・定超・未減						ユニットケア体制未整備減算 × 97%	601	
51	8333	ユ型福祉施設4・夜減・定超					夜勤の勤務条件に関する基準を満たさない場合 × 97%		601	
51	8508	ユ型福祉施設4・夜減・定超・未減						ユニットケア体制未整備減算 × 97%	583	
51	8341	ユ型福祉施設5・定超				要介護5 955 単位			669	
51	8509	ユ型福祉施設5・定超・未減						ユニットケア体制未整備減算 × 97%	649	
51	8343	ユ型福祉施設5・夜減・定超					夜勤の勤務条件に関する基準を満たさない場合 × 97%		648	
51	8510	ユ型福祉施設5・夜減・定超・未減						ユニットケア体制未整備減算 × 97%	629	
51	8305	経ユ型福祉施設1・定超			(二) 経過的ユニット型介護福祉施設サービス費 ＜ユニット型個室的多床室＞	要介護1 670 単位			469	
51	8511	経ユ型福祉施設1・定超・未減						ユニットケア体制未整備減算 × 97%	455	
51	8307	経ユ型福祉施設1・夜減・定超					夜勤の勤務条件に関する基準を満たさない場合 × 97%		455	
51	8512	経ユ型福祉施設1・夜減・定超・未減						ユニットケア体制未整備減算 × 97%	441	
51	8315	経ユ型福祉施設2・定超				要介護2 740 単位			518	
51	8513	経ユ型福祉施設2・定超・未減						ユニットケア体制未整備減算 × 97%	502	
51	8317	経ユ型福祉施設2・夜減・定超					夜勤の勤務条件に関する基準を満たさない場合 × 97%		503	
51	8514	経ユ型福祉施設2・夜減・定超・未減						ユニットケア体制未整備減算 × 97%	488	
51	8325	経ユ型福祉施設3・定超				要介護3 815 単位			571	
51	8515	経ユ型福祉施設3・定超・未減						ユニットケア体制未整備減算 × 97%	554	
51	8327	経ユ型福祉施設3・夜減・定超					夜勤の勤務条件に関する基準を満たさない場合 × 97%		554	
51	8516	経ユ型福祉施設3・夜減・定超・未減						ユニットケア体制未整備減算 × 97%	537	
51	8335	経ユ型福祉施設4・定超				要介護4 886 単位			620	
51	8517	経ユ型福祉施設4・定超・未減						ユニットケア体制未整備減算 × 97%	601	
51	8337	経ユ型福祉施設4・夜減・定超					夜勤の勤務条件に関する基準を満たさない場合 × 97%		601	
51	8518	経ユ型福祉施設4・夜減・定超・未減						ユニットケア体制未整備減算 × 97%	583	
51	8345	経ユ型福祉施設5・定超				要介護5 955 単位			669	
51	8519	経ユ型福祉施設5・定超・未減						ユニットケア体制未整備減算 × 97%	649	
51	8347	経ユ型福祉施設5・夜減・定超					夜勤の勤務条件に関する基準を満たさない場合 × 97%		648	
51	8520	経ユ型福祉施設5・夜減・定超・未減						ユニットケア体制未整備減算 × 97%	629	

サービスコード 種類	項目	サービス内容略称	算定項目						合成単位数	算定単位
			ロ ユニット型介護福祉施設サービス費 (2)経過的ユニット型小規模介護福祉施設サービス費	(一)経過的ユニット型小規模介護福祉施設サービス費(Ⅰ)<ユニット型個室>	要介護区分	夜勤条件	定員超過の場合 ×70%	ユニットケア体制未整備減算 ×97%		
51	8451	経ユ型小福祉施設Ⅰ1・定超			要介護1 768単位				538	1日につき
51	8901	経ユ型小福祉施設Ⅰ1・定超・未減						ユニットケア体制未整備減算 ×97%	522	
51	8453	経ユ型小福祉施設Ⅰ1・夜減・定超				夜勤の勤務条件に関する基準を満たさない場合 ×97%			522	
51	8902	経ユ型小福祉施設Ⅰ1・夜減・定超・未減				夜勤の勤務条件に関する基準を満たさない場合 ×97%		ユニットケア体制未整備減算 ×97%	506	
51	8461	経ユ型小福祉施設Ⅰ2・定超			要介護2 836単位				585	
51	8903	経ユ型小福祉施設Ⅰ2・定超・未減						ユニットケア体制未整備減算 ×97%	567	
51	8463	経ユ型小福祉施設Ⅰ2・夜減・定超				夜勤の勤務条件に関する基準を満たさない場合 ×97%			568	
51	8904	経ユ型小福祉施設Ⅰ2・夜減・定超・未減				夜勤の勤務条件に関する基準を満たさない場合 ×97%		ユニットケア体制未整備減算 ×97%	551	
51	8471	経ユ型小福祉施設Ⅰ3・定超			要介護3 910単位				637	
51	8905	経ユ型小福祉施設Ⅰ3・定超・未減						ユニットケア体制未整備減算 ×97%	618	
51	8473	経ユ型小福祉施設Ⅰ3・夜減・定超				夜勤の勤務条件に関する基準を満たさない場合 ×97%			618	
51	8906	経ユ型小福祉施設Ⅰ3・夜減・定超・未減				夜勤の勤務条件に関する基準を満たさない場合 ×97%		ユニットケア体制未整備減算 ×97%	599	
51	8481	経ユ型小福祉施設Ⅰ4・定超			要介護4 977単位				684	
51	8907	経ユ型小福祉施設Ⅰ4・定超・未減						ユニットケア体制未整備減算 ×97%	663	
51	8483	経ユ型小福祉施設Ⅰ4・夜減・定超				夜勤の勤務条件に関する基準を満たさない場合 ×97%			664	
51	8908	経ユ型小福祉施設Ⅰ4・夜減・定超・未減				夜勤の勤務条件に関する基準を満たさない場合 ×97%		ユニットケア体制未整備減算 ×97%	644	
51	8491	経ユ型小福祉施設Ⅰ5・定超			要介護5 1,043単位				730	
51	8909	経ユ型小福祉施設Ⅰ5・定超・未減						ユニットケア体制未整備減算 ×97%	708	
51	8493	経ユ型小福祉施設Ⅰ5・夜減・定超				夜勤の勤務条件に関する基準を満たさない場合 ×97%			708	
51	8910	経ユ型小福祉施設Ⅰ5・夜減・定超・未減				夜勤の勤務条件に関する基準を満たさない場合 ×97%		ユニットケア体制未整備減算 ×97%	687	
51	8455	経ユ型小福祉施設Ⅱ1・定超		(二)経過的ユニット型小規模介護福祉施設サービス費(Ⅱ)<ユニット型個室的多床室>	要介護1 768単位				538	
51	8911	経ユ型小福祉施設Ⅱ1・定超・未減						ユニットケア体制未整備減算 ×97%	522	
51	8457	経ユ型小福祉施設Ⅱ1・夜減・定超				夜勤の勤務条件に関する基準を満たさない場合 ×97%			522	
51	8912	経ユ型小福祉施設Ⅱ1・夜減・定超・未減				夜勤の勤務条件に関する基準を満たさない場合 ×97%		ユニットケア体制未整備減算 ×97%	506	
51	8465	経ユ型小福祉施設Ⅱ2・定超			要介護2 836単位				585	
51	8913	経ユ型小福祉施設Ⅱ2・定超・未減						ユニットケア体制未整備減算 ×97%	567	
51	8467	経ユ型小福祉施設Ⅱ2・夜減・定超				夜勤の勤務条件に関する基準を満たさない場合 ×97%			568	
51	8914	経ユ型小福祉施設Ⅱ2・夜減・定超・未減				夜勤の勤務条件に関する基準を満たさない場合 ×97%		ユニットケア体制未整備減算 ×97%	551	
51	8475	経ユ型小福祉施設Ⅱ3・定超			要介護3 910単位				637	
51	8915	経ユ型小福祉施設Ⅱ3・定超・未減						ユニットケア体制未整備減算 ×97%	618	
51	8477	経ユ型小福祉施設Ⅱ3・夜減・定超				夜勤の勤務条件に関する基準を満たさない場合 ×97%			618	
51	8916	経ユ型小福祉施設Ⅱ3・夜減・定超・未減				夜勤の勤務条件に関する基準を満たさない場合 ×97%		ユニットケア体制未整備減算 ×97%	599	
51	8485	経ユ型小福祉施設Ⅱ4・定超			要介護4 977単位				684	
51	8917	経ユ型小福祉施設Ⅱ4・定超・未減						ユニットケア体制未整備減算 ×97%	663	
51	8487	経ユ型小福祉施設Ⅱ4・夜減・定超				夜勤の勤務条件に関する基準を満たさない場合 ×97%			664	
51	8918	経ユ型小福祉施設Ⅱ4・夜減・定超・未減				夜勤の勤務条件に関する基準を満たさない場合 ×97%		ユニットケア体制未整備減算 ×97%	644	
51	8495	経ユ型小福祉施設Ⅱ5・定超			要介護5 1,043単位				730	
51	8919	経ユ型小福祉施設Ⅱ5・定超・未減						ユニットケア体制未整備減算 ×97%	708	
51	8497	経ユ型小福祉施設Ⅱ5・夜減・定超				夜勤の勤務条件に関する基準を満たさない場合 ×97%			708	
51	8920	経ユ型小福祉施設Ⅱ5・夜減・定超・未減				夜勤の勤務条件に関する基準を満たさない場合 ×97%		ユニットケア体制未整備減算 ×97%	687	

施設

介護福祉

介護・看護職員又は介護支援専門員が欠員の場合

施設
介護福祉

サービスコード 種類	項目	サービス内容略称	算定項目				合成単位数	算定単位
			イ 介護福祉施設サービス費	(1) 介護福祉施設サービス費	(一) 介護福祉施設サービス費(I)<従来型個室>			
51	9001	福祉施設Ⅰ1・人欠			要介護1		412	1日につき
51	9003	福祉施設Ⅰ1・夜減・人欠			589 単位 夜勤の勤務条件に関する基準を満たさない場合 × 97%		400	
51	9011	福祉施設Ⅰ2・人欠			要介護2		461	
51	9013	福祉施設Ⅰ2・夜減・人欠			659 単位 夜勤の勤務条件に関する基準を満たさない場合 × 97%		447	
51	9021	福祉施設Ⅰ3・人欠			要介護3		512	
51	9023	福祉施設Ⅰ3・夜減・人欠			732 単位 夜勤の勤務条件に関する基準を満たさない場合 × 97%		497	
51	9031	福祉施設Ⅰ4・人欠			要介護4		561	
51	9033	福祉施設Ⅰ4・夜減・人欠			802 単位 夜勤の勤務条件に関する基準を満たさない場合 × 97%	介護・看護職員又は介護支援専門員が欠員の場合 × 70%	545	
51	9041	福祉施設Ⅰ5・人欠			要介護5		610	
51	9043	福祉施設Ⅰ5・夜減・人欠			871 単位 夜勤の勤務条件に関する基準を満たさない場合 × 97%		592	
51	9005	福祉施設Ⅱ1・人欠			(二) 介護福祉施設サービス費(II)<多床室> 要介護1		412	
51	9007	福祉施設Ⅱ1・夜減・人欠			589 単位 夜勤の勤務条件に関する基準を満たさない場合 × 97%		400	
51	9015	福祉施設Ⅱ2・人欠			要介護2		461	
51	9017	福祉施設Ⅱ2・夜減・人欠			659 単位 夜勤の勤務条件に関する基準を満たさない場合 × 97%		447	
51	9025	福祉施設Ⅱ3・人欠			要介護3		512	
51	9027	福祉施設Ⅱ3・夜減・人欠			732 単位 夜勤の勤務条件に関する基準を満たさない場合 × 97%		497	
51	9035	福祉施設Ⅱ4・人欠			要介護4		561	
51	9037	福祉施設Ⅱ4・夜減・人欠			802 単位 夜勤の勤務条件に関する基準を満たさない場合 × 97%		545	
51	9045	福祉施設Ⅱ5・人欠			要介護5		610	
51	9047	福祉施設Ⅱ5・夜減・人欠			871 単位 夜勤の勤務条件に関する基準を満たさない場合 × 97%		592	
51	9151	経過小福祉施設Ⅰ1・人欠		(2) 経過的小規模介護福祉施設サービス費	(一) 経過的小規模介護福祉施設サービス費<従来型個室> 要介護1		486	
51	9153	経過小福祉施設Ⅰ1・夜減・人欠			694 単位 夜勤の勤務条件に関する基準を満たさない場合 × 97%		471	
51	9161	経過小福祉施設Ⅰ2・人欠			要介護2		533	
51	9163	経過小福祉施設Ⅰ2・夜減・人欠			762 単位 夜勤の勤務条件に関する基準を満たさない場合 × 97%		517	
51	9171	経過小福祉施設Ⅰ3・人欠			要介護3		585	
51	9173	経過小福祉施設Ⅰ3・夜減・人欠			835 単位 夜勤の勤務条件に関する基準を満たさない場合 × 97%		567	
51	9181	経過小福祉施設Ⅰ4・人欠			要介護4		632	
51	9183	経過小福祉施設Ⅰ4・夜減・人欠			903 単位 夜勤の勤務条件に関する基準を満たさない場合 × 97%		613	
51	9191	経過小福祉施設Ⅰ5・人欠			要介護5		678	
51	9193	経過小福祉施設Ⅰ5・夜減・人欠			968 単位 夜勤の勤務条件に関する基準を満たさない場合 × 97%		657	
51	9155	経過小福祉施設Ⅱ1・人欠			(二) 経過的小規模介護福祉施設サービス費<多床室> 要介護1		486	
51	9157	経過小福祉施設Ⅱ1・夜減・人欠			694 単位 夜勤の勤務条件に関する基準を満たさない場合 × 97%		471	
51	9165	経過小福祉施設Ⅱ2・人欠			要介護2		533	
51	9167	経過小福祉施設Ⅱ2・夜減・人欠			762 単位 夜勤の勤務条件に関する基準を満たさない場合 × 97%		517	
51	9175	経過小福祉施設Ⅱ3・人欠			要介護3		585	
51	9177	経過小福祉施設Ⅱ3・夜減・人欠			835 単位 夜勤の勤務条件に関する基準を満たさない場合 × 97%		567	
51	9185	経過小福祉施設Ⅱ4・人欠			要介護4		632	
51	9187	経過小福祉施設Ⅱ4・夜減・人欠			903 単位 夜勤の勤務条件に関する基準を満たさない場合 × 97%		613	
51	9195	経過小福祉施設Ⅱ5・人欠			要介護5		678	
51	9197	経過小福祉施設Ⅱ5・夜減・人欠			968 単位 夜勤の勤務条件に関する基準を満たさない場合 × 97%		657	

サービスコード 種類	項目	サービス内容略称	算定項目					合成単位数	算定単位
51	9301	ユ型福祉施設1・人欠	ロ ユニット型介護福祉施設サービス費 (1) ユニット型介護福祉施設サービス費	(一) ユニット型介護福祉施設サービス費 ＜ユニット型個室＞	要介護1 670 単位		介護・看護職員又は介護支援専門員が欠員の場合 × 70%		469	1日につき
51	9501	ユ型福祉施設1・人欠・未減						ユニットケア体制未整備減算 × 97%	455	
51	9303	ユ型福祉施設1・夜減・人欠				夜勤の勤務条件に関する基準を満たさない場合 × 97%			455	
51	9502	ユ型福祉施設1・夜減・人欠・未減						ユニットケア体制未整備減算 × 97%	441	
51	9311	ユ型福祉施設2・人欠			要介護2 740 単位				518	
51	9503	ユ型福祉施設2・人欠・未減						ユニットケア体制未整備減算 × 97%	502	
51	9313	ユ型福祉施設2・夜減・人欠				夜勤の勤務条件に関する基準を満たさない場合 × 97%			503	
51	9504	ユ型福祉施設2・夜減・人欠・未減						ユニットケア体制未整備減算 × 97%	488	
51	9321	ユ型福祉施設3・人欠			要介護3 815 単位				571	
51	9505	ユ型福祉施設3・人欠・未減						ユニットケア体制未整備減算 × 97%	554	
51	9323	ユ型福祉施設3・夜減・人欠				夜勤の勤務条件に関する基準を満たさない場合 × 97%			554	
51	9506	ユ型福祉施設3・夜減・人欠・未減						ユニットケア体制未整備減算 × 97%	537	
51	9331	ユ型福祉施設4・人欠			要介護4 886 単位				620	
51	9507	ユ型福祉施設4・人欠・未減						ユニットケア体制未整備減算 × 97%	601	
51	9333	ユ型福祉施設4・夜減・人欠				夜勤の勤務条件に関する基準を満たさない場合 × 97%			601	
51	9508	ユ型福祉施設4・夜減・人欠・未減						ユニットケア体制未整備減算 × 97%	583	
51	9341	ユ型福祉施設5・人欠			要介護5 955 単位				669	
51	9509	ユ型福祉施設5・人欠・未減						ユニットケア体制未整備減算 × 97%	649	
51	9343	ユ型福祉施設5・夜減・人欠				夜勤の勤務条件に関する基準を満たさない場合 × 97%			648	
51	9510	ユ型福祉施設5・夜減・人欠・未減						ユニットケア体制未整備減算 × 97%	629	
51	9305	経ユ型福祉施設1・人欠		(二) 経過的ユニット型介護福祉施設サービス費 ＜ユニット型個室的多床室＞	要介護1 670 単位				469	
51	9511	経ユ型福祉施設1・人欠・未減						ユニットケア体制未整備減算 × 97%	455	
51	9307	経ユ型福祉施設1・夜減・人欠				夜勤の勤務条件に関する基準を満たさない場合 × 97%			455	
51	9512	経ユ型福祉施設1・夜減・人欠・未減						ユニットケア体制未整備減算 × 97%	441	
51	9315	経ユ型福祉施設2・人欠			要介護2 740 単位				518	
51	9513	経ユ型福祉施設2・人欠・未減						ユニットケア体制未整備減算 × 97%	502	
51	9317	経ユ型福祉施設2・夜減・人欠				夜勤の勤務条件に関する基準を満たさない場合 × 97%			503	
51	9514	経ユ型福祉施設2・夜減・人欠・未減						ユニットケア体制未整備減算 × 97%	488	
51	9325	経ユ型福祉施設3・人欠			要介護3 815 単位				571	
51	9515	経ユ型福祉施設3・人欠・未減						ユニットケア体制未整備減算 × 97%	554	
51	9327	経ユ型福祉施設3・夜減・人欠				夜勤の勤務条件に関する基準を満たさない場合 × 97%			554	
51	9516	経ユ型福祉施設3・夜減・人欠・未減						ユニットケア体制未整備減算 × 97%	537	
51	9335	経ユ型福祉施設4・人欠			要介護4 886 単位				620	
51	9517	経ユ型福祉施設4・人欠・未減						ユニットケア体制未整備減算 × 97%	601	
51	9337	経ユ型福祉施設4・夜減・人欠				夜勤の勤務条件に関する基準を満たさない場合 × 97%			601	
51	9518	経ユ型福祉施設4・夜減・人欠・未減						ユニットケア体制未整備減算 × 97%	583	
51	9345	経ユ型福祉施設5・人欠			要介護5 955 単位				669	
51	9519	経ユ型福祉施設5・人欠・未減						ユニットケア体制未整備減算 × 97%	649	
51	9347	経ユ型福祉施設5・夜減・人欠				夜勤の勤務条件に関する基準を満たさない場合 × 97%			648	
51	9520	経ユ型福祉施設5・夜減・人欠・未減						ユニットケア体制未整備減算 × 97%	629	

施設

介護福祉

サービスコード 種類	項目	サービス内容略称	算定項目							合成単位数	算定単位
51	9451	経ユ型小福祉施設Ⅰ1・人欠	ロ ユニット型介護福祉施設サービス費	(2) 経過的ユニット型小規模介護福祉施設サービス費	(一) 経過的ユニット型小規模介護福祉施設サービス費(Ⅰ) <ユニット型個室>	要介護1 768 単位		介護・看護職員又は介護支援専門員が欠員の場合		538	1日につき
51	9901	経ユ型小福祉施設Ⅰ1・人欠・未減							ユニットケア体制未整備減算 × 97%	522	
51	9453	経ユ型小福祉施設Ⅰ1・夜減・人欠					夜勤の勤務条件に関する基準を満たさない場合 × 97%			522	
51	9902	経ユ型小福祉施設Ⅰ1・夜減・人欠・未減							ユニットケア体制未整備減算 × 97%	506	
51	9461	経ユ型小福祉施設Ⅰ2・人欠				要介護2 836 単位				585	
51	9903	経ユ型小福祉施設Ⅰ2・人欠・未減							ユニットケア体制未整備減算 × 97%	567	
51	9463	経ユ型小福祉施設Ⅰ2・夜減・人欠					夜勤の勤務条件に関する基準を満たさない場合 × 97%			568	
51	9904	経ユ型小福祉施設Ⅰ2・夜減・人欠・未減							ユニットケア体制未整備減算 × 97%	551	
51	9471	経ユ型小福祉施設Ⅰ3・人欠				要介護3 910 単位				637	
51	9905	経ユ型小福祉施設Ⅰ3・人欠・未減						× 70%	ユニットケア体制未整備減算 × 97%	618	
51	9473	経ユ型小福祉施設Ⅰ3・夜減・人欠					夜勤の勤務条件に関する基準を満たさない場合 × 97%			618	
51	9906	経ユ型小福祉施設Ⅰ3・夜減・人欠・未減							ユニットケア体制未整備減算 × 97%	599	
51	9481	経ユ型小福祉施設Ⅰ4・人欠				要介護4 977 単位				684	
51	9907	経ユ型小福祉施設Ⅰ4・人欠・未減							ユニットケア体制未整備減算 × 97%	663	
51	9483	経ユ型小福祉施設Ⅰ4・夜減・人欠					夜勤の勤務条件に関する基準を満たさない場合 × 97%			664	
51	9908	経ユ型小福祉施設Ⅰ4・夜減・人欠・未減							ユニットケア体制未整備減算 × 97%	644	
51	9491	経ユ型小福祉施設Ⅰ5・人欠				要介護5 1,043 単位				730	
51	9909	経ユ型小福祉施設Ⅰ5・人欠・未減							ユニットケア体制未整備減算 × 97%	708	
51	9493	経ユ型小福祉施設Ⅰ5・夜減・人欠					夜勤の勤務条件に関する基準を満たさない場合 × 97%			708	
51	9910	経ユ型小福祉施設Ⅰ5・夜減・人欠・未減							ユニットケア体制未整備減算 × 97%	687	
51	9455	経ユ型小福祉施設Ⅱ1・人欠			(二) 経過的ユニット型小規模介護福祉施設サービス費(Ⅱ) <ユニット型個室的多床室>	要介護1 768 単位				538	
51	9911	経ユ型小福祉施設Ⅱ1・人欠・未減							ユニットケア体制未整備減算 × 97%	522	
51	9457	経ユ型小福祉施設Ⅱ1・夜減・人欠					夜勤の勤務条件に関する基準を満たさない場合 × 97%			522	
51	9912	経ユ型小福祉施設Ⅱ1・夜減・人欠・未減							ユニットケア体制未整備減算 × 97%	506	
51	9465	経ユ型小福祉施設Ⅱ2・人欠				要介護2 836 単位				585	
51	9913	経ユ型小福祉施設Ⅱ2・人欠・未減							ユニットケア体制未整備減算 × 97%	567	
51	9467	経ユ型小福祉施設Ⅱ2・夜減・人欠					夜勤の勤務条件に関する基準を満たさない場合 × 97%			568	
51	9914	経ユ型小福祉施設Ⅱ2・夜減・人欠・未減							ユニットケア体制未整備減算 × 97%	551	
51	9475	経ユ型小福祉施設Ⅱ3・人欠				要介護3 910 単位				637	
51	9915	経ユ型小福祉施設Ⅱ3・人欠・未減							ユニットケア体制未整備減算 × 97%	618	
51	9477	経ユ型小福祉施設Ⅱ3・夜減・人欠					夜勤の勤務条件に関する基準を満たさない場合 × 97%			618	
51	9916	経ユ型小福祉施設Ⅱ3・夜減・人欠・未減							ユニットケア体制未整備減算 × 97%	599	
51	9485	経ユ型小福祉施設Ⅱ4・人欠				要介護4 977 単位				684	
51	9917	経ユ型小福祉施設Ⅱ4・人欠・未減							ユニットケア体制未整備減算 × 97%	663	
51	9487	経ユ型小福祉施設Ⅱ4・夜減・人欠					夜勤の勤務条件に関する基準を満たさない場合 × 97%			664	
51	9918	経ユ型小福祉施設Ⅱ4・夜減・人欠・未減							ユニットケア体制未整備減算 × 97%	644	
51	9495	経ユ型小福祉施設Ⅱ5・人欠				要介護5 1,043 単位				730	
51	9919	経ユ型小福祉施設Ⅱ5・人欠・未減							ユニットケア体制未整備減算 × 97%	708	
51	9497	経ユ型小福祉施設Ⅱ5・夜減・人欠					夜勤の勤務条件に関する基準を満たさない場合 × 97%			708	
51	9920	経ユ型小福祉施設Ⅱ5・夜減・人欠・未減							ユニットケア体制未整備減算 × 97%	687	

施設

介護福祉

2 介護保健施設サービスコード表

サービスコード 種類	項目	サービス内容略称	算定項目			合成単位数	算定単位
52	1111	保施Ⅰi1	イ 介護保健施設サービス費 (1)介護保健施設サービス費(I) (一)介護保健施設サービス費(i)＜従来型個室＞【基本型】	要介護1		717	1日につき
52	1115	保施Ⅰi1・夜		717 単位	夜勤の勤務条件に関する基準を満たさない場合 ×97%	695	
52	1121	保施Ⅰi2		要介護2		763	
52	1125	保施Ⅰi2・夜		763 単位	夜勤の勤務条件に関する基準を満たさない場合 ×97%	740	
52	1131	保施Ⅰi3		要介護3		828	
52	1135	保施Ⅰi3・夜		828 単位	夜勤の勤務条件に関する基準を満たさない場合 ×97%	803	
52	1141	保施Ⅰi4		要介護4		883	
52	1145	保施Ⅰi4・夜		883 単位	夜勤の勤務条件に関する基準を満たさない場合 ×97%	857	
52	1151	保施Ⅰi5		要介護5		932	
52	1155	保施Ⅰi5・夜		932 単位	夜勤の勤務条件に関する基準を満たさない場合 ×97%	904	
52	2101	保施Ⅰii1	(二)介護保健施設サービス費(ii)＜従来型個室＞【在宅強化型】	要介護1		788	
52	2102	保施Ⅰii1・夜		788 単位	夜勤の勤務条件に関する基準を満たさない場合 ×97%	764	
52	2103	保施Ⅰii2		要介護2		863	
52	2104	保施Ⅰii2・夜		863 単位	夜勤の勤務条件に関する基準を満たさない場合 ×97%	837	
52	2105	保施Ⅰii3		要介護3		928	
52	2106	保施Ⅰii3・夜		928 単位	夜勤の勤務条件に関する基準を満たさない場合 ×97%	900	
52	2107	保施Ⅰii4		要介護4		985	
52	2108	保施Ⅰii4・夜		985 単位	夜勤の勤務条件に関する基準を満たさない場合 ×97%	955	
52	2109	保施Ⅰii5		要介護5		1,040	
52	2110	保施Ⅰii5・夜		1,040 単位	夜勤の勤務条件に関する基準を満たさない場合 ×97%	1,009	
52	1311	保施Ⅰiii1	(三)介護保健施設サービス費(iii)＜多床室＞【基本型】	要介護1		793	
52	1315	保施Ⅰiii1・夜		793 単位	夜勤の勤務条件に関する基準を満たさない場合 ×97%	769	
52	1321	保施Ⅰiii2		要介護2		843	
52	1325	保施Ⅰiii2・夜		843 単位	夜勤の勤務条件に関する基準を満たさない場合 ×97%	818	
52	1331	保施Ⅰiii3		要介護3		908	
52	1335	保施Ⅰiii3・夜		908 単位	夜勤の勤務条件に関する基準を満たさない場合 ×97%	881	
52	1341	保施Ⅰiii4		要介護4		961	
52	1345	保施Ⅰiii4・夜		961 単位	夜勤の勤務条件に関する基準を満たさない場合 ×97%	932	
52	1351	保施Ⅰiii5		要介護5		1,012	
52	1355	保施Ⅰiii5・夜		1,012 単位	夜勤の勤務条件に関する基準を満たさない場合 ×97%	982	
52	2111	保施Ⅰiv1	(四)介護保健施設サービス費(iv)＜多床室＞【在宅強化型】	要介護1		871	
52	2112	保施Ⅰiv1・夜		871 単位	夜勤の勤務条件に関する基準を満たさない場合 ×97%	845	
52	2113	保施Ⅰiv2		要介護2		947	
52	2114	保施Ⅰiv2・夜		947 単位	夜勤の勤務条件に関する基準を満たさない場合 ×97%	919	
52	2115	保施Ⅰiv3		要介護3		1,014	
52	2116	保施Ⅰiv3・夜		1,014 単位	夜勤の勤務条件に関する基準を満たさない場合 ×97%	984	
52	2117	保施Ⅰiv4		要介護4		1,072	
52	2118	保施Ⅰiv4・夜		1,072 単位	夜勤の勤務条件に関する基準を満たさない場合 ×97%	1,040	
52	2119	保施Ⅰiv5		要介護5		1,125	
52	2120	保施Ⅰiv5・夜		1,125 単位	夜勤の勤務条件に関する基準を満たさない場合 ×97%	1,091	
52	3101	保施Ⅱi1	(2)介護保健施設サービス費(II)（療養型老健・看護職員を配置） (一)介護保健施設サービス費(i)＜従来型個室＞【療養型】	要介護1		758	
52	3102	保施Ⅱi1・夜		758 単位	夜勤の勤務条件に関する基準を満たさない場合 ×97%	735	
52	3103	保施Ⅱi2		要介護2		843	
52	3104	保施Ⅱi2・夜		843 単位	夜勤の勤務条件に関する基準を満たさない場合 ×97%	818	
52	3105	保施Ⅱi3		要介護3		960	
52	3106	保施Ⅱi3・夜		960 単位	夜勤の勤務条件に関する基準を満たさない場合 ×97%	931	
52	3107	保施Ⅱi4		要介護4		1,041	
52	3108	保施Ⅱi4・夜		1,041 単位	夜勤の勤務条件に関する基準を満たさない場合 ×97%	1,010	
52	3109	保施Ⅱi5		要介護5		1,117	
52	3110	保施Ⅱi5・夜		1,117 単位	夜勤の勤務条件に関する基準を満たさない場合 ×97%	1,083	
52	3111	保施Ⅱii1	(二)介護保健施設サービス費(ii)＜多床室＞【療養型】	要介護1		839	
52	3112	保施Ⅱii1・夜		839 単位	夜勤の勤務条件に関する基準を満たさない場合 ×97%	814	
52	3113	保施Ⅱii2		要介護2		924	
52	3114	保施Ⅱii2・夜		924 単位	夜勤の勤務条件に関する基準を満たさない場合 ×97%	896	
52	3115	保施Ⅱii3		要介護3		1,044	
52	3116	保施Ⅱii3・夜		1,044 単位	夜勤の勤務条件に関する基準を満たさない場合 ×97%	1,013	
52	3117	保施Ⅱii4		要介護4		1,121	
52	3118	保施Ⅱii4・夜		1,121 単位	夜勤の勤務条件に関する基準を満たさない場合 ×97%	1,087	
52	3119	保施Ⅱii5		要介護5		1,197	
52	3120	保施Ⅱii5・夜		1,197 単位	夜勤の勤務条件に関する基準を満たさない場合 ×97%	1,161	

施設

介護保健

サービスコード 種類	サービスコード 項目	サービス内容略称	算定項目				合成単位数	算定単位
52	3121	保施Ⅲⅰ1	イ介護保健施設サービス費	(3)介護保健施設サービス費(Ⅲ)〈療養型老健・看護オンコール体制〉	(一)介護保健施設サービス費(ⅰ)〈従来型個室〉【療養型】	要介護1	758	1日につき
52	3122	保施Ⅲⅰ1・夜				758 単位　夜勤の勤務条件に関する基準を満たさない場合 ×97%	735	
52	3123	保施Ⅲⅰ2				要介護2	837	
52	3124	保施Ⅲⅰ2・夜				837 単位　夜勤の勤務条件に関する基準を満たさない場合 ×97%	812	
52	3125	保施Ⅲⅰ3				要介護3	933	
52	3126	保施Ⅲⅰ3・夜				933 単位　夜勤の勤務条件に関する基準を満たさない場合 ×97%	905	
52	3127	保施Ⅲⅰ4				要介護4	1,013	
52	3128	保施Ⅲⅰ4・夜				1,013 単位　夜勤の勤務条件に関する基準を満たさない場合 ×97%	983	
52	3129	保施Ⅲⅰ5				要介護5	1,089	
52	3130	保施Ⅲⅰ5・夜				1,089 単位　夜勤の勤務条件に関する基準を満たさない場合 ×97%	1,056	
52	3131	保施Ⅲⅱ1			(二)介護保健施設サービス費(ⅱ)〈多床室〉【療養型】	要介護1	839	
52	3132	保施Ⅲⅱ1・夜				839 単位　夜勤の勤務条件に関する基準を満たさない場合 ×97%	814	
52	3133	保施Ⅲⅱ2				要介護2	918	
52	3134	保施Ⅲⅱ2・夜				918 単位　夜勤の勤務条件に関する基準を満たさない場合 ×97%	890	
52	3135	保施Ⅲⅱ3				要介護3	1,016	
52	3136	保施Ⅲⅱ3・夜				1,016 単位　夜勤の勤務条件に関する基準を満たさない場合 ×97%	986	
52	3137	保施Ⅲⅱ4				要介護4	1,092	
52	3138	保施Ⅲⅱ4・夜				1,092 単位　夜勤の勤務条件に関する基準を満たさない場合 ×97%	1,059	
52	3139	保施Ⅲⅱ5				要介護5	1,170	
52	3140	保施Ⅲⅱ5・夜				1,170 単位　夜勤の勤務条件に関する基準を満たさない場合 ×97%	1,135	
52	3141	保施Ⅳⅰ1		(4)介護保健施設サービス費(Ⅳ)〈特別介護保健施設サービス費〉	(一)介護保健施設サービス費(ⅰ)〈従来型個室〉	要介護1	703	
52	3142	保施Ⅳⅰ1・夜				703 単位　夜勤の勤務条件に関する基準を満たさない場合 ×97%	682	
52	3143	保施Ⅳⅰ2				要介護2	748	
52	3144	保施Ⅳⅰ2・夜				748 単位　夜勤の勤務条件に関する基準を満たさない場合 ×97%	726	
52	3145	保施Ⅳⅰ3				要介護3	812	
52	3146	保施Ⅳⅰ3・夜				812 単位　夜勤の勤務条件に関する基準を満たさない場合 ×97%	788	
52	3147	保施Ⅳⅰ4				要介護4	865	
52	3148	保施Ⅳⅰ4・夜				865 単位　夜勤の勤務条件に関する基準を満たさない場合 ×97%	839	
52	3149	保施Ⅳⅰ5				要介護5	913	
52	3150	保施Ⅳⅰ5・夜				913 単位　夜勤の勤務条件に関する基準を満たさない場合 ×97%	886	
52	3151	保施Ⅳⅱ1			(二)介護保健施設サービス費(ⅱ)〈多床室〉	要介護1	777	
52	3152	保施Ⅳⅱ1・夜				777 単位　夜勤の勤務条件に関する基準を満たさない場合 ×97%	754	
52	3153	保施Ⅳⅱ2				要介護2	826	
52	3154	保施Ⅳⅱ2・夜				826 単位　夜勤の勤務条件に関する基準を満たさない場合 ×97%	801	
52	3155	保施Ⅳⅱ3				要介護3	889	
52	3156	保施Ⅳⅱ3・夜				889 単位　夜勤の勤務条件に関する基準を満たさない場合 ×97%	862	
52	3157	保施Ⅳⅱ4				要介護4	941	
52	3158	保施Ⅳⅱ4・夜				941 単位　夜勤の勤務条件に関する基準を満たさない場合 ×97%	913	
52	3159	保施Ⅳⅱ5				要介護5	991	
52	3160	保施Ⅳⅱ5・夜				991 単位　夜勤の勤務条件に関する基準を満たさない場合 ×97%	961	

施設

介護保健

施設

介護保健

種類	項目	サービス内容略称	算定項目				合成単位数	算定単位
52	1411	ユ型保施Ⅰⅰ1	ロ ユニット型介護保健施設サービス費	(1) ユニット型介護保健施設サービス費(Ⅰ)	(一) ユニット型介護保健施設サービス費(ⅰ)<ユニット型個室>【基本型】	要介護1	802	1日につき
52	1413	ユ型保施Ⅰⅰ1・夜				802 単位 夜勤の勤務条件に関する基準を満たさない場合 ×97%	778	
52	1421	ユ型保施Ⅰⅰ2				要介護2	848	
52	1423	ユ型保施Ⅰⅰ2・夜				848 単位 夜勤の勤務条件に関する基準を満たさない場合 ×97%	823	
52	1431	ユ型保施Ⅰⅰ3				要介護3	913	
52	1433	ユ型保施Ⅰⅰ3・夜				913 単位 夜勤の勤務条件に関する基準を満たさない場合 ×97%	886	
52	1441	ユ型保施Ⅰⅰ4				要介護4	968	
52	1443	ユ型保施Ⅰⅰ4・夜				968 単位 夜勤の勤務条件に関する基準を満たさない場合 ×97%	939	
52	1451	ユ型保施Ⅰⅰ5				要介護5	1,018	
52	1453	ユ型保施Ⅰⅰ5・夜				1,018 単位 夜勤の勤務条件に関する基準を満たさない場合 ×97%	987	
52	2121	ユ型保施Ⅰⅱ1			(二) ユニット型介護保健施設サービス費(ⅱ)<ユニット型個室>【在宅強化型】	要介護1	876	
52	2122	ユ型保施Ⅰⅱ1・夜				876 単位 夜勤の勤務条件に関する基準を満たさない場合 ×97%	850	
52	2123	ユ型保施Ⅰⅱ2				要介護2	952	
52	2124	ユ型保施Ⅰⅱ2・夜				952 単位 夜勤の勤務条件に関する基準を満たさない場合 ×97%	923	
52	2125	ユ型保施Ⅰⅱ3				要介護3	1,018	
52	2126	ユ型保施Ⅰⅱ3・夜				1,018 単位 夜勤の勤務条件に関する基準を満たさない場合 ×97%	987	
52	2127	ユ型保施Ⅰⅱ4				要介護4	1,077	
52	2128	ユ型保施Ⅰⅱ4・夜				1,077 単位 夜勤の勤務条件に関する基準を満たさない場合 ×97%	1,045	
52	2129	ユ型保施Ⅰⅱ5				要介護5	1,130	
52	2130	ユ型保施Ⅰⅱ5・夜				1,130 単位 夜勤の勤務条件に関する基準を満たさない場合 ×97%	1,096	
52	1511	経ユ型保施Ⅰⅰ1			(三) 経過的ユニット型介護保健施設サービス費(ⅰ)<ユニット型個室的多床室>【基本型】	要介護1	802	
52	1513	経ユ型保施Ⅰⅰ1・夜				802 単位 夜勤の勤務条件に関する基準を満たさない場合 ×97%	778	
52	1521	経ユ型保施Ⅰⅰ2				要介護2	848	
52	1523	経ユ型保施Ⅰⅰ2・夜				848 単位 夜勤の勤務条件に関する基準を満たさない場合 ×97%	823	
52	1531	経ユ型保施Ⅰⅰ3				要介護3	913	
52	1533	経ユ型保施Ⅰⅰ3・夜				913 単位 夜勤の勤務条件に関する基準を満たさない場合 ×97%	886	
52	1541	経ユ型保施Ⅰⅰ4				要介護4	968	
52	1543	経ユ型保施Ⅰⅰ4・夜				968 単位 夜勤の勤務条件に関する基準を満たさない場合 ×97%	939	
52	1551	経ユ型保施Ⅰⅰ5				要介護5	1,018	
52	1553	経ユ型保施Ⅰⅰ5・夜				1,018 単位 夜勤の勤務条件に関する基準を満たさない場合 ×97%	987	
52	2131	経ユ型保施Ⅰⅱ1			(四) 経過的ユニット型介護保健施設サービス費(ⅱ)<ユニット型個室的多床室>【在宅強化型】	要介護1	876	
52	2132	経ユ型保施Ⅰⅱ1・夜				876 単位 夜勤の勤務条件に関する基準を満たさない場合 ×97%	850	
52	2133	経ユ型保施Ⅰⅱ2				要介護2	952	
52	2134	経ユ型保施Ⅰⅱ2・夜				952 単位 夜勤の勤務条件に関する基準を満たさない場合 ×97%	923	
52	2135	経ユ型保施Ⅰⅱ3				要介護3	1,018	
52	2136	経ユ型保施Ⅰⅱ3・夜				1,018 単位 夜勤の勤務条件に関する基準を満たさない場合 ×97%	987	
52	2137	経ユ型保施Ⅰⅱ4				要介護4	1,077	
52	2138	経ユ型保施Ⅰⅱ4・夜				1,077 単位 夜勤の勤務条件に関する基準を満たさない場合 ×97%	1,045	
52	2139	経ユ型保施Ⅰⅱ5				要介護5	1,130	
52	2140	経ユ型保施Ⅰⅱ5・夜				1,130 単位 夜勤の勤務条件に関する基準を満たさない場合 ×97%	1,096	
52	3201	ユ型保施Ⅱ1		(2) ユニット型介護保健施設サービス費(Ⅱ)<療養型老健・看護職員を配置>	(一) ユニット型介護保健施設サービス費<ユニット型個室>【療養型】	要介護1	928	
52	3202	ユ型保施Ⅱ1・夜				928 単位 夜勤の勤務条件に関する基準を満たさない場合 ×97%	900	
52	3203	ユ型保施Ⅱ2				要介護2	1,014	
52	3204	ユ型保施Ⅱ2・夜				1,014 単位 夜勤の勤務条件に関する基準を満たさない場合 ×97%	984	
52	3205	ユ型保施Ⅱ3				要介護3	1,130	
52	3206	ユ型保施Ⅱ3・夜				1,130 単位 夜勤の勤務条件に関する基準を満たさない場合 ×97%	1,096	
52	3207	ユ型保施Ⅱ4				要介護4	1,209	
52	3208	ユ型保施Ⅱ4・夜				1,209 単位 夜勤の勤務条件に関する基準を満たさない場合 ×97%	1,173	
52	3209	ユ型保施Ⅱ5				要介護5	1,287	
52	3210	ユ型保施Ⅱ5・夜				1,287 単位 夜勤の勤務条件に関する基準を満たさない場合 ×97%	1,248	
52	3211	経ユ型保施Ⅱ1			(二) 経過的ユニット型介護保健施設サービス費<ユニット型個室的多床室>【療養型】	要介護1	928	
52	3212	経ユ型保施Ⅱ1・夜				928 単位 夜勤の勤務条件に関する基準を満たさない場合 ×97%	900	
52	3213	経ユ型保施Ⅱ2				要介護2	1,014	
52	3214	経ユ型保施Ⅱ2・夜				1,014 単位 夜勤の勤務条件に関する基準を満たさない場合 ×97%	984	
52	3215	経ユ型保施Ⅱ3				要介護3	1,130	
52	3216	経ユ型保施Ⅱ3・夜				1,130 単位 夜勤の勤務条件に関する基準を満たさない場合 ×97%	1,096	
52	3217	経ユ型保施Ⅱ4				要介護4	1,209	
52	3218	経ユ型保施Ⅱ4・夜				1,209 単位 夜勤の勤務条件に関する基準を満たさない場合 ×97%	1,173	
52	3219	経ユ型保施Ⅱ5				要介護5	1,287	
52	3220	経ユ型保施Ⅱ5・夜				1,287 単位 夜勤の勤務条件に関する基準を満たさない場合 ×97%	1,248	

施設

介護保健

サービスコード 種類	項目	サービス内容略称	算定項目				合成単位数	算定単位
52	3221	ユ型保施Ⅲ1	ロ ユニット型介護保健施設サービス費	(3) ユニット型介護保健施設サービス費(Ⅲ) 〈療養型老健・看護オンコール体制〉	(一) ユニット型介護保健施設サービス費 <ユニット型個室>【療養型】	要介護1	928	1日につき
52	3222	ユ型保施Ⅲ1・夜				928 単位 夜勤の勤務条件に関する基準を満たさない場合 ×97%	900	
52	3223	ユ型保施Ⅲ2				要介護2	1,007	
52	3224	ユ型保施Ⅲ2・夜				1,007 単位 夜勤の勤務条件に関する基準を満たさない場合 ×97%	977	
52	3225	ユ型保施Ⅲ3				要介護3	1,104	
52	3226	ユ型保施Ⅲ3・夜				1,104 単位 夜勤の勤務条件に関する基準を満たさない場合 ×97%	1,071	
52	3227	ユ型保施Ⅲ4				要介護4	1,181	
52	3228	ユ型保施Ⅲ4・夜				1,181 単位 夜勤の勤務条件に関する基準を満たさない場合 ×97%	1,146	
52	3229	ユ型保施Ⅲ5				要介護5	1,259	
52	3230	ユ型保施Ⅲ5・夜				1,259 単位 夜勤の勤務条件に関する基準を満たさない場合 ×97%	1,221	
52	3231	経ユ型保施Ⅲ1			(二) 経過的ユニット型介護保健施設サービス費 <ユニット型個室的多床室>【療養型】	要介護1	928	
52	3232	経ユ型保施Ⅲ1・夜				928 単位 夜勤の勤務条件に関する基準を満たさない場合 ×97%	900	
52	3233	経ユ型保施Ⅲ2				要介護2	1,007	
52	3234	経ユ型保施Ⅲ2・夜				1,007 単位 夜勤の勤務条件に関する基準を満たさない場合 ×97%	977	
52	3235	経ユ型保施Ⅲ3				要介護3	1,104	
52	3236	経ユ型保施Ⅲ3・夜				1,104 単位 夜勤の勤務条件に関する基準を満たさない場合 ×97%	1,071	
52	3237	経ユ型保施Ⅲ4				要介護4	1,181	
52	3238	経ユ型保施Ⅲ4・夜				1,181 単位 夜勤の勤務条件に関する基準を満たさない場合 ×97%	1,146	
52	3239	経ユ型保施Ⅲ5				要介護5	1,259	
52	3240	経ユ型保施Ⅲ5・夜				1,259 単位 夜勤の勤務条件に関する基準を満たさない場合 ×97%	1,221	
52	3241	ユ型保施Ⅳ1		(4) ユニット型介護保健施設サービス費(Ⅳ) 〈ユニット型特別介護保健施設サービス費〉	(一) ユニット型介護保健施設サービス費 <ユニット型個室>	要介護1	784	
52	3242	ユ型保施Ⅳ1・夜				784 単位 夜勤の勤務条件に関する基準を満たさない場合 ×97%	760	
52	3243	ユ型保施Ⅳ2				要介護2	832	
52	3244	ユ型保施Ⅳ2・夜				832 単位 夜勤の勤務条件に関する基準を満たさない場合 ×97%	807	
52	3245	ユ型保施Ⅳ3				要介護3	894	
52	3246	ユ型保施Ⅳ3・夜				894 単位 夜勤の勤務条件に関する基準を満たさない場合 ×97%	867	
52	3247	ユ型保施Ⅳ4				要介護4	948	
52	3248	ユ型保施Ⅳ4・夜				948 単位 夜勤の勤務条件に関する基準を満たさない場合 ×97%	920	
52	3249	ユ型保施Ⅳ5				要介護5	997	
52	3250	ユ型保施Ⅳ5・夜				997 単位 夜勤の勤務条件に関する基準を満たさない場合 ×97%	967	
52	3251	経ユ型保施Ⅳ1			(二) 経過的ユニット型介護保健施設サービス費 <ユニット型個室的多床室>	要介護1	784	
52	3252	経ユ型保施Ⅳ1・夜				784 単位 夜勤の勤務条件に関する基準を満たさない場合 ×97%	760	
52	3253	経ユ型保施Ⅳ2				要介護2	832	
52	3254	経ユ型保施Ⅳ2・夜				832 単位 夜勤の勤務条件に関する基準を満たさない場合 ×97%	807	
52	3255	経ユ型保施Ⅳ3				要介護3	894	
52	3256	経ユ型保施Ⅳ3・夜				894 単位 夜勤の勤務条件に関する基準を満たさない場合 ×97%	867	
52	3257	経ユ型保施Ⅳ4				要介護4	948	
52	3258	経ユ型保施Ⅳ4・夜				948 単位 夜勤の勤務条件に関する基準を満たさない場合 ×97%	920	
52	3259	経ユ型保施Ⅳ5				要介護5	997	
52	3260	経ユ型保施Ⅳ5・夜				997 単位 夜勤の勤務条件に関する基準を満たさない場合 ×97%	967	

サービスコード 種類	項目	サービス内容略称	算定項目					合成単位数	算定単位
52	3001	ユ型保施Ⅰⅰ1・未	ロ ユニット型介護保健施設サービス費	(1) ユニット型介護保健施設サービス費(Ⅰ)	(一) ユニット型介護保健施設サービス費(ⅰ) <ユニット型個室> 【基本型】	要介護1		778	1日につき
52	3002	ユ型保施Ⅰⅰ1・夜・未				802 単位 夜勤の勤務条件に関する基準を満たさない場合× 97%		755	
52	3003	ユ型保施Ⅰⅰ2・未				要介護2		823	
52	3004	ユ型保施Ⅰⅰ2・夜・未				848 単位 夜勤の勤務条件に関する基準を満たさない場合× 97%		798	
52	3005	ユ型保施Ⅰⅰ3・未				要介護3		886	
52	3006	ユ型保施Ⅰⅰ3・夜・未				913 単位 夜勤の勤務条件に関する基準を満たさない場合× 97%		859	
52	3007	ユ型保施Ⅰⅰ4・未				要介護4		939	
52	3008	ユ型保施Ⅰⅰ4・夜・未				968 単位 夜勤の勤務条件に関する基準を満たさない場合× 97%		911	
52	3009	ユ型保施Ⅰⅰ5・未				要介護5		987	
52	3010	ユ型保施Ⅰⅰ5・夜・未				1,018 単位 夜勤の勤務条件に関する基準を満たさない場合× 97%		957	
52	2141	ユ型保施Ⅰⅱ1・未			(二) ユニット型介護保健施設サービス費(ⅱ) <ユニット型個室> 【在宅強化型】	要介護1		850	
52	2142	ユ型保施Ⅰⅱ1・夜・未				876 単位 夜勤の勤務条件に関する基準を満たさない場合× 97%		825	
52	2143	ユ型保施Ⅰⅱ2・未				要介護2		923	
52	2144	ユ型保施Ⅰⅱ2・夜・未				952 単位 夜勤の勤務条件に関する基準を満たさない場合× 97%		895	
52	2145	ユ型保施Ⅰⅱ3・未				要介護3		987	
52	2146	ユ型保施Ⅰⅱ3・夜・未				1,018 単位 夜勤の勤務条件に関する基準を満たさない場合× 97%		957	
52	2147	ユ型保施Ⅰⅱ4・未				要介護4		1,045	
52	2148	ユ型保施Ⅰⅱ4・夜・未				1,077 単位 夜勤の勤務条件に関する基準を満たさない場合×・97%	× 97%	1,014	
52	2149	ユ型保施Ⅰⅱ5・未				要介護5		1,096	
52	2150	ユ型保施Ⅰⅱ5・夜・未				1,130 単位 夜勤の勤務条件に関する基準を満たさない場合× 97%		1,063	
52	3011	経ユ型保施Ⅰⅰ1・未			(三) 経過的ユニット型介護保健施設サービス費(ⅰ) <ユニット型個室的多床室> 【基本型】	要介護1		778	
52	3012	経ユ型保施Ⅰⅰ1・夜・未				802 単位 夜勤の勤務条件に関する基準を満たさない場合× 97%		755	
52	3013	経ユ型保施Ⅰⅰ2・未				要介護2		823	
52	3014	経ユ型保施Ⅰⅰ2・夜・未				848 単位 夜勤の勤務条件に関する基準を満たさない場合× 97%		798	
52	3015	経ユ型保施Ⅰⅰ3・未				要介護3		886	
52	3016	経ユ型保施Ⅰⅰ3・夜・未				913 単位 夜勤の勤務条件に関する基準を満たさない場合× 97%		859	
52	3017	経ユ型保施Ⅰⅰ4・未				要介護4		939	
52	3018	経ユ型保施Ⅰⅰ4・夜・未				968 単位 夜勤の勤務条件に関する基準を満たさない場合× 97%		911	
52	3019	経ユ型保施Ⅰⅰ5・未				要介護5		987	
52	3020	経ユ型保施Ⅰⅰ5・夜・未				1,018 単位 夜勤の勤務条件に関する基準を満たさない場合× 97%		957	
52	2151	経ユ型保施Ⅰⅱ1・未			(四) 経過的ユニット型介護保健施設サービス費(ⅱ) <ユニット型個室的多床室> 【在宅強化型】	要介護1		850	
52	2152	経ユ型保施Ⅰⅱ1・夜・未				876 単位 夜勤の勤務条件に関する基準を満たさない場合× 97%		825	
52	2153	経ユ型保施Ⅰⅱ2・未				要介護2		923	
52	2154	経ユ型保施Ⅰⅱ2・夜・未				952 単位 夜勤の勤務条件に関する基準を満たさない場合× 97%		895	
52	2155	経ユ型保施Ⅰⅱ3・未				要介護3		987	
52	2156	経ユ型保施Ⅰⅱ3・夜・未				1,018 単位 夜勤の勤務条件に関する基準を満たさない場合× 97%		957	
52	2157	経ユ型保施Ⅰⅱ4・未				要介護4		1,045	
52	2158	経ユ型保施Ⅰⅱ4・夜・未				1,077 単位 夜勤の勤務条件に関する基準を満たさない場合× 97%		1,014	
52	2159	経ユ型保施Ⅰⅱ5・未				要介護5		1,096	
52	2160	経ユ型保施Ⅰⅱ5・夜・未				1,130 単位 夜勤の勤務条件に関する基準を満たさない場合× 97%		1,063	
52	3301	ユ型保施Ⅱ1・未		(2) ユニット型介護保健施設サービス費(Ⅱ) 〈療養型老健・看護職員を配置〉	(一) ユニット型介護保健施設サービス費 <ユニット型個室> 【療養型】	要介護1		900	
52	3302	ユ型保施Ⅱ1・夜・未				928 単位 夜勤の勤務条件に関する基準を満たさない場合× 97%		873	
52	3303	ユ型保施Ⅱ2・未				要介護2		984	
52	3304	ユ型保施Ⅱ2・夜・未				1,014 単位 夜勤の勤務条件に関する基準を満たさない場合× 97%		954	
52	3305	ユ型保施Ⅱ3・未				要介護3		1,096	
52	3306	ユ型保施Ⅱ3・夜・未				1,130 単位 夜勤の勤務条件に関する基準を満たさない場合× 97%		1,063	
52	3307	ユ型保施Ⅱ4・未				要介護4		1,173	
52	3308	ユ型保施Ⅱ4・夜・未				1,209 単位 夜勤の勤務条件に関する基準を満たさない場合× 97%		1,138	
52	3309	ユ型保施Ⅱ5・未				要介護5		1,248	
52	3310	ユ型保施Ⅱ5・夜・未				1,287 単位 夜勤の勤務条件に関する基準を満たさない場合× 97%		1,211	
52	3311	経ユ型保施Ⅱ1・未			(二) 経過的ユニット型介護保健施設サービス費 <ユニット型個室的多床室> 【療養型】	要介護1		900	
52	3312	経ユ型保施Ⅱ1・夜・未				928 単位 夜勤の勤務条件に関する基準を満たさない場合× 97%		873	
52	3313	経ユ型保施Ⅱ2・未				要介護2		984	
52	3314	経ユ型保施Ⅱ2・夜・未				1,014 単位 夜勤の勤務条件に関する基準を満たさない場合× 97%		954	
52	3315	経ユ型保施Ⅱ3・未				要介護3		1,096	
52	3316	経ユ型保施Ⅱ3・夜・未				1,130 単位 夜勤の勤務条件に関する基準を満たさない場合× 97%		1,063	
52	3317	経ユ型保施Ⅱ4・未				要介護4		1,173	
52	3318	経ユ型保施Ⅱ4・夜・未				1,209 単位 夜勤の勤務条件に関する基準を満たさない場合× 97%		1,138	
52	3319	経ユ型保施Ⅱ5・未				要介護5		1,248	
52	3320	経ユ型保施Ⅱ5・夜・未				1,287 単位 夜勤の勤務条件に関する基準を満たさない場合× 97%		1,211	

※ 算定項目欄に「ユニットケア体制未整備減算 × 97%」の注記あり。

施設

介護保健

サービスコード 種類	サービスコード 項目	サービス内容略称	算定項目			合成単位数	算定単位
52	3321	ユ型保施III1・未	ロ ユニット型介護保健施設サービス費 (3) ユニット型介護保健施設サービス費(III) 〈療養型老健・看護オンコール体制〉	(一) ユニット型介護保健施設サービス費 ＜ユニット型個室＞ 【療養型】	要介護1	900	1日につき
52	3322	ユ型保施III1・夜・未			928 単位　夜勤の勤務条件に関する基準を満たさない場合×97%	873	
52	3323	ユ型保施III2・未			要介護2	977	
52	3324	ユ型保施III2・夜・未			1,007 単位　夜勤の勤務条件に関する基準を満たさない場合×97%	948	
52	3325	ユ型保施III3・未			要介護3	1,071	
52	3326	ユ型保施III3・夜・未			1,104 単位　夜勤の勤務条件に関する基準を満たさない場合×97%	1,039	
52	3327	ユ型保施III4・未			要介護4	1,146	
52	3328	ユ型保施III4・夜・未			1,181 単位　夜勤の勤務条件に関する基準を満たさない場合×97%	1,112	
52	3329	ユ型保施III5・未			要介護5	1,221	
52	3330	ユ型保施III5・夜・未			1,259 単位　夜勤の勤務条件に関する基準を満たさない場合×97%	1,184	
52	3331	経ユ型保施III1・未		(二) 経過的ユニット型介護保健施設サービス費 ＜ユニット型個室的多床室＞ 【療養型】	要介護1	900	
52	3332	経ユ型保施III1・夜・未			928 単位　夜勤の勤務条件に関する基準を満たさない場合×97%	873	
52	3333	経ユ型保施III2・未			要介護2	977	
52	3334	経ユ型保施III2・夜・未			1,007 単位　夜勤の勤務条件に関する基準を満たさない場合×97%	948	
52	3335	経ユ型保施III3・未			要介護3	1,071	
52	3336	経ユ型保施III3・夜・未			1,104 単位　夜勤の勤務条件に関する基準を満たさない場合×97%	1,039	
52	3337	経ユ型保施III4・未			要介護4	1,146	
52	3338	経ユ型保施III4・夜・未			1,181 単位　夜勤の勤務条件に関する基準を満たさない場合×97%	1,112	
52	3339	経ユ型保施III5・未			要介護5	1,221	
52	3340	経ユ型保施III5・夜・未			1,259 単位　夜勤の勤務条件に関する基準を満たさない場合×97%	1,184	
52	3341	ユ型保施IV1・未	(4) ユニット型介護保健施設サービス費(IV) 〈ユニット型特別介護保健施設サービス費〉	(一) ユニット型介護保健施設サービス費 ＜ユニット型個室＞	要介護1	760	
52	3342	ユ型保施IV1・夜・未			784 単位　夜勤の勤務条件に関する基準を満たさない場合×97%	737	
52	3343	ユ型保施IV2・未			要介護2	807	
52	3344	ユ型保施IV2・夜・未			832 単位　夜勤の勤務条件に関する基準を満たさない場合×97%	783	
52	3345	ユ型保施IV3・未			要介護3	867	
52	3346	ユ型保施IV3・夜・未			894 単位　夜勤の勤務条件に関する基準を満たさない場合×97%	841	
52	3347	ユ型保施IV4・未			要介護4	920	
52	3348	ユ型保施IV4・夜・未			948 単位　夜勤の勤務条件に関する基準を満たさない場合×97%	892	
52	3349	ユ型保施IV5・未			要介護5	967	
52	3350	ユ型保施IV5・夜・未			997 単位　夜勤の勤務条件に関する基準を満たさない場合×97%	938	
52	3351	経ユ型保施IV1・未		(二) 経過的ユニット型介護保健施設サービス費 ＜ユニット型個室的多床室＞	要介護1	760	
52	3352	経ユ型保施IV1・夜・未			784 単位　夜勤の勤務条件に関する基準を満たさない場合×97%	737	
52	3353	経ユ型保施IV2・未			要介護2	807	
52	3354	経ユ型保施IV2・夜・未			832 単位　夜勤の勤務条件に関する基準を満たさない場合×97%	783	
52	3355	経ユ型保施IV3・未			要介護3	867	
52	3356	経ユ型保施IV3・夜・未			894 単位　夜勤の勤務条件に関する基準を満たさない場合×97%	841	
52	3357	経ユ型保施IV4・未			要介護4	920	
52	3358	経ユ型保施IV4・夜・未			948 単位　夜勤の勤務条件に関する基準を満たさない場合×97%	892	
52	3359	経ユ型保施IV5・未			要介護5	967	
52	3360	経ユ型保施IV5・夜・未			997 単位　夜勤の勤務条件に関する基準を満たさない場合×97%	938	

右欄（全行共通）：ユニットケア体制未整備減算　×97%

左欄見出し：施設　介護保健

サービスコード 種類	項目	サービス内容略称	算定項目				合成単位数	算定単位
52	6304	保施身体拘束廃止未実施減算Ⅰⅰ1	身体拘束廃止未実施減算	介護保健施設サービス費	介護保健施設サービス費(Ⅰ)	介護保健施設サービス費(ⅰ)<従来型個室>【基本型】	要介護1 72 単位減算	−72	1日につき
52	6605	保施身体拘束廃止未実施減算Ⅰⅰ2					要介護2 76 単位減算	−76	
52	6606	保施身体拘束廃止未実施減算Ⅰⅰ3					要介護3 83 単位減算	−83	
52	6607	保施身体拘束廃止未実施減算Ⅰⅰ4					要介護4 88 単位減算	−88	
52	6608	保施身体拘束廃止未実施減算Ⅰⅰ5					要介護5 93 単位減算	−93	
52	6609	保施身体拘束廃止未実施減算Ⅰⅱ1				介護保健施設サービス費(ⅱ)<従来型個室>【在宅強化型】	要介護1 79 単位減算	−79	
52	6610	保施身体拘束廃止未実施減算Ⅰⅱ2					要介護2 86 単位減算	−86	
52	6611	保施身体拘束廃止未実施減算Ⅰⅱ3					要介護3 93 単位減算	−93	
52	6612	保施身体拘束廃止未実施減算Ⅰⅱ4					要介護4 99 単位減算	−99	
52	6613	保施身体拘束廃止未実施減算Ⅰⅱ5					要介護5 104 単位減算	−104	
52	6614	保施身体拘束廃止未実施減算Ⅰⅲ1				介護保健施設サービス費(ⅲ)<多床室>【基本型】	要介護1 79 単位減算	−79	
52	6615	保施身体拘束廃止未実施減算Ⅰⅲ2					要介護2 84 単位減算	−84	
52	6616	保施身体拘束廃止未実施減算Ⅰⅲ3					要介護3 91 単位減算	−91	
52	6617	保施身体拘束廃止未実施減算Ⅰⅲ4					要介護4 96 単位減算	−96	
52	6618	保施身体拘束廃止未実施減算Ⅰⅲ5					要介護5 101 単位減算	−101	
52	6619	保施身体拘束廃止未実施減算Ⅰⅳ1				介護保健施設サービス費(ⅳ)<多床室>【在宅強化型】	要介護1 87 単位減算	−87	
52	6620	保施身体拘束廃止未実施減算Ⅰⅳ2					要介護2 95 単位減算	−95	
52	6621	保施身体拘束廃止未実施減算Ⅰⅳ3					要介護3 101 単位減算	−101	
52	6622	保施身体拘束廃止未実施減算Ⅰⅳ4					要介護4 107 単位減算	−107	
52	6623	保施身体拘束廃止未実施減算Ⅰⅳ5					要介護5 113 単位減算	−113	
52	6624	保施身体拘束廃止未実施減算Ⅱⅰ1			介護保健施設サービス費(Ⅱ)<療養型老健・看護職員を配置>	介護保健施設サービス費(ⅰ)<従来型個室>【療養型】	要介護1 76 単位減算	−76	
52	6625	保施身体拘束廃止未実施減算Ⅱⅰ2					要介護2 84 単位減算	−84	
52	6626	保施身体拘束廃止未実施減算Ⅱⅰ3					要介護3 96 単位減算	−96	
52	6627	保施身体拘束廃止未実施減算Ⅱⅰ4					要介護4 104 単位減算	−104	
52	6628	保施身体拘束廃止未実施減算Ⅱⅰ5					要介護5 112 単位減算	−112	
52	6629	保施身体拘束廃止未実施減算Ⅱⅱ1				介護保健施設サービス費(ⅱ)<多床室>【療養型】	要介護1 84 単位減算	−84	
52	6630	保施身体拘束廃止未実施減算Ⅱⅱ2					要介護2 92 単位減算	−92	
52	6631	保施身体拘束廃止未実施減算Ⅱⅱ3					要介護3 104 単位減算	−104	
52	6632	保施身体拘束廃止未実施減算Ⅱⅱ4					要介護4 112 単位減算	−112	
52	6633	保施身体拘束廃止未実施減算Ⅱⅱ5					要介護5 120 単位減算	−120	
52	6634	保施身体拘束廃止未実施減算Ⅲⅰ1			介護保健施設サービス費(Ⅲ)<療養型老健・看護オンコール体制>	介護保健施設サービス費(ⅰ)<従来型個室>【療養型】	要介護1 76 単位減算	−76	
52	6635	保施身体拘束廃止未実施減算Ⅲⅰ2					要介護2 84 単位減算	−84	
52	6636	保施身体拘束廃止未実施減算Ⅲⅰ3					要介護3 93 単位減算	−93	
52	6637	保施身体拘束廃止未実施減算Ⅲⅰ4					要介護4 101 単位減算	−101	
52	6638	保施身体拘束廃止未実施減算Ⅲⅰ5					要介護5 109 単位減算	−109	
52	6639	保施身体拘束廃止未実施減算Ⅲⅱ1				介護保健施設サービス費(ⅱ)<多床室>【療養型】	要介護1 84 単位減算	−84	
52	6640	保施身体拘束廃止未実施減算Ⅲⅱ2					要介護2 92 単位減算	−92	
52	6641	保施身体拘束廃止未実施減算Ⅲⅱ3					要介護3 102 単位減算	−102	
52	6642	保施身体拘束廃止未実施減算Ⅲⅱ4					要介護4 109 単位減算	−109	
52	6643	保施身体拘束廃止未実施減算Ⅲⅱ5					要介護5 117 単位減算	−117	
52	6644	保施身体拘束廃止未実施減算Ⅳⅰ1			介護保健施設サービス費(Ⅳ)<特別介護保健施設サービス費>	介護保健施設サービス費(ⅰ)<従来型個室>	要介護1 70 単位減算	−70	
52	6645	保施身体拘束廃止未実施減算Ⅳⅰ2					要介護2 75 単位減算	−75	
52	6646	保施身体拘束廃止未実施減算Ⅳⅰ3					要介護3 81 単位減算	−81	
52	6647	保施身体拘束廃止未実施減算Ⅳⅰ4					要介護4 87 単位減算	−87	
52	6648	保施身体拘束廃止未実施減算Ⅳⅰ5					要介護5 91 単位減算	−91	
52	6649	保施身体拘束廃止未実施減算Ⅳⅱ1				介護保健施設サービス費(ⅱ)<多床室>	要介護1 78 単位減算	−78	
52	6650	保施身体拘束廃止未実施減算Ⅳⅱ2					要介護2 83 単位減算	−83	
52	6651	保施身体拘束廃止未実施減算Ⅳⅱ3					要介護3 89 単位減算	−89	
52	6652	保施身体拘束廃止未実施減算Ⅳⅱ4					要介護4 94 単位減算	−94	
52	6653	保施身体拘束廃止未実施減算Ⅳⅱ5					要介護5 99 単位減算	−99	

施設

介護保健

サービスコード 種類	項目	サービス内容略称			算定項目		合成単位数	算定単位
52	6654	ユ型保施身体拘束廃止未実施減算Ⅰⅰ1	身体拘束廃止未実施減算	ユニット型介護保健施設サービス費	ユニット型介護保健施設サービス費（Ⅰ）	ユニット型介護保健施設サービス費（ⅰ）＜ユニット型個室＞【基本型】	要介護1 80 単位減算	-80	1日につき
52	6655	ユ型保施身体拘束廃止未実施減算Ⅰⅰ2					要介護2 85 単位減算	-85	
52	6656	ユ型保施身体拘束廃止未実施減算Ⅰⅰ3					要介護3 91 単位減算	-91	
52	6657	ユ型保施身体拘束廃止未実施減算Ⅰⅰ4					要介護4 97 単位減算	-97	
52	6658	ユ型保施身体拘束廃止未実施減算Ⅰⅰ5					要介護5 102 単位減算	-102	
52	6659	ユ型保施身体拘束廃止未実施減算Ⅰⅱ1				ユニット型介護保健施設サービス費（ⅱ）＜ユニット型個室＞【在宅強化型】	要介護1 88 単位減算	-88	
52	6660	ユ型保施身体拘束廃止未実施減算Ⅰⅱ2					要介護2 95 単位減算	-95	
52	6661	ユ型保施身体拘束廃止未実施減算Ⅰⅱ3					要介護3 102 単位減算	-102	
52	6662	ユ型保施身体拘束廃止未実施減算Ⅰⅱ4					要介護4 108 単位減算	-108	
52	6663	ユ型保施身体拘束廃止未実施減算Ⅰⅱ5					要介護5 113 単位減算	-113	
52	6664	経ユ型保施身体拘束廃止未実施減算Ⅰⅰ1				経過的ユニット型介護保健施設サービス費（ⅰ）＜ユニット型個室的多床室＞【基本型】	要介護1 80 単位減算	-80	
52	6665	経ユ型保施身体拘束廃止未実施減算Ⅰⅰ2					要介護2 85 単位減算	-85	
52	6666	経ユ型保施身体拘束廃止未実施減算Ⅰⅰ3					要介護3 91 単位減算	-91	
52	6667	経ユ型保施身体拘束廃止未実施減算Ⅰⅰ4					要介護4 97 単位減算	-97	
52	6668	経ユ型保施身体拘束廃止未実施減算Ⅰⅰ5					要介護5 102 単位減算	-102	
52	6669	経ユ型保施身体拘束廃止未実施減算Ⅰⅱ1				経過的ユニット型介護保健施設サービス費（ⅱ）＜ユニット型個室的多床室＞【在宅強化型】	要介護1 88 単位減算	-88	
52	6670	経ユ型保施身体拘束廃止未実施減算Ⅰⅱ2					要介護2 95 単位減算	-95	
52	6671	経ユ型保施身体拘束廃止未実施減算Ⅰⅱ3					要介護3 102 単位減算	-102	
52	6672	経ユ型保施身体拘束廃止未実施減算Ⅰⅱ4					要介護4 108 単位減算	-108	
52	6673	経ユ型保施身体拘束廃止未実施減算Ⅰⅱ5					要介護5 113 単位減算	-113	
52	6674	ユ型保施身体拘束廃止未実施減算Ⅱ1			ユニット型介護保健施設サービス費（Ⅱ）＜療養型老健・看護職員を配置＞	ユニット型介護保健施設サービス費＜ユニット型個室＞【療養型】	要介護1 93 単位減算	-93	
52	6675	ユ型保施身体拘束廃止未実施減算Ⅱ2					要介護2 101 単位減算	-101	
52	6676	ユ型保施身体拘束廃止未実施減算Ⅱ3					要介護3 113 単位減算	-113	
52	6677	ユ型保施身体拘束廃止未実施減算Ⅱ4					要介護4 121 単位減算	-121	
52	6678	ユ型保施身体拘束廃止未実施減算Ⅱ5					要介護5 129 単位減算	-129	
52	6679	経ユ型保施身体拘束廃止未実施減算Ⅱ1				経過的ユニット型介護保健施設サービス費＜ユニット型個室的多床室＞【療養型】	要介護1 93 単位減算	-93	
52	6680	経ユ型保施身体拘束廃止未実施減算Ⅱ2					要介護2 101 単位減算	-101	
52	6681	経ユ型保施身体拘束廃止未実施減算Ⅱ3					要介護3 113 単位減算	-113	
52	6682	経ユ型保施身体拘束廃止未実施減算Ⅱ4					要介護4 121 単位減算	-121	
52	6683	経ユ型保施身体拘束廃止未実施減算Ⅱ5					要介護5 129 単位減算	-129	
52	6684	ユ型保施身体拘束廃止未実施減算Ⅲ1			ユニット型介護保健施設サービス費（Ⅲ）＜療養型老健・看護オンコール体制＞	ユニット型介護保健施設サービス費＜ユニット型個室＞【療養型】	要介護1 93 単位減算	-93	
52	6685	ユ型保施身体拘束廃止未実施減算Ⅲ2					要介護2 101 単位減算	-101	
52	6686	ユ型保施身体拘束廃止未実施減算Ⅲ3					要介護3 110 単位減算	-110	
52	6687	ユ型保施身体拘束廃止未実施減算Ⅲ4					要介護4 118 単位減算	-118	
52	6688	ユ型保施身体拘束廃止未実施減算Ⅲ5					要介護5 126 単位減算	-126	
52	6689	経ユ型保施身体拘束廃止未実施減算Ⅲ1				経過的ユニット型介護保健施設サービス費＜ユニット型個室的多床室＞【療養型】	要介護1 93 単位減算	-93	
52	6690	経ユ型保施身体拘束廃止未実施減算Ⅲ2					要介護2 101 単位減算	-101	
52	6691	経ユ型保施身体拘束廃止未実施減算Ⅲ3					要介護3 110 単位減算	-110	
52	6692	経ユ型保施身体拘束廃止未実施減算Ⅲ4					要介護4 118 単位減算	-118	
52	6693	経ユ型保施身体拘束廃止未実施減算Ⅲ5					要介護5 126 単位減算	-126	
52	6694	ユ型保施身体拘束廃止未実施減算Ⅳ1			ユニット型介護保健施設サービス費（Ⅳ）＜ユニット型特別介護保健施設サービス費＞	ユニット型介護保健施設サービス費＜ユニット型個室＞	要介護1 78 単位減算	-78	
52	6695	ユ型保施身体拘束廃止未実施減算Ⅳ2					要介護2 83 単位減算	-83	
52	6696	ユ型保施身体拘束廃止未実施減算Ⅳ3					要介護3 89 単位減算	-89	
52	6697	ユ型保施身体拘束廃止未実施減算Ⅳ4					要介護4 95 単位減算	-95	
52	6698	ユ型保施身体拘束廃止未実施減算Ⅳ5					要介護5 100 単位減算	-100	
52	6699	経ユ型保施身体拘束廃止未実施減算Ⅳ1				経過的ユニット型介護保健施設サービス費＜ユニット型個室的多床室＞	要介護1 78 単位減算	-78	
52	6700	経ユ型保施身体拘束廃止未実施減算Ⅳ2					要介護2 83 単位減算	-83	
52	6701	経ユ型保施身体拘束廃止未実施減算Ⅳ3					要介護3 89 単位減算	-89	
52	6702	経ユ型保施身体拘束廃止未実施減算Ⅳ4					要介護4 95 単位減算	-95	
52	6703	経ユ型保施身体拘束廃止未実施減算Ⅳ5					要介護5 100 単位減算	-100	
52	6344	保健施設安全管理体制未実施減算	安全管理体制未実施減算				5 単位減算	-5	

施設

介護保健

サービスコード		サービス内容略称	算定項目					合成単位数	算定単位
種類	項目								
52	C201	保施高齢者虐待防止未実施減算Ⅰⅰ1	高齢者虐待防止措置未実施減算	イ 介護保健施設サービス費	(1)介護保健施設サービス費(Ⅰ)	(一)介護保健施設サービス費(ⅰ)	要介護1	7 単位減算	-7	1日につき
52	C202	保施高齢者虐待防止未実施減算Ⅰⅰ2					要介護2	8 単位減算	-8	
52	C203	保施高齢者虐待防止未実施減算Ⅰⅰ3					要介護3	8 単位減算	-8	
52	C204	保施高齢者虐待防止未実施減算Ⅰⅰ4					要介護4	9 単位減算	-9	
52	C205	保施高齢者虐待防止未実施減算Ⅰⅰ5					要介護5	9 単位減算	-9	
52	C206	保施高齢者虐待防止未実施減算Ⅰⅱ1				(二)介護保健施設サービス費(ⅱ)	要介護1	8 単位減算	-8	
52	C207	保施高齢者虐待防止未実施減算Ⅰⅱ2					要介護2	9 単位減算	-9	
52	C208	保施高齢者虐待防止未実施減算Ⅰⅱ3					要介護3	9 単位減算	-9	
52	C209	保施高齢者虐待防止未実施減算Ⅰⅱ4					要介護4	10 単位減算	-10	
52	C210	保施高齢者虐待防止未実施減算Ⅰⅱ5					要介護5	10 単位減算	-10	
52	C211	保施高齢者虐待防止未実施減算Ⅰⅲ1				(三)介護保健施設サービス費(ⅲ)	要介護1	8 単位減算	-8	
52	C212	保施高齢者虐待防止未実施減算Ⅰⅲ2					要介護2	8 単位減算	-8	
52	C213	保施高齢者虐待防止未実施減算Ⅰⅲ3					要介護3	9 単位減算	-9	
52	C214	保施高齢者虐待防止未実施減算Ⅰⅲ4					要介護4	10 単位減算	-10	
52	C215	保施高齢者虐待防止未実施減算Ⅰⅲ5					要介護5	10 単位減算	-10	
52	C216	保施高齢者虐待防止未実施減算Ⅰⅳ1				(四)介護保健施設サービス費(ⅳ)	要介護1	9 単位減算	-9	
52	C217	保施高齢者虐待防止未実施減算Ⅰⅳ2					要介護2	9 単位減算	-9	
52	C218	保施高齢者虐待防止未実施減算Ⅰⅳ3					要介護3	10 単位減算	-10	
52	C219	保施高齢者虐待防止未実施減算Ⅰⅳ4					要介護4	11 単位減算	-11	
52	C220	保施高齢者虐待防止未実施減算Ⅰⅳ5					要介護5	11 単位減算	-11	
52	C221	保施高齢者虐待防止未実施減算Ⅱⅰ1			(2)介護保健施設サービス費(Ⅱ)	(一)介護保健施設サービス費(ⅰ)	要介護1	8 単位減算	-8	
52	C222	保施高齢者虐待防止未実施減算Ⅱⅰ2					要介護2	8 単位減算	-8	
52	C223	保施高齢者虐待防止未実施減算Ⅱⅰ3					要介護3	10 単位減算	-10	
52	C224	保施高齢者虐待防止未実施減算Ⅱⅰ4					要介護4	10 単位減算	-10	
52	C225	保施高齢者虐待防止未実施減算Ⅱⅰ5					要介護5	11 単位減算	-11	
52	C226	保施高齢者虐待防止未実施減算Ⅱⅱ1				(二)介護保健施設サービス費(ⅱ)	要介護1	8 単位減算	-8	
52	C227	保施高齢者虐待防止未実施減算Ⅱⅱ2					要介護2	9 単位減算	-9	
52	C228	保施高齢者虐待防止未実施減算Ⅱⅱ3					要介護3	10 単位減算	-10	
52	C229	保施高齢者虐待防止未実施減算Ⅱⅱ4					要介護4	11 単位減算	-11	
52	C230	保施高齢者虐待防止未実施減算Ⅱⅱ5					要介護5	12 単位減算	-12	
52	C231	保施高齢者虐待防止未実施減算Ⅲⅰ1			(3)介護保健施設サービス費(Ⅲ)	(一)介護保健施設サービス費(ⅰ)	要介護1	8 単位減算	-8	
52	C232	保施高齢者虐待防止未実施減算Ⅲⅰ2					要介護2	8 単位減算	-8	
52	C233	保施高齢者虐待防止未実施減算Ⅲⅰ3					要介護3	9 単位減算	-9	
52	C234	保施高齢者虐待防止未実施減算Ⅲⅰ4					要介護4	10 単位減算	-10	
52	C235	保施高齢者虐待防止未実施減算Ⅲⅰ5					要介護5	11 単位減算	-11	
52	C236	保施高齢者虐待防止未実施減算Ⅲⅱ1				(二)介護保健施設サービス費(ⅱ)	要介護1	8 単位減算	-8	
52	C237	保施高齢者虐待防止未実施減算Ⅲⅱ2					要介護2	9 単位減算	-9	
52	C238	保施高齢者虐待防止未実施減算Ⅲⅱ3					要介護3	10 単位減算	-10	
52	C239	保施高齢者虐待防止未実施減算Ⅲⅱ4					要介護4	11 単位減算	-11	
52	C240	保施高齢者虐待防止未実施減算Ⅲⅱ5					要介護5	12 単位減算	-12	
52	C241	保施高齢者虐待防止未実施減算Ⅳⅰ1			(4)介護保健施設サービス費(Ⅳ)	(一)介護保健施設サービス費(ⅰ)	要介護1	7 単位減算	-7	
52	C242	保施高齢者虐待防止未実施減算Ⅳⅰ2					要介護2	7 単位減算	-7	
52	C243	保施高齢者虐待防止未実施減算Ⅳⅰ3					要介護3	8 単位減算	-8	
52	C244	保施高齢者虐待防止未実施減算Ⅳⅰ4					要介護4	9 単位減算	-9	
52	C245	保施高齢者虐待防止未実施減算Ⅳⅰ5					要介護5	9 単位減算	-9	
52	C246	保施高齢者虐待防止未実施減算Ⅳⅱ1				(二)介護保健施設サービス費(ⅱ)	要介護1	8 単位減算	-8	
52	C247	保施高齢者虐待防止未実施減算Ⅳⅱ2					要介護2	8 単位減算	-8	
52	C248	保施高齢者虐待防止未実施減算Ⅳⅱ3					要介護3	9 単位減算	-9	
52	C249	保施高齢者虐待防止未実施減算Ⅳⅱ4					要介護4	9 単位減算	-9	
52	C250	保施高齢者虐待防止未実施減算Ⅳⅱ5					要介護5	10 単位減算	-10	

施設

介護
保健

施設

介護
保健

サービスコード 種類	項目	サービス内容略称	算定項目						合成 単位数	算定 単位
52	C251	保施高齢者虐待防止未実施減算ユ型Ⅰⅰ1	高齢者虐待防止措置未実施減算	ロ ユニット型介護保健施設サービス費	(1)ユニット型介護保健施設サービス費（Ⅰ）	(一)ユニット型介護保健施設サービス費（ⅰ）	要介護1	8 単位減算	−8	1日につき
52	C252	保施高齢者虐待防止未実施減算ユ型Ⅰⅰ2					要介護2	8 単位減算	−8	
52	C253	保施高齢者虐待防止未実施減算ユ型Ⅰⅰ3					要介護3	9 単位減算	−9	
52	C254	保施高齢者虐待防止未実施減算ユ型Ⅰⅰ4					要介護4	10 単位減算	−10	
52	C255	保施高齢者虐待防止未実施減算ユ型Ⅰⅰ5					要介護5	10 単位減算	−10	
52	C256	保施高齢者虐待防止未実施減算ユ型Ⅰⅱ1				(二)ユニット型介護保健施設サービス費（ⅱ）	要介護1	9 単位減算	−9	
52	C257	保施高齢者虐待防止未実施減算ユ型Ⅰⅱ2					要介護2	10 単位減算	−10	
52	C258	保施高齢者虐待防止未実施減算ユ型Ⅰⅱ3					要介護3	10 単位減算	−10	
52	C259	保施高齢者虐待防止未実施減算ユ型Ⅰⅱ4					要介護4	11 単位減算	−11	
52	C260	保施高齢者虐待防止未実施減算ユ型Ⅰⅱ5					要介護5	11 単位減算	−11	
52	C261	保施高齢者虐待防止未実施減算ユ型Ⅰⅲ1				(三)経過的ユニット型介護保健施設サービス費（ⅰ）	要介護1	8 単位減算	−8	
52	C262	保施高齢者虐待防止未実施減算ユ型Ⅰⅲ2					要介護2	8 単位減算	−8	
52	C263	保施高齢者虐待防止未実施減算ユ型Ⅰⅲ3					要介護3	9 単位減算	−9	
52	C264	保施高齢者虐待防止未実施減算ユ型Ⅰⅲ4					要介護4	10 単位減算	−10	
52	C265	保施高齢者虐待防止未実施減算ユ型Ⅰⅲ5					要介護5	10 単位減算	−10	
52	C266	保施高齢者虐待防止未実施減算ユ型Ⅰⅳ1				(四)経過的ユニット型介護保健施設サービス費（ⅱ）	要介護1	9 単位減算	−9	
52	C267	保施高齢者虐待防止未実施減算ユ型Ⅰⅳ2					要介護2	10 単位減算	−10	
52	C268	保施高齢者虐待防止未実施減算ユ型Ⅰⅳ3					要介護3	10 単位減算	−10	
52	C269	保施高齢者虐待防止未実施減算ユ型Ⅰⅳ4					要介護4	11 単位減算	−11	
52	C270	保施高齢者虐待防止未実施減算ユ型Ⅰⅳ5					要介護5	11 単位減算	−11	
52	C271	保施高齢者虐待防止未実施減算ユ型Ⅱⅰ1			(2)ユニット型介護保健施設サービス費（Ⅱ）	(一)ユニット型介護保健施設サービス費	要介護1	9 単位減算	−9	
52	C272	保施高齢者虐待防止未実施減算ユ型Ⅱⅰ2					要介護2	10 単位減算	−10	
52	C273	保施高齢者虐待防止未実施減算ユ型Ⅱⅰ3					要介護3	11 単位減算	−11	
52	C274	保施高齢者虐待防止未実施減算ユ型Ⅱⅰ4					要介護4	12 単位減算	−12	
52	C275	保施高齢者虐待防止未実施減算ユ型Ⅱⅰ5					要介護5	13 単位減算	−13	
52	C276	保施高齢者虐待防止未実施減算ユ型Ⅱⅱ1				(二)経過的ユニット型介護保健施設サービス費	要介護1	9 単位減算	−9	
52	C277	保施高齢者虐待防止未実施減算ユ型Ⅱⅱ2					要介護2	10 単位減算	−10	
52	C278	保施高齢者虐待防止未実施減算ユ型Ⅱⅱ3					要介護3	11 単位減算	−11	
52	C279	保施高齢者虐待防止未実施減算ユ型Ⅱⅱ4					要介護4	12 単位減算	−12	
52	C280	保施高齢者虐待防止未実施減算ユ型Ⅱⅱ5					要介護5	13 単位減算	−13	
52	C281	保施高齢者虐待防止未実施減算ユ型Ⅲⅰ1			(3)ユニット型介護保健施設サービス費（Ⅲ）	(一)ユニット型介護保健施設サービス費	要介護1	9 単位減算	−9	
52	C282	保施高齢者虐待防止未実施減算ユ型Ⅲⅰ2					要介護2	10 単位減算	−10	
52	C283	保施高齢者虐待防止未実施減算ユ型Ⅲⅰ3					要介護3	11 単位減算	−11	
52	C284	保施高齢者虐待防止未実施減算ユ型Ⅲⅰ4					要介護4	12 単位減算	−12	
52	C285	保施高齢者虐待防止未実施減算ユ型Ⅲⅰ5					要介護5	13 単位減算	−13	
52	C286	保施高齢者虐待防止未実施減算ユ型Ⅲⅱ1				(二)経過的ユニット型介護保健施設サービス費	要介護1	9 単位減算	−9	
52	C287	保施高齢者虐待防止未実施減算ユ型Ⅲⅱ2					要介護2	10 単位減算	−10	
52	C288	保施高齢者虐待防止未実施減算ユ型Ⅲⅱ3					要介護3	11 単位減算	−11	
52	C289	保施高齢者虐待防止未実施減算ユ型Ⅲⅱ4					要介護4	12 単位減算	−12	
52	C290	保施高齢者虐待防止未実施減算ユ型Ⅲⅱ5					要介護5	13 単位減算	−13	
52	C291	保施高齢者虐待防止未実施減算ユ型Ⅳⅰ1			(4)ユニット型介護保健施設サービス費（Ⅳ）	(一)ユニット型介護保健施設サービス費	要介護1	8 単位減算	−8	
52	C292	保施高齢者虐待防止未実施減算ユ型Ⅳⅰ2					要介護2	8 単位減算	−8	
52	C293	保施高齢者虐待防止未実施減算ユ型Ⅳⅰ3					要介護3	9 単位減算	−9	
52	C294	保施高齢者虐待防止未実施減算ユ型Ⅳⅰ4					要介護4	9 単位減算	−9	
52	C295	保施高齢者虐待防止未実施減算ユ型Ⅳⅰ5					要介護5	10 単位減算	−10	
52	C296	保施高齢者虐待防止未実施減算ユ型Ⅳⅱ1				(二)経過的ユニット型介護保健施設サービス費	要介護1	8 単位減算	−8	
52	C297	保施高齢者虐待防止未実施減算ユ型Ⅳⅱ2					要介護2	8 単位減算	−8	
52	C298	保施高齢者虐待防止未実施減算ユ型Ⅳⅱ3					要介護3	9 単位減算	−9	
52	C299	保施高齢者虐待防止未実施減算ユ型Ⅳⅱ4					要介護4	9 単位減算	−9	
52	C300	保施高齢者虐待防止未実施減算ユ型Ⅳⅱ5					要介護5	10 単位減算	−10	

サービスコード 種類	項目	サービス内容略称	算定項目					合成単位数	算定単位
52	D201	保施業務継続計画未策定減算Ⅰⅰ1	業務継続計画未策定減算	イ介護保健施設サービス費	(1)介護保健施設サービス費(Ⅰ)	(一)介護保健施設サービス費(ⅰ)	要介護1　22 単位減算	-22	1日につき
52	D202	保施業務継続計画未策定減算Ⅰⅰ2					要介護2　23 単位減算	-23	
52	D203	保施業務継続計画未策定減算Ⅰⅰ3					要介護3　25 単位減算	-25	
52	D204	保施業務継続計画未策定減算Ⅰⅰ4					要介護4　26 単位減算	-26	
52	D205	保施業務継続計画未策定減算Ⅰⅰ5					要介護5　28 単位減算	-28	
52	D206	保施業務継続計画未策定減算Ⅰⅱ1				(二)介護保健施設サービス費(ⅱ)	要介護1　24 単位減算	-24	
52	D207	保施業務継続計画未策定減算Ⅰⅱ2					要介護2　26 単位減算	-26	
52	D208	保施業務継続計画未策定減算Ⅰⅱ3					要介護3　28 単位減算	-28	
52	D209	保施業務継続計画未策定減算Ⅰⅱ4					要介護4　30 単位減算	-30	
52	D210	保施業務継続計画未策定減算Ⅰⅱ5					要介護5　31 単位減算	-31	
52	D211	保施業務継続計画未策定減算Ⅰⅲ1				(三)介護保健施設サービス費(ⅲ)	要介護1　24 単位減算	-24	
52	D212	保施業務継続計画未策定減算Ⅰⅲ2					要介護2　25 単位減算	-25	
52	D213	保施業務継続計画未策定減算Ⅰⅲ3					要介護3　27 単位減算	-27	
52	D214	保施業務継続計画未策定減算Ⅰⅲ4					要介護4　29 単位減算	-29	
52	D215	保施業務継続計画未策定減算Ⅰⅲ5					要介護5　30 単位減算	-30	
52	D216	保施業務継続計画未策定減算Ⅰⅳ1				(四)介護保健施設サービス費(ⅳ)	要介護1　26 単位減算	-26	
52	D217	保施業務継続計画未策定減算Ⅰⅳ2					要介護2　28 単位減算	-28	
52	D218	保施業務継続計画未策定減算Ⅰⅳ3					要介護3　30 単位減算	-30	
52	D219	保施業務継続計画未策定減算Ⅰⅳ4					要介護4　32 単位減算	-32	
52	D220	保施業務継続計画未策定減算Ⅰⅳ5					要介護5　34 単位減算	-34	
52	D221	保施業務継続計画未策定減算Ⅱⅰ1			(2)介護保健施設サービス費(Ⅱ)	(一)介護保健施設サービス費(ⅰ)	要介護1　23 単位減算	-23	
52	D222	保施業務継続計画未策定減算Ⅱⅰ2					要介護2　25 単位減算	-25	
52	D223	保施業務継続計画未策定減算Ⅱⅰ3					要介護3　29 単位減算	-29	
52	D224	保施業務継続計画未策定減算Ⅱⅰ4					要介護4　31 単位減算	-31	
52	D225	保施業務継続計画未策定減算Ⅱⅰ5					要介護5　34 単位減算	-34	
52	D226	保施業務継続計画未策定減算Ⅱⅱ1				(二)介護保健施設サービス費(ⅱ)	要介護1　25 単位減算	-25	
52	D227	保施業務継続計画未策定減算Ⅱⅱ2					要介護2　28 単位減算	-28	
52	D228	保施業務継続計画未策定減算Ⅱⅱ3					要介護3　31 単位減算	-31	
52	D229	保施業務継続計画未策定減算Ⅱⅱ4					要介護4　34 単位減算	-34	
52	D230	保施業務継続計画未策定減算Ⅱⅱ5					要介護5　36 単位減算	-36	
52	D231	保施業務継続計画未策定減算Ⅲⅰ1			(3)介護保健施設サービス費(Ⅲ)	(一)介護保健施設サービス費(ⅰ)	要介護1　23 単位減算	-23	
52	D232	保施業務継続計画未策定減算Ⅲⅰ2					要介護2　25 単位減算	-25	
52	D233	保施業務継続計画未策定減算Ⅲⅰ3					要介護3　28 単位減算	-28	
52	D234	保施業務継続計画未策定減算Ⅲⅰ4					要介護4　30 単位減算	-30	
52	D235	保施業務継続計画未策定減算Ⅲⅰ5					要介護5　33 単位減算	-33	
52	D236	保施業務継続計画未策定減算Ⅲⅱ1				(二)介護保健施設サービス費(ⅱ)	要介護1　25 単位減算	-25	
52	D237	保施業務継続計画未策定減算Ⅲⅱ2					要介護2　28 単位減算	-28	
52	D238	保施業務継続計画未策定減算Ⅲⅱ3					要介護3　30 単位減算	-30	
52	D239	保施業務継続計画未策定減算Ⅲⅱ4					要介護4　33 単位減算	-33	
52	D240	保施業務継続計画未策定減算Ⅲⅱ5					要介護5　35 単位減算	-35	
52	D241	保施業務継続計画未策定減算Ⅳⅰ1			(4)介護保健施設サービス費(Ⅳ)	(一)介護保健施設サービス費(ⅰ)	要介護1　21 単位減算	-21	
52	D242	保施業務継続計画未策定減算Ⅳⅰ2					要介護2　22 単位減算	-22	
52	D243	保施業務継続計画未策定減算Ⅳⅰ3					要介護3　24 単位減算	-24	
52	D244	保施業務継続計画未策定減算Ⅳⅰ4					要介護4　26 単位減算	-26	
52	D245	保施業務継続計画未策定減算Ⅳⅰ5					要介護5　27 単位減算	-27	
52	D246	保施業務継続計画未策定減算Ⅳⅱ1				(二)介護保健施設サービス費(ⅱ)	要介護1　23 単位減算	-23	
52	D247	保施業務継続計画未策定減算Ⅳⅱ2					要介護2　25 単位減算	-25	
52	D248	保施業務継続計画未策定減算Ⅳⅱ3					要介護3　27 単位減算	-27	
52	D249	保施業務継続計画未策定減算Ⅳⅱ4					要介護4　28 単位減算	-28	
52	D250	保施業務継続計画未策定減算Ⅳⅱ5					要介護5　30 単位減算	-30	

施設

介護保健

施設

介護
保健

サービスコード 種類	サービスコード 項目	サービス内容略称	算定項目					合成単位数	算定単位
52	D251	保施業務継続計画未策定減算ユ型Ⅰⅰ1	業務継続計画未策定減算	ロ ユニット型介護保健施設サービス費	(1)ユニット型介護保健施設サービス費(Ⅰ)	(一)ユニット型介護保健施設サービス費(ⅰ)	要介護1 24 単位減算	-24	1日につき
52	D252	保施業務継続計画未策定減算ユ型Ⅰⅰ2					要介護2 25 単位減算	-25	
52	D253	保施業務継続計画未策定減算ユ型Ⅰⅰ3					要介護3 27 単位減算	-27	
52	D254	保施業務継続計画未策定減算ユ型Ⅰⅰ4					要介護4 29 単位減算	-29	
52	D255	保施業務継続計画未策定減算ユ型Ⅰⅰ5					要介護5 31 単位減算	-31	
52	D256	保施業務継続計画未策定減算ユ型Ⅰⅱ1				(二)ユニット型介護保健施設サービス費(ⅱ)	要介護1 26 単位減算	-26	
52	D257	保施業務継続計画未策定減算ユ型Ⅰⅱ2					要介護2 29 単位減算	-29	
52	D258	保施業務継続計画未策定減算ユ型Ⅰⅱ3					要介護3 31 単位減算	-31	
52	D259	保施業務継続計画未策定減算ユ型Ⅰⅱ4					要介護4 32 単位減算	-32	
52	D260	保施業務継続計画未策定減算ユ型Ⅰⅱ5					要介護5 34 単位減算	-34	
52	D261	保施業務継続計画未策定減算ユ型Ⅰⅲ1				(三)経過的ユニット型介護保健施設サービス費(ⅰ)	要介護1 24 単位減算	-24	
52	D262	保施業務継続計画未策定減算ユ型Ⅰⅲ2					要介護2 25 単位減算	-25	
52	D263	保施業務継続計画未策定減算ユ型Ⅰⅲ3					要介護3 27 単位減算	-27	
52	D264	保施業務継続計画未策定減算ユ型Ⅰⅲ4					要介護4 29 単位減算	-29	
52	D265	保施業務継続計画未策定減算ユ型Ⅰⅲ5					要介護5 31 単位減算	-31	
52	D266	保施業務継続計画未策定減算ユ型Ⅰⅳ1				(四)経過的ユニット型介護保健施設サービス費(ⅱ)	要介護1 26 単位減算	-26	
52	D267	保施業務継続計画未策定減算ユ型Ⅰⅳ2					要介護2 29 単位減算	-29	
52	D268	保施業務継続計画未策定減算ユ型Ⅰⅳ3					要介護3 31 単位減算	-31	
52	D269	保施業務継続計画未策定減算ユ型Ⅰⅳ4					要介護4 32 単位減算	-32	
52	D270	保施業務継続計画未策定減算ユ型Ⅰⅳ5					要介護5 34 単位減算	-34	
52	D271	保施業務継続計画未策定減算ユ型Ⅱⅰ1			(2)ユニット型介護保健施設サービス費(Ⅱ)	(一)ユニット型介護保健施設サービス費	要介護1 28 単位減算	-28	
52	D272	保施業務継続計画未策定減算ユ型Ⅱⅰ2					要介護2 30 単位減算	-30	
52	D273	保施業務継続計画未策定減算ユ型Ⅱⅰ3					要介護3 34 単位減算	-34	
52	D274	保施業務継続計画未策定減算ユ型Ⅱⅰ4					要介護4 36 単位減算	-36	
52	D275	保施業務継続計画未策定減算ユ型Ⅱⅰ5					要介護5 39 単位減算	-39	
52	D276	保施業務継続計画未策定減算ユ型Ⅱⅱ1				(二)経過的ユニット型介護保健施設サービス費	要介護1 28 単位減算	-28	
52	D277	保施業務継続計画未策定減算ユ型Ⅱⅱ2					要介護2 30 単位減算	-30	
52	D278	保施業務継続計画未策定減算ユ型Ⅱⅱ3					要介護3 34 単位減算	-34	
52	D279	保施業務継続計画未策定減算ユ型Ⅱⅱ4					要介護4 36 単位減算	-36	
52	D280	保施業務継続計画未策定減算ユ型Ⅱⅱ5					要介護5 39 単位減算	-39	
52	D281	保施業務継続計画未策定減算ユ型Ⅲⅰ1			(3)ユニット型介護保健施設サービス費(Ⅲ)	(一)ユニット型介護保健施設サービス費	要介護1 28 単位減算	-28	
52	D282	保施業務継続計画未策定減算ユ型Ⅲⅰ2					要介護2 30 単位減算	-30	
52	D283	保施業務継続計画未策定減算ユ型Ⅲⅰ3					要介護3 33 単位減算	-33	
52	D284	保施業務継続計画未策定減算ユ型Ⅲⅰ4					要介護4 35 単位減算	-35	
52	D285	保施業務継続計画未策定減算ユ型Ⅲⅰ5					要介護5 38 単位減算	-38	
52	D286	保施業務継続計画未策定減算ユ型Ⅲⅱ1				(二)経過的ユニット型介護保健施設サービス費	要介護1 28 単位減算	-28	
52	D287	保施業務継続計画未策定減算ユ型Ⅲⅱ2					要介護2 30 単位減算	-30	
52	D288	保施業務継続計画未策定減算ユ型Ⅲⅱ3					要介護3 33 単位減算	-33	
52	D289	保施業務継続計画未策定減算ユ型Ⅲⅱ4					要介護4 35 単位減算	-35	
52	D290	保施業務継続計画未策定減算ユ型Ⅲⅱ5					要介護5 38 単位減算	-38	
52	D291	保施業務継続計画未策定減算ユ型Ⅳⅰ1			(4)ユニット型介護保健施設サービス費(Ⅳ)	(一)ユニット型介護保健施設サービス費	要介護1 24 単位減算	-24	
52	D292	保施業務継続計画未策定減算ユ型Ⅳⅰ2					要介護2 25 単位減算	-25	
52	D293	保施業務継続計画未策定減算ユ型Ⅳⅰ3					要介護3 27 単位減算	-27	
52	D294	保施業務継続計画未策定減算ユ型Ⅳⅰ4					要介護4 28 単位減算	-28	
52	D295	保施業務継続計画未策定減算ユ型Ⅳⅰ5					要介護5 30 単位減算	-30	
52	D296	保施業務継続計画未策定減算ユ型Ⅳⅱ1				(二)経過的ユニット型介護保健施設サービス費	要介護1 24 単位減算	-24	
52	D297	保施業務継続計画未策定減算ユ型Ⅳⅱ2					要介護2 25 単位減算	-25	
52	D298	保施業務継続計画未策定減算ユ型Ⅳⅱ3					要介護3 27 単位減算	-27	
52	D299	保施業務継続計画未策定減算ユ型Ⅳⅱ4					要介護4 28 単位減算	-28	
52	D300	保施業務継続計画未策定減算ユ型Ⅳⅱ5					要介護5 30 単位減算	-30	

サービスコード		サービス内容略称	算定項目				合成単位数	算定単位
種類	項目							
52	6345	保健施設栄養管理基準減算	栄養管理の基準を満たさない場合			14 単位減算	-14	1日につき
52	6117	保健施設夜勤職員配置加算	夜勤職員配置加算			24 単位加算	24	
52	6255	保健施設短期集中リハ加算Ⅰ	短期集中リハビリテーション実施加算（Ⅰ）			258 単位加算	258	
52	6252	保健施設短期集中リハ加算Ⅱ	短期集中リハビリテーション実施加算（Ⅱ）			200 単位加算	200	
52	6256	保健施設認知症短期集中リハ加算Ⅰ	認知症短期集中リハビリテーション実施加算（Ⅰ）			240 単位加算	240	
52	6253	保健施設認知症短期集中リハ加算Ⅱ	認知症短期集中リハビリテーション実施加算（Ⅱ）			120 単位加算	120	
52	6254	保健施設認知症ケア加算	認知症の入所者に対して介護保健施設サービスを行った場合			76 単位加算	76	
52	6109	保健施設若年性認知症受入加算	若年性認知症入所者受入加算			120 単位加算	120	
52	6110	保健施設在宅復帰在宅療養支援加算Ⅰ	在宅復帰・在宅療養支援機能加算（Ⅰ）（イ(1)(一)・イ(1)(三)・ロ(1)(一)・ロ(1)(三)）を算定する場合			51 単位加算	51	
52	6112	保健施設在宅復帰在宅療養支援加算Ⅱ	在宅復帰・在宅療養支援機能加算（Ⅱ）（イ(1)(二)・イ(1)(四)・ロ(1)(二)・ロ(1)(四)）を算定する場合			51 単位加算	51	
52	6300	保健施設外泊時費用	居宅における外泊を認めた場合			362 単位	362	月6日限度
52	6302	保健施設外泊時在宅サービス利用費用	居宅における外泊を認め施設が在宅サービスを提供した場合			800 単位	800	
52	6115	保健施設ターミナルケア加算11	ターミナルケア加算	(1)死亡日以前31日以上45日以下	療養型老健以外の場合	72 単位加算	72	1日につき
52	6116	保健施設ターミナルケア加算12			療養型老健の場合	80 単位加算	80	
52	6600	保健施設ターミナルケア加算21		(2)死亡日以前4日以上30日以下	療養型老健以外の場合	160 単位加算	160	
52	6001	保健施設ターミナルケア加算22			療養型老健の場合	160 単位加算	160	
52	6602	保健施設ターミナルケア加算31		(3)死亡日以前2日又は3日	療養型老健以外の場合	910 単位加算	910	
52	6002	保健施設ターミナルケア加算32			療養型老健の場合	850 単位加算	850	
52	6603	保健施設ターミナルケア加算41		(4)死亡日	療養型老健以外の場合	1,900 単位加算	1,900	
52	6003	保健施設ターミナルケア加算42			療養型老健の場合	1,700 単位加算	1,700	
52	6601	保健施設療養体制維持特別加算Ⅰ	療養体制維持特別加算	イ 療養体制維持特別加算（Ⅰ）		27 単位加算	27	
52	6604	保健施設療養体制維持特別加算Ⅱ		ロ 療養体制維持特別加算（Ⅱ）		57 単位加算	57	
52	6510	保健施設初期加算Ⅰ	ハ 初期加算（入所日から30日以内の期間）	イ 初期加算（Ⅰ）		60 単位加算	60	
52	6400	保健施設初期加算Ⅱ		ロ 初期加算（Ⅱ）		30 単位加算	30	
52	6151	保健施設退所時栄養情報連携加算	ニ 退所時栄養情報連携加算			70 単位	70	月1回限度
52	6353	保健施設再入所時栄養連携加算	ホ 再入所時栄養連携加算			200 単位加算	200	1回限り
52	6401	保健施設入所前後訪問指導加算Ⅰ1	ヘ 入所前後訪問指導加算（入所中1回限度）	入所前後訪問指導加算（Ⅰ）	在宅強化型の場合	450 単位加算	450	1回につき
52	6402	保健施設入所前後訪問指導加算Ⅰ2			在宅強化型以外の場合	450 単位加算	450	
52	6403	保健施設入所前後訪問指導加算Ⅱ1		入所前後訪問指導加算（Ⅱ）	在宅強化型の場合	480 単位加算	480	
52	6404	保健施設入所前後訪問指導加算Ⅱ2			在宅強化型以外の場合	480 単位加算	480	
52	6502	保健施設試行的退所時指導加算	ト 退所時等支援等加算	(1)退所時等支援加算	（一）試行的退所時指導加算	400 単位	400	
52	6504	保健施設退所時情報提供加算Ⅰ			（二）退所時情報提供加算	退所時情報提供加算（Ⅰ）	500 単位	500	1回限り
52	6511	保健施設退所時情報提供加算Ⅱ				退所時情報提供加算（Ⅱ）	250 単位	250	
52	6500	保健施設入退所前連携加算Ⅰ			（三）入退所前連携加算（Ⅰ）	600 単位	600	
52	6505	保健施設入退所前連携加算Ⅱ			（四）入退所前連携加算（Ⅱ）	400 単位	400	
52	6503	保健施設訪問看護指示加算		(2)訪問看護指示加算		300 単位	300	
52	6155	保健施設協力医療機関連携加算1	チ 協力医療機関連携加算	(1)相談・診療を行う体制を常時確保し、緊急時に入院を受け入れる体制を確保している協力医療機関と連携している場合		100 単位加算	100	1月につき
52	6156	保健施設協力医療機関連携加算2		(2)上記以外の協力医療機関と連携している場合		5 単位加算	5	
52	6290	保健施設栄養マネジメント強化加算	リ 栄養マネジメント強化加算			11 単位加算	11	1日につき
52	6274	保健施設経口移行加算	ヌ 経口移行加算			28 単位加算	28	
52	6280	保健施設経口維持加算Ⅰ	ル 経口維持加算	(1)経口維持加算（Ⅰ）		400 単位加算	400	1月につき
52	6281	保健施設経口維持加算Ⅱ		(2)経口維持加算（Ⅱ）		100 単位加算	100	
52	6123	保健施設口腔衛生管理加算Ⅰ	ヲ 口腔衛生管理加算	(1)口腔衛生管理加算（Ⅰ）		90 単位加算	90	
52	6131	保健施設口腔衛生管理加算Ⅱ		(2)口腔衛生管理加算（Ⅱ）		110 単位加算	110	
52	6275	保健施設療養食加算	ワ 療養食加算（1日に3回を限度）			6 単位加算	6	1回につき
52	6279	保健施設在宅復帰支援機能加算	カ 在宅復帰支援機能加算（療養型老健に限る）			10 単位加算	10	1日につき
52	6355	保健施設かかりつけ医連携調整加算Ⅰ1	ヨ かかりつけ医連携薬剤調整加算	(1)かかりつけ医連携調整加算（Ⅰ）	かかりつけ医連携調整加算（Ⅰ）イ	140 単位加算	140	1回限り
52	6359	保健施設かかりつけ医連携調整加算Ⅰ2			かかりつけ医連携調整加算（Ⅰ）ロ	70 単位加算	70	
52	6363	保健施設かかりつけ医連携調整加算Ⅱ		(2)かかりつけ医連携調整加算（Ⅱ）		240 単位加算	240	
52	6364	保健施設かかりつけ医連携調整加算Ⅲ		(3)かかりつけ医連携調整加算（Ⅲ）		100 単位加算	100	
52	9000	保健施設緊急時治療管理1	タ 緊急時施設療養費	(1)緊急時治療管理	療養型老健以外の場合	518 単位	518	月3日限度
52	6000	保健施設緊急時治療管理2			療養型老健の場合	518 単位	518	
52	9100	保健施設所定疾患施設療養費Ⅰ	レ 所定疾患施設療養費	(1)所定疾患施設療養費（Ⅰ）		239 単位	239	月7日限度
52	6100	保健施設所定疾患施設療養費Ⅱ		(2)所定疾患施設療養費（Ⅱ）		480 単位	480	月10日限度
52	6133	保健施設認知症専門ケア加算Ⅰ	ソ 認知症専門ケア加算	(1)認知症専門ケア加算（Ⅰ）		3 単位加算	3	1日につき
52	6134	保健施設認知症専門ケア加算Ⅱ		(2)認知症専門ケア加算（Ⅱ）		4 単位加算	4	
52	6153	保健施設認知症チームケア推進加算Ⅰ	ツ 認知症チームケア推進加算	(1)認知症チームケア推進加算（Ⅰ）		150 単位加算	150	1月につき
52	6154	保健施設認知症チームケア推進加算Ⅱ		(2)認知症チームケア推進加算（Ⅱ）		120 単位加算	120	
52	6121	保健施設認知症緊急対応加算1	ネ 認知症行動・心理症状緊急対応加算（7日間限度）	療養型老健以外の場合		200 単位加算	200	1日につき
52	6004	保健施設認知症緊急対応加算2		療養型老健の場合		200 単位加算	200	

施設

介護
保健

サービスコード		サービス内容略称	算定項目			合成単位数	算定単位
種類	項目						
52	6366	保健施設リハビリマネジメント計画書情報加算Ⅰ	ナ リハビリテーションマネジメント計画書情報加算	(1)リハビリテーションマネジメント計画書情報加算（Ⅰ）	53 単位加算	53	1月につき
52	6365	保健施設リハビリマネジメント計画書情報加算Ⅱ		(2)リハビリテーションマネジメント計画書情報加算（Ⅱ）	33 単位加算	33	
52	6351	保健施設褥瘡マネジメント加算Ⅰ	ラ 褥瘡マネジメント加算	(1)褥瘡マネジメント加算（Ⅰ）	3 単位加算	3	
52	6352	保健施設褥瘡マネジメント加算Ⅱ		(2)褥瘡マネジメント加算（Ⅱ）	13 単位加算	13	
52	6347	保健施設排せつ支援加算Ⅰ	ム 排せつ支援加算	(1)排せつ支援加算（Ⅰ）	10 単位加算	10	
52	6348	保健施設排せつ支援加算Ⅱ		(2)排せつ支援加算（Ⅱ）	15 単位加算	15	
52	6349	保健施設排せつ支援加算Ⅲ		(3)排せつ支援加算（Ⅲ）	20 単位加算	20	
52	6360	保健施設自立支援促進加算	ウ 自立支援促進加算		300 単位加算	300	
52	6361	保健施設科学的介護推進体制加算Ⅰ	ヰ 科学的介護推進体制加算	(1)科学的介護推進体制加算（Ⅰ）	40 単位加算	40	
52	6362	保健施設科学的介護推進体制加算Ⅱ		(2)科学的介護推進体制加算（Ⅱ）	60 単位加算	60	
52	6270	保健施設安全対策体制加算	ノ 安全対策体制加算		20 単位	20	1回限り
52	6166	保健施設高齢者等感染対策向上加算Ⅰ	オ 高齢者施設等感染対策向上加算	(1)高齢者施設等感染対策向上加算（Ⅰ）	10 単位加算	10	1月につき
52	6167	保健施設高齢者等感染対策向上加算Ⅱ		(2)高齢者施設等感染対策向上加算（Ⅱ）	5 単位加算	5	
52	9010	保健施設新興感染症等施設療養費	ク 新興感染症等施設療養費		240 単位	240	1日につき
52	6237	保健施設生産性向上推進体制加算Ⅰ	ヤ 生産性向上推進体制加算	(1)生産性向上推進体制加算（Ⅰ）	100 単位加算	100	1月につき
52	6238	保健施設生産性向上推進体制加算Ⅱ		(2)生産性向上推進体制加算（Ⅱ）	10 単位加算	10	
52	6099	保健施設サービス提供体制強化加算Ⅰ	マ サービス提供体制強化加算	(1)サービス提供体制強化加算（Ⅰ）	22 単位加算	22	1日につき
52	6107	保健施設サービス提供体制強化加算Ⅱ		(2)サービス提供体制強化加算（Ⅱ）	18 単位加算	18	
52	6103	保健施設サービス提供体制強化加算Ⅲ		(3)サービス提供体制強化加算（Ⅲ）	6 単位加算	6	
52	6111	保健施設処遇改善加算Ⅰ	ケ 介護職員等処遇改善加算	（一）介護職員等処遇改善加算（Ⅰ）	所定単位数の 75/1000 加算		1月につき
52	6108	保健施設処遇改善加算Ⅱ		（二）介護職員等処遇改善加算（Ⅱ）	所定単位数の 71/1000 加算		
52	6104	保健施設処遇改善加算Ⅲ		（三）介護職員等処遇改善加算（Ⅲ）	所定単位数の 54/1000 加算		
52	6380	保健施設処遇改善加算Ⅳ		（四）介護職員等処遇改善加算（Ⅳ）	所定単位数の 44/1000 加算		
52	6381	保健施設処遇改善加算Ⅴ1	（五）介護職員等処遇改善加算（Ⅴ）	（一）介護職員等処遇改善加算（Ⅴ）(1)	所定単位数の 67/1000 加算		
52	6382	保健施設処遇改善加算Ⅴ2		（二）介護職員等処遇改善加算（Ⅴ）(2)	所定単位数の 65/1000 加算		
52	6383	保健施設処遇改善加算Ⅴ3		（三）介護職員等処遇改善加算（Ⅴ）(3)	所定単位数の 63/1000 加算		
52	6384	保健施設処遇改善加算Ⅴ4		（四）介護職員等処遇改善加算（Ⅴ）(4)	所定単位数の 61/1000 加算		
52	6385	保健施設処遇改善加算Ⅴ5		（五）介護職員等処遇改善加算（Ⅴ）(5)	所定単位数の 57/1000 加算		
52	6386	保健施設処遇改善加算Ⅴ6		（六）介護職員等処遇改善加算（Ⅴ）(6)	所定単位数の 53/1000 加算		
52	6387	保健施設処遇改善加算Ⅴ7		（七）介護職員等処遇改善加算（Ⅴ）(7)	所定単位数の 52/1000 加算		
52	6388	保健施設処遇改善加算Ⅴ8		（八）介護職員等処遇改善加算（Ⅴ）(8)	所定単位数の 46/1000 加算		
52	6389	保健施設処遇改善加算Ⅴ9		（九）介護職員等処遇改善加算（Ⅴ）(9)	所定単位数の 48/1000 加算		
52	6390	保健施設処遇改善加算Ⅴ10		（十）介護職員等処遇改善加算（Ⅴ）(10)	所定単位数の 44/1000 加算		
52	6391	保健施設処遇改善加算Ⅴ11		（十一）介護職員等処遇改善加算（Ⅴ）(11)	所定単位数の 36/1000 加算		
52	6392	保健施設処遇改善加算Ⅴ12		（十二）介護職員等処遇改善加算（Ⅴ）(12)	所定単位数の 40/1000 加算		
52	6393	保健施設処遇改善加算Ⅴ13		（十三）介護職員等処遇改善加算（Ⅴ）(13)	所定単位数の 31/1000 加算		
52	6394	保健施設処遇改善加算Ⅴ14		（十四）介護職員等処遇改善加算（Ⅴ）(14)	所定単位数の 23/1000 加算		

定員超過の場合

サービスコード 種類	項目	サービス内容略称	算定項目					合成 単位数	算定 単位
52	8001	保施Ⅰⅰ1・超	イ 介護保健施設サービス費	(1) 介護保健施設サービス費（Ⅰ）	(一) 介護保健施設サービス費（ⅰ）＜従来型個室＞【基本型】	要介護1		定員超過の場合 × 70%	502	1日につき
52	8005	保施Ⅰⅰ1・夜・超				717 単位 夜勤の勤務条件に関する基準を満たさない場合 × 97%			487	
52	8011	保施Ⅰⅰ2・超				要介護2			534	
52	8015	保施Ⅰⅰ2・夜・超				763 単位 夜勤の勤務条件に関する基準を満たさない場合 × 97%			518	
52	8021	保施Ⅰⅰ3・超				要介護3			580	
52	8025	保施Ⅰⅰ3・夜・超				828 単位 夜勤の勤務条件に関する基準を満たさない場合 × 97%			562	
52	8031	保施Ⅰⅰ4・超				要介護4			618	
52	8035	保施Ⅰⅰ4・夜・超				883 単位 夜勤の勤務条件に関する基準を満たさない場合 × 97%			600	
52	8041	保施Ⅰⅰ5・超				要介護5			652	
52	8045	保施Ⅰⅰ5・夜・超				932 単位 夜勤の勤務条件に関する基準を満たさない場合 × 97%			633	
52	8551	保施Ⅰⅱ1・超			(二) 介護保健施設サービス費（ⅱ）＜従来型個室＞【在宅強化型】	要介護1			552	
52	8552	保施Ⅰⅱ1・夜・超				788 単位 夜勤の勤務条件に関する基準を満たさない場合 × 97%			535	
52	8553	保施Ⅰⅱ2・超				要介護2			604	
52	8554	保施Ⅰⅱ2・夜・超				863 単位 夜勤の勤務条件に関する基準を満たさない場合 × 97%			586	
52	8555	保施Ⅰⅱ3・超				要介護3			650	
52	8556	保施Ⅰⅱ3・夜・超				928 単位 夜勤の勤務条件に関する基準を満たさない場合 × 97%			630	
52	8557	保施Ⅰⅱ4・超				要介護4			690	
52	8558	保施Ⅰⅱ4・夜・超				985 単位 夜勤の勤務条件に関する基準を満たさない場合 × 97%			669	
52	8559	保施Ⅰⅱ5・超				要介護5			728	
52	8560	保施Ⅰⅱ5・夜・超				1,040 単位 夜勤の勤務条件に関する基準を満たさない場合 × 97%			706	
52	8201	保施Ⅰⅲ1・超			(三) 介護保健施設サービス費（ⅲ）＜多床室＞【基本型】	要介護1			555	
52	8205	保施Ⅰⅲ1・夜・超				793 単位 夜勤の勤務条件に関する基準を満たさない場合 × 97%			538	
52	8211	保施Ⅰⅲ2・超				要介護2			590	
52	8215	保施Ⅰⅲ2・夜・超				843 単位 夜勤の勤務条件に関する基準を満たさない場合 × 97%			573	
52	8221	保施Ⅰⅲ3・超				要介護3			636	
52	8225	保施Ⅰⅲ3・夜・超				908 単位 夜勤の勤務条件に関する基準を満たさない場合 × 97%			617	
52	8231	保施Ⅰⅲ4・超				要介護4			673	
52	8235	保施Ⅰⅲ4・夜・超				961 単位 夜勤の勤務条件に関する基準を満たさない場合 × 97%			652	
52	8241	保施Ⅰⅲ5・超				要介護5			708	
52	8245	保施Ⅰⅲ5・夜・超				1,012 単位 夜勤の勤務条件に関する基準を満たさない場合 × 97%			687	
52	8561	保施Ⅰⅳ1・超			(四) 介護保健施設サービス費（ⅳ）＜多床室＞【在宅強化型】	要介護1			610	
52	8562	保施Ⅰⅳ1・夜・超				871 単位 夜勤の勤務条件に関する基準を満たさない場合 × 97%			592	
52	8563	保施Ⅰⅳ2・超				要介護2			663	
52	8564	保施Ⅰⅳ2・夜・超				947 単位 夜勤の勤務条件に関する基準を満たさない場合 × 97%			643	
52	8565	保施Ⅰⅳ3・超				要介護3			710	
52	8566	保施Ⅰⅳ3・夜・超				1,014 単位 夜勤の勤務条件に関する基準を満たさない場合 × 97%			689	
52	8567	保施Ⅰⅳ4・超				要介護4			750	
52	8568	保施Ⅰⅳ4・夜・超				1,072 単位 夜勤の勤務条件に関する基準を満たさない場合 × 97%			728	
52	8569	保施Ⅰⅳ5・超				要介護5			788	
52	8570	保施Ⅰⅳ5・夜・超				1,125 単位 夜勤の勤務条件に関する基準を満たさない場合 × 97%			764	
52	7101	保施Ⅱⅰ1・超		(2) 介護保健施設サービス費（Ⅱ）＜療養型老健・看護職員を配置＞	(一) 介護保健施設サービス費（ⅰ）＜従来型個室＞【療養型】	要介護1			531	
52	7102	保施Ⅱⅰ1・夜・超				758 単位 夜勤の勤務条件に関する基準を満たさない場合 × 97%			515	
52	7103	保施Ⅱⅰ2・超				要介護2			590	
52	7104	保施Ⅱⅰ2・夜・超				843 単位 夜勤の勤務条件に関する基準を満たさない場合 × 97%			573	
52	7105	保施Ⅱⅰ3・超				要介護3			672	
52	7106	保施Ⅱⅰ3・夜・超				960 単位 夜勤の勤務条件に関する基準を満たさない場合 × 97%			652	
52	7107	保施Ⅱⅰ4・超				要介護4			729	
52	7108	保施Ⅱⅰ4・夜・超				1,041 単位 夜勤の勤務条件に関する基準を満たさない場合 × 97%			707	
52	7109	保施Ⅱⅰ5・超				要介護5			782	
52	7110	保施Ⅱⅰ5・夜・超				1,117 単位 夜勤の勤務条件に関する基準を満たさない場合 × 97%			758	
52	7111	保施Ⅱⅱ1・超			(二) 介護保健施設サービス費（ⅱ）＜多床室＞【療養型】	要介護1			587	
52	7112	保施Ⅱⅱ1・夜・超				839 単位 夜勤の勤務条件に関する基準を満たさない場合 × 97%			570	
52	7113	保施Ⅱⅱ2・超				要介護2			647	
52	7114	保施Ⅱⅱ2・夜・超				924 単位 夜勤の勤務条件に関する基準を満たさない場合 × 97%			627	
52	7115	保施Ⅱⅱ3・超				要介護3			731	
52	7116	保施Ⅱⅱ3・夜・超				1,044 単位 夜勤の勤務条件に関する基準を満たさない場合 × 97%			709	
52	7117	保施Ⅱⅱ4・超				要介護4			785	
52	7118	保施Ⅱⅱ4・夜・超				1,121 単位 夜勤の勤務条件に関する基準を満たさない場合 × 97%			761	
52	7119	保施Ⅱⅱ5・超				要介護5			838	
52	7120	保施Ⅱⅱ5・夜・超				1,197 単位 夜勤の勤務条件に関する基準を満たさない場合 × 97%			813	

施設

介護 保健

サービスコード 種類	項目	サービス内容略称		算定項目						合成 単位数	算定 単位
52	7121	保施Ⅲⅰ1・超	イ 介護保健施設サービス費	(3) 介護保健施設サービス費(Ⅲ) 〈療養型老健・看護オンコール体制〉	(一) 介護保健施設サービス費(ⅰ) 〈従来型個室〉 【療養型】	要介護1			定員超過の場合 × 70%	531	1日につき
52	7122	保施Ⅲⅰ1・夜・超				758 単位	夜勤の勤務条件に関する基準を満たさない場合 × 97%			515	
52	7123	保施Ⅲⅰ2・超				要介護2				586	
52	7124	保施Ⅲⅰ2・夜・超				837 単位	夜勤の勤務条件に関する基準を満たさない場合 × 97%			568	
52	7125	保施Ⅲⅰ3・超				要介護3				653	
52	7126	保施Ⅲⅰ3・夜・超				933 単位	夜勤の勤務条件に関する基準を満たさない場合 × 97%			634	
52	7127	保施Ⅲⅰ4・超				要介護4				709	
52	7128	保施Ⅲⅰ4・夜・超				1,013 単位	夜勤の勤務条件に関する基準を満たさない場合 × 97%			688	
52	7129	保施Ⅲⅰ5・超				要介護5				762	
52	7130	保施Ⅲⅰ5・夜・超				1,089 単位	夜勤の勤務条件に関する基準を満たさない場合 × 97%			739	
52	7131	保施Ⅲⅱ1・超			(二) 介護保健施設サービス費(ⅱ) 〈多床室〉 【療養型】	要介護1				587	
52	7132	保施Ⅲⅱ1・夜・超				839 単位	夜勤の勤務条件に関する基準を満たさない場合 × 97%			570	
52	7133	保施Ⅲⅱ2・超				要介護2				643	
52	7134	保施Ⅲⅱ2・夜・超				918 単位	夜勤の勤務条件に関する基準を満たさない場合 × 97%			623	
52	7135	保施Ⅲⅱ3・超				要介護3				711	
52	7136	保施Ⅲⅱ3・夜・超				1,016 単位	夜勤の勤務条件に関する基準を満たさない場合 × 97%			690	
52	7137	保施Ⅲⅱ4・超				要介護4				764	
52	7138	保施Ⅲⅱ4・夜・超				1,092 単位	夜勤の勤務条件に関する基準を満たさない場合 × 97%			741	
52	7139	保施Ⅲⅱ5・超				要介護5				819	
52	7140	保施Ⅲⅱ5・夜・超				1,170 単位	夜勤の勤務条件に関する基準を満たさない場合 × 97%			795	
52	7581	保施Ⅳⅰ1・超		(4) 介護保健施設サービス費(Ⅳ) 〈特別介護保健施設サービス費〉	(一) 介護保健施設サービス費(ⅰ) 〈従来型個室〉	要介護1				492	
52	7582	保施Ⅳⅰ1・夜・超				703 単位	夜勤の勤務条件に関する基準を満たさない場合 × 97%			477	
52	7583	保施Ⅳⅰ2・超				要介護2				524	
52	7584	保施Ⅳⅰ2・夜・超				748 単位	夜勤の勤務条件に関する基準を満たさない場合 × 97%			508	
52	7585	保施Ⅳⅰ3・超				要介護3				568	
52	7586	保施Ⅳⅰ3・夜・超				812 単位	夜勤の勤務条件に関する基準を満たさない場合 × 97%			552	
52	7587	保施Ⅳⅰ4・超				要介護4				606	
52	7588	保施Ⅳⅰ4・夜・超				865 単位	夜勤の勤務条件に関する基準を満たさない場合 × 97%			587	
52	7589	保施Ⅳⅰ5・超				要介護5				639	
52	7590	保施Ⅳⅰ5・夜・超				913 単位	夜勤の勤務条件に関する基準を満たさない場合 × 97%			620	
52	7591	保施Ⅳⅱ1・超			(二) 介護保健施設サービス費(ⅱ) 〈多床室〉	要介護1				544	
52	7592	保施Ⅳⅱ1・夜・超				777 単位	夜勤の勤務条件に関する基準を満たさない場合 × 97%			528	
52	7593	保施Ⅳⅱ2・超				要介護2				578	
52	7594	保施Ⅳⅱ2・夜・超				826 単位	夜勤の勤務条件に関する基準を満たさない場合 × 97%			561	
52	7595	保施Ⅳⅱ3・超				要介護3				622	
52	7596	保施Ⅳⅱ3・夜・超				889 単位	夜勤の勤務条件に関する基準を満たさない場合 × 97%			603	
52	7597	保施Ⅳⅱ4・超				要介護4				659	
52	7598	保施Ⅳⅱ4・夜・超				941 単位	夜勤の勤務条件に関する基準を満たさない場合 × 97%			639	
52	7599	保施Ⅳⅱ5・超				要介護5				694	
52	7600	保施Ⅳⅱ5・夜・超				991 単位	夜勤の勤務条件に関する基準を満たさない場合 × 97%			673	

施設

介護保健

サービスコード 種類	項目	サービス内容略称	算定項目				合成 単位数	算定 単位
52	8311	ユ型保施Ⅰⅰ1・超	ロ ユニット型介護保健施設サービス費	(1) ユニット型介護保健施設サービス費(Ⅰ)	(一) ユニット型介護保健施設サービス費(ⅰ) <ユニット型個室> 【基本型】	要介護1		561	1日につき
52	8313	ユ型保施Ⅰⅰ1・夜・超				802 単位　夜勤の勤務条件に関する基準を満たさない場合 × 97%	定員超過の場合 × 70%	545	
52	8321	ユ型保施Ⅰⅰ2・超				要介護2		594	
52	8323	ユ型保施Ⅰⅰ2・夜・超				848 単位　夜勤の勤務条件に関する基準を満たさない場合 × 97%		576	
52	8331	ユ型保施Ⅰⅰ3・超				要介護3		639	
52	8333	ユ型保施Ⅰⅰ3・夜・超				913 単位　夜勤の勤務条件に関する基準を満たさない場合 × 97%		620	
52	8341	ユ型保施Ⅰⅰ4・超				要介護4		678	
52	8343	ユ型保施Ⅰⅰ4・夜・超				968 単位　夜勤の勤務条件に関する基準を満たさない場合 × 97%		657	
52	8351	ユ型保施Ⅰⅰ5・超				要介護5		713	
52	8353	ユ型保施Ⅰⅰ5・夜・超				1,018 単位　夜勤の勤務条件に関する基準を満たさない場合 × 97%		691	
52	8571	ユ型保施Ⅰⅱ1・超			(二) ユニット型介護保健施設サービス費(ⅱ) <ユニット型個室> 【在宅強化型】	要介護1		613	
52	8572	ユ型保施Ⅰⅱ1・夜・超				876 単位　夜勤の勤務条件に関する基準を満たさない場合 × 97%		595	
52	8573	ユ型保施Ⅰⅱ2・超				要介護2		666	
52	8574	ユ型保施Ⅰⅱ2・夜・超				952 単位　夜勤の勤務条件に関する基準を満たさない場合 × 97%		646	
52	8575	ユ型保施Ⅰⅱ3・超				要介護3		713	
52	8576	ユ型保施Ⅰⅱ3・夜・超				1,018 単位　夜勤の勤務条件に関する基準を満たさない場合 × 97%		691	
52	8577	ユ型保施Ⅰⅱ4・超				要介護4		754	
52	8578	ユ型保施Ⅰⅱ4・超				1,077 単位　夜勤の勤務条件に関する基準を満たさない場合 × 97%		732	
52	8579	ユ型保施Ⅰⅱ5・超				要介護5		791	
52	8580	ユ型保施Ⅰⅱ5・夜・超				1,130 単位　夜勤の勤務条件に関する基準を満たさない場合 × 97%		767	
52	8411	経ユ型保施Ⅰⅰ1・超			(三) 経過的ユニット型介護保健施設サービス費(ⅰ) <ユニット型個室的多床室> 【基本型】	要介護1		561	
52	8413	経ユ型保施Ⅰⅰ1・夜・超				802 単位　夜勤の勤務条件に関する基準を満たさない場合 × 97%		545	
52	8421	経ユ型保施Ⅰⅰ2・超				要介護2		594	
52	8423	経ユ型保施Ⅰⅰ2・夜・超				848 単位　夜勤の勤務条件に関する基準を満たさない場合 × 97%		576	
52	8431	経ユ型保施Ⅰⅰ3・超				要介護3		639	
52	8433	経ユ型保施Ⅰⅰ3・夜・超				913 単位　夜勤の勤務条件に関する基準を満たさない場合 × 97%		620	
52	8441	経ユ型保施Ⅰⅰ4・超				要介護4		678	
52	8443	経ユ型保施Ⅰⅰ4・夜・超				968 単位　夜勤の勤務条件に関する基準を満たさない場合 × 97%		657	
52	8451	経ユ型保施Ⅰⅰ5・超				要介護5		713	
52	8453	経ユ型保施Ⅰⅰ5・夜・超				1,018 単位　夜勤の勤務条件に関する基準を満たさない場合 × 97%		691	
52	8581	経ユ型保施Ⅰⅱ1・超			(四) 経過的ユニット型介護保健施設サービス費(ⅱ) <ユニット型個室的多床室> 【在宅強化型】	要介護1		613	
52	8582	経ユ型保施Ⅰⅱ1・超				876 単位　夜勤の勤務条件に関する基準を満たさない場合 × 97%		595	
52	8583	経ユ型保施Ⅰⅱ2・超				要介護2		666	
52	8584	経ユ型保施Ⅰⅱ2・超				952 単位　夜勤の勤務条件に関する基準を満たさない場合 × 97%		646	
52	8585	経ユ型保施Ⅰⅱ3・超				要介護3		713	
52	8586	経ユ型保施Ⅰⅱ3・夜・超				1,018 単位　夜勤の勤務条件に関する基準を満たさない場合 × 97%		691	
52	8587	経ユ型保施Ⅰⅱ4・超				要介護4		754	
52	8588	経ユ型保施Ⅰⅱ4・超				1,077 単位　夜勤の勤務条件に関する基準を満たさない場合 × 97%		732	
52	8589	経ユ型保施Ⅰⅱ5・超				要介護5		791	
52	8590	経ユ型保施Ⅰⅱ5・夜・超				1,130 単位　夜勤の勤務条件に関する基準を満たさない場合 × 97%		767	
52	7141	ユ型保施Ⅱ1・超		(2) ユニット型介護保健施設サービス費(Ⅱ) <療養型老健・看護職員を配置>	(一) ユニット型介護保健施設サービス費 <ユニット型個室> 【療養型】	要介護1		650	
52	7142	ユ型保施Ⅱ1・夜・超				928 単位　夜勤の勤務条件に関する基準を満たさない場合 × 97%		630	
52	7143	ユ型保施Ⅱ2・超				要介護2		710	
52	7144	ユ型保施Ⅱ2・夜・超				1,014 単位　夜勤の勤務条件に関する基準を満たさない場合 × 97%		689	
52	7145	ユ型保施Ⅱ3・超				要介護3		791	
52	7146	ユ型保施Ⅱ3・夜・超				1,130 単位　夜勤の勤務条件に関する基準を満たさない場合 × 97%		767	
52	7147	ユ型保施Ⅱ4・超				要介護4		846	
52	7148	ユ型保施Ⅱ4・夜・超				1,209 単位　夜勤の勤務条件に関する基準を満たさない場合 × 97%		821	
52	7149	ユ型保施Ⅱ5・超				要介護5		901	
52	7150	ユ型保施Ⅱ5・夜・超				1,287 単位　夜勤の勤務条件に関する基準を満たさない場合 × 97%		874	
52	7151	経ユ型保施Ⅱ1・超			(二) 経過的ユニット型介護保健施設サービス費 <ユニット型個室的多床室> 【療養型】	要介護1		650	
52	7152	経ユ型保施Ⅱ1・夜・超				928 単位　夜勤の勤務条件に関する基準を満たさない場合 × 97%		630	
52	7153	経ユ型保施Ⅱ2・超				要介護2		710	
52	7154	経ユ型保施Ⅱ2・夜・超				1,014 単位　夜勤の勤務条件に関する基準を満たさない場合 × 97%		689	
52	7155	経ユ型保施Ⅱ3・超				要介護3		791	
52	7156	経ユ型保施Ⅱ3・夜・超				1,130 単位　夜勤の勤務条件に関する基準を満たさない場合 × 97%		767	
52	7157	経ユ型保施Ⅱ4・超				要介護4		846	
52	7158	経ユ型保施Ⅱ4・夜・超				1,209 単位　夜勤の勤務条件に関する基準を満たさない場合 × 97%		821	
52	7159	経ユ型保施Ⅱ5・超				要介護5		901	
52	7160	経ユ型保施Ⅱ5・夜・超				1,287 単位　夜勤の勤務条件に関する基準を満たさない場合 × 97%		874	

施設

介護
保健

サービスコード 種類	項目	サービス内容略称	算定項目					合成 単位数	算定 単位
52	7161	ユ型保施Ⅲ1・超	ロ ユニット型介護保健施設サービス費	(3) ユニット型介護保健施設サービス費（Ⅲ）〈療養型老健・看護オンコール体制〉	(一) ユニット型介護保健施設サービス費〈ユニット型個室〉【療養型】	要介護1		650	1日につき
52	7162	ユ型保施Ⅲ1・夜・超				928 単位	夜勤の勤務条件に関する基準を満たさない場合　× 97% 定員超過の場合 × 70%	630	
52	7163	ユ型保施Ⅲ2・超				要介護2		705	
52	7164	ユ型保施Ⅲ2・夜・超				1,007 単位	夜勤の勤務条件に関する基準を満たさない場合　× 97%	684	
52	7165	ユ型保施Ⅲ3・超				要介護3		773	
52	7166	ユ型保施Ⅲ3・夜・超				1,104 単位	夜勤の勤務条件に関する基準を満たさない場合　× 97%	750	
52	7167	ユ型保施Ⅲ4・超				要介護4		827	
52	7168	ユ型保施Ⅲ4・夜・超				1,181 単位	夜勤の勤務条件に関する基準を満たさない場合　× 97%	802	
52	7169	ユ型保施Ⅲ5・超				要介護5		881	
52	7170	ユ型保施Ⅲ5・夜・超				1,259 単位	夜勤の勤務条件に関する基準を満たさない場合　× 97%	855	
52	7171	経ユ型保施Ⅲ1・超			(二) 経過的ユニット型介護保健施設サービス費〈ユニット型個室的多床室〉【療養型】	要介護1		650	
52	7172	経ユ型保施Ⅲ1・夜・超				928 単位	夜勤の勤務条件に関する基準を満たさない場合　× 97%	630	
52	7173	経ユ型保施Ⅲ2・超				要介護2		705	
52	7174	経ユ型保施Ⅲ2・夜・超				1,007 単位	夜勤の勤務条件に関する基準を満たさない場合　× 97%	684	
52	7175	経ユ型保施Ⅲ3・超				要介護3		773	
52	7176	経ユ型保施Ⅲ3・夜・超				1,104 単位	夜勤の勤務条件に関する基準を満たさない場合　× 97%	750	
52	7177	経ユ型保施Ⅲ4・超				要介護4		827	
52	7178	経ユ型保施Ⅲ4・夜・超				1,181 単位	夜勤の勤務条件に関する基準を満たさない場合　× 97%	802	
52	7179	経ユ型保施Ⅲ5・超				要介護5		881	
52	7180	経ユ型保施Ⅲ5・夜・超				1,259 単位	夜勤の勤務条件に関する基準を満たさない場合　× 97%	855	
52	7601	ユ型保施Ⅳ1・超		(4) ユニット型特別介護保健施設サービス費（Ⅳ）〈ユニット型特別介護保健施設サービス費〉	(一) ユニット型介護保健施設サービス費〈ユニット型個室〉	要介護1		549	
52	7602	ユ型保施Ⅳ1・夜・超				784 単位	夜勤の勤務条件に関する基準を満たさない場合　× 97%	532	
52	7603	ユ型保施Ⅳ2・超				要介護2		582	
52	7604	ユ型保施Ⅳ2・夜・超				832 単位	夜勤の勤務条件に関する基準を満たさない場合　× 97%	565	
52	7605	ユ型保施Ⅳ3・超				要介護3		626	
52	7606	ユ型保施Ⅳ3・夜・超				894 単位	夜勤の勤務条件に関する基準を満たさない場合　× 97%	607	
52	7607	ユ型保施Ⅳ4・超				要介護4		664	
52	7608	ユ型保施Ⅳ4・夜・超				948 単位	夜勤の勤務条件に関する基準を満たさない場合　× 97%	644	
52	7609	ユ型保施Ⅳ5・超				要介護5		698	
52	7610	ユ型保施Ⅳ5・夜・超				997 単位	夜勤の勤務条件に関する基準を満たさない場合　× 97%	677	
52	7611	経ユ型保施Ⅳ1・超			(二) 経過的ユニット型介護保健施設サービス費〈ユニット型個室的多床室〉	要介護1		549	
52	7612	経ユ型保施Ⅳ1・夜・超				784 単位	夜勤の勤務条件に関する基準を満たさない場合　× 97%	532	
52	7613	経ユ型保施Ⅳ2・超				要介護2		582	
52	7614	経ユ型保施Ⅳ2・夜・超				832 単位	夜勤の勤務条件に関する基準を満たさない場合　× 97%	565	
52	7615	経ユ型保施Ⅳ3・超				要介護3		626	
52	7616	経ユ型保施Ⅳ3・夜・超				894 単位	夜勤の勤務条件に関する基準を満たさない場合　× 97%	607	
52	7617	経ユ型保施Ⅳ4・超				要介護4		664	
52	7618	経ユ型保施Ⅳ4・夜・超				948 単位	夜勤の勤務条件に関する基準を満たさない場合　× 97%	644	
52	7619	経ユ型保施Ⅳ5・超				要介護5		698	
52	7620	経ユ型保施Ⅳ5・夜・超				997 単位	夜勤の勤務条件に関する基準を満たさない場合　× 97%	677	

サービスコード 種類	項目	サービス内容略称	算定項目					合成単位数	算定単位
52	7001	ユ型保施Ⅰⅰ1・超・未	ロ ユニット型介護保健施設サービス費	(1) ユニット型介護保健施設サービス費（Ⅰ）	(一) ユニット型介護保健施設サービス費（ⅰ）＜ユニット型個室＞【基本型】	要介護1	定員超過の場合 ×70%	ユニットケア体制未整備減算 ×97%	544	1日につき
52	7002	ユ型保施Ⅰⅰ1・夜・超・未				802 単位 夜勤の勤務条件に関する基準を満たさない場合 ×97%			529	
52	7003	ユ型保施Ⅰⅰ2・超・未				要介護2			576	
52	7004	ユ型保施Ⅰⅰ2・夜・超・未				848 単位 夜勤の勤務条件に関する基準を満たさない場合 ×97%			559	
52	7005	ユ型保施Ⅰⅰ3・超・未				要介護3			620	
52	7006	ユ型保施Ⅰⅰ3・夜・超・未				913 単位 夜勤の勤務条件に関する基準を満たさない場合 ×97%			601	
52	7007	ユ型保施Ⅰⅰ4・超・未				要介護4			658	
52	7008	ユ型保施Ⅰⅰ4・夜・超・未				968 単位 夜勤の勤務条件に関する基準を満たさない場合 ×97%			637	
52	7009	ユ型保施Ⅰⅰ5・超・未				要介護5			692	
52	7010	ユ型保施Ⅰⅰ5・夜・超・未				1,018 単位 夜勤の勤務条件に関する基準を満たさない場合 ×97%			670	
52	8591	ユ型保施Ⅰⅱ1・超・未			(二) ユニット型介護保健施設サービス費（ⅱ）＜ユニット型個室＞【在宅強化型】	要介護1			595	
52	8592	ユ型保施Ⅰⅱ1・夜・超・未				876 単位 夜勤の勤務条件に関する基準を満たさない場合 ×97%			577	
52	8593	ユ型保施Ⅰⅱ2・超・未				要介護2			646	
52	8594	ユ型保施Ⅰⅱ2・夜・超・未				952 単位 夜勤の勤務条件に関する基準を満たさない場合 ×97%			627	
52	8595	ユ型保施Ⅰⅱ3・超・未				要介護3			692	
52	8596	ユ型保施Ⅰⅱ3・夜・超・未				1,018 単位 夜勤の勤務条件に関する基準を満たさない場合 ×97%			670	
52	8597	ユ型保施Ⅰⅱ4・超・未				要介護4			731	
52	8598	ユ型保施Ⅰⅱ4・夜・超・未				1,077 単位 夜勤の勤務条件に関する基準を満たさない場合 ×97%			710	
52	8599	ユ型保施Ⅰⅱ5・超・未				要介護5			767	
52	8600	ユ型保施Ⅰⅱ5・夜・超・未				1,130 単位 夜勤の勤務条件に関する基準を満たさない場合 ×97%			744	
52	7011	経ユ型保施Ⅰⅰ1・超・未			(三) 経過的ユニット型介護保健施設サービス費（ⅰ）＜ユニット型個室的多床室＞【基本型】	要介護1			544	
52	7012	経ユ型保施Ⅰⅰ1・夜・超・未				802 単位 夜勤の勤務条件に関する基準を満たさない場合 ×97%			529	
52	7013	経ユ型保施Ⅰⅰ2・超・未				要介護2			576	
52	7014	経ユ型保施Ⅰⅰ2・夜・超・未				848 単位 夜勤の勤務条件に関する基準を満たさない場合 ×97%			559	
52	7015	経ユ型保施Ⅰⅰ3・超・未				要介護3			620	
52	7016	経ユ型保施Ⅰⅰ3・夜・超・未				913 単位 夜勤の勤務条件に関する基準を満たさない場合 ×97%			601	
52	7017	経ユ型保施Ⅰⅰ4・超・未				要介護4			658	
52	7018	経ユ型保施Ⅰⅰ4・夜・超・未				968 単位 夜勤の勤務条件に関する基準を満たさない場合 ×97%			637	
52	7019	経ユ型保施Ⅰⅰ5・超・未				要介護5			692	
52	7020	経ユ型保施Ⅰⅰ5・夜・超・未				1,018 単位 夜勤の勤務条件に関する基準を満たさない場合 ×97%			670	
52	8601	経ユ型保施Ⅰⅱ1・超・未			(四) 経過的ユニット型介護保健施設サービス費（ⅱ）＜ユニット型個室的多床室＞【在宅強化型】	要介護1			595	
52	8602	経ユ型保施Ⅰⅱ1・夜・超・未				876 単位 夜勤の勤務条件に関する基準を満たさない場合 ×97%			577	
52	8603	経ユ型保施Ⅰⅱ2・超・未				要介護2			646	
52	8604	経ユ型保施Ⅰⅱ2・夜・超・未				952 単位 夜勤の勤務条件に関する基準を満たさない場合 ×97%			627	
52	8605	経ユ型保施Ⅰⅱ3・超・未				要介護3			692	
52	8606	経ユ型保施Ⅰⅱ3・夜・超・未				1,018 単位 夜勤の勤務条件に関する基準を満たさない場合 ×97%			670	
52	8607	経ユ型保施Ⅰⅱ4・超・未				要介護4			731	
52	8608	経ユ型保施Ⅰⅱ4・夜・超・未				1,077 単位 夜勤の勤務条件に関する基準を満たさない場合 ×97%			710	
52	8609	経ユ型保施Ⅰⅱ5・超・未				要介護5			767	
52	8610	経ユ型保施Ⅰⅱ5・夜・超・未				1,130 単位 夜勤の勤務条件に関する基準を満たさない場合 ×97%			744	
52	7181	ユ型保施Ⅱ1・超・未		(2) ユニット型介護保健施設サービス費（Ⅱ）＜療養型老健・看護職員を配置＞	(一) ユニット型介護保健施設サービス費＜ユニット型個室＞【療養型】	要介護1			631	
52	7182	ユ型保施Ⅱ1・夜・超・未				928 単位 夜勤の勤務条件に関する基準を満たさない場合 ×97%			611	
52	7183	ユ型保施Ⅱ2・超・未				要介護2			689	
52	7184	ユ型保施Ⅱ2・夜・超・未				1,014 単位 夜勤の勤務条件に関する基準を満たさない場合 ×97%			668	
52	7185	ユ型保施Ⅱ3・超・未				要介護3			767	
52	7186	ユ型保施Ⅱ3・夜・超・未				1,130 単位 夜勤の勤務条件に関する基準を満たさない場合 ×97%			744	
52	7187	ユ型保施Ⅱ4・超・未				要介護4			821	
52	7188	ユ型保施Ⅱ4・夜・超・未				1,209 単位 夜勤の勤務条件に関する基準を満たさない場合 ×97%			796	
52	7189	ユ型保施Ⅱ5・超・未				要介護5			874	
52	7190	ユ型保施Ⅱ5・夜・超・未				1,287 単位 夜勤の勤務条件に関する基準を満たさない場合 ×97%			848	
52	7191	経ユ型保施Ⅱ1・超・未			(二) 経過的ユニット型介護保健施設サービス費＜ユニット型個室的多床室＞【療養型】	要介護1			631	
52	7192	経ユ型保施Ⅱ1・夜・超・未				928 単位 夜勤の勤務条件に関する基準を満たさない場合 ×97%			611	
52	7193	経ユ型保施Ⅱ2・超・未				要介護2			689	
52	7194	経ユ型保施Ⅱ2・夜・超・未				1,014 単位 夜勤の勤務条件に関する基準を満たさない場合 ×97%			668	
52	7195	経ユ型保施Ⅱ3・超・未				要介護3			767	
52	7196	経ユ型保施Ⅱ3・夜・超・未				1,130 単位 夜勤の勤務条件に関する基準を満たさない場合 ×97%			744	
52	7197	経ユ型保施Ⅱ4・超・未				要介護4			821	
52	7198	経ユ型保施Ⅱ4・夜・超・未				1,209 単位 夜勤の勤務条件に関する基準を満たさない場合 ×97%			796	
52	7199	経ユ型保施Ⅱ5・超・未				要介護5			874	
52	7200	経ユ型保施Ⅱ5・夜・超・未				1,287 単位 夜勤の勤務条件に関する基準を満たさない場合 ×97%			848	

施設

介護保健

施設

介護保健

種類	項目	サービス内容略称	サービス費区分	区分	要介護	算定項目	定員超過の場合	ユニットケア体制未整備減算	合成単位数	算定単位
52	7201	ユ型保施Ⅲ1・超・未	ロ ユニット型介護保健施設サービス費	(3) ユニット型介護保健施設サービス費(Ⅲ) 〈療養型老健・看護オンコール体制〉	(一) ユニット型介護保健施設サービス費 〈ユニット型個室〉【療養型】 要介護1 928 単位		× 70%	× 97%	631	1日につき
52	7202	ユ型保施Ⅲ1・夜・超・未			夜勤の勤務条件に関する基準を満たさない場合 × 97%				611	
52	7203	ユ型保施Ⅲ2・超・未			要介護2 1,007 単位				684	
52	7204	ユ型保施Ⅲ2・夜・超・未			夜勤の勤務条件に関する基準を満たさない場合 × 97%				663	
52	7205	ユ型保施Ⅲ3・超・未			要介護3 1,104 単位				750	
52	7206	ユ型保施Ⅲ3・夜・超・未			夜勤の勤務条件に関する基準を満たさない場合 × 97%				728	
52	7207	ユ型保施Ⅲ4・超・未			要介護4 1,181 単位				802	
52	7208	ユ型保施Ⅲ4・夜・超・未			夜勤の勤務条件に関する基準を満たさない場合 × 97%				778	
52	7209	ユ型保施Ⅲ5・超・未			要介護5 1,259 単位				855	
52	7210	ユ型保施Ⅲ5・夜・超・未			夜勤の勤務条件に関する基準を満たさない場合 × 97%				829	
52	7211	経ユ型保施Ⅲ1・超・未			(二) 経過的ユニット型介護保健施設サービス費 〈ユニット型個室的多床室〉【療養型】 要介護1 928 単位				631	
52	7212	経ユ型保施Ⅲ1・夜・超・未			夜勤の勤務条件に関する基準を満たさない場合 × 97%				611	
52	7213	経ユ型保施Ⅲ2・超・未			要介護2 1,007 単位				684	
52	7214	経ユ型保施Ⅲ2・夜・超・未			夜勤の勤務条件に関する基準を満たさない場合 × 97%				663	
52	7215	経ユ型保施Ⅲ3・超・未			要介護3 1,104 単位				750	
52	7216	経ユ型保施Ⅲ3・夜・超・未			夜勤の勤務条件に関する基準を満たさない場合 × 97%				728	
52	7217	経ユ型保施Ⅲ4・超・未			要介護4 1,181 単位				802	
52	7218	経ユ型保施Ⅲ4・夜・超・未			夜勤の勤務条件に関する基準を満たさない場合 × 97%				778	
52	7219	経ユ型保施Ⅲ5・超・未			要介護5 1,259 単位				855	
52	7220	経ユ型保施Ⅲ5・夜・超・未			夜勤の勤務条件に関する基準を満たさない場合 × 97%				829	
52	7621	ユ型保施Ⅳ1・超・未		(4) ユニット型介護保健施設サービス費(Ⅳ) 〈ユニット型特別介護保健施設サービス費〉	(一) ユニット型介護保健施設サービス費 〈ユニット型個室〉 要介護1 784 単位				533	
52	7622	ユ型保施Ⅳ1・夜・超・未			夜勤の勤務条件に関する基準を満たさない場合 × 97%				516	
52	7623	ユ型保施Ⅳ2・超・未			要介護2 832 単位				565	
52	7624	ユ型保施Ⅳ2・夜・超・未			夜勤の勤務条件に関する基準を満たさない場合 × 97%				548	
52	7625	ユ型保施Ⅳ3・超・未			要介護3 894 単位				607	
52	7626	ユ型保施Ⅳ3・夜・超・未			夜勤の勤務条件に関する基準を満たさない場合 × 97%				589	
52	7627	ユ型保施Ⅳ4・超・未			要介護4 948 単位				644	
52	7628	ユ型保施Ⅳ4・夜・超・未			夜勤の勤務条件に関する基準を満たさない場合 × 97%				625	
52	7629	ユ型保施Ⅳ5・超・未			要介護5 997 単位				677	
52	7630	ユ型保施Ⅳ5・夜・超・未			夜勤の勤務条件に関する基準を満たさない場合 × 97%				657	
52	7631	経ユ型保施Ⅳ1・超・未			(二) 経過的ユニット型介護保健施設サービス費 〈ユニット型個室的多床室〉 要介護1 784 単位				533	
52	7632	経ユ型保施Ⅳ1・夜・超・未			夜勤の勤務条件に関する基準を満たさない場合 × 97%				516	
52	7633	経ユ型保施Ⅳ2・超・未			要介護2 832 単位				565	
52	7634	経ユ型保施Ⅳ2・夜・超・未			夜勤の勤務条件に関する基準を満たさない場合 × 97%				548	
52	7635	経ユ型保施Ⅳ3・超・未			要介護3 894 単位				607	
52	7636	経ユ型保施Ⅳ3・夜・超・未			夜勤の勤務条件に関する基準を満たさない場合 × 97%				589	
52	7637	経ユ型保施Ⅳ4・超・未			要介護4 948 単位				644	
52	7638	経ユ型保施Ⅳ4・夜・超・未			夜勤の勤務条件に関する基準を満たさない場合 × 97%				625	
52	7639	経ユ型保施Ⅳ5・超・未			要介護5 997 単位				677	
52	7640	経ユ型保施Ⅳ5・夜・超・未			夜勤の勤務条件に関する基準を満たさない場合 × 97%				657	

医師，看護・介護職員，理学療法士・作業療法士・言語聴覚士又は介護支援専門員が欠員の場合

サービスコード 種類	項目	サービス内容略称			算定項目			合成 単位数	算定 単位
52	9001	保施Ⅰⅰ1・欠	イ 介護保健施設サービス費	(1) 介護保健施設サービス費(Ⅰ)	(一) 介護保健施設サービス費(ⅰ) ＜従来型個室＞【基本型】	要介護1 717 単位		502	1日につき
52	9005	保施Ⅰⅰ1・夜・欠					夜勤の勤務条件に関する基準を満たさない場合 ×97%	487	
52	9011	保施Ⅰⅰ2・欠				要介護2 763 単位		534	
52	9015	保施Ⅰⅰ2・夜・欠					夜勤の勤務条件に関する基準を満たさない場合 ×97%	518	
52	9021	保施Ⅰⅰ3・欠				要介護3 828 単位		580	
52	9025	保施Ⅰⅰ3・夜・欠					夜勤の勤務条件に関する基準を満たさない場合 ×97%	562	
52	9031	保施Ⅰⅰ4・欠				要介護4 883 単位		618	
52	9035	保施Ⅰⅰ4・夜・欠					夜勤の勤務条件に関する基準を満たさない場合 ×97%	600	
52	9041	保施Ⅰⅰ5・欠				要介護5 932 単位		652	
52	9045	保施Ⅰⅰ5・夜・欠					夜勤の勤務条件に関する基準を満たさない場合 ×97%	633	
52	9551	保施Ⅰⅱ1・欠			(二) 介護保健施設サービス費(ⅱ) ＜従来型個室＞【在宅強化型】	要介護1 788 単位		552	
52	9552	保施Ⅰⅱ1・夜・欠					夜勤の勤務条件に関する基準を満たさない場合 ×97%	535	
52	9553	保施Ⅰⅱ2・欠				要介護2 863 単位		604	
52	9554	保施Ⅰⅱ2・夜・欠					夜勤の勤務条件に関する基準を満たさない場合 ×97%	586	
52	9555	保施Ⅰⅱ3・欠				要介護3 928 単位		650	
52	9556	保施Ⅰⅱ3・夜・欠					夜勤の勤務条件に関する基準を満たさない場合 ×97%	630	
52	9557	保施Ⅰⅱ4・欠				要介護4 985 単位		690	
52	9558	保施Ⅰⅱ4・夜・欠					夜勤の勤務条件に関する基準を満たさない場合 ×97%	669	
52	9559	保施Ⅰⅱ5・欠				要介護5 1,040 単位		728	
52	9560	保施Ⅰⅱ5・夜・欠					夜勤の勤務条件に関する基準を満たさない場合 ×97%	706	
52	9201	保施Ⅰⅲ1・欠			(三) 介護保健施設サービス費(ⅲ) ＜多床室＞【基本型】	要介護1 793 単位		555	
52	9205	保施Ⅰⅲ1・夜・欠					夜勤の勤務条件に関する基準を満たさない場合 ×97%	538	
52	9211	保施Ⅰⅲ2・欠				要介護2 843 単位		590	
52	9215	保施Ⅰⅲ2・夜・欠					夜勤の勤務条件に関する基準を満たさない場合 ×97%	573	
52	9221	保施Ⅰⅲ3・欠				要介護3 908 単位		636	
52	9225	保施Ⅰⅲ3・夜・欠					夜勤の勤務条件に関する基準を満たさない場合 ×97%	617	
52	9231	保施Ⅰⅲ4・欠				要介護4 961 単位		673	
52	9235	保施Ⅰⅲ4・夜・欠					夜勤の勤務条件に関する基準を満たさない場合 ×97%	652	
52	9241	保施Ⅰⅲ5・欠				要介護5 1,012 単位		708	
52	9245	保施Ⅰⅲ5・夜・欠					夜勤の勤務条件に関する基準を満たさない場合 ×97%	687	
52	9561	保施Ⅰⅳ1・欠			(四) 介護保健施設サービス費(ⅳ) ＜多床室＞【在宅強化型】	要介護1 871 単位		610	
52	9562	保施Ⅰⅳ1・夜・欠					夜勤の勤務条件に関する基準を満たさない場合 ×97%	592	
52	9563	保施Ⅰⅳ2・欠				要介護2 947 単位		663	
52	9564	保施Ⅰⅳ2・夜・欠					夜勤の勤務条件に関する基準を満たさない場合 ×97%	643	
52	9565	保施Ⅰⅳ3・欠				要介護3 1,014 単位		710	
52	9566	保施Ⅰⅳ3・夜・欠					夜勤の勤務条件に関する基準を満たさない場合 ×97%	689	
52	9567	保施Ⅰⅳ4・欠				要介護4 1,072 単位		750	
52	9568	保施Ⅰⅳ4・夜・欠					夜勤の勤務条件に関する基準を満たさない場合 ×97%	728	
52	9569	保施Ⅰⅳ5・欠				要介護5 1,125 単位		788	
52	9570	保施Ⅰⅳ5・夜・欠					夜勤の勤務条件に関する基準を満たさない場合 ×97%	764	
52	7221	保施Ⅱⅰ1・欠		(2) 介護保健施設サービス費(Ⅱ) ＜療養型老健・看護職員を配置＞	(一) 介護保健施設サービス費(ⅰ) ＜従来型個室＞【療養型】	要介護1 758 単位		531	
52	7222	保施Ⅱⅰ1・夜・欠					夜勤の勤務条件に関する基準を満たさない場合 ×97%	515	
52	7223	保施Ⅱⅰ2・欠				要介護2 843 単位		590	
52	7224	保施Ⅱⅰ2・夜・欠					夜勤の勤務条件に関する基準を満たさない場合 ×97%	573	
52	7225	保施Ⅱⅰ3・欠				要介護3 960 単位		672	
52	7226	保施Ⅱⅰ3・夜・欠					夜勤の勤務条件に関する基準を満たさない場合 ×97%	652	
52	7227	保施Ⅱⅰ4・欠				要介護4 1,041 単位		729	
52	7228	保施Ⅱⅰ4・夜・欠					夜勤の勤務条件に関する基準を満たさない場合 ×97%	707	
52	7229	保施Ⅱⅰ5・欠				要介護5 1,117 単位		782	
52	7230	保施Ⅱⅰ5・夜・欠					夜勤の勤務条件に関する基準を満たさない場合 ×97%	758	
52	7231	保施Ⅱⅱ1・欠			(二) 介護保健施設サービス費(ⅱ) ＜多床室＞【療養型】	要介護1 839 単位		587	
52	7232	保施Ⅱⅱ1・夜・欠					夜勤の勤務条件に関する基準を満たさない場合 ×97%	570	
52	7233	保施Ⅱⅱ2・欠				要介護2 924 単位		647	
52	7234	保施Ⅱⅱ2・夜・欠					夜勤の勤務条件に関する基準を満たさない場合 ×97%	627	
52	7235	保施Ⅱⅱ3・欠				要介護3 1,044 単位		731	
52	7236	保施Ⅱⅱ3・夜・欠					夜勤の勤務条件に関する基準を満たさない場合 ×97%	709	
52	7237	保施Ⅱⅱ4・欠				要介護4 1,121 単位		785	
52	7238	保施Ⅱⅱ4・夜・欠					夜勤の勤務条件に関する基準を満たさない場合 ×97%	761	
52	7239	保施Ⅱⅱ5・欠				要介護5 1,197 単位		838	
52	7240	保施Ⅱⅱ5・夜・欠					夜勤の勤務条件に関する基準を満たさない場合 ×97%	813	

医師、看護・介護職員、PT・OT・ST又は介護支援専門員が欠員の場合　× 70%

施設

介護保健

サービスコード 種類	項目	サービス内容略称	算定項目			合成単位数	算定単位
52	7241	保施Ⅲⅰ1・欠	イ 介護保健施設サービス費 / (3) 介護保健施設サービス費(Ⅲ) ＜療養型老健・看護オンコール体制＞	(一) 介護保健施設サービス費(ⅰ) ＜従来型個室＞【療養型】	要介護1 758 単位	531	1日につき
52	7242	保施Ⅲⅰ1・夜・欠			夜勤の勤務条件に関する基準を満たさない場合 ×97%	515	
52	7243	保施Ⅲⅰ2・欠			要介護2 837 単位	586	
52	7244	保施Ⅲⅰ2・夜・欠			夜勤の勤務条件に関する基準を満たさない場合 ×97%	568	
52	7245	保施Ⅲⅰ3・欠			要介護3 933 単位	653	
52	7246	保施Ⅲⅰ3・夜・欠			夜勤の勤務条件に関する基準を満たさない場合 ×97%	634	
52	7247	保施Ⅲⅰ4・欠			要介護4 1,013 単位	709	
52	7248	保施Ⅲⅰ4・夜・欠			夜勤の勤務条件に関する基準を満たさない場合 ×97%	688	
52	7249	保施Ⅲⅰ5・欠			要介護5 1,089 単位	762	
52	7250	保施Ⅲⅰ5・夜・欠			夜勤の勤務条件に関する基準を満たさない場合 ×97%	739	
52	7251	保施Ⅲⅱ1・欠		(二) 介護保健施設サービス費(ⅱ) ＜多床室＞【療養型】	要介護1 839 単位	587	
52	7252	保施Ⅲⅱ1・夜・欠			夜勤の勤務条件に関する基準を満たさない場合 ×97%	570	
52	7253	保施Ⅲⅱ2・欠			要介護2 918 単位	643	
52	7254	保施Ⅲⅱ2・夜・欠			夜勤の勤務条件に関する基準を満たさない場合 ×97%	623	
52	7255	保施Ⅲⅱ3・欠			要介護3 1,016 単位	711	
52	7256	保施Ⅲⅱ3・夜・欠			夜勤の勤務条件に関する基準を満たさない場合 ×97%	690	
52	7257	保施Ⅲⅱ4・欠			要介護4 1,092 単位	764	
52	7258	保施Ⅲⅱ4・夜・欠			夜勤の勤務条件に関する基準を満たさない場合 ×97%	741	
52	7259	保施Ⅲⅱ5・欠			要介護5 1,170 単位	819	
52	7260	保施Ⅲⅱ5・夜・欠			夜勤の勤務条件に関する基準を満たさない場合 ×97%	795	
52	7641	保施Ⅳⅰ1・欠	(4) 介護保健施設サービス費(Ⅳ) ＜特別介護保健施設サービス費＞	(一) 介護保健施設サービス費(ⅰ) ＜従来型個室＞	要介護1 703 単位	492	
52	7642	保施Ⅳⅰ1・夜・欠			夜勤の勤務条件に関する基準を満たさない場合 ×97%	477	
52	7643	保施Ⅳⅰ2・欠			要介護2 748 単位	524	
52	7644	保施Ⅳⅰ2・夜・欠			夜勤の勤務条件に関する基準を満たさない場合 ×97%	508	
52	7645	保施Ⅳⅰ3・欠			要介護3 812 単位	568	
52	7646	保施Ⅳⅰ3・夜・欠			夜勤の勤務条件に関する基準を満たさない場合 ×97%	552	
52	7647	保施Ⅳⅰ4・欠			要介護4 865 単位	606	
52	7648	保施Ⅳⅰ4・夜・欠			夜勤の勤務条件に関する基準を満たさない場合 ×97%	587	
52	7649	保施Ⅳⅰ5・欠			要介護5 913 単位	639	
52	7650	保施Ⅳⅰ5・夜・欠			夜勤の勤務条件に関する基準を満たさない場合 ×97%	620	
52	7651	保施Ⅳⅱ1・欠		(二) 介護保健施設サービス費(ⅱ) ＜多床室＞	要介護1 777 単位	544	
52	7652	保施Ⅳⅱ1・夜・欠			夜勤の勤務条件に関する基準を満たさない場合 ×97%	528	
52	7653	保施Ⅳⅱ2・欠			要介護2 826 単位	578	
52	7654	保施Ⅳⅱ2・夜・欠			夜勤の勤務条件に関する基準を満たさない場合 ×97%	561	
52	7655	保施Ⅳⅱ3・欠			要介護3 889 単位	622	
52	7656	保施Ⅳⅱ3・夜・欠			夜勤の勤務条件に関する基準を満たさない場合 ×97%	603	
52	7657	保施Ⅳⅱ4・欠			要介護4 941 単位	659	
52	7658	保施Ⅳⅱ4・夜・欠			夜勤の勤務条件に関する基準を満たさない場合 ×97%	639	
52	7659	保施Ⅳⅱ5・欠			要介護5 991 単位	694	
52	7660	保施Ⅳⅱ5・夜・欠			夜勤の勤務条件に関する基準を満たさない場合 ×97%	673	

医師、看護・介護職員、PT・OT・ST又は介護支援専門員が欠員の場合 ×70%

施設

介護保健

サービスコード 種類	項目	サービス内容略称	算定項目		合成単位数	算定単位
52	9311	ユ型保施Ⅰⅰ1・欠	（一）ユニット型介護保健施設サービス費（ⅰ）＜ユニット型個室＞【基本型】	要介護1	561	1日につき
52	9313	ユ型保施Ⅰⅰ1・夜・欠		802 単位　夜勤の勤務条件に関する基準を満たさない場合　×97%	545	
52	9321	ユ型保施Ⅰⅰ2・欠		要介護2	594	
52	9323	ユ型保施Ⅰⅰ2・夜・欠		848 単位　夜勤の勤務条件に関する基準を満たさない場合　×97%	576	
52	9331	ユ型保施Ⅰⅰ3・欠		要介護3	639	
52	9333	ユ型保施Ⅰⅰ3・夜・欠		913 単位　夜勤の勤務条件に関する基準を満たさない場合　×97%	620	
52	9341	ユ型保施Ⅰⅰ4・欠		要介護4	678	
52	9343	ユ型保施Ⅰⅰ4・夜・欠		968 単位　夜勤の勤務条件に関する基準を満たさない場合　×97%	657	
52	9351	ユ型保施Ⅰⅰ5・欠		要介護5	713	
52	9353	ユ型保施Ⅰⅰ5・夜・欠		1,018 単位　夜勤の勤務条件に関する基準を満たさない場合　×97%	691	
52	9571	ユ型保施Ⅰⅱ1・欠	（二）ユニット型介護保健施設サービス費（ⅱ）＜ユニット型個室＞【在宅強化型】	要介護1	613	
52	9572	ユ型保施Ⅰⅱ1・夜・欠		876 単位　夜勤の勤務条件に関する基準を満たさない場合　×97%	595	
52	9573	ユ型保施Ⅰⅱ2・欠		要介護2	666	
52	9574	ユ型保施Ⅰⅱ2・夜・欠		952 単位　夜勤の勤務条件に関する基準を満たさない場合　×97%	646	
52	9575	ユ型保施Ⅰⅱ3・欠		要介護3	713	
52	9576	ユ型保施Ⅰⅱ3・夜・欠		1,018 単位　夜勤の勤務条件に関する基準を満たさない場合　×97%	691	
52	9577	ユ型保施Ⅰⅱ4・欠		要介護4	754	
52	9578	ユ型保施Ⅰⅱ4・夜・欠		1,077 単位　夜勤の勤務条件に関する基準を満たさない場合　×97%	732	
52	9579	ユ型保施Ⅰⅱ5・欠		要介護5	791	
52	9580	ユ型保施Ⅰⅱ5・夜・欠		1,130 単位　夜勤の勤務条件に関する基準を満たさない場合　×97%	767	
52	9411	経ユ型保施Ⅰⅰ1・欠	（三）経過的ユニット型介護保健施設サービス費（ⅰ）＜ユニット型個室的多床室＞【基本型】	要介護1	561	
52	9413	経ユ型保施Ⅰⅰ1・夜・欠		802 単位　夜勤の勤務条件に関する基準を満たさない場合　×97%	545	
52	9421	経ユ型保施Ⅰⅰ2・欠		要介護2	594	
52	9423	経ユ型保施Ⅰⅰ2・夜・欠		848 単位　夜勤の勤務条件に関する基準を満たさない場合　×97%	576	
52	9431	経ユ型保施Ⅰⅰ3・欠		要介護3	639	
52	9433	経ユ型保施Ⅰⅰ3・夜・欠		913 単位　夜勤の勤務条件に関する基準を満たさない場合　×97%	620	
52	9441	経ユ型保施Ⅰⅰ4・欠		要介護4	678	
52	9443	経ユ型保施Ⅰⅰ4・夜・欠		968 単位　夜勤の勤務条件に関する基準を満たさない場合　×97%	657	
52	9451	経ユ型保施Ⅰⅰ5・欠		要介護5	713	
52	9453	経ユ型保施Ⅰⅰ5・夜・欠		1,018 単位　夜勤の勤務条件に関する基準を満たさない場合　×97%	691	
52	9581	経ユ型保施Ⅰⅱ1・欠	（四）経過的ユニット型介護保健施設サービス費（ⅱ）＜ユニット型個室的多床室＞【在宅強化型】	要介護1	613	
52	9582	経ユ型保施Ⅰⅱ1・夜・欠		876 単位　夜勤の勤務条件に関する基準を満たさない場合　×97%	595	
52	9583	経ユ型保施Ⅰⅱ2・欠		要介護2	666	
52	9584	経ユ型保施Ⅰⅱ2・夜・欠		952 単位　夜勤の勤務条件に関する基準を満たさない場合　×97%	646	
52	9585	経ユ型保施Ⅰⅱ3・欠		要介護3	713	
52	9586	経ユ型保施Ⅰⅱ3・夜・欠		1,018 単位　夜勤の勤務条件に関する基準を満たさない場合　×97%	691	
52	9587	経ユ型保施Ⅰⅱ4・欠		要介護4	754	
52	9588	経ユ型保施Ⅰⅱ4・夜・欠		1,077 単位　夜勤の勤務条件に関する基準を満たさない場合　×97%	732	
52	9589	経ユ型保施Ⅰⅱ5・欠		要介護5	791	
52	9590	経ユ型保施Ⅰⅱ5・夜・欠		1,130 単位　夜勤の勤務条件に関する基準を満たさない場合　×97%	767	
52	7261	ユ型保施Ⅱ1・欠	（一）ユニット型介護保健施設サービス費＜ユニット型個室＞【療養型】	要介護1	650	
52	7262	ユ型保施Ⅱ1・夜・欠		928 単位　夜勤の勤務条件に関する基準を満たさない場合　×97%	630	
52	7263	ユ型保施Ⅱ2・欠		要介護2	710	
52	7264	ユ型保施Ⅱ2・夜・欠		1,014 単位　夜勤の勤務条件に関する基準を満たさない場合　×97%	689	
52	7265	ユ型保施Ⅱ3・欠		要介護3	791	
52	7266	ユ型保施Ⅱ3・夜・欠		1,130 単位　夜勤の勤務条件に関する基準を満たさない場合　×97%	767	
52	7267	ユ型保施Ⅱ4・欠		要介護4	846	
52	7268	ユ型保施Ⅱ4・夜・欠		1,209 単位　夜勤の勤務条件に関する基準を満たさない場合　×97%	821	
52	7269	ユ型保施Ⅱ5・欠		要介護5	901	
52	7270	ユ型保施Ⅱ5・夜・欠		1,287 単位　夜勤の勤務条件に関する基準を満たさない場合　×97%	874	
52	7271	経ユ型保施Ⅱ1・欠	（二）経過的ユニット型介護保健施設サービス費＜ユニット型個室的多床室＞【療養型】	要介護1	650	
52	7272	経ユ型保施Ⅱ1・夜・欠		928 単位　夜勤の勤務条件に関する基準を満たさない場合　×97%	630	
52	7273	経ユ型保施Ⅱ2・欠		要介護2	710	
52	7274	経ユ型保施Ⅱ2・夜・欠		1,014 単位　夜勤の勤務条件に関する基準を満たさない場合　×97%	689	
52	7275	経ユ型保施Ⅱ3・欠		要介護3	791	
52	7276	経ユ型保施Ⅱ3・夜・欠		1,130 単位　夜勤の勤務条件に関する基準を満たさない場合　×97%	767	
52	7277	経ユ型保施Ⅱ4・欠		要介護4	846	
52	7278	経ユ型保施Ⅱ4・夜・欠		1,209 単位　夜勤の勤務条件に関する基準を満たさない場合　×97%	821	
52	7279	経ユ型保施Ⅱ5・欠		要介護5	901	
52	7280	経ユ型保施Ⅱ5・夜・欠		1,287 単位　夜勤の勤務条件に関する基準を満たさない場合　×97%	874	

ロ　ユニット型介護保健施設サービス費
(1) ユニット型介護保健施設サービス費（Ⅰ）
(2) ユニット型介護保健施設サービス費（Ⅱ）＜療養型老健・看護職員を配置＞

医師、看護・介護職員、PT・OT・ST又は介護支援専門員が欠員の場合　× 70%

施設

介護保健

左欄外：施設

左欄外：介護保健

種類	項目	サービス内容略称		算定項目				合成単位数	算定単位
52	7281	ユ型保施III1・欠	ロ　ユニット型介護保健施設サービス費	(3)ユニット型介護保健施設サービス費(III)〈療養型老健・看護オンコール体制〉	(一)ユニット型介護保健施設サービス費〈ユニット型個室〉【療養型】	要介護1		650	1日につき
52	7282	ユ型保施III1・夜・欠				928 単位	夜勤の勤務条件に関する基準を満たさない場合　×97%	630	
52	7283	ユ型保施III2・欠				要介護2		705	
52	7284	ユ型保施III2・夜・欠				1,007 単位	夜勤の勤務条件に関する基準を満たさない場合　×97%	684	
52	7285	ユ型保施III3・欠				要介護3		773	
52	7286	ユ型保施III3・夜・欠				1,104 単位	夜勤の勤務条件に関する基準を満たさない場合　×97%	750	
52	7287	ユ型保施III4・欠				要介護4		827	
52	7288	ユ型保施III4・夜・欠				1,181 単位	夜勤の勤務条件に関する基準を満たさない場合　×97%	802	
52	7289	ユ型保施III5・欠				要介護5		881	
52	7290	ユ型保施III5・夜・欠				1,259 単位	夜勤の勤務条件に関する基準を満たさない場合　×97%	855	
52	7291	経ユ型保施III1・欠			(二)経過的ユニット型介護保健施設サービス費〈ユニット型個室的多床室〉【療養型】	要介護1	医師、看護・介護職員、PT・OT・ST又は介護支援専門員が欠員の場合　　×70%	650	
52	7292	経ユ型保施III1・夜・欠				928 単位	夜勤の勤務条件に関する基準を満たさない場合　×97%	630	
52	7293	経ユ型保施III2・欠				要介護2		705	
52	7294	経ユ型保施III2・夜・欠				1,007 単位	夜勤の勤務条件に関する基準を満たさない場合　×97%	684	
52	7295	経ユ型保施III3・欠				要介護3		773	
52	7296	経ユ型保施III3・夜・欠				1,104 単位	夜勤の勤務条件に関する基準を満たさない場合　×97%	750	
52	7297	経ユ型保施III4・欠				要介護4		827	
52	7298	経ユ型保施III4・夜・欠				1,181 単位	夜勤の勤務条件に関する基準を満たさない場合　×97%	802	
52	7299	経ユ型保施III5・欠				要介護5		881	
52	7300	経ユ型保施III5・夜・欠				1,259 単位	夜勤の勤務条件に関する基準を満たさない場合　×97%	855	
52	7661	ユ型保施IV1・欠		(4)ユニット型介護保健施設サービス費(IV)〈ユニット型特別介護保健施設サービス費〉	(一)ユニット型介護保健施設サービス費〈ユニット型個室〉	要介護1		549	
52	7662	ユ型保施IV1・夜・欠				784 単位	夜勤の勤務条件に関する基準を満たさない場合　×97%	532	
52	7663	ユ型保施IV2・欠				要介護2		582	
52	7664	ユ型保施IV2・夜・欠				832 単位	夜勤の勤務条件に関する基準を満たさない場合　×97%	565	
52	7665	ユ型保施IV3・欠				要介護3		626	
52	7666	ユ型保施IV3・夜・欠				894 単位	夜勤の勤務条件に関する基準を満たさない場合　×97%	607	
52	7667	ユ型保施IV4・欠				要介護4		664	
52	7668	ユ型保施IV4・夜・欠				948 単位	夜勤の勤務条件に関する基準を満たさない場合　×97%	644	
52	7669	ユ型保施IV5・欠				要介護5		698	
52	7670	ユ型保施IV5・夜・欠				997 単位	夜勤の勤務条件に関する基準を満たさない場合　×97%	677	
52	7671	経ユ型保施IV1・欠			(二)経過的ユニット型介護保健施設サービス費〈ユニット型個室的多床室〉	要介護1		549	
52	7672	経ユ型保施IV1・夜・欠				784 単位	夜勤の勤務条件に関する基準を満たさない場合　×97%	532	
52	7673	経ユ型保施IV2・欠				要介護2		582	
52	7674	経ユ型保施IV2・夜・欠				832 単位	夜勤の勤務条件に関する基準を満たさない場合　×97%	565	
52	7675	経ユ型保施IV3・欠				要介護3		626	
52	7676	経ユ型保施IV3・夜・欠				894 単位	夜勤の勤務条件に関する基準を満たさない場合　×97%	607	
52	7677	経ユ型保施IV4・欠				要介護4		664	
52	7678	経ユ型保施IV4・夜・欠				948 単位	夜勤の勤務条件に関する基準を満たさない場合　×97%	644	
52	7679	経ユ型保施IV5・欠				要介護5		698	
52	7680	経ユ型保施IV5・夜・欠				997 単位	夜勤の勤務条件に関する基準を満たさない場合　×97%	677	

サービスコード 種類	項目	サービス内容略称	算定項目					合成単位数	算定単位
52	7041	ユ型保施Ⅰⅰ1・欠・未	ロ ユニット型介護保健施設サービス費 ─ (1) ユニット型介護保健施設サービス費(Ⅰ)	(一) ユニット型介護保健施設サービス費(ⅰ)＜ユニット型個室＞【基本型】	要介護1		医師、看護・介護職員、PT・OT・ST又は介護支援専門員が欠員の場合 ×70%	ユニットケア体制未整備減算 ×97%	544	1日につき
52	7042	ユ型保施Ⅰⅰ1・夜・欠・未			802 単位	夜勤の勤務条件に関する基準を満たさない場合　×97%			529	
52	7043	ユ型保施Ⅰⅰ2・欠・未			要介護2				576	
52	7044	ユ型保施Ⅰⅰ2・夜・欠・未			848 単位	夜勤の勤務条件に関する基準を満たさない場合　×97%			559	
52	7045	ユ型保施Ⅰⅰ3・欠・未			要介護3				620	
52	7046	ユ型保施Ⅰⅰ3・夜・欠・未			913 単位	夜勤の勤務条件に関する基準を満たさない場合　×97%	× 70%	× 97%	601	
52	7047	ユ型保施Ⅰⅰ4・欠・未			要介護4				658	
52	7048	ユ型保施Ⅰⅰ4・夜・欠・未			968 単位	夜勤の勤務条件に関する基準を満たさない場合　×97%			637	
52	7049	ユ型保施Ⅰⅰ5・欠・未			要介護5				692	
52	7050	ユ型保施Ⅰⅰ5・夜・欠・未			1,018 単位	夜勤の勤務条件に関する基準を満たさない場合　×97%			670	
52	9591	ユ型保施Ⅰⅱ1・欠・未		(二) ユニット型介護保健施設サービス費(ⅱ)＜ユニット型個室＞【在宅強化型】	要介護1				595	
52	9592	ユ型保施Ⅰⅱ1・夜・欠・未			876 単位	夜勤の勤務条件に関する基準を満たさない場合　×97%			577	
52	9593	ユ型保施Ⅰⅱ2・欠・未			要介護2				646	
52	9594	ユ型保施Ⅰⅱ2・夜・欠・未			952 単位	夜勤の勤務条件に関する基準を満たさない場合　×97%			627	
52	9595	ユ型保施Ⅰⅱ3・欠・未			要介護3				692	
52	9596	ユ型保施Ⅰⅱ3・夜・欠・未			1,018 単位	夜勤の勤務条件に関する基準を満たさない場合　×97%			670	
52	9597	ユ型保施Ⅰⅱ4・欠・未			要介護4				731	
52	9598	ユ型保施Ⅰⅱ4・夜・欠・未			1,077 単位	夜勤の勤務条件に関する基準を満たさない場合　×97%			710	
52	9599	ユ型保施Ⅰⅱ5・欠・未			要介護5				767	
52	9600	ユ型保施Ⅰⅱ5・夜・欠・未			1,130 単位	夜勤の勤務条件に関する基準を満たさない場合　×97%			744	
52	7051	経ユ型保施Ⅰⅰ1・欠・未		(三) 経過的ユニット型介護保健施設サービス費(ⅰ)＜ユニット型個室的多床室＞【基本型】	要介護1				544	
52	7052	経ユ型保施Ⅰⅰ1・夜・欠・未			802 単位	夜勤の勤務条件に関する基準を満たさない場合　×97%			529	
52	7053	経ユ型保施Ⅰⅰ2・欠・未			要介護2				576	
52	7054	経ユ型保施Ⅰⅰ2・夜・欠・未			848 単位	夜勤の勤務条件に関する基準を満たさない場合　×97%			559	
52	7055	経ユ型保施Ⅰⅰ3・欠・未			要介護3				620	
52	7056	経ユ型保施Ⅰⅰ3・夜・欠・未			913 単位	夜勤の勤務条件に関する基準を満たさない場合　×97%			601	
52	7057	経ユ型保施Ⅰⅰ4・欠・未			要介護4				658	
52	7058	経ユ型保施Ⅰⅰ4・夜・欠・未			968 単位	夜勤の勤務条件に関する基準を満たさない場合　×97%			637	
52	7059	経ユ型保施Ⅰⅰ5・欠・未			要介護5				692	
52	7060	経ユ型保施Ⅰⅰ5・夜・欠・未			1,018 単位	夜勤の勤務条件に関する基準を満たさない場合　×97%			670	
52	9601	経ユ型保施Ⅰⅱ1・欠・未		(四) 経過的ユニット型介護保健施設サービス費(ⅱ)＜ユニット型個室的多床室＞【在宅強化型】	要介護1				595	
52	9602	経ユ型保施Ⅰⅱ1・夜・欠・未			876 単位	夜勤の勤務条件に関する基準を満たさない場合　×97%			577	
52	9603	経ユ型保施Ⅰⅱ2・欠・未			要介護2				646	
52	9604	経ユ型保施Ⅰⅱ2・夜・欠・未			952 単位	夜勤の勤務条件に関する基準を満たさない場合　×97%			627	
52	9605	経ユ型保施Ⅰⅱ3・欠・未			要介護3				692	
52	9606	経ユ型保施Ⅰⅱ3・夜・欠・未			1,018 単位	夜勤の勤務条件に関する基準を満たさない場合　×97%			670	
52	9607	経ユ型保施Ⅰⅱ4・欠・未			要介護4				731	
52	9608	経ユ型保施Ⅰⅱ4・夜・欠・未			1,077 単位	夜勤の勤務条件に関する基準を満たさない場合　×97%			710	
52	9609	経ユ型保施Ⅰⅱ5・欠・未			要介護5				767	
52	9610	経ユ型保施Ⅰⅱ5・夜・欠・未			1,130 単位	夜勤の勤務条件に関する基準を満たさない場合　×97%			744	
52	7301	ユ型保施Ⅱ1・欠・未	(2) ユニット型介護保健施設サービス費(Ⅱ)＜療養型老健・看護職員を配置＞	(一) ユニット型介護保健施設サービス費＜ユニット型個室＞【療養型】	要介護1				631	
52	7302	ユ型保施Ⅱ1・夜・欠・未			928 単位	夜勤の勤務条件に関する基準を満たさない場合　×97%			611	
52	7303	ユ型保施Ⅱ2・欠・未			要介護2				689	
52	7304	ユ型保施Ⅱ2・夜・欠・未			1,014 単位	夜勤の勤務条件に関する基準を満たさない場合　×97%			668	
52	7305	ユ型保施Ⅱ3・欠・未			要介護3				767	
52	7306	ユ型保施Ⅱ3・夜・欠・未			1,130 単位	夜勤の勤務条件に関する基準を満たさない場合　×97%			744	
52	7307	ユ型保施Ⅱ4・欠・未			要介護4				821	
52	7308	ユ型保施Ⅱ4・夜・欠・未			1,209 単位	夜勤の勤務条件に関する基準を満たさない場合　×97%			796	
52	7309	ユ型保施Ⅱ5・欠・未			要介護5				874	
52	7310	ユ型保施Ⅱ5・夜・欠・未			1,287 単位	夜勤の勤務条件に関する基準を満たさない場合　×97%			848	
52	7311	経ユ型保施Ⅱ1・欠・未		(二) 経過的ユニット型介護保健施設サービス費＜ユニット型個室的多床室＞【療養型】	要介護1				631	
52	7312	経ユ型保施Ⅱ1・夜・欠・未			928 単位	夜勤の勤務条件に関する基準を満たさない場合　×97%			611	
52	7313	経ユ型保施Ⅱ2・欠・未			要介護2				689	
52	7314	経ユ型保施Ⅱ2・夜・欠・未			1,014 単位	夜勤の勤務条件に関する基準を満たさない場合　×97%			668	
52	7315	経ユ型保施Ⅱ3・欠・未			要介護3				767	
52	7316	経ユ型保施Ⅱ3・夜・欠・未			1,130 単位	夜勤の勤務条件に関する基準を満たさない場合　×97%			744	
52	7317	経ユ型保施Ⅱ4・欠・未			要介護4				821	
52	7318	経ユ型保施Ⅱ4・夜・欠・未			1,209 単位	夜勤の勤務条件に関する基準を満たさない場合　×97%			796	
52	7319	経ユ型保施Ⅱ5・欠・未			要介護5				874	
52	7320	経ユ型保施Ⅱ5・夜・欠・未			1,287 単位	夜勤の勤務条件に関する基準を満たさない場合　×97%			848	

施設

介護保健

施設

介護
保健

サービスコード 種類	項目	サービス内容略称			算定項目				合成単位数	算定単位
52	7321	ユ型保施Ⅲ1・欠・未	ロ ユニット型介護保健施設サービス費	(3) ユニット型介護保健施設サービス費(Ⅲ)〈療養型老健・看護オンコール体制〉	(一) ユニット型介護保健施設サービス費〈ユニット型個室〉【療養型】	要介護1		医師、看護・介護職員、PT・OT・ST又は介護支援専門員が欠員の場合 ×70%	ユニットケア体制未整備減算 ×97%	631	1日につき
52	7322	ユ型保施Ⅲ1・夜・欠・未					928 単位 夜勤の勤務条件に関する基準を満たさない場合 ×97%			611	
52	7323	ユ型保施Ⅲ2・欠・未				要介護2				684	
52	7324	ユ型保施Ⅲ2・夜・欠・未					1,007 単位 夜勤の勤務条件に関する基準を満たさない場合 ×97%			663	
52	7325	ユ型保施Ⅲ3・欠・未				要介護3				750	
52	7326	ユ型保施Ⅲ3・夜・欠・未					1,104 単位 夜勤の勤務条件に関する基準を満たさない場合 ×97%			728	
52	7327	ユ型保施Ⅲ4・欠・未				要介護4				802	
52	7328	ユ型保施Ⅲ4・夜・欠・未					1,181 単位 夜勤の勤務条件に関する基準を満たさない場合 ×97%			778	
52	7329	ユ型保施Ⅲ5・欠・未				要介護5				855	
52	7330	ユ型保施Ⅲ5・夜・欠・未					1,259 単位 夜勤の勤務条件に関する基準を満たさない場合 ×97%			829	
52	7331	経ユ型保施Ⅲ1・欠・未			(二) 経過的ユニット型介護保健施設サービス費〈ユニット型個室的多床室〉【療養型】	要介護1				631	
52	7332	経ユ型保施Ⅲ1・夜・欠・未					928 単位 夜勤の勤務条件に関する基準を満たさない場合 ×97%			611	
52	7333	経ユ型保施Ⅲ2・欠・未				要介護2				684	
52	7334	経ユ型保施Ⅲ2・夜・欠・未					1,007 単位 夜勤の勤務条件に関する基準を満たさない場合 ×97%			663	
52	7335	経ユ型保施Ⅲ3・欠・未				要介護3				750	
52	7336	経ユ型保施Ⅲ3・夜・欠・未					1,104 単位 夜勤の勤務条件に関する基準を満たさない場合 ×97%			728	
52	7337	経ユ型保施Ⅲ4・欠・未				要介護4				802	
52	7338	経ユ型保施Ⅲ4・夜・欠・未					1,181 単位 夜勤の勤務条件に関する基準を満たさない場合 ×97%			778	
52	7339	経ユ型保施Ⅲ5・欠・未				要介護5				855	
52	7340	経ユ型保施Ⅲ5・夜・欠・未					1,259 単位 夜勤の勤務条件に関する基準を満たさない場合 ×97%			829	
52	7681	ユ型保施Ⅳ1・欠・未		(4) ユニット型介護保健施設サービス費(Ⅳ)〈ユニット型特別介護保健施設サービス費〉	(一) ユニット型介護保健施設サービス費〈ユニット型個室〉	要介護1				533	
52	7682	ユ型保施Ⅳ1・夜・欠・未					784 単位 夜勤の勤務条件に関する基準を満たさない場合 ×97%			516	
52	7683	ユ型保施Ⅳ2・欠・未				要介護2				565	
52	7684	ユ型保施Ⅳ2・夜・欠・未					832 単位 夜勤の勤務条件に関する基準を満たさない場合 ×97%			548	
52	7685	ユ型保施Ⅳ3・欠・未				要介護3				607	
52	7686	ユ型保施Ⅳ3・夜・欠・未					894 単位 夜勤の勤務条件に関する基準を満たさない場合 ×97%			589	
52	7687	ユ型保施Ⅳ4・欠・未				要介護4				644	
52	7688	ユ型保施Ⅳ4・夜・欠・未					948 単位 夜勤の勤務条件に関する基準を満たさない場合 ×97%			625	
52	7689	ユ型保施Ⅳ5・欠・未				要介護5				677	
52	7690	ユ型保施Ⅳ5・夜・欠・未					997 単位 夜勤の勤務条件に関する基準を満たさない場合 ×97%			657	
52	7691	経ユ型保施Ⅳ1・欠・未			(二) 経過的ユニット型介護保健施設サービス費〈ユニット型個室的多床室〉	要介護1				533	
52	7692	経ユ型保施Ⅳ1・夜・欠・未					784 単位 夜勤の勤務条件に関する基準を満たさない場合 ×97%			516	
52	7693	経ユ型保施Ⅳ2・欠・未				要介護2				565	
52	7694	経ユ型保施Ⅳ2・夜・欠・未					832 単位 夜勤の勤務条件に関する基準を満たさない場合 ×97%			548	
52	7695	経ユ型保施Ⅳ3・欠・未				要介護3				607	
52	7696	経ユ型保施Ⅳ3・夜・欠・未					894 単位 夜勤の勤務条件に関する基準を満たさない場合 ×97%			589	
52	7697	経ユ型保施Ⅳ4・欠・未				要介護4				644	
52	7698	経ユ型保施Ⅳ4・夜・欠・未					948 単位 夜勤の勤務条件に関する基準を満たさない場合 ×97%			625	
52	7699	経ユ型保施Ⅳ5・欠・未				要介護5				677	
52	7700	経ユ型保施Ⅳ5・夜・欠・未					997 単位 夜勤の勤務条件に関する基準を満たさない場合 ×97%			657	

4 介護医療院サービスコード表

サービスコード 種類	項目	サービス内容略称	算定項目					合成単位数	算定単位
55	1001	I型医療院Ii1	イ I型介護医療院サービス費	(1)I型介護医療院サービス費(I)	(一)I型介護医療院サービス費(i)<従来型個室>	要介護1 721単位		721	1日につき
55	1002	I型医療院Ii1・夜減					夜勤の勤務条件に関する基準を満たさない場合 － 25単位	696	
55	1003	I型医療院Ii2				要介護2 832単位		832	
55	1004	I型医療院Ii2・夜減					夜勤の勤務条件に関する基準を満たさない場合 － 25単位	807	
55	1005	I型医療院Ii3				要介護3 1,070単位		1,070	
55	1006	I型医療院Ii3・夜減					夜勤の勤務条件に関する基準を満たさない場合 － 25単位	1,045	
55	1007	I型医療院Ii4				要介護4 1,172単位		1,172	
55	1008	I型医療院Ii4・夜減					夜勤の勤務条件に関する基準を満たさない場合 － 25単位	1,147	
55	1009	I型医療院Ii5				要介護5 1,263単位		1,263	
55	1010	I型医療院Ii5・夜減					夜勤の勤務条件に関する基準を満たさない場合 － 25単位	1,238	
55	1011	I型医療院Iii1			(二)I型介護医療院サービス費(ii)<多床室>	要介護1 833単位		833	
55	1012	I型医療院Iii1・夜減					夜勤の勤務条件に関する基準を満たさない場合 － 25単位	808	
55	1013	I型医療院Iii2				要介護2 943単位		943	
55	1014	I型医療院Iii2・夜減					夜勤の勤務条件に関する基準を満たさない場合 － 25単位	918	
55	1015	I型医療院Iii3				要介護3 1,182単位		1,182	
55	1016	I型医療院Iii3・夜減					夜勤の勤務条件に関する基準を満たさない場合 － 25単位	1,157	
55	1017	I型医療院Iii4				要介護4 1,283単位		1,283	
55	1018	I型医療院Iii4・夜減					夜勤の勤務条件に関する基準を満たさない場合 － 25単位	1,258	
55	1019	I型医療院Iii5				要介護5 1,375単位		1,375	
55	1020	I型医療院Iii5・夜減					夜勤の勤務条件に関する基準を満たさない場合 － 25単位	1,350	
55	1021	I型医療院IIi1		(2)I型介護医療院サービス費(II)	(一)I型介護医療院サービス費(i)<従来型個室>	要介護1 711単位		711	
55	1022	I型医療院IIi1・夜減					夜勤の勤務条件に関する基準を満たさない場合 － 25単位	686	
55	1023	I型医療院IIi2				要介護2 820単位		820	
55	1024	I型医療院IIi2・夜減					夜勤の勤務条件に関する基準を満たさない場合 － 25単位	795	
55	1025	I型医療院IIi3				要介護3 1,055単位		1,055	
55	1026	I型医療院IIi3・夜減					夜勤の勤務条件に関する基準を満たさない場合 － 25単位	1,030	
55	1027	I型医療院IIi4				要介護4 1,155単位		1,155	
55	1028	I型医療院IIi4・夜減					夜勤の勤務条件に関する基準を満たさない場合 － 25単位	1,130	
55	1029	I型医療院IIi5				要介護5 1,245単位		1,245	
55	1030	I型医療院IIi5・夜減					夜勤の勤務条件に関する基準を満たさない場合 － 25単位	1,220	
55	1031	I型医療院IIii1			(二)I型介護医療院サービス費(ii)<多床室>	要介護1 821単位		821	
55	1032	I型医療院IIii1・夜減					夜勤の勤務条件に関する基準を満たさない場合 － 25単位	796	
55	1033	I型医療院IIii2				要介護2 930単位		930	
55	1034	I型医療院IIii2・夜減					夜勤の勤務条件に関する基準を満たさない場合 － 25単位	905	
55	1035	I型医療院IIii3				要介護3 1,165単位		1,165	
55	1036	I型医療院IIii3・夜減					夜勤の勤務条件に関する基準を満たさない場合 － 25単位	1,140	
55	1037	I型医療院IIii4				要介護4 1,264単位		1,264	
55	1038	I型医療院IIii4・夜減					夜勤の勤務条件に関する基準を満たさない場合 － 25単位	1,239	
55	1039	I型医療院IIii5				要介護5 1,355単位		1,355	
55	1040	I型医療院IIii5・夜減					夜勤の勤務条件に関する基準を満たさない場合 － 25単位	1,330	
55	1041	I型医療院IIIi1		(3)I型介護医療院サービス費(III)	(一)I型介護医療院サービス費(i)<従来型個室>	要介護1 694単位		694	
55	1042	I型医療院IIIi1・夜減					夜勤の勤務条件に関する基準を満たさない場合 － 25単位	669	
55	1043	I型医療院IIIi2				要介護2 804単位		804	
55	1044	I型医療院IIIi2・夜減					夜勤の勤務条件に関する基準を満たさない場合 － 25単位	779	
55	1045	I型医療院IIIi3				要介護3 1,039単位		1,039	
55	1046	I型医療院IIIi3・夜減					夜勤の勤務条件に関する基準を満たさない場合 － 25単位	1,014	
55	1047	I型医療院IIIi4				要介護4 1,138単位		1,138	
55	1048	I型医療院IIIi4・夜減					夜勤の勤務条件に関する基準を満たさない場合 － 25単位	1,113	
55	1049	I型医療院IIIi5				要介護5 1,228単位		1,228	
55	1050	I型医療院IIIi5・夜減					夜勤の勤務条件に関する基準を満たさない場合 － 25単位	1,203	
55	1051	I型医療院IIIii1			(二)I型介護医療院サービス費(ii)<多床室>	要介護1 805単位		805	
55	1052	I型医療院IIIii1・夜減					夜勤の勤務条件に関する基準を満たさない場合 － 25単位	780	
55	1053	I型医療院IIIii2				要介護2 914単位		914	
55	1054	I型医療院IIIii2・夜減					夜勤の勤務条件に関する基準を満たさない場合 － 25単位	889	
55	1055	I型医療院IIIii3				要介護3 1,148単位		1,148	
55	1056	I型医療院IIIii3・夜減					夜勤の勤務条件に関する基準を満たさない場合 － 25単位	1,123	
55	1057	I型医療院IIIii4				要介護4 1,248単位		1,248	
55	1058	I型医療院IIIii4・夜減					夜勤の勤務条件に関する基準を満たさない場合 － 25単位	1,223	
55	1059	I型医療院IIIii5				要介護5 1,338単位		1,338	
55	1060	I型医療院IIIii5・夜減					夜勤の勤務条件に関する基準を満たさない場合 － 25単位	1,313	

施設

介護
医療

施設

介護医療

種類	項目	サービス内容略称	算定項目					合成単位数	算定単位
55	1101	Ⅱ型医療院Ⅰⅰ1	ロ Ⅱ型介護医療院サービス費	(1)Ⅱ型介護医療院サービス費(Ⅰ)	(一)Ⅱ型介護医療院サービス費(ⅰ)<従来型個室>	要介護1　675 単位		675	1日につき
55	1102	Ⅱ型医療院Ⅰⅰ1・夜減					夜勤の勤務条件に関する基準を満たさない場合 － 25 単位	650	
55	1103	Ⅱ型医療院Ⅰⅰ2				要介護2　771 単位		771	
55	1104	Ⅱ型医療院Ⅰⅰ2・夜減					夜勤の勤務条件に関する基準を満たさない場合 － 25 単位	746	
55	1105	Ⅱ型医療院Ⅰⅰ3				要介護3　981 単位		981	
55	1106	Ⅱ型医療院Ⅰⅰ3・夜減					夜勤の勤務条件に関する基準を満たさない場合 － 25 単位	956	
55	1107	Ⅱ型医療院Ⅰⅰ4				要介護4　1,069 単位		1,069	
55	1108	Ⅱ型医療院Ⅰⅰ4・夜減					夜勤の勤務条件に関する基準を満たさない場合 － 25 単位	1,044	
55	1109	Ⅱ型医療院Ⅰⅰ5				要介護5　1,149 単位		1,149	
55	1110	Ⅱ型医療院Ⅰⅰ5・夜減					夜勤の勤務条件に関する基準を満たさない場合 － 25 単位	1,124	
55	1111	Ⅱ型医療院Ⅰⅱ1			(二)Ⅱ型介護医療院サービス費(ⅱ)<多床室>	要介護1　786 単位		786	
55	1112	Ⅱ型医療院Ⅰⅱ1・夜減					夜勤の勤務条件に関する基準を満たさない場合 － 25 単位	761	
55	1113	Ⅱ型医療院Ⅰⅱ2				要介護2　883 単位		883	
55	1114	Ⅱ型医療院Ⅰⅱ2・夜減					夜勤の勤務条件に関する基準を満たさない場合 － 25 単位	858	
55	1115	Ⅱ型医療院Ⅰⅱ3				要介護3　1,092 単位		1,092	
55	1116	Ⅱ型医療院Ⅰⅱ3・夜減					夜勤の勤務条件に関する基準を満たさない場合 － 25 単位	1,067	
55	1117	Ⅱ型医療院Ⅰⅱ4				要介護4　1,181 単位		1,181	
55	1118	Ⅱ型医療院Ⅰⅱ4・夜減					夜勤の勤務条件に関する基準を満たさない場合 － 25 単位	1,156	
55	1119	Ⅱ型医療院Ⅰⅱ5				要介護5　1,261 単位		1,261	
55	1120	Ⅱ型医療院Ⅰⅱ5・夜減					夜勤の勤務条件に関する基準を満たさない場合 － 25 単位	1,236	
55	1121	Ⅱ型医療院Ⅱⅰ1		(2)Ⅱ型介護医療院サービス費(Ⅱ)	(一)Ⅱ型介護医療院サービス費(ⅰ)<従来型個室>	要介護1　659 単位		659	
55	1122	Ⅱ型医療院Ⅱⅰ1・夜減					夜勤の勤務条件に関する基準を満たさない場合 － 25 単位	634	
55	1123	Ⅱ型医療院Ⅱⅰ2				要介護2　755 単位		755	
55	1124	Ⅱ型医療院Ⅱⅰ2・夜減					夜勤の勤務条件に関する基準を満たさない場合 － 25 単位	730	
55	1125	Ⅱ型医療院Ⅱⅰ3				要介護3　963 単位		963	
55	1126	Ⅱ型医療院Ⅱⅰ3・夜減					夜勤の勤務条件に関する基準を満たさない場合 － 25 単位	938	
55	1127	Ⅱ型医療院Ⅱⅰ4				要介護4　1,053 単位		1,053	
55	1128	Ⅱ型医療院Ⅱⅰ4・夜減					夜勤の勤務条件に関する基準を満たさない場合 － 25 単位	1,028	
55	1129	Ⅱ型医療院Ⅱⅰ5				要介護5　1,133 単位		1,133	
55	1130	Ⅱ型医療院Ⅱⅰ5・夜減					夜勤の勤務条件に関する基準を満たさない場合 － 25 単位	1,108	
55	1131	Ⅱ型医療院Ⅱⅱ1			(二)Ⅱ型介護医療院サービス費(ⅱ)<多床室>	要介護1　770 単位		770	
55	1132	Ⅱ型医療院Ⅱⅱ1・夜減					夜勤の勤務条件に関する基準を満たさない場合 － 25 単位	745	
55	1133	Ⅱ型医療院Ⅱⅱ2				要介護2　867 単位		867	
55	1134	Ⅱ型医療院Ⅱⅱ2・夜減					夜勤の勤務条件に関する基準を満たさない場合 － 25 単位	842	
55	1135	Ⅱ型医療院Ⅱⅱ3				要介護3　1,075 単位		1,075	
55	1136	Ⅱ型医療院Ⅱⅱ3・夜減					夜勤の勤務条件に関する基準を満たさない場合 － 25 単位	1,050	
55	1137	Ⅱ型医療院Ⅱⅱ4				要介護4　1,165 単位		1,165	
55	1138	Ⅱ型医療院Ⅱⅱ4・夜減					夜勤の勤務条件に関する基準を満たさない場合 － 25 単位	1,140	
55	1139	Ⅱ型医療院Ⅱⅱ5				要介護5　1,245 単位		1,245	
55	1140	Ⅱ型医療院Ⅱⅱ5・夜減					夜勤の勤務条件に関する基準を満たさない場合 － 25 単位	1,220	
55	1141	Ⅱ型医療院Ⅲⅰ1		(3)Ⅱ型介護医療院サービス費(Ⅲ)	(一)Ⅱ型介護医療院サービス費(ⅰ)<従来型個室>	要介護1　648 単位		648	
55	1142	Ⅱ型医療院Ⅲⅰ1・夜減					夜勤の勤務条件に関する基準を満たさない場合 － 25 単位	623	
55	1143	Ⅱ型医療院Ⅲⅰ2				要介護2　743 単位		743	
55	1144	Ⅱ型医療院Ⅲⅰ2・夜減					夜勤の勤務条件に関する基準を満たさない場合 － 25 単位	718	
55	1145	Ⅱ型医療院Ⅲⅰ3				要介護3　952 単位		952	
55	1146	Ⅱ型医療院Ⅲⅰ3・夜減					夜勤の勤務条件に関する基準を満たさない場合 － 25 単位	927	
55	1147	Ⅱ型医療院Ⅲⅰ4				要介護4　1,042 単位		1,042	
55	1148	Ⅱ型医療院Ⅲⅰ4・夜減					夜勤の勤務条件に関する基準を満たさない場合 － 25 単位	1,017	
55	1149	Ⅱ型医療院Ⅲⅰ5				要介護5　1,121 単位		1,121	
55	1150	Ⅱ型医療院Ⅲⅰ5・夜減					夜勤の勤務条件に関する基準を満たさない場合 － 25 単位	1,096	
55	1151	Ⅱ型医療院Ⅲⅱ1			(二)Ⅱ型介護医療院サービス費(ⅱ)<多床室>	要介護1　759 単位		759	
55	1152	Ⅱ型医療院Ⅲⅱ1・夜減					夜勤の勤務条件に関する基準を満たさない場合 － 25 単位	734	
55	1153	Ⅱ型医療院Ⅲⅱ2				要介護2　855 単位		855	
55	1154	Ⅱ型医療院Ⅲⅱ2・夜減					夜勤の勤務条件に関する基準を満たさない場合 － 25 単位	830	
55	1155	Ⅱ型医療院Ⅲⅱ3				要介護3　1,064 単位		1,064	
55	1156	Ⅱ型医療院Ⅲⅱ3・夜減					夜勤の勤務条件に関する基準を満たさない場合 － 25 単位	1,039	
55	1157	Ⅱ型医療院Ⅲⅱ4				要介護4　1,154 単位		1,154	
55	1158	Ⅱ型医療院Ⅲⅱ4・夜減					夜勤の勤務条件に関する基準を満たさない場合 － 25 単位	1,129	
55	1159	Ⅱ型医療院Ⅲⅱ5				要介護5　1,234 単位		1,234	
55	1160	Ⅱ型医療院Ⅲⅱ5・夜減					夜勤の勤務条件に関する基準を満たさない場合 － 25 単位	1,209	

サービスコード 種類	項目	サービス内容略称	算定項目			合成 単位数	算定 単位
55	1201	Ⅰ型特別医療院ⅰ1	ハ特別介護医療院サービス費	(1)Ⅰ型特別介護医療院サービス費	(一)Ⅰ型特別介護医療院サービス費(ⅰ)＜従来型個室＞	要介護1　661 単位	661	1日につき
55	1202	Ⅰ型特別医療院ⅰ1・夜減				夜勤の勤務条件に関する基準を満たさない場合　－　25 単位	636	
55	1203	Ⅰ型特別医療院ⅰ2				要介護2　763 単位	763	
55	1204	Ⅰ型特別医療院ⅰ2・夜減				夜勤の勤務条件に関する基準を満たさない場合　－　25 単位	738	
55	1205	Ⅰ型特別医療院ⅰ3				要介護3　988 単位	988	
55	1206	Ⅰ型特別医療院ⅰ3・夜減				夜勤の勤務条件に関する基準を満たさない場合　－　25 単位	963	
55	1207	Ⅰ型特別医療院ⅰ4				要介護4　1,081 単位	1,081	
55	1208	Ⅰ型特別医療院ⅰ4・夜減				夜勤の勤務条件に関する基準を満たさない場合　－　25 単位	1,056	
55	1209	Ⅰ型特別医療院ⅰ5				要介護5　1,168 単位	1,168	
55	1210	Ⅰ型特別医療院ⅰ5・夜減				夜勤の勤務条件に関する基準を満たさない場合　－　25 単位	1,143	
55	1211	Ⅰ型特別医療院ⅱ1			(二)Ⅰ型特別介護医療院サービス費(ⅱ)＜多床室＞	要介護1　764 単位	764	
55	1212	Ⅰ型特別医療院ⅱ1・夜減				夜勤の勤務条件に関する基準を満たさない場合　－　25 単位	739	
55	1213	Ⅰ型特別医療院ⅱ2				要介護2　869 単位	869	
55	1214	Ⅰ型特別医療院ⅱ2・夜減				夜勤の勤務条件に関する基準を満たさない場合　－　25 単位	844	
55	1215	Ⅰ型特別医療院ⅱ3				要介護3　1,091 単位	1,091	
55	1216	Ⅰ型特別医療院ⅱ3・夜減				夜勤の勤務条件に関する基準を満たさない場合　－　25 単位	1,066	
55	1217	Ⅰ型特別医療院ⅱ4				要介護4　1,186 単位	1,186	
55	1218	Ⅰ型特別医療院ⅱ4・夜減				夜勤の勤務条件に関する基準を満たさない場合　－　25 単位	1,161	
55	1219	Ⅰ型特別医療院ⅱ5				要介護5　1,271 単位	1,271	
55	1220	Ⅰ型特別医療院ⅱ5・夜減				夜勤の勤務条件に関する基準を満たさない場合　－　25 単位	1,246	
55	1221	Ⅱ型特別医療院ⅰ1		(2)Ⅱ型特別介護医療院サービス費	(一)Ⅱ型特別介護医療院サービス費(ⅰ)＜従来型個室＞	要介護1　614 単位	614	
55	1222	Ⅱ型特別医療院ⅰ1・夜減				夜勤の勤務条件に関する基準を満たさない場合　－　25 単位	589	
55	1223	Ⅱ型特別医療院ⅰ2				要介護2　707 単位	707	
55	1224	Ⅱ型特別医療院ⅰ2・夜減				夜勤の勤務条件に関する基準を満たさない場合　－　25 単位	682	
55	1225	Ⅱ型特別医療院ⅰ3				要介護3　905 単位	905	
55	1226	Ⅱ型特別医療院ⅰ3・夜減				夜勤の勤務条件に関する基準を満たさない場合　－　25 単位	880	
55	1227	Ⅱ型特別医療院ⅰ4				要介護4　991 単位	991	
55	1228	Ⅱ型特別医療院ⅰ4・夜減				夜勤の勤務条件に関する基準を満たさない場合　－　25 単位	966	
55	1229	Ⅱ型特別医療院ⅰ5				要介護5　1,066 単位	1,066	
55	1230	Ⅱ型特別医療院ⅰ5・夜減				夜勤の勤務条件に関する基準を満たさない場合　－　25 単位	1,041	
55	1231	Ⅱ型特別医療院ⅱ1			(二)Ⅱ型特別介護医療院サービス費(ⅱ)＜多床室＞	要介護1　721 単位	721	
55	1232	Ⅱ型特別医療院ⅱ1・夜減				夜勤の勤務条件に関する基準を満たさない場合　－　25 単位	696	
55	1233	Ⅱ型特別医療院ⅱ2				要介護2　814 単位	814	
55	1234	Ⅱ型特別医療院ⅱ2・夜減				夜勤の勤務条件に関する基準を満たさない場合　－　25 単位	789	
55	1235	Ⅱ型特別医療院ⅱ3				要介護3　1,012 単位	1,012	
55	1236	Ⅱ型特別医療院ⅱ3・夜減				夜勤の勤務条件に関する基準を満たさない場合　－　25 単位	987	
55	1237	Ⅱ型特別医療院ⅱ4				要介護4　1,096 単位	1,096	
55	1238	Ⅱ型特別医療院ⅱ4・夜減				夜勤の勤務条件に関する基準を満たさない場合　－　25 単位	1,071	
55	1239	Ⅱ型特別医療院ⅱ5				要介護5　1,172 単位	1,172	
55	1240	Ⅱ型特別医療院ⅱ5・夜減				夜勤の勤務条件に関する基準を満たさない場合　－　25 単位	1,147	

施設

介護 医療

施設

介護
医療

種類	項目	サービス内容略称	算定項目			合成単位数	算定単位
55	1301	ユ型Ⅰ型医療院Ⅰ1	ニユニット型Ⅰ型介護医療院サービス費	(1)ユニット型Ⅰ型介護医療院サービス費(Ⅰ)（一)ユニット型Ⅰ型介護医療院サービス費＜ユニット型個室＞	要介護1 850単位	850	1日につき
55	1302	ユ型Ⅰ型医療院Ⅰ1・夜減			夜勤の勤務条件に関する基準を満たさない場合 － 25単位	825	
55	1303	ユ型Ⅰ型医療院Ⅰ2			要介護2 960単位	960	
55	1304	ユ型Ⅰ型医療院Ⅰ2・夜減			夜勤の勤務条件に関する基準を満たさない場合 － 25単位	935	
55	1305	ユ型Ⅰ型医療院Ⅰ3			要介護3 1,199単位	1,199	
55	1306	ユ型Ⅰ型医療院Ⅰ3・夜減			夜勤の勤務条件に関する基準を満たさない場合 － 25単位	1,174	
55	1307	ユ型Ⅰ型医療院Ⅰ4			要介護4 1,300単位	1,300	
55	1308	ユ型Ⅰ型医療院Ⅰ4・夜減			夜勤の勤務条件に関する基準を満たさない場合 － 25単位	1,275	
55	1309	ユ型Ⅰ型医療院Ⅰ5			要介護5 1,392単位	1,392	
55	1310	ユ型Ⅰ型医療院Ⅰ5・夜減			夜勤の勤務条件に関する基準を満たさない場合 － 25単位	1,367	
55	1311	経ユ型Ⅰ型医療院Ⅰ1		(二)経過的ユニット型Ⅰ型介護医療院サービス費＜ユニット型個室的多床室＞	要介護1 850単位	850	
55	1312	経ユ型Ⅰ型医療院Ⅰ1・夜減			夜勤の勤務条件に関する基準を満たさない場合 － 25単位	825	
55	1313	経ユ型Ⅰ型医療院Ⅰ2			要介護2 960単位	960	
55	1314	経ユ型Ⅰ型医療院Ⅰ2・夜減			夜勤の勤務条件に関する基準を満たさない場合 － 25単位	935	
55	1315	経ユ型Ⅰ型医療院Ⅰ3			要介護3 1,199単位	1,199	
55	1316	経ユ型Ⅰ型医療院Ⅰ3・夜減			夜勤の勤務条件に関する基準を満たさない場合 － 25単位	1,174	
55	1317	経ユ型Ⅰ型医療院Ⅰ4			要介護4 1,300単位	1,300	
55	1318	経ユ型Ⅰ型医療院Ⅰ4・夜減			夜勤の勤務条件に関する基準を満たさない場合 － 25単位	1,275	
55	1319	経ユ型Ⅰ型医療院Ⅰ5			要介護5 1,392単位	1,392	
55	1320	経ユ型Ⅰ型医療院Ⅰ5・夜減			夜勤の勤務条件に関する基準を満たさない場合 － 25単位	1,367	
55	1321	ユ型Ⅰ型医療院Ⅱ1		(2)ユニット型Ⅰ型介護医療院サービス費(Ⅱ)（一)ユニット型Ⅰ型介護医療院サービス費＜ユニット型個室＞	要介護1 840単位	840	
55	1322	ユ型Ⅰ型医療院Ⅱ1・夜減			夜勤の勤務条件に関する基準を満たさない場合 － 25単位	815	
55	1323	ユ型Ⅰ型医療院Ⅱ2			要介護2 948単位	948	
55	1324	ユ型Ⅰ型医療院Ⅱ2・夜減			夜勤の勤務条件に関する基準を満たさない場合 － 25単位	923	
55	1325	ユ型Ⅰ型医療院Ⅱ3			要介護3 1,184単位	1,184	
55	1326	ユ型Ⅰ型医療院Ⅱ3・夜減			夜勤の勤務条件に関する基準を満たさない場合 － 25単位	1,159	
55	1327	ユ型Ⅰ型医療院Ⅱ4			要介護4 1,283単位	1,283	
55	1328	ユ型Ⅰ型医療院Ⅱ4・夜減			夜勤の勤務条件に関する基準を満たさない場合 － 25単位	1,258	
55	1329	ユ型Ⅰ型医療院Ⅱ5			要介護5 1,374単位	1,374	
55	1330	ユ型Ⅰ型医療院Ⅱ5・夜減			夜勤の勤務条件に関する基準を満たさない場合 － 25単位	1,349	
55	1331	経ユ型Ⅰ型医療院Ⅱ1		(二)経過的ユニット型Ⅰ型介護医療院サービス費＜ユニット型個室的多床室＞	要介護1 840単位	840	
55	1332	経ユ型Ⅰ型医療院Ⅱ1・夜減			夜勤の勤務条件に関する基準を満たさない場合 － 25単位	815	
55	1333	経ユ型Ⅰ型医療院Ⅱ2			要介護2 948単位	948	
55	1334	経ユ型Ⅰ型医療院Ⅱ2・夜減			夜勤の勤務条件に関する基準を満たさない場合 － 25単位	923	
55	1335	経ユ型Ⅰ型医療院Ⅱ3			要介護3 1,184単位	1,184	
55	1336	経ユ型Ⅰ型医療院Ⅱ3・夜減			夜勤の勤務条件に関する基準を満たさない場合 － 25単位	1,159	
55	1337	経ユ型Ⅰ型医療院Ⅱ4			要介護4 1,283単位	1,283	
55	1338	経ユ型Ⅰ型医療院Ⅱ4・夜減			夜勤の勤務条件に関する基準を満たさない場合 － 25単位	1,258	
55	1339	経ユ型Ⅰ型医療院Ⅱ5			要介護5 1,374単位	1,374	
55	1340	経ユ型Ⅰ型医療院Ⅱ5・夜減			夜勤の勤務条件に関する基準を満たさない場合 － 25単位	1,349	

サービスコード 種類	項目	サービス内容略称	算定項目				合成単位数	算定単位
55	1341	ユ型Ⅰ型医療院Ⅰ1・未	(1)ユニット型Ⅰ型介護医療院サービス費(Ⅰ)	(一)ユニット型Ⅰ型介護医療院サービス費＜ユニット型個室＞	要介護1		825	1日につき
55	1342	ユ型Ⅰ型医療院Ⅰ1・夜減・未			850 単位 夜勤の勤務条件に関する基準を満たさない場合 － 25 単位		800	
55	1343	ユ型Ⅰ型医療院Ⅰ2・未			要介護2		931	
55	1344	ユ型Ⅰ型医療院Ⅰ2・夜減・未			960 単位 夜勤の勤務条件に関する基準を満たさない場合 － 25 単位		907	
55	1345	ユ型Ⅰ型医療院Ⅰ3・未			要介護3		1,163	
55	1346	ユ型Ⅰ型医療院Ⅰ3・夜減・未			1,199 単位 夜勤の勤務条件に関する基準を満たさない場合 － 25 単位		1,139	
55	1347	ユ型Ⅰ型医療院Ⅰ4・未			要介護4		1,261	
55	1348	ユ型Ⅰ型医療院Ⅰ4・夜減・未			1,300 単位 夜勤の勤務条件に関する基準を満たさない場合 － 25 単位		1,237	
55	1349	ユ型Ⅰ型医療院Ⅰ5・未			要介護5		1,350	
55	1350	ユ型Ⅰ型医療院Ⅰ5・夜減・未			1,392 単位 夜勤の勤務条件に関する基準を満たさない場合 － 25 単位		1,326	
55	1351	経ユ型Ⅰ型医療院Ⅰ1・未		(二)経過的ユニット型Ⅰ型介護医療院サービス費＜ユニット型個室的多床室＞	要介護1	ユニットケア体制未整備減算	825	
55	1352	経ユ型Ⅰ型医療院Ⅰ1・夜減・未			850 単位 夜勤の勤務条件に関する基準を満たさない場合 － 25 単位		800	
55	1353	経ユ型Ⅰ型医療院Ⅰ2・未			要介護2		931	
55	1354	経ユ型Ⅰ型医療院Ⅰ2・夜減・未			960 単位 夜勤の勤務条件に関する基準を満たさない場合 － 25 単位		907	
55	1355	経ユ型Ⅰ型医療院Ⅰ3・未			要介護3		1,163	
55	1356	経ユ型Ⅰ型医療院Ⅰ3・夜減・未			1,199 単位 夜勤の勤務条件に関する基準を満たさない場合 － 25 単位		1,139	
55	1357	経ユ型Ⅰ型医療院Ⅰ4・未			要介護4	× 97%	1,261	
55	1358	経ユ型Ⅰ型医療院Ⅰ4・夜減・未			1,300 単位 夜勤の勤務条件に関する基準を満たさない場合 － 25 単位		1,237	
55	1359	経ユ型Ⅰ型医療院Ⅰ5・未			要介護5		1,350	
55	1360	経ユ型Ⅰ型医療院Ⅰ5・夜減・未			1,392 単位 夜勤の勤務条件に関する基準を満たさない場合 － 25 単位		1,326	
55	1361	ユ型Ⅰ型医療院Ⅱ1・未	(2)ユニット型Ⅰ型介護医療院サービス費(Ⅱ)	(一)ユニット型Ⅰ型介護医療院サービス費＜ユニット型個室＞	要介護1		815	
55	1362	ユ型Ⅰ型医療院Ⅱ1・夜減・未			840 単位 夜勤の勤務条件に関する基準を満たさない場合 － 25 単位		791	
55	1363	ユ型Ⅰ型医療院Ⅱ2・未			要介護2		920	
55	1364	ユ型Ⅰ型医療院Ⅱ2・夜減・未			948 単位 夜勤の勤務条件に関する基準を満たさない場合 － 25 単位		895	
55	1365	ユ型Ⅰ型医療院Ⅱ3・未			要介護3		1,148	
55	1366	ユ型Ⅰ型医療院Ⅱ3・夜減・未			1,184 単位 夜勤の勤務条件に関する基準を満たさない場合 － 25 単位		1,124	
55	1367	ユ型Ⅰ型医療院Ⅱ4・未			要介護4		1,245	
55	1368	ユ型Ⅰ型医療院Ⅱ4・夜減・未			1,283 単位 夜勤の勤務条件に関する基準を満たさない場合 － 25 単位		1,220	
55	1369	ユ型Ⅰ型医療院Ⅱ5・未			要介護5		1,333	
55	1370	ユ型Ⅰ型医療院Ⅱ5・夜減・未			1,374 単位 夜勤の勤務条件に関する基準を満たさない場合 － 25 単位		1,309	
55	1371	経ユ型Ⅰ型医療院Ⅱ1・未		(二)経過的ユニット型Ⅰ型介護医療院サービス費＜ユニット型個室的多床室＞	要介護1		815	
55	1372	経ユ型Ⅰ型医療院Ⅱ1・夜減・未			840 単位 夜勤の勤務条件に関する基準を満たさない場合 － 25 単位		791	
55	1373	経ユ型Ⅰ型医療院Ⅱ2・未			要介護2		920	
55	1374	経ユ型Ⅰ型医療院Ⅱ2・夜減・未			948 単位 夜勤の勤務条件に関する基準を満たさない場合 － 25 単位		895	
55	1375	経ユ型Ⅰ型医療院Ⅱ3・未			要介護3		1,148	
55	1376	経ユ型Ⅰ型医療院Ⅱ3・夜減・未			1,184 単位 夜勤の勤務条件に関する基準を満たさない場合 － 25 単位		1,124	
55	1377	経ユ型Ⅰ型医療院Ⅱ4・未			要介護4		1,245	
55	1378	経ユ型Ⅰ型医療院Ⅱ4・夜減・未			1,283 単位 夜勤の勤務条件に関する基準を満たさない場合 － 25 単位		1,220	
55	1379	経ユ型Ⅰ型医療院Ⅱ5・未			要介護5		1,333	
55	1380	経ユ型Ⅰ型医療院Ⅱ5・夜減・未			1,374 単位 夜勤の勤務条件に関する基準を満たさない場合 － 25 単位		1,309	

施設

介護医療

施設

介護医療

サービスコード 種類	項目	サービス内容略称	算定項目			合成単位数	算定単位
55	1401	ユ型Ⅱ型医療院1	ホ ユニット型Ⅱ型介護医療院サービス費	(1)ユニット型Ⅱ型介護医療院サービス費＜ユニット型個室＞	要介護1　849 単位	849	1日につき
55	1402	ユ型Ⅱ型医療院1・夜減			夜勤の勤務条件に関する基準を満たさない場合 － 25 単位	824	
55	1403	ユ型Ⅱ型医療院2			要介護2　951 単位	951	
55	1404	ユ型Ⅱ型医療院2・夜減			夜勤の勤務条件に関する基準を満たさない場合 － 25 単位	926	
55	1405	ユ型Ⅱ型医療院3			要介護3　1,173 単位	1,173	
55	1406	ユ型Ⅱ型医療院3・夜減			夜勤の勤務条件に関する基準を満たさない場合 － 25 単位	1,148	
55	1407	ユ型Ⅱ型医療院4			要介護4　1,267 単位	1,267	
55	1408	ユ型Ⅱ型医療院4・夜減			夜勤の勤務条件に関する基準を満たさない場合 － 25 単位	1,242	
55	1409	ユ型Ⅱ型医療院5			要介護5　1,353 単位	1,353	
55	1410	ユ型Ⅱ型医療院5・夜減			夜勤の勤務条件に関する基準を満たさない場合 － 25 単位	1,328	
55	1411	経ユ型Ⅱ型医療院1		(2)経過的ユニット型Ⅱ型介護医療院サービス費＜ユニット型個室的多床室＞	要介護1　849 単位	849	
55	1412	経ユ型Ⅱ型医療院1・夜減			夜勤の勤務条件に関する基準を満たさない場合 － 25 単位	824	
55	1413	経ユ型Ⅱ型医療院2			要介護2　951 単位	951	
55	1414	経ユ型Ⅱ型医療院2・夜減			夜勤の勤務条件に関する基準を満たさない場合 － 25 単位	926	
55	1415	経ユ型Ⅱ型医療院3			要介護3　1,173 単位	1,173	
55	1416	経ユ型Ⅱ型医療院3・夜減			夜勤の勤務条件に関する基準を満たさない場合 － 25 単位	1,148	
55	1417	経ユ型Ⅱ型医療院4			要介護4　1,267 単位	1,267	
55	1418	経ユ型Ⅱ型医療院4・夜減			夜勤の勤務条件に関する基準を満たさない場合 － 25 単位	1,242	
55	1419	経ユ型Ⅱ型医療院5			要介護5　1,353 単位	1,353	
55	1420	経ユ型Ⅱ型医療院5・夜減			夜勤の勤務条件に関する基準を満たさない場合 － 25 単位	1,328	
55	1421	ユ型Ⅱ型医療院1・未		(1)ユニット型Ⅱ型介護医療院サービス費＜ユニット型個室＞	要介護1　849 単位	824	
55	1422	ユ型Ⅱ型医療院1・夜減・未			夜勤の勤務条件に関する基準を満たさない場合 － 25 単位	799	
55	1423	ユ型Ⅱ型医療院2・未			要介護2　951 単位	922	
55	1424	ユ型Ⅱ型医療院2・夜減・未			夜勤の勤務条件に関する基準を満たさない場合 － 25 単位	898	
55	1425	ユ型Ⅱ型医療院3・未			要介護3　1,173 単位	1,138	
55	1426	ユ型Ⅱ型医療院3・夜減・未			夜勤の勤務条件に関する基準を満たさない場合 － 25 単位	1,114	
55	1427	ユ型Ⅱ型医療院4・未			要介護4　1,267 単位	1,229	
55	1428	ユ型Ⅱ型医療院4・夜減・未			夜勤の勤務条件に関する基準を満たさない場合 － 25 単位	1,205	
55	1429	ユ型Ⅱ型医療院5・未			要介護5　1,353 単位	1,312	
55	1430	ユ型Ⅱ型医療院5・夜減・未			夜勤の勤務条件に関する基準を満たさない場合 － 25 単位	1,288	
55	1431	経ユ型Ⅱ型医療院1・未		(2)経過的ユニット型Ⅱ型介護医療院サービス費＜ユニット型個室的多床室＞	要介護1　849 単位	824	
55	1432	経ユ型Ⅱ型医療院1・夜減・未			夜勤の勤務条件に関する基準を満たさない場合 － 25 単位	799	
55	1433	経ユ型Ⅱ型医療院2・未			要介護2　951 単位	922	
55	1434	経ユ型Ⅱ型医療院2・夜減・未			夜勤の勤務条件に関する基準を満たさない場合 － 25 単位	898	
55	1435	経ユ型Ⅱ型医療院3・未			要介護3　1,173 単位	1,138	
55	1436	経ユ型Ⅱ型医療院3・夜減・未			夜勤の勤務条件に関する基準を満たさない場合 － 25 単位	1,114	
55	1437	経ユ型Ⅱ型医療院4・未			要介護4　1,267 単位	1,229	
55	1438	経ユ型Ⅱ型医療院4・夜減・未			夜勤の勤務条件に関する基準を満たさない場合 － 25 単位	1,205	
55	1439	経ユ型Ⅱ型医療院5・未			要介護5　1,353 単位	1,312	
55	1440	経ユ型Ⅱ型医療院5・夜減・未			夜勤の勤務条件に関する基準を満たさない場合 － 25 単位	1,288	

（注）1421～1440は、ユニットケア体制未整備減算　× 97％

サービスコード 種類	項目	サービス内容略称	算定項目					合成単位数	算定単位
55	1501	ユ型Ⅰ型特別医療院1	ヘ ユニット型特別介護医療院サービス費	(1)ユニット型Ⅰ型特別介護医療院サービス費	(一)ユニット型Ⅰ型特別介護医療院サービス費<ユニット型個室>	要介護1　798 単位		798	1日につき
55	1502	ユ型Ⅰ型特別医療院1・夜減					夜勤の勤務条件に関する基準を満たさない場合　－　25 単位	773	
55	1503	ユ型Ⅰ型特別医療院2				要介護2　901 単位		901	
55	1504	ユ型Ⅰ型特別医療院2・夜減					夜勤の勤務条件に関する基準を満たさない場合　－　25 単位	876	
55	1505	ユ型Ⅰ型特別医療院3				要介護3　1,126 単位		1,126	
55	1506	ユ型Ⅰ型特別医療院3・夜減					夜勤の勤務条件に関する基準を満たさない場合　－　25 単位	1,101	
55	1507	ユ型Ⅰ型特別医療院4				要介護4　1,220 単位		1,220	
55	1508	ユ型Ⅰ型特別医療院4・夜減					夜勤の勤務条件に関する基準を満たさない場合　－　25 単位	1,195	
55	1509	ユ型Ⅰ型特別医療院5				要介護5　1,304 単位		1,304	
55	1510	ユ型Ⅰ型特別医療院5・夜減					夜勤の勤務条件に関する基準を満たさない場合　－　25 単位	1,279	
55	1511	経ユ型Ⅰ型特別医療院1			(二)経過的ユニット型Ⅰ型特別介護医療院サービス費<ユニット型個室的多床室>	要介護1　798 単位		798	
55	1512	経ユ型Ⅰ型特別医療院1・夜減					夜勤の勤務条件に関する基準を満たさない場合　－　25 単位	773	
55	1513	経ユ型Ⅰ型特別医療院2				要介護2　901 単位		901	
55	1514	経ユ型Ⅰ型特別医療院2・夜減					夜勤の勤務条件に関する基準を満たさない場合　－　25 単位	876	
55	1515	経ユ型Ⅰ型特別医療院3				要介護3　1,126 単位		1,126	
55	1516	経ユ型Ⅰ型特別医療院3・夜減					夜勤の勤務条件に関する基準を満たさない場合　－　25 単位	1,101	
55	1517	経ユ型Ⅰ型特別医療院4				要介護4　1,220 単位		1,220	
55	1518	経ユ型Ⅰ型特別医療院4・夜減					夜勤の勤務条件に関する基準を満たさない場合　－　25 単位	1,195	
55	1519	経ユ型Ⅰ型特別医療院5				要介護5　1,304 単位		1,304	
55	1520	経ユ型Ⅰ型特別医療院5・夜減					夜勤の勤務条件に関する基準を満たさない場合　－　25 単位	1,279	
55	1521	ユ型Ⅱ型特別医療院1		(2)ユニット型Ⅱ型特別介護医療院サービス費	(一)ユニット型Ⅱ型特別介護医療院サービス費<ユニット型個室>	要介護1　808 単位		808	
55	1522	ユ型Ⅱ型特別医療院1・夜減					夜勤の勤務条件に関する基準を満たさない場合　－　25 単位	783	
55	1523	ユ型Ⅱ型特別医療院2				要介護2　904 単位		904	
55	1524	ユ型Ⅱ型特別医療院2・夜減					夜勤の勤務条件に関する基準を満たさない場合　－　25 単位	879	
55	1525	ユ型Ⅱ型特別医療院3				要介護3　1,114 単位		1,114	
55	1526	ユ型Ⅱ型特別医療院3・夜減					夜勤の勤務条件に関する基準を満たさない場合　－　25 単位	1,089	
55	1527	ユ型Ⅱ型特別医療院4				要介護4　1,205 単位		1,205	
55	1528	ユ型Ⅱ型特別医療院4・夜減					夜勤の勤務条件に関する基準を満たさない場合　－　25 単位	1,180	
55	1529	ユ型Ⅱ型特別医療院5				要介護5　1,284 単位		1,284	
55	1530	ユ型Ⅱ型特別医療院5・夜減					夜勤の勤務条件に関する基準を満たさない場合　－　25 単位	1,259	
55	1531	経ユ型Ⅱ型特別医療院1			(二)経過的ユニット型Ⅱ型特別介護医療院サービス費<ユニット型個室的多床室>	要介護1　808 単位		808	
55	1532	経ユ型Ⅱ型特別医療院1・夜減					夜勤の勤務条件に関する基準を満たさない場合　－　25 単位	783	
55	1533	経ユ型Ⅱ型特別医療院2				要介護2　904 単位		904	
55	1534	経ユ型Ⅱ型特別医療院2・夜減					夜勤の勤務条件に関する基準を満たさない場合　－　25 単位	879	
55	1535	経ユ型Ⅱ型特別医療院3				要介護3　1,114 単位		1,114	
55	1536	経ユ型Ⅱ型特別医療院3・夜減					夜勤の勤務条件に関する基準を満たさない場合　－　25 単位	1,089	
55	1537	経ユ型Ⅱ型特別医療院4				要介護4　1,205 単位		1,205	
55	1538	経ユ型Ⅱ型特別医療院4・夜減					夜勤の勤務条件に関する基準を満たさない場合　－　25 単位	1,180	
55	1539	経ユ型Ⅱ型特別医療院5				要介護5　1,284 単位		1,284	
55	1540	経ユ型Ⅱ型特別医療院5・夜減					夜勤の勤務条件に関する基準を満たさない場合　－　25 単位	1,259	

施設

介護
医療

施設

介護医療

種類	項目	サービス内容略称	算定項目				合成単位数	算定単位
			ヘ ユニット型特別介護医療院サービス費					
55	1541	ユ型Ⅰ型特別医療院1・未	(1)ユニット型Ⅰ型特別介護医療院サービス費	(一)ユニット型Ⅰ型特別介護医療院サービス費＜ユニット型個室＞	要介護1		774	1日につき
55	1542	ユ型Ⅰ型特別医療院1・夜減・未			798 単位 夜勤の勤務条件に関する基準を満たさない場合 － 25 単位		750	
55	1543	ユ型Ⅰ型特別医療院2・未			要介護2		874	
55	1544	ユ型Ⅰ型特別医療院2・夜減・未			901 単位 夜勤の勤務条件に関する基準を満たさない場合 － 25 単位		850	
55	1545	ユ型Ⅰ型特別医療院3・未			要介護3		1,092	
55	1546	ユ型Ⅰ型特別医療院3・夜減・未			1,126 単位 夜勤の勤務条件に関する基準を満たさない場合 － 25 単位		1,068	
55	1547	ユ型Ⅰ型特別医療院4・未			要介護4		1,183	
55	1548	ユ型Ⅰ型特別医療院4・夜減・未			1,220 単位 夜勤の勤務条件に関する基準を満たさない場合 － 25 単位		1,159	
55	1549	ユ型Ⅰ型特別医療院5・未			要介護5		1,265	
55	1550	ユ型Ⅰ型特別医療院5・夜減・未			1,304 単位 夜勤の勤務条件に関する基準を満たさない場合 － 25 単位		1,241	
55	1551	経ユ型Ⅰ型特別医療院1・未		(二)経過的ユニット型Ⅰ型特別介護医療院サービス費＜ユニット型個室的多床室＞	要介護1	ユニットケア体制未整備減算 × 97%	774	
55	1552	経ユ型Ⅰ型特別医療院1・夜減・未			798 単位 夜勤の勤務条件に関する基準を満たさない場合 － 25 単位		750	
55	1553	経ユ型Ⅰ型特別医療院2・未			要介護2		874	
55	1554	経ユ型Ⅰ型特別医療院2・夜減・未			901 単位 夜勤の勤務条件に関する基準を満たさない場合 － 25 単位		850	
55	1555	経ユ型Ⅰ型特別医療院3・未			要介護3		1,092	
55	1556	経ユ型Ⅰ型特別医療院3・夜減・未			1,126 単位 夜勤の勤務条件に関する基準を満たさない場合 － 25 単位		1,068	
55	1557	経ユ型Ⅰ型特別医療院4・未			要介護4		1,183	
55	1558	経ユ型Ⅰ型特別医療院4・夜減・未			1,220 単位 夜勤の勤務条件に関する基準を満たさない場合 － 25 単位		1,159	
55	1559	経ユ型Ⅰ型特別医療院5・未			要介護5		1,265	
55	1560	経ユ型Ⅰ型特別医療院5・夜減・未			1,304 単位 夜勤の勤務条件に関する基準を満たさない場合 － 25 単位		1,241	
55	1561	ユ型Ⅱ型特別医療院1・未	(2)ユニット型Ⅱ型特別介護医療院サービス費	(一)ユニット型Ⅱ型特別介護医療院サービス費＜ユニット型個室＞	要介護1		784	
55	1562	ユ型Ⅱ型特別医療院1・夜減・未			808 単位 夜勤の勤務条件に関する基準を満たさない場合 － 25 単位		760	
55	1563	ユ型Ⅱ型特別医療院2・未			要介護2		877	
55	1564	ユ型Ⅱ型特別医療院2・夜減・未			904 単位 夜勤の勤務条件に関する基準を満たさない場合 － 25 単位		853	
55	1565	ユ型Ⅱ型特別医療院3・未			要介護3		1,081	
55	1566	ユ型Ⅱ型特別医療院3・夜減・未			1,114 単位 夜勤の勤務条件に関する基準を満たさない場合 － 25 単位		1,056	
55	1567	ユ型Ⅱ型特別医療院4・未			要介護4		1,169	
55	1568	ユ型Ⅱ型特別医療院4・夜減・未			1,205 単位 夜勤の勤務条件に関する基準を満たさない場合 － 25 単位		1,145	
55	1569	ユ型Ⅱ型特別医療院5・未			要介護5		1,245	
55	1570	ユ型Ⅱ型特別医療院5・夜減・未			1,284 単位 夜勤の勤務条件に関する基準を満たさない場合 － 25 単位		1,221	
55	1571	経ユ型Ⅱ型特別医療院1・未		(二)経過的ユニット型Ⅱ型特別介護医療院サービス費＜ユニット型個室的多床室＞	要介護1		784	
55	1572	経ユ型Ⅱ型特別医療院1・夜減・未			808 単位 夜勤の勤務条件に関する基準を満たさない場合 － 25 単位		760	
55	1573	経ユ型Ⅱ型特別医療院2・未			要介護2		877	
55	1574	経ユ型Ⅱ型特別医療院2・夜減・未			904 単位 夜勤の勤務条件に関する基準を満たさない場合 － 25 単位		853	
55	1575	経ユ型Ⅱ型特別医療院3・未			要介護3		1,081	
55	1576	経ユ型Ⅱ型特別医療院3・夜減・未			1,114 単位 夜勤の勤務条件に関する基準を満たさない場合 － 25 単位		1,056	
55	1577	経ユ型Ⅱ型特別医療院4・未			要介護4		1,169	
55	1578	経ユ型Ⅱ型特別医療院4・夜減・未			1,205 単位 夜勤の勤務条件に関する基準を満たさない場合 － 25 単位		1,145	
55	1579	経ユ型Ⅱ型特別医療院5・未			要介護5		1,245	
55	1580	経ユ型Ⅱ型特別医療院5・夜減・未			1,284 単位 夜勤の勤務条件に関する基準を満たさない場合 － 25 単位		1,221	

種類	項目	サービス内容略称	算定項目				合成単位数	算定単位
			身体拘束廃止未実施減算					
55	3521	Ⅰ型医療院身体拘束廃止未実施減算Ⅰⅰ1	Ⅰ型介護医療院サービス費	Ⅰ型介護医療院サービス費(Ⅰ)	(一)Ⅰ型介護医療院サービス費(ⅰ)＜従来型個室＞	要介護1 72 単位減算	－72	1日につき
55	3522	Ⅰ型医療院身体拘束廃止未実施減算Ⅰⅰ2				要介護2 83 単位減算	－83	
55	3523	Ⅰ型医療院身体拘束廃止未実施減算Ⅰⅰ3				要介護3 107 単位減算	－107	
55	3524	Ⅰ型医療院身体拘束廃止未実施減算Ⅰⅰ4				要介護4 117 単位減算	－117	
55	3525	Ⅰ型医療院身体拘束廃止未実施減算Ⅰⅰ5				要介護5 126 単位減算	－126	
55	3526	Ⅰ型医療院身体拘束廃止未実施減算Ⅰⅱ1			(二)Ⅰ型介護医療院サービス費(ⅱ)＜多床室＞	要介護1 83 単位減算	－83	
55	3527	Ⅰ型医療院身体拘束廃止未実施減算Ⅰⅱ2				要介護2 94 単位減算	－94	
55	3528	Ⅰ型医療院身体拘束廃止未実施減算Ⅰⅱ3				要介護3 118 単位減算	－118	
55	3529	Ⅰ型医療院身体拘束廃止未実施減算Ⅰⅱ4				要介護4 128 単位減算	－128	
55	3530	Ⅰ型医療院身体拘束廃止未実施減算Ⅰⅱ5				要介護5 138 単位減算	－138	
55	3531	Ⅰ型医療院身体拘束廃止未実施減算Ⅱⅰ1		Ⅰ型介護医療院サービス費(Ⅱ)	(一)Ⅰ型介護医療院サービス費(ⅰ)＜従来型個室＞	要介護1 71 単位減算	－71	
55	3532	Ⅰ型医療院身体拘束廃止未実施減算Ⅱⅰ2				要介護2 82 単位減算	－82	
55	3533	Ⅰ型医療院身体拘束廃止未実施減算Ⅱⅰ3				要介護3 106 単位減算	－106	
55	3534	Ⅰ型医療院身体拘束廃止未実施減算Ⅱⅰ4				要介護4 116 単位減算	－116	
55	3535	Ⅰ型医療院身体拘束廃止未実施減算Ⅱⅰ5				要介護5 125 単位減算	－125	
55	3536	Ⅰ型医療院身体拘束廃止未実施減算Ⅱⅱ1			(二)Ⅰ型介護医療院サービス費(ⅱ)＜多床室＞	要介護1 82 単位減算	－82	
55	3537	Ⅰ型医療院身体拘束廃止未実施減算Ⅱⅱ2				要介護2 93 単位減算	－93	
55	3538	Ⅰ型医療院身体拘束廃止未実施減算Ⅱⅱ3				要介護3 117 単位減算	－117	
55	3539	Ⅰ型医療院身体拘束廃止未実施減算Ⅱⅱ4				要介護4 126 単位減算	－126	
55	3540	Ⅰ型医療院身体拘束廃止未実施減算Ⅱⅱ5				要介護5 136 単位減算	－136	
55	3541	Ⅰ型医療院身体拘束廃止未実施減算Ⅲⅰ1		Ⅰ型介護医療院サービス費(Ⅲ)	(一)Ⅰ型介護医療院サービス費(ⅰ)＜従来型個室＞	要介護1 69 単位減算	－69	
55	3542	Ⅰ型医療院身体拘束廃止未実施減算Ⅲⅰ2				要介護2 80 単位減算	－80	
55	3543	Ⅰ型医療院身体拘束廃止未実施減算Ⅲⅰ3				要介護3 104 単位減算	－104	
55	3544	Ⅰ型医療院身体拘束廃止未実施減算Ⅲⅰ4				要介護4 114 単位減算	－114	
55	3545	Ⅰ型医療院身体拘束廃止未実施減算Ⅲⅰ5				要介護5 123 単位減算	－123	
55	3546	Ⅰ型医療院身体拘束廃止未実施減算Ⅲⅱ1			(二)Ⅰ型介護医療院サービス費(ⅱ)＜多床室＞	要介護1 81 単位減算	－81	
55	3547	Ⅰ型医療院身体拘束廃止未実施減算Ⅲⅱ2				要介護2 91 単位減算	－91	
55	3548	Ⅰ型医療院身体拘束廃止未実施減算Ⅲⅱ3				要介護3 115 単位減算	－115	
55	3549	Ⅰ型医療院身体拘束廃止未実施減算Ⅲⅱ4				要介護4 125 単位減算	－125	
55	3550	Ⅰ型医療院身体拘束廃止未実施減算Ⅲⅱ5				要介護5 134 単位減算	－134	

サービスコード 種類	項目	サービス内容略称	算定項目					合成 単位数	算定 単位
55	3551	Ⅱ型医療院身体拘束廃止未実施減算Ⅰⅰ1	身体拘束廃止未実施減算	Ⅱ型介護医療院サービス費	Ⅱ型介護医療院サービス費（Ⅰ）	（一）Ⅱ型介護医療院サービス費（ⅰ）＜従来型個室＞	要介護1　68 単位減算	-68	1日につき
55	3552	Ⅱ型医療院身体拘束廃止未実施減算Ⅰⅰ2					要介護2　77 単位減算	-77	
55	3553	Ⅱ型医療院身体拘束廃止未実施減算Ⅰⅰ3					要介護3　98 単位減算	-98	
55	3554	Ⅱ型医療院身体拘束廃止未実施減算Ⅰⅰ4					要介護4　107 単位減算	-107	
55	3555	Ⅱ型医療院身体拘束廃止未実施減算Ⅰⅰ5					要介護5　115 単位減算	-115	
55	3556	Ⅱ型医療院身体拘束廃止未実施減算Ⅰⅱ1				（二）Ⅱ型介護医療院サービス費（ⅱ）＜多床室＞	要介護1　79 単位減算	-79	
55	3557	Ⅱ型医療院身体拘束廃止未実施減算Ⅰⅱ2					要介護2　88 単位減算	-88	
55	3558	Ⅱ型医療院身体拘束廃止未実施減算Ⅰⅱ3					要介護3　109 単位減算	-109	
55	3559	Ⅱ型医療院身体拘束廃止未実施減算Ⅰⅱ4					要介護4　118 単位減算	-118	
55	3560	Ⅱ型医療院身体拘束廃止未実施減算Ⅰⅱ5					要介護5　126 単位減算	-126	
55	3561	Ⅱ型医療院身体拘束廃止未実施減算Ⅱⅰ1			Ⅱ型介護医療院サービス費（Ⅱ）	（一）Ⅱ型介護医療院サービス費（ⅰ）＜従来型個室＞	要介護1　66 単位減算	-66	
55	3562	Ⅱ型医療院身体拘束廃止未実施減算Ⅱⅰ2					要介護2　76 単位減算	-76	
55	3563	Ⅱ型医療院身体拘束廃止未実施減算Ⅱⅰ3					要介護3　96 単位減算	-96	
55	3564	Ⅱ型医療院身体拘束廃止未実施減算Ⅱⅰ4					要介護4　105 単位減算	-105	
55	3565	Ⅱ型医療院身体拘束廃止未実施減算Ⅱⅰ5					要介護5　113 単位減算	-113	
55	3566	Ⅱ型医療院身体拘束廃止未実施減算Ⅱⅱ1				（二）Ⅱ型介護医療院サービス費（ⅱ）＜多床室＞	要介護1　77 単位減算	-77	
55	3567	Ⅱ型医療院身体拘束廃止未実施減算Ⅱⅱ2					要介護2　87 単位減算	-87	
55	3568	Ⅱ型医療院身体拘束廃止未実施減算Ⅱⅱ3					要介護3　108 単位減算	-108	
55	3569	Ⅱ型医療院身体拘束廃止未実施減算Ⅱⅱ4					要介護4　117 単位減算	-117	
55	3570	Ⅱ型医療院身体拘束廃止未実施減算Ⅱⅱ5					要介護5　125 単位減算	-125	
55	3571	Ⅱ型医療院身体拘束廃止未実施減算Ⅲⅰ1			Ⅱ型介護医療院サービス費（Ⅲ）	（一）Ⅱ型介護医療院サービス費（ⅰ）＜従来型個室＞	要介護1　65 単位減算	-65	
55	3572	Ⅱ型医療院身体拘束廃止未実施減算Ⅲⅰ2					要介護2　74 単位減算	-74	
55	3573	Ⅱ型医療院身体拘束廃止未実施減算Ⅲⅰ3					要介護3　95 単位減算	-95	
55	3574	Ⅱ型医療院身体拘束廃止未実施減算Ⅲⅰ4					要介護4　104 単位減算	-104	
55	3575	Ⅱ型医療院身体拘束廃止未実施減算Ⅲⅰ5					要介護5　112 単位減算	-112	
55	3576	Ⅱ型医療院身体拘束廃止未実施減算Ⅲⅱ1				（二）Ⅱ型介護医療院サービス費（ⅱ）＜多床室＞	要介護1　76 単位減算	-76	
55	3577	Ⅱ型医療院身体拘束廃止未実施減算Ⅲⅱ2					要介護2　86 単位減算	-86	
55	3578	Ⅱ型医療院身体拘束廃止未実施減算Ⅲⅱ3					要介護3　106 単位減算	-106	
55	3579	Ⅱ型医療院身体拘束廃止未実施減算Ⅲⅱ4					要介護4　115 単位減算	-115	
55	3580	Ⅱ型医療院身体拘束廃止未実施減算Ⅲⅱ5					要介護5　123 単位減算	-123	
55	3581	Ⅰ型特別医療院身体拘束廃止未実施減算ⅰ1		特別介護医療院サービス費	Ⅰ型特別介護医療院サービス費	（一）Ⅰ型特別介護医療院サービス費（ⅰ）＜従来型個室＞	要介護1　66 単位減算	-66	
55	3582	Ⅰ型特別医療院身体拘束廃止未実施減算ⅰ2					要介護2　76 単位減算	-76	
55	3583	Ⅰ型特別医療院身体拘束廃止未実施減算ⅰ3					要介護3　99 単位減算	-99	
55	3584	Ⅰ型特別医療院身体拘束廃止未実施減算ⅰ4					要介護4　108 単位減算	-108	
55	3585	Ⅰ型特別医療院身体拘束廃止未実施減算ⅰ5					要介護5　117 単位減算	-117	
55	3586	Ⅰ型特別医療院身体拘束廃止未実施減算ⅱ1				（二）Ⅰ型特別介護医療院サービス費（ⅱ）＜多床室＞	要介護1　76 単位減算	-76	
55	3587	Ⅰ型特別医療院身体拘束廃止未実施減算ⅱ2					要介護2　87 単位減算	-87	
55	3588	Ⅰ型特別医療院身体拘束廃止未実施減算ⅱ3					要介護3　109 単位減算	-109	
55	3589	Ⅰ型特別医療院身体拘束廃止未実施減算ⅱ4					要介護4　119 単位減算	-119	
55	3590	Ⅰ型特別医療院身体拘束廃止未実施減算ⅱ5					要介護5　127 単位減算	-127	
55	3591	Ⅱ型特別医療院身体拘束廃止未実施減算ⅰ1			Ⅱ型特別介護医療院サービス費	（一）Ⅱ型特別介護医療院サービス費（ⅰ）＜従来型個室＞	要介護1　61 単位減算	-61	
55	3592	Ⅱ型特別医療院身体拘束廃止未実施減算ⅰ2					要介護2　71 単位減算	-71	
55	3593	Ⅱ型特別医療院身体拘束廃止未実施減算ⅰ3					要介護3　91 単位減算	-91	
55	3594	Ⅱ型特別医療院身体拘束廃止未実施減算ⅰ4					要介護4　99 単位減算	-99	
55	3595	Ⅱ型特別医療院身体拘束廃止未実施減算ⅰ5					要介護5　107 単位減算	-107	
55	3596	Ⅱ型特別医療院身体拘束廃止未実施減算ⅱ1				（二）Ⅱ型特別介護医療院サービス費（ⅱ）＜多床室＞	要介護1　72 単位減算	-72	
55	3597	Ⅱ型特別医療院身体拘束廃止未実施減算ⅱ2					要介護2　81 単位減算	-81	
55	3598	Ⅱ型特別医療院身体拘束廃止未実施減算ⅱ3					要介護3　101 単位減算	-101	
55	3599	Ⅱ型特別医療院身体拘束廃止未実施減算ⅱ4					要介護4　110 単位減算	-110	
55	3600	Ⅱ型特別医療院身体拘束廃止未実施減算ⅱ5					要介護5　117 単位減算	-117	

施設

介護 医療

サービスコード 種類	項目	サービス内容略称	算定項目					合成単位数	算定単位
55	3601	ユ型Ⅰ型医療院身体拘束廃止未実施減算Ⅰ1	身体拘束廃止未実施減算	ユニット型Ⅰ型介護医療院サービス費	ユニット型Ⅰ型介護医療院サービス費（Ⅰ）	（一）ユニット型Ⅰ型介護医療院サービス費 <ユニット型個室>	要介護1 85 単位減算	−85	1日につき
55	3602	ユ型Ⅰ型医療院身体拘束廃止未実施減算Ⅰ2					要介護2 96 単位減算	−96	
55	3603	ユ型Ⅰ型医療院身体拘束廃止未実施減算Ⅰ3					要介護3 120 単位減算	−120	
55	3604	ユ型Ⅰ型医療院身体拘束廃止未実施減算Ⅰ4					要介護4 130 単位減算	−130	
55	3605	ユ型Ⅰ型医療院身体拘束廃止未実施減算Ⅰ5					要介護5 139 単位減算	−139	
55	3606	経ユ型Ⅰ型医療院身体拘束廃止未実施減算Ⅰ1				（二）経過的ユニット型Ⅰ型介護医療院サービス費 <ユニット型個室的多床室>	要介護1 85 単位減算	−85	
55	3607	経ユ型Ⅰ型医療院身体拘束廃止未実施減算Ⅰ2					要介護2 96 単位減算	−96	
55	3608	経ユ型Ⅰ型医療院身体拘束廃止未実施減算Ⅰ3					要介護3 120 単位減算	−120	
55	3609	経ユ型Ⅰ型医療院身体拘束廃止未実施減算Ⅰ4					要介護4 130 単位減算	−130	
55	3610	経ユ型Ⅰ型医療院身体拘束廃止未実施減算Ⅰ5					要介護5 139 単位減算	−139	
55	3611	ユ型Ⅰ型医療院身体拘束廃止未実施減算Ⅱ1			ユニット型Ⅰ型介護医療院サービス費（Ⅱ）	（一）ユニット型Ⅰ型介護医療院サービス費 <ユニット型個室>	要介護1 84 単位減算	−84	
55	3612	ユ型Ⅰ型医療院身体拘束廃止未実施減算Ⅱ2					要介護2 95 単位減算	−95	
55	3613	ユ型Ⅰ型医療院身体拘束廃止未実施減算Ⅱ3					要介護3 118 単位減算	−118	
55	3614	ユ型Ⅰ型医療院身体拘束廃止未実施減算Ⅱ4					要介護4 128 単位減算	−128	
55	3615	ユ型Ⅰ型医療院身体拘束廃止未実施減算Ⅱ5					要介護5 137 単位減算	−137	
55	3616	経ユ型Ⅰ型医療院身体拘束廃止未実施減算Ⅱ1				（二）経過的ユニット型Ⅰ型介護医療院サービス費 <ユニット型個室的多床室>	要介護1 84 単位減算	−84	
55	3617	経ユ型Ⅰ型医療院身体拘束廃止未実施減算Ⅱ2					要介護2 95 単位減算	−95	
55	3618	経ユ型Ⅰ型医療院身体拘束廃止未実施減算Ⅱ3					要介護3 118 単位減算	−118	
55	3619	経ユ型Ⅰ型医療院身体拘束廃止未実施減算Ⅱ4					要介護4 128 単位減算	−128	
55	3620	経ユ型Ⅰ型医療院身体拘束廃止未実施減算Ⅱ5					要介護5 137 単位減算	−137	
55	3621	ユ型Ⅱ型医療院身体拘束廃止未実施減算1		ユニット型Ⅱ型介護医療院サービス費	ユニット型Ⅱ型介護医療院サービス費 <ユニット型個室>		要介護1 85 単位減算	−85	
55	3622	ユ型Ⅱ型医療院身体拘束廃止未実施減算2					要介護2 95 単位減算	−95	
55	3623	ユ型Ⅱ型医療院身体拘束廃止未実施減算3					要介護3 117 単位減算	−117	
55	3624	ユ型Ⅱ型医療院身体拘束廃止未実施減算4					要介護4 127 単位減算	−127	
55	3625	ユ型Ⅱ型医療院身体拘束廃止未実施減算5					要介護5 135 単位減算	−135	
55	3626	経ユ型Ⅱ型医療院身体拘束廃止未実施減算1			経過的ユニット型Ⅱ型介護医療院サービス費 <ユニット型個室的多床室>		要介護1 85 単位減算	−85	
55	3627	経ユ型Ⅱ型医療院身体拘束廃止未実施減算2					要介護2 95 単位減算	−95	
55	3628	経ユ型Ⅱ型医療院身体拘束廃止未実施減算3					要介護3 117 単位減算	−117	
55	3629	経ユ型Ⅱ型医療院身体拘束廃止未実施減算4					要介護4 127 単位減算	−127	
55	3630	経ユ型Ⅱ型医療院身体拘束廃止未実施減算5					要介護5 135 単位減算	−135	
55	3631	ユ型Ⅰ型特別医療院身体拘束廃止未実施減算1		ユニット型特別介護医療院サービス費	ユニット型Ⅰ型特別介護医療院サービス費	（一）ユニット型Ⅰ型特別介護医療院サービス費 <ユニット型個室>	要介護1 80 単位減算	−80	
55	3632	ユ型Ⅰ型特別医療院身体拘束廃止未実施減算2					要介護2 90 単位減算	−90	
55	3633	ユ型Ⅰ型特別医療院身体拘束廃止未実施減算3					要介護3 113 単位減算	−113	
55	3634	ユ型Ⅰ型特別医療院身体拘束廃止未実施減算4					要介護4 122 単位減算	−122	
55	3635	ユ型Ⅰ型特別医療院身体拘束廃止未実施減算5					要介護5 130 単位減算	−130	
55	3636	経ユ型Ⅰ型特別医療院身体拘束廃止未実施減算1				（二）経過的ユニット型Ⅰ型特別介護医療院サービス費 <ユニット型個室的多床室>	要介護1 80 単位減算	−80	
55	3637	経ユ型Ⅰ型特別医療院身体拘束廃止未実施減算2					要介護2 90 単位減算	−90	
55	3638	経ユ型Ⅰ型特別医療院身体拘束廃止未実施減算3					要介護3 113 単位減算	−113	
55	3639	経ユ型Ⅰ型特別医療院身体拘束廃止未実施減算4					要介護4 122 単位減算	−122	
55	3640	経ユ型Ⅰ型特別医療院身体拘束廃止未実施減算5					要介護5 130 単位減算	−130	
55	3641	ユ型Ⅱ型特別医療院身体拘束廃止未実施減算1			ユニット型Ⅱ型特別介護医療院サービス費	（一）ユニット型Ⅱ型特別介護医療院サービス費 <ユニット型個室>	要介護1 81 単位減算	−81	
55	3642	ユ型Ⅱ型特別医療院身体拘束廃止未実施減算2					要介護2 90 単位減算	−90	
55	3643	ユ型Ⅱ型特別医療院身体拘束廃止未実施減算3					要介護3 111 単位減算	−111	
55	3644	ユ型Ⅱ型特別医療院身体拘束廃止未実施減算4					要介護4 121 単位減算	−121	
55	3645	ユ型Ⅱ型特別医療院身体拘束廃止未実施減算5					要介護5 128 単位減算	−128	
55	3646	経ユ型Ⅱ型特別医療院身体拘束廃止未実施減算1				（二）経過的ユニット型Ⅱ型特別介護医療院サービス費 <ユニット型個室的多床室>	要介護1 81 単位減算	−81	
55	3647	経ユ型Ⅱ型特別医療院身体拘束廃止未実施減算2					要介護2 90 単位減算	−90	
55	3648	経ユ型Ⅱ型特別医療院身体拘束廃止未実施減算3					要介護3 111 単位減算	−111	
55	3649	経ユ型Ⅱ型特別医療院身体拘束廃止未実施減算4					要介護4 121 単位減算	−121	
55	3650	経ユ型Ⅱ型特別医療院身体拘束廃止未実施減算5					要介護5 128 単位減算	−128	

サービスコード 種類	項目	サービス内容略称	算定項目				合成単位数	算定単位
55	6344	医療院安全管理体制未実施減算	安全管理体制未実施減算			5 単位減算	-5	1日につき
55	C201	医療院高齢者虐待防止未実施減算Ⅰ型Ⅰⅰ1	高齢者虐待防止措置未実施減算	イ Ⅰ型介護医療院サービス費	(1) Ⅰ型介護医療院サービス費(Ⅰ)	(一)Ⅰ型介護医療院サービス費(ⅰ)	要介護1 7 単位減算	-7	
55	C202	医療院高齢者虐待防止未実施減算Ⅰ型Ⅰⅰ2					要介護2 8 単位減算	-8	
55	C203	医療院高齢者虐待防止未実施減算Ⅰ型Ⅰⅰ3					要介護3 11 単位減算	-11	
55	C204	医療院高齢者虐待防止未実施減算Ⅰ型Ⅰⅰ4					要介護4 12 単位減算	-12	
55	C205	医療院高齢者虐待防止未実施減算Ⅰ型Ⅰⅰ5					要介護5 13 単位減算	-13	
55	C206	医療院高齢者虐待防止未実施減算Ⅰ型Ⅰⅱ1				(二)Ⅰ型介護医療院サービス費(ⅱ)	要介護1 8 単位減算	-8	
55	C207	医療院高齢者虐待防止未実施減算Ⅰ型Ⅰⅱ2					要介護2 9 単位減算	-9	
55	C208	医療院高齢者虐待防止未実施減算Ⅰ型Ⅰⅱ3					要介護3 12 単位減算	-12	
55	C209	医療院高齢者虐待防止未実施減算Ⅰ型Ⅰⅱ4					要介護4 13 単位減算	-13	
55	C210	医療院高齢者虐待防止未実施減算Ⅰ型Ⅰⅱ5					要介護5 14 単位減算	-14	
55	C211	医療院高齢者虐待防止未実施減算Ⅰ型Ⅱⅰ1			(2) Ⅰ型介護医療院サービス費(Ⅱ)	(一)Ⅰ型介護医療院サービス費(ⅰ)	要介護1 7 単位減算	-7	
55	C212	医療院高齢者虐待防止未実施減算Ⅰ型Ⅱⅰ2					要介護2 8 単位減算	-8	
55	C213	医療院高齢者虐待防止未実施減算Ⅰ型Ⅱⅰ3					要介護3 11 単位減算	-11	
55	C214	医療院高齢者虐待防止未実施減算Ⅰ型Ⅱⅰ4					要介護4 12 単位減算	-12	
55	C215	医療院高齢者虐待防止未実施減算Ⅰ型Ⅱⅰ5					要介護5 12 単位減算	-12	
55	C216	医療院高齢者虐待防止未実施減算Ⅰ型Ⅱⅱ1				(二)Ⅰ型介護医療院サービス費(ⅱ)	要介護1 8 単位減算	-8	
55	C217	医療院高齢者虐待防止未実施減算Ⅰ型Ⅱⅱ2					要介護2 9 単位減算	-9	
55	C218	医療院高齢者虐待防止未実施減算Ⅰ型Ⅱⅱ3					要介護3 12 単位減算	-12	
55	C219	医療院高齢者虐待防止未実施減算Ⅰ型Ⅱⅱ4					要介護4 13 単位減算	-13	
55	C220	医療院高齢者虐待防止未実施減算Ⅰ型Ⅱⅱ5					要介護5 14 単位減算	-14	
55	C221	医療院高齢者虐待防止未実施減算Ⅰ型Ⅲⅰ1			(3) Ⅰ型介護医療院サービス費(Ⅲ)	(一)Ⅰ型介護医療院サービス費(ⅰ)	要介護1 7 単位減算	-7	
55	C222	医療院高齢者虐待防止未実施減算Ⅰ型Ⅲⅰ2					要介護2 8 単位減算	-8	
55	C223	医療院高齢者虐待防止未実施減算Ⅰ型Ⅲⅰ3					要介護3 10 単位減算	-10	
55	C224	医療院高齢者虐待防止未実施減算Ⅰ型Ⅲⅰ4					要介護4 11 単位減算	-11	
55	C225	医療院高齢者虐待防止未実施減算Ⅰ型Ⅲⅰ5					要介護5 12 単位減算	-12	
55	C226	医療院高齢者虐待防止未実施減算Ⅰ型Ⅲⅱ1				(二)Ⅰ型介護医療院サービス費(ⅱ)	要介護1 8 単位減算	-8	
55	C227	医療院高齢者虐待防止未実施減算Ⅰ型Ⅲⅱ2					要介護2 9 単位減算	-9	
55	C228	医療院高齢者虐待防止未実施減算Ⅰ型Ⅲⅱ3					要介護3 11 単位減算	-11	
55	C229	医療院高齢者虐待防止未実施減算Ⅰ型Ⅲⅱ4					要介護4 12 単位減算	-12	
55	C230	医療院高齢者虐待防止未実施減算Ⅰ型Ⅲⅱ5					要介護5 13 単位減算	-13	
55	C231	医療院高齢者虐待防止未実施減算Ⅱ型Ⅰⅰ1		ロ Ⅱ型介護医療院サービス費	(1) Ⅱ型介護医療院サービス費(Ⅰ)	(一)Ⅱ型介護医療院サービス費(ⅰ)	要介護1 7 単位減算	-7	
55	C232	医療院高齢者虐待防止未実施減算Ⅱ型Ⅰⅰ2					要介護2 8 単位減算	-8	
55	C233	医療院高齢者虐待防止未実施減算Ⅱ型Ⅰⅰ3					要介護3 10 単位減算	-10	
55	C234	医療院高齢者虐待防止未実施減算Ⅱ型Ⅰⅰ4					要介護4 11 単位減算	-11	
55	C235	医療院高齢者虐待防止未実施減算Ⅱ型Ⅰⅰ5					要介護5 11 単位減算	-11	
55	C236	医療院高齢者虐待防止未実施減算Ⅱ型Ⅰⅱ1				(二)Ⅱ型介護医療院サービス費(ⅱ)	要介護1 8 単位減算	-8	
55	C237	医療院高齢者虐待防止未実施減算Ⅱ型Ⅰⅱ2					要介護2 9 単位減算	-9	
55	C238	医療院高齢者虐待防止未実施減算Ⅱ型Ⅰⅱ3					要介護3 11 単位減算	-11	
55	C239	医療院高齢者虐待防止未実施減算Ⅱ型Ⅰⅱ4					要介護4 12 単位減算	-12	
55	C240	医療院高齢者虐待防止未実施減算Ⅱ型Ⅰⅱ5					要介護5 13 単位減算	-13	
55	C241	医療院高齢者虐待防止未実施減算Ⅱ型Ⅱⅰ1			(2) Ⅱ型介護医療院サービス費(Ⅱ)	(一)Ⅱ型介護医療院サービス費(ⅰ)	要介護1 7 単位減算	-7	
55	C242	医療院高齢者虐待防止未実施減算Ⅱ型Ⅱⅰ2					要介護2 8 単位減算	-8	
55	C243	医療院高齢者虐待防止未実施減算Ⅱ型Ⅱⅰ3					要介護3 10 単位減算	-10	
55	C244	医療院高齢者虐待防止未実施減算Ⅱ型Ⅱⅰ4					要介護4 11 単位減算	-11	
55	C245	医療院高齢者虐待防止未実施減算Ⅱ型Ⅱⅰ5					要介護5 11 単位減算	-11	
55	C246	医療院高齢者虐待防止未実施減算Ⅱ型Ⅱⅱ1				(二)Ⅱ型介護医療院サービス費(ⅱ)	要介護1 8 単位減算	-8	
55	C247	医療院高齢者虐待防止未実施減算Ⅱ型Ⅱⅱ2					要介護2 9 単位減算	-9	
55	C248	医療院高齢者虐待防止未実施減算Ⅱ型Ⅱⅱ3					要介護3 11 単位減算	-11	
55	C249	医療院高齢者虐待防止未実施減算Ⅱ型Ⅱⅱ4					要介護4 12 単位減算	-12	
55	C250	医療院高齢者虐待防止未実施減算Ⅱ型Ⅱⅱ5					要介護5 12 単位減算	-12	
55	C251	医療院高齢者虐待防止未実施減算Ⅱ型Ⅲⅰ1			(3) Ⅱ型介護医療院サービス費(Ⅲ)	(一)Ⅱ型介護医療院サービス費(ⅰ)	要介護1 6 単位減算	-6	
55	C252	医療院高齢者虐待防止未実施減算Ⅱ型Ⅲⅰ2					要介護2 7 単位減算	-7	
55	C253	医療院高齢者虐待防止未実施減算Ⅱ型Ⅲⅰ3					要介護3 10 単位減算	-10	
55	C254	医療院高齢者虐待防止未実施減算Ⅱ型Ⅲⅰ4					要介護4 10 単位減算	-10	
55	C255	医療院高齢者虐待防止未実施減算Ⅱ型Ⅲⅰ5					要介護5 11 単位減算	-11	
55	C256	医療院高齢者虐待防止未実施減算Ⅱ型Ⅲⅱ1				(二)Ⅱ型介護医療院サービス費(ⅱ)	要介護1 8 単位減算	-8	
55	C257	医療院高齢者虐待防止未実施減算Ⅱ型Ⅲⅱ2					要介護2 9 単位減算	-9	
55	C258	医療院高齢者虐待防止未実施減算Ⅱ型Ⅲⅱ3					要介護3 11 単位減算	-11	
55	C259	医療院高齢者虐待防止未実施減算Ⅱ型Ⅲⅱ4					要介護4 12 単位減算	-12	
55	C260	医療院高齢者虐待防止未実施減算Ⅱ型Ⅲⅱ5					要介護5 12 単位減算	-12	

サービスコード 種類	項目	サービス内容略称	算定項目						合成単位数	算定単位
55	C261	医療院高齢者虐待防止未実施減算I特i1	高齢者虐待防止措置未実施減算	ハ 特別介護医療院サービス費	(1)I型特別介護医療院サービス費	(一)I型特別介護医療院サービス費(ⅰ)	要介護1	7 単位減算	-7	1日につき
55	C262	医療院高齢者虐待防止未実施減算I特i2					要介護2	8 単位減算	-8	
55	C263	医療院高齢者虐待防止未実施減算I特i3					要介護3	10 単位減算	-10	
55	C264	医療院高齢者虐待防止未実施減算I特i4					要介護4	11 単位減算	-11	
55	C265	医療院高齢者虐待防止未実施減算I特i5					要介護5	12 単位減算	-12	
55	C266	医療院高齢者虐待防止未実施減算I特ii1				(二)I型特別介護医療院サービス費(ⅱ)	要介護1	8 単位減算	-8	
55	C267	医療院高齢者虐待防止未実施減算I特ii2					要介護2	9 単位減算	-9	
55	C268	医療院高齢者虐待防止未実施減算I特ii3					要介護3	11 単位減算	-11	
55	C269	医療院高齢者虐待防止未実施減算I特ii4					要介護4	12 単位減算	-12	
55	C270	医療院高齢者虐待防止未実施減算I特ii5					要介護5	13 単位減算	-13	
55	C271	医療院高齢者虐待防止未実施減算II特i1			(2)II型特別介護医療院サービス費	(一)II型特別介護医療院サービス費(ⅰ)	要介護1	6 単位減算	-6	
55	C272	医療院高齢者虐待防止未実施減算II特i2					要介護2	7 単位減算	-7	
55	C273	医療院高齢者虐待防止未実施減算II特i3					要介護3	9 単位減算	-9	
55	C274	医療院高齢者虐待防止未実施減算II特i4					要介護4	10 単位減算	-10	
55	C275	医療院高齢者虐待防止未実施減算II特i5					要介護5	11 単位減算	-11	
55	C276	医療院高齢者虐待防止未実施減算II特ii1				(二)II型特別介護医療院サービス費(ⅱ)	要介護1	7 単位減算	-7	
55	C277	医療院高齢者虐待防止未実施減算II特ii2					要介護2	8 単位減算	-8	
55	C278	医療院高齢者虐待防止未実施減算II特ii3					要介護3	10 単位減算	-10	
55	C279	医療院高齢者虐待防止未実施減算II特ii4					要介護4	11 単位減算	-11	
55	C280	医療院高齢者虐待防止未実施減算II特ii5					要介護5	12 単位減算	-12	
55	C281	医療院高齢者虐待防止未実施減算ユ型I1		ニ ユニット型介護医療院サービス費	(1)ユニット型I型介護医療院サービス費(I)	(一)ユニット型I型介護医療院サービス費	要介護1	9 単位減算	-9	
55	C282	医療院高齢者虐待防止未実施減算ユ型I2					要介護2	10 単位減算	-10	
55	C283	医療院高齢者虐待防止未実施減算ユ型I3					要介護3	12 単位減算	-12	
55	C284	医療院高齢者虐待防止未実施減算ユ型I4					要介護4	13 単位減算	-13	
55	C285	医療院高齢者虐待防止未実施減算ユ型I5					要介護5	14 単位減算	-14	
55	C286	医療院高齢者虐待防止未実施減算経ユ型I1				(二)経過的ユニット型I型介護医療院サービス費	要介護1	9 単位減算	-9	
55	C287	医療院高齢者虐待防止未実施減算経ユ型I2					要介護2	10 単位減算	-10	
55	C288	医療院高齢者虐待防止未実施減算経ユ型I3					要介護3	12 単位減算	-12	
55	C289	医療院高齢者虐待防止未実施減算経ユ型I4					要介護4	13 単位減算	-13	
55	C290	医療院高齢者虐待防止未実施減算経ユ型I5					要介護5	14 単位減算	-14	
55	C291	医療院高齢者虐待防止未実施減算ユ型II1			(2)ユニット型I型介護医療院サービス費(II)	(一)ユニット型I型介護医療院サービス費	要介護1	8 単位減算	-8	
55	C292	医療院高齢者虐待防止未実施減算ユ型II2					要介護2	9 単位減算	-9	
55	C293	医療院高齢者虐待防止未実施減算ユ型II3					要介護3	12 単位減算	-12	
55	C294	医療院高齢者虐待防止未実施減算ユ型II4					要介護4	13 単位減算	-13	
55	C295	医療院高齢者虐待防止未実施減算ユ型II5					要介護5	14 単位減算	-14	
55	C296	医療院高齢者虐待防止未実施減算経ユ型II1				(二)経過的ユニット型I型介護医療院サービス費	要介護1	8 単位減算	-8	
55	C297	医療院高齢者虐待防止未実施減算経ユ型II2					要介護2	9 単位減算	-9	
55	C298	医療院高齢者虐待防止未実施減算経ユ型II3					要介護3	12 単位減算	-12	
55	C299	医療院高齢者虐待防止未実施減算経ユ型II4					要介護4	13 単位減算	-13	
55	C300	医療院高齢者虐待防止未実施減算経ユ型II5					要介護5	14 単位減算	-14	

サービスコード 種類	項目	サービス内容略称	算定項目						合成単位数	算定単位
55	C301	医療院高齢者虐待防止未実施減算ユII型1	高齢者虐待防止措置未実施減算	ホ ユニット型II型介護医療院サービス費	(1)ユニット型II型介護医療院サービス費		要介護1	8 単位減算	-8	1日につき
55	C302	医療院高齢者虐待防止未実施減算ユII型2					要介護2	10 単位減算	-10	
55	C303	医療院高齢者虐待防止未実施減算ユII型3					要介護3	12 単位減算	-12	
55	C304	医療院高齢者虐待防止未実施減算ユII型4					要介護4	13 単位減算	-13	
55	C305	医療院高齢者虐待防止未実施減算ユII型5					要介護5	14 単位減算	-14	
55	C306	医療院高齢者虐待防止未実施減算経ユII型1			(2)経過的ユニット型II型介護医療院サービス費		要介護1	8 単位減算	-8	
55	C307	医療院高齢者虐待防止未実施減算経ユII型2					要介護2	10 単位減算	-10	
55	C308	医療院高齢者虐待防止未実施減算経ユII型3					要介護3	12 単位減算	-12	
55	C309	医療院高齢者虐待防止未実施減算経ユII型4					要介護4	13 単位減算	-13	
55	C310	医療院高齢者虐待防止未実施減算経ユII型5					要介護5	14 単位減算	-14	
55	C311	医療院高齢者虐待防止未実施減算ユI特1		ヘ ユニット型特別介護医療院サービス費	(1)ユニット型I型特別介護医療院サービス費	(一)ユニット型I型特別介護医療院サービス費	要介護1	8 単位減算	-8	
55	C312	医療院高齢者虐待防止未実施減算ユI特2					要介護2	9 単位減算	-9	
55	C313	医療院高齢者虐待防止未実施減算ユI特3					要介護3	11 単位減算	-11	
55	C314	医療院高齢者虐待防止未実施減算ユI特4					要介護4	12 単位減算	-12	
55	C315	医療院高齢者虐待防止未実施減算ユI特5					要介護5	13 単位減算	-13	
55	C316	医療院高齢者虐待防止未実施減算経ユI特1				(二)経過的ユニット型I型特別介護医療院サービス費	要介護1	8 単位減算	-8	
55	C317	医療院高齢者虐待防止未実施減算経ユI特2					要介護2	9 単位減算	-9	
55	C318	医療院高齢者虐待防止未実施減算経ユI特3					要介護3	11 単位減算	-11	
55	C319	医療院高齢者虐待防止未実施減算経ユI特4					要介護4	12 単位減算	-12	
55	C320	医療院高齢者虐待防止未実施減算経ユI特5					要介護5	13 単位減算	-13	
55	C321	医療院高齢者虐待防止未実施減算ユII特1			(2)ユニット型II型特別介護医療院サービス費	(一)ユニット型I型介護医療院サービス費	要介護1	8 単位減算	-8	
55	C322	医療院高齢者虐待防止未実施減算ユII特2					要介護2	9 単位減算	-9	
55	C323	医療院高齢者虐待防止未実施減算ユII特3					要介護3	11 単位減算	-11	
55	C324	医療院高齢者虐待防止未実施減算ユII特4					要介護4	12 単位減算	-12	
55	C325	医療院高齢者虐待防止未実施減算ユII特5					要介護5	13 単位減算	-13	
55	C326	医療院高齢者虐待防止未実施減算経ユII特1				(二)経過的ユニット型I型特別介護医療院サービス費	要介護1	8 単位減算	-8	
55	C327	医療院高齢者虐待防止未実施減算経ユII特2					要介護2	9 単位減算	-9	
55	C328	医療院高齢者虐待防止未実施減算経ユII特3					要介護3	11 単位減算	-11	
55	C329	医療院高齢者虐待防止未実施減算経ユII特4					要介護4	12 単位減算	-12	
55	C330	医療院高齢者虐待防止未実施減算経ユII特5					要介護5	13 単位減算	-13	

施設

介護医療

サービスコード 種類	項目	サービス内容略称	算定項目					合成単位数	算定単位
55	D201	医療院業務継続計画未策定減算Ⅰ型Ⅰⅰ1	業務継続計画未策定減算	イ Ⅰ型介護医療院サービス費	(1)Ⅰ型介護医療院サービス費(Ⅰ)	(一)Ⅰ型介護医療院サービス費(ⅰ)	要介護1　22 単位減算	-22	1日につき
55	D202	医療院業務継続計画未策定減算Ⅰ型Ⅰⅰ2					要介護2　25 単位減算	-25	
55	D203	医療院業務継続計画未策定減算Ⅰ型Ⅰⅰ3					要介護3　32 単位減算	-32	
55	D204	医療院業務継続計画未策定減算Ⅰ型Ⅰⅰ4					要介護4　35 単位減算	-35	
55	D205	医療院業務継続計画未策定減算Ⅰ型Ⅰⅰ5					要介護5　38 単位減算	-38	
55	D206	医療院業務継続計画未策定減算Ⅰ型Ⅰⅱ1				(二)Ⅰ型介護医療院サービス費(ⅱ)	要介護1　25 単位減算	-25	
55	D207	医療院業務継続計画未策定減算Ⅰ型Ⅰⅱ2					要介護2　28 単位減算	-28	
55	D208	医療院業務継続計画未策定減算Ⅰ型Ⅰⅱ3					要介護3　35 単位減算	-35	
55	D209	医療院業務継続計画未策定減算Ⅰ型Ⅰⅱ4					要介護4　38 単位減算	-38	
55	D210	医療院業務継続計画未策定減算Ⅰ型Ⅰⅱ5					要介護5　41 単位減算	-41	
55	D211	医療院業務継続計画未策定減算Ⅰ型Ⅱⅰ1			(2)Ⅰ型介護医療院サービス費(Ⅱ)	(一)Ⅰ型介護医療院サービス費(ⅰ)	要介護1　21 単位減算	-21	
55	D212	医療院業務継続計画未策定減算Ⅰ型Ⅱⅰ2					要介護2　25 単位減算	-25	
55	D213	医療院業務継続計画未策定減算Ⅰ型Ⅱⅰ3					要介護3　32 単位減算	-32	
55	D214	医療院業務継続計画未策定減算Ⅰ型Ⅱⅰ4					要介護4　35 単位減算	-35	
55	D215	医療院業務継続計画未策定減算Ⅰ型Ⅱⅰ5					要介護5　37 単位減算	-37	
55	D216	医療院業務継続計画未策定減算Ⅰ型Ⅱⅱ1				(二)Ⅰ型介護医療院サービス費(ⅱ)	要介護1　25 単位減算	-25	
55	D217	医療院業務継続計画未策定減算Ⅰ型Ⅱⅱ2					要介護2　28 単位減算	-28	
55	D218	医療院業務継続計画未策定減算Ⅰ型Ⅱⅱ3					要介護3　35 単位減算	-35	
55	D219	医療院業務継続計画未策定減算Ⅰ型Ⅱⅱ4					要介護4　38 単位減算	-38	
55	D220	医療院業務継続計画未策定減算Ⅰ型Ⅱⅱ5					要介護5　41 単位減算	-41	
55	D221	医療院業務継続計画未策定減算Ⅰ型Ⅲⅰ1			(3)Ⅰ型介護医療院サービス費(Ⅲ)	(一)Ⅰ型介護医療院サービス費(ⅰ)	要介護1　21 単位減算	-21	
55	D222	医療院業務継続計画未策定減算Ⅰ型Ⅲⅰ2					要介護2　24 単位減算	-24	
55	D223	医療院業務継続計画未策定減算Ⅰ型Ⅲⅰ3					要介護3　31 単位減算	-31	
55	D224	医療院業務継続計画未策定減算Ⅰ型Ⅲⅰ4					要介護4　34 単位減算	-34	
55	D225	医療院業務継続計画未策定減算Ⅰ型Ⅲⅰ5					要介護5　37 単位減算	-37	
55	D226	医療院業務継続計画未策定減算Ⅰ型Ⅲⅱ1				(二)Ⅰ型介護医療院サービス費(ⅱ)	要介護1　24 単位減算	-24	
55	D227	医療院業務継続計画未策定減算Ⅰ型Ⅲⅱ2					要介護2　27 単位減算	-27	
55	D228	医療院業務継続計画未策定減算Ⅰ型Ⅲⅱ3					要介護3　34 単位減算	-34	
55	D229	医療院業務継続計画未策定減算Ⅰ型Ⅲⅱ4					要介護4　37 単位減算	-37	
55	D230	医療院業務継続計画未策定減算Ⅰ型Ⅲⅱ5					要介護5　40 単位減算	-40	
55	D231	医療院業務継続計画未策定減算Ⅱ型Ⅰⅰ1		ロ Ⅱ型介護医療院サービス費	(1)Ⅱ型介護医療院サービス費(Ⅰ)	(一)Ⅱ型介護医療院サービス費(ⅰ)	要介護1　20 単位減算	-20	
55	D232	医療院業務継続計画未策定減算Ⅱ型Ⅰⅰ2					要介護2　23 単位減算	-23	
55	D233	医療院業務継続計画未策定減算Ⅱ型Ⅰⅰ3					要介護3　29 単位減算	-29	
55	D234	医療院業務継続計画未策定減算Ⅱ型Ⅰⅰ4					要介護4　32 単位減算	-32	
55	D235	医療院業務継続計画未策定減算Ⅱ型Ⅰⅰ5					要介護5　34 単位減算	-34	
55	D236	医療院業務継続計画未策定減算Ⅱ型Ⅰⅱ1				(二)Ⅱ型介護医療院サービス費(ⅱ)	要介護1　24 単位減算	-24	
55	D237	医療院業務継続計画未策定減算Ⅱ型Ⅰⅱ2					要介護2　26 単位減算	-26	
55	D238	医療院業務継続計画未策定減算Ⅱ型Ⅰⅱ3					要介護3　33 単位減算	-33	
55	D239	医療院業務継続計画未策定減算Ⅱ型Ⅰⅱ4					要介護4　35 単位減算	-35	
55	D240	医療院業務継続計画未策定減算Ⅱ型Ⅰⅱ5					要介護5　38 単位減算	-38	
55	D241	医療院業務継続計画未策定減算Ⅱ型Ⅱⅰ1			(2)Ⅱ型介護医療院サービス費(Ⅱ)	(一)Ⅱ型介護医療院サービス費(ⅰ)	要介護1　20 単位減算	-20	
55	D242	医療院業務継続計画未策定減算Ⅱ型Ⅱⅰ2					要介護2　23 単位減算	-23	
55	D243	医療院業務継続計画未策定減算Ⅱ型Ⅱⅰ3					要介護3　29 単位減算	-29	
55	D244	医療院業務継続計画未策定減算Ⅱ型Ⅱⅰ4					要介護4　32 単位減算	-32	
55	D245	医療院業務継続計画未策定減算Ⅱ型Ⅱⅰ5					要介護5　34 単位減算	-34	
55	D246	医療院業務継続計画未策定減算Ⅱ型Ⅱⅱ1				(二)Ⅱ型介護医療院サービス費(ⅱ)	要介護1　23 単位減算	-23	
55	D247	医療院業務継続計画未策定減算Ⅱ型Ⅱⅱ2					要介護2　26 単位減算	-26	
55	D248	医療院業務継続計画未策定減算Ⅱ型Ⅱⅱ3					要介護3　32 単位減算	-32	
55	D249	医療院業務継続計画未策定減算Ⅱ型Ⅱⅱ4					要介護4　35 単位減算	-35	
55	D250	医療院業務継続計画未策定減算Ⅱ型Ⅱⅱ5					要介護5　37 単位減算	-37	
55	D251	医療院業務継続計画未策定減算Ⅱ型Ⅲⅰ1			(3)Ⅱ型介護医療院サービス費(Ⅲ)	(一)Ⅱ型介護医療院サービス費(ⅰ)	要介護1　19 単位減算	-19	
55	D252	医療院業務継続計画未策定減算Ⅱ型Ⅲⅰ2					要介護2　22 単位減算	-22	
55	D253	医療院業務継続計画未策定減算Ⅱ型Ⅲⅰ3					要介護3　29 単位減算	-29	
55	D254	医療院業務継続計画未策定減算Ⅱ型Ⅲⅰ4					要介護4　31 単位減算	-31	
55	D255	医療院業務継続計画未策定減算Ⅱ型Ⅲⅰ5					要介護5　34 単位減算	-34	
55	D256	医療院業務継続計画未策定減算Ⅱ型Ⅲⅱ1				(二)Ⅱ型介護医療院サービス費(ⅱ)	要介護1　23 単位減算	-23	
55	D257	医療院業務継続計画未策定減算Ⅱ型Ⅲⅱ2					要介護2　26 単位減算	-26	
55	D258	医療院業務継続計画未策定減算Ⅱ型Ⅲⅱ3					要介護3　32 単位減算	-32	
55	D259	医療院業務継続計画未策定減算Ⅱ型Ⅲⅱ4					要介護4　35 単位減算	-35	
55	D260	医療院業務継続計画未策定減算Ⅱ型Ⅲⅱ5					要介護5　37 単位減算	-37	

施設

介護医療

サービスコード 種類	項目	サービス内容略称	算定項目					合成単位数	算定単位
55	D261	医療院業務継続計画未策定減算Ⅰ特ⅰ1	業務継続計画未策定減算	ハ 特別介護医療院サービス費	(1)Ⅰ型特別介護医療院サービス費	(一)Ⅰ型特別介護医療院サービス費(ⅰ)	要介護1 20 単位減算	−20	1日につき
55	D262	医療院業務継続計画未策定減算Ⅰ特ⅰ2					要介護2 23 単位減算	−23	
55	D263	医療院業務継続計画未策定減算Ⅰ特ⅰ3					要介護3 30 単位減算	−30	
55	D264	医療院業務継続計画未策定減算Ⅰ特ⅰ4					要介護4 32 単位減算	−32	
55	D265	医療院業務継続計画未策定減算Ⅰ特ⅰ5					要介護5 35 単位減算	−35	
55	D266	医療院業務継続計画未策定減算Ⅰ特ⅱ1				(二)Ⅰ型特別介護医療院サービス費(ⅱ)	要介護1 23 単位減算	−23	
55	D267	医療院業務継続計画未策定減算Ⅰ特ⅱ2					要介護2 26 単位減算	−26	
55	D268	医療院業務継続計画未策定減算Ⅰ特ⅱ3					要介護3 33 単位減算	−33	
55	D269	医療院業務継続計画未策定減算Ⅰ特ⅱ4					要介護4 36 単位減算	−36	
55	D270	医療院業務継続計画未策定減算Ⅰ特ⅱ5					要介護5 38 単位減算	−38	
55	D271	医療院業務継続計画未策定減算Ⅱ特ⅰ1			(2)Ⅱ型特別介護医療院サービス費	(一)Ⅱ型特別介護医療院サービス費(ⅰ)	要介護1 18 単位減算	−18	
55	D272	医療院業務継続計画未策定減算Ⅱ特ⅰ2					要介護2 21 単位減算	−21	
55	D273	医療院業務継続計画未策定減算Ⅱ特ⅰ3					要介護3 27 単位減算	−27	
55	D274	医療院業務継続計画未策定減算Ⅱ特ⅰ4					要介護4 30 単位減算	−30	
55	D275	医療院業務継続計画未策定減算Ⅱ特ⅰ5					要介護5 32 単位減算	−32	
55	D276	医療院業務継続計画未策定減算Ⅱ特ⅱ1				(二)Ⅱ型特別介護医療院サービス費(ⅱ)	要介護1 22 単位減算	−22	
55	D277	医療院業務継続計画未策定減算Ⅱ特ⅱ2					要介護2 24 単位減算	−24	
55	D278	医療院業務継続計画未策定減算Ⅱ特ⅱ3					要介護3 30 単位減算	−30	
55	D279	医療院業務継続計画未策定減算Ⅱ特ⅱ4					要介護4 33 単位減算	−33	
55	D280	医療院業務継続計画未策定減算Ⅱ特ⅱ5					要介護5 35 単位減算	−35	
55	D281	医療院業務継続計画未策定減算ユⅠ型Ⅰ1		ニ ユニット型Ⅰ型介護医療院サービス費	(1)ユニット型Ⅰ型介護医療院サービス費(Ⅰ)	(一)ユニット型Ⅰ型介護医療院サービス費	要介護1 26 単位減算	−26	
55	D282	医療院業務継続計画未策定減算ユⅠ型Ⅰ2					要介護2 29 単位減算	−29	
55	D283	医療院業務継続計画未策定減算ユⅠ型Ⅰ3					要介護3 36 単位減算	−36	
55	D284	医療院業務継続計画未策定減算ユⅠ型Ⅰ4					要介護4 39 単位減算	−39	
55	D285	医療院業務継続計画未策定減算ユⅠ型Ⅰ5					要介護5 42 単位減算	−42	
55	D286	医療院業務継続計画未策定減算経ユⅠ型Ⅰ1				(二)経過的ユニット型Ⅰ型介護医療院サービス費	要介護1 26 単位減算	−26	
55	D287	医療院業務継続計画未策定減算経ユⅠ型Ⅰ2					要介護2 29 単位減算	−29	
55	D288	医療院業務継続計画未策定減算経ユⅠ型Ⅰ3					要介護3 36 単位減算	−36	
55	D289	医療院業務継続計画未策定減算経ユⅠ型Ⅰ4					要介護4 39 単位減算	−39	
55	D290	医療院業務継続計画未策定減算経ユⅠ型Ⅰ5					要介護5 42 単位減算	−42	
55	D291	医療院業務継続計画未策定減算ユⅠ型Ⅱ1			(2)ユニット型Ⅰ型介護医療院サービス費(Ⅱ)	(一)ユニット型Ⅰ型介護医療院サービス費	要介護1 25 単位減算	−25	
55	D292	医療院業務継続計画未策定減算ユⅠ型Ⅱ2					要介護2 28 単位減算	−28	
55	D293	医療院業務継続計画未策定減算ユⅠ型Ⅱ3					要介護3 36 単位減算	−36	
55	D294	医療院業務継続計画未策定減算ユⅠ型Ⅱ4					要介護4 38 単位減算	−38	
55	D295	医療院業務継続計画未策定減算ユⅠ型Ⅱ5					要介護5 41 単位減算	−41	
55	D296	医療院業務継続計画未策定減算経ユⅠ型Ⅱ1				(二)経過的ユニット型Ⅰ型介護医療院サービス費	要介護1 25 単位減算	−25	
55	D297	医療院業務継続計画未策定減算経ユⅠ型Ⅱ2					要介護2 28 単位減算	−28	
55	D298	医療院業務継続計画未策定減算経ユⅠ型Ⅱ3					要介護3 36 単位減算	−36	
55	D299	医療院業務継続計画未策定減算経ユⅠ型Ⅱ4					要介護4 38 単位減算	−38	
55	D300	医療院業務継続計画未策定減算経ユⅠ型Ⅱ5					要介護5 41 単位減算	−41	

施設

介護
医療

サービスコード 種類	項目	サービス内容略称	算定項目				合成単位数	算定単位
55	D301	医療院業務継続計画未策定減算ユⅡ型1	業務継続計画未策定減算	ホ ユニット型Ⅱ型介護医療院サービス費	(1)ユニット型Ⅱ型介護医療院サービス費	要介護1　25 単位減算	-25	1日につき
55	D302	医療院業務継続計画未策定減算ユⅡ型2				要介護2　29 単位減算	-29	
55	D303	医療院業務継続計画未策定減算ユⅡ型3				要介護3　35 単位減算	-35	
55	D304	医療院業務継続計画未策定減算ユⅡ型4				要介護4　38 単位減算	-38	
55	D305	医療院業務継続計画未策定減算ユⅡ型5				要介護5　41 単位減算	-41	
55	D306	医療院業務継続計画未策定減算経ユⅡ型1			(2)経過的ユニット型Ⅱ型介護医療院サービス費	要介護1　25 単位減算	-25	
55	D307	医療院業務継続計画未策定減算経ユⅡ型2				要介護2　29 単位減算	-29	
55	D308	医療院業務継続計画未策定減算経ユⅡ型3				要介護3　35 単位減算	-35	
55	D309	医療院業務継続計画未策定減算経ユⅡ型4				要介護4　38 単位減算	-38	
55	D310	医療院業務継続計画未策定減算経ユⅡ型5				要介護5　41 単位減算	-41	
55	D311	医療院業務継続計画未策定減算ユⅠ特1		ヘ ユニット型特別介護医療院サービス費	(1)ユニット型Ⅰ型特別介護医療院サービス費 (一)ユニット型Ⅰ型特別介護医療院サービス費	要介護1　24 単位減算	-24	
55	D312	医療院業務継続計画未策定減算ユⅠ特2				要介護2　27 単位減算	-27	
55	D313	医療院業務継続計画未策定減算ユⅠ特3				要介護3　34 単位減算	-34	
55	D314	医療院業務継続計画未策定減算ユⅠ特4				要介護4　37 単位減算	-37	
55	D315	医療院業務継続計画未策定減算ユⅠ特5				要介護5　39 単位減算	-39	
55	D316	医療院業務継続計画未策定減算経ユⅠ特1			(二)経過的ユニット型Ⅰ型特別介護医療院サービス費	要介護1　24 単位減算	-24	
55	D317	医療院業務継続計画未策定減算経ユⅠ特2				要介護2　27 単位減算	-27	
55	D318	医療院業務継続計画未策定減算経ユⅠ特3				要介護3　34 単位減算	-34	
55	D319	医療院業務継続計画未策定減算経ユⅠ特4				要介護4　37 単位減算	-37	
55	D320	医療院業務継続計画未策定減算経ユⅠ特5				要介護5　39 単位減算	-39	
55	D321	医療院業務継続計画未策定減算ユⅡ特1			(2)ユニット型Ⅱ型特別介護医療院サービス費 (一)ユニット型Ⅰ型介護医療院サービス費	要介護1　24 単位減算	-24	
55	D322	医療院業務継続計画未策定減算ユⅡ特2				要介護2　27 単位減算	-27	
55	D323	医療院業務継続計画未策定減算ユⅡ特3				要介護3　33 単位減算	-33	
55	D324	医療院業務継続計画未策定減算ユⅡ特4				要介護4　36 単位減算	-36	
55	D325	医療院業務継続計画未策定減算ユⅡ特5				要介護5　39 単位減算	-39	
55	D326	医療院業務継続計画未策定減算経ユⅡ特1			(二)経過的ユニット型Ⅰ型特別介護医療院サービス費	要介護1　24 単位減算	-24	
55	D327	医療院業務継続計画未策定減算経ユⅡ特2				要介護2　27 単位減算	-27	
55	D328	医療院業務継続計画未策定減算経ユⅡ特3				要介護3　33 単位減算	-33	
55	D329	医療院業務継続計画未策定減算経ユⅡ特4				要介護4　36 単位減算	-36	
55		医療院業務継続計画未策定減算経ユⅡ特5				要介護5　39 単位減算	-39	
55	6345	医療院栄養管理基準減算	栄養管理の基準を満たさない場合			14 単位減算	-14	
55	6601	医療院療養環境減算1	介護医療院療養環境減算	療養環境の基準(廊下)を満たさない場合		25 単位減算	-25	
55	6603	医療院療養環境減算2		療養環境の基準(療養室)を満たさない場合		25 単位減算	-25	
55	6371	医療院夜間勤務等看護加算Ⅰ	夜間勤務等看護加算	夜間勤務等看護(Ⅰ)		23 単位加算	23	
55	6372	医療院夜間勤務等看護加算Ⅱ		夜間勤務等看護(Ⅱ)		14 単位加算	14	
55	6373	医療院夜間勤務等看護加算Ⅲ		夜間勤務等看護(Ⅲ)		14 単位加算	14	
55	6374	医療院夜間勤務等看護加算Ⅳ		夜間勤務等看護(Ⅳ)		7 単位加算	7	
55	6109	医療院若年性認知症入所者受入加算	若年性認知症入所者受入加算			120 単位加算	120	
55	6300	医療院外泊時費用	居宅における外泊を認めた場合			362 単位	362	月6日限度
55	6358	医療院試行的退所サービス費	入所者に対して居宅における試行的退所サービスを行った場合			800 単位	800	
55	6831	医療院他科受診時費用	他医療機関において診療が行われた場合			362 単位	362	月4日限度
55	6400	医療院初期加算	ト 初期加算(入所日から30日以内の期間。)			30 単位加算	30	1日につき
55	6151	医療院退所時栄養情報連携加算	チ 退所時栄養情報連携加算			70 単位加算	70	月1回限度
55	6453	医療院再入所時栄養連携加算	リ 再入所時栄養連携加算			200 単位加算	200	1回限り
55	6501	医療院退所前訪問指導加算	ヌ 退所時指導等加算	(一)退所時等指導加算	a 退所前訪問指導加算(入院中1回(又は2回)限度)	460 単位	460	1回につき
55	6507	医療院退所後訪問指導加算			b 退所後訪問指導加算(退所後1回限度)	460 単位	460	
55	6502	医療院退所時指導加算			c 退所時指導加算	400 単位	400	1回限り
55	6504	医療院退所時情報提供加算Ⅰ			d 退所時情報提供加算　退所時情報提供加算(Ⅰ)	500 単位	500	
55	6150	医療院退所時情報提供加算Ⅱ			退所時情報提供加算(Ⅱ)	250 単位	250	
55	6505	医療院退所前連携加算			e 退所前連携加算	500 単位	500	
55	6503	医療院訪問看護指示加算		(二)訪問看護指示加算		300 単位	300	

施設

介護 医療

サービスコード 種類	サービスコード 項目	サービス内容略称	算定項目				合成 単位数	算定 単位
55	6155	医療院協力医療機関連携加算1	ル 協力医療機関連携加算	(1)相談・診療を行う体制を常時確保し、緊急時に入院を受け入れる体制を確保している協力医療機関と連携している場合		100 単位加算	100	1月につき
55	6156	医療院協力医療機関連携加算2		(2)上記以外の協力医療機関と連携している場合		5 単位加算	5	
55	6290	医療院栄養マネジメント強化加算	ヲ 栄養マネジメント強化加算			11 単位加算	11	1日につき
55	6274	医療院経口移行加算	ワ 経口移行加算			28 単位加算	28	
55	6280	医療院経口維持加算Ⅰ	カ 経口維持加算	(一)経口維持加算(Ⅰ)		400 単位加算	400	1月につき
55	6281	医療院経口維持加算Ⅱ		(二)経口維持加算(Ⅱ)		100 単位加算	100	
55	6123	医療院口腔衛生管理加算Ⅰ	ヨ 口腔衛生管理加算	(一)口腔衛生管理加算(Ⅰ)		90 単位加算	90	
55	6131	医療院口腔衛生管理加算Ⅱ		(二)口腔衛生管理加算(Ⅱ)		110 単位加算	110	
55	6275	医療院療養食加算	タ 療養食加算（1日に3回を限度）			6 単位加算	6	1回につき
55	6278	医療院在宅復帰支援機能加算	レ 在宅復帰支援機能加算			10 単位加算	10	1日につき
55	6000	医療院緊急時治療管理	ツ 緊急時治療管理（1月に1日3回限度）			518 単位加算	518	
55	6133	医療院認知症専門ケア加算Ⅰ	ネ 認知症専門ケア加算	(一)認知症専門ケア加算(Ⅰ)		3 単位加算	3	
55	6134	医療院認知症専門ケア加算Ⅱ		(二)認知症専門ケア加算(Ⅱ)		4 単位加算	4	
55	6153	医療院認知症チームケア推進加算Ⅰ	ナ 認知症チームケア推進加算	(一)認知症チームケア推進加算(Ⅰ)		150 単位加算	150	1月につき
55	6154	医療院認知症チームケア推進加算Ⅱ		(二)認知症チームケア推進加算(Ⅱ)		120 単位加算	120	
55	6121	医療院認知症緊急対応加算	ラ 認知症行動・心理症状緊急対応加算（7日間限度）			200 単位加算	200	1日につき
55	6351	医療院重度認知症疾患療養体制加算Ⅰ1	ム 重度認知症疾患療養体制	(一)重度認知症疾患療養体制加算(Ⅰ)	要介護1、2を算定する場合	140 単位加算	140	
55	6352	医療院重度認知症疾患療養体制加算Ⅰ2			要介護3、4、5を算定する場合	40 単位加算	40	
55	6353	医療院重度認知症疾患療養体制加算Ⅱ1		(二)重度認知症疾患療養体制加算(Ⅱ)	要介護1、2を算定する場合	200 単位加算	200	
55	6354	医療院重度認知症疾患療養体制加算Ⅱ2			要介護3、4、5を算定する場合	100 単位加算	100	
55	5347	医療院排せつ支援加算Ⅰ	ウ 排せつ支援加算	(1)排せつ支援加算(Ⅰ)		10 単位加算	10	1月につき
55	5348	医療院排せつ支援加算Ⅱ		(2)排せつ支援加算(Ⅱ)		15 単位加算	15	
55	5349	医療院排せつ支援加算Ⅲ		(3)排せつ支援加算(Ⅲ)		20 単位加算	20	
55	6360	医療院自立支援促進加算	ヰ 自立支援促進加算			280 単位加算	280	
55	6361	医療院科学的介護推進体制加算Ⅰ	ノ 科学的介護推進体制加算	(1)科学的介護推進体制加算(Ⅰ)		40 単位加算	40	
55	6362	医療院科学的介護推進体制加算Ⅱ		(2)科学的介護推進体制加算(Ⅱ)		60 単位加算	60	
55	6270	医療院安全対策体制加算	オ 安全対策体制加算			20 単位加算	20	1回限り
55	6166	医療院高齢者等感染対策向上加算Ⅰ	ク 高齢者施設等感染対策向上加算	(1)高齢者施設等感染対策向上加算(Ⅰ)		10 単位加算	10	1月につき
55	6167	医療院高齢者等感染対策向上加算Ⅱ		(2)高齢者施設等感染対策向上加算(Ⅱ)		5 単位加算	5	
55	9010	医療院新興感染症等施設療養費	ヤ 新興感染症等施設療養費			240 単位	240	1日につき
55	6237	医療院生産性向上推進体制加算Ⅰ	マ 生産性向上推進体制加算	(1)生産性向上推進体制加算(Ⅰ)		100 単位加算	100	1月につき
55	6238	医療院生産性向上推進体制加算Ⅱ		(2)生産性向上推進体制加算(Ⅱ)		10 単位加算	10	
55	6099	医療院サービス提供体制加算Ⅰ	ケ サービス提供体制強化加算	(一)サービス提供体制強化加算(Ⅰ)		22 単位加算	22	1日につき
55	6100	医療院サービス提供体制加算Ⅱ		(二)サービス提供体制強化加算(Ⅱ)		18 単位加算	18	
55	6103	医療院サービス提供体制加算Ⅲ		(三)サービス提供体制強化加算(Ⅲ)		6 単位加算	6	
55	6104	医療院処遇改善加算Ⅰ	フ 介護職員等処遇改善加算	(一)介護職員等処遇改善加算(Ⅰ)		所定単位数の 51/1000 加算		1月につき
55	6105	医療院処遇改善加算Ⅱ		(二)介護職員等処遇改善加算(Ⅱ)		所定単位数の 47/1000 加算		
55	6106	医療院処遇改善加算Ⅲ		(三)介護職員等処遇改善加算(Ⅲ)		所定単位数の 36/1000 加算		
55	6380	医療院処遇改善加算Ⅳ		(四)介護職員等処遇改善加算(Ⅳ)		所定単位数の 29/1000 加算		
55	6381	医療院処遇改善加算Ⅴ1		(五)介護職員等処遇改善加算(Ⅴ)	(一)介護職員等処遇改善加算(Ⅴ)(1)	所定単位数の 46/1000 加算		
55	6382	医療院処遇改善加算Ⅴ2			(二)介護職員等処遇改善加算(Ⅴ)(2)	所定単位数の 44/1000 加算		
55	6383	医療院処遇改善加算Ⅴ3			(三)介護職員等処遇改善加算(Ⅴ)(3)	所定単位数の 42/1000 加算		
55	6384	医療院処遇改善加算Ⅴ4			(四)介護職員等処遇改善加算(Ⅴ)(4)	所定単位数の 40/1000 加算		
55	6385	医療院処遇改善加算Ⅴ5			(五)介護職員等処遇改善加算(Ⅴ)(5)	所定単位数の 39/1000 加算		
55	6386	医療院処遇改善加算Ⅴ6			(六)介護職員等処遇改善加算(Ⅴ)(6)	所定単位数の 35/1000 加算		
55	6387	医療院処遇改善加算Ⅴ7			(七)介護職員等処遇改善加算(Ⅴ)(7)	所定単位数の 35/1000 加算		
55	6388	医療院処遇改善加算Ⅴ8			(八)介護職員等処遇改善加算(Ⅴ)(8)	所定単位数の 31/1000 加算		
55	6389	医療院処遇改善加算Ⅴ9			(九)介護職員等処遇改善加算(Ⅴ)(9)	所定単位数の 31/1000 加算		
55	6390	医療院処遇改善加算Ⅴ10			(十)介護職員等処遇改善加算(Ⅴ)(10)	所定単位数の 30/1000 加算		
55	6391	医療院処遇改善加算Ⅴ11			(十一)介護職員等処遇改善加算(Ⅴ)(11)	所定単位数の 24/1000 加算		
55	6392	医療院処遇改善加算Ⅴ12			(十二)介護職員等処遇改善加算(Ⅴ)(12)	所定単位数の 26/1000 加算		
55	6393	医療院処遇改善加算Ⅴ13			(十三)介護職員等処遇改善加算(Ⅴ)(13)	所定単位数の 20/1000 加算		
55	6394	医療院処遇改善加算Ⅴ14			(十四)介護職員等処遇改善加算(Ⅴ)(14)	所定単位数の 15/1000 加算		

施設

介護
医療

定員超過の場合

種類	項目	サービス内容略称	算定項目					合成単位数	算定単位
55	3001	I型医療院Ii1・定超	イ I型介護医療院サービス費	(1) I型介護医療院サービス費(I)	(一) I型介護医療院サービス費(i)<従来型個室>	要介護1 721 単位		505	1日につき
55	3002	I型医療院Ii1・夜減・定超					夜勤の勤務条件に関する基準を満たさない場合 － 25 単位	487	
55	3003	I型医療院Ii2・定超				要介護2 832 単位		582	
55	3004	I型医療院Ii2・夜減・定超					夜勤の勤務条件に関する基準を満たさない場合 － 25 単位	565	
55	3005	I型医療院Ii3・定超				要介護3 1,070 単位		749	
55	3006	I型医療院Ii3・夜減・定超					夜勤の勤務条件に関する基準を満たさない場合 － 25 単位	732	
55	3007	I型医療院Ii4・定超				要介護4 1,172 単位		820	
55	3008	I型医療院Ii4・夜減・定超					夜勤の勤務条件に関する基準を満たさない場合 － 25 単位	803	
55	3009	I型医療院Ii5・定超				要介護5 1,263 単位		884	
55	3010	I型医療院Ii5・夜減・定超					夜勤の勤務条件に関する基準を満たさない場合 － 25 単位	867	
55	3011	I型医療院Iii1・定超			(二) I型介護医療院サービス費(ii)<多床室>	要介護1 833 単位		583	
55	3012	I型医療院Iii1・夜減・定超					夜勤の勤務条件に関する基準を満たさない場合 － 25 単位	566	
55	3013	I型医療院Iii2・定超				要介護2 943 単位		660	
55	3014	I型医療院Iii2・夜減・定超					夜勤の勤務条件に関する基準を満たさない場合 － 25 単位	643	
55	3015	I型医療院Iii3・定超				要介護3 1,182 単位		827	
55	3016	I型医療院Iii3・夜減・定超					夜勤の勤務条件に関する基準を満たさない場合 － 25 単位	810	
55	3017	I型医療院Iii4・定超				要介護4 1,283 単位		898	
55	3018	I型医療院Iii4・夜減・定超					夜勤の勤務条件に関する基準を満たさない場合 － 25 単位	881	
55	3019	I型医療院Iii5・定超				要介護5 1,375 単位		963	
55	3020	I型医療院Iii5・夜減・定超					夜勤の勤務条件に関する基準を満たさない場合 － 25 単位	945	
55	3021	I型医療院IIi1・定超		(2) I型介護医療院サービス費(II)	(一) I型介護医療院サービス費(i)<従来型個室>	要介護1 711 単位		498	
55	3022	I型医療院IIi1・夜減・定超					夜勤の勤務条件に関する基準を満たさない場合 － 25 単位	480	
55	3023	I型医療院IIi2・定超				要介護2 820 単位		574	
55	3024	I型医療院IIi2・夜減・定超					夜勤の勤務条件に関する基準を満たさない場合 － 25 単位	557	
55	3025	I型医療院IIi3・定超				要介護3 1,055 単位		739	
55	3026	I型医療院IIi3・夜減・定超					夜勤の勤務条件に関する基準を満たさない場合 － 25 単位	721	
55	3027	I型医療院IIi4・定超				要介護4 1,155 単位		809	
55	3028	I型医療院IIi4・夜減・定超					夜勤の勤務条件に関する基準を満たさない場合 － 25 単位	791	
55	3029	I型医療院IIi5・定超				要介護5 1,245 単位		872	
55	3030	I型医療院IIi5・夜減・定超					夜勤の勤務条件に関する基準を満たさない場合 － 25 単位	854	
55	3031	I型医療院IIii1・定超			(二) I型介護医療院サービス費(ii)<多床室>	要介護1 821 単位		575	
55	3032	I型医療院IIii1・夜減・定超					夜勤の勤務条件に関する基準を満たさない場合 － 25 単位	557	
55	3033	I型医療院IIii2・定超				要介護2 930 単位		651	
55	3034	I型医療院IIii2・夜減・定超					夜勤の勤務条件に関する基準を満たさない場合 － 25 単位	634	
55	3035	I型医療院IIii3・定超				要介護3 1,165 単位		816	
55	3036	I型医療院IIii3・夜減・定超					夜勤の勤務条件に関する基準を満たさない場合 － 25 単位	798	
55	3037	I型医療院IIii4・定超				要介護4 1,264 単位		885	
55	3038	I型医療院IIii4・夜減・定超					夜勤の勤務条件に関する基準を満たさない場合 － 25 単位	867	
55	3039	I型医療院IIii5・定超				要介護5 1,355 単位		949	
55	3040	I型医療院IIii5・夜減・定超					夜勤の勤務条件に関する基準を満たさない場合 － 25 単位	931	
55	3041	I型医療院IIIi1・定超		(3) I型介護医療院サービス費(III)	(一) I型介護医療院サービス費(i)<従来型個室>	要介護1 694 単位		486	
55	3042	I型医療院IIIi1・夜減・定超					夜勤の勤務条件に関する基準を満たさない場合 － 25 単位	468	
55	3043	I型医療院IIIi2・定超				要介護2 804 単位		563	
55	3044	I型医療院IIIi2・夜減・定超					夜勤の勤務条件に関する基準を満たさない場合 － 25 単位	545	
55	3045	I型医療院IIIi3・定超				要介護3 1,039 単位		727	
55	3046	I型医療院IIIi3・夜減・定超					夜勤の勤務条件に関する基準を満たさない場合 － 25 単位	710	
55	3047	I型医療院IIIi4・定超				要介護4 1,138 単位		797	
55	3048	I型医療院IIIi4・夜減・定超					夜勤の勤務条件に関する基準を満たさない場合 － 25 単位	779	
55	3049	I型医療院IIIi5・定超				要介護5 1,228 単位		860	
55	3050	I型医療院IIIi5・夜減・定超					夜勤の勤務条件に関する基準を満たさない場合 － 25 単位	842	
55	3051	I型医療院IIIii1・定超			(二) I型介護医療院サービス費(ii)<多床室>	要介護1 805 単位		564	
55	3052	I型医療院IIIii1・夜減・定超					夜勤の勤務条件に関する基準を満たさない場合 － 25 単位	546	
55	3053	I型医療院IIIii2・定超				要介護2 914 単位		640	
55	3054	I型医療院IIIii2・夜減・定超					夜勤の勤務条件に関する基準を満たさない場合 － 25 単位	622	
55	3055	I型医療院IIIii3・定超				要介護3 1,148 単位		804	
55	3056	I型医療院IIIii3・夜減・定超					夜勤の勤務条件に関する基準を満たさない場合 － 25 単位	786	
55	3057	I型医療院IIIii4・定超				要介護4 1,248 単位		874	
55	3058	I型医療院IIIii4・夜減・定超					夜勤の勤務条件に関する基準を満たさない場合 － 25 単位	856	
55	3059	I型医療院IIIii5・定超				要介護5 1,338 単位		937	
55	3060	I型医療院IIIii5・夜減・定超					夜勤の勤務条件に関する基準を満たさない場合 － 25 単位	919	

定員超過の場合　× 70%

施設

介護医療

施設

介護医療

種類	項目	サービス内容略称	算定項目					合成単位数	算定単位
			ロ Ⅱ型介護医療院サービス費				定員超過の場合 × 70%		
55	3061	Ⅱ型医療院Ⅰⅰ1・定超	(1)Ⅱ型介護医療院サービス費(Ⅰ)	(一)Ⅱ型介護医療院サービス費(ⅰ)<従来型個室>	要介護1	675 単位			473	1日につき
55	3062	Ⅱ型医療院Ⅰⅰ1・夜減・定超					夜勤の勤務条件に関する基準を満たさない場合 － 25 単位		455	
55	3063	Ⅱ型医療院Ⅰⅰ2・定超			要介護2	771 単位			540	
55	3064	Ⅱ型医療院Ⅰⅰ2・夜減・定超					夜勤の勤務条件に関する基準を満たさない場合 － 25 単位		522	
55	3065	Ⅱ型医療院Ⅰⅰ3・定超			要介護3	981 単位			687	
55	3066	Ⅱ型医療院Ⅰⅰ3・夜減・定超					夜勤の勤務条件に関する基準を満たさない場合 － 25 単位		669	
55	3067	Ⅱ型医療院Ⅰⅰ4・定超			要介護4	1,069 単位			748	
55	3068	Ⅱ型医療院Ⅰⅰ4・夜減・定超					夜勤の勤務条件に関する基準を満たさない場合 － 25 単位		731	
55	3069	Ⅱ型医療院Ⅰⅰ5・定超			要介護5	1,149 単位			804	
55	3070	Ⅱ型医療院Ⅰⅰ5・夜減・定超					夜勤の勤務条件に関する基準を満たさない場合 － 25 単位		787	
55	3071	Ⅱ型医療院Ⅰⅱ1・定超		(二)Ⅱ型介護医療院サービス費(ⅱ)<多床室>	要介護1	786 単位			550	
55	3072	Ⅱ型医療院Ⅰⅱ1・夜減・定超					夜勤の勤務条件に関する基準を満たさない場合 － 25 単位		533	
55	3073	Ⅱ型医療院Ⅰⅱ2・定超			要介護2	883 単位			618	
55	3074	Ⅱ型医療院Ⅰⅱ2・夜減・定超					夜勤の勤務条件に関する基準を満たさない場合 － 25 単位		601	
55	3075	Ⅱ型医療院Ⅰⅱ3・定超			要介護3	1,092 単位			764	
55	3076	Ⅱ型医療院Ⅰⅱ3・夜減・定超					夜勤の勤務条件に関する基準を満たさない場合 － 25 単位		747	
55	3077	Ⅱ型医療院Ⅰⅱ4・定超			要介護4	1,181 単位			827	
55	3078	Ⅱ型医療院Ⅰⅱ4・夜減・定超					夜勤の勤務条件に関する基準を満たさない場合 － 25 単位		809	
55	3079	Ⅱ型医療院Ⅰⅱ5・定超			要介護5	1,261 単位			883	
55	3080	Ⅱ型医療院Ⅰⅱ5・夜減・定超					夜勤の勤務条件に関する基準を満たさない場合 － 25 単位		865	
55	3081	Ⅱ型医療院Ⅱⅰ1・定超	(2)Ⅱ型介護医療院サービス費(Ⅱ)	(一)Ⅱ型介護医療院サービス費(ⅰ)<従来型個室>	要介護1	659 単位			461	
55	3082	Ⅱ型医療院Ⅱⅰ1・夜減・定超					夜勤の勤務条件に関する基準を満たさない場合 － 25 単位		444	
55	3083	Ⅱ型医療院Ⅱⅰ2・定超			要介護2	755 単位			529	
55	3084	Ⅱ型医療院Ⅱⅰ2・夜減・定超					夜勤の勤務条件に関する基準を満たさない場合 － 25 単位		511	
55	3085	Ⅱ型医療院Ⅱⅰ3・定超			要介護3	963 単位			674	
55	3086	Ⅱ型医療院Ⅱⅰ3・夜減・定超					夜勤の勤務条件に関する基準を満たさない場合 － 25 単位		657	
55	3087	Ⅱ型医療院Ⅱⅰ4・定超			要介護4	1,053 単位			737	
55	3088	Ⅱ型医療院Ⅱⅰ4・夜減・定超					夜勤の勤務条件に関する基準を満たさない場合 － 25 単位		720	
55	3089	Ⅱ型医療院Ⅱⅰ5・定超			要介護5	1,133 単位			793	
55	3090	Ⅱ型医療院Ⅱⅰ5・夜減・定超					夜勤の勤務条件に関する基準を満たさない場合 － 25 単位		776	
55	3091	Ⅱ型医療院Ⅱⅱ1・定超		(二)Ⅱ型介護医療院サービス費(ⅱ)<多床室>	要介護1	770 単位			539	
55	3092	Ⅱ型医療院Ⅱⅱ1・夜減・定超					夜勤の勤務条件に関する基準を満たさない場合 － 25 単位		522	
55	3093	Ⅱ型医療院Ⅱⅱ2・定超			要介護2	867 単位			607	
55	3094	Ⅱ型医療院Ⅱⅱ2・夜減・定超					夜勤の勤務条件に関する基準を満たさない場合 － 25 単位		589	
55	3095	Ⅱ型医療院Ⅱⅱ3・定超			要介護3	1,075 単位			753	
55	3096	Ⅱ型医療院Ⅱⅱ3・夜減・定超					夜勤の勤務条件に関する基準を満たさない場合 － 25 単位		735	
55	3097	Ⅱ型医療院Ⅱⅱ4・定超			要介護4	1,165 単位			816	
55	3098	Ⅱ型医療院Ⅱⅱ4・夜減・定超					夜勤の勤務条件に関する基準を満たさない場合 － 25 単位		798	
55	3099	Ⅱ型医療院Ⅱⅱ5・定超			要介護5	1,245 単位			872	
55	3100	Ⅱ型医療院Ⅱⅱ5・夜減・定超					夜勤の勤務条件に関する基準を満たさない場合 － 25 単位		854	
55	3101	Ⅱ型医療院Ⅲⅰ1・定超	(3)Ⅱ型介護医療院サービス費(Ⅲ)	(一)Ⅱ型介護医療院サービス費(ⅰ)<従来型個室>	要介護1	648 単位			454	
55	3102	Ⅱ型医療院Ⅲⅰ1・夜減・定超					夜勤の勤務条件に関する基準を満たさない場合 － 25 単位		436	
55	3103	Ⅱ型医療院Ⅲⅰ2・定超			要介護2	743 単位			520	
55	3104	Ⅱ型医療院Ⅲⅰ2・夜減・定超					夜勤の勤務条件に関する基準を満たさない場合 － 25 単位		503	
55	3105	Ⅱ型医療院Ⅲⅰ3・定超			要介護3	952 単位			666	
55	3106	Ⅱ型医療院Ⅲⅰ3・夜減・定超					夜勤の勤務条件に関する基準を満たさない場合 － 25 単位		649	
55	3107	Ⅱ型医療院Ⅲⅰ4・定超			要介護4	1,042 単位			729	
55	3108	Ⅱ型医療院Ⅲⅰ4・夜減・定超					夜勤の勤務条件に関する基準を満たさない場合 － 25 単位		712	
55	3109	Ⅱ型医療院Ⅲⅰ5・定超			要介護5	1,121 単位			785	
55	3110	Ⅱ型医療院Ⅲⅰ5・夜減・定超					夜勤の勤務条件に関する基準を満たさない場合 － 25 単位		767	
55	3111	Ⅱ型医療院Ⅲⅱ1・定超		(二)Ⅱ型介護医療院サービス費(ⅱ)<多床室>	要介護1	759 単位			531	
55	3112	Ⅱ型医療院Ⅲⅱ1・夜減・定超					夜勤の勤務条件に関する基準を満たさない場合 － 25 単位		514	
55	3113	Ⅱ型医療院Ⅲⅱ2・定超			要介護2	855 単位			599	
55	3114	Ⅱ型医療院Ⅲⅱ2・夜減・定超					夜勤の勤務条件に関する基準を満たさない場合 － 25 単位		581	
55	3115	Ⅱ型医療院Ⅲⅱ3・定超			要介護3	1,064 単位			745	
55	3116	Ⅱ型医療院Ⅲⅱ3・夜減・定超					夜勤の勤務条件に関する基準を満たさない場合 － 25 単位		727	
55	3117	Ⅱ型医療院Ⅲⅱ4・定超			要介護4	1,154 単位			808	
55	3118	Ⅱ型医療院Ⅲⅱ4・夜減・定超					夜勤の勤務条件に関する基準を満たさない場合 － 25 単位		790	
55	3119	Ⅱ型医療院Ⅲⅱ5・定超			要介護5	1,234 単位			864	
55	3120	Ⅱ型医療院Ⅲⅱ5・夜減・定超					夜勤の勤務条件に関する基準を満たさない場合 － 25 単位		846	

サービスコード		サービス内容略称	算定項目							合成単位数	算定単位
種類	項目										
55	3121	Ⅰ型特別医療院ⅰ1・定超	ハ特別介護医療院サービス費	(1)Ⅰ型特別介護医療院サービス費	(一)Ⅰ型特別介護医療院サービス費(ⅰ)＜従来型個室＞	要介護1			定員超過の場合	463	1日につき
55	3122	Ⅰ型特別医療院ⅰ1・夜減・定超				661 単位	夜勤の勤務条件に関する基準を満たさない場合 － 25 単位			445	
55	3123	Ⅰ型特別医療院ⅰ2・定超				要介護2				534	
55	3124	Ⅰ型特別医療院ⅰ2・夜減・定超				763 単位	夜勤の勤務条件に関する基準を満たさない場合 － 25 単位			517	
55	3125	Ⅰ型特別医療院ⅰ3・定超				要介護3				692	
55	3126	Ⅰ型特別医療院ⅰ3・夜減・定超				988 単位	夜勤の勤務条件に関する基準を満たさない場合 － 25 単位			674	
55	3127	Ⅰ型特別医療院ⅰ4・定超				要介護4				757	
55	3128	Ⅰ型特別医療院ⅰ4・夜減・定超				1,081 単位	夜勤の勤務条件に関する基準を満たさない場合 － 25 単位			739	
55	3129	Ⅰ型特別医療院ⅰ5・定超				要介護5				818	
55	3130	Ⅰ型特別医療院ⅰ5・夜減・定超				1,168 単位	夜勤の勤務条件に関する基準を満たさない場合 － 25 単位			800	
55	3131	Ⅰ型特別医療院ⅱ1・定超			(二)Ⅰ型特別介護医療院サービス費(ⅱ)＜多床室＞	要介護1			× 70%	535	
55	3132	Ⅰ型特別医療院ⅱ1・夜減・定超				764 単位	夜勤の勤務条件に関する基準を満たさない場合 － 25 単位			517	
55	3133	Ⅰ型特別医療院ⅱ2・定超				要介護2				608	
55	3134	Ⅰ型特別医療院ⅱ2・夜減・定超				869 単位	夜勤の勤務条件に関する基準を満たさない場合 － 25 単位			591	
55	3135	Ⅰ型特別医療院ⅱ3・定超				要介護3				764	
55	3136	Ⅰ型特別医療院ⅱ3・夜減・定超				1,091 単位	夜勤の勤務条件に関する基準を満たさない場合 － 25 単位			746	
55	3137	Ⅰ型特別医療院ⅱ4・定超				要介護4				830	
55	3138	Ⅰ型特別医療院ⅱ4・夜減・定超				1,186 単位	夜勤の勤務条件に関する基準を満たさない場合 － 25 単位			813	
55	3139	Ⅰ型特別医療院ⅱ5・定超				要介護5				890	
55	3140	Ⅰ型特別医療院ⅱ5・夜減・定超				1,271 単位	夜勤の勤務条件に関する基準を満たさない場合 － 25 単位			872	
55	3141	Ⅱ型特別医療院ⅰ1・定超		(2)Ⅱ型特別介護医療院サービス費	(一)Ⅱ型特別介護医療院サービス費(ⅰ)＜従来型個室＞	要介護1				430	
55	3142	Ⅱ型特別医療院ⅰ1・夜減・定超				614 単位	夜勤の勤務条件に関する基準を満たさない場合 － 25 単位			412	
55	3143	Ⅱ型特別医療院ⅰ2・定超				要介護2				495	
55	3144	Ⅱ型特別医療院ⅰ2・夜減・定超				707 単位	夜勤の勤務条件に関する基準を満たさない場合 － 25 単位			477	
55	3145	Ⅱ型特別医療院ⅰ3・定超				要介護3				634	
55	3146	Ⅱ型特別医療院ⅰ3・夜減・定超				905 単位	夜勤の勤務条件に関する基準を満たさない場合 － 25 単位			616	
55	3147	Ⅱ型特別医療院ⅰ4・定超				要介護4				694	
55	3148	Ⅱ型特別医療院ⅰ4・夜減・定超				991 単位	夜勤の勤務条件に関する基準を満たさない場合 － 25 単位			676	
55	3149	Ⅱ型特別医療院ⅰ5・定超				要介護5				746	
55	3150	Ⅱ型特別医療院ⅰ5・夜減・定超				1,066 単位	夜勤の勤務条件に関する基準を満たさない場合 － 25 単位			729	
55	3151	Ⅱ型特別医療院ⅱ1・定超			(二)Ⅱ型特別介護医療院サービス費(ⅱ)＜多床室＞	要介護1				505	
55	3152	Ⅱ型特別医療院ⅱ1・夜減・定超				721 単位	夜勤の勤務条件に関する基準を満たさない場合 － 25 単位			487	
55	3153	Ⅱ型特別医療院ⅱ2・定超				要介護2				570	
55	3154	Ⅱ型特別医療院ⅱ2・夜減・定超				814 単位	夜勤の勤務条件に関する基準を満たさない場合 － 25 単位			552	
55	3155	Ⅱ型特別医療院ⅱ3・定超				要介護3				708	
55	3156	Ⅱ型特別医療院ⅱ3・夜減・定超				1,012 単位	夜勤の勤務条件に関する基準を満たさない場合 － 25 単位			691	
55	3157	Ⅱ型特別医療院ⅱ4・定超				要介護4				767	
55	3158	Ⅱ型特別医療院ⅱ4・夜減・定超				1,096 単位	夜勤の勤務条件に関する基準を満たさない場合 － 25 単位			750	
55	3159	Ⅱ型特別医療院ⅱ5・定超				要介護5				820	
55	3160	Ⅱ型特別医療院ⅱ5・夜減・定超				1,172 単位	夜勤の勤務条件に関する基準を満たさない場合 － 25 単位			803	

施設

介護医療

施設

介護
医療

種類	項目	サービス内容略称	算定項目			合成単位数	算定単位
55	3161	ユ型Ⅰ型医療院Ⅰ1・定超	(1)ユニット型Ⅰ型介護医療院サービス費(Ⅰ) ／ (一)ユニット型Ⅰ型介護医療院サービス費 ＜ユニット型個室＞	要介護1 850単位		595	1日につき
55	3162	ユ型Ⅰ型医療院Ⅰ1・夜減・定超			夜勤の勤務条件に関する基準を満たさない場合 － 25 単位	578	
55	3163	ユ型Ⅰ型医療院Ⅰ2・定超		要介護2 960単位		672	
55	3164	ユ型Ⅰ型医療院Ⅰ2・夜減・定超			夜勤の勤務条件に関する基準を満たさない場合 － 25 単位	655	
55	3165	ユ型Ⅰ型医療院Ⅰ3・定超		要介護3 1,199単位		839	
55	3166	ユ型Ⅰ型医療院Ⅰ3・夜減・定超			夜勤の勤務条件に関する基準を満たさない場合 － 25 単位	822	
55	3167	ユ型Ⅰ型医療院Ⅰ4・定超		要介護4 1,300単位		910	
55	3168	ユ型Ⅰ型医療院Ⅰ4・夜減・定超			夜勤の勤務条件に関する基準を満たさない場合 － 25 単位	893	
55	3169	ユ型Ⅰ型医療院Ⅰ5・定超		要介護5 1,392単位		974	
55	3170	ユ型Ⅰ型医療院Ⅰ5・夜減・定超			夜勤の勤務条件に関する基準を満たさない場合 － 25 単位	957	
55	3171	経ユ型Ⅰ型医療院Ⅰ1・定超	(二)経過的ユニット型Ⅰ型介護医療院サービス費 ＜ユニット型個室的多床室＞	要介護1 850単位		595	
55	3172	経ユ型Ⅰ型医療院Ⅰ1・夜減・定超			夜勤の勤務条件に関する基準を満たさない場合 － 25 単位	578	
55	3173	経ユ型Ⅰ型医療院Ⅰ2・定超		要介護2 960単位		672	
55	3174	経ユ型Ⅰ型医療院Ⅰ2・夜減・定超			夜勤の勤務条件に関する基準を満たさない場合 － 25 単位	655	
55	3175	経ユ型Ⅰ型医療院Ⅰ3・定超		要介護3 1,199単位		839	
55	3176	経ユ型Ⅰ型医療院Ⅰ3・夜減・定超			夜勤の勤務条件に関する基準を満たさない場合 － 25 単位	822	
55	3177	経ユ型Ⅰ型医療院Ⅰ4・定超		要介護4 1,300単位		910	
55	3178	経ユ型Ⅰ型医療院Ⅰ4・夜減・定超			夜勤の勤務条件に関する基準を満たさない場合 － 25 単位	893	
55	3179	経ユ型Ⅰ型医療院Ⅰ5・定超		要介護5 1,392単位		974	
55	3180	経ユ型Ⅰ型医療院Ⅰ5・夜減・定超			夜勤の勤務条件に関する基準を満たさない場合 － 25 単位	957	
55	3181	ユ型Ⅰ型医療院Ⅱ1・定超	(2)ユニット型Ⅰ型介護医療院サービス費(Ⅱ) ／ (一)ユニット型Ⅰ型介護医療院サービス費 ＜ユニット型個室＞	要介護1 840単位		588	
55	3182	ユ型Ⅰ型医療院Ⅱ1・夜減・定超			夜勤の勤務条件に関する基準を満たさない場合 － 25 単位	571	
55	3183	ユ型Ⅰ型医療院Ⅱ2・定超		要介護2 948単位		664	
55	3184	ユ型Ⅰ型医療院Ⅱ2・夜減・定超			夜勤の勤務条件に関する基準を満たさない場合 － 25 単位	646	
55	3185	ユ型Ⅰ型医療院Ⅱ3・定超		要介護3 1,184単位		829	
55	3186	ユ型Ⅰ型医療院Ⅱ3・夜減・定超			夜勤の勤務条件に関する基準を満たさない場合 － 25 単位	811	
55	3187	ユ型Ⅰ型医療院Ⅱ4・定超		要介護4 1,283単位		898	
55	3188	ユ型Ⅰ型医療院Ⅱ4・夜減・定超			夜勤の勤務条件に関する基準を満たさない場合 － 25 単位	881	
55	3189	ユ型Ⅰ型医療院Ⅱ5・定超		要介護5 1,374単位		962	
55	3190	ユ型Ⅰ型医療院Ⅱ5・夜減・定超			夜勤の勤務条件に関する基準を満たさない場合 － 25 単位	944	
55	3191	経ユ型Ⅰ型医療院Ⅱ1・定超	(二)経過的ユニット型Ⅰ型介護医療院サービス費 ＜ユニット型個室的多床室＞	要介護1 840単位		588	
55	3192	経ユ型Ⅰ型医療院Ⅱ1・夜減・定超			夜勤の勤務条件に関する基準を満たさない場合 － 25 単位	571	
55	3193	経ユ型Ⅰ型医療院Ⅱ2・定超		要介護2 948単位		664	
55	3194	経ユ型Ⅰ型医療院Ⅱ2・夜減・定超			夜勤の勤務条件に関する基準を満たさない場合 － 25 単位	646	
55	3195	経ユ型Ⅰ型医療院Ⅱ3・定超		要介護3 1,184単位		829	
55	3196	経ユ型Ⅰ型医療院Ⅱ3・夜減・定超			夜勤の勤務条件に関する基準を満たさない場合 － 25 単位	811	
55	3197	経ユ型Ⅰ型医療院Ⅱ4・定超		要介護4 1,283単位		898	
55	3198	経ユ型Ⅰ型医療院Ⅱ4・夜減・定超			夜勤の勤務条件に関する基準を満たさない場合 － 25 単位	881	
55	3199	経ユ型Ⅰ型医療院Ⅱ5・定超		要介護5 1,374単位		962	
55	3200	経ユ型Ⅰ型医療院Ⅱ5・夜減・定超			夜勤の勤務条件に関する基準を満たさない場合 － 25 単位	944	

上記 3161〜3200 は「定員超過の場合 × 70%」

種類	項目	サービス内容略称	算定項目			合成単位数
55	3201	ユ型Ⅰ型医療院Ⅰ1・定超・未	(1)ユニット型Ⅰ型介護医療院サービス費(Ⅰ) ／ (一)ユニット型Ⅰ型介護医療院サービス費 ＜ユニット型個室＞	要介護1 850単位		577
55	3202	ユ型Ⅰ型医療院Ⅰ1・夜減・定超・未			夜勤の勤務条件に関する基準を満たさない場合 － 25 単位	561
55	3203	ユ型Ⅰ型医療院Ⅰ2・定超・未		要介護2 960単位		652
55	3204	ユ型Ⅰ型医療院Ⅰ2・夜減・定超・未			夜勤の勤務条件に関する基準を満たさない場合 － 25 単位	635
55	3205	ユ型Ⅰ型医療院Ⅰ3・定超・未		要介護3 1,199単位		814
55	3206	ユ型Ⅰ型医療院Ⅰ3・夜減・定超・未			夜勤の勤務条件に関する基準を満たさない場合 － 25 単位	797
55	3207	ユ型Ⅰ型医療院Ⅰ4・定超・未		要介護4 1,300単位		883
55	3208	ユ型Ⅰ型医療院Ⅰ4・夜減・定超・未			夜勤の勤務条件に関する基準を満たさない場合 － 25 単位	866
55	3209	ユ型Ⅰ型医療院Ⅰ5・定超・未		要介護5 1,392単位		945
55	3210	ユ型Ⅰ型医療院Ⅰ5・夜減・定超・未			夜勤の勤務条件に関する基準を満たさない場合 － 25 単位	928
55	3211	経ユ型Ⅰ型医療院Ⅰ1・定超・未	(二)経過的ユニット型Ⅰ型介護医療院サービス費 ＜ユニット型個室的多床室＞	要介護1 850単位		577
55	3212	経ユ型Ⅰ型医療院Ⅰ1・夜減・定超・未			夜勤の勤務条件に関する基準を満たさない場合 － 25 単位	561
55	3213	経ユ型Ⅰ型医療院Ⅰ2・定超・未		要介護2 960単位		652
55	3214	経ユ型Ⅰ型医療院Ⅰ2・夜減・定超・未			夜勤の勤務条件に関する基準を満たさない場合 － 25 単位	635
55	3215	経ユ型Ⅰ型医療院Ⅰ3・定超・未		要介護3 1,199単位		814
55	3216	経ユ型Ⅰ型医療院Ⅰ3・夜減・定超・未			夜勤の勤務条件に関する基準を満たさない場合 － 25 単位	797
55	3217	経ユ型Ⅰ型医療院Ⅰ4・定超・未		要介護4 1,300単位		883
55	3218	経ユ型Ⅰ型医療院Ⅰ4・夜減・定超・未			夜勤の勤務条件に関する基準を満たさない場合 － 25 単位	866
55	3219	経ユ型Ⅰ型医療院Ⅰ5・定超・未		要介護5 1,392単位		945
55	3220	経ユ型Ⅰ型医療院Ⅰ5・夜減・定超・未			夜勤の勤務条件に関する基準を満たさない場合 － 25 単位	928
55	3221	ユ型Ⅰ型医療院Ⅱ1・定超・未	(2)ユニット型Ⅰ型介護医療院サービス費(Ⅱ) ／ (一)ユニット型Ⅰ型介護医療院サービス費 ＜ユニット型個室＞	要介護1 840単位		570
55	3222	ユ型Ⅰ型医療院Ⅱ1・夜減・定超・未			夜勤の勤務条件に関する基準を満たさない場合 － 25 単位	554
55	3223	ユ型Ⅰ型医療院Ⅱ2・定超・未		要介護2 948単位		644
55	3224	ユ型Ⅰ型医療院Ⅱ2・夜減・定超・未			夜勤の勤務条件に関する基準を満たさない場合 － 25 単位	627
55	3225	ユ型Ⅰ型医療院Ⅱ3・定超・未		要介護3 1,184単位		804
55	3226	ユ型Ⅰ型医療院Ⅱ3・夜減・定超・未			夜勤の勤務条件に関する基準を満たさない場合 － 25 単位	787
55	3227	ユ型Ⅰ型医療院Ⅱ4・定超・未		要介護4 1,283単位		871
55	3228	ユ型Ⅰ型医療院Ⅱ4・夜減・定超・未			夜勤の勤務条件に関する基準を満たさない場合 － 25 単位	855
55	3229	ユ型Ⅰ型医療院Ⅱ5・定超・未		要介護5 1,374単位		933
55	3230	ユ型Ⅰ型医療院Ⅱ5・夜減・定超・未			夜勤の勤務条件に関する基準を満たさない場合 － 25 単位	916
55	3231	経ユ型Ⅰ型医療院Ⅱ1・定超・未	(二)経過的ユニット型Ⅰ型介護医療院サービス費 ＜ユニット型個室的多床室＞	要介護1 840単位		570
55	3232	経ユ型Ⅰ型医療院Ⅱ1・夜減・定超・未			夜勤の勤務条件に関する基準を満たさない場合 － 25 単位	554
55	3233	経ユ型Ⅰ型医療院Ⅱ2・定超・未		要介護2 948単位		644
55	3234	経ユ型Ⅰ型医療院Ⅱ2・夜減・定超・未			夜勤の勤務条件に関する基準を満たさない場合 － 25 単位	627
55	3235	経ユ型Ⅰ型医療院Ⅱ3・定超・未		要介護3 1,184単位		804
55	3236	経ユ型Ⅰ型医療院Ⅱ3・夜減・定超・未			夜勤の勤務条件に関する基準を満たさない場合 － 25 単位	787
55	3237	経ユ型Ⅰ型医療院Ⅱ4・定超・未		要介護4 1,283単位		871
55	3238	経ユ型Ⅰ型医療院Ⅱ4・夜減・定超・未			夜勤の勤務条件に関する基準を満たさない場合 － 25 単位	855
55	3239	経ユ型Ⅰ型医療院Ⅱ5・定超・未		要介護5 1,374単位		933
55	3240	経ユ型Ⅰ型医療院Ⅱ5・夜減・定超・未			夜勤の勤務条件に関する基準を満たさない場合 － 25 単位	916

上記 3201〜3240 は「定員超過の場合 × 70%」「ユニットケア体制未整備減算 × 97%」

種類	項目	サービス内容略称	算定項目			合成単位数	算定単位
			ホ　ユニット型Ⅱ型介護医療院サービス費				
55	3241	ユ型Ⅱ型医療院1・定超	(1)ユニット型Ⅱ型介護医療院サービス費＜ユニット型個室＞	要介護1　849 単位	定員超過の場合 × 70%	594	1日につき
55	3242	ユ型Ⅱ型医療院1・夜減・定超		夜勤の勤務条件に関する基準を満たさない場合 － 25 単位		577	
55	3243	ユ型Ⅱ型医療院2・定超		要介護2　951 単位		666	
55	3244	ユ型Ⅱ型医療院2・夜減・定超		夜勤の勤務条件に関する基準を満たさない場合 － 25 単位		648	
55	3245	ユ型Ⅱ型医療院3・定超		要介護3　1,173 単位		821	
55	3246	ユ型Ⅱ型医療院3・夜減・定超		夜勤の勤務条件に関する基準を満たさない場合 － 25 単位		804	
55	3247	ユ型Ⅱ型医療院4・定超		要介護4　1,267 単位		887	
55	3248	ユ型Ⅱ型医療院4・夜減・定超		夜勤の勤務条件に関する基準を満たさない場合 － 25 単位		869	
55	3249	ユ型Ⅱ型医療院5・定超		要介護5　1,353 単位		947	
55	3250	ユ型Ⅱ型医療院5・夜減・定超		夜勤の勤務条件に関する基準を満たさない場合 － 25 単位		930	
55	3251	経ユ型Ⅱ型医療院1・定超	(2)経過的ユニット型Ⅱ型介護医療院サービス費＜ユニット型個室的多床室＞	要介護1　849 単位	定員超過の場合 × 70%	594	
55	3252	経ユ型Ⅱ型医療院1・夜減・定超		夜勤の勤務条件に関する基準を満たさない場合 － 25 単位		577	
55	3253	経ユ型Ⅱ型医療院2・定超		要介護2　951 単位		666	
55	3254	経ユ型Ⅱ型医療院2・夜減・定超		夜勤の勤務条件に関する基準を満たさない場合 － 25 単位		648	
55	3255	経ユ型Ⅱ型医療院3・定超		要介護3　1,173 単位		821	
55	3256	経ユ型Ⅱ型医療院3・夜減・定超		夜勤の勤務条件に関する基準を満たさない場合 － 25 単位		804	
55	3257	経ユ型Ⅱ型医療院4・定超		要介護4　1,267 単位		887	
55	3258	経ユ型Ⅱ型医療院4・夜減・定超		夜勤の勤務条件に関する基準を満たさない場合 － 25 単位		869	
55	3259	経ユ型Ⅱ型医療院5・定超		要介護5　1,353 単位		947	
55	3260	経ユ型Ⅱ型医療院5・夜減・定超		夜勤の勤務条件に関する基準を満たさない場合 － 25 単位		930	
55	3261	ユ型Ⅱ型医療院1・定超・未	(1)ユニット型Ⅱ型介護医療院サービス費＜ユニット型個室＞	要介護1　849 単位	定員超過の場合 × 70%	ユニットケア体制未整備減算 × 97%	576	
55	3262	ユ型Ⅱ型医療院1・夜減・定超・未		夜勤の勤務条件に関する基準を満たさない場合 － 25 単位		560	
55	3263	ユ型Ⅱ型医療院2・定超・未		要介護2　951 単位		646	
55	3264	ユ型Ⅱ型医療院2・夜減・定超・未		夜勤の勤務条件に関する基準を満たさない場合 － 25 単位		629	
55	3265	ユ型Ⅱ型医療院3・定超・未		要介護3　1,173 単位		796	
55	3266	ユ型Ⅱ型医療院3・夜減・定超・未		夜勤の勤務条件に関する基準を満たさない場合 － 25 単位		780	
55	3267	ユ型Ⅱ型医療院4・定超・未		要介護4　1,267 単位		860	
55	3268	ユ型Ⅱ型医療院4・夜減・定超・未		夜勤の勤務条件に関する基準を満たさない場合 － 25 単位		843	
55	3269	ユ型Ⅱ型医療院5・定超・未		要介護5　1,353 単位		919	
55	3270	ユ型Ⅱ型医療院5・夜減・定超・未		夜勤の勤務条件に関する基準を満たさない場合 － 25 単位		902	
55	3271	経ユ型Ⅱ型医療院1・定超・未	(2)経過的ユニット型Ⅱ型介護医療院サービス費＜ユニット型個室的多床室＞	要介護1　849 単位	定員超過の場合 × 70%	ユニットケア体制未整備減算 × 97%	576	
55	3272	経ユ型Ⅱ型医療院1・夜減・定超・未		夜勤の勤務条件に関する基準を満たさない場合 － 25 単位		560	
55	3273	経ユ型Ⅱ型医療院2・定超・未		要介護2　849 単位		646	
55	3274	経ユ型Ⅱ型医療院2・夜減・定超・未		要介護2　951 単位 夜勤の勤務条件に関する基準を満たさない場合 － 25 単位		629	
55	3275	経ユ型Ⅱ型医療院3・定超・未		要介護3　1,173 単位		796	
55	3276	経ユ型Ⅱ型医療院3・夜減・定超・未		夜勤の勤務条件に関する基準を満たさない場合 － 25 単位		780	
55	3277	経ユ型Ⅱ型医療院4・定超・未		要介護4　1,267 単位		860	
55	3278	経ユ型Ⅱ型医療院4・夜減・定超・未		夜勤の勤務条件に関する基準を満たさない場合 － 25 単位		843	
55	3279	経ユ型Ⅱ型医療院5・定超・未		要介護5　1,353 単位		919	
55	3280	経ユ型Ⅱ型医療院5・夜減・定超・未		夜勤の勤務条件に関する基準を満たさない場合 － 25 単位		902	

施設

介護医療

施設

介護医療

種類	項目	サービス内容略称	算定項目		要介護・単位	夜勤の勤務条件		合成単位数	算定単位
55	3281	ユ型Ⅰ型特別医療院1・定超	ヘ ユニット型特別介護医療院サービス費 (1)ユニット型Ⅰ型特別介護医療院サービス費	(一)ユニット型Ⅰ型特別介護医療院サービス費 <ユニット型個室>	要介護1		定員超過の場合	559	1日につき
55	3282	ユ型Ⅰ型特別医療院1・夜減・定超			798 単位	夜勤の勤務条件に関する基準を満たさない場合 － 25 単位		541	
55	3283	ユ型Ⅰ型特別医療院2・定超			要介護2			631	
55	3284	ユ型Ⅰ型特別医療院2・夜減・定超			901 単位	夜勤の勤務条件に関する基準を満たさない場合 － 25 単位		613	
55	3285	ユ型Ⅰ型特別医療院3・定超			要介護3			788	
55	3286	ユ型Ⅰ型特別医療院3・夜減・定超			1,126 単位	夜勤の勤務条件に関する基準を満たさない場合 － 25 単位		771	
55	3287	ユ型Ⅰ型特別医療院4・定超			要介護4			854	
55	3288	ユ型Ⅰ型特別医療院4・夜減・定超			1,220 単位	夜勤の勤務条件に関する基準を満たさない場合 － 25 単位		837	
55	3289	ユ型Ⅰ型特別医療院5・定超			要介護5			913	
55	3290	ユ型Ⅰ型特別医療院5・夜減・定超			1,304 単位	夜勤の勤務条件に関する基準を満たさない場合 － 25 単位		895	
55	3291	経ユ型Ⅰ型特別医療院1・定超		(二)経過的ユニット型Ⅰ型特別介護医療院サービス費 <ユニット型個室的多床室>	要介護1		× 70%	559	
55	3292	経ユ型Ⅰ型特別医療院1・夜減・定超			798 単位	夜勤の勤務条件に関する基準を満たさない場合 － 25 単位		541	
55	3293	経ユ型Ⅰ型特別医療院2・定超			要介護2			631	
55	3294	経ユ型Ⅰ型特別医療院2・夜減・定超			901 単位	夜勤の勤務条件に関する基準を満たさない場合 － 25 単位		613	
55	3295	経ユ型Ⅰ型特別医療院3・定超			要介護3			788	
55	3296	経ユ型Ⅰ型特別医療院3・夜減・定超			1,126 単位	夜勤の勤務条件に関する基準を満たさない場合 － 25 単位		771	
55	3297	経ユ型Ⅰ型特別医療院4・定超			要介護4			854	
55	3298	経ユ型Ⅰ型特別医療院4・夜減・定超			1,220 単位	夜勤の勤務条件に関する基準を満たさない場合 － 25 単位		837	
55	3299	経ユ型Ⅰ型特別医療院5・定超			要介護5			913	
55	3300	経ユ型Ⅰ型特別医療院5・夜減・定超			1,304 単位	夜勤の勤務条件に関する基準を満たさない場合 － 25 単位		895	
55	3301	ユ型Ⅱ型特別医療院1・定超	(2)ユニット型Ⅱ型特別介護医療院サービス費	(一)ユニット型Ⅱ型特別介護医療院サービス費 <ユニット型個室>	要介護1			566	
55	3302	ユ型Ⅱ型特別医療院1・夜減・定超			808 単位	夜勤の勤務条件に関する基準を満たさない場合 － 25 単位		548	
55	3303	ユ型Ⅱ型特別医療院2・定超			要介護2			633	
55	3304	ユ型Ⅱ型特別医療院2・夜減・定超			904 単位	夜勤の勤務条件に関する基準を満たさない場合 － 25 単位		615	
55	3305	ユ型Ⅱ型特別医療院3・定超			要介護3			780	
55	3306	ユ型Ⅱ型特別医療院3・夜減・定超			1,114 単位	夜勤の勤務条件に関する基準を満たさない場合 － 25 単位		762	
55	3307	ユ型Ⅱ型特別医療院4・定超			要介護4			844	
55	3308	ユ型Ⅱ型特別医療院4・夜減・定超			1,205 単位	夜勤の勤務条件に関する基準を満たさない場合 － 25 単位		826	
55	3309	ユ型Ⅱ型特別医療院5・定超			要介護5			899	
55	3310	ユ型Ⅱ型特別医療院5・夜減・定超			1,284 単位	夜勤の勤務条件に関する基準を満たさない場合 － 25 単位		881	
55	3311	経ユ型Ⅱ型特別医療院1・定超		(二)経過的ユニット型Ⅱ型特別介護医療院サービス費 <ユニット型個室的多床室>	要介護1			566	
55	3312	経ユ型Ⅱ型特別医療院1・夜減・定超			808 単位	夜勤の勤務条件に関する基準を満たさない場合 － 25 単位		548	
55	3313	経ユ型Ⅱ型特別医療院2・定超			要介護2			633	
55	3314	経ユ型Ⅱ型特別医療院2・夜減・定超			904 単位	夜勤の勤務条件に関する基準を満たさない場合 － 25 単位		615	
55	3315	経ユ型Ⅱ型特別医療院3・定超			要介護3			780	
55	3316	経ユ型Ⅱ型特別医療院3・夜減・定超			1,114 単位	夜勤の勤務条件に関する基準を満たさない場合 － 25 単位		762	
55	3317	経ユ型Ⅱ型特別医療院4・定超			要介護4			844	
55	3318	経ユ型Ⅱ型特別医療院4・夜減・定超			1,205 単位	夜勤の勤務条件に関する基準を満たさない場合 － 25 単位		826	
55	3319	経ユ型Ⅱ型特別医療院5・定超			要介護5			899	
55	3320	経ユ型Ⅱ型特別医療院5・夜減・定超			1,284 単位	夜勤の勤務条件に関する基準を満たさない場合 － 25 単位		881	
55	3321	ユ型Ⅰ型特別医療院1・定超・未	(1)ユニット型Ⅰ型特別介護医療院サービス費	(一)ユニット型Ⅰ型特別介護医療院サービス費 <ユニット型個室>	要介護1		定員超過の場合 / ユニットケア体制未整備減算	542	
55	3322	ユ型Ⅰ型特別医療院1・夜減・定超・未			798 単位	夜勤の勤務条件に関する基準を満たさない場合 － 25 単位		525	
55	3323	ユ型Ⅰ型特別医療院2・定超・未			要介護2			612	
55	3324	ユ型Ⅰ型特別医療院2・夜減・定超・未			901 単位	夜勤の勤務条件に関する基準を満たさない場合 － 25 単位		595	
55	3325	ユ型Ⅰ型特別医療院3・定超・未			要介護3			764	
55	3326	ユ型Ⅰ型特別医療院3・夜減・定超・未			1,126 単位	夜勤の勤務条件に関する基準を満たさない場合 － 25 単位		748	
55	3327	ユ型Ⅰ型特別医療院4・定超・未			要介護4			828	
55	3328	ユ型Ⅰ型特別医療院4・夜減・定超・未			1,220 単位	夜勤の勤務条件に関する基準を満たさない場合 － 25 単位		812	
55	3329	ユ型Ⅰ型特別医療院5・定超・未			要介護5			886	
55	3330	ユ型Ⅰ型特別医療院5・夜減・定超・未			1,304 単位	夜勤の勤務条件に関する基準を満たさない場合 － 25 単位		868	
55	3331	経ユ型Ⅰ型特別医療院1・定超・未		(二)経過的ユニット型Ⅰ型特別介護医療院サービス費 <ユニット型個室的多床室>	要介護1		× 70% / × 97%	542	
55	3332	経ユ型Ⅰ型特別医療院1・夜減・定超・未			798 単位	夜勤の勤務条件に関する基準を満たさない場合 － 25 単位		525	
55	3333	経ユ型Ⅰ型特別医療院2・定超・未			要介護2			612	
55	3334	経ユ型Ⅰ型特別医療院2・夜減・定超・未			901 単位	夜勤の勤務条件に関する基準を満たさない場合 － 25 単位		595	
55	3335	経ユ型Ⅰ型特別医療院3・定超・未			要介護3			764	
55	3336	経ユ型Ⅰ型特別医療院3・夜減・定超・未			1,126 単位	夜勤の勤務条件に関する基準を満たさない場合 － 25 単位		748	
55	3337	経ユ型Ⅰ型特別医療院4・定超・未			要介護4			828	
55	3338	経ユ型Ⅰ型特別医療院4・夜減・定超・未			1,220 単位	夜勤の勤務条件に関する基準を満たさない場合 － 25 単位		812	
55	3339	経ユ型Ⅰ型特別医療院5・定超・未			要介護5			886	
55	3340	経ユ型Ⅰ型特別医療院5・夜減・定超・未			1,304 単位	夜勤の勤務条件に関する基準を満たさない場合 － 25 単位		868	
55	3341	ユ型Ⅱ型特別医療院1・定超・未	(2)ユニット型Ⅱ型特別介護医療院サービス費	(一)ユニット型Ⅱ型特別介護医療院サービス費 <ユニット型個室>	要介護1			549	
55	3342	ユ型Ⅱ型特別医療院1・夜減・定超・未			808 単位	夜勤の勤務条件に関する基準を満たさない場合 － 25 単位		532	
55	3343	ユ型Ⅱ型特別医療院2・定超・未			要介護2			614	
55	3344	ユ型Ⅱ型特別医療院2・夜減・定超・未			904 単位	夜勤の勤務条件に関する基準を満たさない場合 － 25 単位		597	
55	3345	ユ型Ⅱ型特別医療院3・定超・未			要介護3			757	
55	3346	ユ型Ⅱ型特別医療院3・夜減・定超・未			1,114 単位	夜勤の勤務条件に関する基準を満たさない場合 － 25 単位		739	
55	3347	ユ型Ⅱ型特別医療院4・定超・未			要介護4			819	
55	3348	ユ型Ⅱ型特別医療院4・夜減・定超・未			1,205 単位	夜勤の勤務条件に関する基準を満たさない場合 － 25 単位		801	
55	3349	ユ型Ⅱ型特別医療院5・定超・未			要介護5			872	
55	3350	ユ型Ⅱ型特別医療院5・夜減・定超・未			1,284 単位	夜勤の勤務条件に関する基準を満たさない場合 － 25 単位		855	
55	3351	経ユ型Ⅱ型特別医療院1・定超・未		(二)経過的ユニット型Ⅱ型特別介護医療院サービス費 <ユニット型個室的多床室>	要介護1			549	
55	3352	経ユ型Ⅱ型特別医療院1・夜減・定超・未			808 単位	夜勤の勤務条件に関する基準を満たさない場合 － 25 単位		532	
55	3353	経ユ型Ⅱ型特別医療院2・定超・未			要介護2			614	
55	3354	経ユ型Ⅱ型特別医療院2・夜減・定超・未			904 単位	夜勤の勤務条件に関する基準を満たさない場合 － 25 単位		597	
55	3355	経ユ型Ⅱ型特別医療院3・定超・未			要介護3			757	
55	3356	経ユ型Ⅱ型特別医療院3・夜減・定超・未			1,114 単位	夜勤の勤務条件に関する基準を満たさない場合 － 25 単位		739	
55	3357	経ユ型Ⅱ型特別医療院4・定超・未			要介護4			819	
55	3358	経ユ型Ⅱ型特別医療院4・夜減・定超・未			1,205 単位	夜勤の勤務条件に関する基準を満たさない場合 － 25 単位		801	
55	3359	経ユ型Ⅱ型特別医療院5・定超・未			要介護5			872	
55	3360	経ユ型Ⅱ型特別医療院5・夜減・定超・未			1,284 単位	夜勤の勤務条件に関する基準を満たさない場合 － 25 単位		855	

医師，薬剤師，看護職員，介護職員の員数が欠員の場合

サービスコード 種類	項目	サービス内容略称	算定項目				合成単位数	算定単位
55	4001	I型医療院Ii1・欠1	イ I型介護医療院サービス費	(1) I型介護医療院サービス費(I)	(一) I型介護医療院サービス費(i)<従来型個室>	要介護1 721単位	505	1日につき
55	4002	I型医療院Ii1・夜減・欠1				夜勤の勤務条件に関する基準を満たさない場合 － 25 単位	487	
55	4003	I型医療院Ii2・欠1				要介護2 832単位	582	
55	4004	I型医療院Ii2・夜減・欠1				夜勤の勤務条件に関する基準を満たさない場合 － 25 単位	565	
55	4005	I型医療院Ii3・欠1				要介護3 1,070単位	749	
55	4006	I型医療院Ii3・夜減・欠1				夜勤の勤務条件に関する基準を満たさない場合 － 25 単位	732	
55	4007	I型医療院Ii4・欠1				要介護4 1,172単位	820	
55	4008	I型医療院Ii4・夜減・欠1				夜勤の勤務条件に関する基準を満たさない場合 － 25 単位	803	
55	4009	I型医療院Ii5・欠1				要介護5 1,263単位	884	
55	4010	I型医療院Ii5・夜減・欠1				夜勤の勤務条件に関する基準を満たさない場合 － 25 単位	867	
55	4011	I型医療院Iii1・欠1			(二) I型介護医療院サービス費(ii)<多床室>	要介護1 833単位	583	
55	4012	I型医療院Iii1・夜減・欠1				夜勤の勤務条件に関する基準を満たさない場合 － 25 単位	566	
55	4013	I型医療院Iii2・欠1				要介護2 943単位	660	
55	4014	I型医療院Iii2・夜減・欠1				夜勤の勤務条件に関する基準を満たさない場合 － 25 単位	643	
55	4015	I型医療院Iii3・欠1				要介護3 1,182単位	827	
55	4016	I型医療院Iii3・夜減・欠1				夜勤の勤務条件に関する基準を満たさない場合 － 25 単位	810	
55	4017	I型医療院Iii4・欠1				要介護4 1,283単位	898	
55	4018	I型医療院Iii4・夜減・欠1				夜勤の勤務条件に関する基準を満たさない場合 － 25 単位	881	
55	4019	I型医療院Iii5・欠1				要介護5 1,375単位	963	
55	4020	I型医療院Iii5・夜減・欠1				夜勤の勤務条件に関する基準を満たさない場合 － 25 単位	945	
55	4021	I型医療院IIi1・欠1		(2) I型介護医療院サービス費(II)	(一) I型介護医療院サービス費(i)<従来型個室>	要介護1 711単位	498	
55	4022	I型医療院IIi1・夜減・欠1				夜勤の勤務条件に関する基準を満たさない場合 － 25 単位	480	
55	4023	I型医療院IIi2・欠1				要介護2 820単位	574	
55	4024	I型医療院IIi2・夜減・欠1				夜勤の勤務条件に関する基準を満たさない場合 － 25 単位	557	
55	4025	I型医療院IIi3・欠1				要介護3 1,055単位	739	
55	4026	I型医療院IIi3・夜減・欠1				夜勤の勤務条件に関する基準を満たさない場合 － 25 単位	721	
55	4027	I型医療院IIi4・欠1				要介護4 1,155単位	809	
55	4028	I型医療院IIi4・夜減・欠1				夜勤の勤務条件に関する基準を満たさない場合 － 25 単位	791	
55	4029	I型医療院IIi5・欠1				要介護5 1,245単位	872	
55	4030	I型医療院IIi5・夜減・欠1				夜勤の勤務条件に関する基準を満たさない場合 － 25 単位	854	
55	4031	I型医療院IIii1・欠1			(二) I型介護医療院サービス費(ii)<多床室>	要介護1 821単位	575	
55	4032	I型医療院IIii1・夜減・欠1				夜勤の勤務条件に関する基準を満たさない場合 － 25 単位	557	
55	4033	I型医療院IIii2・欠1				要介護2 930単位	651	
55	4034	I型医療院IIii2・夜減・欠1				夜勤の勤務条件に関する基準を満たさない場合 － 25 単位	634	
55	4035	I型医療院IIii3・欠1				要介護3 1,165単位	816	
55	4036	I型医療院IIii3・夜減・欠1				夜勤の勤務条件に関する基準を満たさない場合 － 25 単位	798	
55	4037	I型医療院IIii4・欠1				要介護4 1,264単位	885	
55	4038	I型医療院IIii4・夜減・欠1				夜勤の勤務条件に関する基準を満たさない場合 － 25 単位	867	
55	4039	I型医療院IIii5・欠1				要介護5 1,355単位	949	
55	4040	I型医療院IIii5・夜減・欠1				夜勤の勤務条件に関する基準を満たさない場合 － 25 単位	931	
55	4041	I型医療院IIIi1・欠1		(3) I型介護医療院サービス費(III)	(一) I型介護医療院サービス費(i)<従来型個室>	要介護1 694単位	486	
55	4042	I型医療院IIIi1・夜減・欠1				夜勤の勤務条件に関する基準を満たさない場合 － 25 単位	468	
55	4043	I型医療院IIIi2・欠1				要介護2 804単位	563	
55	4044	I型医療院IIIi2・夜減・欠1				夜勤の勤務条件に関する基準を満たさない場合 － 25 単位	545	
55	4045	I型医療院IIIi3・欠1				要介護3 1,039単位	727	
55	4046	I型医療院IIIi3・夜減・欠1				夜勤の勤務条件に関する基準を満たさない場合 － 25 単位	710	
55	4047	I型医療院IIIi4・欠1				要介護4 1,138単位	797	
55	4048	I型医療院IIIi4・夜減・欠1				夜勤の勤務条件に関する基準を満たさない場合 － 25 単位	779	
55	4049	I型医療院IIIi5・欠1				要介護5 1,228単位	860	
55	4050	I型医療院IIIi5・夜減・欠1				夜勤の勤務条件に関する基準を満たさない場合 － 25 単位	842	
55	4051	I型医療院IIIii1・欠1			(二) I型介護医療院サービス費(ii)<多床室>	要介護1 805単位	564	
55	4052	I型医療院IIIii1・夜減・欠1				夜勤の勤務条件に関する基準を満たさない場合 － 25 単位	546	
55	4053	I型医療院IIIii2・欠1				要介護2 914単位	640	
55	4054	I型医療院IIIii2・夜減・欠1				夜勤の勤務条件に関する基準を満たさない場合 － 25 単位	622	
55	4055	I型医療院IIIii3・欠1				要介護3 1,148単位	804	
55	4056	I型医療院IIIii3・夜減・欠1				夜勤の勤務条件に関する基準を満たさない場合 － 25 単位	786	
55	4057	I型医療院IIIii4・欠1				要介護4 1,248単位	874	
55	4058	I型医療院IIIii4・夜減・欠1				夜勤の勤務条件に関する基準を満たさない場合 － 25 単位	856	
55	4059	I型医療院IIIii5・欠1				要介護5 1,338単位	937	
55	4060	I型医療院IIIii5・夜減・欠1				夜勤の勤務条件に関する基準を満たさない場合 － 25 単位	919	

（算定項目欄右側 注記）医師、薬剤師、看護職員、介護職員が欠員の場合 × 70%

（右欄外）施設　介護医療

サービスコード 種類	項目	サービス内容略称	算定項目						合成単位数	算定単位
55	4061	Ⅱ型医療院Ⅰⅰ1・欠1	ロ Ⅱ型介護医療院サービス費	(1)Ⅱ型介護医療院サービス費（Ⅰ）	(一)Ⅱ型介護医療院サービス費（ⅰ）＜従来型個室＞	要介護1 675 単位		医師、薬剤師、看護職員、介護職員が欠員の場合 × 70%	473	1日につき
55	4062	Ⅱ型医療院Ⅰⅰ1・夜減・欠1					夜勤の勤務条件に関する基準を満たさない場合 － 25 単位		455	
55	4063	Ⅱ型医療院Ⅰⅰ2・欠1				要介護2 771 単位			540	
55	4064	Ⅱ型医療院Ⅰⅰ2・夜減・欠1					夜勤の勤務条件に関する基準を満たさない場合 － 25 単位		522	
55	4065	Ⅱ型医療院Ⅰⅰ3・欠1				要介護3 981 単位			687	
55	4066	Ⅱ型医療院Ⅰⅰ3・夜減・欠1					夜勤の勤務条件に関する基準を満たさない場合 － 25 単位		669	
55	4067	Ⅱ型医療院Ⅰⅰ4・欠1				要介護4 1,069 単位			748	
55	4068	Ⅱ型医療院Ⅰⅰ4・夜減・欠1					夜勤の勤務条件に関する基準を満たさない場合 － 25 単位		731	
55	4069	Ⅱ型医療院Ⅰⅰ5・欠1				要介護5 1,149 単位			804	
55	4070	Ⅱ型医療院Ⅰⅰ5・夜減・欠1					夜勤の勤務条件に関する基準を満たさない場合 － 25 単位		787	
55	4071	Ⅱ型医療院Ⅰⅱ1・欠1			(二)Ⅱ型介護医療院サービス費（ⅱ）＜多床室＞	要介護1 786 単位			550	
55	4072	Ⅱ型医療院Ⅰⅱ1・夜減・欠1					夜勤の勤務条件に関する基準を満たさない場合 － 25 単位		533	
55	4073	Ⅱ型医療院Ⅰⅱ2・欠1				要介護2 883 単位			618	
55	4074	Ⅱ型医療院Ⅰⅱ2・夜減・欠1					夜勤の勤務条件に関する基準を満たさない場合 － 25 単位		601	
55	4075	Ⅱ型医療院Ⅰⅱ3・欠1				要介護3 1,092 単位			764	
55	4076	Ⅱ型医療院Ⅰⅱ3・夜減・欠1					夜勤の勤務条件に関する基準を満たさない場合 － 25 単位		747	
55	4077	Ⅱ型医療院Ⅰⅱ4・欠1				要介護4 1,181 単位			827	
55	4078	Ⅱ型医療院Ⅰⅱ4・夜減・欠1					夜勤の勤務条件に関する基準を満たさない場合 － 25 単位		809	
55	4079	Ⅱ型医療院Ⅰⅱ5・欠1				要介護5 1,261 単位			883	
55	4080	Ⅱ型医療院Ⅰⅱ5・夜減・欠1					夜勤の勤務条件に関する基準を満たさない場合 － 25 単位		865	
55	4081	Ⅱ型医療院Ⅱⅰ1・欠1		(2)Ⅱ型介護医療院サービス費（Ⅱ）	(一)Ⅱ型介護医療院サービス費（ⅰ）＜従来型個室＞	要介護1 659 単位			461	
55	4082	Ⅱ型医療院Ⅱⅰ1・夜減・欠1					夜勤の勤務条件に関する基準を満たさない場合 － 25 単位		444	
55	4083	Ⅱ型医療院Ⅱⅰ2・欠1				要介護2 755 単位			529	
55	4084	Ⅱ型医療院Ⅱⅰ2・夜減・欠1					夜勤の勤務条件に関する基準を満たさない場合 － 25 単位		511	
55	4085	Ⅱ型医療院Ⅱⅰ3・欠1				要介護3 963 単位			674	
55	4086	Ⅱ型医療院Ⅱⅰ3・夜減・欠1					夜勤の勤務条件に関する基準を満たさない場合 － 25 単位		657	
55	4087	Ⅱ型医療院Ⅱⅰ4・欠1				要介護4 1,053 単位			737	
55	4088	Ⅱ型医療院Ⅱⅰ4・夜減・欠1					夜勤の勤務条件に関する基準を満たさない場合 － 25 単位		720	
55	4089	Ⅱ型医療院Ⅱⅰ5・欠1				要介護5 1,133 単位			793	
55	4090	Ⅱ型医療院Ⅱⅰ5・夜減・欠1					夜勤の勤務条件に関する基準を満たさない場合 － 25 単位		776	
55	4091	Ⅱ型医療院Ⅱⅱ1・欠1			(二)Ⅱ型介護医療院サービス費（ⅱ）＜多床室＞	要介護1 770 単位			539	
55	4092	Ⅱ型医療院Ⅱⅱ1・夜減・欠1					夜勤の勤務条件に関する基準を満たさない場合 － 25 単位		522	
55	4093	Ⅱ型医療院Ⅱⅱ2・欠1				要介護2 867 単位			607	
55	4094	Ⅱ型医療院Ⅱⅱ2・夜減・欠1					夜勤の勤務条件に関する基準を満たさない場合 － 25 単位		589	
55	4095	Ⅱ型医療院Ⅱⅱ3・欠1				要介護3 1,075 単位			753	
55	4096	Ⅱ型医療院Ⅱⅱ3・夜減・欠1					夜勤の勤務条件に関する基準を満たさない場合 － 25 単位		735	
55	4097	Ⅱ型医療院Ⅱⅱ4・欠1				要介護4 1,165 単位			816	
55	4098	Ⅱ型医療院Ⅱⅱ4・夜減・欠1					夜勤の勤務条件に関する基準を満たさない場合 － 25 単位		798	
55	4099	Ⅱ型医療院Ⅱⅱ5・欠1				要介護5 1,245 単位			872	
55	4100	Ⅱ型医療院Ⅱⅱ5・夜減・欠1					夜勤の勤務条件に関する基準を満たさない場合 － 25 単位		854	
55	4101	Ⅱ型医療院Ⅲⅰ1・欠1		(3)Ⅱ型介護医療院サービス費（Ⅲ）	(一)Ⅱ型介護医療院サービス費（ⅰ）＜従来型個室＞	要介護1 648 単位			454	
55	4102	Ⅱ型医療院Ⅲⅰ1・夜減・欠1					夜勤の勤務条件に関する基準を満たさない場合 － 25 単位		436	
55	4103	Ⅱ型医療院Ⅲⅰ2・欠1				要介護2 743 単位			520	
55	4104	Ⅱ型医療院Ⅲⅰ2・夜減・欠1					夜勤の勤務条件に関する基準を満たさない場合 － 25 単位		503	
55	4105	Ⅱ型医療院Ⅲⅰ3・欠1				要介護3 952 単位			666	
55	4106	Ⅱ型医療院Ⅲⅰ3・夜減・欠1					夜勤の勤務条件に関する基準を満たさない場合 － 25 単位		649	
55	4107	Ⅱ型医療院Ⅲⅰ4・欠1				要介護4 1,042 単位			729	
55	4108	Ⅱ型医療院Ⅲⅰ4・夜減・欠1					夜勤の勤務条件に関する基準を満たさない場合 － 25 単位		712	
55	4109	Ⅱ型医療院Ⅲⅰ5・欠1				要介護5 1,121 単位			785	
55	4110	Ⅱ型医療院Ⅲⅰ5・夜減・欠1					夜勤の勤務条件に関する基準を満たさない場合 － 25 単位		767	
55	4111	Ⅱ型医療院Ⅲⅱ1・欠1			(二)Ⅱ型介護医療院サービス費（ⅱ）＜多床室＞	要介護1 759 単位			531	
55	4112	Ⅱ型医療院Ⅲⅱ1・夜減・欠1					夜勤の勤務条件に関する基準を満たさない場合 － 25 単位		514	
55	4113	Ⅱ型医療院Ⅲⅱ2・欠1				要介護2 855 単位			599	
55	4114	Ⅱ型医療院Ⅲⅱ2・夜減・欠1					夜勤の勤務条件に関する基準を満たさない場合 － 25 単位		581	
55	4115	Ⅱ型医療院Ⅲⅱ3・欠1				要介護3 1,064 単位			745	
55	4116	Ⅱ型医療院Ⅲⅱ3・夜減・欠1					夜勤の勤務条件に関する基準を満たさない場合 － 25 単位		727	
55	4117	Ⅱ型医療院Ⅲⅱ4・欠1				要介護4 1,154 単位			808	
55	4118	Ⅱ型医療院Ⅲⅱ4・夜減・欠1					夜勤の勤務条件に関する基準を満たさない場合 － 25 単位		790	
55	4119	Ⅱ型医療院Ⅲⅱ5・欠1				要介護5 1,234 単位			864	
55	4120	Ⅱ型医療院Ⅲⅱ5・夜減・欠1					夜勤の勤務条件に関する基準を満たさない場合 － 25 単位		846	

施設

介護医療

サービスコード 種類	項目	サービス内容略称	算定項目						合成単位数	算定単位
55	4121	I型特別医療院i1・欠1	ハ 特別介護医療院サービス費	(1)I型特別介護医療院サービス費	(一)I型特別介護医療院サービス費(i)＜従来型個室＞	要介護1 661 単位		医師、薬剤師、看護職員、介護職員が欠員の場合 × 70%	463	1日につき
55	4122	I型特別医療院i1・夜減・欠1					夜勤の勤務条件に関する基準を満たさない場合 － 25 単位		445	
55	4123	I型特別医療院i2・欠1				要介護2 763 単位			534	
55	4124	I型特別医療院i2・夜減・欠1					夜勤の勤務条件に関する基準を満たさない場合 － 25 単位		517	
55	4125	I型特別医療院i3・欠1				要介護3 988 単位			692	
55	4126	I型特別医療院i3・夜減・欠1					夜勤の勤務条件に関する基準を満たさない場合 － 25 単位		674	
55	4127	I型特別医療院i4・欠1				要介護4 1,081 単位			757	
55	4128	I型特別医療院i4・夜減・欠1					夜勤の勤務条件に関する基準を満たさない場合 － 25 単位		739	
55	4129	I型特別医療院i5・欠1				要介護5 1,168 単位			818	
55	4130	I型特別医療院i5・夜減・欠1					夜勤の勤務条件に関する基準を満たさない場合 － 25 単位		800	
55	4131	I型特別医療院ii1・欠1			(二)I型特別介護医療院サービス費(ii)＜多床室＞	要介護1 764 単位			535	
55	4132	I型特別医療院ii1・夜減・欠1					夜勤の勤務条件に関する基準を満たさない場合 － 25 単位		517	
55	4133	I型特別医療院ii2・欠1				要介護2 869 単位			608	
55	4134	I型特別医療院ii2・夜減・欠1					夜勤の勤務条件に関する基準を満たさない場合 － 25 単位		591	
55	4135	I型特別医療院ii3・欠1				要介護3 1,091 単位			764	
55	4136	I型特別医療院ii3・夜減・欠1					夜勤の勤務条件に関する基準を満たさない場合 － 25 単位		746	
55	4137	I型特別医療院ii4・欠1				要介護4 1,186 単位			830	
55	4138	I型特別医療院ii4・夜減・欠1					夜勤の勤務条件に関する基準を満たさない場合 － 25 単位		813	
55	4139	I型特別医療院ii5・欠1				要介護5 1,271 単位			890	
55	4140	I型特別医療院ii5・夜減・欠1					夜勤の勤務条件に関する基準を満たさない場合 － 25 単位		872	
55	4141	II型特別医療院i1・欠1		(2)II型特別介護医療院サービス費	(一)II型特別介護医療院サービス費(i)＜従来型個室＞	要介護1 614 単位			430	
55	4142	II型特別医療院i1・夜減・欠1					夜勤の勤務条件に関する基準を満たさない場合 － 25 単位		412	
55	4143	II型特別医療院i2・欠1				要介護2 707 単位			495	
55	4144	II型特別医療院i2・夜減・欠1					夜勤の勤務条件に関する基準を満たさない場合 － 25 単位		477	
55	4145	II型特別医療院i3・欠1				要介護3 905 単位			634	
55	4146	II型特別医療院i3・夜減・欠1					夜勤の勤務条件に関する基準を満たさない場合 － 25 単位		616	
55	4147	II型特別医療院i4・欠1				要介護4 991 単位			694	
55	4148	II型特別医療院i4・夜減・欠1					夜勤の勤務条件に関する基準を満たさない場合 － 25 単位		676	
55	4149	II型特別医療院i5・欠1				要介護5 1,066 単位			746	
55	4150	II型特別医療院i5・夜減・欠1					夜勤の勤務条件に関する基準を満たさない場合 － 25 単位		729	
55	4151	II型特別医療院ii1・欠1			(二)II型特別介護医療院サービス費(ii)＜多床室＞	要介護1 721 単位			505	
55	4152	II型特別医療院ii1・夜減・欠1					夜勤の勤務条件に関する基準を満たさない場合 － 25 単位		487	
55	4153	II型特別医療院ii2・欠1				要介護2 814 単位			570	
55	4154	II型特別医療院ii2・夜減・欠1					夜勤の勤務条件に関する基準を満たさない場合 － 25 単位		552	
55	4155	II型特別医療院ii3・欠1				要介護3 1,012 単位			708	
55	4156	II型特別医療院ii3・夜減・欠1					夜勤の勤務条件に関する基準を満たさない場合 － 25 単位		691	
55	4157	II型特別医療院ii4・欠1				要介護4 1,096 単位			767	
55	4158	II型特別医療院ii4・夜減・欠1					夜勤の勤務条件に関する基準を満たさない場合 － 25 単位		750	
55	4159	II型特別医療院ii5・欠1				要介護5 1,172 単位			820	
55	4160	II型特別医療院ii5・夜減・欠1					夜勤の勤務条件に関する基準を満たさない場合 － 25 単位		803	

施設

介護医療

施設

介護医療

種類	項目	サービス内容略称	算定項目				合成単位数	算定単位
			ニ ユニット型I型介護医療院サービス費	(1)ユニット型I型介護医療院サービス費(I)	(一)ユニット型I型介護医療院サービス費＜ユニット型個室＞	医師、薬剤師、欠員の場合看護職員、介護職員が ×70%		1日につき
55	4161	ユ型I型医療院I1・欠1			要介護1 850 単位		595	
55	4162	ユ型I型医療院I1・夜減・欠1			夜勤の勤務条件に関する基準を満たさない場合 － 25 単位		578	
55	4163	ユ型I型医療院I2・欠1			要介護2 960 単位		672	
55	4164	ユ型I型医療院I2・夜減・欠1			夜勤の勤務条件に関する基準を満たさない場合 － 25 単位		655	
55	4165	ユ型I型医療院I3・欠1			要介護3 1,199 単位		839	
55	4166	ユ型I型医療院I3・夜減・欠1			夜勤の勤務条件に関する基準を満たさない場合 － 25 単位		822	
55	4167	ユ型I型医療院I4・欠1			要介護4 1,300 単位		910	
55	4168	ユ型I型医療院I4・夜減・欠1			夜勤の勤務条件に関する基準を満たさない場合 － 25 単位		893	
55	4169	ユ型I型医療院I5・欠1			要介護5 1,392 単位		974	
55	4170	ユ型I型医療院I5・夜減・欠1			夜勤の勤務条件に関する基準を満たさない場合 － 25 単位		957	
55	4171	経ユ型I型医療院I1・欠1			(二)経過的ユニット型I型介護医療院サービス費＜ユニット型個室的多床室＞ 要介護1 850 単位		595	
55	4172	経ユ型I型医療院I1・夜減・欠1			夜勤の勤務条件に関する基準を満たさない場合 － 25 単位		578	
55	4173	経ユ型I型医療院I2・欠1			要介護2 960 単位		672	
55	4174	経ユ型I型医療院I2・夜減・欠1			夜勤の勤務条件に関する基準を満たさない場合 － 25 単位		655	
55	4175	経ユ型I型医療院I3・欠1			要介護3 1,199 単位		839	
55	4176	経ユ型I型医療院I3・夜減・欠1			夜勤の勤務条件に関する基準を満たさない場合 － 25 単位		822	
55	4177	経ユ型I型医療院I4・欠1			要介護4 1,300 単位		910	
55	4178	経ユ型I型医療院I4・夜減・欠1			夜勤の勤務条件に関する基準を満たさない場合 － 25 単位		893	
55	4179	経ユ型I型医療院I5・欠1			要介護5 1,392 単位		974	
55	4180	経ユ型I型医療院I5・夜減・欠1			夜勤の勤務条件に関する基準を満たさない場合 － 25 単位		957	
55	4181	ユ型I型医療院II1・欠1		(2)ユニット型I型介護医療院サービス費(II)	(一)ユニット型I型介護医療院サービス費＜ユニット型個室＞ 要介護1 840 単位		588	
55	4182	ユ型I型医療院II1・夜減・欠1			夜勤の勤務条件に関する基準を満たさない場合 － 25 単位		571	
55	4183	ユ型I型医療院II2・欠1			要介護2 948 単位		664	
55	4184	ユ型I型医療院II2・夜減・欠1			夜勤の勤務条件に関する基準を満たさない場合 － 25 単位		646	
55	4185	ユ型I型医療院II3・欠1			要介護3 1,184 単位		829	
55	4186	ユ型I型医療院II3・夜減・欠1			夜勤の勤務条件に関する基準を満たさない場合 － 25 単位		811	
55	4187	ユ型I型医療院II4・欠1			要介護4 1,283 単位		898	
55	4188	ユ型I型医療院II4・夜減・欠1			夜勤の勤務条件に関する基準を満たさない場合 － 25 単位		881	
55	4189	ユ型I型医療院II5・欠1			要介護5 1,374 単位		962	
55	4190	ユ型I型医療院II5・夜減・欠1			夜勤の勤務条件に関する基準を満たさない場合 － 25 単位		944	
55	4191	経ユ型I型医療院II1・欠1			(二)経過的ユニット型I型介護医療院サービス費＜ユニット型個室的多床室＞ 要介護1 840 単位		588	
55	4192	経ユ型I型医療院II1・夜減・欠1			夜勤の勤務条件に関する基準を満たさない場合 － 25 単位		571	
55	4193	経ユ型I型医療院II2・欠1			要介護2 948 単位		664	
55	4194	経ユ型I型医療院II2・夜減・欠1			夜勤の勤務条件に関する基準を満たさない場合 － 25 単位		646	
55	4195	経ユ型I型医療院II3・欠1			要介護3 1,184 単位		829	
55	4196	経ユ型I型医療院II3・夜減・欠1			夜勤の勤務条件に関する基準を満たさない場合 － 25 単位		811	
55	4197	経ユ型I型医療院II4・欠1			要介護4 1,283 単位		898	
55	4198	経ユ型I型医療院II4・夜減・欠1			夜勤の勤務条件に関する基準を満たさない場合 － 25 単位		881	
55	4199	経ユ型I型医療院II5・欠1			要介護5 1,374 単位		962	
55	4200	経ユ型I型医療院II5・夜減・欠1			夜勤の勤務条件に関する基準を満たさない場合 － 25 単位		944	
55	4201	ユ型I型医療院I1・欠1・未	(1)ユニット型I型介護医療院サービス費(I)	(一)ユニット型I型介護医療院サービス費＜ユニット型個室＞	要介護1 850 単位	医師、薬剤師、欠員の場合看護職員、介護職員が ×70% ユニットケア体制未整備減算 ×97%	577	
55	4202	ユ型I型医療院I1・夜減・欠1・未			夜勤の勤務条件に関する基準を満たさない場合 － 25 単位		561	
55	4203	ユ型I型医療院I2・欠1・未			要介護2 960 単位		652	
55	4204	ユ型I型医療院I2・夜減・欠1・未			夜勤の勤務条件に関する基準を満たさない場合 － 25 単位		635	
55	4205	ユ型I型医療院I3・欠1・未			要介護3 1,199 単位		814	
55	4206	ユ型I型医療院I3・夜減・欠1・未			夜勤の勤務条件に関する基準を満たさない場合 － 25 単位		797	
55	4207	ユ型I型医療院I4・欠1・未			要介護4 1,300 単位		883	
55	4208	ユ型I型医療院I4・夜減・欠1・未			夜勤の勤務条件に関する基準を満たさない場合 － 25 単位		866	
55	4209	ユ型I型医療院I5・欠1・未			要介護5 1,392 単位		945	
55	4210	ユ型I型医療院I5・夜減・欠1・未			夜勤の勤務条件に関する基準を満たさない場合 － 25 単位		928	
55	4211	経ユ型I型医療院I1・欠1・未		(二)経過的ユニット型I型介護医療院サービス費＜ユニット型個室的多床室＞	要介護1 850 単位		577	
55	4212	経ユ型I型医療院I1・夜減・欠1・未			夜勤の勤務条件に関する基準を満たさない場合 － 25 単位		561	
55	4213	経ユ型I型医療院I2・欠1・未			要介護2 960 単位		652	
55	4214	経ユ型I型医療院I2・夜減・欠1・未			夜勤の勤務条件に関する基準を満たさない場合 － 25 単位		635	
55	4215	経ユ型I型医療院I3・欠1・未			要介護3 1,199 単位		814	
55	4216	経ユ型I型医療院I3・夜減・欠1・未			夜勤の勤務条件に関する基準を満たさない場合 － 25 単位		797	
55	4217	経ユ型I型医療院I4・欠1・未			要介護4 1,300 単位		883	
55	4218	経ユ型I型医療院I4・夜減・欠1・未			夜勤の勤務条件に関する基準を満たさない場合 － 25 単位		866	
55	4219	経ユ型I型医療院I5・欠1・未			要介護5 1,392 単位		945	
55	4220	経ユ型I型医療院I5・夜減・欠1・未			夜勤の勤務条件に関する基準を満たさない場合 － 25 単位		928	
55	4221	ユ型I型医療院II1・欠1・未	(2)ユニット型I型介護医療院サービス費(II)	(一)ユニット型I型介護医療院サービス費＜ユニット型個室＞	要介護1 840 単位		570	
55	4222	ユ型I型医療院II1・夜減・欠1・未			夜勤の勤務条件に関する基準を満たさない場合 － 25 単位		554	
55	4223	ユ型I型医療院II2・欠1・未			要介護2 948 単位		644	
55	4224	ユ型I型医療院II2・夜減・欠1・未			夜勤の勤務条件に関する基準を満たさない場合 － 25 単位		627	
55	4225	ユ型I型医療院II3・欠1・未			要介護3 1,184 単位		804	
55	4226	ユ型I型医療院II3・夜減・欠1・未			夜勤の勤務条件に関する基準を満たさない場合 － 25 単位		787	
55	4227	ユ型I型医療院II4・欠1・未			要介護4 1,283 単位		871	
55	4228	ユ型I型医療院II4・夜減・欠1・未			夜勤の勤務条件に関する基準を満たさない場合 － 25 単位		855	
55	4229	ユ型I型医療院II5・欠1・未			要介護5 1,374 単位		933	
55	4230	ユ型I型医療院II5・夜減・欠1・未			夜勤の勤務条件に関する基準を満たさない場合 － 25 単位		916	
55	4231	経ユ型I型医療院II1・欠1・未		(二)経過的ユニット型I型介護医療院サービス費＜ユニット型個室的多床室＞	要介護1 840 単位		570	
55	4232	経ユ型I型医療院II1・夜減・欠1・未			夜勤の勤務条件に関する基準を満たさない場合 － 25 単位		554	
55	4233	経ユ型I型医療院II2・欠1・未			要介護2 948 単位		644	
55	4234	経ユ型I型医療院II2・夜減・欠1・未			夜勤の勤務条件に関する基準を満たさない場合 － 25 単位		627	
55	4235	経ユ型I型医療院II3・欠1・未			要介護3 1,184 単位		804	
55	4236	経ユ型I型医療院II3・夜減・欠1・未			夜勤の勤務条件に関する基準を満たさない場合 － 25 単位		787	
55	4237	経ユ型I型医療院II4・欠1・未			要介護4 1,283 単位		871	
55	4238	経ユ型I型医療院II4・夜減・欠1・未			夜勤の勤務条件に関する基準を満たさない場合 － 25 単位		855	
55	4239	経ユ型I型医療院II5・欠1・未			要介護5 1,374 単位		933	
55	4240	経ユ型I型医療院II5・夜減・欠1・未			夜勤の勤務条件に関する基準を満たさない場合 － 25 単位		916	

サービスコード 種類	項目	サービス内容略称	算定項目				合成単位数	算定単位
55	4241	ユ型Ⅱ型医療院1・欠1	ホ ユニット型Ⅱ型介護医療院サービス費	(1)ユニット型Ⅱ型介護医療院サービス費＜ユニット型個室＞	要介護1	医師、薬剤師、看護職員、介護職員が 欠員の場合	594	1日につき
55	4242	ユ型Ⅱ型医療院1・夜減・欠1			849 単位 夜勤の勤務条件に関する基準を満たさない場合 － 25 単位		577	
55	4243	ユ型Ⅱ型医療院2・欠1			要介護2		666	
55	4244	ユ型Ⅱ型医療院2・夜減・欠1			951 単位 夜勤の勤務条件に関する基準を満たさない場合 － 25 単位		648	
55	4245	ユ型Ⅱ型医療院3・欠1			要介護3		821	
55	4246	ユ型Ⅱ型医療院3・夜減・欠1			1,173 単位 夜勤の勤務条件に関する基準を満たさない場合 － 25 単位		804	
55	4247	ユ型Ⅱ型医療院4・欠1			要介護4		887	
55	4248	ユ型Ⅱ型医療院4・夜減・欠1			1,267 単位 夜勤の勤務条件に関する基準を満たさない場合 － 25 単位		869	
55	4249	ユ型Ⅱ型医療院5・欠1			要介護5		947	
55	4250	ユ型Ⅱ型医療院5・夜減・欠1			1,353 単位 夜勤の勤務条件に関する基準を満たさない場合 － 25 単位		930	
55	4251	経ユ型Ⅱ型医療院1・欠1		(2)経過的ユニット型Ⅱ型介護医療院サービス費＜ユニット型個室的多床室＞	要介護1		594	
55	4252	経ユ型Ⅱ型医療院1・夜減・欠1			849 単位 夜勤の勤務条件に関する基準を満たさない場合 － 25 単位		577	
55	4253	経ユ型Ⅱ型医療院2・欠1			要介護2		666	
55	4254	経ユ型Ⅱ型医療院2・夜減・欠1			951 単位 夜勤の勤務条件に関する基準を満たさない場合 － 25 単位		648	
55	4255	経ユ型Ⅱ型医療院3・欠1			要介護3		821	
55	4256	経ユ型Ⅱ型医療院3・夜減・欠1			1,173 単位 夜勤の勤務条件に関する基準を満たさない場合 － 25 単位		804	
55	4257	経ユ型Ⅱ型医療院4・欠1			要介護4		887	
55	4258	経ユ型Ⅱ型医療院4・夜減・欠1			1,267 単位 夜勤の勤務条件に関する基準を満たさない場合 － 25 単位		869	
55	4259	経ユ型Ⅱ型医療院5・欠1			要介護5	× 70%	947	
55	4260	経ユ型Ⅱ型医療院5・夜減・欠1			1,353 単位 夜勤の勤務条件に関する基準を満たさない場合 － 25 単位		930	
55	4261	ユ型Ⅱ型医療院1・欠1・未		(1)ユニット型Ⅱ型介護医療院サービス費＜ユニット型個室＞	要介護1	医師、薬剤師、看護職員、介護職員が 欠員の場合	576	
55	4262	ユ型Ⅱ型医療院1・夜減・欠1・未			849 単位 夜勤の勤務条件に関する基準を満たさない場合 － 25 単位	ユニットケア体制未整備減算	560	
55	4263	ユ型Ⅱ型医療院2・欠1・未			要介護2		646	
55	4264	ユ型Ⅱ型医療院2・夜減・欠1・未			951 単位 夜勤の勤務条件に関する基準を満たさない場合 － 25 単位		629	
55	4265	ユ型Ⅱ型医療院3・欠1・未			要介護3		796	
55	4266	ユ型Ⅱ型医療院3・夜減・欠1・未			1,173 単位 夜勤の勤務条件に関する基準を満たさない場合 － 25 単位		780	
55	4267	ユ型Ⅱ型医療院4・欠1・未			要介護4		860	
55	4268	ユ型Ⅱ型医療院4・夜減・欠1・未			1,267 単位 夜勤の勤務条件に関する基準を満たさない場合 － 25 単位		843	
55	4269	ユ型Ⅱ型医療院5・欠1・未			要介護5		919	
55	4270	ユ型Ⅱ型医療院5・夜減・欠1・未			1,353 単位 夜勤の勤務条件に関する基準を満たさない場合 － 25 単位		902	
55	4271	経ユ型Ⅱ型医療院1・欠1・未		(2)経過的ユニット型Ⅱ型介護医療院サービス費＜ユニット型個室的多床室＞	要介護1		576	
55	4272	経ユ型Ⅱ型医療院1・夜減・欠1・未			849 単位 夜勤の勤務条件に関する基準を満たさない場合 － 25 単位		560	
55	4273	経ユ型Ⅱ型医療院2・欠1・未			要介護2		646	
55	4274	経ユ型Ⅱ型医療院2・夜減・欠1・未			951 単位 夜勤の勤務条件に関する基準を満たさない場合 － 25 単位		629	
55	4275	経ユ型Ⅱ型医療院3・欠1・未			要介護3		796	
55	4276	経ユ型Ⅱ型医療院3・夜減・欠1・未			1,173 単位 夜勤の勤務条件に関する基準を満たさない場合 － 25 単位		780	
55	4277	経ユ型Ⅱ型医療院4・欠1・未			要介護4		860	
55	4278	経ユ型Ⅱ型医療院4・夜減・欠1・未			1,267 単位 夜勤の勤務条件に関する基準を満たさない場合 － 25 単位		843	
55	4279	経ユ型Ⅱ型医療院5・欠1・未			要介護5	× 70% × 97%	919	
55	4280	経ユ型Ⅱ型医療院5・夜減・欠1・未			1,353 単位 夜勤の勤務条件に関する基準を満たさない場合 － 25 単位		902	

施設

介護医療

サービスコード 種類	サービスコード 項目	サービス内容略称	算定項目				合成単位数	算定単位
55	4281	ユ型Ⅰ型特別医療院1・欠1	(1)ユニット型Ⅰ型特別介護医療院サービス費	(一)ユニット型Ⅰ型特別介護医療院サービス費＜ユニット型個室＞	要介護1　798 単位		医師、薬剤師、看護職員、欠員の場合、介護職員が ×70%	559	1日につき
55	4282	ユ型Ⅰ型特別医療院1・夜減・欠1			夜勤の勤務条件に関する基準を満たさない場合 － 25 単位			541	
55	4283	ユ型Ⅰ型特別医療院2・欠1			要介護2　901 単位			631	
55	4284	ユ型Ⅰ型特別医療院2・夜減・欠1			夜勤の勤務条件に関する基準を満たさない場合 － 25 単位			613	
55	4285	ユ型Ⅰ型特別医療院3・欠1			要介護3　1,126 単位			788	
55	4286	ユ型Ⅰ型特別医療院3・夜減・欠1			夜勤の勤務条件に関する基準を満たさない場合 － 25 単位			771	
55	4287	ユ型Ⅰ型特別医療院4・欠1			要介護4　1,220 単位			854	
55	4288	ユ型Ⅰ型特別医療院4・夜減・欠1			夜勤の勤務条件に関する基準を満たさない場合 － 25 単位			837	
55	4289	ユ型Ⅰ型特別医療院5・欠1			要介護5　1,304 単位			913	
55	4290	ユ型Ⅰ型特別医療院5・夜減・欠1			夜勤の勤務条件に関する基準を満たさない場合 － 25 単位			895	
55	4291	経ユ型Ⅰ型特別医療院1・欠1		(二)経過的ユニット型Ⅰ型特別介護医療院サービス費＜ユニット型個室的多床室＞	要介護1　798 単位			559	
55	4292	経ユ型Ⅰ型特別医療院1・夜減・欠1			夜勤の勤務条件に関する基準を満たさない場合 － 25 単位			541	
55	4293	経ユ型Ⅰ型特別医療院2・欠1			要介護2　901 単位			631	
55	4294	経ユ型Ⅰ型特別医療院2・夜減・欠1			夜勤の勤務条件に関する基準を満たさない場合 － 25 単位			613	
55	4295	経ユ型Ⅰ型特別医療院3・欠1			要介護3　1,126 単位			788	
55	4296	経ユ型Ⅰ型特別医療院3・夜減・欠1			夜勤の勤務条件に関する基準を満たさない場合 － 25 単位			771	
55	4297	経ユ型Ⅰ型特別医療院4・欠1			要介護4　1,220 単位			854	
55	4298	経ユ型Ⅰ型特別医療院4・夜減・欠1			夜勤の勤務条件に関する基準を満たさない場合 － 25 単位			837	
55	4299	経ユ型Ⅰ型特別医療院5・欠1			要介護5　1,304 単位			913	
55	4300	経ユ型Ⅰ型特別医療院5・夜減・欠1			夜勤の勤務条件に関する基準を満たさない場合 － 25 単位			895	
55	4301	ユ型Ⅱ型特別医療院1・欠1	(2)ユニット型Ⅱ型特別介護医療院サービス費	(一)ユニット型Ⅱ型特別介護医療院サービス費＜ユニット型個室＞	要介護1　808 単位			566	
55	4302	ユ型Ⅱ型特別医療院1・夜減・欠1			夜勤の勤務条件に関する基準を満たさない場合 － 25 単位			548	
55	4303	ユ型Ⅱ型特別医療院2・欠1			要介護2　904 単位			633	
55	4304	ユ型Ⅱ型特別医療院2・夜減・欠1			夜勤の勤務条件に関する基準を満たさない場合 － 25 単位			615	
55	4305	ユ型Ⅱ型特別医療院3・欠1			要介護3　1,114 単位			780	
55	4306	ユ型Ⅱ型特別医療院3・夜減・欠1			夜勤の勤務条件に関する基準を満たさない場合 － 25 単位			762	
55	4307	ユ型Ⅱ型特別医療院4・欠1			要介護4　1,205 単位			844	
55	4308	ユ型Ⅱ型特別医療院4・夜減・欠1			夜勤の勤務条件に関する基準を満たさない場合 － 25 単位			826	
55	4309	ユ型Ⅱ型特別医療院5・欠1			要介護5　1,284 単位			899	
55	4310	ユ型Ⅱ型特別医療院5・夜減・欠1			夜勤の勤務条件に関する基準を満たさない場合 － 25 単位			881	
55	4311	経ユ型Ⅱ型特別医療院1・欠1		(二)経過的ユニット型Ⅱ型特別介護医療院サービス費＜ユニット型個室的多床室＞	要介護1　808 単位			566	
55	4312	経ユ型Ⅱ型特別医療院1・夜減・欠1			夜勤の勤務条件に関する基準を満たさない場合 － 25 単位			548	
55	4313	経ユ型Ⅱ型特別医療院2・欠1			要介護2　904 単位			633	
55	4314	経ユ型Ⅱ型特別医療院2・夜減・欠1			夜勤の勤務条件に関する基準を満たさない場合 － 25 単位			615	
55	4315	経ユ型Ⅱ型特別医療院3・欠1			要介護3　1,114 単位			780	
55	4316	経ユ型Ⅱ型特別医療院3・夜減・欠1			夜勤の勤務条件に関する基準を満たさない場合 － 25 単位			762	
55	4317	経ユ型Ⅱ型特別医療院4・欠1			要介護4　1,205 単位			844	
55	4318	経ユ型Ⅱ型特別医療院4・夜減・欠1			夜勤の勤務条件に関する基準を満たさない場合 － 25 単位			826	
55	4319	経ユ型Ⅱ型特別医療院5・欠1			要介護5　1,284 単位			899	
55	4320	経ユ型Ⅱ型特別医療院5・夜減・欠1			夜勤の勤務条件に関する基準を満たさない場合 － 25 単位			881	
55	4321	ユ型Ⅰ型特別医療院1・欠1・未	(1)ユニット型Ⅰ型特別介護医療院サービス費	(一)ユニット型Ⅰ型特別介護医療院サービス費＜ユニット型個室＞	要介護1　798 単位		医師、薬剤師、看護職員、欠員の場合、介護職員が ×70%　ユニットケア体制未整備減算 ×97%	542	
55	4322	ユ型Ⅰ型特別医療院1・夜減・欠1・未			夜勤の勤務条件に関する基準を満たさない場合 － 25 単位			525	
55	4323	ユ型Ⅰ型特別医療院2・欠1・未			要介護2　901 単位			612	
55	4324	ユ型Ⅰ型特別医療院2・夜減・欠1・未			夜勤の勤務条件に関する基準を満たさない場合 － 25 単位			595	
55	4325	ユ型Ⅰ型特別医療院3・欠1・未			要介護3　1,126 単位			764	
55	4326	ユ型Ⅰ型特別医療院3・夜減・欠1・未			夜勤の勤務条件に関する基準を満たさない場合 － 25 単位			748	
55	4327	ユ型Ⅰ型特別医療院4・欠1・未			要介護4　1,220 単位			828	
55	4328	ユ型Ⅰ型特別医療院4・夜減・欠1・未			夜勤の勤務条件に関する基準を満たさない場合 － 25 単位			812	
55	4329	ユ型Ⅰ型特別医療院5・欠1・未			要介護5　1,304 単位			886	
55	4330	ユ型Ⅰ型特別医療院5・夜減・欠1・未			夜勤の勤務条件に関する基準を満たさない場合 － 25 単位			868	
55	4331	経ユ型Ⅰ型特別医療院1・欠1・未		(二)経過的ユニット型Ⅰ型特別介護医療院サービス費＜ユニット型個室的多床室＞	要介護1　798 単位			542	
55	4332	経ユ型Ⅰ型特別医療院1・夜減・欠1・未			夜勤の勤務条件に関する基準を満たさない場合 － 25 単位			525	
55	4333	経ユ型Ⅰ型特別医療院2・欠1・未			要介護2　901 単位			612	
55	4334	経ユ型Ⅰ型特別医療院2・夜減・欠1・未			夜勤の勤務条件に関する基準を満たさない場合 － 25 単位			595	
55	4335	経ユ型Ⅰ型特別医療院3・欠1・未			要介護3　1,126 単位			764	
55	4336	経ユ型Ⅰ型特別医療院3・夜減・欠1・未			夜勤の勤務条件に関する基準を満たさない場合 － 25 単位			748	
55	4337	経ユ型Ⅰ型特別医療院4・欠1・未			要介護4　1,220 単位			828	
55	4338	経ユ型Ⅰ型特別医療院4・夜減・欠1・未			夜勤の勤務条件に関する基準を満たさない場合 － 25 単位			812	
55	4339	経ユ型Ⅰ型特別医療院5・欠1・未			要介護5　1,304 単位			886	
55	4340	経ユ型Ⅰ型特別医療院5・夜減・欠1・未			夜勤の勤務条件に関する基準を満たさない場合 － 25 単位			868	
55	4341	ユ型Ⅱ型特別医療院1・欠1・未	(2)ユニット型Ⅱ型特別介護医療院サービス費	(一)ユニット型Ⅱ型特別介護医療院サービス費＜ユニット型個室＞	要介護1　808 単位			549	
55	4342	ユ型Ⅱ型特別医療院1・夜減・欠1・未			夜勤の勤務条件に関する基準を満たさない場合 － 25 単位			532	
55	4343	ユ型Ⅱ型特別医療院2・欠1・未			要介護2　904 単位			614	
55	4344	ユ型Ⅱ型特別医療院2・夜減・欠1・未			夜勤の勤務条件に関する基準を満たさない場合 － 25 単位			597	
55	4345	ユ型Ⅱ型特別医療院3・欠1・未			要介護3　1,114 単位			757	
55	4346	ユ型Ⅱ型特別医療院3・夜減・欠1・未			夜勤の勤務条件に関する基準を満たさない場合 － 25 単位			739	
55	4347	ユ型Ⅱ型特別医療院4・欠1・未			要介護4　1,205 単位			819	
55	4348	ユ型Ⅱ型特別医療院4・夜減・欠1・未			夜勤の勤務条件に関する基準を満たさない場合 － 25 単位			801	
55	4349	ユ型Ⅱ型特別医療院5・欠1・未			要介護5　1,284 単位			872	
55	4350	ユ型Ⅱ型特別医療院5・夜減・欠1・未			夜勤の勤務条件に関する基準を満たさない場合 － 25 単位			855	
55	4351	経ユ型Ⅱ型特別医療院1・欠1・未		(二)経過的ユニット型Ⅱ型特別介護医療院サービス費＜ユニット型個室的多床室＞	要介護1　808 単位			549	
55	4352	経ユ型Ⅱ型特別医療院1・夜減・欠1・未			夜勤の勤務条件に関する基準を満たさない場合 － 25 単位			532	
55	4353	経ユ型Ⅱ型特別医療院2・欠1・未			要介護2　904 単位			614	
55	4354	経ユ型Ⅱ型特別医療院2・夜減・欠1・未			夜勤の勤務条件に関する基準を満たさない場合 － 25 単位			597	
55	4355	経ユ型Ⅱ型特別医療院3・欠1・未			要介護3　1,114 単位			757	
55	4356	経ユ型Ⅱ型特別医療院3・夜減・欠1・未			夜勤の勤務条件に関する基準を満たさない場合 － 25 単位			739	
55	4357	経ユ型Ⅱ型特別医療院4・欠1・未			要介護4　1,205 単位			819	
55	4358	経ユ型Ⅱ型特別医療院4・夜減・欠1・未			夜勤の勤務条件に関する基準を満たさない場合 － 25 単位			801	
55	4359	経ユ型Ⅱ型特別医療院5・欠1・未			要介護5　1,284 単位			872	
55	4360	経ユ型Ⅱ型特別医療院5・夜減・欠1・未			夜勤の勤務条件に関する基準を満たさない場合 － 25 単位			855	

施設

介護医療

正看比率が 20% 未満の場合

サービスコード 種類	項目	サービス内容略称	算定項目					合成単位数	算定単位
55	5001	Ⅰ型医療院Ⅲⅰ1・欠3	イ Ⅰ型介護医療院サービス費	(3) Ⅰ型介護医療院サービス費(Ⅲ)	(一) Ⅰ型介護医療院サービス費(ⅰ)＜従来型個室＞	要介護1 694 単位		625	1日につき
55	5002	Ⅰ型医療院Ⅲⅰ1・夜減・欠3					夜勤の勤務条件に関する基準を満たさない場合 － 25 単位	602	
55	5003	Ⅰ型医療院Ⅲⅰ2・欠3				要介護2 804 単位		724	
55	5004	Ⅰ型医療院Ⅲⅰ2・夜減・欠3					夜勤の勤務条件に関する基準を満たさない場合 － 25 単位	701	
55	5005	Ⅰ型医療院Ⅲⅰ3・欠3				要介護3 1,039 単位		935	
55	5006	Ⅰ型医療院Ⅲⅰ3・夜減・欠3					夜勤の勤務条件に関する基準を満たさない場合 － 25 単位	913	
55	5007	Ⅰ型医療院Ⅲⅰ4・欠3				要介護4 1,138 単位		1,024	
55	5008	Ⅰ型医療院Ⅲⅰ4・夜減・欠3					夜勤の勤務条件に関する基準を満たさない場合 － 25 単位	1,002	
55	5009	Ⅰ型医療院Ⅲⅰ5・欠3				要介護5 1,228 単位		1,105	
55	5010	Ⅰ型医療院Ⅲⅰ5・夜減・欠3					夜勤の勤務条件に関する基準を満たさない場合 － 25 単位	1,083	
55	5011	Ⅰ型医療院Ⅲⅱ1・欠3			(二) Ⅰ型介護医療院サービス費(ⅱ)＜多床室＞	要介護1 805 単位		725	
55	5012	Ⅰ型医療院Ⅲⅱ1・夜減・欠3					夜勤の勤務条件に関する基準を満たさない場合 － 25 単位	702	
55	5013	Ⅰ型医療院Ⅲⅱ2・欠3				要介護2 914 単位		823	
55	5014	Ⅰ型医療院Ⅲⅱ2・夜減・欠3					夜勤の勤務条件に関する基準を満たさない場合 － 25 単位	800	
55	5015	Ⅰ型医療院Ⅲⅱ3・欠3				要介護3 1,148 単位		1,033	
55	5016	Ⅰ型医療院Ⅲⅱ3・夜減・欠3					夜勤の勤務条件に関する基準を満たさない場合 － 25 単位	1,011	
55	5017	Ⅰ型医療院Ⅲⅱ4・欠3				要介護4 1,248 単位		1,123	
55	5018	Ⅰ型医療院Ⅲⅱ4・夜減・欠3					夜勤の勤務条件に関する基準を満たさない場合 － 25 単位	1,101	
55	5019	Ⅰ型医療院Ⅲⅱ5・欠3				要介護5 1,338 単位		1,204	
55	5020	Ⅰ型医療院Ⅲⅱ5・夜減・欠3					夜勤の勤務条件に関する基準を満たさない場合 － 25 単位	1,182	
55	5021	Ⅰ型特別医療院ⅰ1・欠3	ハ 特別介護医療院サービス費	(1) Ⅰ型特別介護医療院サービス費	(一) Ⅰ型特別介護医療院サービス費(ⅰ)＜従来型個室＞	要介護1 661 単位		595	
55	5022	Ⅰ型特別医療院ⅰ1・夜減・欠3					夜勤の勤務条件に関する基準を満たさない場合 － 25 単位	572	
55	5023	Ⅰ型特別医療院ⅰ2・欠3				要介護2 763 単位		687	
55	5024	Ⅰ型特別医療院ⅰ2・夜減・欠3					夜勤の勤務条件に関する基準を満たさない場合 － 25 単位	664	
55	5025	Ⅰ型特別医療院ⅰ3・欠3				要介護3 988 単位		889	
55	5026	Ⅰ型特別医療院ⅰ3・夜減・欠3					夜勤の勤務条件に関する基準を満たさない場合 － 25 単位	867	
55	5027	Ⅰ型特別医療院ⅰ4・欠3				要介護4 1,081 単位		973	
55	5028	Ⅰ型特別医療院ⅰ4・夜減・欠3					夜勤の勤務条件に関する基準を満たさない場合 － 25 単位	950	
55	5029	Ⅰ型特別医療院ⅰ5・欠3				要介護5 1,168 単位		1,051	
55	5030	Ⅰ型特別医療院ⅰ5・夜減・欠3					夜勤の勤務条件に関する基準を満たさない場合 － 25 単位	1,029	
55	5031	Ⅰ型特別医療院ⅱ1・欠3			(二) Ⅰ型特別介護医療院サービス費(ⅱ)＜多床室＞	要介護1 764 単位		688	
55	5032	Ⅰ型特別医療院ⅱ1・夜減・欠3					夜勤の勤務条件に関する基準を満たさない場合 － 25 単位	665	
55	5033	Ⅰ型特別医療院ⅱ2・欠3				要介護2 869 単位		782	
55	5034	Ⅰ型特別医療院ⅱ2・夜減・欠3					夜勤の勤務条件に関する基準を満たさない場合 － 25 単位	760	
55	5035	Ⅰ型特別医療院ⅱ3・欠3				要介護3 1,091 単位		982	
55	5036	Ⅰ型特別医療院ⅱ3・夜減・欠3					夜勤の勤務条件に関する基準を満たさない場合 － 25 単位	959	
55	5037	Ⅰ型特別医療院ⅱ4・欠3				要介護4 1,186 単位		1,067	
55	5038	Ⅰ型特別医療院ⅱ4・夜減・欠3					夜勤の勤務条件に関する基準を満たさない場合 － 25 単位	1,045	
55	5039	Ⅰ型特別医療院ⅱ5・欠3				要介護5 1,271 単位		1,144	
55	5040	Ⅰ型特別医療院ⅱ5・夜減・欠3					夜勤の勤務条件に関する基準を満たさない場合 － 25 単位	1,121	

（合成単位数欄：正看比率が20％未満の場合 × 90%）

施設

介護医療

施設

介護医療

種類	項目	サービス内容略称	算定項目					合成単位数	算定単位
55	5041	ユ型Ⅰ型医療院Ⅱ1・欠3	ニユニット型Ⅰ型介護医療院サービス費	(2)ユニット型Ⅰ型介護医療院サービス費（Ⅱ）	(一)ユニット型Ⅰ型介護医療院サービス費＜ユニット型個室＞	要介護1		正看比率が20％未満の場合	756	1日につき
55	5042	ユ型Ⅰ型医療院Ⅱ1・夜減・欠3				840 単位	夜勤の勤務条件に関する基準を満たさない場合 － 25 単位		734	
55	5043	ユ型Ⅰ型医療院Ⅱ2・欠3				要介護2			853	
55	5044	ユ型Ⅰ型医療院Ⅱ2・夜減・欠3				948 単位	夜勤の勤務条件に関する基準を満たさない場合 － 25 単位		831	
55	5045	ユ型Ⅰ型医療院Ⅱ3・欠3				要介護3			1,066	
55	5046	ユ型Ⅰ型医療院Ⅱ3・夜減・欠3				1,184 単位	夜勤の勤務条件に関する基準を満たさない場合 － 25 単位		1,043	
55	5047	ユ型Ⅰ型医療院Ⅱ4・欠3				要介護4			1,155	
55	5048	ユ型Ⅰ型医療院Ⅱ4・夜減・欠3				1,283 単位	夜勤の勤務条件に関する基準を満たさない場合 － 25 単位		1,132	
55	5049	ユ型Ⅰ型医療院Ⅱ5・欠3				要介護5			1,237	
55	5050	ユ型Ⅰ型医療院Ⅱ5・夜減・欠3				1,374 単位	夜勤の勤務条件に関する基準を満たさない場合 － 25 単位		1,214	
55	5051	経ユ型Ⅰ型医療院Ⅱ1・欠3			(二)経過的ユニット型Ⅰ型介護医療院サービス費＜ユニット型個室的多床室＞	要介護1		× 90%	756	
55	5052	経ユ型Ⅰ型医療院Ⅱ1・夜減・欠3				840 単位	夜勤の勤務条件に関する基準を満たさない場合 － 25 単位		734	
55	5053	経ユ型Ⅰ型医療院Ⅱ2・欠3				要介護2			853	
55	5054	経ユ型Ⅰ型医療院Ⅱ2・夜減・欠3				948 単位	夜勤の勤務条件に関する基準を満たさない場合 － 25 単位		831	
55	5055	経ユ型Ⅰ型医療院Ⅱ3・欠3				要介護3			1,066	
55	5056	経ユ型Ⅰ型医療院Ⅱ3・夜減・欠3				1,184 単位	夜勤の勤務条件に関する基準を満たさない場合 － 25 単位		1,043	
55	5057	経ユ型Ⅰ型医療院Ⅱ4・欠3				要介護4			1,155	
55	5058	経ユ型Ⅰ型医療院Ⅱ4・夜減・欠3				1,283 単位	夜勤の勤務条件に関する基準を満たさない場合 － 25 単位		1,132	
55	5059	経ユ型Ⅰ型医療院Ⅱ5・欠3				要介護5			1,237	
55	5060	経ユ型Ⅰ型医療院Ⅱ5・夜減・欠3				1,374 単位	夜勤の勤務条件に関する基準を満たさない場合 － 25 単位		1,214	
55	5061	ユ型Ⅰ型医療院Ⅱ1・欠3・未		(2)ユニット型Ⅰ型介護医療院サービス費（Ⅱ）	(一)ユニット型Ⅰ型介護医療院サービス費＜ユニット型個室＞	要介護1		正看比率が20％未満の場合 ユニットケア体制未整備減算	733	
55	5062	ユ型Ⅰ型医療院Ⅱ1・夜減・欠3・未				840 単位	夜勤の勤務条件に関する基準を満たさない場合 － 25 単位		712	
55	5063	ユ型Ⅰ型医療院Ⅱ2・欠3・未				要介護2			827	
55	5064	ユ型Ⅰ型医療院Ⅱ2・夜減・欠3・未				948 単位	夜勤の勤務条件に関する基準を満たさない場合 － 25 単位		806	
55	5065	ユ型Ⅰ型医療院Ⅱ3・欠3・未				要介護3			1,034	
55	5066	ユ型Ⅰ型医療院Ⅱ3・夜減・欠3・未				1,184 単位	夜勤の勤務条件に関する基準を満たさない場合 － 25 単位		1,012	
55	5067	ユ型Ⅰ型医療院Ⅱ4・欠3・未				要介護4			1,120	
55	5068	ユ型Ⅰ型医療院Ⅱ4・夜減・欠3・未				1,283 単位	夜勤の勤務条件に関する基準を満たさない場合 － 25 単位		1,098	
55	5069	ユ型Ⅰ型医療院Ⅱ5・欠3・未				要介護5			1,200	
55	5070	ユ型Ⅰ型医療院Ⅱ5・夜減・欠3・未				1,374 単位	夜勤の勤務条件に関する基準を満たさない場合 － 25 単位		1,178	
55	5071	経ユ型Ⅰ型医療院Ⅱ1・欠3・未			(二)経過的ユニット型Ⅰ型介護医療院サービス費＜ユニット型個室的多床室＞	要介護1		× 90% × 97%	733	
55	5072	経ユ型Ⅰ型医療院Ⅱ1・夜減・欠3・未				840 単位	夜勤の勤務条件に関する基準を満たさない場合 － 25 単位		712	
55	5073	経ユ型Ⅰ型医療院Ⅱ2・欠3・未				要介護2			827	
55	5074	経ユ型Ⅰ型医療院Ⅱ2・夜減・欠3・未				948 単位	夜勤の勤務条件に関する基準を満たさない場合 － 25 単位		806	
55	5075	経ユ型Ⅰ型医療院Ⅱ3・欠3・未				要介護3			1,034	
55	5076	経ユ型Ⅰ型医療院Ⅱ3・夜減・欠3・未				1,184 単位	夜勤の勤務条件に関する基準を満たさない場合 － 25 単位		1,012	
55	5077	経ユ型Ⅰ型医療院Ⅱ4・欠3・未				要介護4			1,120	
55	5078	経ユ型Ⅰ型医療院Ⅱ4・夜減・欠3・未				1,283 単位	夜勤の勤務条件に関する基準を満たさない場合 － 25 単位		1,098	
55	5079	経ユ型Ⅰ型医療院Ⅱ5・欠3・未				要介護5			1,200	
55	5080	経ユ型Ⅰ型医療院Ⅱ5・夜減・欠3・未				1,374 単位	夜勤の勤務条件に関する基準を満たさない場合 － 25 単位		1,178	

サービスコード		サービス内容略称			算定項目					合成単位数	算定単位
種類	項目										
55	5081	ユ型Ⅰ型特別医療院1・欠3	ヘ ユニット型特別介護医療院サービス費	(1)ユニット型Ⅰ型特別介護医療院サービス費	(一)ユニット型Ⅰ型特別介護医療院サービス費＜ユニット型個室＞	要介護1			正看比率が20％未満の場合	718	1日につき
55	5082	ユ型Ⅰ型特別医療院1・夜減・欠3				798 単位	夜勤の勤務条件に関する基準を満たさない場合 － 25 単位			696	
55	5083	ユ型Ⅰ型特別医療院2・欠3				要介護2				811	
55	5084	ユ型Ⅰ型特別医療院2・夜減・欠3				901 単位	夜勤の勤務条件に関する基準を満たさない場合 － 25 単位			788	
55	5085	ユ型Ⅰ型特別医療院3・欠3				要介護3				1,013	
55	5086	ユ型Ⅰ型特別医療院3・夜減・欠3				1,126 単位	夜勤の勤務条件に関する基準を満たさない場合 － 25 単位			991	
55	5087	ユ型Ⅰ型特別医療院4・欠3				要介護4				1,098	
55	5088	ユ型Ⅰ型特別医療院4・夜減・欠3				1,220 単位	夜勤の勤務条件に関する基準を満たさない場合 － 25 単位			1,076	
55	5089	ユ型Ⅰ型特別医療院5・欠3				要介護5				1,174	
55	5090	ユ型Ⅰ型特別医療院5・夜減・欠3				1,304 単位	夜勤の勤務条件に関する基準を満たさない場合 － 25 単位			1,151	
55	5091	経ユ型Ⅰ型特別医療院1・欠3			(二)経過的ユニット型Ⅰ型特別介護医療院サービス費＜ユニット型個室的多床室＞	要介護1				718	
55	5092	経ユ型Ⅰ型特別医療院1・夜減・欠3				798 単位	夜勤の勤務条件に関する基準を満たさない場合 － 25 単位			696	
55	5093	経ユ型Ⅰ型特別医療院2・欠3				要介護2				811	
55	5094	経ユ型Ⅰ型特別医療院2・夜減・欠3				901 単位	夜勤の勤務条件に関する基準を満たさない場合 － 25 単位	× 90%		788	
55	5095	経ユ型Ⅰ型特別医療院3・欠3				要介護3				1,013	
55	5096	経ユ型Ⅰ型特別医療院3・夜減・欠3				1,126 単位	夜勤の勤務条件に関する基準を満たさない場合 － 25 単位			991	
55	5097	経ユ型Ⅰ型特別医療院4・欠3				要介護4				1,098	
55	5098	経ユ型Ⅰ型特別医療院4・夜減・欠3				1,220 単位	夜勤の勤務条件に関する基準を満たさない場合 － 25 単位			1,076	
55	5099	経ユ型Ⅰ型特別医療院5・欠3				要介護5				1,174	
55	5100	経ユ型Ⅰ型特別医療院5・夜減・欠3				1,304 単位	夜勤の勤務条件に関する基準を満たさない場合 － 25 単位			1,151	
55	5101	ユ型Ⅰ型特別医療院1・欠3・未		(1)ユニット型Ⅰ型特別介護医療院サービス費	(一)ユニット型Ⅰ型特別介護医療院サービス費＜ユニット型個室＞	要介護1			正看比率が20％未満の場合	ユニットケア体制未整備減算	696	
55	5102	ユ型Ⅰ型特別医療院1・夜減・欠3・未				798 単位	夜勤の勤務条件に関する基準を満たさない場合 － 25 単位			675	
55	5103	ユ型Ⅰ型特別医療院2・欠3・未				要介護2				787	
55	5104	ユ型Ⅰ型特別医療院2・夜減・欠3・未				901 単位	夜勤の勤務条件に関する基準を満たさない場合 － 25 単位			764	
55	5105	ユ型Ⅰ型特別医療院3・欠3・未				要介護3				983	
55	5106	ユ型Ⅰ型特別医療院3・夜減・欠3・未				1,126 単位	夜勤の勤務条件に関する基準を満たさない場合 － 25 単位			961	
55	5107	ユ型Ⅰ型特別医療院4・欠3・未				要介護4				1,065	
55	5108	ユ型Ⅰ型特別医療院4・夜減・欠3・未				1,220 単位	夜勤の勤務条件に関する基準を満たさない場合 － 25 単位			1,044	
55	5109	ユ型Ⅰ型特別医療院5・欠3・未				要介護5				1,139	
55	5110	ユ型Ⅰ型特別医療院5・夜減・欠3・未				1,304 単位	夜勤の勤務条件に関する基準を満たさない場合 － 25 単位			1,116	
55	5111	経ユ型Ⅰ型特別医療院1・欠3・未			(二)経過的ユニット型Ⅰ型特別介護医療院サービス費＜ユニット型個室的多床室＞	要介護1					696	
55	5112	経ユ型Ⅰ型特別医療院1・夜減・欠3・未				798 単位	夜勤の勤務条件に関する基準を満たさない場合 － 25 単位			675	
55	5113	経ユ型Ⅰ型特別医療院2・欠3・未				要介護2				787	
55	5114	経ユ型Ⅰ型特別医療院2・夜減・欠3・未				901 単位	夜勤の勤務条件に関する基準を満たさない場合 － 25 単位	× 90%	× 97%	764	
55	5115	経ユ型Ⅰ型特別医療院3・欠3・未				要介護3				983	
55	5116	経ユ型Ⅰ型特別医療院3・夜減・欠3・未				1,126 単位	夜勤の勤務条件に関する基準を満たさない場合 － 25 単位			961	
55	5117	経ユ型Ⅰ型特別医療院4・欠3・未				要介護4				1,065	
55	5118	経ユ型Ⅰ型特別医療院4・夜減・欠3・未				1,220 単位	夜勤の勤務条件に関する基準を満たさない場合 － 25 単位			1,044	
55	5119	経ユ型Ⅰ型特別医療院5・欠3・未				要介護5				1,139	
55	5120	経ユ型Ⅰ型特別医療院5・夜減・欠3・未				1,304 単位	夜勤の勤務条件に関する基準を満たさない場合 － 25 単位			1,116	

施設

介護医療

Ⅳ　特定入所者介護サービス費サービスコード
食費及び居住費（滞在費）の基準費用額（令和６年８月施行）

サービスコード 種類	サービスコード 項目	サービス内容略称	算定項目			費用額（円）	算定単位
59	2111	短期生活食費	短期入所生活介護	食費	1,445 円	1,445	1日につき
59	2121	短期生活ユニット型個室		滞在費	ユニット型個室 2,066 円	2,066	
59	2122	短期生活ユニット型個室的多床室			ユニット型個室的多床室 1,728 円	1,728	
59	2123	短期生活従来型個室			従来型個室 1,231 円	1,231	
59	2124	短期生活多床室			多床室 915 円	915	
59	2211	短期老健食費	短期入所療養介護	食費	1,445 円	1,445	
59	2221	短期老健ユニット型個室	（介護老人保健施設）	滞在費	ユニット型個室 2,066 円	2,066	
59	2222	短期老健ユニット型個室的多床室			ユニット型個室的多床室 1,728 円	1,728	
59	2223	短期老健従来型個室			従来型個室 1,728 円	1,728	
59	2224	短期老健多床室			多床室 437 円	437	
59	2311	短期療養食費	短期入所療養介護	食費	1,445 円	1,445	
59	2321	短期療養ユニット型個室	（療養病床を有する病院等）	滞在費	ユニット型個室 2,066 円	2,066	
59	2322	短期療養ユニット型個室的多床室			ユニット型個室的多床室 1,728 円	1,728	
59	2323	短期療養従来型個室			従来型個室 1,728 円	1,728	
59	2324	短期療養多床室			多床室 437 円	437	
59	2711	短期医療院食費	短期入所療養介護	食費	1,445 円	1,445	
59	2721	短期医療院ユニット型個室	（介護医療院）	滞在費	ユニット型個室 2,066 円	2,066	
59	2722	短期医療院ユニット型個室的多床室			ユニット型個室的多床室 1,728 円	1,728	
59	2723	短期医療院従来型個室			従来型個室 1,728 円	1,728	
59	2724	短期医療院多床室			多床室 437 円	437	
59	5111	福祉施設食費	介護老人福祉施設	食費	1,445 円	1,445	
59	5121	福祉施設ユニット型個室		居住費	ユニット型個室 2,066 円	2,066	
59	5122	福祉施設ユニット型個室的多床室			ユニット型個室的多床室 1,728 円	1,728	
59	5123	福祉施設従来型個室			従来型個室 1,231 円	1,231	
59	5124	福祉施設多床室			多床室 915 円	915	
59	5211	保健施設食費	介護老人保健施設	食費	1,445 円	1,445	
59	5221	保健施設ユニット型個室		居住費	ユニット型個室 2,066 円	2,066	
59	5222	保健施設ユニット型個室的多床室			ユニット型個室的多床室 1,728 円	1,728	
59	5223	保健施設従来型個室			従来型個室 1,728 円	1,728	
59	5224	保健施設多床室			多床室 437 円	437	
59	5511	介護医療院食費	介護医療院	食費	1,445 円	1,445	
59	5521	介護医療院ユニット型個室		居住費	ユニット型個室 2,066 円	2,066	
59	5522	介護医療院ユニット型個室的多床室			ユニット型個室的多床室 1,728 円	1,728	
59	5523	介護医療院従来型個室			従来型個室 1,728 円	1,728	
59	5524	介護医療院多床室			多床室 437 円	437	

特定
入所

介護給付費単位数等サービスコード表
（令和6年6月・8月施行版）

地域密着型サービス

Ⅰ　地域密着型サービスコード
　　1　定期巡回・随時対応型訪問介護看護サービスコード表 ……………………… 348
　　2　夜間対応型訪問介護サービスコード表 ……………………………………… 351
　　2の2　地域密着型通所介護サービスコード表 ………………………………… 353
　　3　認知症対応型通所介護サービスコード表 …………………………………… 362
　　4　小規模多機能型居宅介護サービスコード表 ………………………………… 376
　　5　認知症対応型共同生活介護サービスコード表 ……………………………… 382
　　6　地域密着型特定施設入居者生活介護サービスコード表 …………………… 388
　　7　地域密着型介護老人福祉施設入所者生活介護サービスコード表 ………… 391
　　8　複合型サービスサービスコード表 …………………………………………… 402
Ⅱ　特定入所者介護サービス費（地域密着型）サービスコード ………………… 408

［脚注］
1．単位数算定記号の説明

＋○○**単位**	⇒	所定単位数	＋	○○**単位**			
－○○**単位**	⇒	所定単位数	－	○○**単位**			
×○○**%**	⇒	所定単位数	×	○○／100			
○○**%加算**	⇒	所定単位数	＋	所定単位数	×	○○／100	
○○**%減算**	⇒	所定単位数	－	所定単位数	×	○○／100	

2．各項目の留意点

　　各項目の留意点は以下のとおり。

項目	留意点
サービスコード	数字又は英字とする。 英字は大文字アルファベットのみであり，「I」,「O」,「Q」を除く。
サービス内容略称	全角32文字以内とする。

I　地域密着型サービスコード

1 定期巡回・随時対応型訪問介護看護サービスコード表

種類	項目	サービス内容略称	算定項目						合成単位数	算定単位
76	1111	定期巡回随時 I 11	イ 定期巡回・随時対応型訪問介護看護費（I）	(1)訪問看護サービスを行わない場合	要介護1	5,446 単位			5,446	1月につき
76	1121	定期巡回随時 I 12			要介護2	9,720 単位			9,720	
76	1131	定期巡回随時 I 13			要介護3	16,140 単位			16,140	
76	1141	定期巡回随時 I 14			要介護4	20,417 単位			20,417	
76	1151	定期巡回随時 I 15			要介護5	24,692 単位			24,692	
76	1211	定期巡回随時 I 21		(2)訪問看護サービスを行う場合	要介護1				7,946	
76	1213	定期巡回随時 I 21・准看				7,946 単位	准看護師の場合	× 98%	7,787	
76	1221	定期巡回随時 I 22			要介護2				12,413	
76	1223	定期巡回随時 I 22・准看				12,413 単位	准看護師の場合	× 98%	12,165	
76	1231	定期巡回随時 I 23			要介護3				18,948	
76	1233	定期巡回随時 I 23・准看				18,948 単位	准看護師の場合	× 98%	18,569	
76	1241	定期巡回随時 I 24			要介護4				23,358	
76	1243	定期巡回随時 I 24・准看				23,358 単位	准看護師の場合	× 98%	22,891	
76	1251	定期巡回随時 I 25			要介護5				28,298	
76	1253	定期巡回随時 I 25・准看				28,298 単位	准看護師の場合	× 98%	27,732	
76	2111	定期巡回随時 II 1	ロ 定期巡回・随時対応型訪問介護看護費（II）		要介護1	5,446 単位			5,446	
76	2121	定期巡回随時 II 2			要介護2	9,720 単位			9,720	
76	2131	定期巡回随時 II 3			要介護3	16,140 単位			16,140	
76	2141	定期巡回随時 II 4			要介護4	20,417 単位			20,417	
76	2151	定期巡回随時 II 5			要介護5	24,692 単位			24,692	
76	1311	定期巡回随時 III 1	ハ 定期巡回・随時対応型訪問介護看護費（III）	基本訪問サービス費		989 単位			989	
76	1321	定期巡回随時 III 2		定期巡回サービス費		372 単位			372	1回につき
76	1331	定期巡回随時 III 3		随時訪問サービス費（I）		567 単位			567	
76	1341	定期巡回随時 III 4		随時訪問サービス費（II）		764 単位			764	
76	C201	定期巡回高齢者虐待防止未実施減算 I 11	高齢者虐待防止措置未実施減算	イ 定期巡回・随時対応型訪問介護看護費（I）	(1)訪問看護サービスを行わない場合	要介護1	54 単位減算		-54	1月につき
76	C203	定期巡回高齢者虐待防止未実施減算 I 12				要介護2	97 単位減算		-97	
76	C205	定期巡回高齢者虐待防止未実施減算 I 13				要介護3	161 単位減算		-161	
76	C207	定期巡回高齢者虐待防止未実施減算 I 14				要介護4	204 単位減算		-204	
76	C209	定期巡回高齢者虐待防止未実施減算 I 15				要介護5	247 単位減算		-247	
76	C211	定期巡回高齢者虐待防止未実施減算 I 21			(2)訪問看護サービスを行う場合	要介護1	79 単位減算		-79	
76	C213	定期巡回高齢者虐待防止未実施減算 I 22				要介護2	124 単位減算		-124	
76	C215	定期巡回高齢者虐待防止未実施減算 I 23				要介護3	189 単位減算		-189	
76	C217	定期巡回高齢者虐待防止未実施減算 I 24				要介護4	234 単位減算		-234	
76	C219	定期巡回高齢者虐待防止未実施減算 I 25				要介護5	283 単位減算		-283	
76	C221	定期巡回高齢者虐待防止未実施減算 II 1		ロ 定期巡回・随時対応型訪問介護看護費（II）		要介護1	54 単位減算		-54	
76	C223	定期巡回高齢者虐待防止未実施減算 II 2				要介護2	97 単位減算		-97	
76	C225	定期巡回高齢者虐待防止未実施減算 II 3				要介護3	161 単位減算		-161	
76	C227	定期巡回高齢者虐待防止未実施減算 II 4				要介護4	204 単位減算		-204	
76	C229	定期巡回高齢者虐待防止未実施減算 II 5				要介護5	247 単位減算		-247	
76	C231	定期巡回高齢者虐待防止未実施減算 III 1		ハ 定期巡回・随時対応型訪問介護看護費（III）	基本夜間訪問サービス費		10 単位減算		-10	
76	C232	定期巡回高齢者虐待防止未実施減算 III 2			定期巡回サービス費		4 単位減算		-4	1回につき
76	C233	定期巡回高齢者虐待防止未実施減算 III 3			随時訪問サービス費（I）		6 単位減算		-6	
76	C234	定期巡回高齢者虐待防止未実施減算 III 4			随時訪問サービス費（II）		8 単位減算		-8	
76	4101	定期巡回通所利用減算11	通所介護等利用時の調整	イ(1)又はロを算定する場合	要介護1	62 単位減算			-62	1日につき
76	4102	定期巡回通所利用減算12			要介護2	111 単位減算			-111	
76	4103	定期巡回通所利用減算13			要介護3	184 単位減算			-184	
76	4104	定期巡回通所利用減算14			要介護4	233 単位減算			-233	
76	4105	定期巡回通所利用減算15			要介護5	281 単位減算			-281	
76	4106	定期巡回通所利用減算21		イ(2)を算定する場合	要介護1	91 単位減算			-91	
76	4107	定期巡回通所利用減算22			要介護2	141 単位減算			-141	
76	4108	定期巡回通所利用減算23			要介護3	216 単位減算			-216	
76	4109	定期巡回通所利用減算24			要介護4	266 単位減算			-266	
76	4110	定期巡回通所利用減算25			要介護5	322 単位減算			-322	
76	4111	定期巡回同一建物減算1	事業所と同一建物の利用者にサービスを行う場合（イ又はロを算定する場合）	同一敷地内建物の利用者にサービスを行う場合		600 単位減算			-600	1月につき
76	4113	定期巡回同一建物減算2		同一敷地内建物の利用者50人以上にサービスを行う場合		900 単位減算			-900	
76	4115	定期巡回同一建物減算3	事業所と同一建物の利用者にサービスを行う場合（ハを算定する場合（基本夜間訪問サービス費を除く））	同一敷地内建物の利用者又はこれ以外の同一建物の利用者20人以上にサービスを行う場合		所定単位数の 10% 減算				
76	4117	定期巡回同一建物減算4		同一敷地内建物の利用者50人以上にサービスを行う場合		所定単位数の 15% 減算				
76	8000	定期巡回特別地域訪問看護加算1	特別地域定期巡回・随時対応型訪問介護看護加算	イ、ロを算定する場合		所定単位数の 15% 加算				
76	8002	定期巡回特別地域訪問看護加算2		ハを算定する場合（基本夜間訪問サービス費を除く）		所定単位数の 15% 加算				1回につき
76	8100	定期巡回小規模事業所加算1	中山間地域等における小規模事業所加算	イ、ロを算定する場合		所定単位数の 10% 加算				1月につき
76	8102	定期巡回小規模事業所加算2		ハを算定する場合（基本夜間訪問サービス費を除く）		所定単位数の 10% 加算				1回につき
76	8110	定期巡回中山間地域等提供加算1	中山間地域等に居住する者へのサービス提供加算	イ、ロを算定する場合		所定単位数の 5% 加算				1月につき
76	8112	定期巡回中山間地域等提供加算2		ハを算定する場合（基本夜間訪問サービス費を除く）		所定単位数の 5% 加算				1回につき

地域密着

定期巡回

サービスコード 種類	項目	サービス内容略称	算定項目				合成単位数	算定単位
76	3000	定期巡回緊急時訪問看護加算Ⅰ	緊急時訪問看護加算(Ⅰ)			325 単位加算	325	1月につき
76	3100	定期巡回緊急時訪問看護加算Ⅱ	緊急時訪問看護加算(Ⅱ)			315 単位加算	315	
76	4000	定期巡回特別管理加算Ⅰ	特別管理加算	特別管理加算(Ⅰ)		500 単位加算	500	
76	4001	定期巡回特別管理加算Ⅱ		特別管理加算(Ⅱ)		250 単位加算	250	
76	6100	定期巡回ターミナルケア加算	ターミナルケア加算			2500 単位加算	2,500	死亡月につき
76	4002	定期巡回初期加算	ニ 初期加算(イ又はロを算定する場合のみ算定)			30 単位加算	30	1日につき
76	4003	定期巡回退院時共同指導加算	ホ 退院時共同指導加算(イ(2)を算定する場合のみ算定)			600 単位加算	600	1回につき
76	4009	定期巡回総合マネジメント体制加算Ⅰ	ヘ 総合マネジメント体制強化加算(イ又はロを算定する場合のみ算定)	(1) 総合マネジメント体制強化加算(Ⅰ)		1,200 単位加算	1,200	1月につき
76	4010	定期巡回総合マネジメント体制加算Ⅱ		(2) 総合マネジメント体制強化加算(Ⅱ)		800 単位加算	800	
76	4012	定期巡回生活機能向上連携加算Ⅰ	ト 生活機能向上連携加算(イ又はロを算定する場合のみ算定)	(1) 生活機能向上連携加算(Ⅰ)		100 単位加算	100	
76	4013	定期巡回生活機能向上連携加算Ⅱ		(2) 生活機能向上連携加算(Ⅱ)		200 単位加算	200	
76	6133	定期巡回認知症専門ケア加算Ⅰ1	チ 認知症専門ケア加算	(1) イ又はロを算定している場合	(一) 認知症専門ケア加算(Ⅰ)	90 単位加算	90	
76	6134	定期巡回認知症専門ケア加算Ⅱ1			(二) 認知症専門ケア加算(Ⅱ)	120 単位加算	120	
76	6135	定期巡回認知症専門ケア加算Ⅰ2		(2) ハを算定する場合(基本夜間訪問サービス費を除く)	(一) 認知症専門ケア加算(Ⅰ)	3 単位加算	3	1日につき
76	6137	定期巡回認知症専門ケア加算Ⅱ2			(二) 認知症専門ケア加算(Ⅱ)	4 単位加算	4	
76	6192	定期巡回口腔連携強化加算	リ 口腔連携強化加算(イ又はロを算定する場合のみ算定)			50 単位加算	50	月1回限度
76	6099	定期巡回サービス提供体制加算Ⅰ1	ヌ サービス提供体制強化加算	(1) イ又はロを算定している場合	(一) サービス提供体制強化加算(Ⅰ)	750 単位加算	750	1月につき
76	6111	定期巡回サービス提供体制加算Ⅱ1			(二) サービス提供体制強化加算(Ⅱ)	640 単位加算	640	
76	6103	定期巡回サービス提供体制加算Ⅲ1			(三) サービス提供体制強化加算(Ⅲ)	350 単位加算	350	
76	6211	定期巡回サービス提供体制加算Ⅰ2		(2) ハを算定する場合(基本夜間訪問サービス費を除く)	(一) サービス提供体制強化加算(ⅰ)	22 単位加算	22	1回につき
76	6212	定期巡回サービス提供体制加算Ⅱ2			(二) サービス提供体制強化加算(ⅱ)	18 単位加算	18	
76	6213	定期巡回サービス提供体制加算Ⅲ2			(三) サービス提供体制強化加算(ⅲ)	6 単位加算	6	
76	6114	定期巡回処遇改善加算Ⅰ	ル 介護職員等処遇改善加算	(1)介護職員等処遇改善加算(Ⅰ)		所定単位数の 245/1000 加算		1月につき
76	6112	定期巡回処遇改善加算Ⅱ		(2)介護職員等処遇改善加算(Ⅱ)		所定単位数の 224/1000 加算		
76	6104	定期巡回処遇改善加算Ⅲ		(3)介護職員等処遇改善加算(Ⅲ)		所定単位数の 182/1000 加算		
76	6380	定期巡回処遇改善加算Ⅳ		(4)介護職員等処遇改善加算(Ⅳ)		所定単位数の 145/1000 加算		
76	6381	定期巡回処遇改善加算Ⅴ1		(5)介護職員等処遇改善加算(Ⅴ)	(一)介護職員等処遇改善加算(Ⅴ)(1)	所定単位数の 221/1000 加算		
76	6382	定期巡回処遇改善加算Ⅴ2			(二)介護職員等処遇改善加算(Ⅴ)(2)	所定単位数の 208/1000 加算		
76	6383	定期巡回処遇改善加算Ⅴ3			(三)介護職員等処遇改善加算(Ⅴ)(3)	所定単位数の 200/1000 加算		
76	6384	定期巡回処遇改善加算Ⅴ4			(四)介護職員等処遇改善加算(Ⅴ)(4)	所定単位数の 187/1000 加算		
76	6385	定期巡回処遇改善加算Ⅴ5			(五)介護職員等処遇改善加算(Ⅴ)(5)	所定単位数の 184/1000 加算		
76	6386	定期巡回処遇改善加算Ⅴ6			(六)介護職員等処遇改善加算(Ⅴ)(6)	所定単位数の 163/1000 加算		
76	6387	定期巡回処遇改善加算Ⅴ7			(七)介護職員等処遇改善加算(Ⅴ)(7)	所定単位数の 163/1000 加算		
76	6388	定期巡回処遇改善加算Ⅴ8			(八)介護職員等処遇改善加算(Ⅴ)(8)	所定単位数の 158/1000 加算		
76	6389	定期巡回処遇改善加算Ⅴ9			(九)介護職員等処遇改善加算(Ⅴ)(9)	所定単位数の 142/1000 加算		
76	6390	定期巡回処遇改善加算Ⅴ10			(十)介護職員等処遇改善加算(Ⅴ)(10)	所定単位数の 139/1000 加算		
76	6391	定期巡回処遇改善加算Ⅴ11			(十一)介護職員等処遇改善加算(Ⅴ)(11)	所定単位数の 121/1000 加算		
76	6392	定期巡回処遇改善加算Ⅴ12			(十二)介護職員等処遇改善加算(Ⅴ)(12)	所定単位数の 118/1000 加算		
76	6393	定期巡回処遇改善加算Ⅴ13			(十三)介護職員等処遇改善加算(Ⅴ)(13)	所定単位数の 100/1000 加算		
76	6394	定期巡回処遇改善加算Ⅴ14			(十四)介護職員等処遇改善加算(Ⅴ)(14)	所定単位数の 76/1000 加算		
76	7101	定期巡回市町村独自加算1	定期巡回・随時対応型訪問介護看護費市町村独自加算(市町村が定める単位数を算定)			50 単位加算	50	
76	7103	定期巡回市町村独自加算2				100 単位加算	100	
76	7105	定期巡回市町村独自加算3				150 単位加算	150	
76	7107	定期巡回市町村独自加算4				200 単位加算	200	
76	7109	定期巡回市町村独自加算5				250 単位加算	250	
76	7111	定期巡回市町村独自加算6				300 単位加算	300	
76	7113	定期巡回市町村独自加算7				350 単位加算	350	
76	7115	定期巡回市町村独自加算8				400 単位加算	400	
76	7117	定期巡回市町村独自加算9				450 単位加算	450	
76	7119	定期巡回市町村独自加算10				500 単位加算	500	

地域密着

定期巡回

登録期間が１月に満たない場合又は短期入所サービスを利用する場合（日割計算用サービスコード）

サービスコード 種類	項目	サービス内容略称	算定項目				合成単位数	算定単位
76	1112	定期巡回随時Ⅰ11・日割	イ　定期巡回・随時対応型訪問介護看護費（Ⅰ）	(1)訪問看護サービスを行わない場合	要介護1　5,446 単位	日割計算の場合	179	1日につき
76	1122	定期巡回随時Ⅰ12・日割			要介護2　9,720 単位		320	
76	1132	定期巡回随時Ⅰ13・日割			要介護3　16,140 単位		531	
76	1142	定期巡回随時Ⅰ14・日割			要介護4　20,417 単位		672	
76	1152	定期巡回随時Ⅰ15・日割			要介護5　24,692 単位	÷ 30.4 日	812	
76	1212	定期巡回随時Ⅰ21・日割		(2)訪問看護サービスを行う場合	要介護1		261	
76	1214	定期巡回随時Ⅰ21・准看・日割			7,946 単位　准看護師の場合　× 98%		256	
76	1222	定期巡回随時Ⅰ22・日割			要介護2		408	
76	1224	定期巡回随時Ⅰ22・准看・日割			12,413 単位　准看護師の場合　× 98%		400	
76	1232	定期巡回随時Ⅰ23・日割			要介護3		623	
76	1234	定期巡回随時Ⅰ23・准看・日割			18,948 単位　准看護師の場合　× 98%		611	
76	1242	定期巡回随時Ⅰ24・日割			要介護4		768	
76	1244	定期巡回随時Ⅰ24・准看・日割			23,358 単位　准看護師の場合　× 98%		753	
76	1252	定期巡回随時Ⅰ25・日割			要介護5		931	
76	1254	定期巡回随時Ⅰ25・准看・日割			28,298 単位　准看護師の場合　× 98%		912	
76	2112	定期巡回随時Ⅱ1・日割	ロ　定期巡回・随時対応型訪問介護看護費（Ⅱ）		要介護1　5,446 単位		179	
76	2122	定期巡回随時Ⅱ2・日割			要介護2　9,720 単位		320	
76	2132	定期巡回随時Ⅱ3・日割			要介護3　16,140 単位		531	
76	2142	定期巡回随時Ⅱ4・日割			要介護4　20,417 単位		672	
76	2152	定期巡回随時Ⅱ5・日割			要介護5　24,692 単位		812	
76	1312	定期巡回随時Ⅲ1・日割	ハ　定期巡回・随時対応型訪問介護看護費（Ⅲ）		基本夜間訪問サービス費　989 単位		33	
76	C202	定期巡回高齢者虐待防止未実施減算Ⅰ11日割	高齢者虐待防止措置未実施減算	イ　定期巡回・随時対応型訪問介護看護費（Ⅰ）	(1)訪問看護サービスを行わない場合	要介護1　54 単位減算	−2	
76	C204	定期巡回高齢者虐待防止未実施減算Ⅰ12日割				要介護2　97 単位減算	−3	
76	C206	定期巡回高齢者虐待防止未実施減算Ⅰ13日割				要介護3　161 単位減算	−5	
76	C208	定期巡回高齢者虐待防止未実施減算Ⅰ14日割				要介護4　204 単位減算	−7	
76	C210	定期巡回高齢者虐待防止未実施減算Ⅰ15日割				要介護5　247 単位減算	−8	
76	C212	定期巡回高齢者虐待防止未実施減算Ⅰ21日割			(2)訪問看護サービスを行う場合	要介護1　79 単位減算	−3	
76	C214	定期巡回高齢者虐待防止未実施減算Ⅰ22日割				要介護2　124 単位減算	−4	
76	C216	定期巡回高齢者虐待防止未実施減算Ⅰ23日割				要介護3　189 単位減算	−6	
76	C218	定期巡回高齢者虐待防止未実施減算Ⅰ24日割				要介護4　234 単位減算	−8	
76	C220	定期巡回高齢者虐待防止未実施減算Ⅰ25日割				要介護5　283 単位減算	−9	
76	C222	定期巡回高齢者虐待防止未実施減算Ⅱ1日割		ロ　定期巡回・随時対応型訪問介護看護費（Ⅱ）		要介護1　54 単位減算	−2	
76	C224	定期巡回高齢者虐待防止未実施減算Ⅱ2日割				要介護2　97 単位減算	−3	
76	C226	定期巡回高齢者虐待防止未実施減算Ⅱ3日割				要介護3　161 単位減算	−5	
76	C228	定期巡回高齢者虐待防止未実施減算Ⅱ4日割				要介護4　204 単位減算	−7	
76	C230	定期巡回高齢者虐待防止未実施減算Ⅱ5日割				要介護5　247 単位減算	−8	
76	C235	定期巡回高齢者虐待防止未実施減算Ⅲ1日割		ハ　定期巡回・随時対応型訪問介護看護費（Ⅲ）		基本夜間訪問サービス費　10 単位減算	−1	
76	4112	定期巡回同一建物減算1日割	事業所と同一建物の利用者等にサービスを行う場合（イ又はロを算定する場合）	同一敷地内建物の利用者にサービスを行う場合	600 単位減算		−20	
76	4114	定期巡回同一建物減算2日割		同一敷地内建物の利用者50人以上にサービスを行う場合	900 単位減算		−30	
76	8001	定期巡回特別地域訪問看護加算日割	特別地域訪問看護加算		所定単位数の　15%　加算			
76	8101	定期巡回小規模事業所加算日割	中山間地域等における小規模事業所加算		所定単位数の　10%　加算			
76	8111	定期巡回中山間地域等提供加算日割	中山間地域等に居住する者へのサービス提供加算		所定単位数の　5%　加算			
76	7102	定期巡回市町村独自加算1日割	定期巡回・随時対応型訪問介護看護費市町村独自加算（市町村が定める単位数を算定）		50 単位加算	日割計算の場合	2	
76	7104	定期巡回市町村独自加算2日割			100 単位加算		3	
76	7106	定期巡回市町村独自加算3日割			150 単位加算		5	
76	7108	定期巡回市町村独自加算4日割			200 単位加算		7	
76	7110	定期巡回市町村独自加算5日割			250 単位加算	÷ 30.4 日	8	
76	7112	定期巡回市町村独自加算6日割			300 単位加算		10	
76	7114	定期巡回市町村独自加算7日割			350 単位加算		12	
76	7116	定期巡回市町村独自加算8日割			400 単位加算		13	
76	7118	定期巡回市町村独自加算9日割			450 単位加算		15	
76	7120	定期巡回市町村独自加算10日割			500 単位加算		16	

2 夜間対応型訪問介護サービスコード表

サービスコード 種類	項目	サービス内容略称	算定項目				合成単位数	算定単位
71	1111	夜間訪問介護Ⅰ基本	イ 夜間対応型訪問介護費(Ⅰ)	基本夜間対応型訪問介護費	989 単位		989	1月につき
71	1121	夜間訪問介護Ⅰ定期巡回		定期巡回サービス費	372 単位		372	1回につき
71	1131	夜間訪問介護Ⅰ随時訪問Ⅰ		随時訪問サービス費(Ⅰ)	567 単位		567	
71	1141	夜間訪問介護Ⅰ随時訪問Ⅱ		随時訪問サービス費(Ⅱ)	764 単位		764	
71	6136	夜間訪問介護24時間通報対応加算	24時間通報対応加算			610 単位加算	610	1月につき
71	2111	夜間訪問介護Ⅱ	ロ 夜間対応型訪問介護費(Ⅱ)		2,702 単位		2,702	
71	C201	夜間訪問高齢者虐待防止未実施減算Ⅰ1	高齢者虐待防止措置未実施減算	イ 夜間対応型訪問介護費(Ⅰ)	基本夜間対応型訪問介護費	10 単位減算	-10	1回につき
71	C202	夜間訪問高齢者虐待防止未実施減算Ⅰ2			定期巡回サービス費	4 単位減算	-4	
71	C203	夜間訪問高齢者虐待防止未実施減算Ⅰ3			随時訪問サービス費(Ⅰ)	6 単位減算	-6	
71	C204	夜間訪問高齢者虐待防止未実施減算Ⅰ4			随時訪問サービス費(Ⅱ)	8 単位減算	-8	
71	C205	夜間訪問高齢者虐待防止未実施減算Ⅱ		ロ 夜間対応型訪問介護費(Ⅱ)		27 単位減算	-27	1月につき
71	4111	夜間訪問同一建物減算1	事業所と同一の建物の利用者等にサービスを行う場合	同一敷地内建物等の利用者又はこれ以外の同一建物の利用者20人以上にサービスを行う場合		所定単位数の 10% 減算		
71	4112	夜間訪問同一建物減算2		同一敷地内建物等の利用者50人以上にサービスを行う場合		所定単位数の 15% 減算		
71	8000	特別地域夜間対応型訪問介護加算1	特別地域夜間対応型訪問介護加算	イを算定する場合(基本夜間対応型訪問介護費を除く)		所定単位数の 15% 加算		1回につき
71	8002	特別地域夜間対応型訪問介護加算2		ロを算定する場合		所定単位数の 15% 加算		1月につき
71	8100	夜間訪問小規模事業所加算1	中山間地域等における小規模事業所加算	イを算定する場合(基本夜間対応型訪問介護費を除く)		所定単位数の 10% 加算		1回につき
71	8102	夜間訪問小規模事業所加算2		ロを算定する場合		所定単位数の 10% 加算		1月につき
71	8110	夜間訪問中山間地域等提供加算1	中山間地域等に居住する者へのサービス提供加算	イを算定する場合(基本夜間対応型訪問介護費を除く)		所定単位数の 5% 加算		1回につき
71	8112	夜間訪問中山間地域等提供加算2		ロを算定する場合		所定単位数の 5% 加算		1月につき
71	6133	夜間訪問介護認知症専門ケア加算Ⅰ1	ハ 認知症専門ケア加算	(1)イを算定する場合(基本夜間対応型訪問介護費を除く)	(一)認知症専門ケア加算(Ⅰ)	3 単位加算	3	1日につき
71	6134	夜間訪問介護認知症専門ケア加算Ⅰ2			(二)認知症専門ケア加算(Ⅱ)	4 単位加算	4	
71	6135	夜間訪問介護認知症専門ケア加算Ⅱ1		(2)ロを算定する場合	(一)認知症専門ケア加算(Ⅰ)	90 単位加算	90	1月につき
71	6137	夜間訪問介護認知症専門ケア加算Ⅱ2			(二)認知症専門ケア加算(Ⅱ)	120 単位加算	120	
71	6112	夜間訪問サービス提供体制加算Ⅰ1	ニ サービス提供体制強化加算	(1)イを算定する場合(基本夜間対応型訪問介護費を除く)	(一)サービス提供体制強化加算(Ⅰ)	22 単位加算	22	1回につき
71	6113	夜間訪問サービス提供体制加算Ⅰ2			(二)サービス提供体制強化加算(Ⅱ)	18 単位加算	18	
71	6114	夜間訪問サービス提供体制加算Ⅰ3			(三)サービス提供体制強化加算(Ⅲ)	6 単位加算	6	
71	6115	夜間訪問サービス提供体制加算Ⅱ1		(2)ロを算定する場合	(一)サービス提供体制強化加算(Ⅰ)	154 単位加算	154	1月につき
71	6116	夜間訪問サービス提供体制加算Ⅱ2			(二)サービス提供体制強化加算(Ⅱ)	126 単位加算	126	
71	6117	夜間訪問サービス提供体制加算Ⅱ3			(三)サービス提供体制強化加算(Ⅲ)	42 単位加算	42	
71	6111	夜間訪問介護処遇改善加算Ⅰ	ホ 介護職員等処遇改善加算	(1)介護職員等処遇改善加算(Ⅰ)		所定単位数の 245/1000 加算		
71	6109	夜間訪問介護処遇改善加算Ⅱ		(2)介護職員等処遇改善加算(Ⅱ)		所定単位数の 224/1000 加算		
71	6103	夜間訪問介護処遇改善加算Ⅲ		(3)介護職員等処遇改善加算(Ⅲ)		所定単位数の 182/1000 加算		
71	6380	夜間訪問介護処遇改善加算Ⅳ		(4)介護職員等処遇改善加算(Ⅳ)		所定単位数の 145/1000 加算		
71	6381	夜間訪問介護処遇改善加算Ⅴ1		(5)介護職員等処遇改善加算(Ⅴ)	(一)介護職員等処遇改善加算(Ⅴ)(1)	所定単位数の 221/1000 加算		
71	6382	夜間訪問介護処遇改善加算Ⅴ2			(二)介護職員等処遇改善加算(Ⅴ)(2)	所定単位数の 208/1000 加算		
71	6383	夜間訪問介護処遇改善加算Ⅴ3			(三)介護職員等処遇改善加算(Ⅴ)(3)	所定単位数の 200/1000 加算		
71	6384	夜間訪問介護処遇改善加算Ⅴ4			(四)介護職員等処遇改善加算(Ⅴ)(4)	所定単位数の 187/1000 加算		
71	6385	夜間訪問介護処遇改善加算Ⅴ5			(五)介護職員等処遇改善加算(Ⅴ)(5)	所定単位数の 184/1000 加算		
71	6386	夜間訪問介護処遇改善加算Ⅴ6			(六)介護職員等処遇改善加算(Ⅴ)(6)	所定単位数の 163/1000 加算		
71	6387	夜間訪問介護処遇改善加算Ⅴ7			(七)介護職員等処遇改善加算(Ⅴ)(7)	所定単位数の 163/1000 加算		
71	6388	夜間訪問介護処遇改善加算Ⅴ8			(八)介護職員等処遇改善加算(Ⅴ)(8)	所定単位数の 158/1000 加算		
71	6389	夜間訪問介護処遇改善加算Ⅴ9			(九)介護職員等処遇改善加算(Ⅴ)(9)	所定単位数の 142/1000 加算		
71	6390	夜間訪問介護処遇改善加算Ⅴ10			(十)介護職員等処遇改善加算(Ⅴ)(10)	所定単位数の 139/1000 加算		
71	6391	夜間訪問介護処遇改善加算Ⅴ11			(十一)介護職員等処遇改善加算(Ⅴ)(11)	所定単位数の 121/1000 加算		
71	6392	夜間訪問介護処遇改善加算Ⅴ12			(十二)介護職員等処遇改善加算(Ⅴ)(12)	所定単位数の 118/1000 加算		
71	6393	夜間訪問介護処遇改善加算Ⅴ13			(十三)介護職員等処遇改善加算(Ⅴ)(13)	所定単位数の 100/1000 加算		
71	6394	夜間訪問介護処遇改善加算Ⅴ14			(十四)介護職員等処遇改善加算(Ⅴ)(14)	所定単位数の 76/1000 加算		
71	7201	基本夜間訪問Ⅰ市町村独自加算1	基本夜間対応型訪問介護費(Ⅰ)市町村独自加算(市町村が定める単位数を算定)			50 単位加算	50	
71	7203	基本夜間訪問Ⅰ市町村独自加算2				100 単位加算	100	
71	7205	基本夜間訪問Ⅰ市町村独自加算3				150 単位加算	150	
71	7207	基本夜間訪問Ⅰ市町村独自加算4				200 単位加算	200	
71	7209	基本夜間訪問Ⅰ市町村独自加算5				250 単位加算	250	
71	7211	基本夜間訪問Ⅰ市町村独自加算6				300 単位加算	300	
71	7301	夜間訪問介護Ⅱ市町村独自加算1	夜間対応型訪問介護費(Ⅱ)市町村独自加算(市町村が定める単位数を算定)			50 単位加算	50	
71	7303	夜間訪問介護Ⅱ市町村独自加算2				100 単位加算	100	
71	7305	夜間訪問介護Ⅱ市町村独自加算3				150 単位加算	150	
71	7307	夜間訪問介護Ⅱ市町村独自加算4				200 単位加算	200	
71	7309	夜間訪問介護Ⅱ市町村独自加算5				250 単位加算	250	
71	7311	夜間訪問介護Ⅱ市町村独自加算6				300 単位加算	300	

地域密着

夜間訪問

契約期間が１月に満たない場合（日割計算用サービスコード）

サービスコード		サービス内容略称	算定項目				合成単位数	算定単位
種類	項目							
71	1112	夜間訪問介護Ⅰ基本・日割	イ 夜間対応型訪問介護費（Ⅰ）	基本夜間対応型訪問介護費	989 単位	日割計算の場合	33	1日につき
71	2112	夜間訪問介護Ⅱ・日割	ロ 夜間対応型訪問介護費（Ⅱ）		2,702 単位	÷ 30.4 日	89	
71	C207	夜間訪問高齢者虐待防止未実施減算Ⅰ日割	高齢者虐待防止措置未実施減算	イ 夜間対応型訪問介護費（Ⅰ）	10 単位減算		-1	
71	C206	夜間訪問高齢者虐待防止未実施減算Ⅱ日割		ロ 夜間対応型訪問介護費（Ⅱ）	27 単位減算		-1	
71	8003	特別地域夜間対応型訪問介護加算2・日割	特別地域夜間対応型訪問介護加算	ロを算定する場合	所定単位数の 15% 加算			
71	8103	夜間訪問小規模事業所加算2・日割	中山間地域等における小規模事業所加算	ロを算定する場合	所定単位数の 10% 加算			
71	8113	夜間訪問中山間地域等提供加算2・日割	中山間地域等に居住する者へのサービス提供加算	ロを算定する場合	所定単位数の 5% 加算			
71	7202	基夜間訪問Ⅰ市町村独自加算1日割	基本夜間対応型訪問介護費（Ⅰ）市町村独自加算（市町村が定める単位数を算定）		50 単位加算	日割計算の場合 ÷ 30.4 日	2	
71	7204	基夜間訪問Ⅰ市町村独自加算2日割			100 単位加算		3	
71	7206	基夜間訪問Ⅰ市町村独自加算3日割			150 単位加算		5	
71	7208	基夜間訪問Ⅰ市町村独自加算4日割			200 単位加算		7	
71	7210	基夜間訪問Ⅰ市町村独自加算5日割			250 単位加算		8	
71	7212	基夜間訪問Ⅰ市町村独自加算6日割			300 単位加算		10	
71	7302	夜間訪問Ⅱ市町村独自加算1日割	夜間対応型訪問介護費（Ⅱ）市町村独自加算（市町村が定める単位数を算定）		50 単位加算		2	
71	7304	夜間訪問Ⅱ市町村独自加算2日割			100 単位加算		3	
71	7306	夜間訪問Ⅱ市町村独自加算3日割			150 単位加算		5	
71	7308	夜間訪問Ⅱ市町村独自加算4日割			200 単位加算		7	
71	7310	夜間訪問Ⅱ市町村独自加算5日割			250 単位加算		8	
71	7312	夜間訪問Ⅱ市町村独自加算6日割			300 単位加算		10	

地域密着

夜間訪問

２の２ 地域密着型通所介護サービスコード表

種類	項目	サービス内容略称	算定項目					合成単位数	算定単位
78	1141	地域通所介護21・時減	イ 地域密着型通所介護費	注 2時間以上3時間未満			要介護1 436 単位 × 70%	305	1回につき
78	1142	地域通所介護22・時減					要介護2 501 単位 × 70%	351	
78	1143	地域通所介護23・時減					要介護3 566 単位 × 70%	396	
78	1144	地域通所介護24・時減					要介護4 629 単位 × 70%	440	
78	1145	地域通所介護25・時減					要介護5 695 単位 × 70%	487	
78	1151	地域通所介護21・業未・時減				業務継続計画未策定減算	要介護1 436 単位 × 70%	302	
78	1152	地域通所介護22・業未・時減					要介護2 501 単位 × 70%	347	
78	1153	地域通所介護23・業未・時減					要介護3 566 単位 × 70%	392	
78	1154	地域通所介護24・業未・時減				1% 減算	要介護4 629 単位 × 70%	436	
78	1155	地域通所介護25・業未・時減					要介護5 695 単位 × 70%	482	
78	1156	地域通所介護21・虐防・時減			高齢者虐待防止措置未実施減算		要介護1 436 単位 × 70%	302	
78	1157	地域通所介護22・虐防・時減					要介護2 501 単位 × 70%	347	
78	1158	地域通所介護23・虐防・時減					要介護3 566 単位 × 70%	392	
78	1159	地域通所介護24・虐防・時減			1% 減算		要介護4 629 単位 × 70%	436	
78	1160	地域通所介護25・虐防・時減					要介護5 695 単位 × 70%	482	
78	1161	地域通所介護21・虐防・業未・時減				業務継続計画未策定減算	要介護1 436 単位 × 70%	300	
78	1162	地域通所介護22・虐防・業未・時減					要介護2 501 単位 × 70%	344	
78	1163	地域通所介護23・虐防・業未・時減					要介護3 566 単位 × 70%	388	
78	1164	地域通所介護24・虐防・業未・時減				1% 減算	要介護4 629 単位 × 70%	432	
78	1165	地域通所介護25・虐防・業未・時減					要介護5 695 単位 × 70%	477	
78	1241	地域通所介護11		(1)3時間以上4時間未満			要介護1 416 単位	416	
78	1242	地域通所介護12					要介護2 478 単位	478	
78	1243	地域通所介護13					要介護3 540 単位	540	
78	1244	地域通所介護14					要介護4 600 単位	600	
78	1245	地域通所介護15					要介護5 663 単位	663	
78	1246	地域通所介護21		(2)4時間以上5時間未満			要介護1 436 単位	436	
78	1247	地域通所介護22					要介護2 501 単位	501	
78	1248	地域通所介護23					要介護3 566 単位	566	
78	1249	地域通所介護24					要介護4 629 単位	629	
78	1250	地域通所介護25					要介護5 695 単位	695	
78	1341	地域通所介護31		(3)5時間以上6時間未満			要介護1 657 単位	657	
78	1342	地域通所介護32					要介護2 776 単位	776	
78	1343	地域通所介護33					要介護3 896 単位	896	
78	1344	地域通所介護34					要介護4 1,013 単位	1,013	
78	1345	地域通所介護35					要介護5 1,134 単位	1,134	
78	1346	地域通所介護41		(4)6時間以上7時間未満			要介護1 678 単位	678	
78	1347	地域通所介護42					要介護2 801 単位	801	
78	1348	地域通所介護43					要介護3 925 単位	925	
78	1349	地域通所介護44					要介護4 1,049 単位	1,049	
78	1350	地域通所介護45					要介護5 1,172 単位	1,172	
78	1441	地域通所介護51		(5)7時間以上8時間未満			要介護1 753 単位	753	
78	1442	地域通所介護52					要介護2 890 単位	890	
78	1443	地域通所介護53					要介護3 1,032 単位	1,032	
78	1444	地域通所介護54					要介護4 1,172 単位	1,172	
78	1445	地域通所介護55					要介護5 1,312 単位	1,312	
78	1446	地域通所介護61		(6)8時間以上9時間未満			要介護1 783 単位	783	
78	1447	地域通所介護62					要介護2 925 単位	925	
78	1448	地域通所介護63					要介護3 1,072 単位	1,072	
78	1449	地域通所介護64					要介護4 1,220 単位	1,220	
78	1450	地域通所介護65					要介護5 1,365 単位	1,365	

地域密着

地密通所

サービスコード		サービス内容略称	算定項目					合成単位数	算定単位
種類	項目								
78	1910	地域療養通所介護	ロ 療養通所介護費					12,785	1月につき
78	1911	地域療養通所介護・入浴無				入浴介助を行わない場合 × 95%		12,146	
78	1912	地域療養通所介護・過少	12,785 単位				過少サービスに対する減算 × 70%	8,950	
78	1913	地域療養通所介護・入浴無・過少				入浴介助を行わない場合 × 95%		8,502	
78	1961	地域療養通所介護・業未			業務継続計画未策定減算			12,657	
78	1963	地域療養通所介護・業未・入浴無				入浴介助を行わない場合 × 95%		12,024	
78	1965	地域療養通所介護・業未・過少			1% 減算		過少サービスに対する減算 × 70%	8,860	
78	1967	地域療養通所介護・業未・入浴無・過少				入浴介助を行わない場合 × 95%		8,417	
78	1969	地域療養通所介護・虐防		高齢者虐待防止措置未実施減算				12,657	
78	1971	地域療養通所介護・虐防・入浴無				入浴介助を行わない場合 × 95%		12,024	
78	1973	地域療養通所介護・虐防・過少		1% 減算			過少サービスに対する減算 × 70%	8,860	
78	1975	地域療養通所介護・虐防・入浴無・過少				入浴介助を行わない場合 × 95%		8,417	
78	1977	地域療養通所介護・虐防・業未			業務継続計画未策定減算			12,529	
78	1979	地域療養通所介護・虐防・業未・入浴無				入浴介助を行わない場合 × 95%		11,903	
78	1981	地域療養通所介護・虐防・業未・過少			1% 減算		過少サービスに対する減算 × 70%	8,770	
78	1983	地域療養通所介護・虐防・業未・入浴無・過少				入浴介助を行わない場合 × 95%		8,332	
78	1930	地域短期利用療養通所介護	ハ 短期利用療養通所介護費			1,335 単位		1,335	1日につき

地域密着

地密通所

種類	項目	サービス内容略称		算定項目					合成単位数	算定単位
78	C201	地域通所介護高齢者虐待防止未実施減算11	高齢者虐待防止措置未実施減算	イ 地域密着型通所介護費	(1)3時間以上4時間未満	要介護1	4	単位減算	−4	1回につき
78	C202	地域通所介護高齢者虐待防止未実施減算12				要介護2	5	単位減算	−5	
78	C203	地域通所介護高齢者虐待防止未実施減算13				要介護3	5	単位減算	−5	
78	C204	地域通所介護高齢者虐待防止未実施減算14				要介護4	6	単位減算	−6	
78	C205	地域通所介護高齢者虐待防止未実施減算15				要介護5	7	単位減算	−7	
78	C206	地域通所介護高齢者虐待防止未実施減算21			(2)4時間以上5時間未満	要介護1	4	単位減算	−4	
78	C207	地域通所介護高齢者虐待防止未実施減算22				要介護2	5	単位減算	−5	
78	C208	地域通所介護高齢者虐待防止未実施減算23				要介護3	6	単位減算	−6	
78	C209	地域通所介護高齢者虐待防止未実施減算24				要介護4	6	単位減算	−6	
78	C210	地域通所介護高齢者虐待防止未実施減算25				要介護5	7	単位減算	−7	
78	C211	地域通所介護高齢者虐待防止未実施減算31			(3)5時間以上6時間未満	要介護1	7	単位減算	−7	
78	C212	地域通所介護高齢者虐待防止未実施減算32				要介護2	8	単位減算	−8	
78	C213	地域通所介護高齢者虐待防止未実施減算33				要介護3	9	単位減算	−9	
78	C214	地域通所介護高齢者虐待防止未実施減算34				要介護4	10	単位減算	−10	
78	C215	地域通所介護高齢者虐待防止未実施減算35				要介護5	11	単位減算	−11	
78	C216	地域通所介護高齢者虐待防止未実施減算41			(4)6時間以上7時間未満	要介護1	7	単位減算	−7	
78	C217	地域通所介護高齢者虐待防止未実施減算42				要介護2	8	単位減算	−8	
78	C218	地域通所介護高齢者虐待防止未実施減算43				要介護3	9	単位減算	−9	
78	C219	地域通所介護高齢者虐待防止未実施減算44				要介護4	10	単位減算	−10	
78	C220	地域通所介護高齢者虐待防止未実施減算45				要介護5	12	単位減算	−12	
78	C221	地域通所介護高齢者虐待防止未実施減算51			(5)7時間以上8時間未満	要介護1	8	単位減算	−8	
78	C222	地域通所介護高齢者虐待防止未実施減算52				要介護2	9	単位減算	−9	
78	C223	地域通所介護高齢者虐待防止未実施減算53				要介護3	10	単位減算	−10	
78	C224	地域通所介護高齢者虐待防止未実施減算54				要介護4	12	単位減算	−12	
78	C225	地域通所介護高齢者虐待防止未実施減算55				要介護5	13	単位減算	−13	
78	C226	地域通所介護高齢者虐待防止未実施減算61			(6)8時間以上9時間未満	要介護1	8	単位減算	−8	
78	C227	地域通所介護高齢者虐待防止未実施減算62				要介護2	9	単位減算	−9	
78	C228	地域通所介護高齢者虐待防止未実施減算63				要介護3	11	単位減算	−11	
78	C229	地域通所介護高齢者虐待防止未実施減算64				要介護4	12	単位減算	−12	
78	C230	地域通所介護高齢者虐待防止未実施減算65				要介護5	14	単位減算	−14	
78	C233	地域短期療養通所介護高齢者虐待防止未実施減算		ハ 短期利用療養通所介護費			13	単位減算	−13	1日につき
78	D201	地域通所介護業務継続計画未策定減算11	業務継続計画未策定減算	イ 地域密着型通所介護費	(1)3時間以上4時間未満	要介護1	4	単位減算	−4	1回につき
78	D202	地域通所介護業務継続計画未策定減算12				要介護2	5	単位減算	−5	
78	D203	地域通所介護業務継続計画未策定減算13				要介護3	5	単位減算	−5	
78	D204	地域通所介護業務継続計画未策定減算14				要介護4	6	単位減算	−6	
78	D205	地域通所介護業務継続計画未策定減算15				要介護5	7	単位減算	−7	
78	D206	地域通所介護業務継続計画未策定減算21			(2)4時間以上5時間未満	要介護1	4	単位減算	−4	
78	D207	地域通所介護業務継続計画未策定減算22				要介護2	5	単位減算	−5	
78	D208	地域通所介護業務継続計画未策定減算23				要介護3	6	単位減算	−6	
78	D209	地域通所介護業務継続計画未策定減算24				要介護4	6	単位減算	−6	
78	D210	地域通所介護業務継続計画未策定減算25				要介護5	7	単位減算	−7	
78	D211	地域通所介護業務継続計画未策定減算31			(3)5時間以上6時間未満	要介護1	7	単位減算	−7	
78	D212	地域通所介護業務継続計画未策定減算32				要介護2	8	単位減算	−8	
78	D213	地域通所介護業務継続計画未策定減算33				要介護3	9	単位減算	−9	
78	D214	地域通所介護業務継続計画未策定減算34				要介護4	10	単位減算	−10	
78	D215	地域通所介護業務継続計画未策定減算35				要介護5	11	単位減算	−11	
78	D216	地域通所介護業務継続計画未策定減算41			(4)6時間以上7時間未満	要介護1	7	単位減算	−7	
78	D217	地域通所介護業務継続計画未策定減算42				要介護2	8	単位減算	−8	
78	D218	地域通所介護業務継続計画未策定減算43				要介護3	9	単位減算	−9	
78	D219	地域通所介護業務継続計画未策定減算44				要介護4	10	単位減算	−10	
78	D220	地域通所介護業務継続計画未策定減算45				要介護5	12	単位減算	−12	
78	D221	地域通所介護業務継続計画未策定減算51			(5)7時間以上8時間未満	要介護1	8	単位減算	−8	
78	D222	地域通所介護業務継続計画未策定減算52				要介護2	9	単位減算	−9	
78	D223	地域通所介護業務継続計画未策定減算53				要介護3	10	単位減算	−10	
78	D224	地域通所介護業務継続計画未策定減算54				要介護4	12	単位減算	−12	
78	D225	地域通所介護業務継続計画未策定減算55				要介護5	13	単位減算	−13	
78	D226	地域通所介護業務継続計画未策定減算61			(6)8時間以上9時間未満	要介護1	8	単位減算	−8	
78	D227	地域通所介護業務継続計画未策定減算62				要介護2	9	単位減算	−9	
78	D228	地域通所介護業務継続計画未策定減算63				要介護3	11	単位減算	−11	
78	D229	地域通所介護業務継続計画未策定減算64				要介護4	12	単位減算	−12	
78	D230	地域通所介護業務継続計画未策定減算65				要介護5	14	単位減算	−14	
78	D233	地域短期療養通所介護業務継続計画未策定減算		ハ 短期利用療養通所介護費			13	単位減算	−13	1日につき

地域密着

地密通所

サービスコード 種類	項目	サービス内容略称	算定項目			合成単位数	算定単位
78	6600	地域通所介護感染症災害3%加算	感染症又は災害の発生を理由とする利用者数の減少が一定以上生じている場合		所定単位数の 3% 加算	3% 加算	1回につき
78	6601	地域通所介護延長加算1	8時間以上9時間未満の地域密着型通所介護の前後に日常生活上の世話を行う場合	9時間以上10時間未満の場合	50 単位加算	50	
78	6602	地域通所介護延長加算2		10時間以上11時間未満の場合	100 単位加算	100	
78	6603	地域通所介護延長加算3		11時間以上12時間未満の場合	150 単位加算	150	
78	6604	地域通所介護延長加算4		12時間以上13時間未満の場合	200 単位加算	200	
78	6605	地域通所介護延長加算5		13時間以上14時間未満の場合	250 単位加算	250	
78	6364	地域通所介護共生型サービス生活介護	共生型地域密着型通所介護を行う場合	指定生活介護事業所が行う場合	所定単位数の 7% 減算	7%減算	1月につき
78	6365	地域通所介護共生型サービス自立訓練		指定自立訓練事業所が行う場合	所定単位数の 5% 減算	5%減算	
78	6366	地域通所介護共生型サービス児童発達支援		指定児童発達支援事業所が行う場合	所定単位数の 10% 減算	10%減算	
78	6367	地域通所介護共生型サービス放課後等デイ		指定放課後等デイサービス事業所が行う場合	所定単位数の 10% 減算	10%減算	
78	6350	地域通所介護生活相談員配置等加算	生活相談員等加算		13 単位加算	13	1日につき
78	8110	地域通所介護中山間地域等提供加算1	中山間地域等に居住する者へのサービス提供加算	イ又はハを算定する場合	所定単位数の 5% 加算	5%加算	
78	8111	地域通所介護中山間地域等提供加算2		ロを算定する場合	所定単位数の 5% 加算	5%加算	1月につき
78	5301	地域通所介護入浴介助加算Ⅰ	入浴介助加算	入浴介助加算（Ⅰ）	40 単位加算	40	1日につき
78	5303	地域通所介護入浴介助加算Ⅱ		入浴介助加算（Ⅱ）	55 単位加算	55	
78	5306	地域通所介護中重度者ケア体制加算	中重度者ケア体制加算		45 単位加算	45	
78	4001	地域通所介護生活機能向上連携加算Ⅰ	生活機能向上連携加算	生活機能向上連携加算（Ⅰ）（原則3月に1回を限度）	100 単位加算	100	1月につき
78	4002	地域通所介護生活機能向上連携加算Ⅱ1		生活機能向上連携加算（Ⅱ）	200 単位加算	200	
78	4003	地域通所介護生活機能向上連携加算Ⅱ2			個別機能訓練加算を算定している場合 100 単位加算	100	
78	5051	地域通所介護個別機能訓練加算Ⅰ1	個別機能訓練加算	個別機能訓練加算（Ⅰ）イ	56 単位加算	56	1日につき
78	5053	地域通所介護個別機能訓練加算Ⅰ2		個別機能訓練加算（Ⅰ）ロ	76 単位加算	76	
78	5052	地域通所介護個別機能訓練加算Ⅱ		個別機能訓練加算（Ⅱ）	20 単位加算	20	1月につき
78	6338	地域通所介護ADL維持等加算Ⅰ	ADL維持等加算	ADL維持等加算（Ⅰ）	30 単位加算	30	
78	6339	地域通所介護ADL維持等加算Ⅱ		ADL維持等加算（Ⅱ）	60 単位加算	60	
78	5305	地域通所介護認知症加算	認知症加算		60 単位加算	60	1日につき
78	6109	地域通所介護若年性認知症受入加算	若年性認知症利用者受入加算		60 単位加算	60	
78	6116	地域通所介護栄養アセスメント加算	栄養アセスメント加算		50 単位加算	50	1月につき
78	5605	地域通所介護栄養改善加算	栄養改善加算		200 単位加算	200	月2回限度
78	6202	地域通所介護口腔栄養スクリーニング加算Ⅰ	口腔・栄養スクリーニング加算	口腔・栄養スクリーニング加算（Ⅰ）（6月に1回を限度）	20 単位加算	20	1回につき
78	6201	地域通所介護口腔栄養スクリーニング加算Ⅱ		口腔・栄養スクリーニング加算（Ⅱ）（6月に1回を限度）	5 単位加算	5	
78	5606	地域通所介護口腔機能向上加算Ⅰ	口腔機能向上加算	口腔機能向上加算（Ⅰ）	150 単位加算	150	月2回限度
78	5608	地域通所介護口腔機能向上加算Ⅱ		口腔機能向上加算（Ⅱ）	160 単位加算	160	
78	6361	地域通所介護科学的介護推進体制加算	科学的介護推進体制加算		40 単位加算	40	1月につき
78	5611	地域通所介護同一建物減算	事業所と同一建物に居住する者又は同一建物から利用する者に地域密着型通所介護を行う場合		94 単位減算	-94	1日につき
78	5612	地域通所介護送迎減算	事業所が送迎を行わない場合		47 単位減算	-47	片道につき
78	6500	地域通所介護重度者ケア体制加算	重度者ケア体制加算（ロを算定する場合のみ算定可）		150 単位加算	150	1月につき
78	6099	地域通所介護サービス提供体制加算Ⅰ	ニ　サービス提供体制強化加算	(1)イを算定している場合	（一）サービス提供体制強化加算（Ⅰ） 22 単位加算	22	1回につき
78	6100	地域通所介護サービス提供体制加算Ⅱ			（二）サービス提供体制強化加算（Ⅱ） 18 単位加算	18	
78	6102	地域通所介護サービス提供体制加算Ⅲ			（三）サービス提供体制強化加算（Ⅲ） 6 単位加算	6	
78	6113	地域通所介護サービス提供体制加算Ⅲ11		(2)ロを算定している場合	（一）サービス提供体制強化加算（Ⅲ）イ 48 単位加算	48	1月につき
78	6114	地域通所介護サービス提供体制加算Ⅲ12			（二）サービス提供体制強化加算（Ⅲ）ロ 24 単位加算	24	
78	6123	地域通所介護サービス提供体制加算Ⅲ21		(3)ハを算定している場合	（一）サービス提供体制強化加算（Ⅲ）イ 12 単位加算	12	1日につき
78	6124	地域通所介護サービス提供体制加算Ⅲ22			（二）サービス提供体制強化加算（Ⅲ）ロ 6 単位加算	6	

サービスコード 種類	サービスコード 項目	サービス内容略称	算定項目				合成単位数	算定単位
78	6108	地域通所介護処遇改善加算Ⅰ	ホ 介護職員等処遇改善加算	(1)介護職員等処遇改善加算(Ⅰ)		所定単位数の 92/1000 加算		1月につき
78	6107	地域通所介護処遇改善加算Ⅱ		(2)介護職員等処遇改善加算(Ⅱ)		所定単位数の 90/1000 加算		
78	6104	地域通所介護処遇改善加算Ⅲ		(3)介護職員等処遇改善加算(Ⅲ)		所定単位数の 80/1000 加算		
78	6380	地域通所介護処遇改善加算Ⅳ		(4)介護職員等処遇改善加算(Ⅳ)		所定単位数の 64/1000 加算		
78	6381	地域通所介護処遇改善加算Ⅴ1		(5)介護職員等処遇改善加算(Ⅴ)	(一)介護職員等処遇改善加算(Ⅴ)(1)	所定単位数の 81/1000 加算		
78	6382	地域通所介護処遇改善加算Ⅴ2			(二)介護職員等処遇改善加算(Ⅴ)(2)	所定単位数の 76/1000 加算		
78	6383	地域通所介護処遇改善加算Ⅴ3			(三)介護職員等処遇改善加算(Ⅴ)(3)	所定単位数の 79/1000 加算		
78	6384	地域通所介護処遇改善加算Ⅴ4			(四)介護職員等処遇改善加算(Ⅴ)(4)	所定単位数の 74/1000 加算		
78	6385	地域通所介護処遇改善加算Ⅴ5			(五)介護職員等処遇改善加算(Ⅴ)(5)	所定単位数の 65/1000 加算		
78	6386	地域通所介護処遇改善加算Ⅴ6			(六)介護職員等処遇改善加算(Ⅴ)(6)	所定単位数の 63/1000 加算		
78	6387	地域通所介護処遇改善加算Ⅴ7			(七)介護職員等処遇改善加算(Ⅴ)(7)	所定単位数の 56/1000 加算		
78	6388	地域通所介護処遇改善加算Ⅴ8			(八)介護職員等処遇改善加算(Ⅴ)(8)	所定単位数の 69/1000 加算		
78	6389	地域通所介護処遇改善加算Ⅴ9			(九)介護職員等処遇改善加算(Ⅴ)(9)	所定単位数の 54/1000 加算		
78	6390	地域通所介護処遇改善加算Ⅴ10			(十)介護職員等処遇改善加算(Ⅴ)(10)	所定単位数の 45/1000 加算		
78	6391	地域通所介護処遇改善加算Ⅴ11			(十一)介護職員等処遇改善加算(Ⅴ)(11)	所定単位数の 53/1000 加算		
78	6392	地域通所介護処遇改善加算Ⅴ12			(十二)介護職員等処遇改善加算(Ⅴ)(12)	所定単位数の 43/1000 加算		
78	6393	地域通所介護処遇改善加算Ⅴ13			(十三)介護職員等処遇改善加算(Ⅴ)(13)	所定単位数の 44/1000 加算		
78	6394	地域通所介護処遇改善加算Ⅴ14			(十四)介護職員等処遇改善加算(Ⅴ)(14)	所定単位数の 33/1000 加算		

契約期間が１月に満たない場合（日割計算用サービスコード）

サービスコード 種類	サービスコード 項目	サービス内容略称	算定項目					合成単位数	算定単位
78	1950	地域療養通所介護・日割	ロ 療養通所介護費					421	1日につき
78	1951	地域療養通所介護・入浴無・日割	12,785 単位		入浴介助を行わない場合 ×95%			400	
78	1952	地域療養通所介護・過少・日割				過少サービスに対する減算 ×70%	日割計算の場合 ÷ 30.4 日	294	
78	1953	地域療養通所介護・入浴無・過少・日割			入浴介助を行わない場合 ×95%			280	
78	1962	地域療養通所介護・業未・日割		業務継続計画未策定減算 1% 減算				416	
78	1964	地域療養通所介護・業未・入浴無・日割			入浴介助を行わない場合 ×95%			396	
78	1966	地域療養通所介護・業未・過少・日割				過少サービスに対する減算 ×70%		291	
78	1968	地域療養通所介護・業未・入浴無・過少・日割			入浴介助を行わない場合 ×95%			277	
78	1970	地域療養通所介護・虐防・日割		高齢者虐待防止措置未実施減算 1% 減算				416	
78	1972	地域療養通所介護・虐防・入浴無・日割			入浴介助を行わない場合 ×95%			396	
78	1974	地域療養通所介護・虐防・過少・日割				過少サービスに対する減算 ×70%		291	
78	1976	地域療養通所介護・虐防・入浴無・過少・日割			入浴介助を行わない場合 ×95%			277	
78	1978	地域療養通所介護・虐防・業未・日割		業務継続計画未策定減算 1% 減算				412	
78	1980	地域療養通所介護・虐防・業未・入浴無・日割			入浴介助を行わない場合 ×95%			392	
78	1982	地域療養通所介護・虐防・業未・過少・日割				過少サービスに対する減算 ×70%		288	
78	1984	地域療養通所介護・虐防・業未・入浴無・過少・日割			入浴介助を行わない場合 ×95%			274	
78	8112	地域通所介護中山間地域等提供加算2・日割	中山間地域等に居住する者へのサービス提供加算	ロを算定する場合		所定単位数の 5% 加算			

地域密着

地密通所

定員超過の場合

サービスコード 種類	項目	サービス内容略称	算定項目						合成単位数	算定単位
78	8401	地域通所介護21・定超・時減	イ 地域密着型通所介護費	注2時間以上3時間未満	注定員超過の場合			要介護1　436 単位　×70%　×70%	214	1回につき
78	8402	地域通所介護22・定超・時減						要介護2　501 単位　×70%　×70%	246	
78	8403	地域通所介護23・定超・時減						要介護3　566 単位　×70%　×70%	277	
78	8404	地域通所介護24・定超・時減						要介護4　629 単位　×70%　×70%	308	
78	8405	地域通所介護25・定超・時減						要介護5　695 単位　×70%　×70%	341	
78	8471	地域通所介護21・定超・業未・時減				業務継続計画未策定減算	要介護1　436 単位　×70%　×70%		211	
78	8472	地域通所介護22・定超・業未・時減					要介護2　501 単位　×70%　×70%		242	
78	8473	地域通所介護23・定超・業未・時減					要介護3　566 単位　×70%　×70%		273	
78	8474	地域通所介護24・定超・業未・時減				1% 減算	要介護4　629 単位　×70%　×70%		304	
78	8475	地域通所介護25・定超・業未・時減					要介護5　695 単位　×70%　×70%		336	
78	8476	地域通所介護21・定超・虐防・時減			高齢者虐待防止措置未実施減算		要介護1　436 単位　×70%　×70%		211	
78	8477	地域通所介護22・定超・虐防・時減					要介護2　501 単位　×70%　×70%		242	
78	8478	地域通所介護23・定超・虐防・時減					要介護3　566 単位　×70%　×70%		273	
78	8479	地域通所介護24・定超・虐防・時減			1% 減算		要介護4　629 単位　×70%　×70%		304	
78	8480	地域通所介護25・定超・虐防・時減					要介護5　695 単位　×70%　×70%		336	
78	8481	地域通所介護21・定超・虐防・業未・時減				業務継続計画未策定減算	要介護1　436 単位　×70%　×70%		208	
78	8482	地域通所介護22・定超・虐防・業未・時減					要介護2　501 単位　×70%　×70%		239	
78	8483	地域通所介護23・定超・虐防・業未・時減					要介護3　566 単位　×70%　×70%		269	
78	8484	地域通所介護24・定超・虐防・業未・時減				1% 減算	要介護4　629 単位　×70%　×70%		300	
78	8485	地域通所介護25・定超・虐防・業未・時減					要介護5　695 単位　×70%　×70%		331	
78	8411	地域通所介護11・定超		(1)3時間以上4時間未満				要介護1　416 単位　×70%	291	
78	8412	地域通所介護12・定超						要介護2　478 単位　×70%	335	
78	8413	地域通所介護13・定超						要介護3　540 単位　×70%	378	
78	8414	地域通所介護14・定超						要介護4　600 単位　×70%	420	
78	8415	地域通所介護15・定超						要介護5　663 単位　×70%	464	
78	8416	地域通所介護21・定超		(2)4時間以上5時間未満				要介護1　436 単位　×70%	305	
78	8417	地域通所介護22・定超						要介護2　501 単位　×70%	351	
78	8418	地域通所介護23・定超						要介護3　566 単位　×70%	396	
78	8419	地域通所介護24・定超						要介護4　629 単位　×70%	440	
78	8420	地域通所介護25・定超						要介護5　695 単位　×70%	487	
78	8421	地域通所介護31・定超		(3)5時間以上6時間未満				要介護1　657 単位　×70%	460	
78	8422	地域通所介護32・定超						要介護2　776 単位　×70%	543	
78	8423	地域通所介護33・定超						要介護3　896 単位　×70%	627	
78	8424	地域通所介護34・定超						要介護4　1,013 単位　×70%	709	
78	8425	地域通所介護35・定超						要介護5　1,134 単位　×70%	794	
78	8426	地域通所介護41・定超		(4)6時間以上7時間未満				要介護1　678 単位　×70%	475	
78	8427	地域通所介護42・定超						要介護2　801 単位　×70%	561	
78	8428	地域通所介護43・定超						要介護3　925 単位　×70%	648	
78	8429	地域通所介護44・定超						要介護4　1,049 単位　×70%	734	
78	8430	地域通所介護45・定超						要介護5　1,172 単位　×70%	820	
78	8431	地域通所介護51・定超		(5)7時間以上8時間未満				要介護1　753 単位　×70%	527	
78	8432	地域通所介護52・定超						要介護2　890 単位　×70%	623	
78	8433	地域通所介護53・定超						要介護3　1,032 単位　×70%	722	
78	8434	地域通所介護54・定超						要介護4　1,172 単位　×70%	820	
78	8435	地域通所介護55・定超						要介護5　1,312 単位　×70%	918	
78	8436	地域通所介護61・定超		(6)8時間以上9時間未満				要介護1　783 単位　×70%	548	
78	8437	地域通所介護62・定超						要介護2　925 単位　×70%	648	
78	8438	地域通所介護63・定超						要介護3　1,072 単位　×70%	750	
78	8439	地域通所介護64・定超						要介護4　1,220 単位　×70%	854	
78	8440	地域通所介護65・定超						要介護5　1,365 単位　×70%	956	
78	8730	地域療養通所介護・定超	ロ 療養通所介護費 12,785 単位	注定員超過の場合				×70%	8,950	1月につき
78	8731	地域療養通所介護・定超・入浴無					入浴介助を行わない場合	×70%　×95%	8,503	
78	8732	地域療養通所介護・定超・過少				過少サービスに対する減算		×70%　×70%	6,265	
78	8733	地域療養通所介護・定超・入浴無・過少				過少サービスに対する減算	入浴介助を行わない場合	×70%　×95%　×70%	5,952	
78	8751	地域療養通所介護・定超・業未				業務継続計画未策定減算		×70%	8,822	
78	8753	地域療養通所介護・定超・業未・入浴無					入浴介助を行わない場合	×70%　×95%	8,381	
78	8755	地域療養通所介護・定超・業未・過少				1% 減算	過少サービスに対する減算	×70%　×70%	6,175	
78	8757	地域療養通所介護・定超・業未・入浴無・過少					入浴介助を行わない場合	×70%　×95%　×70%	5,867	
78	8759	地域療養通所介護・定超・虐防			高齢者虐待防止措置未実施減算			×70%	8,822	
78	8761	地域療養通所介護・定超・虐防・入浴無					入浴介助を行わない場合	×70%　×95%	8,381	
78	8763	地域療養通所介護・定超・虐防・過少				過少サービスに対する減算		×70%　×70%	6,175	
78	8765	地域療養通所介護・定超・虐防・入浴無・過少			1% 減算	過少サービスに対する減算	入浴介助を行わない場合	×70%　×95%　×70%	5,867	
78	8767	地域療養通所介護・定超・虐防・業未				業務継続計画未策定減算		×70%	8,694	
78	8769	地域療養通所介護・定超・虐防・業未・入浴無					入浴介助を行わない場合	×70%　×95%	8,259	
78	8771	地域療養通所介護・定超・虐防・業未・過少				1% 減算	過少サービスに対する減算	×70%　×70%	6,086	
78	8773	地域療養通所介護・定超・虐防・業未・入浴無・過少					入浴介助を行わない場合	×70%　×95%　×70%	5,781	
78	8740	地域短期利用療養通所介護・定超	ハ 短期利用療養通所介護費 1,335 単位	注 定員超過の場合				×70%	935	1日につき

契約期間が１月に満たない場合（日割計算用サービスコード）

サービスコード 種類	項目	サービス内容略称	算定項目								合成単位数	算定単位
78	8950	地域療養通所介護・定超・日割	ロ 療養通所介護費 12,785単位	注 定員超過の場合					×70%	日割計算の場合 ÷30.4日	294	1日につき
78	8951	地域療養通所介護・定超・入浴無・日割				入浴介助を行わない場合		×70%	×95%		280	
78	8952	地域療養通所介護・定超・過少・日割					過少サービスに対する減算	×70%		×70%	206	
78	8953	地域療養通所介護・定超・入浴無・過少・日割				入浴介助を行わない場合		×70%	×95%	×70%	196	
78	8752	地域療養通所介護・定超・業未・日割			業務継続計画未策定減算 1%減算			×70%			290	
78	8754	地域療養通所介護・定超・業未・入浴無・日割				入浴介助を行わない場合		×70%	×95%		276	
78	8756	地域療養通所介護・定超・業未・過少・日割					過少サービスに対する減算	×70%		×70%	203	
78	8758	地域療養通所介護・定超・業未・入浴無・過少・日割				入浴介助を行わない場合		×70%	×95%	×70%	193	
78	8760	地域療養通所介護・定超・虐防・日割			高齢者虐待防止措置未実施減算 1%減算			×70%			290	
78	8762	地域療養通所介護・定超・虐防・入浴無・日割				入浴介助を行わない場合		×70%	×95%		276	
78	8764	地域療養通所介護・定超・虐防・過少・日割					過少サービスに対する減算	×70%		×70%	203	
78	8766	地域療養通所介護・定超・虐防・入浴無・過少・日割				入浴介助を行わない場合		×70%	×95%	×70%	193	
78	8768	地域療養通所介護・定超・虐防・業未・日割			業務継続計画未策定減算 1%減算			×70%			286	
78	8770	地域療養通所介護・定超・虐防・業未・入浴無・日割				入浴介助を行わない場合		×70%	×95%		272	
78	8772	地域療養通所介護・定超・虐防・業未・過少・日割					過少サービスに対する減算	×70%		×70%	200	
78	8774	地域療養通所介護・定超・虐防・業未・入浴無・過少・日割				入浴介助を行わない場合		×70%	×95%	×70%	190	

地域密着

地密通所

看護・介護職員が欠員の場合

種類	項目	サービス内容略称	算定項目			合成単位数	算定単位
78	9401	地域通所介護21・人欠・時減	イ 地域密着型通所介護費／注 2時間以上3時間未満／注 看護・介護職員が欠員の場合	要介護1 436単位 ×70% ×70%		214	1回につき
78	9402	地域通所介護22・人欠・時減		要介護2 501単位 ×70% ×70%		246	
78	9403	地域通所介護23・人欠・時減		要介護3 566単位 ×70% ×70%		277	
78	9404	地域通所介護24・人欠・時減		要介護4 629単位 ×70% ×70%		308	
78	9405	地域通所介護25・人欠・時減		要介護5 695単位 ×70% ×70%		341	
78	9471	地域通所介護21・人欠・業未・時減	業務継続計画未策定減算 1%減算	要介護1 436単位 ×70% ×70%		211	
78	9472	地域通所介護22・人欠・業未・時減		要介護2 501単位 ×70% ×70%		242	
78	9473	地域通所介護23・人欠・業未・時減		要介護3 566単位 ×70% ×70%		273	
78	9474	地域通所介護24・人欠・業未・時減		要介護4 629単位 ×70% ×70%		304	
78	9475	地域通所介護25・人欠・業未・時減		要介護5 695単位 ×70% ×70%		336	
78	9476	地域通所介護21・人欠・虐防・時減	高齢者虐待防止措置未実施減算 1%減算	要介護1 436単位 ×70% ×70%		211	
78	9477	地域通所介護22・人欠・虐防・時減		要介護2 501単位 ×70% ×70%		242	
78	9478	地域通所介護23・人欠・虐防・時減		要介護3 566単位 ×70% ×70%		273	
78	9479	地域通所介護24・人欠・虐防・時減		要介護4 629単位 ×70% ×70%		304	
78	9480	地域通所介護25・人欠・虐防・時減		要介護5 695単位 ×70% ×70%		336	
78	9481	地域通所介護21・人欠・虐防・業未・時減	業務継続計画未策定減算 1%減算	要介護1 436単位 ×70% ×70%		208	
78	9482	地域通所介護22・人欠・虐防・業未・時減		要介護2 501単位 ×70% ×70%		239	
78	9483	地域通所介護23・人欠・虐防・業未・時減		要介護3 566単位 ×70% ×70%		269	
78	9484	地域通所介護24・人欠・虐防・業未・時減		要介護4 629単位 ×70% ×70%		300	
78	9485	地域通所介護25・人欠・虐防・業未・時減		要介護5 695単位 ×70% ×70%		331	
78	9411	地域通所介護11・人欠	(1)3時間以上4時間未満	要介護1 416単位 ×70%		291	
78	9412	地域通所介護12・人欠		要介護2 478単位 ×70%		335	
78	9413	地域通所介護13・人欠		要介護3 540単位 ×70%		378	
78	9414	地域通所介護14・人欠		要介護4 600単位 ×70%		420	
78	9415	地域通所介護15・人欠		要介護5 663単位 ×70%		464	
78	9416	地域通所介護21・人欠	(2)4時間以上5時間未満	要介護1 436単位 ×70%		305	
78	9417	地域通所介護22・人欠		要介護2 501単位 ×70%		351	
78	9418	地域通所介護23・人欠		要介護3 566単位 ×70%		396	
78	9419	地域通所介護24・人欠		要介護4 629単位 ×70%		440	
78	9420	地域通所介護25・人欠		要介護5 695単位 ×70%		487	
78	9421	地域通所介護31・人欠	(3)5時間以上6時間未満	要介護1 657単位 ×70%		460	
78	9422	地域通所介護32・人欠		要介護2 776単位 ×70%		543	
78	9423	地域通所介護33・人欠		要介護3 896単位 ×70%		627	
78	9424	地域通所介護34・人欠		要介護4 1,013単位 ×70%		709	
78	9425	地域通所介護35・人欠		要介護5 1,134単位 ×70%		794	
78	9426	地域通所介護41・人欠	(4)6時間以上7時間未満	要介護1 678単位 ×70%		475	
78	9427	地域通所介護42・人欠		要介護2 801単位 ×70%		561	
78	9428	地域通所介護43・人欠		要介護3 925単位 ×70%		648	
78	9429	地域通所介護44・人欠		要介護4 1,049単位 ×70%		734	
78	9430	地域通所介護45・人欠		要介護5 1,172単位 ×70%		820	
78	9431	地域通所介護51・人欠	(5)7時間以上8時間未満	要介護1 753単位 ×70%		527	
78	9432	地域通所介護52・人欠		要介護2 890単位 ×70%		623	
78	9433	地域通所介護53・人欠		要介護3 1,032単位 ×70%		722	
78	9434	地域通所介護54・人欠		要介護4 1,172単位 ×70%		820	
78	9435	地域通所介護55・人欠		要介護5 1,312単位 ×70%		918	
78	9436	地域通所介護61・人欠	(6)8時間以上9時間未満	要介護1 783単位 ×70%		548	
78	9437	地域通所介護62・人欠		要介護2 925単位 ×70%		648	
78	9438	地域通所介護63・人欠		要介護3 1,072単位 ×70%		750	
78	9439	地域通所介護64・人欠		要介護4 1,220単位 ×70%		854	
78	9440	地域通所介護65・人欠		要介護5 1,365単位 ×70%		956	
78	9730	地域療養通所介護・人欠	ロ 療養通所介護費 12,785単位／注 看護・介護職員が欠員の場合	×70%		8,950	1月につき
78	9731	地域療養通所介護・人欠・入浴無	入浴介助を行わない場合	×70% ×95%		8,503	
78	9732	地域療養通所介護・人欠・過少	過少サービスに対する減算	×70% ×70%		6,265	
78	9733	地域療養通所介護・人欠・入浴無・過少	入浴介助を行わない場合	×70% ×95% ×70%		5,952	
78	9751	地域療養通所介護・人欠・業未	業務継続計画未策定減算 1%減算	×70%		8,822	
78	9753	地域療養通所介護・人欠・業未・入浴無	入浴介助を行わない場合	×70% ×95%		8,381	
78	9755	地域療養通所介護・人欠・業未・過少	過少サービスに対する減算	×70% ×70%		6,175	
78	9757	地域療養通所介護・人欠・業未・入浴無・過少	入浴介助を行わない場合	×70% ×95% ×70%		5,867	
78	9759	地域療養通所介護・人欠・虐防	高齢者虐待防止措置未実施減算 1%減算	×70%		8,822	
78	9761	地域療養通所介護・人欠・虐防・入浴無	入浴介助を行わない場合	×70% ×95%		8,381	
78	9763	地域療養通所介護・人欠・虐防・過少	過少サービスに対する減算	×70% ×70%		6,175	
78	9765	地域療養通所介護・人欠・虐防・入浴無・過少	入浴介助を行わない場合	×70% ×95% ×70%		5,867	
78	9767	地域療養通所介護・人欠・虐防・業未	業務継続計画未策定減算 1%減算	×70%		8,694	
78	9769	地域療養通所介護・人欠・虐防・業未・入浴無	入浴介助を行わない場合	×70% ×95%		8,259	
78	9771	地域療養通所介護・人欠・虐防・業未・過少	過少サービスに対する減算	×70% ×70%		6,086	
78	9773	地域療養通所介護・人欠・虐防・業未・入浴無・過少	入浴介助を行わない場合	×70% ×95% ×70%		5,781	
78	9740	地域短期利用療養通所介護・人欠	ハ 短期利用療養通所介護費 1,335単位 注 看護・介護職員が欠員の場合 ×70%			935	1日につき

地域密着

地密通所

契約期間が１月に満たない場合（日割計算用サービスコード）

サービスコード 種類	項目	サービス内容略称	算定項目					合成単位数	算定単位
78	9950	地域療養通所介護・人欠・日割	ロ 療養通所介護費 12,785単位	注 看護・介護職員が欠員の場合			×70%	日割計算の場合	294	1日につき
78	9951	地域療養通所介護・人欠・入浴無・日割			入浴介助を行わない場合		×70%　×95%		280	
78	9952	地域療養通所介護・人欠・過少・日割				過少サービスに対する減算	×70%　×70%	÷ 30.4 日	206	
78	9953	地域療養通所介護・人欠・入浴無・過少・日割			入浴介助を行わない場合	過少サービスに対する減算	×70%　×95%　×70%		196	
78	9752	地域療養通所介護・人欠・業未・日割			業務継続計画未策定減算 1%減算		×70%		290	
78	9754	地域療養通所介護・人欠・業未・入浴無・日割			入浴介助を行わない場合		×70%　×95%		276	
78	9756	地域療養通所介護・人欠・業未・過少・日割				過少サービスに対する減算	×70%　×70%		203	
78	9758	地域療養通所介護・人欠・業未・入浴無・過少・日割			入浴介助を行わない場合	過少サービスに対する減算	×70%　×95%　×70%		193	
78	9760	地域療養通所介護・人欠・虐防・日割			高齢者虐待防止措置未実施減算 1%減算		×70%		290	
78	9762	地域療養通所介護・人欠・虐防・入浴無・日割			入浴介助を行わない場合		×70%　×95%		276	
78	9764	地域療養通所介護・人欠・虐防・過少・日割				過少サービスに対する減算	×70%　×70%		203	
78	9766	地域療養通所介護・人欠・虐防・入浴無・過少・日割			入浴介助を行わない場合	過少サービスに対する減算	×70%　×95%　×70%		193	
78	9768	地域療養通所介護・人欠・虐防・業未・日割			業務継続計画未策定減算 1%減算		×70%		286	
78	9770	地域療養通所介護・人欠・虐防・業未・入浴無・日割			入浴介助を行わない場合		×70%　×95%		272	
78	9772	地域療養通所介護・人欠・虐防・業未・過少・日割				過少サービスに対する減算	×70%　×70%		200	
78	9774	地域療養通所介護・人欠・虐防・業未・入浴無・過少・日割			入浴介助を行わない場合	過少サービスに対する減算	×70%　×95%　×70%		190	

地域密着

地密通所

3 認知症対応型通所介護サービスコード表

地域密着

認知通所

サービスコード 種類	項目	サービス内容略称	算定項目					合成単位数	算定単位
72	1141	認知症通所介護Ⅰⅰ21・時減	イ 認知症対応型通所介護費（Ⅰ）	（一）認知症対応型通所介護費（ⅰ）	注 2時間以上3時間未満		要介護1　569 単位　× 63%	358	1回につき
72	1142	認知症通所介護Ⅰⅰ22・時減					要介護2　626 単位　× 63%	394	
72	1143	認知症通所介護Ⅰⅰ23・時減					要介護3　684 単位　× 63%	431	
72	1144	認知症通所介護Ⅰⅰ24・時減					要介護4　741 単位　× 63%	467	
72	1145	認知症通所介護Ⅰⅰ25・時減					要介護5　799 単位　× 63%	503	
72	1151	認知症通所介護Ⅰⅰ21・業未・時減				業務継続計画未策定減算	要介護1　569 単位　× 63%	355	
72	1152	認知症通所介護Ⅰⅰ22・業未・時減					要介護2　626 単位　× 63%	391	
72	1153	認知症通所介護Ⅰⅰ23・業未・時減					要介護3　684 単位　× 63%	427	
72	1154	認知症通所介護Ⅰⅰ24・業未・時減			1% 減算		要介護4　741 単位　× 63%	462	
72	1155	認知症通所介護Ⅰⅰ25・業未・時減					要介護5　799 単位　× 63%	498	
72	1156	認知症通所介護Ⅰⅰ21・虐防・時減			高齢者虐待防止措置未実施減算		要介護1　569 単位　× 63%	355	
72	1157	認知症通所介護Ⅰⅰ22・虐防・時減					要介護2　626 単位　× 63%	391	
72	1158	認知症通所介護Ⅰⅰ23・虐防・時減					要介護3　684 単位　× 63%	427	
72	1159	認知症通所介護Ⅰⅰ24・虐防・時減			1% 減算		要介護4　741 単位　× 63%	462	
72	1160	認知症通所介護Ⅰⅰ25・虐防・時減					要介護5　799 単位　× 63%	498	
72	1161	認知症通所介護Ⅰⅰ21・虐防・業未・時減				業務継続計画未策定減算	要介護1　569 単位　× 63%	351	
72	1162	認知症通所介護Ⅰⅰ22・虐防・業未・時減					要介護2　626 単位　× 63%	387	
72	1163	認知症通所介護Ⅰⅰ23・虐防・業未・時減					要介護3　684 単位　× 63%	422	
72	1164	認知症通所介護Ⅰⅰ24・虐防・業未・時減			1% 減算		要介護4　741 単位　× 63%	458	
72	1165	認知症通所介護Ⅰⅰ25・虐防・業未・時減					要介護5　799 単位　× 63%	493	
72	1241	認知症通所介護Ⅰⅰ11			（一）3時間以上4時間未満		要介護1　543 単位	543	
72	1242	認知症通所介護Ⅰⅰ12					要介護2　597 単位	597	
72	1243	認知症通所介護Ⅰⅰ13					要介護3　653 単位	653	
72	1244	認知症通所介護Ⅰⅰ14					要介護4　708 単位	708	
72	1245	認知症通所介護Ⅰⅰ15					要介護5　762 単位	762	
72	1246	認知症通所介護Ⅰⅰ21			（二）4時間以上5時間未満		要介護1　569 単位	569	
72	1247	認知症通所介護Ⅰⅰ22					要介護2　626 単位	626	
72	1248	認知症通所介護Ⅰⅰ23					要介護3　684 単位	684	
72	1249	認知症通所介護Ⅰⅰ24					要介護4　741 単位	741	
72	1250	認知症通所介護Ⅰⅰ25					要介護5　799 単位	799	
72	1341	認知症通所介護Ⅰⅰ31			（三）5時間以上6時間未満		要介護1　858 単位	858	
72	1342	認知症通所介護Ⅰⅰ32					要介護2　950 単位	950	
72	1343	認知症通所介護Ⅰⅰ33					要介護3　1,040 単位	1,040	
72	1344	認知症通所介護Ⅰⅰ34					要介護4　1,132 単位	1,132	
72	1345	認知症通所介護Ⅰⅰ35					要介護5　1,225 単位	1,225	
72	1346	認知症通所介護Ⅰⅰ41			（四）6時間以上7時間未満		要介護1　880 単位	880	
72	1347	認知症通所介護Ⅰⅰ42					要介護2　974 単位	974	
72	1348	認知症通所介護Ⅰⅰ43					要介護3　1,066 単位	1,066	
72	1349	認知症通所介護Ⅰⅰ44					要介護4　1,161 単位	1,161	
72	1350	認知症通所介護Ⅰⅰ45					要介護5　1,256 単位	1,256	
72	1441	認知症通所介護Ⅰⅰ51			（五）7時間以上8時間未満		要介護1　994 単位	994	
72	1442	認知症通所介護Ⅰⅰ52					要介護2　1,102 単位	1,102	
72	1443	認知症通所介護Ⅰⅰ53					要介護3　1,210 単位	1,210	
72	1444	認知症通所介護Ⅰⅰ54					要介護4　1,319 単位	1,319	
72	1445	認知症通所介護Ⅰⅰ55					要介護5　1,427 単位	1,427	
72	1446	認知症通所介護Ⅰⅰ61			（六）8時間以上9時間未満		要介護1　1,026 単位	1,026	
72	1447	認知症通所介護Ⅰⅰ62					要介護2　1,137 単位	1,137	
72	1448	認知症通所介護Ⅰⅰ63					要介護3　1,248 単位	1,248	
72	1449	認知症通所介護Ⅰⅰ64					要介護4　1,362 単位	1,362	
72	1450	認知症通所介護Ⅰⅰ65					要介護5　1,472 単位	1,472	

サービスコード 種類	項目	サービス内容略称	算定項目						合成 単位数	算定 単位
72	2141	認知症通所介護Ⅰⅱ21・時減	イ 認知症対応型通所介護費（Ⅰ）	（2）認知症対応型通所介護費（ⅱ）	注 2時間以上3時間未満			要介護1 515 単位 × 63%	324	1回につき
72	2142	認知症通所介護Ⅰⅱ22・時減						要介護2 566 単位 × 63%	357	
72	2143	認知症通所介護Ⅰⅱ23・時減						要介護3 618 単位 × 63%	389	
72	2144	認知症通所介護Ⅰⅱ24・時減						要介護4 669 単位 × 63%	421	
72	2145	認知症通所介護Ⅰⅱ25・時減						要介護5 720 単位 × 63%	454	
72	2151	認知症通所介護Ⅰⅱ21・業未・時減					業務継続計画未策定 減算	要介護1 515 単位 × 63%	321	
72	2152	認知症通所介護Ⅰⅱ22・業未・時減						要介護2 566 単位 × 63%	353	
72	2153	認知症通所介護Ⅰⅱ23・業未・時減						要介護3 618 単位 × 63%	386	
72	2154	認知症通所介護Ⅰⅱ24・業未・時減				1% 減算		要介護4 669 単位 × 63%	417	
72	2155	認知症通所介護Ⅰⅱ25・業未・時減						要介護5 720 単位 × 63%	449	
72	2156	認知症通所介護Ⅰⅱ21・虐防・時減				高齢者虐待防止措置 未実施減算		要介護1 515 単位 × 63%	321	
72	2157	認知症通所介護Ⅰⅱ22・虐防・時減						要介護2 566 単位 × 63%	353	
72	2158	認知症通所介護Ⅰⅱ23・虐防・時減						要介護3 618 単位 × 63%	386	
72	2159	認知症通所介護Ⅰⅱ24・虐防・時減				1% 減算		要介護4 669 単位 × 63%	417	
72	2160	認知症通所介護Ⅰⅱ25・虐防・時減						要介護5 720 単位 × 63%	449	
72	2161	認知症通所介護Ⅰⅱ21・虐防・業未・時減					業務継続計画未策定 減算	要介護1 515 単位 × 63%	318	
72	2162	認知症通所介護Ⅰⅱ22・虐防・業未・時減						要介護2 566 単位 × 63%	349	
72	2163	認知症通所介護Ⅰⅱ23・虐防・業未・時減						要介護3 618 単位 × 63%	382	
72	2164	認知症通所介護Ⅰⅱ24・虐防・業未・時減				1% 減算		要介護4 669 単位 × 63%	413	
72	2165	認知症通所介護Ⅰⅱ25・虐防・業未・時減						要介護5 720 単位 × 63%	445	
72	2241	認知症通所介護Ⅰⅱ11			（一）3時間以上4時間未満			要介護1 491 単位	491	
72	2242	認知症通所介護Ⅰⅱ12						要介護2 541 単位	541	
72	2243	認知症通所介護Ⅰⅱ13						要介護3 589 単位	589	
72	2244	認知症通所介護Ⅰⅱ14						要介護4 639 単位	639	
72	2245	認知症通所介護Ⅰⅱ15						要介護5 688 単位	688	
72	2246	認知症通所介護Ⅰⅱ21			（二）4時間以上5時間未満			要介護1 515 単位	515	
72	2247	認知症通所介護Ⅰⅱ22						要介護2 566 単位	566	
72	2248	認知症通所介護Ⅰⅱ23						要介護3 618 単位	618	
72	2249	認知症通所介護Ⅰⅱ24						要介護4 669 単位	669	
72	2250	認知症通所介護Ⅰⅱ25						要介護5 720 単位	720	
72	2341	認知症通所介護Ⅰⅱ31			（三）5時間以上6時間未満			要介護1 771 単位	771	
72	2342	認知症通所介護Ⅰⅱ32						要介護2 854 単位	854	
72	2343	認知症通所介護Ⅰⅱ33						要介護3 936 単位	936	
72	2344	認知症通所介護Ⅰⅱ34						要介護4 1,016 単位	1,016	
72	2345	認知症通所介護Ⅰⅱ35						要介護5 1,099 単位	1,099	
72	2346	認知症通所介護Ⅰⅱ41			（四）6時間以上7時間未満			要介護1 790 単位	790	
72	2347	認知症通所介護Ⅰⅱ42						要介護2 876 単位	876	
72	2348	認知症通所介護Ⅰⅱ43						要介護3 960 単位	960	
72	2349	認知症通所介護Ⅰⅱ44						要介護4 1,042 単位	1,042	
72	2350	認知症通所介護Ⅰⅱ45						要介護5 1,127 単位	1,127	
72	2441	認知症通所介護Ⅰⅱ51			（五）7時間以上8時間未満			要介護1 894 単位	894	
72	2442	認知症通所介護Ⅰⅱ52						要介護2 989 単位	989	
72	2443	認知症通所介護Ⅰⅱ53						要介護3 1,086 単位	1,086	
72	2444	認知症通所介護Ⅰⅱ54						要介護4 1,183 単位	1,183	
72	2445	認知症通所介護Ⅰⅱ55						要介護5 1,278 単位	1,278	
72	2446	認知症通所介護Ⅰⅱ61			（六）8時間以上9時間未満			要介護1 922 単位	922	
72	2447	認知症通所介護Ⅰⅱ62						要介護2 1,020 単位	1,020	
72	2448	認知症通所介護Ⅰⅱ63						要介護3 1,120 単位	1,120	
72	2449	認知症通所介護Ⅰⅱ64						要介護4 1,221 単位	1,221	
72	2450	認知症通所介護Ⅰⅱ65						要介護5 1,321 単位	1,321	

地域
密着

認知
通所

サービスコード 種類	項目	サービス内容略称	算定項目				合成 単位数	算定 単位
72	3141	認知症通所介護Ⅱ21・時減	ロ 認知症対応型通所介護費（Ⅱ）	注 2時間以上3時間未満		要介護1　279 単位　× 63%	176	1回につき
72	3142	認知症通所介護Ⅱ22・時減				要介護2　290 単位　× 63%	183	
72	3143	認知症通所介護Ⅱ23・時減				要介護3　299 単位　× 63%	188	
72	3144	認知症通所介護Ⅱ24・時減				要介護4　309 単位　× 63%	195	
72	3145	認知症通所介護Ⅱ25・時減				要介護5　319 単位　× 63%	201	
72	3151	認知症通所介護Ⅱ21・業未・時減			業務継続計画未策定減算	要介護1　279 単位　× 63%	174	
72	3152	認知症通所介護Ⅱ22・業未・時減				要介護2　290 単位　× 63%	181	
72	3153	認知症通所介護Ⅱ23・業未・時減				要介護3　299 単位　× 63%	186	
72	3154	認知症通所介護Ⅱ24・業未・時減			1% 減算	要介護4　309 単位　× 63%	193	
72	3155	認知症通所介護Ⅱ25・業未・時減				要介護5　319 単位　× 63%	199	
72	3156	認知症通所介護Ⅱ21・虐防・時減			高齢者虐待防止措置未実施減算	要介護1　279 単位　× 63%	174	
72	3157	認知症通所介護Ⅱ22・虐防・時減				要介護2　290 単位　× 63%	181	
72	3158	認知症通所介護Ⅱ23・虐防・時減				要介護3　299 単位　× 63%	186	
72	3159	認知症通所介護Ⅱ24・虐防・時減			1% 減算	要介護4　309 単位　× 63%	193	
72	3160	認知症通所介護Ⅱ25・虐防・時減				要介護5　319 単位　× 63%	199	
72	3161	認知症通所介護Ⅱ21・虐防・業未・時減			業務継続計画未策定減算	要介護1　279 単位　× 63%	172	
72	3162	認知症通所介護Ⅱ22・虐防・業未・時減				要介護2　290 単位　× 63%	179	
72	3163	認知症通所介護Ⅱ23・虐防・業未・時減				要介護3　299 単位　× 63%	185	
72	3164	認知症通所介護Ⅱ24・虐防・業未・時減			1% 減算	要介護4　309 単位　× 63%	191	
72	3165	認知症通所介護Ⅱ25・虐防・業未・時減				要介護5　319 単位　× 63%	197	
72	3241	認知症通所介護Ⅱ11		(1)3時間以上4時間未満		要介護1　267 単位	267	
72	3242	認知症通所介護Ⅱ12				要介護2　277 単位	277	
72	3243	認知症通所介護Ⅱ13				要介護3　286 単位	286	
72	3244	認知症通所介護Ⅱ14				要介護4　295 単位	295	
72	3245	認知症通所介護Ⅱ15				要介護5　305 単位	305	
72	3246	認知症通所介護Ⅱ21		(2)4時間以上5時間未満		要介護1　279 単位	279	
72	3247	認知症通所介護Ⅱ22				要介護2　290 単位	290	
72	3248	認知症通所介護Ⅱ23				要介護3　299 単位	299	
72	3249	認知症通所介護Ⅱ24				要介護4　309 単位	309	
72	3250	認知症通所介護Ⅱ25				要介護5　319 単位	319	
72	3341	認知症通所介護Ⅱ31		(3)5時間以上6時間未満		要介護1　445 単位	445	
72	3342	認知症通所介護Ⅱ32				要介護2　460 単位	460	
72	3343	認知症通所介護Ⅱ33				要介護3　477 単位	477	
72	3344	認知症通所介護Ⅱ34				要介護4　493 単位	493	
72	3345	認知症通所介護Ⅱ35				要介護5　510 単位	510	
72	3346	認知症通所介護Ⅱ41		(4)6時間以上7時間未満		要介護1　457 単位	457	
72	3347	認知症通所介護Ⅱ42				要介護2　472 単位	472	
72	3348	認知症通所介護Ⅱ43				要介護3　489 単位	489	
72	3349	認知症通所介護Ⅱ44				要介護4　506 単位	506	
72	3350	認知症通所介護Ⅱ45				要介護5　522 単位	522	
72	3441	認知症通所介護Ⅱ51		(5)7時間以上8時間未満		要介護1　523 単位	523	
72	3442	認知症通所介護Ⅱ52				要介護2　542 単位	542	
72	3443	認知症通所介護Ⅱ53				要介護3　560 単位	560	
72	3444	認知症通所介護Ⅱ54				要介護4　578 単位	578	
72	3445	認知症通所介護Ⅱ55				要介護5　598 単位	598	
72	3446	認知症通所介護Ⅱ61		(6)8時間以上9時間未満		要介護1　540 単位	540	
72	3447	認知症通所介護Ⅱ62				要介護2　559 単位	559	
72	3448	認知症通所介護Ⅱ63				要介護3　578 単位	578	
72	3449	認知症通所介護Ⅱ64				要介護4　597 単位	597	
72	3450	認知症通所介護Ⅱ65				要介護5　618 単位	618	

地域密着

認知通所

サービスコード		サービス内容略称	算定項目							合成単位数	算定単位
種類	項目										
72	C201	認知通所介護高齢者虐待防止未実施減算Ⅰⅰ11	高齢者虐待防止措置未実施減算	イ 認知症対応型通所介護費（Ⅰ）	(1)認知症対応型通所介護費（ⅰ）	(一)3時間以上4時間未満	要介護1	5	単位減算	-5	1回につき
72	C202	認知通所介護高齢者虐待防止未実施減算Ⅰⅰ12					要介護2	6	単位減算	-6	
72	C203	認知通所介護高齢者虐待防止未実施減算Ⅰⅰ13					要介護3	7	単位減算	-7	
72	C204	認知通所介護高齢者虐待防止未実施減算Ⅰⅰ14					要介護4	7	単位減算	-7	
72	C205	認知通所介護高齢者虐待防止未実施減算Ⅰⅰ15					要介護5	8	単位減算	-8	
72	C206	認知通所介護高齢者虐待防止未実施減算Ⅰⅰ21				(二)4時間以上5時間未満	要介護1	6	単位減算	-6	
72	C207	認知通所介護高齢者虐待防止未実施減算Ⅰⅰ22					要介護2	6	単位減算	-6	
72	C208	認知通所介護高齢者虐待防止未実施減算Ⅰⅰ23					要介護3	7	単位減算	-7	
72	C209	認知通所介護高齢者虐待防止未実施減算Ⅰⅰ24					要介護4	7	単位減算	-7	
72	C210	認知通所介護高齢者虐待防止未実施減算Ⅰⅰ25					要介護5	8	単位減算	-8	
72	C211	認知通所介護高齢者虐待防止未実施減算Ⅰⅰ31				(三)5時間以上6時間未満	要介護1	9	単位減算	-9	
72	C212	認知通所介護高齢者虐待防止未実施減算Ⅰⅰ32					要介護2	10	単位減算	-10	
72	C213	認知通所介護高齢者虐待防止未実施減算Ⅰⅰ33					要介護3	10	単位減算	-10	
72	C214	認知通所介護高齢者虐待防止未実施減算Ⅰⅰ34					要介護4	11	単位減算	-11	
72	C215	認知通所介護高齢者虐待防止未実施減算Ⅰⅰ35					要介護5	12	単位減算	-12	
72	C216	認知通所介護高齢者虐待防止未実施減算Ⅰⅰ41				(四)6時間以上7時間未満	要介護1	9	単位減算	-9	
72	C217	認知通所介護高齢者虐待防止未実施減算Ⅰⅰ42					要介護2	10	単位減算	-10	
72	C218	認知通所介護高齢者虐待防止未実施減算Ⅰⅰ43					要介護3	11	単位減算	-11	
72	C219	認知通所介護高齢者虐待防止未実施減算Ⅰⅰ44					要介護4	12	単位減算	-12	
72	C220	認知通所介護高齢者虐待防止未実施減算Ⅰⅰ45					要介護5	13	単位減算	-13	
72	C221	認知通所介護高齢者虐待防止未実施減算Ⅰⅰ51				(五)7時間以上8時間未満	要介護1	10	単位減算	-10	
72	C222	認知通所介護高齢者虐待防止未実施減算Ⅰⅰ52					要介護2	11	単位減算	-11	
72	C223	認知通所介護高齢者虐待防止未実施減算Ⅰⅰ53					要介護3	12	単位減算	-12	
72	C224	認知通所介護高齢者虐待防止未実施減算Ⅰⅰ54					要介護4	13	単位減算	-13	
72	C225	認知通所介護高齢者虐待防止未実施減算Ⅰⅰ55					要介護5	14	単位減算	-14	
72	C226	認知通所介護高齢者虐待防止未実施減算Ⅰⅰ61				(六)8時間以上9時間未満	要介護1	10	単位減算	-10	
72	C227	認知通所介護高齢者虐待防止未実施減算Ⅰⅰ62					要介護2	11	単位減算	-11	
72	C228	認知通所介護高齢者虐待防止未実施減算Ⅰⅰ63					要介護3	12	単位減算	-12	
72	C229	認知通所介護高齢者虐待防止未実施減算Ⅰⅰ64					要介護4	14	単位減算	-14	
72	C230	認知通所介護高齢者虐待防止未実施減算Ⅰⅰ65					要介護5	15	単位減算	-15	
72	C231	認知通所介護高齢者虐待防止未実施減算Ⅰⅱ11			(2)認知症対応型通所介護費（ⅱ）	(一)3時間以上4時間未満	要介護1	5	単位減算	-5	
72	C232	認知通所介護高齢者虐待防止未実施減算Ⅰⅱ12					要介護2	5	単位減算	-5	
72	C233	認知通所介護高齢者虐待防止未実施減算Ⅰⅱ13					要介護3	6	単位減算	-6	
72	C234	認知通所介護高齢者虐待防止未実施減算Ⅰⅱ14					要介護4	6	単位減算	-6	
72	C235	認知通所介護高齢者虐待防止未実施減算Ⅰⅱ15					要介護5	7	単位減算	-7	
72	C236	認知通所介護高齢者虐待防止未実施減算Ⅰⅱ21				(二)4時間以上5時間未満	要介護1	5	単位減算	-5	
72	C237	認知通所介護高齢者虐待防止未実施減算Ⅰⅱ22					要介護2	6	単位減算	-6	
72	C238	認知通所介護高齢者虐待防止未実施減算Ⅰⅱ23					要介護3	6	単位減算	-6	
72	C239	認知通所介護高齢者虐待防止未実施減算Ⅰⅱ24					要介護4	7	単位減算	-7	
72	C240	認知通所介護高齢者虐待防止未実施減算Ⅰⅱ25					要介護5	7	単位減算	-7	
72	C241	認知通所介護高齢者虐待防止未実施減算Ⅰⅱ31				(三)5時間以上6時間未満	要介護1	8	単位減算	-8	
72	C242	認知通所介護高齢者虐待防止未実施減算Ⅰⅱ32					要介護2	9	単位減算	-9	
72	C243	認知通所介護高齢者虐待防止未実施減算Ⅰⅱ33					要介護3	9	単位減算	-9	
72	C244	認知通所介護高齢者虐待防止未実施減算Ⅰⅱ34					要介護4	10	単位減算	-10	
72	C245	認知通所介護高齢者虐待防止未実施減算Ⅰⅱ35					要介護5	11	単位減算	-11	
72	C246	認知通所介護高齢者虐待防止未実施減算Ⅰⅱ41				(四)6時間以上7時間未満	要介護1	8	単位減算	-8	
72	C247	認知通所介護高齢者虐待防止未実施減算Ⅰⅱ42					要介護2	9	単位減算	-9	
72	C248	認知通所介護高齢者虐待防止未実施減算Ⅰⅱ43					要介護3	10	単位減算	-10	
72	C249	認知通所介護高齢者虐待防止未実施減算Ⅰⅱ44					要介護4	10	単位減算	-10	
72	C250	認知通所介護高齢者虐待防止未実施減算Ⅰⅱ45					要介護5	11	単位減算	-11	
72	C251	認知通所介護高齢者虐待防止未実施減算Ⅰⅱ51				(五)7時間以上8時間未満	要介護1	9	単位減算	-9	
72	C252	認知通所介護高齢者虐待防止未実施減算Ⅰⅱ52					要介護2	10	単位減算	-10	
72	C253	認知通所介護高齢者虐待防止未実施減算Ⅰⅱ53					要介護3	11	単位減算	-11	
72	C254	認知通所介護高齢者虐待防止未実施減算Ⅰⅱ54					要介護4	12	単位減算	-12	
72	C255	認知通所介護高齢者虐待防止未実施減算Ⅰⅱ55					要介護5	13	単位減算	-13	
72	C256	認知通所介護高齢者虐待防止未実施減算Ⅰⅱ61				(六)8時間以上9時間未満	要介護1	9	単位減算	-9	
72	C257	認知通所介護高齢者虐待防止未実施減算Ⅰⅱ62					要介護2	10	単位減算	-10	
72	C258	認知通所介護高齢者虐待防止未実施減算Ⅰⅱ63					要介護3	11	単位減算	-11	
72	C259	認知通所介護高齢者虐待防止未実施減算Ⅰⅱ64					要介護4	12	単位減算	-12	
72	C260	認知通所介護高齢者虐待防止未実施減算Ⅰⅱ65					要介護5	13	単位減算	-13	

地域密着

認知通所

地域
密着

認知
通所

サービスコード 種類	項目	サービス内容略称		算定項目				合成単位数	算定単位
72	C261	認知通所介護高齢者虐待防止未実施減算Ⅱ11	高齢者虐待防止措置未実施減算	ロ 認知症対応型通所介護費（Ⅱ）	（1）3時間以上4時間未満	要介護1	3 単位減算	-3	1回につき
72	C262	認知通所介護高齢者虐待防止未実施減算Ⅱ12				要介護2	3 単位減算	-3	
72	C263	認知通所介護高齢者虐待防止未実施減算Ⅱ13				要介護3	3 単位減算	-3	
72	C264	認知通所介護高齢者虐待防止未実施減算Ⅱ14				要介護4	3 単位減算	-3	
72	C265	認知通所介護高齢者虐待防止未実施減算Ⅱ15				要介護5	3 単位減算	-3	
72	C266	認知通所介護高齢者虐待防止未実施減算Ⅱ21			（2）4時間以上5時間未満	要介護1	3 単位減算	-3	
72	C267	認知通所介護高齢者虐待防止未実施減算Ⅱ22				要介護2	3 単位減算	-3	
72	C268	認知通所介護高齢者虐待防止未実施減算Ⅱ23				要介護3	3 単位減算	-3	
72	C269	認知通所介護高齢者虐待防止未実施減算Ⅱ24				要介護4	3 単位減算	-3	
72	C270	認知通所介護高齢者虐待防止未実施減算Ⅱ25				要介護5	3 単位減算	-3	
72	C271	認知通所介護高齢者虐待防止未実施減算Ⅱ31			（3）5時間以上6時間未満	要介護1	4 単位減算	-4	
72	C272	認知通所介護高齢者虐待防止未実施減算Ⅱ32				要介護2	5 単位減算	-5	
72	C273	認知通所介護高齢者虐待防止未実施減算Ⅱ33				要介護3	5 単位減算	-5	
72	C274	認知通所介護高齢者虐待防止未実施減算Ⅱ34				要介護4	5 単位減算	-5	
72	C275	認知通所介護高齢者虐待防止未実施減算Ⅱ35				要介護5	5 単位減算	-5	
72	C276	認知通所介護高齢者虐待防止未実施減算Ⅱ41			（4）6時間以上7時間未満	要介護1	5 単位減算	-5	
72	C277	認知通所介護高齢者虐待防止未実施減算Ⅱ42				要介護2	5 単位減算	-5	
72	C278	認知通所介護高齢者虐待防止未実施減算Ⅱ43				要介護3	5 単位減算	-5	
72	C279	認知通所介護高齢者虐待防止未実施減算Ⅱ44				要介護4	5 単位減算	-5	
72	C280	認知通所介護高齢者虐待防止未実施減算Ⅱ45				要介護5	5 単位減算	-5	
72	C281	認知通所介護高齢者虐待防止未実施減算Ⅱ51			（5）7時間以上8時間未満	要介護1	5 単位減算	-5	
72	C282	認知通所介護高齢者虐待防止未実施減算Ⅱ52				要介護2	5 単位減算	-5	
72	C283	認知通所介護高齢者虐待防止未実施減算Ⅱ53				要介護3	6 単位減算	-6	
72	C284	認知通所介護高齢者虐待防止未実施減算Ⅱ54				要介護4	6 単位減算	-6	
72	C285	認知通所介護高齢者虐待防止未実施減算Ⅱ55				要介護5	6 単位減算	-6	
72	C286	認知通所介護高齢者虐待防止未実施減算Ⅱ61			（6）8時間以上9時間未満	要介護1	5 単位減算	-5	
72	C287	認知通所介護高齢者虐待防止未実施減算Ⅱ62				要介護2	6 単位減算	-6	
72	C288	認知通所介護高齢者虐待防止未実施減算Ⅱ63				要介護3	6 単位減算	-6	
72	C289	認知通所介護高齢者虐待防止未実施減算Ⅱ64				要介護4	6 単位減算	-6	
72	C290	認知通所介護高齢者虐待防止未実施減算Ⅱ65				要介護5	6 単位減算	-6	

サービスコード 種類	項目	サービス内容略称	算定項目							合成 単位数	算定 単位
72	D201	認知通所介護業務継続計画未策定減算Ⅰⅰ11	業務継続計画未策定減算	イ 認知症対応型通所介護費（Ⅰ）	(1)認知症対応型通所介護費（ⅰ）	(一)3時間以上4時間未満	要介護1	5	単位減算	−5	1回につき
72	D202	認知通所介護業務継続計画未策定減算Ⅰⅰ12					要介護2	6	単位減算	−6	
72	D203	認知通所介護業務継続計画未策定減算Ⅰⅰ13					要介護3	7	単位減算	−7	
72	D204	認知通所介護業務継続計画未策定減算Ⅰⅰ14					要介護4	7	単位減算	−7	
72	D205	認知通所介護業務継続計画未策定減算Ⅰⅰ15					要介護5	8	単位減算	−8	
72	D206	認知通所介護業務継続計画未策定減算Ⅰⅰ21				(二)4時間以上5時間未満	要介護1	6	単位減算	−6	
72	D207	認知通所介護業務継続計画未策定減算Ⅰⅰ22					要介護2	6	単位減算	−6	
72	D208	認知通所介護業務継続計画未策定減算Ⅰⅰ23					要介護3	7	単位減算	−7	
72	D209	認知通所介護業務継続計画未策定減算Ⅰⅰ24					要介護4	7	単位減算	−7	
72	D210	認知通所介護業務継続計画未策定減算Ⅰⅰ25					要介護5	8	単位減算	−8	
72	D211	認知通所介護業務継続計画未策定減算Ⅰⅰ31				(三)5時間以上6時間未満	要介護1	9	単位減算	−9	
72	D212	認知通所介護業務継続計画未策定減算Ⅰⅰ32					要介護2	10	単位減算	−10	
72	D213	認知通所介護業務継続計画未策定減算Ⅰⅰ33					要介護3	10	単位減算	−10	
72	D214	認知通所介護業務継続計画未策定減算Ⅰⅰ34					要介護4	11	単位減算	−11	
72	D215	認知通所介護業務継続計画未策定減算Ⅰⅰ35					要介護5	12	単位減算	−12	
72	D216	認知通所介護業務継続計画未策定減算Ⅰⅰ41				(四)6時間以上7時間未満	要介護1	9	単位減算	−9	
72	D217	認知通所介護業務継続計画未策定減算Ⅰⅰ42					要介護2	10	単位減算	−10	
72	D218	認知通所介護業務継続計画未策定減算Ⅰⅰ43					要介護3	11	単位減算	−11	
72	D219	認知通所介護業務継続計画未策定減算Ⅰⅰ44					要介護4	12	単位減算	−12	
72	D220	認知通所介護業務継続計画未策定減算Ⅰⅰ45					要介護5	13	単位減算	−13	
72	D221	認知通所介護業務継続計画未策定減算Ⅰⅰ51				(五)7時間以上8時間未満	要介護1	10	単位減算	−10	
72	D222	認知通所介護業務継続計画未策定減算Ⅰⅰ52					要介護2	11	単位減算	−11	
72	D223	認知通所介護業務継続計画未策定減算Ⅰⅰ53					要介護3	12	単位減算	−12	
72	D224	認知通所介護業務継続計画未策定減算Ⅰⅰ54					要介護4	13	単位減算	−13	
72	D225	認知通所介護業務継続計画未策定減算Ⅰⅰ55					要介護5	14	単位減算	−14	
72	D226	認知通所介護業務継続計画未策定減算Ⅰⅰ61				(六)8時間以上9時間未満	要介護1	10	単位減算	−10	
72	D227	認知通所介護業務継続計画未策定減算Ⅰⅰ62					要介護2	11	単位減算	−11	
72	D228	認知通所介護業務継続計画未策定減算Ⅰⅰ63					要介護3	12	単位減算	−12	
72	D229	認知通所介護業務継続計画未策定減算Ⅰⅰ64					要介護4	14	単位減算	−14	
72	D230	認知通所介護業務継続計画未策定減算Ⅰⅰ65					要介護5	15	単位減算	−15	
72	D231	認知通所介護業務継続計画未策定減算Ⅰⅱ11			(2)認知症対応型通所介護費（ⅱ）	(一)3時間以上4時間未満	要介護1	5	単位減算	−5	
72	D232	認知通所介護業務継続計画未策定減算Ⅰⅱ12					要介護2	5	単位減算	−5	
72	D233	認知通所介護業務継続計画未策定減算Ⅰⅱ13					要介護3	6	単位減算	−6	
72	D234	認知通所介護業務継続計画未策定減算Ⅰⅱ14					要介護4	6	単位減算	−6	
72	D235	認知通所介護業務継続計画未策定減算Ⅰⅱ15					要介護5	7	単位減算	−7	
72	D236	認知通所介護業務継続計画未策定減算Ⅰⅱ21				(二)4時間以上5時間未満	要介護1	5	単位減算	−5	
72	D237	認知通所介護業務継続計画未策定減算Ⅰⅱ22					要介護2	6	単位減算	−6	
72	D238	認知通所介護業務継続計画未策定減算Ⅰⅱ23					要介護3	6	単位減算	−6	
72	D239	認知通所介護業務継続計画未策定減算Ⅰⅱ24					要介護4	7	単位減算	−7	
72	D240	認知通所介護業務継続計画未策定減算Ⅰⅱ25					要介護5	7	単位減算	−7	
72	D241	認知通所介護業務継続計画未策定減算Ⅰⅱ31				(三)5時間以上6時間未満	要介護1	8	単位減算	−8	
72	D242	認知通所介護業務継続計画未策定減算Ⅰⅱ32					要介護2	9	単位減算	−9	
72	D243	認知通所介護業務継続計画未策定減算Ⅰⅱ33					要介護3	9	単位減算	−9	
72	D244	認知通所介護業務継続計画未策定減算Ⅰⅱ34					要介護4	10	単位減算	−10	
72	D245	認知通所介護業務継続計画未策定減算Ⅰⅱ35					要介護5	11	単位減算	−11	
72	D246	認知通所介護業務継続計画未策定減算Ⅰⅱ41				(四)6時間以上7時間未満	要介護1	8	単位減算	−8	
72	D247	認知通所介護業務継続計画未策定減算Ⅰⅱ42					要介護2	9	単位減算	−9	
72	D248	認知通所介護業務継続計画未策定減算Ⅰⅱ43					要介護3	10	単位減算	−10	
72	D249	認知通所介護業務継続計画未策定減算Ⅰⅱ44					要介護4	10	単位減算	−10	
72	D250	認知通所介護業務継続計画未策定減算Ⅰⅱ45					要介護5	11	単位減算	−11	
72	D251	認知通所介護業務継続計画未策定減算Ⅰⅱ51				(五)7時間以上8時間未満	要介護1	9	単位減算	−9	
72	D252	認知通所介護業務継続計画未策定減算Ⅰⅱ52					要介護2	10	単位減算	−10	
72	D253	認知通所介護業務継続計画未策定減算Ⅰⅱ53					要介護3	11	単位減算	−11	
72	D254	認知通所介護業務継続計画未策定減算Ⅰⅱ54					要介護4	12	単位減算	−12	
72	D255	認知通所介護業務継続計画未策定減算Ⅰⅱ55					要介護5	13	単位減算	−13	
72	D256	認知通所介護業務継続計画未策定減算Ⅰⅱ61				(六)8時間以上9時間未満	要介護1	9	単位減算	−9	
72	D257	認知通所介護業務継続計画未策定減算Ⅰⅱ62					要介護2	10	単位減算	−10	
72	D258	認知通所介護業務継続計画未策定減算Ⅰⅱ63					要介護3	11	単位減算	−11	
72	D259	認知通所介護業務継続計画未策定減算Ⅰⅱ64					要介護4	12	単位減算	−12	
72	D260	認知通所介護業務継続計画未策定減算Ⅰⅱ65					要介護5	13	単位減算	−13	

地域密着

認知通所

地域
密着

認知
通所

種類	項目	サービス内容略称	算定項目				合成単位数	算定単位
72	D261	認知通所介護業務継続計画未策定減算II11	業務継続計画未策定減算	ロ　認知症対応型通所介護費（II）	(1)3時間以上4時間未満	要介護1	3	単位減算	-3	1回につき
72	D262	認知通所介護業務継続計画未策定減算II12				要介護2	3	単位減算	-3	
72	D263	認知通所介護業務継続計画未策定減算II13				要介護3	3	単位減算	-3	
72	D264	認知通所介護業務継続計画未策定減算II14				要介護4	3	単位減算	-3	
72	D265	認知通所介護業務継続計画未策定減算II15				要介護5	3	単位減算	-3	
72	D266	認知通所介護業務継続計画未策定減算II21			(2)4時間以上5時間未満	要介護1	3	単位減算	-3	
72	D267	認知通所介護業務継続計画未策定減算II22				要介護2	3	単位減算	-3	
72	D268	認知通所介護業務継続計画未策定減算II23				要介護3	3	単位減算	-3	
72	D269	認知通所介護業務継続計画未策定減算II24				要介護4	3	単位減算	-3	
72	D270	認知通所介護業務継続計画未策定減算II25				要介護5	3	単位減算	-3	
72	D271	認知通所介護業務継続計画未策定減算II31			(3)5時間以上6時間未満	要介護1	4	単位減算	-4	
72	D272	認知通所介護業務継続計画未策定減算II32				要介護2	5	単位減算	-5	
72	D273	認知通所介護業務継続計画未策定減算II33				要介護3	5	単位減算	-5	
72	D274	認知通所介護業務継続計画未策定減算II34				要介護4	5	単位減算	-5	
72	D275	認知通所介護業務継続計画未策定減算II35				要介護5	5	単位減算	-5	
72	D276	認知通所介護業務継続計画未策定減算II41			(4)6時間以上7時間未満	要介護1	5	単位減算	-5	
72	D277	認知通所介護業務継続計画未策定減算II42				要介護2	5	単位減算	-5	
72	D278	認知通所介護業務継続計画未策定減算II43				要介護3	5	単位減算	-5	
72	D279	認知通所介護業務継続計画未策定減算II44				要介護4	5	単位減算	-5	
72	D280	認知通所介護業務継続計画未策定減算II45				要介護5	5	単位減算	-5	
72	D281	認知通所介護業務継続計画未策定減算II51			(5)7時間以上8時間未満	要介護1	5	単位減算	-5	
72	D282	認知通所介護業務継続計画未策定減算II52				要介護2	5	単位減算	-5	
72	D283	認知通所介護業務継続計画未策定減算II53				要介護3	6	単位減算	-6	
72	D284	認知通所介護業務継続計画未策定減算II54				要介護4	6	単位減算	-6	
72	D285	認知通所介護業務継続計画未策定減算II55				要介護5	6	単位減算	-6	
72	D286	認知通所介護業務継続計画未策定減算II61			(6)8時間以上9時間未満	要介護1	5	単位減算	-5	
72	D287	認知通所介護業務継続計画未策定減算II62				要介護2	6	単位減算	-6	
72	D288	認知通所介護業務継続計画未策定減算II63				要介護3	6	単位減算	-6	
72	D289	認知通所介護業務継続計画未策定減算II64				要介護4	6	単位減算	-6	
72	D290	認知通所介護業務継続計画未策定減算II65				要介護5	6	単位減算	-6	
72	6600	認知通所介護感染症災害3%加算	感染症又は災害の発生を理由とする利用者数の減少が一定以上生じている場合			所定単位数の	3%	加算		
72	6601	認知通所介護延長加算1	8時間以上9時間未満の認知症対応型通所介護の前後に日常生活上の世話を行う場合	9時間以上10時間未満の場合			50	単位加算	50	
72	6602	認知通所介護延長加算2		10時間以上11時間未満の場合			100	単位加算	100	
72	6603	認知通所介護延長加算3		11時間以上12時間未満の場合			150	単位加算	150	
72	6604	認知通所介護延長加算4		12時間以上13時間未満の場合			200	単位加算	200	
72	6605	認知通所介護延長加算5		13時間以上14時間未満の場合			250	単位加算	250	
72	8110	認知通所介護中山間地域等提供加算	中山間地域等に居住する者へのサービス提供加算			所定単位数の	5%	加算		1日につき
72	5301	認知通所介護入浴介助加算I	入浴介助加算	入浴介助加算（I）			40	単位加算	40	
72	5303	認知通所介護入浴介助加算II		入浴介助加算（II）			55	単位加算	55	
72	4001	認知通所介護生活機能向上連携加算I	生活機能向上連携加算	生活機能向上連携加算（I）（原則3月に1回を限度）			100	単位加算	100	1月につき
72	4002	認知通所介護生活機能向上連携加算II1		生活機能向上連携加算（II）			200	単位加算	200	
72	4003	認知通所介護生活機能向上連携加算II2			個別機能訓練加算を算定している場合		100	単位加算	100	
72	5050	認知通所介護個別機能訓練加算I	個別機能訓練加算	個別機能訓練加算（I）			27	単位加算	27	1日につき
72	5051	認知通所介護個別機能訓練加算II		個別機能訓練加算（II）			20	単位加算	20	1月につき
72	6124	認知通所介護ADL維持等加算I	ADL維持等加算	ADL維持等加算（I）			30	単位加算	30	
72	6125	認知通所介護ADL維持等加算II		ADL維持等加算（II）			60	単位加算	60	
72	6109	認知通所介護若年性認知症受入加算	若年性認知症利用者受入加算				60	単位加算	60	1日につき
72	6116	認知通所介護栄養アセスメント加算	栄養アセスメント加算				50	単位加算	50	1月につき
72	5606	認知通所介護栄養改善加算	栄養改善加算				200	単位加算	200	月2回限度
72	6202	認知通所介護口腔・栄養スクリーニング加算I	口腔・栄養スクリーニング加算	口腔・栄養スクリーニング加算（I）（6月に1回を限度）			20	単位加算	20	1回につき
72	6201	認知通所介護口腔栄養スクリーニング加算II		口腔・栄養スクリーニング加算（II）（6月に1回を限度）			5		5	
72	5607	認知通所介護口腔機能向上加算I	口腔機能向上加算	口腔機能向上加算（I）			150	単位加算	150	月2回限度
72	5608	認知通所介護口腔機能向上加算II		口腔機能向上加算（II）			160	単位加算	160	
72	6361	認知通所介護科学的介護推進体制加算	科学的介護推進体制加算				40	単位加算	40	1月につき
72	5611	認知通所介護同一建物減算	事業所と同一建物に居住する者又は同一建物から利用する者に認知症対応型通所介護を行う場合				94	単位減算	-94	1日につき
72	5612	認知通所介護送迎減算	事業所が送迎を行わない場合				47	単位減算	-47	片道につき
72	6099	認知通所介護サービス提供体制加算I	ハ　サービス提供体制強化加算	(1) サービス提供体制強化加算（I）			22	単位加算	22	1回につき
72	6100	認知通所介護サービス提供体制加算II		(2) サービス提供体制強化加算（II）			18	単位加算	18	
72	6102	認知通所介護サービス提供体制加算III		(3) サービス提供体制強化加算（III）			6	単位加算	6	

サービスコード		サービス内容略称	算定項目			合成単位数	算定単位
種類	項目						
72	6107	認知通所介護処遇改善加算Ⅰ	二 介護職員等処遇改善加算	(1)介護職員等処遇改善加算(Ⅰ)	所定単位数の 181/1000　加算		1月につき
72	6106	認知通所介護処遇改善加算Ⅱ		(2)介護職員等処遇改善加算(Ⅱ)	所定単位数の 174/1000　加算		
72	6103	認知通所介護処遇改善加算Ⅲ		(3)介護職員等処遇改善加算(Ⅲ)	所定単位数の 150/1000　加算		
72	6380	認知通所介護処遇改善加算Ⅳ		(4)介護職員等処遇改善加算(Ⅳ)	所定単位数の 122/1000　加算		
72	6381	認知通所介護処遇改善加算Ⅴ1		(5)介護職員等処遇改善加算(Ⅴ)	(一)介護職員等処遇改善加算(Ⅴ)(1)	所定単位数の 158/1000　加算	
72	6382	認知通所介護処遇改善加算Ⅴ2			(二)介護職員等処遇改善加算(Ⅴ)(2)	所定単位数の 153/1000　加算	
72	6383	認知通所介護処遇改善加算Ⅴ3			(三)介護職員等処遇改善加算(Ⅴ)(3)	所定単位数の 151/1000　加算	
72	6384	認知通所介護処遇改善加算Ⅴ4			(四)介護職員等処遇改善加算(Ⅴ)(4)	所定単位数の 146/1000　加算	
72	6385	認知通所介護処遇改善加算Ⅴ5			(五)介護職員等処遇改善加算(Ⅴ)(5)	所定単位数の 130/1000　加算	
72	6386	認知通所介護処遇改善加算Ⅴ6			(六)介護職員等処遇改善加算(Ⅴ)(6)	所定単位数の 123/1000　加算	
72	6387	認知通所介護処遇改善加算Ⅴ7			(七)介護職員等処遇改善加算(Ⅴ)(7)	所定単位数の 119/1000　加算	
72	6388	認知通所介護処遇改善加算Ⅴ8			(八)介護職員等処遇改善加算(Ⅴ)(8)	所定単位数の 127/1000　加算	
72	6389	認知通所介護処遇改善加算Ⅴ9			(九)介護職員等処遇改善加算(Ⅴ)(9)	所定単位数の 112/1000　加算	
72	6390	認知通所介護処遇改善加算Ⅴ10			(十)介護職員等処遇改善加算(Ⅴ)(10)	所定単位数の 96/1000　加算	
72	6391	認知通所介護処遇改善加算Ⅴ11			(十一)介護職員等処遇改善加算(Ⅴ)(11)	所定単位数の 99/1000　加算	
72	6392	認知通所介護処遇改善加算Ⅴ12			(十二)介護職員等処遇改善加算(Ⅴ)(12)	所定単位数の 89/1000　加算	
72	6393	認知通所介護処遇改善加算Ⅴ13			(十三)介護職員等処遇改善加算(Ⅴ)(13)	所定単位数の 88/1000　加算	
72	6394	認知通所介護処遇改善加算Ⅴ14			(十四)介護職員等処遇改善加算(Ⅴ)(14)	所定単位数の 65/1000　加算	

地域密着

認知通所

定員超過の場合

種類	項目	サービス内容略称	算定項目						合成単位数	算定単位
72	8401	認知通所介護Ⅰⅰ21・定超・時減	イ 認知症対応型通所介護費（Ⅰ）	（1）認知症対応型通所介護費（ⅰ）	注 2時間以上3時間未満	注 定員超過の場合		要介護1　569 単位　× 70%　× 63%	251	1回につき
72	8402	認知通所介護Ⅰⅰ22・定超・時減						要介護2　626 単位　× 70%　× 63%	276	
72	8403	認知通所介護Ⅰⅰ23・定超・時減						要介護3　684 単位　× 70%　× 63%	302	
72	8404	認知通所介護Ⅰⅰ24・定超・時減						要介護4　741 単位　× 70%　× 63%	327	
72	8405	認知通所介護Ⅰⅰ25・定超・時減						要介護5　799 単位　× 70%　× 63%	352	
72	8701	認知通所介護Ⅰⅰ21・定超・業未・時減					業務継続計画未策定減算	要介護1　569 単位　× 70%　× 63%	247	
72	8702	認知通所介護Ⅰⅰ22・定超・業未・時減						要介護2　626 単位　× 70%　× 63%	272	
72	8703	認知通所介護Ⅰⅰ23・定超・業未・時減						要介護3　684 単位　× 70%　× 63%	297	
72	8704	認知通所介護Ⅰⅰ24・定超・業未・時減					1% 減算	要介護4　741 単位　× 70%　× 63%	323	
72	8705	認知通所介護Ⅰⅰ25・定超・業未・時減						要介護5　799 単位　× 70%　× 63%	347	
72	8706	認知通所介護Ⅰⅰ21・定超・虐防・時減				高齢者虐待防止措置未実施減算		要介護1　569 単位　× 70%　× 63%	247	
72	8707	認知通所介護Ⅰⅰ22・定超・虐防・時減						要介護2　626 単位　× 70%　× 63%	272	
72	8708	認知通所介護Ⅰⅰ23・定超・虐防・時減						要介護3　684 単位　× 70%　× 63%	297	
72	8709	認知通所介護Ⅰⅰ24・定超・虐防・時減				1% 減算		要介護4　741 単位　× 70%　× 63%	323	
72	8710	認知通所介護Ⅰⅰ25・定超・虐防・時減						要介護5　799 単位　× 70%　× 63%	347	
72	8711	認知通所介護Ⅰⅰ21・定超・虐防・業未・時減					業務継続計画未策定減算	要介護1　569 単位　× 70%　× 63%	243	
72	8712	認知通所介護Ⅰⅰ22・定超・虐防・業未・時減						要介護2　626 単位　× 70%　× 63%	268	
72	8713	認知通所介護Ⅰⅰ23・定超・虐防・業未・時減						要介護3　684 単位　× 70%　× 63%	293	
72	8714	認知通所介護Ⅰⅰ24・定超・虐防・業未・時減					1% 減算	要介護4　741 単位　× 70%　× 63%	318	
72	8715	認知通所介護Ⅰⅰ25・定超・虐防・業未・時減						要介護5　799 単位　× 70%　× 63%	342	
72	8411	認知通所介護Ⅰⅰ11・定超			（一）3時間以上4時間未満			要介護1　543 単位　× 70%	380	
72	8412	認知通所介護Ⅰⅰ12・定超						要介護2　597 単位　× 70%	418	
72	8413	認知通所介護Ⅰⅰ13・定超						要介護3　653 単位　× 70%	457	
72	8414	認知通所介護Ⅰⅰ14・定超						要介護4　708 単位　× 70%	496	
72	8415	認知通所介護Ⅰⅰ15・定超						要介護5　762 単位　× 70%	533	
72	8456	認知通所介護Ⅰⅰ21・定超			（二）4時間以上5時間未満			要介護1　569 単位　× 70%	398	
72	8457	認知通所介護Ⅰⅰ22・定超						要介護2　626 単位　× 70%	438	
72	8458	認知通所介護Ⅰⅰ23・定超						要介護3　684 単位　× 70%	479	
72	8459	認知通所介護Ⅰⅰ24・定超						要介護4　741 単位　× 70%	519	
72	8460	認知通所介護Ⅰⅰ25・定超						要介護5　799 単位　× 70%	559	
72	8421	認知通所介護Ⅰⅰ31・定超			（三）5時間以上6時間未満			要介護1　858 単位　× 70%	601	
72	8422	認知通所介護Ⅰⅰ32・定超						要介護2　950 単位　× 70%	665	
72	8423	認知通所介護Ⅰⅰ33・定超						要介護3　1,040 単位　× 70%	728	
72	8424	認知通所介護Ⅰⅰ34・定超						要介護4　1,132 単位　× 70%	792	
72	8425	認知通所介護Ⅰⅰ35・定超						要介護5　1,225 単位　× 70%	858	
72	8466	認知通所介護Ⅰⅰ41・定超			（四）6時間以上7時間未満			要介護1　880 単位　× 70%	616	
72	8467	認知通所介護Ⅰⅰ42・定超						要介護2　974 単位　× 70%	682	
72	8468	認知通所介護Ⅰⅰ43・定超						要介護3　1,066 単位　× 70%	746	
72	8469	認知通所介護Ⅰⅰ44・定超						要介護4　1,161 単位　× 70%	813	
72	8470	認知通所介護Ⅰⅰ45・定超						要介護5　1,256 単位　× 70%	879	
72	8431	認知通所介護Ⅰⅰ51・定超			（五）7時間以上8時間未満			要介護1　994 単位　× 70%	696	
72	8432	認知通所介護Ⅰⅰ52・定超						要介護2　1,102 単位　× 70%	771	
72	8433	認知通所介護Ⅰⅰ53・定超						要介護3　1,210 単位　× 70%	847	
72	8434	認知通所介護Ⅰⅰ54・定超						要介護4　1,319 単位　× 70%	923	
72	8435	認知通所介護Ⅰⅰ55・定超						要介護5　1,427 単位　× 70%	999	
72	8476	認知通所介護Ⅰⅰ61・定超			（六）8時間以上9時間未満			要介護1　1,026 単位　× 70%	718	
72	8477	認知通所介護Ⅰⅰ62・定超						要介護2　1,137 単位　× 70%	796	
72	8478	認知通所介護Ⅰⅰ63・定超						要介護3　1,248 単位　× 70%	874	
72	8479	認知通所介護Ⅰⅰ64・定超						要介護4　1,362 単位　× 70%	953	
72	8480	認知通所介護Ⅰⅰ65・定超						要介護5　1,472 単位　× 70%	1,030	

地域密着

認知通所

サービスコード 種類	項目	サービス内容略称	算定項目						合成 単位数	算定 単位
72	8501	認知通所介護Iii21・定超・時減	イ 認知症対応型通所介護費（I）	（2）認知症対応型通所介護費（ii）	注 2時間以上3時間未満	注 定員超過の場合		要介護1 515 単位 × 70% × 63%	227	1回につき
72	8502	認知通所介護Iii22・定超・時減						要介護2 566 単位 × 70% × 63%	249	
72	8503	認知通所介護Iii23・定超・時減						要介護3 618 単位 × 70% × 63%	273	
72	8504	認知通所介護Iii24・定超・時減						要介護4 669 単位 × 70% × 63%	295	
72	8505	認知通所介護Iii25・定超・時減						要介護5 720 単位 × 70% × 63%	318	
72	8716	認知通所介護Iii21・定超・業未・時減					業務継続計画未策定減算	要介護1 515 単位 × 70% × 63%	224	
72	8717	認知通所介護Iii22・定超・業未・時減						要介護2 566 単位 × 70% × 63%	246	
72	8718	認知通所介護Iii23・定超・業未・時減						要介護3 618 単位 × 70% × 63%	269	
72	8719	認知通所介護Iii24・定超・業未・時減					1% 減算	要介護4 669 単位 × 70% × 63%	290	
72	8720	認知通所介護Iii25・定超・業未・時減						要介護5 720 単位 × 70% × 63%	313	
72	8721	認知通所介護Iii21・定超・虐防・時減				高齢者虐待防止措置未実施減算		要介護1 515 単位 × 70% × 63%	224	
72	8722	認知通所介護Iii22・定超・虐防・時減						要介護2 566 単位 × 70% × 63%	246	
72	8723	認知通所介護Iii23・定超・虐防・時減						要介護3 618 単位 × 70% × 63%	269	
72	8724	認知通所介護Iii24・定超・虐防・時減				1% 減算		要介護4 669 単位 × 70% × 63%	290	
72	8725	認知通所介護Iii25・定超・虐防・時減						要介護5 720 単位 × 70% × 63%	313	
72	8726	認知通所介護Iii21・定超・虐防・業未・時減					業務継続計画未策定減算	要介護1 515 単位 × 70% × 63%	221	
72	8727	認知通所介護Iii22・定超・虐防・業未・時減						要介護2 566 単位 × 70% × 63%	242	
72	8728	認知通所介護Iii23・定超・虐防・業未・時減						要介護3 618 単位 × 70% × 63%	265	
72	8729	認知通所介護Iii24・定超・虐防・業未・時減					1% 減算	要介護4 669 単位 × 70% × 63%	286	
72	8730	認知通所介護Iii25・定超・虐防・業未・時減						要介護5 720 単位 × 70% × 63%	309	
72	8511	認知通所介護Iii11・定超			（一）3時間以上4時間未満			要介護1 491 単位 × 70%	344	
72	8512	認知通所介護Iii12・定超						要介護2 541 単位 × 70%	379	
72	8513	認知通所介護Iii13・定超						要介護3 589 単位 × 70%	412	
72	8514	認知通所介護Iii14・定超						要介護4 639 単位 × 70%	447	
72	8515	認知通所介護Iii15・定超						要介護5 688 単位 × 70%	482	
72	8556	認知通所介護Iii21・定超			（二）4時間以上5時間未満			要介護1 515 単位 × 70%	361	
72	8557	認知通所介護Iii22・定超						要介護2 566 単位 × 70%	396	
72	8558	認知通所介護Iii23・定超						要介護3 618 単位 × 70%	433	
72	8559	認知通所介護Iii24・定超						要介護4 669 単位 × 70%	468	
72	8560	認知通所介護Iii25・定超						要介護5 720 単位 × 70%	504	
72	8521	認知通所介護Iii31・定超			（三）5時間以上6時間未満			要介護1 771 単位 × 70%	540	
72	8522	認知通所介護Iii32・定超						要介護2 854 単位 × 70%	598	
72	8523	認知通所介護Iii33・定超						要介護3 936 単位 × 70%	655	
72	8524	認知通所介護Iii34・定超						要介護4 1,016 単位 × 70%	711	
72	8525	認知通所介護Iii35・定超						要介護5 1,099 単位 × 70%	769	
72	8566	認知通所介護Iii41・定超			（四）6時間以上7時間未満			要介護1 790 単位 × 70%	553	
72	8567	認知通所介護Iii42・定超						要介護2 876 単位 × 70%	613	
72	8568	認知通所介護Iii43・定超						要介護3 960 単位 × 70%	672	
72	8569	認知通所介護Iii44・定超						要介護4 1,042 単位 × 70%	729	
72	8570	認知通所介護Iii45・定超						要介護5 1,127 単位 × 70%	789	
72	8531	認知通所介護Iii51・定超			（五）7時間以上8時間未満			要介護1 894 単位 × 70%	626	
72	8532	認知通所介護Iii52・定超						要介護2 989 単位 × 70%	692	
72	8533	認知通所介護Iii53・定超						要介護3 1,086 単位 × 70%	760	
72	8534	認知通所介護Iii54・定超						要介護4 1,183 単位 × 70%	828	
72	8535	認知通所介護Iii55・定超						要介護5 1,278 単位 × 70%	895	
72	8576	認知通所介護Iii61・定超			（六）8時間以上9時間未満			要介護1 922 単位 × 70%	645	
72	8577	認知通所介護Iii62・定超						要介護2 1,020 単位 × 70%	714	
72	8578	認知通所介護Iii63・定超						要介護3 1,120 単位 × 70%	784	
72	8579	認知通所介護Iii64・定超						要介護4 1,221 単位 × 70%	855	
72	8580	認知通所介護Iii65・定超						要介護5 1,321 単位 × 70%	925	

地域密着

認知通所

地域密着

認知通所

サービスコード 種類	項目	サービス内容略称	算定項目			合成単位数	算定単位
72	8601	認知通所介護Ⅱ21・定超・時減	ロ 認知症対応型通所介護費（Ⅱ）	注 2時間以上3時間未満	注 定員超過の場合	要介護1 279 単位 × 70% × 63%	123	1回につき
72	8602	認知通所介護Ⅱ22・定超・時減				要介護2 290 単位 × 70% × 63%	128	
72	8603	認知通所介護Ⅱ23・定超・時減				要介護3 299 単位 × 70% × 63%	132	
72	8604	認知通所介護Ⅱ24・定超・時減				要介護4 309 単位 × 70% × 63%	136	
72	8605	認知通所介護Ⅱ25・定超・時減				要介護5 319 単位 × 70% × 63%	140	
72	8731	認知通所介護Ⅱ21・定超・業未・時減			業務継続計画未策定減算　1%減算	要介護1 279 単位 × 70% × 63%	121	
72	8732	認知通所介護Ⅱ22・定超・業未・時減				要介護2 290 単位 × 70% × 63%	126	
72	8733	認知通所介護Ⅱ23・定超・業未・時減				要介護3 299 単位 × 70% × 63%	130	
72	8734	認知通所介護Ⅱ24・定超・業未・時減				要介護4 309 単位 × 70% × 63%	134	
72	8735	認知通所介護Ⅱ25・定超・業未・時減				要介護5 319 単位 × 70% × 63%	139	
72	8736	認知通所介護Ⅱ21・定超・虐防・時減			高齢者虐待防止措置未実施減算　1%減算	要介護1 279 単位 × 70% × 63%	121	
72	8737	認知通所介護Ⅱ22・定超・虐防・時減				要介護2 290 単位 × 70% × 63%	126	
72	8738	認知通所介護Ⅱ23・定超・虐防・時減				要介護3 299 単位 × 70% × 63%	130	
72	8739	認知通所介護Ⅱ24・定超・虐防・時減				要介護4 309 単位 × 70% × 63%	134	
72	8740	認知通所介護Ⅱ25・定超・虐防・時減				要介護5 319 単位 × 70% × 63%	139	
72	8741	認知通所介護Ⅱ21・定超・虐防・業未・時減			業務継続計画未策定減算　1%減算	要介護1 279 単位 × 70% × 63%	119	
72	8742	認知通所介護Ⅱ22・定超・虐防・業未・時減				要介護2 290 単位 × 70% × 63%	124	
72	8743	認知通所介護Ⅱ23・定超・虐防・業未・時減				要介護3 299 単位 × 70% × 63%	128	
72	8744	認知通所介護Ⅱ24・定超・虐防・業未・時減				要介護4 309 単位 × 70% × 63%	132	
72	8745	認知通所介護Ⅱ25・定超・虐防・業未・時減				要介護5 319 単位 × 70% × 63%	137	
72	8611	認知通所介護Ⅱ11・定超		（一）3時間以上4時間未満		要介護1 267 単位 × 70%	187	
72	8612	認知通所介護Ⅱ12・定超				要介護2 277 単位 × 70%	194	
72	8613	認知通所介護Ⅱ13・定超				要介護3 286 単位 × 70%	200	
72	8614	認知通所介護Ⅱ14・定超				要介護4 295 単位 × 70%	207	
72	8615	認知通所介護Ⅱ15・定超				要介護5 305 単位 × 70%	214	
72	8656	認知通所介護Ⅱ21・定超		（二）4時間以上5時間未満		要介護1 279 単位 × 70%	195	
72	8657	認知通所介護Ⅱ22・定超				要介護2 290 単位 × 70%	203	
72	8658	認知通所介護Ⅱ23・定超				要介護3 299 単位 × 70%	209	
72	8659	認知通所介護Ⅱ24・定超				要介護4 309 単位 × 70%	216	
72	8660	認知通所介護Ⅱ25・定超				要介護5 319 単位 × 70%	223	
72	8621	認知通所介護Ⅱ31・定超		（三）5時間以上6時間未満		要介護1 445 単位 × 70%	312	
72	8622	認知通所介護Ⅱ32・定超				要介護2 460 単位 × 70%	322	
72	8623	認知通所介護Ⅱ33・定超				要介護3 477 単位 × 70%	334	
72	8624	認知通所介護Ⅱ34・定超				要介護4 493 単位 × 70%	345	
72	8625	認知通所介護Ⅱ35・定超				要介護5 510 単位 × 70%	357	
72	8666	認知通所介護Ⅱ41・定超		（四）6時間以上7時間未満		要介護1 457 単位 × 70%	320	
72	8667	認知通所介護Ⅱ42・定超				要介護2 472 単位 × 70%	330	
72	8668	認知通所介護Ⅱ43・定超				要介護3 489 単位 × 70%	342	
72	8669	認知通所介護Ⅱ44・定超				要介護4 506 単位 × 70%	354	
72	8670	認知通所介護Ⅱ45・定超				要介護5 522 単位 × 70%	365	
72	8631	認知通所介護Ⅱ51・定超		（五）7時間以上8時間未満		要介護1 523 単位 × 70%	366	
72	8632	認知通所介護Ⅱ52・定超				要介護2 542 単位 × 70%	379	
72	8633	認知通所介護Ⅱ53・定超				要介護3 560 単位 × 70%	392	
72	8634	認知通所介護Ⅱ54・定超				要介護4 578 単位 × 70%	405	
72	8635	認知通所介護Ⅱ55・定超				要介護5 598 単位 × 70%	419	
72	8676	認知通所介護Ⅱ61・定超		（六）8時間以上9時間未満		要介護1 540 単位 × 70%	378	
72	8677	認知通所介護Ⅱ62・定超				要介護2 559 単位 × 70%	391	
72	8678	認知通所介護Ⅱ63・定超				要介護3 578 単位 × 70%	405	
72	8679	認知通所介護Ⅱ64・定超				要介護4 597 単位 × 70%	418	
72	8680	認知通所介護Ⅱ65・定超				要介護5 618 単位 × 70%	433	

看護・介護職員が欠員の場合

種類	項目	サービス内容略称	算定項目							合成単位数	算定単位
72	9401	認知通所介護Ⅰi21・人欠・時減	イ（1）認知症対応型通所介護費（ⅰ）	注 2時間以上3時間未満	注 看護・介護職員が欠員の場合			要介護1	569 単位 ×70% ×63%	251	1回につき
72	9402	認知通所介護Ⅰi22・人欠・時減						要介護2	626 単位 ×70% ×63%	276	
72	9403	認知通所介護Ⅰi23・人欠・時減						要介護3	684 単位 ×70% ×63%	302	
72	9404	認知通所介護Ⅰi24・人欠・時減						要介護4	741 単位 ×70% ×63%	327	
72	9405	認知通所介護Ⅰi25・人欠・時減						要介護5	799 単位 ×70% ×63%	352	
72	9701	認知通所介護Ⅰi21・人欠・業未・時減				業務継続計画未策定減算		要介護1	569 単位 ×70% ×63%	247	
72	9702	認知通所介護Ⅰi22・人欠・業未・時減						要介護2	626 単位 ×70% ×63%	272	
72	9703	認知通所介護Ⅰi23・人欠・業未・時減						要介護3	684 単位 ×70% ×63%	297	
72	9704	認知通所介護Ⅰi24・人欠・業未・時減				1%減算		要介護4	741 単位 ×70% ×63%	323	
72	9705	認知通所介護Ⅰi25・人欠・業未・時減						要介護5	799 単位 ×70% ×63%	347	
72	9706	認知通所介護Ⅰi21・人欠・虐防・時減				高齢者虐待防止措置未実施減算		要介護1	569 単位 ×70% ×63%	247	
72	9707	認知通所介護Ⅰi22・人欠・虐防・時減						要介護2	626 単位 ×70% ×63%	272	
72	9708	認知通所介護Ⅰi23・人欠・虐防・時減						要介護3	684 単位 ×70% ×63%	297	
72	9709	認知通所介護Ⅰi24・人欠・虐防・時減				1%減算		要介護4	741 単位 ×70% ×63%	323	
72	9710	認知通所介護Ⅰi25・人欠・虐防・時減						要介護5	799 単位 ×70% ×63%	347	
72	9711	認知通所介護Ⅰi21・人欠・虐防・業未・時減					業務継続計画未策定減算	要介護1	569 単位 ×70% ×63%	243	
72	9712	認知通所介護Ⅰi22・人欠・虐防・業未・時減						要介護2	626 単位 ×70% ×63%	268	
72	9713	認知通所介護Ⅰi23・人欠・虐防・業未・時減						要介護3	684 単位 ×70% ×63%	293	
72	9714	認知通所介護Ⅰi24・人欠・虐防・業未・時減					1%減算	要介護4	741 単位 ×70% ×63%	318	
72	9715	認知通所介護Ⅰi25・人欠・虐防・業未・時減						要介護5	799 単位 ×70% ×63%	342	
72	9411	認知通所介護Ⅰi11・人欠		（一）3時間以上4時間未満				要介護1	543 単位 ×70%	380	
72	9412	認知通所介護Ⅰi12・人欠						要介護2	597 単位 ×70%	418	
72	9413	認知通所介護Ⅰi13・人欠						要介護3	653 単位 ×70%	457	
72	9414	認知通所介護Ⅰi14・人欠						要介護4	708 単位 ×70%	496	
72	9415	認知通所介護Ⅰi15・人欠						要介護5	762 単位 ×70%	533	
72	9456	認知通所介護Ⅰi21・人欠		（二）4時間以上5時間未満				要介護1	569 単位 ×70%	398	
72	9457	認知通所介護Ⅰi22・人欠						要介護2	626 単位 ×70%	438	
72	9458	認知通所介護Ⅰi23・人欠						要介護3	684 単位 ×70%	479	
72	9459	認知通所介護Ⅰi24・人欠						要介護4	741 単位 ×70%	519	
72	9460	認知通所介護Ⅰi25・人欠						要介護5	799 単位 ×70%	559	
72	9421	認知通所介護Ⅰi31・人欠		（三）5時間以上6時間未満				要介護1	858 単位 ×70%	601	
72	9422	認知通所介護Ⅰi32・人欠						要介護2	950 単位 ×70%	665	
72	9423	認知通所介護Ⅰi33・人欠						要介護3	1,040 単位 ×70%	728	
72	9424	認知通所介護Ⅰi34・人欠						要介護4	1,132 単位 ×70%	792	
72	9425	認知通所介護Ⅰi35・人欠						要介護5	1,225 単位 ×70%	858	
72	9466	認知通所介護Ⅰi41・人欠		（四）6時間以上7時間未満				要介護1	880 単位 ×70%	616	
72	9467	認知通所介護Ⅰi42・人欠						要介護2	974 単位 ×70%	682	
72	9468	認知通所介護Ⅰi43・人欠						要介護3	1,066 単位 ×70%	746	
72	9469	認知通所介護Ⅰi44・人欠						要介護4	1,161 単位 ×70%	813	
72	9470	認知通所介護Ⅰi45・人欠						要介護5	1,256 単位 ×70%	879	
72	9431	認知通所介護Ⅰi51・人欠		（五）7時間以上8時間未満				要介護1	994 単位 ×70%	696	
72	9432	認知通所介護Ⅰi52・人欠						要介護2	1,102 単位 ×70%	771	
72	9433	認知通所介護Ⅰi53・人欠						要介護3	1,210 単位 ×70%	847	
72	9434	認知通所介護Ⅰi54・人欠						要介護4	1,319 単位 ×70%	923	
72	9435	認知通所介護Ⅰi55・人欠						要介護5	1,427 単位 ×70%	999	
72	9476	認知通所介護Ⅰi61・人欠		（六）8時間以上9時間未満				要介護1	1,026 単位 ×70%	718	
72	9477	認知通所介護Ⅰi62・人欠						要介護2	1,137 単位 ×70%	796	
72	9478	認知通所介護Ⅰi63・人欠						要介護3	1,248 単位 ×70%	874	
72	9479	認知通所介護Ⅰi64・人欠						要介護4	1,362 単位 ×70%	953	
72	9480	認知通所介護Ⅰi65・人欠						要介護5	1,472 単位 ×70%	1,030	

地域密着

認知通所

地域密着

認知通所

種類	項目	サービス内容略称	算定項目				合成単位数	算定単位
72	9501	認知通所介護Ⅰⅱ21・人欠・時減	イ(2)認知症対応型通所介護費(ⅱ)　注2時間以上3時間未満　注 看護・介護職員が欠員の場合		要介護1	515 単位 × 70% × 63%	227	1回につき
72	9502	認知通所介護Ⅰⅱ22・人欠・時減			要介護2	566 単位 × 70% × 63%	249	
72	9503	認知通所介護Ⅰⅱ23・人欠・時減			要介護3	618 単位 × 70% × 63%	273	
72	9504	認知通所介護Ⅰⅱ24・人欠・時減			要介護4	669 単位 × 70% × 63%	295	
72	9505	認知通所介護Ⅰⅱ25・人欠・時減			要介護5	720 単位 × 70% × 63%	318	
72	9716	認知通所介護Ⅰⅱ21・人欠・業未・時減		業務継続計画未策定減算	要介護1	515 単位 × 70% × 63%	224	
72	9717	認知通所介護Ⅰⅱ22・人欠・業未・時減			要介護2	566 単位 × 70% × 63%	246	
72	9718	認知通所介護Ⅰⅱ23・人欠・業未・時減			要介護3	618 単位 × 70% × 63%	269	
72	9719	認知通所介護Ⅰⅱ24・人欠・業未・時減		1％減算	要介護4	669 単位 × 70% × 63%	290	
72	9720	認知通所介護Ⅰⅱ25・人欠・業未・時減			要介護5	720 単位 × 70% × 63%	313	
72	9721	認知通所介護Ⅰⅱ21・人欠・虐防・時減		高齢者虐待防止措置未実施減算	要介護1	515 単位 × 70% × 63%	224	
72	9722	認知通所介護Ⅰⅱ22・人欠・虐防・時減			要介護2	566 単位 × 70% × 63%	246	
72	9723	認知通所介護Ⅰⅱ23・人欠・虐防・時減			要介護3	618 単位 × 70% × 63%	269	
72	9724	認知通所介護Ⅰⅱ24・人欠・虐防・時減		1％減算	要介護4	669 単位 × 70% × 63%	290	
72	9725	認知通所介護Ⅰⅱ25・人欠・虐防・時減			要介護5	720 単位 × 70% × 63%	313	
72	9726	認知通所介護Ⅰⅱ21・人欠・虐防・業未・時減		業務継続計画未策定減算	要介護1	515 単位 × 70% × 63%	221	
72	9727	認知通所介護Ⅰⅱ22・人欠・虐防・業未・時減			要介護2	566 単位 × 70% × 63%	242	
72	9728	認知通所介護Ⅰⅱ23・人欠・虐防・業未・時減			要介護3	618 単位 × 70% × 63%	265	
72	9729	認知通所介護Ⅰⅱ24・人欠・虐防・業未・時減		1％減算	要介護4	669 単位 × 70% × 63%	286	
72	9730	認知通所介護Ⅰⅱ25・人欠・虐防・業未・時減			要介護5	720 単位 × 70% × 63%	309	
72	9511	認知通所介護Ⅰⅱ11・人欠	(一)3時間以上4時間未満		要介護1	491 単位 × 70%	344	
72	9512	認知通所介護Ⅰⅱ12・人欠			要介護2	541 単位 × 70%	379	
72	9513	認知通所介護Ⅰⅱ13・人欠			要介護3	589 単位 × 70%	412	
72	9514	認知通所介護Ⅰⅱ14・人欠			要介護4	639 単位 × 70%	447	
72	9515	認知通所介護Ⅰⅱ15・人欠			要介護5	688 単位 × 70%	482	
72	9556	認知通所介護Ⅰⅱ21・人欠	(二)4時間以上5時間未満		要介護1	515 単位 × 70%	361	
72	9557	認知通所介護Ⅰⅱ22・人欠			要介護2	566 単位 × 70%	396	
72	9558	認知通所介護Ⅰⅱ23・人欠			要介護3	618 単位 × 70%	433	
72	9559	認知通所介護Ⅰⅱ24・人欠			要介護4	669 単位 × 70%	468	
72	9560	認知通所介護Ⅰⅱ25・人欠			要介護5	720 単位 × 70%	504	
72	9521	認知通所介護Ⅰⅱ31・人欠	(三)5時間以上6時間未満		要介護1	771 単位 × 70%	540	
72	9522	認知通所介護Ⅰⅱ32・人欠			要介護2	854 単位 × 70%	598	
72	9523	認知通所介護Ⅰⅱ33・人欠			要介護3	936 単位 × 70%	655	
72	9524	認知通所介護Ⅰⅱ34・人欠			要介護4	1,016 単位 × 70%	711	
72	9525	認知通所介護Ⅰⅱ35・人欠			要介護5	1,099 単位 × 70%	769	
72	9566	認知通所介護Ⅰⅱ41・人欠	(四)6時間以上7時間未満		要介護1	790 単位 × 70%	553	
72	9567	認知通所介護Ⅰⅱ42・人欠			要介護2	876 単位 × 70%	613	
72	9568	認知通所介護Ⅰⅱ43・人欠			要介護3	960 単位 × 70%	672	
72	9569	認知通所介護Ⅰⅱ44・人欠			要介護4	1,042 単位 × 70%	729	
72	9570	認知通所介護Ⅰⅱ45・人欠			要介護5	1,127 単位 × 70%	789	
72	9531	認知通所介護Ⅰⅱ51・人欠	(五)7時間以上8時間未満		要介護1	894 単位 × 70%	626	
72	9532	認知通所介護Ⅰⅱ52・人欠			要介護2	989 単位 × 70%	692	
72	9533	認知通所介護Ⅰⅱ53・人欠			要介護3	1,086 単位 × 70%	760	
72	9534	認知通所介護Ⅰⅱ54・人欠			要介護4	1,183 単位 × 70%	828	
72	9535	認知通所介護Ⅰⅱ55・人欠			要介護5	1,278 単位 × 70%	895	
72	9576	認知通所介護Ⅰⅱ61・人欠	(六)8時間以上9時間未満		要介護1	922 単位 × 70%	645	
72	9577	認知通所介護Ⅰⅱ62・人欠			要介護2	1,020 単位 × 70%	714	
72	9578	認知通所介護Ⅰⅱ63・人欠			要介護3	1,120 単位 × 70%	784	
72	9579	認知通所介護Ⅰⅱ64・人欠			要介護4	1,221 単位 × 70%	855	
72	9580	認知通所介護Ⅰⅱ65・人欠			要介護5	1,321 単位 × 70%	925	

種類	項目	サービス内容略称		算定項目								合成単位数	算定単位
72	9601	認知通所介護II21・人欠・時減	ロ　認知症対応型通所介護費（II）	注 2時間以上3時間未満	注　看護・介護職員が欠員の場合			要介護1	279 単位	× 70%	× 63%	123	1回につき
72	9602	認知通所介護II22・人欠・時減						要介護2	290 単位	× 70%	× 63%	128	
72	9603	認知通所介護II23・人欠・時減						要介護3	299 単位	× 70%	× 63%	132	
72	9604	認知通所介護II24・人欠・時減						要介護4	309 単位	× 70%	× 63%	136	
72	9605	認知通所介護II25・人欠・時減						要介護5	319 単位	× 70%	× 63%	140	
72	9731	認知通所介護II21・人欠・業未・時減					業務継続計画未策定減算	要介護1	279 単位	× 70%	× 63%	121	
72	9732	認知通所介護II22・人欠・業未・時減						要介護2	290 単位	× 70%	× 63%	126	
72	9733	認知通所介護II23・人欠・業未・時減						要介護3	299 単位	× 70%	× 63%	130	
72	9734	認知通所介護II24・人欠・業未・時減					1% 減算	要介護4	309 単位	× 70%	× 63%	134	
72	9735	認知通所介護II25・人欠・業未・時減						要介護5	319 単位	× 70%	× 63%	139	
72	9736	認知通所介護II21・人欠・虐防・時減				高齢者虐待防止措置未実施減算		要介護1	279 単位	× 70%	× 63%	121	
72	9737	認知通所介護II22・人欠・虐防・時減						要介護2	290 単位	× 70%	× 63%	126	
72	9738	認知通所介護II23・人欠・虐防・時減						要介護3	299 単位	× 70%	× 63%	130	
72	9739	認知通所介護II24・人欠・虐防・時減				1% 減算		要介護4	309 単位	× 70%	× 63%	134	
72	9740	認知通所介護II25・人欠・虐防・時減						要介護5	319 単位	× 70%	× 63%	139	
72	9741	認知通所介護II21・人欠・虐防・業未・時減					業務継続計画未策定減算	要介護1	279 単位	× 70%	× 63%	119	
72	9742	認知通所介護II22・人欠・虐防・業未・時減						要介護2	290 単位	× 70%	× 63%	124	
72	9743	認知通所介護II23・人欠・虐防・業未・時減						要介護3	299 単位	× 70%	× 63%	128	
72	9744	認知通所介護II24・人欠・虐防・業未・時減					1% 減算	要介護4	309 単位	× 70%	× 63%	132	
72	9745	認知通所介護II25・人欠・虐防・業未・時減						要介護5	319 単位	× 70%	× 63%	137	
72	9611	認知通所介護II11・人欠		(一)3時間以上4時間未満				要介護1	267 単位	× 70%		187	
72	9612	認知通所介護II12・人欠						要介護2	277 単位	× 70%		194	
72	9613	認知通所介護II13・人欠						要介護3	286 単位	× 70%		200	
72	9614	認知通所介護II14・人欠						要介護4	295 単位	× 70%		207	
72	9615	認知通所介護II15・人欠						要介護5	305 単位	× 70%		214	
72	9656	認知通所介護II21・人欠		(二)4時間以上5時間未満				要介護1	279 単位	× 70%		195	
72	9657	認知通所介護II22・人欠						要介護2	290 単位	× 70%		203	
72	9658	認知通所介護II23・人欠						要介護3	299 単位	× 70%		209	
72	9659	認知通所介護II24・人欠						要介護4	309 単位	× 70%		216	
72	9660	認知通所介護II25・人欠						要介護5	319 単位	× 70%		223	
72	9621	認知通所介護II31・人欠		(三)5時間以上6時間未満				要介護1	445 単位	× 70%		312	
72	9622	認知通所介護II32・人欠						要介護2	460 単位	× 70%		322	
72	9623	認知通所介護II33・人欠						要介護3	477 単位	× 70%		334	
72	9624	認知通所介護II34・人欠						要介護4	493 単位	× 70%		345	
72	9625	認知通所介護II35・人欠						要介護5	510 単位	× 70%		357	
72	9666	認知通所介護II41・人欠		(四)6時間以上7時間未満				要介護1	457 単位	× 70%		320	
72	9667	認知通所介護II42・人欠						要介護2	472 単位	× 70%		330	
72	9668	認知通所介護II43・人欠						要介護3	489 単位	× 70%		342	
72	9669	認知通所介護II44・人欠						要介護4	506 単位	× 70%		354	
72	9670	認知通所介護II45・人欠						要介護5	522 単位	× 70%		365	
72	9631	認知通所介護II51・人欠		(五)7時間以上8時間未満				要介護1	523 単位	× 70%		366	
72	9632	認知通所介護II52・人欠						要介護2	542 単位	× 70%		379	
72	9633	認知通所介護II53・人欠						要介護3	560 単位	× 70%		392	
72	9634	認知通所介護II54・人欠						要介護4	578 単位	× 70%		405	
72	9635	認知通所介護II55・人欠						要介護5	598 単位	× 70%		419	
72	9676	認知通所介護II61・人欠		(六)8時間以上9時間未満				要介護1	540 単位	× 70%		378	
72	9677	認知通所介護II62・人欠						要介護2	559 単位	× 70%		391	
72	9678	認知通所介護II63・人欠						要介護3	578 単位	× 70%		405	
72	9679	認知通所介護II64・人欠						要介護4	597 単位	× 70%		418	
72	9680	認知通所介護II65・人欠						要介護5	618 単位	× 70%		433	

地域密着

認知通所

４　小規模多機能型居宅介護サービスコード表

イ　小規模多機能型居宅介護（短期利用以外）サービスコード表

サービスコード 種類	サービスコード 項目	サービス内容略称	算定項目					合成 単位数	給付管理 単位数	算定 単位
73	1111	小規模多機能11	イ 小規模多機能型居宅介護費	(1)同一建物に居住する者以外の者に対して行う場合	要介護1	10,458 単位		10,458		1月につき
73	1121	小規模多機能12			要介護2	15,370 単位		15,370		
73	1131	小規模多機能13			要介護3	22,359 単位		22,359		
73	1141	小規模多機能14			要介護4	24,677 単位		24,677		
73	1151	小規模多機能15			要介護5	27,209 単位		27,209		
73	1211	小規模多機能21		(2)同一建物に居住する者に対して行う場合	要介護1	9,423 単位		9,423	10,458	
73	1221	小規模多機能22			要介護2	13,849 単位		13,849	15,370	
73	1231	小規模多機能23			要介護3	20,144 単位		20,144	22,359	
73	1241	小規模多機能24			要介護4	22,233 単位		22,233	24,677	
73	1251	小規模多機能25			要介護5	24,516 単位		24,516	27,209	
73	C201	小多機能型高齢者虐待防止未実施減算11	高齢者虐待防止措置未実施減算	イ 小規模多機能型居宅介護費	(1)同一建物に居住する者以外の者に対して行う場合	要介護1	105 単位減算	−105		
73	C203	小多機能型高齢者虐待防止未実施減算12				要介護2	154 単位減算	−154		
73	C205	小多機能型高齢者虐待防止未実施減算13				要介護3	224 単位減算	−224		
73	C207	小多機能型高齢者虐待防止未実施減算14				要介護4	247 単位減算	−247		
73	C209	小多機能型高齢者虐待防止未実施減算15				要介護5	272 単位減算	−272		
73	C211	小多機能型高齢者虐待防止未実施減算21			(2)同一建物に居住する者に対して行う場合	要介護1	94 単位減算	−94	−105	
73	C213	小多機能型高齢者虐待防止未実施減算22				要介護2	138 単位減算	−138	−154	
73	C215	小多機能型高齢者虐待防止未実施減算23				要介護3	201 単位減算	−201	−224	
73	C217	小多機能型高齢者虐待防止未実施減算24				要介護4	222 単位減算	−222	−247	
73	C219	小多機能型高齢者虐待防止未実施減算25				要介護5	245 単位減算	−245	−272	
73	D201	小多機能型業務継続計画未策定減算11	業務継続計画未策定減算	イ 小規模多機能型居宅介護費	(1)同一建物に居住する者以外の者に対して行う場合	要介護1	105 単位減算	−105		
73	D203	小多機能型業務継続計画未策定減算12				要介護2	154 単位減算	−154		
73	D205	小多機能型業務継続計画未策定減算13				要介護3	224 単位減算	−224		
73	D207	小多機能型業務継続計画未策定減算14				要介護4	247 単位減算	−247		
73	D209	小多機能型業務継続計画未策定減算15				要介護5	272 単位減算	−272		
73	D211	小多機能型業務継続計画未策定減算21			(2)同一建物に居住する者に対して行う場合	要介護1	94 単位減算	−94	−105	
73	D213	小多機能型業務継続計画未策定減算22				要介護2	138 単位減算	−138	−154	
73	D215	小多機能型業務継続計画未策定減算23				要介護3	201 単位減算	−201	−224	
73	D217	小多機能型業務継続計画未策定減算24				要介護4	222 単位減算	−222	−247	
73	D219	小多機能型業務継続計画未策定減算25				要介護5	245 単位減算	−245	−272	
73	8200	小多機能型過少サービス減算	過少サービスに対する減算				所定単位数の 30% 減算			
73	8000	特別地域小規模多機能型居宅介護加算	特別地域小規模多機能型居宅介護加算				所定単位数の 15% 加算			
73	8100	小多機能型小規模事業所加算	中山間地域等における小規模事業所加算				所定単位数の 10% 加算			
73	6310	小多機能型中山間地域等提供加算	中山間地域等に居住する者へのサービス提供加算				所定単位数の 5% 加算			

サービスコード		サービス内容略称	算定項目			合成単位数	給付管理単位数	算定単位
種類	項目							
73	6300	小規模多機能型居宅介護初期加算	ハ 初期加算		30 単位加算	30		1日につき
73	6126	小規模多機能型認知症加算Ⅰ	ニ 認知症加算	(1) 認知症加算（Ⅰ）	920 単位加算	920		1月につき
73	6127	小規模多機能型認知症加算Ⅱ		(2) 認知症加算（Ⅱ）	890 単位加算	890		
73	6128	小規模多機能型認知症加算Ⅲ		(3) 認知症加算（Ⅲ）	760 単位加算	760		
73	6129	小規模多機能型認知症加算Ⅳ		(4) 認知症加算（Ⅳ）	460 単位加算	460		
73	6109	小多機能型若年性認知症受入加算	ホ 若年性認知症利用者受入加算		800 単位加算	800		
73	6137	小規模多機能型看護職員配置加算Ⅰ	ト 看護職員配置加算	(1) 看護職員配置加算（Ⅰ）	900 単位加算	900		
73	6138	小規模多機能型看護職員配置加算Ⅱ		(2) 看護職員配置加算（Ⅱ）	700 単位加算	700		
73	6141	小規模多機能型看護職員配置加算Ⅲ		(3) 看護職員配置加算（Ⅲ）	480 単位加算	480		
73	4000	小多機能型看取り連携体制加算	チ 看取り連携体制加算		64 単位加算	64		1日につき
73	4005	小規模多機能型訪問体制強化加算	リ 訪問体制強化加算		1,000 単位加算	1,000		1月につき
73	4009	小多機能型総合マネジメント加算Ⅰ	ヌ 総合マネジメント体制強化加算	(1) 総合マネジメント体制強化加算（Ⅰ）	1,200 単位加算	1,200		
73	4010	小多機能型総合マネジメント加算Ⅱ		(2) 総合マネジメント体制強化加算（Ⅱ）	800 単位加算	800		
73	4002	小多機能型生活機能向上連携加算Ⅰ	ル 生活機能向上連携加算	(1) 生活機能向上連携加算（Ⅰ）	100 単位加算	100		
73	4003	小多機能型生活機能向上連携加算Ⅱ		(2) 生活機能向上連携加算（Ⅱ）	200 単位加算	200		
73	6201	小多機能型口腔栄養スクリーニング加算	ヲ 口腔・栄養スクリーニング加算（6月に1回を限度）		20 単位加算	20		1回につき
73	6361	小多機能型科学的介護推進体制加算	ワ 科学的介護推進体制加算		40 単位加算	40		1月につき
73	6237	小多機能型生産性向上推進体制加算Ⅰ	カ 生産性向上推進体制加算	(1)生産性向上推進体制加算（Ⅰ）	100 単位加算	100		
73	6238	小多機能型生産性向上推進体制加算Ⅱ		(2)生産性向上推進体制加算（Ⅱ）	10 単位加算	10		
73	6099	小多機能型サービス提供体制加算Ⅰ	ヨ サービス提供体制強化加算	(1)サービス提供体制強化加算（Ⅰ）	750 単位加算	750		
73	6100	小多機能型サービス提供体制加算Ⅱ		(2)サービス提供体制強化加算（Ⅱ）	640 単位加算	640		
73	6103	小多機能型サービス提供体制加算Ⅲ		(3)サービス提供体制強化加算（Ⅲ）	350 単位加算	350		
73	6112	小規模多機能型処遇改善加算Ⅰ	タ 介護職員等処遇改善加算	(1)介護職員等処遇改善加算（Ⅰ）	所定単位数の 149/1000 加算			
73	6110	小規模多機能型処遇改善加算Ⅱ		(2)介護職員等処遇改善加算（Ⅱ）	所定単位数の 146/1000 加算			
73	6104	小規模多機能型処遇改善加算Ⅲ		(3)介護職員等処遇改善加算（Ⅲ）	所定単位数の 134/1000 加算			
73	6380	小規模多機能型処遇改善加算Ⅳ		(4)介護職員等処遇改善加算（Ⅳ）	所定単位数の 106/1000 加算			
73	6381	小規模多機能型処遇改善加算Ⅴ1		(5)介護職員等処遇改善加算（Ⅴ）	(一)介護職員等処遇改善加算（Ⅴ）(1) 所定単位数の 132/1000 加算			
73	6382	小規模多機能型処遇改善加算Ⅴ2			(二)介護職員等処遇改善加算（Ⅴ）(2) 所定単位数の 121/1000 加算			
73	6383	小規模多機能型処遇改善加算Ⅴ3			(三)介護職員等処遇改善加算（Ⅴ）(3) 所定単位数の 129/1000 加算			
73	6384	小規模多機能型処遇改善加算Ⅴ4			(四)介護職員等処遇改善加算（Ⅴ）(4) 所定単位数の 118/1000 加算			
73	6385	小規模多機能型処遇改善加算Ⅴ5			(五)介護職員等処遇改善加算（Ⅴ）(5) 所定単位数の 104/1000 加算			
73	6386	小規模多機能型処遇改善加算Ⅴ6			(六)介護職員等処遇改善加算（Ⅴ）(6) 所定単位数の 101/1000 加算			
73	6387	小規模多機能型処遇改善加算Ⅴ7			(七)介護職員等処遇改善加算（Ⅴ）(7) 所定単位数の 88/1000 加算			
73	6388	小規模多機能型処遇改善加算Ⅴ8			(八)介護職員等処遇改善加算（Ⅴ）(8) 所定単位数の 117/1000 加算			
73	6389	小規模多機能型処遇改善加算Ⅴ9			(九)介護職員等処遇改善加算（Ⅴ）(9) 所定単位数の 85/1000 加算			
73	6390	小規模多機能型処遇改善加算Ⅴ10			(十)介護職員等処遇改善加算（Ⅴ）(10) 所定単位数の 71/1000 加算			
73	6391	小規模多機能型処遇改善加算Ⅴ11			(十一)介護職員等処遇改善加算（Ⅴ）(11) 所定単位数の 89/1000 加算			
73	6392	小規模多機能型処遇改善加算Ⅴ12			(十二)介護職員等処遇改善加算（Ⅴ）(12) 所定単位数の 68/1000 加算			
73	6393	小規模多機能型処遇改善加算Ⅴ13			(十三)介護職員等処遇改善加算（Ⅴ）(13) 所定単位数の 56/1000 加算			
73	6394	小規模多機能型処遇改善加算Ⅴ14			(十四)介護職員等処遇改善加算（Ⅴ）(14) 所定単位数の 56/1000 加算			
73	7101	小規模多機能型市町村独自加算1	小規模多機能型居宅介護費 市町村独自加算 （市町村が定める単位数を算定）		50 単位加算	50		
73	7103	小規模多機能型市町村独自加算2			100 単位加算	100		
73	7105	小規模多機能型市町村独自加算3			150 単位加算	150		
73	7107	小規模多機能型市町村独自加算4			200 単位加算	200		
73	7109	小規模多機能型市町村独自加算5			250 単位加算	250		
73	7111	小規模多機能型市町村独自加算6			300 単位加算	300		
73	7113	小規模多機能型市町村独自加算7			350 単位加算	350		
73	7115	小規模多機能型市町村独自加算8			400 単位加算	400		
73	7117	小規模多機能型市町村独自加算9			450 単位加算	450		
73	7119	小規模多機能型市町村独自加算10			500 単位加算	500		
73	7121	小規模多機能型市町村独自加算11			550 単位加算	550		
73	7123	小規模多機能型市町村独自加算12			600 単位加算	600		
73	7125	小規模多機能型市町村独自加算13			650 単位加算	650		
73	7127	小規模多機能型市町村独自加算14			700 単位加算	700		
73	7129	小規模多機能型市町村独自加算15			750 単位加算	750		
73	7131	小規模多機能型市町村独自加算16			800 単位加算	800		
73	7133	小規模多機能型市町村独自加算17			850 単位加算	850		
73	7135	小規模多機能型市町村独自加算18			900 単位加算	900		
73	7137	小規模多機能型市町村独自加算19			950 単位加算	950		
73	7139	小規模多機能型市町村独自加算20			1,000 単位加算	1,000		

地域密着

小規多機

定員超過の場合

種類	項目	サービス内容略称	算定項目						合成単位数	給付管理単位数	算定単位
73	8011	小規模多機能11・定超	イ 小規模多機能型居宅介護費	(1)同一建物に居住する者以外の者に対して行う場合	要介護1	10,458 単位	定員超過の場合		7,321		1月につき
73	8021	小規模多機能12・定超			要介護2	15,370 単位			10,759		
73	8031	小規模多機能13・定超			要介護3	22,359 単位			15,651		
73	8041	小規模多機能14・定超			要介護4	24,677 単位	× 70%		17,274		
73	8051	小規模多機能15・定超			要介護5	27,209 単位			19,046		
73	8111	小規模多機能21・定超		(2)同一建物に居住する者に対して行う場合	要介護1	9,423 単位			6,596	7,321	
73	8121	小規模多機能22・定超			要介護2	13,849 単位			9,694	10,759	
73	8131	小規模多機能23・定超			要介護3	20,144 単位			14,101	15,651	
73	8141	小規模多機能24・定超			要介護4	22,233 単位			15,563	17,274	
73	8151	小規模多機能25・定超			要介護5	24,516 単位			17,161	19,046	

従業者が欠員の場合

種類	項目	サービス内容略称	算定項目						合成単位数	給付管理単位数	算定単位
73	9011	小規模多機能11・人欠	イ 小規模多機能型居宅介護費	(1)同一建物に居住する者以外の者に対して行う場合	要介護1	10,458 単位	従業者が欠員の場合		7,321		1月につき
73	9021	小規模多機能12・人欠			要介護2	15,370 単位			10,759		
73	9031	小規模多機能13・人欠			要介護3	22,359 単位			15,651		
73	9041	小規模多機能14・人欠			要介護4	24,677 単位	× 70%		17,274		
73	9051	小規模多機能15・人欠			要介護5	27,209 単位			19,046		
73	9111	小規模多機能21・人欠		(2)同一建物に居住する者に対して行う場合	要介護1	9,423 単位			6,596	7,321	
73	9121	小規模多機能22・人欠			要介護2	13,849 単位			9,694	10,759	
73	9131	小規模多機能23・人欠			要介護3	20,144 単位			14,101	15,651	
73	9141	小規模多機能24・人欠			要介護4	22,233 単位			15,563	17,274	
73	9151	小規模多機能25・人欠			要介護5	24,516 単位			17,161	19,046	

地域密着

小規多機

登録期間が１月に満たない場合（日割計算用サービスコード）

種類	項目	サービス内容略称	算定項目						合成単位数	給付管理単位数	算定単位
73	1112	小規模多機能11・日割	イ 小規模多機能型居宅介護費	(1)同一建物に居住する者以外の者に対して行う場合	要介護1	10,458 単位		日割計算の場合	344		1日につき1
73	1122	小規模多機能12・日割			要介護2	15,370 単位			506		
73	1132	小規模多機能13・日割			要介護3	22,359 単位			735		
73	1142	小規模多機能14・日割			要介護4	24,677 単位		÷　30.4 日	812		
73	1152	小規模多機能15・日割			要介護5	27,209 単位			895		
73	1212	小規模多機能21・日割		(2)同一建物に居住する者に対して行う場合	要介護1	9,423 単位			310	344	
73	1222	小規模多機能22・日割			要介護2	13,849 単位			456	506	
73	1232	小規模多機能23・日割			要介護3	20,144 単位			663	735	
73	1242	小規模多機能24・日割			要介護4	22,233 単位			731	812	
73	1252	小規模多機能25・日割			要介護5	24,516 単位			806	895	
73	C202	小多機能型高齢者虐待防止措置未実施減算11日割	高齢者虐待防止措置未実施減算	イ 小規模多機能型居宅介護費	(1)同一建物に居住する者以外の者に対して行う場合	要介護1	105 単位減算		-3		
73	C204	小多機能型高齢者虐待防止措置未実施減算12日割				要介護2	154 単位減算		-5		
73	C206	小多機能型高齢者虐待防止措置未実施減算13日割				要介護3	224 単位減算		-7		
73	C208	小多機能型高齢者虐待防止措置未実施減算14日割				要介護4	247 単位減算		-8		
73	C210	小多機能型高齢者虐待防止措置未実施減算15日割				要介護5	272 単位減算		-9		
73	C212	小多機能型高齢者虐待防止措置未実施減算21日割			(2)同一建物に居住する者に対して行う場合	要介護1	94 単位減算		-3	-3	
73	C214	小多機能型高齢者虐待防止措置未実施減算22日割				要介護2	138 単位減算		-5	-5	
73	C216	小多機能型高齢者虐待防止措置未実施減算23日割				要介護3	201 単位減算		-7	-7	
73	C218	小多機能型高齢者虐待防止措置未実施減算24日割				要介護4	222 単位減算		-7	-8	
73	C220	小多機能型高齢者虐待防止措置未実施減算25日割				要介護5	245 単位減算		-8	-9	
73	D202	小多機能型業務継続計画未策定減算11日割	業務継続計画未策定減算	イ 小規模多機能型居宅介護費	(1)同一建物に居住する者以外の者に対して行う場合	要介護1	105 単位減算		-3		
73	D204	小多機能型業務継続計画未策定減算12日割				要介護2	154 単位減算		-5		
73	D206	小多機能型業務継続計画未策定減算13日割				要介護3	224 単位減算		-7		
73	D208	小多機能型業務継続計画未策定減算14日割				要介護4	247 単位減算		-8		
73	D210	小多機能型業務継続計画未策定減算15日割				要介護5	272 単位減算		-9		
73	D212	小多機能型業務継続計画未策定減算21日割			(2)同一建物に居住する者に対して行う場合	要介護1	94 単位減算		-3	-3	
73	D214	小多機能型業務継続計画未策定減算22日割				要介護2	138 単位減算		-5	-5	
73	D216	小多機能型業務継続計画未策定減算23日割				要介護3	201 単位減算		-7	-7	
73	D218	小多機能型業務継続計画未策定減算24日割				要介護4	222 単位減算		-7	-8	
73	D220	小多機能型業務継続計画未策定減算25日割				要介護5	245 単位減算		-8	-9	
73	8201	小多機能型過少サービス減算・日割	過少サービスに対する減算				所定単位数の　30%　減算				
73	8003	特別地域小規模多機能型居宅介護加算・日割	特別地域小規模多機能型居宅介護加算				所定単位数の　15%　加算				
73	8101	小多機能型小規模事業所加算・日割	中山間地域等における小規模事業所加算				所定単位数の　10%　加算				
73	6311	小多機能型中山間地域等提供加算・日割	中山間地域等に居住する者へのサービス提供加算				所定単位数の　5%　加算				
73	7102	小多機能市町村独自加算1日割	小規模多機能型居宅介護費市町村独自加算（市町村が定める単位数を算定）			50 単位加算		日割計算の場合	2		
73	7104	小多機能市町村独自加算2日割				100 単位加算			3		
73	7106	小多機能市町村独自加算3日割				150 単位加算			5		
73	7108	小多機能市町村独自加算4日割				200 単位加算			7		
73	7110	小多機能市町村独自加算5日割				250 単位加算			8		
73	7112	小多機能市町村独自加算6日割				300 単位加算			10		
73	7114	小多機能市町村独自加算7日割				350 単位加算		÷　30.4 日	12		
73	7116	小多機能市町村独自加算8日割				400 単位加算			13		
73	7118	小多機能市町村独自加算9日割				450 単位加算			15		
73	7120	小多機能市町村独自加算10日割				500 単位加算			16		
73	7122	小多機能市町村独自加算11日割				550 単位加算			18		
73	7124	小多機能市町村独自加算12日割				600 単位加算			20		
73	7126	小多機能市町村独自加算13日割				650 単位加算			21		
73	7128	小多機能市町村独自加算14日割				700 単位加算			23		
73	7130	小多機能市町村独自加算15日割				750 単位加算			25		
73	7132	小多機能市町村独自加算16日割				800 単位加算			26		
73	7134	小多機能市町村独自加算17日割				850 単位加算			28		
73	7136	小多機能市町村独自加算18日割				900 単位加算			30		
73	7138	小多機能市町村独自加算19日割				950 単位加算			31		
73	7140	小多機能市町村独自加算20日割				1,000 単位加算			33		

地域密着

小規多機

サービスコード		サービス内容略称	算定項目							合成単位数	給付管理単位数	算定単位
種類	項目											
73	8012	小規模多機能11・超・日割	イ 小規模多機能型居宅介護費	(1)同一建物に居住する者以外の者に対して行う場合	要介護1	10,458 単位	定員超過の場合		日割計算の場合		241		1日につき
73	8022	小規模多機能12・超・日割			要介護2	15,370 単位					354		
73	8032	小規模多機能13・超・日割			要介護3	22,359 単位			÷ 30.4 日	515		
73	8042	小規模多機能14・超・日割			要介護4	24,677 単位				568		
73	8052	小規模多機能15・超・日割			要介護5	27,209 単位	× 70%			627		
73	8112	小規模多機能21・超・日割		(2)同一建物に居住する者に対して行う場合	要介護1	9,423 単位				217	241	
73	8122	小規模多機能22・超・日割			要介護2	13,849 単位				319	354	
73	8132	小規模多機能23・超・日割			要介護3	20,144 単位				464	515	
73	8142	小規模多機能24・超・日割			要介護4	22,233 単位				512	568	
73	8152	小規模多機能25・超・日割			要介護5	24,516 単位				565	627	
73	9012	小規模多機能11・欠・日割		(1)同一建物に居住する者以外の者に対して行う場合	要介護1	10,458 単位	従業者が欠員の場合			241		
73	9022	小規模多機能12・欠・日割			要介護2	15,370 単位				354		
73	9032	小規模多機能13・欠・日割			要介護3	22,359 単位				515		
73	9042	小規模多機能14・欠・日割			要介護4	24,677 単位				568		
73	9052	小規模多機能15・欠・日割			要介護5	27,209 単位	× 70%			627		
73	9112	小規模多機能21・欠・日割		(2)同一建物に居住する者に対して行う場合	要介護1	9,423 単位				217	241	
73	9122	小規模多機能22・欠・日割			要介護2	13,849 単位				319	354	
73	9132	小規模多機能23・欠・日割			要介護3	20,144 単位				464	515	
73	9142	小規模多機能24・欠・日割			要介護4	22,233 単位				512	568	
73	9152	小規模多機能25・欠・日割			要介護5	24,516 単位				565	627	

地域密着

小規多機

ロ　小規模多機能型居宅介護（短期利用）サービスコード表

サービスコード 種類	項目	サービス内容略称	算定項目			合成 単位数	算定 単位
68	1311	短期小規模多機能1	ロ 短期利用居宅介護費	要介護1	572 単位	572	1日につき
68	1321	短期小規模多機能2		要介護2	640 単位	640	
68	1331	短期小規模多機能3		要介護3	709 単位	709	
68	1341	短期小規模多機能4		要介護4	777 単位	777	
68	1351	短期小規模多機能5		要介護5	843 単位	843	
68	C201	短期小多機能型高齢者虐待防止措置未実施減算1	高齢者虐待防止措置未実施減算 ロ 短期利用居宅介護費	要介護1	6 単位減算	-6	
68	C202	短期小多機能型高齢者虐待防止措置未実施減算2		要介護2	6 単位減算	-6	
68	C203	短期小多機能型高齢者虐待防止措置未実施減算3		要介護3	7 単位減算	-7	
68	C204	短期小多機能型高齢者虐待防止措置未実施減算4		要介護4	8 単位減算	-8	
68	C205	短期小多機能型高齢者虐待防止措置未実施減算5		要介護5	8 単位減算	-8	
68	D201	短期小多機能型業務継続計画未策定減算1	業務継続計画未策定減算 ロ 短期利用居宅介護費	要介護1	6 単位減算	-6	
68	D202	短期小多機能型業務継続計画未策定減算2		要介護2	6 単位減算	-6	
68	D203	短期小多機能型業務継続計画未策定減算3		要介護3	7 単位減算	-7	
68	D204	短期小多機能型業務継続計画未策定減算4		要介護4	8 単位減算	-8	
68	D205	短期小多機能型業務継続計画未策定減算5		要介護5	8 単位減算	-8	
68	8100	短期小多機能型小規模事業所加算	中山間地域等における小規模事業所加算		所定単位数の 10％ 加算		
68	4001	短期小多機能型認知症行動心理症状緊急対応加算	ホ 認知症行動・心理症状緊急対応加算（7日間を限度）		200 単位加算	200	
68	4002	短期小多機能型生活機能向上連携加算Ⅰ	ル 生活機能向上連携加算	（1）生活機能向上連携加算（Ⅰ）	100 単位加算	100	1月につき
68	4003	短期小多機能型生活機能向上連携加算Ⅱ		（2）生活機能向上連携加算（Ⅱ）	200 単位加算	200	
68	6237	短期小多機能型生産性向上推進体制加算Ⅰ	カ 生産性向上推進体制加算	（1） 生産性向上推進体制加算（Ⅰ）	100 単位加算	100	
68	6238	短期小多機能型生産性向上推進体制加算Ⅱ		（2） 生産性向上推進体制加算（Ⅱ）	10 単位加算	10	
68	6099	短期小多機能型サービス提供体制加算Ⅰ	ヨ サービス提供体制強化加算	（1）サービス提供体制強化加算（Ⅰ）	25 単位加算	25	1日につき
68	6100	短期小多機能型サービス提供体制加算Ⅱ		（2）サービス提供体制強化加算（Ⅱ）	21 単位加算	21	
68	6103	短期小多機能型サービス提供体制加算Ⅲ		（3）サービス提供体制強化加算（Ⅲ）	12 単位加算	12	
68	6112	短期小多機能型処遇改善加算Ⅰ	タ 介護職員等処遇改善加算	（1）介護職員等処遇改善加算（Ⅰ）	所定単位数の 149/1000 加算		1月につき
68	6110	短期小多機能型処遇改善加算Ⅱ		（2）介護職員等処遇改善加算（Ⅱ）	所定単位数の 146/1000 加算		
68	6104	短期小多機能型処遇改善加算Ⅲ		（3）介護職員等処遇改善加算（Ⅲ）	所定単位数の 134/1000 加算		
68	6380	短期小多機能型処遇改善加算Ⅳ		（4）介護職員等処遇改善加算（Ⅳ）	所定単位数の 106/1000 加算		
68	6381	短期小多機能型処遇改善加算Ⅴ1		（5）介護職員等処遇改善加算（Ⅴ）（一）介護職員等処遇改善加算（Ⅴ）（1）	所定単位数の 132/1000 加算		
68	6382	短期小多機能型処遇改善加算Ⅴ2		（二）介護職員等処遇改善加算（Ⅴ）（2）	所定単位数の 121/1000 加算		
68	6383	短期小多機能型処遇改善加算Ⅴ3		（三）介護職員等処遇改善加算（Ⅴ）（3）	所定単位数の 129/1000 加算		
68	6384	短期小多機能型処遇改善加算Ⅴ4		（四）介護職員等処遇改善加算（Ⅴ）（4）	所定単位数の 118/1000 加算		
68	6385	短期小多機能型処遇改善加算Ⅴ5		（五）介護職員等処遇改善加算（Ⅴ）（5）	所定単位数の 104/1000 加算		
68	6386	短期小多機能型処遇改善加算Ⅴ6		（六）介護職員等処遇改善加算（Ⅴ）（6）	所定単位数の 101/1000 加算		
68	6387	短期小多機能型処遇改善加算Ⅴ7		（七）介護職員等処遇改善加算（Ⅴ）（7）	所定単位数の 88/1000 加算		
68	6388	短期小多機能型処遇改善加算Ⅴ8		（八）介護職員等処遇改善加算（Ⅴ）（8）	所定単位数の 117/1000 加算		
68	6389	短期小多機能型処遇改善加算Ⅴ9		（九）介護職員等処遇改善加算（Ⅴ）（9）	所定単位数の 85/1000 加算		
68	6390	短期小多機能型処遇改善加算Ⅴ10		（十）介護職員等処遇改善加算（Ⅴ）（10）	所定単位数の 71/1000 加算		
68	6391	短期小多機能型処遇改善加算Ⅴ11		（十一）介護職員等処遇改善加算（Ⅴ）（11）	所定単位数の 89/1000 加算		
68	6392	短期小多機能型処遇改善加算Ⅴ12		（十二）介護職員等処遇改善加算（Ⅴ）（12）	所定単位数の 68/1000 加算		
68	6393	短期小多機能型処遇改善加算Ⅴ13		（十三）介護職員等処遇改善加算（Ⅴ）（13）	所定単位数の 73/1000 加算		
68	6394	短期小多機能型処遇改善加算Ⅴ14		（十四）介護職員等処遇改善加算（Ⅴ）（14）	所定単位数の 56/1000 加算		

定員超過の場合

サービスコード 種類	項目	サービス内容略称	算定項目			合成 単位数	算定 単位
68	8211	短期小規模多機能1・定超	ロ 短期利用居宅介護費	要介護1	572 単位	定員超過の場合	400	1日につき
68	8221	短期小規模多機能2・定超		要介護2	640 単位		448	
68	8231	短期小規模多機能3・定超		要介護3	709 単位	× 70％	496	
68	8241	短期小規模多機能4・定超		要介護4	777 単位		544	
68	8251	短期小規模多機能5・定超		要介護5	843 単位		590	

従業者が欠員の場合

サービスコード 種類	項目	サービス内容略称	算定項目			合成 単位数	算定 単位
68	9211	短期小規模多機能1・人欠	ロ 短期利用居宅介護費	要介護1	572 単位	従業者が欠員の場合	400	1日につき
68	9221	短期小規模多機能2・人欠		要介護2	640 単位		448	
68	9231	短期小規模多機能3・人欠		要介護3	709 単位	× 70％	496	
68	9241	短期小規模多機能4・人欠		要介護4	777 単位		544	
68	9251	短期小規模多機能5・人欠		要介護5	843 単位		590	

地域 密着

小規 多機

5 認知症対応型共同生活介護サービスコード表

イ 認知症対応型共同生活介護（短期利用以外）サービスコード表

種類	項目	サービス内容略称	算定項目				合成単位数	算定単位
32	1111	認知症共同生活介護Ⅰ1	イ 認知症対応型共同生活介護費（Ⅰ）	(1) 認知症対応型共同生活介護費（Ⅰ）	要介護1		765	1日につき
32	1113	認知症共同生活介護Ⅰ1・夜減			765 単位	夜勤の勤務条件に関する基準を満たさない場合　× 97%	742	
32	1121	認知症共同生活介護Ⅰ2			要介護2		801	
32	1123	認知症共同生活介護Ⅰ2・夜減			801 単位	夜勤の勤務条件に関する基準を満たさない場合　× 97%	777	
32	1131	認知症共同生活介護Ⅰ3			要介護3		824	
32	1133	認知症共同生活介護Ⅰ3・夜減			824 単位	夜勤の勤務条件に関する基準を満たさない場合　× 97%	799	
32	1141	認知症共同生活介護Ⅰ4			要介護4		841	
32	1143	認知症共同生活介護Ⅰ4・夜減			841 単位	夜勤の勤務条件に関する基準を満たさない場合　× 97%	816	
32	1151	認知症共同生活介護Ⅰ5			要介護5		859	
32	1153	認知症共同生活介護Ⅰ5・夜減			859 単位	夜勤の勤務条件に関する基準を満たさない場合　× 97%	833	
32	2111	認知症共同生活介護Ⅱ1		(2) 認知症対応型共同生活介護費（Ⅱ）	要介護1		753	
32	2113	認知症共同生活介護Ⅱ1・夜減			753 単位	夜勤の勤務条件に関する基準を満たさない場合　× 97%	730	
32	2121	認知症共同生活介護Ⅱ2			要介護2		788	
32	2123	認知症共同生活介護Ⅱ2・夜減			788 単位	夜勤の勤務条件に関する基準を満たさない場合　× 97%	764	
32	2131	認知症共同生活介護Ⅱ3			要介護3		812	
32	2133	認知症共同生活介護Ⅱ3・夜減			812 単位	夜勤の勤務条件に関する基準を満たさない場合　× 97%	788	
32	2141	認知症共同生活介護Ⅱ4			要介護4		828	
32	2143	認知症共同生活介護Ⅱ4・夜減			828 単位	夜勤の勤務条件に関する基準を満たさない場合　× 97%	803	
32	2151	認知症共同生活介護Ⅱ5			要介護5		845	
32	2153	認知症共同生活介護Ⅱ5・夜減			845 単位	夜勤の勤務条件に関する基準を満たさない場合　× 97%	820	
32	6304	認知症対応型身体拘束廃止未実施減算Ⅰ1	身体拘束廃止未実施減算	認知症対応型共同生活介護費（Ⅰ）	要介護1	77 単位減算	−77	
32	6305	認知症対応型身体拘束廃止未実施減算Ⅰ2			要介護2	80 単位減算	−80	
32	6306	認知症対応型身体拘束廃止未実施減算Ⅰ3			要介護3	82 単位減算	−82	
32	6307	認知症対応型身体拘束廃止未実施減算Ⅰ4			要介護4	84 単位減算	−84	
32	6308	認知症対応型身体拘束廃止未実施減算Ⅰ5			要介護5	86 単位減算	−86	
32	6309	認知症対応型身体拘束廃止未実施減算Ⅱ1		認知症対応型共同生活介護費（Ⅱ）	要介護1	75 単位減算	−75	
32	6310	認知症対応型身体拘束廃止未実施減算Ⅱ2			要介護2	79 単位減算	−79	
32	6311	認知症対応型身体拘束廃止未実施減算Ⅱ3			要介護3	81 単位減算	−81	
32	6312	認知症対応型身体拘束廃止未実施減算Ⅱ4			要介護4	83 単位減算	−83	
32	6313	認知症対応型身体拘束廃止未実施減算Ⅱ5			要介護5	85 単位減算	−85	
32	C201	認知症対応型高齢者虐待防止未実施減算Ⅰ1	高齢者虐待防止措置未実施減算	認知症対応型共同生活介護費（Ⅰ）	要介護1	8 単位減算	−8	
32	C202	認知症対応型高齢者虐待防止未実施減算Ⅰ2			要介護2	8 単位減算	−8	
32	C203	認知症対応型高齢者虐待防止未実施減算Ⅰ3			要介護3	8 単位減算	−8	
32	C204	認知症対応型高齢者虐待防止未実施減算Ⅰ4			要介護4	8 単位減算	−8	
32	C205	認知症対応型高齢者虐待防止未実施減算Ⅰ5			要介護5	9 単位減算	−9	
32	C206	認知症対応型高齢者虐待防止未実施減算Ⅱ1		認知症対応型共同生活介護費（Ⅱ）	要介護1	8 単位減算	−8	
32	C207	認知症対応型高齢者虐待防止未実施減算Ⅱ2			要介護2	8 単位減算	−8	
32	C208	認知症対応型高齢者虐待防止未実施減算Ⅱ3			要介護3	8 単位減算	−8	
32	C209	認知症対応型高齢者虐待防止未実施減算Ⅱ4			要介護4	8 単位減算	−8	
32	C210	認知症対応型高齢者虐待防止未実施減算Ⅱ5			要介護5	8 単位減算	−8	
32	D201	認知症対応型業務継続計画未策定減算Ⅰ1	業務継続計画未策定減算	認知症対応型共同生活介護費（Ⅰ）	要介護1	23 単位減算	−23	
32	D202	認知症対応型業務継続計画未策定減算Ⅰ2			要介護2	24 単位減算	−24	
32	D203	認知症対応型業務継続計画未策定減算Ⅰ3			要介護3	25 単位減算	−25	
32	D204	認知症対応型業務継続計画未策定減算Ⅰ4			要介護4	25 単位減算	−25	
32	D205	認知症対応型業務継続計画未策定減算Ⅰ5			要介護5	26 単位減算	−26	
32	D206	認知症対応型業務継続計画未策定減算Ⅱ1		認知症対応型共同生活介護費（Ⅱ）	要介護1	23 単位減算	−23	
32	D207	認知症対応型業務継続計画未策定減算Ⅱ2			要介護2	24 単位減算	−24	
32	D208	認知症対応型業務継続計画未策定減算Ⅱ3			要介護3	24 単位減算	−24	
32	D209	認知症対応型業務継続計画未策定減算Ⅱ4			要介護4	25 単位減算	−25	
32	D210	認知症対応型業務継続計画未策定減算Ⅱ5			要介護5	25 単位減算	−25	
32	6110	認知症対応型3ユニット夜勤職員2人以上の場合の減算	3ユニットで夜勤を行う職員の員数を2人以上とする場合	認知症対応型共同生活介護費（Ⅱ）		50 単位減算	−50	
32	6161	認知症対応型夜間支援体制加算Ⅰ	夜間支援体制加算	夜間支援体制加算（Ⅰ）		50 単位加算	50	
32	6171	認知症対応型夜間支援体制加算Ⅱ		夜間支援体制加算（Ⅱ）		25 単位加算	25	
32	6109	認知症対応型若年性認知症受入加算	若年性認知症利用者受入加算			120 単位加算	120	

サービスコード		サービス内容略称	算定項目			合成単位数	算定単位
種類	項目						
32	6400	認知症対応型入院時費用	利用者が病院又は診療所への入院を要した場合		246 単位加算	246	月6日限度
32	6140	認知症対応型看取り介護加算1	看取り介護加算	(1)死亡日以前31日以上45日以下	72 単位加算	72	1日につき
32	6142	認知症対応型看取り介護加算2		(2)死亡日以前4日以上30日以下	144 単位加算	144	
32	6143	認知症対応型看取り介護加算3		(3)死亡日以前2日又は3日	680 単位加算	680	
32	6144	認知症対応型看取り介護加算4		(4)死亡日	1280 単位加算	1,280	
32	1550	認知症対応型初期加算	ハ　初期加算（入居日から30日以内の期間）		30 単位加算	30	
32	6123	認知症対応型協力医療機関連携加算1	ニ　協力医療機関連携加算	(1)相談・診療を行う体制を常時確保している協力医療機関と連携している場合	100 単位加算	100	1月につき
32	6124	認知症対応型協力医療機関連携加算2		(2)上記以外の協力医療機関と連携している場合	40 単位加算	40	
32	1600	認知症対応型医療連携体制加算Ⅰ1	ホ　医療連携体制加算	(1)医療連携体制加算Ⅰ（イ）	57 単位加算	57	1日につき
32	1601	認知症対応型医療連携体制加算Ⅰ2		(2)医療連携体制加算Ⅰ（ロ）	47 単位加算	47	
32	1602	認知症対応型医療連携体制加算Ⅰ3		(3)医療連携体制加算Ⅰ（ハ）	37 単位加算	37	
32	1603	認知症対応型医療連携体制加算Ⅱ		(4)医療連携体制加算Ⅱ	5 単位加算	5	
32	6150	認知症対応型退居時情報提供加算	ヘ　退居時情報提供加算		250 単位加算	250	1回につき
32	6502	認知症対応型退居時相談援助加算	ト　退居時相談援助加算		400 単位加算	400	1回限り
32	6133	認知症対応型認知症専門ケア加算Ⅰ	チ　認知症専門ケア加算	(1)認知症専門ケア加算（Ⅰ）	3 単位加算	3	1日につき
32	6134	認知症対応型認知症専門ケア加算Ⅱ		(2)認知症専門ケア加算（Ⅱ）	4 単位加算	4	
32	6153	認知症対応型認知症チームケア推進加算Ⅰ	リ　認知症チームケア推進加算	(1)認知症チームケア推進加算（Ⅰ）	150 単位加算	150	1月につき
32	6154	認知症対応型認知症チームケア推進加算Ⅱ		(2)認知症チームケア推進加算（Ⅱ）	120 単位加算	120	
32	4001	認知症対応型生活機能向上連携加算Ⅰ	ヌ　生活機能向上連携加算	(1)生活機能向上連携加算（Ⅰ）	100 単位加算	100	
32	4002	認知症対応型生活機能向上連携加算Ⅱ		(2)生活機能向上連携加算（Ⅱ）	200 単位加算	200	
32	6200	認知症対応型栄養管理体制加算	ル　栄養管理体制加算		30 単位加算	30	
32	6122	認知症対応型口腔衛生管理体制加算	ヲ　口腔衛生管理体制加算		30 単位加算	30	
32	6201	認知症対応型口腔・栄養スクリーニング加算	ワ　口腔・栄養スクリーニング加算（6月に1回を限度）		20 単位加算	20	1回につき
32	6361	認知症対応型科学的介護推進体制加算	カ　科学的介護推進体制加算		40 単位加算	40	1月につき
32	6166	認知症対応型高齢者等感染対策向上加算Ⅰ	ヨ　高齢者施設等感染対策向上加算	(1)高齢者施設等感染対策向上加算（Ⅰ）	10 単位加算	10	
32	6167	認知症対応型高齢者等感染対策向上加算Ⅱ		(2)高齢者施設等感染対策向上加算（Ⅱ）	5 単位加算	5	
32	9010	認知症対応型新興感染症等施設療養費	タ　新興感染症等施設療養費		240 単位加算	240	1日につき
32	6237	認知症対応型生産性向上推進体制加算Ⅰ	レ　生産性向上推進体制加算	(1)生産性向上推進体制加算（Ⅰ）	100 単位加算	100	1月につき
32	6238	認知症対応型生産性向上推進体制加算Ⅱ		(2)生産性向上推進体制加算（Ⅱ）	10 単位加算	10	
32	6099	認知症対応サービス提供体制加算Ⅰ	ソ　サービス提供体制強化加算	(1)サービス提供体制強化加算（Ⅰ）	22 単位加算	22	1日につき
32	6100	認知症対応サービス提供体制加算Ⅱ		(2)サービス提供体制強化加算（Ⅱ）	18 単位加算	18	
32	6103	認知症対応サービス提供体制加算Ⅲ		(3)サービス提供体制強化加算（Ⅲ）	6 単位加算	6	
32	6108	認知症対応型処遇改善加算Ⅰ	ツ　介護職員等処遇改善加算	(1)介護職員等処遇改善加算（Ⅰ）	所定単位数の 186/1000 加算		1月につき
32	6107	認知症対応型処遇改善加算Ⅱ		(2)介護職員等処遇改善加算（Ⅱ）	所定単位数の 178/1000 加算		
32	6104	認知症対応型処遇改善加算Ⅲ		(3)介護職員等処遇改善加算（Ⅲ）	所定単位数の 155/1000 加算		
32	6380	認知症対応型処遇改善加算Ⅳ		(4)介護職員等処遇改善加算（Ⅳ）	所定単位数の 125/1000 加算		
32	6381	認知症対応型処遇改善加算Ⅴ1	(5)介護職員等処遇改善加算（Ⅴ）	（一）介護職員等処遇改善加算（Ⅴ）(1)	所定単位数の 163/1000 加算		
32	6382	認知症対応型処遇改善加算Ⅴ2		（二）介護職員等処遇改善加算（Ⅴ）(2)	所定単位数の 156/1000 加算		
32	6383	認知症対応型処遇改善加算Ⅴ3		（三）介護職員等処遇改善加算（Ⅴ）(3)	所定単位数の 155/1000 加算		
32	6384	認知症対応型処遇改善加算Ⅴ4		（四）介護職員等処遇改善加算（Ⅴ）(4)	所定単位数の 148/1000 加算		
32	6385	認知症対応型処遇改善加算Ⅴ5		（五）介護職員等処遇改善加算（Ⅴ）(5)	所定単位数の 133/1000 加算		
32	6386	認知症対応型処遇改善加算Ⅴ6		（六）介護職員等処遇改善加算（Ⅴ）(6)	所定単位数の 125/1000 加算		
32	6387	認知症対応型処遇改善加算Ⅴ7		（七）介護職員等処遇改善加算（Ⅴ）(7)	所定単位数の 120/1000 加算		
32	6388	認知症対応型処遇改善加算Ⅴ8		（八）介護職員等処遇改善加算（Ⅴ）(8)	所定単位数の 132/1000 加算		
32	6389	認知症対応型処遇改善加算Ⅴ9		（九）介護職員等処遇改善加算（Ⅴ）(9)	所定単位数の 112/1000 加算		
32	6390	認知症対応型処遇改善加算Ⅴ10		（十）介護職員等処遇改善加算（Ⅴ）(10)	所定単位数の 97/1000 加算		
32	6391	認知症対応型処遇改善加算Ⅴ11		（十一）介護職員等処遇改善加算（Ⅴ）(11)	所定単位数の 102/1000 加算		
32	6392	認知症対応型処遇改善加算Ⅴ12		（十二）介護職員等処遇改善加算（Ⅴ）(12)	所定単位数の 89/1000 加算		
32	6393	認知症対応型処遇改善加算Ⅴ13		（十三）介護職員等処遇改善加算（Ⅴ）(13)	所定単位数の 89/1000 加算		
32	6394	認知症対応型処遇改善加算Ⅴ14		（十四）介護職員等処遇改善加算（Ⅴ）(14)	所定単位数の 66/1000 加算		

地域密着

認知共同

定員超過の場合

種類	項目	サービス内容略称	算定項目						合成単位数	算定単位
32	8001	認知症共同生活介護Ⅰ1・超	イ 認知症対応型共同生活介護費	(1) 認知症対応型共同生活介護費（Ⅰ）	要介護1			定員超過の場合 ×70%	536	1日につき
32	8003	認知症共同生活介護Ⅰ1・夜減・超			765 単位	夜勤の勤務条件に関する基準を満たさない場合	× 97%		519	
32	8011	認知症共同生活介護Ⅰ2・超			要介護2				561	
32	8013	認知症共同生活介護Ⅰ2・夜減・超			801 単位	夜勤の勤務条件に関する基準を満たさない場合	× 97%		544	
32	8021	認知症共同生活介護Ⅰ3・超			要介護3				577	
32	8023	認知症共同生活介護Ⅰ3・夜減・超			824 単位	夜勤の勤務条件に関する基準を満たさない場合	× 97%		559	
32	8031	認知症共同生活介護Ⅰ4・超			要介護4				589	
32	8033	認知症共同生活介護Ⅰ4・夜減・超			841 単位	夜勤の勤務条件に関する基準を満たさない場合	× 97%		571	
32	8041	認知症共同生活介護Ⅰ5・超			要介護5				601	
32	8043	認知症共同生活介護Ⅰ5・夜減・超			859 単位	夜勤の勤務条件に関する基準を満たさない場合	× 97%		583	
32	8101	認知症共同生活介護Ⅱ1・超		(2) 認知症対応型共同生活介護費（Ⅱ）	要介護1				527	
32	8103	認知症共同生活介護Ⅱ1・夜減・超			753 単位	夜勤の勤務条件に関する基準を満たさない場合	× 97%		511	
32	8111	認知症共同生活介護Ⅱ2・超			要介護2				552	
32	8113	認知症共同生活介護Ⅱ2・夜減・超			788 単位	夜勤の勤務条件に関する基準を満たさない場合	× 97%		535	
32	8121	認知症共同生活介護Ⅱ3・超			要介護3				568	
32	8123	認知症共同生活介護Ⅱ3・夜減・超			812 単位	夜勤の勤務条件に関する基準を満たさない場合	× 97%		552	
32	8131	認知症共同生活介護Ⅱ4・超			要介護4				580	
32	8133	認知症共同生活介護Ⅱ4・夜減・超			828 単位	夜勤の勤務条件に関する基準を満たさない場合	× 97%		562	
32	8141	認知症共同生活介護Ⅱ5・超			要介護5				592	
32	8143	認知症共同生活介護Ⅱ5・夜減・超			845 単位	夜勤の勤務条件に関する基準を満たさない場合	× 97%		574	

介護従業者が欠員の場合

種類	項目	サービス内容略称	算定項目						合成単位数	算定単位
32	9001	認知症共同生活介護Ⅰ1・欠	イ 認知症対応型共同生活介護費	(1) 認知症対応型共同生活介護費（Ⅰ）	要介護1			介護従業者が欠員の場合 ×70%	536	1日につき
32	9003	認知症共同生活介護Ⅰ1・夜減・欠			765 単位	夜勤の勤務条件に関する基準を満たさない場合	× 97%		519	
32	9011	認知症共同生活介護Ⅰ2・欠			要介護2				561	
32	9013	認知症共同生活介護Ⅰ2・夜減・欠			801 単位	夜勤の勤務条件に関する基準を満たさない場合	× 97%		544	
32	9021	認知症共同生活介護Ⅰ3・欠			要介護3				577	
32	9023	認知症共同生活介護Ⅰ3・夜減・欠			824 単位	夜勤の勤務条件に関する基準を満たさない場合	× 97%		559	
32	9031	認知症共同生活介護Ⅰ4・欠			要介護4				589	
32	9033	認知症共同生活介護Ⅰ4・夜減・欠			841 単位	夜勤の勤務条件に関する基準を満たさない場合	× 97%		571	
32	9041	認知症共同生活介護Ⅰ5・欠			要介護5				601	
32	9043	認知症共同生活介護Ⅰ5・夜減・欠			859 単位	夜勤の勤務条件に関する基準を満たさない場合	× 97%		583	
32	9101	認知症共同生活介護Ⅱ1・欠		(2) 認知症対応型共同生活介護費（Ⅱ）	要介護1				527	
32	9103	認知症共同生活介護Ⅱ1・夜減・欠			753 単位	夜勤の勤務条件に関する基準を満たさない場合	× 97%		511	
32	9111	認知症共同生活介護Ⅱ2・欠			要介護2				552	
32	9113	認知症共同生活介護Ⅱ2・夜減・欠			788 単位	夜勤の勤務条件に関する基準を満たさない場合	× 97%		535	
32	9121	認知症共同生活介護Ⅱ3・欠			要介護3				568	
32	9123	認知症共同生活介護Ⅱ3・夜減・欠			812 単位	夜勤の勤務条件に関する基準を満たさない場合	× 97%		552	
32	9131	認知症共同生活介護Ⅱ4・欠			要介護4				580	
32	9133	認知症共同生活介護Ⅱ4・夜減・欠			828 単位	夜勤の勤務条件に関する基準を満たさない場合	× 97%		562	
32	9141	認知症共同生活介護Ⅱ5・欠			要介護5				592	
32	9143	認知症共同生活介護Ⅱ5・夜減・欠			845 単位	夜勤の勤務条件に関する基準を満たさない場合	× 97%		574	

地域密着

認知共同

ロ 認知症対応型共同生活介護（短期利用）サービスコード表

サービスコード 種類	項目	サービス内容略称		算定項目			合成 単位数	算定 単位
38	1211	短期共同生活介護Ⅰ1	ロ 短期利用認知症対応型共同生活介護費	(1) 短期利用認知症対応型共同生活介護費（Ⅰ）	要介護1		793	1日につき
38	1213	短期共同生活介護Ⅰ1・夜減			793 単位	夜勤の勤務条件に関する基準を満たさない場合 × 97%	769	
38	1221	短期共同生活介護Ⅰ2			要介護2		829	
38	1223	短期共同生活介護Ⅰ2・夜減			829 単位	夜勤の勤務条件に関する基準を満たさない場合 × 97%	804	
38	1231	短期共同生活介護Ⅰ3			要介護3		854	
38	1233	短期共同生活介護Ⅰ3・夜減			854 単位	夜勤の勤務条件に関する基準を満たさない場合 × 97%	828	
38	1241	短期共同生活介護Ⅰ4			要介護4		870	
38	1243	短期共同生活介護Ⅰ4・夜減			870 単位	夜勤の勤務条件に関する基準を満たさない場合 × 97%	844	
38	1251	短期共同生活介護Ⅰ5			要介護5		887	
38	1253	短期共同生活介護Ⅰ5・夜減			887 単位	夜勤の勤務条件に関する基準を満たさない場合 × 97%	860	
38	2211	短期共同生活介護Ⅱ1		(2) 短期利用認知症対応型共同生活介護費（Ⅱ）	要介護1		781	
38	2213	短期共同生活介護Ⅱ1・夜減			781 単位	夜勤の勤務条件に関する基準を満たさない場合 × 97%	758	
38	2221	短期共同生活介護Ⅱ2			要介護2		817	
38	2223	短期共同生活介護Ⅱ2・夜減			817 単位	夜勤の勤務条件に関する基準を満たさない場合 × 97%	792	
38	2231	短期共同生活介護Ⅱ3			要介護3		841	
38	2233	短期共同生活介護Ⅱ3・夜減			841 単位	夜勤の勤務条件に関する基準を満たさない場合 × 97%	816	
38	2241	短期共同生活介護Ⅱ4			要介護4		858	
38	2243	短期共同生活介護Ⅱ4・夜減			858 単位	夜勤の勤務条件に関する基準を満たさない場合 × 97%	832	
38	2251	短期共同生活介護Ⅱ5			要介護5		874	
38	2253	短期共同生活介護Ⅱ5・夜減			874 単位	夜勤の勤務条件に関する基準を満たさない場合 × 97%	848	
38	C201	短期共同生活高齢者虐待防止未実施減算Ⅰ1	高齢者虐待防止措置未実施減算	(1) 短期利用認知症対応型共同生活介護費（Ⅰ）	要介護1	8 単位減算	−8	
38	C202	短期共同生活高齢者虐待防止未実施減算Ⅰ2			要介護2	8 単位減算	−8	
38	C203	短期共同生活高齢者虐待防止未実施減算Ⅰ3			要介護3	9 単位減算	−9	
38	C204	短期共同生活高齢者虐待防止未実施減算Ⅰ4			要介護4	9 単位減算	−9	
38	C205	短期共同生活高齢者虐待防止未実施減算Ⅰ5			要介護5	9 単位減算	−9	
38	C206	短期共同生活高齢者虐待防止未実施減算Ⅱ1		(2) 短期利用認知症対応型共同生活介護費（Ⅱ）	要介護1	8 単位減算	−8	
38	C207	短期共同生活高齢者虐待防止未実施減算Ⅱ2			要介護2	8 単位減算	−8	
38	C208	短期共同生活高齢者虐待防止未実施減算Ⅱ3			要介護3	8 単位減算	−8	
38	C209	短期共同生活高齢者虐待防止未実施減算Ⅱ4			要介護4	9 単位減算	−9	
38	C210	短期共同生活高齢者虐待防止未実施減算Ⅱ5			要介護5	9 単位減算	−9	
38	D201	短期共同生活業務継続計画未策定減算Ⅰ1	業務継続計画未策定減算	(1) 短期利用認知症対応型共同生活介護費（Ⅰ）	要介護1	24 単位減算	−24	
38	D202	短期共同生活業務継続計画未策定減算Ⅰ2			要介護2	25 単位減算	−25	
38	D203	短期共同生活業務継続計画未策定減算Ⅰ3			要介護3	26 単位減算	−26	
38	D204	短期共同生活業務継続計画未策定減算Ⅰ4			要介護4	26 単位減算	−26	
38	D205	短期共同生活業務継続計画未策定減算Ⅰ5			要介護5	27 単位減算	−27	
38	D206	短期共同生活業務継続計画未策定減算Ⅱ1		(2) 短期利用認知症対応型共同生活介護費（Ⅱ）	要介護1	23 単位減算	−23	
38	D207	短期共同生活業務継続計画未策定減算Ⅱ2			要介護2	25 単位減算	−25	
38	D208	短期共同生活業務継続計画未策定減算Ⅱ3			要介護3	25 単位減算	−25	
38	D209	短期共同生活業務継続計画未策定減算Ⅱ4			要介護4	26 単位減算	−26	
38	D210	短期共同生活業務継続計画未策定減算Ⅱ5			要介護5	26 単位減算	−26	
38	6110	短期共同生活3ユニット夜勤職員2人以上の場合の減算	3ユニットで夜勤を行う職員の員数を2人以上とする場合	短期利用認知症対応型共同生活介護費（Ⅱ）		50 単位減算	−50	
38	6161	短期共同生活夜間支援体制加算Ⅰ	夜間支援体制加算	夜間支援体制加算（Ⅰ）		50 単位加算	50	
38	6171	短期共同生活夜間支援体制加算Ⅱ		夜間支援体制加算（Ⅱ）		25 単位加算	25	
38	6121	短期共同生活認知症緊急対応加算	認知症行動・心理症状緊急対応加算（7日間限度）			200 単位加算	200	
38	6109	短期共同生活若年性認知症受入加算	若年性認知症利用者受入加算			120 単位加算	120	
38	1600	短期共同生活医療連携体制加算Ⅰ1	ホ 医療連携体制加算	(1) 医療連携体制加算Ⅰ（イ）		57 単位加算	57	
38	1601	短期共同生活医療連携体制加算Ⅰ2		(2) 医療連携体制加算Ⅰ（ロ）		47 単位加算	47	
38	1602	短期共同生活医療連携体制加算Ⅰ3		(3) 医療連携体制加算Ⅰ（ハ）		37 単位加算	37	
38	1603	短期共同生活医療連携体制加算Ⅱ		(4) 医療連携体制加算Ⅱ		5 単位加算	5	

地域密着

認知共同

サービスコード 種類	サービスコード 項目	サービス内容略称	算定項目			合成 単位数	算定 単位
38	4001	短期共同生活生活機能向上連携加算Ⅰ	ヌ 生活機能向上連携加算	(1) 生活機能向上連携加算（Ⅰ）	100 単位加算	100	1月につき
38	4002	短期共同生活生活機能向上連携加算Ⅱ		(2) 生活機能向上連携加算（Ⅱ）	200 単位加算	200	
38	6166	短期共同生活高齢者等感染対策向上加算Ⅰ	ヨ 高齢者施設等感染対策向上加算	(1) 高齢者施設等感染対策向上加算（Ⅰ）	10 単位加算	10	
38	6167	短期共同生活高齢者等感染対策向上加算Ⅱ		(2) 高齢者施設等感染対策向上加算（Ⅱ）	5 単位加算	5	
38	9010	短期共同生活新興感染症等施設療養費	タ 新興感染症等施設療養費		240 単位加算	240	1日につき
38	6237	短期共同生活生産性向上推進体制加算Ⅰ	レ 生産性向上推進体制加算	(1) 生産性向上推進体制加算（Ⅰ）	100 単位加算	100	1月につき
38	6238	短期共同生活生産性向上推進体制加算Ⅱ		(2) 生産性向上推進体制加算（Ⅱ）	10 単位加算	10	
38	6099	短期共同サービス提供体制加算Ⅰ	ソ サービス提供体制強化加算	(1) サービス提供体制強化加算（Ⅰ）	22 単位加算	22	1日につき
38	6100	短期共同サービス提供体制加算Ⅱ		(2) サービス提供体制強化加算（Ⅱ）	18 単位加算	18	
38	6103	短期共同サービス提供体制加算Ⅲ		(3) サービス提供体制強化加算（Ⅲ）	6 単位加算	6	
38	6108	短期共同生活処遇改善加算Ⅰ	ツ 介護職員等処遇改善加算	(1) 介護職員等処遇改善加算（Ⅰ）	所定単位数の 186/1000 加算		1月につき
38	6107	短期共同生活処遇改善加算Ⅱ		(2) 介護職員等処遇改善加算（Ⅱ）	所定単位数の 178/1000 加算		
38	6104	短期共同生活処遇改善加算Ⅲ		(3) 介護職員等処遇改善加算（Ⅲ）	所定単位数の 155/1000 加算		
38	6380	短期共同生活処遇改善加算Ⅳ		(4) 介護職員等処遇改善加算（Ⅳ）	所定単位数の 125/1000 加算		
38	6381	短期共同生活処遇改善加算Ｖ1		(5) 介護職員等処遇改善加算（Ｖ） (一) 介護職員等処遇改善加算（Ｖ）(1)	所定単位数の 163/1000 加算		
38	6382	短期共同生活処遇改善加算Ｖ2		(二) 介護職員等処遇改善加算（Ｖ）(2)	所定単位数の 156/1000 加算		
38	6383	短期共同生活処遇改善加算Ｖ3		(三) 介護職員等処遇改善加算（Ｖ）(3)	所定単位数の 155/1000 加算		
38	6384	短期共同生活処遇改善加算Ｖ4		(四) 介護職員等処遇改善加算（Ｖ）(4)	所定単位数の 148/1000 加算		
38	6385	短期共同生活処遇改善加算Ｖ5		(五) 介護職員等処遇改善加算（Ｖ）(5)	所定単位数の 133/1000 加算		
38	6386	短期共同生活処遇改善加算Ｖ6		(六) 介護職員等処遇改善加算（Ｖ）(6)	所定単位数の 125/1000 加算		
38	6387	短期共同生活処遇改善加算Ｖ7		(七) 介護職員等処遇改善加算（Ｖ）(7)	所定単位数の 120/1000 加算		
38	6388	短期共同生活処遇改善加算Ｖ8		(八) 介護職員等処遇改善加算（Ｖ）(8)	所定単位数の 132/1000 加算		
38	6389	短期共同生活処遇改善加算Ｖ9		(九) 介護職員等処遇改善加算（Ｖ）(9)	所定単位数の 112/1000 加算		
38	6390	短期共同生活処遇改善加算Ｖ10		(十) 介護職員等処遇改善加算（Ｖ）(10)	所定単位数の 97/1000 加算		
38	6391	短期共同生活処遇改善加算Ｖ11		(十一) 介護職員等処遇改善加算（Ｖ）(11)	所定単位数の 102/1000 加算		
38	6392	短期共同生活処遇改善加算Ｖ12		(十二) 介護職員等処遇改善加算（Ｖ）(12)	所定単位数の 89/1000 加算		
38	6393	短期共同生活処遇改善加算Ｖ13		(十三) 介護職員等処遇改善加算（Ｖ）(13)	所定単位数の 89/1000 加算		
38	6394	短期共同生活処遇改善加算Ｖ14		(十四) 介護職員等処遇改善加算（Ｖ）(14)	所定単位数の 66/1000 加算		

地域
密着

認知
共同

定員超過の場合

種類	項目	サービス内容略称	算定項目				合成単位数	算定単位
38	8101	短期共同生活介護Ⅰ1・超	ロ 短期利用認知症対応型共同生活介護費	(1) 短期利用認知症対応型共同生活介護費（Ⅰ）	要介護1		555	1日につき
38	8103	短期共同生活介護Ⅰ1・夜減・超			793 単位	夜勤の勤務条件に関する基準を満たさない場合 × 97%	538	
38	8111	短期共同生活介護Ⅰ2・超			要介護2		580	
38	8113	短期共同生活介護Ⅰ2・夜減・超			829 単位	夜勤の勤務条件に関する基準を満たさない場合 × 97%	563	
38	8121	短期共同生活介護Ⅰ3・超			要介護3		598	
38	8123	短期共同生活介護Ⅰ3・夜減・超			854 単位	夜勤の勤務条件に関する基準を満たさない場合 × 97%	580	
38	8131	短期共同生活介護Ⅰ4・超			要介護4		609	
38	8133	短期共同生活介護Ⅰ4・夜減・超			870 単位	夜勤の勤務条件に関する基準を満たさない場合 × 97%	591	
38	8141	短期共同生活介護Ⅰ5・超			要介護5		621	
38	8143	短期共同生活介護Ⅰ5・夜減・超			887 単位	夜勤の勤務条件に関する基準を満たさない場合 × 97%	602	
38	8201	短期共同生活介護Ⅱ1・超		(2) 短期利用認知症対応型共同生活介護費（Ⅱ）	要介護1		547	
38	8203	短期共同生活介護Ⅱ1・夜減・超			781 単位	夜勤の勤務条件に関する基準を満たさない場合 × 97%	531	
38	8211	短期共同生活介護Ⅱ2・超			要介護2		572	
38	8213	短期共同生活介護Ⅱ2・夜減・超			817 単位	夜勤の勤務条件に関する基準を満たさない場合 × 97%	554	
38	8221	短期共同生活介護Ⅱ3・超			要介護3		589	
38	8223	短期共同生活介護Ⅱ3・夜減・超			841 単位	夜勤の勤務条件に関する基準を満たさない場合 × 97%	571	
38	8231	短期共同生活介護Ⅱ4・超			要介護4		601	
38	8233	短期共同生活介護Ⅱ4・夜減・超			858 単位	夜勤の勤務条件に関する基準を満たさない場合 × 97%	582	
38	8241	短期共同生活介護Ⅱ5・超			要介護5		612	
38	8243	短期共同生活介護Ⅱ5・夜減・超			874 単位	夜勤の勤務条件に関する基準を満たさない場合 × 97%	594	

（定員超過の場合 × 70%）

介護従業者が欠員の場合

種類	項目	サービス内容略称	算定項目				合成単位数	算定単位
38	9101	短期共同生活介護Ⅰ1・欠	ロ 短期利用認知症対応型共同生活介護費	(1) 短期利用認知症対応型共同生活介護費（Ⅰ）	要介護1		555	1日につき
38	9103	短期共同生活介護Ⅰ1・夜減・欠			793 単位	夜勤の勤務条件に関する基準を満たさない場合 × 97%	538	
38	9111	短期共同生活介護Ⅰ2・欠			要介護2		580	
38	9113	短期共同生活介護Ⅰ2・夜減・欠			829 単位	夜勤の勤務条件に関する基準を満たさない場合 × 97%	563	
38	9121	短期共同生活介護Ⅰ3・欠			要介護3		598	
38	9123	短期共同生活介護Ⅰ3・夜減・欠			854 単位	夜勤の勤務条件に関する基準を満たさない場合 × 97%	580	
38	9131	短期共同生活介護Ⅰ4・欠			要介護4		609	
38	9133	短期共同生活介護Ⅰ4・夜減・欠			870 単位	夜勤の勤務条件に関する基準を満たさない場合 × 97%	591	
38	9141	短期共同生活介護Ⅰ5・欠			要介護5		621	
38	9143	短期共同生活介護Ⅰ5・夜減・欠			887 単位	夜勤の勤務条件に関する基準を満たさない場合 × 97%	602	
38	9201	短期共同生活介護Ⅱ1・欠		(2) 短期利用認知症対応型共同生活介護費（Ⅱ）	要介護1		547	
38	9203	短期共同生活介護Ⅱ1・夜減・欠			781 単位	夜勤の勤務条件に関する基準を満たさない場合 × 97%	531	
38	9211	短期共同生活介護Ⅱ2・欠			要介護2		572	
38	9213	短期共同生活介護Ⅱ2・夜減・欠			817 単位	夜勤の勤務条件に関する基準を満たさない場合 × 97%	554	
38	9221	短期共同生活介護Ⅱ3・欠			要介護3		589	
38	9223	短期共同生活介護Ⅱ3・夜減・欠			841 単位	夜勤の勤務条件に関する基準を満たさない場合 × 97%	571	
38	9231	短期共同生活介護Ⅱ4・欠			要介護4		601	
38	9233	短期共同生活介護Ⅱ4・夜減・欠			858 単位	夜勤の勤務条件に関する基準を満たさない場合 × 97%	582	
38	9241	短期共同生活介護Ⅱ5・欠			要介護5		612	
38	9243	短期共同生活介護Ⅱ5・夜減・欠			874 単位	夜勤の勤務条件に関する基準を満たさない場合 × 97%	594	

（介護従業者が欠員の場合 × 70%）

地域
密着

認知
共同

6 地域密着型特定施設入居者生活介護サービスコード表

イ 地域密着型特定施設入居者生活介護（短期利用以外）サービスコード表

サービスコード 種類	サービスコード 項目	サービス内容略称	算定項目				合成 単位数	算定 単位
36	1111	地域特定施設生活介護1	イ 地域密着型特定施設入居者生活介護費	要介護1 546 単位			546	1日につき
36	1121	地域特定施設生活介護2		要介護2 614 単位			614	
36	1131	地域特定施設生活介護3		要介護3 685 単位			685	
36	1141	地域特定施設生活介護4		要介護4 750 単位			750	
36	1151	地域特定施設生活介護5		要介護5 820 単位			820	
36	6304	地域特定施設身体拘束廃止未実施減算1	身体拘束廃止未実施減算	地域密着型特定施設入居者生活介護費	要介護1 55 単位減算		−55	
36	6305	地域特定施設身体拘束廃止未実施減算2			要介護2 61 単位減算		−61	
36	6306	地域特定施設身体拘束廃止未実施減算3			要介護3 69 単位減算		−69	
36	6307	地域特定施設身体拘束廃止未実施減算4			要介護4 75 単位減算		−75	
36	6308	地域特定施設身体拘束廃止未実施減算5			要介護5 82 単位減算		−82	
36	C201	地域特定施設高齢者虐待防止未実施減算1	高齢者虐待防止措置未実施減算	地域密着型特定施設入居者生活介護費	要介護1 5 単位減算		−5	
36	C202	地域特定施設高齢者虐待防止未実施減算2			要介護2 6 単位減算		−6	
36	C203	地域特定施設高齢者虐待防止未実施減算3			要介護3 7 単位減算		−7	
36	C204	地域特定施設高齢者虐待防止未実施減算4			要介護4 8 単位減算		−8	
36	C205	地域特定施設高齢者虐待防止未実施減算5			要介護5 8 単位減算		−8	
36	D201	地域特定施設業務継続計画未策定減算1	業務継続計画未策定減算	地域密着型特定施設入居者生活介護費	要介護1 16 単位減算		−16	
36	D202	地域特定施設業務継続計画未策定減算2			要介護2 18 単位減算		−18	
36	D203	地域特定施設業務継続計画未策定減算3			要介護3 21 単位減算		−21	
36	D204	地域特定施設業務継続計画未策定減算4			要介護4 23 単位減算		−23	
36	D205	地域特定施設業務継続計画未策定減算5			要介護5 25 単位減算		−25	
36	6320	地域特定施設入居継続支援加算Ⅰ	入居継続支援加算	入居継続支援加算（Ⅰ） 36 単位加算			36	
36	6321	地域特定施設入居継続支援加算Ⅱ		入居継続支援加算（Ⅱ） 22 単位加算			22	
36	4001	地域特定施設生活機能向上連携加算Ⅰ	生活機能向上連携加算	生活機能向上連携加算（Ⅰ）（原則3月に1回を限度） 100 単位加算			100	1月につき
36	4002	地域特定施設生活機能向上連携加算Ⅱ1		生活機能向上連携加算（Ⅱ） 200 単位加算			200	
36	4003	地域特定施設生活機能向上連携加算Ⅱ2			個別機能訓練加算を算定している場合 100 単位加算		100	
36	6003	地域特定施設個別機能訓練加算Ⅰ	個別機能訓練加算	個別機能訓練加算（Ⅰ） 12 単位加算			12	1日につき
36	6004	地域特定施設個別機能訓練加算Ⅱ		個別機能訓練加算（Ⅱ） 20 単位加算			20	1月につき
36	6005	地域特定施設ADL維持等加算Ⅰ	ADL維持等加算	ADL維持等加算（Ⅰ） 30 単位加算			30	
36	6006	地域特定施設ADL維持等加算Ⅱ		ADL維持等加算（Ⅱ） 60 単位加算			60	
36	2001	地域特定施設夜間看護体制加算Ⅰ	夜間看護体制加算	夜間看護体制加算（Ⅰ） 18 単位加算			18	1日につき
36	2000	地域特定施設夜間看護体制加算Ⅱ		夜間看護体制加算（Ⅱ） 9 単位加算			9	
36	6109	地域特定施設若年性認知症受入加算	若年性認知症入居者受入加算	120 単位加算			120	
36	6123	地域特定施設協力医療機関連携加算1	協力医療機関連携加算	相談・診療を行う体制を常時確保している協力医療機関と連携している場合 100 単位加算			100	1月につき
36	6143	地域特定施設協力医療機関連携加算2		上記以外の協力医療機関と連携している場合 40 単位加算			40	
36	6122	地域特定施設口腔衛生管理体制加算	口腔衛生管理体制加算	30 単位加算			30	
36	6201	地域特定施設口腔栄養スクリーニング加算	口腔・栄養スクリーニング加算（6月に1回を限度）	20 単位加算			20	1回につき
36	6330	地域特定施設退所時連携加算	ハ 退院・退所時連携加算	30 単位加算			30	1日につき
36	6124	地域特定施設看取り介護加算Ⅰ1	ニ 看取り介護加算	(1)看取り介護加算（Ⅰ）	(1)死亡日以前31日以上45日以下 72 単位加算		72	
36	6125	地域特定施設看取り介護加算Ⅰ2			(2)死亡日以前4日以上30日以下 144 単位加算		144	
36	6126	地域特定施設看取り介護加算Ⅰ3			(3)死亡日以前2日又は3日 680 単位加算		680	
36	6127	地域特定施設看取り介護加算Ⅰ4			(4)死亡日 1,280 単位加算		1280	
36	6137	地域特定施設看取り介護加算Ⅱ1		(2)看取り介護加算（Ⅱ）	(1)死亡日以前31日以上45日以下 572 単位加算		572	
36	6138	地域特定施設看取り介護加算Ⅱ2			(2)死亡日以前4日以上30日以下 644 単位加算		644	
36	6139	地域特定施設看取り介護加算Ⅱ3			(3)死亡日以前2日又は3日 1180 単位加算		1180	
36	6140	地域特定施設看取り介護加算Ⅱ4			(4)死亡日 1,780 単位加算		1,780	
36	6150	地域特定施設退居時情報提供加算	ホ 退居時情報提供加算（イを算定する場合のみ算定可）	250 単位加算			250	1回につき
36	6133	地域特定施設認知症専門ケア加算Ⅰ	ヘ 認知症専門ケア加算	(1)認知症専門ケア加算（Ⅰ） 3 単位加算			3	1日につき
36	6134	地域特定施設認知症専門ケア加算Ⅱ	（イを算定する場合のみ算定）	(2)認知症専門ケア加算（Ⅱ） 4 単位加算			4	
36	6361	地域特定施設科学的介護推進体制加算	ト 科学的介護推進体制加算	40 単位加算			40	1月につき
36	6166	地域特定施設高齢者等感染対策向上加算Ⅰ	チ 高齢者施設等感染対策向上加算	(1)高齢者施設等感染対策向上加算（Ⅰ） 10 単位加算			10	
36	6167	地域特定施設高齢者等感染対策向上加算Ⅱ		(2)高齢者施設等感染対策向上加算（Ⅱ） 5 単位加算			5	
36	9010	地域特定施設新興感染症等施設療養費	リ 新興感染症等施設療養費	240 単位加算			240	1日につき
36	6237	地域特定施設生産性向上推進体制加算Ⅰ	ヌ 生産性向上推進体制加算	(1)生産性向上推進体制加算（Ⅰ） 100 単位加算			100	1月につき
36	6238	地域特定施設生産性向上推進体制加算Ⅱ		(2)生産性向上推進体制加算（Ⅱ） 10 単位加算			10	
36	6099	地域特定施設サービス提供体制加算Ⅰ	ル サービス提供体制強化加算	(1)サービス提供体制強化加算（Ⅰ） 22 単位加算			22	1日につき
36	6100	地域特定施設サービス提供体制加算Ⅱ		(2)サービス提供体制強化加算（Ⅱ） 18 単位加算			18	
36	6103	地域特定施設サービス提供体制加算Ⅲ		(3)サービス提供体制強化加算（Ⅲ） 6 単位加算			6	

地域密着

地域特定

サービスコード		サービス内容略称	算定項目			合成単位数	算定単位
種類	項目						
36	6132	地域特定施設処遇改善加算Ⅰ	ヲ 介護職員等処遇改善加算	(1)介護職員等処遇改善加算（Ⅰ）	所定単位数の 128/1000 加算		1月につき
36	6131	地域特定施設処遇改善加算Ⅱ		(2)介護職員等処遇改善加算（Ⅱ）	所定単位数の 122/1000 加算		
36	6128	地域特定施設処遇改善加算Ⅲ		(3)介護職員等処遇改善加算（Ⅲ）	所定単位数の 110/1000 加算		
36	6380	地域特定施設処遇改善加算Ⅳ		(4)介護職員等処遇改善加算（Ⅳ）	所定単位数の 88/1000 加算		
36	6381	地域特定施設処遇改善加算Ｖ１		(5)介護職員等処遇改善加算（Ｖ） (一)介護職員等処遇改善加算（Ｖ）(1)	所定単位数の 113/1000 加算		
36	6382	地域特定施設処遇改善加算Ｖ２		(二)介護職員等処遇改善加算（Ｖ）(2)	所定単位数の 106/1000 加算		
36	6383	地域特定施設処遇改善加算Ｖ３		(三)介護職員等処遇改善加算（Ｖ）(3)	所定単位数の 107/1000 加算		
36	6384	地域特定施設処遇改善加算Ｖ４		(四)介護職員等処遇改善加算（Ｖ）(4)	所定単位数の 100/1000 加算		
36	6385	地域特定施設処遇改善加算Ｖ５		(五)介護職員等処遇改善加算（Ｖ）(5)	所定単位数の 91/1000 加算		
36	6386	地域特定施設処遇改善加算Ｖ６		(六)介護職員等処遇改善加算（Ｖ）(6)	所定単位数の 85/1000 加算		
36	6387	地域特定施設処遇改善加算Ｖ７		(七)介護職員等処遇改善加算（Ｖ）(7)	所定単位数の 79/1000 加算		
36	6388	地域特定施設処遇改善加算Ｖ８		(八)介護職員等処遇改善加算（Ｖ）(8)	所定単位数の 95/1000 加算		
36	6389	地域特定施設処遇改善加算Ｖ９		(九)介護職員等処遇改善加算（Ｖ）(9)	所定単位数の 73/1000 加算		
36	6390	地域特定施設処遇改善加算Ｖ１０		(十)介護職員等処遇改善加算（Ｖ）(10)	所定単位数の 64/1000 加算		
36	6391	地域特定施設処遇改善加算Ｖ１１		(十一)介護職員等処遇改善加算（Ｖ）(11)	所定単位数の 73/1000 加算		
36	6392	地域特定施設処遇改善加算Ｖ１２		(十二)介護職員等処遇改善加算（Ｖ）(12)	所定単位数の 58/1000 加算		
36	6393	地域特定施設処遇改善加算Ｖ１３		(十三)介護職員等処遇改善加算（Ｖ）(13)	所定単位数の 61/1000 加算		
36	6394	地域特定施設処遇改善加算Ｖ１４		(十四)介護職員等処遇改善加算（Ｖ）(14)	所定単位数の 46/1000 加算		

看護・介護職員が欠員の場合

サービスコード		サービス内容略称	算定項目			合成単位数	算定単位
種類	項目						
36	9011	地域特定施設生活介護1・人欠	イ 地域密着型特定施設入居者生活介護費	要介護1　546 単位	看護・介護職員が欠員の場合	382	1日につき
36	9021	地域特定施設生活介護2・人欠		要介護2　614 単位	× 70%	430	
36	9031	地域特定施設生活介護3・人欠		要介護3　685 単位		480	
36	9041	地域特定施設生活介護4・人欠		要介護4　750 単位		525	
36	9051	地域特定施設生活介護5・人欠		要介護5　820 単位		574	

地域密着

地域特定

ロ 地域密着型特定施設入居者生活介護（短期利用）サービスコード表

サービスコード 種類	項目	サービス内容略称	算定項目			合成 単位数	算定 単位
28	1111	短期地域特定施設生活介護1	ロ 短期利用地域密着型特定施設入居者生活介護費	要介護1	546 単位	546	1日につき
28	1121	短期地域特定施設生活介護2		要介護2	614 単位	614	
28	1131	短期地域特定施設生活介護3		要介護3	685 単位	685	
28	1141	短期地域特定施設生活介護4		要介護4	750 単位	750	
28	1151	短期地域特定施設生活介護5		要介護5	820 単位	820	
28	C201	短期地域特定施設高齢者虐待防止未実施減算1	高齢者虐待防止措置未実施減算	短期利用地域密着型特定施設入居者生活介護費	要介護1	5 単位減算	-5	
28	C202	短期地域特定施設高齢者虐待防止未実施減算2			要介護2	6 単位減算	-6	
28	C203	短期地域特定施設高齢者虐待防止未実施減算3			要介護3	7 単位減算	-7	
28	C204	短期地域特定施設高齢者虐待防止未実施減算4			要介護4	8 単位減算	-8	
28	C205	短期地域特定施設高齢者虐待防止未実施減算5			要介護5	8 単位減算	-8	
28	D201	短期地域特定施設業務継続計画未策定減算1	業務継続計画未策定減算	地域密着型特定施設入居者生活介護費	要介護1	16 単位減算	-16	
28	D202	短期地域特定施設業務継続計画未策定減算2			要介護2	18 単位減算	-18	
28	D203	短期地域特定施設業務継続計画未策定減算3			要介護3	21 単位減算	-21	
28	D204	短期地域特定施設業務継続計画未策定減算4			要介護4	23 単位減算	-23	
28	D205	短期地域特定施設業務継続計画未策定減算5			要介護5	25 単位減算	-25	
28	2001	短期地域特定施設夜間看護体制加算Ⅰ	夜間看護体制加算	夜間看護体制加算（Ⅰ）		18 単位加算	18	
28	2000	短期地域特定施設夜間看護体制加算Ⅱ		夜間看護体制加算（Ⅱ）		9 単位加算	9	
28	6109	短期地域特定施設若年性認知症受入加算	若年性認知症入居者受入加算			120 単位加算	120	
28	6166	短期地域特定施設高齢者等感染対策向上加算Ⅰ	チ 高齢者施設等感染対策向上加算	(1)高齢者施設等感染対策向上加算（Ⅰ）		10 単位加算	10	1月につき
28	6167	短期地域特定施設高齢者等感染対策向上加算Ⅱ		(2)高齢者施設等感染対策向上加算（Ⅱ）		5 単位加算	5	
28	9010	短期地域特定施設新興感染症等施設療養費	リ 新興感染症等施設療養費			240 単位加算	240	1日につき
28	6237	短期地域特定施設生産性向上推進体制加算Ⅰ	ヌ 生産性向上推進体制加算	(1)生産性向上推進体制加算（Ⅰ）		100 単位加算	100	1月につき
28	6238	短期地域特定施設生産性向上推進体制加算Ⅱ		(2)生産性向上推進体制加算（Ⅱ）		10 単位加算	10	
28	6099	短期地域特定施設サービス提供体制加算Ⅰ	ル サービス提供体制強化加算	(1)サービス提供体制強化加算（Ⅰ）		22 単位加算	22	1日につき
28	6100	短期地域特定施設サービス提供体制加算Ⅱ		(2)サービス提供体制強化加算（Ⅱ）		18 単位加算	18	
28	6103	短期地域特定施設サービス提供体制加算Ⅲ		(3)サービス提供体制強化加算（Ⅲ）		6 単位加算	6	
28	6132	短期地域特定施設処遇改善加算Ⅰ	ヲ 介護職員等処遇改善加算	(1)介護職員等処遇改善加算（Ⅰ）		所定単位数の 128/1000 加算		1月につき
28	6131	短期地域特定施設処遇改善加算Ⅱ		(2)介護職員等処遇改善加算（Ⅱ）		所定単位数の 122/1000 加算		
28	6128	短期地域特定施設処遇改善加算Ⅲ		(3)介護職員等処遇改善加算（Ⅲ）		所定単位数の 110/1000 加算		
28	6380	短期地域特定施設処遇改善加算Ⅳ		(4)介護職員等処遇改善加算（Ⅳ）		所定単位数の 88/1000 加算		
28	6381	短期地域特定施設処遇改善加算Ⅴ1		(5)介護職員等処遇改善加算（Ⅴ）	(一)介護職員等処遇改善加算（Ⅴ）(1)	所定単位数の 113/1000 加算		
28	6382	短期地域特定施設処遇改善加算Ⅴ2			(二)介護職員等処遇改善加算（Ⅴ）(2)	所定単位数の 106/1000 加算		
28	6383	短期地域特定施設処遇改善加算Ⅴ3			(三)介護職員等処遇改善加算（Ⅴ）(3)	所定単位数の 107/1000 加算		
28	6384	短期地域特定施設処遇改善加算Ⅴ4			(四)介護職員等処遇改善加算（Ⅴ）(4)	所定単位数の 100/1000 加算		
28	6385	短期地域特定施設処遇改善加算Ⅴ5			(五)介護職員等処遇改善加算（Ⅴ）(5)	所定単位数の 91/1000 加算		
28	6386	短期地域特定施設処遇改善加算Ⅴ6			(六)介護職員等処遇改善加算（Ⅴ）(6)	所定単位数の 85/1000 加算		
28	6387	短期地域特定施設処遇改善加算Ⅴ7			(七)介護職員等処遇改善加算（Ⅴ）(7)	所定単位数の 79/1000 加算		
28	6388	短期地域特定施設処遇改善加算Ⅴ8			(八)介護職員等処遇改善加算（Ⅴ）(8)	所定単位数の 95/1000 加算		
28	6389	短期地域特定施設処遇改善加算Ⅴ9			(九)介護職員等処遇改善加算（Ⅴ）(9)	所定単位数の 73/1000 加算		
28	6390	短期地域特定施設処遇改善加算Ⅴ10			(十)介護職員等処遇改善加算（Ⅴ）(10)	所定単位数の 64/1000 加算		
28	6391	短期地域特定施設処遇改善加算Ⅴ11			(十一)介護職員等処遇改善加算（Ⅴ）(11)	所定単位数の 73/1000 加算		
28	6392	短期地域特定施設処遇改善加算Ⅴ12			(十二)介護職員等処遇改善加算（Ⅴ）(12)	所定単位数の 58/1000 加算		
28	6393	短期地域特定施設処遇改善加算Ⅴ13			(十三)介護職員等処遇改善加算（Ⅴ）(13)	所定単位数の 61/1000 加算		
28	6394	短期地域特定施設処遇改善加算Ⅴ14			(十四)介護職員等処遇改善加算（Ⅴ）(14)	所定単位数の 46/1000 加算		

看護・介護職員が欠員の場合

サービスコード 種類	項目	サービス内容略称	算定項目			合成 単位数	算定 単位
28	9011	短期地域特定施設生活介護1・人欠	ロ 短期利用地域密着型特定施設入居者生活介護費	要介護1	546 単位	看護・介護職員が欠員の場合 × 70%	382	1日につき
28	9021	短期地域特定施設生活介護2・人欠		要介護2	614 単位		430	
28	9031	短期地域特定施設生活介護3・人欠		要介護3	685 単位		480	
28	9041	短期地域特定施設生活介護4・人欠		要介護4	750 単位		525	
28	9051	短期地域特定施設生活介護5・人欠		要介護5	820 単位		574	

地域
密着

地域
特定

7 地域密着型介護老人福祉施設入所者生活介護サービスコード表

サービスコード 種類	項目	サービス内容略称	算定項目				合成 単位数	算定 単位
54	2111	地福祉施設Ⅰ1	イ 地域密着型介護老人福祉施設入所者生活介護費	(1) 地域密着型介護老人福祉施設入所者生活介護費(Ⅰ) <従来型個室>	要介護1　600 単位		600	1日につき
54	2113	地福祉施設Ⅰ1・夜減				夜勤の勤務条件に関する基準を満たさない場合　×97%	582	
54	2121	地福祉施設Ⅰ2			要介護2　671 単位		671	
54	2123	地福祉施設Ⅰ2・夜減				夜勤の勤務条件に関する基準を満たさない場合　×97%	651	
54	2131	地福祉施設Ⅰ3			要介護3　745 単位		745	
54	2133	地福祉施設Ⅰ3・夜減				夜勤の勤務条件に関する基準を満たさない場合　×97%	723	
54	2141	地福祉施設Ⅰ4			要介護4　817 単位		817	
54	2143	地福祉施設Ⅰ4・夜減				夜勤の勤務条件に関する基準を満たさない場合　×97%	792	
54	2151	地福祉施設Ⅰ5			要介護5　887 単位		887	
54	2153	地福祉施設Ⅰ5・夜減				夜勤の勤務条件に関する基準を満たさない場合　×97%	860	
54	2115	地福祉施設Ⅱ1		(2) 地域密着型介護老人福祉施設入所者生活介護費(Ⅱ) <多床室>	要介護1　600 単位		600	
54	2117	地福祉施設Ⅱ1・夜減				夜勤の勤務条件に関する基準を満たさない場合　×97%	582	
54	2125	地福祉施設Ⅱ2			要介護2　671 単位		671	
54	2127	地福祉施設Ⅱ2・夜減				夜勤の勤務条件に関する基準を満たさない場合　×97%	651	
54	2135	地福祉施設Ⅱ3			要介護3　745 単位		745	
54	2137	地福祉施設Ⅱ3・夜減				夜勤の勤務条件に関する基準を満たさない場合　×97%	723	
54	2145	地福祉施設Ⅱ4			要介護4　817 単位		817	
54	2147	地福祉施設Ⅱ4・夜減				夜勤の勤務条件に関する基準を満たさない場合　×97%	792	
54	2155	地福祉施設Ⅱ5			要介護5　887 単位		887	
54	2157	地福祉施設Ⅱ5・夜減				夜勤の勤務条件に関する基準を満たさない場合　×97%	860	
54	4111	地ユ型福祉施設1	ロ ユニット型地域密着型介護老人福祉施設入所者生活介護費	(1) ユニット型地域密着型介護老人福祉施設入所者生活介護費 <ユニット型個室>	要介護1　682 単位		682	
54	4201	地ユ型福祉施設1・未減				ユニットケア体制未整備減算　×97%	662	
54	4113	地ユ型福祉施設1・夜減				夜勤の勤務条件に関する基準を満たさない場合　×97%	662	
54	4202	地ユ型福祉施設1・夜減・未減				夜勤の勤務条件に関する基準を満たさない場合　×97%　ユニットケア体制未整備減算　×97%	642	
54	4121	地ユ型福祉施設2			要介護2　753 単位		753	
54	4203	地ユ型福祉施設2・未減				ユニットケア体制未整備減算　×97%	730	
54	4123	地ユ型福祉施設2・夜減				夜勤の勤務条件に関する基準を満たさない場合　×97%	730	
54	4204	地ユ型福祉施設2・夜減・未減				夜勤の勤務条件に関する基準を満たさない場合　×97%　ユニットケア体制未整備減算　×97%	708	
54	4131	地ユ型福祉施設3			要介護3　828 単位		828	
54	4205	地ユ型福祉施設3・未減				ユニットケア体制未整備減算　×97%	803	
54	4133	地ユ型福祉施設3・夜減				夜勤の勤務条件に関する基準を満たさない場合　×97%	803	
54	4206	地ユ型福祉施設3・夜減・未減				夜勤の勤務条件に関する基準を満たさない場合　×97%　ユニットケア体制未整備減算　×97%	779	
54	4141	地ユ型福祉施設4			要介護4　901 単位		901	
54	4207	地ユ型福祉施設4・未減				ユニットケア体制未整備減算　×97%	874	
54	4143	地ユ型福祉施設4・夜減				夜勤の勤務条件に関する基準を満たさない場合　×97%	874	
54	4208	地ユ型福祉施設4・夜減・未減				夜勤の勤務条件に関する基準を満たさない場合　×97%　ユニットケア体制未整備減算　×97%	848	
54	4151	地ユ型福祉施設5			要介護5　971 単位		971	
54	4209	地ユ型福祉施設5・未減				ユニットケア体制未整備減算　×97%	942	
54	4153	地ユ型福祉施設5・夜減				夜勤の勤務条件に関する基準を満たさない場合　×97%	942	
54	4210	地ユ型福祉施設5・夜減・未減				夜勤の勤務条件に関する基準を満たさない場合　×97%　ユニットケア体制未整備減算　×97%	914	
54	4115	経地ユ型福祉施設1		(2) 経過的ユニット型地域密着型介護老人福祉施設入所者生活介護費 <ユニット型個室的多床室>	要介護1　682 単位		682	
54	4211	経地ユ型福祉施設1・未減				ユニットケア体制未整備減算　×97%	662	
54	4117	経地ユ型福祉施設1・夜減				夜勤の勤務条件に関する基準を満たさない場合　×97%	662	
54	4212	経地ユ型福祉施設1・夜減・未減				夜勤の勤務条件に関する基準を満たさない場合　×97%　ユニットケア体制未整備減算　×97%	642	
54	4125	経地ユ型福祉施設2			要介護2　753 単位		753	
54	4213	経地ユ型福祉施設2・未減				ユニットケア体制未整備減算　×97%	730	
54	4127	経地ユ型福祉施設2・夜減				夜勤の勤務条件に関する基準を満たさない場合　×97%	730	
54	4214	経地ユ型福祉施設2・夜減・未減				夜勤の勤務条件に関する基準を満たさない場合　×97%　ユニットケア体制未整備減算　×97%	708	
54	4135	経地ユ型福祉施設3			要介護3　828 単位		828	
54	4215	経地ユ型福祉施設3・未減				ユニットケア体制未整備減算　×97%	803	
54	4137	経地ユ型福祉施設3・夜減				夜勤の勤務条件に関する基準を満たさない場合　×97%	803	
54	4216	経地ユ型福祉施設3・夜減・未減				夜勤の勤務条件に関する基準を満たさない場合　×97%　ユニットケア体制未整備減算　×97%	779	
54	4145	経地ユ型福祉施設4			要介護4　901 単位		901	
54	4217	経地ユ型福祉施設4・未減				ユニットケア体制未整備減算　×97%	874	
54	4147	経地ユ型福祉施設4・夜減				夜勤の勤務条件に関する基準を満たさない場合　×97%	874	
54	4218	経地ユ型福祉施設4・夜減・未減				夜勤の勤務条件に関する基準を満たさない場合　×97%　ユニットケア体制未整備減算　×97%	848	
54	4155	経地ユ型福祉施設5			要介護5　971 単位		971	
54	4219	経地ユ型福祉施設5・未減				ユニットケア体制未整備減算　×97%	942	
54	4157	経地ユ型福祉施設5・夜減				夜勤の勤務条件に関する基準を満たさない場合　×97%	942	
54	4220	経地ユ型福祉施設5・夜減・未減				夜勤の勤務条件に関する基準を満たさない場合　×97%　ユニットケア体制未整備減算　×97%	914	

地域 密着

地域 福生

地域
密着

地域
福生

サービスコード 種類	項目	サービス内容略称	算定項目				合成単位数	算定単位
54	5111	地経福祉施設Ⅰ1	ハ 経過的地域密着型介護老人福祉施設入所者生活介護費	(1) 経過的地域密着型介護老人福祉施設入所者生活介護費（Ⅰ）<従来型個室>	要介護1　697 単位		697	1日につき
54	5113	地経福祉施設Ⅰ1・夜減				夜勤の勤務条件に関する基準を満たさない場合　×97%	676	
54	5121	地経福祉施設Ⅰ2			要介護2　765 単位		765	
54	5123	地経福祉施設Ⅰ2・夜減				夜勤の勤務条件に関する基準を満たさない場合　×97%	742	
54	5131	地経福祉施設Ⅰ3			要介護3　837 単位		837	
54	5133	地経福祉施設Ⅰ3・夜減				夜勤の勤務条件に関する基準を満たさない場合　×97%	812	
54	5141	地経福祉施設Ⅰ4			要介護4　905 単位		905	
54	5143	地経福祉施設Ⅰ4・夜減				夜勤の勤務条件に関する基準を満たさない場合　×97%	878	
54	5151	地経福祉施設Ⅰ5			要介護5　972 単位		972	
54	5153	地経福祉施設Ⅰ5・夜減				夜勤の勤務条件に関する基準を満たさない場合　×97%	943	
54	5115	地経福祉施設Ⅱ1		(2) 経過的地域密着型介護老人福祉施設入所者生活介護費（Ⅱ）<多床室>	要介護1　697 単位		697	
54	5117	地経福祉施設Ⅱ1・夜減				夜勤の勤務条件に関する基準を満たさない場合　×97%	676	
54	5125	地経福祉施設Ⅱ2			要介護2　765 単位		765	
54	5127	地経福祉施設Ⅱ2・夜減				夜勤の勤務条件に関する基準を満たさない場合　×97%	742	
54	5135	地経福祉施設Ⅱ3			要介護3　837 単位		837	
54	5137	地経福祉施設Ⅱ3・夜減				夜勤の勤務条件に関する基準を満たさない場合　×97%	812	
54	5145	地経福祉施設Ⅱ4			要介護4　905 単位		905	
54	5147	地経福祉施設Ⅱ4・夜減				夜勤の勤務条件に関する基準を満たさない場合　×97%	878	
54	5155	地経福祉施設Ⅱ5			要介護5　972 単位		972	
54	5157	地経福祉施設Ⅱ5・夜減				夜勤の勤務条件に関する基準を満たさない場合　×97%	943	
54	7111	経過ユ型福祉施設Ⅰ1	ニ 経過的ユニット型地域密着型介護老人福祉施設入所者生活介護費	(1) 経過的ユニット型地域密着型介護老人福祉施設入所者生活介護費（Ⅰ）<ユニット型個室>	要介護1　771 単位		771	
54	7201	経ユ型福祉施設Ⅰ1・未減				ユニットケア体制未整備減算　×97%	748	
54	7113	経地ユ型福祉施設Ⅰ1・夜減			夜勤の勤務条件に関する基準を満たさない場合　×97%		748	
54	7202	経ユ型福祉施設Ⅰ1・夜減・未減				ユニットケア体制未整備減算　×97%	726	
54	7121	経地ユ型福祉施設Ⅰ2			要介護2　838 単位		838	
54	7203	経ユ型福祉施設Ⅰ2・未減				ユニットケア体制未整備減算　×97%	813	
54	7123	経地ユ型福祉施設Ⅰ2・夜減			夜勤の勤務条件に関する基準を満たさない場合　×97%		813	
54	7204	経ユ型福祉施設Ⅰ2・夜減・未減				ユニットケア体制未整備減算　×97%	789	
54	7131	経地ユ型福祉施設Ⅰ3			要介護3　913 単位		913	
54	7205	経ユ型福祉施設Ⅰ3・未減				ユニットケア体制未整備減算　×97%	886	
54	7133	経地ユ型福祉施設Ⅰ3・夜減			夜勤の勤務条件に関する基準を満たさない場合　×97%		886	
54	7206	経地ユ型福祉施設Ⅰ3・夜減・未減				ユニットケア体制未整備減算　×97%	859	
54	7141	経地ユ型福祉施設Ⅰ4			要介護4　982 単位		982	
54	7207	経地ユ型福祉施設Ⅰ4・未減				ユニットケア体制未整備減算　×97%	953	
54	7143	経地ユ型福祉施設Ⅰ4・夜減			夜勤の勤務条件に関する基準を満たさない場合　×97%		953	
54	7208	経地ユ型福祉施設Ⅰ4・夜減・未減				ユニットケア体制未整備減算　×97%	924	
54	7151	経地ユ型福祉施設Ⅰ5			要介護5　1,048 単位		1,048	
54	7209	経地ユ型福祉施設Ⅰ5・未減				ユニットケア体制未整備減算　×97%	1,017	
54	7153	経地ユ型福祉施設Ⅰ5・夜減			夜勤の勤務条件に関する基準を満たさない場合　×97%		1,017	
54	7210	経地ユ型福祉施設Ⅰ5・夜減・未減				ユニットケア体制未整備減算　×97%	986	
54	7115	経地ユ型福祉施設Ⅱ1		(2) 経過的ユニット型地域密着型介護老人福祉施設入所者生活介護費（Ⅱ）<ユニット型個室的多床室>	要介護1　771 単位		771	
54	7211	経地ユ型福祉施設Ⅱ1・未減				ユニットケア体制未整備減算　×97%	748	
54	7117	経地ユ型福祉施設Ⅱ1・夜減			夜勤の勤務条件に関する基準を満たさない場合　×97%		748	
54	7212	経地ユ型福祉施設Ⅱ1・夜減・未減				ユニットケア体制未整備減算　×97%	726	
54	7125	経地ユ型福祉施設Ⅱ2			要介護2　838 単位		838	
54	7213	経地ユ型福祉施設Ⅱ2・未減				ユニットケア体制未整備減算　×97%	813	
54	7127	経地ユ型福祉施設Ⅱ2・夜減			夜勤の勤務条件に関する基準を満たさない場合　×97%		813	
54	7214	経地ユ型福祉施設Ⅱ2・夜減・未減				ユニットケア体制未整備減算　×97%	789	
54	7135	経地ユ型福祉施設Ⅱ3			要介護3　913 単位		913	
54	7215	経地ユ型福祉施設Ⅱ3・未減				ユニットケア体制未整備減算　×97%	886	
54	7137	経地ユ型福祉施設Ⅱ3・夜減			夜勤の勤務条件に関する基準を満たさない場合　×97%		886	
54	7216	経地ユ型福祉施設Ⅱ3・夜減・未減				ユニットケア体制未整備減算　×97%	859	
54	7145	経地ユ型福祉施設Ⅱ4			要介護4　982 単位		982	
54	7217	経地ユ型福祉施設Ⅱ4・未減				ユニットケア体制未整備減算　×97%	953	
54	7147	経地ユ型福祉施設Ⅱ4・夜減			夜勤の勤務条件に関する基準を満たさない場合　×97%		953	
54	7218	経地ユ型福祉施設Ⅱ4・夜減・未減				ユニットケア体制未整備減算　×97%	924	
54	7155	経地ユ型福祉施設Ⅱ5			要介護5　1,048 単位		1,048	
54	7219	経地ユ型福祉施設Ⅱ5・未減				ユニットケア体制未整備減算　×97%	1,017	
54	7157	経地ユ型福祉施設Ⅱ5・夜減			夜勤の勤務条件に関する基準を満たさない場合　×97%		1,017	
54	7220	経地ユ型福祉施設Ⅱ5・夜減・未減				ユニットケア体制未整備減算　×97%	986	

サービスコード 種類	項目	サービス内容略称		算定項目			合成単位数	算定単位
54	6304	地福祉施設身体拘束廃止未実施減算Ⅰ1	身体拘束廃止未実施減算	地域密着型介護老人福祉施設入所者生活介護費	地域密着型介護老人福祉施設入所者生活介護費（Ⅰ）＜従来型個室＞	要介護1　60 単位減算	-60	1日につき
54	6305	地福祉施設身体拘束廃止未実施減算Ⅰ2				要介護2　67 単位減算	-67	
54	6306	地福祉施設身体拘束廃止未実施減算Ⅰ3				要介護3　75 単位減算	-75	
54	6307	地福祉施設身体拘束廃止未実施減算Ⅰ4				要介護4　82 単位減算	-82	
54	6308	地福祉施設身体拘束廃止未実施減算Ⅰ5				要介護5　89 単位減算	-89	
54	6309	地福祉施設身体拘束廃止未実施減算Ⅱ1			地域密着型介護老人福祉施設入所者生活介護費（Ⅱ）＜多床室＞	要介護1　60 単位減算	-60	
54	6310	地福祉施設身体拘束廃止未実施減算Ⅱ2				要介護2　67 単位減算	-67	
54	6311	地福祉施設身体拘束廃止未実施減算Ⅱ3				要介護3　75 単位減算	-75	
54	6312	地福祉施設身体拘束廃止未実施減算Ⅱ4				要介護4　82 単位減算	-82	
54	6313	地福祉施設身体拘束廃止未実施減算Ⅱ5				要介護5　89 単位減算	-89	
54	6314	地ユ型福祉施設身体拘束廃止未実施減算1		ユニット型地域密着型介護老人福祉施設入所者生活介護費	ユニット型地域密着型介護老人福祉施設入所者生活介護費＜ユニット型個室＞	要介護1　68 単位減算	-68	
54	6315	地ユ型福祉施設身体拘束廃止未実施減算2				要介護2　75 単位減算	-75	
54	6316	地ユ型福祉施設身体拘束廃止未実施減算3				要介護3　83 単位減算	-83	
54	6317	地ユ型福祉施設身体拘束廃止未実施減算4				要介護4　90 単位減算	-90	
54	6318	地ユ型福祉施設身体拘束廃止未実施減算5				要介護5　97 単位減算	-97	
54	6319	経地ユ型福祉施設身体拘束廃止未実施減算1			経過的ユニット型地域密着型介護老人福祉施設入所者生活介護費＜ユニット型個室的多床室＞	要介護1　68 単位減算	-68	
54	6320	経地ユ型福祉施設身体拘束廃止未実施減算2				要介護2　75 単位減算	-75	
54	6321	経地ユ型福祉施設身体拘束廃止未実施減算3				要介護3　83 単位減算	-83	
54	6322	経地ユ型福祉施設身体拘束廃止未実施減算4				要介護4　90 単位減算	-90	
54	6323	経地ユ型福祉施設身体拘束廃止未実施減算5				要介護5　97 単位減算	-97	
54	6324	地経福祉施設身体拘束廃止未実施減算Ⅰ1		経過的地域密着型介護老人福祉施設入所者生活介護費	経過的地域密着型介護老人福祉施設入所者生活介護費（Ⅰ）＜従来型個室＞	要介護1　70 単位減算	-70	
54	6325	地経福祉施設身体拘束廃止未実施減算Ⅰ2				要介護2　77 単位減算	-77	
54	6326	地経福祉施設身体拘束廃止未実施減算Ⅰ3				要介護3　84 単位減算	-84	
54	6327	地経福祉施設身体拘束廃止未実施減算Ⅰ4				要介護4　91 単位減算	-91	
54	6328	地経福祉施設身体拘束廃止未実施減算Ⅰ5				要介護5　97 単位減算	-97	
54	6329	地経福祉施設身体拘束廃止未実施減算Ⅱ1			経過的地域密着型介護老人福祉施設入所者生活介護費（Ⅱ）＜多床室＞	要介護1　70 単位減算	-70	
54	6330	地経福祉施設身体拘束廃止未実施減算Ⅱ2				要介護2　77 単位減算	-77	
54	6331	地経福祉施設身体拘束廃止未実施減算Ⅱ3				要介護3　84 単位減算	-84	
54	6332	地経福祉施設身体拘束廃止未実施減算Ⅱ4				要介護4　91 単位減算	-91	
54	6333	地経福祉施設身体拘束廃止未実施減算Ⅱ5				要介護5　97 単位減算	-97	
54	6334	経地ユ型福祉施設身体拘束廃止未実施減算Ⅰ1		経過的ユニット型地域密着型介護老人福祉施設入所者生活介護費	経過的ユニット型地域密着型介護老人福祉施設入所者生活介護費（Ⅰ）＜ユニット型個室＞	要介護1　77 単位減算	-77	
54	6335	経地ユ型福祉施設身体拘束廃止未実施減算Ⅰ2				要介護2　84 単位減算	-84	
54	6336	経地ユ型福祉施設身体拘束廃止未実施減算Ⅰ3				要介護3　91 単位減算	-91	
54	6337	経地ユ型福祉施設身体拘束廃止未実施減算Ⅰ4				要介護4　98 単位減算	-98	
54	6338	経地ユ型福祉施設身体拘束廃止未実施減算Ⅰ5				要介護5　105 単位減算	-105	
54	6339	経地ユ型福祉施設身体拘束廃止未実施減算Ⅱ1			経過的ユニット型地域密着型介護老人福祉施設入所者生活介護費（Ⅱ）＜ユニット型個室的多床室＞	要介護1　77 単位減算	-77	
54	6340	経地ユ型福祉施設身体拘束廃止未実施減算Ⅱ2				要介護2　84 単位減算	-84	
54	6341	経地ユ型福祉施設身体拘束廃止未実施減算Ⅱ3				要介護3　91 単位減算	-91	
54	6342	経地ユ型福祉施設身体拘束廃止未実施減算Ⅱ4				要介護4　98 単位減算	-98	
54	6343	経地ユ型福祉施設身体拘束廃止未実施減算Ⅱ5				要介護5　105 単位減算	-105	

地域密着

地域福生

サービスコード 種類	項目	サービス内容略称	算定項目			合成単位数	算定単位
54	6344	地福祉施設安全管理体制未実施減算	安全管理体制未実施減算		5 単位減算	-5	1日につき
54	C201	地福祉施設高齢者虐待防止未実施減算Ⅰ1	高齢者虐待防止措置未実施減算	地域密着型介護老人福祉施設入所者生活介護費	地域密着型介護老人福祉施設入所者生活介護費（Ⅰ）<従来型個室>	要介護1	6 単位減算	-6	
54	C202	地福祉施設高齢者虐待防止未実施減算Ⅰ2				要介護2	7 単位減算	-7	
54	C203	地福祉施設高齢者虐待防止未実施減算Ⅰ3				要介護3	7 単位減算	-7	
54	C204	地福祉施設高齢者虐待防止未実施減算Ⅰ4				要介護4	8 単位減算	-8	
54	C205	地福祉施設高齢者虐待防止未実施減算Ⅰ5				要介護5	9 単位減算	-9	
54	C206	地福祉施設高齢者虐待防止未実施減算Ⅱ1			地域密着型介護老人福祉施設入所者生活介護費（Ⅱ）<多床室>	要介護1	6 単位減算	-6	
54	C207	地福祉施設高齢者虐待防止未実施減算Ⅱ2				要介護2	7 単位減算	-7	
54	C208	地福祉施設高齢者虐待防止未実施減算Ⅱ3				要介護3	7 単位減算	-7	
54	C209	地福祉施設高齢者虐待防止未実施減算Ⅱ4				要介護4	8 単位減算	-8	
54	C210	地福祉施設高齢者虐待防止未実施減算Ⅱ5				要介護5	9 単位減算	-9	
54	C211	地ユ型福祉施設高齢者虐待防止未実施減算1		ユニット型地域密着型介護老人福祉施設入所者生活介護費	ユニット型地域密着型介護老人福祉施設入所者生活介護費<ユニット型個室>	要介護1	7 単位減算	-7	
54	C212	地ユ型福祉施設高齢者虐待防止未実施減算2				要介護2	8 単位減算	-8	
54	C213	地ユ型福祉施設高齢者虐待防止未実施減算3				要介護3	8 単位減算	-8	
54	C214	地ユ型福祉施設高齢者虐待防止未実施減算4				要介護4	9 単位減算	-9	
54	C215	地ユ型福祉施設高齢者虐待防止未実施減算5				要介護5	10 単位減算	-10	
54	C216	経ユ型福祉施設高齢者虐待防止未実施減算1			経過的ユニット型地域密着型介護老人福祉施設入所者生活介護費<ユニット型個室的多床室>	要介護1	7 単位減算	-7	
54	C217	経ユ型福祉施設高齢者虐待防止未実施減算2				要介護2	8 単位減算	-8	
54	C218	経ユ型福祉施設高齢者虐待防止未実施減算3				要介護3	8 単位減算	-8	
54	C219	経ユ型福祉施設高齢者虐待防止未実施減算4				要介護4	9 単位減算	-9	
54	C220	経ユ型福祉施設高齢者虐待防止未実施減算5				要介護5	10 単位減算	-10	
54	C221	地経福祉施設高齢者虐待防止未実施減算Ⅰ1		経過的地域密着型介護老人福祉施設入所者生活介護費	経過的地域密着型介護老人福祉施設入所者生活介護費（Ⅰ）<従来型個室>	要介護1	7 単位減算	-7	
54	C222	地経福祉施設高齢者虐待防止未実施減算Ⅰ2				要介護2	8 単位減算	-8	
54	C223	地経福祉施設高齢者虐待防止未実施減算Ⅰ3				要介護3	8 単位減算	-8	
54	C224	地経福祉施設高齢者虐待防止未実施減算Ⅰ4				要介護4	9 単位減算	-9	
54	C225	地経福祉施設高齢者虐待防止未実施減算Ⅰ5				要介護5	10 単位減算	-10	
54	C226	地経福祉施設高齢者虐待防止未実施減算Ⅱ1			経過的地域密着型介護老人福祉施設入所者生活介護費（Ⅱ）<多床室>	要介護1	7 単位減算	-7	
54	C227	地経福祉施設高齢者虐待防止未実施減算Ⅱ2				要介護2	8 単位減算	-8	
54	C228	地経福祉施設高齢者虐待防止未実施減算Ⅱ3				要介護3	8 単位減算	-8	
54	C229	地経福祉施設高齢者虐待防止未実施減算Ⅱ4				要介護4	9 単位減算	-9	
54	C230	地経福祉施設高齢者虐待防止未実施減算Ⅱ5				要介護5	10 単位減算	-10	
54	C231	経ユ型福祉施設高齢者虐待防止未実施減算Ⅰ1		経過的ユニット型地域密着型介護老人福祉施設入所者生活介護費	経過的ユニット型地域密着型介護老人福祉施設入所者生活介護費（Ⅰ）<ユニット型個室>	要介護1	8 単位減算	-8	
54	C232	経ユ型福祉施設高齢者虐待防止未実施減算Ⅰ2				要介護2	8 単位減算	-8	
54	C233	経ユ型福祉施設高齢者虐待防止未実施減算Ⅰ3				要介護3	9 単位減算	-9	
54	C234	経ユ型福祉施設高齢者虐待防止未実施減算Ⅰ4				要介護4	10 単位減算	-10	
54	C235	経ユ型福祉施設高齢者虐待防止未実施減算Ⅰ5				要介護5	10 単位減算	-10	
54	C236	経ユ型福祉施設高齢者虐待防止未実施減算Ⅱ1			経過的ユニット型地域密着型介護老人福祉施設入所者生活介護費（Ⅱ）<ユニット型個室的多床室>	要介護1	8 単位減算	-8	
54	C237	経ユ型福祉施設高齢者虐待防止未実施減算Ⅱ2				要介護2	8 単位減算	-8	
54	C238	経ユ型福祉施設高齢者虐待防止未実施減算Ⅱ3				要介護3	9 単位減算	-9	
54	C239	経ユ型福祉施設高齢者虐待防止未実施減算Ⅱ4				要介護4	10 単位減算	-10	
54	C240	経ユ型福祉施設高齢者虐待防止未実施減算Ⅱ5				要介護5	10 単位減算	-10	

地域密着

地域福生

種類	項目	サービス内容略称	算定項目			合成単位数	算定単位
54	D201	地福祉施設業務継続計画未策定減算Ⅰ1	業務継続計画未策定減算 地域密着型介護老人福祉施設入所者生活介護費	地域密着型介護老人福祉施設入所者生活介護費（Ⅰ）<従来型個室>	要介護1 18 単位減算	-18	1日につき
54	D202	地福祉施設業務継続計画未策定減算Ⅰ2			要介護2 20 単位減算	-20	
54	D203	地福祉施設業務継続計画未策定減算Ⅰ3			要介護3 22 単位減算	-22	
54	D204	地福祉施設業務継続計画未策定減算Ⅰ4			要介護4 25 単位減算	-25	
54	D205	地福祉施設業務継続計画未策定減算Ⅰ5			要介護5 27 単位減算	-27	
54	D206	地福祉施設業務継続計画未策定減算Ⅱ1		地域密着型介護老人福祉施設入所者生活介護費（Ⅱ）<多床室>	要介護1 18 単位減算	-18	
54	D207	地福祉施設業務継続計画未策定減算Ⅱ2			要介護2 20 単位減算	-20	
54	D208	地福祉施設業務継続計画未策定減算Ⅱ3			要介護3 22 単位減算	-22	
54	D209	地福祉施設業務継続計画未策定減算Ⅱ4			要介護4 25 単位減算	-25	
54	D210	地福祉施設業務継続計画未策定減算Ⅱ5			要介護5 27 単位減算	-27	
54	D211	地ユ型福祉施設業務継続計画未策定減算1	ユニット型地域密着型介護老人福祉施設入所者生活介護費	ユニット型地域密着型介護老人福祉施設入所者生活介護費<ユニット型個室>	要介護1 20 単位減算	-20	
54	D212	地ユ型福祉施設業務継続計画未策定減算2			要介護2 23 単位減算	-23	
54	D213	地ユ型福祉施設業務継続計画未策定減算3			要介護3 25 単位減算	-25	
54	D214	地ユ型福祉施設業務継続計画未策定減算4			要介護4 27 単位減算	-27	
54	D215	地ユ型福祉施設業務継続計画未策定減算5			要介護5 29 単位減算	-29	
54	D216	経地ユ型福祉施設業務継続計画未策定減算1		経過的ユニット型地域密着型介護老人福祉施設入所者生活介護費<ユニット型個室的多床室>	要介護1 20 単位減算	-20	
54	D217	経地ユ型福祉施設業務継続計画未策定減算2			要介護2 23 単位減算	-23	
54	D218	経地ユ型福祉施設業務継続計画未策定減算3			要介護3 25 単位減算	-25	
54	D219	経地ユ型福祉施設業務継続計画未策定減算4			要介護4 27 単位減算	-27	
54	D220	経地ユ型福祉施設業務継続計画未策定減算5			要介護5 29 単位減算	-29	
54	D221	地経福祉施設業務継続計画未策定減算Ⅰ1	経過的地域密着型介護老人福祉施設入所者生活介護費	経過的地域密着型介護老人福祉施設入所者生活介護費（Ⅰ）<従来型個室>	要介護1 21 単位減算	-21	
54	D222	地経福祉施設業務継続計画未策定減算Ⅰ2			要介護2 23 単位減算	-23	
54	D223	地経福祉施設業務継続計画未策定減算Ⅰ3			要介護3 25 単位減算	-25	
54	D224	地経福祉施設業務継続計画未策定減算Ⅰ4			要介護4 27 単位減算	-27	
54	D225	地経福祉施設業務継続計画未策定減算Ⅰ5			要介護5 29 単位減算	-29	
54	D226	地経福祉施設業務継続計画未策定減算Ⅱ1		経過的地域密着型介護老人福祉施設入所者生活介護費（Ⅱ）<多床室>	要介護1 21 単位減算	-21	
54	D227	地経福祉施設業務継続計画未策定減算Ⅱ2			要介護2 23 単位減算	-23	
54	D228	地経福祉施設業務継続計画未策定減算Ⅱ3			要介護3 25 単位減算	-25	
54	D229	地経福祉施設業務継続計画未策定減算Ⅱ4			要介護4 27 単位減算	-27	
54	D230	地経福祉施設業務継続計画未策定減算Ⅱ5			要介護5 29 単位減算	-29	
54	D231	経地ユ型福祉施設業務継続計画未策定減算Ⅰ1	経過的ユニット型地域密着型介護老人福祉施設入所者生活介護費	経過的ユニット型地域密着型介護老人福祉施設入所者生活介護費（Ⅰ）<ユニット型個室>	要介護1 23 単位減算	-23	
54	D232	経地ユ型福祉施設業務継続計画未策定減算Ⅰ2			要介護2 25 単位減算	-25	
54	D233	経地ユ型福祉施設業務継続計画未策定減算Ⅰ3			要介護3 27 単位減算	-27	
54	D234	経地ユ型福祉施設業務継続計画未策定減算Ⅰ4			要介護4 29 単位減算	-29	
54	D235	経地ユ型福祉施設業務継続計画未策定減算Ⅰ5			要介護5 31 単位減算	-31	
54	D236	経地ユ型福祉施設業務継続計画未策定減算Ⅱ1		経過的ユニット型地域密着型介護老人福祉施設入所者生活介護費（Ⅱ）<ユニット型個室的多床室>	要介護1 23 単位減算	-23	
54	D237	経地ユ型福祉施設業務継続計画未策定減算Ⅱ2			要介護2 25 単位減算	-25	
54	D238	経地ユ型福祉施設業務継続計画未策定減算Ⅱ3			要介護3 27 単位減算	-27	
54	D239	経地ユ型福祉施設業務継続計画未策定減算Ⅱ4			要介護4 29 単位減算	-29	
54	D240	経地ユ型福祉施設業務継続計画未策定減算Ⅱ5			要介護5 31 単位減算	-31	
54	6345	地福祉施設栄養管理基準減算	栄養管理の基準を満たさない場合		14 単位減算	-14	
54	6132	地福祉施設日常生活継続支援加算1	日常生活継続支援加算	イ又はハを算定する場合	36 単位加算	36	
54	6135	地福祉施設日常生活継続支援加算2		ロ又はニを算定する場合	46 単位加算	46	
54	6113	地福祉施設看護体制加算Ⅰ1	看護体制加算	看護体制加算（Ⅰ）イ	イ又はロを算定する場合 12 単位加算	12	
54	6114	地福祉施設看護体制加算Ⅰ2		看護体制加算（Ⅰ）ロ	ハ又はニを算定する場合 4 単位加算	4	
54	6115	地福祉施設看護体制加算Ⅱ1		看護体制加算（Ⅱ）イ	イ又はロを算定する場合 23 単位加算	23	
54	6116	地福祉施設看護体制加算Ⅱ2		看護体制加算（Ⅱ）ロ	ハ又はニを算定する場合 8 単位加算	8	
54	6117	地福祉施設夜勤職員配置加算Ⅰ1	夜勤職員配置加算	夜勤職員配置加算（Ⅰ）イ	イを算定する場合 41 単位加算	41	
54	6118	地福祉施設夜勤職員配置加算Ⅰ2		夜勤職員配置加算（Ⅰ）ロ	ハを算定する場合 13 単位加算	13	
54	6119	地福祉施設夜勤職員配置加算Ⅱ1		夜勤職員配置加算（Ⅱ）イ	ロを算定する場合 46 単位加算	46	
54	6120	地福祉施設夜勤職員配置加算Ⅱ2		夜勤職員配置加算（Ⅱ）ロ	ニを算定する場合 18 単位加算	18	
54	6127	地福祉施設夜勤職員配置加算Ⅲ1		夜勤職員配置加算（Ⅲ）イ	イを算定する場合 56 単位加算	56	
54	6128	地福祉施設夜勤職員配置加算Ⅲ2		夜勤職員配置加算（Ⅲ）ロ	ハを算定する場合 16 単位加算	16	
54	6129	地福祉施設夜勤職員配置加算Ⅳ1		夜勤職員配置加算（Ⅳ）イ	ロを算定する場合 61 単位加算	61	
54	6130	地福祉施設夜勤職員配置加算Ⅳ2		夜勤職員配置加算（Ⅳ）ロ	ニを算定する場合 21 単位加算	21	
54	6002	地福祉施設準ユニットケア加算	準ユニットケア加算		5 単位加算	5	
54	4001	地福祉施設生活機能向上連携加算Ⅰ	生活機能向上連携加算	生活機能向上連携加算（Ⅰ）（原則3月に1回を限度）	100 単位加算	100	1月につき
54	4002	地福祉施設生活機能向上連携加算Ⅱ1		生活機能向上連携加算（Ⅱ）	200 単位加算	200	
54	4003	地福祉施設生活機能向上連携加算Ⅱ2			個別機能訓練加算を算定している場合 100 単位加算	100	
54	6003	地福祉施設個別機能訓練加算Ⅰ	個別機能訓練加算	個別機能訓練加算（Ⅰ）	12 単位加算	12	1日につき
54	6004	地福祉施設個別機能訓練加算Ⅱ		個別機能訓練加算（Ⅱ）	20 単位加算	20	1月につき
54	6005	地福祉施設個別機能訓練加算Ⅲ		個別機能訓練加算（Ⅲ）	20 単位加算	20	
54	6124	地福祉施設ADL維持等加算Ⅰ	ADL維持等加算	ADL維持等加算（Ⅰ）	30 単位加算	30	
54	6125	地福祉施設ADL維持等加算Ⅱ		ADL維持等加算（Ⅱ）	60 単位加算	60	

地域密着

地域福生

サービスコード		サービス内容略称	算定項目				合成 単位数	算定 単位
種類	項目							
54	6109	地福祉施設若年性認知症受入加算	若年性認知症入所者受入加算			120 単位加算	120	1日につき
54	6100	地福祉施設常勤医師配置加算	常勤の医師を1名以上配置している場合			25 単位加算	25	
54	6200	地福祉施設精神科療養指導加算	精神科を担当する医師による療養指導が月2回以上行われている場合			5 単位加算	5	
54	6250	地福祉施設障害者生活支援加算Ｉ	障害者生活支援体制加算（Ｉ）			26 単位加算	26	
54	6251	地福祉施設障害者生活支援加算Ⅱ	障害者生活支援体制加算（Ⅱ）			41 単位加算	41	
54	6300	地福祉施設外泊時費用	病院又は診療所への入院を要した場合及び居宅における外泊を認めた場合			246 単位	246	月6日限度
54	6301	地福祉施設外泊時在宅サービス利用費用	居宅における外泊を認め、介護老人福祉施設により提供される在宅サービスを利用した場合			560 単位	560	
54	6400	地福祉施設初期加算	ホ 初期加算（入所日から30日以内の期間。入院後の再入所も同様。）			30 単位加算	30	1日につき
54	6151	地福祉施設退所時栄養情報連携加算	ヘ 退所時栄養情報連携加算			70 単位加算	70	月1回限度
54	6353	地福祉施設再入所時栄養連携加算	ト 再入所時栄養連携加算			200 単位加算	200	1回限り
54	6501	地福祉施設退所前訪問相談援助加算	チ 退所時等相談援助加算	(1)退所前訪問相談援助加算（入所中1回（又は2回）限度）		460 単位	460	1回につき
54	6504	地福祉施設退所後訪問相談援助加算		(2)退所後訪問相談援助加算（退所後1回限度）		460 単位	460	
54	6502	地福祉施設退所時相談援助加算		(3)退所時相談援助加算		400 単位	400	1回限り
54	6503	地福祉施設退所前連携加算		(4)退所前連携加算		500 単位	500	
54	6150	地福祉施設退所時情報提供加算		(5)退所時情報提供加算		250 単位	250	
54	6155	地福祉施設協力医療機関連携加算1	リ 協力医療機関連携加算	(1)相談・診療を行う体制を常時確保し、緊急時に入院を受け入れる体制を確保している協力医療機関と連携している場合		100 単位加算	100	1月につき
54	6156	地福祉施設協力医療機関連携加算2		(2)上記以外の協力医療機関と連携している場合		5 単位加算	5	
54	6290	地福祉施設栄養マネジメント強化加算	ヌ 栄養マネジメント強化加算			11 単位加算	11	1日につき
54	6274	地福祉施設経口移行加算	ル 経口移行加算			28 単位加算	28	
54	6281	地福祉施設経口維持加算Ｉ	ヲ 経口維持加算	(1)経口維持加算（Ｉ）		400 単位加算	400	1月につき
54	6282	地福祉施設経口維持加算Ⅱ		(2)経口維持加算（Ⅱ）		100 単位加算	100	
54	6123	地福祉施設口腔衛生管理加算Ｉ	ワ 口腔衛生管理加算	(1)口腔衛生管理加算Ｉ		90 単位加算	90	
54	6131	地福祉施設口腔衛生管理加算Ⅱ		(2)口腔衛生管理加算Ⅱ		110 単位加算	110	
54	6275	地福祉施設療養食加算	カ 療養食加算（1日に3回を限度）			6 単位加算	6	1回につき
54	6152	地福祉施設特別通院送迎加算	ヨ 特別通院送迎加算			594 単位加算	594	1月につき
54	6289	地福祉施設配置医師緊急時対応加算1	タ 配置医師緊急時対応加算	(1)配置医師の勤務時間外の場合		325 単位加算	325	1回につき
54	6291	地福祉施設配置医師緊急時対応加算2		(2)早朝・夜間の場合		650 単位加算	650	
54	6292	地福祉施設配置医師緊急時対応加算3		(3)深夜の場合		1,300 単位加算	1,300	
54	6287	地福祉施設看取り介護加算Ｉ1	レ 看取り介護加算	(1)看取り介護加算（Ｉ）	(1)死亡日以前31日以上45日以下	72 単位加算	72	1日につき
54	6276	地福祉施設看取り介護加算Ｉ2			(2)死亡日以前4日以上30日以下	144 単位加算	144	
54	6277	地福祉施設看取り介護加算Ｉ3			(3)死亡日以前2日又は3日	680 単位加算	680	
54	6283	地福祉施設看取り介護加算Ｉ4			(4)死亡日	1,280 単位加算	1,280	
54	6288	地福祉施設看取り介護加算Ⅱ1		(2)看取り介護加算（Ⅱ）	(1)死亡日以前31日以上45日以下	72 単位加算	72	
54	6284	地福祉施設看取り介護加算Ⅱ2			(2)死亡日以前4日以上30日以下	144 単位加算	144	
54	6285	地福祉施設看取り介護加算Ⅱ3			(3)死亡日以前2日又は3日	780 単位加算	780	
54	6286	地福祉施設看取り介護加算Ⅱ4			(4)死亡日	1,580 単位加算	1,580	

地域
密着

地域
福生

サービスコード		サービス内容略称	算定項目			合成単位数	算定単位
種類	項目						
54	6278	地福祉施設在宅復帰支援機能加算	ソ 在宅復帰支援機能加算		10 単位加算	10	1日につき
54	6279	地福祉施設在宅入所相互利用加算	ツ 在宅・入所相互利用加算		40 単位加算	40	
54	6280	地福祉施設小規模拠点集合施設加算	ネ 小規模拠点集合型施設加算		50 単位加算	50	
54	6133	地福祉施設認知症専門ケア加算Ⅰ	ナ 認知症専門ケア加算	(1)認知症専門ケア加算(Ⅰ)	3 単位加算	3	
54	6134	地福祉施設認知症専門ケア加算Ⅱ		(2)認知症専門ケア加算(Ⅱ)	4 単位加算	4	
54	6153	地福祉施設認知症チームケア推進加算Ⅰ	ラ 認知症チームケア推進加算	(1)認知症チームケア推進加算(Ⅰ)	150 単位加算	150	1月につき
54	6154	地福祉施設認知症チームケア推進加算Ⅱ		(2)認知症チームケア推進加算(Ⅱ)	120 単位加算	120	
54	6121	地福祉施設認知症緊急対応加算	ム 認知症行動・心理症状緊急対応加算(7日間限度)		200 単位加算	200	1日につき
54	6352	地福祉施設褥瘡マネジメント加算Ⅰ	ウ 褥瘡マネジメント加算	(1)褥瘡マネジメント加算(Ⅰ)	3 単位加算	3	1月につき
54	6355	地福祉施設褥瘡マネジメント加算Ⅱ		(2)褥瘡マネジメント加算(Ⅱ)	13 単位加算	13	
54	6347	地福祉施設排せつ支援加算Ⅰ	ヰ 排せつ支援加算	(1)排せつ支援加算(Ⅰ)	10 単位加算	10	
54	6348	地福祉施設排せつ支援加算Ⅱ		(2)排せつ支援加算(Ⅱ)	15 単位加算	15	
54	6349	地福祉施設排せつ支援加算Ⅲ		(3)排せつ支援加算(Ⅲ)	20 単位加算	20	
54	6360	地福祉施設自立支援促進加算	ノ 自立支援促進加算		280 単位加算	280	
54	6361	地福祉施設科学的介護推進体制加算Ⅰ	オ 科学的介護推進体制加算	(1)科学的介護推進体制加算(Ⅰ)	40 単位加算	40	
54	6362	地福祉施設科学的介護推進体制加算Ⅱ		(2)科学的介護推進体制加算(Ⅱ)	50 単位加算	50	
54	6270	地福祉施設安全対策体制加算	ク 安全対策体制加算		20 単位加算	20	1回限り
54	6166	地福祉施設高齢者等感染対策向上加算Ⅰ	ヤ 高齢者施設等感染対策向上加算	(1)高齢者施設等感染対策向上加算(Ⅰ)	10 単位加算	10	1月につき
54	6167	地福祉施設高齢者等感染対策向上加算Ⅱ		(2)高齢者施設等感染対策向上加算(Ⅱ)	5 単位加算	5	
54	9010	地福祉施設新興感染症等施設療養費	マ 新興感染症等施設療養費		240 単位加算	240	1日につき
54	6237	地福祉施設生産性向上推進体制加算Ⅰ	ケ 生産性向上推進体制加算	(1)生産性向上推進体制加算(Ⅰ)	100 単位加算	100	1月につき
54	6238	地福祉施設生産性向上推進体制加算Ⅱ		(2)生産性向上推進体制加算(Ⅱ)	10 単位加算	10	
54	6099	地福祉施設サービス提供体制加算Ⅰ	フ サービス提供体制強化加算	(1)サービス提供体制強化加算(Ⅰ)	22 単位加算	22	1日につき
54	6107	地福祉施設サービス提供体制加算Ⅱ		(2)サービス提供体制強化加算(Ⅱ)	18 単位加算	18	
54	6103	地福祉施設サービス提供体制加算Ⅲ		(3)サービス提供体制強化加算(Ⅲ)	6 単位加算	6	
54	6110	地福祉施設処遇改善加算Ⅰ	コ 介護職員等処遇改善加算	(1)介護職員等処遇改善加算(Ⅰ)	所定単位数の 140/1000 加算		1月につき
54	6108	地福祉施設処遇改善加算Ⅱ		(2)介護職員等処遇改善加算(Ⅱ)	所定単位数の 136/1000 加算		
54	6104	地福祉施設処遇改善加算Ⅲ		(3)介護職員等処遇改善加算(Ⅲ)	所定単位数の 113/1000 加算		
54	6380	地福祉施設処遇改善加算Ⅳ		(4)介護職員等処遇改善加算(Ⅳ)	所定単位数の 90/1000 加算		
54	6381	地福祉施設処遇改善加算Ⅴ1		(5)介護職員等処遇改善加算(Ⅴ) (一)介護職員等処遇改善加算(Ⅴ)(1)	所定単位数の 124/1000 加算		
54	6382	地福祉施設処遇改善加算Ⅴ2		(二)介護職員等処遇改善加算(Ⅴ)(2)	所定単位数の 117/1000 加算		
54	6383	地福祉施設処遇改善加算Ⅴ3		(三)介護職員等処遇改善加算(Ⅴ)(3)	所定単位数の 120/1000 加算		
54	6384	地福祉施設処遇改善加算Ⅴ4		(四)介護職員等処遇改善加算(Ⅴ)(4)	所定単位数の 113/1000 加算		
54	6385	地福祉施設処遇改善加算Ⅴ5		(五)介護職員等処遇改善加算(Ⅴ)(5)	所定単位数の 101/1000 加算		
54	6386	地福祉施設処遇改善加算Ⅴ6		(六)介護職員等処遇改善加算(Ⅴ)(6)	所定単位数の 97/1000 加算		
54	6387	地福祉施設処遇改善加算Ⅴ7		(七)介護職員等処遇改善加算(Ⅴ)(7)	所定単位数の 90/1000 加算		
54	6388	地福祉施設処遇改善加算Ⅴ8		(八)介護職員等処遇改善加算(Ⅴ)(8)	所定単位数の 97/1000 加算		
54	6389	地福祉施設処遇改善加算Ⅴ9		(九)介護職員等処遇改善加算(Ⅴ)(9)	所定単位数の 86/1000 加算		
54	6390	地福祉施設処遇改善加算Ⅴ10		(十)介護職員等処遇改善加算(Ⅴ)(10)	所定単位数の 74/1000 加算		
54	6391	地福祉施設処遇改善加算Ⅴ11		(十一)介護職員等処遇改善加算(Ⅴ)(11)	所定単位数の 74/1000 加算		
54	6392	地福祉施設処遇改善加算Ⅴ12		(十二)介護職員等処遇改善加算(Ⅴ)(12)	所定単位数の 70/1000 加算		
54	6393	地福祉施設処遇改善加算Ⅴ13		(十三)介護職員等処遇改善加算(Ⅴ)(13)	所定単位数の 63/1000 加算		
54	6394	地福祉施設処遇改善加算Ⅴ14		(十四)介護職員等処遇改善加算(Ⅴ)(14)	所定単位数の 47/1000 加算		

地域
密着

地域
福生

定員超過の場合

種類	項目	サービス内容略称	算定項目	合成単位数	算定単位
54	8151	地福祉施設Ⅰ1・定超	イ 地域密着型介護老人福祉施設入所者生活介護費 (1) 地域密着型介護老人福祉施設入所者生活介護費(Ⅰ) ＜従来型個室＞ 要介護1 600単位　／　定員超過の場合 ×70%	420	1日につき
54	8153	地福祉施設Ⅰ1・夜減・定超	夜勤の勤務条件に関する基準を満たさない場合 ×97%	407	
54	8161	地福祉施設Ⅰ2・定超	要介護2 671単位	470	
54	8163	地福祉施設Ⅰ2・夜減・定超	夜勤の勤務条件に関する基準を満たさない場合 ×97%	456	
54	8171	地福祉施設Ⅰ3・定超	要介護3 745単位	522	
54	8173	地福祉施設Ⅰ3・夜減・定超	夜勤の勤務条件に関する基準を満たさない場合 ×97%	506	
54	8181	地福祉施設Ⅰ4・定超	要介護4 817単位	572	
54	8183	地福祉施設Ⅰ4・夜減・定超	夜勤の勤務条件に関する基準を満たさない場合 ×97%	554	
54	8191	地福祉施設Ⅰ5・定超	要介護5 887単位	621	
54	8193	地福祉施設Ⅰ5・夜減・定超	夜勤の勤務条件に関する基準を満たさない場合 ×97%	602	
54	8155	地福祉施設Ⅱ1・定超	(2) 地域密着型介護老人福祉施設入所者生活介護費(Ⅱ) ＜多床室＞ 要介護1 600単位	420	
54	8157	地福祉施設Ⅱ1・夜減・定超	夜勤の勤務条件に関する基準を満たさない場合 ×97%	407	
54	8165	地福祉施設Ⅱ2・定超	要介護2 671単位	470	
54	8167	地福祉施設Ⅱ2・夜減・定超	夜勤の勤務条件に関する基準を満たさない場合 ×97%	456	
54	8175	地福祉施設Ⅱ3・定超	要介護3 745単位	522	
54	8177	地福祉施設Ⅱ3・夜減・定超	夜勤の勤務条件に関する基準を満たさない場合 ×97%	506	
54	8185	地福祉施設Ⅱ4・定超	要介護4 817単位	572	
54	8187	地福祉施設Ⅱ4・夜減・定超	夜勤の勤務条件に関する基準を満たさない場合 ×97%	554	
54	8195	地福祉施設Ⅱ5・定超	要介護5 887単位	621	
54	8197	地福祉施設Ⅱ5・夜減・定超	夜勤の勤務条件に関する基準を満たさない場合 ×97%	602	
54	8451	地ユ型福祉施設1・定超	ロ ユニット型地域密着型介護老人福祉施設入所者生活介護費 (1) ユニット型地域密着型介護老人福祉施設入所者生活介護費 ＜ユニット型個室＞ 要介護1 682単位　／　定員超過の場合 ×70%	477	
54	8501	地ユ型福祉施設1・定超・未	ユニットケア体制未整備減算 ×97%	463	
54	8453	地ユ型福祉施設1・夜・定超	夜勤の勤務条件に関する基準を満たさない場合 ×97%	463	
54	8502	地ユ型福祉施設1・夜・定超・未	ユニットケア体制未整備減算 ×97%	449	
54	8461	地ユ型福祉施設2・定超	要介護2 753単位	527	
54	8503	地ユ型福祉施設2・定超・未	ユニットケア体制未整備減算 ×97%	511	
54	8463	地ユ型福祉施設2・夜・定超	夜勤の勤務条件に関する基準を満たさない場合 ×97%	511	
54	8504	地ユ型福祉施設2・夜・定超・未	ユニットケア体制未整備減算 ×97%	496	
54	8471	地ユ型福祉施設3・定超	要介護3 828単位	580	
54	8505	地ユ型福祉施設3・定超・未	ユニットケア体制未整備減算 ×97%	563	
54	8473	地ユ型福祉施設3・夜・定超	夜勤の勤務条件に関する基準を満たさない場合 ×97%	562	
54	8506	地ユ型福祉施設3・夜・定超・未	ユニットケア体制未整備減算 ×97%	545	
54	8481	地ユ型福祉施設4・定超	要介護4 901単位	631	
54	8507	地ユ型福祉施設4・定超・未	ユニットケア体制未整備減算 ×97%	612	
54	8483	地ユ型福祉施設4・夜・定超	夜勤の勤務条件に関する基準を満たさない場合 ×97%	612	
54	8508	地ユ型福祉施設4・夜・定超・未	ユニットケア体制未整備減算 ×97%	594	
54	8491	地ユ型福祉施設5・定超	要介護5 971単位	680	
54	8509	地ユ型福祉施設5・定超・未	ユニットケア体制未整備減算 ×97%	660	
54	8493	地ユ型福祉施設5・夜・定超	夜勤の勤務条件に関する基準を満たさない場合 ×97%	659	
54	8510	地ユ型福祉施設5・夜・定超・未	ユニットケア体制未整備減算 ×97%	639	
54	8455	経地ユ型福祉施設1・定超	(2) 経過的ユニット型地域密着型介護老人福祉施設入所者生活介護費 ＜ユニット型個室的多床室＞ 要介護1 682単位	477	
54	8511	経地ユ型福祉施設1・定超・未	ユニットケア体制未整備減算 ×97%	463	
54	8457	経地ユ型福祉施設1・夜・定超	夜勤の勤務条件に関する基準を満たさない場合 ×97%	463	
54	8512	経地ユ型福祉施設1・夜・定超・未	ユニットケア体制未整備減算 ×97%	449	
54	8465	経地ユ型福祉施設2・定超	要介護2 753単位	527	
54	8513	経地ユ型福祉施設2・定超・未	ユニットケア体制未整備減算 ×97%	511	
54	8467	経地ユ型福祉施設2・夜・定超	夜勤の勤務条件に関する基準を満たさない場合 ×97%	511	
54	8514	経地ユ型福祉施設2・夜・定超・未	ユニットケア体制未整備減算 ×97%	496	
54	8475	経地ユ型福祉施設3・定超	要介護3 828単位	580	
54	8515	経地ユ型福祉施設3・定超・未	ユニットケア体制未整備減算 ×97%	563	
54	8477	経地ユ型福祉施設3・夜・定超	夜勤の勤務条件に関する基準を満たさない場合 ×97%	562	
54	8516	経地ユ型福祉施設3・夜・定超・未	ユニットケア体制未整備減算 ×97%	545	
54	8485	経地ユ型福祉施設4・定超	要介護4 901単位	631	
54	8517	経地ユ型福祉施設4・定超・未	ユニットケア体制未整備減算 ×97%	612	
54	8487	経地ユ型福祉施設4・夜・定超	夜勤の勤務条件に関する基準を満たさない場合 ×97%	612	
54	8518	経地ユ型福祉施設4・夜・定超・未	ユニットケア体制未整備減算 ×97%	594	
54	8495	経地ユ型福祉施設5・定超	要介護5 971単位	680	
54	8519	経地ユ型福祉施設5・定超・未	ユニットケア体制未整備減算 ×97%	660	
54	8497	経地ユ型福祉施設5・夜・定超	夜勤の勤務条件に関する基準を満たさない場合 ×97%	659	
54	8520	経地ユ型福祉施設5・夜・定超・未	ユニットケア体制未整備減算 ×97%	639	

地域密着

地域福生

サービスコード 種類	項目	サービス内容略称	算定項目				合成単位数	算定単位
54	8351	地経福祉施設Ⅰ1・定超	ハ 経過的地域密着型介護老人福祉施設入所者生活介護費	(1)経過的地域密着型介護老人福祉施設入所者生活介護費(Ⅰ)<従来型個室>	要介護1　697単位		488	1日につき
54	8353	地経福祉施設Ⅰ1・夜減・定超				夜勤の勤務条件に関する基準を満たさない場合　×97%	473	
54	8361	地経福祉施設Ⅰ2・定超			要介護2　765単位		536	
54	8363	地経福祉施設Ⅰ2・夜減・定超					519	
54	8371	地経福祉施設Ⅰ3・定超			要介護3　837単位		586	
54	8373	地経福祉施設Ⅰ3・夜減・定超					568	
54	8381	地経福祉施設Ⅰ4・定超			要介護4　905単位		634	
54	8383	地経福祉施設Ⅰ4・夜減・定超				夜勤の勤務条件に関する基準を満たさない場合　×97%	615	
54	8391	地経福祉施設Ⅰ5・定超			要介護5　972単位		680	
54	8393	地経福祉施設Ⅰ5・夜減・定超				夜勤の勤務条件に関する基準を満たさない場合　×97%	660	
54	8355	地経福祉施設Ⅱ1・定超		(2)経過的地域密着型介護老人福祉施設入所者生活介護費(Ⅱ)<多床室>	要介護1　697単位		488	
54	8357	地経福祉施設Ⅱ1・夜減・定超				夜勤の勤務条件に関する基準を満たさない場合　×97%	473	
54	8365	地経福祉施設Ⅱ2・定超			要介護2　765単位		536	
54	8367	地経福祉施設Ⅱ2・夜減・定超					519	
54	8375	地経福祉施設Ⅱ3・定超			要介護3　837単位		586	
54	8377	地経福祉施設Ⅱ3・夜減・定超				夜勤の勤務条件に関する基準を満たさない場合　×97%	568	
54	8385	地経福祉施設Ⅱ4・定超			要介護4　905単位		634	
54	8387	地経福祉施設Ⅱ4・夜減・定超					615	
54	8395	地経福祉施設Ⅱ5・定超			要介護5　972単位		680	
54	8397	地経福祉施設Ⅱ5・夜減・定超				夜勤の勤務条件に関する基準を満たさない場合　×97%	660	
54	8951	経地ユ型福祉施設Ⅰ1・定超	ニ 経過的ユニット型地域密着型介護老人福祉施設入所者生活介護費	(1)経過的ユニット型地域密着型介護老人福祉施設入所者生活介護費(Ⅰ)<ユニット型個室>	要介護1　771単位		540	
54	8533	経地ユ型福祉施設Ⅰ1・定超・未				ユニットケア体制未整備減算　×97%	524	
54	8953	経地ユ型福祉施設Ⅰ1・夜・定超				夜勤の勤務条件に関する基準を満たさない場合　×97%	524	
54	8534	経地ユ型福祉施設Ⅰ1・夜・定超・未				ユニットケア体制未整備減算　×97%	508	
54	8961	経地ユ型福祉施設Ⅰ2・定超			要介護2　838単位		587	
54	8535	経地ユ型福祉施設Ⅰ2・定超・未				ユニットケア体制未整備減算　×97%	569	
54	8963	経地ユ型福祉施設Ⅰ2・夜・定超				夜勤の勤務条件に関する基準を満たさない場合　×97%	569	
54	8536	経地ユ型福祉施設Ⅰ2・夜・定超・未				ユニットケア体制未整備減算　×97%	552	
54	8971	経地ユ型福祉施設Ⅰ3・定超			要介護3　913単位		639	
54	8537	経地ユ型福祉施設Ⅰ3・定超・未				ユニットケア体制未整備減算　×97%	620	
54	8973	経地ユ型福祉施設Ⅰ3・夜・定超				夜勤の勤務条件に関する基準を満たさない場合　×97%	620	
54	8538	経地ユ型福祉施設Ⅰ3・夜・定超・未				ユニットケア体制未整備減算　×97%	601	
54	8981	経地ユ型福祉施設Ⅰ4・定超			要介護4　982単位		687	
54	8539	経地ユ型福祉施設Ⅰ4・定超・未				ユニットケア体制未整備減算　×97%	666	
54	8983	経地ユ型福祉施設Ⅰ4・夜・定超				夜勤の勤務条件に関する基準を満たさない場合　×97%	667	
54	8540	経地ユ型福祉施設Ⅰ4・夜・定超・未				ユニットケア体制未整備減算　×97%	647	
54	8991	経地ユ型福祉施設Ⅰ5・定超			要介護5　1,048単位		734	
54	8541	経地ユ型福祉施設Ⅰ5・定超・未				ユニットケア体制未整備減算　×97%	712	
54	8993	経地ユ型福祉施設Ⅰ5・夜・定超				夜勤の勤務条件に関する基準を満たさない場合　×97%	712	
54	8542	経地ユ型福祉施設Ⅰ5・夜・定超・未				ユニットケア体制未整備減算　×97%	691	
54	8955	経地ユ型福祉施設Ⅱ1・定超		(2)経過的ユニット型地域密着型介護老人福祉施設入所者生活介護費(Ⅱ)<ユニット型個室的多床室>	要介護1　771単位		540	
54	8543	経地ユ型福祉施設Ⅱ1・定超・未				ユニットケア体制未整備減算　×97%	524	
54	8957	経地ユ型福祉施設Ⅱ1・夜・定超				夜勤の勤務条件に関する基準を満たさない場合　×97%	524	
54	8544	経地ユ型福祉施設Ⅱ1・夜・定超・未				ユニットケア体制未整備減算　×97%	508	
54	8965	経地ユ型福祉施設Ⅱ2・定超			要介護2　838単位		587	
54	8545	経地ユ型福祉施設Ⅱ2・定超・未				ユニットケア体制未整備減算　×97%	569	
54	8967	経地ユ型福祉施設Ⅱ2・夜・定超				夜勤の勤務条件に関する基準を満たさない場合　×97%	569	
54	8546	経地ユ型福祉施設Ⅱ2・夜・定超・未				ユニットケア体制未整備減算　×97%	552	
54	8975	経地ユ型福祉施設Ⅱ3・定超			要介護3　913単位		639	
54	8547	経地ユ型福祉施設Ⅱ3・定超・未				ユニットケア体制未整備減算　×97%	620	
54	8977	経地ユ型福祉施設Ⅱ3・夜・定超				夜勤の勤務条件に関する基準を満たさない場合　×97%	620	
54	8548	経地ユ型福祉施設Ⅱ3・夜・定超・未				ユニットケア体制未整備減算　×97%	601	
54	8985	経地ユ型福祉施設Ⅱ4・定超			要介護4　982単位		687	
54	8549	経地ユ型福祉施設Ⅱ4・定超・未				ユニットケア体制未整備減算　×97%	666	
54	8987	経地ユ型福祉施設Ⅱ4・夜・定超				夜勤の勤務条件に関する基準を満たさない場合　×97%	667	
54	8550	経地ユ型福祉施設Ⅱ4・夜・定超・未				ユニットケア体制未整備減算　×97%	647	
54	8995	経地ユ型福祉施設Ⅱ5・定超			要介護5　1,048単位		734	
54	8551	経地ユ型福祉施設Ⅱ5・定超・未				ユニットケア体制未整備減算　×97%	712	
54	8997	経地ユ型福祉施設Ⅱ5・夜・定超				夜勤の勤務条件に関する基準を満たさない場合　×97%	712	
54	8552	経地ユ型福祉施設Ⅱ5・夜・定超・未				ユニットケア体制未整備減算　×97%	691	

上部セクション（ハ）：定員超過の場合　×70%

下部セクション（ニ）：定員超過の場合　×70%

地域密着

地域福生

介護・看護職員又は介護支援専門員が欠員の場合

種類	項目	サービス内容略称	算定項目		合成単位数	算定単位
54	9151	地福祉施設Ⅰ1・人欠	イ 地域密着型介護老人福祉施設入所者生活介護費　(1) 地域密着型介護老人福祉施設入所者生活介護費（Ⅰ）＜従来型個室＞	要介護1 600単位　｜介護・看護職員又は介護支援専門員が欠員の場合 ×70%	420	1日につき
54	9153	地福祉施設Ⅰ1・夜減・人欠		夜勤の勤務条件に関する基準を満たさない場合 ×97%	407	
54	9161	地福祉施設Ⅰ2・人欠		要介護2 671単位	470	
54	9163	地福祉施設Ⅰ2・夜減・人欠		夜勤の勤務条件に関する基準を満たさない場合 ×97%	456	
54	9171	地福祉施設Ⅰ3・人欠		要介護3 745単位	522	
54	9173	地福祉施設Ⅰ3・夜減・人欠		夜勤の勤務条件に関する基準を満たさない場合 ×97%	506	
54	9181	地福祉施設Ⅰ4・人欠		要介護4 817単位	572	
54	9183	地福祉施設Ⅰ4・夜減・人欠		夜勤の勤務条件に関する基準を満たさない場合 ×97%	554	
54	9191	地福祉施設Ⅰ5・人欠		要介護5 887単位	621	
54	9193	地福祉施設Ⅰ5・夜減・人欠		夜勤の勤務条件に関する基準を満たさない場合 ×97%	602	
54	9155	地福祉施設Ⅱ1・人欠	(2) 地域密着型介護老人福祉施設入所者生活介護費（Ⅱ）＜多床室＞	要介護1 600単位	420	
54	9157	地福祉施設Ⅱ1・夜減・人欠		夜勤の勤務条件に関する基準を満たさない場合 ×97%	407	
54	9165	地福祉施設Ⅱ2・人欠		要介護2 671単位	470	
54	9167	地福祉施設Ⅱ2・夜減・人欠		夜勤の勤務条件に関する基準を満たさない場合 ×97%	456	
54	9175	地福祉施設Ⅱ3・人欠		要介護3 745単位	522	
54	9177	地福祉施設Ⅱ3・夜減・人欠		夜勤の勤務条件に関する基準を満たさない場合 ×97%	506	
54	9185	地福祉施設Ⅱ4・人欠		要介護4 817単位	572	
54	9187	地福祉施設Ⅱ4・夜減・人欠		夜勤の勤務条件に関する基準を満たさない場合 ×97%	554	
54	9195	地福祉施設Ⅱ5・人欠		要介護5 887単位	621	
54	9197	地福祉施設Ⅱ5・夜減・人欠		夜勤の勤務条件に関する基準を満たさない場合 ×97%	602	
54	9451	地ユ福祉施設1・人欠	ロ ユニット型地域密着型介護老人福祉施設入所者生活介護費　(1) ユニット型地域密着型介護老人福祉施設入所者生活介護費＜ユニット型個室＞	要介護1 682単位　｜介護・看護職員又は介護支援専門員が欠員の場合 ×70%	477	
54	9501	地ユ福祉施設1・人欠・未		ユニットケア体制未整備減算 ×97%	463	
54	9453	地ユ福祉施設1・夜・人欠		夜勤の勤務条件に関する基準を満たさない場合 ×97%	463	
54	9502	地ユ福祉施設1・夜・人欠・未		ユニットケア体制未整備減算 ×97%	449	
54	9461	地ユ福祉施設2・人欠		要介護2 753単位	527	
54	9503	地ユ福祉施設2・人欠・未		ユニットケア体制未整備減算 ×97%	511	
54	9463	地ユ福祉施設2・夜・人欠		夜勤の勤務条件に関する基準を満たさない場合 ×97%	511	
54	9504	地ユ福祉施設2・夜・人欠・未		ユニットケア体制未整備減算 ×97%	496	
54	9471	地ユ福祉施設3・人欠		要介護3 828単位	580	
54	9505	地ユ福祉施設3・人欠・未		ユニットケア体制未整備減算 ×97%	563	
54	9473	地ユ福祉施設3・夜・人欠		夜勤の勤務条件に関する基準を満たさない場合 ×97%	562	
54	9506	地ユ福祉施設3・夜・人欠・未		ユニットケア体制未整備減算 ×97%	545	
54	9481	地ユ福祉施設4・人欠		要介護4 901単位	631	
54	9507	地ユ福祉施設4・人欠・未		ユニットケア体制未整備減算 ×97%	612	
54	9483	地ユ福祉施設4・夜・人欠		夜勤の勤務条件に関する基準を満たさない場合 ×97%	612	
54	9508	地ユ福祉施設4・夜・人欠・未		ユニットケア体制未整備減算 ×97%	594	
54	9491	地ユ福祉施設5・人欠		要介護5 971単位	680	
54	9509	地ユ福祉施設5・人欠・未		ユニットケア体制未整備減算 ×97%	660	
54	9493	地ユ福祉施設5・夜・人欠		夜勤の勤務条件に関する基準を満たさない場合 ×97%	659	
54	9510	地ユ福祉施設5・夜・人欠・未		ユニットケア体制未整備減算 ×97%	639	
54	9455	経地ユ型福祉施設1・人欠	(2) 経過的ユニット型地域密着型介護老人福祉施設入所者生活介護費＜ユニット型個室的多床室＞	要介護1 682単位	477	
54	9511	経地ユ型福祉施設1・人欠・未		ユニットケア体制未整備減算 ×97%	463	
54	9457	経地ユ型福祉施設1・夜・人欠		夜勤の勤務条件に関する基準を満たさない場合 ×97%	463	
54	9512	経地ユ型福祉施設1・夜・人欠・未		ユニットケア体制未整備減算 ×97%	449	
54	9465	経地ユ型福祉施設2・人欠		要介護2 753単位	527	
54	9513	経地ユ型福祉施設2・人欠・未		ユニットケア体制未整備減算 ×97%	511	
54	9467	経地ユ型福祉施設2・夜・人欠		夜勤の勤務条件に関する基準を満たさない場合 ×97%	511	
54	9514	経地ユ型福祉施設2・夜・人欠・未		ユニットケア体制未整備減算 ×97%	496	
54	9475	経地ユ型福祉施設3・人欠		要介護3 828単位	580	
54	9515	経地ユ型福祉施設3・人欠・未		ユニットケア体制未整備減算 ×97%	563	
54	9477	経地ユ型福祉施設3・夜・人欠		夜勤の勤務条件に関する基準を満たさない場合 ×97%	562	
54	9516	経地ユ型福祉施設3・夜・人欠・未		ユニットケア体制未整備減算 ×97%	545	
54	9485	経地ユ型福祉施設4・人欠		要介護4 901単位	631	
54	9517	経地ユ型福祉施設4・人欠・未		ユニットケア体制未整備減算 ×97%	612	
54	9487	経地ユ型福祉施設4・夜・人欠		夜勤の勤務条件に関する基準を満たさない場合 ×97%	612	
54	9518	経地ユ型福祉施設4・夜・人欠・未		ユニットケア体制未整備減算 ×97%	594	
54	9495	経地ユ型福祉施設5・人欠		要介護5 971単位	680	
54	9519	経地ユ型福祉施設5・人欠・未		ユニットケア体制未整備減算 ×97%	660	
54	9497	経地ユ型福祉施設5・夜・人欠		夜勤の勤務条件に関する基準を満たさない場合 ×97%	659	
54	9520	経地ユ型福祉施設5・夜・人欠・未		ユニットケア体制未整備減算 ×97%	639	

地域
密着

地域
福生

種類	項目	サービス内容略称	算定項目		合成単位数	算定単位
			ハ 経過的地域密着型介護老人福祉施設入所者生活介護費			
54	9351	地経福祉施設Ⅰ1・人欠	(1) 経過的地域密着型介護老人福祉施設入所者生活介護費(Ⅰ) <従来型個室> 要介護1 697単位	介護・看護職員又は介護支援専門員が欠員の場合 ×70%	488	1日につき
54	9353	地経福祉施設Ⅰ1・夜減・人欠	夜勤の勤務条件に関する基準を満たさない場合 ×97%		473	
54	9361	地経福祉施設Ⅰ2・人欠	要介護2 765単位		536	
54	9363	地経福祉施設Ⅰ2・夜減・人欠	夜勤の勤務条件に関する基準を満たさない場合 ×97%		519	
54	9371	地経福祉施設Ⅰ3・人欠	要介護3 837単位		586	
54	9373	地経福祉施設Ⅰ3・夜減・人欠	夜勤の勤務条件に関する基準を満たさない場合 ×97%		568	
54	9381	地経福祉施設Ⅰ4・人欠	要介護4 905単位		634	
54	9383	地経福祉施設Ⅰ4・夜減・人欠	夜勤の勤務条件に関する基準を満たさない場合 ×97%		615	
54	9391	地経福祉施設Ⅰ5・人欠	要介護5 972単位		680	
54	9393	地経福祉施設Ⅰ5・夜減・人欠	夜勤の勤務条件に関する基準を満たさない場合 ×97%		660	
54	9355	地経福祉施設Ⅱ1・人欠	(2) 経過的地域密着型介護老人福祉施設入所者生活介護費(Ⅱ) <多床室> 要介護1 697単位		488	
54	9357	地経福祉施設Ⅱ1・夜減・人欠	夜勤の勤務条件に関する基準を満たさない場合 ×97%		473	
54	9365	地経福祉施設Ⅱ2・人欠	要介護2 765単位		536	
54	9367	地経福祉施設Ⅱ2・夜減・人欠	夜勤の勤務条件に関する基準を満たさない場合 ×97%		519	
54	9375	地経福祉施設Ⅱ3・人欠	要介護3 837単位		586	
54	9377	地経福祉施設Ⅱ3・夜減・人欠	夜勤の勤務条件に関する基準を満たさない場合 ×97%		568	
54	9385	地経福祉施設Ⅱ4・人欠	要介護4 905単位		634	
54	9387	地経福祉施設Ⅱ4・夜減・人欠	夜勤の勤務条件に関する基準を満たさない場合 ×97%		615	
54	9395	地経福祉施設Ⅱ5・人欠	要介護5 972単位		680	
54	9397	地経福祉施設Ⅱ5・夜減・人欠	夜勤の勤務条件に関する基準を満たさない場合 ×97%		660	
			ニ 経過的ユニット型地域密着型介護老人福祉施設入所者生活介護費			
54	9951	経地ユ型福祉施設Ⅰ1・人欠	(一) 経過的ユニット型地域密着型介護老人福祉施設入所者生活介護費(Ⅰ) <ユニット型個室> 要介護1 771単位	介護・看護職員又は介護支援専門員が欠員の場合 ×70%	540	
54	9533	経地ユ型福祉施設Ⅰ1・人欠・未	ユニットケア体制未整備減算 ×97%		524	
54	9953	経地ユ型福祉施設Ⅰ1・夜・人欠	夜勤の勤務条件に関する基準を満たさない場合 ×97%		524	
54	9534	経地ユ型福祉施設Ⅰ1・夜・人欠・未	ユニットケア体制未整備減算 ×97%		508	
54	9961	経地ユ型福祉施設Ⅰ2・人欠	要介護2 838単位		587	
54	9535	経地ユ型福祉施設Ⅰ2・人欠・未	ユニットケア体制未整備減算 ×97%		569	
54	9963	経地ユ型福祉施設Ⅰ2・夜・人欠	夜勤の勤務条件に関する基準を満たさない場合 ×97%		569	
54	9536	経地ユ型福祉施設Ⅰ2・夜・人欠・未	ユニットケア体制未整備減算 ×97%		552	
54	9971	経地ユ型福祉施設Ⅰ3・人欠	要介護3 913単位		639	
54	9537	経地ユ型福祉施設Ⅰ3・人欠・未	ユニットケア体制未整備減算 ×97%		620	
54	9973	経地ユ型福祉施設Ⅰ3・夜・人欠	夜勤の勤務条件に関する基準を満たさない場合 ×97%		620	
54	9538	経地ユ型福祉施設Ⅰ3・夜・人欠・未	ユニットケア体制未整備減算 ×97%		601	
54	9981	経地ユ型福祉施設Ⅰ4・人欠	要介護4 982単位		687	
54	9539	経地ユ型福祉施設Ⅰ4・人欠・未	ユニットケア体制未整備減算 ×97%		666	
54	9983	経地ユ型福祉施設Ⅰ4・夜・人欠	夜勤の勤務条件に関する基準を満たさない場合 ×97%		667	
54	9540	経地ユ型福祉施設Ⅰ4・夜・人欠・未	ユニットケア体制未整備減算 ×97%		647	
54	9991	経地ユ型福祉施設Ⅰ5・人欠	要介護5 1,048単位		734	
54	9541	経地ユ型福祉施設Ⅰ5・人欠・未	ユニットケア体制未整備減算 ×97%		712	
54	9993	経地ユ型福祉施設Ⅰ5・夜・人欠	夜勤の勤務条件に関する基準を満たさない場合 ×97%		712	
54	9542	経地ユ型福祉施設Ⅰ5・夜・人欠・未	ユニットケア体制未整備減算 ×97%		691	
54	9955	経地ユ型福祉施設Ⅱ1・人欠	(二) 経過的ユニット型地域密着型介護老人福祉施設入所者生活介護費(Ⅱ) <ユニット型個室的多床室> 要介護1 771単位		540	
54	9543	経地ユ型福祉施設Ⅱ1・人欠・未	ユニットケア体制未整備減算 ×97%		524	
54	9957	経地ユ型福祉施設Ⅱ1・夜・人欠	夜勤の勤務条件に関する基準を満たさない場合 ×97%		524	
54	9544	経地ユ型福祉施設Ⅱ1・夜・人欠・未	ユニットケア体制未整備減算 ×97%		508	
54	9965	経地ユ型福祉施設Ⅱ2・人欠	要介護2 838単位		587	
54	9545	経地ユ型福祉施設Ⅱ2・人欠・未	ユニットケア体制未整備減算 ×97%		569	
54	9967	経地ユ型福祉施設Ⅱ2・夜・人欠	夜勤の勤務条件に関する基準を満たさない場合 ×97%		569	
54	9546	経地ユ型福祉施設Ⅱ2・夜・人欠・未	ユニットケア体制未整備減算 ×97%		552	
54	9975	経地ユ型福祉施設Ⅱ3・人欠	要介護3 913単位		639	
54	9547	経地ユ型福祉施設Ⅱ3・人欠・未	ユニットケア体制未整備減算 ×97%		620	
54	9977	経地ユ型福祉施設Ⅱ3・夜・人欠	夜勤の勤務条件に関する基準を満たさない場合 ×97%		620	
54	9548	経地ユ型福祉施設Ⅱ3・夜・人欠・未	ユニットケア体制未整備減算 ×97%		601	
54	9985	経地ユ型福祉施設Ⅱ4・人欠	要介護4 982単位		687	
54	9549	経地ユ型福祉施設Ⅱ4・人欠・未	ユニットケア体制未整備減算 ×97%		666	
54	9987	経地ユ型福祉施設Ⅱ4・夜・人欠	夜勤の勤務条件に関する基準を満たさない場合 ×97%		667	
54	9550	経地ユ型福祉施設Ⅱ4・夜・人欠・未	ユニットケア体制未整備減算 ×97%		647	
54	9995	経地ユ型福祉施設Ⅱ5・人欠	要介護5 1,048単位		734	
54	9551	経地ユ型福祉施設Ⅱ5・人欠・未	ユニットケア体制未整備減算 ×97%		712	
54	9997	経地ユ型福祉施設Ⅱ5・夜・人欠	夜勤の勤務条件に関する基準を満たさない場合 ×97%		712	
54	9552	経地ユ型福祉施設Ⅱ5・夜・人欠・未	ユニットケア体制未整備減算 ×97%		691	

地域密着

地域福生

8 複合型サービスサービスコード表

イ　複合型サービス（看護小規模多機能型居宅介護・短期利用以外）サービスコード表

サービスコード 種類	サービスコード 項目	サービス内容略称		算定項目		合成単位数	給付管理単位数	算定単位
77	1111	看護小規模11	イ 看護小規模多機能型居宅介護費	(1)同一建物に居住する者以外の者に対して行う場合	要介護1　12,447 単位	12,447		1月につき
77	1121	看護小規模12			要介護2　17,415 単位	17,415		
77	1131	看護小規模13			要介護3　24,481 単位	24,481		
77	1141	看護小規模14			要介護4　27,766 単位	27,766		
77	1151	看護小規模15			要介護5　31,408 単位	31,408		
77	1211	看護小規模21		(2)同一建物に居住する者に対して行う場合	要介護1　11,214 単位	11,214	12,447	
77	1221	看護小規模22			要介護2　15,691 単位	15,691	17,415	
77	1231	看護小規模23			要介護3　22,057 単位	22,057	24,481	
77	1241	看護小規模24			要介護4　25,017 単位	25,017	27,766	
77	1251	看護小規模25			要介護5　28,298 単位	28,298	31,408	

地域密着

複合型サ

サービスコード 種類	項目	サービス内容略称	算定項目			合成単位数	給付管理単位数	算定単位
77	C201	看護小規模高齢者虐待防止未実施減算11	高齢者虐待防止措置未実施減算	イ 看護小規模多機能型居宅介護費	(1)同一建物に居住する者以外の者に対して行う場合 要介護1 124 単位減算	-124		1月につき
77	C203	看護小規模高齢者虐待防止未実施減算12			要介護2 174 単位減算	-174		
77	C205	看護小規模高齢者虐待防止未実施減算13			要介護3 245 単位減算	-245		
77	C207	看護小規模高齢者虐待防止未実施減算14			要介護4 278 単位減算	-278		
77	C209	看護小規模高齢者虐待防止未実施減算15			要介護5 314 単位減算	-314		
77	C211	看護小規模高齢者虐待防止未実施減算21			(2)同一建物に居住する者に対して行う場合 要介護1 112 単位減算	-112	-124	
77	C213	看護小規模高齢者虐待防止未実施減算22			要介護2 157 単位減算	-157	-174	
77	C215	看護小規模高齢者虐待防止未実施減算23			要介護3 221 単位減算	-221	-245	
77	C217	看護小規模高齢者虐待防止未実施減算24			要介護4 250 単位減算	-250	-278	
77	C219	看護小規模高齢者虐待防止未実施減算25			要介護5 283 単位減算	-283	-314	
77	D201	看護小規模業務継続計画未策定減算11	業務継続計画未策定減算	イ 看護小規模多機能型居宅介護費	(1)同一建物に居住する者以外の者に対して行う場合 要介護1 124 単位減算	-124		
77	D203	看護小規模業務継続計画未策定減算12			要介護2 174 単位減算	-174		
77	D205	看護小規模業務継続計画未策定減算13			要介護3 245 単位減算	-245		
77	D207	看護小規模業務継続計画未策定減算14			要介護4 278 単位減算	-278		
77	D209	看護小規模業務継続計画未策定減算15			要介護5 314 単位減算	-314		
77	D211	看護小規模業務継続計画未策定減算21			(2)同一建物に居住する者に対して行う場合 要介護1 112 単位減算	-112	-124	
77	D213	看護小規模業務継続計画未策定減算22			要介護2 157 単位減算	-157	-174	
77	D215	看護小規模業務継続計画未策定減算23			要介護3 221 単位減算	-221	-245	
77	D217	看護小規模業務継続計画未策定減算24			要介護4 250 単位減算	-250	-278	
77	D219	看護小規模業務継続計画未策定減算25			要介護5 283 単位減算	-283	-314	
77	8200	看護小規模過少サービス減算	過少サービスに対する減算		所定単位数の 30% 減算			
77	8202	看護小規模サテライト体制未整備減算	サテライト体制未整備減算		所定単位数の 3% 減算			
77	8000	特別地域看護小規模多機能型居宅介護加算	特別地域看護小規模多機能型居宅介護加算		所定単位数の 15% 加算			
77	8100	看護小規模小規模事業所加算	中山間地域等における小規模事業所加算		所定単位数の 10% 加算			
77	6310	看護小規模中山間地域等提供加算	中山間地域等に居住する者へのサービス提供加算		所定単位数の 5% 加算			
77	6021	看護小規模訪問看護体制減算1	訪問看護体制減算		要介護1 925 単位減算	-925		
77	6023	看護小規模訪問看護体制減算2			要介護2 925 単位減算	-925		
77	6025	看護小規模訪問看護体制減算3			要介護3 925 単位減算	-925		
77	6027	看護小規模訪問看護体制減算4			要介護4 1,850 単位減算	-1,850		
77	6029	看護小規模訪問看護体制減算5			要介護5 2,914 単位減算	-2,914		
77	6001	看護小規模医療訪問看護減算1	末期の悪性腫瘍等により医療保険の訪問看護が行われる場合の減算		要介護1 925 単位減算	-925		
77	6003	看護小規模医療訪問看護減算2			要介護2 925 単位減算	-925		
77	6005	看護小規模医療訪問看護減算3			要介護3 925 単位減算	-925		
77	6007	看護小規模医療訪問看護減算4			要介護4 1,850 単位減算	-1,850		
77	6009	看護小規模医療訪問看護減算5			要介護5 2,914 単位減算	-2,914		
77	6011	看護小規模訪問看護特別指示減算1	特別の指示により頻回に医療保険の訪問看護が行われる場合の減算		要介護1 30 単位減算	-30		1日につき
77	6012	看護小規模訪問看護特別指示減算2			要介護2 30 単位減算	-30		
77	6013	看護小規模訪問看護特別指示減算3			要介護3 30 単位減算	-30		
77	6014	看護小規模訪問看護特別指示減算4			要介護4 60 単位減算	-60		
77	6015	看護小規模訪問看護特別指示減算5			要介護5 95 単位減算	-95		
77	6300	看護小規模初期加算	ハ 初期加算		30 単位加算	30		
77	6126	看護小規模認知症加算Ⅰ	ニ 認知症加算	(1) 認知症加算（Ⅰ）	920 単位加算	920		1月につき
77	6127	看護小規模認知症加算Ⅱ		(2) 認知症加算（Ⅱ）	890 単位加算	890		
77	6128	看護小規模認知症加算Ⅲ		(3) 認知症加算（Ⅲ）	760 単位加算	760		
77	6129	看護小規模認知症加算Ⅳ		(4) 認知症加算（Ⅳ）	460 単位加算	460		
77	6109	看護小規模若年性認知症受入加算	ホ 若年性認知症利用者受入加算		800 単位加算	800		
77	6116	看護小規模栄養アセスメント加算	ト 栄養アセスメント加算		50 単位加算	50		
77	5605	看護小規模栄養改善加算	チ 栄養改善加算		200 単位加算	200		月2回限度
77	6202	看護小規模口腔栄養スクリーニング加算Ⅰ	リ 口腔・栄養スクリーニング加算	(1)口腔・栄養スクリーニング加算（Ⅰ）(6月に1回を限度)	20 単位加算	20		1回につき
77	6201	看護小規模口腔栄養スクリーニング加算Ⅱ		(2)口腔・栄養スクリーニング加算（Ⅱ）(6月に1回を限度)	5 単位加算	5		
77	5600	看護小規模口腔機能向上加算Ⅰ	ヌ 口腔機能向上加算	(1)口腔機能向上加算（Ⅰ）	150 単位加算	150		月2回限度
77	5606	看護小規模口腔機能向上加算Ⅱ		(2)口腔機能向上加算（Ⅱ）	160 単位加算	160		
77	4003	看護小規模退院時共同指導加算	ル 退院時共同指導加算		600 単位加算	600		1回につき
77	3100	看護小規模緊急時対応加算	ヲ 緊急時対応加算		774 単位加算	774		1月につき
77	4000	看護小規模特別管理加算Ⅰ	ワ 特別管理加算	(1) 特別管理加算（Ⅰ）	500 単位加算	500		
77	4001	看護小規模特別管理加算Ⅱ		(2) 特別管理加算（Ⅱ）	250 単位加算	250		
77	4022	看護小規模専門管理加算1	カ 専門管理加算	緩和ケア等に係る研修を受けた看護師が計画的な管理を行った場合 250 単位加算		250		月1回限度
77	4023	看護小規模専門管理加算2		特定行為研修を修了した看護師が計画的な管理を行った場合 250 単位加算		250		
77	6100	看護小規模ターミナルケア加算	ヨ ターミナルケア加算		2,500 単位加算	2,500		死亡月につき
77	4021	看護小規模遠隔死亡診断補助加算	タ 遠隔死亡診断補助加算		150 単位加算	150		

地域
密着

複合
型サ

サービスコード 種類	項目	サービス内容略称	算定項目			合成単位数	給付管理単位数	算定単位
77	4014	看護小規模看護体制強化加算Ⅰ	レ 看護体制強化加算	(1)看護体制強化加算(Ⅰ)	3,000 単位加算	3,000		1月につき
77	4015	看護小規模看護体制強化加算Ⅱ		(2)看護体制強化加算(Ⅱ)	2,500 単位加算	2,500		
77	4005	看護小規模訪問体制強化加算	ソ 訪問体制強化加算	1,000 単位加算		1,000		
77	4009	看護小規模総合マネジメント加算Ⅰ	ツ 総合マネジメント体制強化加算	(1)総合マネジメント体制強化加算(Ⅰ)	1,200 単位加算	1,200		
77	4010	看護小規模総合マネジメント加算Ⅱ		(2)総合マネジメント体制強化加算(Ⅱ)	800 単位加算	800		
77	6355	看護小規模褥瘡マネジメント加算Ⅰ	ネ 褥瘡マネジメント加算	(1)褥瘡マネジメント加算(Ⅰ)	3 単位加算	3		
77	6356	看護小規模褥瘡マネジメント加算Ⅱ		(2)褥瘡マネジメント加算(Ⅱ)	13 単位加算	13		
77	6358	看護小規模排せつ支援加算Ⅰ	ナ 排せつ支援加算	(1)排せつ支援加算(Ⅰ)	10 単位加算	10		
77	6359	看護小規模排せつ支援加算Ⅱ		(2)排せつ支援加算(Ⅱ)	15 単位加算	15		
77	6360	看護小規模排せつ支援加算Ⅲ		(3)排せつ支援加算(Ⅲ)	20 単位加算	20		
77	6361	看護小規模科学的介護推進体制加算	ラ 科学的介護推進体制加算	40 単位加算		40		
77	6237	看護小規模生産性向上推進体制加算Ⅰ	ム 生産性向上推進体制加算	(1)生産性向上推進体制加算(Ⅰ)	100 単位加算	100		
77	6238	看護小規模生産性向上推進体制加算Ⅱ		(2)生産性向上推進体制加算(Ⅱ)	10 単位加算	10		
77	6099	看護小規模サービス提供体制加算Ⅰ	ウ サービス提供体制強化加算	(1)サービス提供体制強化加算(Ⅰ)	750 単位加算	750		
77	6111	看護小規模サービス提供体制加算Ⅱ		(2)サービス提供体制強化加算(Ⅱ)	640 単位加算	640		
77	6103	看護小規模サービス提供体制加算Ⅲ		(3)サービス提供体制強化加算(Ⅲ)	350 単位加算	350		
77	6114	看護小規模処遇改善加算Ⅰ	ヰ 介護職員等処遇改善加算	(1)介護職員等処遇改善加算(Ⅰ)	所定単位数の 149/1000 加算			
77	6112	看護小規模処遇改善加算Ⅱ		(2)介護職員等処遇改善加算(Ⅱ)	所定単位数の 146/1000 加算			
77	6104	看護小規模処遇改善加算Ⅲ		(3)介護職員等処遇改善加算(Ⅲ)	所定単位数の 134/1000 加算			
77	6380	看護小規模処遇改善加算Ⅳ		(4)介護職員等処遇改善加算(Ⅳ)	所定単位数の 106/1000 加算			
77	6381	看護小規模処遇改善加算Ⅴ1		(5)介護職員等処遇改善加算(Ⅴ) (一)介護職員等処遇改善加算(Ⅴ)(1)	所定単位数の 132/1000 加算			
77	6382	看護小規模処遇改善加算Ⅴ2		(二)介護職員等処遇改善加算(Ⅴ)(2)	所定単位数の 121/1000 加算			
77	6383	看護小規模処遇改善加算Ⅴ3		(三)介護職員等処遇改善加算(Ⅴ)(3)	所定単位数の 129/1000 加算			
77	6384	看護小規模処遇改善加算Ⅴ4		(四)介護職員等処遇改善加算(Ⅴ)(4)	所定単位数の 118/1000 加算			
77	6385	看護小規模処遇改善加算Ⅴ5		(五)介護職員等処遇改善加算(Ⅴ)(5)	所定単位数の 104/1000 加算			
77	6386	看護小規模処遇改善加算Ⅴ6		(六)介護職員等処遇改善加算(Ⅴ)(6)	所定単位数の 101/1000 加算			
77	6387	看護小規模処遇改善加算Ⅴ7		(七)介護職員等処遇改善加算(Ⅴ)(7)	所定単位数の 88/1000 加算			
77	6388	看護小規模処遇改善加算Ⅴ8		(八)介護職員等処遇改善加算(Ⅴ)(8)	所定単位数の 117/1000 加算			
77	6389	看護小規模処遇改善加算Ⅴ9		(九)介護職員等処遇改善加算(Ⅴ)(9)	所定単位数の 85/1000 加算			
77	6390	看護小規模処遇改善加算Ⅴ10		(十)介護職員等処遇改善加算(Ⅴ)(10)	所定単位数の 71/1000 加算			
77	6391	看護小規模処遇改善加算Ⅴ11		(十一)介護職員等処遇改善加算(Ⅴ)(11)	所定単位数の 89/1000 加算			
77	6392	看護小規模処遇改善加算Ⅴ12		(十二)介護職員等処遇改善加算(Ⅴ)(12)	所定単位数の 68/1000 加算			
77	6393	看護小規模処遇改善加算Ⅴ13		(十三)介護職員等処遇改善加算(Ⅴ)(13)	所定単位数の 73/1000 加算			
77	6394	看護小規模処遇改善加算Ⅴ14		(十四)介護職員等処遇改善加算(Ⅴ)(14)	所定単位数の 56/1000 加算			

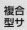

地域密着

サービスコード 種類	項目	サービス内容略称	算定項目	合成単位数	給付管理単位数	算定単位
77	7101	看護小規模市町村独自加算1	看護小規模多機能型居宅介護費市町村独自加算（市町村が定める単位数を算定） 50 単位加算	50		1月につき
77	7103	看護小規模市町村独自加算2	100 単位加算	100		
77	7105	看護小規模市町村独自加算3	150 単位加算	150		
77	7107	看護小規模市町村独自加算4	200 単位加算	200		
77	7109	看護小規模市町村独自加算5	250 単位加算	250		
77	7111	看護小規模市町村独自加算6	300 単位加算	300		
77	7113	看護小規模市町村独自加算7	350 単位加算	350		
77	7115	看護小規模市町村独自加算8	400 単位加算	400		
77	7117	看護小規模市町村独自加算9	450 単位加算	450		
77	7119	看護小規模市町村独自加算10	500 単位加算	500		
77	7121	看護小規模市町村独自加算11	550 単位加算	550		
77	7123	看護小規模市町村独自加算12	600 単位加算	600		
77	7125	看護小規模市町村独自加算13	650 単位加算	650		
77	7127	看護小規模市町村独自加算14	700 単位加算	700		
77	7129	看護小規模市町村独自加算15	750 単位加算	750		
77	7131	看護小規模市町村独自加算16	800 単位加算	800		
77	7133	看護小規模市町村独自加算17	850 単位加算	850		
77	7135	看護小規模市町村独自加算18	900 単位加算	900		
77	7137	看護小規模市町村独自加算19	950 単位加算	950		
77	7139	看護小規模市町村独自加算20	1,000 単位加算	1,000		

複合型サ

定員超過の場合

サービスコード 種類	サービスコード 項目	サービス内容略称	算定項目					合成 単位数	給付管理 単位数	算定 単位
77	8011	看護小規模11・定超	イ 看護小規模多機能型居宅介護費	(1)同一建物に居住する者以外の者に対して行う場合	要介護1 12,447 単位	定員超過の場合	× 70%	8,713		1月につき
77	8021	看護小規模12・定超			要介護2 17,415 単位			12,191		
77	8031	看護小規模13・定超			要介護3 24,481 単位			17,137		
77	8041	看護小規模14・定超			要介護4 27,766 単位			19,436		
77	8051	看護小規模15・定超			要介護5 31,408 単位			21,986		
77	8111	看護小規模21・定超		(2)同一建物に居住する者に対して行う場合	要介護1 11,214 単位			7,850	8,713	
77	8121	看護小規模22・定超			要介護2 15,691 単位			10,984	12,191	
77	8131	看護小規模23・定超			要介護3 22,057 単位			15,440	17,137	
77	8141	看護小規模24・定超			要介護4 25,017 単位			17,512	19,436	
77	8151	看護小規模25・定超			要介護5 28,298 単位			19,809	21,986	

従業者が欠員の場合

サービスコード 種類	サービスコード 項目	サービス内容略称	算定項目					合成 単位数	給付管理 単位数	算定 単位
77	9011	看護小規模11・人欠	イ 看護小規模多機能型居宅介護費	(1)同一建物に居住する者以外の者に対して行う場合	要介護1 12,447 単位	従業者が欠員の場合	× 70%	8,713		1月につき
77	9021	看護小規模12・人欠			要介護2 17,415 単位			12,191		
77	9031	看護小規模13・人欠			要介護3 24,481 単位			17,137		
77	9041	看護小規模14・人欠			要介護4 27,766 単位			19,436		
77	9051	看護小規模15・人欠			要介護5 31,408 単位			21,986		
77	9111	看護小規模21・人欠		(2)同一建物に居住する者に対して行う場合	要介護1 11,214 単位			7,850	8,713	
77	9121	看護小規模22・人欠			要介護2 15,691 単位			10,984	12,191	
77	9131	看護小規模23・人欠			要介護3 22,057 単位			15,440	17,137	
77	9141	看護小規模24・人欠			要介護4 25,017 単位			17,512	19,436	
77	9151	看護小規模25・人欠			要介護5 28,298 単位			19,809	21,986	

地域密着

登録期間が1月に満たない場合（日割計算用サービスコード）

サービスコード 種類	サービスコード 項目	サービス内容略称	算定項目					合成 単位数	給付管理 単位数	算定 単位
77	1112	看護小規模11・日割	イ 看護小規模多機能型居宅介護費	(1)同一建物に居住する者以外の者に対して行う場合	要介護1 12,447 単位	日割計算の場合 ÷ 30.4 日		409		1日につき
77	1122	看護小規模12・日割			要介護2 17,415 単位			573		
77	1132	看護小規模13・日割			要介護3 24,481 単位			805		
77	1142	看護小規模14・日割			要介護4 27,766 単位			913		
77	1152	看護小規模15・日割			要介護5 31,408 単位			1,033		
77	1212	看護小規模21・日割		(2)同一建物に居住する者に対して行う場合	要介護1 11,214 単位			369	409	
77	1222	看護小規模22・日割			要介護2 15,691 単位			516	573	
77	1232	看護小規模23・日割			要介護3 22,057 単位			726	805	
77	1242	看護小規模24・日割			要介護4 25,017 単位			823	913	
77	1252	看護小規模25・日割			要介護5 28,298 単位			931	1,033	
77	C202	看護小規模高齢者虐待防止未実施減算11日割	高齢者虐待防止措置未実施減算	イ 看護小規模多機能型居宅介護費 (1)同一建物に居住する者以外の者に対して行う場合	要介護1 124 単位減算			−4		
77	C204	看護小規模高齢者虐待防止未実施減算12日割			要介護2 174 単位減算			−6		
77	C206	看護小規模高齢者虐待防止未実施減算13日割			要介護3 245 単位減算			−8		
77	C208	看護小規模高齢者虐待防止未実施減算14日割			要介護4 278 単位減算			−9		
77	C210	看護小規模高齢者虐待防止未実施減算15日割			要介護5 314 単位減算			−10		
77	C212	看護小規模高齢者虐待防止未実施減算21日割		(2)同一建物に居住する者に対して行う場合	要介護1 112 単位減算			−4	−4	
77	C214	看護小規模高齢者虐待防止未実施減算22日割			要介護2 157 単位減算			−5	−6	
77	C216	看護小規模高齢者虐待防止未実施減算23日割			要介護3 221 単位減算			−7	−8	
77	C218	看護小規模高齢者虐待防止未実施減算24日割			要介護4 250 単位減算			−8	−9	
77	C220	看護小規模高齢者虐待防止未実施減算25日割			要介護5 283 単位減算			−9	−10	
77	D202	看護小規模業務継続計画未策定減算11日割	業務継続計画未策定減算	イ 看護小規模多機能型居宅介護費 (1)同一建物に居住する者以外の者に対して行う場合	要介護1 124 単位減算			−4		
77	D204	看護小規模業務継続計画未策定減算12日割			要介護2 174 単位減算			−6		
77	D206	看護小規模業務継続計画未策定減算13日割			要介護3 245 単位減算			−8		
77	D208	看護小規模業務継続計画未策定減算14日割			要介護4 278 単位減算			−9		
77	D210	看護小規模業務継続計画未策定減算15日割			要介護5 314 単位減算			−10		
77	D212	看護小規模業務継続計画未策定減算21日割		(2)同一建物に居住する者に対して行う場合	要介護1 112 単位減算			−4	−4	
77	D214	看護小規模業務継続計画未策定減算22日割			要介護2 157 単位減算			−5	−6	
77	D216	看護小規模業務継続計画未策定減算23日割			要介護3 221 単位減算			−7	−8	
77	D218	看護小規模業務継続計画未策定減算24日割			要介護4 250 単位減算			−8	−9	
77	D220	看護小規模業務継続計画未策定減算25日割			要介護5 283 単位減算			−9	−10	
77	8201	看護小規模過少サービス減算・日割	過少サービスに対する減算		所定単位数の 30% 減算					
77	8203	看護小規模サテライト体制未整備減算・日割	サテライト体制未整備減算		所定単位数の 3% 減算					
77	8001	特別地域看護小規模多機能型居宅介護加算・日割	特別地域看護小規模多機能型居宅介護加算		所定単位数の 15% 加算					
77	8101	看護小規模小規模事業所加算・日割	中山間地域等における小規模事業所加算		所定単位数の 10% 加算					
77	6311	看護小規模中山間地域等提供加算・日割	中山間地域等に居住する者へのサービス提供加算		所定単位数の 5% 加算					

複合型サ

サービスコード 種類	項目	サービス内容略称	算定項目			合成単位数	給付管理単位数	算定単位
77	6022	看護小規模訪問看護体制減算1日割	訪問看護体制減算	要介護1	925 単位減算	-30		1日につき
77	6024	看護小規模訪問看護体制減算2日割		要介護2	925 単位減算	-30		
77	6026	看護小規模訪問看護体制減算3日割		要介護3	925 単位減算	-30		
77	6028	看護小規模訪問看護体制減算4日割		要介護4	1,850 単位減算	-61		
77	6030	看護小規模訪問看護体制減算5日割		要介護5	2,914 単位減算	-96		
77	6002	看護小規模医療訪問看護減算1日割	末期の悪性腫瘍等により医療保険の訪問看護が行われる場合の減算	要介護1	925 単位減算	-30		
77	6004	看護小規模医療訪問看護減算2日割		要介護2	925 単位減算	-30		
77	6006	看護小規模医療訪問看護減算3日割		要介護3	925 単位減算	-30		
77	6008	看護小規模医療訪問看護減算4日割		要介護4	1,850 単位減算	-61		
77	6010	看護小規模医療訪問看護減算5日割		要介護5	2,914 単位減算	-96		
77	7102	看護小規模市町村独自加算1日割	看護小規模多機能型居宅介護費市町村独自加算（市町村が定める単位数を算定）		50 単位加算	2		
77	7104	看護小規模市町村独自加算2日割			100 単位加算	3		
77	7106	看護小規模市町村独自加算3日割			150 単位加算	5		
77	7108	看護小規模市町村独自加算4日割			200 単位加算	7		
77	7110	看護小規模市町村独自加算5日割			250 単位加算	8		
77	7112	看護小規模市町村独自加算6日割			300 単位加算	10		
77	7114	看護小規模市町村独自加算7日割			350 単位加算	12		
77	7116	看護小規模市町村独自加算8日割			400 単位加算	13		
77	7118	看護小規模市町村独自加算9日割			450 単位加算	15		
77	7120	看護小規模市町村独自加算10日割			500 単位加算	16		
77	7122	看護小規模市町村独自加算11日割			550 単位加算	18		
77	7124	看護小規模市町村独自加算12日割			600 単位加算	20		
77	7126	看護小規模市町村独自加算13日割			650 単位加算	21		
77	7128	看護小規模市町村独自加算14日割			700 単位加算	23		
77	7130	看護小規模市町村独自加算15日割			750 単位加算	25		
77	7132	看護小規模市町村独自加算16日割			800 単位加算	26		
77	7134	看護小規模市町村独自加算17日割			850 単位加算	28		
77	7136	看護小規模市町村独自加算18日割			900 単位加算	30		
77	7138	看護小規模市町村独自加算19日割			950 単位加算	31		
77	7140	看護小規模市町村独自加算20日割			1,000 単位加算	33		

サービスコード 種類	項目	サービス内容略称	算定項目				合成単位数	給付管理単位数	算定単位
77	8012	看護小規模11・超・日割	イ 看護小規模多機能型居宅介護費	(1)同一建物に居住する者以外の者に対して行う場合	要介護1 12,447 単位	定員超過の場合 × 70%	日割計算の場合 ÷ 30.4 日	287		1日につき
77	8022	看護小規模12・超・日割			要介護2 17,415 単位			401		
77	8032	看護小規模13・超・日割			要介護3 24,481 単位			564		
77	8042	看護小規模14・超・日割			要介護4 27,766 単位			639		
77	8052	看護小規模15・超・日割			要介護5 31,408 単位			723		
77	8112	看護小規模21・超・日割		(2)同一建物に居住する者に対して行う場合	要介護1 11,214 単位			258	287	
77	8122	看護小規模22・超・日割			要介護2 15,691 単位			361	401	
77	8132	看護小規模23・超・日割			要介護3 22,057 単位			508	564	
77	8142	看護小規模24・超・日割			要介護4 25,017 単位			576	639	
77	8152	看護小規模25・超・日割			要介護5 28,298 単位			652	723	

サービスコード 種類	項目	サービス内容略称	算定項目				合成単位数	給付管理単位数	算定単位
77	9012	看護小規模11・欠・日割	イ 看護小規模多機能型居宅介護費	(1)同一建物に居住する者以外の者に対し	要介護1 12,447 単位	従業者が欠員の場合 × 70%	日割計算の場合 ÷ 30.4 日	287		1日につき
77	9022	看護小規模12・欠・日割			要介護2 17,415 単位			401		
77	9032	看護小規模13・欠・日割			要介護3 24,481 単位			564		
77	9042	看護小規模14・欠・日割			要介護4 27,766 単位			639		
77	9052	看護小規模15・欠・日割			要介護5 31,408 単位			723		
77	9112	看護小規模21・欠・日割		(2)同一建物に居住する者に対して行う場	要介護1 11,214 単位			258	287	
77	9122	看護小規模22・欠・日割			要介護2 15,691 単位			361	401	
77	9132	看護小規模23・欠・日割			要介護3 22,057 単位			508	564	
77	9142	看護小規模24・欠・日割			要介護4 25,017 単位			576	639	
77	9152	看護小規模25・欠・日割			要介護5 28,298 単位			652	723	

地域密着

複合型サ

ロ 複合型サービス（看護小規模多機能型居宅介護・短期利用）サービスコード表

サービスコード 種類	サービスコード 項目	サービス内容略称	算定項目			合成 単位数	算定 単位
79	1311	短期看護小規模1	ロ 短期利用 居宅介護費	要介護1	571 単位	571	1日につき
79	1321	短期看護小規模2		要介護2	638 単位	638	
79	1331	短期看護小規模3		要介護3	706 単位	706	
79	1341	短期看護小規模4		要介護4	773 単位	773	
79	1351	短期看護小規模5		要介護5	839 単位	839	
79	C201	短期看護小規模高齢者虐待防止未実施減算1	高齢者虐待防止措置未実施減算	ロ 短期利用 居宅介護費	要介護1	6 単位減算	-6	
79	C202	短期看護小規模高齢者虐待防止未実施減算2			要介護2	6 単位減算	-6	
79	C203	短期看護小規模高齢者虐待防止未実施減算3			要介護3	7 単位減算	-7	
79	C204	短期看護小規模高齢者虐待防止未実施減算4			要介護4	8 単位減算	-8	
79	C205	短期看護小規模高齢者虐待防止未実施減算5			要介護5	8 単位減算	-8	
79	D201	短期看護小規模業務継続計画未策定減算1	業務継続計画未策定減算	ロ 短期利用 居宅介護費	要介護1	6 単位減算	-6	
79	D202	短期看護小規模業務継続計画未策定減算2			要介護2	6 単位減算	-6	
79	D203	短期看護小規模業務継続計画未策定減算3			要介護3	7 単位減算	-7	
79	D204	短期看護小規模業務継続計画未策定減算4			要介護4	8 単位減算	-8	
79	D205	短期看護小規模業務継続計画未策定減算5			要介護5	8 単位減算	-8	
79	8100	短期看護小規模小規模事業所加算	中山間地域等における小規模事業所加算			所定単位数の 10% 加算		
79	4001	短期看護小規模認知症緊急対応加算	ホ 認知症行動・心理症状緊急対応加算(7日間を限度)		200 単位加算	200	
79	6237	短期看護小規模生産性向上推進体制加算Ⅰ	ム 生産性向上推進体制加算	(1)生産性向上推進体制加算(Ⅰ)		100 単位加算	100	1月につき
79	6238	短期看護小規模生産性向上推進体制加算Ⅱ		(2)生産性向上推進体制加算(Ⅱ)		10 単位加算	10	
79	6099	短期看護小規模サービス提供体制加算Ⅰ	ウ サービス提供体制強化加算	(1) サービス提供体制強化加算(Ⅰ)		25 単位加算	25	1日につき
79	6111	短期看護小規模サービス提供体制加算Ⅱ		(2) サービス提供体制強化加算(Ⅱ)		21 単位加算	21	
79	6103	短期看護小規模サービス提供体制加算Ⅲ		(3) サービス提供体制強化加算(Ⅲ)		12 単位加算	12	
79	6114	短期看護小規模処遇改善加算Ⅰ	罕 介護職員等処遇改善加算	(1)介護職員等処遇改善加算(Ⅰ)		所定単位数の 149/1000 加算		1月につき
79	6112	短期看護小規模処遇改善加算Ⅱ		(2)介護職員等処遇改善加算(Ⅱ)		所定単位数の 146/1000 加算		
79	6104	短期看護小規模処遇改善加算Ⅲ		(3)介護職員等処遇改善加算(Ⅲ)		所定単位数の 134/1000 加算		
79	6380	短期看護小規模処遇改善加算Ⅳ		(4)介護職員等処遇改善加算(Ⅳ)		所定単位数の 106/1000 加算		
79	6381	短期看護小規模処遇改善加算Ⅴ1		(5)介護職員等処遇改善加算(Ⅴ)	(一) 介護職員等処遇改善加算(Ⅴ)(1)	所定単位数の 132/1000 加算		
79	6382	短期看護小規模処遇改善加算Ⅴ2			(二) 介護職員等処遇改善加算(Ⅴ)(2)	所定単位数の 121/1000 加算		
79	6383	短期看護小規模処遇改善加算Ⅴ3			(三) 介護職員等処遇改善加算(Ⅴ)(3)	所定単位数の 129/1000 加算		
79	6384	短期看護小規模処遇改善加算Ⅴ4			(四) 介護職員等処遇改善加算(Ⅴ)(4)	所定単位数の 118/1000 加算		
79	6385	短期看護小規模処遇改善加算Ⅴ5			(五) 介護職員等処遇改善加算(Ⅴ)(5)	所定単位数の 104/1000 加算		
79	6386	短期看護小規模処遇改善加算Ⅴ6			(六) 介護職員等処遇改善加算(Ⅴ)(6)	所定単位数の 101/1000 加算		
79	6387	短期看護小規模処遇改善加算Ⅴ7			(七) 介護職員等処遇改善加算(Ⅴ)(7)	所定単位数の 88/1000 加算		
79	6388	短期看護小規模処遇改善加算Ⅴ8			(八) 介護職員等処遇改善加算(Ⅴ)(8)	所定単位数の 117/1000 加算		
79	6389	短期看護小規模処遇改善加算Ⅴ9			(九) 介護職員等処遇改善加算(Ⅴ)(9)	所定単位数の 85/1000 加算		
79	6390	短期看護小規模処遇改善加算Ⅴ10			(十) 介護職員等処遇改善加算(Ⅴ)(10)	所定単位数の 71/1000 加算		
79	6391	短期看護小規模処遇改善加算Ⅴ11			(十一) 介護職員等処遇改善加算(Ⅴ)(11)	所定単位数の 89/1000 加算		
79	6392	短期看護小規模処遇改善加算Ⅴ12			(十二) 介護職員等処遇改善加算(Ⅴ)(12)	所定単位数の 68/1000 加算		
79	6393	短期看護小規模処遇改善加算Ⅴ13			(十三) 介護職員等処遇改善加算(Ⅴ)(13)	所定単位数の 73/1000 加算		
79	6394	短期看護小規模処遇改善加算Ⅴ14			(十四) 介護職員等処遇改善加算(Ⅴ)(14)	所定単位数の 56/1000 加算		

定員超過の場合

サービスコード 種類	サービスコード 項目	サービス内容略称	算定項目				合成 単位数	算定 単位
79	8211	短期看護小規模1・定超	ロ 短期利用 居宅介護費	要介護1	571 単位		400	1日につき
79	8221	短期看護小規模2・定超		要介護2	638 単位	定員超過の場合	447	
79	8231	短期看護小規模3・定超		要介護3	706 単位		494	
79	8241	短期看護小規模4・定超		要介護4	773 単位	× 70%	541	
79	8251	短期看護小規模5・定超		要介護5	839 単位		587	

従業者が欠員の場合

サービスコード 種類	サービスコード 項目	サービス内容略称	算定項目				合成 単位数	算定 単位
79	9211	短期看護小規模1・人欠	ロ 短期利用 居宅介護費	要介護1	571 単位		400	1日につき
79	9221	短期看護小規模2・人欠		要介護2	638 単位	従業者が欠員の場合	447	
79	9231	短期看護小規模3・人欠		要介護3	706 単位		494	
79	9241	短期看護小規模4・人欠		要介護4	773 単位	× 70%	541	
79	9251	短期看護小規模5・人欠		要介護5	839 単位		587	

地域密着

複合型サ

Ⅱ　特定入所者介護サービス費（地域密着型）サービスコード

食費及び滞在費の基準費用額（令和６年８月施行）

サービスコード		サービス内容略称		算定項目			費用額	算定
種類	項目						（円）	単位
59	5411	地域福祉施設食費	地域密着型	食費		1,445 円	1,445	1日につき
59	5421	地域福祉施設ユニット型個室	介護老人福祉施設	居住費	ユニット型個室	2,066 円	2,066	
59	5422	地域福祉施設ユニット型個室的多床室			ユニット型個室的多床室	1,728 円	1,728	
59	5423	地域福祉施設従来型個室			従来型個室	1,231 円	1,231	
59	5424	地域福祉施設多床室			多床室	915 円	915	

介護給付費単位数等サービスコード表

（令和6年6月・8月施行版）

介護予防サービス

Ⅰ　介護予防サービスコード
　　1　介護予防訪問入浴介護サービスコード表 ……………………………… 410
　　2　介護予防訪問看護サービスコード表 ……………………………………… 411
　　3　介護予防訪問リハビリテーションサービスコード表 ………………… 420
　　4　介護予防居宅療養管理指導サービスコード表 ………………………… 421
　　5　介護予防通所リハビリテーションサービスコード表 ………………… 422
　　6　介護予防短期入所生活介護サービスコード表 ………………………… 425
　　7　介護予防短期入所療養介護サービスコード表
　　　イ　介護老人保健施設における介護予防短期入所療養介護 ………… 431
　　　ロ　療養病床を有する病院における介護予防短期入所療養介護 …… 443
　　　ハ　診療所における介護予防短期入所療養介護 …………………………… 458
　　　ホ　介護医療院における介護予防短期入所療養介護費 ……………… 461
　　8　介護予防特定施設入居者生活介護サービスコード表 ………………… 474
　　9　介護予防福祉用具貸与サービスコード表 ……………………………… 478
Ⅱ　地域密着型介護予防サービスコード
　　1　介護予防認知症対応型通所介護サービスコード表 …………………… 479
　　2　介護予防小規模多機能型居宅介護サービスコード表 ………………… 484
　　3　介護予防認知症対応型共同生活介護サービスコード表 ……………… 487
Ⅲ　介護予防支援サービスコード
　　　介護予防支援サービスコード表 ……………………………………………… 490
Ⅳ　特定入所者介護予防サービス費サービスコード ……………………………… 490

[脚注]
1．単位数算定記号の説明

＋○○単位　⇒　所定単位数　＋　○○単位
－○○単位　⇒　所定単位数　－　○○単位
×○○％　　⇒　所定単位数　×　○○／100
○○％加算　⇒　所定単位数　＋　所定単位数　×　○○／100
○○％減算　⇒　所定単位数　－　所定単位数　×　○○／100

2．各項目の留意点

各項目の留意点は以下のとおり。

項目	留意点
サービスコード	数字又は英字とする。 英字は大文字アルファベットのみであり、「I」,「O」,「Q」を除く。
サービス内容略称	全角32文字以内とする。

I　介護予防サービスコード

1 介護予防訪問入浴介護サービスコード表

サービスコード 種類	サービスコード 項目	サービス内容略称	算定項目						合成 単位数	算定 単位
62	1111	予防訪問入浴	イ 看護職員1人及び介護職員1人 856 単位						856	1回につき
62	1112	予防訪問入浴・部分浴					清拭又は部分浴のとき	× 90%	770	
62	1121	予防訪問入浴・職員			介護職員2人の場合				813	
62	1122	予防訪問入浴・職員・部分浴			× 95%		清拭又は部分浴のとき	× 90%	732	
62	1131	予防訪問入浴・虐防	高齢者虐待防止措置未実施減算						847	
62	1132	予防訪問入浴・虐防・部分浴					清拭又は部分浴のとき	× 90%	762	
62	1133	予防訪問入浴・虐防・職員		1% 減算	介護職員2人の場合				805	
62	1134	予防訪問入浴・虐防・職員・部分浴			× 95%		清拭又は部分浴のとき	× 90%	725	
62	4111	予防訪問入浴同一建物減算1	事業所と同一建物の利用者等にサービスを行う場合	同一敷地内建物等の利用者又はこれ以外の同一建物の利用者20人以上にサービスを行う場合			所定単位数の	10% 減算		1月につき
62	4112	予防訪問入浴同一建物減算2		同一敷地内建物等の利用者50人以上にサービスを行う場合			所定単位数の	15% 減算		
62	8000	予防特別地域訪問入浴介護加算	特別地域介護予防訪問入浴介護加算				所定単位数の	15% 加算		1回につき
62	8100	予防訪問入浴小規模事業所加算	中山間地域等における小規模事業所加算				所定単位数の	10% 加算		
62	8110	予防訪問入浴中山間地域等提供加算	中山間地域等に居住する者へのサービス提供加算				所定単位数の	5% 加算		
62	4001	予防訪問入浴初回加算	ロ 初回加算				200 単位加算		200	1月につき
62	6133	予防訪問入浴認知症専門ケア加算I	ハ 認知症専門ケア加算	(1)認知症専門ケア加算（I）			3 単位加算		3	1日につき
62	6134	予防訪問入浴認知症専門ケア加算II		(2)認知症専門ケア加算（II）			4 単位加算		4	
62	6099	予訪問入浴サービス提供体制加算I	ニ サービス提供体制強化加算	(1)サービス提供体制強化加算（I）			44 単位加算		44	1回につき
62	6100	予訪問入浴サービス提供体制加算II		(2)サービス提供体制強化加算（II）			36 単位加算		36	
62	6101	予訪問入浴サービス提供体制加算III		(3)サービス提供体制強化加算（III）			12 単位加算		12	
62	6106	予防訪問入浴処遇改善加算I	ホ 介護職員等処遇改善加算	(1) 介護職員等処遇改善加算（I）			所定単位数の 100/1000 加算			1月につき
62	6105	予防訪問入浴処遇改善加算II		(2) 介護職員等処遇改善加算（II）			所定単位数の 94/1000 加算			
62	6102	予防訪問入浴処遇改善加算III*		(3) 介護職員等処遇改善加算（III）			所定単位数の 79/1000 加算			
62	6380	予防訪問入浴処遇改善加算IV		(4) 介護職員等処遇改善加算（IV）			所定単位数の 63/1000 加算			
62	6381	予防訪問入浴処遇改善加算V1		(5) 介護職員等処遇改善加算（V）	(一)介護職員等処遇改善加算（V）(1)		所定単位数の 89/1000 加算			
62	6382	予防訪問入浴処遇改善加算V2			(二)介護職員等処遇改善加算（V）(2)		所定単位数の 84/1000 加算			
62	6383	予防訪問入浴処遇改善加算V3			(三)介護職員等処遇改善加算（V）(3)		所定単位数の 83/1000 加算			
62	6384	予防訪問入浴処遇改善加算V4			(四)介護職員等処遇改善加算（V）(4)		所定単位数の 78/1000 加算			
62	6385	予防訪問入浴処遇改善加算V5			(五)介護職員等処遇改善加算（V）(5)		所定単位数の 73/1000 加算			
62	6386	予防訪問入浴処遇改善加算V6			(六)介護職員等処遇改善加算（V）(6)		所定単位数の 67/1000 加算			
62	6387	予防訪問入浴処遇改善加算V7			(七)介護職員等処遇改善加算（V）(7)		所定単位数の 65/1000 加算			
62	6388	予防訪問入浴処遇改善加算V8			(八)介護職員等処遇改善加算（V）(8)		所定単位数の 68/1000 加算			
62	6389	予防訪問入浴処遇改善加算V9			(九)介護職員等処遇改善加算（V）(9)		所定単位数の 59/1000 加算			
62	6390	予防訪問入浴処遇改善加算V10			(十)介護職員等処遇改善加算（V）(10)		所定単位数の 54/1000 加算			
62	6391	予防訪問入浴処遇改善加算V11			(十一)介護職員等処遇改善加算（V）(11)		所定単位数の 52/1000 加算			
62	6392	予防訪問入浴処遇改善加算V12			(十二)介護職員等処遇改善加算（V）(12)		所定単位数の 48/1000 加算			
62	6393	予防訪問入浴処遇改善加算V13			(十三)介護職員等処遇改善加算（V）(13)		所定単位数の 44/1000 加算			
62	6394	予防訪問入浴処遇改善加算V14			(十四)介護職員等処遇改善加算（V）(14)		所定単位数の 33/1000 加算			

予防

訪問
入浴

2 介護予防訪問看護サービスコード表

算定項目の主な構成要素：

イ 指定介護予防訪問看護ステーション

(1) 20分未満 303 単位（週に1回以上、20分以上の保健師又は看護師による訪問を行った場合算定可能）

(2) 30分未満 451 単位

准看護師の場合 ×90%

高齢者虐待防止措置未実施減算 1% 減算

夜間早朝の場合 25% 加算／深夜の場合 50% 加算

複数名訪問加算（Ⅰ）2人以上による場合（30分未満）+ 254 単位／複数名訪問加算（Ⅱ）2人以上による場合（30分未満）+ 201 単位

種類	項目	サービス内容略称	合成単位数	算定単位
63	1010	予訪看Ⅰ1	303	1回につき
63	1015	予訪看Ⅰ1・夜	379	
63	1016	予訪看Ⅰ1・深	455	
63	1017	予訪看Ⅰ1・複11	557	
63	1018	予訪看Ⅰ1・夜・複11	633	
63	1019	予訪看Ⅰ1・深・複11	709	
63	1040	予訪看Ⅰ1・複21	504	
63	1041	予訪看Ⅰ1・夜・複21	580	
63	1042	予訪看Ⅰ1・深・複21	656	
63	1051	予訪看Ⅰ1・虐防	300	
63	1052	予訪看Ⅰ1・虐防・夜	375	
63	1053	予訪看Ⅰ1・虐防・深	450	
63	1054	予訪看Ⅰ1・虐防・複11	554	
63	1055	予訪看Ⅰ1・虐防・夜・複11	629	
63	1056	予訪看Ⅰ1・虐防・深・複11	704	
63	1057	予訪看Ⅰ1・虐防・複21	501	
63	1058	予訪看Ⅰ1・虐防・夜・複21	576	
63	1059	予訪看Ⅰ1・虐防・深・複21	651	
63	1020	予訪看Ⅰ1・准	273	
63	1025	予訪看Ⅰ1・准・夜	341	
63	1026	予訪看Ⅰ1・准・深	410	
63	1027	予訪看Ⅰ1・准・複11	527	
63	1028	予訪看Ⅰ1・准・夜・複11	595	
63	1029	予訪看Ⅰ1・准・深・複11	664	
63	1030	予訪看Ⅰ1・准・複21	474	
63	1031	予訪看Ⅰ1・准・夜・複21	542	
63	1032	予訪看Ⅰ1・准・深・複21	611	
63	1060	予訪看Ⅰ1・准・虐防	270	
63	1061	予訪看Ⅰ1・准・虐防・夜	338	
63	1062	予訪看Ⅰ1・准・虐防・深	405	
63	1063	予訪看Ⅰ1・准・虐防・複11	524	
63	1064	予訪看Ⅰ1・准・虐防・夜・複11	592	
63	1065	予訪看Ⅰ1・准・虐防・深・複11	659	
63	1066	予訪看Ⅰ1・准・虐防・複21	471	
63	1067	予訪看Ⅰ1・准・虐防・夜・複21	539	
63	1068	予訪看Ⅰ1・准・虐防・深・複21	606	
63	1111	予訪看Ⅰ2	451	
63	1112	予訪看Ⅰ2・夜	564	
63	1113	予訪看Ⅰ2・深	677	
63	1114	予訪看Ⅰ2・複11	705	
63	1115	予訪看Ⅰ2・夜・複11	818	
63	1116	予訪看Ⅰ2・深・複11	931	
63	1130	予訪看Ⅰ2・複21	652	
63	1131	予訪看Ⅰ2・夜・複21	765	
63	1132	予訪看Ⅰ2・深・複21	878	
63	1151	予訪看Ⅰ2・虐防	446	
63	1152	予訪看Ⅰ2・虐防・夜	558	
63	1153	予訪看Ⅰ2・虐防・深	669	
63	1154	予訪看Ⅰ2・虐防・複11	700	
63	1155	予訪看Ⅰ2・虐防・夜・複11	812	
63	1156	予訪看Ⅰ2・虐防・深・複11	923	
63	1157	予訪看Ⅰ2・虐防・複21	647	
63	1158	予訪看Ⅰ2・虐防・夜・複21	759	
63	1159	予訪看Ⅰ2・虐防・深・複21	870	
63	1121	予訪看Ⅰ2・准	406	
63	1122	予訪看Ⅰ2・准・夜	508	
63	1123	予訪看Ⅰ2・准・深	609	
63	1124	予訪看Ⅰ2・准・複11	660	
63	1125	予訪看Ⅰ2・准・夜・複11	762	
63	1126	予訪看Ⅰ2・准・深・複11	863	
63	1127	予訪看Ⅰ2・准・複21	607	
63	1128	予訪看Ⅰ2・准・夜・複21	709	
63	1129	予訪看Ⅰ2・准・深・複21	810	
63	1160	予訪看Ⅰ2・准・虐防	401	
63	1161	予訪看Ⅰ2・准・虐防・夜	501	
63	1162	予訪看Ⅰ2・准・虐防・深	602	
63	1163	予訪看Ⅰ2・准・虐防・複11	655	
63	1164	予訪看Ⅰ2・准・虐防・夜・複11	755	
63	1165	予訪看Ⅰ2・准・虐防・深・複11	856	
63	1166	予訪看Ⅰ2・准・虐防・複21	602	
63	1167	予訪看Ⅰ2・准・虐防・夜・複21	702	
63	1168	予訪看Ⅰ2・准・虐防・深・複21	803	

予防

訪問
看護

サービスコード 種類	項目	サービス内容略称	算定項目					合成単位数	算定単位
63	1211	予訪看I3	イ 指定介護予防訪問看護ステーション	(3) 30分以上1時間未満 794 単位				794	1回につき
63	1212	予訪看I3・夜			夜間早朝の場合 25% 加算			993	
63	1213	予訪看I3・深			深夜の場合 50% 加算			1,191	
63	1217	予訪看I3・複11				複数名訪問加算（I） 2人以上による場合（30分未満）		1,048	
63	1218	予訪看I3・夜・複11			夜間早朝の場合 25% 加算			1,247	
63	1219	予訪看I3・深・複11			深夜の場合 50% 加算	＋ 254 単位		1,445	
63	1214	予訪看I3・複12				2人以上による場合（30分以上）		1,196	
63	1215	予訪看I3・夜・複12			夜間早朝の場合 25% 加算			1,395	
63	1216	予訪看I3・深・複12			深夜の場合 50% 加算	＋ 402 単位		1,593	
63	1250	予訪看I3・複21				複数名訪問加算（II） 2人以上による場合（30分未満）		995	
63	1251	予訪看I3・夜・複21			夜間早朝の場合 25% 加算			1,194	
63	1252	予訪看I3・深・複21			深夜の場合 50% 加算	＋ 201 単位		1,392	
63	1253	予訪看I3・複22				2人以上による場合（30分以上）		1,111	
63	1254	予訪看I3・夜・複22			夜間早朝の場合 25% 加算			1,310	
63	1255	予訪看I3・深・複22			深夜の場合 50% 加算	＋ 317 単位		1,508	
63	1271	予訪看I3・虐防			高齢者虐待防止措置未実施減算 1% 減算			786	
63	1272	予訪看I3・虐防・夜			夜間早朝の場合 25% 加算			983	
63	1273	予訪看I3・虐防・深			深夜の場合 50% 加算			1,179	
63	1274	予訪看I3・虐防・複11				複数名訪問加算（I） 2人以上による場合（30分未満）		1,040	
63	1275	予訪看I3・虐防・夜・複11			夜間早朝の場合 25% 加算			1,237	
63	1276	予訪看I3・虐防・深・複11			深夜の場合 50% 加算	＋ 254 単位		1,433	
63	1277	予訪看I3・虐防・複12				2人以上による場合（30分以上）		1,188	
63	1278	予訪看I3・虐防・夜・複12			夜間早朝の場合 25% 加算			1,385	
63	1279	予訪看I3・虐防・深・複12			深夜の場合 50% 加算	＋ 402 単位		1,581	
63	1280	予訪看I3・虐防・複21				複数名訪問加算（II） 2人以上による場合（30分未満）		987	
63	1281	予訪看I3・虐防・夜・複21			夜間早朝の場合 25% 加算			1,184	
63	1282	予訪看I3・虐防・深・複21			深夜の場合 50% 加算	＋ 201 単位		1,380	
63	1283	予訪看I3・虐防・複22				2人以上による場合（30分以上）		1,103	
63	1284	予訪看I3・虐防・夜・複22			夜間早朝の場合 25% 加算			1,300	
63	1285	予訪看I3・虐防・深・複22			深夜の場合 50% 加算	＋ 317 単位		1,496	
63	1221	予訪看I3・准			准看護師の場合 × 90%			715	
63	1222	予訪看I3・准・夜			夜間早朝の場合 25% 加算			894	
63	1223	予訪看I3・准・深			深夜の場合 50% 加算			1,073	
63	1227	予訪看I3・准・複11				複数名訪問加算（I） 2人以上による場合（30分未満）		969	
63	1228	予訪看I3・准・夜・複11			夜間早朝の場合 25% 加算			1,148	
63	1229	予訪看I3・准・深・複11			深夜の場合 50% 加算	＋ 254 単位		1,327	
63	1224	予訪看I3・准・複12				2人以上による場合（30分以上）		1,117	
63	1225	予訪看I3・准・夜・複12			夜間早朝の場合 25% 加算			1,296	
63	1226	予訪看I3・准・深・複12			深夜の場合 50% 加算	＋ 402 単位		1,475	
63	1260	予訪看I3・准・複21				複数名訪問加算（II） 2人以上による場合（30分未満）		916	
63	1261	予訪看I3・准・夜・複21			夜間早朝の場合 25% 加算			1,095	
63	1262	予訪看I3・准・深・複21			深夜の場合 50% 加算	＋ 201 単位		1,274	
63	1263	予訪看I3・准・複22				2人以上による場合（30分以上）		1,032	
63	1264	予訪看I3・准・夜・複22			夜間早朝の場合 25% 加算			1,211	
63	1265	予訪看I3・准・深・複22			深夜の場合 50% 加算	＋ 317 単位		1,390	
63	1286	予訪看I3・准・虐防			高齢者虐待防止措置未実施減算 1% 減算			707	
63	1287	予訪看I3・准・虐防・夜			夜間早朝の場合 25% 加算			884	
63	1288	予訪看I3・准・虐防・深			深夜の場合 50% 加算			1,061	
63	1289	予訪看I3・准・虐防・複11				複数名訪問加算（I） 2人以上による場合（30分未満）		961	
63	1290	予訪看I3・准・虐防・夜・複11			夜間早朝の場合 25% 加算			1,138	
63	1291	予訪看I3・准・虐防・深・複11			深夜の場合 50% 加算	＋ 254 単位		1,315	
63	1292	予訪看I3・准・虐防・複12				2人以上による場合（30分以上）		1,109	
63	1293	予訪看I3・准・虐防・夜・複12			夜間早朝の場合 25% 加算			1,286	
63	1294	予訪看I3・准・虐防・深・複12			深夜の場合 50% 加算	＋ 402 単位		1,463	
63	1295	予訪看I3・准・虐防・複21				複数名訪問加算（II） 2人以上による場合（30分未満）		908	
63	1296	予訪看I3・准・虐防・夜・複21			夜間早朝の場合 25% 加算			1,085	
63	1297	予訪看I3・准・虐防・深・複21			深夜の場合 50% 加算	＋ 201 単位		1,262	
63	1298	予訪看I3・准・虐防・複22				2人以上による場合（30分以上）		1,024	
63	1299	予訪看I3・准・虐防・夜・複22			夜間早朝の場合 25% 加算			1,201	
63	1300	予訪看I3・准・虐防・深・複22			深夜の場合 50% 加算	＋ 317 単位		1,378	

予防

訪問
看護

サービスコード 種類	項目	サービス内容略称	算定項目				合成単位数	算定単位
63	1311	予訪看I4	イ 指定介護予防訪問看護ステーション	(4)1時間以上1時間30分未満 1,090 単位			1,090	1回につき
63	1312	予訪看I4・夜			夜間早朝の場合 25% 加算		1,363	
63	1313	予訪看I4・深			深夜の場合 50% 加算		1,635	
63	1317	予訪看I4・複11				複数名訪問加算(I) 2人以上による場合(30分未満)	1,344	
63	1318	予訪看I4・夜・複11			夜間早朝の場合 25% 加算		1,617	
63	1319	予訪看I4・深・複11			深夜の場合 50% 加算	+ 254 単位	1,889	
63	1314	予訪看I4・複12				2人以上による場合(30分以上)	1,492	
63	1315	予訪看I4・夜・複12			夜間早朝の場合 25% 加算		1,765	
63	1316	予訪看I4・深・複12			深夜の場合 50% 加算	+ 402 単位	2,037	
63	1430	予訪看I4・複21				複数名訪問加算(II) 2人以上による場合(30分未満)	1,291	
63	1431	予訪看I4・夜・複21			夜間早朝の場合 25% 加算		1,564	
63	1432	予訪看I4・深・複21			深夜の場合 50% 加算	+ 201 単位	1,836	
63	1433	予訪看I4・複22				2人以上による場合(30分以上)	1,407	
63	1434	予訪看I4・夜・複22			夜間早朝の場合 25% 加算		1,680	
63	1435	予訪看I4・深・複22			深夜の場合 50% 加算	+ 317 単位	1,952	
63	1331	予訪看I4・長				1時間30分以上の訪問看護を行う場合 + 300 単位	1,390	
63	1332	予訪看I4・夜・長			夜間早朝の場合 25% 加算		1,663	
63	1333	予訪看I4・深・長			深夜の場合 50% 加算		1,935	
63	1337	予訪看I4・複11・長				複数名訪問加算(I) 2人以上による場合(30分未満)	1,644	
63	1338	予訪看I4・夜・複11・長			夜間早朝の場合 25% 加算		1,917	
63	1339	予訪看I4・深・複11・長			深夜の場合 50% 加算	+ 254 単位	2,189	
63	1334	予訪看I4・複12・長				2人以上による場合(30分以上)	1,792	
63	1335	予訪看I4・夜・複12・長			夜間早朝の場合 25% 加算		2,065	
63	1336	予訪看I4・深・複12・長			深夜の場合 50% 加算	+ 402 単位	2,337	
63	1440	予訪看I4・複21・長				複数名訪問加算(II) 2人以上による場合(30分未満)	1,591	
63	1441	予訪看I4・夜・複21・長			夜間早朝の場合 25% 加算		1,864	
63	1442	予訪看I4・深・複21・長			深夜の場合 50% 加算	+ 201 単位	2,136	
63	1443	予訪看I4・複22・長				2人以上による場合(30分以上)	1,707	
63	1444	予訪看I4・夜・複22・長			夜間早朝の場合 25% 加算		1,980	
63	1445	予訪看I4・深・複22・長			深夜の場合 50% 加算	+ 317 単位	2,252	
63	1471	予訪看I4・虐防		高齢者虐待防止措置未実施減算 1% 減算			1,079	
63	1472	予訪看I4・虐防・夜			夜間早朝の場合 25% 加算		1,349	
63	1473	予訪看I4・虐防・深			深夜の場合 50% 加算		1,619	
63	1474	予訪看I4・虐防・複11				複数名訪問加算(I) 2人以上による場合(30分未満)	1,333	
63	1475	予訪看I4・虐防・夜・複11			夜間早朝の場合 25% 加算		1,603	
63	1476	予訪看I4・虐防・深・複11			深夜の場合 50% 加算	+ 254 単位	1,873	
63	1477	予訪看I4・虐防・複12				2人以上による場合(30分以上)	1,481	
63	1478	予訪看I4・虐防・夜・複12			夜間早朝の場合 25% 加算		1,751	
63	1479	予訪看I4・虐防・深・複12			深夜の場合 50% 加算	+ 402 単位	2,021	
63	1480	予訪看I4・虐防・複21				複数名訪問加算(II) 2人以上による場合(30分未満)	1,280	
63	1481	予訪看I4・虐防・夜・複21			夜間早朝の場合 25% 加算		1,550	
63	1482	予訪看I4・虐防・深・複21			深夜の場合 50% 加算	+ 201 単位	1,820	
63	1483	予訪看I4・虐防・複22				2人以上による場合(30分以上)	1,396	
63	1484	予訪看I4・虐防・夜・複22			夜間早朝の場合 25% 加算		1,666	
63	1485	予訪看I4・虐防・深・複22			深夜の場合 50% 加算	+ 317 単位	1,936	
63	1486	予訪看I4・虐防・長				1時間30分以上の訪問看護を行う場合 + 300 単位	1,379	
63	1487	予訪看I4・虐防・夜・長			夜間早朝の場合 25% 加算		1,649	
63	1488	予訪看I4・虐防・深・長			深夜の場合 50% 加算		1,919	
63	1489	予訪看I4・虐防・複11・長				複数名訪問加算(I) 2人以上による場合(30分未満)	1,633	
63	1490	予訪看I4・虐防・夜・複11・長			夜間早朝の場合 25% 加算		1,903	
63	1491	予訪看I4・虐防・深・複11・長			深夜の場合 50% 加算	+ 254 単位	2,173	
63	1492	予訪看I4・虐防・複12・長				2人以上による場合(30分以上)	1,781	
63	1493	予訪看I4・虐防・夜・複12・長			夜間早朝の場合 25% 加算		2,051	
63	1494	予訪看I4・虐防・深・複12・長			深夜の場合 50% 加算	+ 402 単位	2,321	
63	1495	予訪看I4・虐防・複21・長				複数名訪問加算(II) 2人以上による場合(30分未満)	1,580	
63	1496	予訪看I4・虐防・夜・複21・長			夜間早朝の場合 25% 加算		1,850	
63	1497	予訪看I4・虐防・深・複21・長			深夜の場合 50% 加算	+ 201 単位	2,120	
63	1498	予訪看I4・虐防・複22・長				2人以上による場合(30分以上)	1,696	
63	1499	予訪看I4・虐防・夜・複22・長			夜間早朝の場合 25% 加算		1,966	
63	1500	予訪看I4・虐防・深・複22・長			深夜の場合 50% 加算	+ 317 単位	2,236	

予防

訪問
看護

サービスコード 種類	項目	サービス内容略称	算定項目						合成単位数	算定単位
63	1321	予訪看Ⅰ4・准	(4) 1時間以上1時間30分未満 1,090 単位	准看護師の場合 ×90%					981	1回につき
63	1322	予訪看Ⅰ4・准・夜			夜間早朝の場合　25%　加算				1,226	
63	1323	予訪看Ⅰ4・准・深			深夜の場合　50%　加算				1,472	
63	1327	予訪看Ⅰ4・准・複11				複数名訪問加算（Ⅰ）	2人以上による場合（30分未満）		1,235	
63	1328	予訪看Ⅰ4・准・夜・複11			夜間早朝の場合　25%　加算				1,480	
63	1329	予訪看Ⅰ4・准・深・複11			深夜の場合　50%　加算		＋　254 単位		1,726	
63	1324	予訪看Ⅰ4・准・複12					2人以上による場合（30分以上）		1,383	
63	1325	予訪看Ⅰ4・准・夜・複12			夜間早朝の場合　25%　加算				1,628	
63	1326	予訪看Ⅰ4・准・深・複12			深夜の場合　50%　加算		＋　402 単位		1,874	
63	1450	予訪看Ⅰ4・准・複21				複数名訪問加算（Ⅱ）	2人以上による場合（30分未満）		1,182	
63	1451	予訪看Ⅰ4・准・夜・複21			夜間早朝の場合　25%　加算				1,427	
63	1452	予訪看Ⅰ4・准・深・複21			深夜の場合　50%　加算		＋　201 単位		1,673	
63	1453	予訪看Ⅰ4・准・複22					2人以上による場合（30分以上）		1,298	
63	1454	予訪看Ⅰ4・准・夜・複22			夜間早朝の場合　25%　加算				1,543	
63	1455	予訪看Ⅰ4・准・深・複22			深夜の場合　50%　加算		＋　317 単位		1,789	
63	1341	予訪看Ⅰ4・准・長					1時間30分以上の訪問看護を行う場合		1,281	
63	1342	予訪看Ⅰ4・准・夜・長			夜間早朝の場合　25%　加算				1,526	
63	1343	予訪看Ⅰ4・准・深・長			深夜の場合　50%　加算				1,772	
63	1347	予訪看Ⅰ4・准・複11・長				複数名訪問加算（Ⅰ）	2人以上による場合（30分未満）	＋　300 単位	1,535	
63	1348	予訪看Ⅰ4・准・夜・複11・長			夜間早朝の場合　25%　加算				1,780	
63	1349	予訪看Ⅰ4・准・深・複11・長			深夜の場合　50%　加算		＋　254 単位		2,026	
63	1344	予訪看Ⅰ4・准・複12・長					2人以上による場合（30分以上）		1,683	
63	1345	予訪看Ⅰ4・准・夜・複12・長			夜間早朝の場合　25%　加算				1,928	
63	1346	予訪看Ⅰ4・准・深・複12・長			深夜の場合　50%　加算		＋　402 単位		2,174	
63	1460	予訪看Ⅰ4・准・複21・長				複数名訪問加算（Ⅱ）	2人以上による場合（30分未満）		1,482	
63	1461	予訪看Ⅰ4・准・夜・複21・長			夜間早朝の場合　25%　加算				1,727	
63	1462	予訪看Ⅰ4・准・深・複21・長			深夜の場合　50%　加算		＋　201 単位		1,973	
63	1463	予訪看Ⅰ4・准・複22・長					2人以上による場合（30分以上）		1,598	
63	1464	予訪看Ⅰ4・准・夜・複22・長			夜間早朝の場合　25%　加算				1,843	
63	1465	予訪看Ⅰ4・准・深・複22・長			深夜の場合　50%　加算		＋　317 単位		2,089	
63	1561	予訪看Ⅰ4・准・虐防		高齢者虐待防止措置未実施減算 1% 減算					970	
63	1562	予訪看Ⅰ4・准・虐防・夜			夜間早朝の場合　25%　加算				1,213	
63	1563	予訪看Ⅰ4・准・虐防・深			深夜の場合　50%　加算				1,455	
63	1564	予訪看Ⅰ4・准・虐防・複11				複数名訪問加算（Ⅰ）	2人以上による場合（30分未満）		1,224	
63	1565	予訪看Ⅰ4・准・虐防・夜・複11			夜間早朝の場合　25%　加算				1,467	
63	1566	予訪看Ⅰ4・准・虐防・深・複11			深夜の場合　50%　加算		＋　254 単位		1,709	
63	1567	予訪看Ⅰ4・准・虐防・複12					2人以上による場合（30分以上）		1,372	
63	1568	予訪看Ⅰ4・准・虐防・夜・複12			夜間早朝の場合　25%　加算				1,615	
63	1569	予訪看Ⅰ4・准・虐防・深・複12			深夜の場合　50%　加算		＋　402 単位		1,857	
63	1570	予訪看Ⅰ4・准・虐防・複21				複数名訪問加算（Ⅱ）	2人以上による場合（30分未満）		1,171	
63	1571	予訪看Ⅰ4・准・虐防・夜・複21			夜間早朝の場合　25%　加算				1,414	
63	1572	予訪看Ⅰ4・准・虐防・深・複21			深夜の場合　50%　加算		＋　201 単位		1,656	
63	1573	予訪看Ⅰ4・准・虐防・複22					2人以上による場合（30分以上）		1,287	
63	1574	予訪看Ⅰ4・准・虐防・夜・複22			夜間早朝の場合　25%　加算				1,530	
63	1575	予訪看Ⅰ4・准・虐防・深・複22			深夜の場合　50%　加算		＋　317 単位		1,772	
63	1576	予訪看Ⅰ4・准・虐防・長					1時間30分以上の訪問看護を行う場合		1,270	
63	1577	予訪看Ⅰ4・准・虐防・夜・長			夜間早朝の場合　25%　加算				1,513	
63	1578	予訪看Ⅰ4・准・虐防・深・長			深夜の場合　50%　加算				1,755	
63	1579	予訪看Ⅰ4・准・虐防・複11・長				複数名訪問加算（Ⅰ）	2人以上による場合（30分未満）	＋　300 単位	1,524	
63	1580	予訪看Ⅰ4・准・虐防・夜・複11・長			夜間早朝の場合　25%　加算				1,767	
63	1581	予訪看Ⅰ4・准・虐防・深・複11・長			深夜の場合　50%　加算		＋　254 単位		2,009	
63	1582	予訪看Ⅰ4・准・虐防・複12・長					2人以上による場合（30分以上）		1,672	
63	1583	予訪看Ⅰ4・准・虐防・夜・複12・長			夜間早朝の場合　25%　加算				1,915	
63	1584	予訪看Ⅰ4・准・虐防・深・複12・長			深夜の場合　50%　加算		＋　402 単位		2,157	
63	1585	予訪看Ⅰ4・准・虐防・複21・長				複数名訪問加算（Ⅱ）	2人以上による場合（30分未満）		1,471	
63	1586	予訪看Ⅰ4・准・虐防・夜・複21・長			夜間早朝の場合　25%　加算				1,714	
63	1587	予訪看Ⅰ4・准・虐防・深・複21・長			深夜の場合　50%　加算		＋　201 単位		1,956	
63	1588	予訪看Ⅰ4・准・虐防・複22・長					2人以上による場合（30分以上）		1,587	
63	1589	予訪看Ⅰ4・准・虐防・夜・複22・長			夜間早朝の場合　25%　加算				1,830	
63	1590	予訪看Ⅰ4・准・虐防・深・複22・長			深夜の場合　50%　加算		＋　317 単位		2,072	

予防

訪問看護

種類	項目	サービス内容略称	算定項目					合成単位数	算定単位
63	1501	予訪看Ｉ5	(5)理学療法士、作業療法士又は言語聴覚士の場合 イ 指定介護予防訪問看護ステーション 284単位					284	1回につき
63	1502	予訪看Ｉ5・夜		夜間早朝の場合 25%加算				355	
63	1503	予訪看Ｉ5・深		深夜の場合 50%加算				426	
63	1504	予訪看Ｉ5・複11				複数名訪問加算(Ⅰ)	2人以上による場合(30分未満) +254単位	538	
63	1505	予訪看Ｉ5・夜・複11		夜間早朝の場合 25%加算				609	
63	1506	予訪看Ｉ5・深・複11		深夜の場合 50%加算				680	
63	1507	予訪看Ｉ5・複12					2人以上による場合(30分以上) +402単位	686	
63	1508	予訪看Ｉ5・夜・複12		夜間早朝の場合 25%加算				757	
63	1509	予訪看Ｉ5・深・複12		深夜の場合 50%加算				828	
63	1540	予訪看Ｉ5・複21				複数名訪問加算(Ⅱ)	2人以上による場合(30分未満) +201単位	485	
63	1541	予訪看Ｉ5・夜・複21		夜間早朝の場合 25%加算				556	
63	1542	予訪看Ｉ5・深・複21		深夜の場合 50%加算				627	
63	1543	予訪看Ｉ5・複22					2人以上による場合(30分以上) +317単位	601	
63	1544	予訪看Ｉ5・夜・複22		夜間早朝の場合 25%加算				672	
63	1545	予訪看Ｉ5・深・複22		深夜の場合 50%加算				743	
63	1621	予訪看Ｉ5・虐防		高齢者虐待防止措置未実施減算 1%減算				281	
63	1622	予訪看Ｉ5・虐防・夜		夜間早朝の場合 25%加算				351	
63	1623	予訪看Ｉ5・虐防・深		深夜の場合 50%加算				422	
63	1624	予訪看Ｉ5・虐防・複11				複数名訪問加算(Ⅰ)	2人以上による場合(30分未満) +254単位	535	
63	1625	予訪看Ｉ5・虐防・夜・複11		夜間早朝の場合 25%加算				605	
63	1626	予訪看Ｉ5・虐防・深・複11		深夜の場合 50%加算				676	
63	1627	予訪看Ｉ5・虐防・複12					2人以上による場合(30分以上) +402単位	683	
63	1628	予訪看Ｉ5・虐防・夜・複12		夜間早朝の場合 25%加算				753	
63	1629	予訪看Ｉ5・虐防・深・複12		深夜の場合 50%加算				824	
63	1630	予訪看Ｉ5・虐防・複21				複数名訪問加算(Ⅱ)	2人以上による場合(30分未満) +201単位	482	
63	1631	予訪看Ｉ5・虐防・夜・複21		夜間早朝の場合 25%加算				552	
63	1632	予訪看Ｉ5・虐防・深・複21		深夜の場合 50%加算				623	
63	1633	予訪看Ｉ5・虐防・複22					2人以上による場合(30分以上) +317単位	598	
63	1634	予訪看Ｉ5・虐防・夜・複22		夜間早朝の場合 25%加算				668	
63	1635	予訪看Ｉ5・虐防・深・複22		深夜の場合 50%加算				739	
63	1521	予訪看Ｉ5・2超	1日に2回を越えて実施する場合 ×50%					142	
63	1522	予訪看Ｉ5・2超・夜		夜間早朝の場合 25%加算				178	
63	1523	予訪看Ｉ5・2超・深		深夜の場合 50%加算				213	
63	1524	予訪看Ｉ5・2超・複11				複数名訪問加算(Ⅰ)	2人以上による場合(30分未満) +254単位	396	
63	1525	予訪看Ｉ5・2超・夜・複11		夜間早朝の場合 25%加算				432	
63	1526	予訪看Ｉ5・2超・深・複11		深夜の場合 50%加算				467	
63	1527	予訪看Ｉ5・2超・複12					2人以上による場合(30分以上) +402単位	544	
63	1528	予訪看Ｉ5・2超・夜・複12		夜間早朝の場合 25%加算				580	
63	1529	予訪看Ｉ5・2超・深・複12		深夜の場合 50%加算				615	
63	1550	予訪看Ｉ5・2超・複21				複数名訪問加算(Ⅱ)	2人以上による場合(30分未満) +201単位	343	
63	1551	予訪看Ｉ5・2超・夜・複21		夜間早朝の場合 25%加算				379	
63	1552	予訪看Ｉ5・2超・深・複21		深夜の場合 50%加算				414	
63	1553	予訪看Ｉ5・2超・複22					2人以上による場合(30分以上) +317単位	459	
63	1554	予訪看Ｉ5・2超・夜・複22		夜間早朝の場合 25%加算				495	
63	1555	予訪看Ｉ5・2超・深・複22		深夜の場合 50%加算				530	
63	1636	予訪看Ｉ5・2超・虐防		高齢者虐待防止措置未実施減算 1%減算				139	
63	1637	予訪看Ｉ5・2超・虐防・夜		夜間早朝の場合 25%加算				174	
63	1638	予訪看Ｉ5・2超・虐防・深		深夜の場合 50%加算				209	
63	1639	予訪看Ｉ5・2超・虐防・複11				複数名訪問加算(Ⅰ)	2人以上による場合(30分未満) +254単位	393	
63	1640	予訪看Ｉ5・2超・虐防・夜・複11		夜間早朝の場合 25%加算				428	
63	1641	予訪看Ｉ5・2超・虐防・深・複11		深夜の場合 50%加算				463	
63	1642	予訪看Ｉ5・2超・虐防・複12					2人以上による場合(30分以上) +402単位	541	
63	1643	予訪看Ｉ5・2超・虐防・夜・複12		夜間早朝の場合 25%加算				576	
63	1644	予訪看Ｉ5・2超・虐防・深・複12		深夜の場合 50%加算				611	
63	1645	予訪看Ｉ5・2超・虐防・複21				複数名訪問加算(Ⅱ)	2人以上による場合(30分未満) +201単位	340	
63	1646	予訪看Ｉ5・2超・虐防・夜・複21		夜間早朝の場合 25%加算				375	
63	1647	予訪看Ｉ5・2超・虐防・深・複21		深夜の場合 50%加算				410	
63	1648	予訪看Ｉ5・2超・虐防・複22					2人以上による場合(30分以上) +317単位	456	
63	1649	予訪看Ｉ5・2超・虐防・夜・複22		夜間早朝の場合 25%加算				491	
63	1650	予訪看Ｉ5・2超・虐防・深・複22		深夜の場合 50%加算				526	

予防

訪問看護

予防

訪問
看護

サービスコード 種類	項目	サービス内容略称	算定項目			合成単位数	算定単位
63	2010	予防看Ⅱ1	ロ 病院又は診療所　(1) 20分未満 256 単位　週に1回以上、20分以上の保健師又は看護師による訪問を行った場合算定可能			256	1回につき
63	2015	予防看Ⅱ1・夜		夜間早朝の場合 25% 加算		320	
63	2016	予防看Ⅱ1・深		深夜の場合 50% 加算		384	
63	2017	予防看Ⅱ1・複11			加算数名1訪問 2人以上による場合(30分未満)	510	
63	2018	予防看Ⅱ1・夜・複11		夜間早朝の場合 25% 加算		574	
63	2019	予防看Ⅱ1・深・複11		深夜の場合 50% 加算	+ 254 単位	638	
63	2030	予防看Ⅱ1・複21			加算数名Ⅱ訪問 2人以上による場合(30分未満)	457	
63	2031	予防看Ⅱ1・夜・複21		夜間早朝の場合 25% 加算		521	
63	2032	予防看Ⅱ1・深・複21		深夜の場合 50% 加算	+ 201 単位	585	
63	2061	予防看Ⅱ1・虐防	高齢者虐待防止措置未実施減算　1% 減算			253	
63	2062	予防看Ⅱ1・虐防・夜		夜間早朝の場合 25% 加算		316	
63	2063	予防看Ⅱ1・虐防・深		深夜の場合 50% 加算		380	
63	2064	予防看Ⅱ1・虐防・複11			加算数名1訪問 2人以上による場合(30分未満)	507	
63	2065	予防看Ⅱ1・虐防・夜・複11		夜間早朝の場合 25% 加算		570	
63	2066	予防看Ⅱ1・虐防・深・複11		深夜の場合 50% 加算	+ 254 単位	634	
63	2067	予防看Ⅱ1・虐防・複21			加算数名Ⅱ訪問 2人以上による場合(30分未満)	454	
63	2068	予防看Ⅱ1・虐防・夜・複21		夜間早朝の場合 25% 加算		517	
63	2069	予防看Ⅱ1・虐防・深・複21		深夜の場合 50% 加算	+ 201 単位	581	
63	2020	予防看Ⅱ1・准	准看護師の場合 × 90%			230	
63	2025	予防看Ⅱ1・准・夜		夜間早朝の場合 25% 加算		288	
63	2026	予防看Ⅱ1・准・深		深夜の場合 50% 加算		345	
63	2027	予防看Ⅱ1・准・複11			加算数名1訪問 2人以上による場合(30分未満)	484	
63	2028	予防看Ⅱ1・准・夜・複11		夜間早朝の場合 25% 加算		542	
63	2029	予防看Ⅱ1・准・深・複11		深夜の場合 50% 加算	+ 254 単位	599	
63	2040	予防看Ⅱ1・准・複21			加算数名Ⅱ訪問 2人以上による場合(30分未満)	431	
63	2041	予防看Ⅱ1・准・夜・複21		夜間早朝の場合 25% 加算		489	
63	2042	予防看Ⅱ1・准・深・複21		深夜の場合 50% 加算	+ 201 単位	546	
63	2070	予防看Ⅱ1・准・虐防	高齢者虐待防止措置未実施減算　1% 減算			227	
63	2071	予防看Ⅱ1・准・虐防・夜		夜間早朝の場合 25% 加算		284	
63	2072	予防看Ⅱ1・准・虐防・深		深夜の場合 50% 加算		341	
63	2073	予防看Ⅱ1・准・虐防・複11			加算数名1訪問 2人以上による場合(30分未満)	481	
63	2074	予防看Ⅱ1・准・虐防・夜・複11		夜間早朝の場合 25% 加算		538	
63	2075	予防看Ⅱ1・准・虐防・深・複11		深夜の場合 50% 加算	+ 254 単位	595	
63	2076	予防看Ⅱ1・准・虐防・複21			加算数名Ⅱ訪問 2人以上による場合(30分未満)	428	
63	2077	予防看Ⅱ1・准・虐防・夜・複21		夜間早朝の場合 25% 加算		485	
63	2078	予防看Ⅱ1・准・虐防・深・複21		深夜の場合 50% 加算	+ 201 単位	542	
63	2111	予防看Ⅱ2	(2) 30分未満 382 単位			382	
63	2112	予防看Ⅱ2・夜		夜間早朝の場合 25% 加算		478	
63	2113	予防看Ⅱ2・深		深夜の場合 50% 加算		573	
63	2114	予防看Ⅱ2・複11			加算数名1訪問 2人以上による場合(30分未満)	636	
63	2115	予防看Ⅱ2・夜・複11		夜間早朝の場合 25% 加算		732	
63	2116	予防看Ⅱ2・深・複11		深夜の場合 50% 加算	+ 254 単位	827	
63	2050	予防看Ⅱ2・複21			加算数名Ⅱ訪問 2人以上による場合(30分未満)	583	
63	2051	予防看Ⅱ2・夜・複21		夜間早朝の場合 25% 加算		679	
63	2052	予防看Ⅱ2・深・複21		深夜の場合 50% 加算	+ 201 単位	774	
63	2151	予防看Ⅱ2・虐防	高齢者虐待防止措置未実施減算　1% 減算			378	
63	2152	予防看Ⅱ2・虐防・夜		夜間早朝の場合 25% 加算		473	
63	2153	予防看Ⅱ2・虐防・深		深夜の場合 50% 加算		567	
63	2154	予防看Ⅱ2・虐防・複11			加算数名1訪問 2人以上による場合(30分未満)	632	
63	2155	予防看Ⅱ2・虐防・夜・複11		夜間早朝の場合 25% 加算		727	
63	2156	予防看Ⅱ2・虐防・深・複11		深夜の場合 50% 加算	+ 254 単位	821	
63	2157	予防看Ⅱ2・虐防・複21			加算数名Ⅱ訪問 2人以上による場合(30分未満)	579	
63	2158	予防看Ⅱ2・虐防・夜・複21		夜間早朝の場合 25% 加算		674	
63	2159	予防看Ⅱ2・虐防・深・複21		深夜の場合 50% 加算	+ 201 単位	768	
63	2121	予防看Ⅱ2・准	准看護師の場合 × 90%			344	
63	2122	予防看Ⅱ2・准・夜		夜間早朝の場合 25% 加算		430	
63	2123	予防看Ⅱ2・准・深		深夜の場合 50% 加算		516	
63	2124	予防看Ⅱ2・准・複11			加算数名1訪問 2人以上による場合(30分未満)	598	
63	2125	予防看Ⅱ2・准・夜・複11		夜間早朝の場合 25% 加算		684	
63	2126	予防看Ⅱ2・准・深・複11		深夜の場合 50% 加算	+ 254 単位	770	
63	2130	予防看Ⅱ2・准・複21			加算数名Ⅱ訪問 2人以上による場合(30分未満)	545	
63	2131	予防看Ⅱ2・准・夜・複21		夜間早朝の場合 25% 加算		631	
63	2132	予防看Ⅱ2・准・深・複21		深夜の場合 50% 加算	+ 201 単位	717	
63	2160	予防看Ⅱ2・准・虐防	高齢者虐待防止措置未実施減算　1% 減算			340	
63	2161	予防看Ⅱ2・准・虐防・夜		夜間早朝の場合 25% 加算		425	
63	2162	予防看Ⅱ2・准・虐防・深		深夜の場合 50% 加算		510	
63	2163	予防看Ⅱ2・准・虐防・複11			加算数名1訪問 2人以上による場合(30分未満)	594	
63	2164	予防看Ⅱ2・准・虐防・夜・複11		夜間早朝の場合 25% 加算		679	
63	2165	予防看Ⅱ2・准・虐防・深・複11		深夜の場合 50% 加算	+ 254 単位	764	
63	2166	予防看Ⅱ2・准・虐防・複21			加算数名Ⅱ訪問 2人以上による場合(30分未満)	541	
63	2167	予防看Ⅱ2・准・虐防・夜・複21		夜間早朝の場合 25% 加算		626	
63	2168	予防看Ⅱ2・准・虐防・深・複21		深夜の場合 50% 加算	+ 201 単位	711	

種類	項目	サービス内容略称	算定項目				合成単位数	算定単位
63	2211	予訪看Ⅱ3	ロ病院又は診療所	(3) 30分以上1時間未満 553 単位			553	
63	2212	予訪看Ⅱ3・夜			夜間早朝の場合 25% 加算		691	
63	2213	予訪看Ⅱ3・深			深夜の場合 50% 加算		830	
63	2217	予訪看Ⅱ3・複11				複数名訪問加算(Ⅰ) 2人以上による場合(30分未満) +254 単位	807	
63	2218	予訪看Ⅱ3・夜・複11			夜間早朝の場合 25% 加算		945	
63	2219	予訪看Ⅱ3・深・複11			深夜の場合 50% 加算		1,084	
63	2214	予訪看Ⅱ3・複12				2人以上による場合(30分以上) +402 単位	955	
63	2215	予訪看Ⅱ3・夜・複12			夜間早朝の場合 25% 加算		1,093	
63	2216	予訪看Ⅱ3・深・複12			深夜の場合 50% 加算		1,232	
63	2230	予訪看Ⅱ3・複21				複数名訪問加算(Ⅱ) 2人以上による場合(30分未満) +201 単位	754	
63	2231	予訪看Ⅱ3・夜・複21			夜間早朝の場合 25% 加算		892	
63	2232	予訪看Ⅱ3・深・複21			深夜の場合 50% 加算		1,031	
63	2233	予訪看Ⅱ3・複22				2人以上による場合(30分以上) +317 単位	870	
63	2234	予訪看Ⅱ3・夜・複22			夜間早朝の場合 25% 加算		1,008	
63	2235	予訪看Ⅱ3・深・複22			深夜の場合 50% 加算		1,147	
63	2251	予訪看Ⅱ3・虐防		高齢者虐待防止措置未実施減算 1% 減算			547	
63	2252	予訪看Ⅱ3・虐防・夜			夜間早朝の場合 25% 加算		684	
63	2253	予訪看Ⅱ3・虐防・深			深夜の場合 50% 加算		821	
63	2254	予訪看Ⅱ3・虐防・複11				2人以上による場合(30分未満) +254 単位	801	
63	2255	予訪看Ⅱ3・虐防・夜・複11			夜間早朝の場合 25% 加算		938	
63	2256	予訪看Ⅱ3・虐防・深・複11			深夜の場合 50% 加算		1,075	
63	2257	予訪看Ⅱ3・虐防・複12				2人以上による場合(30分以上) +402 単位	949	
63	2258	予訪看Ⅱ3・虐防・夜・複12			夜間早朝の場合 25% 加算		1,086	
63	2259	予訪看Ⅱ3・虐防・深・複12			深夜の場合 50% 加算		1,223	
63	2260	予訪看Ⅱ3・虐防・複21				2人以上による場合(30分未満) +201 単位	748	
63	2261	予訪看Ⅱ3・虐防・夜・複21			夜間早朝の場合 25% 加算		885	
63	2262	予訪看Ⅱ3・虐防・深・複21			深夜の場合 50% 加算		1,022	
63	2263	予訪看Ⅱ3・虐防・複22				2人以上による場合(30分以上) +317 単位	864	
63	2264	予訪看Ⅱ3・虐防・夜・複22			夜間早朝の場合 25% 加算		1,001	
63	2265	予訪看Ⅱ3・虐防・深・複22			深夜の場合 50% 加算		1,138	
63	2221	予訪看Ⅱ3・准		准看護師の場合 × 90%			498	
63	2222	予訪看Ⅱ3・准・夜			夜間早朝の場合 25% 加算		623	
63	2223	予訪看Ⅱ3・准・深			深夜の場合 50% 加算		747	
63	2227	予訪看Ⅱ3・准・複11				2人以上による場合(30分未満) +254 単位	752	
63	2228	予訪看Ⅱ3・准・夜・複11			夜間早朝の場合 25% 加算		877	
63	2229	予訪看Ⅱ3・准・深・複11			深夜の場合 50% 加算		1,001	
63	2224	予訪看Ⅱ3・准・複12				2人以上による場合(30分以上) +402 単位	900	
63	2225	予訪看Ⅱ3・准・夜・複12			夜間早朝の場合 25% 加算		1,025	
63	2226	予訪看Ⅱ3・准・深・複12			深夜の場合 50% 加算		1,149	
63	2240	予訪看Ⅱ3・准・複21				2人以上による場合(30分未満) +201 単位	699	
63	2241	予訪看Ⅱ3・准・夜・複21			夜間早朝の場合 25% 加算		824	
63	2242	予訪看Ⅱ3・准・深・複21			深夜の場合 50% 加算		948	
63	2243	予訪看Ⅱ3・准・複22				2人以上による場合(30分以上) +317 単位	815	
63	2244	予訪看Ⅱ3・准・夜・複22			夜間早朝の場合 25% 加算		940	
63	2245	予訪看Ⅱ3・准・深・複22			深夜の場合 50% 加算		1,064	
63	2266	予訪看Ⅱ3・准・虐防		高齢者虐待防止措置未実施減算 1% 減算			492	
63	2267	予訪看Ⅱ3・准・虐防・夜			夜間早朝の場合 25% 加算		615	
63	2268	予訪看Ⅱ3・准・虐防・深			深夜の場合 50% 加算		738	
63	2269	予訪看Ⅱ3・准・虐防・複11				2人以上による場合(30分未満) +254 単位	746	
63	2270	予訪看Ⅱ3・准・虐防・夜・複11			夜間早朝の場合 25% 加算		869	
63	2271	予訪看Ⅱ3・准・虐防・深・複11			深夜の場合 50% 加算		992	
63	2272	予訪看Ⅱ3・准・虐防・複12				2人以上による場合(30分以上) +402 単位	894	
63	2273	予訪看Ⅱ3・准・虐防・夜・複12			夜間早朝の場合 25% 加算		1,017	
63	2274	予訪看Ⅱ3・准・虐防・深・複12			深夜の場合 50% 加算		1,140	
63	2275	予訪看Ⅱ3・准・虐防・複21				2人以上による場合(30分未満) +201 単位	693	
63	2276	予訪看Ⅱ3・准・虐防・夜・複21			夜間早朝の場合 25% 加算		816	
63	2277	予訪看Ⅱ3・准・虐防・深・複21			深夜の場合 50% 加算		939	
63	2278	予訪看Ⅱ3・准・虐防・複22				2人以上による場合(30分以上) +317 単位	809	
63	2279	予訪看Ⅱ3・准・虐防・夜・複22			夜間早朝の場合 25% 加算		932	
63	2280	予訪看Ⅱ3・准・虐防・深・複22			深夜の場合 50% 加算		1,055	

予防

訪問看護

予防

訪問
看護

サービスコード 種類	項目	サービス内容略称	算定項目				合成単位数	算定単位
63	2311	予訪看Ⅱ4	ロ 病院又は診療所	(4) 1時間以上 1時間30分未満 814 単位			814	1回につき
63	2312	予訪看Ⅱ4・夜			夜間早朝の場合 25% 加算		1,018	
63	2313	予訪看Ⅱ4・深			深夜の場合 50% 加算		1,221	
63	2317	予訪看Ⅱ4・複11				複数名訪問加算（Ⅰ） 2人以上による場合（30分未満）	1,068	
63	2318	予訪看Ⅱ4・夜・複11			夜間早朝の場合 25% 加算		1,272	
63	2319	予訪看Ⅱ4・深・複11			深夜の場合 50% 加算	＋ 254 単位	1,475	
63	2314	予訪看Ⅱ4・複12				2人以上による場合（30分以上）	1,216	
63	2315	予訪看Ⅱ4・夜・複12			夜間早朝の場合 25% 加算		1,420	
63	2316	予訪看Ⅱ4・深・複12			深夜の場合 50% 加算	＋ 402 単位	1,623	
63	2430	予訪看Ⅱ4・複21				複数名訪問加算（Ⅱ） 2人以上による場合（30分未満）	1,015	
63	2431	予訪看Ⅱ4・夜・複21			夜間早朝の場合 25% 加算		1,219	
63	2432	予訪看Ⅱ4・深・複21			深夜の場合 50% 加算	＋ 201 単位	1,422	
63	2433	予訪看Ⅱ4・複22				2人以上による場合（30分以上）	1,131	
63	2434	予訪看Ⅱ4・夜・複22			夜間早朝の場合 25% 加算		1,335	
63	2435	予訪看Ⅱ4・深・複22			深夜の場合 50% 加算	＋ 317 単位	1,538	
63	2331	予訪看Ⅱ4・長				1時間30分以上の訪問看護を行う場合 ＋ 300 単位	1,114	
63	2332	予訪看Ⅱ4・夜・長			夜間早朝の場合 25% 加算		1,318	
63	2333	予訪看Ⅱ4・深・長			深夜の場合 50% 加算		1,521	
63	2337	予訪看Ⅱ4・複11・長				複数名訪問加算（Ⅰ） 2人以上による場合（30分未満）	1,368	
63	2338	予訪看Ⅱ4・夜・複11・長			夜間早朝の場合 25% 加算		1,572	
63	2339	予訪看Ⅱ4・深・複11・長			深夜の場合 50% 加算	＋ 254 単位	1,775	
63	2334	予訪看Ⅱ4・複12・長				2人以上による場合（30分以上）	1,516	
63	2335	予訪看Ⅱ4・夜・複12・長			夜間早朝の場合 25% 加算		1,720	
63	2336	予訪看Ⅱ4・深・複12・長			深夜の場合 50% 加算	＋ 402 単位	1,923	
63	2440	予訪看Ⅱ4・複21・長				複数名訪問加算（Ⅱ） 2人以上による場合（30分未満）	1,315	
63	2441	予訪看Ⅱ4・夜・複21・長			夜間早朝の場合 25% 加算		1,519	
63	2442	予訪看Ⅱ4・深・複21・長			深夜の場合 50% 加算	＋ 201 単位	1,722	
63	2443	予訪看Ⅱ4・複22・長				2人以上による場合（30分以上）	1,431	
63	2444	予訪看Ⅱ4・夜・複22・長			夜間早朝の場合 25% 加算		1,635	
63	2445	予訪看Ⅱ4・深・複22・長			深夜の場合 50% 加算	＋ 317 単位	1,838	
63	2471	予訪看Ⅱ4・虐防	高齢者虐待防止措置未実施減算 1% 減算				806	
63	2472	予訪看Ⅱ4・虐防・夜			夜間早朝の場合 25% 加算		1,008	
63	2473	予訪看Ⅱ4・虐防・深			深夜の場合 50% 加算		1,209	
63	2474	予訪看Ⅱ4・虐防・複11				複数名訪問加算（Ⅰ） 2人以上による場合（30分未満）	1,060	
63	2475	予訪看Ⅱ4・虐防・夜・複11			夜間早朝の場合 25% 加算		1,262	
63	2476	予訪看Ⅱ4・虐防・深・複11			深夜の場合 50% 加算	＋ 254 単位	1,463	
63	2477	予訪看Ⅱ4・虐防・複12				2人以上による場合（30分以上）	1,208	
63	2478	予訪看Ⅱ4・虐防・夜・複12			夜間早朝の場合 25% 加算		1,410	
63	2479	予訪看Ⅱ4・虐防・深・複12			深夜の場合 50% 加算	＋ 402 単位	1,611	
63	2480	予訪看Ⅱ4・虐防・複21				複数名訪問加算（Ⅱ） 2人以上による場合（30分未満）	1,007	
63	2481	予訪看Ⅱ4・虐防・夜・複21			夜間早朝の場合 25% 加算		1,209	
63	2482	予訪看Ⅱ4・虐防・深・複21			深夜の場合 50% 加算	＋ 201 単位	1,410	
63	2483	予訪看Ⅱ4・虐防・複22				2人以上による場合（30分以上）	1,123	
63	2484	予訪看Ⅱ4・虐防・夜・複22			夜間早朝の場合 25% 加算		1,325	
63	2485	予訪看Ⅱ4・虐防・深・複22			深夜の場合 50% 加算	＋ 317 単位	1,526	
63	2486	予訪看Ⅱ4・虐防・長				1時間30分以上の訪問看護を行う場合 ＋ 300 単位	1,106	
63	2487	予訪看Ⅱ4・虐防・夜・長			夜間早朝の場合 25% 加算		1,308	
63	2488	予訪看Ⅱ4・虐防・深・長			深夜の場合 50% 加算		1,509	
63	2489	予訪看Ⅱ4・虐防・複11・長				複数名訪問加算（Ⅰ） 2人以上による場合（30分未満）	1,360	
63	2490	予訪看Ⅱ4・虐防・夜・複11・長			夜間早朝の場合 25% 加算		1,562	
63	2491	予訪看Ⅱ4・虐防・深・複11・長			深夜の場合 50% 加算	＋ 254 単位	1,763	
63	2492	予訪看Ⅱ4・虐防・複12・長				2人以上による場合（30分以上）	1,508	
63	2493	予訪看Ⅱ4・虐防・夜・複12・長			夜間早朝の場合 25% 加算		1,710	
63	2494	予訪看Ⅱ4・虐防・深・複12・長			深夜の場合 50% 加算	＋ 402 単位	1,911	
63	2495	予訪看Ⅱ4・虐防・複21・長				複数名訪問加算（Ⅱ） 2人以上による場合（30分未満）	1,307	
63	2496	予訪看Ⅱ4・虐防・夜・複21・長			夜間早朝の場合 25% 加算		1,509	
63	2497	予訪看Ⅱ4・虐防・深・複21・長			深夜の場合 50% 加算	＋ 201 単位	1,710	
63	2498	予訪看Ⅱ4・虐防・複22・長				2人以上による場合（30分以上）	1,423	
63	2499	予訪看Ⅱ4・虐防・夜・複22・長			夜間早朝の場合 25% 加算		1,625	
63	2500	予訪看Ⅱ4・虐防・深・複22・長			深夜の場合 50% 加算	＋ 317 単位	1,826	

種類	項目	サービス内容略称	算定項目			合成単位数	算定単位
63	2321	予訪看II4・准	ロ 病院又は診療所	(4)1時間以上1時間30分未満 814単位	准看護師の場合 ×90%	733	1回につき
63	2322	予訪看II4・准・夜			夜間早朝の場合 25%加算	916	
63	2323	予訪看II4・准・深			深夜の場合 50%加算	1,100	
63	2327	予訪看II4・准・複11			複数名訪問加算(I) 2人以上による場合(30分未満)	987	
63	2328	予訪看II4・准・夜・複11			夜間早朝の場合 25%加算	1,170	
63	2329	予訪看II4・准・深・複11			深夜の場合 50%加算 +254単位	1,354	
63	2324	予訪看II4・准・複12			2人以上による場合(30分以上)	1,135	
63	2325	予訪看II4・准・夜・複12			夜間早朝の場合 25%加算	1,318	
63	2326	予訪看II4・准・深・複12			深夜の場合 50%加算 +402単位	1,502	
63	2450	予訪看II4・准・複21			複数名訪問加算(II) 2人以上による場合(30分未満)	934	
63	2451	予訪看II4・准・夜・複21			夜間早朝の場合 25%加算	1,117	
63	2452	予訪看II4・准・深・複21			深夜の場合 50%加算 +201単位	1,301	
63	2453	予訪看II4・准・複22			2人以上による場合(30分以上)	1,050	
63	2454	予訪看II4・准・夜・複22			夜間早朝の場合 25%加算	1,233	
63	2455	予訪看II4・准・深・複22			深夜の場合 50%加算 +317単位	1,417	
63	2341	予訪看II4・准・長			1時間30分以上の訪問看護を行う場合 +300単位	1,033	
63	2342	予訪看II4・准・夜・長			夜間早朝の場合 25%加算	1,216	
63	2343	予訪看II4・准・深・長			深夜の場合 50%加算	1,400	
63	2347	予訪看II4・准・複11・長			複数名訪問加算(I) 2人以上による場合(30分未満) +300単位	1,287	
63	2348	予訪看II4・准・夜・複11・長			夜間早朝の場合 25%加算	1,470	
63	2349	予訪看II4・准・深・複11・長			深夜の場合 50%加算 +254単位	1,654	
63	2344	予訪看II4・准・複12・長			2人以上による場合(30分以上)	1,435	
63	2345	予訪看II4・准・夜・複12・長			夜間早朝の場合 25%加算	1,618	
63	2346	予訪看II4・准・深・複12・長			深夜の場合 50%加算 +402単位	1,802	
63	2460	予訪看II4・准・複21・長			複数名訪問加算(II) 2人以上による場合(30分未満)	1,234	
63	2461	予訪看II4・准・夜・複21・長			夜間早朝の場合 25%加算	1,417	
63	2462	予訪看II4・准・深・複21・長			深夜の場合 50%加算 +201単位	1,601	
63	2463	予訪看II4・准・複22・長			2人以上による場合(30分以上)	1,350	
63	2464	予訪看II4・准・夜・複22・長			夜間早朝の場合 25%加算	1,533	
63	2465	予訪看II4・准・深・複22・長			深夜の場合 50%加算 +317単位	1,717	
63	2501	予訪看II4・准・虐防		高齢者虐待防止措置未実施減算 1%減算		725	
63	2502	予訪看II4・准・虐防・夜			夜間早朝の場合 25%加算	906	
63	2503	予訪看II4・准・虐防・深			深夜の場合 50%加算	1,088	
63	2504	予訪看II4・准・虐防・複11			複数名訪問加算(I) 2人以上による場合(30分未満)	979	
63	2505	予訪看II4・准・虐防・夜・複11			夜間早朝の場合 25%加算	1,160	
63	2506	予訪看II4・准・虐防・深・複11			深夜の場合 50%加算 +254単位	1,342	
63	2507	予訪看II4・准・虐防・複12			2人以上による場合(30分以上)	1,127	
63	2508	予訪看II4・准・虐防・夜・複12			夜間早朝の場合 25%加算	1,308	
63	2509	予訪看II4・准・虐防・深・複12			深夜の場合 50%加算 +402単位	1,490	
63	2510	予訪看II4・准・虐防・複21			複数名訪問加算(II) 2人以上による場合(30分未満)	926	
63	2511	予訪看II4・准・虐防・夜・複21			夜間早朝の場合 25%加算	1,107	
63	2512	予訪看II4・准・虐防・深・複21			深夜の場合 50%加算 +201単位	1,289	
63	2513	予訪看II4・准・虐防・複22			2人以上による場合(30分以上)	1,042	
63	2514	予訪看II4・准・虐防・夜・複22			夜間早朝の場合 25%加算	1,223	
63	2515	予訪看II4・准・虐防・深・複22			深夜の場合 50%加算 +317単位	1,405	
63	2516	予訪看II4・准・虐防・長			1時間30分以上の訪問看護を行う場合 +300単位	1,025	
63	2517	予訪看II4・准・虐防・夜・長			夜間早朝の場合 25%加算	1,206	
63	2518	予訪看II4・准・虐防・深・長			深夜の場合 50%加算	1,388	
63	2519	予訪看II4・准・虐防・複11・長			複数名訪問加算(I) 2人以上による場合(30分未満) +300単位	1,279	
63	2520	予訪看II4・准・虐防・夜・複11・長			夜間早朝の場合 25%加算	1,460	
63	2521	予訪看II4・准・虐防・深・複11・長			深夜の場合 50%加算 +254単位	1,642	
63	2522	予訪看II4・准・虐防・複12・長			2人以上による場合(30分以上)	1,427	
63	2523	予訪看II4・准・虐防・夜・複12・長			夜間早朝の場合 25%加算	1,608	
63	2524	予訪看II4・准・虐防・深・複12・長			深夜の場合 50%加算 +402単位	1,790	
63	2525	予訪看II4・准・虐防・複21・長			複数名訪問加算(II) 2人以上による場合(30分未満)	1,226	
63	2526	予訪看II4・准・虐防・夜・複21・長			夜間早朝の場合 25%加算	1,407	
63	2527	予訪看II4・准・虐防・深・複21・長			深夜の場合 50%加算 +201単位	1,589	
63	2528	予訪看II4・准・虐防・複22・長			2人以上による場合(30分以上)	1,342	
63	2529	予訪看II4・准・虐防・夜・複22・長			夜間早朝の場合 25%加算	1,523	
63	2530	予訪看II4・准・虐防・深・複22・長			深夜の場合 50%加算 +317単位	1,705	

予防

訪問看護

サービスコード		サービス内容略称	算定項目					合成単位数	算定単位
種類	項目								
63	4111	予防訪問看護同一建物減算1	事業所と同一建物の利用者等にサービスを行う場合	同一敷地内建物等の利用者又はこれ以外の同一建物の利用者20人以上にサービスを行う場合	所定単位数の	10%	減算		1月につき
63	4112	予防訪問看護同一建物減算2		同一敷地内建物等の利用者50人以上にサービスを行う場合	所定単位数の	15%	減算		
63	8000	予防特別地域訪問看護加算	特別地域介護予防訪問看護加算		所定単位数の	15%	加算		1回につき
63	8100	予防訪問看護小規模事業所加算	中山間地域等における小規模事業所加算		所定単位数の	10%	加算		
63	8110	予防訪問看護中山間地域等提供加算	中山間地域等に居住する者へのサービス提供加算		所定単位数の	5%	加算		
63	3001	予防緊急時訪問看護加算Ⅰ1	緊急時訪問看護加算（Ⅰ）	指定介護予防訪問看護ステーション	600	単位加算		600	1月につき
63	3002	予防緊急時訪問看護加算Ⅰ2		医療機関	325	単位加算		325	
63	3100	予防緊急時訪問看護加算Ⅱ1	緊急時訪問看護加算（Ⅱ）	指定介護予防訪問看護ステーション	574	単位加算		574	
63	3200	予防緊急時訪問看護加算Ⅱ2		医療機関	315	単位加算		315	
63	4000	予防訪問看護特別管理加算Ⅰ	特別管理加算	特別管理加算（Ⅰ）	500	単位加算		500	
63	4001	予防訪問看護特別管理加算Ⅱ		特別管理加算（Ⅱ）	250	単位加算		250	
63	4025	予防訪問看護専門管理加算1	専門管理加算	緩和ケア等に係る研修を受けた看護師が計画的な管理を行った場合	250	単位加算		250	月1回限度
63	4026	予防訪問看護専門管理加算2		特定行為研修を修了した看護師が計画的な管理を行った場合	250	単位加算		250	
63	4024	予防訪問看護訪問回数超過等減算	理学療法士等の訪問回数が看護職員の訪問回数を超えている場合又は特定の加算を算定していない場合		8	単位減算		-8	1回につき
63	6123	予防訪問看護12月超減算1	利用を開始した日の属する月から起算して12月を超えた期間に介護予防訪問看護を行った場合		5	単位減算		-5	
63	6124	予防訪問看護12月超減算2		予防訪問看護訪問回数超過減算を算定している場合	15	単位減算		-15	
63	4023	予防訪問看護初回加算Ⅰ	ハ 初回加算	(1) 初回加算（Ⅰ）	350	単位加算		350	1月につき
63	4002	予防訪問看護初回加算Ⅱ		(2) 初回加算（Ⅱ）	300	単位加算		300	
63	4003	予防訪問看護退院時共同指導加算	ニ 退院時共同指導加算		600	単位加算		600	1回につき
63	4005	予防訪問看護体制強化加算	ホ 看護体制強化加算		100	単位加算		100	1月につき
63	6192	予防訪問看護口腔連携強化加算	ヘ 口腔連携強化加算		50	単位加算		50	月1回限度
63	6102	予防訪問看護サービス提供体制加算Ⅰ	ト サービス提供体制強化加算	(1)サービス提供体制強化加算（Ⅰ）	6	単位加算		6	1回につき
63	6101	予防訪問看護サービス提供体制加算Ⅱ		(2)サービス提供体制強化加算（Ⅱ）	3	単位加算		3	

3 介護予防訪問リハビリテーションサービスコード表

サービスコード		サービス内容略称	算定項目				合成単位数	算定単位
種類	項目							
64	2111	予防訪問リハ1	イ 介護予防訪問リハビリテーション費	病院又は診療所の場合　298 単位			298	1回につき
64	2211	予防訪問リハ2		介護老人保健施設の場合　298 単位			298	
64	2311	予防訪問リハ3		介護医療院の場合　298 単位			298	
64	C201	予防訪問リハ高齢者虐待防止未実施減算1	高齢者虐待防止措置未実施減算	イ 介護予防訪問リハビリテーション費	病院又は診療所の場合	3 単位減算	-3	
64	C202	予防訪問リハ高齢者虐待防止未実施減算2			介護老人保健施設の場合	3 単位減算	-3	
64	C203	予防訪問リハ高齢者虐待防止未実施減算3			介護医療院の場合	3 単位減算	-3	
64	4111	予防訪問リハ同一建物減算1	事業所と同一建物の利用者等にサービスを行う場合	同一敷地内建物等の利用者又はこれ以外の同一建物の利用者20人以上にサービスを行う場合	所定単位数の	10% 減算		1月につき
64	4112	予防訪問リハ同一建物減算2		同一敷地内建物等の利用者50人以上にサービスを行う場合	所定単位数の	15% 減算		
64	8000	予防訪問リハ特別地域加算	特別地域介護予防訪問リハビリテーション加算		所定単位数の	15% 加算		1回につき
64	8100	予防訪問リハ小規模事業所加算	中山間地域等における小規模事業所加算		所定単位数の	10% 加算		
64	8110	予防訪問リハ中山間地域等提供加算	中山間地域等に居住する者へのサービス提供加算		所定単位数の	5% 加算		
64	5001	予防訪問リハ短期集中リハ加算	短期集中リハビリテーション実施加算（退院（所）日又は認定日から3月以内）			200 単位加算	200	1日につき
64	6162	予防訪問リハ口腔連携強化加算	口腔連携強化加算			50 単位加算	50	月1回限度
64	5010	予防訪問リハ計画診療未実施減算	事業所の医師がリハビリテーション計画の作成に係る診療を行わなかった場合			50 単位減算	-50	1回につき
64	6123	予防訪問リハ12月超減算	利用を開始した日の属する月から起算して12月を超えた期間に介護予防訪問リハビリテーションを行った場合			30 単位減算	-30	
64	4003	予防訪問リハ退院時共同指導加算	ロ 退院時共同指導加算（退院時1回を限度）			600 単位加算	600	
64	6102	予防訪問リハサービス提供体制加算Ⅰ	ハ サービス提供体制強化加算	(1)サービス提供体制強化加算（Ⅰ）		6 単位加算	6	1回につき
64	6101	予防訪問リハサービス提供体制加算Ⅱ		(2)サービス提供体制強化加算（Ⅱ）		3 単位加算	3	

予防

訪問
リハ

4 介護予防居宅療養管理指導サービスコード表

サービスコード 種類	項目	サービス内容略称	算定項目				合成単位数	算定単位
34	1111	予防医師居宅療養Ⅰ1	イ 医師が行う場合（月2回限度）	(1)介護予防居宅療養管理指導費（Ⅰ）（(2)以外）	(一)単一建物居住者が1人の場合 515 単位		515	1回につき
34	1113	予防医師居宅療養Ⅰ2			(二)単一建物居住者が2人以上9人以下の場合 487 単位		487	
34	1115	予防医師居宅療養Ⅰ3			(三)(一)及び(二)以外の場合 446 単位		446	
34	1112	予防医師居宅療養Ⅱ1		(2)介護予防居宅療養管理指導費（Ⅱ）（在宅時医学総合管理料等を算定する場合）	(一)単一建物居住者が1人の場合 299 単位		299	
34	1114	予防医師居宅療養Ⅱ2			(二)単一建物居住者が2人以上9人以下の場合 287 単位		287	
34	1116	予防医師居宅療養Ⅱ3			(三)(一)及び(二)以外の場合 260 単位		260	
34	2111	予防歯科医師居宅療養Ⅰ	ロ 歯科医師が行う場合（月2回限度）	(1)単一建物居住者が1人の場合 517 単位			517	
34	2112	予防歯科医師居宅療養Ⅱ		(2)単一建物居住者が2人以上9人以下の場合 487 単位			487	
34	2113	予防歯科医師居宅療養Ⅲ		(3)(1)及び(2)以外の場合 441 単位			441	
34	1221	予防薬剤師居宅療養Ⅰ1	ハ 薬剤師が行う場合	(1)医療機関の薬剤師の場合（月2回限度）	(一)単一建物居住者が1人の場合 566 単位		566	
34	1222	予防薬剤師居宅療養Ⅰ1・特薬				特別な薬剤の場合 ＋ 100 単位	666	
34	1251	予防薬剤師居宅療養Ⅰ2			(二)単一建物居住者が2人以上9人以下の場合 417 単位		417	
34	1252	予防薬剤師居宅療養Ⅰ2・特薬				特別な薬剤の場合 ＋ 100 単位	517	
34	1271	予防薬剤師居宅療養Ⅰ3			(三)(一)及び(二)以外の場合 380 単位		380	
34	1272	予防薬剤師居宅療養Ⅰ3・特薬				特別な薬剤の場合 ＋ 100 単位	480	
34	1223	予防薬剤師居宅療養Ⅱ1		(2)薬局の薬剤師の場合	(一)単一建物居住者が1人の場合 518 単位	がん末期の患者・中心静脈栄養患者・麻薬注射剤使用患者以外の場合(月4回限度)	518	
34	1224	予防薬剤師居宅療養Ⅱ1・特薬				特別な薬剤の場合 ＋ 100 単位	618	
34	1255	予防薬剤師居宅療養Ⅱ2				がん末期の患者・中心静脈栄養患者・麻薬注射剤使用患者の場合(月8回限度)	518	
34	1256	予防薬剤師居宅療養Ⅱ2・特薬				特別な薬剤の場合 ＋ 100 単位	618	
34	1225	予防薬剤師居宅療養Ⅱ3			(二)単一建物居住者が2人以上9人以下の場合 379 単位	がん末期の患者・中心静脈栄養患者・麻薬注射剤使用患者以外の場合(月4回限度)	379	
34	1226	予防薬剤師居宅療養Ⅱ3・特薬				特別な薬剤の場合 ＋ 100 単位	479	
34	1253	予防薬剤師居宅療養Ⅱ4				がん末期の患者・中心静脈栄養患者・麻薬注射剤使用患者の場合(月8回限度)	379	
34	1254	予防薬剤師居宅療養Ⅱ4・特薬				特別な薬剤の場合 ＋ 100 単位	479	
34	1273	予防薬剤師居宅療養Ⅱ5			(三)(一)及び(二)以外の場合 342 単位	がん末期の患者・中心静脈栄養患者・麻薬注射剤使用患者以外の場合	342	
34	1274	予防薬剤師居宅療養Ⅱ5・特薬				特別な薬剤の場合 ＋ 100 単位	442	
34	1275	予防薬剤師居宅療養Ⅱ6				がん末期の患者・中心静脈栄養患者・麻薬注射剤使用患者の場合(月8回限度)	342	
34	1276	予防薬剤師居宅療養Ⅱ6・特薬				特別な薬剤の場合 ＋ 100 単位	442	
34	1257	予防薬剤師居宅療養Ⅱ7		(四)情報通信機器を用いて行う場合 46 単位	在宅の利用者に対して行う場合(月4回限度)		46	
34	1258	予防薬剤師居宅療養Ⅱ8			注射による麻薬の投与を受けている患者に対して行う場合(月8回限度)		46	
34	1131	予防管理栄養士居宅療養Ⅰ1	ニ 管理栄養士が行う場合	(1)当該指定居宅療養管理指導事業所の管理栄養士が行った場合	管理栄養士が医師の指示に基づき栄養管理に係る情報提供及び指導又は助言を行った場合（月2回限度）	(一)単一建物居住者が1人の場合 545 単位	545	
34	1132	予防管理栄養士居宅療養Ⅰ2				(二)単一建物居住者が2人以上9人以下の場合 487 単位	487	
34	1133	予防管理栄養士居宅療養Ⅰ3				(三)(一)及び(二)以外の場合 444 単位	444	
34	1151	予防管理栄養士居宅療養Ⅰ4			計画的医学管理を行っている医師の特別の指示があった場合（月2回限度）	(一)単一建物居住者が1人の場合 545 単位	545	
34	1152	予防管理栄養士居宅療養Ⅰ5				(二)単一建物居住者が2人以上9人以下の場合 487 単位	487	
34	1153	予防管理栄養士居宅療養Ⅰ6				(三)(一)及び(二)以外の場合 444 単位	444	
34	1134	予防管理栄養士居宅療養Ⅱ1		(2)当該指定居宅療養管理指導事業所以外の管理栄養士が行った場合	管理栄養士が医師の指示に基づき栄養管理に係る情報提供及び指導又は助言を行った場合（月2回限度）	(一)単一建物居住者が1人の場合 525 単位	525	
34	1135	予防管理栄養士居宅療養Ⅱ2				(二)単一建物居住者が2人以上9人以下の場合 467 単位	467	
34	1136	予防管理栄養士居宅療養Ⅱ3				(三)(一)及び(二)以外の場合 424 単位	424	
34	1154	予防管理栄養士居宅療養Ⅱ4			計画的医学管理を行っている医師の特別の指示があった場合（月2回限度）	(一)単一建物居住者が1人の場合 525 単位	525	
34	1155	予防管理栄養士居宅療養Ⅱ5				(二)単一建物居住者が2人以上9人以下の場合 467 単位	467	
34	1156	予防管理栄養士居宅療養Ⅱ6				(三)(一)及び(二)以外の場合 424 単位	424	
34	1241	予防歯科衛生士等居宅療養Ⅰ	ホ 歯科衛生士等が行う場合	がん末期の患者以外の場合（月4回限度）	(1)単一建物居住者が1人の場合 362 単位		362	
34	1242	予防歯科衛生士等居宅療養Ⅱ			(2)単一建物居住者が2人以上9人以下の場合 326 単位		326	
34	1243	予防歯科衛生士等居宅療養Ⅲ			(3)(1)及び(2)以外の場合 295 単位		295	
34	1281	予防歯科衛生士等居宅療養Ⅳ		がん末期の患者の場合（月6回限度）	(1)単一建物居住者が1人の場合 362 単位		362	
34	1282	予防歯科衛生士等居宅療養Ⅴ			(2)単一建物居住者が2人以上9人以下の場合 326 単位		326	
34	1283	予防歯科衛生士等居宅療養Ⅵ			(3)(1)及び(2)以外の場合 295 単位		295	
34	8000	予防特別地域居宅療養管理指導加算	特別地域介護予防居宅療養管理指導加算		所定単位数の 15% 加算			
34	8100	予防居宅療養小規模事業所加算	中山間地域等における小規模事業所加算		所定単位数の 10% 加算			
34	8110	予防居宅療養中山間地域等提供加算	中山間地域等に居住する者へのサービス提供加算		所定単位数の 5% 加算			
34	8121	予防医療用麻薬持続注射療法加算	在宅患者医療用麻薬持続注射療法加算(ハを算定する場合のみ算定可((2)(四)を除く))		250 単位加算		250	
34	8122	予防在宅中心静脈栄養法加算	在宅中心静脈栄養法加算(ハを算定する場合のみ算定可((2)(四)を除く))		150 単位加算		150	

予防

居宅
療養

５ 介護予防通所リハビリテーションサービスコード表

サービスコード 種類	項目	サービス内容略称	算定項目					合成 単位数	算定 単位
66	1111	予防通所リハビリ11	イ 介護予防通所リハビリテーション費	病院又は診療所の場合	要支援1	2,268 単位		2,268	1月につき
66	1121	予防通所リハビリ12			要支援2	4,228 単位		4,228	
66	2111	予防通所リハビリ21		介護老人保健施設の場合	要支援1	2,268 単位		2,268	
66	2121	予防通所リハビリ22			要支援2	4,228 単位		4,228	
66	2131	予防通所リハビリ31		介護医療院の場合	要支援1	2,268 単位		2,268	
66	2141	予防通所リハビリ32			要支援2	4,228 単位		4,228	
66	C201	予防通所リハ高齢者虐待防止未実施減算11	高齢者虐待防止措置未実施減算	イ 介護予防通所リハビリテーション費	病院又は診療所の場合	要支援1	23 単位減算	−23	
66	C203	予防通所リハ高齢者虐待防止未実施減算12				要支援2	42 単位減算	−42	
66	C205	予防通所リハ高齢者虐待防止未実施減算21			介護老人保健施設の場合	要支援1	23 単位減算	−23	
66	C207	予防通所リハ高齢者虐待防止未実施減算22				要支援2	42 単位減算	−42	
66	C209	予防通所リハ高齢者虐待防止未実施減算31			介護医療院の場合	要支援1	23 単位減算	−23	
66	C211	予防通所リハ高齢者虐待防止未実施減算32				要支援2	42 単位減算	−42	
66	D201	予防通所リハ業務継続計画未策定減算11	業務継続計画未策定減算	イ 介護予防通所リハビリテーション費	病院又は診療所の場合	要支援1	23 単位減算	−23	
66	D203	予防通所リハ業務継続計画未策定減算12				要支援2	42 単位減算	−42	
66	D205	予防通所リハ業務継続計画未策定減算21			介護老人保健施設の場合	要支援1	23 単位減算	−23	
66	D207	予防通所リハ業務継続計画未策定減算22				要支援2	42 単位減算	−42	
66	D209	予防通所リハ業務継続計画未策定減算31			介護医療院の場合	要支援1	23 単位減算	−23	
66	D211	予防通所リハ業務継続計画未策定減算32				要支援2	42 単位減算	−42	
66	8110	予防通所リハ中山間地域等提供加算	中山間地域等に居住する者へのサービス提供加算		所定単位数の	5% 加算			
66	6257	予防通所リハ生活行為向上リハ加算	生活行為向上リハビリテーション実施加算	利用開始日の属する月から6月以内	562 単位加算			562	
66	6109	予防通所リハ若年性認知症受入加算	若年性認知症利用者受入加算	240 単位加算				240	
66	6105	予防通所リハ同一建物減算11	事業所と同一建物に居住する者又は同一建物から利用する者に介護予防通所リハビリテーションを行う場合	病院又は診療所の場合	要支援1	376 単位減算		−376	
66	6106	予防通所リハ同一建物減算12			要支援2	752 単位減算		−752	
66	6107	予防通所リハ同一建物減算21		介護老人保健施設の場合	要支援1	376 単位減算		−376	
66	6108	予防通所リハ同一建物減算22			要支援2	752 単位減算		−752	
66	6119	予防通所リハ同一建物減算31		介護医療院の場合	要支援1	376 単位減算		−376	
66	6120	予防通所リハ同一建物減算32			要支援2	752 単位減算		−752	
66	6123	予防通所リハ12月超減算11	利用を開始した日の属する月から起算して12月を超えた期間に利用した場合	病院又は診療所の場合	要支援1	120 単位減算		−120	
66	6124	予防通所リハ12月超減算12			要支援2	240 単位減算		−240	
66	6125	予防通所リハ12月超減算21		介護老人保健施設の場合	要支援1	120 単位減算		−120	
66	6126	予防通所リハ12月超減算22			要支援2	240 単位減算		−240	
66	6127	予防通所リハ12月超減算31		介護医療院の場合	要支援1	120 単位減算		−120	
66	6128	予防通所リハ12月超減算32			要支援2	240 単位減算		−240	
66	6370	予防通所リハ退院時共同指導加算	ロ 退院時共同指導加算	600 単位加算				600	1回につき
66	6116	予防通所リハ栄養アセスメント加算	ハ 栄養アセスメント加算	50 単位加算				50	1月につき
66	5003	予防通所リハ栄養改善加算	ニ 栄養改善加算	200 単位加算				200	
66	6202	予防通所リハ口腔栄養スクリーニング加算Ⅰ	ホ 口腔・栄養スクリーニング加算	(1)口腔・栄養スクリーニング加算（Ⅰ）（6月に1回を限度）	20 単位加算			20	1回につき
66	6201	予防通所リハ口腔栄養スクリーニング加算Ⅱ		(2)口腔・栄養スクリーニング加算（Ⅱ）（6月に1回を限度）	5 単位加算			5	
66	5004	予防通所リハ口腔機能向上加算Ⅰ	ヘ 口腔機能向上加算	(1)口腔機能向上加算（Ⅰ）	150 単位加算			150	1月につき
66	5010	予防通所リハ口腔機能向上加算Ⅱ		(2)口腔機能向上加算（Ⅱ）	160 単位加算			160	
66	6360	予通リハ一体的サービス提供加算	ト 一体的サービス提供加算	480 単位加算				480	
66	6361	予防通所リハ科学的介護推進体制加算	チ 科学的介護推進体制加算	40 単位加算				40	
66	6098	予通リハサービス提供体制加算Ⅰ1	リ サービス提供体制強化加算	(1)サービス提供体制強化加算（Ⅰ）	要支援1	88 単位加算		88	
66	6099	予通リハサービス提供体制加算Ⅰ2			要支援2	176 単位加算		176	
66	6117	予通リハサービス提供体制加算Ⅱ1		(2)サービス提供体制強化加算（Ⅱ）	要支援1	72 単位加算		72	
66	6118	予通リハサービス提供体制加算Ⅱ2			要支援2	144 単位加算		144	
66	6103	予通リハサービス提供体制加算Ⅲ1		(3)サービス提供体制強化加算（Ⅲ）	要支援1	24 単位加算		24	
66	6104	予通リハサービス提供体制加算Ⅲ2			要支援2	48 単位加算		48	

予防

通所
リハ

66	6100	予防通所リハ処遇改善加算Ⅰ	ヌ 介護職員等処遇改善加算	(1) 介護職員等処遇改善加算（Ⅰ）		所定単位数の 86/1000	加算		1月につき
66	6110	予防通所リハ処遇改善加算Ⅱ		(2) 介護職員等処遇改善加算（Ⅱ）		所定単位数の 83/1000	加算		
66	6111	予防通所リハ処遇改善加算Ⅲ		(3) 介護職員等処遇改善加算（Ⅲ）		所定単位数の 66/1000	加算		
66	6380	予防通所リハ処遇改善加算Ⅳ		(4) 介護職員等処遇改善加算（Ⅳ）		所定単位数の 53/1000	加算		
66	6381	予防通所リハ処遇改善加算Ｖ1		(5) 介護職員等処遇改善加算（Ｖ）	（一）介護職員等処遇改善加算（Ｖ）（1）	所定単位数の 76/1000	加算		
66	6382	予防通所リハ処遇改善加算Ｖ2			（二）介護職員等処遇改善加算（Ｖ）（2）	所定単位数の 73/1000	加算		
66	6383	予防通所リハ処遇改善加算Ｖ3			（三）介護職員等処遇改善加算（Ｖ）（3）	所定単位数の 73/1000	加算		
66	6384	予防通所リハ処遇改善加算Ｖ4			（四）介護職員等処遇改善加算（Ｖ）（4）	所定単位数の 70/1000	加算		
66	6385	予防通所リハ処遇改善加算Ｖ5			（五）介護職員等処遇改善加算（Ｖ）（5）	所定単位数の 63/1000	加算		
66	6386	予防通所リハ処遇改善加算Ｖ6			（六）介護職員等処遇改善加算（Ｖ）（6）	所定単位数の 60/1000	加算		
66	6387	予防通所リハ処遇改善加算Ｖ7			（七）介護職員等処遇改善加算（Ｖ）（7）	所定単位数の 58/1000	加算		
66	6388	予防通所リハ処遇改善加算Ｖ8			（八）介護職員等処遇改善加算（Ｖ）（8）	所定単位数の 56/1000	加算		
66	6389	予防通所リハ処遇改善加算Ｖ9			（九）介護職員等処遇改善加算（Ｖ）（9）	所定単位数の 55/1000	加算		
66	6390	予防通所リハ処遇改善加算Ｖ10			（十）介護職員等処遇改善加算（Ｖ）（10）	所定単位数の 48/1000	加算		
66	6391	予防通所リハ処遇改善加算Ｖ11			（十一）介護職員等処遇改善加算（Ｖ）（11）	所定単位数の 43/1000	加算		
66	6392	予防通所リハ処遇改善加算Ｖ12			（十二）介護職員等処遇改善加算（Ｖ）（12）	所定単位数の 45/1000	加算		
66	6393	予防通所リハ処遇改善加算Ｖ13			（十三）介護職員等処遇改善加算（Ｖ）（13）	所定単位数の 38/1000	加算		
66	6394	予防通所リハ処遇改善加算Ｖ14			（十四）介護職員等処遇改善加算（Ｖ）（14）	所定単位数の 28/1000	加算		

予防

通所
リハ

定員超過の場合

サービスコード 種類	項目	サービス内容略称		算定項目				合成 単位数	算定 単位
66	8001	予防通所リハビリ11・定超	イ 介護予防通所 リハビリテーション費	病院又は診療所の場合	要支援1	2,268 単位	定員超過の場合	1,588	1月につき
66	8011	予防通所リハビリ12・定超			要支援2	4,228 単位	× 70%	2,960	
66	8201	予防通所リハビリ21・定超		介護老人保健施設の 場合	要支援1	2,268 単位		1,588	
66	8211	予防通所リハビリ22・定超			要支援2	4,228 単位		2,960	
66	8301	予防通所リハビリ31・定超		介護医療院の場合	要支援1	2,268 単位		1,588	
66	8311	予防通所リハビリ32・定超			要支援2	4,228 単位		2,960	

医師，理学療法士・作業療法士・言語聴覚士，看護・介護職員が欠員の場合

サービスコード 種類	項目	サービス内容略称		算定項目				合成 単位数	算定 単位
66	9001	予防通所リハビリ11・人欠	イ 介護予防通所 リハビリテーション費	病院又は診療所の場合	要支援1	2,268 単位	医師、PT・OT・ST、看護・介護職員が	1,588	1月につき
66	9011	予防通所リハビリ12・人欠			要支援2	4,228 単位	欠員の場合 × 70%	2,960	
66	9201	予防通所リハビリ21・人欠		介護老人保健施設の 場合	要支援1	2,268 単位		1,588	
66	9211	予防通所リハビリ22・人欠			要支援2	4,228 単位		2,960	
66	9301	予防通所リハビリ31・人欠		介護医療院の場合	要支援1	2,268 単位		1,588	
66	9311	予防通所リハビリ32・人欠			要支援2	4,228 単位		2,960	

契約期間が1月に満たない場合（日割計算用サービスコード）

サービスコード 種類	項目	サービス内容略称		算定項目				合成 単位数	算定 単位
66	1112	予防通所リハビリ11・日割	イ 介護予防通所 リハビリテーション費	病院又は診療所の場合	要支援1	2,268 単位	日割計算の場合	75	1日につき
66	1122	予防通所リハビリ12・日割			要支援2	4,228 単位	÷ 30.4 日	139	
66	2112	予防通所リハビリ21・日割		介護老人保健施設の場合	要支援1	2,268 単位		75	
66	2122	予防通所リハビリ22・日割			要支援2	4,228 単位		139	
66	3112	予防通所リハビリ31・日割		介護医療院の場合	要支援1	2,268 単位		75	
66	3122	予防通所リハビリ32・日割			要支援2	4,228 単位		139	
66	8002	予防通所リハビリ11・定超・日割		病院又は診療所の場合	要支援1	2,268 単位	定員超過の場合	52	
66	8012	予防通所リハビリ12・定超・日割			要支援2	4,228 単位	× 70%	97	
66	8202	予防通所リハビリ21・定超・日割		介護老人保健施設の場合	要支援1	2,268 単位		52	
66	8212	予防通所リハビリ22・定超・日割			要支援2	4,228 単位		97	
66	8302	予防通所リハビリ31・定超・日割		介護医療院の場合	要支援1	2,268 単位		52	
66	8312	予防通所リハビリ32・定超・日割			要支援2	4,228 単位		97	
66	9002	予防通所リハビリ11・人欠・日割		病院又は診療所の場合	要支援1	2,268 単位	医師、PT・OT・ST、看護・介護職員が	52	
66	9012	予防通所リハビリ12・人欠・日割			要支援2	4,228 単位	欠員の場合 × 70%	97	
66	9202	予防通所リハビリ21・人欠・日割		介護老人保健施設の場合	要支援1	2,268 単位		52	
66	9212	予防通所リハビリ22・人欠・日割			要支援2	4,228 単位		97	
66	9302	予防通所リハビリ31・人欠・日割		介護医療院の場合	要支援1	2,268 単位		52	
66	9312	予防通所リハビリ32・人欠・日割			要支援2	4,228 単位		97	
66	C202	予防通所リハ高齢者虐待防止措置未実施減算11・日割	高齢者虐待防止措置未実施減算	イ 介護予防通所リハビリテーション費 病院又は診療所の場合	要支援1	23 単位減算		-1	
66	C204	予防通所リハ高齢者虐待防止措置未実施減算12・日割			要支援2	42 単位減算		-1	
66	C206	予防通所リハ高齢者虐待防止措置未実施減算21・日割		介護老人保健施設の場合	要支援1	23 単位減算		-1	
66	C208	予防通所リハ高齢者虐待防止措置未実施減算22・日割			要支援2	42 単位減算		-1	
66	C210	予防通所リハ高齢者虐待防止措置未実施減算31・日割		介護医療院の場合	要支援1	23 単位減算		-1	
66	C212	予防通所リハ高齢者虐待防止措置未実施減算32・日割			要支援2	42 単位減算		-1	
66	D202	予防通所リハ業務継続計画未策定減算11・日割	業務継続計画未策定減算	イ 介護予防通所リハビリテーション費 病院又は診療所の場合	要支援1	23 単位減算		-1	
66	D204	予防通所リハ業務継続計画未策定減算12・日割			要支援2	42 単位減算		-1	
66	D206	予防通所リハ業務継続計画未策定減算21・日割		介護老人保健施設の場合	要支援1	23 単位減算		-1	
66	D208	予防通所リハ業務継続計画未策定減算22・日割			要支援2	42 単位減算		-1	
66	D210	予防通所リハ業務継続計画未策定減算31・日割		介護医療院の場合	要支援1	23 単位減算		-1	
66	D212	予防通所リハ業務継続計画未策定減算32・日割			要支援2	42 単位減算		-1	
66	8111	予防通所リハ中山間地域等加算日割	中山間地域等に居住する者へのサービス提供加算			所定単位数の	5% 加算		

予防

通所 リハ

6 介護予防短期入所生活介護サービスコード表

種類	項目	サービス内容略称	算定項目	合成単位数	算定単位
24	1111	予単独短期生活Ⅰ1	イ介護予防短期入所生活介護費 (1)単独型介護予防短期入所生活介護費 (一)単独型介護予防短期入所生活介護費(Ⅰ) <従来型個室> 要支援1　479単位	479	1日につき
24	1113	予単独短期生活Ⅰ1・夜	夜勤の勤務条件に関する基準を満たさない場合 ×97%	465	
24	1121	予単独短期生活Ⅰ2	要支援2　596単位	596	
24	1123	予単独短期生活Ⅰ2・夜	夜勤の勤務条件に関する基準を満たさない場合 ×97%	578	
24	1115	予単独短期生活Ⅱ1	(二)単独型介護予防短期入所生活介護費(Ⅱ) <多床室> 要支援1　479単位	479	
24	1117	予単独短期生活Ⅱ1・夜	夜勤の勤務条件に関する基準を満たさない場合 ×97%	465	
24	1125	予単独短期生活Ⅱ2	要支援2　596単位	596	
24	1127	予単独短期生活Ⅱ2・夜	夜勤の勤務条件に関する基準を満たさない場合 ×97%	578	
24	2111	予併設短期生活Ⅰ1	(2)併設型介護予防短期入所生活介護費 (一)併設型介護予防短期入所生活介護費(Ⅰ) <従来型個室> 要支援1　451単位	451	
24	2113	予併設短期生活Ⅰ1・夜	夜勤の勤務条件に関する基準を満たさない場合 ×97%	437	
24	2121	予併設短期生活Ⅰ2	要支援2　561単位	561	
24	2123	予併設短期生活Ⅰ2・夜	夜勤の勤務条件に関する基準を満たさない場合 ×97%	544	
24	2115	予併設短期生活Ⅱ1	(二)併設型介護予防短期入所生活介護費(Ⅱ) <多床室> 要支援1　451単位	451	
24	2117	予併設短期生活Ⅱ1・夜	夜勤の勤務条件に関する基準を満たさない場合 ×97%	437	
24	2125	予併設短期生活Ⅱ2	要支援2　561単位	561	
24	2127	予併設短期生活Ⅱ2・夜	夜勤の勤務条件に関する基準を満たさない場合 ×97%	544	
24	1411	予単ユ短期生活1	ロユニット型介護予防短期入所生活介護費 (1)単独型ユニット型介護予防短期入所生活介護費 (一)単独型ユニット型介護予防短期入所生活介護費 <ユニット型個室> 要支援1　561単位	561	
24	1413	予単ユ短期生活1・夜	夜勤の勤務条件に関する基準を満たさない場合 ×97%	544	
24	1421	予単ユ短期生活2	要支援2　681単位	681	
24	1423	予単ユ短期生活2・夜	夜勤の勤務条件に関する基準を満たさない場合 ×97%	661	
24	1415	経予単ユ短期生活1	(二)経過的単独型ユニット型介護予防短期入所生活介護費 <ユニット型個室的多床室> 要支援1　561単位	561	
24	1417	経予単ユ短期生活1・夜	夜勤の勤務条件に関する基準を満たさない場合 ×97%	544	
24	1425	経予単ユ短期生活2	要支援2　681単位	681	
24	1427	経予単ユ短期生活2・夜	夜勤の勤務条件に関する基準を満たさない場合 ×97%	661	
24	2411	予併ユ短期生活1	(2)併設型ユニット型介護予防短期入所生活介護費 (一)併設型ユニット型介護予防短期入所生活介護費 <ユニット型個室> 要支援1　529単位	529	
24	2413	予併ユ短期生活1・夜	夜勤の勤務条件に関する基準を満たさない場合 ×97%	513	
24	2421	予併ユ短期生活2	要支援2　656単位	656	
24	2423	予併ユ短期生活2・夜	夜勤の勤務条件に関する基準を満たさない場合 ×97%	636	
24	2415	経予併ユ短期生活1	(二)経過的併設型ユニット型介護予防短期入所生活介護費 <ユニット型個室的多床室> 要支援1　529単位	529	
24	2417	経予併ユ短期生活1・夜	夜勤の勤務条件に関する基準を満たさない場合 ×97%	513	
24	2425	経予併ユ短期生活2	要支援2　656単位	656	
24	2427	経予併ユ短期生活2・夜	夜勤の勤務条件に関する基準を満たさない場合 ×97%	636	
24	1511	予単ユ短期生活1・未	ロユニット型介護予防短期入所生活介護費 (1)単独型ユニット型介護予防短期入所生活介護費 (一)<ユニット型個室> 要支援1　561単位	544	
24	1513	予単ユ短期生活1・夜・未	夜勤の勤務条件に関する基準を満たさない場合 ×97%	528	
24	1521	予単ユ短期生活2・未	要支援2　681単位	661	
24	1523	予単ユ短期生活2・夜・未	夜勤の勤務条件に関する基準を満たさない場合 ×97%	641	
24	1515	経予単ユ短期生活1・未	(二)経過的単独型ユニット型介護予防短期入所生活介護費 <ユニット型個室的多床室> 要支援1　561単位	544	
24	1517	経予単ユ短期生活1・夜・未	夜勤の勤務条件に関する基準を満たさない場合 ×97%	528	
24	1525	経予単ユ短期生活2・未	要支援2　681単位	661	
24	1527	経予単ユ短期生活2・夜・未	夜勤の勤務条件に関する基準を満たさない場合 ×97%	641	
24	2511	予併ユ短期生活1・未	(2)併設型ユニット型介護予防短期入所生活介護費 (一)<ユニット型個室> 要支援1　529単位	513	
24	2513	予併ユ短期生活1・夜・未	夜勤の勤務条件に関する基準を満たさない場合 ×97%	498	
24	2521	予併ユ短期生活2・未	要支援2　656単位	636	
24	2523	予併ユ短期生活2・夜・未	夜勤の勤務条件に関する基準を満たさない場合 ×97%	617	
24	2515	経予併ユ短期生活1・未	(二)経過的併設型ユニット型介護予防短期入所生活介護費 <ユニット型個室的多床室> 要支援1　529単位	513	
24	2517	経予併ユ短期生活1・夜・未	夜勤の勤務条件に関する基準を満たさない場合 ×97% ／ ユニットケア体制未整備減算 × 97%	498	
24	2525	経予併ユ短期生活2・未	要支援2　656単位	636	
24	2527	経予併ユ短期生活2・夜・未	夜勤の勤務条件に関する基準を満たさない場合 ×97%	617	
24	C201	予短期生活高齢者虐待防止未実施減算単独Ⅰ1	高齢者虐待防止措置未実施減算 イ介護予防短期入所生活介護費 (1)単独型介護予防短期入所生活介護費 (一)単独型介護予防短期入所生活介護費(Ⅰ)<従来型個室> 要支援1　5単位減算	-5	
24	C202	予短期生活高齢者虐待防止未実施減算単独Ⅰ2	要支援2　6単位減算	-6	
24	C203	予短期生活高齢者虐待防止未実施減算単独Ⅱ1	(二)単独型介護予防短期入所生活介護費(Ⅱ)<多床室> 要支援1　5単位減算	-5	
24	C204	予短期生活高齢者虐待防止未実施減算単独Ⅱ2	要支援2　6単位減算	-6	
24	C205	予短期生活高齢者虐待防止未実施減算併設Ⅰ1	(2)併設型介護予防短期入所生活介護費 (一)併設型介護予防短期入所生活介護費(Ⅰ)<従来型個室> 要支援1　5単位減算	-5	
24	C206	予短期生活高齢者虐待防止未実施減算併設Ⅰ2	要支援2　6単位減算	-6	
24	C207	予短期生活高齢者虐待防止未実施減算併設Ⅱ1	(二)併設型介護予防短期入所生活介護費(Ⅱ)<多床室> 要支援1　5単位減算	-5	
24	C208	予短期生活高齢者虐待防止未実施減算併設Ⅱ2	要支援2　6単位減算	-6	
24	C209	予短期生活高齢者虐待防止未実施減算単ユ1	ロユニット型介護予防短期入所生活介護費 (1)単独型ユニット型介護予防短期入所生活介護費 (一)単独型ユニット型介護予防短期入所生活介護費<ユニット型個室> 要支援1　6単位減算	-6	
24	C210	予短期生活高齢者虐待防止未実施減算単ユ2	要支援2　7単位減算	-7	
24	C211	予短期生活高齢者虐待防止未実施減算経単ユ1	(二)経過的単独型ユニット型介護予防短期入所生活介護費<ユニット型個室的多床室> 要支援1　6単位減算	-6	
24	C212	予短期生活高齢者虐待防止未実施減算経単ユ2	要支援2　7単位減算	-7	
24	C213	予短期生活高齢者虐待防止未実施減算併ユ1	(2)併設型ユニット型介護予防短期入所生活介護費 (一)併設型ユニット型介護予防短期入所生活介護費<ユニット型個室> 要支援1　5単位減算	-5	
24	C214	予短期生活高齢者虐待防止未実施減算併ユ2	要支援2　7単位減算	-7	
24	C215	予短期生活高齢者虐待防止未実施減算経併ユ1	(二)経過的併設型ユニット型介護予防短期入所生活介護費<ユニット型個室的多床室> 要支援1　5単位減算	-5	
24	C216	予短期生活高齢者虐待防止未実施減算経併ユ2	要支援2　7単位減算	-7	

予防

短期
生活

サービスコード 種類	項目	サービス内容略称			算定項目				合成 単位数	算定 単位
24	D201	予短期生活業務継続計画未策定減算単独 I 1	業務継続 計画未策 定減算	イ 介護予防短期入所生活介護費	(1)単独型介護予防短期入所生活介護費	(一)単独型介護予防短期入所生活介護費（I）<従来型個室>	要支援1	5 単位減算	-5	1日につき
24	D202	予短期生活業務継続計画未策定減算単独 I 2					要支援2	6 単位減算	-6	
24	D203	予短期生活業務継続計画未策定減算単独 II 1				(二)単独型介護予防短期入所生活介護費（II）<多床室>	要支援1	5 単位減算	-5	
24	D204	予短期生活業務継続計画未策定減算単独 II 2					要支援2	6 単位減算	-6	
24	D205	予短期生活業務継続計画未策定減算併設 I 1			(2)併設型介護予防短期入所生活介護費	(一)併設型介護予防短期入所生活介護費（I）<従来型個室>	要支援1	5 単位減算	-5	
24	D206	予短期生活業務継続計画未策定減算併設 I 2					要支援2	6 単位減算	-6	
24	D207	予短期生活業務継続計画未策定減算併設 II 1				(二)併設型介護予防短期入所生活介護費（II）<多床室>	要支援1	5 単位減算	-5	
24	D208	予短期生活業務継続計画未策定減算併設 II 2					要支援2	6 単位減算	-6	
24	D209	予短期生活業務継続計画未策定減算単ユ1		ロ ユニット型介護予防短期入所生活介護費	(1)単独型ユニット型介護予防短期入所生活介護費	(一)単独型ユニット型介護予防短期入所生活介護費<ユニット型個室>	要支援1	6 単位減算	-6	
24	D210	予短期生活業務継続計画未策定減算単ユ2					要支援2	7 単位減算	-7	
24	D211	予短期生活業務継続計画未策定減算経単ユ1				(二)経過的単独型ユニット型介護予防短期入所生活介護費<ユニット型個室的多床室>	要支援1	6 単位減算	-6	
24	D212	予短期生活業務継続計画未策定減算経単ユ2					要支援2	7 単位減算	-7	
24	D213	予短期生活業務継続計画未策定減算併ユ1			(2)併設型ユニット型介護予防短期入所生活介護費	(一)併設型ユニット型介護予防短期入所生活介護費<ユニット型個室>	要支援1	5 単位減算	-5	
24	D214	予短期生活業務継続計画未策定減算併ユ2					要支援2	7 単位減算	-7	
24	D215	予短期生活業務継続計画未策定減算経併ユ1				(二)経過的併設型ユニット型介護予防短期入所生活介護費<ユニット型個室的多床室>	要支援1	5 単位減算	-5	
24	D216	予短期生活業務継続計画未策定減算経併ユ2					要支援2	7 単位減算	-7	
24	6368	予短期生活共生型サービス			指定短期入所事業所が行う場合			所定単位数の 8% 減算		1月につき
24	6350	予短期生活相談員配置等加算			生活相談員配置等加算			13 単位加算	13	1日につき
24	4001	予短期生活機能向上連携加算 I			生活機能向上連携加算	生活機能向上連携加算（I）（原則3月に1回を限度）		100 単位加算	100	1月につき
24	4002	予短期生活機能向上連携加算 II 1				生活機能向上連携加算（II）		200 単位加算	200	
24	4003	予短期生活機能向上連携加算 II 2					個別機能訓練加算を算定している場合	100 単位加算	100	
24	6004	予短期生活機能訓練体制加算			機能訓練体制加算			12 単位加算	12	1日につき
24	6005	予短期生活個別機能訓練加算			個別機能訓練加算			56 単位加算	56	
24	6121	予短期生活認知症緊急対応加算			認知症行動・心理症状緊急対応加算（7日間限度）			200 単位加算	200	
24	6109	予短期生活若年性認知症受入加算			若年性認知症利用者受入加算			120 単位加算	120	
24	9200	予短期入所生活介護送迎加算			送迎を行う場合			184 単位加算	184	片道につき
24	6192	予短期生活口腔連携強化加算	ハ 口腔連携強化加算					50 単位加算	50	月1回限度
24	6275	予短期生活療養食加算	ニ 療養食加算（1日に3回を限度）					8 単位加算	8	1回につき
24	6133	予短期生活認知症専門ケア加算 I	ホ 認知症専門ケア加算		(1)認知症専門ケア加算（I）			3 単位加算	3	1日につき
24	6134	予短期生活認知症専門ケア加算 II			(2)認知症専門ケア加算（II）			4 単位加算	4	
24	6237	予短期生活生産性向上推進体制加算 I	ヘ 生産性向上推進体制加算		(1) 生産性向上推進体制加算（I）			100 単位加算	100	1月につき
24	6238	予短期生活生産性向上推進体制加算 II			(2) 生産性向上推進体制加算（II）			10 単位加算	10	
24	6099	予短期生活サービス提供体制加算 I	ト サービス提供体制強化加算		(1)サービス提供体制強化加算（I）			22 単位加算	22	1日につき
24	6100	予短期生活サービス提供体制加算 II			(2)サービス提供体制強化加算（II）			18 単位加算	18	
24	6103	予短期生活サービス提供体制加算 III			(3)サービス提供体制強化加算（III）			6 単位加算	6	

予防

短期生活

サービスコード		サービス内容略称	算定項目		合成単位数	算定単位
種類	項目					
24	6108	予短期生活処遇改善加算Ⅰ	チ 介護職員等処遇改善加算	(1) 介護職員等処遇改善加算(Ⅰ) 所定単位数の 140/1000 加算		1月につき
24	6107	予短期生活処遇改善加算Ⅱ		(2) 介護職員等処遇改善加算(Ⅱ) 所定単位数の 136/1000 加算		
24	6104	予短期生活処遇改善加算Ⅲ		(3) 介護職員等処遇改善加算(Ⅲ) 所定単位数の 113/1000 加算		
24	6380	予短期生活処遇改善加算Ⅳ		(4) 介護職員等処遇改善加算(Ⅳ) 所定単位数の 90/1000 加算		
24	6381	予短期生活処遇改善加算Ⅴ1		(5) 介護職員等処遇改善加算(Ⅴ) (一)介護職員等処遇改善加算(Ⅴ)(1) 所定単位数の 124/1000 加算		
24	6382	予短期生活処遇改善加算Ⅴ2		(二)介護職員等処遇改善加算(Ⅴ)(2) 所定単位数の 117/1000 加算		
24	6383	予短期生活処遇改善加算Ⅴ3		(三)介護職員等処遇改善加算(Ⅴ)(3) 所定単位数の 120/1000 加算		
24	6384	予短期生活処遇改善加算Ⅴ4		(四)介護職員等処遇改善加算(Ⅴ)(4) 所定単位数の 113/1000 加算		
24	6385	予短期生活処遇改善加算Ⅴ5		(五)介護職員等処遇改善加算(Ⅴ)(5) 所定単位数の 101/1000 加算		
24	6386	予短期生活処遇改善加算Ⅴ6		(六)介護職員等処遇改善加算(Ⅴ)(6) 所定単位数の 97/1000 加算		
24	6387	予短期生活処遇改善加算Ⅴ7		(七)介護職員等処遇改善加算(Ⅴ)(7) 所定単位数の 90/1000 加算		
24	6388	予短期生活処遇改善加算Ⅴ8		(八)介護職員等処遇改善加算(Ⅴ)(8) 所定単位数の 97/1000 加算		
24	6389	予短期生活処遇改善加算Ⅴ9		(九)介護職員等処遇改善加算(Ⅴ)(9) 所定単位数の 86/1000 加算		
24	6390	予短期生活処遇改善加算Ⅴ10		(十)介護職員等処遇改善加算(Ⅴ)(10) 所定単位数の 74/1000 加算		
24	6391	予短期生活処遇改善加算Ⅴ11		(十一)介護職員等処遇改善加算(Ⅴ)(11) 所定単位数の 74/1000 加算		
24	6392	予短期生活処遇改善加算Ⅴ12		(十二)介護職員等処遇改善加算(Ⅴ)(12) 所定単位数の 70/1000 加算		
24	6393	予短期生活処遇改善加算Ⅴ13		(十三)介護職員等処遇改善加算(Ⅴ)(13) 所定単位数の 63/1000 加算		
24	6394	予短期生活処遇改善加算Ⅴ14		(十四)介護職員等処遇改善加算(Ⅴ)(14) 所定単位数の 47/1000 加算		

予防

短期
生活

定員超過の場合

種類	項目	サービス内容略称	算定項目				合成単位数	算定単位
24	8011	予単独短期Ⅰ1・超	イ 介護予防短期入所生活介護費	(1) 単独型介護予防短期入所生活介護費	(一) 単独型介護予防短期入所生活介護費(Ⅰ) 〈従来型個室〉	要支援1		335	1日につき
24	8013	予単独短期Ⅰ1・夜・超				479 単位 夜勤の勤務条件に関する基準を満たさない場合 ×97%	326	
24	8021	予単独短期Ⅰ2・超				要支援2	417	
24	8023	予単独短期Ⅰ2・夜・超				596 単位 夜勤の勤務条件に関する基準を満たさない場合 ×97%	405	
24	8015	予単独短期Ⅱ1・超			(二) 単独型介護予防短期入所生活介護費(Ⅱ) 〈多床室〉	要支援1	335	
24	8017	予単独短期Ⅱ1・夜・超				479 単位 夜勤の勤務条件に関する基準を満たさない場合 ×97%	326	
24	8025	予単独短期Ⅱ2・超				要支援2	417	
24	8027	予単独短期Ⅱ2・夜・超				596 単位 夜勤の勤務条件に関する基準を満たさない場合 ×97%	405	
24	8371	予併設短期Ⅰ1・超		(2) 併設型介護予防短期入所生活介護費	(一) 併設型介護予防短期入所生活介護費(Ⅰ) 〈従来型個室〉	要支援1	316	
24	8373	予併設短期Ⅰ1・夜・超				451 単位 夜勤の勤務条件に関する基準を満たさない場合 ×97%	306	
24	8381	予併設短期Ⅰ2・超				要支援2	393	
24	8383	予併設短期Ⅰ2・夜・超				561 単位 夜勤の勤務条件に関する基準を満たさない場合 ×97%	381	
24	8375	予併設短期Ⅱ1・超			(二) 併設型介護予防短期入所生活介護費(Ⅱ) 〈多床室〉	要支援1	316	
24	8377	予併設短期Ⅱ1・夜・超				451 単位 夜勤の勤務条件に関する基準を満たさない場合 ×97%	306	
24	8385	予併設短期Ⅱ2・超				要支援2	393	
24	8387	予併設短期Ⅱ2・夜・超				561 単位 夜勤の勤務条件に関する基準を満たさない場合 ×97%	381	
24	8191	予単ユ短期1・超	ロ ユニット型介護予防短期入所生活介護費	(1) 単独型ユニット型介護予防短期入所生活介護費	(一) 単独型ユニット型介護予防短期入所生活介護費 〈ユニット型個室〉	要支援1	393	
24	8193	予単ユ短期1・夜・超				561 単位 夜勤の勤務条件に関する基準を満たさない場合 ×97%	381	
24	8201	予単ユ短期2・超				要支援2	477	
24	8203	予単ユ短期2・夜・超				681 単位 夜勤の勤務条件に関する基準を満たさない場合 ×97%	463	
24	8195	経予単ユ短期1・超			(二) 経過的単独型ユニット型介護予防短期入所生活介護費 〈ユニット型個室的多床室〉	要支援1	393	
24	8197	経予単ユ短期1・夜・超				561 単位 夜勤の勤務条件に関する基準を満たさない場合 ×97%	381	
24	8205	経予単ユ短期2・超				要支援2	477	
24	8207	経予単ユ短期2・夜・超				681 単位 夜勤の勤務条件に関する基準を満たさない場合 ×97%	463	
24	8551	予併ユ短期1・超		(2) 併設型ユニット型介護予防短期入所生活介護費	(一) 併設型ユニット型介護予防短期入所生活介護費 〈ユニット型個室〉	要支援1	370	
24	8553	予併ユ短期1・夜・超				529 単位 夜勤の勤務条件に関する基準を満たさない場合 ×97%	359	
24	8561	予併ユ短期2・超				要支援2	459	
24	8563	予併ユ短期2・夜・超				656 単位 夜勤の勤務条件に関する基準を満たさない場合 ×97%	445	
24	8555	経予併ユ短期1・超			(二) 経過的併設型ユニット型介護予防短期入所生活介護費 〈ユニット型個室的多床室〉	要支援1	370	
24	8557	経予併ユ短期1・夜・超				529 単位 夜勤の勤務条件に関する基準を満たさない場合 ×97%	359	
24	8565	経予併ユ短期2・超				要支援2	459	
24	8567	経予併ユ短期2・夜・超				656 単位 夜勤の勤務条件に関する基準を満たさない場合 ×97%	445	
24	8211	予単ユ短期1・超・未	ロ ユニット型介護予防短期入所生活介護費	(1) 単独型ユニット型介護予防短期入所生活介護費	(一) 単独型ユニット型介護予防短期入所生活介護費 〈ユニット型個室〉	要支援1	381	
24	8213	予単ユ短期1・夜・超・未				561 単位 夜勤の勤務条件に関する基準を満たさない場合 ×97%	370	
24	8215	予単ユ短期2・超・未				要支援2	463	
24	8217	予単ユ短期2・夜・超・未				681 単位 夜勤の勤務条件に関する基準を満たさない場合 ×97%	449	
24	8219	経予単ユ短期1・超・未			(二) 経過的単独型ユニット型介護予防短期入所生活介護費 〈ユニット型個室的多床室〉	要支援1	381	
24	8221	経予単ユ短期1・夜・超・未				561 単位 夜勤の勤務条件に関する基準を満たさない場合 ×97%	370	
24	8223	経予単ユ短期2・超・未				要支援2	463	
24	8225	経予単ユ短期2・夜・超・未				681 単位 夜勤の勤務条件に関する基準を満たさない場合 ×97%	449	
24	8571	予併ユ短期1・超・未		(2) 併設型ユニット型介護予防短期入所生活介護費	(一) 併設型ユニット型介護予防短期入所生活介護費 〈ユニット型個室〉	要支援1	359	
24	8573	予併ユ短期1・夜・超・未				529 単位 夜勤の勤務条件に関する基準を満たさない場合 ×97%	348	
24	8575	予併ユ短期2・超・未				要支援2	445	
24	8577	予併ユ短期2・夜・超・未				656 単位 夜勤の勤務条件に関する基準を満たさない場合 ×97%	432	
24	8579	経予併ユ短期1・超・未			(二) 経過的併設型ユニット型介護予防短期入所生活介護費 〈ユニット型個室的多床室〉	要支援1	359	
24	8581	経予併ユ短期1・夜・超・未				529 単位 夜勤の勤務条件に関する基準を満たさない場合 ×97%	348	
24	8583	経予併ユ短期2・超・未				要支援2	445	
24	8585	経予併ユ短期2・夜・超・未				656 単位 夜勤の勤務条件に関する基準を満たさない場合 ×97%	432	

上段（8011〜8567）： 定員超過の場合 ×70%
下段（8211〜8585）： 定員超過の場合 ×70% ／ ユニットケア体制未整備減算 ×97%

予防

短期
生活

介護・看護職員が欠員の場合

種類	項目	サービス内容略称	算定項目			合成単位数	算定単位
24	9411	予単独短期Ⅰ1・欠	イ 介護予防短期入所生活介護費 (1) 単独型介護予防短期入所生活介護費 (一) 単独型介護予防短期入所生活介護費(Ⅰ) <従来型個室>	要支援1 479単位		335	1日につき
24	9413	予単独短期Ⅰ1・夜・欠			夜勤の勤務条件に関する基準を満たさない場合 ×97%	326	
24	9421	予単独短期Ⅰ2・欠		要支援2 596単位		417	
24	9423	予単独短期Ⅰ2・夜・欠			夜勤の勤務条件に関する基準を満たさない場合 ×97%	405	
24	9415	予単独短期Ⅱ1・欠	(二) 単独型介護予防短期入所生活介護費(Ⅱ) <多床室>	要支援1 479単位		335	
24	9417	予単独短期Ⅱ1・夜・欠			夜勤の勤務条件に関する基準を満たさない場合 ×97%	326	
24	9425	予単独短期Ⅱ2・欠		要支援2 596単位		417	
24	9427	予単独短期Ⅱ2・夜・欠			夜勤の勤務条件に関する基準を満たさない場合 ×97%	405	
24	9511	予併設短期Ⅰ1・欠	(2) 併設型介護予防短期入所生活介護費 (一) 併設型介護予防短期入所生活介護費(Ⅰ) <従来型個室>	要支援1 451単位		316	
24	9513	予併設短期Ⅰ1・夜・欠			夜勤の勤務条件に関する基準を満たさない場合 ×97%	306	
24	9521	予併設短期Ⅰ2・欠		要支援2 561単位		393	
24	9523	予併設短期Ⅰ2・夜・欠			夜勤の勤務条件に関する基準を満たさない場合 ×97%	381	
24	9515	予併設短期Ⅱ1・欠	(二) 併設型介護予防短期入所生活介護費(Ⅱ) <多床室>	要支援1 451単位		316	
24	9517	予併設短期Ⅱ1・夜・欠			夜勤の勤務条件に関する基準を満たさない場合 ×97%	306	
24	9525	予併設短期Ⅱ2・欠		要支援2 561単位		393	
24	9527	予併設短期Ⅱ2・夜・欠			夜勤の勤務条件に関する基準を満たさない場合 ×97%	381	
24	9111	予単ユ短期1・欠	ロ ユニット型介護予防短期入所生活介護費 (1) 単独型ユニット型介護予防短期入所生活介護費 (一) 単独型ユニット型介護予防短期入所生活介護費 <ユニット型個室>	要支援1 561単位		393	
24	9113	予単ユ短期1・夜・欠			夜勤の勤務条件に関する基準を満たさない場合 ×97%	381	
24	9121	予単ユ短期2・欠		要支援2 681単位		477	
24	9123	予単ユ短期2・夜・欠			夜勤の勤務条件に関する基準を満たさない場合 ×97%	463	
24	9115	経予単ユ短期1・欠	(二) 経過的単独型ユニット型介護予防短期入所生活介護費 <ユニット型個室的多床室>	要支援1 561単位		393	
24	9117	経予単ユ短期1・夜・欠			夜勤の勤務条件に関する基準を満たさない場合 ×97%	381	
24	9125	経予単ユ短期2・欠		要支援2 681単位		477	
24	9127	経予単ユ短期2・夜・欠			夜勤の勤務条件に関する基準を満たさない場合 ×97%	463	
24	9311	予併ユ短期1・欠	(2) 併設型ユニット型介護予防短期入所生活介護費 (一) 併設型ユニット型介護予防短期入所生活介護費 <ユニット型個室>	要支援1 529単位		370	
24	9313	予併ユ短期1・夜・欠			夜勤の勤務条件に関する基準を満たさない場合 ×97%	359	
24	9321	予併ユ短期2・欠		要支援2 656単位		459	
24	9323	予併ユ短期2・夜・欠			夜勤の勤務条件に関する基準を満たさない場合 ×97%	445	
24	9315	経予併ユ短期1・欠	(二) 経過的併設型ユニット型介護予防短期入所生活介護費 <ユニット型個室的多床室>	要支援1 529単位		370	
24	9317	経予併ユ短期1・夜・欠			夜勤の勤務条件に関する基準を満たさない場合 ×97%	359	
24	9325	経予併ユ短期2・欠		要支援2 656単位		459	
24	9327	経予併ユ短期2・夜・欠			夜勤の勤務条件に関する基準を満たさない場合 ×97%	445	

合成単位数 欄（9411〜9327）: 介護・看護職員が欠員の場合 ×70%

種類	項目	サービス内容略称	算定項目			合成単位数	算定単位
24	9131	予単ユ短期1・欠・未	ロ ユニット型介護予防短期入所生活介護費 (1) 単独型ユニット型介護予防短期入所生活介護費 (一) 単独型ユニット型介護予防短期入所生活介護費 <ユニット型個室>	要支援1 561単位		381	1日につき
24	9133	予単ユ短期1・夜・欠・未			夜勤の勤務条件に関する基準を満たさない場合 ×97%	370	
24	9135	予単ユ短期2・欠・未		要支援2 681単位		463	
24	9137	予単ユ短期2・夜・欠・未			夜勤の勤務条件に関する基準を満たさない場合 ×97%	449	
24	9139	経予単ユ短期1・欠・未	(二) 経過的単独型ユニット型介護予防短期入所生活介護費 <ユニット型個室的多床室>	要支援1 561単位		381	
24	9141	経予単ユ短期1・夜・欠・未			夜勤の勤務条件に関する基準を満たさない場合 ×97%	370	
24	9143	経予単ユ短期2・欠・未		要支援2 681単位		463	
24	9145	経予単ユ短期2・夜・欠・未			夜勤の勤務条件に関する基準を満たさない場合 ×97%	449	
24	9331	予併ユ短期1・欠・未	(2) 併設型ユニット型介護予防短期入所生活介護費 (一) 併設型ユニット型介護予防短期入所生活介護費 <ユニット型個室>	要支援1 529単位		359	
24	9333	予併ユ短期1・夜・欠・未			夜勤の勤務条件に関する基準を満たさない場合 ×97%	348	
24	9335	予併ユ短期2・欠・未		要支援2 656単位		445	
24	9337	予併ユ短期2・夜・欠・未			夜勤の勤務条件に関する基準を満たさない場合 ×97%	432	
24	9339	経予併ユ短期1・欠・未	(二) 経過的併設型ユニット型介護予防短期入所生活介護費 <ユニット型個室的多床室>	要支援1 529単位		359	
24	9341	経予併ユ短期1・夜・欠・未			夜勤の勤務条件に関する基準を満たさない場合 ×97%	348	
24	9343	経予併ユ短期2・欠・未		要支援2 656単位		445	
24	9345	経予併ユ短期2・夜・欠・未			夜勤の勤務条件に関する基準を満たさない場合 ×97%	432	

合成単位数 欄（9131〜9345）: 介護・看護職員が欠員の場合 ×70% ／ ユニットケア体制未整備減算 ×97%

予防

短期
生活

連続 31 日以上介護予防短期入所生活介護を行った場合

種類	項目	サービス内容略称	算定項目			合成単位数	算定単位
24	1611	長期予単独短期生活Ⅰ1	イ介護予防短期入所生活介護費	(1)単独型介護予防短期入所生活介護費	(一)単独型介護予防短期入所生活介護費(Ⅰ)＜従来型個室＞	要支援1　442 単位	442	1日につき
24	1613	長期予単独短期生活Ⅰ2				要支援2　548 単位	548
24	1615	長期予単独短期生活Ⅱ1			(二)単独型介護予防短期入所生活介護費(Ⅱ)＜多床室＞	要支援1　442 単位	442
24	1617	長期予単独短期生活Ⅱ2				要支援2　548 単位	548
24	1619	長期予併設短期生活Ⅰ1		(2)併設型介護予防短期入所生活介護費	(一)併設型介護予防短期入所生活介護費(Ⅰ)＜従来型個室＞	要支援1　442 単位	442
24	1621	長期予併設短期生活Ⅰ2				要支援2　548 単位	548
24	1623	長期予併設短期生活Ⅱ1			(二)併設型介護予防短期入所生活介護費(Ⅱ)＜多床室＞	要支援1　442 単位	442
24	1625	長期予併設短期生活Ⅱ2				要支援2　548 単位	548
24	1627	長期予単ユ短期生活1	ロユニット型介護予防短期入所生活介護費	(1)単独型ユニット型介護予防短期入所生活介護費	(一)単独型ユニット型介護予防短期入所生活介護費　＜ユニット型個室＞	要支援1　503 単位	503
24	1629	長期予単ユ短期生活2				要支援2　623 単位	623
24	1631	長期経予単ユ短期生活1			(二)経過的単独型ユニット型介護予防短期入所生活介護費　＜ユニット型個室的多床室＞	要支援1　503 単位	503
24	1633	長期経予単ユ短期生活2				要支援2　623 単位	623
24	1635	長期予併ユ短期生活1		(2)併設型ユニット型介護予防短期入所生活介護費	(一)併設型ユニット型介護予防短期入所生活介護費　＜ユニット型個室＞	要支援1　503 単位	503
24	1637	長期予併ユ短期生活2				要支援2　623 単位	623
24	1639	長期経予併ユ短期生活1			(二)経過的併設型ユニット型介護予防短期入所生活介護費　＜ユニット型個室的多床室＞	要支援1　503 単位	503
24	1641	長期経予併ユ短期生活2				要支援2　623 単位	623
24	1643	長期予単ユ短期生活1・未	ロユニット型介護予防短期入所生活介護費	(1)単独型ユニット型介護予防短期入所生活介護費	(一)単独型ユニット型介護予防短期入所生活介護費　＜ユニット型個室＞	要支援1　503 単位 ／ ユニットケア体制未整備減算	488
24	1645	長期予単ユ短期生活2・未				要支援2　623 単位	604
24	1647	長期経予単ユ短期生活1・未			(二)経過的単独型ユニット型介護予防短期入所生活介護費　＜ユニット型個室的多床室＞	要支援1　503 単位	488
24	1649	長期経予単ユ短期生活2・未				要支援2　623 単位	604
24	1651	長期予併ユ短期生活1・未		(2)併設型ユニット型介護予防短期入所生活介護費	(一)併設型ユニット型介護予防短期入所生活介護費　＜ユニット型個室＞	要支援1　503 単位 ／ × 97%	488
24	1653	長期予併ユ短期生活2・未				要支援2　623 単位	604
24	1655	長期経予併ユ短期生活1・未			(二)経過的併設型ユニット型介護予防短期入所生活介護費　＜ユニット型個室的多床室＞	要支援1　503 単位	488
24	1657	長期経予併ユ短期生活2・未				要支援2　623 単位	604
24	C217	予短期生活高齢者虐待防止措置未実施減算長期単独Ⅰ1	高齢者虐待防止措置未実施減算	イ介護予防短期入所生活介護費	(1)単独型介護予防短期入所生活介護費	(一)単独型介護予防短期入所生活介護費(Ⅰ)＜従来型個室＞	要支援1　4 単位減算	-4
24	C218	予短期生活高齢者虐待防止未実施減算長期単独Ⅰ2					要支援2　5 単位減算	-5
24	C219	予短期生活高齢者虐待防止未実施減算長期単独Ⅱ1				(二)単独型介護予防短期入所生活介護費(Ⅱ)＜多床室＞	要支援1　4 単位減算	-4
24	C220	予短期生活高齢者虐待防止未実施減算長期単独Ⅱ2					要支援2　5 単位減算	-5
24	C221	予短期生活高齢者虐待防止未実施減算長期併設Ⅰ1			(2)併設型介護予防短期入所生活介護費	(一)併設型介護予防短期入所生活介護費(Ⅰ)＜従来型個室＞	要支援1　4 単位減算	-4
24	C222	予短期生活高齢者虐待防止未実施減算長期併設Ⅰ2					要支援2　5 単位減算	-5
24	C223	予短期生活高齢者虐待防止未実施減算長期併設Ⅱ1				(二)併設型介護予防短期入所生活介護費(Ⅱ)＜多床室＞	要支援1　4 単位減算	-4
24	C224	予短期生活高齢者虐待防止未実施減算長期併設Ⅱ2					要支援2　5 単位減算	-5
24	C225	予短期生活高齢者虐待防止未実施減算長期単ユ1		ロユニット型介護予防短期入所生活介護費	(1)単独型ユニット型介護予防短期入所生活介護費	(一)単独型ユニット型介護予防短期入所生活介護費　＜ユニット型個室＞	要支援1　5 単位減算	-5
24	C226	予短期生活高齢者虐待防止未実施減算長期単ユ2					要支援2　6 単位減算	-6
24	C227	予短期生活高齢者虐待防止未実施減算長期経単ユ1				(二)経過的単独型ユニット型介護予防短期入所生活介護費　＜ユニット型個室的多床室＞	要支援1　5 単位減算	-5
24	C228	予短期生活高齢者虐待防止未実施減算長期経単ユ2					要支援2　6 単位減算	-6
24	C229	予短期生活高齢者虐待防止未実施減算長期併ユ1			(2)併設型ユニット型介護予防短期入所生活介護費	(一)併設型ユニット型介護予防短期入所生活介護費　＜ユニット型個室＞	要支援1　5 単位減算	-5
24	C230	予短期生活高齢者虐待防止未実施減算長期併ユ2					要支援2　6 単位減算	-6
24	C231	予短期生活高齢者虐待防止未実施減算長期経併ユ1				(二)経過的併設型ユニット型介護予防短期入所生活介護費　＜ユニット型個室的多床室＞	要支援1　5 単位減算	-5
24	C232	予短期生活高齢者虐待防止未実施減算長期経併ユ2					要支援2　6 単位減算	-6
24	D217	予短期生活業務継続計画未策定減算長期単独Ⅰ1	業務継続計画未策定減算	イ介護予防短期入所生活介護費	(1)単独型介護予防短期入所生活介護費	(一)単独型介護予防短期入所生活介護費(Ⅰ)＜従来型個室＞	要支援1　4 単位減算	-4
24	D218	予短期生活業務継続計画未策定減算長期単独Ⅰ2					要支援2　5 単位減算	-5
24	D219	予短期生活業務継続計画未策定減算長期単独Ⅱ1				(二)単独型介護予防短期入所生活介護費(Ⅱ)＜多床室＞	要支援1　4 単位減算	-4
24	D220	予短期生活業務継続計画未策定減算長期単独Ⅱ2					要支援2　5 単位減算	-5
24	D221	予短期生活業務継続計画未策定減算長期併設Ⅰ1			(2)併設型介護予防短期入所生活介護費	(一)併設型介護予防短期入所生活介護費(Ⅰ)＜従来型個室＞	要支援1　4 単位減算	-4
24	D222	予短期生活業務継続計画未策定減算長期併設Ⅰ2					要支援2　5 単位減算	-5
24	D223	予短期生活業務継続計画未策定減算長期併設Ⅱ1				(二)併設型介護予防短期入所生活介護費(Ⅱ)＜多床室＞	要支援1　4 単位減算	-4
24	D224	予短期生活業務継続計画未策定減算長期併設Ⅱ2					要支援2　5 単位減算	-5
24	D225	予短期生活業務継続計画未策定減算長期単ユ1		ロユニット型介護予防短期入所生活介護費	(1)単独型ユニット型介護予防短期入所生活介護費	(一)単独型ユニット型介護予防短期入所生活介護費　＜ユニット型個室＞	要支援1　5 単位減算	-5
24	D226	予短期生活業務継続計画未策定減算長期単ユ2					要支援2　6 単位減算	-6
24	D227	予短期生活業務継続計画未策定減算長期経単ユ1				(二)経過的単独型ユニット型介護予防短期入所生活介護費　＜ユニット型個室的多床室＞	要支援1　5 単位減算	-5
24	D228	予短期生活業務継続計画未策定減算長期経単ユ2					要支援2　6 単位減算	-6
24	D229	予短期生活業務継続計画未策定減算長期併ユ1			(2)併設型ユニット型介護予防短期入所生活介護費	(一)併設型ユニット型介護予防短期入所生活介護費　＜ユニット型個室＞	要支援1　5 単位減算	-5
24	D230	予短期生活業務継続計画未策定減算長期併ユ2					要支援2　6 単位減算	-6
24	D231	予短期生活業務継続計画未策定減算長期経併ユ1				(二)経過的併設型ユニット型介護予防短期入所生活介護費　＜ユニット型個室的多床室＞	要支援1　5 単位減算	-5
24	D232	予短期生活業務継続計画未策定減算長期経併ユ2					要支援2　6 単位減算	-6

7 介護予防短期入所療養介護サービスコード表

イ　介護老人保健施設における介護予防短期入所療養介護

サービスコード 種類	項目	サービス内容略称	算定項目				合成 単位数	算定 単位
25	1111	予老短Ⅰⅰ1	(1)介護老人保健施設介護予防短期入所療養介護費	(一)介護老人保健施設介護予防短期入所療養介護費（Ⅰ）	a 介護老人保健施設介護予防短期入所療養介護費（ⅰ）＜従来型個室＞【基本型】	要支援1	579	1日につき
25	1115	予老短Ⅰⅰ1・夜				579 単位 夜勤の勤務条件に関する基準を満たさない場合　×97%	562	
25	1121	予老短Ⅰⅰ2				要支援2	726	
25	1125	予老短Ⅰⅰ2・夜				726 単位 夜勤の勤務条件に関する基準を満たさない場合　×97%	704	
25	1811	予老短Ⅰⅱ1			b 介護老人保健施設介護予防短期入所療養介護費（ⅱ）＜従来型個室＞【在宅強化型】	要支援1	632	
25	1812	予老短Ⅰⅱ1・夜				632 単位 夜勤の勤務条件に関する基準を満たさない場合　×97%	613	
25	1813	予老短Ⅰⅱ2				要支援2	778	
25	1814	予老短Ⅰⅱ2・夜				778 単位 夜勤の勤務条件に関する基準を満たさない場合　×97%	755	
25	1311	予老短Ⅰⅲ1			c 介護老人保健施設介護予防短期入所療養介護費（ⅲ）＜多床室＞【基本型】	要支援1	613	
25	1315	予老短Ⅰⅲ1・夜				613 単位 夜勤の勤務条件に関する基準を満たさない場合　×97%	595	
25	1321	予老短Ⅰⅲ2				要支援2	774	
25	1325	予老短Ⅰⅲ2・夜				774 単位 夜勤の勤務条件に関する基準を満たさない場合　×97%	751	
25	1821	予老短Ⅰⅳ1			d 介護老人保健施設介護予防短期入所療養介護費（ⅳ）＜多床室＞【在宅強化型】	要支援1	672	
25	1822	予老短Ⅰⅳ1・夜				672 単位 夜勤の勤務条件に関する基準を満たさない場合　×97%	652	
25	1823	予老短Ⅰⅳ2				要支援2	834	
25	1824	予老短Ⅰⅳ2・夜				834 単位 夜勤の勤務条件に関する基準を満たさない場合　×97%	809	
25	3111	予老短Ⅱⅰ1		(二)介護老人保健施設介護予防短期入所療養介護費（Ⅱ）＜療養型老健・看護職員を配置＞	a 介護老人保健施設介護予防短期入所療養介護費（ⅰ）＜従来型個室＞【療養型】	要支援1	583	
25	3113	予老短Ⅱⅰ1・夜				583 単位 夜勤の勤務条件に関する基準を満たさない場合　×97%	566	
25	3115	予老短Ⅱⅰ2				要支援2	730	
25	3117	予老短Ⅱⅰ2・夜				730 単位 夜勤の勤務条件に関する基準を満たさない場合　×97%	708	
25	3121	予老短Ⅱⅱ1			b 介護老人保健施設介護予防短期入所療養介護費（ⅱ）＜多床室＞【療養型】	要支援1	622	
25	3123	予老短Ⅱⅱ1・夜				622 単位 夜勤の勤務条件に関する基準を満たさない場合　×97%	603	
25	3125	予老短Ⅱⅱ2				要支援2	785	
25	3127	予老短Ⅱⅱ2・夜				785 単位 夜勤の勤務条件に関する基準を満たさない場合　×97%	761	
25	3131	予老短Ⅲⅰ1		(三)介護老人保健施設介護予防短期入所療養介護費（Ⅲ）＜療養型老健・看護オンコール体制＞	a 介護老人保健施設介護予防短期入所療養介護費（ⅰ）＜従来型個室＞【療養型】	要支援1	583	
25	3133	予老短Ⅲⅰ1・夜				583 単位 夜勤の勤務条件に関する基準を満たさない場合　×97%	566	
25	3135	予老短Ⅲⅰ2				要支援2	730	
25	3137	予老短Ⅲⅰ2・夜				730 単位 夜勤の勤務条件に関する基準を満たさない場合　×97%	708	
25	3141	予老短Ⅲⅱ1			b 介護老人保健施設介護予防短期入所療養介護費（ⅱ）＜多床室＞【療養型】	要支援1	622	
25	3143	予老短Ⅲⅱ1・夜				622 単位 夜勤の勤務条件に関する基準を満たさない場合　×97%	603	
25	3145	予老短Ⅲⅱ2				要支援2	785	
25	3147	予老短Ⅲⅱ2・夜				785 単位 夜勤の勤務条件に関する基準を満たさない場合　×97%	761	
25	3151	予老短Ⅳⅰ1		(四)介護老人保健施設介護予防短期入所療養介護費（Ⅳ）＜特別介護老人保健施設介護予防短期入所療養介護費＞	a 介護老人保健施設介護予防短期入所療養介護費（ⅰ）＜従来型個室＞	要支援1	566	
25	3152	予老短Ⅳⅰ1・夜				566 単位 夜勤の勤務条件に関する基準を満たさない場合　×97%	549	
25	3153	予老短Ⅳⅰ2				要支援2	711	
25	3154	予老短Ⅳⅰ2・夜				711 単位 夜勤の勤務条件に関する基準を満たさない場合　×97%	690	
25	3155	予老短Ⅳⅱ1			b 介護老人保健施設介護予防短期入所療養介護費（ⅱ）＜多床室＞	要支援1	601	
25	3156	予老短Ⅳⅱ1・夜				601 単位 夜勤の勤務条件に関する基準を満たさない場合　×97%	583	
25	3157	予老短Ⅳⅱ2				要支援2	758	
25	3158	予老短Ⅳⅱ2・夜				758 単位 夜勤の勤務条件に関する基準を満たさない場合　×97%	735	

予防

短期
療養

（老健）

予防

サービスコード 種類	項目	サービス内容略称	算定項目				合成単位数	算定単位
25	1411	予ユ老短Ⅰⅰ1	(2)ユニット型介護老人保健施設介護予防短期入所療養介護費	(一)ユニット型介護老人保健施設介護予防短期入所療養介護費（Ⅰ）	a ユニット型介護老人保健施設介護予防短期入所療養介護費（ⅰ）＜ユニット型個室＞【基本型】	要支援1	624	1日につき
25	1413	予ユ老短Ⅰⅰ1・夜				624 単位 夜勤の勤務条件に関する基準を満たさない場合 × 97%	605	
25	1421	予ユ老短Ⅰⅰ2				要支援2	789	
25	1423	予ユ老短Ⅰⅰ2・夜				789 単位 夜勤の勤務条件に関する基準を満たさない場合 × 97%	765	
25	1831	予ユ老短Ⅰⅱ1			b ユニット型介護老人保健施設介護予防短期入所療養介護費（ⅱ）＜ユニット型個室＞【在宅強化型】	要支援1	680	
25	1832	予ユ老短Ⅰⅱ1・夜				680 単位 夜勤の勤務条件に関する基準を満たさない場合 × 97%	660	
25	1833	予ユ老短Ⅰⅱ2				要支援2	846	
25	1834	予ユ老短Ⅰⅱ2・夜				846 単位 夜勤の勤務条件に関する基準を満たさない場合 × 97%	821	
25	1511	経予ユ老短Ⅰⅰ1			c 経過的ユニット型介護老人保健施設介護予防短期入所療養介護費（ⅰ）＜ユニット型個室的多床室＞【基本型】	要支援1	624	
25	1513	経予ユ老短Ⅰⅰ1・夜				624 単位 夜勤の勤務条件に関する基準を満たさない場合 × 97%	605	
25	1521	経予ユ老短Ⅰⅰ2				要支援2	789	
25	1523	経予ユ老短Ⅰⅰ2・夜				789 単位 夜勤の勤務条件に関する基準を満たさない場合 × 97%	765	
25	1841	経予ユ老短Ⅰⅱ1			d 経過的ユニット型介護老人保健施設介護予防短期入所療養介護費（ⅱ）＜ユニット型個室的多床室＞【在宅強化型】	要支援1	680	
25	1842	経予ユ老短Ⅰⅱ1・夜				680 単位 夜勤の勤務条件に関する基準を満たさない場合 × 97%	660	
25	1843	経予ユ老短Ⅰⅱ2				要支援2	846	
25	1844	経予ユ老短Ⅰⅱ2・夜				846 単位 夜勤の勤務条件に関する基準を満たさない場合 × 97%	821	
25	3211	予ユ老短Ⅱ1		(二)ユニット型介護老人保健施設介護予防短期入所療養介護費（Ⅱ）＜療養型老健・看護職員を配置＞	a ユニット型介護老人保健施設介護予防短期入所療養介護費＜ユニット型個室＞【療養型】	要支援1	653	
25	3213	予ユ老短Ⅱ1・夜				653 単位 夜勤の勤務条件に関する基準を満たさない場合 × 97%	633	
25	3215	予ユ老短Ⅱ2				要支援2	817	
25	3217	予ユ老短Ⅱ2・夜				817 単位 夜勤の勤務条件に関する基準を満たさない場合 × 97%	792	
25	3221	経予ユ老短Ⅱ1			b 経過的ユニット型介護老人保健施設介護予防短期入所療養介護費＜ユニット型個室的多床室＞【療養型】	要支援1	653	
25	3223	経予ユ老短Ⅱ1・夜				653 単位 夜勤の勤務条件に関する基準を満たさない場合 × 97%	633	
25	3225	経予ユ老短Ⅱ2				要支援2	817	
25	3227	経予ユ老短Ⅱ2・夜				817 単位 夜勤の勤務条件に関する基準を満たさない場合 × 97%	792	
25	3231	予ユ老短Ⅲ1		(三)ユニット型介護老人保健施設介護予防短期入所療養介護費（Ⅲ）＜療養型老健・看護オンコール体制＞	a ユニット型介護老人保健施設介護予防短期入所療養介護費＜ユニット型個室＞【療養型】	要支援1	653	
25	3233	予ユ老短Ⅲ1・夜				653 単位 夜勤の勤務条件に関する基準を満たさない場合 × 97%	633	
25	3235	予ユ老短Ⅲ2				要支援2	817	
25	3237	予ユ老短Ⅲ2・夜				817 単位 夜勤の勤務条件に関する基準を満たさない場合 × 97%	792	
25	3241	経予ユ老短Ⅲ1			b 経過的ユニット型介護老人保健施設介護予防短期入所療養介護費＜ユニット型個室的多床室＞【療養型】	要支援1	653	
25	3243	経予ユ老短Ⅲ1・夜				653 単位 夜勤の勤務条件に関する基準を満たさない場合 × 97%	633	
25	3245	経予ユ老短Ⅲ2				要支援2	817	
25	3247	経予ユ老短Ⅲ2・夜				817 単位 夜勤の勤務条件に関する基準を満たさない場合 × 97%	792	
25	3251	予ユ老短Ⅳ1		(四)ユニット型介護老人保健施設介護予防短期入所療養介護費（Ⅳ）＜ユニット型特別介護老人保健施設予防短期入所療養介護費＞	a ユニット型介護老人保健施設介護予防短期入所療養介護費＜ユニット型個室＞	要支援1	611	
25	3252	予ユ老短Ⅳ1・夜				611 単位 夜勤の勤務条件に関する基準を満たさない場合 × 97%	593	
25	3253	予ユ老短Ⅳ2				要支援2	770	
25	3254	予ユ老短Ⅳ2・夜				770 単位 夜勤の勤務条件に関する基準を満たさない場合 × 97%	747	
25	3255	経予ユ老短Ⅳ1			b 経過的ユニット型介護老人保健施設介護予防短期入所療養介護費＜ユニット型個室的多床室＞	要支援1	611	
25	3256	経予ユ老短Ⅳ1・夜				611 単位 夜勤の勤務条件に関する基準を満たさない場合 × 97%	593	
25	3257	経予ユ老短Ⅳ2				要支援2	770	
25	3258	経予ユ老短Ⅳ2・夜				770 単位 夜勤の勤務条件に関する基準を満たさない場合 × 97%	747	

短期療養

（老健）

種類	項目	サービス内容略称	算定項目	合成単位数	算定単位
25	1611	予ユ老短Ⅰｉ１・未	(2)ユニット型介護老人保健施設介護予防短期入所療養介護費(Ⅰ) / (一)ユニット型介護老人保健施設介護予防短期入所療養介護費 a ユニット型介護老人保健施設介護予防短期入所療養介護費(ⅰ) ＜ユニット型個室＞【基本型】 要支援1 624単位	605	1日につき
25	1613	予ユ老短Ⅰｉ１・夜・未	夜勤の勤務条件に関する基準を満たさない場合 ×97%	587	
25	1621	予ユ老短Ⅰｉ２・未	要支援2 789単位	765	
25	1623	予ユ老短Ⅰｉ２・夜・未	夜勤の勤務条件に関する基準を満たさない場合 ×97%	742	
25	1851	予ユ老短Ⅰii１・未	b ユニット型介護老人保健施設介護予防短期入所療養介護費(ⅱ) ＜ユニット型個室＞【在宅強化型】 要支援1 680単位	660	
25	1852	予ユ老短Ⅰii１・夜・未	夜勤の勤務条件に関する基準を満たさない場合 ×97%	640	
25	1853	予ユ老短Ⅰii２・未	要支援2 846単位	821	
25	1854	予ユ老短Ⅰii２・夜・未	夜勤の勤務条件に関する基準を満たさない場合 ×97%	796	
25	1711	経予ユ老短Ⅰｉ１・未	c 経過的ユニット型介護老人保健施設介護予防短期入所療養介護費(ⅰ) ＜ユニット型個室的多床室＞【基本型】 要支援1 624単位	605	
25	1713	経予ユ老短Ⅰｉ１・夜・未	夜勤の勤務条件に関する基準を満たさない場合 ×97%	587	
25	1721	経予ユ老短Ⅰｉ２・未	要支援2 789単位	765	
25	1723	経予ユ老短Ⅰｉ２・夜・未	夜勤の勤務条件に関する基準を満たさない場合 ×97%	742	
25	1861	経予ユ老短Ⅰii１・未	d 経過的ユニット型介護老人保健施設介護予防短期入所療養介護費(ⅱ) ＜ユニット型個室的多床室＞【在宅強化型】 要支援1 680単位	660	
25	1862	経予ユ老短Ⅰii１・夜・未	夜勤の勤務条件に関する基準を満たさない場合 ×97%	640	
25	1863	経予ユ老短Ⅰii２・未	要支援2 846単位	821	
25	1864	経予ユ老短Ⅰii２・夜・未	夜勤の勤務条件に関する基準を満たさない場合 ×97%	796	
25	3311	予ユ老短Ⅱ１・未	(二)ユニット型介護老人保健施設介護予防短期入所療養介護費(Ⅱ) ＜療養型老健・看護職員を配置＞ a ユニット型介護老人保健施設介護予防短期入所療養介護費 ＜ユニット型個室＞【療養型】 要支援1 653単位	633	
25	3313	予ユ老短Ⅱ１・夜・未	夜勤の勤務条件に関する基準を満たさない場合 ×97%	614	
25	3315	予ユ老短Ⅱ２・未	要支援2 817単位	792	
25	3317	予ユ老短Ⅱ２・夜・未	夜勤の勤務条件に関する基準を満たさない場合 ×97%	768	
25	3321	経予ユ老短Ⅱ１・未	b 経過的ユニット型介護老人保健施設介護予防短期入所療養介護費 ＜ユニット型個室的多床室＞【療養型】 要支援1 653単位	633	
25	3323	経予ユ老短Ⅱ１・夜・未	夜勤の勤務条件に関する基準を満たさない場合 ×97%	614	
25	3325	経予ユ老短Ⅱ２・未	要支援2 817単位	792	
25	3327	経予ユ老短Ⅱ２・夜・未	夜勤の勤務条件に関する基準を満たさない場合 ×97%	768	
25	3331	予ユ老短Ⅲ１・未	(三)ユニット型介護老人保健施設介護予防短期入所療養介護費(Ⅲ) ＜療養型老健・看護オンコール体制＞ a ユニット型介護老人保健施設介護予防短期入所療養介護費 ＜ユニット型個室＞【療養型】 要支援1 653単位	633	
25	3333	予ユ老短Ⅲ１・夜・未	夜勤の勤務条件に関する基準を満たさない場合 ×97%	614	
25	3335	予ユ老短Ⅲ２・未	要支援2 817単位	792	
25	3337	予ユ老短Ⅲ２・夜・未	夜勤の勤務条件に関する基準を満たさない場合 ×97%	768	
25	3341	経予ユ老短Ⅲ１・未	b 経過的ユニット型介護老人保健施設介護予防短期入所療養介護費 ＜ユニット型個室的多床室＞【療養型】 要支援1 653単位	633	
25	3343	経予ユ老短Ⅲ１・夜・未	夜勤の勤務条件に関する基準を満たさない場合 ×97%	614	
25	3345	経予ユ老短Ⅲ２・未	要支援2 817単位	792	
25	3347	経予ユ老短Ⅲ２・夜・未	夜勤の勤務条件に関する基準を満たさない場合 ×97%	768	
25	3351	予ユ老短Ⅳ１・未	(四)ユニット型介護老人保健施設介護予防短期入所療養介護費(Ⅳ) ＜ユニット型特別介護老人保健施設介護予防短期入所療養介護費＞ a ユニット型介護老人保健施設介護予防短期入所療養介護費 ＜ユニット型個室＞ 要支援1 611単位	593	
25	3352	予ユ老短Ⅳ１・夜・未	夜勤の勤務条件に関する基準を満たさない場合 ×97%	575	
25	3353	予ユ老短Ⅳ２・未	要支援2 770単位	747	
25	3354	予ユ老短Ⅳ２・夜・未	夜勤の勤務条件に関する基準を満たさない場合 ×97%	725	
25	3355	経予ユ老短Ⅳ１・未	b 経過的ユニット型介護老人保健施設介護予防短期入所療養介護費 ＜ユニット型個室的多床室＞ 要支援1 611単位	593	
25	3356	経予ユ老短Ⅳ１・夜・未	夜勤の勤務条件に関する基準を満たさない場合 ×97%	575	
25	3357	経予ユ老短Ⅳ２・未	要支援2 770単位	747	
25	3358	経予ユ老短Ⅳ２・夜・未	夜勤の勤務条件に関する基準を満たさない場合 ×97%	725	

注：上記各項目には「ユニットケア体制未整備減算 ×97%」が適用される。

予防

短期療養（老健）

種類	項目	サービス内容略称			算定項目			合成単位数	算定単位
25	C201	予老短高齢者虐待防止未実施減算Ⅰⅰ1	高齢者虐待防止措置未実施減算	(1)介護老人保健施設介護予防短期入所療養介護費	(一)介護老人保健施設介護予防短期入所療養介護費	a 介護老人保健施設介護予防短期入所療養介護費(ⅰ)	要支援1　　　6 単位減算	-6	1日につき
25	C202	予短高齢者虐待防止未実施減算Ⅰⅰ2					要支援2　　　7 単位減算	-7	
25	C203	予短高齢者虐待防止未実施減算Ⅰⅱ1				b 介護老人保健施設介護予防短期入所療養介護費(ⅱ)	要支援1　　　6 単位減算	-6	
25	C204	予短高齢者虐待防止未実施減算Ⅰⅱ2					要支援2　　　8 単位減算	-8	
25	C205	予短高齢者虐待防止未実施減算Ⅰⅲ1				c 介護老人保健施設介護予防短期入所療養介護費(ⅲ)	要支援1　　　6 単位減算	-6	
25	C206	予短高齢者虐待防止未実施減算Ⅰⅲ2					要支援2　　　8 単位減算	-8	
25	C207	予短高齢者虐待防止未実施減算Ⅰⅳ1				d 介護老人保健施設介護予防短期入所療養介護費(ⅳ)	要支援1　　　7 単位減算	-7	
25	C208	予短高齢者虐待防止未実施減算Ⅰⅳ2					要支援2　　　8 単位減算	-8	
25	C209	予短高齢者虐待防止未実施減算Ⅱⅰ1			(二)介護老人保健施設介護予防短期入所療養介護費	a 介護老人保健施設介護予防短期入所療養介護費(ⅰ)	要支援1　　　6 単位減算	-6	
25	C210	予短高齢者虐待防止未実施減算Ⅱⅰ2					要支援2　　　7 単位減算	-7	
25	C211	予短高齢者虐待防止未実施減算Ⅱⅱ1				b 介護老人保健施設介護予防短期入所療養介護費(ⅱ)	要支援1　　　6 単位減算	-6	
25	C212	予短高齢者虐待防止未実施減算Ⅱⅱ2					要支援2　　　8 単位減算	-8	
25	C213	予短高齢者虐待防止未実施減算Ⅲⅰ1			(三)介護老人保健施設介護予防短期入所療養介護費	a 介護老人保健施設介護予防短期入所療養介護費(ⅰ)	要支援1　　　6 単位減算	-6	
25	C214	予短高齢者虐待防止未実施減算Ⅲⅰ2					要支援2　　　7 単位減算	-7	
25	C215	予短高齢者虐待防止未実施減算Ⅲⅱ1				b 介護老人保健施設介護予防短期入所療養介護費(ⅱ)	要支援1　　　6 単位減算	-6	
25	C216	予短高齢者虐待防止未実施減算Ⅲⅱ2					要支援2　　　8 単位減算	-8	
25	C217	予短高齢者虐待防止未実施減算Ⅳⅰ1			(四)介護老人保健施設介護予防短期入所療養介護費	a 介護老人保健施設介護予防短期入所療養介護費(ⅰ)	要支援1　　　6 単位減算	-6	
25	C218	予短高齢者虐待防止未実施減算Ⅳⅰ2					要支援2　　　7 単位減算	-7	
25	C219	予短高齢者虐待防止未実施減算Ⅳⅱ1				b 介護老人保健施設介護予防短期入所療養介護費(ⅱ)	要支援1　　　6 単位減算	-6	
25	C220	予短高齢者虐待防止未実施減算Ⅳⅱ2					要支援2　　　8 単位減算	-8	
25	C221	予短高齢者虐待防止未実施減算ユⅠⅰ1		(2)ユニット型介護老人保健施設介護予防短期入所療養介護費	(一)ユニット型介護老人保健施設介護予防短期入所療養介護費(Ⅰ)	a ユニット型介護老人保健施設介護予防短期入所療養介護費(ⅰ)	要支援1　　　6 単位減算	-6	
25	C222	予短高齢者虐待防止未実施減算ユⅠⅰ2					要支援2　　　8 単位減算	-8	
25	C223	予短高齢者虐待防止未実施減算ユⅠⅱ1				b ユニット型介護老人保健施設介護予防短期入所療養介護費(ⅱ)	要支援1　　　7 単位減算	-7	
25	C224	予短高齢者虐待防止未実施減算ユⅠⅱ2					要支援2　　　8 単位減算	-8	
25	C225	予短高齢者虐待防止未実施減算経ユⅠⅰ1				c 経過的ユニット型介護老人保健施設介護予防短期入所療養介護費(ⅰ)	要支援1　　　6 単位減算	-6	
25	C226	予短高齢者虐待防止未実施減算経ユⅠⅰ2					要支援2　　　8 単位減算	-8	
25	C227	予短高齢者虐待防止未実施減算経ユⅠⅱ1				d 経過的ユニット型介護老人保健施設介護予防短期入所療養介護費(ⅱ)	要支援1　　　7 単位減算	-7	
25	C228	予短高齢者虐待防止未実施減算経ユⅠⅱ2					要支援2　　　8 単位減算	-8	
25	C229	予短高齢者虐待防止未実施減算ユⅡ1			(二)ユニット型介護老人保健施設介護予防短期入所療養介護費(Ⅱ)	a ユニット型介護老人保健施設介護予防短期入所療養介護費	要支援1　　　7 単位減算	-7	
25	C230	予短高齢者虐待防止未実施減算ユⅡ2					要支援2　　　8 単位減算	-8	
25	C231	予短高齢者虐待防止未実施減算経ユⅡ1				b 経過的ユニット型介護老人保健施設介護予防短期入所療養介護費	要支援1　　　7 単位減算	-7	
25	C232	予短高齢者虐待防止未実施減算経ユⅡ2					要支援2　　　8 単位減算	-8	
25	C233	予短高齢者虐待防止未実施減算ユⅢ1			(三)ユニット型介護老人保健施設介護予防短期入所療養介護費(Ⅲ)	a ユニット型介護老人保健施設介護予防短期入所療養介護費	要支援1　　　7 単位減算	-7	
25	C234	予短高齢者虐待防止未実施減算ユⅢ2					要支援2　　　8 単位減算	-8	
25	C235	予短高齢者虐待防止未実施減算経ユⅢ1				b 経過的ユニット型介護老人保健施設介護予防短期入所療養介護費	要支援1　　　7 単位減算	-7	
25	C236	予短高齢者虐待防止未実施減算経ユⅢ2					要支援2　　　8 単位減算	-8	
25	C237	予短高齢者虐待防止未実施減算ユⅣ1			(四)ユニット型介護老人保健施設介護予防短期入所療養介護費(Ⅳ)	a ユニット型介護老人保健施設介護予防短期入所療養介護費	要支援1　　　6 単位減算	-6	
25	C238	予短高齢者虐待防止未実施減算ユⅣ2					要支援2　　　8 単位減算	-8	
25	C239	予短高齢者虐待防止未実施減算経ユⅣ1				b 経過的ユニット型介護老人保健施設介護予防短期入所療養介護費	要支援1　　　6 単位減算	-6	
25	C240	予短高齢者虐待防止未実施減算経ユⅣ2					要支援2　　　8 単位減算	-8	

予防

短期
療養
（老健）

種類	項目	サービス内容略称	算定項目						合成単位数	算定単位
25	D201	予老短業務継続計画未策定減算Ⅰⅰ1	業務継続計画未策定減算	(1)介護老人保健施設介護予防短期入所療養介護費	(一)介護老人保健施設介護予防短期入所療養介護費	a 介護老人保健施設介護予防短期入所療養介護費（ⅰ）	要支援1	6 単位減算	-6	1日につき
25	D202	予老短業務継続計画未策定減算Ⅰⅰ2					要支援2	7 単位減算	-7	
25	D203	予老短業務継続計画未策定減算Ⅰⅱ1				b 介護老人保健施設介護予防短期入所療養介護費（ⅱ）	要支援1	6 単位減算	-6	
25	D204	予老短業務継続計画未策定減算Ⅰⅱ2					要支援2	8 単位減算	-8	
25	D205	予老短業務継続計画未策定減算Ⅰⅲ1				c 介護老人保健施設介護予防短期入所療養介護費（ⅲ）	要支援1	6 単位減算	-6	
25	D206	予老短業務継続計画未策定減算Ⅰⅲ2					要支援2	8 単位減算	-8	
25	D207	予老短業務継続計画未策定減算Ⅰⅳ1				d 介護老人保健施設介護予防短期入所療養介護費（ⅳ）	要支援1	7 単位減算	-7	
25	D208	予老短業務継続計画未策定減算Ⅰⅳ2					要支援2	8 単位減算	-8	
25	D209	予老短業務継続計画未策定減算Ⅱⅰ1			(二)介護老人保健施設介護予防短期入所療養介護費	a 介護老人保健施設介護予防短期入所療養介護費（ⅰ）	要支援1	6 単位減算	-6	
25	D210	予老短業務継続計画未策定減算Ⅱⅰ2					要支援2	7 単位減算	-7	
25	D211	予老短業務継続計画未策定減算Ⅱⅱ1				b 介護老人保健施設介護予防短期入所療養介護費（ⅱ）	要支援1	6 単位減算	-6	
25	D212	予老短業務継続計画未策定減算Ⅱⅱ2					要支援2	8 単位減算	-8	
25	D213	予老短業務継続計画未策定減算Ⅲⅰ1			(三)介護老人保健施設介護予防短期入所療養介護費	a 介護老人保健施設介護予防短期入所療養介護費（ⅰ）	要支援1	6 単位減算	-6	
25	D214	予老短業務継続計画未策定減算Ⅲⅰ2					要支援2	7 単位減算	-7	
25	D215	予老短業務継続計画未策定減算Ⅲⅱ1				b 介護老人保健施設介護予防短期入所療養介護費（ⅱ）	要支援1	6 単位減算	-6	
25	D216	予老短業務継続計画未策定減算Ⅲⅱ2					要支援2	8 単位減算	-8	
25	D217	予老短業務継続計画未策定減算Ⅳⅰ1			(四)介護老人保健施設介護予防短期入所療養介護費	a 介護老人保健施設介護予防短期入所療養介護費（ⅰ）	要支援1	6 単位減算	-6	
25	D218	予老短業務継続計画未策定減算Ⅳⅰ2					要支援2	7 単位減算	-7	
25	D219	予老短業務継続計画未策定減算Ⅳⅱ1				b 介護老人保健施設介護予防短期入所療養介護費（ⅱ）	要支援1	6 単位減算	-6	
25	D220	予老短業務継続計画未策定減算Ⅳⅱ2					要支援2	8 単位減算	-8	
25	D221	予老短業務継続計画未策定減算ユⅠⅰ1		(2)ユニット型介護老人保健施設介護予防短期入所療養介護費	(一)ユニット型介護老人保健施設介護予防短期入所療養介護費（Ⅰ）	a ユニット型介護老人保健施設介護予防短期入所療養介護費（ⅰ）	要支援1	6 単位減算	-6	
25	D222	予老短業務継続計画未策定減算ユⅠⅰ2					要支援2	8 単位減算	-8	
25	D223	予老短業務継続計画未策定減算ユⅠⅱ1				b ユニット型介護老人保健施設介護予防短期入所療養介護費（ⅱ）	要支援1	7 単位減算	-7	
25	D224	予老短業務継続計画未策定減算ユⅠⅱ2					要支援2	8 単位減算	-8	
25	D225	予老短業務継続計画未策定減算経ユⅠⅰ1				c 経過的ユニット型介護老人保健施設介護予防短期入所療養介護費（ⅰ）	要支援1	6 単位減算	-6	
25	D226	予老短業務継続計画未策定減算経ユⅠⅰ2					要支援2	8 単位減算	-8	
25	D227	予老短業務継続計画未策定減算経ユⅠⅱ1				d 経過的ユニット型介護老人保健施設介護予防短期入所療養介護費（ⅱ）	要支援1	7 単位減算	-7	
25	D228	予老短業務継続計画未策定減算経ユⅠⅱ2					要支援2	8 単位減算	-8	
25	D229	予老短業務継続計画未策定減算ユⅡ1			(二)ユニット型介護老人保健施設介護予防短期入所療養介護費（Ⅱ）	a ユニット型介護老人保健施設介護予防短期入所療養介護費	要支援1	7 単位減算	-7	
25	D230	予老短業務継続計画未策定減算ユⅡ2					要支援2	8 単位減算	-8	
25	D231	予老短業務継続計画未策定減算経ユⅡ1				b 経過的ユニット型介護老人保健施設介護予防短期入所療養介護費	要支援1	7 単位減算	-7	
25	D232	予老短業務継続計画未策定減算経ユⅡ2					要支援2	8 単位減算	-8	
25	D233	予老短業務継続計画未策定減算ユⅢ1			(三)ユニット型介護老人保健施設介護予防短期入所療養介護費（Ⅲ）	a ユニット型介護老人保健施設介護予防短期入所療養介護費	要支援1	7 単位減算	-7	
25	D234	予老短業務継続計画未策定減算ユⅢ2					要支援2	8 単位減算	-8	
25	D235	予老短業務継続計画未策定減算経ユⅢ1				b 経過的ユニット型介護老人保健施設介護予防短期入所療養介護費	要支援1	7 単位減算	-7	
25	D236	予老短業務継続計画未策定減算経ユⅢ2					要支援2	8 単位減算	-8	
25	D237	予老短業務継続計画未策定減算ユⅣ1			(四)ユニット型介護老人保健施設介護予防短期入所療養介護費（Ⅳ）	a ユニット型介護老人保健施設介護予防短期入所療養介護費	要支援1	6 単位減算	-6	
25	D238	予老短業務継続計画未策定減算ユⅣ2					要支援2	8 単位減算	-8	
25	D239	予老短業務継続計画未策定減算経ユⅣ1				b 経過的ユニット型介護老人保健施設介護予防短期入所療養介護費	要支援1	6 単位減算	-6	
25	D240	予老短業務継続計画未策定減算経ユⅣ2					要支援2	8 単位減算	-8	

予防

短期
療養

(老健)

サービスコード 種類	サービスコード 項目	サービス内容略称	算定項目			合成 単位数	算定 単位
25	6117	予老短夜勤職員配置加算	夜勤職員配置加算		24 単位加算	24	1日につき
25	6111	予老短個別リハビリ加算	個別リハビリテーション実施加算		240 単位加算	240	
25	6121	予老短認知症緊急対応加算	認知症行動・心理症状緊急対応加算(7日間限度)		200 単位加算	200	
25	6109	予老短若年性認知症受入加算	若年性認知症利用者受入加算		120 単位加算	120	
25	6280	予老短在宅復帰在宅療養支援加算Ⅰ	在宅復帰・在宅療養支援機能加算(Ⅰ)((1)(一)a、(1)(一)c、(2)(一)a、(2)(一)cを算定する場合)		51 単位加算	51	
25	6281	予老短在宅復帰在宅療養支援加算Ⅱ	在宅復帰・在宅療養支援機能加算(Ⅱ)((1)(一)b、(1)(一)d、(2)(一)b、(2)(一)dを算定する場合)		51 単位加算	51	
25	1920	予老短送迎加算	送迎を行う場合		184 単位加算	184	片道につき
25	6601	予老短療養体制維持特別加算Ⅰ	療養体制維持特別加算	(一)療養体制維持特別加算(Ⅰ)	27 単位加算	27	1日につき
25	6602	予老短療養体制維持特別加算Ⅱ		(二)療養体制維持特別加算(Ⅱ)	57 単位加算	57	
25	6001	予老短総合医学管理加算	(3)総合医学管理加算(利用中に10日を限度)		275 単位	275	
25	6192	予老短口腔連携強化加算	(4)口腔連携強化加算		50 単位加算	50	月1回限度
25	6275	予老短療養食加算	(5)療養食加算(1日に3回を限度)		8 単位加算	8	1回につき
25	6133	予老短認知症専門ケア加算Ⅰ	(6)認知症専門ケア加算	(一)認知症専門ケア加算(Ⅰ)	3 単位加算	3	1日につき
25	6134	予老短認知症専門ケア加算Ⅱ		(二)認知症専門ケア加算(Ⅱ)	4 単位加算	4	
25	9000	予老短緊急時治療管理1	(7)緊急時施設療養費	(一)緊急時治療管理 療養型老健以外の場合	518 単位	518	月3日限度
25	6000	予老短緊急時治療管理2		療養型老健の場合	518 単位	518	
25	6237	予老短生産性向上推進体制加算Ⅰ	(8)生産性向上推進体制加算	(一) 生産性向上推進体制加算(Ⅰ)	100 単位加算	100	1月につき
25	6238	予老短生産性向上推進体制加算Ⅱ		(二) 生産性向上推進体制加算(Ⅱ)	10 単位加算	10	
25	6099	予老短サービス提供体制加算Ⅰ	(9)サービス提供体制強化加算	(一)サービス提供体制強化加算(Ⅰ)	22 単位加算	22	1日につき
25	6100	予老短サービス提供体制加算Ⅱ		(二)サービス提供体制強化加算(Ⅱ)	18 単位加算	18	
25	6103	予老短サービス提供体制加算Ⅲ		(三)サービス提供体制強化加算(Ⅲ)	6 単位加算	6	
25	6108	予老短処遇改善加算Ⅰ	(10)介護職員等処遇改善加算	(一) 介護職員等処遇改善加算(Ⅰ) 所定単位数の 75/1000 加算			1月につき
25	6107	予老短処遇改善加算Ⅱ		(二) 介護職員等処遇改善加算(Ⅱ) 所定単位数の 71/1000 加算			
25	6104	予老短処遇改善加算Ⅲ		(三) 介護職員等処遇改善加算(Ⅲ) 所定単位数の 54/1000 加算			
25	6380	予老短処遇改善加算Ⅳ		(四) 介護職員等処遇改善加算(Ⅳ) 所定単位数の 44/1000 加算			
25	6381	予老短処遇改善加算Ⅴ1		(五)介護職員等処遇改善加算(Ⅴ) a 介護職員等処遇改善加算(Ⅴ)(1) 所定単位数の 67/1000 加算			
25	6382	予老短処遇改善加算Ⅴ2		b 介護職員等処遇改善加算(Ⅴ)(2) 所定単位数の 65/1000 加算			
25	6383	予老短処遇改善加算Ⅴ3		c 介護職員等処遇改善加算(Ⅴ)(3) 所定単位数の 63/1000 加算			
25	6384	予老短処遇改善加算Ⅴ4		d 介護職員等処遇改善加算(Ⅴ)(4) 所定単位数の 61/1000 加算			
25	6385	予老短処遇改善加算Ⅴ5		e 介護職員等処遇改善加算(Ⅴ)(5) 所定単位数の 57/1000 加算			
25	6386	予老短処遇改善加算Ⅴ6		f 介護職員等処遇改善加算(Ⅴ)(6) 所定単位数の 53/1000 加算			
25	6387	予老短処遇改善加算Ⅴ7		g 介護職員等処遇改善加算(Ⅴ)(7) 所定単位数の 52/1000 加算			
25	6388	予老短処遇改善加算Ⅴ8		h 介護職員等処遇改善加算(Ⅴ)(8) 所定単位数の 46/1000 加算			
25	6389	予老短処遇改善加算Ⅴ9		i 介護職員等処遇改善加算(Ⅴ)(9) 所定単位数の 48/1000 加算			
25	6390	予老短処遇改善加算Ⅴ10		j 介護職員等処遇改善加算(Ⅴ)(10) 所定単位数の 44/1000 加算			
25	6391	予老短処遇改善加算Ⅴ11		k 介護職員等処遇改善加算(Ⅴ)(11) 所定単位数の 36/1000 加算			
25	6392	予老短処遇改善加算Ⅴ12		l 介護職員等処遇改善加算(Ⅴ)(12) 所定単位数の 40/1000 加算			
25	6393	予老短処遇改善加算Ⅴ13		m 介護職員等処遇改善加算(Ⅴ)(13) 所定単位数の 31/1000 加算			
25	6394	予老短処遇改善加算Ⅴ14		n 介護職員等処遇改善加算(Ⅴ)(14) 所定単位数の 23/1000 加算			

予防

短期
療養
(老健)

定員超過の場合

種類	項目	サービス内容略称	算定項目					合成単位数	算定単位
25	8011	予老短Ⅰⅰ1・超	(1)介護老人保健施設介護予防短期入所療養介護費（Ⅰ）	(一)介護老人保健施設介護予防短期入所療養介護費（ⅰ）〈従来型個室〉【基本型】	a 介護老人保健施設介護予防短期入所療養介護費（ⅰ）〈従来型個室〉【基本型】	要支援1	579 単位		405	1日につき
25	8015	予老短Ⅰⅰ1・夜・超					夜勤の勤務条件に関する基準を満たさない場合　× 97%	393	
25	8021	予老短Ⅰⅰ2・超				要支援2	726 単位		508	
25	8025	予老短Ⅰⅰ2・夜・超					夜勤の勤務条件に関する基準を満たさない場合　× 97%	493	
25	8031	予老短Ⅰⅱ1・超			b 介護老人保健施設介護予防短期入所療養介護費（ⅱ）〈従来型個室〉【在宅強化型】	要支援1	632 単位		442	
25	8032	予老短Ⅰⅱ1・夜・超					夜勤の勤務条件に関する基準を満たさない場合　× 97%	429	
25	8033	予老短Ⅰⅱ2・超				要支援2	778 単位		545	
25	8034	予老短Ⅰⅱ2・夜・超					夜勤の勤務条件に関する基準を満たさない場合　× 97%	529	
25	8211	予老短Ⅰⅲ1・超			c 介護老人保健施設介護予防短期入所療養介護費（ⅲ）〈多床室〉【基本型】	要支援1	613 単位		429	
25	8215	予老短Ⅰⅲ1・夜・超					夜勤の勤務条件に関する基準を満たさない場合　× 97%	417	
25	8221	予老短Ⅰⅲ2・超				要支援2	774 単位		542	
25	8225	予老短Ⅰⅲ2・夜・超					夜勤の勤務条件に関する基準を満たさない場合　× 97%	526	
25	8041	予老短Ⅰⅳ1・超			d 介護老人保健施設介護予防短期入所療養介護費（ⅳ）〈多床室〉【在宅強化型】	要支援1	672 単位	定員超過の場合 × 70%	470	
25	8042	予老短Ⅰⅳ1・夜・超					夜勤の勤務条件に関する基準を満たさない場合　× 97%	456	
25	8043	予老短Ⅰⅳ2・超				要支援2	834 単位		584	
25	8044	予老短Ⅰⅳ2・夜・超					夜勤の勤務条件に関する基準を満たさない場合　× 97%	566	
25	8651	予老短Ⅱⅰ1・超	(2)介護老人保健施設介護予防短期入所療養介護費（Ⅱ）〈療養型老健・看護職員を配置〉	(二)介護老人保健施設介護予防短期入所療養介護費（Ⅱ）	a 介護老人保健施設介護予防短期入所療養介護費（ⅰ）〈従来型個室〉【療養型】	要支援1	583 単位		408	
25	8653	予老短Ⅱⅰ1・夜・超					夜勤の勤務条件に関する基準を満たさない場合　× 97%	396	
25	8655	予老短Ⅱⅰ2・超				要支援2	730 単位		511	
25	8657	予老短Ⅱⅰ2・夜・超					夜勤の勤務条件に関する基準を満たさない場合　× 97%	496	
25	8659	予老短Ⅱⅱ1・超			b 介護老人保健施設介護予防短期入所療養介護費（ⅱ）〈多床室〉【療養型】	要支援1	622 単位		435	
25	8661	予老短Ⅱⅱ1・夜・超					夜勤の勤務条件に関する基準を満たさない場合　× 97%	422	
25	8663	予老短Ⅱⅱ2・超				要支援2	785 単位		550	
25	8665	予老短Ⅱⅱ2・夜・超					夜勤の勤務条件に関する基準を満たさない場合　× 97%	533	
25	8667	予老短Ⅲⅰ1・超	(3)介護老人保健施設介護予防短期入所療養介護費（Ⅲ）〈療養型老健・看護オンコール体制〉	(三)介護老人保健施設介護予防短期入所療養介護費（Ⅲ）	a 介護老人保健施設介護予防短期入所療養介護費（ⅰ）〈従来型個室〉【療養型】	要支援1	583 単位		408	
25	8669	予老短Ⅲⅰ1・夜・超					夜勤の勤務条件に関する基準を満たさない場合　× 97%	396	
25	8671	予老短Ⅲⅰ2・超				要支援2	730 単位		511	
25	8673	予老短Ⅲⅰ2・夜・超					夜勤の勤務条件に関する基準を満たさない場合　× 97%	496	
25	8675	予老短Ⅲⅱ1・超			b 介護老人保健施設介護予防短期入所療養介護費（ⅱ）〈多床室〉【療養型】	要支援1	622 単位		435	
25	8677	予老短Ⅲⅱ1・夜・超					夜勤の勤務条件に関する基準を満たさない場合　× 97%	422	
25	8679	予老短Ⅲⅱ2・超				要支援2	785 単位		550	
25	8681	予老短Ⅲⅱ2・夜・超					夜勤の勤務条件に関する基準を満たさない場合　× 97%	533	
25	8811	予老短Ⅳⅰ1・超	(4)介護老人保健施設介護予防短期入所療養介護費（Ⅳ）〈特別介護老人保健施設予防短期入所療養介護費〉	(四)介護老人保健施設介護予防短期入所療養介護費（Ⅳ）	a 介護老人保健施設介護予防短期入所療養介護費（ⅰ）〈従来型個室〉	要支援1	566 単位		396	
25	8812	予老短Ⅳⅰ1・夜・超					夜勤の勤務条件に関する基準を満たさない場合　× 97%	384	
25	8813	予老短Ⅳⅰ2・超				要支援2	711 単位		498	
25	8814	予老短Ⅳⅰ2・夜・超					夜勤の勤務条件に関する基準を満たさない場合　× 97%	483	
25	8815	予老短Ⅳⅱ1・超			b 介護老人保健施設介護予防短期入所療養介護費（ⅱ）〈多床室〉	要支援1	601 単位		421	
25	8816	予老短Ⅳⅱ1・夜・超					夜勤の勤務条件に関する基準を満たさない場合　× 97%	408	
25	8817	予老短Ⅳⅱ2・超				要支援2	758 単位		531	
25	8818	予老短Ⅳⅱ2・夜・超					夜勤の勤務条件に関する基準を満たさない場合　× 97%	515	

予防

短期療養

（老健）

サービスコード 種類	項目	サービス内容略称	算定項目				合成単位数	算定単位
25	8311	予ユ老短Ⅰⅰ1・超	(2)ユニット型介護老人保健施設介護予防短期入所療養介護費	(一)ユニット型介護老人保健施設介護予防短期入所療養介護費(Ⅰ)	a ユニット型介護老人保健施設介護予防短期入所療養介護費(ⅰ)＜ユニット型個室＞【基本型】	要支援1 624 単位		437	1日につき
25	8313	予ユ老短Ⅰⅰ1・夜・超				夜勤の勤務条件に関する基準を満たさない場合　× 97%	424	
25	8321	予ユ老短Ⅰⅰ2・超				要支援2 789 単位	552	
25	8323	予ユ老短Ⅰⅰ2・夜・超				夜勤の勤務条件に関する基準を満たさない場合　× 97%	536	
25	8051	予ユ老短Ⅰⅱ1・超			b ユニット型介護老人保健施設介護予防短期入所療養介護費(ⅱ)＜ユニット型個室＞【在宅強化型】	要支援1 680 単位	476	
25	8052	予ユ老短Ⅰⅱ1・夜・超				夜勤の勤務条件に関する基準を満たさない場合　× 97%	462	
25	8053	予ユ老短Ⅰⅱ2・超				要支援2 846 単位	592	
25	8054	予ユ老短Ⅰⅱ2・夜・超				夜勤の勤務条件に関する基準を満たさない場合　× 97%	575	
25	8411	経予ユ老短Ⅰⅰ1・超			c 経過的ユニット型介護老人保健施設介護予防短期入所療養介護費(ⅰ)＜ユニット型個室的多床室＞【基本型】	要支援1 624 単位	437	
25	8413	経予ユ老短Ⅰⅰ1・夜・超				夜勤の勤務条件に関する基準を満たさない場合　× 97%	424	
25	8421	経予ユ老短Ⅰⅰ2・超				要支援2 789 単位	552	
25	8423	経予ユ老短Ⅰⅰ2・夜・超				夜勤の勤務条件に関する基準を満たさない場合　× 97%	536	
25	8061	経予ユ老短Ⅰⅱ1・超			d 経過的ユニット型介護老人保健施設介護予防短期入所療養介護費(ⅱ)＜ユニット型個室的多床室＞【在宅強化型】	要支援1 680 単位	476	
25	8062	経予ユ老短Ⅰⅱ1・夜・超				夜勤の勤務条件に関する基準を満たさない場合　× 97%	462	
25	8063	経予ユ老短Ⅰⅱ2・超				要支援2 846 単位	592	
25	8064	経予ユ老短Ⅰⅱ2・夜・超				夜勤の勤務条件に関する基準を満たさない場合　× 97%	575	
25	8683	予ユ老短Ⅱ1・超		(二)ユニット型介護老人保健施設介護予防短期入所療養介護費(Ⅱ)＜療養型老健・看護職員を配置＞	a ユニット型介護老人保健施設介護予防短期入所療養介護費＜ユニット型個室＞【療養型】	要支援1 653 単位	457	
25	8685	予ユ老短Ⅱ1・夜・超				夜勤の勤務条件に関する基準を満たさない場合　× 97%	443	
25	8687	予ユ老短Ⅱ2・超				要支援2 817 単位	572	
25	8689	予ユ老短Ⅱ2・夜・超				夜勤の勤務条件に関する基準を満たさない場合　× 97%	554	
25	8691	経予ユ老短Ⅱ1・超			b 経過的ユニット型介護老人保健施設介護予防短期入所療養介護費＜ユニット型個室的多床室＞【療養型】	要支援1 653 単位	457	
25	8693	経予ユ老短Ⅱ1・夜・超				夜勤の勤務条件に関する基準を満たさない場合　× 97%	443	
25	8695	経予ユ老短Ⅱ2・超				要支援2 817 単位	572	
25	8697	経予ユ老短Ⅱ2・夜・超				夜勤の勤務条件に関する基準を満たさない場合　× 97%	554	
25	8699	予ユ老短Ⅲ1・超		(三)ユニット型介護老人保健施設介護予防短期入所療養介護費(Ⅲ)＜療養型老健・看護オンコール体制＞	a ユニット型介護老人保健施設介護予防短期入所療養介護費＜ユニット型個室＞【療養型】	要支援1 653 単位	457	
25	8701	予ユ老短Ⅲ1・夜・超				夜勤の勤務条件に関する基準を満たさない場合　× 97%	443	
25	8703	予ユ老短Ⅲ2・超				要支援2 817 単位	572	
25	8705	予ユ老短Ⅲ2・夜・超				夜勤の勤務条件に関する基準を満たさない場合　× 97%	554	
25	8707	経予ユ老短Ⅲ1・超			b 経過的ユニット型介護老人保健施設介護予防短期入所療養介護費＜ユニット型個室的多床室＞【療養型】	要支援1 653 単位	457	
25	8709	経予ユ老短Ⅲ1・夜・超				夜勤の勤務条件に関する基準を満たさない場合　× 97%	443	
25	8711	経予ユ老短Ⅲ2・超				要支援2 817 単位	572	
25	8713	経予ユ老短Ⅲ2・夜・超				夜勤の勤務条件に関する基準を満たさない場合　× 97%	554	
25	8819	予ユ老短Ⅳ1・超		(四)ユニット型介護老人保健施設介護予防短期入所療養介護費(Ⅳ)＜ユニット型特別介護老人保健施設介護予防短期入所療養介護費＞	a ユニット型介護老人保健施設介護予防短期入所療養介護費＜ユニット型個室＞	要支援1 611 単位	428	
25	8820	予ユ老短Ⅳ1・夜・超				夜勤の勤務条件に関する基準を満たさない場合　× 97%	415	
25	8821	予ユ老短Ⅳ2・超				要支援2 770 単位	539	
25	8822	予ユ老短Ⅳ2・夜・超				夜勤の勤務条件に関する基準を満たさない場合　× 97%	523	
25	8823	経予ユ老短Ⅳ1・超			b 経過的ユニット型介護老人保健施設介護予防短期入所療養介護費＜ユニット型個室的多床室＞	要支援1 611 単位	428	
25	8824	経予ユ老短Ⅳ1・夜・超				夜勤の勤務条件に関する基準を満たさない場合　× 97%	415	
25	8825	経予ユ老短Ⅳ2・超				要支援2 770 単位	539	
25	8826	経予ユ老短Ⅳ2・夜・超				夜勤の勤務条件に関する基準を満たさない場合　× 97%	523	

定員超過の場合　× 70%

予防

短期療養（老健）

サービスコード 種類	項目	サービス内容略称	算定項目						合成 単位数	算定 単位
25	8511	予ユ老短Ⅰⅰ1・超・未	(2)ユニット型介護予防短期入所療養介護費(Ⅰ)	(一)ユニット型介護老人保健施設介護予防短期入所療養介護費(ⅰ)<ユニット型個室>【基本型】	a ユニット型介護老人保健施設介護予防短期入所療養介護費(ⅰ)	要支援1			424	1日につき
25	8513	予ユ老短Ⅰⅰ1・夜・超・未					夜勤の勤務条件に関する基準を満たさない場合 ×97%		411	
25	8521	予ユ老短Ⅰⅰ2・超・未				要支援2			535	
25	8523	予ユ老短Ⅰⅰ2・夜・超・未			789 単位		夜勤の勤務条件に関する基準を満たさない場合 ×97%		520	
25	8071	予ユ老短Ⅰⅱ1・超・未		b ユニット型介護老人保健施設介護予防短期入所療養介護費(ⅱ)<ユニット型個室>【在宅強化型】	要支援1				462	
25	8072	予ユ老短Ⅰⅱ1・夜・超・未					夜勤の勤務条件に関する基準を満たさない場合 ×97%		448	
25	8073	予ユ老短Ⅰⅱ2・超・未				要支援2			574	
25	8074	予ユ老短Ⅰⅱ2・夜・超・未			846 単位		夜勤の勤務条件に関する基準を満たさない場合 ×97%		558	
25	8611	経予ユ老短Ⅰⅰ1・超・未		c 経過的ユニット型介護老人保健施設介護予防短期入所療養介護費(ⅰ)<ユニット型個室的多床室>【基本型】	要支援1				424	
25	8613	経予ユ老短Ⅰⅰ1・夜・超・未					夜勤の勤務条件に関する基準を満たさない場合 ×97%		411	
25	8621	経予ユ老短Ⅰⅰ2・超・未				要支援2			535	
25	8623	経予ユ老短Ⅰⅰ2・夜・超・未			789 単位		夜勤の勤務条件に関する基準を満たさない場合 ×97%		520	
25	8081	経予ユ老短Ⅰⅱ1・超・未		d 経過的ユニット型介護老人保健施設介護予防短期入所療養介護費(ⅱ)<ユニット型個室的多床室>【在宅強化型】	要支援1				462	
25	8082	経予ユ老短Ⅰⅱ1・夜・超・未					夜勤の勤務条件に関する基準を満たさない場合 ×97%	定員超過の場合 ×70%	448	
25	8083	経予ユ老短Ⅰⅱ2・超・未				要支援2		ユニットケア体制未整備減算 ×97%	574	
25	8084	経予ユ老短Ⅰⅱ2・夜・超・未			846 単位		夜勤の勤務条件に関する基準を満たさない場合 ×97%		558	
25	8715	予ユ老短Ⅱ1・超・未		(二)ユニット型介護老人保健施設介護予防短期入所療養介護費(Ⅱ)<療養型老健・看護職員を配置>	a ユニット型介護老人保健施設介護予防短期入所療養介護費<ユニット型個室>【療養型】	要支援1			443	
25	8717	予ユ老短Ⅱ1・夜・超・未					夜勤の勤務条件に関する基準を満たさない場合 ×97%		430	
25	8719	予ユ老短Ⅱ2・超・未				要支援2			555	
25	8721	予ユ老短Ⅱ2・夜・超・未			817 単位		夜勤の勤務条件に関する基準を満たさない場合 ×97%		537	
25	8723	経予ユ老短Ⅱ1・超・未			b 経過的ユニット型介護老人保健施設介護予防短期入所療養介護費<ユニット型個室的多床室>【療養型】	要支援1			443	
25	8725	経予ユ老短Ⅱ1・夜・超・未					夜勤の勤務条件に関する基準を満たさない場合 ×97%		430	
25	8727	経予ユ老短Ⅱ2・超・未				要支援2			555	
25	8729	経予ユ老短Ⅱ2・夜・超・未			817 単位		夜勤の勤務条件に関する基準を満たさない場合 ×97%		537	
25	8731	予ユ老短Ⅲ1・超・未		(三)ユニット型介護老人保健施設介護予防短期入所療養介護費(Ⅲ)<療養型老健・看護オンコール体制>	a ユニット型介護老人保健施設介護予防短期入所療養介護費<ユニット型個室>【療養型】	要支援1			443	
25	8733	予ユ老短Ⅲ1・夜・超・未					夜勤の勤務条件に関する基準を満たさない場合 ×97%		430	
25	8735	予ユ老短Ⅲ2・超・未				要支援2			555	
25	8737	予ユ老短Ⅲ2・夜・超・未			817 単位		夜勤の勤務条件に関する基準を満たさない場合 ×97%		537	
25	8739	経予ユ老短Ⅲ1・超・未			b 経過的ユニット型介護老人保健施設介護予防短期入所療養介護費<ユニット型個室的多床室>【療養型】	要支援1			443	
25	8741	経予ユ老短Ⅲ1・夜・超・未					夜勤の勤務条件に関する基準を満たさない場合 ×97%		430	
25	8743	経予ユ老短Ⅲ2・超・未				要支援2			555	
25	8745	経予ユ老短Ⅲ2・夜・超・未			817 単位		夜勤の勤務条件に関する基準を満たさない場合 ×97%		537	
25	8827	予ユ老短Ⅳ1・超・未		(四)ユニット型介護老人保健施設介護予防短期入所療養介護費(Ⅳ)	a ユニット型介護老人保健施設介護予防短期入所療養介護費<ユニット型個室>	要支援1			415	
25	8828	予ユ老短Ⅳ1・夜・超・未					夜勤の勤務条件に関する基準を満たさない場合 ×97%		403	
25	8829	予ユ老短Ⅳ2・超・未				要支援2			523	
25	8830	予ユ老短Ⅳ2・夜・超・未			770 単位		夜勤の勤務条件に関する基準を満たさない場合 ×97%		507	
25	8831	経予ユ老短Ⅳ1・超・未		<ユニット型特別介護老人保健施設介護予防短期入所療養介護費>	b 経過的ユニット型介護老人保健施設介護予防短期入所療養介護費<ユニット型個室的多床室>	要支援1			415	
25	8832	経予ユ老短Ⅳ1・夜・超・未					夜勤の勤務条件に関する基準を満たさない場合 ×97%		403	
25	8833	経予ユ老短Ⅳ2・超・未				要支援2			523	
25	8834	経予ユ老短Ⅳ2・夜・超・未			770 単位		夜勤の勤務条件に関する基準を満たさない場合 ×97%		507	

予防

短期
療養

(老健)

医師，看護・介護職員，理学療法士・作業療法士又は言語聴覚士が欠員の場合

サービスコード 種類	項目	サービス内容略称	算定項目					合成 単位数	算定 単位
25	9011	予老短Ⅰⅰ1・欠	(1)介護老人保健施設介護予防短期入所療養介護費(Ⅰ)	(一)介護老人保健施設介護予防短期入所療養介護費(Ⅰ)	a 介護老人保健施設介護予防短期入所療養介護費(ⅰ) <従来型個室> 【基本型】	要支援1		405	1日につき
25	9015	予老短Ⅰⅰ1・夜・欠				579 単位	夜勤の勤務条件に関する基準を満たさない場合 × 97%	393	
25	9021	予老短Ⅰⅰ2・欠				要支援2		508	
25	9025	予老短Ⅰⅰ2・夜・欠				726 単位	夜勤の勤務条件に関する基準を満たさない場合 × 97%	493	
25	9031	予老短Ⅰⅱ1・欠			b 介護老人保健施設介護予防短期入所療養介護費(ⅱ) <従来型個室> 【在宅強化型】	要支援1		442	
25	9032	予老短Ⅰⅱ1・夜・欠				632 単位	夜勤の勤務条件に関する基準を満たさない場合 × 97%	429	
25	9033	予老短Ⅰⅱ2・欠				要支援2		545	
25	9034	予老短Ⅰⅱ2・夜・欠				778 単位	夜勤の勤務条件に関する基準を満たさない場合 × 97%	529	
25	9211	予老短Ⅰⅲ1・欠			c 介護老人保健施設介護予防短期入所療養介護費(ⅲ) <多床室> 【基本型】	要支援1		429	
25	9215	予老短Ⅰⅲ1・夜・欠				613 単位	夜勤の勤務条件に関する基準を満たさない場合 × 97%	417	
25	9221	予老短Ⅰⅲ2・欠				要支援2		542	
25	9225	予老短Ⅰⅲ2・夜・欠				774 単位	夜勤の勤務条件に関する基準を満たさない場合 × 97%	526	
25	9041	予老短Ⅰⅳ1・欠			d 介護老人保健施設介護予防短期入所療養介護費(ⅳ) <多床室> 【在宅強化型】	要支援1		470	
25	9042	予老短Ⅰⅳ1・夜・欠				672 単位	夜勤の勤務条件に関する基準を満たさない場合 × 97%	456	
25	9043	予老短Ⅰⅳ2・欠				要支援2		584	
25	9044	予老短Ⅰⅳ2・夜・欠				834 単位	夜勤の勤務条件に関する基準を満たさない場合 × 97%	566	
25	9651	予老短Ⅱⅰ1・欠		(二)介護老人保健施設介護予防短期入所療養介護費(Ⅱ) <療養型老健・看護職員を配置>	a 介護老人保健施設介護予防短期入所療養介護費(ⅰ) <従来型個室> 【療養型】	要支援1		408	
25	9653	予老短Ⅱⅰ1・夜・欠				583 単位	夜勤の勤務条件に関する基準を満たさない場合 × 97%	396	
25	9655	予老短Ⅱⅰ2・欠				要支援2		511	
25	9657	予老短Ⅱⅰ2・夜・欠				730 単位	夜勤の勤務条件に関する基準を満たさない場合 × 97%	496	
25	9659	予老短Ⅱⅱ1・欠			b 介護老人保健施設介護予防短期入所療養介護費(ⅱ) <多床室> 【療養型】	要支援1		435	
25	9661	予老短Ⅱⅱ1・夜・欠				622 単位	夜勤の勤務条件に関する基準を満たさない場合 × 97%	422	
25	9663	予老短Ⅱⅱ2・欠				要支援2		550	
25	9665	予老短Ⅱⅱ2・夜・欠				785 単位	夜勤の勤務条件に関する基準を満たさない場合 × 97%	533	
25	9667	予老短Ⅲⅰ1・欠		(三)介護老人保健施設介護予防短期入所療養介護費(Ⅲ) <療養型老健・看護オンコール体制>	a 介護老人保健施設介護予防短期入所療養介護費(ⅰ) <従来型個室> 【療養型】	要支援1		408	
25	9669	予老短Ⅲⅰ1・夜・欠				583 単位	夜勤の勤務条件に関する基準を満たさない場合 × 97%	396	
25	9671	予老短Ⅲⅰ2・欠				要支援2		511	
25	9673	予老短Ⅲⅰ2・夜・欠				730 単位	夜勤の勤務条件に関する基準を満たさない場合 × 97%	496	
25	9675	予老短Ⅲⅱ1・欠			b 介護老人保健施設介護予防短期入所療養介護費(ⅱ) <多床室> 【療養型】	要支援1		435	
25	9677	予老短Ⅲⅱ1・夜・欠				622 単位	夜勤の勤務条件に関する基準を満たさない場合 × 97%	422	
25	9679	予老短Ⅲⅱ2・欠				要支援2		550	
25	9681	予老短Ⅲⅱ2・夜・欠				785 単位	夜勤の勤務条件に関する基準を満たさない場合 × 97%	533	
25	9811	予老短Ⅳⅰ1・欠		(四)介護老人保健施設介護予防短期入所療養介護費(Ⅳ) <特別介護老人保健施設予防短期入所療養介護費>	a 介護老人保健施設介護予防短期入所療養介護費(ⅰ) <従来型個室>	要支援1		396	
25	9812	予老短Ⅳⅰ1・夜・欠				566 単位	夜勤の勤務条件に関する基準を満たさない場合 × 97%	384	
25	9813	予老短Ⅳⅰ2・欠				要支援2		498	
25	9814	予老短Ⅳⅰ2・夜・欠				711 単位	夜勤の勤務条件に関する基準を満たさない場合 × 97%	483	
25	9815	予老短Ⅳⅱ1・欠			b 介護老人保健施設予防短期入所療養介護費(ⅱ) <多床室>	要支援1		421	
25	9816	予老短Ⅳⅱ1・夜・欠				601 単位	夜勤の勤務条件に関する基準を満たさない場合 × 97%	408	
25	9817	予老短Ⅳⅱ2・欠				要支援2		531	
25	9818	予老短Ⅳⅱ2・夜・欠				758 単位	夜勤の勤務条件に関する基準を満たさない場合 × 97%	515	

（算定項目右欄注記）医師、看護・介護職員、又はSTが欠員の場合　医師、看護・介護職員の場合、PT・OT × 70%

予防

短期療養（老健）

サービスコード		サービス内容略称		算定項目				合成単位数	算定単位
種類	項目								
25	9311	予ユ老短Ⅰⅰ1・欠	(2)ユニット型介護老人保健施設介護予防短期入所療養介護費（Ⅰ）	(一)ユニット型介護老人保健施設介護予防短期入所療養介護費（ⅰ）〈ユニット型個室〉【基本型】	a ユニット型介護老人保健施設介護予防短期入所療養介護費（ⅰ）	要支援1		437	1日につき
25	9313	予ユ老短Ⅰⅰ1・夜・欠					夜勤の勤務条件に関する基準を満たさない場合 × 97%	424	
25	9321	予ユ老短Ⅰⅰ2・欠				要支援2		552	
25	9323	予ユ老短Ⅰⅰ2・夜・欠				789 単位	夜勤の勤務条件に関する基準を満たさない場合 × 97%	536	
25	9051	予ユ老短Ⅰⅱ1・欠		b ユニット型介護老人保健施設介護予防短期入所療養介護費（ⅱ）〈ユニット型個室〉【在宅強化型】		要支援1		476	
25	9052	予ユ老短Ⅰⅱ1・夜・欠					夜勤の勤務条件に関する基準を満たさない場合 × 97%	462	
25	9053	予ユ老短Ⅰⅱ2・欠				要支援2		592	
25	9054	予ユ老短Ⅰⅱ2・夜・欠				846 単位	夜勤の勤務条件に関する基準を満たさない場合 × 97%	575	
25	9411	経予ユ老短Ⅰⅰ1・欠		c 経過的ユニット型介護老人保健施設介護予防短期入所療養介護費（ⅰ）〈ユニット型個室的多床室〉【基本型】		要支援1		437	
25	9413	経ユ老短Ⅰⅰ1・夜・欠					夜勤の勤務条件に関する基準を満たさない場合 × 97%	424	
25	9421	経ユ老短Ⅰⅰ2・欠				要支援2		552	
25	9423	経ユ老短Ⅰⅰ2・夜・欠				789 単位	夜勤の勤務条件に関する基準を満たさない場合 × 97%	536	
25	9061	経予ユ老短Ⅰⅱ1・欠		d 経過的ユニット型介護老人保健施設介護予防短期入所療養介護費（ⅱ）〈ユニット型個室的多床室〉【在宅強化型】		要支援1		476	
25	9062	経予ユ老短Ⅰⅱ1・夜・欠					夜勤の勤務条件に関する基準を満たさない場合 × 97%	462	
25	9063	経予ユ老短Ⅰⅱ2・欠				要支援2		592	
25	9064	経予ユ老短Ⅰⅱ2・夜・欠				846 単位	夜勤の勤務条件に関する基準を満たさない場合 × 97%	575	
25	9683	予ユ老短Ⅱ1・欠		(二)ユニット型介護老人保健施設介護予防短期入所療養介護費（Ⅱ）〈療養型老健・看護職員を配置〉	a ユニット型介護老人保健施設介護予防短期入所療養介護費〈ユニット型個室〉【療養型】	要支援1		457	
25	9685	予ユ老短Ⅱ1・夜・欠				653 単位	夜勤の勤務条件に関する基準を満たさない場合 × 97%	443	
25	9687	予ユ老短Ⅱ2・欠				要支援2		572	
25	9689	予ユ老短Ⅱ2・夜・欠				817 単位	夜勤の勤務条件に関する基準を満たさない場合 × 97%	554	
25	9691	経予ユ老短Ⅱ1・欠		b 経過的ユニット型介護老人保健施設介護予防短期入所療養介護費〈ユニット型個室的多床室〉【療養型】		要支援1		457	
25	9693	経予ユ老短Ⅱ1・夜・欠				653 単位	夜勤の勤務条件に関する基準を満たさない場合 × 97%	443	
25	9695	経予ユ老短Ⅱ2・欠				要支援2		572	
25	9697	経予ユ老短Ⅱ2・夜・欠				817 単位	夜勤の勤務条件に関する基準を満たさない場合 × 97%	554	
25	9699	予ユ老短Ⅲ1・欠		(三)ユニット型介護老人保健施設介護予防短期入所療養介護費（Ⅲ）〈療養型老健・看護オンコール体制〉	a ユニット型介護老人保健施設介護予防短期入所療養介護費〈ユニット型個室〉【療養型】	要支援1		457	
25	9701	予ユ老短Ⅲ1・夜・欠				653 単位	夜勤の勤務条件に関する基準を満たさない場合 × 97%	443	
25	9703	予ユ老短Ⅲ2・欠				要支援2		572	
25	9705	予ユ老短Ⅲ2・夜・欠				817 単位	夜勤の勤務条件に関する基準を満たさない場合 × 97%	554	
25	9707	経予ユ老短Ⅲ1・欠		b 経過的ユニット型介護老人保健施設介護予防短期入所療養介護費〈ユニット型個室的多床室〉【療養型】		要支援1		457	
25	9709	経予ユ老短Ⅲ1・夜・欠				653 単位	夜勤の勤務条件に関する基準を満たさない場合 × 97%	443	
25	9711	経予ユ老短Ⅲ2・欠				要支援2		572	
25	9713	経予ユ老短Ⅲ2・夜・欠				817 単位	夜勤の勤務条件に関する基準を満たさない場合 × 97%	554	
25	9819	予ユ老短Ⅳ1・欠		(四)ユニット型介護老人保健施設介護予防短期入所療養介護費（Ⅳ）〈ユニット型特別介護老人保健施設介護予防短期入所療養介護費〉	a ユニット型介護老人保健施設介護予防短期入所療養介護費〈ユニット型個室〉	要支援1		428	
25	9820	予ユ老短Ⅳ1・夜・欠				611 単位	夜勤の勤務条件に関する基準を満たさない場合 × 97%	415	
25	9821	予ユ老短Ⅳ2・欠				要支援2		539	
25	9822	予ユ老短Ⅳ2・夜・欠				770 単位	夜勤の勤務条件に関する基準を満たさない場合 × 97%	523	
25	9823	経予ユ老短Ⅳ1・欠		b 経過的ユニット型介護老人保健施設介護予防短期入所療養介護費〈ユニット型個室的多床室〉		要支援1		428	
25	9824	経予ユ老短Ⅳ1・夜・欠				611 単位	夜勤の勤務条件に関する基準を満たさない場合 × 97%	415	
25	9825	経予ユ老短Ⅳ2・欠				要支援2		539	
25	9826	経予ユ老短Ⅳ2・夜・欠				770 単位	夜勤の勤務条件に関する基準を満たさない場合 × 97%	523	

医師、看護・介護職員、PT・OT又はSTが欠員の場合 × 70%

予防

短期療養（老健）

予防

短期療養（老健）

種類	項目	サービス内容略称	算定項目						合成単位数	算定単位
25	9511	予ユ老短Ⅰⅰ1・欠・未	(2)ユニット型介護老人保健施設介護予防短期入所療養介護費	(一)ユニット型介護老人保健施設介護予防短期入所療養介護費(Ⅰ)	a ユニット型介護老人保健施設介護予防短期入所療養介護費(ⅰ)<ユニット型個室>【基本型】	要支援1 624単位			424	1日につき
25	9513	予ユ老短Ⅰⅰ1・夜・欠・未					夜勤の勤務条件に関する基準を満たさない場合 × 97%		411	
25	9521	予ユ老短Ⅰⅰ2・欠・未				要支援2 789単位			535	
25	9523	予ユ老短Ⅰⅰ2・夜・欠・未					夜勤の勤務条件に関する基準を満たさない場合 × 97%		520	
25	9071	予ユ老短Ⅰⅱ1・欠・未			b ユニット型介護老人保健施設介護予防短期入所療養介護費(ⅱ)<ユニット型個室>【在宅強化型】	要支援1 680単位			462	
25	9072	予ユ老短Ⅰⅱ1・夜・欠・未					夜勤の勤務条件に関する基準を満たさない場合 × 97%		448	
25	9073	予ユ老短Ⅰⅱ2・欠・未				要支援2 846単位			574	
25	9074	予ユ老短Ⅰⅱ2・夜・欠・未					夜勤の勤務条件に関する基準を満たさない場合 × 97%		558	
25	9611	経ユ老短Ⅰⅰ1・欠・未			c 経過的ユニット型介護老人保健施設介護予防短期入所療養介護費(ⅰ)<ユニット型個室的多床室>【基本型】	要支援1 624単位			424	
25	9613	経ユ老短Ⅰⅰ1・夜・欠・未					夜勤の勤務条件に関する基準を満たさない場合 × 97%		411	
25	9621	経ユ老短Ⅰⅰ2・欠・未				要支援2 789単位			535	
25	9623	経ユ老短Ⅰⅰ2・夜・欠・未					夜勤の勤務条件に関する基準を満たさない場合 × 97%		520	
25	9081	経ユ老短Ⅰⅱ1・欠・未			d 経過的ユニット型介護老人保健施設介護予防短期入所療養介護費(ⅱ)<ユニット型個室的多床室>【在宅強化型】	要支援1 680単位			462	
25	9082	経ユ老短Ⅰⅱ1・夜・欠・未					夜勤の勤務条件に関する基準を満たさない場合 × 97%		448	
25	9083	経ユ老短Ⅰⅱ2・欠・未				要支援2 846単位			574	
25	9084	経ユ老短Ⅰⅱ2・夜・欠・未					夜勤の勤務条件に関する基準を満たさない場合 × 97%		558	
25	9715	予ユ老短Ⅱ1・欠・未		(二)ユニット型介護老人保健施設介護予防短期入所療養介護費(Ⅱ)<療養型老健・看護職員を配置>	a ユニット型介護老人保健施設介護予防短期入所療養介護費<ユニット型個室>【療養型】	要支援1 653単位			443	
25	9717	予ユ老短Ⅱ1・夜・欠・未					夜勤の勤務条件に関する基準を満たさない場合 × 97%		430	
25	9719	予ユ老短Ⅱ2・欠・未				要支援2 817単位			555	
25	9721	予ユ老短Ⅱ2・夜・欠・未					夜勤の勤務条件に関する基準を満たさない場合 × 97%		537	
25	9723	経ユ老短Ⅱ1・欠・未			b 経過的ユニット型介護老人保健施設介護予防短期入所療養介護費<ユニット型個室的多床室>【療養型】	要支援1 653単位			443	
25	9725	経ユ老短Ⅱ1・夜・欠・未					夜勤の勤務条件に関する基準を満たさない場合 × 97%		430	
25	9727	経ユ老短Ⅱ2・欠・未				要支援2 817単位			555	
25	9729	経ユ老短Ⅱ2・夜・欠・未					夜勤の勤務条件に関する基準を満たさない場合 × 97%		537	
25	9731	予ユ老短Ⅲ1・欠・未		(三)ユニット型介護老人保健施設介護予防短期入所療養介護費(Ⅲ)<療養型老健・看護オンコール体制>	a ユニット型介護老人保健施設介護予防短期入所療養介護費<ユニット型個室>【療養型】	要支援1 653単位			443	
25	9733	予ユ老短Ⅲ1・夜・欠・未					夜勤の勤務条件に関する基準を満たさない場合 × 97%		430	
25	9735	予ユ老短Ⅲ2・欠・未				要支援2 817単位			555	
25	9737	予ユ老短Ⅲ2・夜・欠・未					夜勤の勤務条件に関する基準を満たさない場合 × 97%		537	
25	9739	経ユ老短Ⅲ1・欠・未			b 経過的ユニット型介護老人保健施設介護予防短期入所療養介護費<ユニット型個室的多床室>【療養型】	要支援1 653単位			443	
25	9741	経ユ老短Ⅲ1・夜・欠・未					夜勤の勤務条件に関する基準を満たさない場合 × 97%		430	
25	9743	経ユ老短Ⅲ2・欠・未				要支援2 817単位			555	
25	9745	経ユ老短Ⅲ2・夜・欠・未					夜勤の勤務条件に関する基準を満たさない場合 × 97%		537	
25	9827	予ユ老短Ⅳ1・欠・未		(四)ユニット型介護老人保健施設介護予防短期入所療養介護費(Ⅳ)<ユニット型特別介護老人保健施設予防短期入所療養介護費>	a ユニット型介護老人保健施設介護予防短期入所療養介護費<ユニット型個室>	要支援1 611単位			415	
25	9828	予ユ老短Ⅳ1・夜・欠・未					夜勤の勤務条件に関する基準を満たさない場合 × 97%		403	
25	9829	予ユ老短Ⅳ2・欠・未				要支援2 770単位			523	
25	9830	予ユ老短Ⅳ2・夜・欠・未					夜勤の勤務条件に関する基準を満たさない場合 × 97%		507	
25	9831	経ユ老短Ⅳ1・欠・未			b 経過的ユニット型介護老人保健施設介護予防短期入所療養介護費<ユニット型個室的多床室>	要支援1 611単位			415	
25	9832	経ユ老短Ⅳ1・夜・欠・未					夜勤の勤務条件に関する基準を満たさない場合 × 97%		403	
25	9833	経ユ老短Ⅳ2・欠・未				要支援2 770単位			523	
25	9834	経ユ老短Ⅳ2・夜・欠・未					夜勤の勤務条件に関する基準を満たさない場合 × 97%		507	

医師、又は看護・STが欠員の場合 × 70%　　ユニットケア体制未整備減算 × 97%

ロ　療養病床を有する病院における介護予防短期入所療養介護

サービスコード 種類	項目	サービス内容略称	算定項目			合成単位数	算定単位
26	2211	予病院療養短期Ⅰⅰ1	(1)病院療養病床介護予防短期入所療養介護費(Ⅰ)	(一)病院療養病床介護予防短期入所療養介護費(ⅰ)〈従来型個室〉 (看護6:1 介護4:1)	a 病院療養病床介護予防短期入所療養介護費(ⅰ)〈従来型個室〉 要支援1 547 単位	547	1日につき
26	2216	予病院療養短期Ⅰⅰ1・夜減			夜勤の勤務条件に関する基準を満たさない場合 － 25 単位	522	
26	2221	予病院療養短期Ⅰⅰ2			要支援2 686 単位	686	
26	2226	予病院療養短期Ⅰⅰ2・夜減			夜勤の勤務条件に関する基準を満たさない場合 － 25 単位	661	
26	1361	予病院療養短期Ⅰⅱ1			b 病院療養病床介護予防短期入所療養介護費(ⅱ)〈療養機能強化型A〉〈従来型個室〉 要支援1 576 単位	576	
26	1366	予病院療養短期Ⅰⅱ1・夜減			夜勤の勤務条件に関する基準を満たさない場合 － 25 単位	551	
26	1367	予病院療養短期Ⅰⅱ2			要支援2 716 単位	716	
26	1372	予病院療養短期Ⅰⅱ2・夜減			夜勤の勤務条件に関する基準を満たさない場合 － 25 単位	691	
26	1373	予病院療養短期Ⅰⅲ1			c 病院療養病床介護予防短期入所療養介護費(ⅲ)〈療養機能強化型B〉〈従来型個室〉 要支援1 566 単位	566	
26	1378	予病院療養短期Ⅰⅲ1・夜減			夜勤の勤務条件に関する基準を満たさない場合 － 25 単位	541	
26	1379	予病院療養短期Ⅰⅲ2			要支援2 706 単位	706	
26	1384	予病院療養短期Ⅰⅲ2・夜減			夜勤の勤務条件に関する基準を満たさない場合 － 25 単位	681	
26	2266	予病院療養短期Ⅰⅳ1			d 病院療養病床介護予防短期入所療養介護費(ⅳ)〈多床室〉 要支援1 606 単位	606	
26	2270	予病院療養短期Ⅰⅳ1・夜減			夜勤の勤務条件に関する基準を満たさない場合 － 25 単位	581	
26	2271	予病院療養短期Ⅰⅳ2			要支援2 767 単位	767	
26	2275	予病院療養短期Ⅰⅳ2・夜減			夜勤の勤務条件に関する基準を満たさない場合 － 25 単位	742	
26	1385	予病院療養短期Ⅰⅴ1			e 病院療養病床介護予防短期入所療養介護費(ⅴ)〈療養機能強化型A〉〈多床室〉 要支援1 639 単位	639	
26	1390	予病院療養短期Ⅰⅴ1・夜減			夜勤の勤務条件に関する基準を満たさない場合 － 25 単位	614	
26	1391	予病院療養短期Ⅰⅴ2			要支援2 801 単位	801	
26	1396	予病院療養短期Ⅰⅴ2・夜減			夜勤の勤務条件に関する基準を満たさない場合 － 25 単位	776	
26	1397	予病院療養短期Ⅰⅵ1			f 病院療養病床介護予防短期入所療養介護費(ⅵ)〈療養機能強化型B〉〈多床室〉 要支援1 627 単位	627	
26	1402	予病院療養短期Ⅰⅵ1・夜減			夜勤の勤務条件に関する基準を満たさない場合 － 25 単位	602	
26	1403	予病院療養短期Ⅰⅵ2			要支援2 788 単位	788	
26	1408	予病院療養短期Ⅰⅵ2・夜減			夜勤の勤務条件に関する基準を満たさない場合 － 25 単位	763	
26	2311	予病院療養短期Ⅱⅰ1		(二)病院療養病床介護予防短期入所療養介護費(Ⅱ) (看護6:1 介護5:1)	a 病院療養病床介護予防短期入所療養介護費(ⅰ)〈従来型個室〉 要支援1 515 単位	515	
26	2316	予病院療養短期Ⅱⅰ1・夜減			夜勤の勤務条件に関する基準を満たさない場合 － 25 単位	490	
26	2321	予病院療養短期Ⅱⅰ2			要支援2 644 単位	644	
26	2326	予病院療養短期Ⅱⅰ2・夜減			夜勤の勤務条件に関する基準を満たさない場合 － 25 単位	619	
26	1409	予病院療養短期Ⅱⅱ1			b 病院療養病床介護予防短期入所療養介護費(ⅱ)〈療養機能強化型〉〈従来型個室〉 要支援1 530 単位	530	
26	1414	予病院療養短期Ⅱⅱ1・夜減			夜勤の勤務条件に関する基準を満たさない場合 － 25 単位	505	
26	1415	予病院療養短期Ⅱⅱ2			要支援2 661 単位	661	
26	1420	予病院療養短期Ⅱⅱ2・夜減			夜勤の勤務条件に関する基準を満たさない場合 － 25 単位	636	
26	2366	予病院療養短期Ⅱⅲ1			c 病院療養病床介護予防短期入所療養介護費(ⅲ)〈多床室〉 要支援1 575 単位	575	
26	2370	予病院療養短期Ⅱⅲ1・夜減			夜勤の勤務条件に関する基準を満たさない場合 － 25 単位	550	
26	2371	予病院療養短期Ⅱⅲ2			要支援2 727 単位	727	
26	2375	予病院療養短期Ⅱⅲ2・夜減			夜勤の勤務条件に関する基準を満たさない場合 － 25 単位	702	
26	1421	予病院療養短期Ⅱⅳ1			d 病院療養病床介護予防短期入所療養介護費(ⅳ)〈療養機能強化型〉〈多床室〉 要支援1 593 単位	593	
26	1426	予病院療養短期Ⅱⅳ1・夜減			夜勤の勤務条件に関する基準を満たさない場合 － 25 単位	568	
26	1427	予病院療養短期Ⅱⅳ2			要支援2 745 単位	745	
26	1432	予病院療養短期Ⅱⅳ2・夜減			夜勤の勤務条件に関する基準を満たさない場合 － 25 単位	720	
26	2411	予病院療養短期Ⅲⅰ1		(三)病院療養病床介護予防短期入所療養介護費(Ⅲ) (看護6:1 介護6:1)	a 病院療養病床介護予防短期入所療養介護費(ⅰ)〈従来型個室〉 要支援1 497 単位	497	
26	2416	予病院療養短期Ⅲⅰ1・夜減			夜勤の勤務条件に関する基準を満たさない場合 － 25 単位	472	
26	2421	予病院療養短期Ⅲⅰ2			要支援2 621 単位	621	
26	2426	予病院療養短期Ⅲⅰ2・夜減			夜勤の勤務条件に関する基準を満たさない場合 － 25 単位	596	
26	2466	予病院療養短期Ⅲⅱ1			b 病院療養病床介護予防短期入所療養介護費(ⅱ)〈多床室〉 要支援1 559 単位	559	
26	2470	予病院療養短期Ⅲⅱ1・夜減			夜勤の勤務条件に関する基準を満たさない場合 － 25 単位	534	
26	2471	予病院療養短期Ⅲⅱ2			要支援2 705 単位	705	
26	2475	予病院療養短期Ⅲⅱ2・夜減			夜勤の勤務条件に関する基準を満たさない場合 － 25 単位	680	
26	1001	予病院経過短期Ⅰⅰ1	(2)病院療養病床経過型介護予防短期入所療養介護費	(一)病院療養病床経過型介護予防短期入所療養介護費(Ⅰ) (看護6:1 介護4:1)	a 病院療養病床経過型介護予防短期入所療養介護費(ⅰ)〈従来型個室〉 要支援1 557 単位	557	
26	1005	予病院経過短期Ⅰⅰ1・夜減			夜勤の勤務条件に関する基準を満たさない場合 － 25 単位	532	
26	1006	予病院経過短期Ⅰⅰ2			要支援2 695 単位	695	
26	1010	予病院経過短期Ⅰⅰ2・夜減			夜勤の勤務条件に関する基準を満たさない場合 － 25 単位	670	
26	1011	予病院経過短期Ⅰⅱ1			b 病院療養病床経過型介護予防短期入所療養介護費(ⅱ)〈多床室〉 要支援1 616 単位	616	
26	1015	予病院経過短期Ⅰⅱ1・夜減			夜勤の勤務条件に関する基準を満たさない場合 － 25 単位	591	
26	1016	予病院経過短期Ⅰⅱ2			要支援2 777 単位	777	
26	1020	予病院経過短期Ⅰⅱ2・夜減			夜勤の勤務条件に関する基準を満たさない場合 － 25 単位	752	
26	5201	予病院経過短期Ⅱⅰ1		(二)病院療養病床経過型介護予防短期入所療養介護費(Ⅱ) (看護8:1 介護4:1)	a 病院療養病床経過型介護予防短期入所療養介護費(ⅰ)〈従来型個室〉 要支援1 557 単位	557	
26	5205	予病院経過短期Ⅱⅰ1・夜減			夜勤の勤務条件に関する基準を満たさない場合 － 25 単位	532	
26	5206	予病院経過短期Ⅱⅰ2			要支援2 695 単位	695	
26	5210	予病院経過短期Ⅱⅰ2・夜減			夜勤の勤務条件に関する基準を満たさない場合 － 25 単位	670	
26	5211	予病院経過短期Ⅱⅱ1			b 病院療養病床経過型介護予防短期入所療養介護費(ⅱ)〈多床室〉 要支援1 616 単位	616	
26	5215	予病院経過短期Ⅱⅱ1・夜減			夜勤の勤務条件に関する基準を満たさない場合 － 25 単位	591	
26	5216	予病院経過短期Ⅱⅱ2			要支援2 777 単位	777	
26	5220	予病院経過短期Ⅱⅱ2・夜減			夜勤の勤務条件に関する基準を満たさない場合 － 25 単位	752	

予防

短期
療養
（病院）

サービスコード 種類	項目	サービス内容略称	算定項目					合成単位数	算定単位
26	2511	予ユ病院療養短期Ⅰ1	(3)ユニット型病院療養病床介護予防短期療養介護費	(一)ユニット型病院療養病床介護予防短期入所療養介護費(Ⅰ)〈ユニット型個室〉	要支援1			632	1日につき
26	2516	予ユ病院療養短期Ⅰ1・夜減			632 単位	夜勤の勤務条件に関する基準を満たさない場合	－ 25 単位	607	
26	2521	予ユ病院療養短期Ⅰ2			要支援2			796	
26	2526	予ユ病院療養短期Ⅰ2・夜減			796 単位	夜勤の勤務条件に関する基準を満たさない場合	－ 25 単位	771	
26	1433	予ユ病院療養短期Ⅱ1		(二)ユニット型病院療養病床介護予防短期入所療養介護費(Ⅱ)〈療養機能強化型A〉〈ユニット型個室〉	要支援1			662	
26	1438	予ユ病院療養短期Ⅱ1・夜減			662 単位	夜勤の勤務条件に関する基準を満たさない場合	－ 25 単位	637	
26	1439	予ユ病院療養短期Ⅱ2			要支援2			825	
26	1444	予ユ病院療養短期Ⅱ2・夜減			825 単位	夜勤の勤務条件に関する基準を満たさない場合	－ 25 単位	800	
26	1445	予ユ病院療養短期Ⅲ1		(三)ユニット型病院療養病床介護予防短期入所療養介護費(Ⅲ)〈療養機能強化型B〉〈ユニット型個室〉	要支援1			652	
26	1450	予ユ病院療養短期Ⅲ1・夜減			652 単位	夜勤の勤務条件に関する基準を満たさない場合	－ 25 単位	627	
26	1451	予ユ病院療養短期Ⅲ2			要支援2			815	
26	1456	予ユ病院療養短期Ⅲ2・夜減			815 単位	夜勤の勤務条件に関する基準を満たさない場合	－ 25 単位	790	
26	2566	経予ユ病院療養短期Ⅰ1		(四)経過的ユニット型病院療養病床介護予防短期入所療養介護費(Ⅰ)〈ユニット型個室的多床室〉	要支援1			632	
26	2570	経予ユ病院療養短期Ⅰ1・夜減			632 単位	夜勤の勤務条件に関する基準を満たさない場合	－ 25 単位	607	
26	2571	経予ユ病院療養短期Ⅰ2			要支援2			796	
26	2575	経予ユ病院療養短期Ⅰ2・夜減			796 単位	夜勤の勤務条件に関する基準を満たさない場合	－ 25 単位	771	
26	1457	経予ユ病院療養短期Ⅱ1		(五)経過的ユニット型病院療養病床介護予防短期入所療養介護費(Ⅱ)〈療養機能強化型A〉〈ユニット型個室的多床室〉	要支援1			662	
26	1462	経予ユ病院療養短期Ⅱ1・夜減			662 単位	夜勤の勤務条件に関する基準を満たさない場合	－ 25 単位	637	
26	1463	経予ユ病院療養短期Ⅱ2			要支援2			825	
26	1468	経予ユ病院療養短期Ⅱ2・夜減			825 単位	夜勤の勤務条件に関する基準を満たさない場合	－ 25 単位	800	
26	1469	経予ユ病院療養短期Ⅲ1		(六)経過的ユニット型病院療養病床介護予防短期入所療養介護費(Ⅲ)〈療養機能強化型B〉〈ユニット型個室的多床室〉	要支援1			652	
26	1474	経予ユ病院療養短期Ⅲ1・夜減			652 単位	夜勤の勤務条件に関する基準を満たさない場合	－ 25 単位	627	
26	1475	経予ユ病院療養短期Ⅲ2			要支援2			815	
26	1480	経予ユ病院療養短期Ⅲ2・夜減			815 単位	夜勤の勤務条件に関する基準を満たさない場合	－ 25 単位	790	
26	2611	予ユ病院療養短期Ⅰ1・未		(一)ユニット型病院療養病床介護予防短期入所療養介護費(Ⅰ)〈ユニット型個室〉	要支援1			613	
26	2616	予ユ病院療養短期Ⅰ1・夜減・未			632 単位	夜勤の勤務条件基準を満たさない場合	－ 25 単位	589	
26	2621	予ユ病院療養短期Ⅰ2・未			要支援2			772	
26	2626	予ユ病院療養短期Ⅰ2・夜減・未			796 単位	夜勤の勤務条件基準を満たさない場合	－ 25 単位	748	
26	1481	予ユ病院療養短期Ⅱ1・未		(二)ユニット型病院療養病床介護予防短期入所療養介護費(Ⅱ)〈療養機能強化型A〉〈ユニット型個室〉	要支援1		ユニットケア体制未整備減算	642	
26	1486	予ユ病院療養短期Ⅱ1・夜減・未			662 単位	夜勤の勤務条件基準を満たさない場合	－ 25 単位	618	
26	1487	予ユ病院療養短期Ⅱ2・未			要支援2			800	
26	1492	予ユ病院療養短期Ⅱ2・夜減・未			825 単位	夜勤の勤務条件基準を満たさない場合	－ 25 単位	776	
26	1493	予ユ病院療養短期Ⅲ1・未		(三)ユニット型病院療養病床介護予防短期入所療養介護費(Ⅲ)〈療養機能強化型B〉〈ユニット型個室〉	要支援1			632	
26	1498	予ユ病院療養短期Ⅲ1・夜減・未			652 単位	夜勤の勤務条件基準を満たさない場合	－ 25 単位	608	
26	1499	予ユ病院療養短期Ⅲ2・未			要支援2			791	
26	1504	予ユ病院療養短期Ⅲ2・夜減・未			815 単位	夜勤の勤務条件基準を満たさない場合	－ 25 単位	766	
26	2666	経予ユ病院療養短期Ⅰ1・未		(四)経過的ユニット型病院療養病床介護予防短期入所療養介護費(Ⅰ)〈ユニット型個室的多床室〉	要支援1			613	
26	2670	経予ユ病院療養短期Ⅰ1・夜減・未			632 単位	夜勤の勤務条件基準を満たさない場合	－ 25 単位	589	
26	2671	経予ユ病院療養短期Ⅰ2・未			要支援2		× 97%	772	
26	2675	経予ユ病院療養短期Ⅰ2・夜減・未			796 単位	夜勤の勤務条件基準を満たさない場合	－ 25 単位	748	
26	1505	経予ユ病院療養短期Ⅱ1・未		(五)経過的ユニット型病院療養病床介護予防短期入所療養介護費(Ⅱ)〈療養機能強化型A〉〈ユニット型個室的多床室〉	要支援1			642	
26	1510	経予ユ病院療養短期Ⅱ1・夜減・未			662 単位	夜勤の勤務条件基準を満たさない場合	－ 25 単位	618	
26	1511	経予ユ病院療養短期Ⅱ2・未			要支援2			800	
26	1516	経予ユ病院療養短期Ⅱ2・夜減・未			825 単位	夜勤の勤務条件基準を満たさない場合	－ 25 単位	776	
26	1517	経予ユ病院療養短期Ⅲ1・未		(六)経過的ユニット型病院療養病床介護予防短期入所療養介護費(Ⅲ)〈療養機能強化型B〉〈ユニット型個室的多床室〉	要支援1			632	
26	1522	経予ユ病院療養短期Ⅲ1・夜減・未			652 単位	夜勤の勤務条件基準を満たさない場合	－ 25 単位	608	
26	1523	経予ユ病院療養短期Ⅲ2・未			要支援2			791	
26	1528	経予ユ病院療養短期Ⅲ2・夜減・未			815 単位	夜勤の勤務条件基準を満たさない場合	－ 25 単位	766	
26	1021	予ユ病院経過短期1	(4)ユニット型病院療養病床経過型介護予防短期入所療養介護費	(一)ユニット型病院療養病床経過型介護予防短期入所療養介護費〈ユニット型個室〉	要支援1			632	
26	1025	予ユ病院経過短期1・夜減			632 単位	夜勤の勤務条件に関する基準を満たさない場合	－ 25 単位	607	
26	1026	予ユ病院経過短期2			要支援2			796	
26	1030	予ユ病院経過短期2・夜減			796 単位	夜勤の勤務条件に関する基準を満たさない場合	－ 25 単位	771	
26	1031	経予ユ病院経過短期1		(二)経過的ユニット型病院療養病床経過型介護予防短期入所療養介護費〈ユニット型個室的多床室〉	要支援1			632	
26	1035	経予ユ病院経過短期1・夜減			632 単位	夜勤の勤務条件に関する基準を満たさない場合	－ 25 単位	607	
26	1036	経予ユ病院経過短期2			要支援2			796	
26	1040	経予ユ病院経過短期2・夜減			796 単位	夜勤の勤務条件に関する基準を満たさない場合	－ 25 単位	771	
26	1041	予ユ病院経過短期1・未		(一)ユニット型病院療養病床経過型介護予防短期入所療養介護費〈ユニット型個室〉	要支援1			613	
26	1045	予ユ病院経過短期1・夜減・未			632 単位	夜勤の勤務条件基準を満たさない場合	－ 25 単位	589	ユニットケア体制未整備減算
26	1046	予ユ病院経過短期2・未			要支援2			772	
26	1050	予ユ病院経過短期2・夜減・未			796 単位	夜勤の勤務条件基準を満たさない場合	－ 25 単位	748	
26	1051	経予ユ病院経過短期1・未		(二)経過的ユニット型病院療養病床経過型介護予防短期入所療養介護費〈ユニット型個室的多床室〉	要支援1			613	
26	1055	経予ユ病院経過短期1・夜減・未			632 単位	夜勤の勤務条件基準を満たさない場合	－ 25 単位	589	× 97%
26	1056	経予ユ病院経過短期2・未			要支援2			772	
26	1060	経予ユ病院経過短期2・夜減・未			796 単位	夜勤の勤務条件基準を満たさない場合	－ 25 単位	748	

予防

短期療養（病院）

サービスコード 種類	項目	サービス内容略称	算定項目			合成 単位数	算定 単位
26	C201	予病院療短高齢者虐待防止未実施減算Ⅰⅰ1	高齢者虐待防止措置未実施減算	(1)病院療養病床介護予防短期入所療養介護費	(一)病院療養病床介護予防短期入所療養介護費(Ⅰ)	a 病院療養病床介護予防短期入所療養介護費(ⅰ)	要支援1	5 単位減算	−5	1日につき
26	C202	予病院療短高齢者虐待防止未実施減算Ⅰⅰ2					要支援2	7 単位減算	−7	
26	C203	予病院療短高齢者虐待防止未実施減算Ⅰⅱ1				b 病院療養病床介護予防短期入所療養介護費(ⅱ)	要支援1	6 単位減算	−6	
26	C204	予病院療短高齢者虐待防止未実施減算Ⅰⅱ2					要支援2	7 単位減算	−7	
26	C205	予病院療短高齢者虐待防止未実施減算Ⅰⅲ1				c 病院療養病床介護予防短期入所療養介護費(ⅲ)	要支援1	6 単位減算	−6	
26	C206	予病院療短高齢者虐待防止未実施減算Ⅰⅲ2					要支援2	7 単位減算	−7	
26	C207	予病院療短高齢者虐待防止未実施減算Ⅰⅳ1				d 病院療養病床介護予防短期入所療養介護費(ⅳ)	要支援1	6 単位減算	−6	
26	C208	予病院療短高齢者虐待防止未実施減算Ⅰⅳ2					要支援2	8 単位減算	−8	
26	C209	予病院療短高齢者虐待防止未実施減算Ⅰⅴ1				e 病院療養病床介護予防短期入所療養介護費(ⅴ)	要支援1	6 単位減算	−6	
26	C210	予病院療短高齢者虐待防止未実施減算Ⅰⅴ2					要支援2	8 単位減算	−8	
26	C211	予病院療短高齢者虐待防止未実施減算Ⅰⅵ1				f 病院療養病床介護予防短期入所療養介護費(ⅵ)	要支援1	6 単位減算	−6	
26	C212	予病院療短高齢者虐待防止未実施減算Ⅰⅵ2					要支援2	8 単位減算	−8	
26	C213	予病院療短高齢者虐待防止未実施減算Ⅱⅰ1			(二)病院療養病床介護予防短期入所療養介護費(Ⅱ)	a 病院療養病床介護予防短期入所療養介護費(ⅰ)	要支援1	5 単位減算	−5	
26	C214	予病院療短高齢者虐待防止未実施減算Ⅱⅰ2					要支援2	6 単位減算	−6	
26	C215	予病院療短高齢者虐待防止未実施減算Ⅱⅱ1				b 病院療養病床介護予防短期入所療養介護費(ⅱ)	要支援1	5 単位減算	−5	
26	C216	予病院療短高齢者虐待防止未実施減算Ⅱⅱ2					要支援2	7 単位減算	−7	
26	C217	予病院療短高齢者虐待防止未実施減算Ⅱⅲ1				c 病院療養病床介護予防短期入所療養介護費(ⅲ)	要支援1	6 単位減算	−6	
26	C218	予病院療短高齢者虐待防止未実施減算Ⅱⅲ2					要支援2	7 単位減算	−7	
26	C219	予病院療短高齢者虐待防止未実施減算Ⅱⅳ1				d 病院療養病床介護予防短期入所療養介護費(ⅳ)	要支援1	6 単位減算	−6	
26	C220	予病院療短高齢者虐待防止未実施減算Ⅱⅳ2					要支援2	7 単位減算	−7	
26	C221	予病院療短高齢者虐待防止未実施減算Ⅲⅰ1			(三)病院療養病床介護予防短期入所療養介護費(Ⅲ)	a 病院療養病床介護予防短期入所療養介護費(ⅰ)	要支援1	5 単位減算	−5	
26	C222	予病院療短高齢者虐待防止未実施減算Ⅲⅰ2					要支援2	6 単位減算	−6	
26	C223	予病院療短高齢者虐待防止未実施減算Ⅲⅱ1				b 病院療養病床介護予防短期入所療養介護費(ⅱ)	要支援1	6 単位減算	−6	
26	C224	予病院療短高齢者虐待防止未実施減算Ⅲⅱ2					要支援2	7 単位減算	−7	
26	C225	予病院療短高齢者虐待防止未実施減算経Ⅰⅰ1		(2)病院療養病床経過型介護予防短期入所療養介護費	(一)病院療養病床経過型介護予防短期入所療養介護費(Ⅰ)	a 病院療養病床経過型介護予防短期入所療養介護費(ⅰ)	要支援1	6 単位減算	−6	
26	C226	予病院療短高齢者虐待防止未実施減算経Ⅰⅰ2					要支援2	7 単位減算	−7	
26	C227	予病院療短高齢者虐待防止未実施減算経Ⅰⅱ1				b 病院療養病床経過型介護予防短期入所療養介護費(ⅱ)	要支援1	6 単位減算	−6	
26	C228	予病院療短高齢者虐待防止未実施減算経Ⅰⅱ2					要支援2	8 単位減算	−8	
26	C229	予病院療短高齢者虐待防止未実施減算経Ⅱⅰ1			(二)病院療養病床経過型介護予防短期入所療養介護費(Ⅱ)	a 病院療養病床経過型介護予防短期入所療養介護費(ⅰ)	要支援1	6 単位減算	−6	
26	C230	予病院療短高齢者虐待防止未実施減算経Ⅱⅰ2					要支援2	7 単位減算	−7	
26	C231	予病院療短高齢者虐待防止未実施減算経Ⅱⅱ1				b 病院療養病床経過型介護予防短期入所療養介護費(ⅱ)	要支援1	6 単位減算	−6	
26	C232	予病院療短高齢者虐待防止未実施減算経Ⅱⅱ2					要支援2	8 単位減算	−8	
26	C233	予病院療短高齢者虐待防止未実施減算ユⅠ1		(3)ユニット型病院療養病床介護予防短期入所療養介護費	(一)ユニット型病院療養病床介護予防短期入所療養介護費(Ⅰ)		要支援1	6 単位減算	−6	
26	C234	予病院療短高齢者虐待防止未実施減算ユⅠ2					要支援2	8 単位減算	−8	
26	C235	予病院療短高齢者虐待防止未実施減算ユⅡ1			(二)ユニット型病院療養病床介護予防短期入所療養介護費(Ⅱ)		要支援1	7 単位減算	−7	
26	C236	予病院療短高齢者虐待防止未実施減算ユⅡ2					要支援2	8 単位減算	−8	
26	C237	予病院療短高齢者虐待防止未実施減算ユⅢ1			(三)ユニット型病院療養病床介護予防短期入所療養介護費(Ⅲ)		要支援1	7 単位減算	−7	
26	C238	予病院療短高齢者虐待防止未実施減算ユⅢ2					要支援2	8 単位減算	−8	
26	C239	予病院療短高齢者虐待防止未実施減算経ユⅠ1			(四)経過的ユニット型病院療養病床介護予防短期入所療養介護費(Ⅰ)		要支援1	6 単位減算	−6	
26	C240	予病院療短高齢者虐待防止未実施減算経ユⅠ2					要支援2	8 単位減算	−8	
26	C241	予病院療短高齢者虐待防止未実施減算経ユⅡ1			(五)経過的ユニット型病院療養病床介護予防短期入所療養介護費(Ⅱ)		要支援1	7 単位減算	−7	
26	C242	予病院療短高齢者虐待防止未実施減算経ユⅡ2					要支援2	8 単位減算	−8	
26	C243	予病院療短高齢者虐待防止未実施減算経ユⅢ1			(六)経過的ユニット型病院療養病床介護予防短期入所療養介護費(Ⅲ)		要支援1	7 単位減算	−7	
26	C244	予病院療短高齢者虐待防止未実施減算経ユⅢ2					要支援2	8 単位減算	−8	
26	C245	予病院療短高齢者虐待防止未実施減算ユ経1		(4)ユニット型病院療養病床経過型介護予防短期入所療養介護費	(一)ユニット型病院療養病床経過型介護予防短期入所療養介護費		要支援1	6 単位減算	−6	
26	C246	予病院療短高齢者虐待防止未実施減算ユ経2					要支援2	8 単位減算	−8	
26	C247	予病院療短高齢者虐待防止未実施減算ユ経1			(二)経過的ユニット型病院療養病床経過型介護予防短期入所療養介護費		要支援1	6 単位減算	−6	
26	C248	予病院療短高齢者虐待防止未実施減算ユ経2					要支援2	8 単位減算	−8	

予防

短期
療養

（病院）

種類	項目	サービス内容略称	算定項目						合成単位数	算定単位
26	D201	予病院療養業務継続計画未策定減算Ⅰⅰ1	業務継続計画未策定減算	(1)病院療養病床介護予防短期入所療養介護費	(一)病院療養病床介護予防短期入所療養介護費(Ⅰ)	a 病院療養病床介護予防短期入所療養介護費(ⅰ)	要支援1	5 単位減算	-5	1日につき
26	D202	予病院療養短期業務継続計画未策定減算Ⅰⅰ2					要支援2	7 単位減算	-7	
26	D203	予病院療養短期業務継続計画未策定減算Ⅰⅱ1				b 病院療養病床介護予防短期入所療養介護費(ⅱ)	要支援1	6 単位減算	-6	
26	D204	予病院療養短期業務継続計画未策定減算Ⅰⅱ2					要支援2	7 単位減算	-7	
26	D205	予病院療養短期業務継続計画未策定減算Ⅰⅲ1				c 病院療養病床介護予防短期入所療養介護費(ⅲ)	要支援1	6 単位減算	-6	
26	D206	予病院療養短期業務継続計画未策定減算Ⅰⅲ2					要支援2	7 単位減算	-7	
26	D207	予病院療養短期業務継続計画未策定減算Ⅰⅳ1				d 病院療養病床介護予防短期入所療養介護費(ⅳ)	要支援1	6 単位減算	-6	
26	D208	予病院療養短期業務継続計画未策定減算Ⅰⅳ2					要支援2	8 単位減算	-8	
26	D209	予病院療養短期業務継続計画未策定減算Ⅰⅴ1				e 病院療養病床介護予防短期入所療養介護費(ⅴ)	要支援1	6 単位減算	-6	
26	D210	予病院療養短期業務継続計画未策定減算Ⅰⅴ2					要支援2	8 単位減算	-8	
26	D211	予病院療養短期業務継続計画未策定減算Ⅰⅵ1				f 病院療養病床介護予防短期入所療養介護費(ⅵ)	要支援1	6 単位減算	-6	
26	D212	予病院療養短期業務継続計画未策定減算Ⅰⅵ2					要支援2	8 単位減算	-8	
26	D213	予病院療養短期業務継続計画未策定減算Ⅱⅰ1			(二)病院療養病床介護予防短期入所療養介護費(Ⅱ)	a 病院療養病床介護予防短期入所療養介護費(ⅰ)	要支援1	5 単位減算	-5	
26	D214	予病院療養短期業務継続計画未策定減算Ⅱⅰ2					要支援2	6 単位減算	-6	
26	D215	予病院療養短期業務継続計画未策定減算Ⅱⅱ1				b 病院療養病床介護予防短期入所療養介護費(ⅱ)	要支援1	5 単位減算	-5	
26	D216	予病院療養短期業務継続計画未策定減算Ⅱⅱ2					要支援2	7 単位減算	-7	
26	D217	予病院療養短期業務継続計画未策定減算Ⅱⅲ1				c 病院療養病床介護予防短期入所療養介護費(ⅲ)	要支援1	6 単位減算	-6	
26	D218	予病院療養短期業務継続計画未策定減算Ⅱⅲ2					要支援2	7 単位減算	-7	
26	D219	予病院療養短期業務継続計画未策定減算Ⅱⅳ1				d 病院療養病床介護予防短期入所療養介護費(ⅳ)	要支援1	6 単位減算	-6	
26	D220	予病院療養短期業務継続計画未策定減算Ⅱⅳ2					要支援2	7 単位減算	-7	
26	D221	予病院療養短期業務継続計画未策定減算Ⅲⅰ1			(三)病院療養病床介護予防短期入所療養介護費(Ⅲ)	a 病院療養病床介護予防短期入所療養介護費(ⅰ)	要支援1	5 単位減算	-5	
26	D222	予病院療養短期業務継続計画未策定減算Ⅲⅰ2					要支援2	6 単位減算	-6	
26	D223	予病院療養短期業務継続計画未策定減算Ⅲⅱ1				b 病院療養病床介護予防短期入所療養介護費(ⅱ)	要支援1	6 単位減算	-6	
26	D224	予病院療養短期業務継続計画未策定減算Ⅲⅱ2					要支援2	7 単位減算	-7	
26	D225	予病院療養短期業務継続計画未策定減算経Ⅰⅰ1		(2)病院療養病床経過型介護予防短期入所療養介護費	(一)病院療養病床経過型介護予防短期入所療養介護費(Ⅰ)	a 病院療養病床経過型介護予防短期入所療養介護費(ⅰ)	要支援1	6 単位減算	-6	
26	D226	予病院療養短期業務継続計画未策定減算経Ⅰⅰ2					要支援2	7 単位減算	-7	
26	D227	予病院療養短期業務継続計画未策定減算経Ⅰⅱ1				b 病院療養病床経過型介護予防短期入所療養介護費(ⅱ)	要支援1	6 単位減算	-6	
26	D228	予病院療養短期業務継続計画未策定減算経Ⅰⅱ2					要支援2	8 単位減算	-8	
26	D229	予病院療養短期業務継続計画未策定減算経Ⅱⅰ1			(二)病院療養病床経過型介護予防短期入所療養介護費(Ⅱ)	a 病院療養病床経過型介護予防短期入所療養介護費(ⅰ)	要支援1	6 単位減算	-6	
26	D230	予病院療養短期業務継続計画未策定減算経Ⅱⅰ2					要支援2	7 単位減算	-7	
26	D231	予病院療養短期業務継続計画未策定減算経Ⅱⅱ1				b 病院療養病床経過型介護予防短期入所療養介護費(ⅱ)	要支援1	6 単位減算	-6	
26	D232	予病院療養短期業務継続計画未策定減算経Ⅱⅱ2					要支援2	8 単位減算	-8	
26	D233	予病院療養短期業務継続計画未策定減算ユⅠ1		(3)ユニット型病院療養病床介護予防短期入所療養介護費	(一)ユニット型病院療養病床介護予防短期入所療養介護費(Ⅰ)		要支援1	6 単位減算	-6	
26	D234	予病院療養短期業務継続計画未策定減算ユⅠ2					要支援2	8 単位減算	-8	
26	D235	予病院療養短期業務継続計画未策定減算ユⅡ1			(二)ユニット型病院療養病床介護予防短期入所療養介護費(Ⅱ)		要支援1	7 単位減算	-7	
26	D236	予病院療養短期業務継続計画未策定減算ユⅡ2					要支援2	8 単位減算	-8	
26	D237	予病院療養短期業務継続計画未策定減算ユⅢ1			(三)ユニット型病院療養病床介護予防短期入所療養介護費(Ⅲ)		要支援1	7 単位減算	-7	
26	D238	予病院療養短期業務継続計画未策定減算ユⅢ2					要支援2	8 単位減算	-8	
26	D239	予病院療養短期業務継続計画未策定減算経ユⅠ1			(四)経過的ユニット型病院療養病床介護予防短期入所療養介護費(Ⅰ)		要支援1	6 単位減算	-6	
26	D240	予病院療養短期業務継続計画未策定減算経ユⅠ2					要支援2	8 単位減算	-8	
26	D241	予病院療養短期業務継続計画未策定減算経ユⅡ1			(五)経過的ユニット型病院療養病床介護予防短期入所療養介護費(Ⅱ)		要支援1	7 単位減算	-7	
26	D242	予病院療養短期業務継続計画未策定減算経ユⅡ2					要支援2	8 単位減算	-8	
26	D243	予病院療養短期業務継続計画未策定減算経ユⅢ1			(六)経過的ユニット型病院療養病床介護予防短期入所療養介護費(Ⅲ)		要支援1	7 単位減算	-7	
26	D244	予病院療養短期業務継続計画未策定減算経ユⅢ2					要支援2	8 単位減算	-8	
26	D245	予病院療養短期業務継続計画未策定減算ユ経1		(4) ユニット型病院療養病床経過型介護予防短期入所療養介護費	(一)経過的ユニット型病院療養病床経過型介護予防短期入所療養介護費		要支援1	6 単位減算	-6	
26	D246	予病院療養短期業務継続計画未策定減算ユ経2					要支援2	8 単位減算	-8	
26	D247	予病院療養短期業務継続計画未策定減算ユ経1			(二)経過的ユニット型病院療養病床経過型介護予防短期入所療養介護費		要支援1	6 単位減算	-6	
26	D248	予病院療養短期業務継続計画未策定減算ユ経2					要支援2	8 単位減算	-8	

予防

短期
療養

（病院）

サービスコード 種類	項目	サービス内容略称	算定項目		合成 単位数	算定 単位
26	2601	予病院療養療養環境減算	病院療養病床療養環境減算の基準に該当する場合	廊下幅が設備基準を満たさない場合 25 単位減算	-25	1日につき
26	2700	予病院療養医師配置減算	医師の配置について、医療法施行規則第49条の規定が適用されている場合	12 単位減算	-12	
26	2591	予病院療短夜間勤務等看護加算Ⅰ	夜間勤務等看護加算	夜間勤務等看護（Ⅰ） 23 単位加算	23	
26	2592	予病院療短夜間勤務等看護加算Ⅱ		夜間勤務等看護（Ⅱ） 14 単位加算	14	
26	2593	予病院療短夜間勤務等看護加算Ⅲ		夜間勤務等看護（Ⅲ） 14 単位加算	14	
26	2594	予病院療短夜間勤務等看護加算Ⅳ		夜間勤務等看護（Ⅳ） 7 単位加算	7	
26	2706	予病院療短知症緊急対応加算	認知症行動・心理症状緊急対応加算（7日間限度）	200 単位加算	200	
26	2704	予病院療短若年性認知症受入加算	若年性認知症利用者受入加算	120 単位加算	120	
26	2920	予病院療養短期送迎加算	送迎を行う場合	184 単位加算	184	片道につき
26	2192	予病院療短口腔連携強化加算	口腔連携強化加算	50 単位加算	50	月1回限度
26	2775	予病院療養短期療養食加算	(6) 療養食加算（1日に3回を限度）	8 単位加算	8	1回につき
26	6133	予病院療短認知症専門ケア加算Ⅰ	(7) 認知症専門ケア加算	（一）認知症専門ケア加算（Ⅰ） 3 単位加算	3	1日につき
26	6134	予病院療短認知症専門ケア加算Ⅱ		（二）認知症専門ケア加算（Ⅱ） 4 単位加算	4	
26	2237	予病院療短生産性向上推進体制加算Ⅰ	(9) 生産性向上推進体制加算	（一）生産性向上推進体制加算（Ⅰ） 100 単位加算	100	1月につき
26	2238	予病院療短生産性向上推進体制加算Ⅱ		（二）生産性向上推進体制加算（Ⅱ） 10 単位加算	10	
26	2699	予病院療短サービス提供体制加算Ⅰ	(10) サービス提供体制強化加算	（一）サービス提供体制強化加算（Ⅰ） 22 単位加算	22	1日につき
26	2705	予病院療短サービス提供体制加算Ⅱ		（二）サービス提供体制強化加算（Ⅱ） 18 単位加算	18	
26	2703	予病院療短サービス提供体制加算Ⅲ		（三）サービス提供体制強化加算（Ⅲ） 6 単位加算	6	
26	2709	予病院療短処遇改善加算Ⅰ	(11) 介護職員等処遇改善加算	（一）介護職員等処遇改善加算（Ⅰ） 所定単位数の 51/1000 加算		1月につき
26	2710	予病院療短処遇改善加算Ⅱ		（二）介護職員等処遇改善加算（Ⅱ） 所定単位数の 47/1000 加算		
26	2711	予病院療短処遇改善加算Ⅲ		（三）介護職員等処遇改善加算（Ⅲ） 所定単位数の 36/1000 加算		
26	2680	予病院療短処遇改善加算Ⅳ		（四）介護職員等処遇改善加算（Ⅳ） 所定単位数の 29/1000 加算		
26	2681	予病院療短処遇改善加算Ⅴ1		（五）介護職員等処遇改善加算（Ⅴ） a 介護職員等処遇改善加算（Ⅴ）(1) 所定単位数の 46/1000 加算		
26	2682	予病院療短処遇改善加算Ⅴ2		b 介護職員等処遇改善加算（Ⅴ）(2) 所定単位数の 44/1000 加算		
26	2683	予病院療短処遇改善加算Ⅴ3		c 介護職員等処遇改善加算（Ⅴ）(3) 所定単位数の 42/1000 加算		
26	2684	予病院療短処遇改善加算Ⅴ4		d 介護職員等処遇改善加算（Ⅴ）(4) 所定単位数の 40/1000 加算		
26	2685	予病院療短処遇改善加算Ⅴ5		e 介護職員等処遇改善加算（Ⅴ）(5) 所定単位数の 39/1000 加算		
26	2686	予病院療短処遇改善加算Ⅴ6		f 介護職員等処遇改善加算（Ⅴ）(6) 所定単位数の 35/1000 加算		
26	2687	予病院療短処遇改善加算Ⅴ7		g 介護職員等処遇改善加算（Ⅴ）(7) 所定単位数の 35/1000 加算		
26	2688	予病院療短処遇改善加算Ⅴ8		h 介護職員等処遇改善加算（Ⅴ）(8) 所定単位数の 31/1000 加算		
26	2689	予病院療短処遇改善加算Ⅴ9		i 介護職員等処遇改善加算（Ⅴ）(9) 所定単位数の 31/1000 加算		
26	2690	予病院療短処遇改善加算Ⅴ10		j 介護職員等処遇改善加算（Ⅴ）(10) 所定単位数の 30/1000 加算		
26	2691	予病院療短処遇改善加算Ⅴ11		k 介護職員等処遇改善加算（Ⅴ）(11) 所定単位数の 24/1000 加算		
26	2692	予病院療短処遇改善加算Ⅴ12		l 介護職員等処遇改善加算（Ⅴ）(12) 所定単位数の 26/1000 加算		
26	2693	予病院療短処遇改善加算Ⅴ13		m 介護職員等処遇改善加算（Ⅴ）(13) 所定単位数の 20/1000 加算		
26	2694	予病院療短処遇改善加算Ⅴ14		n 介護職員等処遇改善加算（Ⅴ）(14) 所定単位数の 15/1000 加算		

予防

短期
療養

(病院)

定員超過の場合

種類	項目	サービス内容略称	算定項目						合成単位数	算定単位
26	8011	予病院療短Ⅰⅰ1・定超	(1)病院療養病床介護予防短期入所療養介護費	(一)病院療養病床介護予防短期入所療養介護費(Ⅰ)(看護6:1介護4:1)	a病院療養病床介護予防短期入所療養介護費(ⅰ)＜従来型個室＞	要支援1 547 単位		定員超過の場合 ×70%	383	1日につき
26	8015	予病院療短Ⅰⅰ1・夜減・定超					夜勤の勤務条件基準を満たさない場合 － 25 単位		365	
26	8021	予病院療短Ⅰⅰ2・定超				要支援2 686 単位			480	
26	8025	予病院療短Ⅰⅰ2・夜減・定超					夜勤の勤務条件基準を満たさない場合 － 25 単位		463	
26	1529	予病院療短Ⅰⅱ1・定超			b病院療養病床介護予防短期入所療養介護費(ⅱ)＜療養機能強化型A＞＜従来型個室＞	要支援1 576 単位			403	
26	1534	予病院療短Ⅰⅱ1・夜減・定超					夜勤の勤務条件基準を満たさない場合 － 25 単位		386	
26	1535	予病院療短Ⅰⅱ2・定超				要支援2 716 単位			501	
26	1540	予病院療短Ⅰⅱ2・夜減・定超					夜勤の勤務条件基準を満たさない場合 － 25 単位		484	
26	1541	予病院療短Ⅰⅲ1・定超			c病院療養病床介護予防短期入所療養介護費(ⅲ)＜療養機能強化型B＞＜従来型個室＞	要支援1 566 単位			396	
26	1546	予病院療短Ⅰⅲ1・夜減・定超					夜勤の勤務条件基準を満たさない場合 － 25 単位		379	
26	1547	予病院療短Ⅰⅲ2・定超				要支援2 706 単位			494	
26	1552	予病院療短Ⅰⅲ2・夜減・定超					夜勤の勤務条件基準を満たさない場合 － 25 単位		477	
26	8031	予病院療短Ⅰⅳ1・定超			d病院療養病床介護予防短期入所療養介護費(ⅳ)＜多床室＞	要支援1 606 単位			424	
26	8035	予病院療短Ⅰⅳ1・夜減・定超					夜勤の勤務条件基準を満たさない場合 － 25 単位		407	
26	8041	予病院療短Ⅰⅳ2・定超				要支援2 767 単位			537	
26	8045	予病院療短Ⅰⅳ2・夜減・定超					夜勤の勤務条件基準を満たさない場合 － 25 単位		519	
26	1553	予病院療短Ⅰⅴ1・定超			e病院療養病床介護予防短期入所療養介護費(ⅴ)＜療養機能強化型A＞＜多床室＞	要支援1 639 単位			447	
26	1558	予病院療短Ⅰⅴ1・夜減・定超					夜勤の勤務条件基準を満たさない場合 － 25 単位		430	
26	1559	予病院療短Ⅰⅴ2・定超				要支援2 801 単位			561	
26	1564	予病院療短Ⅰⅴ2・夜減・定超					夜勤の勤務条件基準を満たさない場合 － 25 単位		543	
26	1565	予病院療短Ⅰⅵ1・定超			f病院療養病床介護予防短期入所療養介護費(ⅵ)＜療養機能強化型B＞＜多床室＞	要支援1 627 単位			439	
26	1570	予病院療短Ⅰⅵ1・夜減・定超					夜勤の勤務条件基準を満たさない場合 － 25 単位		421	
26	1571	予病院療短Ⅰⅵ2・定超				要支援2 788 単位			552	
26	1576	予病院療短Ⅰⅵ2・夜減・定超					夜勤の勤務条件基準を満たさない場合 － 25 単位		534	
26	8051	予病院療短Ⅱⅰ1・定超		(二)病院療養病床介護予防短期入所療養介護費(Ⅱ)(看護6:1介護5:1)	a病院療養病床介護予防短期入所療養介護費(ⅰ)＜従来型個室＞	要支援1 515 単位		定員超過の場合 ×70%	361	
26	8055	予病院療短Ⅱⅰ1・夜減・定超					夜勤の勤務条件基準を満たさない場合 － 25 単位		343	
26	8061	予病院療短Ⅱⅰ2・定超				要支援2 644 単位			451	
26	8065	予病院療短Ⅱⅰ2・夜減・定超					夜勤の勤務条件基準を満たさない場合 － 25 単位		433	
26	1577	予病院療短Ⅱⅱ1・定超			b病院療養病床介護予防短期入所療養介護費(ⅱ)＜療養機能強化型＞＜従来型個室＞	要支援1 530 単位			371	
26	1582	予病院療短Ⅱⅱ1・夜減・定超					夜勤の勤務条件基準を満たさない場合 － 25 単位		354	
26	1583	予病院療短Ⅱⅱ2・定超				要支援2 661 単位			463	
26	1588	予病院療短Ⅱⅱ2・夜減・定超					夜勤の勤務条件基準を満たさない場合 － 25 単位		445	
26	8071	予病院療短Ⅱⅲ1・定超			c病院療養病床介護予防短期入所療養介護費(ⅲ)＜多床室＞	要支援1 575 単位			403	
26	8075	予病院療短Ⅱⅲ1・夜減・定超					夜勤の勤務条件基準を満たさない場合 － 25 単位		385	
26	8081	予病院療短Ⅱⅲ2・定超				要支援2 727 単位			509	
26	8085	予病院療短Ⅱⅲ2・夜減・定超					夜勤の勤務条件基準を満たさない場合 － 25 単位		491	
26	1589	予病院療短Ⅱⅳ1・定超			d病院療養病床介護予防短期入所療養介護費(ⅳ)＜療養機能強化型＞＜多床室＞	要支援1 593 単位			415	
26	1594	予病院療短Ⅱⅳ1・夜減・定超					夜勤の勤務条件基準を満たさない場合 － 25 単位		398	
26	1595	予病院療短Ⅱⅳ2・定超				要支援2 745 単位			522	
26	1600	予病院療短Ⅱⅳ2・夜減・定超					夜勤の勤務条件基準を満たさない場合 － 25 単位		504	
26	8091	予病院療短Ⅲⅰ1・定超		(三)病院療養病床介護予防短期入所療養介護費(Ⅲ)(看護6:1介護6:1)	a病院療養病床介護予防短期入所療養介護費(ⅰ)＜従来型個室＞	要支援1 497 単位		定員超過の場合 ×70%	348	
26	8095	予病院療短Ⅲⅰ1・夜減・定超					夜勤の勤務条件基準を満たさない場合 － 25 単位		330	
26	8111	予病院療短Ⅲⅰ2・定超				要支援2 621 単位			435	
26	8115	予病院療短Ⅲⅰ2・夜減・定超					夜勤の勤務条件基準を満たさない場合 － 25 単位		417	
26	8121	予病院療短Ⅲⅱ1・定超			b病院療養病床介護予防短期入所療養介護費(ⅱ)＜多床室＞	要支援1 559 単位			391	
26	8125	予病院療短Ⅲⅱ1・夜減・定超					夜勤の勤務条件基準を満たさない場合 － 25 単位		374	
26	8131	予病院療短Ⅲⅱ2・定超				要支援2 705 単位			494	
26	8135	予病院療短Ⅲⅱ2・夜減・定超					夜勤の勤務条件基準を満たさない場合 － 25 単位		476	
26	1061	予病院経短Ⅰⅰ1・定超	(2)病院療養病床経過型介護予防短期入所療養介護費	(一)病院療養病床経過型介護予防短期入所療養介護費(Ⅰ)(看護6:1介護4:1)	a病院療養病床経過型介護予防短期入所療養介護費(ⅰ)＜従来型個室＞	要支援1 557 単位		定員超過の場合 ×70%	390	
26	1065	予病院経短Ⅰⅰ1・夜減・定超					夜勤の勤務条件基準を満たさない場合 － 25 単位		372	
26	1066	予病院経短Ⅰⅰ2・定超				要支援2 695 単位			487	
26	1070	予病院経短Ⅰⅰ2・夜減・定超					夜勤の勤務条件基準を満たさない場合 － 25 単位		469	
26	1071	予病院経短Ⅰⅱ1・定超			b病院療養病床経過型介護予防短期入所療養介護費(ⅱ)＜多床室＞	要支援1 616 単位			431	
26	1075	予病院経短Ⅰⅱ1・夜減・定超					夜勤の勤務条件基準を満たさない場合 － 25 単位		414	
26	1076	予病院経短Ⅰⅱ2・定超				要支援2 777 単位			544	
26	1080	予病院経短Ⅰⅱ2・夜減・定超					夜勤の勤務条件基準を満たさない場合 － 25 単位		526	
26	5229	予病院経短Ⅱⅰ1・定超		(二)病院療養病床経過型介護予防短期入所療養介護費(Ⅱ)(看護8:1介護4:1)	a病院療養病床経過型介護予防短期入所療養介護費(ⅰ)＜従来型個室＞	要支援1 557 単位		定員超過の場合 ×70%	390	
26	5233	予病院経短Ⅱⅰ1・夜減・定超					夜勤の勤務条件基準を満たさない場合 － 25 単位		372	
26	5234	予病院経短Ⅱⅰ2・定超				要支援2 695 単位			487	
26	5238	予病院経短Ⅱⅰ2・夜減・定超					夜勤の勤務条件基準を満たさない場合 － 25 単位		469	
26	5239	予病院経短Ⅱⅱ1・定超			b病院療養病床経過型介護予防短期入所療養介護費(ⅱ)＜多床室＞	要支援1 616 単位			431	
26	5243	予病院経短Ⅱⅱ1・夜減・定超					夜勤の勤務条件基準を満たさない場合 － 25 単位		414	
26	5244	予病院経短Ⅱⅱ2・定超				要支援2 777 単位			544	
26	5248	予病院経短Ⅱⅱ2・夜減・定超					夜勤の勤務条件基準を満たさない場合 － 25 単位		526	

予防

短期療養（病院）

種類	項目	サービス内容略称	算定項目			合成単位数	算定単位
26	8141	予ユ病院療短Ⅰ1・定超	(3)ユニット型病院療養病床介護予防短期入所療養介護費	(一)ユニット型病院療養病床介護予防短期入所療養介護費(Ⅰ)<ユニット型個室> 要支援1 632単位	定員超過の場合 ×70%	442	1日につき
26	8145	予ユ病院療短Ⅰ1・夜減・定超		夜勤の勤務条件基準を満たさない場合 -25単位		425	
26	8151	予ユ病院療短Ⅰ2・定超		要支援2 796単位		557	
26	8155	予ユ病院療短Ⅰ2・夜減・定超		夜勤の勤務条件基準を満たさない場合 -25単位		540	
26	1601	予ユ病院療短Ⅱ1・定超		(二)ユニット型病院療養病床介護予防短期入所療養介護費(Ⅱ)<療養機能強化型A><ユニット型個室> 要支援1 662単位		463	
26	1606	予ユ病院療短Ⅱ1・夜減・定超		夜勤の勤務条件基準を満たさない場合 -25単位		446	
26	1607	予ユ病院療短Ⅱ2・定超		要支援2 825単位		578	
26	1612	予ユ病院療短Ⅱ2・夜減・定超		夜勤の勤務条件基準を満たさない場合 -25単位		560	
26	1613	予ユ病院療短Ⅲ1・定超		(三)ユニット型病院療養病床介護予防短期入所療養介護費(Ⅲ)<療養機能強化型B><ユニット型個室> 要支援1 652単位		456	
26	1618	予ユ病院療短Ⅲ1・夜減・定超		夜勤の勤務条件基準を満たさない場合 -25単位		439	
26	1619	予ユ病院療短Ⅲ2・定超		要支援2 815単位		571	
26	1624	予ユ病院療短Ⅲ2・夜減・定超		夜勤の勤務条件基準を満たさない場合 -25単位		553	
26	8161	経ユ病院療短Ⅰ1・定超		(四)経過的ユニット型病院療養病床介護予防短期入所療養介護費(Ⅰ)<ユニット型個室的多床室> 要支援1 632単位		442	
26	8165	経ユ病院療短Ⅰ1・夜減・定超		夜勤の勤務条件基準を満たさない場合 -25単位		425	
26	8171	経ユ病院療短Ⅰ2・定超		要支援2 796単位		557	
26	8175	経ユ病院療短Ⅰ2・夜減・定超		夜勤の勤務条件基準を満たさない場合 -25単位		540	
26	1625	経ユ病院療短Ⅱ1・定超		(五)経過的ユニット型病院療養病床介護予防短期入所療養介護費(Ⅱ)<療養機能強化型A><ユニット型個室的多床室> 要支援1 662単位		463	
26	1630	経ユ病院療短Ⅱ1・夜減・定超		夜勤の勤務条件基準を満たさない場合 -25単位		446	
26	1631	経ユ病院療短Ⅱ2・定超		要支援2 825単位		578	
26	1636	経ユ病院療短Ⅱ2・夜減・定超		夜勤の勤務条件基準を満たさない場合 -25単位		560	
26	1637	経ユ病院療短Ⅲ1・定超		(六)経過的ユニット型病院療養病床介護予防短期入所療養介護費(Ⅲ)<療養機能強化型B><ユニット型個室的多床室> 要支援1 652単位		456	
26	1642	経ユ病院療短Ⅲ1・夜減・定超		夜勤の勤務条件基準を満たさない場合 -25単位		439	
26	1643	経ユ病院療短Ⅲ2・定超		要支援2 815単位		571	
26	1648	経ユ病院療短Ⅲ2・夜減・定超		夜勤の勤務条件基準を満たさない場合 -25単位		553	
26	8241	予ユ病院療短Ⅰ1・定超・未		(一)ユニット型病院療養病床介護予防短期入所療養介護費(Ⅰ)<ユニット型個室> 要支援1 632単位	定員超過の場合 ×70% ユニットケア体制未整備減算 ×97%	429	
26	8245	予ユ病院療短Ⅰ1・夜減・定超・未		夜勤の勤務条件基準を満たさない場合 -25単位		412	
26	8251	予ユ病院療短Ⅰ2・定超・未		要支援2 796単位		540	
26	8255	予ユ病院療短Ⅰ2・夜減・定超・未		夜勤の勤務条件基準を満たさない場合 -25単位		524	
26	1649	予ユ病院療短Ⅱ1・定超・未		(二)ユニット型病院療養病床介護予防短期入所療養介護費(Ⅱ)<療養機能強化型A><ユニット型個室> 要支援1 662単位		449	
26	1654	予ユ病院療短Ⅱ1・夜減・定超・未		夜勤の勤務条件基準を満たさない場合 -25単位		433	
26	1655	予ユ病院療短Ⅱ2・定超・未		要支援2 825単位		561	
26	1660	予ユ病院療短Ⅱ2・夜減・定超・未		夜勤の勤務条件基準を満たさない場合 -25単位		543	
26	1661	予ユ病院療短Ⅲ1・定超・未		(三)ユニット型病院療養病床介護予防短期入所療養介護費(Ⅲ)<療養機能強化型B><ユニット型個室> 要支援1 652単位		442	
26	1666	予ユ病院療短Ⅲ1・夜減・定超・未		夜勤の勤務条件基準を満たさない場合 -25単位		426	
26	1667	予ユ病院療短Ⅲ2・定超・未		要支援2 815単位		554	
26	1672	予ユ病院療短Ⅲ2・夜減・定超・未		夜勤の勤務条件基準を満たさない場合 -25単位		536	
26	8261	経ユ病院療短Ⅰ1・定超・未		(四)経過的ユニット型病院療養病床介護予防短期入所療養介護費(Ⅰ)<ユニット型個室的多床室> 要支援1 632単位		429	
26	8265	経ユ病院療短Ⅰ1・夜減・定超・未		夜勤の勤務条件基準を満たさない場合 -25単位		412	
26	8271	経ユ病院療短Ⅰ2・定超・未		要支援2 796単位		540	
26	8275	経ユ病院療短Ⅰ2・夜減・定超・未		夜勤の勤務条件基準を満たさない場合 -25単位		524	
26	1673	経ユ病院療短Ⅱ1・定超・未		(五)経過的ユニット型病院療養病床介護予防短期入所療養介護費(Ⅱ)<療養機能強化型A><ユニット型個室的多床室> 要支援1 662単位		449	
26	1678	経ユ病院療短Ⅱ1・夜減・定超・未		夜勤の勤務条件基準を満たさない場合 -25単位		433	
26	1679	経ユ病院療短Ⅱ2・定超・未		要支援2 825単位		561	
26	1684	経ユ病院療短Ⅱ2・夜減・定超・未		夜勤の勤務条件基準を満たさない場合 -25単位		543	
26	1685	経ユ病院療短Ⅲ1・定超・未		(六)経過的ユニット型病院療養病床介護予防短期入所療養介護費(Ⅲ)<療養機能強化型B><ユニット型個室的多床室> 要支援1 652単位		442	
26	1690	経ユ病院療短Ⅲ1・夜減・定超・未		夜勤の勤務条件基準を満たさない場合 -25単位		426	
26	1691	経ユ病院療短Ⅲ2・定超・未		要支援2 815単位		554	
26	1696	経ユ病院療短Ⅲ2・夜減・定超・未		夜勤の勤務条件基準を満たさない場合 -25単位		536	
26	1081	予ユ病院経短1・定超	(4)ユニット型病院療養病床経過型介護予防短期入所療養介護費	(一)ユニット型病院療養病床経過型介護予防短期入所療養介護費<ユニット型個室> 要支援1 632単位	定員超過の場合 ×70%	442	
26	1085	予ユ病院経短1・夜減・定超		夜勤の勤務条件基準を満たさない場合 -25単位		425	
26	1086	予ユ病院経短2・定超		要支援2 796単位		557	
26	1090	予ユ病院経短2・夜減・定超		夜勤の勤務条件基準を満たさない場合 -25単位		540	
26	1091	経ユ病院経短1・定超		(二)経過的ユニット型病院療養病床経過型介護予防短期入所療養介護費<ユニット型個室的多床室> 要支援1 632単位		442	
26	1095	経ユ病院経短1・夜減・定超		夜勤の勤務条件基準を満たさない場合 -25単位		425	
26	1096	経ユ病院経短2・定超		要支援2 796単位		557	
26	1100	経ユ病院経短2・夜減・定超		夜勤の勤務条件基準を満たさない場合 -25単位		540	
26	1101	予ユ病院経短1・定超・未		(一)ユニット型病院療養病床経過型介護予防短期入所療養介護費<ユニット型個室> 要支援1 632単位	定員超過の場合 ×70% ユニットケア体制未整備減算 ×97%	429	
26	1105	予ユ病院経短1・夜減・定超・未		夜勤の勤務条件基準を満たさない場合 -25単位		412	
26	1106	予ユ病院経短2・定超・未		要支援2 796単位		540	
26	1110	予ユ病院経短2・夜減・定超・未		夜勤の勤務条件基準を満たさない場合 -25単位		524	
26	1111	経ユ病院経短1・定超・未		(二)経過的ユニット型病院療養病床経過型介護予防短期入所療養介護費<ユニット型個室的多床室> 要支援1 632単位		429	
26	1115	経ユ病院経短1・夜減・定超・未		夜勤の勤務条件基準を満たさない場合 -25単位		412	
26	1116	経ユ病院経短2・定超・未		要支援2 796単位		540	
26	1120	経ユ病院経短2・夜減・定超・未		夜勤の勤務条件基準を満たさない場合 -25単位		524	

予防

短期療養（病院）

看護・介護職員が欠員の場合

予防

短期療養（病院）

種類	項目	サービス内容略称	算定項目	合成単位数	算定単位
26	9011	予病院療短III i 1・欠1	(1)病院療養病床介護予防短期入所療養介護費 (三)病院療養病床介護予防短期入所療養介護費(III)（看護6:1 介護6:1） a 病院療養病床介護予防短期入所療養介護費(i)〈従来型個室〉 要支援1 497単位／要支援2 621単位　b 病院療養病床介護予防短期入所療養介護費(ii)〈多床室〉 要支援1 559単位／要支援2 705単位　夜勤の勤務条件基準を満たさない場合 −25単位　看護・介護職員が欠員の場合 ×70%	348	1日につき
26	9015	予病院療短III i 1・夜減・欠1		330	
26	9016	予病院療短III i 2・欠1		435	
26	9020	予病院療短III i 2・夜減・欠1		417	
26	9021	予病院療短III ii 1・欠1		391	
26	9025	予病院療短III ii 1・夜減・欠1		374	
26	9026	予病院療短III ii 2・欠1		494	
26	9030	予病院療短III ii 2・夜減・欠1		476	
26	5249	予病院経短II i 1・欠1	(2)病院療養病床経過型介護予防短期入所療養介護費 (二)病院療養病床経過型介護予防短期入所療養介護費(II)（看護8:1 介護4:1） a 病院療養病床経過型介護予防短期入所療養介護費(i)〈従来型個室〉 要支援1 557単位／要支援2 695単位　b 病院療養病床経過型介護予防短期入所療養介護費(ii)〈多床室〉 要支援1 616単位／要支援2 777単位　夜勤の勤務条件基準を満たさない場合 −25単位　看護・介護職員が欠員の場合 ×70%	390	
26	5253	予病院経短II i 1・夜減・欠1		372	
26	5254	予病院経短II i 2・欠1		487	
26	5258	予病院経短II i 2・夜減・欠1		469	
26	5259	予病院経短II ii 1・欠1		431	
26	5263	予病院経短II ii 1・夜減・欠1		414	
26	5264	予病院経短II ii 2・欠1		544	
26	5268	予病院経短II ii 2・夜減・欠1		526	
26	9031	予ユ病院療短I 1・欠1	(3)ユニット型病院療養病床介護予防短期入所療養介護費 (一)ユニット型病院療養病床介護予防短期入所療養介護費(I)〈ユニット型個室〉 要支援1 632単位／要支援2 796単位　夜勤の勤務条件基準を満たさない場合 −25単位　看護・介護職員が欠員の場合 ×70%	442	
26	9035	予ユ病院療短I 1・夜減・欠1		425	
26	9036	予ユ病院療短I 2・欠1		557	
26	9040	予ユ病院療短I 2・夜減・欠1		540	
26	1697	予ユ病院療短II 1・欠1	(二)ユニット型病院療養病床介護予防短期入所療養介護費(II)〈療養機能強化型A〉〈ユニット型個室〉 要支援1 662単位／要支援2 825単位　夜勤の勤務条件基準を満たさない場合 −25単位	463	
26	1702	予ユ病院療短II 1・夜減・欠1		446	
26	1703	予ユ病院療短II 2・欠1		578	
26	1708	予ユ病院療短II 2・夜減・欠1		560	
26	1709	予ユ病院療短III 1・欠1	(三)ユニット型病院療養病床介護予防短期入所療養介護費(III)〈療養機能強化型B〉〈ユニット型個室〉 要支援1 652単位／要支援2 815単位　夜勤の勤務条件基準を満たさない場合 −25単位	456	
26	1714	予ユ病院療短III 1・夜減・欠1		439	
26	1715	予ユ病院療短III 2・欠1		571	
26	1720	予ユ病院療短III 2・夜減・欠1		553	
26	9041	経予ユ病院療短I 1・欠1	(四)経過的ユニット型病院療養病床介護予防短期入所療養介護費(I)〈ユニット型個室的多床室〉 要支援1 632単位／要支援2 796単位　夜勤の勤務条件基準を満たさない場合 −25単位	442	
26	9045	経予ユ病院療短I 1・夜減・欠1		425	
26	9046	経予ユ病院療短I 2・欠1		557	
26	9050	経予ユ病院療短I 2・夜減・欠1		540	
26	1721	経予ユ病院療短II 1・欠1	(五)経過的ユニット型病院療養病床介護予防短期入所療養介護費(II)〈療養機能強化型A〉〈ユニット型個室的多床室〉 要支援1 662単位／要支援2 825単位　夜勤の勤務条件基準を満たさない場合 −25単位	463	
26	1726	経予ユ病院療短II 1・夜減・欠1		446	
26	1727	経予ユ病院療短II 2・欠1		578	
26	1732	経予ユ病院療短II 2・夜減・欠1		560	
26	1733	経予ユ病院療短III 1・欠1	(六)経過的ユニット型病院療養病床介護予防短期入所療養介護費(III)〈療養機能強化型B〉〈ユニット型個室的多床室〉 要支援1 652単位／要支援2 815単位　夜勤の勤務条件基準を満たさない場合 −25単位	456	
26	1738	経予ユ病院療短III 1・夜減・欠1		439	
26	1739	経予ユ病院療短III 2・欠1		571	
26	1744	経予ユ病院療短III 2・夜減・欠1		553	
26	9251	予ユ病院療短I 1・欠1・未	(一)ユニット型病院療養病床介護予防短期入所療養介護費(I)〈ユニット型個室〉 要支援1 632単位／要支援2 796単位　夜勤の勤務条件基準を満たさない場合 −25単位　看護・介護職員が欠員の場合 ×70%　ユニットケア体制未整備減算 ×97%	429	
26	9255	予ユ病院療短I 1・夜減・欠1・未		412	
26	9256	予ユ病院療短I 2・欠1・未		540	
26	9260	予ユ病院療短I 2・夜減・欠1・未		524	
26	1745	予ユ病院療短II 1・欠1・未	(二)ユニット型病院療養病床介護予防短期入所療養介護費(II)〈療養機能強化型A〉〈ユニット型個室〉 要支援1 662単位／要支援2 825単位　夜勤の勤務条件基準を満たさない場合 −25単位	449	
26	1750	予ユ病院療短II 1・夜減・欠1・未		433	
26	1751	予ユ病院療短II 2・欠1・未		561	
26	1756	予ユ病院療短II 2・夜減・欠1・未		543	
26	1757	予ユ病院療短III 1・欠1・未	(三)ユニット型病院療養病床介護予防短期入所療養介護費(III)〈療養機能強化型B〉〈ユニット型個室〉 要支援1 652単位／要支援2 815単位　夜勤の勤務条件基準を満たさない場合 −25単位	442	
26	1762	予ユ病院療短III 1・夜減・欠1・未		426	
26	1763	予ユ病院療短III 2・欠1・未		554	
26	1768	予ユ病院療短III 2・夜減・欠1・未		536	
26	9261	経予ユ病院療短I 1・欠1・未	(四)経過的ユニット型病院療養病床介護予防短期入所療養介護費(I)〈ユニット型個室的多床室〉 要支援1 632単位／要支援2 796単位　夜勤の勤務条件基準を満たさない場合 −25単位	429	
26	9265	経予ユ病院療短I 1・夜減・欠1・未		412	
26	9266	経予ユ病院療短I 2・欠1・未		540	
26	9270	経予ユ病院療短I 2・夜減・欠1・未		524	
26	1769	経予ユ病院療短II 1・欠1・未	(五)経過的ユニット型病院療養病床介護予防短期入所療養介護費(II)〈療養機能強化型A〉〈ユニット型個室的多床室〉 要支援1 662単位／要支援2 825単位　夜勤の勤務条件基準を満たさない場合 −25単位	449	
26	1774	経予ユ病院療短II 1・夜減・欠1・未		433	
26	1775	経予ユ病院療短II 2・欠1・未		561	
26	1780	経予ユ病院療短II 2・夜減・欠1・未		543	
26	1781	経予ユ病院療短III 1・欠1・未	(六)経過的ユニット型病院療養病床介護予防短期入所療養介護費(III)〈療養機能強化型B〉〈ユニット型個室的多床室〉 要支援1 652単位／要支援2 815単位　夜勤の勤務条件基準を満たさない場合 −25単位	442	
26	1786	経予ユ病院療短III 1・夜減・欠1・未		426	
26	1787	経予ユ病院療短III 2・欠1・未		554	
26	1792	経予ユ病院療短III 2・夜減・欠1・未		536	

サービスコード 種類	項目	サービス内容略称	算定項目						合成単位数	算定単位
26	1141	予ユ病院経短1・欠1	(4) ユニット型病院療養病床経過型介護予防短期入所療養介護費	(一) ユニット型病院療養病床経過型介護予防短期入所療養介護費 <ユニット型個室>	要支援1	632 単位		看護・介護職員が欠員の場合 × 70%	442	1日につき
26	1145	予ユ病院経短1・夜減・欠1					夜勤の勤務条件基準を満たさない場合 － 25 単位		425	
26	1146	予ユ病院経短2・欠1			要支援2	796 単位			557	
26	1150	予ユ病院経短2・夜減・欠1					夜勤の勤務条件基準を満たさない場合 － 25 単位		540	
26	1151	経予ユ病院経短1・欠1		(二) 経過的ユニット型病院療養病床経過型介護予防短期入所療養介護費 <ユニット型個室的多床室>	要支援1	632 単位			442	
26	1155	経予ユ病院経短1・夜減・欠1					夜勤の勤務条件基準を満たさない場合 － 25 単位		425	
26	1156	経予ユ病院経短2・欠1			要支援2	796 単位			557	
26	1160	経予ユ病院経短2・夜減・欠1					夜勤の勤務条件基準を満たさない場合 － 25 単位		540	
26	1161	予ユ病院経短1・欠1・未		(一) ユニット型病院療養病床経過型介護予防短期入所療養介護費 <ユニット型個室>	要支援1	632 単位		看護・介護職員が欠員の場合 × 70%	ユニットケア体制未整備減算 × 97%	429	
26	1165	予ユ病院経短1・夜減・欠1・未					夜勤の勤務条件基準を満たさない場合 － 25 単位			412	
26	1166	予ユ病院経短2・欠1・未			要支援2	796 単位				540	
26	1170	予ユ病院経短2・夜減・欠1・未					夜勤の勤務条件基準を満たさない場合 － 25 単位			524	
26	1171	経予ユ病院経短1・欠1・未		(二) 経過的ユニット型病院療養病床経過型介護予防短期入所療養介護費 <ユニット型個室的多床室>	要支援1	632 単位				429	
26	1175	経予ユ病院経短1・夜減・欠1・未					夜勤の勤務条件基準を満たさない場合 － 25 単位			412	
26	1176	経予ユ病院経短2・欠1・未			要支援2	796 単位				540	
26	1180	経予ユ病院経短2・夜減・欠1・未					夜勤の勤務条件基準を満たさない場合 － 25 単位			524	

予防

短期
療養

（病院）

正看比率が 20％ 未満の場合

予防

短期療養（病院）

種類	項目	サービス内容略称	算定項目	合成単位数	算定単位
26	9051	予病院療短Ⅲⅰ1・欠3	(1)病院療養病床介護予防短期入所療養介護費 (三)病院療養病床介護予防短期入所療養介護費(ⅲ) 看護6:1 介護6:1 ─ a 病院療養病床介護予防短期入所療養介護費(ⅰ)〈従来型個室〉 要支援1 497単位 ／ 正看比率が20％未満の場合	447	1日につき
26	9055	予病院療短Ⅲⅰ1・夜減・欠3	要支援1 497単位 夜勤の勤務条件基準を満たさない場合 － 25単位	425	
26	9056	予病院療短Ⅲⅰ2・欠3	要支援2 621単位	559	
26	9060	予病院療短Ⅲⅰ2・夜減・欠3	要支援2 621単位 夜勤の勤務条件基準を満たさない場合 － 25単位	536	
26	9061	予病院療短Ⅲⅱ1・欠3	b 病院療養病床介護予防短期入所療養介護費(ⅱ)〈多床室〉 要支援1 559単位 ／ ×90%	503	
26	9065	予病院療短Ⅲⅱ1・夜減・欠3	要支援1 559単位 夜勤の勤務条件基準を満たさない場合 － 25単位	481	
26	9066	予病院療短Ⅲⅱ2・欠3	要支援2 705単位	635	
26	9070	予病院療短Ⅲⅱ2・夜減・欠3	要支援2 705単位 夜勤の勤務条件基準を満たさない場合 － 25単位	612	
26	5269	予病院経短Ⅱⅰ1・欠3	(2)病院療養病床経過型介護予防短期入所療養介護費 (二)病院療養病床経過型介護予防短期入所療養介護費(Ⅱ) 看護8:1 介護4:1 ─ a 病院療養病床経過型介護予防短期入所療養介護費(ⅰ)〈従来型個室〉 要支援1 557単位 ／ 正看比率が20％未満の場合	501	
26	5273	予病院経短Ⅱⅰ1・夜減・欠3	要支援1 557単位 夜勤の勤務条件基準を満たさない場合 － 25単位	479	
26	5274	予病院経短Ⅱⅰ2・欠3	要支援2 695単位	626	
26	5278	予病院経短Ⅱⅰ2・夜減・欠3	要支援2 695単位 夜勤の勤務条件基準を満たさない場合 － 25単位	603	
26	5279	予病院経短Ⅱⅱ1・欠3	b 病院療養病床経過型介護予防短期入所療養介護費(ⅱ)〈多床室〉 要支援1 616単位 ／ ×90%	554	
26	5283	予病院経短Ⅱⅱ1・夜減・欠3	要支援1 616単位 夜勤の勤務条件基準を満たさない場合 － 25単位	532	
26	5284	予病院経短Ⅱⅱ2・欠3	要支援2 777単位	699	
26	5288	予病院経短Ⅱⅱ2・夜減・欠3	要支援2 777単位 夜勤の勤務条件基準を満たさない場合 － 25単位	677	
26	9071	予ユ病院療短Ⅰ1・欠3	(3)ユニット型病院療養病床介護予防短期入所療養介護費 (一)ユニット型病院療養病床介護予防短期入所療養介護費(Ⅰ)〈ユニット型個室〉 要支援1 632単位 ／ 正看比率が20％未満の場合	569	
26	9075	予ユ病院療短Ⅰ1・夜減・欠3	要支援1 632単位 夜勤の勤務条件基準を満たさない場合 － 25単位	546	
26	9076	予ユ病院療短Ⅰ2・欠3	要支援2 796単位	716	
26	9080	予ユ病院療短Ⅰ2・夜減・欠3	要支援2 796単位 夜勤の勤務条件基準を満たさない場合 － 25単位	694	
26	1793	予ユ病院療短Ⅱ1・欠3	(二)ユニット型病院療養病床介護予防短期入所療養介護費(Ⅱ)〈療養機能強化型A〉〈ユニット型個室〉 要支援1 662単位 ／ ×90%	596	
26	1798	予ユ病院療短Ⅱ1・夜減・欠3	要支援1 662単位 夜勤の勤務条件基準を満たさない場合 － 25単位	573	
26	1799	予ユ病院療短Ⅱ2・欠3	要支援2 825単位	743	
26	1804	予ユ病院療短Ⅱ2・夜減・欠3	要支援2 825単位 夜勤の勤務条件基準を満たさない場合 － 25単位	720	
26	1805	予ユ病院療短Ⅲ1・欠3	(三)ユニット型病院療養病床介護予防短期入所療養介護費(Ⅲ)〈療養機能強化型B〉〈ユニット型個室〉 要支援1 652単位	587	
26	1810	予ユ病院療短Ⅲ1・夜減・欠3	要支援1 652単位 夜勤の勤務条件基準を満たさない場合 － 25単位	564	
26	1811	予ユ病院療短Ⅲ2・欠3	要支援2 815単位	734	
26	1816	予ユ病院療短Ⅲ2・夜減・欠3	要支援2 815単位 夜勤の勤務条件基準を満たさない場合 － 25単位	711	
26	9081	経予ユ病院療短Ⅰ1・欠3	(四)経過的ユニット型病院療養病床介護予防短期入所療養介護費(Ⅰ)〈ユニット型個室的多床室〉 要支援1 632単位	569	
26	9085	経予ユ病院療短Ⅰ1・夜減・欠3	要支援1 632単位 夜勤の勤務条件基準を満たさない場合 － 25単位	546	
26	9086	経予ユ病院療短Ⅰ2・欠3	要支援2 796単位	716	
26	9090	経予ユ病院療短Ⅰ2・夜減・欠3	要支援2 796単位 夜勤の勤務条件基準を満たさない場合 － 25単位	694	
26	1817	経予ユ病院療短Ⅱ1・欠3	(五)経過的ユニット型病院療養病床介護予防短期入所療養介護費(Ⅱ)〈療養機能強化型A〉〈ユニット型個室的多床室〉 要支援1 662単位	596	
26	1822	経予ユ病院療短Ⅱ1・夜減・欠3	要支援1 662単位 夜勤の勤務条件基準を満たさない場合 － 25単位	573	
26	1823	経予ユ病院療短Ⅱ2・欠3	要支援2 825単位	743	
26	1828	経予ユ病院療短Ⅱ2・夜減・欠3	要支援2 825単位 夜勤の勤務条件基準を満たさない場合 － 25単位	720	
26	1829	経予ユ病院療短Ⅲ1・欠3	(六)経過的ユニット型病院療養病床介護予防短期入所療養介護費(Ⅲ)〈療養機能強化型B〉〈ユニット型個室的多床室〉 要支援1 652単位	587	
26	1834	経予ユ病院療短Ⅲ1・夜減・欠3	要支援1 652単位 夜勤の勤務条件基準を満たさない場合 － 25単位	564	
26	1835	経予ユ病院療短Ⅲ2・欠3	要支援2 815単位	734	
26	1840	経予ユ病院療短Ⅲ2・夜減・欠3	要支援2 815単位 夜勤の勤務条件基準を満たさない場合 － 25単位	711	
26	9271	予ユ病院療短Ⅰ1・欠3・未	(一)ユニット型病院療養病床介護予防短期入所療養介護費(Ⅰ)〈ユニット型個室〉 要支援1 632単位 ／ 正看比率が20％未満の場合 ／ ユニットケア体制未整備減算	552	
26	9275	予ユ病院療短Ⅰ1・夜減・欠3・未	要支援1 632単位 夜勤の勤務条件基準を満たさない場合 － 25単位	530	
26	9276	予ユ病院療短Ⅰ2・欠3・未	要支援2 796単位	695	
26	9280	予ユ病院療短Ⅰ2・夜減・欠3・未	要支援2 796単位 夜勤の勤務条件基準を満たさない場合 － 25単位	673	
26	1841	予ユ病院療短Ⅱ1・欠3・未	(二)ユニット型病院療養病床介護予防短期入所療養介護費(Ⅱ)〈療養機能強化型A〉〈ユニット型個室〉 要支援1 662単位 ／ ×90% ／ ×97%	578	
26	1846	予ユ病院療短Ⅱ1・夜減・欠3・未	要支援1 662単位 夜勤の勤務条件基準を満たさない場合 － 25単位	556	
26	1847	予ユ病院療短Ⅱ2・欠3・未	要支援2 825単位	721	
26	1852	予ユ病院療短Ⅱ2・夜減・欠3・未	要支援2 825単位 夜勤の勤務条件基準を満たさない場合 － 25単位	698	
26	1853	予ユ病院療短Ⅲ1・欠3・未	(三)ユニット型病院療養病床介護予防短期入所療養介護費(Ⅲ)〈療養機能強化型B〉〈ユニット型個室〉 要支援1 652単位	569	
26	1858	予ユ病院療短Ⅲ1・夜減・欠3・未	要支援1 652単位 夜勤の勤務条件基準を満たさない場合 － 25単位	547	
26	1859	予ユ病院療短Ⅲ2・欠3・未	要支援2 815単位	712	
26	1864	予ユ病院療短Ⅲ2・夜減・欠3・未	要支援2 815単位 夜勤の勤務条件基準を満たさない場合 － 25単位	690	
26	9281	経予ユ病院療短Ⅰ1・欠3・未	(四)経過的ユニット型病院療養病床介護予防短期入所療養介護費(Ⅰ)〈ユニット型個室的多床室〉 要支援1 632単位	552	
26	9285	経予ユ病院療短Ⅰ1・夜減・欠3・未	要支援1 632単位 夜勤の勤務条件基準を満たさない場合 － 25単位	530	
26	9286	経予ユ病院療短Ⅰ2・欠3・未	要支援2 796単位	695	
26	9290	経予ユ病院療短Ⅰ2・夜減・欠3・未	要支援2 796単位 夜勤の勤務条件基準を満たさない場合 － 25単位	673	
26	1865	経予ユ病院療短Ⅱ1・欠3・未	(五)経過的ユニット型病院療養病床介護予防短期入所療養介護費(Ⅱ)〈療養機能強化型A〉〈ユニット型個室的多床室〉 要支援1 662単位	578	
26	1870	経予ユ病院療短Ⅱ1・夜減・欠3・未	要支援1 662単位 夜勤の勤務条件基準を満たさない場合 － 25単位	556	
26	1871	経予ユ病院療短Ⅱ2・欠3・未	要支援2 825単位	721	
26	1876	経予ユ病院療短Ⅱ2・夜減・欠3・未	要支援2 825単位 夜勤の勤務条件基準を満たさない場合 － 25単位	698	
26	1877	経予ユ病院療短Ⅲ1・欠3・未	(六)経過的ユニット型病院療養病床介護予防短期入所療養介護費(Ⅲ)〈療養機能強化型B〉〈ユニット型個室的多床室〉 要支援1 652単位	569	
26	1882	経予ユ病院療短Ⅲ1・夜減・欠3・未	要支援1 652単位 夜勤の勤務条件基準を満たさない場合 － 25単位	547	
26	1883	経予ユ病院療短Ⅲ2・欠3・未	要支援2 815単位	712	
26	1888	経予ユ病院療短Ⅲ2・夜減・欠3・未	要支援2 815単位 夜勤の勤務条件基準を満たさない場合 － 25単位	690	

サービスコード 種類	項目	サービス内容略称	算定項目						合成単位数	算定単位
26	1201	予ユ病院経短1・欠3	(4)ユニット型病院療養病床経過型介護予防短期入所療養介護費	(一)ユニット型病院療養病床経過型介護予防短期入所療養介護費 ＜ユニット型個室＞	要支援1			正看比率が20％未満の場合 × 90%	569	1日につき
26	1205	予ユ病院経短1・夜減・欠3			632 単位	夜勤の勤務条件基準を満たさない場合	－ 25 単位		546	
26	1206	予ユ病院経短2・欠3			要支援2				716	
26	1210	予ユ病院経短2・夜減・欠3			796 単位	夜勤の勤務条件基準を満たさない場合	－ 25 単位		694	
26	1211	経予ユ病院経短1・欠3		(二)経過的ユニット型病院療養病床経過型介護予防短期入所療養介護費 ＜ユニット型個室的多床室＞	要支援1				569	
26	1215	経予ユ病院経短1・夜減・欠3			632 単位	夜勤の勤務条件基準を満たさない場合	－ 25 単位		546	
26	1216	経予ユ病院経短2・欠3			要支援2				716	
26	1220	経予ユ病院経短2・夜減・欠3			796 単位	夜勤の勤務条件基準を満たさない場合	－ 25 単位		694	
26	1221	予ユ病院経短1・欠3・未		(一)ユニット型病院療養病床経過型介護予防短期入所療養介護費 ＜ユニット型個室＞	要支援1			正看比率が20％未満の場合 × 90% ／ ユニットケア体制未整備減算 × 97%	552	
26	1225	予ユ病院経短1・夜減・欠3・未			632 単位	夜勤の勤務条件基準を満たさない場合	－ 25 単位		530	
26	1226	予ユ病院経短2・欠3・未			要支援2				695	
26	1230	予ユ病院経短2・夜減・欠3・未			796 単位	夜勤の勤務条件基準を満たさない場合	－ 25 単位		673	
26	1231	経予ユ病院経短1・欠3・未		(二)経過的ユニット型病院療養病床経過型介護予防短期入所療養介護費 ＜ユニット型個室的多床室＞	要支援1				552	
26	1235	経予ユ病院経短1・夜減・欠3・未			632 単位	夜勤の勤務条件基準を満たさない場合	－ 25 単位		530	
26	1236	経予ユ病院経短2・欠3・未			要支援2				695	
26	1240	経予ユ病院経短2・夜減・欠3・未			796 単位	夜勤の勤務条件基準を満たさない場合	－ 25 単位		673	

予防

短期
療養

（病院）

僻地の医師確保計画を届け出ている病院の医師数が必要数の60％未満の場合

左欄：**予防**　／　**短期療養（病院）**

種類	項目	サービス内容略称	算定項目	合成単位数	算定単位
26	9111	予病院療短Ⅰⅰ1・欠4	(1) 病院療養病床介護予防短期療養介護費　(一) 病院療養病床介護予防短期入所療養介護費（Ⅰ）（看護6:1 介護4:1）　a 病院療養病床介護予防短期入所療養介護費（ⅰ）＜従来型個室＞　要支援1 547単位	535	1日につき
26	9115	予病院療短Ⅰⅰ1・夜減・欠4	夜勤の勤務条件基準を満たさない場合 −25単位	510	
26	9116	予病院療短Ⅰⅰ2・欠4	要支援2 686単位	674	
26	9120	予病院療短Ⅰⅰ2・夜減・欠4	夜勤の勤務条件基準を満たさない場合 −25単位	649	
26	1889	予病院療短Ⅰⅱ1・欠4	b 病院療養病床介護予防短期入所療養介護費（ⅱ）＜療養機能強化型A＞＜従来型個室＞　要支援1 576単位	564	
26	1894	予病院療短Ⅰⅱ1・夜減・欠4	夜勤の勤務条件基準を満たさない場合 −25単位	539	
26	1895	予病院療短Ⅰⅱ2・欠4	要支援2 716単位	704	
26	1900	予病院療短Ⅰⅱ2・夜減・欠4	夜勤の勤務条件基準を満たさない場合 −25単位	679	
26	1901	予病院療短Ⅰⅲ1・欠4	c 病院療養病床介護予防短期入所療養介護費（ⅲ）＜療養機能強化型B＞＜従来型個室＞　要支援1 566単位	554	
26	1906	予病院療短Ⅰⅲ1・夜減・欠4	夜勤の勤務条件基準を満たさない場合 −25単位	529	
26	1907	予病院療短Ⅰⅲ2・欠4	要支援2 706単位	694	
26	1912	予病院療短Ⅰⅲ2・夜減・欠4	夜勤の勤務条件基準を満たさない場合 −25単位	669	
26	9121	予病院療短Ⅰⅳ1・欠4	d 病院療養病床介護予防短期入所療養介護費（ⅳ）＜多床室＞　要支援1 606単位	594	
26	9125	予病院療短Ⅰⅳ1・夜減・欠4	夜勤の勤務条件基準を満たさない場合 −25単位	569	
26	9126	予病院療短Ⅰⅳ2・欠4	要支援2 767単位	755	
26	9130	予病院療短Ⅰⅳ2・夜減・欠4	夜勤の勤務条件基準を満たさない場合 −25単位	730	
26	1913	予病院療短Ⅰⅴ1・欠4	e 病院療養病床介護予防短期入所療養介護費（ⅴ）＜療養機能強化型A＞＜多床室＞　要支援1 639単位	627	
26	1918	予病院療短Ⅰⅴ1・夜減・欠4	夜勤の勤務条件基準を満たさない場合 −25単位	602	
26	1919	予病院療短Ⅰⅴ2・欠4	要支援2 801単位	789	
26	1924	予病院療短Ⅰⅴ2・夜減・欠4	夜勤の勤務条件基準を満たさない場合 −25単位	764	
26	1925	予病院療短Ⅰⅵ1・欠4	f 病院療養病床介護予防短期入所療養介護費（ⅵ）＜療養機能強化型B＞＜多床室＞　要支援1 627単位	615	
26	1930	予病院療短Ⅰⅵ1・夜減・欠4	夜勤の勤務条件基準を満たさない場合 −25単位	590	
26	1931	予病院療短Ⅰⅵ2・欠4	要支援2 788単位	776	
26	1936	予病院療短Ⅰⅵ2・夜減・欠4	夜勤の勤務条件基準を満たさない場合 −25単位	751	
26	9131	予病院療短Ⅱⅰ1・欠4	(二) 病院療養病床介護予防短期入所療養介護費（Ⅱ）（看護6:1 介護5:1）　a 病院療養病床介護予防短期入所療養介護費（ⅰ）＜従来型個室＞　要支援1 515単位	503	
26	9135	予病院療短Ⅱⅰ1・夜減・欠4	夜勤の勤務条件基準を満たさない場合 −25単位	478	
26	9136	予病院療短Ⅱⅰ2・欠4	要支援2 644単位	632	
26	9140	予病院療短Ⅱⅰ2・夜減・欠4	夜勤の勤務条件基準を満たさない場合 −25単位	607	
26	9137	予病院療短Ⅱⅱ1・欠4	b 病院療養病床介護予防短期入所療養介護費（ⅱ）＜療養機能強化型＞＜従来型個室＞　要支援1 530単位	518	
26	9142	予病院療短Ⅱⅱ1・夜減・欠4	夜勤の勤務条件基準を満たさない場合 −25単位	493	
26	9143	予病院療短Ⅱⅱ2・欠4	要支援2 661単位	649	
26	9148	予病院療短Ⅱⅱ2・夜減・欠4	夜勤の勤務条件基準を満たさない場合 −25単位	624	
26	9141	予病院療短Ⅱⅲ1・欠4	c 病院療養病床介護予防短期入所療養介護費（ⅲ）＜多床室＞　要支援1 575単位	563	
26	9145	予病院療短Ⅱⅲ1・夜減・欠4	夜勤の勤務条件基準を満たさない場合 −25単位	538	
26	9146	予病院療短Ⅱⅲ2・欠4	要支援2 727単位	715	
26	9150	予病院療短Ⅱⅲ2・夜減・欠4	夜勤の勤務条件基準を満たさない場合 −25単位	690	
26	9149	予病院療短Ⅱⅳ1・欠4	d 病院療養病床介護予防短期入所療養介護費（ⅳ）＜療養機能強化型＞＜多床室＞　要支援1 593単位	581	
26	9154	予病院療短Ⅱⅳ1・夜減・欠4	夜勤の勤務条件基準を満たさない場合 −25単位	556	
26	9155	予病院療短Ⅱⅳ2・欠4	要支援2 745単位	733	
26	9160	予病院療短Ⅱⅳ2・夜減・欠4	夜勤の勤務条件基準を満たさない場合 −25単位	708	
26	9151	予病院療短Ⅲⅰ1・欠4	(三) 病院療養病床介護予防短期入所療養介護費（Ⅲ）（看護6:1 介護6:1）　a 病院療養病床介護予防短期入所療養介護費（ⅰ）＜従来型個室＞　要支援1 497単位	485	
26	9155	予病院療短Ⅲⅰ1・夜減・欠4	夜勤の勤務条件基準を満たさない場合 −25単位	460	
26	9156	予病院療短Ⅲⅰ2・欠4	要支援2 621単位	609	
26	9160	予病院療短Ⅲⅰ2・夜減・欠4	夜勤の勤務条件基準を満たさない場合 −25単位	584	
26	9161	予病院療短Ⅲⅱ1・欠4	b 病院療養病床介護予防短期入所療養介護費（ⅱ）＜多床室＞　要支援1 559単位	547	
26	9165	予病院療短Ⅲⅱ1・夜減・欠4	夜勤の勤務条件基準を満たさない場合 −25単位	522	
26	9166	予病院療短Ⅲⅱ2・欠4	要支援2 705単位	693	
26	9170	予病院療短Ⅲⅱ2・夜減・欠4	夜勤の勤務条件基準を満たさない場合 −25単位	668	
26	1241	予病院経短Ⅰⅰ1・欠4	(2) 病院療養病床経過型介護予防短期入所療養介護費　(一) 病院療養病床経過型介護予防短期入所療養介護費（Ⅰ）（看護6:1 介護4:1）　a 病院療養病床経過型介護予防短期入所療養介護費（ⅰ）＜従来型個室＞　要支援1 557単位	545	
26	1245	予病院経短Ⅰⅰ1・夜減・欠4	夜勤の勤務条件基準を満たさない場合 −25単位	520	
26	1246	予病院経短Ⅰⅰ2・欠4	要支援2 695単位	683	
26	1250	予病院経短Ⅰⅰ2・夜減・欠4	夜勤の勤務条件基準を満たさない場合 −25単位	658	
26	1251	予病院経短Ⅰⅱ1・欠4	b 病院療養病床経過型介護予防短期入所療養介護費（ⅱ）＜多床室＞　要支援1 616単位	604	
26	1255	予病院経短Ⅰⅱ1・夜減・欠4	夜勤の勤務条件基準を満たさない場合 −25単位	579	
26	1256	予病院経短Ⅰⅱ2・欠4	要支援2 777単位	765	
26	1260	予病院経短Ⅰⅱ2・夜減・欠4	夜勤の勤務条件基準を満たさない場合 −25単位	740	
26	5289	予病院経短Ⅱⅰ1・欠4	(二) 病院療養病床経過型介護予防短期入所療養介護費（Ⅱ）（看護8:1 介護4:1）　a 病院療養病床経過型介護予防短期入所療養介護費（ⅰ）＜従来型個室＞　要支援1 557単位	545	
26	5293	予病院経短Ⅱⅰ1・夜減・欠4	夜勤の勤務条件基準を満たさない場合 −25単位	520	
26	5294	予病院経短Ⅱⅰ2・欠4	要支援2 695単位	683	
26	5298	予病院経短Ⅱⅰ2・夜減・欠4	夜勤の勤務条件基準を満たさない場合 −25単位	658	
26	5299	予病院経短Ⅱⅱ1・欠4	b 病院療養病床経過型介護予防短期入所療養介護費（ⅱ）＜多床室＞　要支援1 616単位	604	
26	5303	予病院経短Ⅱⅱ1・夜減・欠4	夜勤の勤務条件基準を満たさない場合 −25単位	579	
26	5304	予病院経短Ⅱⅱ2・欠4	要支援2 777単位	765	
26	5308	予病院経短Ⅱⅱ2・夜減・欠4	夜勤の勤務条件基準を満たさない場合 −25単位	740	

※ 算定項目末尾に共通して：僻地の医師確保計画を届け出ている病院の医師数が必要数の60％未満の場合 −12単位

右欄外：予防 ／ 短期療養（病院）

種類	項目	サービス内容略称	算定項目		合成単位数	算定単位
26	9171	予ユ病院療短Ⅰ1・欠4	(3)ユニット型病院療養病床介護予防短期入所療養介護費 ／ (一)ユニット型病院療養病床介護予防短期入所療養介護費(Ⅰ) <ユニット型個室>	要支援1 632単位	620	1日につき
26	9175	予ユ病院療短Ⅰ1・夜減・欠4		夜勤の勤務条件基準を満たさない場合 －25単位	595	
26	9176	予ユ病院療短Ⅰ2・欠4		要支援2 796単位	784	
26	9180	予ユ病院療短Ⅰ2・夜減・欠4		夜勤の勤務条件基準を満たさない場合 －25単位	759	
26	1961	予ユ病院療短Ⅱ1・欠4	(二)ユニット型病院療養病床介護予防短期入所療養介護費(Ⅱ) <療養機能強化型A> <ユニット型個室>	要支援1 662単位	650	
26	1966	予ユ病院療短Ⅱ1・夜減・欠4		夜勤の勤務条件基準を満たさない場合 －25単位	625	
26	1967	予ユ病院療短Ⅱ2・欠4		要支援2 825単位	813	
26	1972	予ユ病院療短Ⅱ2・夜減・欠4		夜勤の勤務条件基準を満たさない場合 －25単位	788	
26	1973	予ユ病院療短Ⅲ1・欠4	(三)ユニット型病院療養病床介護予防短期入所療養介護費(Ⅲ) <療養機能強化型B> <ユニット型個室>	要支援1 652単位	640	
26	1978	予ユ病院療短Ⅲ1・夜減・欠4		夜勤の勤務条件基準を満たさない場合 －25単位	615	
26	1979	予ユ病院療短Ⅲ2・欠4		要支援2 815単位	803	
26	1984	予ユ病院療短Ⅲ2・夜減・欠4		夜勤の勤務条件基準を満たさない場合 －25単位	778	
26	9181	経ユ病院療短Ⅰ1・欠4	(四)経過的ユニット型病院療養病床介護予防短期入所療養介護費(Ⅰ) <ユニット型個室的多床室>	要支援1 632単位	620	
26	9185	経ユ病院療短Ⅰ1・夜減・欠4		夜勤の勤務条件基準を満たさない場合 －25単位	595	
26	9186	経ユ病院療短Ⅰ2・欠4		要支援2 796単位	784	
26	9190	経ユ病院療短Ⅰ2・夜減・欠4		夜勤の勤務条件基準を満たさない場合 －25単位	759	
26	1985	経ユ病院療短Ⅱ1・欠4	(五)経過的ユニット型病院療養病床介護予防短期入所療養介護費(Ⅱ) <療養機能強化型A> <ユニット型個室的多床室>	要支援1 662単位	650	
26	1990	経ユ病院療短Ⅱ1・夜減・欠4		夜勤の勤務条件基準を満たさない場合 －25単位	625	
26	1991	経ユ病院療短Ⅱ2・欠4		要支援2 825単位	813	
26	1996	経ユ病院療短Ⅱ2・夜減・欠4		夜勤の勤務条件基準を満たさない場合 －25単位	788	
26	1997	経ユ病院療短Ⅲ1・欠4	(六)経過的ユニット型病院療養病床介護予防短期入所療養介護費(Ⅲ) <療養機能強化型B> <ユニット型個室的多床室>	要支援1 652単位	640	
26	2002	経ユ病院療短Ⅲ1・夜減・欠4		夜勤の勤務条件基準を満たさない場合 －25単位	615	
26	2003	経ユ病院療短Ⅲ2・欠4		要支援2 815単位	803	
26	2008	経ユ病院療短Ⅲ2・夜減・欠4		夜勤の勤務条件基準を満たさない場合 －25単位	778	

※ 上記（3）の区分について、右側に「僻地の医師確保計画を届け出ている病院の医師数が必要数の60％未満の場合 －12単位」

種類	項目	サービス内容略称	算定項目		合成単位数	算定単位
26	9291	予ユ病院療短Ⅰ1・欠4・未	(一)ユニット型病院療養病床介護予防短期入所療養介護費(Ⅰ) <ユニット型個室>	要支援1 632単位	601	1日につき
26	9295	予ユ病院療短Ⅰ1・夜減・欠4・未		夜勤の勤務条件基準を満たさない場合 －25単位	577	
26	9296	予ユ病院療短Ⅰ2・欠4・未		要支援2 796単位	760	
26	9300	予ユ病院療短Ⅰ2・夜減・欠4・未		夜勤の勤務条件基準を満たさない場合 －25単位	736	
26	2009	予ユ病院療短Ⅱ1・欠4・未	(二)ユニット型病院療養病床介護予防短期入所療養介護費(Ⅱ) <療養機能強化型A> <ユニット型個室>	要支援1 662単位	631	
26	2014	予ユ病院療短Ⅱ1・夜減・欠4・未		夜勤の勤務条件基準を満たさない場合 －25単位	606	
26	2015	予ユ病院療短Ⅱ2・欠4・未		要支援2 825単位	789	
26	2020	予ユ病院療短Ⅱ2・夜減・欠4・未		夜勤の勤務条件基準を満たさない場合 －25単位	764	
26	2021	予ユ病院療短Ⅲ1・欠4・未	(三)ユニット型病院療養病床介護予防短期入所療養介護費(Ⅲ) <療養機能強化型B> <ユニット型個室>	要支援1 652単位	621	
26	2026	予ユ病院療短Ⅲ1・夜減・欠4・未		夜勤の勤務条件基準を満たさない場合 －25単位	597	
26	2027	予ユ病院療短Ⅲ2・欠4・未		要支援2 815単位	779	
26	2032	予ユ病院療短Ⅲ2・夜減・欠4・未		夜勤の勤務条件基準を満たさない場合 －25単位	755	
26	9301	経ユ病院療短Ⅰ1・欠4・未	(四)経過的ユニット型病院療養病床介護予防短期入所療養介護費(Ⅰ) <ユニット型個室的多床室>	要支援1 632単位	601	
26	9305	経ユ病院療短Ⅰ1・夜減・欠4・未		夜勤の勤務条件基準を満たさない場合 －25単位	577	
26	9306	経ユ病院療短Ⅰ2・欠4・未		要支援2 796単位	760	
26	9310	経ユ病院療短Ⅰ2・夜減・欠4・未		夜勤の勤務条件基準を満たさない場合 －25単位	736	
26	2033	経ユ病院療短Ⅱ1・欠4・未	(五)経過的ユニット型病院療養病床介護予防短期入所療養介護費(Ⅱ) <療養機能強化型A> <ユニット型個室的多床室>	要支援1 662単位	631	
26	2038	経ユ病院療短Ⅱ1・夜減・欠4・未		夜勤の勤務条件基準を満たさない場合 －25単位	606	
26	2039	経ユ病院療短Ⅱ2・欠4・未		要支援2 825単位	789	
26	2044	経ユ病院療短Ⅱ2・夜減・欠4・未		夜勤の勤務条件基準を満たさない場合 －25単位	764	
26	2045	経ユ病院療短Ⅲ1・欠4・未	(六)経過的ユニット型病院療養病床介護予防短期入所療養介護費(Ⅲ) <療養機能強化型B> <ユニット型個室的多床室>	要支援1 652単位	621	
26	2050	経ユ病院療短Ⅲ1・夜減・欠4・未		夜勤の勤務条件基準を満たさない場合 －25単位	597	
26	2051	経ユ病院療短Ⅲ2・欠4・未		要支援2 815単位	779	
26	2056	経ユ病院療短Ⅲ2・夜減・欠4・未		夜勤の勤務条件基準を満たさない場合 －25単位	755	

※ 上記「未」区分について、右側に「僻地の医師確保計画を届け出ている病院の医師数が必要数の60％未満の場合 －12単位」「ユニットケア体制未整備減算 ×97％」

種類	項目	サービス内容略称	算定項目		合成単位数	算定単位
26	1261	予ユ病院経短1・欠4	(4)ユニット型病院療養病床経過型介護予防短期入所療養介護費 ／ (一)ユニット型病院療養病床経過型介護予防短期入所療養介護費 <ユニット型個室>	要支援1 632単位	620	1日につき
26	1265	予ユ病院経短1・夜減・欠4		夜勤の勤務条件基準を満たさない場合 －25単位	595	
26	1266	予ユ病院経短2・欠4		要支援2 796単位	784	
26	1270	予ユ病院経短2・夜減・欠4		夜勤の勤務条件基準を満たさない場合 －25単位	759	
26	1271	経ユ病院経短1・欠4	(二)経過的ユニット型病院療養病床経過型介護予防短期入所療養介護費 <ユニット型個室的多床室>	要支援1 632単位	620	
26	1275	経ユ病院経短1・夜減・欠4		夜勤の勤務条件基準を満たさない場合 －25単位	595	
26	1276	経ユ病院経短2・欠4		要支援2 796単位	784	
26	1280	経ユ病院経短2・夜減・欠4		夜勤の勤務条件基準を満たさない場合 －25単位	759	
26	1281	予ユ病院経短1・欠4・未	(一)ユニット型病院療養病床経過型介護予防短期入所療養介護費 <ユニット型個室>	要支援1 632単位	601	
26	1285	予ユ病院経短1・夜減・欠4・未		夜勤の勤務条件基準を満たさない場合 －25単位	577	
26	1286	予ユ病院経短2・欠4・未		要支援2 796単位	760	
26	1290	予ユ病院経短2・夜減・欠4・未		夜勤の勤務条件基準を満たさない場合 －25単位	736	
26	1291	経ユ病院経短1・欠4・未	(二)経過的ユニット型病院療養病床経過型介護予防短期入所療養介護費 <ユニット型個室的多床室>	要支援1 632単位	601	
26	1295	経ユ病院経短1・夜減・欠4・未		夜勤の勤務条件基準を満たさない場合 －25単位	577	
26	1296	経ユ病院経短2・欠4・未		要支援2 796単位	760	
26	1300	経ユ病院経短2・夜減・欠4・未		夜勤の勤務条件基準を満たさない場合 －25単位	736	

※ (4)の上段：僻地の医師確保計画を届け出ている病院の医師数が必要数の60％未満の場合 －12単位
※ (4)の「未」区分：僻地の医師確保計画を届け出ている病院の医師数が必要数の60％未満の場合 －12単位／ユニットケア体制未整備減算 ×97％

僻地の医師確保計画を届け出ているもの以外の病院の医師数が必要数の 60%未満の場合

左欄：予防／短期療養（病院）

種類	項目	サービス内容略称	算定項目		合成単位数	算定単位
26	9211	予病院療短Ⅲⅰ1・欠5	(1)病院療養病床介護予防短期入所療養介護費　(三)病院療養病床介護予防短期入所療養介護費(Ⅲ)　a 病院療養病床介護予防短期入所療養介護費(ⅰ)〈従来型個室〉（看護6:1 介護6:1）	要支援1　497単位	447	1日につき
26	9215	予病院療短Ⅲⅰ1・夜減・欠5		夜勤の勤務条件基準を満たさない場合 −25単位	425	
26	9216	予病院療短Ⅲⅰ2・欠5		要支援2　621単位	559	
26	9220	予病院療短Ⅲⅰ2・夜減・欠5		夜勤の勤務条件基準を満たさない場合 −25単位	536	
26	9221	予病院療短Ⅲⅱ1・欠5	b 病院療養病床介護予防短期入所療養介護費(ⅱ)〈多床室〉	要支援1　559単位	503	
26	9225	予病院療短Ⅲⅱ1・夜減・欠5		夜勤の勤務条件基準を満たさない場合 −25単位	481	
26	9226	予病院療短Ⅲⅱ2・欠5		要支援2　705単位	635	
26	9230	予病院療短Ⅲⅱ2・夜減・欠5		夜勤の勤務条件基準を満たさない場合 −25単位	612	
26	5309	予病院経短Ⅱⅰ1・欠5	(2)病院療養病床経過型介護予防短期入所療養介護費　(二)病院療養病床経過型介護予防短期入所療養介護費(Ⅱ)　a 病院療養病床経過型介護予防短期入所療養介護費(ⅰ)〈従来型個室〉（看護8:1 介護4:1）	要支援1　557単位	501	
26	5313	予病院経短Ⅱⅰ1・夜減・欠5		夜勤の勤務条件基準を満たさない場合 −25単位	479	
26	5314	予病院経短Ⅱⅰ2・欠5		要支援2　695単位	626	
26	5318	予病院経短Ⅱⅰ2・夜減・欠5		夜勤の勤務条件基準を満たさない場合 −25単位	603	
26	5319	予病院経短Ⅱⅱ1・欠5	b 病院療養病床経過型介護予防短期入所療養介護費(ⅱ)〈多床室〉	要支援1　616単位	554	
26	5323	予病院経短Ⅱⅱ1・夜減・欠5		夜勤の勤務条件基準を満たさない場合 −25単位	532	
26	5324	予病院経短Ⅱⅱ2・欠5		要支援2　777単位	699	
26	5328	予病院経短Ⅱⅱ2・夜減・欠5		夜勤の勤務条件基準を満たさない場合 −25単位	677	
26	9231	予ユ院療短Ⅰ1・欠5	(3)ユニット型病院療養病床介護予防短期入所療養介護費　(一)ユニット型病院療養病床介護予防短期入所療養介護費(Ⅰ)〈ユニット型個室〉	要支援1　632単位	569	
26	9235	予ユ院療短Ⅰ1・夜減・欠5		夜勤の勤務条件基準を満たさない場合 −25単位	546	
26	9236	予ユ院療短Ⅰ2・欠5		要支援2　796単位	716	
26	9240	予ユ院療短Ⅰ2・夜減・欠5		夜勤の勤務条件基準を満たさない場合 −25単位	694	
26	2057	予ユ院療短Ⅱ1・欠5	(二)ユニット型病院療養病床介護予防短期入所療養介護費(Ⅱ)〈療養機能強化型A〉〈ユニット型個室〉	要支援1　662単位	596	
26	2062	予ユ院療短Ⅱ1・夜減・欠5		夜勤の勤務条件基準を満たさない場合 −25単位	573	
26	2063	予ユ院療短Ⅱ2・欠5		要支援2　825単位	743	
26	2068	予ユ院療短Ⅱ2・夜減・欠5		夜勤の勤務条件基準を満たさない場合 −25単位	720	
26	2069	予ユ院療短Ⅲ1・欠5	(三)ユニット型病院療養病床介護予防短期入所療養介護費(Ⅲ)〈療養機能強化型B〉〈ユニット型個室〉	要支援1　652単位	587	
26	2074	予ユ院療短Ⅲ1・夜減・欠5		夜勤の勤務条件基準を満たさない場合 −25単位	564	
26	2075	予ユ院療短Ⅲ2・欠5		要支援2　815単位	734	
26	2080	予ユ院療短Ⅲ2・夜減・欠5		夜勤の勤務条件基準を満たさない場合 −25単位	711	
26	9241	経予ユ院療短Ⅰ1・欠5	(四)経過的ユニット型病院療養病床介護予防短期入所療養介護費(Ⅰ)〈ユニット型個室的多床室〉	要支援1　632単位	569	
26	9245	経予ユ院療短Ⅰ1・夜減・欠5		夜勤の勤務条件基準を満たさない場合 −25単位	546	
26	9246	経予ユ院療短Ⅰ2・欠5		要支援2　796単位	716	
26	9250	経予ユ院療短Ⅰ2・夜減・欠5		夜勤の勤務条件基準を満たさない場合 −25単位	694	
26	2081	経予ユ院療短Ⅱ1・欠5	(五)経過的ユニット型病院療養病床介護予防短期入所療養介護費(Ⅱ)〈療養機能強化型A〉〈ユニット型個室的多床室〉	要支援1　662単位	596	
26	2086	経予ユ院療短Ⅱ1・夜減・欠5		夜勤の勤務条件基準を満たさない場合 −25単位	573	
26	2087	経予ユ院療短Ⅱ2・欠5		要支援2　825単位	743	
26	2092	経予ユ院療短Ⅱ2・夜減・欠5		夜勤の勤務条件基準を満たさない場合 −25単位	720	
26	2093	経予ユ院療短Ⅲ1・欠5	(六)経過的ユニット型病院療養病床介護予防短期入所療養介護費(Ⅲ)〈療養機能強化型B〉〈ユニット型個室的多床室〉	要支援1　652単位	587	
26	2098	経予ユ院療短Ⅲ1・夜減・欠5		夜勤の勤務条件基準を満たさない場合 −25単位	564	
26	2099	経予ユ院療短Ⅲ2・欠5		要支援2　815単位	734	
26	2104	経予ユ院療短Ⅲ2・夜減・欠5		夜勤の勤務条件基準を満たさない場合 −25単位	711	
26	9311	予ユ院療短Ⅰ1・欠5・未	(一)ユニット型病院療養病床介護予防短期入所療養介護費(Ⅰ)〈ユニット型個室〉	要支援1　632単位	552	
26	9315	予ユ院療短Ⅰ1・夜減・欠5・未		夜勤の勤務条件基準を満たさない場合 −25単位	530	
26	9316	予ユ院療短Ⅰ2・欠5・未		要支援2　796単位	695	
26	9320	予ユ院療短Ⅰ2・夜減・欠5・未		夜勤の勤務条件基準を満たさない場合 −25単位	673	
26	2105	予ユ院療短Ⅱ1・欠5・未	(二)ユニット型病院療養病床介護予防短期入所療養介護費(Ⅱ)〈療養機能強化型A〉〈ユニット型個室〉	要支援1　662単位	578	
26	2110	予ユ院療短Ⅱ1・夜減・欠5・未		夜勤の勤務条件基準を満たさない場合 −25単位	556	
26	2111	予ユ院療短Ⅱ2・欠5・未		要支援2　825単位	721	
26	2116	予ユ院療短Ⅱ2・夜減・欠5・未		夜勤の勤務条件基準を満たさない場合 −25単位	698	
26	2117	予ユ院療短Ⅲ1・欠5・未	(三)ユニット型病院療養病床介護予防短期入所療養介護費(Ⅲ)〈療養機能強化型B〉〈ユニット型個室〉	要支援1　652単位	569	
26	2122	予ユ院療短Ⅲ1・夜減・欠5・未		夜勤の勤務条件基準を満たさない場合 −25単位	547	
26	2123	予ユ院療短Ⅲ2・欠5・未		要支援2　815単位	712	
26	2128	予ユ院療短Ⅲ2・夜減・欠5・未		夜勤の勤務条件基準を満たさない場合 −25単位	690	
26	9321	経予ユ院療短Ⅰ1・欠5・未	(四)経過的ユニット型病院療養病床介護予防短期入所療養介護費(Ⅰ)〈ユニット型個室的多床室〉	要支援1　632単位	552	
26	9325	経予ユ院療短Ⅰ1・夜減・欠5・未		夜勤の勤務条件基準を満たさない場合 −25単位	530	
26	9326	経予ユ院療短Ⅰ2・欠5・未		要支援2　796単位	695	
26	9330	経予ユ院療短Ⅰ2・夜減・欠5・未		夜勤の勤務条件基準を満たさない場合 −25単位	673	
26	2129	経予ユ院療短Ⅱ1・欠5・未	(五)経過的ユニット型病院療養病床介護予防短期入所療養介護費(Ⅱ)〈療養機能強化型A〉〈ユニット型個室的多床室〉	要支援1　662単位	578	
26	2134	経予ユ院療短Ⅱ1・夜減・欠5・未		夜勤の勤務条件基準を満たさない場合 −25単位	556	
26	2135	経予ユ院療短Ⅱ2・欠5・未		要支援2　825単位	721	
26	2140	経予ユ院療短Ⅱ2・夜減・欠5・未		夜勤の勤務条件基準を満たさない場合 −25単位	698	
26	2141	経予ユ院療短Ⅲ1・欠5・未	(六)経過的ユニット型病院療養病床介護予防短期入所療養介護費(Ⅲ)〈療養機能強化型B〉〈ユニット型個室的多床室〉	要支援1　652単位	569	
26	2146	経予ユ院療短Ⅲ1・夜減・欠5・未		夜勤の勤務条件基準を満たさない場合 −25単位	547	
26	2147	経予ユ院療短Ⅲ2・欠5・未		要支援2　815単位	712	
26	2152	経予ユ院療短Ⅲ2・夜減・欠5・未		夜勤の勤務条件基準を満たさない場合 −25単位	690	

算定項目欄の注記：

- サービスコード 9211〜2104 の区分：「僻地の医師確保計画を届け出ているもの以外の病院の医師数が必要数の60%未満の場合」× 90%
- サービスコード 9311〜2152 の区分：「僻地の医師確保計画を届け出ているもの以外の病院の医師数が必要数の60%未満の場合」× 90%、「ユニットケア体制未整備減算」× 97%

種類	項目	サービス内容略称			算定項目			合成単位数	算定単位
26	1321	予ユ病院経短1・欠5	(4)ユニット型病院療養病床経過型予防短期入所療養介護費	(一)ユニット型病院療養病床経過型介護予防短期入所療養介護費 <ユニット型個室>	要支援1		僻地の医師確保計画を届け出ているもの以外の病院の医師数が必要数の60％未満の場合 × 90%	569	1日につき
26	1325	予ユ病院経短1・夜減・欠5			632 単位	夜勤の勤務条件基準を満たさない場合 － 25 単位		546	
26	1326	予ユ病院経短2・欠5			要支援2			716	
26	1330	予ユ病院経短2・夜減・欠5			796 単位	夜勤の勤務条件基準を満たさない場合 － 25 単位		694	
26	1331	経予ユ病院経短1・欠5		(二)経過的ユニット型病院療養病床経過型介護予防短期入所療養介護費 <ユニット型個室的多床室>	要支援1			569	
26	1335	経予ユ病院経短1・夜減・欠5			632 単位	夜勤の勤務条件基準を満たさない場合 － 25 単位		546	
26	1336	経予ユ病院経短2・欠5			要支援2			716	
26	1340	経予ユ病院経短2・夜減・欠5			796 単位	夜勤の勤務条件基準を満たさない場合 － 25 単位		694	
26	1341	予ユ病院経短1・欠5・未		(一)ユニット型病院療養病床経過型介護予防短期入所療養介護費 <ユニット型個室>	要支援1		僻地の医師確保計画を届け出ているもの以外の病院の医師数が必要数の60％未満の場合 × 90%	ユニットケア体制未整備減算 × 97%	552	
26	1345	予ユ病院経短1・夜減・欠5・未			632 単位	夜勤の勤務条件基準を満たさない場合 － 25 単位			530	
26	1346	予ユ病院経短2・欠5・未			要支援2				695	
26	1350	予ユ病院経短2・夜減・欠5・未			796 単位	夜勤の勤務条件基準を満たさない場合 － 25 単位			673	
26	1351	経予ユ病院経短1・欠5・未		(二)経過的ユニット型病院療養病床経過型介護予防短期入所療養介護費 <ユニット型個室的多床室>	要支援1				552	
26	1355	経予ユ病院経短1・夜減・欠5・未			632 単位	夜勤の勤務条件基準を満たさない場合 － 25 単位			530	
26	1356	経予ユ病院経短2・欠5・未			要支援2				695	
26	1360	経予ユ病院経短2・夜減・欠5・未			796 単位	夜勤の勤務条件基準を満たさない場合 － 25 単位			673	

予防

短期
療養

(病院)

ハ 診療所における介護予防短期入所療養介護

サービスコード 種類	項目	サービス内容略称	算定項目			合成単位数	算定単位
26	3111	予診療所短期Ⅰⅰ1	(1) 診療所介護予防短期入所療養介護費	(一) 診療所介護予防短期入所療養介護費(Ⅰ) 看護<6:1> 介護<6:1>	a 診療所介護予防短期入所療養介護費(ⅰ)<従来型個室> 要支援1 530 単位	530	1日につき
26	3121	予診療所短期Ⅰⅰ2			要支援2 666 単位	666	
26	3113	予診療所短期Ⅰⅱ1			b 診療所介護予防短期入所療養介護費(ⅱ)<療養機能強化型A><従来型個室> 要支援1 559 単位	559	
26	3123	予診療所短期Ⅰⅱ2			要支援2 693 単位	693	
26	3114	予診療所短期Ⅰⅲ1			c 診療所介護予防短期入所療養介護費(ⅲ)<療養機能強化型B><従来型個室> 要支援1 549 単位	549	
26	3124	予診療所短期Ⅰⅲ2			要支援2 684 単位	684	
26	3112	予診療所短期Ⅰⅳ1			d 診療所介護予防短期入所療養介護費(ⅳ)<多床室> 要支援1 589 単位	589	
26	3122	予診療所短期Ⅰⅳ2			要支援2 747 単位	747	
26	3115	予診療所短期Ⅰⅴ1			e 診療所介護予防短期入所療養介護費(ⅴ)<療養機能強化型A><多床室> 要支援1 623 単位	623	
26	3125	予診療所短期Ⅰⅴ2			要支援2 780 単位	780	
26	3116	予診療所短期Ⅰⅵ1			f 診療所介護予防短期入所療養介護費(ⅵ)<療養機能強化型B><多床室> 要支援1 612 単位	612	
26	3126	予診療所短期Ⅰⅵ2			要支援2 769 単位	769	
26	3211	予診療所短期Ⅱⅰ1		(二) 診療所介護予防短期入所療養介護費(Ⅱ) 看護・介護<3:1>	a 診療所介護予防短期入所療養介護費(ⅰ)<従来型個室> 要支援1 471 単位	471	
26	3221	予診療所短期Ⅱⅰ2			要支援2 588 単位	588	
26	3212	予診療所短期Ⅱⅱ1			b 診療所介護予防短期入所療養介護費(ⅱ)<多床室> 要支援1 537 単位	537	
26	3222	予診療所短期Ⅱⅱ2			要支援2 678 単位	678	
26	3213	予ユ診療所短期Ⅰ1	(2)ユニット型診療所介護予防短期入所療養介護費	(一) ユニット型診療所介護予防短期入所療養介護費(Ⅰ)<ユニット型個室>	要支援1 616 単位	616	
26	3223	予ユ診療所短期Ⅰ2			要支援2 775 単位	775	
26	3315	予ユ診療所短期Ⅱ1		(二) ユニット型診療所介護予防短期入所療養介護費(Ⅱ)<療養機能強化型A><ユニット型個室>	要支援1 643 単位	643	
26	3325	予ユ診療所短期Ⅱ2			要支援2 804 単位	804	
26	3316	予ユ診療所短期Ⅲ1		(三) ユニット型診療所介護予防短期入所療養介護費(Ⅲ)<療養機能強化型B><ユニット型個室>	要支援1 634 単位	634	
26	3326	予ユ診療所短期Ⅲ2			要支援2 793 単位	793	
26	3214	経予ユ診療所短期Ⅰ1		(四) 経過的ユニット型診療所介護予防短期入所療養介護費(Ⅰ)<ユニット型個室的多床室>	要支援1 616 単位	616	
26	3224	経予ユ診療所短期Ⅰ2			要支援2 775 単位	775	
26	3317	経予ユ診療所短期Ⅱ1		(五) 経過的ユニット型診療所介護予防短期入所療養介護費(Ⅱ)<療養機能強化型A><ユニット型個室的多床室>	要支援1 643 単位	643	
26	3327	経予ユ診療所短期Ⅱ2			要支援2 804 単位	804	
26	3318	経予ユ診療所短期Ⅲ1		(六) 経過的ユニット型診療所介護予防短期入所療養介護費(Ⅲ)<療養機能強化型B><ユニット型個室的多床室>	要支援1 634 単位	634	
26	3328	経予ユ診療所短期Ⅲ2			要支援2 793 単位	793	
26	3313	予ユ診療所短期Ⅰ1・未		(一) ユニット型診療所介護予防短期入所療養介護費(Ⅰ)<ユニット型個室>	要支援1 616 単位	598	
26	3323	予ユ診療所短期Ⅰ2・未			要支援2 775 単位	752	
26	3319	予ユ診療所短期Ⅱ1・未		(二) ユニット型診療所介護予防短期入所療養介護費(Ⅱ)<療養機能強化型A><ユニット型個室>	要支援1 643 単位	624	
26	3329	予ユ診療所短期Ⅱ2・未			要支援2 804 単位	780	
26	3415	予ユ診療所短期Ⅲ1・未		(三) ユニット型診療所介護予防短期入所療養介護費(Ⅲ)<療養機能強化型B><ユニット型個室>	ユニットケア体制未整備減算 要支援1 634 単位 × 97%	615	
26	3425	予ユ診療所短期Ⅲ2・未			要支援2 793 単位	769	
26	3314	経予ユ診療所短期Ⅰ1・未		(四) 経過的ユニット型診療所介護予防短期入所療養介護費(Ⅰ)<ユニット型個室的多床室>	要支援1 616 単位	598	
26	3324	経予ユ診療所短期Ⅰ2・未			要支援2 775 単位	752	
26	3416	経予ユ診療所短期Ⅱ1・未		(五) 経過的ユニット型診療所介護予防短期入所療養介護費(Ⅱ)<療養機能強化型A><ユニット型個室的多床室>	要支援1 643 単位	624	
26	3426	経予ユ診療所短期Ⅱ2・未			要支援2 804 単位	780	
26	3417	経予ユ診療所短期Ⅲ1・未		(六) 経過的ユニット型診療所介護予防短期入所療養介護費(Ⅲ)<療養機能強化型B><ユニット型個室的多床室>	要支援1 634 単位	615	
26	3427	経予ユ診療所短期Ⅲ2・未			要支援2 793 単位	769	
26	C249	予診療所短期高齢者虐待防止未実施減算Ⅰⅰ1	高齢者虐待防止措置未実施減算	(1)診療所介護予防短期入所療養介護費(Ⅰ)	(一)診療所短期入所療養介護費(ⅰ) 要支援1 5 単位減算	-5	
26	C250	予診療所短期高齢者虐待防止未実施減算Ⅰⅰ2			要支援2 7 単位減算	-7	
26	C251	予診療所短期高齢者虐待防止未実施減算Ⅰⅱ1			b 診療所短期入所療養介護費(ⅱ) 要支援1 6 単位減算	-6	
26	C252	予診療所短期高齢者虐待防止未実施減算Ⅰⅱ2			要支援2 7 単位減算	-7	
26	C253	予診療所短期高齢者虐待防止未実施減算Ⅰⅲ1			c 診療所短期入所療養介護費(ⅲ) 要支援1 5 単位減算	-5	
26	C254	予診療所短期高齢者虐待防止未実施減算Ⅰⅲ2			要支援2 7 単位減算	-7	
26	C255	予診療所短期高齢者虐待防止未実施減算Ⅰⅳ1			d 診療所短期入所療養介護費(ⅳ) 要支援1 6 単位減算	-6	
26	C256	予診療所短期高齢者虐待防止未実施減算Ⅰⅳ2			要支援2 7 単位減算	-7	
26	C257	予診療所短期高齢者虐待防止未実施減算Ⅰⅴ1			e 診療所短期入所療養介護費(ⅴ) 要支援1 6 単位減算	-6	
26	C258	予診療所短期高齢者虐待防止未実施減算Ⅰⅴ2			要支援2 8 単位減算	-8	
26	C259	予診療所短期高齢者虐待防止未実施減算Ⅰⅵ1			f 診療所短期入所療養介護費(ⅵ) 要支援1 6 単位減算	-6	
26	C260	予診療所短期高齢者虐待防止未実施減算Ⅰⅵ2			要支援2 8 単位減算	-8	
26	C261	予診療所短期高齢者虐待防止未実施減算Ⅱⅰ1		(二)診療所介護予防短期入所療養介護費(Ⅱ)	a 診療所短期入所療養介護費(ⅰ) 要支援1 5 単位減算	-5	
26	C262	予診療所短期高齢者虐待防止未実施減算Ⅱⅰ2			要支援2 6 単位減算	-6	
26	C263	予診療所短期高齢者虐待防止未実施減算Ⅱⅱ1			b 診療所短期入所療養介護費(ⅱ) 要支援1 5 単位減算	-5	
26	C264	予診療所短期高齢者虐待防止未実施減算Ⅱⅱ2			要支援2 7 単位減算	-7	
26	C265	予診療所短期高齢者虐待防止未実施減算ユⅠ1	(2)ユニット型診療所介護予防短期入所療養介護費	(一)ユニット型診療所介護予防短期入所療養介護費(Ⅰ)	要支援1 6 単位減算	-6	
26	C266	予診療所短期高齢者虐待防止未実施減算ユⅠ2			要支援2 8 単位減算	-8	
26	C267	予診療所短期高齢者虐待防止未実施減算ユⅡ1		(二)ユニット型診療所介護予防短期入所療養介護費(Ⅱ)	要支援1 6 単位減算	-6	
26	C268	予診療所短期高齢者虐待防止未実施減算ユⅡ2			要支援2 8 単位減算	-8	
26	C269	予診療所短期高齢者虐待防止未実施減算ユⅢ1		(三)ユニット型診療所介護予防短期入所療養介護費(Ⅲ)	要支援1 6 単位減算	-6	
26	C270	予診療所短期高齢者虐待防止未実施減算ユⅢ2			要支援2 8 単位減算	-8	
26	C271	予診療所短期高齢者虐待防止未実施減算経ユⅠ1		(四)経過的ユニット型診療所介護予防短期入所療養介護費(Ⅰ)	要支援1 6 単位減算	-6	
26	C272	予診療所短期高齢者虐待防止未実施減算経ユⅠ2			要支援2 8 単位減算	-8	
26	C273	予診療所短期高齢者虐待防止未実施減算経ユⅡ1		(五)経過的ユニット型診療所介護予防短期入所療養介護費(Ⅱ)	要支援1 6 単位減算	-6	
26	C274	予診療所短期高齢者虐待防止未実施減算経ユⅡ2			要支援2 8 単位減算	-8	
26	C275	予診療所短期高齢者虐待防止未実施減算経ユⅢ1		(六)経過的ユニット型診療所介護予防短期入所療養介護費(Ⅲ)	要支援1 6 単位減算	-6	
26	C276	予診療所短期高齢者虐待防止未実施減算経ユⅢ2			要支援2 8 単位減算	-8	

予防

短期療養
（診療所）

26	コード	項目								
26	D249	予診療所短期業務継続計画未策定減算Ⅰⅰ1	業務継続計画未策定減算	(1)診療所介護予防短期入所療養介護費	(一)診療所介護予防短期入所療養介護費(Ⅰ)	a 診療所短期入所療養介護費(ⅰ)	要支援1	5 単位減算	-5	1日につき
26	D250	予診療所短期業務継続計画未策定減算Ⅰⅰ2					要支援2	7 単位減算	-7	
26	D251	予診療所短期業務継続計画未策定減算Ⅰⅱ1				b 診療所短期入所療養介護費(ⅱ)	要支援1	6 単位減算	-6	
26	D252	予診療所短期業務継続計画未策定減算Ⅰⅱ2					要支援2	7 単位減算	-7	
26	D253	予診療所短期業務継続計画未策定減算Ⅰⅲ1				c 診療所短期入所療養介護費(ⅲ)	要支援1	5 単位減算	-5	
26	D254	予診療所短期業務継続計画未策定減算Ⅰⅲ2					要支援2	7 単位減算	-7	
26	D255	予診療所短期業務継続計画未策定減算Ⅰⅳ1				d 診療所短期入所療養介護費(ⅳ)	要支援1	6 単位減算	-6	
26	D256	予診療所短期業務継続計画未策定減算Ⅰⅳ2					要支援2	7 単位減算	-7	
26	D257	予診療所短期業務継続計画未策定減算Ⅰⅴ1				e 診療所短期入所療養介護費(ⅴ)	要支援1	6 単位減算	-6	
26	D258	予診療所短期業務継続計画未策定減算Ⅰⅴ2					要支援2	8 単位減算	-8	
26	D259	予診療所短期業務継続計画未策定減算Ⅰⅵ1				f 診療所短期入所療養介護費(ⅵ)	要支援1	6 単位減算	-6	
26	D260	予診療所短期業務継続計画未策定減算Ⅰⅵ2					要支援2	8 単位減算	-8	
26	D261	予診療所短期業務継続計画未策定減算Ⅱⅰ1			(二)診療所介護予防短期入所療養介護費(Ⅱ)	a 診療所短期入所療養介護費(ⅰ)	要支援1	5 単位減算	-5	
26	D262	予診療所短期業務継続計画未策定減算Ⅱⅰ2					要支援2	6 単位減算	-6	
26	D263	予診療所短期業務継続計画未策定減算Ⅱⅱ1				b 診療所短期入所療養介護費(ⅱ)	要支援1	5 単位減算	-5	
26	D264	予診療所短期業務継続計画未策定減算Ⅱⅱ2					要支援2	7 単位減算	-7	
26	D265	予診療所短期業務継続計画未策定減算ユⅠ1		(2)ユニット型診療所介護予防短期入所療養介護費	(一)ユニット型診療所介護予防短期入所療養介護費(Ⅰ)		要支援1	6 単位減算	-6	
26	D266	予診療所短期業務継続計画未策定減算ユⅠ2					要支援2	8 単位減算	-8	
26	D267	予診療所短期業務継続計画未策定減算ユⅡ1			(二)ユニット型診療所介護予防短期入所療養介護費(Ⅱ)		要支援1	6 単位減算	-6	
26	D268	予診療所短期業務継続計画未策定減算ユⅡ2					要支援2	8 単位減算	-8	
26	D269	予診療所短期業務継続計画未策定減算ユⅢ1			(三)ユニット型診療所介護予防短期入所療養介護費(Ⅲ)		要支援1	6 単位減算	-6	
26	D270	予診療所短期業務継続計画未策定減算ユⅢ2					要支援2	8 単位減算	-8	
26	D271	予診療所短期業務継続計画未策定減算経ユⅠ1			(四)経過的ユニット型診療所介護予防短期入所療養介護費(Ⅰ)		要支援1	6 単位減算	-6	
26	D272	予診療所短期業務継続計画未策定減算経ユⅠ2					要支援2	8 単位減算	-8	
26	D273	予診療所短期業務継続計画未策定減算経ユⅡ1			(五)経過的ユニット型診療所介護予防短期入所療養介護費(Ⅱ)		要支援1	6 単位減算	-6	
26	D274	予診療所短期業務継続計画未策定減算経ユⅡ2					要支援2	8 単位減算	-8	
26	D275	予診療所短期業務継続計画未策定減算経ユⅢ1			(六)経過的ユニット型診療所介護予防短期入所療養介護費(Ⅲ)		要支援1	6 単位減算	-6	
26	D276	予診療所短期業務継続計画未策定減算経ユⅢ2					要支援2	8 単位減算	-8	

26	コード	項目					
26	3600	予診療所設備基準減算	診療所設備基準減算の基準に該当する場合			60 単位減算 -60	1日につき
26	3610	予診療所短期食事体制減算	食堂を有しない場合			25 単位減算 -25	
26	3706	予診療所短期認知症緊急対応加算	認知症行動・心理症状緊急対応加算(7日間限度)			200 単位加算 200	
26	3704	予診療所短期若年性認知症受入加算	若年性認知症利用者受入加算			120 単位加算 120	
26	3920	予診療所短期送迎加算	送迎を行う場合			184 単位加算 184	片道につき
26	3192	予診療所短期口腔連携強化加算	(3) 口腔連携強化加算			50 単位加算 50	月1回限度
26	3775	予診療所短期療養食加算	(4) 療養食加算(1日に3回を限度)			8 単位加算 8	1回につき
26	6135	予診療所短期認知症専門ケア加算Ⅰ	(5)認知症専門ケア加算	(一)認知症専門ケア加算(Ⅰ)		3 単位加算 3	1日につき
26	6136	予診療所短期認知症専門ケア加算Ⅱ		(二)認知症専門ケア加算(Ⅱ)		4 単位加算 4	
26	3237	予診療所短期生産性向上推進体制加算Ⅰ	(7) 生産性向上推進体制加算	(一)生産性向上推進体制加算(Ⅰ)		100 単位加算 100	1月につき
26	3238	予診療所短期生産性向上推進体制加算Ⅱ		(二)生産性向上推進体制加算(Ⅱ)		10 単位加算 10	
26	3699	予診療所短期サービス提供体制加算Ⅰ	(8) サービス提供体制強化加算	(一)サービス提供体制強化加算(Ⅰ)		22 単位加算 22	1日につき
26	3700	予診療所短期サービス提供体制加算Ⅱ		(二)サービス提供体制強化加算(Ⅱ)		18 単位加算 18	
26	3703	予診療所短期サービス提供体制加算Ⅲ		(三)サービス提供体制強化加算(Ⅲ)		6 単位加算 6	
26	3709	予診療所短期処遇改善加算Ⅰ	(9) 介護職員等処遇改善加算	(一)介護職員等処遇改善加算(Ⅰ)		所定単位数の 51/1000 加算	1月につき
26	3710	予診療所短期処遇改善加算Ⅱ		(二)介護職員等処遇改善加算(Ⅱ)		所定単位数の 47/1000 加算	
26	3711	予診療所短期処遇改善加算Ⅲ		(三)介護職員等処遇改善加算(Ⅲ)		所定単位数の 36/1000 加算	
26	3680	予診療所短期処遇改善加算Ⅳ		(四)介護職員等処遇改善加算(Ⅳ)		所定単位数の 29/1000 加算	
26	3681	予診療所短期処遇改善加算Ⅴ1		(五)介護職員等処遇改善加算(Ⅴ)	a 介護職員等処遇改善加算(Ⅴ)(1)	所定単位数の 51/1000 加算	
26	3682	予診療所短期処遇改善加算Ⅴ2			b 介護職員等処遇改善加算(Ⅴ)(2)	所定単位数の 46/1000 加算	
26	3683	予診療所短期処遇改善加算Ⅴ3			c 介護職員等処遇改善加算(Ⅴ)(3)	所定単位数の 42/1000 加算	
26	3684	予診療所短期処遇改善加算Ⅴ4			d 介護職員等処遇改善加算(Ⅴ)(4)	所定単位数の 40/1000 加算	
26	3685	予診療所短期処遇改善加算Ⅴ5			e 介護職員等処遇改善加算(Ⅴ)(5)	所定単位数の 39/1000 加算	
26	3686	予診療所短期処遇改善加算Ⅴ6			f 介護職員等処遇改善加算(Ⅴ)(6)	所定単位数の 35/1000 加算	
26	3687	予診療所短期処遇改善加算Ⅴ7			g 介護職員等処遇改善加算(Ⅴ)(7)	所定単位数の 35/1000 加算	
26	3688	予診療所短期処遇改善加算Ⅴ8			h 介護職員等処遇改善加算(Ⅴ)(8)	所定単位数の 31/1000 加算	
26	3689	予診療所短期処遇改善加算Ⅴ9			i 介護職員等処遇改善加算(Ⅴ)(9)	所定単位数の 31/1000 加算	
26	3690	予診療所短期処遇改善加算Ⅴ10			j 介護職員等処遇改善加算(Ⅴ)(10)	所定単位数の 30/1000 加算	
26	3691	予診療所短期処遇改善加算Ⅴ11			k 介護職員等処遇改善加算(Ⅴ)(11)	所定単位数の 24/1000 加算	
26	3692	予診療所短期処遇改善加算Ⅴ12			l 介護職員等処遇改善加算(Ⅴ)(12)	所定単位数の 26/1000 加算	
26	3693	予診療所短期処遇改善加算Ⅴ13			m 介護職員等処遇改善加算(Ⅴ)(13)	所定単位数の 20/1000 加算	
26	3694	予診療所短期処遇改善加算Ⅴ14			n 介護職員等処遇改善加算(Ⅴ)(14)	所定単位数の 15/1000 加算	

予防

短期
療養

(診療所)

定員超過の場合

種類	項目	サービス内容略称	算定項目			合成単位数	算定単位
26	8311	予診療所短期Ⅰⅰ1・定超	(1)診療所介護予防短期入所療養介護費	(一)診療所介護予防短期入所療養介護費(Ⅰ)看護<6:1>介護<6:1>	a 診療所介護予防短期入所療養介護費(ⅰ)<従来型個室> 要支援1 530 単位	371	1日につき
26	8321	予診療所短期Ⅰⅰ2・定超			要支援2 666 単位	466	
26	8313	予診療所短期Ⅰⅱ1・定超			b 診療所介護予防短期入所療養介護費(ⅱ)<療養機能強化型A><従来型個室> 要支援1 559 単位	391	
26	8323	予診療所短期Ⅰⅱ2・定超			要支援2 693 単位	485	
26	8314	予診療所短期Ⅰⅲ1・定超			c 診療所介護予防短期入所療養介護費(ⅲ)<療養機能強化型B><従来型個室> 要支援1 549 単位	384	
26	8324	予診療所短期Ⅰⅲ2・定超			要支援2 684 単位	479	
26	8312	予診療所短期Ⅰⅳ1・定超			d 診療所介護予防短期入所療養介護費(ⅳ)<多床室> 要支援1 589 単位	412	
26	8322	予診療所短期Ⅰⅳ2・定超			要支援2 747 単位	523	
26	8315	予診療所短期Ⅰⅴ1・定超			e 診療所介護予防短期入所療養介護費(ⅴ)<療養機能強化型A><多床室> 要支援1 623 単位	436	
26	8325	予診療所短期Ⅰⅴ2・定超			要支援2 780 単位	546	
26	8316	予診療所短期Ⅰⅵ1・定超			f 診療所介護予防短期入所療養介護費(ⅵ)<療養機能強化型B><多床室> 要支援1 612 単位	428	
26	8326	予診療所短期Ⅰⅵ2・定超			要支援2 769 単位	538	
26	8411	予診療所短期Ⅱⅰ1・定超		(二)診療所介護予防短期入所療養介護費(Ⅱ)看護・介護<3:1>	a 診療所介護予防短期入所療養介護費(ⅰ)<従来型個室> 要支援1 471 単位	330	
26	8421	予診療所短期Ⅱⅰ2・定超			要支援2 588 単位	412	
26	8412	予診療所短期Ⅱⅱ1・定超			b 診療所介護予防短期入所療養介護費(ⅱ)<多床室> 要支援1 537 単位	376	
26	8422	予診療所短期Ⅱⅱ2・定超			要支援2 678 単位	475	
26	8413	予ユ診療所短期Ⅰ1・定超	(2)ユニット型診療所介護予防短期入所療養介護費	(一)ユニット型診療所介護予防短期入所療養介護費(Ⅰ)<ユニット型個室>	要支援1 616 単位	431	
26	8423	予ユ診療所短期Ⅰ2・定超			要支援2 775 単位	543	
26	8431	予ユ診療所短期Ⅱ1・定超		(二)ユニット型診療所介護予防短期入所療養介護費(Ⅱ)<療養機能強化型A><ユニット型個室>	要支援1 643 単位	450	
26	8441	予ユ診療所短期Ⅱ2・定超			要支援2 804 単位	563	
26	8432	予ユ診療所短期Ⅲ1・定超		(三)ユニット型診療所介護予防短期入所療養介護費(Ⅲ)<療養機能強化型B><ユニット型個室>	要支援1 634 単位	444	
26	8442	予ユ診療所短期Ⅲ2・定超			要支援2 793 単位	555	
26	8414	経予ユ診療所短期Ⅰ1・定超		(四)経過的ユニット型診療所介護予防短期入所療養介護費(Ⅰ)<ユニット型個室的多床室>	要支援1 616 単位	431	
26	8424	経予ユ診療所短期Ⅰ2・定超			要支援2 775 単位	543	
26	8433	経予ユ診療所短期Ⅱ1・定超		(五)経過的ユニット型診療所介護予防短期入所療養介護費(Ⅱ)<療養機能強化型A><ユニット型個室的多床室>	要支援1 643 単位	450	
26	8443	経予ユ診療所短期Ⅱ2・定超			要支援2 804 単位	563	
26	8434	経予ユ診療所短期Ⅲ1・定超		(六)経過的ユニット型診療所介護予防短期入所療養介護費(Ⅲ)<療養機能強化型B><ユニット型個室的多床室>	要支援1 634 単位	444	
26	8444	経予ユ診療所短期Ⅲ2・定超			要支援2 793 単位	555	
26	8415	予ユ診療所短期Ⅰ1・定超・未		(一)ユニット型診療所介護予防短期入所療養介護費(Ⅰ)<ユニット型個室>	要支援1 616 単位	418	
26	8425	予ユ診療所短期Ⅰ2・定超・未			要支援2 775 単位	527	
26	8435	予ユ診療所短期Ⅱ1・定超・未		(二)ユニット型診療所介護予防短期入所療養介護費(Ⅱ)<療養機能強化型A><ユニット型個室>	要支援1 643 単位	437	
26	8445	予ユ診療所短期Ⅱ2・定超・未			要支援2 804 単位	546	
26	8436	予ユ診療所短期Ⅲ1・定超・未		(三)ユニット型診療所介護予防短期入所療養介護費(Ⅲ)<療養機能強化型B><ユニット型個室>	要支援1 634 単位	431	
26	8446	予ユ診療所短期Ⅲ2・定超・未			要支援2 793 単位	538	
26	8416	経予ユ診療所短期Ⅰ1・定超・未		(四)経過的ユニット型診療所介護予防短期入所療養介護費(Ⅰ)<ユニット型個室的多床室>	要支援1 616 単位	418	
26	8426	経予ユ診療所短期Ⅰ2・定超・未			要支援2 775 単位	527	
26	8437	経予ユ診療所短期Ⅱ1・定超・未		(五)経過的ユニット型診療所介護予防短期入所療養介護費(Ⅱ)<療養機能強化型A><ユニット型個室的多床室>	要支援1 643 単位	437	
26	8447	経予ユ診療所短期Ⅱ2・定超・未			要支援2 804 単位	546	
26	8438	経予ユ診療所短期Ⅲ1・定超・未		(六)経過的ユニット型診療所介護予防短期入所療養介護費(Ⅲ)<療養機能強化型B><ユニット型個室的多床室>	要支援1 634 単位	431	
26	8448	経予ユ診療所短期Ⅲ2・定超・未			要支援2 793 単位	538	

定員超過の場合 × 70%

定員超過の場合 ユニットケア体制未整備減算 × 70% × 97%

予防

短期療養
（診療所）

ホ　介護医療院における介護予防短期入所療養介護費

サービスコード 種類	サービスコード 項目	サービス内容略称	算定項目					合成単位数	算定単位
2B	1001	予防Ⅰ型医療院短期Ⅰⅰ1	(1)Ⅰ型介護医療院予防短期入所療養介護費	(一)Ⅰ型介護医療院予防短期入所療養介護費(Ⅰ)	a.Ⅰ型介護医療院予防短期入所療養介護費(ⅰ)	要支援1 603 単位		603	1日につき
2B	1002	予防Ⅰ型医療院短期Ⅰⅰ1・夜減					夜勤の勤務条件に関する基準を満たさない場合 － 25 単位	578	
2B	1003	予防Ⅰ型医療院短期Ⅰⅰ2				要支援2 741 単位		741	
2B	1004	予防Ⅰ型医療院短期Ⅰⅰ2・夜減			<従来型個室>		夜勤の勤務条件に関する基準を満たさない場合 － 25 単位	716	
2B	1005	予防Ⅰ型医療院短期Ⅰⅱ1			b.Ⅰ型介護医療院予防短期入所療養介護費(ⅱ)	要支援1 666 単位		666	
2B	1006	予防Ⅰ型医療院短期Ⅰⅱ1・夜減					夜勤の勤務条件に関する基準を満たさない場合 － 25 単位	641	
2B	1007	予防Ⅰ型医療院短期Ⅰⅱ2				要支援2 827 単位		827	
2B	1008	予防Ⅰ型医療院短期Ⅰⅱ2・夜減			<多床室>		夜勤の勤務条件に関する基準を満たさない場合 － 25 単位	802	
2B	1009	予防Ⅰ型医療院短期Ⅱⅰ1		(二)Ⅰ型介護医療院予防短期入所療養介護費(Ⅱ)	a.Ⅰ型介護医療院予防短期入所療養介護費(ⅰ)	要支援1 591 単位		591	
2B	1010	予防Ⅰ型医療院短期Ⅱⅰ1・夜減					夜勤の勤務条件に関する基準を満たさない場合 － 25 単位	566	
2B	1011	予防Ⅰ型医療院短期Ⅱⅰ2				要支援2 731 単位		731	
2B	1012	予防Ⅰ型医療院短期Ⅱⅰ2・夜減			<従来型個室>		夜勤の勤務条件に関する基準を満たさない場合 － 25 単位	706	
2B	1013	予防Ⅰ型医療院短期Ⅱⅱ1			b.Ⅰ型介護医療院予防短期入所療養介護費(ⅱ)	要支援1 654 単位		654	
2B	1014	予防Ⅰ型医療院短期Ⅱⅱ1・夜減					夜勤の勤務条件に関する基準を満たさない場合 － 25 単位	629	
2B	1015	予防Ⅰ型医療院短期Ⅱⅱ2				要支援2 815 単位		815	
2B	1016	予防Ⅰ型医療院短期Ⅱⅱ2・夜減			<多床室>		夜勤の勤務条件に関する基準を満たさない場合 － 25 単位	790	
2B	1017	予防Ⅰ型医療院短期Ⅲⅰ1		(三)Ⅰ型介護医療院予防短期入所療養介護費(Ⅲ)	a.Ⅰ型介護医療院予防短期入所療養介護費(ⅰ)	要支援1 575 単位		575	
2B	1018	予防Ⅰ型医療院短期Ⅲⅰ1・夜減					夜勤の勤務条件に関する基準を満たさない場合 － 25 単位	550	
2B	1019	予防Ⅰ型医療院短期Ⅲⅰ2				要支援2 715 単位		715	
2B	1020	予防Ⅰ型医療院短期Ⅲⅰ2・夜減			<従来型個室>		夜勤の勤務条件に関する基準を満たさない場合 － 25 単位	690	
2B	1021	予防Ⅰ型医療院短期Ⅲⅱ1			b.Ⅰ型介護医療院予防短期入所療養介護費(ⅱ)	要支援1 636 単位		636	
2B	1022	予防Ⅰ型医療院短期Ⅲⅱ1・夜減					夜勤の勤務条件に関する基準を満たさない場合 － 25 単位	611	
2B	1023	予防Ⅰ型医療院短期Ⅲⅱ2				要支援2 798 単位		798	
2B	1024	予防Ⅰ型医療院短期Ⅲⅱ2・夜減			<多床室>		夜勤の勤務条件に関する基準を満たさない場合 － 25 単位	773	
2B	1101	予防Ⅱ型医療院短期Ⅰⅰ1	(2)Ⅱ型介護医療院予防短期入所療養介護費	(一)Ⅱ型介護医療院予防短期入所療養介護費(Ⅰ)	a.Ⅱ型介護医療院予防短期入所療養介護費(ⅰ)	要支援1 574 単位		574	
2B	1102	予防Ⅱ型医療院短期Ⅰⅰ1・夜減					夜勤の勤務条件に関する基準を満たさない場合 － 25 単位	549	
2B	1103	予防Ⅱ型医療院短期Ⅰⅰ2				要支援2 703 単位		703	
2B	1104	予防Ⅱ型医療院短期Ⅰⅰ2・夜減			<従来型個室>		夜勤の勤務条件に関する基準を満たさない場合 － 25 単位	678	
2B	1105	予防Ⅱ型医療院短期Ⅰⅱ1			b.Ⅱ型介護医療院予防短期入所療養介護費(ⅱ)	要支援1 637 単位		637	
2B	1106	予防Ⅱ型医療院短期Ⅰⅱ1・夜減					夜勤の勤務条件に関する基準を満たさない場合 － 25 単位	612	
2B	1107	予防Ⅱ型医療院短期Ⅰⅱ2				要支援2 787 単位		787	
2B	1108	予防Ⅱ型医療院短期Ⅰⅱ2・夜減			<多床室>		夜勤の勤務条件に関する基準を満たさない場合 － 25 単位	762	
2B	1109	予防Ⅱ型医療院短期Ⅱⅰ1		(二)Ⅱ型介護医療院予防短期入所療養介護費(Ⅱ)	a.Ⅱ型介護医療院予防短期入所療養介護費(ⅰ)	要支援1 558 単位		558	
2B	1110	予防Ⅱ型医療院短期Ⅱⅰ1・夜減					夜勤の勤務条件に関する基準を満たさない場合 － 25 単位	533	
2B	1111	予防Ⅱ型医療院短期Ⅱⅰ2				要支援2 685 単位		685	
2B	1112	予防Ⅱ型医療院短期Ⅱⅰ2・夜減			<従来型個室>		夜勤の勤務条件に関する基準を満たさない場合 － 25 単位	660	
2B	1113	予防Ⅱ型医療院短期Ⅱⅱ1			b.Ⅱ型介護医療院予防短期入所療養介護費(ⅱ)	要支援1 621 単位		621	
2B	1114	予防Ⅱ型医療院短期Ⅱⅱ1・夜減					夜勤の勤務条件に関する基準を満たさない場合 － 25 単位	596	
2B	1115	予防Ⅱ型医療院短期Ⅱⅱ2				要支援2 771 単位		771	
2B	1116	予防Ⅱ型医療院短期Ⅱⅱ2・夜減			<多床室>		夜勤の勤務条件に関する基準を満たさない場合 － 25 単位	746	
2B	1117	予防Ⅱ型医療院短期Ⅲⅰ1		(三)Ⅱ型介護医療院予防短期入所療養介護費(Ⅲ)	a.Ⅱ型介護医療院予防短期入所療養介護費(ⅰ)	要支援1 546 単位		546	
2B	1118	予防Ⅱ型医療院短期Ⅲⅰ1・夜減					夜勤の勤務条件に関する基準を満たさない場合 － 25 単位	521	
2B	1119	予防Ⅱ型医療院短期Ⅲⅰ2				要支援2 674 単位		674	
2B	1120	予防Ⅱ型医療院短期Ⅲⅰ2・夜減			<従来型個室>		夜勤の勤務条件に関する基準を満たさない場合 － 25 単位	649	
2B	1121	予防Ⅱ型医療院短期Ⅲⅱ1			b.Ⅱ型介護医療院予防短期入所療養介護費(ⅱ)	要支援1 610 単位		610	
2B	1122	予防Ⅱ型医療院短期Ⅲⅱ1・夜減					夜勤の勤務条件に関する基準を満たさない場合 － 25 単位	585	
2B	1123	予防Ⅱ型医療院短期Ⅲⅱ2				要支援2 760 単位		760	
2B	1124	予防Ⅱ型医療院短期Ⅲⅱ2・夜減			<多床室>		夜勤の勤務条件に関する基準を満たさない場合 － 25 単位	735	

予防

短期
療養

（介護
医療院）

サービスコード 種類	サービスコード 項目	サービス内容略称	算定項目				合成 単位数	算定 単位
2B	1201	予防Ⅰ型特別医療院短期ⅰ1	(3)特別介護医療院予防短期入所療養介護費	(一)Ⅰ型特別介護医療院予防短期入所療養介護費	a.Ⅰ型特別介護医療院予防短期入所療養介護費(ⅰ)＜従来型個室＞	要支援1　547 単位	547	1日につき
2B	1202	予防Ⅰ型特別医療院短期ⅰ1・夜減				夜勤の勤務条件に関する基準を満たさない場合　－ 25 単位	522	
2B	1203	予防Ⅰ型特別医療院短期ⅰ2				要支援2　679 単位	679	
2B	1204	予防Ⅰ型特別医療院短期ⅰ2・夜減				夜勤の勤務条件に関する基準を満たさない場合　－ 25 単位	654	
2B	1205	予防Ⅰ型特別医療院短期ⅱ1			b.Ⅰ型特別介護医療院予防短期入所療養介護費(ⅱ)＜多床室＞	要支援1　606 単位	606	
2B	1206	予防Ⅰ型特別医療院短期ⅱ1・夜減				夜勤の勤務条件に関する基準を満たさない場合　－ 25 単位	581	
2B	1207	予防Ⅰ型特別医療院短期ⅱ2				要支援2　759 単位	759	
2B	1208	予防Ⅰ型特別医療院短期ⅱ2・夜減				夜勤の勤務条件に関する基準を満たさない場合　－ 25 単位	734	
2B	1209	予防Ⅱ型特別医療院短期ⅰ1		(二)Ⅱ型特別介護医療院予防短期入所療養介護費	a.Ⅱ型特別介護医療院予防短期入所療養介護費(ⅰ)＜従来型個室＞	要支援1　521 単位	521	
2B	1210	予防Ⅱ型特別医療院短期ⅰ1・夜減				夜勤の勤務条件に関する基準を満たさない場合　－ 25 単位	496	
2B	1211	予防Ⅱ型特別医療院短期ⅰ2				要支援2　642 単位	642	
2B	1212	予防Ⅱ型特別医療院短期ⅰ2・夜減				夜勤の勤務条件に関する基準を満たさない場合　－ 25 単位	617	
2B	1213	予防Ⅱ型特別医療院短期ⅱ1			b.Ⅱ型特別介護医療院予防短期入所療養介護費(ⅱ)＜多床室＞	要支援1　581 単位	581	
2B	1214	予防Ⅱ型特別医療院短期ⅱ1・夜減				夜勤の勤務条件に関する基準を満たさない場合　－ 25 単位	556	
2B	1215	予防Ⅱ型特別医療院短期ⅱ2				要支援2　724 単位	724	
2B	1216	予防Ⅱ型特別医療院短期ⅱ2・夜減				夜勤の勤務条件に関する基準を満たさない場合　－ 25 単位	699	
2B	1301	予防ユⅠ型医療院短期Ⅰ1	(4)ユニット型Ⅰ型介護医療院予防短期入所療養介護費	(一)ユニット型Ⅰ型介護医療院予防短期入所療養介護費(Ⅰ)	a.ユニット型Ⅰ型介護医療院予防短期入所療養介護費(Ⅰ)＜ユニット型個室＞	要支援1　687 単位	687	
2B	1302	予防ユⅠ型医療院短期Ⅰ1・夜減				夜勤の勤務条件に関する基準を満たさない場合　－ 25 単位	662	
2B	1303	予防ユⅠ型医療院短期Ⅰ2				要支援2　852 単位	852	
2B	1304	予防ユⅠ型医療院短期Ⅰ2・夜減				夜勤の勤務条件に関する基準を満たさない場合　－ 25 単位	827	
2B	1305	経予防ユⅠ型医療院短期Ⅰ1			b.経過的ユニット型Ⅰ型介護医療院予防短期入所療養介護費＜ユニット型個室的多床室＞	要支援1　687 単位	687	
2B	1306	経予防ユⅠ型医療院短期Ⅰ1・夜減				夜勤の勤務条件に関する基準を満たさない場合　－ 25 単位	662	
2B	1307	経予防ユⅠ型医療院短期Ⅰ2				要支援2　852 単位	852	
2B	1308	経予防ユⅠ型医療院短期Ⅰ2・夜減				夜勤の勤務条件に関する基準を満たさない場合　－ 25 単位	827	
2B	1309	予防ユⅠ型医療院短期Ⅱ1		(二)ユニット型Ⅰ型介護医療院予防短期入所療養介護費(Ⅱ)	a.ユニット型Ⅰ型介護医療院予防短期入所療養介護費(Ⅱ)＜ユニット型個室＞	要支援1　677 単位	677	
2B	1310	予防ユⅠ型医療院短期Ⅱ1・夜減				夜勤の勤務条件に関する基準を満たさない場合　－ 25 単位	652	
2B	1311	予防ユⅠ型医療院短期Ⅱ2				要支援2　841 単位	841	
2B	1312	予防ユⅠ型医療院短期Ⅱ2・夜減				夜勤の勤務条件に関する基準を満たさない場合　－ 25 単位	816	
2B	1313	経予防ユⅠ型医療院短期Ⅱ1			b.経過的ユニット型Ⅰ型介護医療院予防短期入所療養介護費＜ユニット型個室的多床室＞	要支援1　677 単位	677	
2B	1314	経予防ユⅠ型医療院短期Ⅱ1・夜減				夜勤の勤務条件に関する基準を満たさない場合　－ 25 単位	652	
2B	1315	経予防ユⅠ型医療院短期Ⅱ2				要支援2　841 単位	841	
2B	1316	経予防ユⅠ型医療院短期Ⅱ2・夜減				夜勤の勤務条件に関する基準を満たさない場合　－ 25 単位	816	
2B	1317	予防ユⅠ型医療院短期Ⅰ1・未		(一)ユニット型Ⅰ型介護医療院予防短期入所療養介護費(Ⅰ)	a.ユニット型Ⅰ型介護医療院予防短期入所療養介護費(Ⅰ)＜ユニット型個室＞	要支援1 687 単位	666	
2B	1318	予防ユⅠ型医療院短期Ⅰ1・夜減・未				夜勤の勤務条件に関する基準を満たさない場合 － 25 単位	642	
2B	1319	予防ユⅠ型医療院短期Ⅰ2・未				要支援2 852 単位	826	
2B	1320	予防ユⅠ型医療院短期Ⅰ2・夜減・未				夜勤の勤務条件に関する基準を満たさない場合 － 25 単位	802	
2B	1321	経予防ユⅠ型医療院短期Ⅰ1・未			b.経過的ユニット型Ⅰ型介護医療院予防短期入所療養介護費＜ユニット型個室的多床室＞	要支援1 687 単位	666	
2B	1322	経予防ユⅠ型医療院短期Ⅰ1・夜減・未				夜勤の勤務条件に関する基準を満たさない場合 － 25 単位	642	
2B	1323	経予防ユⅠ型医療院短期Ⅰ2・未				要支援2 852 単位	826	
2B	1324	経予防ユⅠ型医療院短期Ⅰ2・夜減・未				夜勤の勤務条件に関する基準を満たさない場合 － 25 単位	802	
2B	1325	予防ユⅠ型医療院短期Ⅱ1・未		(二)ユニット型Ⅰ型介護医療院予防短期入所療養介護費(Ⅱ)	a.ユニット型Ⅰ型介護医療院予防短期入所療養介護費(Ⅱ)＜ユニット型個室＞	要支援1 677 単位	657	
2B	1326	予防ユⅠ型医療院短期Ⅱ1・夜減・未				夜勤の勤務条件に関する基準を満たさない場合 － 25 単位	632	
2B	1327	予防ユⅠ型医療院短期Ⅱ2・未				要支援2 841 単位	816	
2B	1328	予防ユⅠ型医療院短期Ⅱ2・夜減・未				夜勤の勤務条件に関する基準を満たさない場合 － 25 単位	792	
2B	1329	経予防ユⅠ型医療院短期Ⅱ1・未			b.経過的ユニット型Ⅰ型介護医療院予防短期入所療養介護費＜ユニット型個室的多床室＞	要支援1 677 単位	657	
2B	1330	経予防ユⅠ型医療院短期Ⅱ1・夜減・未				夜勤の勤務条件に関する基準を満たさない場合 － 25 単位	632	
2B	1331	経予防ユⅠ型医療院短期Ⅱ2・未				要支援2 841 単位	816	
2B	1332	経予防ユⅠ型医療院短期Ⅱ2・夜減・未				夜勤の勤務条件に関する基準を満たさない場合 － 25 単位	792	

ユニットケア体制未整備減算 × 97%

予防

短期
療養

（介護
医療院）

サービスコード 種類	項目	サービス内容略称	算定項目			合成 単位数	算定 単位
2B	1401	予防ユ型II型医療院短期1	(5)ユニット型II型介護医療院予防短期入所療養介護費 (一)ユニット型II型介護医療院予防短期入所療養介護費 ＜ユニット型個室＞	要支援1　703 単位		703	1日につき
2B	1402	予防ユ型II型医療院短期1・夜減			夜勤の勤務条件に関する基準を満たさない場合 － 25 単位	678	
2B	1403	予防ユ型II型医療院短期2		要支援2　856 単位		856	
2B	1404	予防ユ型II型医療院短期2・夜減			夜勤の勤務条件に関する基準を満たさない場合 － 25 単位	831	
2B	1405	経予防ユ型II型医療院短期1	(二)経過的ユニット型II型介護医療院予防短期入所療養介護費 ＜ユニット型個室的多床室＞	要支援1　703 単位		703	
2B	1406	経予防ユ型II型医療院短期1・夜減			夜勤の勤務条件に関する基準を満たさない場合 － 25 単位	678	
2B	1407	経予防ユ型II型医療院短期2		要支援2　856 単位		856	
2B	1408	経予防ユ型II型医療院短期2・夜減			夜勤の勤務条件に関する基準を満たさない場合 － 25 単位	831	
2B	1409	予防ユ型II型医療院短期1・未	(一)ユニット型II型介護医療院予防短期入所療養介護費 ＜ユニット型個室＞	要支援1 703 単位	ユニットケア体制未整備減算 × 97%	682	
2B	1410	予防ユ型II型医療院短期1・夜減・未		夜勤の勤務条件に関する基準を満たさない場合 － 25 単位		658	
2B	1411	予防ユ型II型医療院短期2・未		要支援2 856 単位		830	
2B	1412	予防ユ型II型医療院短期2・夜減・未		夜勤の勤務条件に関する基準を満たさない場合 － 25 単位		806	
2B	1413	経予防ユ型II型医療院短期1・未	(二)経過的ユニット型II型介護医療院予防短期入所療養介護費 ＜ユニット型個室的多床室＞	要支援1 703 単位		682	
2B	1414	経予防ユ型II型医療院短期1・夜減・未		夜勤の勤務条件に関する基準を満たさない場合 － 25 単位		658	
2B	1415	経予防ユ型II型医療院短期2・未		要支援2 856 単位		830	
2B	1416	経予防ユ型II型医療院短期2・夜減・未		夜勤の勤務条件に関する基準を満たさない場合 － 25 単位		806	
2B	1501	予防ユ型I型特別医療院短期1	(6)ユニット型I型特別介護医療院予防短期入所療養介護費 (一)ユニット型I型特別介護医療院予防短期入所療養介護費 a.ユニット型I型特別介護医療院予防短期入所療養介護費 ＜ユニット型個室＞	要支援1　643 単位		643	
2B	1502	予防ユ型I型特別医療院短期1・夜減			夜勤の勤務条件に関する基準を満たさない場合 － 25 単位	618	
2B	1503	予防ユ型I型特別医療院短期2		要支援2　799 単位		799	
2B	1504	予防ユ型I型特別医療院短期2・夜減			夜勤の勤務条件に関する基準を満たさない場合 － 25 単位	774	
2B	1505	経予防ユ型I型特別医療院短期1	b.経過的ユニット型I型特別介護医療院予防短期入所療養介護費 ＜ユニット型個室的多床室＞	要支援1　643 単位		643	
2B	1506	経予防ユ型I型特別医療院短期1・夜減			夜勤の勤務条件に関する基準を満たさない場合 － 25 単位	618	
2B	1507	経予防ユ型I型特別医療院短期2		要支援2　799 単位		799	
2B	1508	経予防ユ型I型特別医療院短期2・夜減			夜勤の勤務条件に関する基準を満たさない場合 － 25 単位	774	
2B	1509	予防ユ型II型特別医療院短期1	(二)ユニット型II型特別介護医療院予防短期入所療養介護費 a.ユニット型II型特別介護医療院予防短期入所療養介護費 ＜ユニット型個室＞	要支援1　670 単位		670	
2B	1510	予防ユ型II型特別医療院短期1・夜減			夜勤の勤務条件に関する基準を満たさない場合 － 25 単位	645	
2B	1511	予防ユ型II型特別医療院短期2		要支援2　814 単位		814	
2B	1512	予防ユ型II型特別医療院短期2・夜減			夜勤の勤務条件に関する基準を満たさない場合 － 25 単位	789	
2B	1513	経予防ユ型II型特別医療院短期1	b.経過的ユニット型II型特別介護医療院予防短期入所療養介護費 ＜ユニット型個室的多床室＞	要支援1　670 単位		670	
2B	1514	経予防ユ型II型特別医療院短期1・夜減			夜勤の勤務条件に関する基準を満たさない場合 － 25 単位	645	
2B	1515	経予防ユ型II型特別医療院短期2		要支援2　814 単位		814	
2B	1516	経予防ユ型II型特別医療院短期2・夜減			夜勤の勤務条件に関する基準を満たさない場合 － 25 単位	789	
2B	1517	予防ユ型I型特別医療院短期1・未	(一)ユニット型I型特別介護医療院予防短期入所療養介護費 a.ユニット型I型特別介護医療院予防短期入所療養介護費 ＜ユニット型個室＞	要支援1 643 単位	ユニットケア体制未整備減算 × 97%	624	
2B	1518	予防ユ型I型特別医療院短期1・夜減・未		夜勤の勤務条件に関する基準を満たさない場合 － 25 単位		599	
2B	1519	予防ユ型I型特別医療院短期2・未		要支援2 799 単位		775	
2B	1520	予防ユ型I型特別医療院短期2・夜減・未		夜勤の勤務条件に関する基準を満たさない場合 － 25 単位		751	
2B	1521	経予防ユ型I型特別医療院短期1・未	b.経過的ユニット型I型特別介護医療院予防短期入所療養介護費 ＜ユニット型個室的多床室＞	要支援1 643 単位		624	
2B	1522	経予防ユ型I型特別医療院短期1・夜減・未		夜勤の勤務条件に関する基準を満たさない場合 － 25 単位		599	
2B	1523	経予防ユ型I型特別医療院短期2・未		要支援2 799 単位		775	
2B	1524	経予防ユ型I型特別医療院短期2・夜減・未		夜勤の勤務条件に関する基準を満たさない場合 － 25 単位		751	
2B	1525	予防ユ型II型特別医療院短期1・未	(二)ユニット型II型特別介護医療院予防短期入所療養介護費 a.ユニット型II型特別介護医療院予防短期入所療養介護費 ＜ユニット型個室＞	要支援1 670 単位		650	
2B	1526	予防ユ型II型特別医療院短期1・夜減・未		夜勤の勤務条件に関する基準を満たさない場合 － 25 単位		626	
2B	1527	予防ユ型II型特別医療院短期2・未		要支援2 814 単位		790	
2B	1528	予防ユ型II型特別医療院短期2・夜減・未		夜勤の勤務条件に関する基準を満たさない場合 － 25 単位		765	
2B	1529	経予防ユ型II型特別医療院短期1・未	b.経過的ユニット型II型特別介護医療院予防短期入所療養介護費 ＜ユニット型個室的多床室＞	要支援1 670 単位		650	
2B	1530	経予防ユ型II型特別医療院短期1・夜減・未		夜勤の勤務条件に関する基準を満たさない場合 － 25 単位		626	
2B	1531	経予防ユ型II型特別医療院短期2・未		要支援2 814 単位		790	
2B	1532	経予防ユ型II型特別医療院短期2・夜減・未		夜勤の勤務条件に関する基準を満たさない場合 － 25 単位		765	

予防

短期
療養

（介護
医療院）

種類	項目	サービス内容略称		算定項目				合成単位数	算定単位
2B	C201	予防医療院短期高齢者虐待防止未実施減算Ⅰ型ⅰ1	高齢者虐待防止措置未実施減算	(1)Ⅰ型介護医療院介護予防短期入所療養介護費	(一)Ⅰ型介護医療院介護予防短期入所療養介護費(Ⅰ)	a.Ⅰ型介護医療院介護予防短期入所療養介護費(ⅰ)	要支援1　　　　6 単位減算	-6	1日につき
2B	C202	予防医療院短期高齢者虐待防止未実施減算Ⅰ型ⅰ2					要支援2　　　　7 単位減算	-7	
2B	C203	予防医療院短期高齢者虐待防止未実施減算Ⅰ型ⅱ1				b.Ⅰ型介護医療院介護予防短期入所療養介護費(ⅱ)	要支援1　　　　7 単位減算	-7	
2B	C204	予防医療院短期高齢者虐待防止未実施減算Ⅰ型ⅱ2					要支援2　　　　8 単位減算	-8	
2B	C205	予防医療院短期高齢者虐待防止未実施減算Ⅰ型Ⅱ1			(二)Ⅰ型介護医療院介護予防短期入所療養介護費(Ⅱ)	a.Ⅰ型介護医療院介護予防短期入所療養介護費(ⅰ)	要支援1　　　　6 単位減算	-6	
2B	C206	予防医療院短期高齢者虐待防止未実施減算Ⅰ型Ⅱ2					要支援2　　　　7 単位減算	-7	
2B	C207	予防医療院短期高齢者虐待防止未実施減算Ⅰ型Ⅱⅱ1				b.Ⅰ型介護医療院介護予防短期入所療養介護費(ⅱ)	要支援1　　　　7 単位減算	-7	
2B	C208	予防医療院短期高齢者虐待防止未実施減算Ⅰ型Ⅱⅱ2					要支援2　　　　8 単位減算	-8	
2B	C209	予防医療院短期高齢者虐待防止未実施減算Ⅰ型Ⅲⅰ1			(三)Ⅰ型介護医療院介護予防短期入所療養介護費(Ⅲ)	a.Ⅰ型介護医療院介護予防短期入所療養介護費(ⅰ)	要支援1　　　　6 単位減算	-6	
2B	C210	予防医療院短期高齢者虐待防止未実施減算Ⅰ型Ⅲⅰ1					要支援2　　　　7 単位減算	-7	
2B	C211	予防医療院短期高齢者虐待防止未実施減算Ⅰ型Ⅲⅰ1				b.Ⅰ型介護医療院介護予防短期入所療養介護費(ⅱ)	要支援1　　　　6 単位減算	-6	
2B	C212	予防医療院短期高齢者虐待防止未実施減算Ⅰ型Ⅲⅱ2					要支援2　　　　8 単位減算	-8	
2B	C213	予防医療院短期高齢者虐待防止未実施減算Ⅱ型ⅰ1		(2)Ⅱ型介護医療院介護予防短期入所療養介護費	(一)Ⅱ型介護医療院介護予防短期入所療養介護費(Ⅰ)	a.Ⅱ型介護医療院介護予防短期入所療養介護費(ⅰ)	要支援1　　　　6 単位減算	-6	
2B	C214	予防医療院短期高齢者虐待防止未実施減算Ⅱ型ⅰ1					要支援2　　　　7 単位減算	-7	
2B	C215	予防医療院短期高齢者虐待防止未実施減算Ⅱ型ⅰ1				b.Ⅱ型介護医療院介護予防短期入所療養介護費(ⅱ)	要支援1　　　　6 単位減算	-6	
2B	C216	予防医療院短期高齢者虐待防止未実施減算Ⅱ型ⅰ2					要支援2　　　　8 単位減算	-8	
2B	C217	予防医療院短期高齢者虐待防止未実施減算Ⅱ型ⅱ1			(二)Ⅱ型介護医療院介護予防短期入所療養介護費(Ⅱ)	a.Ⅱ型介護医療院介護予防短期入所療養介護費(ⅰ)	要支援1　　　　6 単位減算	-6	
2B	C218	予防医療院短期高齢者虐待防止未実施減算Ⅱ型ⅱ2					要支援2　　　　7 単位減算	-7	
2B	C219	予防医療院短期高齢者虐待防止未実施減算Ⅱ型ⅱ1				b.Ⅱ型介護医療院介護予防短期入所療養介護費(ⅱ)	要支援1　　　　6 単位減算	-6	
2B	C220	予防医療院短期高齢者虐待防止未実施減算Ⅱ型ⅱ2					要支援2　　　　8 単位減算	-8	
2B	C221	予防医療院短期高齢者虐待防止未実施減算Ⅱ型Ⅲ1			(三)Ⅱ型介護医療院介護予防短期入所療養介護費(Ⅲ)	a.Ⅱ型介護医療院介護予防短期入所療養介護費(ⅰ)	要支援1　　　　5 単位減算	-5	
2B	C222	予防医療院短期高齢者虐待防止未実施減算Ⅱ型Ⅲ1					要支援2　　　　7 単位減算	-7	
2B	C223	予防医療院短期高齢者虐待防止未実施減算Ⅱ型Ⅲⅱ1				b.Ⅱ型介護医療院介護予防短期入所療養介護費(ⅱ)	要支援1　　　　6 単位減算	-6	
2B	C224	予防医療院短期高齢者虐待防止未実施減算Ⅱ型Ⅲⅱ2					要支援2　　　　8 単位減算	-8	
2B	C225	予防医療院短期高齢者虐待防止未実施減算Ⅰ型特ⅰ1		(3)特別介護医療院介護予防短期入所療養介護費	(一)Ⅰ型特別介護医療院介護予防短期入所療養介護費	a.Ⅰ型特別介護医療院介護予防短期入所療養介護費(ⅰ)	要支援1　　　　5 単位減算	-5	
2B	C226	予防医療院短期高齢者虐待防止未実施減算Ⅰ型特ⅰ2					要支援2　　　　7 単位減算	-7	
2B	C227	予防医療院短期高齢者虐待防止未実施減算Ⅰ型特ⅱ1				b.Ⅰ型特別介護医療院介護予防短期入所療養介護費(ⅱ)	要支援1　　　　6 単位減算	-6	
2B	C228	予防医療院短期高齢者虐待防止未実施減算Ⅰ型特ⅱ2					要支援2　　　　8 単位減算	-8	
2B	C229	予防医療院短期高齢者虐待防止未実施減算Ⅱ型特ⅰ1			(二)Ⅱ型特別介護医療院介護予防短期入所療養介護費	a.Ⅱ型特別介護医療院介護予防短期入所療養介護費(ⅰ)	要支援1　　　　5 単位減算	-5	
2B	C230	予防医療院短期高齢者虐待防止未実施減算Ⅱ型特ⅰ2					要支援2　　　　6 単位減算	-6	
2B	C231	予防医療院短期高齢者虐待防止未実施減算Ⅱ型特ⅱ1				b.Ⅱ型特別介護医療院介護予防短期入所療養介護費(ⅱ)	要支援1　　　　6 単位減算	-6	
2B	C232	予防医療院短期高齢者虐待防止未実施減算Ⅱ型特ⅱ2					要支援2　　　　7 単位減算	-7	
2B	C233	予防医療院短期高齢者虐待防止未実施減算ユⅠ型Ⅰ1		(4)ユニット型Ⅰ型介護医療院介護予防短期入所療養介護費	(一)ユニット型Ⅰ型介護医療院介護予防短期入所療養介護費(Ⅰ)	a.ユニット型Ⅰ型介護医療院介護予防短期入所療養介護費(Ⅰ)	要支援1　　　　7 単位減算	-7	
2B	C234	予防医療院短期高齢者虐待防止未実施減算ユⅠ型Ⅰ2					要支援2　　　　9 単位減算	-9	
2B	C235	予防医療院短期高齢者虐待防止未実施減算経ユⅠ型Ⅰ1				b.経過的ユニット型Ⅰ型介護医療院介護予防短期入所療養介護費	要支援1　　　　7 単位減算	-7	
2B	C236	予防医療院短期高齢者虐待防止未実施減算経ユⅠ型Ⅰ2					要支援2　　　　9 単位減算	-9	
2B	C237	予防医療院短期高齢者虐待防止未実施減算ユⅠ型Ⅱ1			(二)ユニット型Ⅰ型介護医療院介護予防短期入所療養介護費(Ⅱ)	a.ユニット型Ⅰ型介護医療院介護予防短期入所療養介護費(Ⅱ)	要支援1　　　　7 単位減算	-7	
2B	C238	予防医療院短期高齢者虐待防止未実施減算ユⅠ型Ⅱ2					要支援2　　　　8 単位減算	-8	
2B	C239	予防医療院短期高齢者虐待防止未実施減算経ユⅠ型Ⅱ1				b.経過的ユニット型Ⅰ型介護医療院介護予防短期入所療養介護費	要支援1　　　　7 単位減算	-7	
2B	C240	予防医療院短期高齢者虐待防止未実施減算経ユⅠ型Ⅱ2					要支援2　　　　8 単位減算	-8	
2B	C241	予防医療院短期高齢者虐待防止未実施減算ユⅡ型1		(5)ユニット型Ⅱ型介護医療院介護予防短期入所療養介護費	(一)ユニット型Ⅱ型介護医療院介護予防短期入所療養介護費		要支援1　　　　7 単位減算	-7	
2B	C242	予防医療院短期高齢者虐待防止未実施減算ユⅡ型2					要支援2　　　　9 単位減算	-9	
2B	C243	予防医療院短期高齢者虐待防止未実施減算経ユⅡ型1			(二)経過的ユニット型Ⅱ型介護医療院介護予防短期入所療養介護費		要支援1　　　　7 単位減算	-7	
2B	C244	予防医療院短期高齢者虐待防止未実施減算経ユⅡ型2					要支援2　　　　9 単位減算	-9	
2B	C245	予防医療院短期高齢者虐待防止未実施減算ユⅠ型特1		(6)ユニット型特別介護医療院介護予防短期入所療養介護費	(一)ユニット型Ⅰ型特別介護医療院介護予防短期入所療養介護費	a.ユニット型Ⅰ型特別介護医療院介護予防短期入所療養介護費	要支援1　　　　6 単位減算	-6	
2B	C246	予防医療院短期高齢者虐待防止未実施減算ユⅠ型特2					要支援2　　　　8 単位減算	-8	
2B	C247	予防医療院短期高齢者虐待防止未実施減算経ユⅠ型特1				b.経過的ユニット型Ⅰ型特別介護医療院介護予防短期入所療養介護費	要支援1　　　　6 単位減算	-6	
2B	C248	予防医療院短期高齢者虐待防止未実施減算経ユⅠ型特2					要支援2　　　　8 単位減算	-8	
2B	C249	予防医療院短期高齢者虐待防止未実施減算ユⅡ型特1			(二)ユニット型Ⅱ型特別介護医療院介護予防短期入所療養介護費	a.ユニット型Ⅱ型特別介護医療院介護予防短期入所療養介護費	要支援1　　　　7 単位減算	-7	
2B	C250	予防医療院短期高齢者虐待防止未実施減算ユⅡ型特2					要支援2　　　　8 単位減算	-8	
2B	C251	予防医療院短期高齢者虐待防止未実施減算経ユⅡ型特1				b.経過的ユニット型Ⅱ型特別介護医療院介護予防短期入所療養介護費	要支援1　　　　7 単位減算	-7	
2B	C252	予防医療院短期高齢者虐待防止未実施減算経ユⅡ型特2					要支援2　　　　8 単位減算	-8	

予防

短期
療養

（介護
医療院）

サービスコード 種類	項目	サービス内容略称	算定項目			合成単位数	算定単位
2B	D201	予防医療院短期業務継続計画未策定減算I型Ii1	業務継続計画未策定減算	(1)I型介護医療院予防短期入所療養介護費	(一)I型介護医療院予防短期入所療養介護費(I) a.I型介護医療院介護予防短期入所療養介護費(i)　要支援1　6単位減算	-6	1日につき
2B	D202	予防医療院短期業務継続計画未策定減算I型Ii2			要支援2　7単位減算	-7	
2B	D203	予防医療院短期業務継続計画未策定減算I型Iii1			b.I型介護医療院介護予防短期入所療養介護費(ii)　要支援1　7単位減算	-7	
2B	D204	予防医療院短期業務継続計画未策定減算I型Iii2			要支援2　8単位減算	-8	
2B	D205	予防医療院短期業務継続計画未策定減算I型IIi1			(二)I型介護医療院予防短期入所療養介護費(II) a.I型介護医療院介護予防短期入所療養介護費(i)　要支援1　6単位減算	-6	
2B	D206	予防医療院短期業務継続計画未策定減算I型IIi2			要支援2　7単位減算	-7	
2B	D207	予防医療院短期業務継続計画未策定減算I型IIii1			b.I型介護医療院介護予防短期入所療養介護費(ii)　要支援1　7単位減算	-7	
2B	D208	予防医療院短期業務継続計画未策定減算I型IIii2			要支援2　8単位減算	-8	
2B	D209	予防医療院短期業務継続計画未策定減算I型IIIi1			(三)I型介護医療院予防短期入所療養介護費(III) a.I型介護医療院介護予防短期入所療養介護費(i)　要支援1　6単位減算	-6	
2B	D210	予防医療院短期業務継続計画未策定減算I型IIIi2			要支援2　7単位減算	-7	
2B	D211	予防医療院短期業務継続計画未策定減算I型IIIii1			b.I型介護医療院介護予防短期入所療養介護費(ii)　要支援1　6単位減算	-6	
2B	D212	予防医療院短期業務継続計画未策定減算I型IIIii2			要支援2　8単位減算	-8	
2B	D213	予防医療院短期業務継続計画未策定減算II型Ii1		(2)II型介護医療院予防短期入所療養介護費	(一)II型介護医療院介護予防短期入所療養介護費(I) a.II型介護医療院介護予防短期入所療養介護費(i)　要支援1　6単位減算	-6	
2B	D214	予防医療院短期業務継続計画未策定減算II型Ii2			要支援2　7単位減算	-7	
2B	D215	予防医療院短期業務継続計画未策定減算II型Iii1			b.II型介護医療院介護予防短期入所療養介護費(ii)　要支援1　6単位減算	-6	
2B	D216	予防医療院短期業務継続計画未策定減算II型Iii2			要支援2　8単位減算	-8	
2B	D217	予防医療院短期業務継続計画未策定減算II型IIi1			(二)II型介護医療院介護予防短期入所療養介護費(II) a.II型介護医療院介護予防短期入所療養介護費(i)　要支援1　6単位減算	-6	
2B	D218	予防医療院短期業務継続計画未策定減算II型IIi2			要支援2　7単位減算	-7	
2B	D219	予防医療院短期業務継続計画未策定減算II型IIii1			b.II型介護医療院介護予防短期入所療養介護費(ii)　要支援1　6単位減算	-6	
2B	D220	予防医療院短期業務継続計画未策定減算II型IIii2			要支援2　8単位減算	-8	
2B	D221	予防医療院短期業務継続計画未策定減算II型IIIi1			(三)II型介護医療院介護予防短期入所療養介護費(III) a.II型介護医療院介護予防短期入所療養介護費(i)　要支援1　5単位減算	-5	
2B	D222	予防医療院短期業務継続計画未策定減算II型IIIi2			要支援2　7単位減算	-7	
2B	D223	予防医療院短期業務継続計画未策定減算II型IIIii1			b.II型介護医療院介護予防短期入所療養介護費(ii)　要支援1　6単位減算	-6	
2B	D224	予防医療院短期業務継続計画未策定減算II型IIIii2			要支援2　8単位減算	-8	
2B	D225	予防医療院短期業務継続計画未策定減算I型特i1		(3)特別介護医療院予防短期入所療養介護費	(一)I型特別介護医療院予防短期入所療養介護費 a.I型特別介護医療院介護予防短期入所療養介護費(i)　要支援1　5単位減算	-5	
2B	D226	予防医療院短期業務継続計画未策定減算I型特i2			要支援2　7単位減算	-7	
2B	D227	予防医療院短期業務継続計画未策定減算I型特ii1			b.I型特別介護医療院介護予防短期入所療養介護費(ii)　要支援1　6単位減算	-6	
2B	D228	予防医療院短期業務継続計画未策定減算I型特ii2			要支援2　8単位減算	-8	
2B	D229	予防医療院短期業務継続計画未策定減算II型特i1			(二)II型特別介護医療院予防短期入所療養介護費 a.II型特別介護医療院介護予防短期入所療養介護費(i)　要支援1　5単位減算	-5	
2B	D230	予防医療院短期業務継続計画未策定減算II型特i2			要支援2　6単位減算	-6	
2B	D231	予防医療院短期業務継続計画未策定減算II型特ii1			b.II型特別介護医療院介護予防短期入所療養介護費(ii)　要支援1　6単位減算	-6	
2B	D232	予防医療院短期業務継続計画未策定減算II型特ii2			要支援2　7単位減算	-7	
2B	D233	予防医療院短期業務継続計画未策定減算ユ I型I1		(4)ユニット型I型介護医療院予防短期入所療養介護費	(一)ユニット型I型介護医療院予防短期入所療養介護費(I) a.ユニット型I型介護医療院介護予防短期入所療養介護費　要支援1　7単位減算	-7	
2B	D234	予防医療院短期業務継続計画未策定減算ユ I型I2			要支援2　9単位減算	-9	
2B	D235	予防医療院短期業務継続計画未策定減算経ユ I型I1			b.経過的ユニット型I型介護医療院介護予防短期入所療養介護費　要支援1　7単位減算	-7	
2B	D236	予防医療院短期業務継続計画未策定減算経ユ I型I2			要支援2　9単位減算	-9	
2B	D237	予防医療院短期業務継続計画未策定減算ユ I型II1			(二)ユニット型I型介護医療院予防短期入所療養介護費(II) a.ユニット型I型介護医療院介護予防短期入所療養介護費　要支援1　7単位減算	-7	
2B	D238	予防医療院短期業務継続計画未策定減算ユ I型II2			要支援2　8単位減算	-8	
2B	D239	予防医療院短期業務継続計画未策定減算経ユ I型II1			b.経過的ユニット型I型介護医療院介護予防短期入所療養介護費　要支援1　7単位減算	-7	
2B	D240	予防医療院短期業務継続計画未策定減算経ユ I型II2			要支援2　8単位減算	-8	
2B	D241	予防医療院短期業務継続計画未策定減算ユ II型1		(5)ユニット型II型介護医療院介護予防短期入所療養介護費	(一)ユニット型II型介護医療院介護予防短期入所療養介護費　要支援1　7単位減算	-7	
2B	D242	予防医療院短期業務継続計画未策定減算ユ II型2			要支援2　9単位減算	-9	
2B	D243	予防医療院短期業務継続計画未策定減算経ユ II型1			(二)経過的ユニット型II型介護医療院介護予防短期入所療養介護費　要支援1　7単位減算	-7	
2B	D244	予防医療院短期業務継続計画未策定減算経ユ II型2			要支援2　9単位減算	-9	
2B	D245	予防医療院短期業務継続計画未策定減算ユ I型特1		(6)ユニット型特別介護医療院介護予防短期入所療養介護費	(一)ユニット型I型特別介護医療院介護予防短期入所療養介護費 a.ユニット型I型特別介護医療院介護予防短期入所療養介護費　要支援1　6単位減算	-6	
2B	D246	予防医療院短期業務継続計画未策定減算ユ I型特2			要支援2　8単位減算	-8	
2B	D247	予防医療院短期業務継続計画未策定減算経ユ I型特1			b.経過的ユニット型I型特別介護医療院介護予防短期入所療養介護費　要支援1　6単位減算	-6	
2B	D248	予防医療院短期業務継続計画未策定減算経ユ I型特2			要支援2　8単位減算	-8	
2B	D249	予防医療院短期業務継続計画未策定減算ユ II型特1			(二)ユニット型II型特別介護医療院介護予防短期入所療養介護費 a.ユニット型II型特別介護医療院介護予防短期入所療養介護費　要支援1　7単位減算	-7	
2B	D250	予防医療院短期業務継続計画未策定減算ユ II型特2			要支援2　8単位減算	-8	
2B	D251	予防医療院短期業務継続計画未策定減算経ユ II型特1			b.経過的ユニット型II型特別介護医療院介護予防短期入所療養介護費　要支援1　7単位減算	-7	
2B	D252	予防医療院短期業務継続計画未策定減算経ユ II型特2			要支援2　8単位減算	-8	

予防

短期
療養

（介護
医療院）

サービスコード		サービス内容略称	算定項目			合成単位数	算定単位
種類	項目						
2B	6601	予防医療院短期療養環境減算1	介護医療院療養環境減算	療養環境の基準（廊下）を満たさない場合	25 単位減算	-25	1日につき
2B	6603	予防医療院短期療養環境減算2		療養環境の基準（療養室）を満たさない場合	25 単位減算	-25	
2B	6371	予防医療院短期夜間勤務等看護加算 I	夜間勤務等看護加算	夜間勤務等看護（I）	23 単位加算	23	
2B	6372	予防医療院短期夜間勤務等看護加算 II		夜間勤務等看護（II）	14 単位加算	14	
2B	6373	予防医療院短期夜間勤務等看護加算 III		夜間勤務等看護（III）	14 単位加算	14	
2B	6374	予防医療院短期夜間勤務等看護加算 IV		夜間勤務等看護（IV）	7 単位加算	7	
2B	6121	予防医療院短期認知症緊急対応加算	認知症行動・心理症状緊急対応加算（7日間限度）		200 単位加算	200	
2B	6109	予防医療院短期若年性認知症受入加算	若年性認知症利用者受入加算		120 単位加算	120	
2B	6920	予防医療院短期送迎加算	送迎を行う場合		134 単位加算	134	片道につき
2B	6192	予防医療院短期口腔連携強化加算	(7) 口腔連携強化加算		50 単位加算	50	月1回限度
2B	6275	予防医療院短期療養食加算	(8) 療養食加算（1日に3回を限度）		8 単位加算	8	1回につき
2B	6000	予防医療院短期緊急時治療管理	(9) 緊急時治療管理		518 単位加算	518	月3日限度
2B	6133	予防医療院短期認知症専門ケア加算 I	(10) 認知症専門ケア加算	（一）認知症専門ケア加算（I）	3 単位加算	3	1日につき
2B	6134	予防医療院短期認知症専門ケア加算 II		（二）認知症専門ケア加算（II）	4 単位加算	4	
2B	6237	予防医療院短期生産性向上推進体制加算 I	(12) 生産性向上推進体制加算	（一）生産性向上推進体制加算（I）	100 単位加算	100	1月につき
2B	6238	予防医療院短期生産性向上推進体制加算 II		（二）生産性向上推進体制加算（II）	10 単位加算	10	
2B	6099	予防医療院短期サービス提供体制加算 I	(13) サービス提供体制強化加算	（一）サービス提供体制強化加算（I）	22 単位加算	22	1日につき
2B	6100	予防医療院短期サービス提供体制加算 II		（二）サービス提供体制強化加算（II）	18 単位加算	18	
2B	6103	予防医療院短期サービス提供体制加算 III		（三）サービス提供体制強化加算（III）	6 単位加算	6	
2B	6104	予防医療院短期処遇改善加算 I	(14) 介護職員等処遇改善加算	（一）介護職員等処遇改善加算（I）	所定単位数の 51/1000 加算		1月につき
2B	6105	予防医療院短期処遇改善加算 II		（二）介護職員等処遇改善加算（II）	所定単位数の 47/1000 加算		
2B	6106	予防医療院短期処遇改善加算 III		（三）介護職員等処遇改善加算（III）	所定単位数の 36/1000 加算		
2B	6380	予防医療院短期処遇改善加算 IV		（四）介護職員等処遇改善加算（IV）	所定単位数の 29/1000 加算		
2B	6381	予防医療院短期処遇改善加算 V1		（五）介護職員等処遇改善加算（V） a 介護職員等処遇改善加算（V）(1)	所定単位数の 46/1000 加算		
2B	6382	予防医療院短期処遇改善加算 V2		b 介護職員等処遇改善加算（V）(2)	所定単位数の 44/1000 加算		
2B	6383	予防医療院短期処遇改善加算 V3		c 介護職員等処遇改善加算（V）(3)	所定単位数の 42/1000 加算		
2B	6384	予防医療院短期処遇改善加算 V4		d 介護職員等処遇改善加算（V）(4)	所定単位数の 40/1000 加算		
2B	6385	予防医療院短期処遇改善加算 V5		e 介護職員等処遇改善加算（V）(5)	所定単位数の 39/1000 加算		
2B	6386	予防医療院短期処遇改善加算 V6		f 介護職員等処遇改善加算（V）(6)	所定単位数の 35/1000 加算		
2B	6387	予防医療院短期処遇改善加算 V7		g 介護職員等処遇改善加算（V）(7)	所定単位数の 35/1000 加算		
2B	6388	予防医療院短期処遇改善加算 V8		h 介護職員等処遇改善加算（V）(8)	所定単位数の 31/1000 加算		
2B	6389	予防医療院短期処遇改善加算 V9		i 介護職員等処遇改善加算（V）(9)	所定単位数の 31/1000 加算		
2B	6390	予防医療院短期処遇改善加算 V10		j 介護職員等処遇改善加算（V）(10)	所定単位数の 30/1000 加算		
2B	6391	予防医療院短期処遇改善加算 V11		k 介護職員等処遇改善加算（V）(11)	所定単位数の 24/1000 加算		
2B	6392	予防医療院短期処遇改善加算 V12		l 介護職員等処遇改善加算（V）(12)	所定単位数の 26/1000 加算		
2B	6393	予防医療院短期処遇改善加算 V13		m 介護職員等処遇改善加算（V）(13)	所定単位数の 20/1000 加算		
2B	6394	予防医療院短期処遇改善加算 V14		n 介護職員等処遇改善加算（V）(14)	所定単位数の 15/1000 加算		

予防

短期
療養

（介護
医療院）

定員超過の場合

サービスコード 種類	項目	サービス内容略称	算定項目					合成単位数	算定単位
2B	3001	予防Ⅰ型医療院短期Ⅰⅰ1・定超	(1) Ⅰ型介護医療院予防短期入所療養介護費	(一) Ⅰ型介護医療院予防短期入所療養介護費(Ⅰ)	a. Ⅰ型介護医療院予防短期入所療養介護費(ⅰ) ＜従来型個室＞	要支援1		定員超過の場合 ×70%	422	1日につき
2B	3002	予防Ⅰ型医療院短期Ⅰⅰ1・夜減・定超				603 単位	夜勤の勤務条件に関する基準を満たさない場合 － 25 単位		405	
2B	3003	予防Ⅰ型医療院短期Ⅰⅰ2・定超				要支援2			519	
2B	3004	予防Ⅰ型医療院短期Ⅰⅰ2・夜減・定超				741 単位	夜勤の勤務条件に関する基準を満たさない場合 － 25 単位		501	
2B	3005	予防Ⅰ型医療院短期Ⅰⅱ1・定超			b. Ⅰ型介護医療院予防短期入所療養介護費(ⅱ) ＜多床室＞	要支援1			466	
2B	3006	予防Ⅰ型医療院短期Ⅰⅱ1・夜減・定超				666 単位	夜勤の勤務条件に関する基準を満たさない場合 － 25 単位		449	
2B	3007	予防Ⅰ型医療院短期Ⅰⅱ2・定超				要支援2			579	
2B	3008	予防Ⅰ型医療院短期Ⅰⅱ2・夜減・定超				827 単位	夜勤の勤務条件に関する基準を満たさない場合 － 25 単位		561	
2B	3009	予防Ⅰ型医療院短期Ⅱⅰ1・定超		(二) Ⅰ型介護医療院予防短期入所療養介護費(Ⅱ)	a. Ⅰ型介護医療院予防短期入所療養介護費(ⅰ) ＜従来型個室＞	要支援1			414	
2B	3010	予防Ⅰ型医療院短期Ⅱⅰ1・夜減・定超				591 単位	夜勤の勤務条件に関する基準を満たさない場合 － 25 単位		396	
2B	3011	予防Ⅰ型医療院短期Ⅱⅰ2・定超				要支援2			512	
2B	3012	予防Ⅰ型医療院短期Ⅱⅰ2・夜減・定超				731 単位	夜勤の勤務条件に関する基準を満たさない場合 － 25 単位		494	
2B	3013	予防Ⅰ型医療院短期Ⅱⅱ1・定超			b. Ⅰ型介護医療院予防短期入所療養介護費(ⅱ) ＜多床室＞	要支援1			458	
2B	3014	予防Ⅰ型医療院短期Ⅱⅱ1・夜減・定超				654 単位	夜勤の勤務条件に関する基準を満たさない場合 － 25 単位		440	
2B	3015	予防Ⅰ型医療院短期Ⅱⅱ2・定超				要支援2			571	
2B	3016	予防Ⅰ型医療院短期Ⅱⅱ2・夜減・定超				815 単位	夜勤の勤務条件に関する基準を満たさない場合 － 25 単位		553	
2B	3017	予防Ⅰ型医療院短期Ⅲⅰ1・定超		(三) Ⅰ型介護医療院予防短期入所療養介護費(Ⅲ)	a. Ⅰ型介護医療院予防短期入所療養介護費(ⅰ) ＜従来型個室＞	要支援1			403	
2B	3018	予防Ⅰ型医療院短期Ⅲⅰ1・夜減・定超				575 単位	夜勤の勤務条件に関する基準を満たさない場合 － 25 単位		385	
2B	3019	予防Ⅰ型医療院短期Ⅲⅰ2・定超				要支援2			501	
2B	3020	予防Ⅰ型医療院短期Ⅲⅰ2・夜減・定超				715 単位	夜勤の勤務条件に関する基準を満たさない場合 － 25 単位		483	
2B	3021	予防Ⅰ型医療院短期Ⅲⅱ1・定超			b. Ⅰ型介護医療院予防短期入所療養介護費(ⅱ) ＜多床室＞	要支援1			445	
2B	3022	予防Ⅰ型医療院短期Ⅲⅱ1・夜減・定超				636 単位	夜勤の勤務条件に関する基準を満たさない場合 － 25 単位		428	
2B	3023	予防Ⅰ型医療院短期Ⅲⅱ2・定超				要支援2			559	
2B	3024	予防Ⅰ型医療院短期Ⅲⅱ2・夜減・定超				798 単位	夜勤の勤務条件に関する基準を満たさない場合 － 25 単位		541	
2B	3025	予防Ⅱ型医療院短期Ⅰⅰ1・定超	(2) Ⅱ型介護医療院予防短期入所療養介護費	(一) Ⅱ型介護医療院予防短期入所療養介護費(Ⅰ)	a. Ⅱ型介護医療院予防短期入所療養介護費(ⅰ) ＜従来型個室＞	要支援1			402	
2B	3026	予防Ⅱ型医療院短期Ⅰⅰ1・夜減・定超				574 単位	夜勤の勤務条件に関する基準を満たさない場合 － 25 単位		384	
2B	3027	予防Ⅱ型医療院短期Ⅰⅰ2・定超				要支援2			492	
2B	3028	予防Ⅱ型医療院短期Ⅰⅰ2・夜減・定超				703 単位	夜勤の勤務条件に関する基準を満たさない場合 － 25 単位		475	
2B	3029	予防Ⅱ型医療院短期Ⅰⅱ1・定超			b. Ⅱ型介護医療院予防短期入所療養介護費(ⅱ) ＜多床室＞	要支援1			446	
2B	3030	予防Ⅱ型医療院短期Ⅰⅱ1・夜減・定超				637 単位	夜勤の勤務条件に関する基準を満たさない場合 － 25 単位		428	
2B	3031	予防Ⅱ型医療院短期Ⅰⅱ2・定超				要支援2			551	
2B	3032	予防Ⅱ型医療院短期Ⅰⅱ2・夜減・定超				787 単位	夜勤の勤務条件に関する基準を満たさない場合 － 25 単位		533	
2B	3033	予防Ⅱ型医療院短期Ⅱⅰ1・定超		(二) Ⅱ型介護医療院予防短期入所療養介護費(Ⅱ)	a. Ⅱ型介護医療院予防短期入所療養介護費(ⅰ) ＜従来型個室＞	要支援1			391	
2B	3034	予防Ⅱ型医療院短期Ⅱⅰ1・夜減・定超				558 単位	夜勤の勤務条件に関する基準を満たさない場合 － 25 単位		373	
2B	3035	予防Ⅱ型医療院短期Ⅱⅰ2・定超				要支援2			480	
2B	3036	予防Ⅱ型医療院短期Ⅱⅰ2・夜減・定超				685 単位	夜勤の勤務条件に関する基準を満たさない場合 － 25 単位		462	
2B	3037	予防Ⅱ型医療院短期Ⅱⅱ1・定超			b. Ⅱ型介護医療院予防短期入所療養介護費(ⅱ) ＜多床室＞	要支援1			435	
2B	3038	予防Ⅱ型医療院短期Ⅱⅱ1・夜減・定超				621 単位	夜勤の勤務条件に関する基準を満たさない場合 － 25 単位		417	
2B	3039	予防Ⅱ型医療院短期Ⅱⅱ2・定超				要支援2			540	
2B	3040	予防Ⅱ型医療院短期Ⅱⅱ2・夜減・定超				771 単位	夜勤の勤務条件に関する基準を満たさない場合 － 25 単位		522	
2B	3041	予防Ⅱ型医療院短期Ⅲⅰ1・定超		(三) Ⅱ型介護医療院予防短期入所療養介護費(Ⅲ)	a. Ⅱ型介護医療院予防短期入所療養介護費(ⅰ) ＜従来型個室＞	要支援1			382	
2B	3042	予防Ⅱ型医療院短期Ⅲⅰ1・夜減・定超				546 単位	夜勤の勤務条件に関する基準を満たさない場合 － 25 単位		365	
2B	3043	予防Ⅱ型医療院短期Ⅲⅰ2・定超				要支援2			472	
2B	3044	予防Ⅱ型医療院短期Ⅲⅰ2・夜減・定超				674 単位	夜勤の勤務条件に関する基準を満たさない場合 － 25 単位		454	
2B	3045	予防Ⅱ型医療院短期Ⅲⅱ1・定超			b. Ⅱ型介護医療院予防短期入所療養介護費(ⅱ) ＜多床室＞	要支援1			427	
2B	3046	予防Ⅱ型医療院短期Ⅲⅱ1・夜減・定超				610 単位	夜勤の勤務条件に関する基準を満たさない場合 － 25 単位		410	
2B	3047	予防Ⅱ型医療院短期Ⅲⅱ2・定超				要支援2			532	
2B	3048	予防Ⅱ型医療院短期Ⅲⅱ2・夜減・定超				760 単位	夜勤の勤務条件に関する基準を満たさない場合 － 25 単位		515	

予防

短期療養

（介護医療院）

サービスコード 種類	項目	サービス内容略称	算定項目					合成 単位数	算定 単位
2B	3049	予防Ⅰ型特別医療院短期ⅰ1・定超	(3)特別介護医療院予防短期入所療養介護費	(一)Ⅰ型特別介護医療院予防短期入所療養介護費	a.Ⅰ型特別介護医療院予防短期入所療養介護費(ⅰ) ＜従来型個室＞	要支援1 547 単位		383	1日につき
2B	3050	予防Ⅰ型特別医療院短期ⅰ1・夜減・定超				夜勤の勤務条件に関する基準を満たさない場合 － 25 単位		365	
2B	3051	予防Ⅰ型特別医療院短期ⅰ2・定超				要支援2 679 単位	定員超過の場合	475	
2B	3052	予防Ⅰ型特別医療院短期ⅰ2・夜減・定超				夜勤の勤務条件に関する基準を満たさない場合 － 25 単位		458	
2B	3053	予防Ⅰ型特別医療院短期ⅱ1・定超			b.Ⅰ型特別介護医療院予防短期入所療養介護費(ⅱ) ＜多床室＞	要支援1 606 単位		424	
2B	3054	予防Ⅰ型特別医療院短期ⅱ1・夜減・定超				夜勤の勤務条件に関する基準を満たさない場合 － 25 単位		407	
2B	3055	予防Ⅰ型特別医療院短期ⅱ2・定超				要支援2 759 単位		531	
2B	3056	予防Ⅰ型特別医療院短期ⅱ2・夜減・定超				夜勤の勤務条件に関する基準を満たさない場合 － 25 単位		514	
2B	3057	予防Ⅱ型特別医療院短期ⅰ1・定超		(二)Ⅱ型特別介護医療院予防短期入所療養介護費	a.Ⅱ型特別介護医療院予防短期入所療養介護費(ⅰ) ＜従来型個室＞	要支援1 521 単位		365	
2B	3058	予防Ⅱ型特別医療院短期ⅰ1・夜減・定超				夜勤の勤務条件に関する基準を満たさない場合 － 25 単位		347	
2B	3059	予防Ⅱ型特別医療院短期ⅰ2・定超				要支援2 642 単位		449	
2B	3060	予防Ⅱ型特別医療院短期ⅰ2・夜減・定超				夜勤の勤務条件に関する基準を満たさない場合 － 25 単位		432	
2B	3061	予防Ⅱ型特別医療院短期ⅱ1・定超			b.Ⅱ型特別介護医療院予防短期入所療養介護費(ⅱ) ＜多床室＞	要支援1 581 単位	× 70%	407	
2B	3062	予防Ⅱ型特別医療院短期ⅱ1・夜減・定超				夜勤の勤務条件に関する基準を満たさない場合 － 25 単位		389	
2B	3063	予防Ⅱ型特別医療院短期ⅱ2・定超				要支援2 724 単位		507	
2B	3064	予防Ⅱ型特別医療院短期ⅱ2・夜減・定超				夜勤の勤務条件に関する基準を満たさない場合 － 25 単位		489	
2B	3065	予防ユⅠ型医療院短期Ⅰ1・定超	(4)ユニット型Ⅰ型介護医療院予防短期入所療養介護費	(一)ユニット型Ⅰ型介護医療院予防短期入所療養介護費(Ⅰ)	a.ユニット型Ⅰ型介護医療院予防短期入所療養介護費 ＜ユニット型個室＞	要支援1 687 単位		481	
2B	3066	予防ユⅠ型医療院短期Ⅰ1・夜減・定超				夜勤の勤務条件に関する基準を満たさない場合 － 25 単位		463	
2B	3067	予防ユⅠ型医療院短期Ⅰ2・定超				要支援2 852 単位		596	
2B	3068	予防ユⅠ型医療院短期Ⅰ2・夜減・定超				夜勤の勤務条件に関する基準を満たさない場合 － 25 単位		579	
2B	3069	経予防ユⅠ型医療院短期Ⅰ1・定超			b.経過的ユニット型Ⅰ型介護医療院予防短期入所療養介護費 ＜ユニット型個室的多床室＞	要支援1 687 単位		481	
2B	3070	経予防ユⅠ型医療院短期Ⅰ1・夜減・定超				夜勤の勤務条件に関する基準を満たさない場合 － 25 単位		463	
2B	3071	経予防ユⅠ型医療院短期Ⅰ2・定超				要支援2 852 単位		596	
2B	3072	経予防ユⅠ型医療院短期Ⅰ2・夜減・定超				夜勤の勤務条件に関する基準を満たさない場合 － 25 単位		579	
2B	3073	予防ユⅠ型医療院短期Ⅱ1・定超		(二)ユニット型Ⅰ型介護医療院予防短期入所療養介護費(Ⅱ)	a.ユニット型Ⅰ型介護医療院予防短期入所療養介護費 ＜ユニット型個室＞	要支援1 677 単位		474	
2B	3074	予防ユⅠ型医療院短期Ⅱ1・夜減・定超				夜勤の勤務条件に関する基準を満たさない場合 － 25 単位		456	
2B	3075	予防ユⅠ型医療院短期Ⅱ2・定超				要支援2 841 単位		589	
2B	3076	予防ユⅠ型医療院短期Ⅱ2・夜減・定超				夜勤の勤務条件に関する基準を満たさない場合 － 25 単位		571	
2B	3077	経予防ユⅠ型医療院短期Ⅱ1・定超			b.経過的ユニット型Ⅰ型介護医療院予防短期入所療養介護費 ＜ユニット型個室的多床室＞	要支援1 677 単位		474	
2B	3078	経予防ユⅠ型医療院短期Ⅱ1・夜減・定超				夜勤の勤務条件に関する基準を満たさない場合 － 25 単位		456	
2B	3079	経予防ユⅠ型医療院短期Ⅱ2・定超				要支援2 841 単位		589	
2B	3080	経予防ユⅠ型医療院短期Ⅱ2・夜減・定超				夜勤の勤務条件に関する基準を満たさない場合 － 25 単位		571	
2B	3081	予防ユⅠ型医療院短期Ⅰ1・定超・未		(一)ユニット型Ⅰ型介護医療院予防短期入所療養介護費(Ⅰ)	a.ユニット型Ⅰ型介護医療院予防短期入所療養介護費 ＜ユニット型個室＞	要支援1 687 単位	定員超過の場合 ／ ユニットケア体制未整備減算	467	
2B	3082	予防ユⅠ型医療院短期Ⅰ1・夜減・定超・未				夜勤の勤務条件に関する基準を満たさない場合 － 25 単位		449	
2B	3083	予防ユⅠ型医療院短期Ⅰ2・定超・未				要支援2 852 単位		578	
2B	3084	予防ユⅠ型医療院短期Ⅰ2・夜減・定超・未				夜勤の勤務条件に関する基準を満たさない場合 － 25 単位		562	
2B	3085	経予防ユⅠ型医療院短期Ⅰ1・定超・未			b.経過的ユニット型Ⅰ型介護医療院予防短期入所療養介護費 ＜ユニット型個室的多床室＞	要支援1 687 単位		467	
2B	3086	経予防ユⅠ型医療院短期Ⅰ1・夜減・定超・未				夜勤の勤務条件に関する基準を満たさない場合 － 25 単位		449	
2B	3087	経予防ユⅠ型医療院短期Ⅰ2・定超・未				要支援2 852 単位		578	
2B	3088	経予防ユⅠ型医療院短期Ⅰ2・夜減・定超・未				夜勤の勤務条件に関する基準を満たさない場合 － 25 単位		562	
2B	3089	予防ユⅠ型医療院短期Ⅱ1・定超・未		(二)ユニット型Ⅰ型介護医療院予防短期入所療養介護費(Ⅱ)	a.ユニット型Ⅰ型介護医療院予防短期入所療養介護費 ＜ユニット型個室＞	要支援1 677 単位		460	
2B	3090	予防ユⅠ型医療院短期Ⅱ1・夜減・定超・未				夜勤の勤務条件に関する基準を満たさない場合 － 25 単位		442	
2B	3091	予防ユⅠ型医療院短期Ⅱ2・定超・未				要支援2 841 単位		571	
2B	3092	予防ユⅠ型医療院短期Ⅱ2・夜減・定超・未				夜勤の勤務条件に関する基準を満たさない場合 － 25 単位		554	
2B	3093	経予防ユⅠ型医療院短期Ⅱ1・定超・未			b.経過的ユニット型Ⅰ型介護医療院予防短期入所療養介護費 ＜ユニット型個室的多床室＞	要支援1 677 単位	× 70% × 97%	460	
2B	3094	経予防ユⅠ型医療院短期Ⅱ1・夜減・定超・未				夜勤の勤務条件に関する基準を満たさない場合 － 25 単位		442	
2B	3095	経予防ユⅠ型医療院短期Ⅱ2・定超・未				要支援2 841 単位		571	
2B	3096	経予防ユⅠ型医療院短期Ⅱ2・夜減・定超・未				夜勤の勤務条件に関する基準を満たさない場合 － 25 単位		554	

予防

短期
療養

（介護
医療院）

サービスコード 種類	項目	サービス内容略称	算定項目						合成 単位数	算定 単位
2B	3097	予防ユ型Ⅱ型医療院短期1・定超	(5)ユニット型Ⅱ型介護医療院予防短期入所療養介護費	(一)ユニット型Ⅱ型介護医療院予防短期入所療養介護費 ＜ユニット型個室＞	要支援1			定員超過の場合	492	1日につき
2B	3098	予防ユ型Ⅱ型医療院短期1・夜減・定超			703 単位	夜勤の勤務条件に関する基準を満たさない場合 － 25 単位				475	
2B	3099	予防ユ型Ⅱ型医療院短期2・定超			要支援2					599	
2B	3100	予防ユ型Ⅱ型医療院短期2・夜減・定超			856 単位	夜勤の勤務条件に関する基準を満たさない場合 － 25 単位				582	
2B	3101	経予防ユ型Ⅱ型医療院短期1・定超		(二)経過的ユニット型Ⅱ型介護医療院予防短期入所療養介護費 ＜ユニット型個室的多床室＞	要支援1				492	
2B	3102	経予防ユ型Ⅱ型医療院短期1・夜減・定超			703 単位	夜勤の勤務条件に関する基準を満たさない場合 － 25 単位				475	
2B	3103	経予防ユ型Ⅱ型医療院短期2・定超			要支援2			× 70%		599	
2B	3104	経予防ユ型Ⅱ型医療院短期2・夜減・定超			856 単位	夜勤の勤務条件に関する基準を満たさない場合 － 25 単位				582	
2B	3105	予防ユ型Ⅱ型医療院短期1・定超・未		(一)ユニット型Ⅱ型介護医療院予防短期入所療養介護費 ＜ユニット型個室＞	要支援1			定員超過の場合	ユニットケア体制未整備減算	477	
2B	3106	予防ユ型Ⅱ型医療院短期1・夜減・定超・未			703 単位	夜勤の勤務条件に関する基準を満たさない場合 － 25 単位				461	
2B	3107	予防ユ型Ⅱ型医療院短期2・定超・未			要支援2					581	
2B	3108	予防ユ型Ⅱ型医療院短期2・夜減・定超・未			856 単位	夜勤の勤務条件に関する基準を満たさない場合 － 25 単位				565	
2B	3109	経予防ユ型Ⅱ型医療院短期1・定超・未		(二)経過的ユニット型Ⅱ型介護医療院予防短期入所療養介護費 ＜ユニット型個室的多床室＞	要支援1					477	
2B	3110	経予防ユ型Ⅱ型医療院短期1・夜減・定超・未			703 単位	夜勤の勤務条件に関する基準を満たさない場合 － 25 単位				461	
2B	3111	経予防ユ型Ⅱ型医療院短期2・定超・未			要支援2			× 70%	× 97%	581	
2B	3112	経予防ユ型Ⅱ型医療院短期2・夜減・定超・未			856 単位	夜勤の勤務条件に関する基準を満たさない場合 － 25 単位				565	
2B	3113	予防ユ型Ⅰ型特別医療院短期1・定超	(6)ユニット型Ⅰ型特別介護医療院予防短期入所療養介護費	(一)ユニット型Ⅰ型特別介護医療院予防短期入所療養介護費 ＜ユニット型個室＞	a.ユニット型Ⅰ型特別介護医療院予防短期入所療養介護費	要支援1			定員超過の場合	450	
2B	3114	予防ユ型Ⅰ型特別医療院短期1・夜減・定超				643 単位	夜勤の勤務条件に関する基準を満たさない場合 － 25 単位			433	
2B	3115	予防ユ型Ⅰ型特別医療院短期2・定超				要支援2				559	
2B	3116	予防ユ型Ⅰ型特別医療院短期2・夜減・定超				799 単位	夜勤の勤務条件に関する基準を満たさない場合 － 25 単位			542	
2B	3117	経予防ユ型Ⅰ型特別医療院短期1・定超			b.経過的ユニット型Ⅰ型特別介護医療院予防短期入所療養介護費 ＜ユニット型個室的多床室＞	要支援1				450	
2B	3118	経予防ユ型Ⅰ型特別医療院短期1・夜減・定超				643 単位	夜勤の勤務条件に関する基準を満たさない場合 － 25 単位			433	
2B	3119	経予防ユ型Ⅰ型特別医療院短期2・定超				要支援2				559	
2B	3120	経予防ユ型Ⅰ型特別医療院短期2・夜減・定超				799 単位	夜勤の勤務条件に関する基準を満たさない場合 － 25 単位			542	
2B	3121	予防ユ型Ⅱ型特別医療院短期1・定超		(二)ユニット型Ⅱ型特別介護医療院予防短期入所療養介護費 ＜ユニット型個室＞	a.ユニット型Ⅱ型特別介護医療院予防短期入所療養介護費	要支援1				469	
2B	3122	予防ユ型Ⅱ型特別医療院短期1・夜減・定超				670 単位	夜勤の勤務条件に関する基準を満たさない場合 － 25 単位			452	
2B	3123	予防ユ型Ⅱ型特別医療院短期2・定超				要支援2				570	
2B	3124	予防ユ型Ⅱ型特別医療院短期2・夜減・定超				814 単位	夜勤の勤務条件に関する基準を満たさない場合 － 25 単位			552	
2B	3125	経予防ユ型Ⅱ型特別医療院短期1・定超			b.経過的ユニット型Ⅱ型特別介護医療院予防短期入所療養介護費 ＜ユニット型個室的多床室＞	要支援1				469	
2B	3126	経予防ユ型Ⅱ型特別医療院短期1・夜減・定超				670 単位	夜勤の勤務条件に関する基準を満たさない場合 － 25 単位	× 70%		452	
2B	3127	経予防ユ型Ⅱ型特別医療院短期2・定超				要支援2				570	
2B	3128	経予防ユ型Ⅱ型特別医療院短期2・夜減・定超				814 単位	夜勤の勤務条件に関する基準を満たさない場合 － 25 単位			552	
2B	3129	予防ユ型Ⅰ型特別医療院短期1・定超・未		(一)ユニット型Ⅰ型特別介護医療院予防短期入所療養介護費 ＜ユニット型個室＞	a.ユニット型Ⅰ型特別介護医療院予防短期入所療養介護費	要支援1			定員超過の場合	437	
2B	3130	予防ユ型Ⅰ型特別医療院短期1・夜減・定超・未				643 単位	夜勤の勤務条件に関する基準を満たさない場合 － 25 単位			420	
2B	3131	予防ユ型Ⅰ型特別医療院短期2・定超・未				要支援2				542	
2B	3132	予防ユ型Ⅰ型特別医療院短期2・夜減・定超・未				799 単位	夜勤の勤務条件に関する基準を満たさない場合 － 25 単位			526	
2B	3133	経予防ユ型Ⅰ型特別医療院短期1・定超・未			b.経過的ユニット型Ⅰ型特別介護医療院予防短期入所療養介護費 ＜ユニット型個室的多床室＞	要支援1			ユニットケア体制未整備減算	437	
2B	3134	経予防ユ型Ⅰ型特別医療院短期1・夜減・定超・未				643 単位	夜勤の勤務条件に関する基準を満たさない場合 － 25 単位			420	
2B	3135	経予防ユ型Ⅰ型特別医療院短期2・定超・未				要支援2				542	
2B	3136	経予防ユ型Ⅰ型特別医療院短期2・夜減・定超・未				799 単位	夜勤の勤務条件に関する基準を満たさない場合 － 25 単位			526	
2B	3137	予防ユ型Ⅱ型特別医療院短期1・定超・未		(二)ユニット型Ⅱ型特別介護医療院予防短期入所療養介護費 ＜ユニット型個室＞	a.ユニット型Ⅱ型特別介護医療院予防短期入所療養介護費	要支援1				455	
2B	3138	予防ユ型Ⅱ型特別医療院短期1・夜減・定超・未				670 単位	夜勤の勤務条件に関する基準を満たさない場合 － 25 単位			438	
2B	3139	予防ユ型Ⅱ型特別医療院短期2・定超・未				要支援2				553	
2B	3140	予防ユ型Ⅱ型特別医療院短期2・夜減・定超・未				814 単位	夜勤の勤務条件に関する基準を満たさない場合 － 25 単位			535	
2B	3141	経予防ユ型Ⅱ型特別医療院短期1・定超・未			b.経過的ユニット型Ⅱ型特別介護医療院予防短期入所療養介護費 ＜ユニット型個室的多床室＞	要支援1				455	
2B	3142	経予防ユ型Ⅱ型特別医療院短期1・夜減・定超・未				670 単位	夜勤の勤務条件に関する基準を満たさない場合 － 25 単位	× 70%	× 97%	438	
2B	3143	経予防ユ型Ⅱ型特別医療院短期2・定超・未				要支援2				553	
2B	3144	経予防ユ型Ⅱ型特別医療院短期2・夜減・定超・未				814 単位	夜勤の勤務条件に関する基準を満たさない場合 － 25 単位			535	

医師，薬剤師，看護職員，介護職員が欠員の場合

サービスコード 種類	項目	サービス内容略称	算定項目				合成 単位数	算定 単位
2B	4001	予防Ⅰ型医療院短期Ⅰⅰ1・欠1	(1) Ⅰ型介護医療院予防短期療養介護費	(一) Ⅰ型介護医療院予防短期入所療養介護費 (Ⅰ)	a.Ⅰ型介護医療院予防短期入所療養介護費 (ⅰ) 603 単位 <従来型個室>	要支援1	422	1日につき
2B	4002	予防Ⅰ型医療院短期Ⅰⅰ1・夜減・欠1			夜勤の勤務条件に関する基準を満たさない場合 － 25 単位	405	
2B	4003	予防Ⅰ型医療院短期Ⅰⅰ2・欠1			要支援2	519	
2B	4004	予防Ⅰ型医療院短期Ⅰⅰ2・夜減・欠1			741 単位 夜勤の勤務条件に関する基準を満たさない場合 － 25 単位	501	
2B	4005	予防Ⅰ型医療院短期Ⅰⅱ1・欠1			b.Ⅰ型介護医療院予防短期入所療養介護費 (ⅱ) 666 単位 <多床室>	要支援1	466	
2B	4006	予防Ⅰ型医療院短期Ⅰⅱ1・夜減・欠1			夜勤の勤務条件に関する基準を満たさない場合 － 25 単位	449	
2B	4007	予防Ⅰ型医療院短期Ⅰⅱ2・欠1			要支援2	579	
2B	4008	予防Ⅰ型医療院短期Ⅰⅱ2・夜減・欠1			827 単位 夜勤の勤務条件に関する基準を満たさない場合 － 25 単位	561	
2B	4009	予防Ⅰ型医療院短期Ⅱⅰ1・欠1		(二) Ⅰ型介護医療院予防短期入所療養介護費 (Ⅱ)	a.Ⅰ型介護医療院予防短期入所療養介護費 (ⅰ) 591 単位 <従来型個室>	要支援1	414	
2B	4010	予防Ⅰ型医療院短期Ⅱⅰ1・夜減・欠1			夜勤の勤務条件に関する基準を満たさない場合 － 25 単位	396	
2B	4011	予防Ⅰ型医療院短期Ⅱⅰ2・欠1			要支援2	512	
2B	4012	予防Ⅰ型医療院短期Ⅱⅰ2・夜減・欠1			731 単位 夜勤の勤務条件に関する基準を満たさない場合 － 25 単位	494	
2B	4013	予防Ⅰ型医療院短期Ⅱⅱ1・欠1			b.Ⅰ型介護医療院予防短期入所療養介護費 (ⅱ) 654 単位 <多床室>	要支援1	458	
2B	4014	予防Ⅰ型医療院短期Ⅱⅱ1・夜減・欠1			夜勤の勤務条件に関する基準を満たさない場合 － 25 単位	440	
2B	4015	予防Ⅰ型医療院短期Ⅱⅱ2・欠1			要支援2	571	
2B	4016	予防Ⅰ型医療院短期Ⅱⅱ2・夜減・欠1			815 単位 夜勤の勤務条件に関する基準を満たさない場合 － 25 単位	553	
2B	4017	予防Ⅰ型医療院短期Ⅲⅰ1・欠1		(三) Ⅰ型介護医療院予防短期入所療養介護費 (Ⅲ)	a.Ⅰ型介護医療院予防短期入所療養介護費 (ⅰ) 575 単位 <従来型個室>	要支援1	403	
2B	4018	予防Ⅰ型医療院短期Ⅲⅰ1・夜減・欠1			夜勤の勤務条件に関する基準を満たさない場合 － 25 単位	385	
2B	4019	予防Ⅰ型医療院短期Ⅲⅰ2・欠1			要支援2	501	
2B	4020	予防Ⅰ型医療院短期Ⅲⅰ2・夜減・欠1			715 単位 夜勤の勤務条件に関する基準を満たさない場合 － 25 単位	483	
2B	4021	予防Ⅰ型医療院短期Ⅲⅱ1・欠1			b.Ⅰ型介護医療院予防短期入所療養介護費 (ⅱ) 636 単位 <多床室>	要支援1	445	
2B	4022	予防Ⅰ型医療院短期Ⅲⅱ1・夜減・欠1			夜勤の勤務条件に関する基準を満たさない場合 － 25 単位	428	
2B	4023	予防Ⅰ型医療院短期Ⅲⅱ2・欠1			要支援2	559	
2B	4024	予防Ⅰ型医療院短期Ⅲⅱ2・夜減・欠1			798 単位 夜勤の勤務条件に関する基準を満たさない場合 － 25 単位	541	
2B	4025	予防Ⅱ型医療院短期Ⅰⅰ1・欠1	(2) Ⅱ型介護医療院予防短期入所療養介護費	(一) Ⅱ型介護医療院予防短期入所療養介護費 (Ⅰ)	a.Ⅱ型介護医療院予防短期入所療養介護費 (ⅰ) 574 単位 <従来型個室>	要支援1	402	
2B	4026	予防Ⅱ型医療院短期Ⅰⅰ1・夜減・欠1			夜勤の勤務条件に関する基準を満たさない場合 － 25 単位	384	
2B	4027	予防Ⅱ型医療院短期Ⅰⅰ2・欠1			要支援2	492	
2B	4028	予防Ⅱ型医療院短期Ⅰⅰ2・夜減・欠1			703 単位 夜勤の勤務条件に関する基準を満たさない場合 － 25 単位	475	
2B	4029	予防Ⅱ型医療院短期Ⅰⅱ1・欠1			b.Ⅱ型介護医療院予防短期入所療養介護費 (ⅱ) 637 単位 <多床室>	要支援1	446	
2B	4030	予防Ⅱ型医療院短期Ⅰⅱ1・夜減・欠1			夜勤の勤務条件に関する基準を満たさない場合 － 25 単位	428	
2B	4031	予防Ⅱ型医療院短期Ⅰⅱ2・欠1			要支援2	551	
2B	4032	予防Ⅱ型医療院短期Ⅰⅱ2・夜減・欠1			787 単位 夜勤の勤務条件に関する基準を満たさない場合 － 25 単位	533	
2B	4033	予防Ⅱ型医療院短期Ⅱⅰ1・欠1		(二) Ⅱ型介護医療院予防短期入所療養介護費 (Ⅱ)	a.Ⅱ型介護医療院予防短期入所療養介護費 (ⅰ) 558 単位 <従来型個室>	要支援1	391	
2B	4034	予防Ⅱ型医療院短期Ⅱⅰ1・夜減・欠1			夜勤の勤務条件に関する基準を満たさない場合 － 25 単位	373	
2B	4035	予防Ⅱ型医療院短期Ⅱⅰ2・欠1			要支援2	480	
2B	4036	予防Ⅱ型医療院短期Ⅱⅰ2・夜減・欠1			685 単位 夜勤の勤務条件に関する基準を満たさない場合 － 25 単位	462	
2B	4037	予防Ⅱ型医療院短期Ⅱⅱ1・欠1			b.Ⅱ型介護医療院予防短期入所療養介護費 (ⅱ) 621 単位 <多床室>	要支援1	435	
2B	4038	予防Ⅱ型医療院短期Ⅱⅱ1・夜減・欠1			夜勤の勤務条件に関する基準を満たさない場合 － 25 単位	417	
2B	4039	予防Ⅱ型医療院短期Ⅱⅱ2・欠1			要支援2	540	
2B	4040	予防Ⅱ型医療院短期Ⅱⅱ2・夜減・欠1			771 単位 夜勤の勤務条件に関する基準を満たさない場合 － 25 単位	522	
2B	4041	予防Ⅱ型医療院短期Ⅲⅰ1・欠1		(三) Ⅱ型介護医療院予防短期入所療養介護費 (Ⅲ)	a.Ⅱ型介護医療院予防短期入所療養介護費 (ⅰ) 546 単位 <従来型個室>	要支援1	382	
2B	4042	予防Ⅱ型医療院短期Ⅲⅰ1・夜減・欠1			夜勤の勤務条件に関する基準を満たさない場合 － 25 単位	365	
2B	4043	予防Ⅱ型医療院短期Ⅲⅰ2・欠1			要支援2	472	
2B	4044	予防Ⅱ型医療院短期Ⅲⅰ2・夜減・欠1			674 単位 夜勤の勤務条件に関する基準を満たさない場合 － 25 単位	454	
2B	4045	予防Ⅱ型医療院短期Ⅲⅱ1・欠1			b.Ⅱ型介護医療院予防短期入所療養介護費 (ⅱ) 610 単位 <多床室>	要支援1	427	
2B	4046	予防Ⅱ型医療院短期Ⅲⅱ1・夜減・欠1			夜勤の勤務条件に関する基準を満たさない場合 － 25 単位	410	
2B	4047	予防Ⅱ型医療院短期Ⅲⅱ2・欠1			要支援2	532	
2B	4048	予防Ⅱ型医療院短期Ⅲⅱ2・夜減・欠1			760 単位 夜勤の勤務条件に関する基準を満たさない場合 － 25 単位	515	

医師、薬剤師、看護職員、介護職員が欠員の場合　× 70%

予防

短期
療養

（介護
医療院）

サービスコード 種類	項目	サービス内容略称	算定項目				合成単位数	算定単位
2B	4049	予防Ⅰ型特別医療院短期ⅰ1・欠1	(3)(一)Ⅰ型特別介護医療院予防短期入所療養介護費　a.Ⅰ型特別介護医療院予防短期入所療養介護費(ⅰ)	要支援1 547単位		医師、薬剤師、看護職員、介護職員が欠員の場合	383	1日につき
2B	4050	予防Ⅰ型特別医療院短期ⅰ1・夜減・欠1			夜勤の勤務条件に関する基準を満たさない場合　－25単位		365	
2B	4051	予防Ⅰ型特別医療院短期ⅰ2・欠1	<従来型個室>	要支援2 679単位			475	
2B	4052	予防Ⅰ型特別医療院短期ⅰ2・夜減・欠1			夜勤の勤務条件に関する基準を満たさない場合　－25単位		458	
2B	4053	予防Ⅰ型特別医療院短期ⅱ1・欠1	b.Ⅰ型特別介護医療院予防短期入所療養介護費(ⅱ)	要支援1 606単位			424	
2B	4054	予防Ⅰ型特別医療院短期ⅱ1・夜減・欠1			夜勤の勤務条件に関する基準を満たさない場合　－25単位		407	
2B	4055	予防Ⅰ型特別医療院短期ⅱ2・欠1	<多床室>	要支援2 759単位			531	
2B	4056	予防Ⅰ型特別医療院短期ⅱ2・夜減・欠1			夜勤の勤務条件に関する基準を満たさない場合　－25単位		514	
2B	4057	予防Ⅱ型特別医療院短期ⅰ1・欠1	(二)Ⅱ型特別介護医療院予防短期入所療養介護費　a.Ⅱ型特別介護医療院予防短期入所療養介護費(ⅰ)	要支援1 521単位			365	
2B	4058	予防Ⅱ型特別医療院短期ⅰ1・夜減・欠1			夜勤の勤務条件に関する基準を満たさない場合　－25単位		347	
2B	4059	予防Ⅱ型特別医療院短期ⅰ2・欠1	<従来型個室>	要支援2 642単位			449	
2B	4060	予防Ⅱ型特別医療院短期ⅰ2・夜減・欠1			夜勤の勤務条件に関する基準を満たさない場合　－25単位		432	
2B	4061	予防Ⅱ型特別医療院短期ⅱ1・欠1	b.Ⅱ型特別介護医療院予防短期入所療養介護費(ⅱ)	要支援1 581単位			407	
2B	4062	予防Ⅱ型特別医療院短期ⅱ1・夜減・欠1			夜勤の勤務条件に関する基準を満たさない場合　－25単位		389	
2B	4063	予防Ⅱ型特別医療院短期ⅱ2・欠1	<多床室>	要支援2 724単位			507	
2B	4064	予防Ⅱ型特別医療院短期ⅱ2・夜減・欠1			夜勤の勤務条件に関する基準を満たさない場合　－25単位		489	
2B	4065	予防ユ型Ⅰ型医療院短期Ⅰ1・欠1	(4)(一)ユニット型Ⅰ型介護医療院予防短期入所療養介護費(Ⅰ)　a.ユニット型Ⅰ型介護医療院予防短期入所療養介護費	要支援1			481	
2B	4066	予防ユ型Ⅰ型医療院短期Ⅰ1・夜減・欠1		687単位	夜勤の勤務条件に関する基準を満たさない場合　－25単位		463	
2B	4067	予防ユ型Ⅰ型医療院短期Ⅰ2・欠1	<ユニット型個室>	要支援2		×70%	596	
2B	4068	予防ユ型Ⅰ型医療院短期Ⅰ2・夜減・欠1		852単位	夜勤の勤務条件に関する基準を満たさない場合　－25単位		579	
2B	4069	経予防ユ型Ⅰ型医療院短期Ⅰ1・欠1	b.経過的ユニット型Ⅰ型介護医療院予防短期入所療養介護費	要支援1			481	
2B	4070	経予防ユ型Ⅰ型医療院短期Ⅰ1・夜減・欠1		687単位	夜勤の勤務条件に関する基準を満たさない場合　－25単位		463	
2B	4071	経予防ユ型Ⅰ型医療院短期Ⅰ2・欠1	<ユニット型個室的多床室>	要支援2			596	
2B	4072	経予防ユ型Ⅰ型医療院短期Ⅰ2・夜減・欠1		852単位	夜勤の勤務条件に関する基準を満たさない場合　－25単位		579	
2B	4073	予防ユ型Ⅰ型医療院短期Ⅱ1・欠1	(二)ユニット型Ⅰ型介護医療院予防短期入所療養介護費(Ⅱ)　a.ユニット型Ⅰ型介護医療院予防短期入所療養介護費	要支援1			474	
2B	4074	予防ユ型Ⅰ型医療院短期Ⅱ1・夜減・欠1		677単位	夜勤の勤務条件に関する基準を満たさない場合　－25単位		456	
2B	4075	予防ユ型Ⅰ型医療院短期Ⅱ2・欠1	<ユニット型個室>	要支援2			589	
2B	4076	予防ユ型Ⅰ型医療院短期Ⅱ2・夜減・欠1		841単位	夜勤の勤務条件に関する基準を満たさない場合　－25単位		571	
2B	4077	経予防ユ型Ⅰ型医療院短期Ⅱ1・欠1	b.経過的ユニット型Ⅰ型介護医療院予防短期入所療養介護費	要支援1			474	
2B	4078	経予防ユ型Ⅰ型医療院短期Ⅱ1・夜減・欠1		677単位	夜勤の勤務条件に関する基準を満たさない場合　－25単位		456	
2B	4079	経予防ユ型Ⅰ型医療院短期Ⅱ2・欠1	<ユニット型個室的多床室>	要支援2			589	
2B	4080	経予防ユ型Ⅰ型医療院短期Ⅱ2・夜減・欠1		841単位	夜勤の勤務条件に関する基準を満たさない場合　－25単位		571	
2B	4081	予防ユ型Ⅰ型医療院短期Ⅰ1・欠1・未	(一)ユニット型Ⅰ型介護医療院予防短期入所療養介護費(Ⅰ)　a.ユニット型Ⅰ型介護医療院予防短期入所療養介護費	要支援1		医師、薬剤師、看護職員、介護職員が欠員の場合／ユニットケア体制未整備減算	467	
2B	4082	予防ユ型Ⅰ型医療院短期Ⅰ1・夜減・欠1・未		687単位	夜勤の勤務条件に関する基準を満たさない場合　－25単位		449	
2B	4083	予防ユ型Ⅰ型医療院短期Ⅰ2・欠1・未	<ユニット型個室>	要支援2			578	
2B	4084	予防ユ型Ⅰ型医療院短期Ⅰ2・夜減・欠1・未		852単位	夜勤の勤務条件に関する基準を満たさない場合　－25単位		562	
2B	4085	経予防ユ型Ⅰ型医療院短期Ⅰ1・欠1・未	b.経過的ユニット型Ⅰ型介護医療院予防短期入所療養介護費	要支援1			467	
2B	4086	経予防ユ型Ⅰ型医療院短期Ⅰ1・夜減・欠1・未		687単位	夜勤の勤務条件に関する基準を満たさない場合　－25単位		449	
2B	4087	経予防ユ型Ⅰ型医療院短期Ⅰ2・欠1・未	<ユニット型個室的多床室>	要支援2			578	
2B	4088	経予防ユ型Ⅰ型医療院短期Ⅰ2・夜減・欠1・未		852単位	夜勤の勤務条件に関する基準を満たさない場合　－25単位		562	
2B	4089	予防ユ型Ⅰ型医療院短期Ⅱ1・欠1・未	(二)ユニット型Ⅰ型介護医療院予防短期入所療養介護費(Ⅱ)　a.ユニット型Ⅰ型介護医療院予防短期入所療養介護費	要支援1		医師、薬剤師、看護職員、介護職員が欠員の場合 ×70%	460	
2B	4090	予防ユ型Ⅰ型医療院短期Ⅱ1・夜減・欠1・未		677単位	夜勤の勤務条件に関する基準を満たさない場合　－25単位		442	
2B	4091	予防ユ型Ⅰ型医療院短期Ⅱ2・欠1・未	<ユニット型個室>	要支援2			571	
2B	4092	予防ユ型Ⅰ型医療院短期Ⅱ2・夜減・欠1・未		841単位	夜勤の勤務条件に関する基準を満たさない場合　－25単位		554	
2B	4093	経予防ユ型Ⅰ型医療院短期Ⅱ1・欠1・未	b.経過的ユニット型Ⅰ型介護医療院予防短期入所療養介護費	要支援1		×97%	460	
2B	4094	経予防ユ型Ⅰ型医療院短期Ⅱ1・夜減・欠1・未		677単位	夜勤の勤務条件に関する基準を満たさない場合　－25単位		442	
2B	4095	経予防ユ型Ⅰ型医療院短期Ⅱ2・欠1・未	<ユニット型個室的多床室>	要支援2			571	
2B	4096	経予防ユ型Ⅰ型医療院短期Ⅱ2・夜減・欠1・未		841単位	夜勤の勤務条件に関する基準を満たさない場合　－25単位		554	

予防

短期療養（介護医療院）

サービスコード 種類	サービスコード 項目	サービス内容略称	算定項目						合成単位数	算定単位
2B	4097	予防ユ型Ⅱ型医療院短期1・欠1	(5)ユニット型Ⅱ型介護医療院予防短期入所療養介護費	(一)ユニット型Ⅱ型介護医療院予防短期入所療養介護費 <ユニット型個室>	要支援1 703 単位			員・医師、介護職員が欠員の場合	492	1日につき
2B	4098	予防ユ型Ⅱ型医療院短期1・夜減・欠1			夜勤の勤務条件に関する基準を満たさない場合 － 25 単位			師、薬剤師、看護職	475	
2B	4099	予防ユ型Ⅱ型医療院短期2・欠1			要支援2 856 単位			場合が欠員の	599	
2B	4100	予防ユ型Ⅱ型医療院短期2・夜減・欠1			夜勤の勤務条件に関する基準を満たさない場合 － 25 単位				582	
2B	4101	経予防ユ型Ⅱ型医療院短期1・欠1		(二)経過的ユニット型Ⅱ型介護医療院予防短期入所療養介護費 <ユニット型個室的多床室>	要支援1 703 単位				492	
2B	4102	経予防ユ型Ⅱ型医療院短期1・夜減・欠1			夜勤の勤務条件に関する基準を満たさない場合 － 25 単位				475	
2B	4103	経予防ユ型Ⅱ型医療院短期2・欠1			要支援2 856 単位		× 70%		599	
2B	4104	経予防ユ型Ⅱ型医療院短期2・夜減・欠1			夜勤の勤務条件に関する基準を満たさない場合 － 25 単位				582	
2B	4105	予防ユ型Ⅱ型医療院短期1・欠1・未		(一)ユニット型Ⅱ型介護医療院予防短期入所療養介護費 <ユニット型個室>	要支援1 703 単位			員・医師、介護職員が欠員の場合	477	
2B	4106	予防ユ型Ⅱ型医療院短期1・夜減・欠1・未			夜勤の勤務条件に関する基準を満たさない場合 － 25 単位				461	
2B	4107	予防ユ型Ⅱ型医療院短期2・欠1・未			要支援2 856 単位			ユニットケア体制未整備減算	581	
2B	4108	予防ユ型Ⅱ型医療院短期2・夜減・欠1・未			夜勤の勤務条件に関する基準を満たさない場合 － 25 単位				565	
2B	4109	経予防ユ型Ⅱ型医療院短期1・欠1・未		(二)経過的ユニット型Ⅱ型介護医療院予防短期入所療養介護費 <ユニット型個室的多床室>	要支援1 703 単位				477	
2B	4110	経予防ユ型Ⅱ型医療院短期1・夜減・欠1・未			夜勤の勤務条件に関する基準を満たさない場合 － 25 単位				461	
2B	4111	経予防ユ型Ⅱ型医療院短期2・欠1・未			要支援2 856 単位		× 70%	× 97%	581	
2B	4112	経予防ユ型Ⅱ型医療院短期2・夜減・欠1・未			夜勤の勤務条件に関する基準を満たさない場合 － 25 単位				565	
2B	4113	予防ユ型Ⅰ型特別医療院短期1・欠1	(6)ユニット型Ⅰ型特別介護医療院予防短期入所療養介護費	(一)ユニット型Ⅰ型特別介護医療院予防短期入所療養介護費 <ユニット型個室> a.ユニット型Ⅰ型特別介護医療院予防短期入所療養介護費	要支援1			員・医師の場合	450	
2B	4114	予防ユ型Ⅰ型特別医療院短期1・夜減・欠1			643 単位 夜勤の勤務条件に関する基準を満たさない場合 － 25 単位			医師、薬剤師、	433	
2B	4115	予防ユ型Ⅰ型特別医療院短期2・欠1			要支援2			看護職員、介護職員が欠	559	
2B	4116	予防ユ型Ⅰ型特別医療院短期2・夜減・欠1			799 単位 夜勤の勤務条件に関する基準を満たさない場合 － 25 単位				542	
2B	4117	経予防ユ型Ⅰ型特別医療院短期1・欠1		b.経過的ユニット型Ⅰ型特別介護医療院予防短期入所療養介護費 <ユニット型個室的多床室>	要支援1				450	
2B	4118	経予防ユ型Ⅰ型特別医療院短期1・夜減・欠1			643 単位 夜勤の勤務条件に関する基準を満たさない場合 － 25 単位				433	
2B	4119	経予防ユ型Ⅰ型特別医療院短期2・欠1			要支援2				559	
2B	4120	経予防ユ型Ⅰ型特別医療院短期2・夜減・欠1			799 単位 夜勤の勤務条件に関する基準を満たさない場合 － 25 単位				542	
2B	4121	予防ユ型Ⅱ型特別医療院短期1・欠1		(二)ユニット型Ⅱ型特別介護医療院予防短期入所療養介護費 <ユニット型個室> a.ユニット型Ⅱ型特別介護医療院予防短期入所療養介護費	要支援1				469	
2B	4122	予防ユ型Ⅱ型特別医療院短期1・夜減・欠1			670 単位 夜勤の勤務条件に関する基準を満たさない場合 － 25 単位				452	
2B	4123	予防ユ型Ⅱ型特別医療院短期2・欠1			要支援2				570	
2B	4124	予防ユ型Ⅱ型特別医療院短期2・夜減・欠1			814 単位 夜勤の勤務条件に関する基準を満たさない場合 － 25 単位				552	
2B	4125	経予防ユ型Ⅱ型特別医療院短期1・欠1		b.経過的ユニット型Ⅱ型特別介護医療院予防短期入所療養介護費 <ユニット型個室的多床室>	要支援1		× 70%		469	
2B	4126	経予防ユ型Ⅱ型特別医療院短期1・夜減・欠1			670 単位 夜勤の勤務条件に関する基準を満たさない場合 － 25 単位				452	
2B	4127	経予防ユ型Ⅱ型特別医療院短期2・欠1			要支援2				570	
2B	4128	経予防ユ型Ⅱ型特別医療院短期2・夜減・欠1			814 単位 夜勤の勤務条件に関する基準を満たさない場合 － 25 単位				552	
2B	4129	予防ユ型Ⅰ型特別医療院短期1・欠1・未		(一)ユニット型Ⅰ型特別介護医療院予防短期入所療養介護費 <ユニット型個室> a.ユニット型Ⅰ型特別介護医療院予防短期入所療養介護費	要支援1			員・医師の場合	437	
2B	4130	予防ユ型Ⅰ型特別医療院短期1・夜減・欠1・未			643 単位 夜勤の勤務条件に関する基準を満たさない場合 － 25 単位			医師、薬剤師、	420	
2B	4131	予防ユ型Ⅰ型特別医療院短期2・欠1・未			要支援2			看護職員、介護職員が欠	542	
2B	4132	予防ユ型Ⅰ型特別医療院短期2・夜減・欠1・未			799 単位 夜勤の勤務条件に関する基準を満たさない場合 － 25 単位				526	
2B	4133	経予防ユ型Ⅰ型特別医療院短期1・欠1・未		b.経過的ユニット型Ⅰ型特別介護医療院予防短期入所療養介護費 <ユニット型個室的多床室>	要支援1			ユニットケア体制未整備減算	437	
2B	4134	経予防ユ型Ⅰ型特別医療院短期1・夜減・欠1・未			643 単位 夜勤の勤務条件に関する基準を満たさない場合 － 25 単位				420	
2B	4135	経予防ユ型Ⅰ型特別医療院短期2・欠1・未			要支援2				542	
2B	4136	経予防ユ型Ⅰ型特別医療院短期2・夜減・欠1・未			799 単位 夜勤の勤務条件に関する基準を満たさない場合 － 25 単位				526	
2B	4137	予防ユ型Ⅱ型特別医療院短期1・欠1・未		(二)ユニット型Ⅱ型特別介護医療院予防短期入所療養介護費 <ユニット型個室> a.ユニット型Ⅱ型特別介護医療院予防短期入所療養介護費	要支援1				455	
2B	4138	予防ユ型Ⅱ型特別医療院短期1・夜減・欠1・未			670 単位 夜勤の勤務条件に関する基準を満たさない場合 － 25 単位				438	
2B	4139	予防ユ型Ⅱ型特別医療院短期2・欠1・未			要支援2				553	
2B	4140	予防ユ型Ⅱ型特別医療院短期2・夜減・欠1・未			814 単位 夜勤の勤務条件に関する基準を満たさない場合 － 25 単位				535	
2B	4141	経予防ユ型Ⅱ型特別医療院短期1・欠1・未		b.経過的ユニット型Ⅱ型特別介護医療院予防短期入所療養介護費 <ユニット型個室的多床室>	要支援1		× 70%	× 97%	455	
2B	4142	経予防ユ型Ⅱ型特別医療院短期1・夜減・欠1・未			670 単位 夜勤の勤務条件に関する基準を満たさない場合 － 25 単位				438	
2B	4143	経予防ユ型Ⅱ型特別医療院短期2・欠1・未			要支援2				553	
2B	4144	経予防ユ型Ⅱ型特別医療院短期2・夜減・欠1・未			814 単位 夜勤の勤務条件に関する基準を満たさない場合 － 25 単位				535	

予防

短期療養
（介護医療院）

正看比率が 20％ 未満の場合

サービスコード 種類	項目	サービス内容略称			算定項目				合成 単位数	算定 単位
2B	5001	予防Ⅰ型医療院短期Ⅲⅰ1・欠3	(1) Ⅰ型介護医療院予防短期入所療養介護費	(三)Ⅰ型介護医療院予防短期入所療養介護費(Ⅲ)	a.Ⅰ型介護医療院予防短期入所療養介護費(ⅰ)＜従来型個室＞	要支援1				正看比率が20％未満の場合 ×90%	518	1日につき
2B	5002	予防Ⅰ型医療院短期Ⅲⅰ1・夜減・欠3				575 単位	夜勤の勤務条件に関する基準を満たさない場合 － 25 単位		495	
2B	5003	予防Ⅰ型医療院短期Ⅲⅰ2・欠3				要支援2			644	
2B	5004	予防Ⅰ型医療院短期Ⅲⅰ2・夜減・欠3				715 単位	夜勤の勤務条件に関する基準を満たさない場合 － 25 単位		621	
2B	5005	予防Ⅰ型医療院短期Ⅲ ⅱ1・欠3			b.Ⅰ型介護医療院予防短期入所療養介護費(ⅱ)＜多床室＞	要支援1			572	
2B	5006	予防Ⅰ型医療院短期Ⅲ ⅱ1・夜減・欠3				636 単位	夜勤の勤務条件に関する基準を満たさない場合 － 25 単位		550	
2B	5007	予防Ⅰ型医療院短期Ⅲ ⅱ2・欠3				要支援2			718	
2B	5008	予防Ⅰ型医療院短期Ⅲ ⅱ2・夜減・欠3				798 単位	夜勤の勤務条件に関する基準を満たさない場合 － 25 単位		696	
2B	5009	予防Ⅰ型特別医療院短期ⅰ1・欠3	(3) Ⅰ型特別介護医療院予防短期入所療養介護費	(一)Ⅰ型特別介護医療院予防短期入所療養介護費	a.Ⅰ型特別介護医療院予防短期入所療養介護費(ⅰ)＜従来型個室＞	要支援1			492	
2B	5010	予防Ⅰ型特別医療院短期ⅰ1・夜減・欠3				547 単位	夜勤の勤務条件に関する基準を満たさない場合 － 25 単位		470	
2B	5011	予防Ⅰ型特別医療院短期ⅰ2・欠3				要支援2			611	
2B	5012	予防Ⅰ型特別医療院短期ⅰ2・夜減・欠3				679 単位	夜勤の勤務条件に関する基準を満たさない場合 － 25 単位		589	
2B	5013	予防Ⅰ型特別医療院短期ⅱ1・欠3			b.Ⅰ型特別介護医療院予防短期入所療養介護費(ⅱ)＜多床室＞	要支援1			545	
2B	5014	予防Ⅰ型特別医療院短期ⅱ1・夜減・欠3				606 単位	夜勤の勤務条件に関する基準を満たさない場合 － 25 単位		523	
2B	5015	予防Ⅰ型特別医療院短期ⅱ2・欠3				要支援2			683	
2B	5016	予防Ⅰ型特別医療院短期ⅱ2・夜減・欠3				759 単位	夜勤の勤務条件に関する基準を満たさない場合 － 25 単位		661	
2B	5017	予防ユ型Ⅰ型医療院短期Ⅱ1・欠3	(4) ユニット型Ⅰ型介護医療院予防短期入所療養介護費	(二)ユニット型Ⅰ型介護医療院予防短期入所療養介護費(Ⅱ)	a.ユニット型Ⅰ型介護医療院予防短期入所療養介護費＜ユニット型個室＞	要支援1			609	
2B	5018	予防ユ型Ⅰ型医療院短期Ⅱ1・夜減・欠3				677 単位	夜勤の勤務条件に関する基準を満たさない場合 － 25 単位		587	
2B	5019	予防ユ型Ⅰ型医療院短期Ⅱ2・欠3				要支援2			757	
2B	5020	予防ユ型Ⅰ型医療院短期Ⅱ2・夜減・欠3				841 単位	夜勤の勤務条件に関する基準を満たさない場合 － 25 単位		734	
2B	5021	経過予防ユ型Ⅰ型医療院短期Ⅱ1・欠3			b.経過的ユニット型Ⅰ型介護医療院予防短期入所療養介護費＜ユニット型個室的多床室＞	要支援1			609	
2B	5022	経過予防ユ型Ⅰ型医療院短期Ⅱ1・夜減・欠3				677 単位	夜勤の勤務条件に関する基準を満たさない場合 － 25 単位		587	
2B	5023	経過予防ユ型Ⅰ型医療院短期Ⅱ2・欠3				要支援2			757	
2B	5024	経過予防ユ型Ⅰ型医療院短期Ⅱ2・夜減・欠3				841 単位	夜勤の勤務条件に関する基準を満たさない場合 － 25 単位		734	
2B	5025	予防ユ型Ⅰ型医療院短期Ⅱ1・欠3・未		(二)ユニット型Ⅰ型介護医療院予防短期入所療養介護費(Ⅱ)	a.ユニット型Ⅰ型介護医療院予防短期入所療養介護費＜ユニット型個室＞	要支援1			正看比率が20％未満の場合 ×90%	ユニットケア体制未整備減算 ×97%	591	
2B	5026	予防ユ型Ⅰ型医療院短期Ⅱ1・夜減・欠3・未				677 単位	夜勤の勤務条件に関する基準を満たさない場合 － 25 単位		569	
2B	5027	予防ユ型Ⅰ型医療院短期Ⅱ2・欠3・未				要支援2			734	
2B	5028	予防ユ型Ⅰ型医療院短期Ⅱ2・夜減・欠3・未				841 単位	夜勤の勤務条件に関する基準を満たさない場合 － 25 単位		712	
2B	5029	経過予防ユ型Ⅰ型医療院短期Ⅱ1・欠3・未			b.経過的ユニット型Ⅰ型介護医療院予防短期入所療養介護費＜ユニット型個室的多床室＞	要支援1			591	
2B	5030	経過予防ユ型Ⅰ型医療院短期Ⅱ1・夜減・欠3・未				677 単位	夜勤の勤務条件に関する基準を満たさない場合 － 25 単位		569	
2B	5031	経過予防ユ型Ⅰ型医療院短期Ⅱ2・欠3・未				要支援2			734	
2B	5032	経過予防ユ型Ⅰ型医療院短期Ⅱ2・夜減・欠3・未				841 単位	夜勤の勤務条件に関する基準を満たさない場合 － 25 単位		712	
2B	5033	予防ユ型Ⅰ型特別医療院短期1・欠3	(6) ユニット型Ⅰ型特別介護医療院予防短期入所療養介護費	(一)ユニット型Ⅰ型特別介護医療院予防短期入所療養介護費	a.ユニット型Ⅰ型特別介護医療院予防短期入所療養介護費＜ユニット型個室＞	要支援1			正看比率が20％未満の場合 ×90%	ユニットケア体制未整備減算	579	
2B	5034	予防ユ型Ⅰ型特別医療院短期1・夜減・欠3				643 単位	夜勤の勤務条件に関する基準を満たさない場合 － 25 単位		556	
2B	5035	予防ユ型Ⅰ型特別医療院短期2・欠3				要支援2			719	
2B	5036	予防ユ型Ⅰ型特別医療院短期2・夜減・欠3				799 単位	夜勤の勤務条件に関する基準を満たさない場合 － 25 単位		697	
2B	5037	経過予防ユ型Ⅰ型特別医療院短期1・欠3			b.経過的ユニット型Ⅰ型特別介護医療院予防短期入所療養介護費＜ユニット型個室的多床室＞	要支援1			579	
2B	5038	経過予防ユ型Ⅰ型特別医療院短期1・夜減・欠3				643 単位	夜勤の勤務条件に関する基準を満たさない場合 － 25 単位		556	
2B	5039	経過予防ユ型Ⅰ型特別医療院短期2・欠3				要支援2			719	
2B	5040	経過予防ユ型Ⅰ型特別医療院短期2・夜減・欠3				799 単位	夜勤の勤務条件に関する基準を満たさない場合 － 25 単位		697	
2B	5041	予防ユ型Ⅰ型特別医療院短期1・欠3・未		(一)ユニット型Ⅰ型特別介護医療院予防短期入所療養介護費	a.ユニット型Ⅰ型特別介護医療院予防短期入所療養介護費＜ユニット型個室＞	要支援1			正看比率が20％未満の場合 ×90%	ユニットケア体制未整備減算 ×97%	562	
2B	5042	予防ユ型Ⅰ型特別医療院短期1・夜減・欠3・未				643 単位	夜勤の勤務条件に関する基準を満たさない場合 － 25 単位		539	
2B	5043	予防ユ型Ⅰ型特別医療院短期2・欠3・未				要支援2			697	
2B	5044	予防ユ型Ⅰ型特別医療院短期2・夜減・欠3・未				799 単位	夜勤の勤務条件に関する基準を満たさない場合 － 25 単位		676	
2B	5045	経過予防ユ型Ⅰ型特別医療院短期1・欠3・未			b.経過的ユニット型Ⅰ型特別介護医療院予防短期入所療養介護費＜ユニット型個室的多床室＞	要支援1			562	
2B	5046	経過予防ユ型Ⅰ型特別医療院短期1・夜減・欠3・未				643 単位	夜勤の勤務条件に関する基準を満たさない場合 － 25 単位		539	
2B	5047	経過予防ユ型Ⅰ型特別医療院短期2・欠3・未				要支援2			697	
2B	5048	経過予防ユ型Ⅰ型特別医療院短期2・夜減・欠3・未				799 単位	夜勤の勤務条件に関する基準を満たさない場合 － 25 単位		676	

予防

短期療養（介護医療院）

8　介護予防特定施設入居者生活介護サービスコード表

サービスコード 種類	項目	サービス内容略称	算定項目			合成単位数	算定単位
35	1111	予防特定施設生活1	イ 介護予防特定施設入居者生活介護費	要支援1	183 単位	183	1日につき
35	1121	予防特定施設生活2		要支援2	313 単位	313	
35	6304	予防特定施設身体拘束廃止未実施減算1	身体拘束廃止未実施減算 介護予防特定施設入居者生活介護費	要支援1	18 単位減算	-18	
35	6305	予防特定施設身体拘束廃止未実施減算2		要支援2	31 単位減算	-31	
35	C201	予防特定施設高齢者虐待防止未実施減算1	高齢者虐待防止措置未実施減算 介護予防特定施設入居者生活介護費	要支援1	2 単位減算	-2	
35	C202	予防特定施設高齢者虐待防止未実施減算2		要支援2	3 単位減算	-3	
35	D201	予防特定施設業務継続計画未策定減算1	業務継続計画未策定減算 介護予防特定施設入居者生活介護費	要支援1	5 単位減算	-5	
35	D202	予防特定施設業務継続計画未策定減算2		要支援2	9 単位減算	-9	
35	4001	予防特定施設生活機能向上連携加算Ⅰ	生活機能向上連携加算	生活機能向上連携加算（Ⅰ）（原則3月に1回を限度）	100 単位加算	100	1月につき
35	4002	予防特定施設生活機能向上連携加算Ⅱ1		生活機能向上連携加算（Ⅱ）	200 単位加算	200	
35	4003	予防特定施設生活機能向上連携加算Ⅱ2		個別機能訓練加算を算定している場合	100 単位加算	100	
35	6003	予防特定施設個別機能訓練加算Ⅰ	個別機能訓練加算	個別機能訓練加算（Ⅰ）	12 単位加算	12	1日につき
35	6004	予防特定施設個別機能訓練加算Ⅱ		個別機能訓練加算（Ⅱ）	20 単位加算	20	
35	6109	予防特定施設若年性認知症受入加算	若年性認知症利用者受入加算		120 単位加算	120	1日につき
35	6201	予防特定施設口腔栄養スクリーニング加算	口腔・栄養スクリーニング加算（6月に1回を限度）		20 単位加算	20	1回につき
35	6361	予防特定施設科学的介護推進体制加算	科学的介護推進体制加算		40 単位加算	40	1月につき
35	1201	予防特定施設生活	ロ 外部サービス利用型介護予防特定施設入居者生活介護費(基本部分)		57 単位	57	1日につき
35	C203	予防外部特定施設高齢者虐待防止未実施減算	高齢者虐待防止措置未実施減算 外部サービス利用型介護予防特定施設入居者生活介護費		1 単位減算	-1	
35	D203	予防外部特定施設業務継続計画未策定減算	業務継続計画未策定減算 外部サービス利用型介護予防特定施設入居者生活介護費		2 単位減算	-2	
35	6124	予防特定施設障害者等支援加算	障害者等支援加算		20 単位加算	20	
35	1311	予防外部訪問介護Ⅰ	委託先により居宅サービスが行われる場合　訪問介護　訪問介護費（Ⅰ）	要支援1・2	1,032 単位	1,032	1月につき
35	1321	予防外部訪問介護Ⅱ	訪問介護費（Ⅱ）	要支援1・2	2,066 単位	2,066	
35	1332	予防外部訪問介護Ⅲ	訪問介護費（Ⅲ）	要支援2	3,277 単位	3,277	
35	1313	予防外部訪問介護Ⅰ・日割	訪問介護費（Ⅰ） 日割計算の場合	要支援1・2	1,032 単位 ÷ 30.4 日	34	1日につき
35	1323	予防外部訪問介護Ⅱ・日割	訪問介護費（Ⅱ）	要支援1・2	2,066 単位 ÷ 30.4 日	68	
35	1333	予防外部訪問介護Ⅲ・日割	訪問介護費（Ⅲ）	要支援2	3,277 単位 ÷ 30.4 日	108	
35	1431	予防外部訪問入浴	介護予防訪問入浴介護		856 単位 × 90%	770	1回につき
35	1511	予防外部訪問看護Ⅰ1	介護予防訪問看護 指定介護予防訪問看護ステーションの場合	(1)20分未満	303 単位 × 90%	273	
35	1517	予防外部訪問看護Ⅰ1・准看		准看護師の場合	303 単位 × 81%	245	
35	1512	予防外部訪問看護Ⅰ2		(2)30分未満	451 単位 × 90%	406	
35	1513	予防外部訪問看護Ⅰ3		(3)30分以上1時間未満	794 単位 × 90%	715	
35	1514	予防外部訪問看護Ⅰ4		(4)1時間以上1時間30分未満	1,090 単位 × 90%	981	
35	1515	予防外部訪問看護Ⅰ5		(5)PT,OT,STの場合	284 単位 × 90%	256	
35	1516	予防外部訪問看護Ⅰ5・2超		1日に2回を超える場合	284 単位 × 81%	230	
35	1521	予防外部訪問看護Ⅱ1	病院又は診療所の場合	(1)20分未満	256 単位 × 90%	230	
35	1525	予防外部訪問看護Ⅱ1・准看		准看護師の場合	256 単位 × 81%	207	
35	1522	予防外部訪問看護Ⅱ2		(2)30分未満	382 単位 × 90%	344	
35	1523	予防外部訪問看護Ⅱ3		(3)30分以上1時間未満	553 単位 × 90%	498	
35	1524	予防外部訪問看護Ⅱ4		(4)1時間以上1時間30分未満	814 単位 × 90%	733	
35	1611	予防外部訪問リハ1	介護予防訪問リハビリテーション 病院又は診療所の場合		298 単位 × 90%	268	
35	1612	予防外部訪問リハ2	介護老人保健施設の場合		298 単位 × 90%	268	
35	1613	予防外部訪問リハ3	介護医療院の場合		298 単位 × 90%	268	
35	1711	予防外部通所介護1	通所介護 通所介護費	要支援1	1,511 単位	1,511	1月につき
35	1712	予防外部通所介護2		要支援2	3,099 単位	3,099	
35	1713	予防外部通所介護1・日割		要支援1 日割計算の場合	1,511 単位 ÷ 30.4 日	50	1日につき
35	1714	予防外部通所介護2・日割		要支援2	3,099 単位 ÷ 30.4 日	102	

予防

特定
入居

35	1811	予防外部通所リハ11	委託先により居宅サービスが行われる場合	介護予防通所リハビリテーション	介護予防通所リハビリテーション費	病院又は診療所の場合	要支援1	2,268 単位 × 90%		2,041	1月につき
35	1812	予防外部通所リハ12					要支援2	4,228 単位 × 90%		3,805	
35	1813	予防外部通所リハ11・日割					要支援1	日割計算の場合 2,268 単位 × 90% ÷ 30.4 日		67	1日につき
35	1814	予防外部通所リハ12・日割					要支援2	4,228 単位 × 90% ÷ 30.4 日		125	
35	1831	予防外部通所リハ21				介護老人保健施設の場合	要支援1	2,268 単位 × 90%		2,041	1月につき
35	1832	予防外部通所リハ22					要支援2	4,228 単位 × 90%		3,805	
35	1833	予防外部通所リハ21・日割					要支援1	日割計算の場合 2,268 単位 × 90% ÷ 30.4 日		67	1日につき
35	1834	予防外部通所リハ22・日割					要支援2	4,228 単位 × 90% ÷ 30.4 日		125	
35	1835	予防外部通所リハ31				介護医療院の場合	要支援1	2,268 単位 × 90%		2,041	1月につき
35	1836	予防外部通所リハ32					要支援2	4,228 単位 × 90%		3,805	
35	1837	予防外部通所リハ31・日割					要支援1	日割計算の場合 2,268 単位 × 90% ÷ 30.4 日		67	1日につき
35	1838	予防外部通所リハ32・日割					要支援2	4,228 単位 × 90% ÷ 30.4 日		125	
35	1822	予防外部通所リハ栄養改善加算			栄養改善加算			180 単位		180	1月につき
35	1823	予防外部通所リハ口腔機能向上加算			口腔機能向上加算			135 単位		135	
35	1828	予防外部通所リハ一体的サービス提供加算			一体的サービス提供加算				432 単位	432	
35	1901	予防外部車いす貸与		介護予防福祉用具貸与	車いす						
35	1902	予防外部車いす付属品貸与			車いす付属品						
35	1903	予防外部特殊寝台貸与			特殊寝台						
35	1904	予防外部特殊寝台付属品貸与			特殊寝台付属品						
35	1905	予防外部床ずれ防止用具貸与			床ずれ防止用具						
35	1906	予防外部体位変換器貸与			体位変換器						
35	1907	予防外部手すり貸与			手すり						
35	1908	予防外部スロープ貸与			スロープ						
35	1909	予防外部歩行器貸与			歩行器						
35	1910	予防外部歩行補助つえ貸与			歩行補助つえ						
35	1911	予防外部徘徊感知機器貸与			認知症老人徘徊感知機器						
35	1912	予防外部移動用リフト貸与			移動用リフト						
35	1913	予防外部自動排泄処理装置貸与			自動排泄処理装置						

予防

特定
入居

予防

種類	項目	サービス内容略称	算定項目				合成単位数	算定単位
35	2001	予防外部認知通介Ⅰⅰ11・時減	委託先により居宅サービスが行われる場合 / 介護予防認知症対応型通所介護 / 介護予防認知症対応型通所介護費（ⅰ）（単独型）	注 2時間以上3時間未満	要支援1	497 単位 × 57%	283	1回につき
35	2002	予防外部認知通介Ⅰⅰ12・時減			要支援2	551 単位 × 57%	314	
35	2011	予防外部認知通介Ⅰⅰ11		（一）3時間以上4時間未満	要支援1	475 単位 × 90%	428	
35	2012	予防外部認知通介Ⅰⅰ12			要支援2	526 単位 × 90%	473	
35	2013	予防外部認知通介Ⅰⅰ21		（二）4時間以上5時間未満	要支援1	497 単位 × 90%	447	
35	2014	予防外部認知通介Ⅰⅰ22			要支援2	551 単位 × 90%	496	
35	2021	予防外部認知通介Ⅰⅰ31		（三）5時間以上6時間未満	要支援1	741 単位 × 90%	667	
35	2022	予防外部認知通介Ⅰⅰ32			要支援2	828 単位 × 90%	745	
35	2023	予防外部認知通介Ⅰⅰ41		（四）6時間以上7時間未満	要支援1	760 単位 × 90%	684	
35	2024	予防外部認知通介Ⅰⅰ42			要支援2	851 単位 × 90%	766	
35	2031	予防外部認知通介Ⅰⅰ51		（五）7時間以上8時間未満	要支援1	861 単位 × 90%	775	
35	2032	予防外部認知通介Ⅰⅰ52			要支援2	961 単位 × 90%	865	
35	2033	予防外部認知通介Ⅰⅰ61		（六）8時間以上9時間未満	要支援1	888 単位 × 90%	799	
35	2034	予防外部認知通介Ⅰⅰ62			要支援2	991 単位 × 90%	892	
35	2041	予防外部認知通介Ⅰⅱ11・時減	介護予防認知症対応型通所介護費（ⅱ）（併設型）	注 2時間以上3時間未満	要支援1	449 単位 × 57%	256	
35	2042	予防外部認知通介Ⅰⅱ12・時減			要支援2	498 単位 × 57%	284	
35	2051	予防外部認知通介Ⅰⅱ11		（一）3時間以上4時間未満	要支援1	429 単位 × 90%	386	
35	2052	予防外部認知通介Ⅰⅱ12			要支援2	476 単位 × 90%	428	
35	2053	予防外部認知通介Ⅰⅱ21		（二）4時間以上5時間未満	要支援1	449 単位 × 90%	404	
35	2054	予防外部認知通介Ⅰⅱ22			要支援2	498 単位 × 90%	448	
35	2061	予防外部認知通介Ⅰⅱ31		（三）5時間以上6時間未満	要支援1	667 単位 × 90%	600	
35	2062	予防外部認知通介Ⅰⅱ32			要支援2	743 単位 × 90%	669	
35	2063	予防外部認知通介Ⅰⅱ41		（四）6時間以上7時間未満	要支援1	684 単位 × 90%	616	
35	2064	予防外部認知通介Ⅰⅱ42			要支援2	762 単位 × 90%	686	
35	2071	予防外部認知通介Ⅰⅱ51		（五）7時間以上8時間未満	要支援1	773 単位 × 90%	696	
35	2072	予防外部認知通介Ⅰⅱ52			要支援2	864 単位 × 90%	778	
35	2073	予防外部認知通介Ⅰⅱ61		（六）8時間以上9時間未満	要支援1	798 単位 × 90%	718	
35	2074	予防外部認知通介Ⅰⅱ62			要支援2	891 単位 × 90%	802	
35	2101	予防外部認知通介Ⅱ11・時減	介護予防認知症対応型通所介護（Ⅱ）（共用型）	注 2時間以上3時間未満	要支援1	260 単位 × 57%	148	
35	2102	予防外部認知通介Ⅱ12・時減			要支援2	274 単位 × 57%	156	
35	2111	予防外部認知通介Ⅱ11		(1)3時間以上4時間未満	要支援1	248 単位 × 90%	223	
35	2112	予防外部認知通介Ⅱ12			要支援2	262 単位 × 90%	236	
35	2113	予防外部認知通介Ⅱ21		(2)4時間以上5時間未満	要支援1	260 単位 × 90%	234	
35	2114	予防外部認知通介Ⅱ22			要支援2	274 単位 × 90%	247	
35	2121	予防外部認知通介Ⅱ31		(3)5時間以上6時間未満	要支援1	413 単位 × 90%	372	
35	2122	予防外部認知通介Ⅱ32			要支援2	436 単位 × 90%	392	
35	2123	予防外部認知通介Ⅱ41		(4)6時間以上7時間未満	要支援1	424 単位 × 90%	382	
35	2124	予防外部認知通介Ⅱ42			要支援2	447 単位 × 90%	402	
35	2131	予防外部認知通介Ⅱ51		(5)7時間以上8時間未満	要支援1	484 単位 × 90%	436	
35	2132	予防外部認知通介Ⅱ52			要支援2	513 単位 × 90%	462	
35	2133	予防外部認知通介Ⅱ61		(6)8時間以上9時間未満	要支援1	500 単位 × 90%	450	
35	2134	予防外部認知通介Ⅱ62			要支援2	529 単位 × 90%	476	
35	2141	予防外部通介個別機能訓練加算	個別機能訓練加算			24 単位	24	1日につき
35	2142	予防外部通介栄養改善加算	栄養改善加算			180 単位	180	1月につき
35	2143	予防外部通介口腔機能向上加算	口腔機能向上加算			135 単位	135	
35	2211	予防外部訪問型サービスⅠ	訪問介護系サービス / 訪問型サービス費（Ⅰ）		要支援1・2	1,172 単位 × 90%	1,055	
35	2213	予防外部訪問型サービスⅠ日割			要支援1・2	39 単位 × 90%	35	1日につき
35	2221	予防外部訪問型サービスⅡ	訪問型サービス費（Ⅱ）		要支援1・2	2,342 単位 × 90%	2,108	1月につき
35	2223	予防外部訪問型サービスⅡ日割			要支援1・2	77 単位 × 90%	69	1日につき
35	2232	予防外部訪問型サービスⅢ	訪問型サービス費（Ⅲ）		要支援2	3,715 単位 × 90%	3,344	1月につき
35	2233	予防外部訪問型サービスⅢ日割			要支援2	122 単位 × 90%	110	1日につき
35	2311	予防外部通所型サービス1	通所介護系サービス / 通所型サービス費		要支援1	1,655 単位 × 90%	1,490	1月につき
35	2312	予防外部通所型サービス1日割				54 単位 × 90%	49	1日につき
35	2313	予防外部通所型サービス2			要支援2	3,393 単位 × 90%	3,054	1月につき
35	2314	予防外部通所型サービス2日割				112 単位 × 90%	101	1日につき
35	2323	予防外部通所サービス栄養改善加算	栄養改善加算			135 単位	135	1月につき
35	2324	予防外部通所サービス口腔機能加算	口腔機能向上加算			135 単位	135	
35	2329	予防外部通所一体的サービス提供加算	一体的サービス提供加算			432 単位	432	
35	6123	予防特定施設協力医療機関連携加算1	協力医療機関連携加算	相談・診療を行う体制を常時確保している協力医療機関と連携している場合		100 単位加算	100	
35	6125	予防特定施設協力医療機関連携加算2	（イ又はロを算定する場合のみ算定）	上記以外の協力医療機関と連携している場合		40 単位加算	40	
35	6150	予防特定施設退居時情報提供加算	ハ退居時情報提供加算			250 単位加算	250	1回限り

特定入居

35	6133	予防特定施設認知症専門ケア加算Ⅰ	ニ 認知症専門ケア加算	(1)認知症専門ケア加算（Ⅰ）	3 単位加算	3	1日につき
35	6134	予防特定施設認知症専門ケア加算Ⅱ	（イを算定する場合のみ算定）	(2)認知症専門ケア加算（Ⅱ）	4 単位加算	4	
35	6166	予防特定施設高齢者等感染対策向上加算Ⅰ	ホ 高齢者施設等感染対策向上加算	(1)高齢者施設等感染対策向上加算（Ⅰ）	10 単位加算	10	1月につき
35	6167	予防特定施設高齢者等感染対策向上加算Ⅱ		(2)高齢者施設等感染対策向上加算（Ⅱ）	5 単位加算	5	
35	9010	予防特定施設新興感染症等施設療養費	ヘ 新興感染症等施設療養費		240 単位	240	1日につき
35	6237	予防特定施設生産性向上推進体制加算Ⅰ	ト 生産性向上推進体制加算	(1)生産性向上推進体制加算（Ⅰ）	100 単位加算	100	1月につき
35	6238	予防特定施設生産性向上推進体制加算Ⅱ	（イを算定する場合のみ算定）	(2)生産性向上推進体制加算（Ⅱ）	10 単位加算	10	
35	6099	予防特定施設サービス提供体制加算Ⅰ	チ サービス提供体制強化加算	(1)サービス提供体制強化加算（Ⅰ）	22 単位加算	22	1日につき
35	6100	予防特定施設サービス提供体制加算Ⅱ		(2)サービス提供体制強化加算（Ⅱ）	18 単位加算	18	
35	6103	予防特定施設サービス提供体制加算Ⅲ		(3)サービス提供体制強化加算（Ⅲ）	6 単位加算	6	
35	6132	予防特定施設処遇改善加算Ⅰ	リ 介護職員等処遇改善加算	(1)介護職員等処遇改善加算（Ⅰ）	所定単位数の 128/1000　加算		1月につき
35	6131	予防特定施設処遇改善加算Ⅱ		(2)介護職員等処遇改善加算（Ⅱ）	所定単位数の 122/1000　加算		
35	6128	予防特定施設処遇改善加算Ⅲ		(3)介護職員等処遇改善加算（Ⅲ）	所定単位数の 110/1000　加算		
35	6380	予防特定施設処遇改善加算Ⅳ		(4)介護職員等処遇改善加算（Ⅳ）	所定単位数の 88/1000　加算		
35	6381	予防特定施設処遇改善加算Ⅴ1		(5)介護職員等処遇改善加算（Ⅴ） (一)介護職員等処遇改善加算（Ⅴ）(1)	所定単位数の 113/1000　加算		
35	6382	予防特定施設処遇改善加算Ⅴ2		(二)介護職員等処遇改善加算（Ⅴ）(2)	所定単位数の 106/1000　加算		
35	6383	予防特定施設処遇改善加算Ⅴ3		(三)介護職員等処遇改善加算（Ⅴ）(3)	所定単位数の 107/1000　加算		
35	6384	予防特定施設処遇改善加算Ⅴ4		(四)介護職員等処遇改善加算（Ⅴ）(4)	所定単位数の 100/1000　加算		
35	6385	予防特定施設処遇改善加算Ⅴ5		(五)介護職員等処遇改善加算（Ⅴ）(5)	所定単位数の 91/1000　加算		
35	6386	予防特定施設処遇改善加算Ⅴ6		(六)介護職員等処遇改善加算（Ⅴ）(6)	所定単位数の 85/1000　加算		
35	6387	予防特定施設処遇改善加算Ⅴ7		(七)介護職員等処遇改善加算（Ⅴ）(7)	所定単位数の 79/1000　加算		
35	6388	予防特定施設処遇改善加算Ⅴ8		(八)介護職員等処遇改善加算（Ⅴ）(8)	所定単位数の 95/1000　加算		
35	6389	予防特定施設処遇改善加算Ⅴ9		(九)介護職員等処遇改善加算（Ⅴ）(9)	所定単位数の 73/1000　加算		
35	6390	予防特定施設処遇改善加算Ⅴ10		(十)介護職員等処遇改善加算（Ⅴ）(10)	所定単位数の 64/1000　加算		
35	6391	予防特定施設処遇改善加算Ⅴ11		(十一)介護職員等処遇改善加算（Ⅴ）(11)	所定単位数の 73/1000　加算		
35	6392	予防特定施設処遇改善加算Ⅴ12		(十二)介護職員等処遇改善加算（Ⅴ）(12)	所定単位数の 58/1000　加算		
35	6393	予防特定施設処遇改善加算Ⅴ13		(十三)介護職員等処遇改善加算（Ⅴ）(13)	所定単位数の 61/1000　加算		
35	6394	予防特定施設処遇改善加算Ⅴ14		(十四)介護職員等処遇改善加算（Ⅴ）(14)	所定単位数の 46/1000　加算		

看護・介護職員が欠員の場合

サービスコード		サービス内容略称	算定項目			合成	算定
種類	項目					単位数	単位
35	9001	予防特定施設生活1・人欠	イ 介護予防特定施設入居者生活介護費	要支援1	183 単位	看護・介護職員が欠員の場合	128	1日につき
35	9011	予防特定施設生活2・人欠		要支援2	313 単位	× 70%	219	
35	9101	予防外部特定施設生活・人欠	ロ 外部サービス利用型介護予防特定施設入居者生活介護費(基本部分)		57 単位	介護職員が欠員の場合 × 70%	40	

予防

特定
入居

9 介護予防福祉用具貸与サービスコード表

サービスコード 種類	項目	サービス内容略称	算定項目		合成 単位数	算定 単位
67	1001	予防車いす貸与	介護予防福祉用具貸与費	車いす	現に指定介護予防福祉用具貸与に要した費用の額を当該事業所の所在地に適用される1単位の単価で除して得た単位数（1単位未満は四捨五入）	1月につき
67	1002	予防車いす付属品貸与		車いす付属品		
67	1003	予防特殊寝台貸与		特殊寝台		
67	1004	予防特殊寝台付属品貸与		特殊寝台付属品		
67	1005	予防床ずれ防止用具貸与		床ずれ防止用具		
67	1006	予防体位変換器貸与		体位変換器		
67	1007	予防手すり貸与		手すり		
67	1008	予防スロープ貸与		スロープ		
67	1009	予防歩行器貸与		歩行器		
67	1010	予防歩行補助つえ貸与		歩行補助つえ		
67	1011	予防徘徊感知機器貸与		認知症老人徘徊感知機器		
67	1012	予防移動用リフト貸与		移動用リフト		
67	1013	予防自動排泄処理装置貸与		自動排泄処理装置		
67	8001	予防車いす貸与特地加算	特別地域介護予防福祉用具貸与加算	車いす	実施地域において指定介護予防福祉用具貸与を行う場合に要する交通費に相当する額を当該事業所の所在地に適用される1単位の単価で除して得た単位数を個々の用具ごとに介護予防福祉用具貸与費の100分の100を限度に加算	
67	8002	予防車いす付属品貸与特地加算		車いす付属品		
67	8003	予防特殊寝台貸与特地加算		特殊寝台		
67	8004	予防特殊寝台付属品貸与特地加算		特殊寝台付属品		
67	8005	予防床ずれ防止用具貸与特地加算		床ずれ防止用具		
67	8006	予防体位変換器貸与特地加算		体位変換器		
67	8007	予防手すり貸与特地加算		手すり		
67	8008	予防スロープ貸与特地加算		スロープ		
67	8009	予防歩行器貸与特地加算		歩行器		
67	8010	予防歩行補助つえ貸与特地加算		歩行補助つえ		
67	8011	予防徘徊感知機器貸与特地加算		認知症老人徘徊感知機器		
67	8012	予防移動用リフト貸与特地加算		移動用リフト		
67	8013	予防自動排泄装置貸与特地加算		自動排泄処理装置		
67	8101	予防車いす貸与小規模加算	中山間地域等における小規模事業所加算	車いす	実施地域において指定介護予防福祉用具貸与を行う場合に要する交通費に相当する額の3分の2に相当する額を当該事業所の所在地に適用される1単位の単価で除して得た単位数を個々の用具ごとに介護予防福祉用具貸与費の3分の2を限度に加算	
67	8102	予防車いす付属品貸与小規模加算		車いす付属品		
67	8103	予防特殊寝台貸与小規模加算		特殊寝台		
67	8104	予防特殊寝台付属品貸与小規模加算		特殊寝台付属品		
67	8105	予防床ずれ防止用具貸与小規模加算		床ずれ防止用具		
67	8106	予防体位変換器貸与小規模加算		体位変換器		
67	8107	予防手すり貸与小規模加算		手すり		
67	8108	予防スロープ貸与小規模加算		スロープ		
67	8109	予防歩行器貸与小規模加算		歩行器		
67	8110	予防歩行補助つえ貸与小規模加算		歩行補助つえ		
67	8111	予防徘徊感知機器貸与小規模加算		認知症老人徘徊感知機器		
67	8112	予防移動用リフト貸与小規模加算		移動用リフト		
67	8113	予防自動排泄装置貸与小規模加算		自動排泄処理装置		
67	8201	予防車いす貸与山間地域加算	中山間地域等に居住する者へのサービス提供加算	車いす	実施地域において指定介護予防福祉用具貸与を行う場合に要する交通費に相当する額の3分の1に相当する額を当該事業所の所在地に適用される1単位の単価で除して得た単位数を個々の用具ごとに介護予防福祉用具貸与費の3分の1を限度に加算	
67	8202	予防車いす付属品貸与山間地域加算		車いす付属品		
67	8203	予防特殊寝台貸与山間地域加算		特殊寝台		
67	8204	予防特殊寝台付属品貸与山間加算		特殊寝台付属品		
67	8205	予防床ずれ防止用具貸与山間加算		床ずれ防止用具		
67	8206	予防体位変換器貸与山間地域加算		体位変換器		
67	8207	予防手すり貸与山間地域加算		手すり		
67	8208	予防スロープ貸与山間地域加算		スロープ		
67	8209	予防歩行器貸与山間地域加算		歩行器		
67	8210	予防歩行補助つえ貸与山間地域加算		歩行補助つえ		
67	8211	予防徘徊感知機器貸与山間地域加算		認知症老人徘徊感知機器		
67	8212	予防移動用リフト貸与山間地域加算		移動用リフト		
67	8213	予防自動排泄装置貸与山間地域加算		自動排泄処理装置		

予防

福祉
用具

Ⅱ　地域密着型介護予防サービスコード

1　介護予防認知症対応型通所介護サービスコード表

サービスコード 種類	項目	サービス内容略称		算定項目						合成 単位数	算定 単位
74	1141	予防認知通所介護Ⅰⅰ21・時減	イ 介護予防認知症対応型通所介護費（Ⅰ）	（1）介護予防認知症対応型通所介護費（ⅰ）（単独型）	注 2時間以上3時間未満				要支援1 497 単位 × 63%	313	1回につき
74	1142	予防認知通所介護Ⅰⅰ22・時減							要支援2 551 単位 × 63%	347	
74	1151	予防認知通所介護Ⅰⅰ21・業未・時減					業務継続計画未策定減算		要支援1 497 単位 × 63%	310	
74	1152	予防認知通所介護Ⅰⅰ22・業未・時減						1% 減算	要支援2 551 単位 × 63%	343	
74	1153	予防認知通所介護Ⅰⅰ21・虐防・時減				高齢者虐待防止措置未実施減算			要支援1 497 単位 × 63%	310	
74	1154	予防認知通所介護Ⅰⅰ22・虐防・時減							要支援2 551 単位 × 63%	343	
74	1155	予防認知通所介護Ⅰⅰ21・虐防・業未・時減					業務継続計画未策定減算		要支援1 497 単位 × 63%	307	
74	1156	予防認知通所介護Ⅰⅰ22・虐防・業未・時減				1% 減算		1% 減算	要支援2 551 単位 × 63%	340	
74	1241	予防認知通所介護Ⅰⅰ11			（一）3時間以上4時間未満				要支援1 475 単位	475	
74	1242	予防認知通所介護Ⅰⅰ12							要支援2 526 単位	526	
74	1243	予防認知通所介護Ⅰⅰ21			（二）4時間以上5時間未満				要支援1 497 単位	497	
74	1244	予防認知通所介護Ⅰⅰ22							要支援2 551 単位	551	
74	1341	予防認知通所介護Ⅰⅰ31			（三）5時間以上6時間未満				要支援1 741 単位	741	
74	1342	予防認知通所介護Ⅰⅰ32							要支援2 828 単位	828	
74	1343	予防認知通所介護Ⅰⅰ41			（四）6時間以上7時間未満				要支援1 760 単位	760	
74	1344	予防認知通所介護Ⅰⅰ42							要支援2 851 単位	851	
74	1441	予防認知通所介護Ⅰⅰ51			（五）7時間以上8時間未満				要支援1 861 単位	861	
74	1442	予防認知通所介護Ⅰⅰ52							要支援2 961 単位	961	
74	1443	予防認知通所介護Ⅰⅰ61			（六）8時間以上9時間未満				要支援1 888 単位	888	
74	1444	予防認知通所介護Ⅰⅰ62							要支援2 991 単位	991	
74	2141	予防認知通所介護Ⅰⅱ21・時減		（2）介護予防認知症対応型通所介護費（ⅱ）（併設型）	注 2時間以上3時間未満				要支援1 449 単位 × 63%	283	
74	2142	予防認知通所介護Ⅰⅱ22・時減							要支援2 498 単位 × 63%	314	
74	2151	予防認知通所介護Ⅰⅱ21・業未・時減					業務継続計画未策定減算		要支援1 449 単位 × 63%	280	
74	2152	予防認知通所介護Ⅰⅱ22・業未・時減						1% 減算	要支援2 498 単位 × 63%	311	
74	2153	予防認知通所介護Ⅰⅱ21・虐防・時減				高齢者虐待防止措置未実施減算			要支援1 449 単位 × 63%	280	
74	2154	予防認知通所介護Ⅰⅱ22・虐防・時減							要支援2 498 単位 × 63%	311	
74	2155	予防認知通所介護Ⅰⅱ21・虐防・業未・時減				1% 減算	業務継続計画未策定減算		要支援1 449 単位 × 63%	278	
74	2156	予防認知通所介護Ⅰⅱ22・虐防・業未・時減						1% 減算	要支援2 498 単位 × 63%	307	
74	2241	予防認知通所介護Ⅰⅱ11			（一）3時間以上4時間未満				要支援1 429 単位	429	
74	2242	予防認知通所介護Ⅰⅱ12							要支援2 476 単位	476	
74	2243	予防認知通所介護Ⅰⅱ21			（二）4時間以上5時間未満				要支援1 449 単位	449	
74	2244	予防認知通所介護Ⅰⅱ22							要支援2 498 単位	498	
74	2341	予防認知通所介護Ⅰⅱ31			（三）5時間以上6時間未満				要支援1 667 単位	667	
74	2342	予防認知通所介護Ⅰⅱ32							要支援2 743 単位	743	
74	2343	予防認知通所介護Ⅰⅱ41			（四）6時間以上7時間未満				要支援1 684 単位	684	
74	2344	予防認知通所介護Ⅰⅱ42							要支援2 762 単位	762	
74	2441	予防認知通所介護Ⅰⅱ51			（五）7時間以上8時間未満				要支援1 773 単位	773	
74	2442	予防認知通所介護Ⅰⅱ52							要支援2 864 単位	864	
74	2443	予防認知通所介護Ⅰⅱ61			（六）8時間以上9時間未満				要支援1 798 単位	798	
74	2444	予防認知通所介護Ⅰⅱ62							要支援2 891 単位	891	
74	3141	予防認知通所介護Ⅱ21・時減	ロ 介護予防認知症対応型通所介護費（Ⅱ）（共用型）		注 2時間以上3時間未満				要支援1 260 単位 × 63%	164	
74	3142	予防認知通所介護Ⅱ22・時減							要支援2 274 単位 × 63%	173	
74	3151	予防認知通所介護Ⅱ21・業未・時減					業務継続計画未策定減算		要支援1 260 単位 × 63%	162	
74	3152	予防認知通所介護Ⅱ22・業未・時減						1% 減算	要支援2 274 単位 × 63%	171	
74	3153	予防認知通所介護Ⅱ21・虐防・時減				高齢者虐待防止措置未実施減算			要支援1 260 単位 × 63%	162	
74	3154	予防認知通所介護Ⅱ22・虐防・時減							要支援2 274 単位 × 63%	171	
74	3155	予防認知通所介護Ⅱ21・虐防・業未・時減				1% 減算	業務継続計画未策定減算		要支援1 260 単位 × 63%	160	
74	3156	予防認知通所介護Ⅱ22・虐防・業未・時減						1% 減算	要支援2 274 単位 × 63%	169	
74	3241	予防認知通所介護Ⅱ11			（1）3時間以上4時間未満				要支援1 248 単位	248	
74	3242	予防認知通所介護Ⅱ12							要支援2 262 単位	262	
74	3243	予防認知通所介護Ⅱ21			（2）4時間以上5時間未満				要支援1 260 単位	260	
74	3244	予防認知通所介護Ⅱ22							要支援2 274 単位	274	
74	3341	予防認知通所介護Ⅱ31			（3）5時間以上6時間未満				要支援1 413 単位	413	
74	3342	予防認知通所介護Ⅱ32							要支援2 436 単位	436	
74	3343	予防認知通所介護Ⅱ41			（4）6時間以上7時間未満				要支援1 424 単位	424	
74	3344	予防認知通所介護Ⅱ42							要支援2 447 単位	447	
74	3441	予防認知通所介護Ⅱ51			（5）7時間以上8時間未満				要支援1 484 単位	484	
74	3442	予防認知通所介護Ⅱ52							要支援2 513 単位	513	
74	3443	予防認知通所介護Ⅱ61			（6）8時間以上9時間未満				要支援1 500 単位	500	
74	3444	予防認知通所介護Ⅱ62							要支援2 529 単位	529	

地密 予防

認知 通所

地密
予防

認知
通所

種類	項目	サービス内容略称	算定項目						合成単位数	算定単位
74	C201	予認通所介護高齢者虐待防止未実施減算Ii11	高齢者虐待防止措置未実施減算	イ 介護予防認知症対応型通所介護費(I)	(1)介護予防認知症対応型通所介護費(i)	(一)3時間以上4時間未満	要支援1	5 単位減算	-5	1回につき
74	C202	予認通所介護高齢者虐待防止未実施減算Ii12					要支援2	5 単位減算	-5	
74	C203	予認通所介護高齢者虐待防止未実施減算Ii21				(二)4時間以上5時間未満	要支援1	5 単位減算	-5	
74	C204	予認通所介護高齢者虐待防止未実施減算Ii22					要支援2	6 単位減算	-6	
74	C205	予認通所介護高齢者虐待防止未実施減算Ii31				(三)5時間以上6時間未満	要支援1	7 単位減算	-7	
74	C206	予認通所介護高齢者虐待防止未実施減算Ii32					要支援2	8 単位減算	-8	
74	C207	予認通所介護高齢者虐待防止未実施減算Ii41				(四)6時間以上7時間未満	要支援1	8 単位減算	-8	
74	C208	予認通所介護高齢者虐待防止未実施減算Ii42					要支援2	9 単位減算	-9	
74	C209	予認通所介護高齢者虐待防止未実施減算Ii51				(五)7時間以上8時間未満	要支援1	9 単位減算	-9	
74	C210	予認通所介護高齢者虐待防止未実施減算Ii52					要支援2	10 単位減算	-10	
74	C211	予認通所介護高齢者虐待防止未実施減算Ii61				(六)8時間以上9時間未満	要支援1	9 単位減算	-9	
74	C212	予認通所介護高齢者虐待防止未実施減算Ii62					要支援2	10 単位減算	-10	
74	C213	予認通所介護高齢者虐待防止未実施減算Iii11			(2)介護予防認知症対応型通所介護費(ii)	(一)3時間以上4時間未満	要支援1	4 単位減算	-4	
74	C214	予認通所介護高齢者虐待防止未実施減算Iii12					要支援2	5 単位減算	-5	
74	C215	予認通所介護高齢者虐待防止未実施減算Iii21				(二)4時間以上5時間未満	要支援1	4 単位減算	-4	
74	C216	予認通所介護高齢者虐待防止未実施減算Iii22					要支援2	5 単位減算	-5	
74	C217	予認通所介護高齢者虐待防止未実施減算Iii31				(三)5時間以上6時間未満	要支援1	7 単位減算	-7	
74	C218	予認通所介護高齢者虐待防止未実施減算Iii32					要支援2	7 単位減算	-7	
74	C219	予認通所介護高齢者虐待防止未実施減算Iii41				(四)6時間以上7時間未満	要支援1	7 単位減算	-7	
74	C220	予認通所介護高齢者虐待防止未実施減算Iii42					要支援2	8 単位減算	-8	
74	C221	予認通所介護高齢者虐待防止未実施減算Iii51				(五)7時間以上8時間未満	要支援1	8 単位減算	-8	
74	C222	予認通所介護高齢者虐待防止未実施減算Iii52					要支援2	9 単位減算	-9	
74	C223	予認通所介護高齢者虐待防止未実施減算Iii61				(六)8時間以上9時間未満	要支援1	8 単位減算	-8	
74	C224	予認通所介護高齢者虐待防止未実施減算Iii62					要支援2	9 単位減算	-9	
74	C225	予認通所介護高齢者虐待防止未実施減算II11		ロ 介護予防認知症対応型通所介護費(II)		(1)3時間以上4時間未満	要支援1	2 単位減算	-2	
74	C226	予認通所介護高齢者虐待防止未実施減算II12					要支援2	3 単位減算	-3	
74	C227	予認通所介護高齢者虐待防止未実施減算II21				(2)4時間以上5時間未満	要支援1	3 単位減算	-3	
74	C228	予認通所介護高齢者虐待防止未実施減算II22					要支援2	3 単位減算	-3	
74	C229	予認通所介護高齢者虐待防止未実施減算II31				(3)5時間以上6時間未満	要支援1	4 単位減算	-4	
74	C230	予認通所介護高齢者虐待防止未実施減算II32					要支援2	4 単位減算	-4	
74	C231	予認通所介護高齢者虐待防止未実施減算II41				(4)6時間以上7時間未満	要支援1	4 単位減算	-4	
74	C232	予認通所介護高齢者虐待防止未実施減算II42					要支援2	4 単位減算	-4	
74	C233	予認通所介護高齢者虐待防止未実施減算II51				(5)7時間以上8時間未満	要支援1	5 単位減算	-5	
74	C234	予認通所介護高齢者虐待防止未実施減算II52					要支援2	5 単位減算	-5	
74	C235	予認通所介護高齢者虐待防止未実施減算II61				(6)8時間以上9時間未満	要支援1	5 単位減算	-5	
74	C236	予認通所介護高齢者虐待防止未実施減算II62					要支援2	5 単位減算	-5	
74	D201	予認通所介護業務継続計画未策定減算Ii11	業務継続計画未策定減算	イ 介護予防認知症対応型通所介護費(I)	(1)介護予防認知症対応型通所介護費(i)	(一)3時間以上4時間未満	要支援1	5 単位減算	-5	
74	D202	予認通所介護業務継続計画未策定減算Ii12					要支援2	5 単位減算	-5	
74	D203	予認通所介護業務継続計画未策定減算Ii21				(二)4時間以上5時間未満	要支援1	5 単位減算	-5	
74	D204	予認通所介護業務継続計画未策定減算Ii22					要支援2	6 単位減算	-6	
74	D205	予認通所介護業務継続計画未策定減算Ii31				(三)5時間以上6時間未満	要支援1	7 単位減算	-7	
74	D206	予認通所介護業務継続計画未策定減算Ii32					要支援2	8 単位減算	-8	
74	D207	予認通所介護業務継続計画未策定減算Ii41				(四)6時間以上7時間未満	要支援1	8 単位減算	-8	
74	D208	予認通所介護業務継続計画未策定減算Ii42					要支援2	9 単位減算	-9	
74	D209	予認通所介護業務継続計画未策定減算Ii51				(五)7時間以上8時間未満	要支援1	9 単位減算	-9	
74	D210	予認通所介護業務継続計画未策定減算Ii52					要支援2	10 単位減算	-10	
74	D211	予認通所介護業務継続計画未策定減算Ii61				(六)8時間以上9時間未満	要支援1	9 単位減算	-9	
74	D212	予認通所介護業務継続計画未策定減算Ii62					要支援2	10 単位減算	-10	
74	D213	予認通所介護業務継続計画未策定減算Iii11			(2)介護予防認知症対応型通所介護費(ii)	(一)3時間以上4時間未満	要支援1	4 単位減算	-4	
74	D214	予認通所介護業務継続計画未策定減算Iii12					要支援2	5 単位減算	-5	
74	D215	予認通所介護業務継続計画未策定減算Iii21				(二)4時間以上5時間未満	要支援1	4 単位減算	-4	
74	D216	予認通所介護業務継続計画未策定減算Iii22					要支援2	5 単位減算	-5	
74	D217	予認通所介護業務継続計画未策定減算Iii31				(三)5時間以上6時間未満	要支援1	7 単位減算	-7	
74	D218	予認通所介護業務継続計画未策定減算Iii32					要支援2	7 単位減算	-7	
74	D219	予認通所介護業務継続計画未策定減算Iii41				(四)6時間以上7時間未満	要支援1	7 単位減算	-7	
74	D220	予認通所介護業務継続計画未策定減算Iii42					要支援2	8 単位減算	-8	
74	D221	予認通所介護業務継続計画未策定減算Iii51				(五)7時間以上8時間未満	要支援1	8 単位減算	-8	
74	D222	予認通所介護業務継続計画未策定減算Iii52					要支援2	9 単位減算	-9	
74	D223	予認通所介護業務継続計画未策定減算Iii61				(六)8時間以上9時間未満	要支援1	8 単位減算	-8	
74	D224	予認通所介護業務継続計画未策定減算Iii62					要支援2	9 単位減算	-9	
74	D225	予認通所介護業務継続計画未策定減算II11		ロ 介護予防認知症対応型通所介護費(II)		(1)3時間以上4時間未満	要支援1	2 単位減算	-2	
74	D226	予認通所介護業務継続計画未策定減算II12					要支援2	3 単位減算	-3	
74	D227	予認通所介護業務継続計画未策定減算II21				(2)4時間以上5時間未満	要支援1	3 単位減算	-3	
74	D228	予認通所介護業務継続計画未策定減算II22					要支援2	3 単位減算	-3	
74	D229	予認通所介護業務継続計画未策定減算II31				(3)5時間以上6時間未満	要支援1	4 単位減算	-4	
74	D230	予認通所介護業務継続計画未策定減算II32					要支援2	4 単位減算	-4	
74	D231	予認通所介護業務継続計画未策定減算II41				(4)6時間以上7時間未満	要支援1	4 単位減算	-4	
74	D232	予認通所介護業務継続計画未策定減算II42					要支援2	4 単位減算	-4	
74	D233	予認通所介護業務継続計画未策定減算II51				(5)7時間以上8時間未満	要支援1	5 単位減算	-5	
74	D234	予認通所介護業務継続計画未策定減算II52					要支援2	5 単位減算	-5	
74	D235	予認通所介護業務継続計画未策定減算II61				(6)8時間以上9時間未満	要支援1	5 単位減算	-5	
74	D236	予認通所介護業務継続計画未策定減算II62					要支援2	5 単位減算	-5	

サービスコード 種類	項目	サービス内容略称	算定項目			合成単位数	算定単位
74	6600	予認通所介護感染症災害3%加算	感染症又は災害の発生を理由とする利用者数の減少が一定以上生じている場合	所定単位数の	3%　加算		1回につき
74	6601	予認通所介護延長加算1	8時間以上9時間未満の介護予防認知症対応型通所介護の前後に日常生活上の世話を行う場合	9時間以上10時間未満の場合	50　単位加算	50	
74	6602	予認通所介護延長加算2		10時間以上11時間未満の場合	100　単位加算	100	
74	6603	予認通所介護延長加算3		11時間以上12時間未満の場合	150　単位加算	150	
74	6604	予認通所介護延長加算4		12時間以上13時間未満の場合	200　単位加算	200	
74	6605	予認通所介護延長加算5		13時間以上14時間未満の場合	250　単位加算	250	
74	8110	予認通所介護中山間地域等提供加算	中山間地域等に居住する者へのサービス提供加算	所定単位数の	5%　加算		1日につき
74	5301	予認通所介護入浴介助加算I	入浴介助加算	入浴介助加算（I）	40　単位加算	40	
74	5303	予認通所介護入浴介助加算II		入浴介助加算（II）	55　単位加算	55	
74	4001	予認通所介護生活機能向上連携加算I	生活機能向上連携加算	生活機能向上連携加算（I）（原則3月に1回を限度）	100　単位加算	100	1月につき
74	4002	予認通所介護生活機能向上連携加算II 1		生活機能向上連携加算（II）	200　単位加算	200	
74	4003	予認通所介護生活機能向上連携加算II 2		個別機能訓練加算を算定している場合	100　単位加算	100	
74	5050	予認通所介護個別機能訓練加算I	個別機能訓練加算	個別機能訓練加算（I）	27　単位加算	27	1日につき
74	5051	予認通所介護個別機能訓練加算II		個別機能訓練加算（II）	20　単位加算	20	1月につき
74	6109	予認通所介護若年性認知症受入加算	若年性認知症利用者受入加算		60　単位加算	60	1日につき
74	6116	予認通所介護栄養アセスメント加算	栄養アセスメント加算		50　単位加算	50	1月につき
74	5606	予認通所介護栄養改善加算	栄養改善加算		200　単位加算	200	
74	6202	予認通所介護口腔栄養スクリーニング加算I	口腔・栄養スクリーニング加算	口腔・栄養スクリーニング加算（I）（6月に1回を限度）	20　単位加算	20	1回につき
74	6201	予認通所介護口腔栄養スクリーニング加算II		口腔・栄養スクリーニング加算（II）（6月に1回を限度）	5　単位加算	5	
74	5607	予認通所介護口腔機能向上加算I	口腔機能向上加算	口腔機能向上加算（I）	150　単位加算	150	1月につき
74	5608	予認通所介護口腔機能向上加算II		口腔機能向上加算（II）	160　単位加算	160	
74	6361	予認通所介護科学的介護推進体制加算	科学的介護推進体制加算		40　単位加算	40	
74	5611	予認通所介護同一建物減算	事業所と同一建物に居住する者又は同一建物から利用する者に介護予防認知症対応型通所介護を行う場合		94　単位減算	-94	1日につき
74	5612	予認通所介護送迎減算	事業所が送迎を行わない場合		47　単位減算	-47	片道につき
74	6099	予認通所介護サービス提供体制加算I	ハ　サービス提供体制強化加算	(1) サービス提供体制強化加算（I）	22　単位加算	22	1回につき
74	6100	予認通所介護サービス提供体制加算II		(2) サービス提供体制強化加算（II）	18　単位加算	18	
74	6102	予認通所介護サービス提供体制加算III		(3) サービス提供体制強化加算（III）	6　単位加算	6	
74	6107	予認通所介護処遇改善加算I	ニ　介護職員等処遇改善加算	(1)介護職員等処遇改善加算（I）	所定単位数の 181/1000　加算		1月につき
74	6106	予認通所介護処遇改善加算II		(2)介護職員等処遇改善加算（II）	所定単位数の 174/1000　加算		
74	6103	予認通所介護処遇改善加算III		(3)介護職員等処遇改善加算（III）	所定単位数の 150/1000　加算		
74	6380	予認通所介護処遇改善加算IV		(4)介護職員等処遇改善加算（IV）	所定単位数の 122/1000　加算		
74	6381	予認通所介護処遇改善加算V1		(5)介護職員等処遇改善加算（V）（一）介護職員等処遇改善加算（V）(1)	所定単位数の 158/1000　加算		
74	6382	予認通所介護処遇改善加算V2		（二）介護職員等処遇改善加算（V）(2)	所定単位数の 153/1000　加算		
74	6383	予認通所介護処遇改善加算V3		（三）介護職員等処遇改善加算（V）(3)	所定単位数の 151/1000　加算		
74	6384	予認通所介護処遇改善加算V4		（四）介護職員等処遇改善加算（V）(4)	所定単位数の 146/1000　加算		
74	6385	予認通所介護処遇改善加算V5		（五）介護職員等処遇改善加算（V）(5)	所定単位数の 130/1000　加算		
74	6386	予認通所介護処遇改善加算V6		（六）介護職員等処遇改善加算（V）(6)	所定単位数の 123/1000　加算		
74	6387	予認通所介護処遇改善加算V7		（七）介護職員等処遇改善加算（V）(7)	所定単位数の 119/1000　加算		
74	6388	予認通所介護処遇改善加算V8		（八）介護職員等処遇改善加算（V）(8)	所定単位数の 127/1000　加算		
74	6389	予認通所介護処遇改善加算V9		（九）介護職員等処遇改善加算（V）(9)	所定単位数の 112/1000　加算		
74	6390	予認通所介護処遇改善加算V10		（十）介護職員等処遇改善加算（V）(10)	所定単位数の 96/1000　加算		
74	6391	予認通所介護処遇改善加算V11		（十一）介護職員等処遇改善加算（V）(11)	所定単位数の 99/1000　加算		
74	6392	予認通所介護処遇改善加算V12		（十二）介護職員等処遇改善加算（V）(12)	所定単位数の 89/1000　加算		
74	6393	予認通所介護処遇改善加算V13		（十三）介護職員等処遇改善加算（V）(13)	所定単位数の 88/1000　加算		
74	6394	予認通所介護処遇改善加算V14		（十四）介護職員等処遇改善加算（V）(14)	所定単位数の 65/1000　加算		

定員超過の場合

地密予防

認知通所

種類	項目	サービス内容略称	算定項目				合成単位数	算定単位
74	8401	予認通所介護Ⅰⅰ21・定超・時減	イ 介護予防認知症対応型通所介護費(Ⅰ)　(1)介護予防認知症対応型通所介護費(ⅰ)(単独型)	注 2時間以上3時間未満	注 定員超過の場合	要支援1 497 単位 × 70% × 63%	219	1回につき
74	8402	予認通所介護Ⅰⅰ22・定超・時減				要支援2 551 単位 × 70% × 63%	243	
74	8491	予認通所介護Ⅰⅰ21・定超・業未・時減			業務継続計画未策定減算 1%減算	要支援1 497 単位 × 70% × 63%	216	
74	8492	予認通所介護Ⅰⅰ22・定超・業未・時減				要支援2 551 単位 × 70% × 63%	239	
74	8493	予認通所介護Ⅰⅰ21・定超・虐防・時減			高齢者虐待防止措置未実施減算	要支援1 497 単位 × 70% × 63%	216	
74	8494	予認通所介護Ⅰⅰ22・定超・虐防・時減				要支援2 551 単位 × 70% × 63%	239	
74	8495	予認通所介護Ⅰⅰ21・定超・虐防・業未・時減			高齢者虐待防止措置未実施減算 1%減算　業務継続計画未策定減算 1%減算	要支援1 497 単位 × 70% × 63%	213	
74	8496	予認通所介護Ⅰⅰ22・定超・虐防・業未・時減				要支援2 551 単位 × 70% × 63%	236	
74	8411	予認通所介護Ⅰⅰ11・定超		(一)3時間以上4時間未満		要支援1 475 単位 × 70%	333	
74	8412	予認通所介護Ⅰⅰ12・定超				要支援2 526 単位 × 70%	368	
74	8413	予認通所介護Ⅰⅰ21・定超		(二)4時間以上5時間未満		要支援1 497 単位 × 70%	348	
74	8414	予認通所介護Ⅰⅰ22・定超				要支援2 551 単位 × 70%	386	
74	8421	予認通所介護Ⅰⅰ31・定超		(三)5時間以上6時間未満		要支援1 741 単位 × 70%	519	
74	8422	予認通所介護Ⅰⅰ32・定超				要支援2 828 単位 × 70%	580	
74	8423	予認通所介護Ⅰⅰ41・定超		(四)6時間以上7時間未満		要支援1 760 単位 × 70%	532	
74	8424	予認通所介護Ⅰⅰ42・定超				要支援2 851 単位 × 70%	596	
74	8431	予認通所介護Ⅰⅰ51・定超		(五)7時間以上8時間未満		要支援1 861 単位 × 70%	603	
74	8432	予認通所介護Ⅰⅰ52・定超				要支援2 961 単位 × 70%	673	
74	8433	予認通所介護Ⅰⅰ61・定超		(六)8時間以上9時間未満		要支援1 888 単位 × 70%	622	
74	8434	予認通所介護Ⅰⅰ62・定超				要支援2 991 単位 × 70%	694	
74	8501	予認通所介護Ⅰⅱ21・定超・時減	(2)介護予防認知症対応型通所介護費(ⅱ)(併設型)	注 2時間以上3時間未満	注 定員超過の場合	要支援1 449 単位 × 70% × 63%	198	
74	8502	予認通所介護Ⅰⅱ22・定超・時減				要支援2 498 単位 × 70% × 63%	220	
74	8591	予認通所介護Ⅰⅱ21・定超・業未・時減			業務継続計画未策定減算 1%減算	要支援1 449 単位 × 70% × 63%	195	
74	8592	予認通所介護Ⅰⅱ22・定超・業未・時減				要支援2 498 単位 × 70% × 63%	217	
74	8593	予認通所介護Ⅰⅱ21・定超・虐防・時減			高齢者虐待防止措置未実施減算	要支援1 449 単位 × 70% × 63%	195	
74	8594	予認通所介護Ⅰⅱ22・定超・虐防・時減				要支援2 498 単位 × 70% × 63%	217	
74	8595	予認通所介護Ⅰⅱ21・定超・虐防・業未・時減			業務継続計画未策定減算 1%減算	要支援1 449 単位 × 70% × 63%	193	
74	8596	予認通所介護Ⅰⅱ22・定超・虐防・業未・時減			1%減算	要支援2 498 単位 × 70% × 63%	214	
74	8511	予認通所介護Ⅰⅱ11・定超		(一)3時間以上4時間未満		要支援1 429 単位 × 70%	300	
74	8512	予認通所介護Ⅰⅱ12・定超				要支援2 476 単位 × 70%	333	
74	8513	予認通所介護Ⅰⅱ21・定超		(二)4時間以上5時間未満		要支援1 449 単位 × 70%	314	
74	8514	予認通所介護Ⅰⅱ22・定超				要支援2 498 単位 × 70%	349	
74	8521	予認通所介護Ⅰⅱ31・定超		(三)5時間以上6時間未満		要支援1 667 単位 × 70%	467	
74	8522	予認通所介護Ⅰⅱ32・定超				要支援2 743 単位 × 70%	520	
74	8523	予認通所介護Ⅰⅱ41・定超		(四)6時間以上7時間未満		要支援1 684 単位 × 70%	479	
74	8524	予認通所介護Ⅰⅱ42・定超				要支援2 762 単位 × 70%	533	
74	8531	予認通所介護Ⅰⅱ51・定超		(五)7時間以上8時間未満		要支援1 773 単位 × 70%	541	
74	8532	予認通所介護Ⅰⅱ52・定超				要支援2 864 単位 × 70%	605	
74	8533	予認通所介護Ⅰⅱ61・定超		(六)8時間以上9時間未満		要支援1 798 単位 × 70%	559	
74	8534	予認通所介護Ⅰⅱ62・定超				要支援2 891 単位 × 70%	624	
74	8601	予認通所介護Ⅱ21・定超・時減	ロ 介護予防認知症対応型通所介護費(Ⅱ)(共用型)	注 2時間以上3時間未満	注 定員超過の場合	要支援1 260 単位 × 70% × 63%	115	
74	8602	予認通所介護Ⅱ22・定超・時減				要支援2 274 単位 × 70% × 63%	121	
74	8691	予認通所介護Ⅱ21・定超・業未・時減			業務継続計画未策定減算 1%減算	要支援1 260 単位 × 70% × 63%	113	
74	8692	予認通所介護Ⅱ22・定超・業未・時減				要支援2 274 単位 × 70% × 63%	119	
74	8693	予認通所介護Ⅱ21・定超・虐防・時減			高齢者虐待防止措置未実施減算	要支援1 260 単位 × 70% × 63%	113	
74	8694	予認通所介護Ⅱ22・定超・虐防・時減				要支援2 274 単位 × 70% × 63%	119	
74	8695	予認通所介護Ⅱ21・定超・虐防・業未・時減			業務継続計画未策定減算 1%減算	要支援1 260 単位 × 70% × 63%	111	
74	8696	予認通所介護Ⅱ22・定超・虐防・業未・時減			1%減算	要支援2 274 単位 × 70% × 63%	117	
74	8611	予認通所介護Ⅱ11・定超		(1)3時間以上4時間未満		要支援1 248 単位 × 70%	174	
74	8612	予認通所介護Ⅱ12・定超				要支援2 262 単位 × 70%	183	
74	8613	予認通所介護Ⅱ21・定超		(2)4時間以上5時間未満		要支援1 260 単位 × 70%	182	
74	8614	予認通所介護Ⅱ22・定超				要支援2 274 単位 × 70%	192	
74	8621	予認通所介護Ⅱ31・定超		(3)5時間以上6時間未満		要支援1 413 単位 × 70%	289	
74	8622	予認通所介護Ⅱ32・定超				要支援2 436 単位 × 70%	305	
74	8623	予認通所介護Ⅱ41・定超		(4)6時間以上7時間未満		要支援1 424 単位 × 70%	297	
74	8624	予認通所介護Ⅱ42・定超				要支援2 447 単位 × 70%	313	
74	8631	予認通所介護Ⅱ51・定超		(5)7時間以上8時間未満		要支援1 484 単位 × 70%	339	
74	8632	予認通所介護Ⅱ52・定超				要支援2 513 単位 × 70%	359	
74	8633	予認通所介護Ⅱ61・定超		(6)8時間以上9時間未満		要支援1 500 単位 × 70%	350	
74	8634	予認通所介護Ⅱ62・定超				要支援2 529 単位 × 70%	370	

看護・介護職員が欠員の場合

種類	項目	サービス内容略称				算定項目				合成単位数	算定単位
74	9401	予認通所介護Ⅰⅰ21・人欠・時減	イ 介護予防認知症対応型通所介護費(Ⅰ)	(1)介護予防認知症対応型通所介護費(ⅰ)(単独型)	注 2時間以上3時間未満	注 看護・介護職員が欠員の場合			要支援1　497単位　×70%　×63%	219	1回につき
74	9402	予認通所介護Ⅰⅰ22・人欠・時減							要支援2　551単位　×70%　×63%	243	
74	9491	予認通所介護Ⅰⅰ21・人欠・業未・時減					業務継続計画未策定減算 1%減算		要支援1　497単位　×70%　×63%	216	
74	9492	予認通所介護Ⅰⅰ22・人欠・業未・時減							要支援2　551単位　×70%　×63%	239	
74	9493	予認通所介護Ⅰⅰ21・人欠・虐防・時減				高齢者虐待防止措置未実施減算			要支援1　497単位　×70%　×63%	216	
74	9494	予認通所介護Ⅰⅰ22・人欠・虐防・時減							要支援2　551単位　×70%　×63%	239	
74	9495	予認通所介護Ⅰⅰ21・人欠・虐防・業未・時減				1%減算	業務継続計画未策定減算 1%減算		要支援1　497単位　×70%　×63%	213	
74	9496	予認通所介護Ⅰⅰ22・人欠・虐防・業未・時減							要支援2　551単位　×70%　×63%	236	
74	9411	予認通所介護Ⅰⅰ11・人欠			(一)3時間以上4時間未満				要支援1　475単位　×70%	333	
74	9412	予認通所介護Ⅰⅰ12・人欠							要支援2　526単位　×70%	368	
74	9413	予認通所介護Ⅰⅰ21・人欠			(二)4時間以上5時間未満				要支援1　497単位　×70%	348	
74	9414	予認通所介護Ⅰⅰ22・人欠							要支援2　551単位　×70%	386	
74	9421	予認通所介護Ⅰⅰ31・人欠			(三)5時間以上6時間未満				要支援1　741単位　×70%	519	
74	9422	予認通所介護Ⅰⅰ32・人欠							要支援2　828単位　×70%	580	
74	9423	予認通所介護Ⅰⅰ41・人欠			(四)6時間以上7時間未満				要支援1　760単位　×70%	532	
74	9424	予認通所介護Ⅰⅰ42・人欠							要支援2　851単位　×70%	596	
74	9431	予認通所介護Ⅰⅰ51・人欠			(五)7時間以上8時間未満				要支援1　861単位　×70%	603	
74	9432	予認通所介護Ⅰⅰ52・人欠							要支援2　961単位　×70%	673	
74	9433	予認通所介護Ⅰⅰ61・人欠			(六)8時間以上9時間未満				要支援1　888単位　×70%	622	
74	9434	予認通所介護Ⅰⅰ62・人欠							要支援2　991単位　×70%	694	
74	9501	予認通所介護Ⅰⅱ21・人欠・時減		(2)介護予防認知症対応型通所介護費(ⅱ)(併設型)	注 2時間以上3時間未満				要支援1　449単位　×70%　×63%	198	
74	9502	予認通所介護Ⅰⅱ22・人欠・時減							要支援2　498単位　×70%　×63%	220	
74	9591	予認通所介護Ⅰⅱ21・人欠・業未・時減					業務継続計画未策定減算 1%減算		要支援1　449単位　×70%　×63%	195	
74	9592	予認通所介護Ⅰⅱ22・人欠・業未・時減							要支援2　498単位　×70%　×63%	217	
74	9593	予認通所介護Ⅰⅱ21・人欠・虐防・時減				高齢者虐待防止措置未実施減算			要支援1　449単位　×70%　×63%	195	
74	9594	予認通所介護Ⅰⅱ22・人欠・虐防・時減							要支援2　498単位　×70%　×63%	217	
74	9595	予認通所介護Ⅰⅱ21・人欠・虐防・業未・時減				1%減算	業務継続計画未策定減算 1%減算		要支援1　449単位　×70%　×63%	193	
74	9596	予認通所介護Ⅰⅱ22・人欠・虐防・業未・時減							要支援2　498単位　×70%　×63%	214	
74	9511	予認通所介護Ⅰⅱ11・人欠			(一)3時間以上4時間未満				要支援1　429単位　×70%	300	
74	9512	予認通所介護Ⅰⅱ12・人欠							要支援2　476単位　×70%	333	
74	9513	予認通所介護Ⅰⅱ21・人欠			(二)4時間以上5時間未満				要支援1　449単位　×70%	314	
74	9514	予認通所介護Ⅰⅱ22・人欠							要支援2　498単位　×70%	349	
74	9521	予認通所介護Ⅰⅱ31・人欠			(三)5時間以上6時間未満				要支援1　667単位　×70%	467	
74	9522	予認通所介護Ⅰⅱ32・人欠							要支援2　743単位　×70%	520	
74	9523	予認通所介護Ⅰⅱ41・人欠			(四)6時間以上7時間未満				要支援1　684単位　×70%	479	
74	9524	予認通所介護Ⅰⅱ42・人欠							要支援2　762単位　×70%	533	
74	9531	予認通所介護Ⅰⅱ51・人欠			(五)7時間以上8時間未満				要支援1　773単位　×70%	541	
74	9532	予認通所介護Ⅰⅱ52・人欠							要支援2　864単位　×70%	605	
74	9533	予認通所介護Ⅰⅱ61・人欠			(六)8時間以上9時間未満				要支援1　798単位　×70%	559	
74	9534	予認通所介護Ⅰⅱ62・人欠							要支援2　891単位　×70%	624	
74	9601	予認通所介護Ⅱ21・人欠・時減	ロ 介護予防認知症対応型通所介護費(Ⅱ)(共用型)		注 2時間以上3時間未満				要支援1　260単位　×70%　×63%	115	
74	9602	予認通所介護Ⅱ22・人欠・時減							要支援2　274単位　×70%　×63%	121	
74	9691	予認通所介護Ⅱ21・人欠・業未・時減					業務継続計画未策定減算 1%減算		要支援1　260単位　×70%　×63%	113	
74	9692	予認通所介護Ⅱ22・人欠・業未・時減							要支援2　274単位　×70%　×63%	119	
74	9693	予認通所介護Ⅱ21・人欠・虐防・時減				高齢者虐待防止措置未実施減算			要支援1　260単位　×70%　×63%	113	
74	9694	予認通所介護Ⅱ22・人欠・虐防・時減							要支援2　274単位　×70%　×63%	119	
74	9695	予認通所介護Ⅱ21・人欠・虐防・業未・時減				1%減算	業務継続計画未策定減算 1%減算		要支援1　260単位　×70%　×63%	111	
74	9696	予認通所介護Ⅱ22・人欠・虐防・業未・時減							要支援2　274単位　×70%　×63%	117	
74	9611	予認通所介護Ⅱ11・人欠			(1)3時間以上4時間未満				要支援1　248単位　×70%	174	
74	9612	予認通所介護Ⅱ12・人欠							要支援2　262単位　×70%	183	
74	9613	予認通所介護Ⅱ21・人欠			(2)4時間以上5時間未満				要支援1　260単位　×70%	182	
74	9614	予認通所介護Ⅱ22・人欠							要支援2　274単位　×70%	192	
74	9621	予認通所介護Ⅱ31・人欠			(3)5時間以上6時間未満				要支援1　413単位　×70%	289	
74	9622	予認通所介護Ⅱ32・人欠							要支援2　436単位　×70%	305	
74	9623	予認通所介護Ⅱ41・人欠			(4)6時間以上7時間未満				要支援1　424単位　×70%	297	
74	9624	予認通所介護Ⅱ42・人欠							要支援2　447単位　×70%	313	
74	9631	予認通所介護Ⅱ51・人欠			(5)7時間以上8時間未満				要支援1　484単位　×70%	339	
74	9632	予認通所介護Ⅱ52・人欠							要支援2　513単位　×70%	359	
74	9633	予認通所介護Ⅱ61・人欠			(6)8時間以上9時間未満				要支援1　500単位　×70%	350	
74	9634	予認通所介護Ⅱ62・人欠							要支援2　529単位　×70%	370	

地密
予防

認知
通所

２ 介護予防小規模多機能型居宅介護サービスコード表

イ 介護予防小規模多機能型居宅介護（短期利用以外）サービスコード表

サービスコード 種類	サービスコード 項目	サービス内容略称	算定項目					合成 単位数	給付管理 単位数	算定 単位
75	1111	予小規模多機能11	イ 介護予防小規模多機能型居宅介護費	(1)同一建物に居住する者以外の者に対して行う場合		要支援1	3,450 単位	3,450		1月につき
75	1121	予小規模多機能12				要支援2	6,972 単位	6,972		
75	1211	予小規模多機能21		(2)同一建物に居住する者に対して行う場合		要支援1	3,109 単位	3,109	3,450	
75	1221	予小規模多機能22				要支援2	6,281 単位	6,281	6,972	
75	C201	予小多機能高齢者虐待防止措置未実施減算11	高齢者虐待防止措置未実施減算	イ 介護予防小規模多機能型居宅介護費	(1)同一建物に居住する者以外の者に対して行う場合	要支援1	35 単位減算	−35		
75	C203	予小多機能高齢者虐待防止措置未実施減算12				要支援2	70 単位減算	−70		
75	C205	予小多機能高齢者虐待防止措置未実施減算21			(2)同一建物に居住する者に対して行う場合	要支援1	31 単位減算	−31	−35	
75	C207	予小多機能高齢者虐待防止措置未実施減算22				要支援2	63 単位減算	−63	−70	
75	D201	予小多機能業務継続計画未策定減算11	業務継続計画未策定減算	イ 介護予防小規模多機能型居宅介護費	(1)同一建物に居住する者以外の者に対して行う場合	要支援1	35 単位減算	−35		
75	D203	予小多機能業務継続計画未策定減算12				要支援2	70 単位減算	−70		
75	D205	予小多機能業務継続計画未策定減算21			(2)同一建物に居住する者に対して行う場合	要支援1	31 単位減算	−31	−35	
75	D207	予小多機能業務継続計画未策定減算22				要支援2	63 単位減算	−63	−70	
75	8200	予小多機能過少サービス減算	過少サービスに対する減算				所定単位数の 30% 減算			
75	8000	特別地域予防小規模多機能型居宅介護加算	特別地域介護予防小規模多機能型居宅介護加算				所定単位数の 15% 加算			
75	8100	予小多機能小規模事業所加算	中山間地域等における小規模事業所加算				所定単位数の 10% 加算			
75	6310	予小多機能中山間地域等提供加算	中山間地域等に居住する者へのサービス提供加算				所定単位数の 5% 加算			
75	6300	予小多機能居宅介護初期加算	ハ 初期加算				30 単位加算	30		1日につき
75	6109	予小多機能若年性認知症受入加算	ホ 若年性認知症利用者受入加算				450 単位加算	450		1月につき
75	4009	予小多機能総合マネジメント加算Ⅰ	ヘ 総合マネジメント体制強化加算	(1)総合マネジメント体制強化加算（Ⅰ）			1,200 単位加算	1,200		
75	4010	予小多機能総合マネジメント加算Ⅱ		(2)総合マネジメント体制強化加算（Ⅱ）			800 単位加算	800		
75	4002	予小多機能生活機能向上連携加算Ⅰ	ト 生活機能向上連携加算	(1)生活機能向上連携加算（Ⅰ）			100 単位加算	100		
75	4003	予小多機能生活機能向上連携加算Ⅱ		(2)生活機能向上連携加算（Ⅱ）			200 単位加算	200		
75	6201	予小多機能口腔栄養スクリーニング加算	チ 口腔・栄養スクリーニング加算（6月に1回を限度）				20 単位加算	20		1回につき
75	6361	予小多機能科学的介護推進体制加算	リ 科学的介護推進体制加算				40 単位加算	40		1月につき
75	6237	予小多機能生産性向上推進体制加算Ⅰ	ヌ 生産性向上推進体制加算	(1)生産性向上推進体制加算（Ⅰ）			100 単位加算	100		
75	6238	予小多機能生産性向上推進体制加算Ⅱ		(2)生産性向上推進体制加算（Ⅱ）			10 単位加算	10		
75	6099	予小多機能サービス提供体制加算Ⅰ	ル サービス提供体制強化加算	(1)サービス提供体制強化加算（Ⅰ）			750 単位加算	750		
75	6100	予小多機能サービス提供体制加算Ⅱ		(2)サービス提供体制強化加算（Ⅱ）			640 単位加算	640		
75	6103	予小多機能サービス提供体制加算Ⅲ		(3)サービス提供体制強化加算（Ⅲ）			350 単位加算	350		
75	6112	予小規模多機能処遇改善加算Ⅰ	ヲ 介護職員等処遇改善加算	(1)介護職員等処遇改善加算（Ⅰ）			所定単位数の 149/1000 加算			
75	6110	予小規模多機能処遇改善加算Ⅱ		(2)介護職員等処遇改善加算（Ⅱ）			所定単位数の 146/1000 加算			
75	6104	予小規模多機能処遇改善加算Ⅲ		(3)介護職員等処遇改善加算（Ⅲ）			所定単位数の 134/1000 加算			
75	6380	予小規模多機能処遇改善加算Ⅳ		(4)介護職員等処遇改善加算（Ⅳ）			所定単位数の 106/1000 加算			
75	6381	予小規模多機能処遇改善加算Ⅴ1		(5)介護職員等処遇改善加算（Ⅴ）	(一)介護職員等処遇改善加算（Ⅴ）(1)		所定単位数の 132/1000 加算			
75	6382	予小規模多機能処遇改善加算Ⅴ2			(二)介護職員等処遇改善加算（Ⅴ）(2)		所定単位数の 121/1000 加算			
75	6383	予小規模多機能処遇改善加算Ⅴ3			(三)介護職員等処遇改善加算（Ⅴ）(3)		所定単位数の 129/1000 加算			
75	6384	予小規模多機能処遇改善加算Ⅴ4			(四)介護職員等処遇改善加算（Ⅴ）(4)		所定単位数の 118/1000 加算			
75	6385	予小規模多機能処遇改善加算Ⅴ5			(五)介護職員等処遇改善加算（Ⅴ）(5)		所定単位数の 104/1000 加算			
75	6386	予小規模多機能処遇改善加算Ⅴ6			(六)介護職員等処遇改善加算（Ⅴ）(6)		所定単位数の 101/1000 加算			
75	6387	予小規模多機能処遇改善加算Ⅴ7			(七)介護職員等処遇改善加算（Ⅴ）(7)		所定単位数の 88/1000 加算			
75	6388	予小規模多機能処遇改善加算Ⅴ8			(八)介護職員等処遇改善加算（Ⅴ）(8)		所定単位数の 117/1000 加算			
75	6389	予小規模多機能処遇改善加算Ⅴ9			(九)介護職員等処遇改善加算（Ⅴ）(9)		所定単位数の 85/1000 加算			
75	6390	予小規模多機能処遇改善加算Ⅴ10			(十)介護職員等処遇改善加算（Ⅴ）(10)		所定単位数の 71/1000 加算			
75	6391	予小規模多機能処遇改善加算Ⅴ11			(十一)介護職員等処遇改善加算（Ⅴ）(11)		所定単位数の 89/1000 加算			
75	6392	予小規模多機能処遇改善加算Ⅴ12			(十二)介護職員等処遇改善加算（Ⅴ）(12)		所定単位数の 68/1000 加算			
75	6393	予小規模多機能処遇改善加算Ⅴ13			(十三)介護職員等処遇改善加算（Ⅴ）(13)		所定単位数の 73/1000 加算			
75	6394	予小規模多機能処遇改善加算Ⅴ14			(十四)介護職員等処遇改善加算（Ⅴ）(14)		所定単位数の 56/1000 加算			

地密
予防

小規
多機

定員超過の場合

サービスコード 種類	項目	サービス内容略称	算定項目					合成 単位数	給付管理 単位数	算定 単位
75	8011	予小規模多機能11・超	イ 介護予防 小規模多機能 型居宅介護費	(1)同一建物に居住する者以外の者に対して行う場合	要支援1	3,450 単位	定員超過の場合 × 70%	2,415		1月につき
75	8021	予小規模多機能12・超			要支援2	6,972 単位		4,880		
75	8111	予小規模多機能21・超		(2)同一建物に居住する者に対して行う場合	要支援1	3,109 単位		2,176	2,415	
75	8121	予小規模多機能22・超			要支援2	6,281 単位		4,397	4,880	

従業者が欠員の場合

サービスコード 種類	項目	サービス内容略称	算定項目					合成 単位数	給付管理 単位数	算定 単位
75	9011	予小規模多機能11・欠	イ 介護予防 小規模多機能 型居宅介護費	(1)同一建物に居住する者以外の者に対して行う場合	要支援1	3,450 単位	従業者が欠員の場合 × 70%	2,415		1月につき
75	9021	予小規模多機能12・欠			要支援2	6,972 単位		4,880		
75	9111	予小規模多機能21・欠		(2)同一建物に居住して行う場合	要支援1	3,109 単位		2,176	2,415	
75	9121	予小規模多機能22・欠			要支援2	6,281 単位		4,397	4,880	

登録期間が1月に満たない場合（日割計算用サービスコード）

サービスコード 種類	項目	サービス内容略称	算定項目					合成 単位数	給付管理 単位数	算定 単位
75	1112	予小規模多機能11・日割	イ 介護予防 小規模多機能 型居宅介護費	(1)同一建物に居住する者以外の者に対して行う場合	要支援1	3,450 単位	日割計算の場合 ÷ 30.4 日	113		1日につき
75	1122	予小規模多機能12・日割			要支援2	6,972 単位		229		
75	1212	予小規模多機能21・日割		(2)同一建物に居住する者に対して行う場合	要支援1	3,109 単位		102	113	
75	1222	予小規模多機能22・日割			要支援2	6,281 単位		207	229	
75	C202	予小多機能高齢者虐待防止未実施減算11日割	高齢者虐待防止措置 未実施減算 イ 介護予防小 規模多機能型居 宅介護費	(1)同一建物に居住する者以外の者に対して行う場合	要支援1	35 単位減算		-1		
75	C204	予小多機能高齢者虐待防止未実施減算12日割			要支援2	70 単位減算		-2		
75	C206	予小多機能高齢者虐待防止未実施減算21日割		(2)同一建物に居住する者に対して行う場合	要支援1	31 単位減算		-1	-1	
75	C208	予小多機能高齢者虐待防止未実施減算22日割			要支援2	63 単位減算		-2	-2	
75	D202	予小多機能業務継続計画未策定減算11日割	業務継続計画未策定 減算 イ 介護予防小 規模多機能型居 宅介護費	(1)同一建物に居住する者以外の者に対して行う場合	要支援1	35 単位減算		-1		
75	D204	予小多機能業務継続計画未策定減算12日割			要支援2	70 単位減算		-2		
75	D206	予小多機能業務継続計画未策定減算21日割		(2)同一建物に居住する者に対して行う場合	要支援1	31 単位減算		-1	-1	
75	D208	予小多機能業務継続計画未策定減算22日割			要支援2	63 単位減算		-2	-2	
75	8201	予小多機能過少サービス減算・日割	過少サービスに対する減算				所定単位数の 30% 減算			
75	8001	特別地域予防小規模多機能型居宅介護加算	特別地域介護予防小規模多機能型居宅介護加算				所定単位数の 15% 加算			
75	8101	予小多機能小規模事業所加算・日割	中山間地域等における小規模事業所加算				所定単位数の 10% 加算			
75	6311	予小多機能中山間地域等提供加算・日割	中山間地域等に居住する者へのサービス提供加算				所定単位数の 5% 加算			
75	8012	予小多機能11・超・日割	イ 介護予防 小規模多機能 型居宅介護費	(1)同一建物に居住する者以外の者に対して行う場合	要支援1	3,450 単位	定員超過の場合 × 70% 日割計算の場合 ÷ 30.4 日	79		
75	8022	予小多機能12・超・日割			要支援2	6,972 単位		161		
75	8112	予小多機能21・超・日割		(2)同一建物に居住する者に対して行う場合	要支援1	3,109 単位		72	79	
75	8122	予小多機能22・超・日割			要支援2	6,281 単位		145	161	
75	9012	予小多機能11・欠・日割		(1)同一建物に居住する者以外の者に対して行う場合	要支援1	3,450 単位	従業者が欠員の場合 × 70%	79		
75	9022	予小多機能12・欠・日割			要支援2	6,972 単位		161		
75	9112	予小多機能21・欠・日割		(2)同一建物に居住する者に対して行う場合	要支援1	3,109 単位		72	79	
75	9122	予小多機能22・欠・日割			要支援2	6,281 単位		145	161	

地密 予防

小規 多機

ロ　介護予防小規模多機能型居宅介護（短期利用）サービスコード表

サービスコード 種類	項目	サービス内容略称	算定項目				合成 単位数	算定 単位
69	1311	予短期小規模多機能1	ロ 介護予防 短期利用居宅 介護費	要支援1	424 単位		424	1日につき
69	1321	予短期小規模多機能2		要支援2	531 単位		531	
69	C201	予短期小多機能高齢者虐待防止未実施減算1	高齢者虐待防止措置未実施減算	ロ 介護予防短期利用居宅介護費	要支援1	4 単位減算	-4	
69	C202	予短期小多機能高齢者虐待防止未実施減算2			要支援2	5 単位減算	-5	
69	D201	予短期小多機能業務継続計画未策定減算1	業務継続計画未策定減算	ロ 介護予防短期利用居宅介護費	要支援1	4 単位減算	-4	
69	D202	予短期小多機能業務継続計画未策定減算2			要支援2	5 単位減算	-5	
69	8100	予短期小多機能小規模事業所加算	中山間地域等における小規模事業加算		所定単位数の 10% 加算			
69	8150	予短期小多機能認知症緊急対応加算	ニ 認知症行動・心理症状緊急対応加算（7日間を限度）		200 単位加算		200	
69	4002	予短期小多機能生活機能向上連携加算Ⅰ	ト 生活機能向上連携加算	(1)生活機能向上連携加算（Ⅰ）	100 単位加算		100	1月につき
69	4003	予短期小多機能生活機能向上連携加算Ⅱ		(2)生活機能向上連携加算（Ⅱ）	200 単位加算		200	
69	6237	予短期小多機能生産性向上推進体制加算Ⅰ	ヌ 生産性向上推進体制加算	(1)生産性向上推進体制加算（Ⅰ）	100 単位加算		100	
69	6238	予短期小多機能生産性向上推進体制加算Ⅱ		(2)生産性向上推進体制加算（Ⅱ）	10 単位加算		10	
69	6099	予短期小多機能サービス提供体制加算Ⅰ	ル サービス提供体制強化加算	(1)サービス提供体制強化加算（Ⅰ）	25 単位加算		25	1日につき
69	6100	予短期小多機能サービス提供体制加算Ⅱ		(2)サービス提供体制強化加算（Ⅱ）	21 単位加算		21	
69	6103	予短期小多機能サービス提供体制加算Ⅲ		(3)サービス提供体制強化加算（Ⅲ）	12 単位加算		12	
69	6112	予短期小多機能処遇改善加算Ⅰ	ヲ 介護職員等処遇改善加算	(1)介護職員等処遇改善加算（Ⅰ）	所定単位数の 149/1000 加算			1月につき
69	6110	予短期小多機能処遇改善加算Ⅱ		(2)介護職員等処遇改善加算（Ⅱ）	所定単位数の 146/1000 加算			
69	6104	予短期小多機能処遇改善加算Ⅲ		(3)介護職員等処遇改善加算（Ⅲ）	所定単位数の 134/1000 加算			
69	6380	予短期小多機能処遇改善加算Ⅳ		(4)介護職員等処遇改善加算（Ⅳ）	所定単位数の 106/1000 加算			
69	6381	予短期小多機能処遇改善加算Ⅴ1		(5)介護職員等処遇改善加算（Ⅴ）	(一)介護職員等処遇改善加算（Ⅴ）(1)	所定単位数の 132/1000 加算		
69	6382	予短期小多機能処遇改善加算Ⅴ2			(二)介護職員等処遇改善加算（Ⅴ）(2)	所定単位数の 121/1000 加算		
69	6383	予短期小多機能処遇改善加算Ⅴ3			(三)介護職員等処遇改善加算（Ⅴ）(3)	所定単位数の 129/1000 加算		
69	6384	予短期小多機能処遇改善加算Ⅴ4			(四)介護職員等処遇改善加算（Ⅴ）(4)	所定単位数の 118/1000 加算		
69	6385	予短期小多機能処遇改善加算Ⅴ5			(五)介護職員等処遇改善加算（Ⅴ）(5)	所定単位数の 104/1000 加算		
69	6386	予短期小多機能処遇改善加算Ⅴ6			(六)介護職員等処遇改善加算（Ⅴ）(6)	所定単位数の 101/1000 加算		
69	6387	予短期小多機能処遇改善加算Ⅴ7			(七)介護職員等処遇改善加算（Ⅴ）(7)	所定単位数の 88/1000 加算		
69	6388	予短期小多機能処遇改善加算Ⅴ8			(八)介護職員等処遇改善加算（Ⅴ）(8)	所定単位数の 117/1000 加算		
69	6389	予短期小多機能処遇改善加算Ⅴ9			(九)介護職員等処遇改善加算（Ⅴ）(9)	所定単位数の 85/1000 加算		
69	6390	予短期小多機能処遇改善加算Ⅴ10			(十)介護職員等処遇改善加算（Ⅴ）(10)	所定単位数の 71/1000 加算		
69	6391	予短期小多機能処遇改善加算Ⅴ11			(十一)介護職員等処遇改善加算（Ⅴ）(11)	所定単位数の 89/1000 加算		
69	6392	予短期小多機能処遇改善加算Ⅴ12			(十二)介護職員等処遇改善加算（Ⅴ）(12)	所定単位数の 68/1000 加算		
69	6393	予短期小多機能処遇改善加算Ⅴ13			(十三)介護職員等処遇改善加算（Ⅴ）(13)	所定単位数の 73/1000 加算		
69	6394	予短期小多機能処遇改善加算Ⅴ14			(十四)介護職員等処遇改善加算（Ⅴ）(14)	所定単位数の 56/1000 加算		

地密 予防

定員超過の場合

サービスコード 種類	項目	サービス内容略称	算定項目				合成 単位数	算定 単位
69	8311	予短期小規模多機能1・超	ロ 介護予防 短期利用居宅 介護費	要支援1	424 単位	定員超過の場合	297	1日につき
69	8321	予短期小規模多機能2・超		要支援2	531 単位	× 70%	372	

小規 多機

従業者が欠員の場合

サービスコード 種類	項目	サービス内容略称	算定項目				合成 単位数	算定 単位
69	9311	予短期小規模多機能1・欠	ロ 介護予防 短期利用居宅 介護費	要支援1	424 単位	従業者が欠員の場合	297	1日につき
69	9321	予短期小規模多機能2・欠		要支援2	531 単位	× 70%	372	

３ 介護予防認知症対応型共同生活介護サービスコード表

イ　介護予防認知症対応型共同生活介護（短期利用以外）サービスコード表

種類	項目	サービス内容略称	算定項目				合成単位数	算定単位
37	1121	予認知症共同生活介護Ⅰ2	イ 介護予防認知症対応型共同生活介護費	(1)介護予防認知症対応型共同生活介護費(Ⅰ)	要支援2 761 単位		761	1日につき
37	1123	予認知症共同生活介護Ⅰ2・夜			夜勤の勤務条件に関する基準を満たさない場合 × 97%		738	
37	2121	予認知症共同生活介護Ⅱ2		(2)介護予防認知症対応型共同生活介護費(Ⅱ)	要支援2 749 単位		749	
37	2123	予認知症共同生活介護Ⅱ2・夜			夜勤の勤務条件に関する基準を満たさない場合 × 97%		727	
37	6304	予認知症身体拘束廃止未実施減算Ⅰ2	身体拘束廃止未実施減算	介護予防認知症対応型共同生活介護費(Ⅰ)	要支援2 76 単位減算		−76	
37	6305	予認知症身体拘束廃止未実施減算Ⅱ2		介護予防認知症対応型共同生活介護費(Ⅱ)	要支援2 75 単位減算		−75	
37	C201	予認知症対応型高齢者虐待防止未実施減算Ⅰ2	高齢者虐待防止措置未実施減算	介護予防認知症対応型共同生活介護費(Ⅰ)	要支援2 8 単位減算		−8	
37	C203	予認知症対応型高齢者虐待防止未実施減算Ⅱ2		介護予防認知症対応型共同生活介護費(Ⅱ)	要支援2 7 単位減算		−7	
37	D201	予認知症対応型業務継続計画未策定減算Ⅰ2	業務継続計画未策定減算	介護予防認知症対応型共同生活介護費(Ⅰ)	要支援2 23 単位減算		−23	
37	D203	予認知症対応型業務継続計画未策定減算Ⅱ2		介護予防認知症対応型共同生活介護費(Ⅱ)	要支援2 22 単位減算		−22	
37	6110	予認知症対応型3ユニット夜勤職員2人以上の場合の減算	3ユニットで夜勤を行う職員の数を2人以上とする場合	介護予防認知症対応型共同生活介護費(Ⅱ)	50 単位減算		−50	
37	6161	予認知症対応型夜間支援体制加算Ⅰ	夜間支援体制加算	夜間支援体制加算(Ⅰ)	50 単位加算		50	
37	6171	予認知症対応型夜間支援体制加算Ⅱ		夜間支援体制加算(Ⅱ)	25 単位加算		25	
37	6109	予認知症対応型若年性認知症受入加算	若年性認知症利用者受入加算		120 単位加算		120	
37	6400	予認知症対応型入院時費用	利用者が病院又は診療所への入院を要した場合		246 単位加算		246	月6日限度
37	1550	予認知症対応型初期加算	ハ 初期加算		30 単位加算		30	1日につき
37	6150	予認知症対応型退居時情報提供加算	ニ 退居時情報提供加算		250 単位加算		250	1回につき
37	6502	予認知症対応型退居時相談援助加算	ホ 退居時相談援助加算		400 単位加算		400	1回限り
37	6133	予認知症対応認知症専門ケア加算Ⅰ	ヘ 認知症専門ケア加算	(1) 認知症専門ケア加算(Ⅰ)	3 単位加算		3	1日につき
37	6134	予認知症対応認知症専門ケア加算Ⅱ		(2) 認知症専門ケア加算(Ⅱ)	4 単位加算		4	
37	6153	予認知症対応型認知症チームケア推進加算Ⅰ	ト 認知症チームケア推進加算	(1) 認知症チームケア推進加算(Ⅰ)	150 単位加算		150	1月につき
37	6154	予認知症対応型認知症チームケア推進加算Ⅱ		(2) 認知症チームケア推進加算(Ⅱ)	120 単位加算		120	
37	4001	予認知症対応型生活機能向上連携加算Ⅰ	チ 生活機能向上連携加算	(1)生活機能向上連携加算(Ⅰ)	100 単位加算		100	
37	4002	予認知症対応型生活機能向上連携加算Ⅱ		(2)生活機能向上連携加算(Ⅱ)	200 単位加算		200	
37	6200	予認知症対応型栄養管理体制加算	リ 栄養管理体制加算		30 単位加算		30	
37	6122	予認知症対応型口腔衛生管理体制加算	ヌ 口腔衛生管理体制加算		30 単位加算		30	
37	6201	予認知症対応型口腔栄養スクリーニング加算	ル 口腔・栄養スクリーニング加算(6月に1回を限度)		20 単位加算		20	1回につき
37	6361	予認知症対応型科学的介護推進体制加算	ヲ 科学的介護推進体制加算		40 単位加算		40	1月につき
37	6166	予認知症対応型高齢者等感染対策向上加算Ⅰ	ワ 高齢者施設等感染対策向上加算	(1)高齢者施設等感染対策向上加算(Ⅰ)	10 単位加算		10	
37	6167	予認知症対応型高齢者等感染対策向上加算Ⅱ		(2)高齢者施設等感染対策向上加算(Ⅱ)	5 単位加算		5	
37	9010	予認知症対応型新興感染症等施設療養費	カ 新興感染症等施設療養費		240 単位加算		240	1日につき
37	6237	予認知症対応型生産性向上推進体制加算Ⅰ	ヨ 生産性向上推進体制加算	(1)生産性向上推進体制加算(Ⅰ)	100 単位加算		100	1月につき
37	6238	予認知症対応型生産性向上推進体制加算Ⅱ		(2)生産性向上推進体制加算(Ⅱ)	10 単位加算		10	
37	6099	予認知対応サービス提供体制加算Ⅰ	タ サービス提供体制強化加算	(1) サービス提供体制強化加算(Ⅰ)	22 単位加算		22	1日につき
37	6100	予認知対応サービス提供体制加算Ⅱ		(2) サービス提供体制強化加算(Ⅱ)	18 単位加算		18	
37	6103	予認知対応サービス提供体制加算Ⅲ		(3) サービス提供体制強化加算(Ⅲ)	6 単位加算		6	
37	6108	予認知症対応型処遇改善加算Ⅰ	レ 介護職員等処遇改善加算	(1)介護職員等処遇改善加算(Ⅰ)	所定単位数の 186/1000 加算			1月につき
37	6107	予認知症対応型処遇改善加算Ⅱ		(2)介護職員等処遇改善加算(Ⅱ)	所定単位数の 178/1000 加算			
37	6104	予認知症対応型処遇改善加算Ⅲ		(3)介護職員等処遇改善加算(Ⅲ)	所定単位数の 155/1000 加算			
37	6380	予認知症対応型処遇改善加算Ⅳ		(4)介護職員等処遇改善加算(Ⅳ)	所定単位数の 125/1000 加算			
37	6381	予認知症対応型処遇改善加算Ⅴ1		(5)介護職員等処遇改善加算(Ⅴ)	(一)介護職員等処遇改善加算(Ⅴ)(1) 所定単位数の 163/1000 加算			
37	6382	予認知症対応型処遇改善加算Ⅴ2			(二)介護職員等処遇改善加算(Ⅴ)(2) 所定単位数の 156/1000 加算			
37	6383	予認知症対応型処遇改善加算Ⅴ3			(三)介護職員等処遇改善加算(Ⅴ)(3) 所定単位数の 155/1000 加算			
37	6384	予認知症対応型処遇改善加算Ⅴ4			(四)介護職員等処遇改善加算(Ⅴ)(4) 所定単位数の 148/1000 加算			
37	6385	予認知症対応型処遇改善加算Ⅴ5			(五)介護職員等処遇改善加算(Ⅴ)(5) 所定単位数の 133/1000 加算			
37	6386	予認知症対応型処遇改善加算Ⅴ6			(六)介護職員等処遇改善加算(Ⅴ)(6) 所定単位数の 125/1000 加算			
37	6387	予認知症対応型処遇改善加算Ⅴ7			(七)介護職員等処遇改善加算(Ⅴ)(7) 所定単位数の 120/1000 加算			
37	6388	予認知症対応型処遇改善加算Ⅴ8			(八)介護職員等処遇改善加算(Ⅴ)(8) 所定単位数の 132/1000 加算			
37	6389	予認知症対応型処遇改善加算Ⅴ9			(九)介護職員等処遇改善加算(Ⅴ)(9) 所定単位数の 112/1000 加算			
37	6390	予認知症対応型処遇改善加算Ⅴ10			(十)介護職員等処遇改善加算(Ⅴ)(10) 所定単位数の 97/1000 加算			
37	6391	予認知症対応型処遇改善加算Ⅴ11			(十一)介護職員等処遇改善加算(Ⅴ)(11) 所定単位数の 102/1000 加算			
37	6392	予認知症対応型処遇改善加算Ⅴ12			(十二)介護職員等処遇改善加算(Ⅴ)(12) 所定単位数の 89/1000 加算			
37	6393	予認知症対応型処遇改善加算Ⅴ13			(十三)介護職員等処遇改善加算(Ⅴ)(13) 所定単位数の 89/1000 加算			
37	6394	予認知症対応型処遇改善加算Ⅴ14			(十四)介護職員等処遇改善加算(Ⅴ)(14) 所定単位数の 66/1000 加算			

地密
予防

認知
共同

定員超過の場合

サービスコード 種類	項目	サービス内容略称	算定項目				合成 単位数	算定 単位
37	8011	予認知症共同生活介護Ⅰ2・超	イ 介護予防認知症対応型共同生活介護費	(1)介護予防認知症対応型共同生活介護費（Ⅰ） 761 単位	要支援2	定員超過の場合 × 70%	533	1日につき
37	8013	予認知症共同生活介護Ⅰ2・夜・超			夜勤の勤務条件に関する基準を満たさない場合 × 97%		517	
37	8111	予認知症共同生活介護Ⅱ2・超		(2)介護予防認知症対応型共同生活介護費（Ⅱ） 749 単位	要支援2		524	
37	8113	予認知症共同生活介護Ⅱ2・夜・超			夜勤の勤務条件に関する基準を満たさない場合 × 97%		509	

介護従業者が欠員の場合

サービスコード 種類	項目	サービス内容略称	算定項目				合成 単位数	算定 単位
37	9011	予認知症共同生活介護Ⅰ2・欠	イ 介護予防認知症対応型共同生活介護費	(1)介護予防認知症対応型共同生活介護費（Ⅰ） 761 単位	要支援2	介護従業者が欠員の場合 × 70%	533	1日につき
37	9013	予認知症共同生活介護Ⅰ2・夜・欠			夜勤の勤務条件に関する基準を満たさない場合 × 97%		517	
37	9111	予認知症共同生活介護Ⅱ2・欠		(2)介護予防認知症対応型共同生活介護費（Ⅱ） 749 単位	要支援2		524	
37	9113	予認知症共同生活介護Ⅱ2・夜・欠			夜勤の勤務条件に関する基準を満たさない場合 × 97%		509	

ロ　介護予防認知症対応型共同生活介護（短期利用）サービスコード表

サービスコード 種類	項目	サービス内容略称	算定項目				合成 単位数	算定 単位
39	1221	予短期共同生活介護Ⅰ2	ロ 介護予防短期利用認知症対応型共同生活介護費	(1)介護予防短期利用認知症対応型共同生活介護費（Ⅰ） 789 単位	要支援2		789	1日につき
39	1223	予短期共同生活介護Ⅰ2・夜			夜勤の勤務条件に関する基準を満たさない場合 × 97%		765	
39	2221	予短期共同生活介護Ⅱ2		(2)介護予防短期利用認知症対応型共同生活介護費（Ⅱ） 777 単位			777	
39	2223	予短期共同生活介護Ⅱ2・夜			夜勤の勤務条件に関する基準を満たさない場合 × 97%		754	
39	C202	予短期共同高齢者虐待防止未実施減算Ⅰ2	高齢者虐待防止措置未実施減算	介護予防短期利用認知症対応型共同生活介護費（Ⅰ） 要支援2 8 単位減算			-8	
39	C204	予短期共同高齢者虐待防止未実施減算Ⅱ2		介護予防短期利用認知症対応型共同生活介護費（Ⅱ） 要支援2 8 単位減算			-8	
39	D202	予短期共同業務継続計画未策定減算Ⅰ2	業務継続計画未策定減算	介護予防短期利用認知症対応型共同生活介護費（Ⅰ） 要支援2 24 単位減算			-24	
39	D204	予短期共同業務継続計画未策定減算Ⅱ2		介護予防短期利用認知症対応型共同生活介護費（Ⅱ） 要支援2 23 単位減算			-23	
39	6110	予短期共同3ユニット夜勤職員2人以上の場合の減算	3ユニットで夜勤を行う職員の員数を2人以上とする場合	介護予防短期利用認知症対応型共同生活介護費（Ⅱ） 50 単位減算			-50	
39	6161	予短期共同夜間支援体制加算Ⅰ	夜間支援体制加算	夜間支援体制加算（Ⅰ） 50 単位加算			50	
39	6171	予短期共同夜間支援体制加算Ⅱ		夜間支援体制加算（Ⅱ） 25 単位加算			25	
39	6121	予短期共同認知症緊急対応加算	認知症行動・心理症状緊急対応加算（7日間限度）	200 単位加算			200	
39	6109	予短期共同若年性認知症受入加算	若年性認知症利用者受入加算	120 単位加算			120	
39	4001	予短期共同生活機能向上連携加算Ⅰ	チ 生活機能向上連携加算	(1)生活機能向上連携加算（Ⅰ） 100 単位加算			100	1月につき
39	4002	予短期共同生活機能向上連携加算Ⅱ		(2)生活機能向上連携加算（Ⅱ） 200 単位加算			200	
39	6166	予短期共同高齢者等感染対策向上加算Ⅰ	ワ 高齢者施設等感染対策向上加算	(1)高齢者施設等感染対策向上加算（Ⅰ） 10 単位加算			10	
39	6167	予短期共同高齢者等感染対策向上加算Ⅱ		(2)高齢者施設等感染対策向上加算（Ⅱ） 5 単位加算			5	
39	9010	予短期共同新興感染症等施設療養費	カ 新興感染症等施設療養費	240 単位加算			240	1日につき
39	6237	予短期共同生産性向上推進体制加算Ⅰ	ヨ 生産性向上推進体制加算	(1)生産性向上推進体制加算（Ⅰ） 100 単位加算			100	1月につき
39	6238	予短期共同生産性向上推進体制加算Ⅱ		(2)生産性向上推進体制加算（Ⅱ） 10 単位加算			10	
39	6099	予短期共同サービス提供体制加算Ⅰ	タ サービス提供体制強化加算	(1)サービス提供体制強化加算（Ⅰ） 22 単位加算			22	1日につき
39	6100	予短期共同サービス提供体制加算Ⅱ		(2)サービス提供体制強化加算（Ⅱ） 18 単位加算			18	
39	6103	予短期共同サービス提供体制加算Ⅲ		(3)サービス提供体制強化加算（Ⅲ） 6 単位加算			6	
39	6108	予短期共同生活処遇改善加算Ⅰ	レ 介護職員等処遇改善加算	(1)介護職員等処遇改善加算（Ⅰ） 所定単位数の 186/1000 加算				1月につき
39	6107	予短期共同生活処遇改善加算Ⅱ		(2)介護職員等処遇改善加算（Ⅱ） 所定単位数の 178/1000 加算				
39	6104	予短期共同生活処遇改善加算Ⅲ		(3)介護職員等処遇改善加算（Ⅲ） 所定単位数の 155/1000 加算				
39	6380	予短期共同生活処遇改善加算Ⅳ		(4)介護職員等処遇改善加算（Ⅳ） 所定単位数の 125/1000 加算				
39	6381	予短期共同生活処遇改善加算Ⅴ1		(5)介護職員等処遇改善加算（Ⅴ） （一）介護職員等処遇改善加算（Ⅴ）(1) 所定単位数の 163/1000 加算				
39	6382	予短期共同生活処遇改善加算Ⅴ2		（二）介護職員等処遇改善加算（Ⅴ)(2) 所定単位数の 156/1000 加算				
39	6383	予短期共同生活処遇改善加算Ⅴ3		（三）介護職員等処遇改善加算（Ⅴ)(3) 所定単位数の 155/1000 加算				
39	6384	予短期共同生活処遇改善加算Ⅴ4		（四）介護職員等処遇改善加算（Ⅴ)(4) 所定単位数の 148/1000 加算				
39	6385	予短期共同生活処遇改善加算Ⅴ5		（五）介護職員等処遇改善加算（Ⅴ)(5) 所定単位数の 133/1000 加算				
39	6386	予短期共同生活処遇改善加算Ⅴ6		（六）介護職員等処遇改善加算（Ⅴ)(6) 所定単位数の 125/1000 加算				
39	6387	予短期共同生活処遇改善加算Ⅴ7		（七）介護職員等処遇改善加算（Ⅴ)(7) 所定単位数の 120/1000 加算				
39	6388	予短期共同生活処遇改善加算Ⅴ8		（八）介護職員等処遇改善加算（Ⅴ)(8) 所定単位数の 132/1000 加算				
39	6389	予短期共同生活処遇改善加算Ⅴ9		（九）介護職員等処遇改善加算（Ⅴ)(9) 所定単位数の 112/1000 加算				
39	6390	予短期共同生活処遇改善加算Ⅴ10		（十）介護職員等処遇改善加算（Ⅴ)(10) 所定単位数の 97/1000 加算				
39	6391	予短期共同生活処遇改善加算Ⅴ11		（十一）介護職員等処遇改善加算（Ⅴ)(11) 所定単位数の 102/1000 加算				
39	6392	予短期共同生活処遇改善加算Ⅴ12		（十二）介護職員等処遇改善加算（Ⅴ)(12) 所定単位数の 89/1000 加算				
39	6393	予短期共同生活処遇改善加算Ⅴ13		（十三）介護職員等処遇改善加算（Ⅴ)(13) 所定単位数の 89/1000 加算				
39	6394	予短期共同生活処遇改善加算Ⅴ14		（十四）介護職員等処遇改善加算（Ⅴ)(14) 所定単位数の 66/1000 加算				

地密 予防

認知 共同

定員超過の場合

サービスコード		サービス内容略称	算定項目						合成 単位数	算定 単位
種類	項目									
39	8111	予短期共同生活介護Ⅰ2・超	ロ　介護予防 短期利用認 知症対応型 共同生活介 護費	(1)介護予防短期利用 認知症対応型共同生 活介護費（Ⅰ）	要支援2 789　単位			定員超過の場合 × 70%	552	1日につき
39	8113	予短期共同生活介護Ⅰ2・夜・超				夜勤の勤務条件に関する基準を満たさない場合 × 97%			536	
39	8211	予短期共同生活介護Ⅱ2・超		(2)介護予防短期利用 認知症対応型共同生 活介護費（Ⅱ）	要支援2 777　単位				544	
39	8213	予短期共同生活介護Ⅱ2・夜・超				夜勤の勤務条件に関する基準を満たさない場合 × 97%			528	

介護従業者が欠員の場合

サービスコード		サービス内容略称	算定項目						合成 単位数	算定 単位
種類	項目									
39	9111	予短期共同生活介護Ⅰ2・欠	ロ　介護予防 利用短期認 知症対応型 共同生活介 護費	(1)介護予防短期利用 認知症対応型共同生 活介護費（Ⅰ）	要支援2 789　単位			介護従業者が 欠員の場合 × 70%	552	1日につき
39	9113	予短期共同生活介護Ⅰ2・夜・欠				夜勤の勤務条件に関する基準を満たさない場合 × 97%			536	
39	9211	予短期共同生活介護Ⅱ2・欠		(2)介護予防短期利用 認知症対応型共同生 活介護費（Ⅱ）	要支援2 777　単位				544	
39	9213	予短期共同生活介護Ⅱ2・夜・欠				夜勤の勤務条件に関する基準を満たさない場合 × 97%			528	

Ⅲ　介護予防支援サービスコード

介護予防支援サービスコード表

サービスコード 種類	項目	サービス内容略称	算定項目						合成 単位数	算定 単位
46	2111	介護予防支援Ⅰ	イ 居宅介護支援費	(1)介護予防支援費（Ⅰ）（地域包括支援センターが行う場合） 442 単位					442	1月につき
46	2113	介護予防支援Ⅰ・虐防				高齢者虐待防止措置未実施減算	1% 減算		438	
46	2121	介護予防支援Ⅱ		(2)介護予防支援費（Ⅱ）（指定居宅介護支援事業者が行う場合） 472 単位					472	
46	2122	介護予防支援Ⅱ・地			特別地域介護予防支援加算 15% 加算				543	
46	2123	介護予防支援Ⅱ・地・山				中山間地域等に居住する者へのサービス提供加算	5% 加算		570	
46	2124	介護予防支援Ⅱ・小			中山間地域等における小規模事業所加算 10% 加算				519	
46	2125	介護予防支援Ⅱ・小・山				中山間地域等に居住する者へのサービス提供加算	5% 加算		545	
46	2126	介護予防支援Ⅱ・山			中山間地域等に居住する者へのサービス提供加算	5% 加算			496	
46	2127	介護予防支援Ⅱ・虐防		高齢者虐待防止措置未実施減算 1% 減算					467	
46	2128	介護予防支援Ⅱ・虐防・地			特別地域介護予防支援加算 15% 加算				537	
46	2129	介護予防支援Ⅱ・虐防・地・山				中山間地域等に居住する者へのサービス提供加算	5% 加算		564	
46	2130	介護予防支援Ⅱ・虐防・小			中山間地域等における小規模事業所加算 10% 加算				514	
46	2131	介護予防支援Ⅱ・虐防・小・山				中山間地域等に居住する者へのサービス提供加算	5% 加算		540	
46	2132	介護予防支援Ⅱ・虐防・山			中山間地域等に居住する者へのサービス提供加算	5% 加算			490	
46	4001	介護予防支援初回加算	ロ 初回加算				300 単位加算		300	
46	6132	介護予防支援委託連携加算	ハ 委託連携加算（イ(1)を算定する場合のみ算定）				300 単位加算		300	

Ⅳ　特定入所者介護予防サービス費サービスコード

食費及び滞在費の基準費用額（令和6年8月施行）

サービスコード 種類	項目	サービス内容略称	算定項目			費用額 （円）	算定 単位
59	2411	予防短期生活食費	介護予防短期入所生活介護	食費	1,445 円	1,445	1日につき
59	2421	予防短期生活ユニット型個室		滞在費	ユニット型個室 2,066 円	2,066	
59	2422	予防短期生活ユニット型個室的多床室			ユニット型個室的多床室 1,728 円	1,728	
59	2423	予防短期生活従来型個室			従来型個室 1,231 円	1,231	
59	2424	予防短期生活多床室			多床室 915 円	915	
59	2511	予防短期老健食費	介護予防短期入所療養介護（介護老人保健施設）	食費	1,445 円	1,445	
59	2521	予防短期老健ユニット型個室		滞在費	ユニット型個室 2,066 円	2,066	
59	2522	予防短期老健ユニット型個室的多床室			ユニット型個室的多床室 1,728 円	1,728	
59	2523	予防短期老健従来型個室			従来型個室 1,728 円	1,728	
59	2524	予防短期老健多床室			多床室 437 円	437	
59	2611	予防短期療養食費	介護予防短期入所療養介護（療養病床を有する病院等）	食費	1,445 円	1,445	
59	2621	予防短期療養ユニット型個室		滞在費	ユニット型個室 2,066 円	2,066	
59	2622	予防短期療養ユニット型個室的多床室			ユニット型個室的多床室 1,728 円	1,728	
59	2623	予防短期療養従来型個室			従来型個室 1,728 円	1,728	
59	2624	予防短期療養多床室			多床室 437 円	437	
59	2811	予防短期医療院食費	介護予防短期入所療養介護（介護医療院）	食費	1,445 円	1,445	
59	2821	予防短期医療院ユニット型個室		滞在費	ユニット型個室 2,066 円	2,066	
59	2822	予防短期医療院ユニット型個室的多床室			ユニット型個室的多床室 1,728 円	1,728	
59	2823	予防短期医療院従来型個室			従来型個室 1,728 円	1,728	
59	2824	予防短期医療院多床室			多床室 437 円	437	

予防
支援

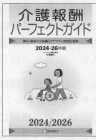

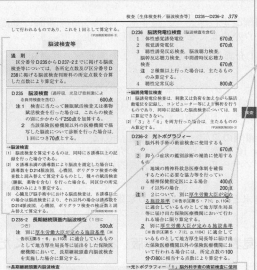

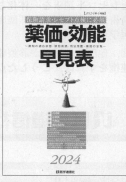
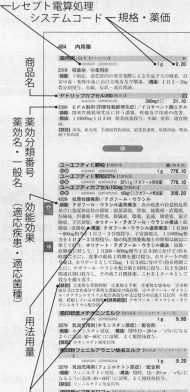

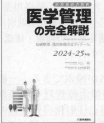
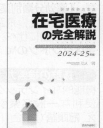